中国临床肿瘤学会（CSCO）

常见恶性肿瘤诊疗指南

2023

主　编｜徐瑞华　李　进　马　军　秦叔逵　江泽飞

编委会｜（以姓氏汉语拼音为序）

陈　静　程　颖　郭　军　郭　晔　何志嵩
胡　豫　胡超苏　黄晓军　江泽飞　李　进
李　力　梁后杰　林桐榆　刘基巍　马　军
马　骏　马建辉　牛晓辉　秦叔逵　沈　锋
沈　琳　沈志祥　宋尔卫　王　洁　王宝成
王建祥　王绿化　王天有　吴德沛　吴令英
夏云龙　徐瑞华　姚　欣　叶定伟　叶颖江
易俊林　张　力　张苏展　张翼鷟　周彩存
周芳坚　朱　军　竺晓凡

人民卫生出版社

·北　京·

图书在版编目（CIP）数据

中国临床肿瘤学会（CSCO）常见恶性肿瘤诊疗指南．2023 / 徐瑞华等主编．—北京：人民卫生出版社，2023.10（2024.3重印）

ISBN 978-7-117-35179-9

Ⅰ.①中… Ⅱ.①徐… Ⅲ.①肿瘤－诊疗－指南 Ⅳ.①R73-62

中国国家版本馆 CIP 数据核字（2023）第 158175 号

中国临床肿瘤学会（CSCO）
常见恶性肿瘤诊疗指南 2023
Zhongguo Linchuang Zhongliu Xuehui（CSCO）
Changjian Exing Zhongliu Zhenliao Zhinan 2023

主　　编：徐瑞华　李　进　马　军　秦叔逵　江泽飞
出版发行：人民卫生出版社（中继线 010-59780011）
地　　址：北京市朝阳区潘家园南里 19 号
邮　　编：100021
E - mail：pmph @ pmph.com
购书热线：010-59787592　010-59787584　010-65264830
印　　刷：天津善印科技有限公司
经　　销：新华书店
开　　本：889 × 1194　1/16　　印张：75
字　　数：2933 千字
版　　次：2023 年 10 月第 1 版
印　　次：2024 年 3月第 4 次印刷
标准书号：ISBN 978-7-117-35179-9
定　　价：298.00 元
打击盗版举报电话：010-59787491　E-mail：WQ @ pmph.com
质量问题联系电话：010-59787234　E-mail：zhiliang @ pmph.com
数字融合服务电话：4001118166　E-mail：zengzhi @ pmph.com

中国临床肿瘤学会指南工作委员会

组　长 | 徐瑞华　李　进

副组长 | （以姓氏汉语拼音为序）

程　颖	樊　嘉	郭　军	江泽飞
梁　军	梁后杰	马　军	秦叔逵
王　洁	吴令英	吴一龙	殷咏梅
于金明	朱　军		

前　言

基于循证医学证据、兼顾诊疗产品的可及性、吸收精准医学新进展，制定中国常见肿瘤的诊断和治疗指南，是中国临床肿瘤学会（CSCO）的基本任务之一。近年来，临床诊疗指南的制定出现新的趋向，即基于诊疗资源的可及性，这尤其适合发展中国家，以及地区差异性显著的国家和地区。中国是幅员辽阔、地区经济和学术发展不平衡的发展中国家，CSCO 指南需要兼顾地区发展差异、药物和诊疗手段的可及性及肿瘤治疗的社会价值三个方面。因此，CSCO 指南的制定，要求每一个临床问题的诊疗意见根据循证医学证据和专家共识度形成证据类别，同时结合产品的可及性和效价比形成推荐等级。证据类别高、可及性好的方案，作为Ⅰ级推荐；证据类别较高、专家共识度稍低，或可及性较差的方案，作为Ⅱ级推荐；临床实用，但证据类别不高的，作为Ⅲ级推荐。CSCO 指南主要基于国内外临床研究成果和 CSCO 专家意见，确定推荐等级，以便于大家在临床实践中参考使用。CSCO 指南工作委员会相信，基于证据、兼顾可及、结合意见的指南，更适合我国的临床实际。我们期待得到大家宝贵的反馈意见，并将在指南更新时认真考虑、积极采纳合理建议，保持 CSCO 指南的科学性、公正性和时效性。

中国临床肿瘤学会指南工作委员会

CSCO 诊疗指南证据类别

证据特征			CSCO 专家共识度
类别	水平	来源	
1A	高	严谨的 meta 分析、大型随机对照研究	一致共识 (支持意见≥80%)
1B	高	严谨的 meta 分析、大型随机对照研究	基本一致共识 (支持意见 60%~<80%)
2A	稍低	一般质量的 meta 分析、小型随机对照研究、设计良好的大型回顾性研究、病例 - 对照研究	一致共识 (支持意见≥80%)
2B	稍低	一般质量的 meta 分析、小型随机对照研究、设计良好的大型回顾性研究、病例 - 对照研究	基本一致共识 (支持意见 60%~<80%)
3	低	非对照的单臂临床研究、病例报告、专家观点	无共识,且争议大 (支持意见<60%)

CSCO 诊疗指南推荐等级

推荐等级	标准
Ⅰ级推荐	**1A 类证据和部分 2A 类证据** CSCO 指南将 1A 类证据,以及部分专家共识度高且在中国可及性好的 2A 类证据,作为Ⅰ级推荐。具体为:适应证明确、可及性好、肿瘤治疗价值稳定,纳入《国家基本医疗保险、工伤保险和生育保险药品目录》的诊治措施
Ⅱ级推荐	**1B 类证据和部分 2A 类证据** CSCO 指南将 1B 类证据,以及部分在中国可及性欠佳,但专家共识度较高的 2A 类证据,作为Ⅱ级推荐。具体为:国内外随机对照研究,提供高级别证据,但可及性差或者效价比不高;对于临床获益明显但价格较贵的措施,考虑患者可能获益,也可作为Ⅱ级推荐
Ⅲ级推荐	**2B 类证据和 3 类证据** 对于某些临床上习惯使用,或有探索价值的诊治措施,虽然循证医学证据相对不足,但专家组意见认为可以接受的,作为Ⅲ级推荐

目 录

中国临床肿瘤学会(CSCO)

头颈部肿瘤诊疗指南 2023

顾　问　唐平章

组　长　郭　晔　胡超苏

副组长　张　彬　张陈平　周　梁　杨安奎　杨坤禹

专家组成员(以姓氏汉语拼音为序)(* 为执笔人)

白春梅　北京协和医院肿瘤内科
丁建辉　复旦大学附属肿瘤医院放射诊断科
方美玉　中国科学院大学附属肿瘤医院肿瘤内科
郭　晔*　同济大学附属东方医院肿瘤科
韩　非　中山大学肿瘤防治中心放疗科
韩亚骞　湖南省肿瘤医院放疗科
何小慧　中国医学科学院肿瘤医院肿瘤内科
胡超苏　复旦大学附属肿瘤医院放疗科
李　江　上海交通大学医学院附属第九人民医院口腔病理科
李志铭　中山大学肿瘤防治中心肿瘤内科
刘　磊　四川大学华西医院肿瘤科
孙　艳　北京大学肿瘤医院放疗科
陶　磊*　复旦大学附属眼耳鼻喉科医院耳鼻喉科
王胜资　复旦大学附属眼耳鼻喉科医院放疗科
王晓雷　中国医学科学院肿瘤医院头颈外科
王孝深*　复旦大学附属眼耳鼻喉科医院放疗科
杨安奎　中山大学肿瘤防治中心头颈外科
杨坤禹　华中科技大学同济医学院附属协和医院肿瘤科
易俊林　中国医学科学院肿瘤医院放疗科
于爱民　江苏省苏北人民医院耳鼻咽喉科
张　彬　北京大学肿瘤医院头颈外科
张陈平　上海交通大学医学院附属第九人民医院口腔颌面头颈肿瘤科
钟来平　上海交通大学医学院附属第九人民医院口腔颌面头颈肿瘤科
周　梁　复旦大学附属眼耳鼻喉科医院耳鼻喉科
周俊东　南京医科大学附属苏州医院放疗科
朱国培*　上海交通大学医学院附属第九人民医院放疗科

1 头颈部肿瘤诊疗总则

头颈部肿瘤的 MDT 诊疗模式

内容	Ⅰ级推荐	Ⅱ级推荐	Ⅲ级推荐
MDT 学科构成	外科:头颈外科、耳鼻喉科、口腔颌面外科 肿瘤内科 放疗科 放射诊断科 病理科	核医学科 整形科 营养科	口腔科 康复科 心理科
MDT 讨论内容	局部晚期头颈部鳞癌患者	需要评判局部根治性治疗手段利弊的患者	
MDT 日常活动	固定学科 / 固定专家 固定时间 固定场所 固定设备(投影仪、信息系统)	根据具体情况设置	

【注释】

头颈部肿瘤的诊治应特别重视多学科团队(multidisciplinary team,MDT)的作用,特别是对于局部晚期头颈部鳞癌患者,MDT 原则应该贯穿治疗全程[1-3]。研究表明,与传统的单一学科诊疗模式相比,MDT 有助于缩短治疗等待时间和改善治疗预后,并且大约 1/3 的治疗模式有可能发生改变[4-7]。

MDT 的实施过程中由多个学科的专家共同分析患者的临床表现、影像、病理和分子生物学资料,对患者的一般状况、疾病的诊断、分期 / 侵犯范围、发展趋向和预后做出全面的评估,并根据当前的国内外治疗规范 / 指南或循证医学依据,结合现有的治疗手段,为患者制订最适合的整体治疗策略。

MDT 应根据治疗过程中患者机体状况的变化、肿瘤的反应而适时调整治疗方案,以期最大限度地延长患者的生存期、提高治愈率和改善生活质量。

2 头颈部肿瘤的诊断原则

2.1 临床和影像诊断

内容	Ⅰ级推荐	Ⅱ级推荐	Ⅲ级推荐
临床诊断	头颈部体检 原发灶增强 CT 原发灶增强 MRI 颈部增强 CT	PET/CT	颈部超声
影像分期	原发灶增强 CT 原发灶增强 MRI 颈部增强 CT 胸部增强或平扫 CT 腹部超声或增强 CT	PET/CT 骨扫描	
获取组织或细胞学技术	经口或内镜下肿块活检(针对头颈部鳞癌) 切除活检或术中冰冻检查(针对唾液腺癌) 颈部淋巴结穿刺或活检 食管胃十二指肠镜(针对下咽癌)	全身麻醉下全消化道内镜下检查并活检(针对头颈部鳞癌) 细针穿刺或粗针活检(针对唾液腺癌)	

【注释】

头颈部肿瘤是常见的恶性肿瘤之一[1],在我国男性中的发生率为第6位,死亡率为第7位[2]。最常见的病理类型为鳞癌,除了鼻咽癌主要由EB病毒引起,烟草和酒精是导致其他头颈部鳞癌的主要原因[3]。近年来,欧美国家口咽癌的发病率明显上升,研究提示大部分与HPV感染具有直接关系。虽然我国的具体感染率尚不明确,但同样有逐年升高的趋势[4]。基于一项针对HPV-16检测的meta分析,国内头颈部肿瘤的HPV总体感染率为24.7%,中部地区和口咽癌的比例分别为37.0%和31.6%[5]。近期一项基于WHO数据库的研究显示,中国HPV阳性口咽癌的比例为25.8%,而另一项名为BROADEN的全球大样本观察性研究正在进行之中[6-7]。基于不同地区,唾液腺癌占头颈部肿瘤的4.0%~14.3%,主要发生于大唾液腺(腮腺、下颌下腺和舌下腺)和小唾液腺[8]。

原发灶增强CT或MRI是诊断头颈部肿瘤的常用手段,两者各有利弊。CT具有简便、快速和普及性强的优点,其缺点是具有一定的放射性辐射,并且不适合碘过敏或肾功能严重不全的患者。MRI的软组织分辨率较CT显著提高,同时具有多种显像参数,尤其适合原发于口腔、口咽和鼻咽的肿瘤,并且对于颅底和神经的显示能力出色。MRI的缺点在于费时和价格相对昂贵,不适合具有金属植入及幽闭综合征的患者。此外,对于喉和下咽部器官,容易由于不自主吞咽动作造成伪影。颈部是头颈部肿瘤最常见的淋巴结转移区域,颈部增强CT是标准的分期手段,特别是对于特征性的淋巴结坏死具有良好的分辨能力。颈部超声具有较高的假阳性和假阴性,通常不作为淋巴结转移的诊断依据,但可用于初步筛查或淋巴结的引导穿刺。肺部是头颈部肿瘤最常见的远处转移部位,胸部CT是标准的分期手段,并且有助于判断肺部其他合并疾病,如慢性支气管炎肺气肿等。

PET/CT主要采用^{18}F-FDG作为示踪剂,近年来在头颈部鳞癌进行了广泛的研究[9]。对于原发病灶,由于PET/CT通常结合低剂量平扫CT,因此其分辨率不如增强CT,并且具有一定的假阳性率和假阴性率。而对于颈部淋巴结和远处转移,meta分析显示PET/CT具有一定的优势[10-11]。前瞻性研究显示,在常规分期手段上结合PET/CT改变了13.7%患者治疗策略,尤其对于诊断N_0具有很高的阴性预测价值,从而改变了22%的颈部淋巴清扫方式[12-13]。对于颈部淋巴结转移而原发病灶不明的头颈部鳞癌,PET/CT较CT或MRI具有较高的敏感性[14]。

头颈部鳞癌的原发灶诊断主要依赖经口或内镜下肿块活检,而淋巴结穿刺或活检有助于分期诊断。由于下咽癌有较高的食管累及或食管癌第二原发,建议分期检查时常规行食管胃十二指肠镜(esophagogastroduodenoscopy,EGD)检查[15-16]。此外,全上消化道内镜检查(panendoscopy)有助于头颈鳞癌患者同时性第二原发肿瘤的发现。唾液腺癌的原发灶诊断在国内大多依赖切除活检或术中冰冻检查,在有条件的医院推荐采用术前肿块细针穿刺或粗针活检,并遵循行业标准的诊断报告体系,有助于在治疗前确定组织学分类和分级从而指导后续处理策略[17]。

2.2 病理学诊断

内容	分层	Ⅰ级推荐	Ⅱ级推荐	Ⅲ级推荐
形态学	所有手术标本	根据组织形态学明确鳞癌和其他类型头颈部肿瘤		
	根治性手术标本	原发灶部位、大小、组织学类型及分级、有无神经及脉管侵犯 原发肿瘤侵袭深度(针对口腔癌)切缘有无肿瘤、上皮中或重度异常增生淋巴结转移及淋巴结包膜外侵状态		
辅助检查	头颈部鳞癌	根据免疫组化染色结果明确头颈部鳞癌和其他类型头颈部肿瘤 p16免疫组化检测以确定与HPV感染相关(针对口咽癌) PD-L1免疫组化检测(针对复发转移性癌)	HPV DNA或RNA检测(针对口咽癌)	
	鼻咽癌	根据免疫组化染色结果明确鼻咽癌和其他类型头颈部肿瘤 EBER原位杂交检测以确定与EBV感染有关	EGFR免疫组化检测	

续表

内容	分层	Ⅰ级推荐	Ⅱ级推荐	Ⅲ级推荐
辅助检查	唾液腺癌	根据免疫组化染色结果明确唾液腺癌和其他类型头颈部肿瘤	AR 和 HER2 免疫组化检测（针对唾液腺导管癌） NTRK 荧光原位杂交检测（针对分泌性癌） EBER 原位杂交检测（针对淋巴上皮癌） MYB 荧光原位杂交检测（针对腺样囊性癌） MAML2 荧光原位杂交检测（针对黏液表皮样癌） PLAG1 荧光原位杂交检测（针对癌在多形性腺瘤中）	二代基因测序
	鼻腔和鼻窦癌	根据免疫组化染色结果明确鼻腔鼻窦癌和其他类型头颈部肿瘤	NUT 免疫组化检测（针对 NUT 癌）	

【注释】

头颈部肿瘤的病理对于分期诊断和治疗选择至关重要[1]。无论是活检或穿刺标本，首先需要根据组织形态学确定良恶性及组织学类型，必要时结合免疫组化染色结果。对于头颈部鳞癌的根治性手术标本，除了进行巨检和镜下描述，还需要提供肿瘤大小、分化程度、切缘、脉管侵犯、周围神经浸润、骨或软骨浸润、淋巴结转移部位和数目，以及包膜外侵犯等信息。对于口腔癌，需要明确肿瘤侵袭深度，从而有利于确定原发灶分期和指导后续治疗策略[2]。对于口咽癌，应进行 p16 的免疫组化检测作为替代指标以明确是否与 HPV 感染相关，美国临床肿瘤学会（ASCO）和美国病理协会均推荐采用 ≥ 70% 的中等或强阳性（肿瘤细胞）作为诊断标准，有条件的中心可以进行 HPV DNA 或 RNA 检测[3-4]。虽然 HPV 感染是口咽癌的分期确定和预后判断的重要因素，但目前各指南尚不建议根据检测结果决定后续个体化的治疗策略[5-6]。对于复发转移性头颈部鳞癌，在考虑一线免疫治疗选择时可进行 PD-L1 免疫组化检测，推荐采用综合阳性评分（Combined Positive Score，CPS）[7]。对于鼻咽癌，特别是非角化型，应进行 EBER 原位杂交检测以明确是否与 EBV 感染相关。在某些决定 EGFR 单抗的使用指征时，可进行 EGFR 免疫组化检测。

对于唾液腺癌，确定肿瘤的恶性程度对于判断预后和指导后续治疗策略非常重要，附表列举了 WHO 的组织学分类和分级[8]。对于唾液腺导管癌，进行雄激素受体（AR）和 HER2 的免疫组化检测有助于确定针对性的靶向治疗，后者的诊断标准可以参照针对乳腺癌的相关指南[9]。对于分泌性癌，通过 NTRK 荧光原位杂交检测（特别是 *ETV6-NTRK3* 基因融合）不但能够与腺泡细胞癌进行鉴别诊断，并且有助于确定 TRK 抑制剂的靶向治疗。此外，通过 EBER 原位杂交以及 MYB、MAML2 和 PLAG1 的荧光原位杂交有助于分别诊断淋巴上皮癌、腺样囊性癌、黏液表皮样癌和癌在多形性腺瘤中[10]。鉴于分子检测在唾液腺癌诊断和治疗中的价值，推荐有条件的患者进行二代基因测序[11]。

对于鼻腔和鼻窦癌，确定组织学类型对于指导治疗策略具有一定的帮助，常见的类型包括鳞癌、腺癌、腺样囊性癌、未分化癌、神经内分泌癌和嗅神经母细胞瘤。NUT 癌是一类好发于中线器官的罕见类型（又称 NUT 中线癌），鼻旁窦是最常见的累及部位，既往容易被误诊为低分化或未分化癌[12]。NUT 癌预后极为凶险，通常具有 *NUTM1* 基因的重排，通过 NUT 免疫组化有助于确定诊断，为可能的靶向治疗创造条件。

唾液腺癌的组织学分类和分级

低度恶性	高度恶性
腺泡细胞癌	腺样囊性癌
分泌性癌	低分化癌 神经内分泌和非神经内分泌 未分化癌 大细胞神经内分泌癌 小细胞神经内分泌癌

头颈部肿瘤

续表

低度恶性	高度恶性
黏液表皮样癌 低级别和中级别	黏液表皮样癌 高级别
多形性腺癌 经典型和筛状型	多形性腺癌 高级别
上皮 - 肌上皮癌	
透明细胞癌	
基底细胞腺癌	
皮脂腺癌	淋巴上皮癌
导管内癌 低级别和高级别	唾液腺导管癌
腺癌，非特指 低级别	腺癌，非特指 高级别
肌上皮癌 低级别	肌上皮癌 高级别
嗜酸细胞癌	癌肉瘤
癌在多形性腺瘤中：分级取决于癌变的类型和侵犯的程度	

2.3 分期

本指南采用 UICC/AJCC TNM 分期系统（第 8 版）[1]。

2.3.1 口腔癌

原发肿瘤（T）

T_x 原发肿瘤无法评价

T_{is} 原位癌

T_1

肿瘤最大径 ≤ 2cm，侵袭深度（depth of invasion，DOI）≤ 5mm（DOI 为侵袭深度，不是肿瘤厚度）

T_2

肿瘤最大径 ≤ 2cm，DOI > 5mm，≤ 10mm 或肿瘤最大径 > 2cm，≤ 4cm，DOI ≤ 10mm

T_3

肿瘤最大径 > 2cm，≤ 4cm，DOI > 10mm 或肿瘤最大径 > 4cm，DOI ≤ 10mm

T_4

中等晚期或非常晚期局部疾病

T_{4a} 中等晚期局部疾病

肿瘤最大径 > 4cm，DOI > 10mm 或肿瘤单独侵犯邻近结构（如穿透下颌骨或上颌骨的骨皮质或累及上颌窦或面部皮肤）*

T_{4b} 非常晚期局部疾病

肿瘤侵犯咀嚼肌间隙、翼板或颅底和 / 或包绕颈内动脉

*【注释】原发牙龈的肿瘤仅侵犯浅表的骨 / 牙槽窝不足以分为 T_4

备注：对于肿瘤最大径 ≤ 2cm，DOI > 10mm 应考虑定义为 T_3

区域淋巴结（N）

临床 N（cN）

N_x 区域淋巴结无法评价

N_0 无区域淋巴结转移

N_1
同侧单个淋巴结转移，最大径≤3cm，并且淋巴结包膜外侵犯（extranodal extension，ENE）（-）
N_2
同侧单个淋巴结转移，最大径>3cm，≤6cm，并且 ENE（-）；或同侧多个淋巴结转移，最大径≤6cm，并且 ENE（-）；或双侧或对侧淋巴结转移，最大径≤6cm，并且 ENE（-）
N_{2a} 同侧单个淋巴结转移，最大径>3cm，≤6cm，并且 ENE（-）
N_{2b} 同侧多个淋巴结转移，最大径≤6cm，并且 ENE（-）
N_{2c} 双侧或对侧淋巴结转移，最大径≤6cm，并且 ENE（-）
N_3
单个淋巴结转移，最大径>6cm，并且 ENE（-）或任何淋巴结转移，并且临床明显 ENE（+）
N_{3a} 单个淋巴结转移，最大径>6cm，并且 ENE（-）
N_{3b} 任何淋巴结转移，并且临床明显 ENE（+）
【注释】可以采用“U”或“L”的标识分别代表环状软骨下缘水平以上的转移（U）或以下的转移（L）

区域淋巴结（N）

病理 N（pN）

N_x 区域淋巴结无法评价
N_0 无区域淋巴结转移
N_1 同侧单个淋巴结转移，最大径≤3cm，并且 ENE（-）
N_2
同侧单个淋巴结转移，最大径≤3cm，并且 ENE（+）；或最大径>3cm，≤6cm，并且 ENE（-）；或同侧多个淋巴结转移，最大径≤6cm，并且 ENE（-）；或双侧或对侧淋巴结转移，最大径≤6cm，并且 ENE（-）
N_{2a} 同侧单个淋巴结转移，最大径≤3cm，并且 ENE（+）；或最大径>3cm，≤6cm，并且 ENE（-）
N_{2b} 同侧多个淋巴结转移，最大径≤6cm，并且 ENE（-）
N_{2c} 双侧或对侧淋巴结转移，最大径≤6cm，并且 ENE（-）
N_3
单个淋巴结转移，最大径>6cm，并且 ENE（-）；或同侧单个淋巴结转移，最大径>3cm，并且 ENE（+）；或同侧多发、对侧或双侧淋巴结转移，并且其中任意一个 ENE（+）；或对侧单个淋巴结转移，无论大小，并且 ENE（+）
N_{3a} 单个淋巴结转移，最大径>6cm，并且 ENE（-）
N_{3b}
同侧单个淋巴结转移，最大径>3cm，并且 ENE（+）；或同侧多发、对侧或双侧淋巴结转移，并且其中任何一个 ENE（+）；或对侧单个淋巴结转移，无论大小，并且 ENE（+）

远处转移（M）

M_0 无远处转移
M_1 有远处转移

总体分期

	T	N	M
0 期	T_{is}	N_0	M_0
Ⅰ期	T_1	N_0	M_0
Ⅱ期	T_2	N_0	M_0
Ⅲ期	$T_{1\sim2}$	N_1	M_0
	T_3	$N_{0\sim1}$	M_0
ⅣA 期	$T_{1\sim3}$	N_2	M_0
	T_{4a}	$N_{0\sim2}$	M_0
ⅣB 期	T_{4b}	任何 N	M_0
	任何 T	N_3	M_0
ⅣC 期	任何 T	任何 N	M_1

头颈部肿瘤

2.3.2 口咽癌(p16-)

原发肿瘤(T)

T_x 原发肿瘤无法评价

T_{is} 原位癌

T_1 肿瘤最大径≤2cm

T_2 肿瘤最大径>2cm,≤4cm

T_3 肿瘤最大径>4cm,或侵犯会厌的舌面

T_4 中等晚期或非常晚期局部疾病

T_{4a} 中等晚期局部疾病

肿瘤侵犯喉、舌的外部肌肉、翼内肌、硬腭或下颌骨*

T_{4b} 非常晚期局部疾病

肿瘤侵犯翼外肌、翼板、鼻咽侧壁或颅底或包绕颈动脉

*【注释】舌根或会厌谷的原发肿瘤侵犯至会厌舌面黏膜并不意味着喉侵犯

区域淋巴结(N)

临床N(cN)

N_x 区域淋巴结无法评价

N_0 无区域淋巴结转移

N_1 同侧单个淋巴结转移,最大径≤3cm,并且ENE(-)

N_2

同侧单个淋巴结转移,最大径>3cm,≤6cm,并且ENE(-);或同侧多个淋巴结转移,最大径≤6cm,并且ENE(-);或双侧或对侧淋巴结转移,最大径≤6cm,并且ENE(-)

N_{2a} 同侧单个淋巴结转移,最大径>3cm,≤6cm,并且ENE(-)

N_{2b} 同侧多个淋巴结转移,最大径≤6cm,并且ENE(-)

N_{2c} 双侧或对侧淋巴结转移,最大径≤6cm,并且ENE(-)

N_3 单个淋巴结转移,最大径>6cm,并且ENE(-)或任何淋巴结转移,并且临床明显ENE(+)

N_{3a} 单个淋巴结转移,最大径>6cm,并且ENE(-)

N_{3b} 任何淋巴结转移,并且临床明显ENE(+)

【注释】可以采用“U”或“L”的标识分别代表环状软骨下缘水平以上的转移(U)或以下的转移(L)

区域淋巴结(N)

病理N(pN)

N_x 区域淋巴结无法评价

N_0 无区域淋巴结转移

N_1 同侧单个淋巴结转移,最大径≤3cm,并且ENE(-)

N_2

同侧单个淋巴结转移,最大径≤3cm,并且ENE(+);或最大径>3cm,≤6cm,并且ENE(-);或同侧多个淋巴结转移,最大径≤6cm,并且ENE(-);或双侧或对侧淋巴结转移,最大径≤6cm,并且ENE(-)

N_{2a} 同侧单个淋巴结转移,最大径≤3cm,并且ENE(+);或最大径>3cm,≤6cm,并且ENE(-)

N_{2b} 同侧多个淋巴结转移,最大径≤6cm,并且ENE(-)

N_{2c} 双侧或对侧淋巴结转移,最大径≤6cm,并且ENE(-)

N_3

单个淋巴结转移,最大径>6cm,并且ENE(-);或同侧单个淋巴结转移,最大径>3cm,并且ENE(+);或同侧多发、对侧或双侧淋巴结转移,并且其中任意一个ENE(+);或对侧单个淋巴结转移,无论大小,并且ENE(+)

N_{3a} 单个淋巴结转移,最大径>6cm,并且ENE(-)

N_{3b}

同侧单个淋巴结转移,最大径>3cm,并且ENE(+);或同侧多发、对侧或双侧淋巴结转移,并且其中任何一个ENE(+);或对侧单个淋巴结转移,无论大小,并且ENE(+)

远处转移(M)

M_0 无远处转移

M_1 有远处转移

总体分期

	T	N	M
0 期	T_{is}	N_0	M_0
Ⅰ期	T_1	N_0	M_0
Ⅱ期	T_2	N_0	M_0
Ⅲ期	$T_{1\sim2}$	N_1	M_0
	T_3	$N_{0\sim1}$	M_0
ⅣA 期	$T_{1\sim3}$	N_2	M_0
	T_{4a}	$N_{0\sim2}$	M_0
ⅣB 期	T_{4b}	任何 N	M_0
	任何 T	N_3	M_0
ⅣC 期	任何 T	任何 N	M_1

2.3.3 口咽癌(p16+)

原发肿瘤(T)

T_0 无原发肿瘤证据,但具有 p16 阳性的颈部淋巴结累及

T_1 肿瘤最大径≤2cm

T_2 肿瘤最大径>2cm,≤4cm

T_3 肿瘤最大径>4cm,或侵犯会厌的舌面

T_4 中等晚期局部疾病

肿瘤侵犯喉、舌的外部肌肉、翼内肌、硬腭或下颌骨或更远*

*【注释】舌根或会厌谷的原发肿瘤侵犯至会厌舌面黏膜并不意味着喉侵犯

区域淋巴结(N)

临床 N(cN)

N_x 区域淋巴结无法评价

N_0 无区域淋巴结转移

N_1 同侧单个或多个淋巴结转移,最大径≤6cm

N_2 对侧或双侧淋巴结转移,最大径≤6cm

N_3 转移淋巴结最大径>6cm

区域淋巴结(N)

病理 N(pN)

N_x 区域淋巴结无法评价

pN_0 无区域淋巴结转移

pN_1 淋巴结转移数目≤4 个

pN_2 淋巴结转移数目>4 个

远处转移(M)

M_0 无远处转移

M_1 有远处转移

头颈部肿瘤

总体分期(临床)

	T	N	M
Ⅰ期	$T_{0\sim2}$	$N_{0\sim1}$	M_0
Ⅱ期	$T_{0\sim2}$	N_2	M_0
	T_3	$N_{0\sim2}$	M_0
Ⅲ期	$T_{0\sim3}$	N_3	M_0
	T_4	$N_{0\sim3}$	M_0
Ⅳ期	任何T	任何N	M_1

总体分期(病理)

	T	N	M
Ⅰ期	$T_{0\sim2}$	$N_{0\sim1}$	M_0
Ⅱ期	$T_{0\sim2}$	N_2	M_0
	$T_{3\sim4}$	$N_{0\sim1}$	M_0
Ⅲ期	$T_{3\sim4}$	N_2	M_0
Ⅳ期	任何T	任何N	M_1

2.3.4 喉癌

原发肿瘤(T)

T_x 原发肿瘤无法评价

T_{is} 原位癌

声门上型

T_1 肿瘤局限在声门上的1个亚区,声带活动正常

T_2 肿瘤侵犯声门上1个以上相邻亚区,侵犯声门区或声门上区以外(如舌根、会厌谷、梨状窝内侧壁的黏膜),无喉固定

T_3 肿瘤局限在喉内,有声带固定和/或侵犯任何下述部位:环后区、会厌前间隙、声门旁间隙和/或甲状软骨内板

T_4 中等晚期或非常晚期局部疾病

T_{4a} 中等晚期局部疾病

肿瘤侵犯穿过甲状软骨和/或侵犯喉外组织(如气管、包括深部舌外肌在内的颈部软组织、带状肌、甲状腺或食管)

T_{4b} 非常晚期局部疾病

肿瘤侵犯椎前筋膜,包绕颈动脉或侵犯纵隔结构

声门型

T_1 肿瘤局限于声带(可侵犯前联合或后联合),声带活动正常

T_{1a} 肿瘤局限在一侧声带

T_{1b} 肿瘤侵犯双侧声带

T_2 肿瘤侵犯至声门上和/或声门下区,和/或声带活动受限

T_3 肿瘤局限在喉内,伴有声带固定和/或侵犯声门旁间隙,和/或甲状软骨内板

T_4 中等晚期或非常晚期局部疾病

T_{4a} 中等晚期局部疾病

肿瘤侵犯穿过甲状软骨和/或侵犯喉外组织(如气管、包括深部舌外肌在内的颈部软组织、带状肌、甲状腺或食管)

T_{4b} 非常晚期局部疾病

肿瘤侵犯椎前筋膜,包绕颈动脉或侵犯纵隔结构

声门下型

T_1 肿瘤局限在声门下区

T_2 肿瘤侵犯至声带,声带活动正常或活动受限

T_3　肿瘤局限在喉内，伴有声带固定

T_4　中等晚期或非常晚期局部疾病

T_{4a}　中等晚期局部疾病

肿瘤侵犯环状软骨或甲状软骨和/或侵犯喉外组织（如气管、包括深部舌外肌在内的颈部软组织、带状肌、甲状腺或食管）

T_{4b}　非常晚期局部疾病

肿瘤侵犯椎前筋膜，包绕颈动脉或侵犯纵隔结构

区域淋巴结（N）

临床 N（cN）

N_x　区域淋巴结无法评价

N_0　无区域淋巴结转移

N_1　同侧单个淋巴结转移，最大径≤3cm，并且 ENE（-）

N_2

同侧单个淋巴结转移，最大径>3cm，≤6cm，并且 ENE（-）；或同侧多个淋巴结转移，最大径≤6cm，并且 ENE（-）；或双侧或对侧淋巴结转移，最大径≤6cm，并且 ENE（-）

N_{2a}　同侧单个淋巴结转移，最大径>3cm，≤6cm，并且 ENE（-）

N_{2b}　同侧多个淋巴结转移，最大径≤6cm，并且 ENE（-）

N_{2c}　双侧或对侧淋巴结转移，最大径≤6cm，并且 ENE（-）

N_3　单个淋巴结转移，最大径>6cm，并且 ENE（-）或任何淋巴结转移，并且临床明显 ENE（+）

N_{3a}　单个淋巴结转移，最大径>6cm，并且 ENE（-）

N_{3b}　任何淋巴结转移，并且临床明显 ENE（+）

【注释】可以采用“U”或“L”的标识分别代表环状软骨下缘水平以上的转移（U）或以下的转移（L）

区域淋巴结（N）

病理 N（pN）

N_x　区域淋巴结无法评价

N_0　无区域淋巴结转移

N_1　同侧单个淋巴结转移，最大径≤3cm，并且 ENE（-）

N_2

同侧单个淋巴结转移，最大径≤3cm，并且 ENE（+）；或最大径>3cm，≤6cm，并且 ENE（-）；或同侧多个淋巴结转移，最大径≤6cm，并且 ENE（-）；或双侧或对侧淋巴结转移，最大径≤6cm，并且 ENE（-）

N_{2a}　同侧单个淋巴结转移，最大径≤3cm，并且 ENE（+）；或最大径>3cm，≤6cm，并且 ENE（-）

N_{2b}　同侧多个淋巴结转移，最大径≤6cm，并且 ENE（-）

N_{2c}　双侧或对侧淋巴结转移，最大径≤6cm，并且 ENE（-）

N_3

单个淋巴结转移，最大径>6cm，并且 ENE（-）；或同侧单个淋巴结转移，最大径>3cm，并且 ENE（+）；或同侧多发、对侧或双侧淋巴结转移，并且其中任意一个 ENE（+）；或对侧单个淋巴结转移，无论大小，并且 ENE（+）

N_{3a}　单个淋巴结转移，最大径>6cm，并且 ENE（-）

N_{3b}

同侧单个淋巴结转移，最大径>3cm，并且 ENE（+）；或同侧多发、对侧或双侧淋巴结转移，并且其中任何一个 ENE（+）；或对侧单个淋巴结转移，无论大小，并且 ENE（+）

远处转移（M）

M_0　无远处转移

M_1　有远处转移

总体分期

	T	N	M
0 期	T_{is}	N_0	M_0
Ⅰ期	T_1	N_0	M_0
Ⅱ期	T_2	N_0	M_0
Ⅲ期	$T_{1\sim2}$	N_1	M_0
	T_3	$N_{0\sim1}$	M_0
ⅣA 期	$T_{1\sim3}$	N_2	M_0
	T_{4a}	$N_{0\sim2}$	M_0
ⅣB 期	T_{4b}	任何 N	M_0
	任何 T	N_3	M_0
ⅣC 期	任何 T	任何 N	M_1

2.3.5 下咽癌

原发肿瘤（T）

T_x　原发肿瘤无法评价

T_{is}　原位癌

T_1　肿瘤局限在下咽的某一解剖亚区且最大径≤2cm

T_2　肿瘤侵犯一个以上下咽解剖亚区或邻近解剖区

T_3　肿瘤最大径>4cm 或半喉固定或侵犯食管黏膜

T_4　中等晚期或非常晚期局部疾病

T_{4a}　中等晚期局部疾病

肿瘤侵犯甲状 / 环状软骨、舌骨、甲状腺、食管肌肉或中央区软组织*

T_{4b}　非常晚期局部疾病

肿瘤侵犯椎前筋膜，包绕颈动脉或侵犯纵隔结构

*【注释】中央区软组织包括喉前带状肌和皮下脂肪

区域淋巴结（N）

临床 N（cN）

N_x　区域淋巴结无法评价

N_0　无区域淋巴结转移

N_1　同侧单个淋巴结转移，最大径≤3cm，并且 ENE（-）

N_2

同侧单个淋巴结转移，最大径>3cm，≤6cm，并且 ENE（-）；或同侧多个淋巴结转移，最大径≤6cm，并且 ENE（-）；或双侧或对侧淋巴结转移，最大径≤6cm，并且 ENE（-）

N_{2a}　同侧单个淋巴结转移，最大径>3cm，≤6cm，并且 ENE（-）

N_{2b}　同侧多个淋巴结转移，最大径≤6cm，并且 ENE（-）

N_{2c}　双侧或对侧淋巴结转移，最大径≤6cm，并且 ENE（-）

N_3

单个淋巴结转移，最大径>6cm，并且 ENE（-）或任何淋巴结转移，并且临床明显 ENE（+）

N_{3a}　单个淋巴结转移，最大径>6cm，并且 ENE（-）

N_{3b}　任何淋巴结转移，并且临床明显 ENE（+）

【注释】可以采用“U”或“L”的标识分别代表环状软骨下缘水平以上的转移（U）或以下的转移（L）

区域淋巴结（N）

病理 N（pN）

N_x　区域淋巴结无法评价

N_0　无区域淋巴结转移

N_1　同侧单个淋巴结转移，最大径≤3cm，并且 ENE（−）

N_2

同侧单个淋巴结转移，最大径≤3cm，并且 ENE（+）；或最大径>3cm，≤6cm，并且 ENE（−）；或同侧多个淋巴结转移，最大径≤6cm，并且 ENE（−）；或双侧或对侧淋巴结转移，最大径≤6cm，并且 ENE（−）

N_{2a}　同侧单个淋巴结转移，最大径≤3cm，并且 ENE（+）；或最大径>3cm，≤6cm，并且 ENE（−）

N_{2b}　同侧多个淋巴结转移，最大径≤6cm，并且 ENE（−）

N_{2c}　双侧或对侧淋巴结转移，最大径≤6cm，并且 ENE（−）

N_3

单个淋巴结转移，最大径>6cm，并且 ENE（−）；或同侧单个淋巴结转移，最大径>3cm，并且 ENE（+）；或同侧多发、对侧或双侧淋巴结转移，并且其中任意一个 ENE（+）；或对侧单个淋巴结转移，无论大小，并且 ENE（+）

N_{3a}　单个淋巴结转移，最大径>6cm，并且 ENE（−）

N_{3b}

同侧单个淋巴结转移，最大径>3cm，并且 ENE（+）；或同侧多发、对侧或双侧淋巴结转移，并且其中任何一个 ENE（+）；或对侧单个淋巴结转移，无论大小，并且 ENE（+）

远处转移（M）

M_0　无远处转移

M_1　有远处转移

总体分期

	T	N	M
0 期	T_{is}	N_0	M_0
Ⅰ期	T_1	N_0	M_0
Ⅱ期	T_2	N_0	M_0
Ⅲ期	$T_{1\sim2}$	N_1	M_0
	T_3	$N_{0\sim1}$	M_0
ⅣA 期	$T_{1\sim3}$	N_2	M_0
	T_{4a}	$N_{0\sim2}$	M_0
ⅣB 期	T_{4b}	任何 N	M_0
	任何 T	N_3	M_0
ⅣC 期	任何 T	任何 N	M_1

2.3.6　鼻咽癌

原发肿瘤（T）

T_x　原发肿瘤无法评价

T_0　无原发肿瘤证据，但具有 EBV 阳性的颈部淋巴结累及

T_{is}　原位癌

T_1　肿瘤局限于鼻咽或侵犯口咽和 / 或鼻腔，无咽旁间隙累及

T_2　肿瘤侵犯咽旁间隙和 / 或邻近软组织累及（翼内肌、翼外肌、椎前肌）

T_3　肿瘤侵犯颅底骨质、颈椎、翼状结构和 / 或鼻旁窦

T_4　肿瘤侵犯颅内，累及脑神经、下咽、眼眶、腮腺和 / 或广泛的软组织区域浸润并超过翼外肌外侧缘

区域淋巴结（N）

临床 N（cN）

N_x 区域淋巴结无法评价

N_0 无区域淋巴结转移

N_1 单侧颈部淋巴结转移，和 / 或单侧或双侧咽后淋巴结转移，最大径 ≤ 6cm，环状软骨尾侧缘以上水平

N_2 双侧颈部淋巴结转移，最大径 ≤ 6cm，环状软骨尾侧缘以上水平

N_3 单侧或双侧颈部淋巴结转移，最大径 > 6cm，和 / 或侵犯环状软骨尾侧缘以下水平

远处转移（M）

M_0 无远处转移

M_1 有远处转移

总体分期

	T	N	M
0 期	T_{is}	N_0	M_0
Ⅰ期	T_1	N_0	M_0
Ⅱ期	$T_{0\sim1}$	N_1	M_0
	T_2	$N_{0\sim1}$	M_0
Ⅲ期	$T_{0\sim2}$	N_2	M_0
	T_3	$N_{0\sim2}$	M_0
ⅣA 期	T_4	$N_{0\sim2}$	M_0
	任何 T	N_3	M_0
ⅣB 期	任何 T	任何 N	M_1

2.3.7 原发不明颈部淋巴结转移性鳞癌

区域淋巴结（N）

临床 N（cN）：针对没有接受颈部淋巴清扫术的非手术治疗患者

N_x 区域淋巴结无法评价

N_0 无区域淋巴结转移

N_1 同侧单个淋巴结转移，最大径 ≤ 3cm，并且 ENE（–）

N_2

同侧单个淋巴结转移，最大径 > 3cm，≤ 6cm，并且 ENE（–）；或同侧多个淋巴结转移，最大径 ≤ 6cm，并且 ENE（–）；或双侧或对侧淋巴结转移，最大径 ≤ 6cm，并且 ENE（–）

  N_{2a} 同侧单个淋巴结转移，最大径 > 3cm，≤ 6cm，并且 ENE（–）

  N_{2b} 同侧多个淋巴结转移，最大径 ≤ 6cm，并且 ENE（–）

  N_{2c} 双侧或对侧淋巴结转移，最大径 ≤ 6cm，并且 ENE（–）

N_3

单个淋巴结转移，最大径 > 6cm，并且 ENE（–）或任何淋巴结转移，并且临床明显 ENE（+）（ENEC）

  N_{3a} 单个淋巴结转移，最大径 > 6cm，并且 ENE（–）

  N_{3b} 任何淋巴结转移，并且临床明显 ENE（+）（ENEC）

【注释】中线淋巴结被认为是单侧淋巴结。ENEC 的定义是侵犯皮肤、紧密牵拉或固定周围结构，或侵犯脑神经、臂丛神经、交感神经干，或膈神经并引起功能障碍。

可以采用 “U” 或 “L” 的标识分别代表环状软骨下缘水平以上的转移（U）或以下的转移（L）

区域淋巴结（N）

病理 N（pN）：针对接受颈部淋巴清扫术的手术治疗患者

N_x 区域淋巴结无法评价

N_0 无区域淋巴结转移

N_1 同侧单个淋巴结转移，最大径≤3cm，并且 ENE（-）

N_2 同侧单个淋巴结转移，最大径≤3cm，并且 ENE（+）；或最大径>3cm，≤6cm，并且 ENE（-）；或同侧多个淋巴结转移，最大径≤6cm，并且 ENE（-）；或双侧或对侧淋巴结转移，最大径≤6cm，并且 ENE（-）

N_{2a} 同侧单个淋巴结转移，最大径≤3cm，并且 ENE（+）；或最大径>3cm，≤6cm，并且 ENE（-）

N_{2b} 同侧多个淋巴结转移，最大径≤6cm，并且 ENE（-）

N_{2c} 双侧或对侧淋巴结转移，最大径≤6cm，并且 ENE（-）

N_3

单个淋巴结转移，最大径>6cm，并且 ENE（-）；或同侧单个淋巴结转移，最大径>3cm，并且 ENE（+）；或同侧多发、对侧或双侧淋巴结转移，并且其中任意一个 ENE（+）；或对侧单个淋巴结转移，无论大小，并且 ENE（+）

N_{3a} 单个淋巴结转移，最大径>6cm，并且 ENE（-）

N_{3b}

同侧单个淋巴结转移，最大径>3cm，并且 ENE（+）；或同侧多发、对侧或双侧淋巴结转移，并且其中任何一个 ENE（+）；或对侧单个淋巴结转移，无论大小，并且 ENE（+）

总体分期

	T	N	M
Ⅲ期	T_0	N_1	M_0
ⅣA 期	T_0	N_2	M_0
ⅣB 期	T_0	N_3	M_0
ⅣC 期	T_0	任何 N	M_1

2.3.8 唾液腺癌（腮腺、下颌下腺、舌下腺）

原发肿瘤（T）

T_x 原发肿瘤无法评价

T_0 无原发肿瘤证据

T_{is} 原位癌

T_1 肿瘤最大径≤2cm，无实质外累及（extraparenchymal extension）

T_2 肿瘤最大径>2cm，≤4cm，无实质外累及

T_3 肿瘤最大径>4cm，或伴有实质外累及

T_4 中等晚期或非常晚期局部疾病

T_{4a} 中等晚期局部疾病

肿瘤侵犯皮肤、下颌骨、耳道或面神经

T_{4b} 非常晚期局部疾病

肿瘤侵犯颅底、翼板或包绕颈动脉

区域淋巴结（N）

临床 N（cN）

N_x 区域淋巴结无法评价

N_0 无区域淋巴结转移

N_1 同侧单个淋巴结转移，最大径≤3cm，并且 ENE（-）

N_2 同侧单个淋巴结转移，最大径>3cm，≤6cm，并且 ENE（-）；或同侧多个淋巴结转移，最大径≤6cm，并且 ENE（-）；或双侧或对侧淋巴结转移，最大径≤6cm，并且 ENE（-）

N_{2a} 同侧单个淋巴结转移，最大径>3cm，≤6cm，并且 ENE（-）

N_{2b}　同侧多个淋巴结转移，最大径≤6cm，并且 ENE（-）

N_{2c}　双侧或对侧淋巴结转移，最大径≤6cm，并且 ENE（-）

N_3　单个淋巴结转移，最大径>6cm，并且 ENE（-）或任何淋巴结转移，并且临床明显 ENE（+）

N_{3a}　单个淋巴结转移，最大径>6cm，并且 ENE（-）

N_{3b}　任何淋巴结转移，并且临床明显 ENE（+）

【注释】可以采用“U”或“L”的标识分别代表环状软骨下缘水平以上的转移（U）或以下的转移（L）

区域淋巴结（N）

病理 N（pN）

N_x　区域淋巴结无法评价

N_0　无区域淋巴结转移

N_1　同侧单个淋巴结转移，最大径≤3cm，并且 ENE（-）

N_2

同侧单个淋巴结转移，最大径≤3cm，并且 ENE（+）；或最大径>3cm，≤6cm，并且 ENE（-）；或同侧多个淋巴结转移，最大径≤6cm，并且 ENE（-）；或双侧或对侧淋巴结转移，最大径≤6cm，并且 ENE（-）

N_{2a}　同侧单个淋巴结转移，最大径≤3cm，并且 ENE（+）；或最大径>3cm，≤6cm，并且 ENE（-）

N_{2b}　同侧多个淋巴结转移，最大径≤6cm，并且 ENE（-）

N_{2c}　双侧或对侧淋巴结转移，最大径≤6cm，并且 ENE（-）

N_3

单个淋巴结转移，最大径>6cm，并且 ENE（-）；或同侧单个淋巴结转移，最大径>3cm，并且 ENE（+）；或同侧多发、对侧或双侧淋巴结转移，并且其中任意一个 ENE（+）；或对侧单个淋巴结转移，无论大小，并且 ENE（+）

N_{3a}　单个淋巴结转移，最大径>6cm，并且 ENE（-）

N_{3b}

同侧单个淋巴结转移，最大径>3cm，并且 ENE（+）；或同侧多发、对侧或双侧淋巴结转移，并且其中任何一个 ENE（+）；或对侧单个淋巴结转移，无论大小，并且 ENE（+）

远处转移（M）

M_0　无远处转移

M_1　有远处转移

总体分期

	T	N	M
0 期	T_{is}	N_0	M_0
Ⅰ期	T_1	N_0	M_0
Ⅱ期	T_2	N_0	M_0
Ⅲ期	T_3	N_0	M_0
	$T_{0\sim3}$	N_1	M_0
ⅣA 期	$T_{0\sim3}$	N_2	M_0
	T_{4a}	$N_{0\sim2}$	M_0
ⅣB 期	T_{4b}	任何 N	M_0
	任何 T	N_3	M_0
ⅣC 期	任何 T	任何 N	M_1

2.3.9 鼻腔和鼻窦癌

原发肿瘤（T）

T_x　原发肿瘤无法评价

T_{is}　原位癌

鼻腔和筛窦

T_1 肿瘤局限在单一亚区，无论是否伴有骨质破坏

T_2 肿瘤侵犯同一区域的 2 个亚区或累及鼻筛复合体内的相邻区域，无论是否伴有骨质破坏

T_3 肿瘤侵犯眼眶内侧壁、眶底、上颌窦、颚部或筛板

T_4 中等晚期或非常晚期局部疾病

T_{4a} 中等晚期局部疾病

肿瘤侵犯任何下述部位：眶内容物、鼻或面颊皮肤、轻度累及前颅窝、翼板、蝶窦或额窦

T_{4b} 非常晚期局部疾病

肿瘤侵犯任何下述部位：眶尖、硬脑膜、脑实质、中颅窝、三叉神经上颌支(V2)以外的脑神经、鼻咽或斜坡

上颌窦

T_1 肿瘤局限在上颌窦黏膜，无骨质侵蚀或破坏

T_2 肿瘤导致骨质侵蚀或破坏并累及硬颚和/或中鼻道，但不包括累及上颌窦后壁和翼板

T_3 肿瘤侵犯任何下述部位：上颌窦后壁骨质、皮下组织、眶底或内侧壁、翼窝、筛窦

T_4 中等晚期或非常晚期局部疾病

T_{4a} 中等晚期局部疾病

肿瘤侵犯任何下述部位：眶内容物、面颊皮肤、翼板、颞下窝、筛板、蝶窦或额窦

T_{4b} 非常晚期局部疾病

肿瘤侵犯任何下述部位：眶尖、硬脑膜、脑实质、中颅窝、三叉神经上颌支(V2)以外的脑神经、鼻咽或斜坡

区域淋巴结(N)

临床 N(cN)

N_x 区域淋巴结无法评价

N_0 无区域淋巴结转移

N_1 同侧单个淋巴结转移，最大径 ≤ 3cm，并且 ENE(-)

N_2 同侧单个淋巴结转移，最大径>3cm，≤ 6cm，并且 ENE(-)；或同侧多个淋巴结转移，最大径 ≤ 6cm，并且 ENE(-)；或双侧或对侧淋巴结转移，最大径 ≤ 6cm，并且 ENE(-)

N_{2a} 同侧单个淋巴结转移，最大径>3cm，≤ 6cm，并且 ENE(-)

N_{2b} 同侧多个淋巴结转移，最大径 ≤ 6cm，并且 ENE(-)

N_{2c} 双侧或对侧淋巴结转移，最大径 ≤ 6cm，并且 ENE(-)

N_3 单个淋巴结转移，最大径>6cm，并且 ENE(-)或任何淋巴结转移，并且临床明显 ENE(+)

N_{3a} 单个淋巴结转移，最大径>6cm，并且 ENE(-)

N_{3b} 任何淋巴结转移，并且临床明显 ENE(+)

注释：可以采用“U”或“L”的标识分别代表环状软骨下缘水平以上的转移(U)或以下的转移(L)

区域淋巴结(N)

病理 N(pN)

N_x 区域淋巴结无法评价

N_0 无区域淋巴结转移

N_1 同侧单个淋巴结转移，最大径 ≤ 3cm，并且 ENE(-)

N_2 同侧单个淋巴结转移，最大径 ≤ 3cm，并且 ENE(+)；或最大径>3cm，≤ 6cm，并且 ENE(-)；或同侧多个淋巴结转移，最大径 ≤ 6cm，并且 ENE(-)；或双侧或对侧淋巴结转移，最大径 ≤ 6cm，并且 ENE(-)

N_{2a} 同侧单个淋巴结转移，最大径 ≤ 3cm，并且 ENE(+)；或最大径>3cm，≤ 6cm，并且 ENE(-)

N_{2b} 同侧多个淋巴结转移，最大径 ≤ 6cm，并且 ENE(-)

N_{2c} 双侧或对侧淋巴结转移，最大径 ≤ 6cm，并且 ENE(-)

N_3 单个淋巴结转移，最大径>6cm，并且 ENE(-)；或同侧单个淋巴结转移，最大径>3cm，并且 ENE(+)；或同侧多发、对侧或双侧淋巴结转移，并且其中任意一个 ENE(+)；或对侧单个淋巴结转移，无论大小，并且 ENE(+)

N_{3a} 单个淋巴结转移，最大径>6cm，并且 ENE(-)

N_{3b} 同侧单个淋巴结转移，最大径>3cm，并且 ENE(+)；或同侧多发、对侧或双侧淋巴结转移，并且其中任何一个 ENE(+)；或对侧单个淋巴结转移，无论大小，并且 ENE(+)

远处转移（M）

M_0　无远处转移

M_1　有远处转移

总体分期

	T	N	M
0 期	T_{is}	N_0	M_0
Ⅰ期	T_1	N_0	M_0
Ⅱ期	T_2	N_0	M_0
Ⅲ期	T_3	N_0	M_0
	$T_{0\sim3}$	N_1	M_0
ⅣA 期	$T_{0\sim3}$	N_2	M_0
	T_{4a}	$N_{0\sim2}$	M_0
ⅣB 期	T_{4b}	任何 N	M_0
	任何 T	N_3	M_0
ⅣC 期	任何 T	任何 N	M_1

3　早期和局部晚期头颈部鳞癌的治疗原则

3.1　口腔癌的治疗

3.1.1　早期口腔癌的治疗

分期	分层	Ⅰ级推荐	Ⅱ级推荐	Ⅲ级推荐
$T_{1\sim2}N_0$	适宜手术	手术[1]（2A 类）		
	不适宜手术	单纯放疗[1]（2A 类）		

注：不适宜手术．患者身体条件不允许或由于各种原因拒绝手术。

【注释】

早期口腔癌应采用手术作为主要的根治手段，只有对于不适宜手术的患者，可以考虑局部放疗。手术应至少保证>5mm 的安全切缘，否则有可能影响治疗效果[2]。早期口腔癌也有一定的概率发生颈部淋巴结转移，虽然一项Ⅲ期随机试验证实了预防性颈部淋巴选择性清扫（Ⅰ~Ⅲ区）的生存获益，但是否所有的早期患者均需要接受颈部淋巴清扫尚无定论[3]。ASCO 指南推荐对于 T_1 患者，暂时保留淋巴清扫代之以密切监测也是可选的策略之一[4]。近年来，多项研究显示肿瘤的侵袭深度与颈部淋巴结转移，以及预后相关，因此也促成了第 8 版 AJCC 分期把侵袭深度增加为口腔癌的 T 分期标准[5-7]。

NCCN 指南推荐对于肿瘤侵袭深度>4mm 的患者进行Ⅰ~Ⅲ区的同侧或双侧颈淋巴结清扫（当肿瘤位于或靠近中线）；对于侵袭深度在 2~4mm 的患者，指南推荐根据临床实际情况决定是否需要进行淋巴清扫[8]。前哨淋巴结活检是指导颈部淋巴清扫的一种手段，但需要在有经验的中心进行，并遵循行业协会的指南推荐[9-10]。近期，2 项Ⅲ期随机对照试验证实前哨淋巴结活检可以代替常规的颈部淋巴清扫，并且具有较少的术后并发症[11-12]。患者术后病理或组织学检测提示有高危因素时，需行术后放疗或放化疗，术后放疗的剂量通常为 60~66Gy。对于少部分因为身体条件不允许接受手术的早期口腔癌患者，单纯放疗特别是近距离放疗是另一个选择，但需要在有经验的中心进行，并遵循行业协会的指南推荐[13-14]。

3.1.2 局部晚期口腔癌的治疗

分期	分层 1	分层 2	Ⅰ级推荐	Ⅱ级推荐	Ⅲ级推荐
$T_{1\sim2}N_+/T_{3\sim4}$ 任何 N	适宜手术		手术 ± 放疗 / 放化疗[1]（2A 类）		
	不适宜手术	适宜使用顺铂	放疗 + 顺铂[15-17]（1A 类）	诱导化疗→单纯放疗[18-20]（1B 类）	
		不适宜使用顺铂	单纯放疗[1]（2A 类）		

注：不适宜手术，患者身体条件不允许、由于各种原因拒绝手术或肿瘤负荷过大无法切除；
不适宜使用顺铂，患者年龄 > 70 岁、PS > 2、听力障碍、肾功能不全（肌酐清除率 < 50ml/min）或具有 > 1 级的神经病变[21]。

【注释】

对于局部晚期口腔癌患者，手术仍然是主要的根治手段，手术方式包括经口、下颌骨舌侧松解和下颌骨切开入路，同时对手术缺损采用必要的修复重建。颈部手术应采用改良性或根治性清扫淋巴结，如为 N_{2c} 期或原发灶位于或靠近中线，应考虑对侧颈部清扫。术后辅助放疗应在术后 6 周内进行，具有一般高危因素者（$T_{3\sim4}$、$N_{2\sim3}$、淋巴结位于Ⅳ或Ⅴ区、脉管侵犯、周围神经浸润）建议术后单纯放疗，切缘阳性 / 不足或淋巴结包膜外侵者建议同期放化疗。研究显示，有淋巴结包膜外侵和 / 或镜下手术切缘距病灶 < 1mm 者接受了术后同期放化疗较单纯放疗者有明显的生存获益[22]。局部晚期头颈部鳞癌特别是口腔癌的新辅助治疗是目前的研究热点，传统的 TPF 方案新辅助化疗并没有改善生存，而一项前瞻性随机Ⅱ期研究显示有助于进行下颌骨保留的手术[23-24]。近年来的新辅助免疫治疗显示出很高的病理学显著缓解（major pathologic response，MPR），其对生存的影响正在一项名为 KEYNOTE-689 的随机对照研究中进行验证[25-27]。

对于不适宜手术的局部晚期口腔癌患者，放疗联合顺铂（100mg/m^2，每 3 周一次，连续 3 次）是常用的治疗模式[15-17]。放疗剂量通常为 66~70Gy，对于不适宜使用顺铂或高龄患者（> 70 岁）可给予单纯放疗。对于肿瘤负荷过大无法切除的患者，也可以考虑行诱导化疗联合放疗的序贯治疗。常用的诱导化疗方案是 TPF（多西他赛 75mg/m^2，第 1 天；顺铂 75mg/m^2，第 1 天；5-FU 750mg/m^2，第 1~5 天；每 3 周重复，连续 3 个周期）[18-20]。针对这部分患者，与直接同期放化疗相比，诱导化疗只有在一项前瞻性随机研究中显示能够改善生存，而该研究由于采用 2 × 2 随机设计（部分患者接受放疗联合西妥昔单抗）使得结果难以准确解读[26-31]。

3.2 口咽癌的治疗

3.2.1 早期口咽癌的治疗

分期	分层	Ⅰ级推荐	Ⅱ级推荐	Ⅲ级推荐
$T_{1\sim2}N_0$	适宜手术	手术[1]（2A 类） 单纯放疗[1]（2A 类）		
	不适宜手术	单纯放疗[1]（2A 类）		

注：不适宜手术．患者身体条件不允许或由于各种原因拒绝手术。

【注释】

早期口咽癌应采用手术或单纯放疗的单一治疗模式，回顾性分析显示二者的总体疗效相近[2-3]。治疗方式的选择应基于肿瘤的大小、位置、手术后可能的功能障碍、手术或放疗医生的治疗水平和经验，强烈建议多学科综合治疗团队对生活质量和治疗结果做出完整评估（治疗的有效性、功能维持、并发症等）后决定。手术方式可选择开放或经口入路切除原发灶，经口手术能够提供更好的功能保护，有条件可选择经口激光显微手术（transoral laser microsurgery，TLM）或机器人手术（transoral robotic surgery，TORS）[4]。近期发表的 meta 分析和大样本回顾性分析提示，无论是手术疗效还是相关并发症方面，TORS 均优于传统的开放或微创手术[5-6]。由于 TORS 在国内的开展处于早期阶段，其治疗效果与操作医生的经验和患者的选择至关重要，并应遵循行业协会的相关培训和认证推荐[7]。

早期口咽癌具有隐匿性的颈淋巴结转移，因此除了原发灶切除外，需进行同侧选择性颈部淋巴清扫。淋巴清扫应包括同侧Ⅱ~Ⅳ区，当肿瘤向前侵犯时，可能需要包括Ⅰ区[8]。如原发灶位于或靠近中线（如软腭、舌根或咽后壁时），则应考虑对侧清扫以得到对侧颈淋巴结的实际分期。有回顾性分析发现当术前提示颈部Ⅱa区无侵犯时，无须行Ⅱb区的颈清扫。患者术后病理或组织学检测提示有高危因素时，需行术后放疗或放化疗，术后放疗的剂量通常为60~66Gy。

根治性放疗前患者应进行饮食、言语和口腔的评估，放疗剂量通常为66~70Gy。放疗靶区勾画应基于增强CT，MRI扫描可作为很好的辅助参考。放疗靶区包括原发灶和Ⅱ~Ⅳ区颈部淋巴结，肿瘤向前侵犯和/或侵及前扁桃体柱时需包括Ⅰb区。原发灶为单侧（如扁桃体）可行同侧颈部淋巴结的预防性照射，如原发灶位于或靠近中线，如软腭、舌根或咽后壁（侵及中线结构>1cm）则考虑双颈部照射。放疗计划应至少采取三维适形，推荐调强放疗（IMRT）。

3.2.2 局部晚期口咽癌的治疗

分期	分层1	分层2	Ⅰ级推荐	Ⅱ级推荐	Ⅲ级推荐
$T_{1\sim2}N_{1\sim3}$/ $T_{3\sim4}$任何N	适宜手术	适宜使用顺铂	手术 ± 放疗/放化疗[1]（2A类） 放疗+顺铂[9]（1A类） 诱导化疗→单纯放疗[10-12]（1B类）	放疗+西妥昔单抗[13-15]（1B类）	
		不适宜使用顺铂	手术[1]（2A类）	放疗+西妥昔单抗[13-15]（1B类） 单纯放疗[1]（2A类）	
	不适宜手术	适宜使用顺铂	放疗+顺铂[9]（1A类） 诱导化疗→单纯放疗[10-12]（1B类）	放疗+西妥昔单抗[13-15]（1B类）	
		不适宜使用顺铂	单纯放疗[1]（2A类） 放疗+西妥昔单抗[13-15]（1B类）		

注：不适宜手术．患者身体条件不允许、由于各种原因拒绝手术或肿瘤负荷过大无法切除；不适宜使用顺铂定义，患者年龄>70岁、PS>2分、听力障碍、肾功能不全（肌酐清除率<50ml/min）或具有>1级的神经病变[16]。

【注释】

对于局部晚期口咽癌，目前缺乏手术（通常需要联合术后放疗或放化疗）与同期放化疗的前瞻性对照研究。治疗方式的选择应基于肿瘤的大小、位置、手术后可能的功能障碍、手术或放疗医生的治疗水平和经验，强烈建议多学科综合治疗团队对生活质量和治疗结果做出完整评估（治疗的有效性、功能维持、并发症等）后决定。分期$T_{3\sim4}$的患者或手术有可能造成重要功能缺失时，应考虑同期放化疗。手术方式可选择经口入路或开放切除原发灶，经口手术能够提供更好的功能保护，有条件可选择TLM或TORS[4]。在名为ORATOR的小样本前瞻性Ⅱ期随机对照研究中，TORS与放疗的疗效相当，但放疗组具有更好的治疗后1年吞咽相关的生活质量评分[MD Anderson Dysphagia Inventory（MDADI）score]，而治疗后2~3年的评分没有统计学差别，因此两者的优劣性仍需大样本研究的验证[17-18]。在随后仅针对HPV阳性患者的ORATOR2随机对照研究中，TORS组出现未预料的死亡高发事件导致研究提前终止，但2组患者治疗后的1年MDADI评分没有差异[19]。颈部手术应采用改良性或根治性清扫淋巴结，如为N_{2c}期或原发灶位于或靠近中线如软腭、舌根或咽后壁应考虑对侧颈部清扫，手术后需行术后放疗。

术后辅助放疗应在术后6周内进行，具有一般高危因素者（$T_{3\sim4}$、$N_{2\sim3}$、淋巴结位于Ⅳ或Ⅴ区、脉管侵犯、周围神经浸润）建议术后单纯放疗，切缘阳性/不足或淋巴结包膜外侵者建议同期放化疗。研究显示，有淋巴结包膜外侵和/或镜下手术切缘距病灶<1mm者接受了术后同期放化疗较单纯放疗者有明显的生存获益[20]。

对于局部晚期口咽癌，放疗联合顺铂是标准的治疗模式[9]。对于不适宜使用顺铂的患者，可给予放疗联合西妥昔单抗[13-14]。放疗剂量通常为66~70Gy，可分别联合顺铂（100mg/m^2，每3周一次，连续3次）或每周一次的西妥昔单抗（400mg/m^2，第1周，250mg/m^2，第2~8周）。对于HPV阳性患者，3项前瞻性随机研究证实放疗联合顺铂显著优于放疗联合西妥昔单抗[21-23]。对于不适宜接受同期药物治疗的局部晚期患者可接受单纯放疗，特别是同期治疗生存获益不明确的高龄患者（>70岁）[24]。对于分期T_4或N_{2c}~N_3的患者，可考虑行诱导化疗以缩小肿瘤负荷，同时有可能降低远处转移的风险[10-12]。常用的诱导化疗方案是TPF（多西他赛75mg/m^2，第1天；顺铂75mg/m^2，第1天；5-FU 750mg/m^2，第1~5天；每3周重复，连续3~4个周期）[10-12]。针对这部分患者，与直接同期放化疗相比，诱导化疗只有在一项前瞻性随机研究中显示能够改善生存，而该研究采用2×2随机设计（部分患者接受放疗联合西妥昔单抗）使得结果难以准确解读[25-28]。对于接受根治性放疗的$N_{2\sim3}$患者，3个月后的PET/CT对于残留病灶具有很高的诊断价值，如果显示完全缓解，则无须进行颈部淋巴清扫[29-30]。

对于放疗 / 同期放化疗后肿瘤残留或局部复发的患者,推荐有条件者接受挽救性手术[31-32]。

研究表明,HPV 阳性口咽癌的治疗预后显著优于阴性患者,因此目前的研究方向在于不影响疗效的前提下,通过结合 TORS、诱导化疗和预后判断降低治疗强度包括放疗剂量、照射范围和联合药物[33-34]。但值得注意的是,HPV 阳性口咽癌的其他预后因素包括淋巴结分期和吸烟状态,并且通常需要较长时间随访来判断预后,因此各指南均不建议在常规临床实践中仅根据 HPV 状态决定个体化或降低强度的治疗策略[35-36]。

3.3 喉癌的治疗

3.3.1 早期喉癌的治疗

分期	分层	Ⅰ级推荐	Ⅱ级推荐	Ⅲ级推荐
$T_{1\sim2}N_0$	适宜手术	手术[1-2](2A 类) 单纯放疗[1-2](2A 类)		
	不适宜手术	单纯放疗[1-2](2A 类)		

注:不适宜手术.患者身体条件不允许或由于各种原因拒绝手术。

【注释】

早期喉癌应采用手术或单纯放疗的单一治疗模式,系统性综述和一项小样本随机对照研究显示两者总体疗效相近[3-4]。治疗方式的选择应基于肿瘤的大小、位置、手术后可能的功能障碍、手术或放疗医生的治疗水平和经验,强烈建议多学科综合治疗团队对发声功能、生活质量和治疗结果做出完整评估(治疗的有效性、功能维持、并发症等)后决定。手术方式可选择开放或经口入路切除原发灶,经口手术能够提供更好的功能保护,有条件可选择 TLM 或 TORS。早期喉癌累及声带前联合的治疗模式目前存在争议,meta 分析显示无论采用 TLM 还是放疗均是局部复发的高危因素,开放性手术较 TLM 可能有较高的局控率[5-7]。目前缺乏开放性手术与放疗的对照研究,指南对于放疗的推荐大多基于功能保护上的优势[1-2]。早期声门型喉癌极少发生颈部淋巴结转移,因此无须进行颈部淋巴清扫;而对于声门上型喉癌,则需要进行双颈部Ⅱ~Ⅳ区的选择性颈部淋巴清扫。患者术后病理或组织学检测提示有高危因素时,需行术后放疗或放化疗,术后放疗的剂量通常为 60~66Gy。

根治性放疗前患者应进行饮食、言语和口腔的评估,放疗剂量通常为 66~70Gy。放疗靶区勾画应基于增强 CT,MRI 扫描可作为很好的辅助参考。早期声门型喉癌放疗靶区原则上包括原发灶即可,无须行预防性颈淋巴结引流区的照射。对于声门上型喉癌,放疗靶区包括原发灶和双颈部Ⅱ~Ⅳ区淋巴结。放疗计划应至少采取三维适形,推荐调强放疗(IMRT)。

3.3.2 局部晚期喉癌的治疗

分期	分层 1	分层 2	Ⅰ级推荐	Ⅱ级推荐	Ⅲ级推荐
$T_{1\sim2}N_{1\sim3}$/ T_3 任何 N	适宜手术	适宜使用顺铂	手术 ± 放疗 / 放化疗[1-2](2A 类) 放疗 + 顺铂[8-9](1A 类) 诱导化疗→单纯放疗[10-11](1A 类)	放疗 + 西妥昔单抗[12-13](1B 类) 诱导化疗→放疗 + 西妥昔单抗[14-15](2A 类)	
		不适宜使用顺铂	手术[1-2](2A 类)	放疗 + 西妥昔单抗[12-13](1B 类) 单纯放疗[1](2A 类)	
	不适宜手术	适宜使用顺铂	放疗 + 顺铂[8-9](1A 类) 诱导化疗→单纯放疗[16-18](1B 类)	放疗 + 西妥昔单抗[12-13](1B 类)	
		不适宜使用顺铂	单纯放疗[1-2](2A 类) 放疗 + 西妥昔单抗[12-13](1B 类)		
T_4 任何 N	适宜手术		手术 + 放疗 / 放化疗[1-2](2A 类)		
	不适宜手术	适宜使用顺铂	放疗 + 顺铂[19-21](1A 类) 诱导化疗→单纯放疗[16-18](1B 类)	放疗 + 西妥昔单抗[12-13](1B 类)	
		不适宜使用顺铂	单纯放疗[1-2](2A 类) 放疗 + 西妥昔单抗[12-13](1B 类)		

注:不适宜手术.患者身体条件不允许、由于各种原因拒绝手术或肿瘤负荷过大无法切除;
不适宜使用顺铂.患者年龄>70 岁、PS>2 分、听力障碍、肾功能不全(肌酐清除率<50ml/min)或具有>1 级的神经病变[21]。

【注释】

对于局部晚期喉癌患者，除 $T_{1\sim2}$ 和部分 T_3 病灶外（手术治疗参照前一节），大部分患者的手术治疗需要包括全喉切除术，通常需要联合术后放疗或放化疗[22]。颈部手术应根据淋巴结转移部位采用改良性或根治性双颈部淋巴清扫，至少包括Ⅱ~Ⅳ区，必要时（如 T_4）包括Ⅴ区。术后辅助放疗应在术后 6 周内进行，具有一般高危因素者（$T_{3\sim4}$、$N_{2\sim3}$、周围神经浸润）建议术后单纯放疗，切缘阳性 / 不足或淋巴结包膜外侵者建议同期放化疗。研究显示，有淋巴结包膜外侵和 / 或镜下手术切缘距病灶<1mm 者接受了术后同期放化疗较单纯放疗者有明显的生存获益[23]。

对于原发灶分期 T_4 的患者，由于放疗的保喉和治疗效果欠佳，对于有手术切除可能的患者，强烈建议手术治疗。此外，ASCO 指南建议对于广泛的 T_3、T_4 病灶或者治疗前已经有喉功能严重受损的患者，全喉切除术可能具有更好的生存率和生活质量[2]。而对于其他有保喉意愿的患者，放疗联合顺铂是常用的治疗模式[8-9]。对于不适宜使用顺铂的患者，可采用放疗联合西妥昔单抗[12-13]。放疗剂量通常为 66~70Gy，可分别联合顺铂（100mg/m^2，每 3 周一次，连续 3 次）或每周一次的西妥昔单抗（400mg/m^2，第 1 周，250mg/m^2，第 2~8 周）。对于不适宜接受同期药物治疗的局部晚期患者可接受单纯放疗，特别是对于同期治疗生存获益不明确的高龄患者（>70 岁）[19]。对于接受根治性放疗的 $N_{2\sim3}$ 患者，3 个月后的 PET/CT 对于残留病灶具有很高的诊断价值，如果显示完全缓解，则无需进行颈部淋巴清扫[24-25]。对于放疗 / 同期放化疗后肿瘤残留或局部复发的患者，推荐有条件者接受挽救性手术，手术方式通常为全喉切除术[26-27]。

诱导化疗是另一种喉保留的治疗策略，如果化疗后肿瘤达到完全或部分缓解，这部分患者后续接受单纯放疗或同期联合西妥昔单抗，否则接受全喉切除术[10-11,14-15]。标准的诱导化疗方案是 TPF（多西他赛 75mg/m^2，第 1 天；顺铂 75mg/m^2，第 1 天；5-FU 750mg/m^2，第 1~5 天；每 3 周重复，连续 3 个周期）。此外，对于肿瘤负荷过大无法切除或分期 T_4 或 N_{2c}~N_3 的患者，也可以考虑行诱导化疗联合放疗的序贯治疗，在缩小肿瘤负荷同时，有可能降低远处转移的风险[16-18]。

3.4 下咽癌的治疗

3.4.1 早期下咽癌的治疗

分期	分层	Ⅰ级推荐	Ⅱ级推荐	Ⅲ级推荐
$T_{1\sim2}N_0$	适宜手术	手术[1]（2A 类） 单纯放疗[1]（2A 类）		
	不适宜手术	单纯放疗[1]（2A 类）		

注：不适宜手术．患者身体条件不允许或由于各种原因拒绝手术。

【注释】

早期下咽癌应采用手术或单纯放疗的单一治疗模式，回顾性分析显示两者总体疗效相近[2,3]。治疗方式的选择应基于肿瘤的大小、位置，手术后可能的功能障碍，手术或放疗医生的治疗水平和经验，强烈建议多学科综合治疗团队对生活质量和治疗结果做出完整评估（治疗的有效性、功能维持、并发症等）后决定。手术方式可选择开放或经口入路切除原发灶，经口手术能够提供更好的功能保护，有条件可选择 TLM 或 TORS。早期下咽癌具有隐匿性的颈淋巴结转移，因此除了原发灶切除外，需进行同侧Ⅱ~Ⅳ区的选择性颈部淋巴清扫。如原发灶位于或靠近中线如咽后壁、环后隙或梨状窝内侧壁时，则应考虑对侧清扫以得到对侧颈淋巴结的实际分期。患者术后病理或组织学检测提示有高危因素时，需行术后放疗或放化疗，术后放疗的剂量通常为 60~66Gy。

根治性放疗前患者应进行饮食、言语和口腔的评估，放疗剂量通常为 66~70Gy。放疗靶区勾画应基于增强 CT，MRI 扫描可作为很好的辅助参考，放疗靶区包括原发灶和Ⅱ~Ⅳ区颈部淋巴结。原发灶为单侧可行同侧颈部淋巴结的预防性照射，如原发灶位于或靠近中线如咽后壁、环后隙或梨状窝内侧壁，则考虑双颈部照射。放疗计划应至少采取三维适形，推荐调强放疗（IMRT）。

3.4.2 局部晚期下咽癌的治疗

分期	分层 1	分层 2	Ⅰ级推荐	Ⅱ级推荐	Ⅲ级推荐
$T_{1\sim2}N_{1\sim3}$/T_3 任何 N	适宜手术	适宜使用顺铂	手术 ± 放疗 / 放化疗[1]（2A 类） 放疗 + 顺铂[4-6]（1A 类） 诱导化疗→单纯放疗[7-8]（1A 类）	放疗 + 西妥昔单抗[9-10]（1B 类） 诱导化疗→放疗 + 西妥昔单抗[11-12]（2A 类）	
		不适宜使用顺铂	手术[1]（2A 类）	放疗 + 西妥昔单抗[9-10]（1B 类） 单纯放疗[1]（2A 类）	
	不适宜手术	适宜使用顺铂	放疗 + 顺铂[4-6]（1A 类） 诱导化疗→单纯放疗[13-15]（1B 类）	放疗 + 西妥昔单抗[9-10]（1B 类）	
		不适宜使用顺铂	单纯放疗[1]（2A 类） 放疗 + 西妥昔单抗[9-10]（1B 类）		
T_4 任何 N	适宜手术		手术 + 放疗 / 放化疗[1]（2A 类）		
	不适宜手术	适宜使用顺铂	放疗 + 顺铂[4-6]（1A 类） 诱导化疗→单纯放疗[13-15]（1B 类）	放疗 + 西妥昔单抗[9-10]（1B 类）	
		不适宜使用顺铂	单纯放疗[1]（2A 类） 放疗 + 西妥昔单抗[9-10]（1B 类）		

注：不适宜手术．患者身体条件不允许、由于各种原因拒绝手术或肿瘤负荷过大无法切除；
不适宜使用顺铂．患者年龄>70 岁、PS>2 分、听力障碍、肾功能不全（肌酐清除率<50ml/min）或具有>1 级的神经病变[16]。

【注释】

对于局部晚期下咽癌患者，除了 T_1 和部分 T_2 病灶以外（手术治疗参照前一节），大部分患者的手术治疗需要包括全喉切除术，通常需要联合术后放疗或放化疗。颈部手术应采用改良性或根治性清扫淋巴结，如为 N_{2c} 期或原发灶位于或靠近中线，如咽后壁、环后隙或梨状窝内侧壁，应考虑对侧颈部清扫。术后辅助放疗应在术后 6 周内进行，具有一般高危因素者（$T_{3\sim4}$、$N_{2\sim3}$、脉管侵犯、周围神经浸润），建议术后单纯放疗，切缘阳性 / 不足或淋巴结包膜外侵者建议同期放化疗。研究显示，有淋巴结包膜外侵和 / 或镜下手术切缘距病灶<1mm 者，接受了术后同期放化疗较单纯放疗者有明显的生存获益[17]。

对于原发灶分期 T_4 的患者，由于放疗的保喉和治疗效果欠佳，对于有手术切除可能的患者，强烈建议手术治疗。而对于其他有保喉意愿的患者，放疗联合顺铂是常用的治疗模式[4-6]。对于不适宜使用顺铂的患者，可给予放疗联合西妥昔单抗[9-10]。放疗剂量通常为 66~70Gy，可分别联合顺铂（100mg/m^2，每 3 周一次，连续 3 次）或每周一次的西妥昔单抗（400mg/m^2，第 1 周；250mg/m^2，第 2~8 周）。对于不适宜接受同期药物治疗的局部晚期患者可接受单纯放疗，特别是对于同期治疗生存获益不明确的高龄患者（>70 岁）[5]。对于接受根治性放疗的 $N_{2\sim3}$ 患者，3 个月后的 PET/CT 对于残留病灶具有很高的诊断价值，如果显示完全缓解，则无须进行颈部淋巴清扫[18-19]。对于放疗 / 同期放化疗后肿瘤残留或局部复发的患者，推荐有条件者接受挽救性手术[20-21]。

诱导化疗是另一种喉保留的治疗策略，如果化疗后肿瘤达到完全或部分缓解，这部分患者后续接受单纯放疗或同期联合西妥昔单抗，否则接受全喉切除术[7-8,11-12]。标准的诱导化疗方案是 TPF（多西他赛 75mg/m^2，第 1 天；顺铂 75mg/m^2，第 1 天；5-FU 750mg/m^2，第 1~5 天；每 3 周重复，连续 3 个周期）。在一项前瞻性Ⅱ期随机对照研究中，与直接同期放化疗相比，诱导化疗对于各项研究终点均没有获益[22]。此外，对于肿瘤负荷过大无法切除或分期 T_4 或 N_{2c}~N_3 的患者，也可以考虑行诱导化疗联合放疗的序贯治疗，在缩小肿瘤负荷同时，有可能降低远处转移的风险[13-15]。针对这部分患者，与直接同期放化疗相比，诱导化疗只有在一项前瞻性随机研究中显示能够改善生存，而该研究采用 2×2 随机设计（部分患者接受放疗联合西妥昔单抗）使得结果难以准确解读[23-26]。

头颈部肿瘤

3.5 鼻咽癌的治疗

3.5.1 早期鼻咽癌的治疗

分期	分层	Ⅰ级推荐	Ⅱ级推荐	Ⅲ级推荐
T_1N_0		单纯放疗[1](2A 类)		
$T_1N_1/T_2N_{0\sim1}$	适宜使用顺铂	单纯放疗[1-2](2A 类) 放疗 + 顺铂[3-4](1B 类)		
	不适宜使用顺铂	单纯放疗[1-2](2A 类)		

注:不适宜使用顺铂.患者年龄>70 岁、PS>2 分、听力障碍、肾功能不全(肌酐清除率<50ml/min)或具有>1 级的神经病变[5]。

【注释】

Ⅰ期鼻咽癌(T_1N_0)应采用单纯放疗的治疗模式。根治性放疗前患者应进行饮食、言语和口腔的评估,放疗剂量通常为 66~70Gy(鼻咽)和 54~60Gy(区域颈部淋巴结,包括双侧咽后、Ⅱ~Ⅲ、Ⅴa 区)。放疗计划应至少采取三维适形,强烈推荐调强放疗(IMRT)[6]。

Ⅱ期鼻咽癌($T_1N_1/T_2N_{0\sim1}$)的治疗存在较大争议。虽然一项前瞻性随机研究证实了同期放化疗的优越性,但放疗仅采用二维照射的技术,并且疾病分期并未采用国际标准的 UICC/AJCC 分期[3-4]。多项回顾性研究显示采用 IMRT 技术的单纯放疗对于中期鼻咽癌具有很好的治疗效果,但其中 T_2N_1 的患者具有较高的远处转移发生率,提示似乎更应该同期联合化疗[7-9]。近期发表的一项前瞻性Ⅱ期随机对照研究显示,无论是总生存、局部控制还是远处转移,IMRT 和同期放化疗均没有差别[10]。放疗剂量通常为 66~70Gy(鼻咽)和 54~60Gy(区域颈部淋巴结,包括双侧咽后、Ⅱ~Ⅲ、Ⅴa 区,N_1 患者还应包括Ⅳ和Ⅴb 区),并遵循行业的指南[11]。

3.5.2 局部晚期鼻咽癌的治疗

分期	分层	Ⅰ级推荐	Ⅱ级推荐	Ⅲ级推荐
$T_{1\sim2}N_{2\sim3}/T_{3\sim4}$ 任何 N	适宜使用顺铂	放疗 + 顺铂[12-17](1A 类) 诱导化疗→放疗 + 顺铂[24-27](1A 类)	放疗 + 顺铂→辅助化疗[12-14,33](1B 类)	放疗 + 顺铂 + 尼妥珠单抗[34](1B 类)
	不适宜使用顺铂	单纯放疗[1-2](2A 类) 放疗 + 奈达铂[18-19](1A 类) 放疗 + 卡铂[20](2A 类)	放疗 + 西妥昔单抗 / 尼妥珠单抗[23](2A 类)	放疗 + 奥沙利铂[21-22](1B 类)

注:不适宜使用顺铂.患者年龄>70 岁、PS>2 分、听力障碍、肾功能不全(肌酐清除率<50ml/min)或具有>1 级的神经病变[5]。

【注释】

局部晚期鼻咽癌应采用同期放化疗的治疗模式,其中顺铂是最常用的药物[25]。放疗剂量通常为 66~70Gy(鼻咽)和 54~60Gy(区域颈部淋巴结,包括双侧咽后、Ⅱ~Ⅴb 区),并遵循行业指南[11]。对于适宜使用顺铂的患者,可选方案包括单次方案($100mg/m^2$,每 3 周一次,连续 3 次)、分次方案($25mg/m^2$,第 1~4 天,每 3 周一次,连续 3 次)或者每周方案($40mg/m^2$,每周一次),随机研究显示每周方案虽然与 3 周方案的疗效类似,但具有较高的骨髓抑制和听力损害[12-17]。对于不适宜使用顺铂的患者,可选方案包括奈达铂($100mg/m^2$,每 3 周一次,连续 3 次)、卡铂($100mg/m^2$,每周一次,连续 6 次)和奥沙利铂($70mg/m^2$,每周一次,连续 6 次)[18-22]。对于不适宜接受化疗的患者,放疗联合西妥昔单抗或尼妥珠单抗是可选方案,但缺乏随机对照研究的证据[23]。在 2022 年 ASCO 年会上公布结果的一项前瞻性随机对照研究中,尼妥珠单抗在联合顺铂的同期放化疗基础上显著改善了 5 年总生存并且没有明显增加毒性,但包括无进展生存在内其他研究终点均未达到[34]。

诱导化疗继以同期放化疗是局部晚期鼻咽癌的另一种治疗模式,以往的 meta 分析显示诱导化疗有助于改善局控,但并没有改善总生存[28-29]。但在近期发表的 2 项针对局部晚期鼻咽癌(排除 $T_{3\sim4}N_0$)的前瞻性随机对照研究中,分别给予 3 个周期的 GP 方案(吉西他滨 1 000mg/m^2,第 1,8 天;顺铂 $80mg/m^2$,第 1 天;每 3 周重复)或改良的 TPF 方案(多西他赛 $60mg/m^2$,第 1 天;顺铂 $60mg/m^2$,第 1 天;5-FU $600mg/m^2$,第 1~5 天;每 3 周重复),能够在 IMRT 联合顺铂($100mg/m^2$,每 3 周一次,连续

3 次)的同期放化疗基础上显著改善了包括总生存在内的各项研究终点[24-27]。

同期放化疗继以辅助化疗是局部晚期鼻咽癌的另一种可选治疗模式,但以往研究提示由于放疗毒性导致完成度并不理想。虽然早期随机研究提示这一模式相较单纯放疗能够改善总生存,但并不能排除获益主要来自于同期放化疗[12-14]。后续 2 项分别采用 PF(顺铂联合 5-FU)和 GP 方案辅助化疗的随机对照研究均为阴性结果,后者更针对放疗后 EBV DNA 有残留的高危患者[30-32]。近期一项采用卡培他滨口服节拍化疗(650mg/m^2,每天 2 次,连续 1 年)的前瞻性随机对照研究显示改善了包括 3 年总生存在内的各项研究终点,并且获益与是否接受诱导化疗无关,但其结果仍需要长期随访的验证[33]。

4 原发不明颈部淋巴结转移性鳞癌

原发不明颈部淋巴结转移性鳞癌

内容	分层 1	分层 2	Ⅰ级推荐	Ⅱ级推荐	Ⅲ级推荐
临床诊断			体格检查 颈部增强 CT 口咽增强 MRI 鼻咽增强 MRI 直接或间接鼻咽镜和喉镜(淋巴结位于Ⅰ~Ⅲ区和ⅤA 区) 直接喉镜、食管镜和气管镜(淋巴结位于Ⅳ区和ⅤB 区) 胸部和腹部增强 CT	PET/CT	
病理诊断			颈部淋巴结穿刺活检 p16 免疫组化检测 EBER 原位杂交检测	HPV DNA 或 RNA 检测	
外科诊断			全身麻醉下口腔或口咽可疑病灶的触诊、视诊或活检 全身麻醉下直接内镜检查(同上)	诊断性扁桃体切除术	
治疗原则	p16 阳性		参照口咽癌相关章节(T_0)的治疗		
	EBER 阳性		参照鼻咽癌相关章节(T_0)的治疗		
	P16 或 EBER 阴性	N_1	手术 + 放疗	放疗	
		N_2	手术 + 放疗 / 放化疗	放化疗	
		N_3	手术 + 放化疗	诱导化疗→放疗 / 放化疗	
		M_1	参照复发 / 转移性头颈部鳞癌章节的远处转移治疗		

【注释】

原发不明颈部淋巴结转移性鳞癌(squamous cell carcinoma of unknown primary,SCCUP)占所有头颈部肿瘤的 2%~5%,通常是指经过详尽的体格检查、内镜以及影像学仍然无法发现原发病灶的颈部转移性鳞癌[1]。研究表明,PET/CT 在常规检查的基础上有助于发现隐匿的原发病灶,对于阳性患者应进行相应病灶的活检,对于阴性患者也应在全身麻醉下进行可疑病灶的触诊、视诊及根据累及淋巴结分区的直接内镜检查[2-3]。与传统内镜相比,窄带成像技术(narrow bang imaging)更有助于发现微小和浅表病灶[4]。在西方国家中,由于口咽癌特别是 p16 阳性口咽癌在 SCCUP 中占有很高的发生比例,ASCO 指南推荐常规进行诊断性扁桃体切除术[5]。但由于国内隐匿性鼻咽癌的发生比例较高,这一诊断性手术在国内的临床价值尚不明确,故推荐在有经验的中心或 p16 阳性的患者中进行。

针对转移性淋巴结进行 p16 免疫组化和 EBER 原位杂交检测至关重要,检测结果与组织学形态,以及淋巴结分区相结合有助于提示并发现原发病灶。对于 p16 阳性的 SCCUP,如果淋巴结位于Ⅱ~Ⅳ区,高度提示口咽来源。对于 EBER 阳性的 SCCUP,如果淋巴结位于Ⅱ区、Ⅲ区、Ⅳ区或咽后部位,高度提示鼻咽来源。根据 UICC/AJCC TNM 第 8 版分期,p16 阳性或 EBER 阳性 SCCUP 分别被确定为 p16 阳性口咽癌或鼻咽癌 T_0,以及相应的淋巴结定义,而阴性患者则具有独立的分期。

由于 SCCUP 的治疗证据大多来源于回顾性分析,其治疗原则或指南存在很大的争议[5-7]。对于 p16 阳性的 SCCUP, meta 分析显示其预后显著优于 p16 阴性患者，但是否需要进行个体化特别是降低强度的治疗尚存在争议[8]。对于 EBER 阳性或高度提示鼻咽来源（如咽后淋巴结累及）的 SCCUP，两项前瞻性研究证明局部放疗（包括鼻咽和双颈部）具有良好的生存率和局控率，而同期化疗或诱导化疗可用于具有 $N_{2\sim3}$ 的患者[9-10]。对于 p16 或 EBER 阴性的 SCCUP，根据淋巴结分期进行单侧或双侧淋巴清扫术是常规的治疗选择，其有助于明确淋巴结分期和包膜外侵犯的情况，从而有效指导后续的辅助放疗或放化疗选择。对于无法接受手术的患者，根据淋巴结分期进行局部放疗是合理的治疗选择，具有 N_3 或淋巴结包膜外侵犯的患者，通常需要接受同期放化疗或诱导化疗。对于放疗的照射范围目前仍有争议，传统的全黏膜腔照射（total mucosal irradiation）联合双侧颈部照射具有良好的黏膜腔和颈部淋巴结控制率，初步证据表明选择性的黏膜腔照射有利于降低放疗毒性，而单侧颈部照射大多适用于具有 N1 的患者[11-13]。放疗剂量通常为 66~70Gy（累及的区域淋巴结）、54~60Gy（临床可疑的原发灶黏膜腔）和 45~50Gy（未累及的区域淋巴结），并遵循行业的指南[14]。对于具有 M1 的 SCCUP，应参照复发 / 转移性头颈部鳞癌关于远处转移的相关治疗推荐。

5 复发 / 转移性头颈部鳞癌的治疗

5.1 复发 / 转移性头颈部鳞癌（非鼻咽癌）的治疗

分期	分层 1	分层 2	Ⅰ级推荐	Ⅱ级推荐	Ⅲ级推荐
局部和 / 或颈部复发	适宜手术		手术 ± 放疗[1-2]（2A 类）		
	不适宜手术	既往未行放疗	放疗[1-2]（2A 类）		
		既往行放疗	参照远处转移	再程放疗[1-2]（2A 类）	
远处转移		一线治疗	帕博利珠单抗 + 顺铂 / 卡铂 +5-FU[3]（1A 类） 帕博利珠单抗（CPS ≥ 1）[3]（1A 类） 顺铂 / 卡铂 +5-FU+ 西妥昔单抗[4-6]（1A 类） 顺铂 + 多西他赛 + 西妥昔单抗[7]（1A 类） 顺铂 / 卡铂 + 紫杉醇 ± 西妥昔单抗[8-9]（2A 类）	顺铂 / 卡铂 +5-FU[10]（1A 类） 顺铂 + 西妥昔单抗[11-12]（2A 类） 紫杉醇 + 西妥昔单抗[13]（2A 类）	帕博利珠单抗 + 西妥昔单抗[22]（2A 类） 纳武利尤单抗 + 西妥昔单抗[23]（2A 类）
		二线或挽救治疗	纳武利尤单抗[14-16]（1A 类）	帕博利珠单抗[17]（1A 类） 甲氨蝶呤[18]（2A 类） 多西他赛[19]（2A 类） 紫杉醇[20]（2A 类） 西妥昔单抗[21]（2A 类）	阿法替尼[24-25]（1A 类）

注：不适宜手术 . 患者身体条件不允许、由于各种原因拒绝手术或肿瘤负荷过大无法切除。

【注释】

对于复发性头颈部鳞癌患者，无论是对于原发病灶或颈部淋巴结，挽救性手术是常用的根治性治疗手段，而手术方式需要根据病灶的部位进行调整，并对于以往未接受放疗的患者给予辅助放疗。对于不适宜手术的患者，挽救性放疗适用于既往未接受过放疗的患者，而再程放疗由于对放疗技术有较高的要求和较大的并发症，推荐在有经验的中心有选择地进行。对于无法再次接受局部根治性治疗的患者，需要和转移性患者一样接受姑息性系统治疗或最佳支持治疗[1-2]。

姑息性化疗是大部分复发转移性头颈部鳞癌的治疗手段，顺铂联合 5-FU（PF 方案）或联合紫杉醇类是常用的一线化疗方案选择，如果患者不适宜接受顺铂，可以用卡铂替代[11]。表皮生长因子受体（EGFR）是头颈部鳞癌重要的预后因素和治疗靶点。一项名为 EXTREME 的前瞻性Ⅲ期随机研究证实，在铂类联合 5-FU 的化疗基础上联合西妥昔单抗（EXTREME 方案）显著延长了总生存期，同时改善了生活质量[4-5]。在针对中国患者的 CHANGE-2 随机对照研究中，同样验证了联合西妥昔单抗对于肿瘤缓解率和生存率的获益，并且毒性与西方人群没有显著差别，从而促使了西妥昔单抗在 2020 年 3 月的国内适应证获批[6]。在 TPExtreme 这项前瞻性Ⅲ期随机研究中，TPEx 方案（多西他赛、顺铂和西妥昔单抗）的疗效与

EXTREME 方案类似，并且具有较小的毒性和较好的耐受性[7]。对于一线无法耐受联合化疗的患者，顺铂联合西妥昔单抗是合理的选择[11-12]。对于一线无法耐受铂类药物（如高龄）的患者，紫杉醇单药联合西妥昔单抗是合理的选择[13]。

免疫检查点抑制剂如抗 PD-1 单抗已成为复发转移性头颈部鳞癌的一线标准治疗，并得到了国际上多个指南的推荐[24-28]。在 KEYNOTE-048 这项前瞻性随机对照研究中，帕博利珠单抗单药或者联合化疗分别在 PD-L1 表达阳性（综合阳性评分，CPS ≥ 1）或未经选择的人群中在总生存期方面优于 EXTREME 方案，并于 2019 年 6 月被美国 FDA 批准用于一线复发转移性头颈部鳞癌，并于 2020 年 12 月在国内获批帕博利珠单抗单药的适应证（CPS ≥ 20）[3]。近期的 2 项前瞻性研究显示，抗 PD-1 免疫治疗（帕博利珠单抗 / 纳武利尤单抗）和抗 EGFR 靶向治疗（西妥昔单抗）具有协同作用，这一组合比较适合无法耐受化疗并且疾病进展迅速或者经含铂类药物多模式治疗 6 个月内发生疾病进展的患者[22-23]。

对于一线铂类药物治疗失败的复发转移性头颈部鳞癌，目前的标准治疗是抗 PD-1 单抗单药治疗，2016 年美国 FDA 连续批准了纳武利尤单抗和帕博利珠单抗在这一领域的适应证，而纳武利尤单抗也于 2019 年 10 月在中国获批（PD-L1 阳性）。在这两种抗 PD-1 单抗的前瞻性Ⅲ期随机对照研究中（CheckMate-141 和 KEYNOTE-040），对于以往铂类药物治疗后 6 个月内进展的患者，与研究者的选择方案相比显著延长了总生存期，并且改善了生活质量[14-17]。在化疗药物方面，国外常用的化疗药物为甲氨蝶呤[18]。如果一线没有接受过紫杉类药物，二线使用紫杉醇或多西他赛具有一定的挽救治疗效果[19-20]。在靶向药物方面，西妥昔单抗也同样适用于一线没有暴露过该药物或 PS 评分不佳的患者[21]。阿法替尼作为抗 EGFR 的小分子药物，分别在针对西方人群的 LUX-Head & Neck 1 和针对亚裔人群的 LUX-Head & Neck 3 这两项前瞻性Ⅲ期随机研究中证实在肿瘤缓解率和无进展生存方面显著优于甲氨蝶呤，因此也可用于部分患者的挽救治疗[24-25]。

复发 / 转移性头颈部鳞癌（非鼻咽癌）的一线治疗方案（包含免疫治疗）

方案	剂量	用药时间	时间及周期
帕博利珠单抗 + 顺铂 / 卡铂 +5-FU	帕博利珠单抗 200mg	第 1 天	21 天为一个周期
	顺铂 100mg/m^2 或卡铂 AUC 5	第 1 天	
	5-FU 1 000mg/m^2	第 1~4 天	
帕博利珠单抗	帕博利珠单抗 200mg	第 1 天	21 天为一个周期
帕博利珠单抗 + 西妥昔单抗	帕博利珠单抗 200mg	第 1 天	21 天为一个周期
	西妥昔单抗 400mg/m^2（第 1 周），250mg/m^2（后续每周）	每周 1 次	
纳武利尤单抗 + 西妥昔单抗	纳武利尤单抗 240mg	第 1 天	14 天为一个周期
	西妥昔单抗 500mg/m^2	每 2 周 1 次	

注：帕博利珠单抗单药治疗仅适用于 PD-L1 阳性（CPS ≥ 1）的患者；化疗方案最多给予 6 个周期，其余药物可给予维持治疗。

复发 / 转移性头颈部鳞癌（非鼻咽癌）的一线治疗方案（包含靶向治疗）

方案	剂量	用药时间	时间及周期
顺铂 +5-FU	顺铂 75mg/m^2	第 1 天	21 天为 1 个周期，4~6 个周期
	5-FU 750mg/m^2	第 1~5 天	
卡铂 +5FU	卡铂 AUC 5	第 1 天	21 天为 1 个周期，4~6 个周期
	5-FU 750mg/m^2	第 1~5 天	
顺铂 + 紫杉醇	顺铂 75mg/m^2	第 1 天	21 天为 1 个周期，4~6 个周期
	紫杉醇 175mg/m^2	第 1 天	
卡铂 + 紫杉醇	卡铂 AUC 2.5	第 1、8 天	21 天为 1 个周期，4~6 个周期
	紫杉醇 100mg/m^2	第 1、8 天	
顺铂 + 多西他赛	顺铂 75mg/m^2	第 1 天	21 天为 1 个周期，4~6 个周期
	多西他赛 75mg/m^2	第 1 天	
帕博利珠单抗	200mg	第 1 天	21 天为 1 个周期

注：上述化疗方案均可联合西妥昔单抗，用法为每周 1 次，400mg/m^2（第 1 周），250mg/m^2（后续每周），化疗结束后给予维持治疗（250mg/m^2，每周重复或 500mg/m^2，每 2 周重复）直至疾病进展或毒性不可耐受。

复发 / 转移性头颈部鳞癌（非鼻咽癌）的二线或挽救治疗方案

方案	剂量	用药时间	时间及周期
纳武利尤单抗	240mg	第 1 天	14 天为 1 个周期
帕博利珠单抗	200mg	第 1 天	21 天为 1 个周期
甲氨蝶呤	40mg/m^2	第 1、8、15 天	21 天为 1 个周期
多西他赛	35mg/m^2	第 1、8、15 天	28 天为 1 个周期
紫杉醇	80mg/m^2	第 1、8、15 天	28 天为 1 个周期
西妥昔单抗	400mg/m^2	第 1 周	21 天为 1 个周期
	250mg/m^2	后续每周 1 次	
阿法替尼	40mg	每天 1 次	21 天为 1 个周期

5.2 复发 / 转移性鼻咽癌的治疗

分期	分层 1	分层 2	Ⅰ级推荐	Ⅱ级推荐	Ⅲ级推荐
局部或颈部复发	适宜手术	局部复发	手术（2A 类）[1] 再程放疗（2A 类）[2-3]	参照“远处转移”方案	
		颈部复发	手术（2A 类）[2-3]		
	不适宜手术		再程放疗（2A 类）[2-3]	参照“远处转移”方案	
远处转移		一线治疗	卡瑞利珠单抗 + 顺铂 + 吉西他滨[4]（1A 类） 特瑞普利单抗 + 顺铂 + 吉西他滨[5]（1A 类） 替雷利珠单抗 + 顺铂 + 吉西他滨[6]（1A 类） 顺铂 + 吉西他滨[7-8]（1A 类） 顺铂 + 多西他赛[9-10]（2A 类） 卡铂 + 紫杉醇[11]（2A 类）	顺铂 / 卡铂 +5-FU[12-13]（2A 类） 顺铂 + 卡培他滨[14-15]（2A 类）	
		二线或挽救治疗	特瑞普利单抗[16]（2A 类） 卡瑞利珠单抗[17]（2A 类）	吉西他滨[18]（2A 类） 多西他赛[19]（2A 类） 卡培他滨[20]（2A 类）	派安普利单抗[21]（2A 类） 帕博利珠单抗[22]（2B 类） 纳武利尤单抗[23]（2B 类）

注：不适宜手术．患者身体条件不允许、由于各种原因拒绝手术或肿瘤负荷太大无法切除。

【注释】

对于颈部复发的鼻咽癌患者，包括放疗后（3 个月或以上）颈部淋巴结有残留的患者，颈部淋巴清扫术是重要的根治性治疗手段，部分患者可以采用选择性颈部淋巴清扫的手术方式[24]。对于鼻咽原发灶复发的患者，再程放疗是有效的挽救性治疗手段，特别是对于复发间隔超过 1 年的患者，但远期并发症是影响预后的重要因素，应遵照行业推荐来进行[25-28]。对于适合挽救性手术的患者，内镜手术较开放性手术具有更佳的疗效和安全性[29]。近期，一项在国内有限中心开展的前瞻性随机对照研究证实对于 T_{1-3} 的鼻咽复发患者，内镜手术在总生存、局控率和毒性方面均优于 IMRT[1]。对于不适合挽救性手术的患者,在再程放疗的基础上联合系统性治疗特别是诱导化疗较为普遍,但其获益与否有待于进一步研究[3]。对于无法再次接受局部根治性治疗的患者,和转移性患者一样需要接受姑息性系统治疗或最佳支持治疗[2-3]。

对于不适合局部挽救治疗的复发转移性鼻咽癌,GP 方案(顺铂联合吉西他滨)在一项前瞻性随机对照研究中较传统的铂类联合 5-FU(PF 方案)显著改善了肿瘤缓解率和生存率,目前已经成为一线化疗的金标准[7-8]。铂类联合紫杉类也是一线化疗的合理选择,对于无法耐受 5-FU 的患者,可以考虑使用卡培他滨替代[9-15]。对于既往接受过诱导化疗的患者,推荐根据诱导化疗的疗效和毒性选择一线挽救化疗方案。近年来,免疫检查点抑制剂如抗 PD-1 单抗在挽救治疗领域进行了广泛的研究。在 3 项前瞻性随机对照研究中,卡瑞利珠单抗、特瑞普利单抗和替雷利珠单抗联合 GP 方案均显著改善了无进展生存,分别于 2021 年 6 月、11 月和 2022 年 6 月获得了一线治疗的适应证[4-6]。

对于一线含铂类方案治疗失败的患者,无论是否联合免疫检查点抑制剂,目前缺乏标准的挽救治疗方案,通常选择一线未使用的药物进行单药治疗,包括吉西他滨、多西他赛或卡培他滨[18-20]。除了挽救化疗以外,对于一线未接受免疫检查点抑制剂的患者,多种抗 PD-1 单抗同样显示一定的抗肿瘤活性,其中特瑞普利单抗和卡瑞利珠单抗分别于 2021 年 2 月和 4 月获得了三线治疗的适应证[16-17,21-23]。值得注意的是,在 KEYNOTE-122 这项前瞻性随机对照研究中,与上述化疗单药相比,帕博利珠单抗并没有显示生存获益,提示免疫治疗最佳的挽救时机和获益人群仍需要探索[30]。

常用复发 / 转移性鼻咽癌的一线治疗方案

方案	剂量	用药时间	时间及周期
顺铂 + 吉西他滨	顺铂 80mg/m^2	第 1 天	21 天为 1 个周期,4~6 个周期
	吉西他滨 1 000mg/m^2	第 1、8 天	
顺铂 + 多西他赛	顺铂 75mg/m^2	第 1 天	21 天为 1 个周期,4~6 个周期
	多西他赛 75mg/m^2	第 1 天	
	顺铂 70mg/m^2	第 1 天	21 天为 1 个周期,4~6 个周期
	多西他赛 35mg/m^2	第 1、8 天	
卡铂 + 紫杉醇	卡铂 AUC 5	第 1 天	21 天为 1 个周期,4~6 个周期
	紫杉醇 175mg/m^2	第 1 天	
顺铂 +5-FU	顺铂 100mg/m^2	第 1 天	21 天为 1 个周期,4~6 个周期
	5-FU 1 000mg/m^2	第 1~4 天	
卡铂 +5FU	卡铂 AUC 5	第 1 天	21 天为 1 个周期,4~6 个周期
	5-FU 1 000mg/m^2	第 1~4 天	
顺铂 + 卡培他滨	顺铂 80~100mg/m^2	第 1 天	21 天为 1 个周期,4~6 个周期
	卡培他滨 1 000mg/m^2	每天 2 次 第 1~14 天	

注:顺铂 + 吉西他滨方案可联合卡瑞利珠单抗、特瑞普利单抗或替雷利珠单抗,用法为每 3 周 1 次,每次 200mg(卡瑞利珠单抗或替雷利珠单抗)或 240mg(特瑞普利单抗),化疗结束后给予抗 PD-1 单抗的维持治疗直至疾病进展或毒性不可耐受。

常用复发 / 转移性鼻咽癌的二线或挽救治疗方案

方案	剂量	用药时间	时间及周期
吉西他滨	1 000mg/m^2	第 1、8、15 天	28 天为 1 个周期
多西他赛	30mg/m^2	第 1、8、15 天	28 天为 1 个周期
卡培他滨	1 000~1 250mg/m^2	每天 2 次 第 1~14 天	21 天为 1 个周期
特瑞普利单抗	240mg	第 1 天	14 天为 1 个周期
卡瑞利珠单抗	200mg	第 1 天	14 天为 1 个周期
帕博利珠单抗	200mg	第 1 天	21 天为 1 个周期
纳武利尤单抗	240mg	第 1 天	14 天为 1 个周期
派安普利单抗	200mg	第 1 天	14 天为 1 个周期

6 唾液腺癌

6.1 早期和局部晚期唾液腺癌的治疗

分期	分层 1	分层 2	Ⅰ级推荐	Ⅱ级推荐	Ⅲ级推荐
$T_{1\sim2}N_0$	适宜手术	腺样囊性癌	手术[1](2A 类)	手术 + 放疗[1,6](2B 类)	
		非腺样囊性癌	手术[1](2A 类)		
	不适宜手术		单纯放疗[1](2A 类)		
$T_{1\sim2}N_+/T_{3\sim4}$ 任何 N	适宜手术		手术 + 放疗[1](2A 类)		
	不适宜手术		单纯放疗[1](2A 类)		

注:不适宜手术.患者身体条件不允许、由于各种原因拒绝手术或肿瘤负荷太大无法切除。

【注释】

早期唾液腺癌应采用手术作为主要的根治手段,只有对于不适宜手术的患者可以考虑局部放疗[1]。早期唾液腺癌的预防性颈部淋巴清扫存在争议,meta 分析显示隐匿性淋巴结转移的高危因素是 T3/4 和肿瘤高级别,因此 ASCO 和 NCCN 指南均不推荐常规进行[2-3]。早期唾液腺癌的术后辅助放疗同样存在争议,腺样囊性癌由于具有沿神经浸润的特性通常会接受术后放疗,虽然来自不同数据库的大样本回顾性分析存在不一致的结果,但 ASCO 和 NCCN 指南均推荐这一治疗策略[1,4-6]。其他早期唾液腺癌术后病理或组织学检测提示有高危因素(肿瘤高级别、切缘阳性、脉管侵犯、周围神经浸润),同样推荐行术后放疗,剂量通常为 60~66Gy。

对于局部晚期唾液腺癌患者,手术仍然是主要的根治手段,同时对手术缺损采用必要的修复重建。颈部手术应采用同侧选择性清扫淋巴结,清扫范围应根据原发部位、术前淋巴结情况甚至组织学类型或分级进行确定,对于术前淋巴结阴性的患者可以参考术前原发灶穿刺或术中冰冻的检查结果调整[7]。局部晚期唾液腺癌推荐接受术后辅助放疗,并且应在术后 6~8 周内进行。对于不适宜手术的局部晚期唾液腺癌患者,单纯放疗是常用的治疗模式,剂量通常为 66~70Gy,目前没有证据证明质子或重离子放疗或同期放化疗优于传统的 IMRT。

6.2 复发 / 转移性唾液腺癌的治疗

分期	分层 1	分层 2	Ⅰ级推荐	Ⅱ级推荐	Ⅲ级推荐
局部和 / 或颈部复发	适宜手术		手术 ± 放疗[1](2A 类)		
	不适宜手术	既往未行放疗	放疗[1](2A 类)		
		既往行放疗	参照“远处转移”方案		
远处转移	无症状、疾病稳定		定期随访[1](2A 类)		
	有症状、疾病快速进展	AR 阳性		亮丙瑞林 + 比卡鲁胺[8](2A 类)	
		HER2 阳性		曲妥珠单抗 + 多西他赛[9](2A 类) 曲妥珠单抗 + 帕妥珠单抗[10](2B 类)	
		NTRK 融合		拉罗替尼[11](2A 类)	
		腺样囊性癌		阿昔替尼[12](2A 类) 阿帕替尼[13](2A 类) 仑伐替尼[14](2A 类) 索拉非尼[15](2A 类)	
		其他		顺铂 + 长春瑞滨[16](2A 类) 顺铂 + 多柔比星 + 环磷酰胺[17](2A 类) 卡铂 + 紫杉醇[18](2A 类)	

【注释】

对于复发性唾液腺癌患者,无论是对于原发病灶或颈部淋巴结,挽救性手术是常用的根治性治疗手段,而手术方式需要根据病灶的部位进行调整,并对于以往未接受放疗的患者给予辅助放疗。对于不适宜手术的患者,挽救性放疗适用于既往未接受过放疗的患者。对于无法再次接受局部根治性治疗的患者,需要和转移性患者一样需要接受姑息性系统治疗或最佳支持治疗[1]。

复发转移性唾液腺癌具有很大的异质性,如果患者无症状且疾病稳定,每 3~6 个月的定期随访是合理的选择,因为没有证据表明提前药物干预有助于改善总生存。对于有症状或疾病快速进展的患者,可以考虑开始系统性治疗。对于 AR 或 HER2 阳性的患者,针对性的靶向治疗是合理的选择,后者由于具有相对较高的缓解率可能更适合肿瘤快速进展的患者[8-10]。对于具有 *NTRK* 基因融合的患者,拉罗替尼具有很高的肿瘤缓解率和缓解时间[11]。对于腺样囊性癌患者,抗血管小分子多靶点激酶抑制剂是常用的治疗药物,其中阿昔替尼在一项小样本随机研究中显示改善无进展生存,而阿帕替尼在一项单臂研究中显示出较高的肿瘤缓解率[12-15]。值得注意的是,上述相关研究的样本量较小,尚无一个药物获批治疗唾液腺癌。对于没有治疗靶点的患者,含有铂类药物的联合化疗是合理的选择,在部分患者中有助于快速缓解症状[16-18]。

7 鼻腔和鼻窦癌

鼻腔和鼻窦癌治疗方案

分期	分层 1	分层 2	Ⅰ级推荐	Ⅱ级推荐	Ⅲ级推荐
$T_{1\sim2}N_0M_0$	适宜手术		手术 ± 放疗[1](2A 类)		
	不适宜手术		放疗[1](2A 类)		
$T_{1\sim2}N_+/T_{3\sim4}$ 任何 N	适宜手术		手术 + 放疗 / 放化疗[1](2A 类)	诱导化疗 + 手术 + 放疗 / 放化疗[1](2A 类)	
	不适宜手术		放疗 / 放化疗[1](2A 类) 诱导化疗 + 放疗 / 放化疗[1](2A 类)		
局部和 / 或颈部复发	适宜手术		手术 ± 放疗[1](2A 类)		
	不适宜手术	既往未行放疗	放疗[1](2A 类)		
		既往行放疗	参照远处转移		
远处转移	鳞癌			参照复发 / 转移性头颈部鳞癌章节的远处转移治疗	
	腺样囊性癌			参照复发 / 转移性唾液腺癌章节的远处转移治疗	
	未分化或神经内分泌癌			顺铂 / 卡铂 + 依托泊苷[9](2B 类)	
	其他病理类型			参考其他类型的治疗方案[9](2B 类)	

注:不适宜手术 . 患者身体条件不允许、由于各种原因拒绝手术或肿瘤负荷太大无法切除。

【注释】

对于早期和局部晚期鼻腔和鼻窦癌,手术是主要的根治手段,同时对手术缺损采用必要的修复重建[1]。手术方式可选择开放或内镜下手术,获得阴性手术切缘对于预后至关重要[2]。对于 cN0 的患者,淋巴结清扫的获益目前存在争议,需要考虑 T 分期、原发灶部位和组织学类型[3-5]。对于局部晚期或术后病理具有高危因素(腺样囊性癌、肿瘤高级别、脉管侵犯、周围神经浸润)的患者,推荐进行术后放疗,剂量通常为 60~66Gy。对于切缘阳性 / 不足或淋巴结包膜外侵的患者,可以考虑辅助放化疗,顺铂是最常用的放疗增敏药物[6]。对于不适宜手术的患者,根治性放疗或放化疗是常用的治疗模式,剂量通常为 66~70Gy[6]。对于局部晚期、肿瘤负荷大或有器官保留需求的患者,可以考虑诱导化疗,特别是针对鳞癌和未分化癌,诱导化疗有效的患者有可能获得生存获益[7-8]。

对于复发性鼻腔和鼻窦癌患者,无论是对于原发病灶或颈部淋巴结,挽救性手术是常用的根治性治疗手段,并对于以往未接受放疗的患者给予辅助放疗。对于不适宜手术的患者,挽救性放疗适用于既往未接受过放疗的患者。对于无法再次接受局部根治性治疗的患者,和转移性患者一样需要接受姑息性系统治疗或最佳支持治疗。目前缺乏针对复发/转移性鼻腔和鼻窦癌的标准系统性治疗方案和前瞻性研究,即便是最常见的鳞癌类型,通常也被排除于针对头颈部鳞癌的药物临床试验。

8 随访

随访

时间	Ⅰ级推荐	Ⅱ级推荐	Ⅲ级推荐
第1~2年 (每2~4个月)	• 体格检查 • 直接或间接内镜检查 • 原发灶或颈部影像学检查(特别是针对无法通过直视检查病灶部位的患者) • 甲状腺功能检查(每6~12个月,针对颈部接受放疗患者)	• PET/CT(针对临床怀疑肿瘤复发的患者)外周血EBV DNA拷贝数检测(每3~6个月,针对鼻咽癌患者) • 口腔科检查(针对口腔接受放疗的患者)疼痛、语言、听力、吞咽、营养和功能康复评估	• 胸部CT(每年1次,针对吸烟患者) • 食管胃十二指肠镜(EGD)(每年一次,针对下咽癌患者)
第3~5年 (每3~6个月)	• 体格检查 • 直接或间接内镜检查 • 原发灶或颈部影像学检查(特别是针对无法通过直视检查病灶部位的患者) • 甲状腺功能检查(每6~12个月,针对颈部接受放疗患者)	• PET/CT(针对临床怀疑肿瘤复发的患者)外周血EBV DNA拷贝数检测(每3~6个月,针对鼻咽癌患者) • 口腔科检查(针对口腔接受放疗的患者)疼痛、语言、听力、吞咽、营养和功能康复评估	• 胸部CT(每年一次,针对吸烟患者) • 食管胃十二指肠镜(EGD)(每年一次,针对下咽癌患者)
5年以上 (每12个月)	• 体格检查 • 直接或间接内镜检查 • 原发灶或颈部影像学检查(特别是针对无法通过直视检查病灶部位的患者) • 甲状腺功能检查(每6~12个月,针对颈部接受放疗患者)	• PET/CT(针对临床怀疑肿瘤复发的患者)外周血EBV DNA拷贝数检测(每3~6个月,针对鼻咽癌患者) • 口腔科检查(针对口腔接受放疗的患者)疼痛、语言、听力、吞咽、营养和功能康复评估	• 胸部CT(每年一次,针对吸烟患者) • 食管胃十二指肠镜(EGD)(每年一次,针对下咽癌患者)

【注释】

头颈部肿瘤的治疗后随访非常重要,其目的在于评估治疗效果、早期发现复发病灶、早期发现第二原发肿瘤、监测和处理治疗相关并发症、促进功能康复等[1]。对于头颈部鳞癌,患者每次随访需要进行体格检查和既往病灶部位的直接或间接内镜检查。对于无法直视检查的部位,建议行相应的影像学检查。如果临床怀疑肿瘤复发,可以考虑行PET检查[2]。对于接受根治性治疗的头颈部鳞癌患者,特别是接受放疗的患者,建议治疗后3个月进行肿瘤评估。对于其中的$N_{2\text{-}3}$患者,建议3个月后进行PET/CT检查以决定是否需要接受颈部淋巴清扫[3]。对于鼻咽癌患者,推荐每6个月进行外周血EBV DNA的拷贝数检测,研究表明持续升高与肿瘤复发,以及不良预后具有明显的相关性[4-5]。对于HPV相关的口咽癌,近期有研究显示治疗后定期进行外周HPV DNA的拷贝数有助于早期发现肿瘤复发[6]。由于头颈部鳞癌患者大多有吸烟和酗酒的习惯,每年有3%~5%的概率发生第二原发肿瘤,因此治疗后随访需要检查整个上消化道,特别是针对下咽癌患者[7]。对于既往有吸烟习惯的患者,推荐每年行胸部CT检查筛选早期肺癌[8]。对于接受颈部放疗的患者,推荐定期检查甲状腺功能以防止甲状腺功能减退,同时定期进行牙齿功能的检查。对于头颈部肿瘤,无论是手术或放疗均有可能损害头颈部器官的重要生理功能,推荐有条件的患者定期接受疼痛、语言、听力、吞咽、营养等功能评估,并积极接受康复治疗[9-11]。

中国临床肿瘤学会（CSCO）
鼻咽癌诊疗指南 2023

组 长 马 骏 易俊林

副组长（以姓氏汉语拼音为序）

陈传本 陈晓钟 胡超苏 郎锦义 申良方 孙 颖 杨坤禹 朱小东

专家组成员（以姓氏汉语拼音为序）（* 为执笔人）

陈传本 福建省肿瘤医院
陈明远* 中山大学肿瘤防治中心
陈念永 四川大学华西医院
陈晓钟 中国科学院大学附属肿瘤医院
陈雨沛* 中山大学肿瘤防治中心
杜晓京 中山大学肿瘤防治中心
方文峰* 中山大学肿瘤防治中心
冯 梅 四川省肿瘤医院
高 劲 中国科学技术大学附属第一医院
韩 非* 中山大学肿瘤防治中心
何 侠 江苏省肿瘤医院
胡超苏 复旦大学附属肿瘤医院
胡德胜 湖北省肿瘤医院
胡广原 华中科技大学同济医学院附属同济医院
江 浩 蚌埠医学院第一附属医院
蒋 伟* 桂林医学院附属医院
金 风 贵州医科大学附属医院
郎锦义 四川省肿瘤医院
李金高 江西省肿瘤医院
林少俊 福建省肿瘤医院
刘 需* 中山大学肿瘤防治中心
刘秋芳 陕西省肿瘤医院
马 骏* 中山大学肿瘤防治中心
马 林 中国人民解放军总医院第一医学中心
麦海强* 中山大学肿瘤防治中心
秦继勇 云南省肿瘤医院
申良方 中南大学湘雅医院
孙 颖* 中山大学肿瘤防治中心
唐玲珑* 中山大学肿瘤防治中心
王 颖 重庆大学附属肿瘤医院
王佩国 天津市肿瘤医院
王仁生 广西医科大学第一附属医院
王若峥 新疆医科大学附属肿瘤医院
王孝深 复旦大学附属眼耳鼻喉科医院
吴 慧 河南省肿瘤医院
夏云飞 中山大学肿瘤防治中心
肖绍文 北京大学肿瘤医院
杨坤禹 华中科技大学同济医学院附属协和医院
易俊林* 中国医学科学院肿瘤医院
朱小东 广西医科大学附属武鸣医院 / 广西医科大学附属肿瘤医院

顾问专家组成员

影像诊断：

刘立志 中山大学肿瘤防治中心
柯梁汝 中山大学肿瘤防治中心

病理学与分子诊断：

云径平 中山大学肿瘤防治中心
肖德胜 中南大学湘雅医院

赖均鹏　中山大学肿瘤防治中心
张露露　中山大学肿瘤防治中心
鼻咽癌放疗：
林承光　中山大学肿瘤防治中心
祁振宇　中山大学肿瘤防治中心
林　丽　中山大学肿瘤防治中心
鼻咽癌放疗相关不良反应的处理与营养支持：
陈春燕　中山大学肿瘤防治中心
复发转移鼻咽癌治疗：
洪少东　中山大学肿瘤防治中心
王晓慧　中山大学肿瘤防治中心
鼻咽癌手术治疗：
游　瑞　中山大学肿瘤防治中心

秘书组（以姓氏汉语拼音为序）

陈雨沛　杜晓京　刘　霈　唐玲珑

鼻咽癌免疫治疗：
徐　骋　中山大学肿瘤防治中心
儿童鼻咽癌的诊治：
刘丽婷　中山大学肿瘤防治中心
EB 病毒相关分子标志物在鼻咽癌诊治中的应用：
曹素梅　中山大学肿瘤防治中心
吕佳蔚　中山大学肿瘤防治中心
王　芳　中山大学肿瘤防治中心
人工智能在鼻咽癌诊治中的应用：
林　丽　中山大学肿瘤防治中心
随访：
周冠群　中山大学肿瘤防治中心

1 鼻咽癌诊疗总则

鼻咽癌的 MDT 诊疗模式

内容	Ⅰ级推荐	Ⅱ级推荐	Ⅲ级推荐
MDT 学科构成	放疗科 肿瘤内科 放射诊断科 外科：头颈外科、耳鼻喉科	病理科 核医学科 营养科 生物治疗 / 免疫治疗科 心理科	
MDT 讨论对象	局部晚期及复发 / 转移鼻咽癌患者出现严重放疗并发症(鼻咽坏死、放射性脑病等)鼻咽癌患者	需要评判局部根治性治疗手段利弊的鼻咽癌患者	
MDT 日常活动	固定学科 / 固定专家 固定时间 固定场所 固定设备(投影仪、信息系统)	根据具体情况设置	

【注释】

鼻咽癌的诊治应重视多学科团队(multidisciplinary team，MDT)的作用，特别是对于局部晚期及晚期鼻咽癌患者，MDT 原则应该贯穿治疗全程。

MDT 是由多学科资深专家以共同讨论的方式为患者制订个体化诊疗方案的过程。在鼻咽癌 MDT 模式中，患者在治疗前由多个学科专家组成的专家团队共同分析患者的临床表现、影像、病理和分子生物学资料，对患者的一般状况、基础疾病、病理诊断、分期 / 侵犯范围、发展趋向和预后做出全面的评估，并根据当前的国内外诊疗规范 / 指南或循证医学证据，结合现有的治疗手段，共同制订科学、合理、规范的整体治疗策略。在治疗过程中根据患者机体状况的变化、肿瘤的反应而适时调整治疗方案。

MDT 应最大限度减少患者的误诊及误治，缩短患者诊断和治疗的等待时间，增加治疗方案的可选择性，制订最佳治疗策略，改善患者预后和生活质量。

2 鼻咽癌的诊断原则

2.1 影像诊断

部位	Ⅰ级推荐	Ⅱ级推荐	Ⅲ级推荐
原发肿瘤评估	鼻咽平扫 + 增强 MRI(扫描序列为 T1、T2、T1 增强及 T1 压脂增强；上界：颅顶；下界：第二颈椎上缘)	鼻咽平扫 + 增强 CT PET/CT	PET-MR
区域淋巴结评估	颈部平扫 + 增强 MRI(扫描序列为 T1、T2、T1 增强及 T1 压脂增强；上界：第一颈椎横突；下界：胸锁关节下缘)	颈部平扫 + 增强 CT PET/CT*	PET-MR 超声引导下穿刺活检
远处转移评估	胸部平扫 + 增强 CT、腹部超声或上腹部平扫 + 增强 MRI/CT、放射性核素骨显像 PET/CT	胸部 X 线片 腹部超声	PET-MR CT/ 超声引导下穿刺活检

注：* 对于 MRI 不达标的小淋巴结，若 PET/CT 检测为阳性，则应将其评估为转移淋巴结。

【注释】

MRI 因软组织分辨率高、多方位及多参数成像、无电离辐射等优点已取代 CT 成为鼻咽癌诊断、分期、疗效评价及随访监测的首选检查手段。与 CT 比较，MRI 能更好地识别早期鼻咽癌，且对于邻近软组织浸润、颅底骨质侵犯、脑神经浸润及咽后淋巴结受累等具有更出色的显示能力[1-2]。但 MRI 扫描时间相对较长，不适用于身体状况差不能耐受长时间检查或有 MRI 检查禁忌证（如体内具有强磁性金属植入物、高热、幽闭综合征等）的患者，此时，平扫 + 增强 CT 检查可作为替代检查手段。此外，CT 检查层厚较薄，Z 轴分辨率高，较 MRI 而言，更易发现可疑转移的小淋巴结[3]；且对于成骨型颅底骨质破坏，CT 较 MRI 有更好的显示效能，对于上述情况，可联合鼻咽部 MRI 与 CT 检查，提高诊断及分期的准确率。

^{18}F-FDG PET/CT 在鼻咽癌的识别中具有较高的准确率和灵敏度，可为原发灶不明颈部淋巴结转移瘤的诊疗决策提供方向，尤其对于隐匿性鼻咽癌的活检具有重要的指导意义。但 PET/CT 的软组织分辨率较 MRI 差，显示鼻咽原发灶的范围常小于真实情况[4]，且 PET/CT 具有价格昂贵、有电离辐射等缺点，因此，不推荐作为原发灶侵犯范围评估的首选检查手段。而在淋巴结评估中，PET/CT 较 MRI 具有更高的灵敏度和特异度，尤其对于小淋巴结转移的检出具有更高的准确率：对于 MRI 不达标的小淋巴结，若 PET/CT 检测为阳性，则应将其评估为转移淋巴结[5-6]。此外，得益于其代谢显像，PET/CT 在鼻咽原发灶复发 / 残留与放疗后纤维化的鉴别诊断中优于 MRI[7]，但 MRI 在原发灶复发 / 残留的检出与再分期的准确率仍稍高于 PET/CT[8]，因此，对于鼻咽原发灶复发 / 残留诊断困难的病例，推荐联合应用 PET/CT 与 MRI 检查[8]。另外，超过 90% 的鼻咽癌复发或转移发生于根治性治疗结束后 5 年内，且局部晚期（$T_{3\sim4}$ 或 $N_{2\sim3}$）患者具有更高的复发或转移的发生率，建议采用分层管理的随访策略并强调终身随访，对具有疾病进展高风险的患者在治疗结束后 5 年内密切随访[9]。

^{18}F-FDG PET-MRI 不仅可达到与 PET/CT 同等或更高的诊断灵敏度，并且 MRI 多参数的特点还有利于提高诊断的特异度，从而通过单次检查实现一步到位的分期策略，且 PET-MRI 可有效减少 CT 检查的辐射剂量[10]。但目前投入临床应用的 PET-MRI 的 MRI 机器仍为低场强（1.5T），软组织分辨率低于常规应用的 3.0T MRI；且因 PET 检查具有电离辐射的特点，不利于 MRI 局部增强的对比剂给药，后者的临床应用仍十分受限，这在一定程度上降低了原发灶侵犯范围评估的准确性；此外，PET-MRI 价格昂贵这一不容忽视的缺点同样限制了其临床推广。目前，PET-MRI 是否能替代 PET/CT 与鼻咽 + 颈部 MRI 作为治疗前评估的检查手段仍处于探索阶段。

原发灶不明的颈部淋巴结肿大、非常规区域（如腮腺、枕后、颏下等）淋巴结可疑转移、可疑小淋巴结转移等情况下，需要明确原发灶、该区域淋巴结是否转移或排除第二原发肿瘤，从而进一步明确临床分期及放疗靶区勾画范围时，建议进一步行超声引导下淋巴结穿刺。近年有研究发现内镜超声引导咽后淋巴结穿刺有助于诊断鼻咽癌咽后淋巴结可疑转移或复发[11-13]。对于确诊鼻咽癌的极低转移风险（$N_{0\sim1}$ 且 EBV DNA<4 000 拷贝 /mL）患者，建议先行腹部超声检查，如怀疑远处转移再结合腹部平扫 + 增强 MRI/CT 检查。

鼻咽癌初诊患者远处转移率达 11%~36%，远处转移的早期发现无疑对于准确分期及治疗策略的制订具有重要的意义，而 ^{18}F-FDG PET/CT 较常规的影像检查手段（胸片、超声、全身骨扫描等）对远处转移具有更高的灵敏度及特异度[3,14-15]。因此，对于高转移风险（如 $N_{0\sim1}$ 且 EBV DNA>4 000 拷贝 /mL 或 $N_{2\sim3}$ 或 $T_{3\sim4}$）[14]的患者，建议在治疗前常规进行 PET/CT 检查。此外，对于治疗后 EBV DNA 持续或进行性升高而常规影像检查手段无阳性发现者，建议进一步结合 PET/CT 检查。

对于远处器官单发病灶或淋巴结肿大、影像学表现不典型或不伴血浆 EBV DNA 升高的可疑转移瘤患者，建议进一步在影像引导下行病灶穿刺，获取病理学转移证据，并发现 / 排除第二原发肿瘤。

2.2 病理学诊断

内容	Ⅰ级推荐	Ⅱ级推荐	Ⅲ级推荐
获取组织或细胞学技术	鼻咽镜下肿块活检：钳取或者穿刺	颈部淋巴结穿刺或活检（无法从鼻咽取得活检的患者） 难以鉴别的远处转移灶（如软组织肿块）穿刺或活检	
病理学诊断	鼻咽部位肿瘤根据组织病理形态，诊断为鼻咽癌，再进一步分亚型：鼻咽角化性鳞状细胞癌、非角化性癌（分化型和未分化型）和基底样鳞状细胞癌； 颈部肿块穿刺病理诊断为转移性非角化性癌或者转移性未分化癌等		

续表

内容	Ⅰ级推荐	Ⅱ级推荐	Ⅲ级推荐
分子辅助诊断	免疫组织化学/原位杂交检测：对于病变形态不能明确诊断为鼻咽癌的病例，须加做免疫组织化学(如 pancytokeratin)或原位杂交(如 EBER)检测，协助病理诊断 外周血 EBV 抗体与 EBV DNA：血清 EBV 抗体与血浆 EBV DNA 拷贝数可协助鼻咽癌的诊断		血浆 EBV DNA 拷贝数可协助鼻咽癌初治后远处转移/复发的诊断，其诊断远处转移的准确性高于复发

【注释】

1962年，梁伯强团队首先在国际上提出鼻咽癌病理组织学分类，将鼻咽癌病理组织学分为未分化、低分化及高分化3大类[1]。其中未分化癌即多形细胞癌，低分化癌包括大圆形细胞癌、梭形细胞癌和鳞状细胞癌Ⅲ级(相当于低分化鳞癌)，高分化癌包括鳞状细胞癌Ⅱ级、基底细胞型和柱状细胞癌(腺癌)。此后，国内及世界卫生组织(WHO)多次提出及修改鼻咽癌病理分类，目前国际沿用的是WHO第三版分期(2003年)：角化性鳞状细胞癌、非角化性癌、基底样鳞状细胞癌3大类。其中非角化性癌在中国占绝大多数，可以进一步细分为分化型及未分化型非角化性癌[2]。明确的病理分类对于分期诊断和治疗选择至关重要[3]。然而，目前的病理分类并不能有效地区分患者的预后[2]。目前各指南也尚不建议根据病理检测结果决定后续个体化的治疗策略[4]。对于鼻咽癌患者，外周血EBV抗体与EBV DNA拷贝数若为阳性[5-6]，可协助鼻咽癌的诊断。最新的一项前瞻性整群随机对照的筛查研究发现，基于VCA/IgA和EBNA1/IgA两个EB病毒抗体的组合可将鼻咽癌的早期诊断率提高3倍(21%~79%)，并降低死亡风险88%[5]；另一项前瞻性筛查研究发现，血浆EBV DNA拷贝数对于鼻咽癌诊断的灵敏度和特异度分别高达97.1%及98.6%，与历史对照相比(20%)，71%患者诊断时仅为Ⅰ~Ⅱ期，降低了死亡风险[6]。需注意：若这些分子指标检测均为阴性，也不能排除鼻咽癌的可能[7]。目前主要使用实时荧光定量PCR进行血浆/血清EBV DNA拷贝数的定量检测，最常用的扩增目的基因是 *BamHI-W* 片段。需要注意的是，目前尚无国际公认的EBV标准化检测流程，仅美国癌症研究所针对EBV DNA标准化检测给出了建议[8]。最新的一项回顾性研究发现，血浆EBV DNA拷贝数在诊断鼻咽癌初治后远处转移中的灵敏度、特异度、准确率分别为91.1%，80.0%及92.8%(注意：对肺外转移诊断准确率高于肺转移)；在诊断区域复发中的灵敏度、特异度、准确率分别为80.2%，80.0%及85.9%；在诊断局部复发中的灵敏度、特异度、准确率分别为68.8%，80.0%及78.2%[9]。

2.3 分期

本指南采用UICC/AJCC TNM分期系统(第8版)[1]。

原发肿瘤(T)

T_x 原发肿瘤无法评价

T_0 无原发肿瘤证据，但具有EBV阳性的颈部淋巴结累及

T_{is} 原位癌

T_1 肿瘤局限于鼻咽，或侵犯口咽和/或鼻腔，无咽旁间隙累及

T_2 肿瘤侵犯咽旁间隙和/或邻近软组织累及(翼内肌、翼外肌、椎前肌)

T_3 肿瘤侵犯颅底骨质、颈椎、翼状结构和/或鼻旁窦

T_4 肿瘤侵犯颅内，累及脑神经、下咽、眼眶、腮腺和/或广泛的软组织区域浸润并超过翼外肌外侧缘

区域淋巴结(N)

N_x 区域淋巴结无法评价

N_0 无区域淋巴结转移

N_1 单侧颈部淋巴结转移和/或单侧或双侧咽后淋巴结转移，最大径≤6cm，环状软骨尾侧缘以上水平

N_2 双侧颈部淋巴结转移，最大径≤6cm，环状软骨尾侧缘以上水平

N_3 单侧或双侧颈部淋巴结转移，最大径>6cm，和/或侵犯环状软骨尾侧缘以下水平

远处转移(M)

M_0 无远处转移

M_1 有远处转移

总体分期

	T	N	M
0期	T_{is}	N_0	M_0
Ⅰ期	T_1	N_0	M_0
Ⅱ期	$T_{0\sim1}$	N_1	M_0
	T_2	$N_{0\sim1}$	M_0
Ⅲ期	$T_{0\sim2}$	N_2	M_0
	T_3	$N_{0\sim2}$	M_0
ⅣA期	T_4	$N_{0\sim2}$	M_0
	任何T	N_3	M_0
ⅣB期	任何T	任何N	M_1

【注释】

目前鼻咽癌临床分期主要采用UICC/AJCC TNM分期系统。研究表明,血浆EBV DNA结合TNM分期可进一步提高对鼻咽癌患者预后的预测效能[2],有条件检测的中心可结合UICC/AJCC TNM分期与血浆EBV DNA拷贝数共同判断患者疾病严重程度。

3 鼻咽癌的放疗

3.1 放疗基本原则

内容	基本原则
射线类型	推荐使用光子线(X线),必要时有条件可考虑质子或重离子射线(如肿瘤累及或距离重要危及器官过近或复发鼻咽癌)
放疗技术	推荐使用每日图像引导的调强放疗,序贯加量放疗或同步推量放疗均可使用
处方剂量	推荐的处方剂量为70Gy(分割次数32~35次,单次剂量2.0~2.2Gy),7周内(每天1次,每周5次)完成。可以根据肿瘤体积及其对放/化疗的反应来调整剂量

【注释】

与传统的二维或三维放疗相比,调强放疗可以产生高度适合肿瘤靶区形状的剂量分布,从而能够在保护邻近重要结构的同时对鼻咽癌进行高剂量照射。调强放疗在降低毒性方面的获益,如神经毒性、口干、张口困难和吞咽困难,已在3项随机对照试验[1-3]和多项荟萃分析中得以证明[4-5]。一项随机对照试验[1]和数项荟萃分析[5-7]还表明,调强放疗提高了鼻咽癌的疾病控制率和生存率。

鼻咽癌患者的生存率已明显改善。但是,鼻咽癌放疗后长期存活者常伴随较大的不良反应[8]。放疗分割次数是影响晚期毒性的主要因素之一。Intergroup 0099[9]和RTOG 0225试验[10]采用了处方剂量为70Gy、分割33~35次、每周5次、单次剂量2.0~2.12Gy的放疗方案,展示出良好的疗效和可接受的毒性反应。由于有残留病灶的患者预后较差[11-12],对于在调强放疗结束时MRI可检出残留病灶的患者,可以考虑加用2~3次4~6Gy的放疗[13-14]。对于反应良好的小原发灶,可以考虑稍微降低总剂量(例如66~68Gy)。应避免使用更大的分割剂量,特别是在与化疗联合使用时,晚期毒性可能较大。NPC-9902[12]和NPC-0501[15]试验均未能证明每周放疗6次的加速分割模式的临床获益优于每周放疗5次的传统分割模式。

3.2 放疗流程

内容	基本原则
体位固定	头颈肩热塑膜 + 个体化发泡胶头颈垫(推荐);头颈肩热塑膜 + 头颈肩真空袋;头颈肩热塑膜 + 水活化固定枕;头颈肩热塑膜 + 标准树脂头枕
CT 定位	扫描体位仰卧位头先进,扫描和重建层厚 3mm,扫描方式为 140kV 平扫 +120kV 增强扫描,FOV 足够包括患者肩部最宽处
MRI 定位	扫描体位仰卧位头先进,扫描序列为 T1、T2、T1 增强及 T1 压脂增强,扫描层厚 3mm,层间距 0mm,扫描方式平扫 + 增强扫描
计划设计	鼻咽癌放疗计划推荐调强(IMRT)逆向计划设计。通常采用固定野调强(fixed-beam IMRT)方式,7~9 个照射野,共面均匀分布;也可使用单弧或双弧容积旋转调强技术(VMAT/Rapid Arc)或螺旋断层放射治疗技术(tomotherapy)。所有计划设计均通过逆向优化过程调整各子野的权重或强度,以使高剂量分布在三维方向上与肿瘤靶区的轮廓高度适形
计划验证	调强计划剂量验证内容应包括点剂量验证和剂量分布验证,鼓励开展基于患者解剖结构的三维剂量验证。计划验证建议优选实际机架角度测量,多角度合成剂量验证的方法,并采用绝对剂量模式对结果加以分析。建议使用全局归一计算 Gamma 通过率,其容差限值:3%/2mm,10% 剂量阈值,Gamma 通过率 ≥ 95%;干预限值:3%/2mm,10% 剂量阈值,Gamma 通过率 ≥ 90%
IGRT	每次治疗前必须采用至少 2D IGRT 技术对患者摆位进行验证,有条件单位可以采用千伏级或兆伏级锥形束 CT(kV/MV CBCT)、MRI 等多种影像技术在高精度放疗期间实施每日图像引导

【注释】

鼻咽癌推荐的放疗方式为调强放射治疗(放疗),其靶区剂量高度适形和边缘剂量陡峭的特点对体位固定的精确度要求更高[1]。目前鼻咽癌体位固定主要的方式:头颈肩热塑膜 + 个体化发泡胶头颈垫、头颈肩热塑膜 + 头颈肩真空袋、头颈肩热塑膜 + 水活化固定枕、头颈肩热塑膜 + 标准树脂头枕。其中发泡胶固定适形度和精确度更为理想,可做到高度个体化适形,对头部和颈部都有着较好的固定效果[2-4]。另外,也可以在以上固定方式基础上再加上口腔支架咬合器,口腔支架的使用可以减轻口腔反应、保护味觉,且能减少头颈部的摆位误差,更好地控制下颌的仰度。

CT-sim 是放疗中最为常用的放疗定位技术[5],定位 CT 影像是治疗计划设计的基础,通过影像 CT 值转换得到的电子密度信息可用于治疗计划精确剂量计算。定位 CT 影像还具备治疗计划三维坐标系的建立、靶区勾画、射野虚拟模拟、疗效评价和作为图像引导放疗的参考影像等功能。MR-sim 与 CT-sim 比较图像分辨率更高,对软组织如神经、淋巴结等显示更为清晰,对肿瘤的浸润也有更出色的分辨显示能力[6],因此 MR-sim 可以作为 CT-sim 的补充模拟,帮助医生更好地勾画临床靶区[7]。MR-sim 使用时应注意移除患者身上的所有金属物件,及使用 MR 专用的体位固定装置。模拟定位扫描时建议用选择 ≤ 3mm 的层厚,有利于提供给靶区和危及器官足够的解剖细节来勾画轮廓[1]。

体位固定及模拟扫描时应保持一致的体位:采用头先进仰卧位,双手自然下垂置于身体两侧,去除义齿、助听器、假发、耳环及项链等位于治疗区域的各种穿戴[1]。热塑膜固定后要观察与人体轮廓如前额、鼻梁、下巴和肩膀部位贴合情况,保证患者体位重复性[8-9]。增强扫描具体使用数据应根据患者年龄、血管情况,使用对比剂种类、对比剂浓度、机器配置等实际情况决定,增强扫描后,要求患者注射对比剂之后停留 15min 无不适感方可离开。

与传统 3D-CRT 相比,调强放疗(IMRT)可以优化射野内线束的权重,使高剂量分布在 3D 方向与肿瘤靶区轮廓高度适形,从而减少周围正常组织损伤,是目前鼻咽癌放疗首选治疗技术[10-11]。鼻咽癌 IMRT 计划设计多采用固定野调强技术(fixed-beam IMRT)或者容积旋转调强技术(VAMT)[12-13]。为满足临床剂量学要求,固定野调强建议使用 9 射野,共面均匀分布;VMAT 使用单弧或双弧设计。强烈推荐调强逆向计划设计,给定靶区剂量分布和危及器官的剂量限量,利用优化算法,由计算机辅助计划系统计算出各子野权重及射线强度分布[14]。

目前放疗计划设计与剂量计算主要以 CT 图像为基础。这是由于 CT 值可以反映人体不同组织的电子密度,便于对组织不均匀性进行相应的修正[15]。剂量计算范围一般应涵盖患者外轮廓、体位固定装置和治疗床板[16]。综合考虑计算精度和计算效率,推荐采用 2.5~3mm 计算网格[17-19]。应优选各向异性分析算法(anisotropic analytical algorithm)、迭代卷积算法(collapsed cone convolution)和蒙特卡洛法(Monte Carlo)等精准算法计算最终剂量分布,以保证调强治疗的精度[20]。

鉴于 MR 图像软组织分辨率高且无额外 X 线暴露风险，有条件单位也可以通过 MR-CT 图像转换，生成虚拟 CT（synthetic CT），实现基于 MR 图像的独立计划设计与剂量计算[21-24]。

调强放疗计划剂量验证是放疗质量控制与保证的重要组成，不仅可以检测 TPS 剂量计算的准确性，还可以检测治疗数据传输的完整性和加速器的工作状态。剂量验证内容通常包括点剂量验证和剂量分布验证[25]，鼓励有条件的单位开展基于患者解剖结构的三维剂量验证。

调强计划验证优选实际机架角度测量，多角度合成剂量验证的方法。实际多机架角度测量更接近实际治疗情况，可以如实反映加速器机架、小机头、准直器（MLC）受重力的影响和治疗床衰减等情况[26]。测量结果与计划计算剂量分布比较时，建议使用全局归一。剂量归一点应选择在最大剂量点或高剂量坪区内的其他点（剂量高于最大剂量的 90%）。剂量分布比较应使用绝对剂量模式进行比较，不应进行相对剂量比较或在相对剂量模式下对剂量进行归一，以免遗漏引起绝对剂量偏差的因素[26]。采用伽马分析时，伽马计算的范围应排除无临床意义却会影响剂量验证分析结果的低剂量区域。根据 AAPM TG218 号报告[26]建议，伽马分析其容差限值：3%/2mm，10% dose threshold 条件下，通过率应 ≥ 95%；如果伽马通过率低于 90%，且不通过的点广泛分布在靶区或危及器官内，剂量差异有临床意义时则治疗计划不能执行。

图像引导放射治疗（IGRT）可以在患者治疗前、治疗中利用各种先进的影像设备对肿瘤及其周围正常器官的位置、形态进行追踪，最大限度地减少分次放疗间的摆位误差，实现精准照射[27-33]。

常用的 IGRT 技术包括 2D 平面成像，千伏 / 兆伏级 CBCT、MRI 等 3D 体积成像[34]。为了保证治疗的准确性，在治疗前必须采用至少 2D IGRT 技术对患者摆位进行验证，推荐采用千伏或兆伏级 CBCT 在高精度放疗期间实施每日图像引导。

CBCT 与计划 CT 图像配准时，配准范围应包含肿瘤靶区与周围正常组织结构。推荐使用骨性配准算法自动配准图像，并依据骨性标志（如上颈椎、颅底和 / 或下颌骨）、空腔和软组织人工调整配准结果，以确定 SI（头脚方向）、AP（前后方向）和 LR（左右方向）方向的偏移量并移床修正误差[35]。

鉴于 MR 图像软组织分辨率高且无额外 X 线暴露风险，有条件单位建议开展基于 MR 图像引导的放射治疗。与千伏 / 兆伏级 CBCT 图像相比，MRI 可以清晰地显示肿瘤靶区和周围正常组织、器官的形态和轮廓；通过 MR-CT 图像模态转换生成虚拟 CT（synthetic CT），可以进一步实现基于 MR 图像的独立计划设计与剂量计算[21-24]，为在线调整治疗条件、开展自适应放疗提供了技术保障。

3.3 靶区勾画及正常组织限量

3.3.1 靶区勾画及剂量

名称	勾画原则	PTV 边界及处方剂量
	GTV	
GTVp	• 临床检查显示的鼻咽原发灶范围（包括咽后淋巴结） • 以 MRI 为主要评估方法，辅以 CT（颅底骨质破坏）、电子鼻咽镜或临床检查（鼻腔、口咽黏膜侵犯） • 诱导化疗后肿瘤范围：骨质、鼻窦旁、鼻中隔等占位效应不显著的侵犯按照诱导化疗前的范围；软腭等受肿瘤占位效应显著的侵犯要跟随肿瘤缩小而退缩，但仍应包括化疗前侵犯的边界	PTVp（GTVp+3mm）：6 996cGy/33F
GTVn	• 临床检查显示的颈部淋巴结范围 • 以 MRI 为主要评估方法，辅以增强 CT、超声、PET/CT 等 • 诱导化疗后淋巴结范围：肌肉、颌下腺等受肿瘤占位效应显著的侵犯要跟随肿瘤缩小而退缩，但仍应包括化疗前侵犯的边界	PTVn（GTVn+5mm）：6 600~6 996cGy/33F
	CTV（原发灶）	
CTVp1	• 原发灶的高危亚临床病灶区 • GTVp+5~10mm（包括全部鼻咽黏膜[1]） • 邻近重要放疗危及器官（OAR）时，距离可缩小至 1mm	PTVp1（CTVp 1+3mm）：6 006cGy/33F

续表

名称	勾画原则	PTV 边界及处方剂量
CTV2	• 原发灶的低危亚临床病灶区；向下与颈部淋巴引流区选择性预防照射区合并为一个靶区勾画 • CTVp1+5~10mm，包括全部高危结构及中危的颅底神经孔道（卵圆孔、翼腭窝）[2-3] ①高危结构包括：咽旁间隙（腭帆张肌），鼻腔后部距离后鼻孔至少 5mm，椎前肌，颅底骨质及孔道（蝶骨基底部、翼突、斜坡、岩尖、破裂孔） ②当高危或中危结构受侵犯时，包括邻近同侧“下一站”的中危或低危结构[2-3] • 邻近重要 OAR 时，距离可缩小至 1mm • 常见路径及 CTV 设置[2-3] ①咽旁间隙受侵时，包括卵圆孔和蝶骨大翼 ②鼻腔受侵时，包括翼腭窝和后组筛窦 ③椎前肌受侵时，包括口咽和舌下神经管 ④蝶骨基底部受侵时，包括卵圆孔，蝶骨大翼和蝶窦 ⑤翼突受侵时，包括蝶骨大翼，卵圆孔，翼腭窝和翼内肌 ⑥斜坡受侵时，包括蝶骨大翼，卵圆孔，海绵窦，蝶窦和舌下神经管 ⑦岩尖受侵时，包括蝶骨大翼，卵圆孔，海绵窦和舌下神经管 ⑧破裂孔受侵时，包括蝶骨大翼，卵圆孔和海绵窦 ⑨翼腭窝受侵时，包括颞下窝、眶下裂和上颌窦距离后壁至少 5mm ⑩翼外肌受侵时，包括颞下窝	PTV2（CTV 2+3mm）：5 412~5 610cGy/33F
CTV（颈部淋巴结）		
CTVn1	• 淋巴结的高危亚临床病灶区 • GTVn+3~5mm	PTVn1（CTVn1+3mm）：6 006cGy/33F
CTV2	• 颈部淋巴引流区的选择性预防照射区；向上与原发灶的低危亚临床病灶区合并为一个靶区勾画 • 淋巴引流区的选择性预防照射； ① N_0~N_1（仅咽后淋巴结转移）[4]：双侧咽后（Ⅶa 区）、Ⅱ~Ⅲ、Ⅴa 区 ② N_1（单侧颈部淋巴结转移）[4]：患侧：咽后（Ⅶa 区）、Ⅱ~Ⅲ、Ⅴa、Ⅳ、Ⅴb 区，并超出阳性淋巴结累及区域至少一个区；对侧：咽后（Ⅴa 区）Ⅱ~Ⅲ、Ⅴa 区 ③ $N_{2\sim3}$：双侧咽后（Ⅶa 区）、Ⅱ~Ⅲ、Ⅴa、Ⅳ、Ⅴb 区，并超出阳性淋巴结累及区域至少一个区域 ④Ⅰb 区照射指征[5-6]：颌下腺受累，或疾病累及以Ⅰb 区为首站淋巴结引流区的解剖结构（口腔、鼻腔前半部分）；Ⅱ区淋巴结受侵伴有包膜外侵犯，或Ⅱ区淋巴结受累，最大径超过 2cm，不伴包膜外受侵 ⑤对于无内侧组咽后淋巴结转移的患者，推荐豁免内侧组咽后淋巴结区照射，即 CTV1 按原则外扩所形成的 CTV2（包括一部分内侧组咽后淋巴结，但一般高于舌骨水平）不要求包括全部内侧组咽后淋巴结区直至舌骨体下缘[7] • 颈部淋巴引流区边界勾画：主要参考 2013 版头颈部淋巴引流区勾画指南[8]，并基于鼻咽癌中大样本的横断面研究进行适合鼻咽癌的修订[9]： ①咽后（Ⅶa 区）的上界：由第一颈椎上缘扩展至颅底 ②Ⅴb 区的后内侧界：扩展至肩胛提肌前界并包括颈横血管 ③Ⅰb 区：避开颌下腺 ④Ⅱ区：去除胸锁乳突肌和头夹肌之间贴合十分紧密的部分间隙 ⑤Ⅳa 区的前界：由胸锁乳突肌前缘缩小至喉前带状肌的后缘 ⑥Ⅴc 区的前界：由皮肤缩小至肩胛舌骨肌	PTV2（CTV2+3mm）：5 412~5 610cGy/33F

鼻咽癌

【注释】

鼻咽癌GTV包括原发灶和颈部淋巴结，勾画主要依据体格检查、电子鼻咽镜和鼻咽、颈部的增强MRI检查。勾画原发灶GTV推荐MRI与计划CT融合，有条件的情况下，推荐使用MRI兼容的固定装置在治疗体位进行MRI扫描。PET/CT对于未达到MRI诊断标准的颈部转移淋巴结的诊断有一定指导意义[10]。鼻咽癌诱导化疗后GTV勾画目前尚无统一标准，基于已发表的研究，推荐勾画诱导化疗后的肿瘤体积。一项纳入233例患者的Ⅲ期、多中心、随机对照临床研究[11]和一项纳入112例患者的Ⅱ期单臂临床研究[12]均提示在接受诱导化疗的患者中，按诱导化疗后肿瘤体积勾画GTV，同时诱导前肿瘤区域至少接受中等剂量(60~64Gy)照射，不影响局部区域控制率和患者生存率；与采用诱导化疗前GTV治疗相比，患者生存质量(QoL)评分有显著改善[11]。一项计划纳入435例患者的Ⅲ期、多中心、随机对照临床研究(NCT04384627)已于2022年5月完成入组，其结果有望更好地指导临床实践。针对GTVp的照射剂量，有两项正在开展的前瞻性临床研究(NCT04448522，NCT03668730)初步探索在诱导化疗后CR/PR且EBV DNA降低为0的患者中将GTVp照射剂量降低至63.6Gy，甚至60Gy。

鼻咽癌IMRT靶区中原发灶的CTV的范围主要基于鼻咽癌的局部进展规律[2-3]，可分为高、中、低风险区。我们以鼻咽癌原发灶进展规律为基础，结合国内多数单位的勾画经验做出推荐[13-15]。相比发表于*Radiother Oncol*的国际专家共识[16]，我们推荐的CTV范围较小，剂量较低；2009年Lin等[13]证实了缩小原发灶CTV的有效性和安全性。近期，该团队在缩小的CTV基础上，进一步通过前瞻性单臂临床研究(NCT04387266)探究不勾画CTV1，仅勾画CTV2的有效性和安全性；其CTV2范围为GTVp+8mm，包括全部鼻咽黏膜及相关结构)，给予54~56Gy照射。结果显示4年局部控制率为96.6%，所有局部复发均为野内复发[17]。然而，进一步缩小原发灶CTV需要更大规模的临床实践证实。

颈部淋巴结的CTV范围主要基于淋巴结的转移规律：鼻咽癌颈部淋巴结常见遵循从上到下同侧循序转移，跳跃转移少[18]。对于颈部淋巴结阴性的患者(包括N_0及仅咽后淋巴结转移的患者)，预防照射范围为咽后、Ⅱ~Ⅲ、Ⅴa区[18-21]；对于N_1患者，颈部淋巴结阴性侧预防照射范围为咽后、Ⅱ~Ⅲ、Ⅴa区，阳性侧为咽后(Ⅶa区)、Ⅱ~Ⅲ、Ⅴa、Ⅳ、Ⅴb区，并超出阳性淋巴结累及区域至少一个区[22-23]。新近发表一项纳入446例患者的Ⅲ期、多中心、随机对照临床研究证实了颈淋巴结阴性侧上半颈部照射有效性和安全性[4]，结果显示上颈部照射与全颈部照射患者的3年无淋巴结复发率相当(97.7% vs. 96.3%，P=0.85)，但上颈部照射组晚期毒性的发生率比全颈部照射组低，包括任何级别的甲状腺功能减退(30% vs. 39%)、皮肤毒性(30% vs. 25%)、吞咽困难(17% vs. 32%)、颈部组织损伤(23% vs. 40%)。该研究为$N_{0\text{-}1}$期鼻咽癌的选择性颈部预防照射提供了高级别的证据。Ⅰa区一般不需要预防照射，Ⅰb区主要在如下高危人群患者预防照射：颌下腺受累，或疾病累及以Ⅰb区为首站淋巴结引流区的解剖结构(口腔、鼻腔前半部分)，或Ⅱ区淋巴结受侵伴有包膜外侵犯，或Ⅱ区淋巴结最大径超过2cm[5-6]。新近发表的一项纳入568例患者的前瞻性、随机、多中心的Ⅲ期临床试验，比较了鼻咽癌内侧组咽后淋巴区豁免放疗与标准放疗(内、外侧组均接受放疗)的临床结果[7]。生存率方面，内侧组咽后淋巴结区豁免放疗组和标准放疗组的3年无局部复发生存率相当(95.3% vs. 95.5%，P<0.001)，总生存率、无区域复发生存率及无远处转移率均差异无统计学意义。不良反应方面，内侧组咽后淋巴结区豁免放疗组放疗相关不良反应发生率更低，包括急性黏膜炎(67.7% vs. 79.8%)、急性吞咽困难(25.5% vs. 35.1%)、体重下降(46.8% vs. 7.8%)以及晚期吞咽困难(24.0% vs. 34.3%)。因此，对于无内侧组咽后淋巴结转移的鼻咽癌患者推荐豁免内侧组咽后淋巴结区照射。鼻咽癌颈部淋巴引流区边界勾画主要参考2013版头颈部淋巴引流区勾画指南[8]，2018年发表的一项研究提出了鼻咽癌特异性颈部淋巴引流区边界[9]。该研究共标记了959例鼻咽癌的10 651颗淋巴结。对比淋巴结分布及国际指南，证实2013版国际指南定义的头颈部淋巴引流区对于鼻咽癌是足够的，且大多数边界的定义适用于鼻咽癌。然而，对于Ⅴb区，13.3%(11/83)的病例淋巴结中心点超出国际指南定义的Ⅴb区的后内侧界；对于Ⅶa区(咽后淋巴结引流区)，1.5%(12/819)的病例淋巴结中心点超出了国际指南定义的Ⅶa区上界(图1)。此外，Ⅰb、Ⅱ、Ⅳa和Ⅴc区的特定位置无淋巴结出现(图2至图6)。因此，我们建议适当扩大Ⅴb区和Ⅶa区的边界，缩小Ⅰb、Ⅱ、Ⅳa及Ⅴc区的边界。

综上，鼻咽癌靶区结构较为复杂，基于深度学习算法的自动靶区勾画系统的建立有助于提高靶区勾画的准确性、一致性和医师的效率[24]。此外，人工智能自动勾画的发展促进了鼻咽癌在线自适应放疗的临床应用探索。

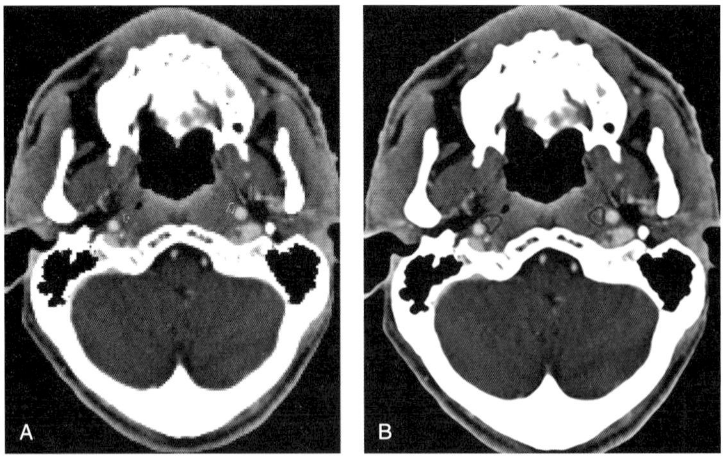

图 1　对于Ⅶ a 区(咽后外侧组),1.5%(12/819)的病例淋巴结中心点超出了国际指南定义的Ⅶ a 区上界(第一颈椎上缘),因此建议将Ⅶ a 区的上界由第一颈椎上缘扩展至颅底(A:淋巴结分布曲线;B:向上扩展Ⅶ a 区上界)。

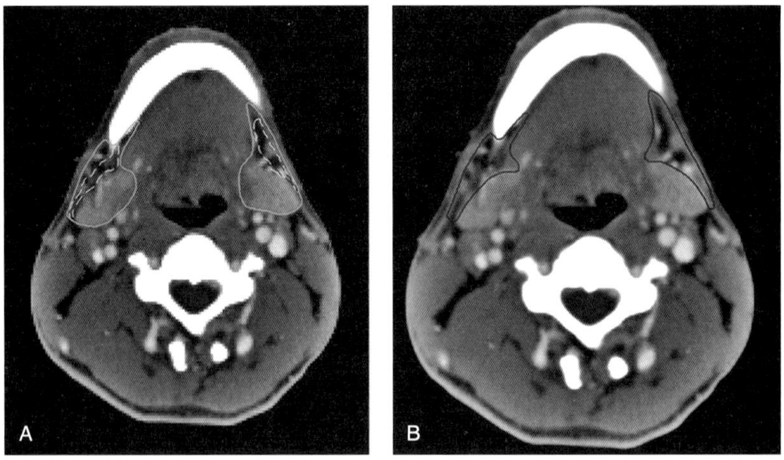

图 2　所有Ⅰb 区淋巴结均分布于颌下腺外侧及前缘,无淋巴结出现在颌下腺内侧及腺体内;为减少放疗后口干,建议在勾画Ⅰb 区时避开颌下腺(A:淋巴结分布曲线对比国际指南定义的Ⅰb 区范围;B:修改后的Ⅰb 区范围)。

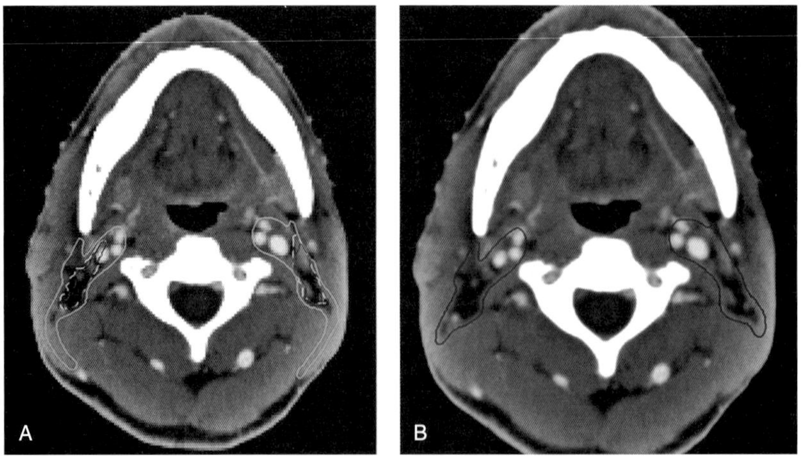

图 3　在第一颈椎和第二颈椎水平,胸锁乳突肌与头夹肌贴合紧密,研究证实这一间隙中无淋巴结出现,因此勾画Ⅱ区时可去除胸锁乳突肌和头夹肌之间贴合十分紧密的部分间隙(A:淋巴结分布曲线和国际指南定义的Ⅱ区范围;B:修改后的Ⅱ区范围)。

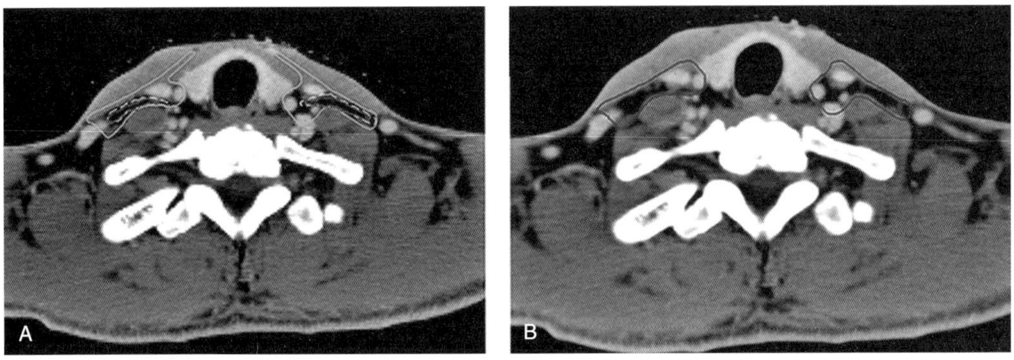

图 4　证实在Ⅳa 区无淋巴结出现在胸锁乳突肌与喉前带状肌之间的间隙，因此建议将Ⅳa 区的前界由胸锁乳突肌前缘缩小至喉前带状肌的后缘，减少甲状腺照射（A：淋巴结分布曲线和国际指南定义的Ⅱ区范围；B：修改后的Ⅳa 区范围）。

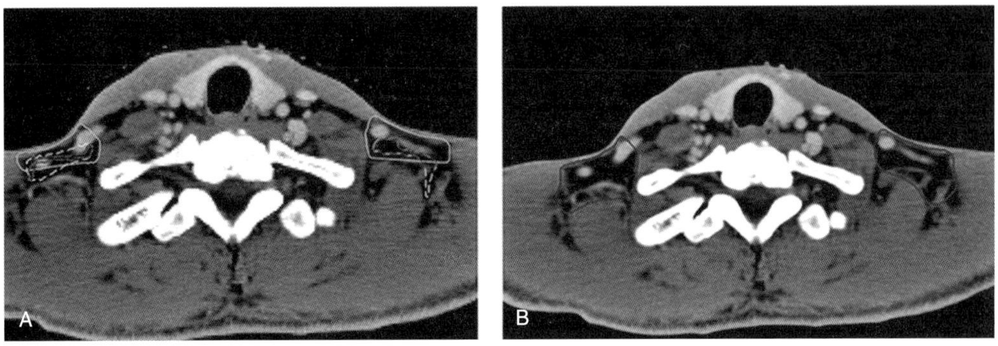

图 5　证实在出现Ⅴb 区淋巴结的病例中 13.3% 的病例其淋巴结中心点超出了引流区的后内侧界，分布于肩胛提肌浅层的颈横血管周围，因此，建议将Ⅴb 区的后内侧界扩展至肩胛提肌前缘并包括颈横血管（A：淋巴结分布曲线和国际指南定义的Ⅱ区范围；B：修改后的Ⅴb 区范围）。

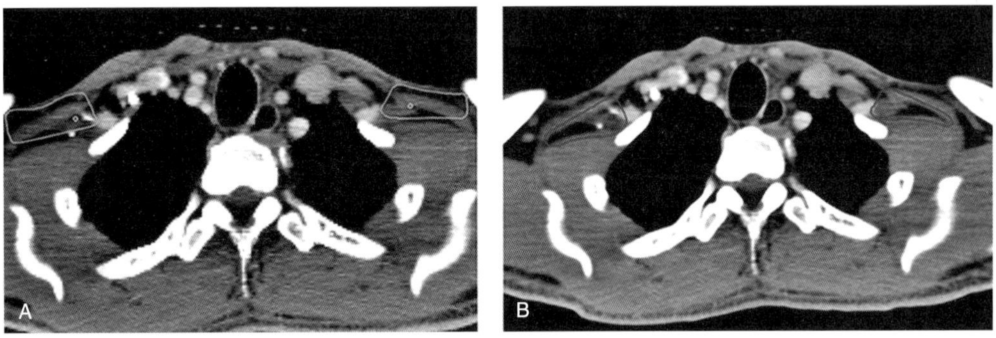

图 6　由于在皮肤和肩胛舌骨肌之间的间隙无淋巴结出现，建议将Ⅴc 区的前界由皮肤缩小至肩胛舌骨肌，以降低颈肩交界处皮肤剂量（A：淋巴结分布曲线和国际指南定义的Ⅱ区范围；B：修改后的Ⅴc 区范围）。

3.3.2　正常组织勾画及剂量限制

结构（TPS 标准命名）	勾画原则	剂量限制
脑干（brain stem）	与周围组织的边界清晰，上界为视束，勾画至小脑消失	PRV $D_{0.03cc}$ ≤ 54Gy，最大接受标准（maximum acceptance criteria，MAC）≤ 60Gy
脊髓（spinal cord）	勾画真实脊髓，从小脑消失开始，勾画至 CTV2 下界下 2cm	PRV $D_{0.03cc}$ ≤ 45Gy，MAC ≤ 50Gy

续表

结构(TPS 标准命名)	勾画原则	剂量限制
颞叶(temporal lobe)	从大脑外侧裂上界至中颅窝底,后界为颞骨岩部 / 小脑幕 / 枕前切迹,内侧界为海绵窦 / 蝶窦 / 蝶鞍 / 大脑外侧裂,需包括海马、海马旁回和钩,不包括基底核和岛叶	T1-T2:PRV $D_{0.03cc}$≤65Gy T3-T4:PRV $D_{0.03cc}$≤70Gy(MAC≤72Gy)
视神经(optic nerve)	包括眶内段和视神经管内段	PRV $D_{0.03cc}$≤54Gy,MAC ≤60Gy
视交叉(chiasm)	位于垂体上方,大脑中动脉内侧,呈十字交叉,在以 3mm 为层厚的 CT 扫描上可见于 1~2 层	PRV $D_{0.03cc}$≤54Gy,MAC ≤60Gy
垂体(pituitary)	位于垂体蝶鞍内确保勾画完全,在以 3mm 为层厚的 CT 扫描上可见于 1~2 层	PRV $D_{0.03cc}$≤60Gy,MAC ≤65Gy
眼球(eye)	确保视网膜被完全勾画	D_{mean}≤35Gy,或 $D_{0.03cc}$ 的 MAC≤54Gy
晶体(lens)	晶体和周围玻璃体的边界清晰	$D_{0.03cc}$≤6Gy,MAC≤15Gy
内耳(inner ear)	耳蜗(cochlea)和内听道(IAC)分开勾画	D_{mean}≤45Gy,MAC≤55Gy
中耳(middle ear)	鼓室(tympanic cavity)和咽鼓管骨部(ET bone)分开勾画	鼓室 D_{mean}≤34Gy 骨性咽鼓管 D_{mean}≤54Gy
腮腺(parotid)	确保勾画全部腮腺组织,包括腮腺深叶、浅叶和副腮腺	D_{mean}≤26Gy,或至少一侧腮腺 V_{30Gy}≤50%
颌下腺(submandibular)	颌下腺与周围组织的边界清晰	D_{mean}≤35Gy
口腔(oral cavity)	包括舌、牙龈、唇黏膜、颊黏膜和口底	D_{mean}≤40Gy,MAC≤50Gy
颞颌关节(TM joint)	包括关节头和关节窝,从关节腔消失开始,勾画至下颌颈呈 C 形弯曲的上一层面	$D_{2\%}$≤70Gy,MAC≤75Gy
下颌骨(mandible)	下颌骨应该作为一个 OAR,不应分为左右	$D_{2\%}$≤70Gy,MAC≤75Gy
甲状腺(thyroid)	甲状腺与周围组织的边界清晰	V_{50Gy}≤60%,或 V_{60Gy} 的 MAC≤10cm^2
咽缩肌(pharyngeal const)	上、中、下咽缩肌分开勾画,由翼板下缘勾画至环状软骨下缘,上 / 中分界为舌骨上缘,中 / 下分界为舌骨下缘	D_{mean}≤45Gy,MAC≤55Gy
喉(larynx)	声门上喉(larynx-supraglottic)和声门喉(larynx-glottic)分开勾画	D_{mean}≤35Gy,或 $D_{2\%}$≤50Gy
臂丛(brachial plexus)	影像上不易辨认,根据解剖走行勾画,由颈 5/6、6/7,颈 7/ 胸 1,胸 1/2 椎间孔发出,经斜角肌间隙走出,行于锁骨下动脉后上方	PRV $D_{0.03cc}$≤66Gy,MAC≤70Gy

【注释】

鼻咽癌重要危及器官(OAR)的范围和剂量限制要求尚无完全统一的标准参考,因此以两篇发表于 *Radiother Oncol* 和 *Int J Radiat Oncol Biol Phys* 的国际专家共识作为参考[25-26]。为提高数据标准化程度,OAR 的命名推荐采用"驼峰体"的标准命名,双侧器官命名时采用下划线后加 L 或 R 区分左右侧[27]。中耳、内耳和颞下颌关节使用骨窗进行勾画

(1 400~1 600/400~600HU 或 3 000~4 500/600~800HU),脑干、颞叶使用脑窗进行勾画(80~100/5~50HU),颞叶的外侧界及其他器官使用软组织窗进行勾画(300~400/20~120HU)。勾画原则的推荐主要基于 OAR 的解剖定义。神经组织均推荐评价 OAR 外扩 3mm 的 PRV 剂量。除中耳外[28],其余危及器官剂量限制均基于国际专家共识。虽然靶区和 OAR 的勾画有国际专家共识供参考,不同医生之间仍存在显著差异,勾画差异对多中心临床研究的影响应引起重视[29]。为提高勾画效率和一致性,推荐采用基于图谱的自动分割(ABAS)或基于人工智能的自动分割辅助 OAR 勾画。ABAS 被证实有助于提高多中心医生勾画一致性和 OAR 剂量一致性[30];基于人工智能的自动分割显示出更高的勾画准确性[31-32],并且在应用于计划优化时取得不错的结果[33]。

4 鼻咽癌放疗相关不良反应的处理与营养支持

4.1 鼻咽癌的急性放疗不良反应

鼻咽癌患者放疗过程中最常见的急性不良反应包括皮肤反应和口腔黏膜反应。

(1)放射性皮肤反应。90% 鼻咽癌患者在放疗过程中发生放射性皮炎,主要表现为照射部位皮肤出现色素沉着、脱皮、皮肤瘙痒、红斑、溃疡等。常用的预防和处理措施:①患者放疗期间保持局部皮肤清洁、干燥,避免使用温度过高的水、乙醇、碘酒、胶布等刺激照射野皮肤,避免对皮肤的摩擦、穿领口宽松衣物、使用温和的清洁用品,避免阳光直晒;②照射野有脱皮时,切勿用手撕剥,应让其自行脱落;③Ⅰ级皮炎可使用中低效外用激素控制瘙痒感;④可使用表皮生长细胞因子、磺胺嘧啶银乳膏等预防或治疗Ⅱ~Ⅲ级皮炎,也可考虑使用吸水性敷料、水胶体敷料等治疗,至少每周评估 1 次,若合并感染需及时合理使用抗生素;⑤Ⅳ级皮炎需由放疗科、皮肤科等的多学科团队治疗,包括清创、皮片或皮瓣移植等[1-3]。

(2)放射性口腔黏膜反应。80%~90% 鼻咽癌患者在放疗过程中发生放射性口腔黏膜炎,主要表现为口腔黏膜充血、糜烂、溃疡、假膜等,导致疼痛和进食困难,其发生率和严重程度随着照射累积剂量不断增加。常用的预防和处理措施:①低能量激光治疗;②生长因子和细胞因子如重组人表皮生长因子外用溶液、复方维生素 B_{12} 溶液等,可使用碳酸氢钠溶液含漱预防真菌感染,也可使用成品中药复方制剂如康复新液、双花百合片、口炎清颗粒等;③保持口腔清洁,早晚使用软毛牙刷及含氟牙膏刷牙,饭后及睡前多含漱;④积极的营养支持,以易消化的流食及半流食高蛋白质饮食或口服营养补充剂为主;⑤若疼痛较为严重,可根据疼痛等级相应采用非甾体抗炎药、弱阿片类药物、强阿片类药物等对症处理。溃疡严重或感染时,可使用抗生素,若真菌感染严重,可使用氟康唑(大扶康)、咪康唑口腔贴片等抗真菌药物。建议采用咽拭子培养及细菌药敏试验明确感染菌[4-8]。

4.2 鼻咽癌的晚期放疗不良反应

鼻咽癌患者放疗结束半年后最常见的晚期不良反应包括甲状腺功能减退和放射性脑损伤。

(1)甲状腺功能减退。主要表现为表情淡漠、眼睑水肿、眉毛外 1/3 稀疏脱落、唇厚舌大、怕冷、嗜睡、皮肤干燥等。常用的预防和处理措施:①限制甲状腺照射剂量,如 D_{mean}、V_{50} 等;②服用合成甲状腺素,每 3~6 周重新评估,根据 TSH 调整剂量直至恢复正常,确定适当的维持剂量后,至少每年复查甲状腺功能[9]。

(2)放射性脑损伤。主要表现为头痛、运动感觉障碍、认知功能障碍、精神异常、癫痫发作等皮层功能障碍,垂体功能减退、颅内高压症状等。常用的预防和处理措施:①使用精确放疗技术减少颞叶高剂量照射范围;②糖皮质激素冲击治疗;③贝伐珠单抗,但注意不适用于存在出血或囊性变的病灶;④脑保护治疗药物或自由基清除剂,如胞二磷胆碱、神经节苷脂、鼠神经生长因子、艾地苯醌、依达拉奉等;⑤对症支持治疗,如抗癫痫治疗、普瑞巴林缓解头痛;⑥积极内科治疗无效者可考虑手术切除脑损伤病灶[10]。

4.3 鼻咽癌的营养管理

10%~40% 鼻咽癌患者在治疗前就存在营养不良,而由于口腔黏膜炎、胃肠道反应、口干、味觉改变等放化疗相关不良反应,导致进食困难、摄入减少,55%~90% 患者在治疗期间出现明显的体重下降[11-12]。放疗不良反应导致患者放射性口腔黏膜炎等放疗急性不良反应发生率及严重程度增加,导致摄入、吸收功能障碍,造成或加重营养不良发生,同时导致机体氮大量丢失,修复所需营养物质增加,综合耐受能力下降[13]。IMRT 等精确放疗技术可以在一定程度上降低口干、咽痛、张口困难等放疗不良反应,但仍有 86% 的患者出现体重下降,且由于化疗增加了患者的胃肠道等不良反应,营养状态进一步变差[14]。营养不良对放疗带来放疗中断、摆位误差增大、放疗敏感性降低等负面影响,与放射性损伤形成恶性循环,严重影响患者的预后和生存质量。

一系列营养相关指标被证实和鼻咽癌预后明显相关。包括体重指数（BMI）、体重下降幅度、上臂肌肉周径、总淋巴细胞计数、红细胞计数、血红蛋白、血清白蛋白、血清前白蛋白和转铁蛋白等。无论是放疗前还是放疗期间的营养不良，都会降低患者 5 年总生存率或无进展生存率[13-15]。目前常用的营养筛查工具包括营养风险筛查 2002（nutritional risk screening 2002，NRS 2002）、营养不良通用筛查工具（malnutrition universal screening tools，MUST）、营养不良筛查工具（malnutrition screening tools，MST）。目前应用最广泛的恶性肿瘤营养风险筛查工具为 NRS 2002。放疗期间出现高营养风险，也就是 NRS 2002 评分>3 分的鼻咽癌患者，5 年总生存率、无病生存率、无远处转移生存率和局部控制率都明显较差（$P<0.001$）[15]。一项小样本前瞻性临床研究发现，早期干预组（在放疗一开始就进行营养支持）急性黏膜炎和营养指标恶化的发生率都明显低于晚期干预组（出现体重下降>10% 等不良反应后再营养干预）（$P<0.05$）[16]。因此，对鼻咽癌放疗患者进行营养管理，即早期、规范、有效、全程的营养监测和及时治疗，具有重要的意义，有助于保持患者体重，降低放疗不良反应的发生，提高放疗的完成率和治疗疗效。

所有鼻咽癌放疗患者都需要进行围放疗期的全程规范化营养管理。根据《放疗患者营养治疗专家共识》和《肿瘤放疗患者口服营养补充专家共识》，围放疗期（至少为患者放疗开始前 2 周至放疗结束后 3 个月）是指从决定患者需要放疗开始至与这次放疗有关的治疗结束的全过程，包括放疗前、放疗中和放疗后三个阶段[17-18]。营养管理流程包括营养风险筛查、营养评估和营养干预。放疗期间出现不良反应、无法正常进食或进食量明显减少的患者应制订个体化的营养支持计划，及时给予营养咨询及指导，保证充足的营养摄入，以避免营养状态恶化和放疗被迫中断。

（1）营养风险筛查：目前尚无专门针对肿瘤放疗患者的营养风险筛查和营养评估工具，《恶性肿瘤放疗患者肠内营养治疗专家共识》[19]和《肿瘤放疗患者口服营养补充专家共识》[18]均推荐使用 NRS 2002 量表进行营养风险筛查，这是目前循证医学最充分的营养风险筛查工具，应用相对简单易行。鼻咽癌患者一经确诊，即应进行营养风险筛查，尽早识别营养风险，确定是否需要营养干预。

（2）营养评估：存在营养风险者，需进一步使用患者主观整体评估 PG-SGA 量表进行营养评估。PG-SGA 量表是一种有效的肿瘤患者特异性营养状况评估工具，被美国营养师协会推荐作为肿瘤患者营养筛选的首选方法。放疗过程中每周都需对患者进行营养风险筛查和营养评估。

（3）营养干预：根据 PG-SGA 量表的评估结果决定是否给予营养支持治疗，对于重度营养不良者需先进行 1~2 周营养干预后方可开始抗肿瘤治疗。国内外营养指南及放疗患者营养治疗专家共识中均表明：放疗患者营养不良的规范治疗应遵循五阶梯治疗原则，首先选择营养教育和膳食指导，然后依次向上晋级选择口服营养补充（ONS）、完全肠内营养、部分肠外营养、全肠外营养[17-21]。当下一阶梯不能满足 60% 目标能量需求 3~5d 时，应该选择上一阶梯。①肠内营养。按照途径可分为 ONS 和管饲，两者在维持患者体重方面没有明显差异。推荐 ONS 作为放疗患者首选营养治疗方式，不推荐常规应用管饲[20]。ONS 可有效减轻患者体重、改善患者营养状况和整体生活质量[22]。建议因放疗引起重度黏膜炎伴吞咽困难的患者早期行管饲营养支持[18,23]。管饲的途径主要包括经鼻胃 / 肠管（NGT/NIT）和经皮内镜下胃造瘘（PEG）等。NGT 较 PEG 对吞咽功能影响小、置管的费用更少，但使用时间较短，通常不超过 1 个月，且可能对患者的外观、家庭生活和社交活动造成一定的负面影响，因此患者的依从性更差。PEG 较 NGT 使用时间更长，可以从数月至数年，移位风险低，患者的生活质量可能更好，但置管费用更高。此外，PEG 有发生造瘘口疼痛、感染、造瘘口周围皮肤损伤的风险，还可能延迟患者放疗后恢复正常饮食的时间。NGT 和 PEG 在治疗 6 周内均能有效维持体重及 BMI，在长期维持体重方面，PEG 优于 NGT，但吞咽困难发生率更高，可根据患者具体情况个体化选择管饲方式[24-25]。治疗前或治疗期间应定期评估患者吞咽功能，鼓励和教育患者进行吞咽功能锻炼，经口进食少量 ONS 制剂以防形成管饲依赖，同时当吞咽功能恢复时应尽快撤除管饲恢复经口进食。②肠外营养。肠外营养制剂属于静脉用药，涉及处方组分多样、配比复杂等问题，不同医生对适应证把握、处方组分、输注方式的选择等方面存在差异，可能导致肠外营养相关用药的安全性问题，因此需严格遵循肠外营养的适应证和禁忌证。目前国外指南及《肠外营养安全性管理中国专家共识》均提出肠外营养的适应证为不能通过肠内途径提供营养者，以及肠内营养无法满足能量与蛋白质目标需要量者[26]。

在制订营养干预方案时需结合患者的代谢特点选择最佳的营养配方，以满足营养需求。肿瘤患者的代谢特点主要表现为能量消耗过大、蛋白质分解代谢增加，糖代谢异常包括糖耐量异常、胰岛素敏感性下降、糖氧化反应减少，这些代谢异常是导致恶病质的直接原因[27-28]。①能量：不同患者的静息能量消耗（REE）不同，准确的能量需求依赖 REE 计算，推荐采用 20~25kcal/（kg·d）计算非蛋白质热量（肠外营养），25~30kcal/（kg·d）计算总热量（肠内营养）[17,20-21,27,29-30]。同时兼顾患者的应激系数、年龄系数及活动系数。放疗中的鼻咽癌患者由于口腔 / 咽喉部急性放射性黏膜反应，常处于饥饿状态，此时机体能量消耗下降 40%，因此在补充能量时，需结合其他影响能量代谢的因素，进行个体化的营养支持治疗。②蛋白质：肿瘤患者由于代谢紊乱，存在糖异生，疾病本身也可导致蛋白质分解代谢增加，需提高蛋白质的摄入，欧洲临床营养和代谢学会（EPSEN）《癌症临床应用指南》2021 版及 CSCO《恶性肿瘤患者营养治疗指南》2021 版均推荐蛋白质摄入量应超过 1g/（kg·d），如果可能，建议应增加到 1.5~2.0g/（kg·d）。如果患者合并肾功能损害，蛋白质的摄入量不应超过 1g/（kg·d）。③脂肪：推荐脂肪摄入量一般不超过总能量的 30%。鉴于脂肪对心脏和胆固醇水平的影响，宜选择单不饱和脂肪酸和多不饱和脂肪酸，减少饱和脂肪酸和反式脂肪酸的摄入。n-3 脂肪酸（ω-3 多不饱和脂肪酸）经酶作用后可调节人体免疫系统。多中心随机对照临床研究表明，放化疗期间在肠内营养基础上加入 n-3 脂肪酸，可改善患者的营养状况和机能状态，有利于保持和增加体重，提高生活质量[31]。此外，n-3 脂肪酸有助于降低肿瘤患者全身炎症反应。因此，推荐放疗期间给予 n-3 脂肪酸[20-21,27,30]。④碳水化合物：由于肿瘤细胞存在 Warburg 效应，即使在有氧情况下也不利用线粒体氧化磷酸化产能，转而利用有氧糖酵解，葡萄糖中的许多能量被浪费，导致患者出现体重下降。因此，在制订营养计划时，需根据肿瘤患者的代谢特性，减少葡萄糖供给、抑制糖酵解、指导患者避免高碳水饮食的摄入，以减弱 Warburg 效应的危害[32-33]。⑤维生素和矿物质：如不存在明确的微量元素缺乏，不推荐大剂量使用微量营养素。全肠外营养超过 1 周时，应及时补充机体每日必需的维生素和微量元素，给予营养支持治疗易引起血清中微量元素水平出现波动，应加强监测，及时处理。⑥免疫营养配方：免疫营养可增强免疫应答、调节炎症反应[34]，显著改善放射性口腔黏膜炎严重程度和体重减轻率[35]。多中心双盲Ⅲ期临床研究显示，和接受等热量等氮量配方的对照组相比，头颈肿瘤放化疗患者使用含 *L*- 精氨酸和 ω-3（n-3）脂肪酸和核糖核酸的免疫营养配方，3 年 OS 率和 PFS 显著改善（OS 率：81% vs. 61%，*P*=0.034，PFS：73% vs. 50%，*P*=0.012）[36]。

5 早期和局部晚期鼻咽癌的化疗

化疗模式

分期	Ⅰ级推荐	Ⅱ级推荐	Ⅲ级推荐
T_1N_0	无须化疗[1]（2A 类）		
T_2N_0	单纯放疗[1,30]（1A 类，无 EBV DNA ≥4 000 拷贝 /ml、肿瘤体积大等不良预后因素）	同期放化疗[2-3]（2A 类）	
$T_{1\sim2}N_1$	同期放化疗[2-3]（2A 类）	单纯放疗[1,30]（1A 类，无淋巴结 ≥3cm，Ⅳ/ⅤB 区淋巴结转移，淋巴结包膜外侵，EBV DNA ≥4 000 拷贝 /ml 等不良预后因素）	
T_3N_0	同期放化疗[4-5]（2A 类）	单纯放疗[30]（1A 类，无 EBV DNA ≥4 000 拷贝 /ml、肿瘤体积大等不良预后因素） 诱导化疗 + 同期放化疗（1B 类）[6-10] 同期放化疗 + 辅助化疗（1B 类）[12-14]	
Ⅲ ~ ⅣA 期（除外 T_3N_0）	诱导化疗 + 同期放化疗[6-10]（1A 类） 诱导化疗 + 同期放化疗 + 节拍辅助化疗（高复发 / 转移风险患者）[11]（1A 类）	同期放化疗 + 辅助化疗[12-14]（1B 类）	

化疗模式	Ⅰ级推荐	Ⅱ级推荐	Ⅲ级推荐
诱导化疗	多西他赛 + 顺铂 +5-FU[6-7]（1A 类） 吉西他滨 + 顺铂[8]（1A 类） 紫杉醇 + 顺铂 + 卡培他滨（1A 类）[15] 多西他赛 + 顺铂[9]（2A 类）	顺铂 +5-FU[10]（1B 类） 顺铂 + 卡培他滨[16]（1B 类） 洛铂 + 5-FU[17]（1B 类）	Ⅰ / Ⅱ级推荐诱导化疗方案 + 西妥昔单抗 / 尼妥珠单抗[18]（2B 类）
同期化疗	顺铂[4-5,11,13-14]（1A 类） 洛铂[17]（1B 类）	奈达铂[19]（1B 类） 奥沙利铂[20-21]（1B 类） 卡铂[21]（2A 类）	Ⅰ / Ⅱ级推荐同期化疗方案 + 西妥昔单抗 / 尼妥珠单抗[23-24]（2B 类）
辅助化疗	节拍卡培他滨[11]（1A 类） 顺铂 +5-FU[12-14]（1A 类）	顺铂 + 卡培他滨[16]（1B 类） 吉西他滨 + 顺铂[25]（2A 类）	卡培他滨[26]（2B 类） 替加氟[26]（2B 类） 优福定[27]（2B 类） 替吉奥[28]（2B 类）

在传统二维放疗时代，Chen 等[2]报道的一项随机对照试验结果表明，对于Ⅱ期鼻咽癌患者，与单纯放疗相比，同期放化疗能显著提高 5 年 OS 率和 PFS。与单纯放疗相比，加入同期化疗降低了远处转移率，但没有显著提高局部控制率。然而，值得注意的是，该研究使用的是中国 1992 年分期系统，根据第 7 版 UICC/AJCC TNM 分类标准，其中 13% 患者被重新分类为 N_2/ Ⅲ期。该试验的 10 年长期结果与初始报告的结论一致，但提示同期放化疗所带来的生存获益主要体现在 T_2N_1 患者中[3]。在调强时代，同期化疗在Ⅱ期鼻咽癌中的作用尚未明确。最近，Huang 等[29]报道了一项纳入 84 例Ⅱ期鼻咽癌患者的Ⅱ期随机试验的结果。该试验中位随访时间为 75 个月，研究观察到同期放化疗组的 5 年 OS 率（94% vs. 100%；P=0.25）和 PFS（87% vs. 90%；P=0.72）并没有优于单纯调强放疗。Ⅱ期鼻咽癌包括三个亚组（T_2N_0 和 $T_{1-2}N_1$），其中 N_1 患者发生远处转移的风险较高，Tang 等[30]报道了一项纳入 341 例无不良预后因素（淋巴结 ≥ 3cm，Ⅳ/ⅤB 区淋巴结转移，淋巴结包膜外侵，EBV DNA ≥ 4 000 拷贝 /ml）的Ⅱ期和 T_3N_0 患者的大型随机对照试验，中位随访时间为 46 个月，单纯放疗组的 3 年无失败生存非劣于同步放化疗（90.5% vs. 91.9%；P<0.000 1）；且其 3~4 级毒性发生率大大降低（17% vs. 46%）。另外，单纯放疗组患者的生活质量均明显优于同期放化疗组。

具有里程碑意义的 Intergroup 0099 随机试验发现同期放化疗和辅助化疗的生存终点优于单纯放疗，从而确立了同期放化疗作为局部晚期（Ⅲ~ⅣA 期）鼻咽癌的标准疗法的地位[11]。随后来自流行地区的随机试验证实了在局部晚期鼻咽癌中同期放化疗加或不加辅助化疗生存获益都大于单纯放疗[4-5,13-14,21]。一项纳入了 19 项随机对照试验的个体数据（IPD）荟萃分析显示，同期放化疗加或不加辅助化疗可最为显著提高 OS[31]。相比之下，辅助化疗或诱导化疗加单纯放疗并不能显著提高生存率。因此，同期放化疗被认为是局部晚期鼻咽癌治疗的核心。

值得注意的是，Intergroup 0099 试验是在传统放疗时代进行的。在调强放疗时代，鼻咽癌中同期放化疗加用辅助化疗是否可给患者带来额外获益存在争议。一项Ⅲ期随机试验的初步结果显示，在局部晚期鼻咽癌中单纯同期放化疗组与同期放化疗加辅助化疗组的所有结局终点差异均无统计学意义[32]。长期结果也证实了这些发现（5 年 OS 率：80% vs. 83%，P=0.35；5 年 PFS：71% vs. 75%，P=0.72）[33]。在另一项Ⅲ期试验中，104 例放疗后血浆 EBV DNA 阳性的高危鼻咽癌患者被随机分配至观察组或吉西他滨 + 顺铂辅助化疗组[25]。该研究是鼻咽癌中第一个基于生物标志物驱动的随机对照试验，结果显示，辅助化疗无法显著提高 OS 与 PFS（5 年 OS 率：64% vs. 68%；P=0.79；PFS：49% vs. 55%；P=0.75）。

几项荟萃分析的结果显示，尽管同期放化疗加辅助化疗组可观察到有潜在的获益趋势，但同期放化疗加用辅助化疗后患者的生存结局并没有得到显著改善[34-37]。患者对根治性放疗后辅助化疗的耐受性相对较差，通常只有 50%~76% 患者完成了规定的辅助化疗疗程[12-14,25,32,39-40]，这可能解释了辅助化疗较难带来额外的生存获益的原因。

与辅助化疗相比，诱导化疗具有许多潜在的优势，例如及早缓解患者症状、消除微小转移灶及更好的顺应性等[40]。近年来，来自广州的三项大型多中心随机对照试验陆续在国际上发表。这些研究分别使用了多西他赛、顺铂和 5-FU（TPF）[6-7]、顺铂加 5-FU（PF）[10,41]以及吉西他滨加顺铂（GP）[8]的诱导化疗方案。这些研究证实了诱导化疗联合同期放化疗在 OS、PFS 和无远处转移生存方面的优势。对来自流行地区的 4 项试验的 IPD 合并分析[42]证实诱导化疗加同期放化疗可以显著改善 OS（HR=0.75；95%CI 0.57~0.99；5 年绝对获益为 6%）和 PFS（HR=0.70；95%CI 0.56~0.86；5 年绝对获益为 9%），而生存获益主要来自远处转移的降低。一项来自突尼斯和法国的小型随机试验纳入了 83 例局部晚期鼻咽癌，结果表明 TPF 诱导化疗能显著提高 PFS 和 OS[43]。因此，除了同期放化疗，诱导化疗在调强放疗时代局部晚期鼻咽癌的治疗中也起着重要的作用，主要是通过提高远处转移控制率来提高生存获益。

应该指出的是，大多数评估同期放化疗加诱导化疗的试验都是在流行地区进行的，诱导化疗在非流行地区鼻咽癌患者中的适用性需要进一步研究。此外，由于缺乏直接比较这两种方法的前瞻性随机试验的数据，目前尚不确定哪种化疗顺序，即诱导 - 同期或同期 - 辅助，在当下效果更好。仅对以同期放化疗为对照的临床试验进行推断性比较，诱导化疗在减少远处转移方面似乎优于辅助化疗。未来还需要进行比较诱导化疗加同期放化疗和同期放化疗加辅助化疗的头对头随机试验。

与其他局部晚期的患者相比，T_3N_0 鼻咽癌患者治疗失败的风险相对较低[44]。因此，一些研究在同期放化疗基础上增加辅助化疗[32]或诱导化疗的随机对照试验中，这一亚组被排除了[7-8,41]。考虑到缺乏随机试验的数据，专家组推荐对 T_3N_0 患者要慎重权衡在同期放化疗的基础上加用辅助化疗或诱导化疗的利弊。

根据之前比较同期放化疗加或不加辅助化疗与单纯放疗的疗效的Ⅲ期临床试验[2,5,12-13]，我们推荐在放疗的同时使用顺铂 100mg/m^2 每 3 周一次或 40mg/m^2 每周一次的化疗。这些试验证实了在局部晚期鼻咽癌中同期放化疗优于单纯放疗。值得注意的是，三项试验使用了每三周一次的化疗方案[12-14]，两项试验使用了每周一次的化疗方案[5,38]；还有由 Chen 等[2]使用了 7 疗程 30mg/m^2 每周一次的方案。已有头对头的临床试验对 3 周和每周方案进行了比较。由 Lee 等[45]报道的一项Ⅱ期小规模随机对照试验发现，两种方案的疗效和不良反应差异无统计学意义，每周方案似乎更有利于提高患者的生活质量。一项纳入 526 例局部晚期鼻咽癌患者的大型Ⅲ期随机对照试验结果显示，3 周方案与每周方案的 3 年 FFS、OS、DMFS、LRFS 的差异无统计学意义，且急性血液学毒性和晚期耳毒性显著减少[46]。值得注意的是，在这项研究中，3 周方案中顺铂的累积剂量

（$200mg/m^2$）低于每周方案（$240mg/m^2$）。然而，一项纳入 261 例Ⅲ~Ⅳb 期接受了根治性手术的高危头颈鳞癌患者的非劣效 2/3 期临床试验，经过中位 2.2 年的随访，结果显示两种方案的总生存相似，而单周方案 3 级以上的中性粒细胞减少和感染的发生率更低[47]。在这项研究中，单周方案组的中位累积顺铂剂量明显低于三周方案组（$239mg/m^2$ vs. $280mg/m^2$）。这两项临床试验得到了相反的结论，可能提示顺铂的累积剂量，而不是使用频次（单周和三周），才是决定不良反应的因素。

现有证据提示，对于疗效而言，顺铂的累积剂量的作用比给药方案更为重要。一些Ⅲ期临床试验的探索性分析提示，顺铂的累积剂量不应低于 $200mg/m^2$ 以保证疗效[48-50]。一项Ⅱ期随机试验结果显示，对于 EBV DNA<4 000 拷贝 /ml 的患者，同期放化疗中 2 疗程的顺铂（$100mg/m^2$，每 3 周一次）与 3 疗程相比较，PFS、OS 以及局部复发和远处转移的累积发生率差异无统计学意义，同时急性和晚期不良反应减少[51]。对于有禁忌证而无法使用顺铂化疗的患者，可选其他同期化疗药物包括卡铂［曲线下面积（AUC）5~6］[21,52]、奥沙利铂（$70mg/m^2$，每周一次）[21]和奈达铂（$100mg/m^2$，每 3 周一次）[18,53]。

2009 年发表的一项Ⅱ期随机试验首次报道在同期放化疗之前加用 2 疗程多西他赛（$75mg/m^2$）加顺铂（$75mg/m^2$）诱导化疗可将鼻咽癌患者的 3 年 OS 从 68% 提高到 94%（HR=0.24；95%CI 0.08~0.73）[9]。随后，两个大型Ⅲ期随机对照试验[6-8]分别评估了 TPF 方案（多西他赛 $60mg/m^2$、顺铂 $60mg/m^2$ 和 5-FU 每天 $600mg/m^2$，持续静脉滴注 120h；每 3 周一次，共 3 疗程）和 GP 方案（吉西他滨 1 $000mg/m^2$，d1、d8，顺铂 $80mg/m^2$；每 3 周一次，共 3 疗程）在局部晚期鼻咽癌患者（$T_{3-4}N_0$ 除外）中的疗效。在 TPF 试验中，与单纯同期放化疗组相比，诱导化疗加同期放化疗组的 5 年 OS（HR=0.65；95%CI 0.43~0.98）、PFS（HR=0.65；95%CI=0.43~0.98）、无远处复发生存率（HR=0.60；95%CI 0.38~0.95）和无局部复发生存率（HR=0.58；95%CI 0.34~0.99）均得到显著提高[6-7]。尽管各种药物的剂量与另一项试验（多西他赛 $75mg/m^2$，顺铂 $75mg/m^2$ 和 5-FU 每天 $750mg/m^2$，持续静脉滴注 120h）相比已降低 20%，3~4 级不良反应如中性粒细胞减少（35%）、白细胞减少（27%）和腹泻（8%）的发生率较高[43]。在另一项使用 GP 诱导化疗方案的试验中，患者的 3 年 OS（HR=0.43；95%CI 0.24~0.77）、PFS（HR=0.51；95%CI 0.34~0.77）和无远处转移生存（HR=0.43；95%CI 0.25~0.73）均得到提高[8]。患者对 GP 方案的耐受性相对较好，3~4 级不良反应如中性粒细胞减少、白细胞减少和腹泻的发病率分别为 21%、11% 和 0.4%。其他推荐的诱导化疗方案包括 PF 方案（顺铂 80~$100mg/m^2$，5-FU 每天 800~1 $000mg/m^2$，持续静脉滴注 120h）和顺铂 + 卡培他滨方案（PX 方案；顺铂 $100mg/m^2$，卡培他滨每天 2 $000mg/m^2$，持续给药 14 天）[10,15,41]。

目前尚无直接比较不同诱导化疗方案的随机对照研究。因此，诱导化疗方案可以视患者的情况来选择。一项纳入 502 例患者的Ⅲ期非劣效随机试验首次评估了在诱导化疗加同步放化疗中用洛铂替代顺铂的，结果显示，洛铂组与顺铂组的 5 年无进展生存率和总生存率差异无统计学意义，顺铂组的 1~2 级不良反应显著高于洛铂组，且顺铂组的 3~4 级黏膜炎（顺铂组 40% vs. 洛铂组 41%）、白细胞减少（23% vs. 16%）和中性粒细胞减少（24% vs. 10%）高于洛铂组[17]。一项多中心Ⅲ期随机试验在 238 例患者中比较了诱导化疗中 TPC 方案（紫杉醇 $150mg/m^2$，d1；顺铂 $60mg/m^2$，d1、卡培他滨 2 $000mg/m^2$，d14；每 3 周一次，共 2 疗程）与 PF 方案。TPC 组 3 年 FFS 显著高于 PF 组（HR=0.47；95%CI 0.28~0.79；P=0.004），可显著降低远处转移风险（HR=0.49；95%CI 0.24~0.98；P=0.04）和局部复发风险（HR=0.40；95%CI 0.18~0.93；P=0.03），且没有增加毒性[15]。目前有临床试验正在评估诱导化疗中用洛铂或奈达铂等其他铂类药物替代顺铂或者用卡培他滨替代 5-FU 是否可以在保证非劣效性的同时改善患者的生存质量（NCT03503136）。

Intergroup 研究的结果确定了 PF 方案（顺铂 $80mg/m^2$，d1；5-FU 每天 1 $000mg/m^2$，d1~4，持续静脉滴注 96h，每 4 周一次）作为辅助化疗的标准方案[11]。如果有禁忌证无法使用顺铂，可用卡铂替代顺铂。[22]一项单中心非劣效性随机试验在 206 例鼻咽癌患者中比较了 Intergroup 方案与同期卡铂 $100mg/m^2$ 化疗后辅助卡铂（AUC 5，静脉注射）+5-FU（每天 1 $000mg/m^2$，持续静脉滴注 96h）的方案。使用顺铂的患者中 42% 完成了 3 疗程的辅助化疗，而使用卡铂的患者中 73% 完成了辅助化疗。两组生存结局相似；顺铂组的肾毒性、白细胞减少和贫血发生率更高，而卡铂组血小板减少的发生率更高[22]。该小组还进行了一项多中心随机试验，在 175 例 T_2N_0~$T_4N_2M_0$（UICC/AJCC 第七版）鼻咽癌患者中比较了卡铂同期放化疗与卡铂同期放化疗加卡铂与 5-FU 辅助化疗[54]。结果表明加用卡铂和 5-FU 辅助化疗可显著提高患者 2 年无瘤生存率。

如上所述，辅助化疗的主要缺点是耐受性较差。节拍化疗是一种新兴的抗肿瘤模式。与传统化疗使用最大耐受剂量治疗肿瘤不同，通过低剂量、长时间口服的“节拍式”给氟尿嘧啶类药物等化疗药可使其长时间维持在相对较低的血药浓度，从而可在持续抗肿瘤的同时降低不良反应，尤为适合放化疗结束后患者的辅助治疗。一项Ⅲ期试验证实在高危局部区域晚期（Ⅲ~ⅣA 期，剔除 $T_{3-4}N_0$ 及 T_3N_1）鼻咽癌患者中，在根治性放化疗（同期放化疗 ± 诱导化疗）后使用节拍卡培他滨（$650mg/m^2$，每日两次）辅助治疗一年的模式可显著提高患者生存率[11]。同时，该模式安全性良好，严重不良反应的发生率仅为 17%，患者可耐受。因此，对于高复发 / 转移风险患者，推荐在根治性放化疗结束后使用节拍化疗进行辅助治疗。

6 转移性鼻咽癌的治疗

分层	Ⅰ级推荐	Ⅱ级推荐	Ⅲ级推荐
一线治疗	顺铂 + 吉西他滨 + 卡瑞利珠单抗[1]（1A 类） 顺铂 + 吉西他滨 + 特瑞普利单抗[2]（1A 类） 顺铂 + 吉西他滨 + 替雷利珠单抗[3]（1A 类） 顺铂 + 吉西他滨[4-5]（1A 类） 顺铂 + 5-FU + 局部放疗[6]（1A 类）a	紫杉醇 + 顺铂 + 卡培他滨诱导化疗后未进展予卡培他滨维持[7]（1A 类） 顺铂 / 卡铂 + 5-FU[8-9]（2A 类） 顺铂 + 多西他赛[10]（2A 类） 卡铂 + 紫杉醇[11]（2A 类） 顺铂 + 卡培他滨[12]（2A 类） 顺铂 + 白蛋白紫杉醇[13]（2A 类）	顺铂 + 吉西他滨 + 恩度[14]（2B 类）
二线及以上治疗	单药化疗 卡培他滨[15-16]（2A 类） 或多西他赛[17]（2A 类） 或吉西他滨[18]（2A 类） （如一线未接受同一药物之一） 鼓励患者参加临床试验	吉西他滨 + 长春瑞滨[19-20]（2A 类） 伊立替康[21]（2A 类） （如一线未接受同一药物）	卡瑞利珠单抗[22]（2B 类） 特瑞普利单抗[23]（2B 类） 纳武利尤单抗[24]（2B 类） 帕博利珠单抗[25]（2B 类） 阿帕替尼 + 卡瑞利珠单抗[26]（2B 类） （如一线未接受 PD-1/PD-L1 抑制剂） 阿帕替尼 + 卡培他滨[27]（2B 类）
三线及以上治疗	特瑞普利单抗[23]（2A 类） 卡瑞利珠单抗[28]（2A 类） （如既往未接受 PD-1/PD-L1 抑制剂） 卡培他滨[15-16]（2A 类） 或多西他赛[17]（2A 类） 或吉西他滨[18]（2A 类） （如前线未接受同一药物之一） 鼓励患者参加临床试验	吉西他滨 + 长春瑞滨[19-20]（2A 类） 伊立替康[21]（2A 类） （如前线未接受同一药物之一）	纳武利尤单抗[24]（2B 类） 帕博利珠单抗[25]（2B 类） （限 PD-L1 TPS ≥ 1%） 阿帕替尼 + 卡瑞利珠单抗[26]（2B 类） （如既往未接受 PD-1/PD-L1 抑制剂） 阿帕替尼 + 卡培他滨[27]（2B 类） （如前线未接受同一药物之一）

注：该推荐仅基于正式发表的研究。

可手术或局部放疗的复发性鼻咽癌参照复发性鼻咽癌部分。

a 仅限于 3 疗程化疗后获得部分缓解或者完全缓解的初诊转移性鼻咽癌患者。

【注释】

复发或转移性鼻咽癌是一组具有异质性的疾病，通常分为初诊转移性（*de novo* metastasis）、局部区域复发（locoreginal recurrence）和局部区域复发伴全身转移（locoreginal recurrence with distant metastasis）三种类型[29]。因此，在决定治疗策略之前，强调全面的再次分期评估，包括鼻咽、颈部增强核磁共振，以及全身的 PET/CT 或相应部位增强 CT 扫描和 / 或全身骨扫描来明确局部复发、全身转移状态。对于局部区域复发鼻咽癌，高度选择的患者可进行挽救性外科治疗或再次放疗，其具体的患者选择和治疗参照复发性鼻咽癌的治疗。

目前，大部分复发性鼻咽癌不适合局部治疗，对于这部分复发性鼻咽癌及存在远处转移的鼻咽癌，主流治疗方案依然是姑息性化疗和 / 或免疫治疗（表 6-1）。

吉西他滨联合顺铂是一线治疗的优选化疗方案。这个推荐基于对复发转移性鼻咽癌（RM-NPC）领域开展的首个Ⅲ期临床试验（GEMM20110714）的研究结果。2016 年，GEM20110714 研究首次证实了在 RM-NPC 的一线治疗中，吉西他滨联合顺铂（GP 方案，吉西他滨 1g/m^2，d1、d8；顺铂 80mg/m^2；每 3 周一次，最多 6 疗程）相比氟尿嘧啶联合顺铂（FP 方案，顺铂 80mg/m^2；5-FU 1g/m^2，d1~4；每 3 周一次，最多 6 疗程）具有更优的疗效[4]：在主要终点中位无进展生存期（PFS）上，GP 组中位值为 7.0 个月（4.4~9.9 个月），FP 组为 5.6 个月（3.0~7.0 个月），两者具有统计学意义和临床意义上的差异（*HR*=0.55，

95%*CI* 0.44~0.68；*P*<0.000 1）。次要终点总生存期（OS）和客观缓解率（ORR）方面，GP 组同样优于 FP 组（中位 OS，29.1 个月 vs. 20.9 个月；ORR，64% vs. 42%）。GP 和 FP 组的不良反应谱有所区别，但总体安全性均可控。最终 OS 分析显示[5]：相比于 FP 组，GP 组的 5 年生存率提高了 1.5 倍（从 7.8% 提高到 19.2%），整体死亡风险降低了 28%。中位 OS，GP 组为 22 个月，FP 组为 19 个月。GP 方案相比 FP 方案具有更高的效益 - 成本比[30]。该试验具有里程碑式的意义，是首个得出明确 OS 获益的研究，并确立了 GP 方案在晚期鼻咽癌一线治疗中的基石地位。后续多个研究探索了以 GP 为基础的一线联合治疗方案。其中，GP 联合 PD-1 单抗方案已先后被证实可以进一步患者的 PFS：JUPITER-02 和 CAPTAIN-1ST 这两项Ⅲ期随机对照研究分别报道了 GP 联合特瑞普利单抗和卡瑞利珠单抗对比 GP 联合安慰剂的结果。JUPITER-02 结果显示：与单纯化疗（GP）相比，特瑞普利单抗联合 GP 显著延长中位 PFS（11.7 个月 vs. 8.0 个月，*HR*=0.52）[31]；CAPTAIN-1ST 研究结果表明：卡瑞利珠单抗联合 GP 显著延长 PFS（中位值：10.8 个月 vs. 6.9 个月，*HR*=0.51）[32]。另一个Ⅲ期研究（RATIONALE 309）也公布了类似的 PFS 获益情况：相比 GP，替雷利珠单抗联合 GP 中位 PFS 显著延长（9.2 个月 vs. 7.4 个月，*HR*=0.52）[3]。基于此，国家药品监督管理局（NMPA）分别批准了特瑞普利单抗联合 GP、卡瑞利珠单抗联合 GP 和替雷利珠单抗联合 GP 一线治疗 RM-NPC 的适应证。但 GP 联合 PD-1 单抗的 PFS 获益能否转化为 OS 获益，仍需更长时间的随访评估。此外，一项单臂Ⅱ期研究报道了 GP 联合恩度一线治疗 RM-NPC 的安全性和抗肿瘤活性，28 例患者的 ORR 为 85.7%，中位 PFS 为 19.4 个月[14]。一线化疗联合抗 EGFR 单抗也有一些早期数据[33]：一项回顾性研究发现 GP 联合抗 EGFR 单抗一线治疗 RM-NPC，中位 PFS 为 10.3 个月，ORR 为 67.9%，中位 OS 为 42.8 个月[34]。

表 6-1 常见复发转移性鼻咽癌一线治疗方案

化疗方案	剂量	用药时间	时间及疗程
顺铂 + 吉西他滨 + 卡瑞利珠单抗	卡瑞利珠单抗 200mg	第 1 天	21d 为一个疗程，持续维持至疾病进展或者不良反应不可耐受
	顺铂 80mg/m^2	第 1 天	21d 为一个疗程，4~6 疗程
	吉西他滨 1 000mg/m^2	第 1、8 天	21d 为一个疗程，4~6 疗程
顺铂 + 吉西他滨 + 特瑞普利单抗	特瑞普利单抗 240mg	第 1 天	21d 为一个疗程，持续维持至疾病进展或者不良反应不可耐受
	顺铂 80mg/m^2	第 1 天	21d 为一个疗程，最多 6 疗程
	吉西他滨 1 000mg/m^2	第 1、8 天	21d 为一个疗程，最多 6 疗程
顺铂 + 吉西他滨 + 替雷利珠单抗	替雷利珠单抗 200mg	第 1 天	21d 为一个疗程，持续维持至疾病进展或者不良反应不可耐受
	顺铂 80mg/m^2	第 1 天	21d 为一个疗程，最多 6 疗程
	吉西他滨 1 000mg/m^2	第 1、8 天	21d 为一个疗程，最多 6 疗程
顺铂 + 吉西他滨	顺铂 80mg/m^2	第 1 天	21d 为一个疗程，4~6 疗程
	吉西他滨 1 000mg/m^2	第 1、8 天	
顺铂 +5-FU	顺铂 80mg/m^2	第 1 天	21d 为一个疗程，4~6 疗程
	5-FU 1000mg/m^2	第 1~4 天	
顺铂 + 紫杉醇 + 卡培他滨	顺铂 75mg/m^2	第 1 天	21d 为一个疗程，4~6 疗程
	紫杉醇 175mg/m^2	第 1 天	21d 为一个疗程，4~6 疗程
	卡培他滨 1 000mg/m^2	第 1~14 天	21d 为一个疗程，持续维持至疾病进展或者不良反应不可耐受
顺铂 + 多西他赛	顺铂 75mg/m^2	第 1 天	21d 为一个疗程，4~6 疗程
	多西他赛 75mg/m^2	第 1 天	
顺铂 + 多西他赛	顺铂 70mg/m^2	第 1 天	21d 为一个疗程，4~6 疗程
	多西他赛 35mg/m^2	第 1、8 天	
卡铂 + 紫杉醇	卡铂 AUC 5	第 1 天	21d 为一个疗程，4~6 疗程
	紫杉醇 175mg/m^2	第 1 天	

续表

化疗方案	剂量	用药时间	时间及疗程
顺铂 + 白蛋白紫杉醇	顺铂 75mg/m^2	第 1 天	21d 为一个疗程,4~6 疗程
	白蛋白紫杉醇 100mg/m^2	第 1、8、15 天	
顺铂 + 白蛋白紫杉醇	顺铂 75mg/m^2	第 1 天	21d 为一个疗程,4~6 疗程
	白蛋白紫杉醇 140mg/m^2	第 1、8 天	
顺铂 + 白蛋白紫杉醇	顺铂 75mg/m^2	第 1 天	21d 为一个疗程,4~6 疗程
	白蛋白紫杉醇 260mg/m^2	第 1 天	
顺铂 + 卡培他滨	顺铂 80~100mg/m^2	第 1 天	21d 为一个疗程,4~6 疗程
	卡培他滨 1 000mg/m^2	第 1~14 天	持续维持至疾病进展或不良反应不可耐受
顺铂 + 吉西他滨 + 恩度	顺铂 80mg/m^2	第 1 天	21d 为一个疗程,最多 4 疗程
	吉西他滨 1 000mg/m^2	第 1、8 天	21d 为一个疗程,最多 4 疗程
	恩度 15mg	第 1~14 天	21d 为一个疗程,最多 4 疗程

此外,铂类联合紫杉醇或多西紫杉醇也是一线化疗的常用选择,而含铂三药方案尽管客观有效率及短期疗效较好,但并未显示总生存获益[10-11,35-37]。一项Ⅰ/Ⅱ期研究表明白蛋白紫杉醇联合顺铂方案对复发、转移的鼻咽癌有较高的有效率,安全性尚可[13]。研究发现白蛋白紫杉醇单周(白蛋白紫杉醇,100mg/m^2,d1、d8、d15,3 周 1 疗程)、双周(白蛋白紫杉醇,140mg/m^2,d1、d8,3 周 1 疗程)和三周(260mg/m^2,d1,3 周 1 疗程)方案的安全性与疗效差异无统计学意义。白蛋白紫杉醇联合顺铂方案值得将来进一步开展大样本Ⅲ期研究。2021 年一项Ⅱ期随机对照研究显示,在一线紫杉醇联合卡铂基础上(n=43),增加贝伐珠单抗(n=43)不能进一步延长 PFS(中位值,7.5 个月 vs. 6.5 个月,P=0.148)和 OS(中位值,21.0 个月 vs. 24.7 个月,P=0.105)[38]。维持化疗方面,2022 年发表的一项小样本Ⅲ期随机对照试验发现:一线接受紫杉醇、顺铂和卡培他滨三药化疗 4~6 个疗程并达到疾病控制的转移性鼻咽癌患者,接受卡培他滨维持化疗(n=52),其中位 PFS 显著长于不接受维持治疗者(n=52)(35.9 个月 vs. 8.2 个月,HR=0.44)。初步 OS 分析显示维持治疗组具有 OS 获益的趋势(中位值:未达到 vs. 41.5 个月;HR=0.59,95%CI 0.30~1.16)[7]。另一项小样本随机对照Ⅱ期临床研究发现一线化疗后 S1 维持组相比不维持组取得 PFS(中位值,16.9 个月 vs. 9.3 个月,P<0.001)和 OS(33.6 个月 vs. 20.0 个月,P<0.001)的显著提升。然而,维持治疗的价值和意义需要在免疫已经成为一线治疗药物之一的时代进行重新评估。

对于初诊转移晚期鼻咽癌,局部放疗具有延长生存期的意义。2020 年一项小样本Ⅲ期随机对照试验报道了局部放疗在初诊转移鼻咽癌患者中的安全性和疗效[6]。研究发现对于一线接受 3 个疗程 PF 方案(顺铂 100mg/m^2;5-FU 1g/m^2,第 1~5 天;每 3 周一次)化疗后达到部分或者完全缓解的初诊远处转移性鼻咽癌患者,继续给予 3 个周期的 PF 方案化疗,随后继续进行局部区域放疗组相比观察等待组,OS(HR=0.42;95%CI 0.23~0.77;P=0.004)和 PFS(HR=0.36;95%CI 0.23~0.57)明显延长,并且化疗后联合局部区域放疗安全性可控。该研究的最终结果将有利于进一步指导局部放疗在远处转移鼻咽癌中的应用。但在吉西他滨联合顺铂的标准一线化疗时代,局部放疗的意义还需要进一步研究。

对于一线含铂方案治疗失败的患者,目前缺乏标准的挽救治疗方案,通常选择一线未使用的药物进行单药治疗。目前多项研究表明,卡培他滨[15-16]、多西他赛[17]、吉西他滨[18]、长春瑞滨联合吉西他滨[19-20]、伊立替康[21]等对一线含铂方案化疗失败之后的挽救治疗具有一定的疗效。

近年来,多个抗 PD-1 单抗在二线或多线治疗中显示出一定的挽救治疗价值,单药有效率在 20%~30%[21-23,25]。在二线治疗领域,两项随机对照试验对比了单药 PD-1 单抗和研究者选择的化疗方案的疗效及安全性。KEYNOTE-122 研究显示[39]:帕博利珠单抗组(n=117)的中位 OS 为 17.2 个月,化疗组(n=116)的中位 OS 为 15.3 个月,两组间的差异无统计学意义(P=0.226 2)。另外一项Ⅱ期随机对照研究(NCT02605967)发现[40]:相比于化疗(n=40),PD-1 单抗 spartalizumab(n=82)未能达到主要终点 PFS(中位值,1.9 个月 vs. 6.6 个月,P=0.915);次要终点方面 spartalizumab 也未见获益(ORR:17.1% vs. 35.0%;中位 OS:25.2 个月 vs. 15.5 个月;P=0.138)。PD-1 单抗单药未能撼动化疗的二线治疗地位,基于此,本指南在二线推荐中Ⅰ级推荐仍为化疗。但对于不能耐受化疗或者拒绝化疗的患者,PD-1 单抗也是可选的治疗方案。对于一线含铂化疗失败的患者,抗血管生成药物也具有一定的活性。一项小样本Ⅱ期单臂临床试验显示[27]:一线化疗失败的 RM-NPC 患者接受阿帕替尼 500mg 联合卡培他滨(1 000mg/m^2,每日 2 次,d1~14,每 3 周一次)后,ORR 为 39.1%(95%*CI* 27.1%~52.1%),中位 PFS 为 7.5 个月(95%*CI* 5.0~10.0 个月),中位 OS 为 15.7 个月(95%*CI* 11.3~20.1 个月)。考虑到卡培他滨和阿帕替尼在不良反应谱的存在叠加的问题,后续仍需探索该方案的生存获益及安全性。另一项Ⅱ期单臂研究发现[26]:卡瑞利珠单抗联合阿帕替尼在一线化疗失败后的 RM-NPC 患者中,有效率为 65.5%(95%*CI* 51.9%~77.5%),中位 PFS 为 10.4 个月(95%*CI* 7.2~13.6 个月)。

既往,三线及三线以上 RM-NPC 无标准治疗。两项注册研究显示 PD-1 单抗单药在既往≥2 线化疗失败患者中具有一定疗效:POLARIS-02 研究显示,特瑞普利单抗治疗(*n*=92)ORR 为 23.9%,中位 PFS 和 OS 分别为 2 个月和 15.1 个月[23];CAPTAIN 研究显示卡瑞利珠单抗治疗的患者(*n*=156)获得 28.2% 的 ORR,中位 PFS 和 OS 分别为 3.7 个月和 17.1 个月[41]。基于以上两个研究,NMPA 分别批准了特瑞普利单抗和卡瑞利珠单抗用于既往接受过二线及以上系统治疗失败的 RM-NPC 患者的治疗。另一个 PD-1 单抗派安普利单抗,也在三线及三线以上 RM-NPC 的治疗(*n*=130)中显示出较好的抗肿瘤活性:ORR 为 29.7%;中位 PFS 和 OS 为 3.65 个月和 18.63 个月[42]。

综上所述,RM-NPC 一线标准治疗依然要以吉西他滨 + 顺铂为基础,在此基础上联合 PD-1 单抗可进一步提高短期疗效(PFS)。对于一线 GP+PD-1 免疫治疗的患者,化疗后未进展者建议予 PD-1 单抗单药维持至出现不可耐受不良反应、疾病进展或满 2 年,不建议联合或单用化疗药物进行维持治疗。一线单纯化疗者,部分患者可考虑使用副作用较小的口服氟尿嘧啶类药物(如卡培他滨、S1 等)进行维持。对于初诊转移患者,在一线姑息治疗有效的情况下,部分患者可从鼻咽 + 区域淋巴结放疗中获益。一线含铂化疗失败以后(二线及二线以上),暂无高级别循证学证据提供优选方案,二线可推荐单药化疗,三线可考虑 PD-1 免疫治疗,建议一线失败后的患者参加新方案临床研究。

7 复发性鼻咽癌的治疗

分层 1	分层 2	Ⅰ级推荐	Ⅱ级推荐	Ⅲ级推荐
适宜手术者	鼻咽局部复发	手术(1A 类)[1-10]	再程放疗(2A 类)[1-5] 化疗 / 免疫治疗 / 靶向治疗 *(2A 类)	
	颈部复发	手术(2A 类)[1-2,13]	放疗(2A 类)[1-2,5]	
不适应手术者	适宜放疗者	放疗联合或不联合化疗 *[4-5,11-12](2A 类)	放疗联合免疫治疗(2A 类)[14] 化疗 / 免疫治疗 / 靶向治疗 *(2A 类)	
	不适宜放疗者	化疗 / 免疫治疗 / 靶向治疗 *(2A 类)		

* 参考转移性鼻咽癌化疗 / 免疫治疗 / 靶向治疗方案。

不适宜手术定义:患者身体条件不允许、由于各种原因拒绝手术或肿瘤负荷太大无法切除。不适宜放疗定义:预计无法从放疗中获益,综合考虑年龄、KPS、GTV 体积、复发 T 分期、是否合并区域淋巴结转移,既往放疗是否曾出现≥3 级毒性反应等因素。

【注释】

对于复发性鼻咽癌,在治疗前,强调全面的再次分期评估,包括鼻咽部病理活检、鼻咽 + 颈部 MRI 及全身的 PET/CT 评估复发或远处转移情况。

对于仅有颈部复发的鼻咽癌患者,颈部淋巴结清扫术是重要的根治性治疗手段,部分患者可以采用选择性颈部淋巴结清扫的手术方式[1-2,13]。放疗或淋巴结清扫术后再行辅助放疗也是可选择的治疗手段[1-2]。

只有原发灶局部或区域复发的鼻咽癌患者可以选择手术或再程放疗[3-5],再程放疗是有效的挽救性治疗手段,特别是对于复发间隔超过 1 年的患者[15]。病灶复发的时间间隔、复发病灶的位置、与邻近器官的关系、先前原发灶放疗剂量以及先前放疗及化疗的敏感性均对治疗选择产生影响。再程放疗的处方剂量,通常推荐 60~66Gy/27~33F,当处方剂量<60Gy 时,肿瘤的局控欠佳,而当处方剂量>70Gy 时,致死性并发症的发生率显著升高[16-17]。一项多中心的随机对照研究对比了超分割调强放疗和常规分割调强放疗治疗复发鼻咽癌的结果。研究显示,超分割调强放疗相对于常规分割调强放疗将局晚期复发鼻咽癌患者的 3 级以上严重晚期毒性发生率从 57% 降低到 34%,导致死亡的严重毒性发生率在超分割放疗组也显著降低(7% vs. 24%),此外,超分割调强放疗相对于常规分割调强放疗将该部分患者的 3 年 OS 从 55.0% 提高到 74.6%。证实了对于复发鼻咽癌患者,超分割放疗可能是一种更加高效低毒的放疗方式,为复发鼻咽癌的放疗模式提供了一种新的选择[18]。

对于局部复发的患者,可以选择挽救性手术治疗[3-10]。其中对于高度选择性,如 $T_{1\text{~}2}$ 复发鼻咽癌患者,采用挽救性外科治疗，3 年生存率可以达到 60%，而高 T 分期，手术切缘阳性，伴有淋巴结转移的患者则提示预后不良[19-20]。一项大型多中心随机对照研究（ChiCTR-TRC-11001573）头对头对比了鼻内镜手术和调强放疗治疗可手术切除的复发性鼻咽癌的疗效及安全性，结果显示手术组患者总生存率显著高于放疗组患者，且手术组患者放疗相关并发症发生率显著降低[6]。对于不可手术的复发鼻咽癌患者，综合考虑患者年龄是否>50 岁、KPS 是否 ≤ 70 分，GTV 体积是否>30cm^3、是否为 rT_{3-4}、是否合并区域淋巴结转移，既往放疗是否曾出现 ≥ 3 级不良反应等因素，可将患者分为高危组和低危组[5,11]。低危组患者可从再程放疗中取得生存获益，适宜行再程放疗，而高危组无法从放疗中获益，则不推荐再程放疗[5,11]。对于低危组的患者，接受再程放疗后，仍有机会获得长时间的生存，而是否应在放疗基础上联合化疗尚无定论[3-5,11-12]。对于再程放疗是否可联合免疫治疗，2021 年研究发现，再程放疗联合免疫治疗显示良好的肿瘤局控及较好的安全性，但是否能转换为患者长期生存的获益，仍有待进一步的随机对照大样本临床研究结果[14]。再程放疗需要充分评估首程放疗的强度、病灶复发的时间间隔、正常组织的耐受情况、再次放疗剂量对治疗疗效的影响以及给患者带来可能的近期不良反应与远期不良反应问题。与调强放疗相比，质子和重离子放疗中可进一步减少对正常组织的损伤，虽然目前尚缺乏随机对照研究，但小样本的回顾性研究提示质子和重离子放疗技术在复发与转移鼻咽癌中具有重要应用前景[12]。对于无法再次接受局部根治性治疗的患者，需要和转移性患者一样接受姑息性系统治疗或最佳支持治疗。

8 鼻咽癌的手术治疗

基本原则
(1) 目前手术治疗复发、残留鼻咽癌，疗效确切 应用的理论依据：①手术直接切除放疗不敏感的病灶，避免了二次放射性损伤，相关后遗症较轻；②首程放疗除杀灭可见的肿瘤原发灶和转移淋巴结外，还封闭了淋巴转移通道，因此只需要对于残留、复发鼻咽癌原位或区域淋巴结进行切除，无须进行扩大的鼻咽原发灶与颈部淋巴结联合根治手术
(2) 对于可手术切除的复发、残留鼻咽癌，首选手术治疗[1]；对于不可手术切除的复发、残留鼻咽癌，根据患者的情况，选择再程放疗或单纯药物治疗
(3) 局部鼻咽手术治疗的方法包括鼻外径路开放手术（下方入路、侧方入路、前方入路）和经鼻内镜手术（内镜消融术、经鼻内镜鼻咽切除术） 常规鼻外径路手术创伤大，逐渐被经鼻内镜手术替代。此外，经鼻内镜手术中，经鼻内镜鼻咽切除术，其兼具外径路的根治性以及内镜手术的微创性，逐渐成为主流的治疗模式
(4) 区域淋巴结手术治疗的方法包括颈全清扫术、颈改良性清扫术、颈择区性清扫术、颈扩大性清扫术、内镜下颈淋巴结清扫术 各术式均有严格的手术适应证
(5) 咽后淋巴结由于既往已接受过高剂量放疗，若其复发或残留灶再接受放疗，放疗后遗症严重 目前对复发或残留咽后淋巴结手术采用微创手术为主，主要术式包括经口机器人咽后淋巴结清扫术、鼻内镜辅助下经颌下 - 咽旁入路咽后淋巴结切除术[2-3]、上颌骨外翻入路咽后淋巴结切除术及内镜经口咽后淋巴结切除术。上述术式均有回顾性研究，疗效及安全性需要进一步研究验证
(6) 经鼻内镜鼻咽切除术可用于鼻咽坏死的治疗 多项回顾性研究结果显示其疗效优于常规内科保守治疗[4-5]
(7) 未来手术外科在鼻咽癌治疗的发展方向 第一，探索手术联合药物治疗的效果及具体的联合策略；第二，优化术式或运用新的手术技术合理拓宽可手术切除范围；第三，探索手术治疗应用在初诊鼻咽癌的适用范围以及初步疗效

【注释】

目前国际上并无针对复发性鼻咽癌制订专属的分期系统。临床上可借鉴中山大学肿瘤防治中心的复发鼻咽癌外科手术分期系统[6]及复发鼻咽癌再程放疗评分系统[7]选择治疗方案。

sⅠ~sⅡ期患者：无论鼻咽复发灶或颈部淋巴结复发灶均可采取手术治疗。对于颈部淋巴结复发患者，颈部淋巴结清扫术为目前首选的治疗方式。然而，对于可切除的鼻咽复发灶，选择手术还是放疗，以及手术的术式选择均不明确。前期一项大型的回顾性病例配对研究，发现针对可手术切除的复发鼻咽癌，微创外科手术相对于再程调强放疗能显著提高患者的总生存率，降低患者的放疗并发症发生率，提高患者的生存质量[1]。针对复发鼻咽癌可手术切除方式，可根据其入路分为鼻外入路开放手术和鼻内入路内镜手术。前期有荟萃分析研究表明，内镜手术相比于开放手术，可获得更好的生存获益，而且，内镜手术创伤更小、患者术后生活质量更高[8]。上述研究显示鼻内镜微创手术治疗可手术切除期的复发鼻咽癌，其兼具根治和微创的特点。一项大型多中心随机对照研究（ChiCTR-TRC-11001573）头对头对比了鼻内镜手术和调强放疗治疗可手术切除的复发鼻咽癌的疗效及安全性，结果显示手术组患者总生存率显著高于放疗组患者，且手术组患者放疗相关并发症发生率显著降低[9]。

sⅢ期患者：无论是鼻咽复发灶或颈部淋巴结复发灶，手术治疗均无法根治性切除肿瘤，再程放疗是唯一的局部根治治疗手段（详细请参考复发性鼻咽癌的治疗）。

sⅣ期患者：该期患者为局部复发合并远处转移，主要以全身系统性药物治疗为主（详细参考转移性鼻咽癌的治疗）。

鼻咽坏死是鼻咽癌放疗严重的并发症，对于咽旁坏死的患者，颈内动脉破裂大出血致死的比率高达 70%。前期一项回顾性研究提示采用经鼻内镜鼻咽切除术切除坏死组织并进行修复，将坏死鼻咽癌 2 年生存率从 46.3% 提高至 85.3%[4]。此外，为了规范鼻咽坏死的治疗，该研究根据放疗疗程数和颈内动脉暴露情况，创建了坏死鼻咽癌的临床风险分层模型。此风险分层模型不仅能准确预测坏死鼻咽癌患者生存预后，同时也提供了外科治疗指导原则[4]。

一项回顾性研究纳入 10 例患者行经口机器人咽后淋巴结清扫术，结果显示平均手术时间为（297 ± 120）min，术中出血量为（40 ± 43）mL。所有手术切缘均为阴性，相关并发症较轻。中位随访 19 个月，仅有 1 例（10%）患者出现颈部复发[2]。一项回顾性研究纳入 31 例患者行内镜下经颈咽后淋巴结清扫术，结果提示该手术的平均时间、出血量和术后住院时间分别为 347.9min、107.7ml 和 8.7d[3]。中位随访 31.0 个月后，所有患者 2 年无局部复发生存率（LRFS）、无远处转移生存率（DMFS）、无进展生存率（PFS）和总生存（OS）率分别为 63.9%、95.2%、59.9% 和 83.3%。晚期并发症包括吞咽问题、永久性置营养管、舌萎缩和肩部问题的发病率分别为 19.4%（6/31）、9.7%（3/31）、9.7%（3/31）和 9.7%（3/31）。

对于手术治疗能否拓宽应用到极早期的初诊鼻咽癌，在一项回顾性队列研究中，10 例因妊娠、严重幽闭症等原因拒绝放疗的初治Ⅰ期鼻咽癌接受了单纯的微创手术治疗。经过中位 5 年的随访，无一例患者出现复发、转移或死亡，同时避免了口干、听力下降等常见放疗后遗症[10]。现有一项正在进行的前瞻性临床试验（注册号：NCT03353467），拟进一步证实微创外科治疗初诊Ⅰ期鼻咽癌患者的有效性及安全性。

9　鼻咽癌的免疫治疗

基本原则

（1）鼻咽癌进行免疫治疗的主要理论基础

①鼻咽癌肿瘤组织中存在大量浸润淋巴细胞；②鼻咽癌细胞表达 PD-L1 高达 89%~95%；③包括中国在内的鼻咽癌流行病区中，鼻咽癌的发生发展与 EB 病毒感染密切相关，可表达一系列 EB 病毒相关抗原。因此，在传统放化疗基础上联合使用免疫治疗，制订适合鼻咽癌的综合治疗新模式，是进一步提升疗效的重要策略。

（2）肿瘤免疫领域的治疗方法

包括肿瘤疫苗、过继性免疫细胞治疗、免疫调节剂和免疫检查点抑制剂。其中，肿瘤疫苗（如靶向 EB 病毒的鼻咽癌疫苗）仍处于基础研究阶段，过继性免疫细胞治疗（如嵌合抗原受体 T 细胞免疫治疗）治疗鼻咽癌的研究尚未充分开展。当前，在鼻咽癌临床治疗与研究中已经应用和开展的免疫治疗疗法是免疫检查点抑制剂，包括抗 PD-1 单抗、抗 PD-1 单抗联合抗 CTLA-4 单抗、抗 PD-1/CTLA4 双靶点单抗以及抗 TIM-3 单抗等非传统靶点的免疫检查点抑制剂药物。

（3）在复发或转移性鼻咽癌中已有的抗 PD-1 单抗循证医学证据（如下表）

推荐类别详见“6 转移性鼻咽癌的治疗”。对于复发或转移性鼻咽癌患者多线治疗失败后的治疗策略选择上，多种机制药物联合治疗（如抗 PD-1 单抗、靶向治疗及传统化疗的联合使用）是解决耐药或疗效不佳的一种可行的选择，目前已有临床试验布局（如 NCT05807880），需引起临床工作者及研究者的关注。

（4）在未来，鼻咽癌的免疫治疗联合放化疗策略仍有一系列问题有待探讨和解决

如免疫治疗前推至局部区域晚期鼻咽癌的疗效和安全性、放化疗和免疫治疗结合的最佳时机、免疫治疗的合适疗程、免疫治疗时代的去化疗治疗策略、应用免疫治疗后放疗设计（如分割次数、剂量、靶区范围）的调整、免疫治疗预后预测的分子指标等。2023 年美国临床肿瘤学会（ASCO）年会将汇报局部区域晚期鼻咽癌中第一项 PD-1 单抗免疫治疗的 3 期临床试验（NCT03700476），有望为上述问题提出解决思路。

（5）对其他类型免疫检查点抑制剂药物（如抗 PD-L1 单抗、抗 PD-1/CTLA4 双靶点单抗、抗 TIGIT 单抗和抗 TIM-3 单

抗）的研究将有助于扩展鼻咽癌免疫治疗的选择

在二线及以上化疗失败的转移性鼻咽癌患者中，抗 PD-1/CTLA4 双靶点单抗药物卡度尼利单抗已通过一项Ⅱ期临床试验（NCT04220307）汇报其客观缓解率达 30%、疾病控制率达 70%。局部区域晚期鼻咽癌中第一项抗 PD-1/CTLA4 双靶点单抗的 3 期临床试验（NCT05587374）目前已经注册，考虑到双靶点单抗药物可能具有比单靶点单抗药物更大的安全性风险，该试验采用了“诱导与辅助”的三明治式联用策略，最大程度上避免同期放化疗阶段发生严重毒性的风险。随着免疫治疗药物类型的不断扩充，安全性需要引起充分的重视。

在对非传统的免疫检查点在鼻咽癌的临床研究方面，抗 TIM-3 单抗的研究进度优先于抗 TIGIT 单抗和抗 LAG-3 单抗。目前，一项探究抗 TIM-3 单抗联合抗 PD-1 单抗的双免疫联用策略的Ⅱ期临床试验（NCT05563480）正在开展中。

抗 PD-L1 单抗的药物在鼻咽癌中尚无充分的数据，目前有一项皮下注射剂型抗的 PD-L1 单抗联合根治性放化疗的Ⅱ期临床研究正在开展中（NCT05397769）。而在头颈部肿瘤中报道的 3 项抗 PD-L1 单抗药物的Ⅲ期临床试验（分别为 EAGLE、JAVELIN、GORTEC-REACH）均报道了阴性结果。因此，从已开展的免疫治疗研究中获取经验，进一步完善研究设计，有助于未来在多靶点免疫治疗和多种类型免疫治疗联合使用方面进行探索。

（6）鼻咽癌免疫治疗的不良反应因所用免疫检查点抑制剂类型的不同（抗 PD-1 单抗、抗 PD-L1 单抗、抗 CTLA-4 单抗）而有所差异，其发生率和毒性谱可参考既往荟萃分析[1]

建议治疗前规律采集相关实验室检查指标，早期发现和监测，并组建多学科会诊体系，纳入心内科、内分泌科、皮肤科、肿瘤内科、感染科等相关科室，综合会诊意见并及时干预。

用法	抗 PD-1 单抗	人群
单药	纳武利尤单抗 3mg/kg（每 2 周）[2]	经过至少一线系统治疗失败或无法耐受的复发或转移性鼻咽癌患者
单药	帕博利珠单抗 10mg/kg（每 2 周）[3]；或帕博利珠单抗 200mg（每 3 周）[4]	经过至少一线系统治疗失败或无法耐受的 PD-L1 TPS ≥ 1% 的复发或转移性鼻咽癌患者；经过至少一线含铂化疗失败的 EBV 相关的复发或转移性鼻咽癌患者
单药	卡瑞利珠单抗 200mg（每 2 周）[5]	经过至少二线系统治疗失败的复发或转移性鼻咽癌患者
单药	特瑞普利单抗 3mg/kg（每 2 周）[6]	经过至少一线系统治疗失败或在辅助化疗 / 放化疗结束后 6 个月内疾病进展的复发或转移性鼻咽癌患者
单药	派安普利单抗 200mg（每 2 周）[7]	经过至少二线系统治疗失败的复发或转移性鼻咽癌患者
联合抗 CTLA-4 单抗	纳武利尤单抗 3mg/kg（每 2 周）联合伊匹木单抗 1mg/kg（每 6 周）[8]	不超过一线治疗失败的 EBV 相关（EBV DNA 阳性或 EBER 阳性）的复发或转移鼻咽癌患者
联合靶向治疗	卡瑞利珠单抗 200mg（每 3 周）联合阿帕替尼 250mg（每日口服）[9]	经过至少一线系统治疗失败或在诱导 / 同期 / 辅助放化疗结束后 6 个月内疾病进展的复发（不适合放疗及手术）或转移性鼻咽癌患者
联合化疗（吉西他滨 + 顺铂）	卡瑞利珠单抗 200mg（每 3 周；联合化疗 4~6 疗程，后单药维持治疗）[10]	复发或转移后未经系统治疗的鼻咽癌患者
联合化疗（吉西他滨 + 顺铂）	特瑞普利单抗 240mg（每 3 周；联合化疗最多 6 疗程，后单药维持治疗）[11]	复发或转移后未经系统治疗的鼻咽癌患者
联合化疗（吉西他滨 + 顺铂）	替雷利珠单抗 200mg（每 3 周；联合化疗 4~6 疗程，后单药维持治疗）[13]	复发或转移后未经系统治疗的鼻咽癌患者

注：该推荐基于正式发表的研究以及高水平学术会议上对相关临床研究数据的汇报。

【注释】

当前，在全球范围内，获批鼻咽癌适应证且已发表Ⅲ期随机对照临床试验证实疗效的抗 PD-1 单抗药物有特瑞普利单抗、卡瑞利珠单抗以及替雷利珠单抗。一项代号为 CAPTAIN 的Ⅱ期注册临床研究（NCT03558191、CTR20180865）招募了 156 例经二线及二线以上治疗后进展的复发或转移性鼻咽癌患者。该研究最终结果显示，接受卡瑞利珠单抗单药的研究人群中位无进展生存时间及中位总生存时间分别为 3.7 个月和 17.4 个月，显示该药物良好的抗肿瘤效能和安全性[5]。另一项代号为 POLARIS-02 的Ⅱ期注册临床研究（NCT02915432）招募了 190 例标准治疗失败的转移性鼻咽癌患者（51.6% 行二线治疗、48.4% 行三线或以上治疗），其最终结果显示特瑞普利单抗单药客观缓解率达 20.5%，中位无进展生存时间及中位总生存时间分别为1.9个月和17.4个月,并具有可控的不良反应[6]。此外,Chen等[7]在2021年欧洲内科肿瘤学会(European Society for Medical Oncology,ESMO)年会上公布了派安普利单抗在130例复发或转移性鼻咽癌中作为三线及三线以上治疗的初步效果(NCT03866967),发现客观缓解率达29.7%,中位无进展生存时间及中位总生存时间分别为3.65个月和18.63个月。

吉西他滨+顺铂(GP)方案联合卡瑞利珠单抗、特瑞普利单抗或替雷利珠单抗是目前复发或转移性鼻咽癌一线治疗中作为Ⅰ级推荐的三种免疫联合化疗策略。CAPTAIN-1st(CTR20181864、NCT03707509)和JUPITER-02(NCT03581786)的两项试验均对比了吉西他滨+顺铂方案联合抗PD-1单抗和吉西他滨+顺铂标准化疗在复发或转移性鼻咽癌一线治疗中的有效性和安全性,研究结果显示在标准化疗方案基础上联合使用卡瑞利珠单抗(9.7个月 vs. 6.9个月)或特瑞普利单抗(21.4个月 vs. 8.2个月)均可显著延长患者的中位无进展生存期,上述两项研究均已通过随机、对照、多中心Ⅲ期临床试验得以验证,并持续在国际会议上汇报更新的结果[10-12]。此外,一项代号为RATIONALE 309的Ⅲ期临床研究于2023年发表结果:替雷利珠单抗联合GP方案较单纯GP化疗相比,中位PFS可由7.4个月显著延长至9.2个月(HR=0.52)[13]。

尽管免疫检查点抑制剂在指南推荐中尚未前推至局部区域晚期鼻咽癌患者,多项Ⅱ~Ⅲ期抗PD-1/PD-L1单抗临床试验目前正在开展中。在免疫治疗的使用时机方面,抗PD-1单抗结合根治性放化疗的时机包括全疗程(诱导、放疗及辅助治疗:NCT04907370、NCT03700476、NCT03984357)、部分疗程(诱导和辅助治疗"三明治式":NCT03925090;同期及辅助治疗:NCT04447326、NCT04453826)和单一疗程(仅辅助治疗:NCT03427827、NCT04870905)。在免疫治疗的使用时长方面,总的使用时长跨度为9~12个月以上,单纯辅助时相使用时长一般在6~12个月。在免疫治疗的联用策略方面,免疫治疗联合诱导化疗后单纯放疗的"减同期化疗"策略已分别通过一项Ⅱ期单臂临床试验(NCT03984357)和一项Ⅲ期随机、对照临床试验(NCT04907370)在局部区域晚期鼻咽癌中得以开展。两项Ⅲ期随机、对照临床试验(NCT03700476、NCT03427827)着眼于与当前首选的诱导化疗联合同期放化疗相比较,其中前者(NCT03700476)是局部区域晚期鼻咽癌中第一项Ⅲ期临床试验,将在2023年美国临床肿瘤学会(ASCO)年会汇报结局,有望为局部区域晚期鼻咽癌的综合治疗提供更多指导信息,帮助构建无免疫治疗时代的鼻咽癌综合治疗网络。以上临床试验着重关注了免疫治疗在鼻咽癌中的效能(efficacy),研究者还需关注其在真实世界临床实践中的效果(effectiveness)以及卫生经济学效益(efficiency),这都将得益于对基于免疫治疗的综合治疗在时机、时长、联用策略方面的证据积累。

在其他免疫治疗策略方面,一项代号为CheckMate-651的随机、多中心、Ⅲ期临床研究,对比了抗PD-1单抗与抗CTLA-4单抗双免疫疗法与传统化疗联合靶向治疗一线疗法复发或转移性头颈鳞癌的安全性和有效性,该研究未达到主要终点[14]。尽管另一项新近的双免疫疗法研究显示抗PD-1单抗与抗CTLA-4单抗的最佳总缓解率可达38%、中位总生存期达19.5个月[8],鼻咽癌患者是否能从中得到获益仍有待更多的循证医学证据。此外,Li等[15]报道皮下注射抗PD-L1单抗用于标准治疗失败的MSI-H/dMMR晚期结直肠癌、胃癌及其他实体瘤的2期临床研究(103例),新的给药方式对提高患者用药便利性、提升患者长期治疗的依从性有重要意义。鉴于此,一项在局部区域晚期鼻咽癌中的Ⅱ期临床试验,旨在探究皮下注射抗PD-L1单抗联合根治性放化疗的效能及安全性(NCT05397769),目前正在开展中。随着更多的临床试验陆续发表并形成循证医学证据,未来多种免疫治疗新疗法在鼻咽癌中的循证医学证据等级或有进一步提升。

10 儿童鼻咽癌的诊治

基本原则

(1)儿童鼻咽癌的诊断和分期与成人相同,临床诊断可以通过病史采集、体格检查及辅助检查,诊断原则和成人鼻咽癌一致。

(2)儿童鼻咽癌治疗策略通常参照成人鼻咽癌。对于非转移性患者,以根治性放疗为主,中晚期患者需行放疗、化疗综合治疗;转移性患者则以姑息化疗为主;部分复发患者可考虑行挽救性手术,否则仍以放疗、化疗治疗为主。

(3)放疗原则:因儿童患者处于生长发育期,要特别警惕放射线对正常组织的损伤,否则放射性后遗症对患儿生存质量的影响比成人更严重,为避免严重并发症的发生,放疗计划设计时要及时改野、缩野,每天照射剂量可降至1.8Gy/次,总剂量62~66Gy,不要过分积极提高剂量。但对于个别放疗抗拒的病例,可将剂量提高到总剂量70~72Gy。

10.1 流行病学特征与临床表现

儿童鼻咽癌占儿童恶性肿瘤的1%~5%,占儿童鼻咽原发肿瘤的20%~50%,中位发病年龄为13岁,男童高于女童(男女比为1.8∶1),在中国,16岁以下的儿童鼻咽癌仅占鼻咽癌发病人数的1%~2%。由于鼻咽部位置隐蔽以及儿童患者主诉不明显,90% 以上的患儿发现时已为Ⅲ~Ⅳ期。尽管儿童鼻咽癌局部区域晚期比例高于成人,但患儿预后通常优于成人[10-13]。早期儿童鼻咽癌通常无明显症状,当儿童出现鼻咽部肿物,且伴有单侧或双侧无痛性颈部淋巴结肿大时,应怀疑鼻咽癌可能。其他症状包括鼻部症状(鼻塞、出血)、耳部症状(耳痛、听力障碍)、其他疼痛症状(头痛、颈痛)或较少见的神经症状,如提示颅底侵犯的脑神经麻痹[14-15]。

10.2 治疗前评估

与成人鼻咽癌相似,儿童鼻咽癌治疗方案的选择主要基于肿瘤 TNM 分期。此外,临床医生还会根据受累的解剖结构进行放疗靶区设计。因此,在治疗前准确评估肿瘤的侵犯范围对儿童鼻咽癌治疗尤为关键。在几项针对成人及儿童鼻咽癌的研究中,MRI 在评估原发性肿瘤和累及咽后及颈部的淋巴结方面优于传统 CT,当 MRI 在评价颅底侵犯结构不清晰时,增强 CT 扫描可能会有所帮助[16-17]。^{18}F-FDG PET/CT(^{18}F- 氟脱氧葡萄糖正电子发射 CT)在检测鼻咽癌患者的淋巴结和远处转移方面具有良好的诊断性能[18]。血浆 EBV DNA 是鼻咽癌最主要的分子标志物,在多个成人队列的研究中,EBV DNA 以被证实具有良好的预后价值[19]。此外,在一项纳入 89 例儿童鼻咽癌的回顾性研究中同样证实了治疗前血浆 EBV DNA 水平对预后的影响[20],因此也应作为儿童鼻咽癌治疗前的常规检查。

10.3 非转移儿童鼻咽癌的治疗

对于非转移的儿童鼻咽癌,放疗是最根本的治疗手段。调强放射治疗(IMRT)在提高的治疗效果的同时,可以减少放疗导致的正常组织损伤,目前已经成为儿童鼻咽癌的首选放疗方式[10]。对于Ⅰ期的儿童鼻咽癌患者,治疗上可选择单纯根治性放疗。对于Ⅱ期不伴有淋巴结转移的患者($T_2N_0M_0$),可以考虑额外使用顺铂化疗,但与单纯放疗相比,是否可以给患者带来额外的生存获益尚不确定[21]。其他所有不伴有远处转移的儿童鼻咽癌($T_2N_1M_0$,Ⅲ~ⅣA 期)均应接受放化联合治疗,主要的化疗方式包括诱导化疗和同时期化疗[14,21](表 1)。

表 1 治疗模式推荐

肿瘤分期	Ⅰ级推荐	Ⅱ级推荐	Ⅲ级推荐
Ⅰ期,$T_2N_0M_0$	单纯放疗[1](3 类)		
$T_{1\sim2}N_1M_0$,Ⅲ~ⅣA 期	诱导化疗 + 同期放化疗[2-5](2A 类)	诱导化疗 + 单纯放疗[6](3 类)	
ⅣB 期		全身化疗 ± 局部放疗[2](3 类)	

尽管缺乏在儿童人群中随机对照临床试验的循证数据,诱导化疗仍被认为是局部区域晚期儿童鼻咽癌($T_2N_1M_0$,Ⅲ~ⅣA 期)的标准治疗。诱导化疗在儿童鼻咽癌的治疗中具有如下作用:首先,诱导化疗可以消除微转移灶,抑制肿瘤播散,减少复发转移的发生。其次,可根据诱导化疗的响应情况,选择对诱导化疗敏感的患者进行降级放疗。多项针对儿童鼻咽癌的研究显示,在放疗前联合诱导化疗可能为患者带来生存获益[3,6,11]。意大利的一项针对儿童鼻咽癌的前瞻性临床研究显示,诱导化疗后肿瘤的客观缓解率可达 91%。患者在放疗期间接受<65Gy 的局部放疗联合顺铂同时期化疗,5 年总生存和无进展生存分别为 80.9% 和 79.3%[4]。在诱导化疗方案(表 2)及剂量(表 3)的选择上,目前儿童鼻咽癌多采用以顺铂为基础的多药联合方案,常见的包括 PF(顺铂 +5-FU)、TPF(多西他赛 + 顺铂 +5-FU)、TP(多西他赛 + 顺铂)、GP(吉西他滨 + 顺铂)、BEP(博来霉素 + 顺铂 + 表阿霉素)、MPF(甲氨蝶呤 + 顺铂 + 氟尿嘧啶)及 PMB(顺铂 + 甲氨蝶呤 + 博来霉素)等方案[5,8,22],但由于甲氨蝶呤及博来霉素不良反应大,已罕有应用。近期两个大型临床试证实了在同期放化疗的基础上联合诱导化疗可显著的延长局部区域晚期鼻咽癌患者的生存[9,23]。但是,上述的研究均未纳入儿童患者,探索高效低毒的最佳诱导化疗方案是儿童鼻咽癌研究的重要方向。一项国际多中心的Ⅱ期临床研究对比了 TPF 和 PF 诱导化疗方案在儿童鼻咽癌中的疗效,随访结果显示两组的生存率差异[5]。总体来讲,国际上针对儿童鼻咽癌诱导化疗方案的研究较为匮乏。因此,需要更多前瞻性临床试验以提供更充足的循证医学证据。

表 2 治疗方案推荐

化疗模式	Ⅰ级推荐	Ⅱ级推荐	Ⅲ级推荐
诱导化疗	顺铂 +5-FU[2,5](2A 类)	吉西他滨 + 顺铂[9](3 类)	
	多西他赛 + 顺铂 +5-FU[5](2A 类)		
	多西他赛 + 顺铂[8](2A 类)		
同期化疗	顺铂[4-5](2A 类)		
辅助治疗			INF-β[6](3 类)

表 3　化疗方案药物剂量及用法

治疗模式	治疗方案	药物	剂量(每日)	用药时间	时间及疗程
诱导化疗[2,3,5,8]	PF 方案	顺铂	$80mg/m^2$	d1	3 周一次; 共 3~4 个疗程
		5-FU	$1\ 000mg/m^2$	d1~4	
	TPF 方案	多西他赛	$75mg/m^2$	d1	
		顺铂	$75mg/m^2$	d1	
		5-FU	$750mg/m^2$	d1~4	
	TP 方案	多西他赛	$75mg/m^2$	d1	
		顺铂	$75mg/m^2$	d1	
	GP 方案	吉西他滨	$1\ 000mg/m^2$	d1、d8	
		顺铂	$80mg/m^2$	d1	
同期化疗[4,5]	DDP 单周方案	顺铂	$30\text{~}40mg/m^2$	d1	每周 1 次;共 7 个疗程
	DDP 三周方案	顺铂	$100mg/m^2$	d1	3 周一次;共 3 个疗程
辅助治疗[6]	INF-β 方案	INF-β	100 000IU/kg	d1	每周 3 次;共 6 个月

虽然调强放疗的使用显著降低的患者放疗不良反应,但相关研究表明高剂量放射仍然给正常组织器官带来较为严重的损伤。儿童鼻咽癌常见的放疗晚期损伤包括口干、牙齿损伤、内分泌功能紊乱、生长发育迟缓、听力下降、张口困难等,这些严重影响了患儿治疗后的生活质量[24-26]。因此,在保证疗效的同时减少放疗剂量,降低远期不良反应的发生率,成为儿童鼻咽癌临床研究的热点问题。目前多项研究证实,对于在诱导化疗后出现良好肿瘤响应的患儿,应该考虑降低放疗剂量。法国的一项回顾性研究结果显示,在诱导化疗后根据肿瘤消退情况降低放疗剂量至 59.4Gy 并不会增加患者局部区域复发的风险,3 年的总生存率和无复发生存率可达 94% 和 86%[25]。POG 9486 研究显示,诱导化疗后疗效评价为完全缓解(CR)的中晚期儿童鼻咽癌患者,在接受 61.2Gy 的放疗时,5 年总生存率可达 75% 以上[7]。美国儿童肿瘤协助组 ARAR0331 研究,纳入了 111 例 19 岁以下的儿童鼻咽癌患者(AJCC 第 5 版分期),Ⅰ期患者接受 61.2Gy 单纯放疗,Ⅱa 期患者接受 66.6Gy 单纯放疗,Ⅱb~Ⅳ期患者接受诱导联合同期放化疗。其中诱导化疗后疗效评价为 CR 或部分缓解(PR)的患者接受 61.2Gy 放疗,疗效评价为疾病稳定(SD)的患者接受 70.2Gy 放疗。经过 63 个月的中位随访,人群的 5 年无事件生存率及总生存率分别为 84.3% 和 89.2%[2]。上述回顾性和前瞻性临床研究的结果表明,基于诱导化疗的疗效对患者的放疗剂量进行调整,可以在保证儿童鼻咽癌患者治疗效果的同时,减轻远期不良反应的发生率,相关学者已经根据儿童鼻咽癌患者对诱导化疗不同的响应情况制订了相应的剂量方案(表 4)[2,7]。阿米福汀是广谱细胞保护剂,可以用于儿童头颈部肿瘤放化疗,可以减轻黏膜炎、吞咽困难和晚期口干的严重程度。

表 4　基于诱导化疗后疗效评价情况的放疗剂量推荐[2,7]

放射体积	诱导化疗后疗效评价为完全缓解(CR)	诱导化疗后疗效评价为部分缓解(PR)	诱导化疗后疗效评价为疾病稳定(SD)
PTVp/PTVn	61.2Gy/(1.8~2.0)Gy	61.2~66Gy/(1.8~2.0)Gy	68~70Gy/2.0Gy
PTV1	54Gy/(1.6~1.8)Gy	54Gy/1.8Gy	60Gy/1.8Gy
PTV2	45~50Gy/(1.6~1.8)Gy	45~50Gy/(1.6~1.80)Gy	45~50Gy/(1.6~1.8)Gy

儿童鼻咽癌的同时期化疗方案包括 3 周或单周给药的顺铂化疗[4,6,25]。然而,目前在儿童鼻咽癌中,缺乏随机对照研究评估同时期化疗的作用。几项单臂的前瞻性试验在放疗期间对患者使用了顺铂同时期化疗,与历史数据相比结果有所改善,提示诱导化疗联合同期放化疗可能在中晚期儿童鼻咽癌治疗中具有重要作用[2,4,6,24-25]。值得注意的是,放疗期间化疗的使用会增加治疗不良反应的发生率,包括黏膜炎和营养不良等,上述不良反应可能会导致放疗延迟。一方面,部分学者认为,针对诱导化疗后完全缓解(CR)或非常好部分缓解(VGPR)的患者,可进行单纯放疗。而另一方面,一项儿童鼻咽癌研究显示,与接受两个周期顺铂同时期化疗的患者相比,接受 3 个周期化疗的患者,5 年无进展生存有所改善[2]。因此,关于儿童鼻咽癌同时期化疗的最佳策略仍然存在争议。

在儿童鼻咽癌中,放疗后辅助治疗的作用尚不清楚。目前,进行的两项前瞻性单臂研究中,共纳入 104 例非转移性的儿童和青少年鼻咽癌患者[6,27]。患者在完成 3 个周期的诱导化疗和随后的同时期放化疗后,接受了 6 个月的 IFN-β 辅助治疗。总体而言,患者的无事件生存和总生存均>90%。根据现有结果,IFN-β 辅助治疗可作为局部晚期以及对诱导化疗反应不良癌患者的一种治疗选择（暂无专家共识），需要进一步的研究阐明 IFN-β 在儿童鼻咽癌中的治疗作用。

10.4 复发 / 转移儿童鼻咽癌的治疗

目前，关于复发 / 转移儿童鼻咽癌治疗的研究很少。作为一般原则，目前在复发 / 转移性鼻咽癌患者中显示出抗肿瘤活性的化疗药物包括 5-FU、卡培他滨、紫杉烷（紫杉醇、多西他赛）、吉西他滨等。对于初治转移的患者，可考虑在转移灶控制的前提下对原发肿瘤进行放疗；对于寡转移患者，应强调在化疗的基础上对转移部位进行局部治疗；对于复发病灶范围局限的患者，可考虑手术治疗[21]；对于寡转移患者，应强调在化疗的基础上对转移部位进行局部治疗。在几项针对成年的病例研究中报道了一些免疫治疗的方法，包括 EBV 特异性 CTL 和程序性死亡配体 1 检查点抑制剂（PD-1/PD-L1），但在复发 / 转移的儿童鼻咽癌中疗效尚不确定。作为一种有前景的治疗方法，它们可能是这类患者未来治疗的选择，需要进一步的研究证实[28-30]。

综上，儿童鼻咽癌是属于较为罕见的恶性肿瘤，临床诊断与分期参照成人鼻咽癌。放疗为儿童鼻咽癌最根本的治疗方式，放疗技术首选调强放疗（IMRT）或螺旋断层放疗（TOMO）。治疗策略上，早期患者可进行单纯根治性放疗；对于局部区域中晚期患者，放化综合治疗为主要的治疗模式，诱导化疗在儿童鼻咽癌的治疗中具有重要作用。由于大部分患者可获得长期生存，因此如何减少放疗的晚期损伤应得到更多重视，针对诱导化疗敏感的儿童鼻咽癌患者降低放疗剂量强度，有助于进一步减少远期不良反应的发生率，但仍需更多的前瞻性研究加以探索。此外，新的放疗技术如质子放疗在物理剂量学方面较光子有明显优势，有利于保护正常组织，在儿童鼻咽癌治疗中的作用值得探讨。

11 EB 病毒相关分子标志物在鼻咽癌诊治中的应用

11.1 筛查与诊断

20 世纪 70—90 年代，我国高发区鼻咽癌筛查的主要指标是应用免疫酶法（IFA）检测血清中的两个 EB 病毒 IgA 抗体（EBV VCA/EA-IgA）。20 世纪 90 年代后，酶联免疫吸附实验法（ELISA）检测 EB 病毒抗体试剂盒逐渐增多。ELISA 法检测 EB 病毒抗体除具有灵敏、方便、价廉的优势之外，其准确性也较 IFA 法提高[1]，并且，双抗体 VCA/EBNA1-IgA（ELISA）联合的诊断效能也较高（AUC=0.97）。随后，在中国南方高发区以此双抗体 VCA/EBNA1-IgA 为筛查指标开展了一项整群随机对照的人群筛查试验[2]。试验组包含 13 万人，对照组为 14 万人，证实双抗体指标筛查鼻咽癌灵敏度和特异度达到 90.3% 和 96.2%，阳性预测值（PPV）为 4.8%，检出鼻咽癌的早诊率由对照组的 20.6% 提高至参加筛查组 79.0%，同时鼻咽癌患者的五年总体生存率由 64.5% 提高至 95.7%[3]。

此外，有学者使用实时定量 PCR 技术检测血浆中 EBV DNA 来筛查鼻咽癌，受检者分别在初次和 4 周后检测血浆 EBV DNA 拷贝数，若两次均阳性（阈值为 20 拷贝 /ml）才判断为阳性。通过一个单臂 2 万人群筛查试验，经过 1 年的随访，其灵敏度和特异度分别为 97.1% 和 98.6%，PPV 为 11.0%。检出鼻咽癌患者的早诊率较历史对照的 20.0% 提高至 70.0%，3 年无进展生存期由 70.0% 提高至 97.0%[4]。使用血浆 EBV DNA 进行筛查，灵敏度、特异度以及 PPV 均较血清抗体高，但值得注意的是，该检测方法目前缺乏标准化方案，灵敏度差异大。目前，尚且缺乏大规模的头对头研究明确血浆 EBV DNA 和血清 EB 病毒 IgA 抗体两者谁是更优的筛查策略。仅一项来自新加坡筛查队列的研究表明，在有鼻咽癌家族史的高危人群中，EBV-EA IgA 相较于 EBV-VCA IgA 和血浆 EBV DNA 表现出更高的特异度和阳性预测值[5]。

此外，有学者通过大规模基因组测序和关联分析发现，携带 3 个 EB 病毒 *BALF2* 基因 SNP 位点（162215_C，162476_C 和 163364_T）的个体患鼻咽癌风险增加了 6~11 倍[6]。因而携带这 3 个 SNP 位点的 EB 病毒株被定义为高危亚型 BALF2_CCT。进而通过病例对照研究发现 EB 病毒高危亚型联合遗传易感性、生活方式等危险因素建立综合评分可提高血清抗体筛查人群的 PPV，但尚缺乏在前瞻性人群筛查试验中的效果评价[7]。据报道，基于鼻咽拭子检测 EBV DNA 载量和 Cp 启动子甲基化诊断鼻咽癌的灵敏度和特异度均达到 90% 以上，为筛查鼻咽癌提供了潜在的可能指标，并有可能与抗体联合应用，进一步提高筛查的效能，特别是应用于浓缩抗体阳性人群[8-9]。另外，几乎所有的鼻咽癌细胞中均有表达 EBV miRNA-BARTs，并可在患者血浆和鼻咽拭子中检测到，其对于筛查和早期诊断鼻咽癌有潜在价值，但仍缺乏大样本的人群研究验证[10]。

11.2 风险预测

治疗前血浆 EBV DNA 载量与鼻咽癌患者的肿瘤负荷、疾病分期、疾病进展风险呈密切正相关[11-13]。研究发现，治疗前 EBV DNA 载量 ≥1 500 拷贝 /ml 的患者复发转移风险较 <1 500 拷贝 /ml 的患者显著升高[11]。此外，对于 N_{0-1} 且治疗前 EBV

DNA 载量<4 000 拷贝 /ml 的鼻咽癌患者,诱导化疗能显著提高其生存;而对于 $N_{0\sim1}$ 且 EBV DNA 载量 ≥4 000 拷贝 /ml 或 $N_{2\sim3}$ 的高危患者,在同期放化疗基础上叠加诱导化疗或辅助化疗均无法进一步提高患者生存[14-15]。此外,对于治疗前 EBV DNA 载量>4 000 拷贝 /ml 的患者,同期顺铂化疗可显著提高患者无瘤生存率,而对于 EBV DNA<4 000 拷贝 /ml 的患者,同期放化疗相较于单纯放疗未能显著提高生存[16]。一项Ⅱ期随机试验结果显示,对于 EBV DNA<4 000 拷贝 /ml 的患者,同期放化疗中 2 疗程的顺铂(100mg/m^2,每 3 周一次)与 3 疗程相比较,患者生存、局部复发和远处转移的累积发生率差异无统计学意义,同时急性和晚期不良反应减少[17]。因此,治疗前 EBV DNA 是鼻咽癌风险预测和综合治疗方案制订的重要参考。

此外,多项研究表明联合治疗前 EBV DNA 和传统 TNM 分期相较于单纯分期能够更好地区分不同亚组患者的疾病风险[18-19]。这一重要指标有望加入分期系统,更好地区分不同危险分层患者,指导临床开展个体化治疗。但仍需要进一步解决标准化检测的问题,并明确疗前 EBV DNA 载量的最佳分界值。

11.3 疗效监测

治疗过程中,血浆 EBV DNA 载量的动态变化可为患者治疗响应性提供重要参考。治疗效果理想的鼻咽癌患者,EBV DNA 载量会随着放疗、化疗或手术的进行迅速下降,直至清零[20-24];而疗效不佳的患者,则呈现持续上升或先下降后升高的趋势[22]。这一指标的变化与影像学变化呈现较高的一致性[25-26]。此外,放疗结束时血浆 EBV DNA 载量仍然>0 拷贝 /ml 的患者,复发转移风险相较于清零的患者显著增高[27-28],且与影像学肿瘤残余病灶密切相关[27,29]。因此,治疗过程中血浆 EBV DNA 的动态变化可以作为评估疗效和指导治疗决策调整的重要依据。

值得注意的是,回顾性分析提示对于 2 疗程诱导化疗后血浆 EBV DNA 仍然>0 拷贝 /ml 的患者,继续给予相同方案的诱导化疗无法进一步降低患者的复发转移风险[23]。而针对放疗结束血浆 EBV DNA 载量仍然>0 拷贝 /ml 的极高危患者,一项回顾性研究提示给予辅助卡培他滨口服化疗可显著提高其无瘤生存率[30];而另一项Ⅲ期前瞻性随机对照临床研究则发现,给予辅助吉西他滨联合顺铂辅助化疗未能显著降低该群患者的复发转移风险[31]。因此,如何根据 EBV DNA 的变化情况在不同时间点给予患者最佳的治疗策略调整有待进一步在前瞻性临床试验中探索和证实。

11.4 随访

随访阶段,患者血浆 EBV DNA 载量由零变为重新可测或持续上升往往提示疾病的复发和 / 或转移,且其上升时间可早于影像学检测出病灶 2~3 个月。值得注意的是,这一指标提示远处转移方面的灵敏度显著高于其对局部区域复发的提示价值[32-34]。此外,一项基于马尔可夫模型的经济效益分析结果显示,使用血浆 EBV DNA 载量指导下的影像学随访相较于常规规律影像学随访展现出相似的检出率,但可减少接近 3/4 的非必要影像学检查,显著降低患者随访成本、节约医疗资源[35]。因此,随访阶段的血浆 EBV DNA 可作为提示治疗失败的重要标志物,但目前仍缺乏大型前瞻性研究进行验证,并需进一步明确随访阶段 EBV DNA 载量的最佳分界值。

11.5 血浆 EBV DNA 的标准化检测

值得注意的是,尽管血浆 EBV DNA 载量对于鼻咽癌的筛查、诊治、随访具有重要意义,但该检测目前尚未实现不同实验室间的标准化。由于 DNA 提取试剂和提取方案的差异、扩增片段选择的差异、聚合酶链式反应(PCR)检测试剂和仪器的差异,以及标准品和标准曲线的差异等,导致不同实验室间的结果差异较大,可比性差。2019 年,由斯坦福大学发起的国际多中心合作研究,通过制订统一的血浆 EBV DNA 检测流程规范,证实其可显著提高不同实验室间检测结果的一致性[36]。该研究为后续临床试验(如 HN001、EPSTAR 等)的 EBV DNA 检测提供了重要参考,已在国内如复旦大学附属肿瘤医院、中山大学肿瘤防治中心等多家单位中开展应用,但仍需进一步的数据以明确各环节的具体标准化方案及优化策略。目前血浆 EBV DNA 标准化的相关要求如下。

(1)实验室管理要求

1)实验室资质要求:开展检测的实验室,应当符合《医疗机构临床基因扩增检验实验室管理办法》(卫办医政发〔2010〕194 号)有关规定并获得省或市级临床检验中心批准。

2)实验室分区要求:原则上开展 EB 病毒核酸检测的实验室应当设置以下区域,试剂准备区、标本制备区、扩增区。这 3 个区域在物理空间上应当是完全相互独立的,不能有空气的直接相通。各区的功能如下。①试剂准备区:主要用于试剂的配制和存储,以及耗材的贮存和准备;②标本制备区:核酸提取及其加入至扩增反应管等;③扩增区:核酸扩增和结果分析。根据实验使用设备的功能,区域可适当合并,如采用自动化工作站(包含试剂配制、核酸提取及扩增检测),标本制备区、扩增和产物分析区可合并。

(2) 样本要求

1) 样本类型：外周血类型。

2) 样本采集：用无菌注射器抽取受检者静脉血 2ml，注入含有 EDTA 抗凝剂的采血管中，立即轻轻颠倒混匀 5 次。

3) 样本保存及运输：样本采集后建议及时送往实验室进行检测，采集后室温放置不可超过 6h 或 2~8℃保存（不超过 24h）；如需长期保存或长途运输送检，需先进行血浆分离于离心管中，置于 -20℃以下运输或保存。

4) 实验室对超期、怀疑污染的样本拒收，对严重溶血、脂血的样本进行特殊标记，观察检测结果。

5) 样本的稳定性：室温稳定 6h，冷藏稳定 24h，分离后冷冻稳定至少 1 年。实验室收到样本后无法在规定时间范围进行检测的，建议进行血浆分离后冻存备用。

(3) EBV DNA 检测流程规范化

1) 检测试剂：扩增试剂需使用国家药品监督管理局批准的有证试剂，建议选用高灵敏的试剂，即定量限 ≤500 拷贝 /ml。使用前需检查试剂有效期。如试剂在低温冰箱中保存，取出后在室温下解冻，待完全融化，充分混匀离心后使用。其他试剂配制要求见试剂盒说明书。

2) 核酸提取：使用扩增试剂盒推荐的核酸提取试剂和设备。①提取方法：为了提高核酸纯度和提取效率，宜优先考虑磁珠法和过柱法，不宜使用浓缩裂解法。②血浆分离：将采血管置于离心机中，3 500r/min 4℃离心 3min；吸取上清进行检测，吸取体积按提取试剂盒推荐。③血浆分离后建议立即进行核酸提取，避免室温放置过长时间。④核酸提取结束应尽快进行加样，如无法及时加样需放置 -20℃保存。

3) 扩增检测：①加样完成的反应板需 2h 内进行上机扩增检测。②上机扩增前需充分混匀并离心。③严格核对扩增程序和扩增时间，确保扩增程序无误。

(4) 实验室质量控制

实验室应当加强核酸检测质量控制，选用 PCR 检测试剂盒指定的核酸提取试剂和扩增仪。

1) 检测系统性能验证：在用于临床标本检测前，实验室应对由提取试剂、提取仪、扩增试剂、扩增仪等组成检测系统进行性能验证。性能验证依据参考 CNAS-GL037《临床化学定量检验程序性能验证指南》。性能指标应包括但不限于测量正确度、测量精密度、线性区间、检出限和定量限、抗干扰能力、分析特异性。

2) 实验室设备：应定期对基因扩增仪、加样器、温度计、恒温设备、离心机和生物安全柜等进行校准。设备发生故障时，应进行维修后的性能验证。使用不同设备进行同一项目检测时，应进行设备间的比对。

3) 实验室试剂和耗材：实验室应对新批号或同一批号不同货运号的试剂和关键耗材进行验收，验收试验至少应包括外观检查和性能验证。批次性能验证：选取 5 个旧批号检测过的样品，覆盖测量区间（包括阴性、临界值、低值、中值和高值），至少 4 个样品测量结果偏倚 < ±7.5%，其中阴性和临界值样品必须符合预期。

4) 室内质控：实验室应制订室内质量控制程序，可参照 GB/T 20468—2006《临床实验室定量测定室内质量控制指南》制定。每批次检测需设置弱阳性质控品、强阳质控品和阴性质控品；其中弱阳性质控品和强阳质控品宜选用第三方或自留的可溯源质控物，阴性质控品可选用试剂盒自带或生理盐水（建议每检测 30 例增加一例阴性质控）；质控品位置应定期更换。EBV DNA 检测定量检测室内质量控制需每批次绘制 Levey-Jennings 图，将 Westgard 规则应用于质控数据，判读每一检测批次的质控是否在控。如发现质控数据违背了质控规则，应进行失控原因分析。

5) 室间质量评价：实验室应每年参加国家卫生健康委员会临床检验中心室间质评 2 次，每次至少 5 例样本；按检测标准程序进行检测及处理；如果有不通过，须系统性排查原因并纠正，并评估可能对临床造成的不良影响。

(5) 检测报告及结果诠释

1) 报告内容：检测报告需包含患者基本信息（姓名、性别、年龄、病历号）、临床诊断、标本类型、检测结果、检出限、线性范围、结果诠释。

2) 结果诠释：①当结果为 0 拷贝 /ml 时，表示该样本未检出 EBV DNA；②当结果为 0~ 检出限时，提示样本中可能存在极低浓度的 EBV DNA，但也可能为假阳性，必要时重新抽血复测；③当结果为检出限 ~ 定量限时，表示样本中存在 EBV DNA，但浓度较低，定值重复性较差；④当结果在定量限 ~ 线性范围上限时，表示样本中存在 EBV DNA，病毒浓度如检测结果所示；⑤当结果超过线性范围内上线时，表示样本中存在高浓度 EBV DNA，检测结果为该样本经稀释后的检测浓度值乘以稀释倍数，定值仅供参考。

此外，近期斯坦福大学的研究表明，数字 PCR（digital PCR，dPCR），可达到与实时定量 PCR 相似的检测效能，且该检测方法无须使用标准品。然而值得注意的是，该方法存在不同阈值算法所导致的差异，特别是在低效价的 EBV DNA 情况下[37]。

鼻咽癌

12 人工智能在鼻咽癌诊治中的应用

应用场景	具体应用	所处阶段
诊断	鼻咽癌的内镜诊断[1-2]	研究
	鼻咽癌的病理诊断[3-4]	研究
	鼻咽癌的影像诊断[5-7]	研究
	放射性脑损伤早期诊断[8]	研究
	鉴别复发与放射性炎症[9]	研究
放射治疗	靶区和危及器官自动勾画[10-25]	研究 / 新技术应用及推广
	剂量预测与自动计划设计[26-27]	研究及初步应用
	图像处理(配准、生成虚拟 CT 等)[28-31]	研究
	放射损伤预测[32-33]	研究
预后及疗效预测	影像组学[34-38]	研究
	病理组学[39-40]	研究
	生物标志物筛选[41]	研究

【注释】

1956 年,McCarthy 等[42]在达特茅斯会议上首次提出人工智能(artificial intelligence,AI)的概念,即利用计算机模型和算法来模拟类似于人类的智能,并执行特定的任务。六十多年来人工智能有了长足的进步,近年来在医学领域也开展了深入的研究,并取得了初步应用。鼻咽癌中,人工智能的研究与应用主要集中在计算机辅助诊断、放疗的智能化和自动化及患者预后、疗效预测方面。

计算机辅助检测 / 诊断(computer-aided detection/diagnosis,CAD)是综合运用机器学习算法、统计、图像处理与分析等,从而标注可疑病变,对病灶进行良、恶性判断等。以卷积神经网络为代表的深度学习算法能够直接从大量原始像素出发,挖掘出有效影像特征,学习和模仿医生的诊断经验,做出诊断,并通过反馈纠正错误,自行从经验中学习。研究显示深度学习算法用于鼻咽癌内镜诊断、病理诊断和 MRI 诊断的准确率可达到高年资医生水平。

内镜诊断方面,一项研究基于大样本用全卷积神经网络构建了基于内镜的鼻咽癌诊断模型[1],鉴别鼻咽癌和鼻咽良性疾病的准确率为 88.7%(95%*CI* 87.8%~89.5%);前瞻性验证中,模型诊断的准确率超过专家水平[88.0%(95%*CI* 86.1%~89.6%)vs. 80.5%(95%*CI* 77.0%~84.0%)]。病理诊断方面,一项研究利用 Inception V3 模型建立了鼻咽癌病理诊断模型[4],鉴别鼻咽部慢性炎症、淋巴组织增生和鼻咽癌的准确性超过初 / 中级病理医生(AUC:0.936 vs. 0.903/0.909),稍低于高年资病理医生(AUC:0.936 vs. 0.956)。分析每一个病例的诊断情况,结果显示初级医生做出正确诊断的病例占 82.40%;在医生诊断错误的病例中,有 89.80% 病例在模型辅助下可做出正确诊断,而医生和模型同时诊断错误的病例仅占 1.80%。同样,对于中级医生和高级医生,医生和模型同时诊断错误的病例分别只有 1.80% 和 0.90%。因此,人工智能辅助诊断将能够降低误诊率。影像诊断方面,一项研究构建了自约束性 3D DenseNet 模型[5],鉴别鼻咽癌和鼻咽良性增生性疾病的准确率与高年资放射科医生相当(97.8% vs. 95.8%)。此外,一项研究探索了利用人工智能算法实现鼻咽癌的自动 T 分期;该研究建立的鼻咽癌 T 分期检测网络(TSD Net)是一个多角度聚合网络,包含 3 个分支多个次级网络;结果显示自动 T 分期结果与金标准的一致性为 87.95%[7]。

现阶段研究结果显示,人工智能辅助诊断的应用能够提升诊断准确率,尤其是低年资医生的诊断准确率,并减轻医生负担;但鼻咽癌的人工智能辅助诊断依然处于研究与研发阶段,且多为单中心研究,较难在短时间内进入临床实践。

人工智能可应用于肿瘤放疗的多个方面,主要包括肿瘤靶区和危及器官自动勾画,肿瘤靶区和危及器官剂量分布自动预测及放疗计划自动设计,放射损伤预测,以及图像配准、虚拟 CT 生成等图像处理。

肿瘤靶区及危及器官自动勾画本质上是医学图像上的病灶和器官分割问题,已有大量研究利用卷积神经网络建立肿瘤靶区和危及器官自动勾画模型。鼻咽癌原发灶[10-13,15-18,25]、颈部淋巴结[10-11]、临床靶区[10,14]、淋巴引流区[10]及头颈部危及器官[19-24]均能够通过人工智能实现自动勾画。鼻咽癌原发灶自动勾画研究中，部分研究基于 CT[10-11,13]，部分基于 MRI[12,17-18,25]，一项研究融合了 CT 和 MRI[15]，而另一项研究则结合了肿瘤 T 分期的信息[16]。上述研究中，原发灶自动勾画与专家勾画的一致性在 80% 左右，而结合 T 分期能够将一致性提高至 86%[16]。由于 MRI 是鼻咽癌原发灶勾画的主要参考图像，有一项研究全面评估了利用三维卷积神经网络算法在多参数 MRI 图像上自动勾画鼻咽癌原发灶的有效性[12]，为鼻咽癌原发灶自动勾画的临床应用奠定了基础。结果显示，以专家勾画作为"金标准"，人工智能自动勾画的准确性为 79%，且在治疗前和诱导化疗后肿瘤，以及早期（$T_{1\sim2}$）和局部晚期（$T_{3\sim4}$）肿瘤中无明显差异。自动勾画结果经专家评估，32.5%（66 例）的病例无须修改，可直接用于放疗计划设计，56.2%（114）的病例经少量修改（<20%）即可用于放疗计划设计。此外，人工智能辅助勾画能够减少勾画者间差异及提高勾画效率（40%）。2023 年一项研究初步证实了深度学习算法用于鼻咽癌原发灶自动勾画的普适性（基于 MRI）；该研究以来自 3 家医院的混合数据集进行训练（600 例）和内部测试（259 例），来自另外 2 家医院的数据集作为外部测试（198 例）；结果显示，人工智能自动勾画算法在内部测试集和外部测试集中表现相当[25]。基于 CT 的头颈部危及器官自动勾画研究中，除视神经、视交叉、耳蜗、咽缩肌等小体积或边界不清的结构准确性较低外，其余器官均能够取得不错的结果。目前国内已有多个自动勾画平台在进入临床应用。

鼻咽癌中，靶区和危及器官剂量分布预测及放疗计划自动设计[26-27]、放射损伤预测[32-33]、图像配准[31]、虚拟 CT 生成[28-30]等研究均处于起步阶段，未进入临床应用。将来，随着自动计划设计、虚拟 CT 生成等技术的发展和临床流程的建立，鼻咽癌的自适应放疗和 MRI-only 放疗将逐渐进入临床应用。此外，利用人工智能预测鼻咽癌患者预后及疗效多被用于影像组学[34-38]和病理组学[39-40]的研究，也有用于生物标志物的筛选[41]，亦处于初步研究阶段，未建立合理的临床应用流程及平台。

13 随访

时间	Ⅰ级推荐	Ⅱ级推荐	Ⅲ级推荐
第 1~3 年 （每 3~6 个月）	问诊与体格检查 鼻咽镜检查 外周血 EBV DNA 拷贝数检测 鼻咽 + 颈部 MRI 胸部 CT 腹部超声或上腹部 CT 全身骨扫描 甲状腺功能检查（每 6~12 个月）	鼻咽部和颈部 CT（针对有 MRI 检查禁忌证患者） 胸部 X 线片 PET/CT（针对临床怀疑远处转移患者或 EBV DNA 拷贝数升高的 T_4 或 N_3 患者） 口腔科检查 听力、视力、吞咽、营养和功能康复评估	
第 4~5 年 （每 6~12 个月）	问诊与体格检查 鼻咽镜检查 外周血 EBV DNA 拷贝数检测 鼻咽 + 颈部 MRI 胸部 CT 腹部超声或上腹部 CT 全身骨扫描 甲状腺功能检查（每 6~12 个月）	鼻咽部和颈部 CT（针对有 MRI 检查禁忌证患者） 胸部 X 线片 PET/CT（针对临床怀疑远处转移患者或 EBV DNA 拷贝数升高的 T_4 或 N_3 患者） 口腔科检查 听力、视力、吞咽、营养和功能康复评估	
5 年以上 （每 12 个月）	问诊与体格检查 鼻咽镜检查 外周血 EBV DNA 拷贝数检测 鼻咽 + 颈部 MRI 胸部 CT 腹部超声或上腹部 CT 全身骨扫描 甲状腺功能检查（每 6~12 个月）	鼻咽部和颈部 CT（针对有 MRI 检查禁忌证患者） 胸部 X 线片 PET/CT（针对临床怀疑远处转移患者或 EBV DNA 拷贝数升高的 T_4 或 N_3 患者） 口腔科检查 听力、视力、吞咽、营养和功能康复评估	

【注释】

鼻咽癌治疗后的随访非常重要，其目的在于评估治疗效果、早期发现复发和转移病灶、监测和处理治疗相关并发症、促进功能康复等[1]。鼻咽癌的首次随访主要针对局部和全身病灶进行系统完善的评估，应在完成放化疗后的 12~16 周开始[1-2]。鼻咽癌患者的随访主要包括两个方面：一方面及时发现肿瘤失败事件，以期尽早给予挽救性治疗，改善患者的疗效；另一方面，随访还可以评估和处理患者治疗后的晚期不良反应，提高患者的生活质量[1,3]。然而，随着患者随访频率和检查项目的增加，所需的医疗资源也相应增加。因此，需要制订合理的策略，在保证及时发现肿瘤复发事件的同时，又不盲目增加随访的次数和项目，避免医疗资源的浪费。

目前，鼻咽癌的最佳随访策略尚未建立，缺乏高质量的随机对照临床研究数据，循证医学证据较少。由于随访的前瞻性数据较难获得，国内的部分学者利用鼻咽癌长期随访的大数据平台，针对鼻咽癌随访的时限，频率和随访项目等方面进行了一些探索[4-6]。

在鼻咽癌治疗后的随访时限方面，一项回顾性研究显示鼻咽癌患者治疗后 5 年内的死亡风险主要来自肿瘤的失败，非肿瘤性死亡风险相对较小[6]。因此，鼻咽癌患者治疗后 5 年内应主要针对肿瘤的复发和转移事件进行随访。目前已有多个单位报道了鼻咽癌患者调强放疗治疗后 10 年的生存情况[7-8]，其结果提示患者治疗后的疾病风险主要集中在治疗后的前 5 年，5 年后的失败事件较少。因此，鼻咽癌患者的随访重点应该放在治疗后的前 5 年。

在鼻咽癌的随访频率方面，目前的数据较少。一项纳入 7 043 例鼻咽癌患者的真实世界大数据研究描绘了鼻咽癌治疗后 5 年内复发风险的动态变化规律，建立了一套可平衡随访效果与时间成本的随访策略，为肿瘤个体化随访的开展提供了依据（图 7）[4]。

对于Ⅰ组患者，基于风险的监测安排为 5 年内共 10 次随访（1~5 年分别为 2 次、3 次、2 次、2 次和 1 次）；Ⅱ组患者共需 11 次随访（1~5 年分别为 2 次、4 次、2 次、2 次和 1 次）；Ⅲ组患者共需 13 次随访（分别为 4 次、4 次、3 次、1 次和 1 次）；Ⅳ组患者共需 14 次随访（4 次、5 次、3 次、1 次和 1 次）。

在鼻咽癌的随访手段方面，目前的循证医学证据较少。国内已有学者利用 EBV DNA，建立基于液体活检技术的鼻咽癌“二阶段”随访策略：①利用 cfEBV DNA 作为初筛手段识别复发转移高危患者；②针对性地对阳性患者进行进一步影像学检查（图 8）。该模式可在保证随访准确性的同时，节省 75% 的影像学检查，有望大幅减轻患者的负担与医疗资源的消耗[9]。

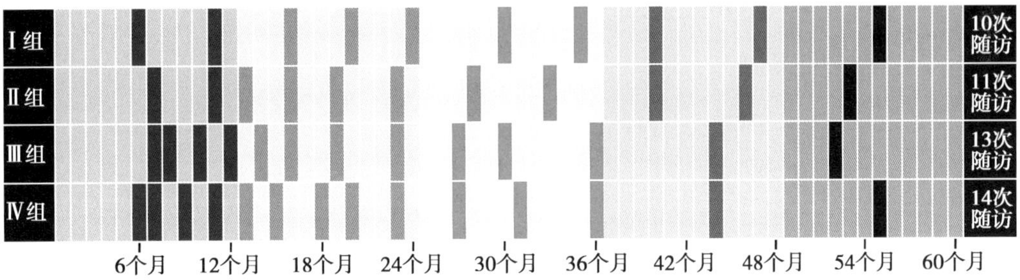

图 7　鼻咽癌患者个体化随访策略

针对鼻咽癌局部复发和区域复发，目前的随访手段包括鼻咽电子内镜、鼻咽及颈部 MRI 和 EBV DNA 等[1,3,10]。局部区域复发的患者中，同时伴有 EBV DNA 升高的比例约为 50%[11]。鼻咽电子内镜对鼻咽黏膜表面复发较为敏感，但无法窥及咽旁、颅底和颅内的复发病灶。MRI 对黏膜表面以外的复发鼻咽癌具有较好的诊断灵敏度和特异度，是目前临床常用的局部和区域复查手段[12-13]。一项回顾性研究提示治疗后无症状的局部早期患者（T_{1-2}）可不常规行 MRI 随访，而局部晚期患者（T_{3-4}）推荐每年行 1 次 MRI 随访[5]。

远处转移目前已成为鼻咽癌治疗失败的主要模式[14-16]，因此针对远处转移的复查是鼻咽癌患者治疗后随访的重点。远处转移的复查手段主要包括 PET/CT、胸腹部 CT、全身骨显像和 EBV DNA 等[1,3,16]。EBV DNA 的检测简单易行且对鼻咽癌远处转移具有良好的诊断价值，是一个具有良好前景的随访手段[11,17-19]。PET/CT 对远处转移的诊断特异度和灵敏度均较理想，然而目前 PET/CT 的价格较高，限制了其在鼻咽癌随访中的广泛应用。胸腹部 CT 和全身骨显像是目前鼻咽癌常规随访中常用的检查手段，然而其临床价值目前尚未明确，有待进一步研究。有研究显示在 EBV DNA 的指导下，针对性地进行影像学检查或可改善鼻咽癌复查的经济效益比[17,20]。

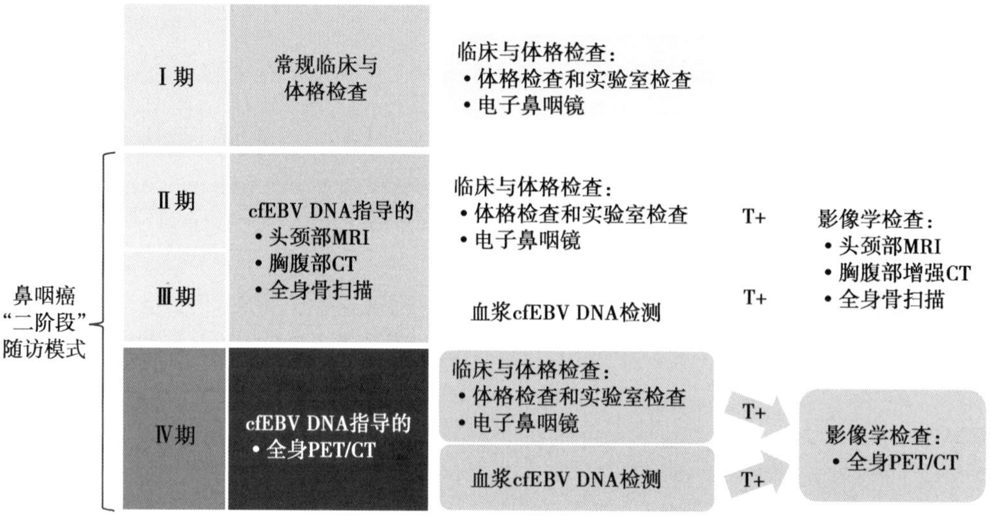

图 8　基于 EBV DNA 的鼻咽癌“二阶段”随访策略

鼻咽癌患者调强放疗治疗后，约 3% 的概率发生第二原发肿瘤，肺癌、上消化道肿瘤、肝癌、结直肠癌、甲状腺癌等较为常见[21]，因此治疗后随访需要注意筛查常见的早期第二原发肿瘤。对于放疗后的鼻咽癌患者，推荐定期检查甲状腺功能以防止甲状腺功能减退，同时定期进行牙齿功能的检查[1,3]。根治性放疗有可能损害头颈部器官的重要生理功能，推荐有条件的患者定期接受听力、视力、吞咽、营养等功能评估，并积极接受康复治疗[1,3]。

中国临床肿瘤学会(CSCO)

非小细胞肺癌诊疗指南 2023

组　长　周彩存　王　洁　程　颖

副组长　王绿化　王长利　韩宝惠　张　力　卢　铀　王哲海

执笔专家组成员(以姓氏汉语拼音为序)

常建华　中国医学科学院肿瘤医院深圳医院肿瘤内科
陈　明　中山大学肿瘤防治中心放疗科
陈克能　北京大学肿瘤医院胸外科
程　颖　吉林省肿瘤医院肿瘤内科
范　云　浙江省肿瘤医院胸内科
傅小龙　上海交通大学附属胸科医院放疗科
高树庚　中国医学科学院肿瘤医院胸外科
韩宝惠　上海交通大学医学院附属胸科医院呼吸科
黄云超　云南省肿瘤医院胸外科
焦顺昌　中国人民解放军总医院肿瘤内科
林　劼　昆明医科大学第二附属医院肿瘤科
林冬梅　北京大学肿瘤医院病理科
卢　铀　四川大学华西医院胸部肿瘤科
陆　舜　上海交通大学医学院附属胸科医院肺部肿瘤临床医学中心
马智勇　河南省肿瘤医院呼吸内科
潘跃银　中国科学技术大学附属第一医院肿瘤科
束永前　江苏省人民医院肿瘤科
宋　勇　中国人民解放军东部战区总医院呼吸内科
宋启斌　武汉大学人民医院肿瘤中心
陶　敏　苏州大学附属第一医院肿瘤科
王　洁　中国医学科学院肿瘤医院肿瘤内科
王长利　天津医科大学肿瘤医院外科
王绿化　中国医学科学院肿瘤医院深圳医院放射治疗科
王哲海　山东省肿瘤医院内科
王子平　北京大学肿瘤医院胸内一科
吴一龙　广东省人民医院肺癌研究所
伍　钢　华中科技大学同济医学院附属协和医院肿瘤中心胸部肿瘤科
谢丛华　武汉大学中南医院肿瘤放化疗科
许亚萍　同济大学附属上海市肺科医院放疗科
杨　帆　北京大学人民医院胸外科
杨衿记　广东省人民医院肿瘤中心肺一科
袁双虎　山东省肿瘤医院放疗科
张　力　中山大学肿瘤防治中心内科
张兰军　中山大学肿瘤防治中心胸外科
赵路军　天津医科大学肿瘤医院放疗科
支修益　首都医科大学肺癌诊疗中心胸外科
周彩存　同济大学附属上海市肺科医院肿瘤科
周清华　四川大学华西医院肺癌中心
朱　波　中国人民解放军陆军军医大学第二附属医院(新桥医院)肿瘤科
朱广迎　中日友好医院放射肿瘤科

执笔人(以姓氏汉语拼音为序)

任胜祥　同济大学附属上海市肺科医院肿瘤科
王志杰　中国医学科学院肿瘤医院肿瘤内科

秘　书(以姓氏汉语拼音为序)

段建春　中国医学科学院肿瘤医院肿瘤内科
何雅億　同济大学附属上海市肺科医院肿瘤科
柳菁菁　吉林省肿瘤医院肿瘤内科

顾问专家组成员(以姓氏汉语拼音为序)

毕　楠　中国医学科学院肿瘤医院放疗科
仓顺东　河南省人民医院肿瘤内科
陈大卫　山东省肿瘤医院肿瘤中心
陈东芹　上海交通大学医学院附属仁济医院宝山分院肿瘤科
褚　倩　华中科技大学同济医学院附属同济医院胸部肿瘤科
崔久嵬　吉林大学第一医院肿瘤中心肿瘤科
董丽华　吉林大学第一医院放疗科
董晓荣　华中科技大学同济医学院附属协和医院肿瘤中心
段建春　中国医学科学院肿瘤医院肿瘤科
方　健　北京大学肿瘤医院胸部肿瘤内二科
方文峰　中山大学肿瘤防治中心内科
付振明　武汉大学人民医院肿瘤中心
郭　珺　山东省肿瘤医院内科
郭人花　江苏省人民医院肿瘤科
郭忠良　同济大学附属东方医院呼吸科
何志勇　福建省肿瘤医院胸部肿瘤内科
胡　坚　浙江大学医学院附属第一医院胸外科
胡　洁　复旦大学附属中山医院呼吸内科
胡　毅　中国人民解放军总医院肿瘤内科
胡晓桦　广西医科大学第一附属医院肿瘤内科
黄鼎智　天津医科大学肿瘤医院肿瘤内科
黄媚娟　四川大学华西医院胸部肿瘤科
惠周光　中国医学科学院肿瘤医院放疗科 / 特需医疗部
姜　达　河北医科大学第四医院肿瘤内科
姜　军　青海大学附属医院肿瘤内科
姜　威　中国医学科学院肿瘤医院深圳医院放射治疗科
李　琳　北京医院肿瘤内科
李　伟　蚌埠医学院第一附属医院呼吸与危重症医学科
李鹤成　上海交通大学医学院附属瑞金医院胸外科
李文辉　云南省肿瘤医院放疗科
李晓玲　辽宁省肿瘤医院胸内科
梁　军　北京大学国际医院肿瘤内科
梁　莉　北京大学第三医院肿瘤科
梁世雄　广西医科大学附属肿瘤医院放疗科
梁文华　广州医科大学附属第一医院胸部肿瘤科
廖　峰　中国人民解放军东部战区总医院秦淮医疗区肿瘤内科
林　根　福建省肿瘤医院肿瘤内科
林　劼　昆明医科大学第二附属医院肿瘤科
刘　慧　中山大学肿瘤防治中心放疗科
刘　喆　首都医科大学附属北京胸科医院肿瘤内科
刘安文　南昌大学第二附属医院肿瘤科
刘俊峰　河北省肿瘤医院胸心外科
刘士新　吉林省肿瘤医院放疗科
刘晓晴　中国人民解放军总医院第五医学中心肺部肿瘤科
柳　江　新疆维吾尔自治区人民医院肿瘤科
柳　影　吉林省肿瘤医院胸部肿瘤内科
马　虎　遵义医科大学第二附属医院胸部肿瘤科
马海涛　苏州大学附属独墅湖医院胸外科
闵　婕　中国人民解放军空军军医大学唐都医院肿瘤科
牟巨伟　中国医学科学院肿瘤医院深圳医院胸外科
聂　蔚　上海市胸科医院呼吸内科
彭　玲　浙江省人民医院肿瘤内科
单建贞　浙江大学医学院附属第一医院肿瘤内科
沈　波　江苏省肿瘤医院肿瘤内科
沈毅弘　浙江大学医学院附属第一医院呼吸内科
盛立军　山东省医学科学院附属医院肿瘤内科
石　琴　福建省福州肺科医院肿瘤科
史美祺　江苏省肿瘤医院肿瘤内科
宋　霞　山西省肿瘤医院呼吸内科
苏春霞　同济大学附属上海市肺科医院肿瘤科
孙大强　天津市胸科医院胸外科
谭锋维　中国医学科学院肿瘤医院胸外科
谭群友　中国人民解放军陆军特色医学中心胸外科
汤传昊　北京大学国际医院肿瘤科
汪步海　江苏省苏北人民医院肿瘤研究所
王　晖　湖南省肿瘤医院胸部放疗科
王　俊　山东第一医科大学第一附属医院肿瘤科
王　颖　重庆大学附属肿瘤医院肿瘤放射治疗中心
王佳蕾　复旦大学附属肿瘤医院肿瘤内科
王立峰　南京鼓楼医院肿瘤科
王启鸣　河南省肿瘤医院肿瘤内科

魏　立　河南省人民医院胸外科
邬　麟　湖南省肿瘤医院胸部内科
吴　荻　吉林大学第一医院肿瘤中心
吴　芳　中南大学湘雅二医院肿瘤科
吴　楠　北京大学肿瘤医院胸外科
谢聪颖　温州医科大学附属第二医院放化疗科
熊　飞　湖北省肿瘤医院胸外科
徐　燃　如东县人民医院肿瘤科
徐世东　哈尔滨医科大学附属肿瘤医院胸外科
徐艳珺　浙江省肿瘤医院胸部肿瘤内科
许　川　四川省肿瘤医院放射整合医学
杨　农　湖南省肿瘤医院肺胃肠肿瘤内科
姚　煜　西安交通大学第一附属医院肿瘤内科
于　雁　哈尔滨医科大学附属肿瘤医院呼吸内科
于起涛　广西医科大学附属肿瘤医院肿瘤内科
袁智勇　天津医科大学肿瘤医院放疗科
岳东升　天津医科大学肿瘤医院肺部肿瘤外科
臧远胜　中国人民解放军海军军医大学第二附属医院（上海长征医院）肿瘤科
张　莉　华中科技大学同济医学院附属同济医院肿瘤科
张　毅　首都医科大学宣武医院胸外科
张红梅　中国人民解放军空军军医大学西京医院肿瘤科
张玲玲　北京大学国际医院肿瘤内科
张树才　首都医科大学附属北京胸科医院肿瘤科
张新伟　天津医科大学肿瘤医院生物治疗科
赵　军　北京大学肿瘤医院胸部肿瘤内科
赵　琼　浙江树人大学树兰国际医学院附属树兰（杭州）医院胸部肿瘤科
赵　仁　宁夏医科大学总医院肿瘤医院放疗科
赵明芳　中国医科大学附属第一医院肿瘤内科
钟　华　上海交通大学附属胸科医院呼吸内科
周　清　广东省人民医院肺三科
周建娅　浙江大学医学院附属第一医院呼吸内科
周建英　浙江大学医学院附属第一医院呼吸科
朱余明　同济大学附属上海市肺科医院胸外科
朱正飞　复旦大学附属肿瘤医院放疗科

1 概要

影像和分期诊断

目的	Ⅰ级推荐	Ⅱ级推荐	Ⅲ级推荐
筛查	高危人群低剂量螺旋 CT[1-3](1 类)		
诊断	胸部增强 CT(2A 类)	PET/CT[4](2A 类)	
影像分期	• 胸部增强 CT(2A 类) • 头部增强 MRI 或增强 CT(2A 类) • 颈部 / 锁骨上淋巴结超声或 CT • 上腹部增强 CT 或超声(2A 类) • 全身骨扫描(2A 类)	PET/CT[4](2A 类)	
获取组织或细胞学技术	纤维支气管镜,EBUS/EUS,经皮穿刺,淋巴结或浅表肿物活检,体腔积液细胞学检查	电磁导航支气管镜、胸腔镜、纵隔镜(2A 类)	痰细胞学(2A 类)

病理学诊断

诊断手段	Ⅰ级推荐	Ⅱ级推荐	Ⅲ级推荐
形态学(常规 HE 染色)	• 组织形态学明确小细胞肺癌和非小细胞肺癌需进一步明确鳞癌和腺癌[1] • 规范化评估肺癌新辅助治疗后病理结果[2]	细胞学检查制作细胞蜡块 依据 2021 版 WHO 肺癌组织学分类[1]	
免疫组化(染色)	• 形态学不明确的 NSCLC,手术标本使用一组抗体鉴别腺癌、鳞癌[3],手术标本应给出明确亚型,如 AIS、MIA,附壁型为主的腺癌、肉瘤样癌、腺鳞癌、大细胞癌,以及神经内分泌癌中的类癌、不典型类癌等类型,需要充分观察标本病理改变或评估肿瘤类型所占比例 • 晚期活检病例,尽可能使用 TTF-1、P40 两个免疫组化指标鉴别腺癌或鳞癌[3-4]	• 小细胞癌标志物:CD56、Syno、CgA、INSM1、TTF-1、CK、Ki-67 • 腺癌、鳞癌鉴别标志物:TTF-1、NapsinA、P40、CK5/6(P63)	

分子分型

分子分型	Ⅰ级推荐	Ⅱ级推荐	Ⅲ级推荐
可手术 Ⅰ ~ Ⅲ期 NSCLC	术后 Ⅱ ~ Ⅲ期非鳞癌进行 *EGFR* 突变检测,指导辅助靶向治疗[1-4]		
不可手术 Ⅲ 期及 Ⅳ 期 NSCLC	• 病理学诊断后尽可能保留组织标本:进行分子检测,根据分子分型指导治疗(1 类) • 对于非鳞癌组织标本:进行 *EGFR*、*BRAF V600* 突变,*ALK*、*ROS1*、*RET*、*NTRK* 融合及 *MET* 14 外显子跳跃突变检测(3 类)	*KRAS* 突变、*HER-2* 扩增 / 突变及 *MET* 扩增或过表达等基因变异可通过单基因检测技术或二代测序技术(NGS)等在肿瘤组织中进行,若组织标本不可及,可考虑利用 ctDNA 进行检测(2B 类)	采用 NGS 技术检测肿瘤突变负荷(TMB)(2B 类)[5-6]
	• 肿瘤标本无法获取或量少无法检测时,可采用外周血循环肿瘤 DNA(ctDNA)行 *EGFR* 突变检测[7-15] • 一 / 二代 EGFR-TKIs 耐药患者,再次活检行 *EGFR* T790M 检测[12],不能获取肿瘤标本时,可行 ctDNA 检测[10,15] • 组织标本采用免疫组化法检测 PD-L1 表达(1 类)	不吸烟、经小标本活检诊断鳞癌或混合腺癌成分的患者建议行上述基因突变检测(2A 类)	

非小细胞肺癌

非小细胞肺癌的治疗

ⅠA、ⅠB 期非小细胞肺癌的治疗

分期	分层	Ⅰ级推荐	Ⅱ级推荐	Ⅲ级推荐
ⅠA、ⅠB 期 NSCLC	适宜手术	• 解剖性肺叶切除＋肺门及纵隔淋巴结清扫术（2A 类） • 胸腔镜下解剖性肺叶切除＋肺门及纵隔淋巴结清扫术（2A 类）	• 微创技术下（机器人辅助）的解剖性肺叶切除＋肺门及纵隔淋巴结清扫术（2A 类） • 胸腔镜下解剖学肺段切除或楔形切除［限 T_1N_0（≤2cm）及肺野外 1/3 病灶］[1-2]	
	不适宜手术	立体定向放射治疗（SBRT/SABR）[3-8]（2A 类）	采用各种先进放疗技术实施立体定向放疗[3-8]（2A 类）	

ⅡA、ⅡB 期非小细胞肺癌的治疗

分期	分层	Ⅰ级推荐	Ⅱ级推荐	Ⅲ级推荐
ⅡA、ⅡB 期 NSCLC	适宜手术	• 解剖性肺切除＋肺门及纵隔淋巴结清扫（1 类） • 胸腔镜下的解剖性肺切除＋肺门及纵隔淋巴结清扫术 • ⅡB 期：含铂双药方案辅助化疗[9] • 根治性手术且术后检测为 *EGFR* 敏感突变阳性患者，术后奥希替尼（辅助化疗后）或埃克替尼辅助治疗[10-11] • 根治性手术后，阿替利珠单抗辅助治疗（限 PD-L1 TC≥1%）[12] • 含铂化疗联合纳武利尤单抗新辅助治疗[13]	• 微创技术下（机器人辅助）的解剖性肺切除＋肺门及纵隔淋巴结清扫术 • 根治性手术后，帕博利珠单抗辅助治疗[14]	ⅡA 期：含铂双药方案辅助化疗（2B 类）[7]
	不适宜手术	• 放疗[15-18] • 同步放化疗（三维适形放疗／适形调强放疗＋化疗）[15-18]	放疗后含铂双药方案化疗（2A 类；如无淋巴结转移，2B 类）[15-18]	

可手术ⅢA 或ⅢB（$T_3N_2M_0$）期非小细胞肺癌的治疗

分期	分层	Ⅰ级推荐	Ⅱ级推荐	Ⅲ级推荐
临床ⅢA 和ⅢB 期（$T_3N_2M_0$）NSCLC*	$T_{3\sim4}N_1$ 或 T_4N_0 非肺上沟瘤（侵犯胸壁、主支气管或纵隔）	手术（2A 类）＋辅助化疗（1 类） 根治性放化疗[1]	新辅助化疗 ± 放疗＋手术（2B 类）	
	$T_{3\sim4}N_1$ 肺上沟瘤	新辅助放化疗＋手术＋辅助化疗[2]	根治性放化疗[1]	
	同一肺叶内 T_3 或同侧肺不同肺叶内 T_4	手术（2A 类）＋辅助化疗[3]（1 类）		
	临床 N_2 单站纵隔淋巴结非巨块型转移（淋巴结短径＜2cm）、预期可完全切除	手术切除（2A 类）＋辅助化疗 ± 术后放疗 b（2B 类） 根治性同步放化疗[1,4]（1 类）	新辅助化疗 ± 放疗＋手术 ± 辅助化疗 ± 术后放疗 a,b（2B 类）	

续表

分期	分层	Ⅰ级推荐	Ⅱ级推荐	Ⅲ级推荐
临床Ⅲ A 和Ⅲ B 期 ($T_3N_2M_0$) NSCLC*	临床 N_2 多站纵隔淋巴结转移、预期可能完全切除	根治性同步放化疗[1,4](1 类)	新辅助化疗 ± 放疗 + 手术 ± 辅助化疗 ± 术后放疗 b (2B 类)	
	临床 N_2 预期无法行根治性切除	参考不可手术Ⅲ A、Ⅲ B、Ⅲ C 期非小细胞肺癌的治疗部分		
	术后病理检测为 *EGFR* 敏感突变型	根治性手术患者,术后奥希替尼(辅助化疗后)或埃克替尼辅助治疗[5-6]	根治性手术患者,术后吉非替尼或厄罗替尼辅助治疗[7-8] (1B 类)	
	所有可手术切除Ⅲ A~Ⅲ B 期患者	• 根治性手术后,阿替利珠单抗辅助治疗(限 PD-L1 TC ≥ 1%)[9] • 含铂化疗联合纳武利尤单抗新辅助治疗[10]	根治性手术后,帕博利珠单抗辅助治疗[11]	

*. 经 PET/CT、EBUS/EUS 或纵隔镜进行淋巴结分期。

【注释】

a 若术前未行新辅助放疗,术后可考虑辅助放疗。

b 术后病理 N_2 可以考虑术后放疗(2B 类),但近期研究未发现术后放疗生存获益。

不可手术Ⅲ A、Ⅲ B、Ⅲ C 期非小细胞肺癌的治疗

分期	分层	Ⅰ级推荐	Ⅱ级推荐	Ⅲ级推荐
不可切除ⅢA 期、ⅢB 期、ⅢC 期 NSCLC	PS=0~1	1. 多学科团队讨论 2. 根治性同步放化疗[1-2] 放疗:三维适形调强 / 图像引导适形调强放疗[3-6];累及野淋巴结区域放疗[7-9] 化疗: 顺铂 + 依托泊苷 顺铂 / 卡铂 + 紫杉醇 顺铂 + 多西他赛 顺铂或卡铂 + 培美曲塞(非鳞癌) 3. 度伐利尤单抗作为同步放化疗后的巩固治疗[10-11] 4. 舒格利单抗作为同步或序贯放化疗后的巩固治疗[12]	1. 序贯化疗 + 放疗[13](2A 类) 化疗: 顺铂 + 紫杉醇 顺铂 + 长春瑞滨 放疗:三维适形放疗[3] 2. MDT 讨论评价诱导治疗后降期手术的可行性,如能做到完全性切除,诱导治疗后手术治疗	
	PS=2	1. 单纯放疗:三维适形放疗[3] 2. 序贯放疗 + 化疗[12] 放疗:三维适形调强 / 图像引导适形调强放疗;累及野淋巴结区域放疗[7-9] 化疗: 卡铂 + 紫杉醇 顺铂或卡铂 + 培美曲塞(非鳞癌)	• 单纯化疗:化疗方案参考Ⅳ期无驱动基因突变 NSCLC 方案 • 靶向治疗:靶向治疗方案参考Ⅳ期驱动基因阳性 NSCLC 方案(限驱动基因阳性患者)	

Ⅳ期驱动基因阳性非小细胞肺癌的治疗

EGFR 突变非小细胞肺癌的治疗

分期	分层	Ⅰ级推荐	Ⅱ级推荐	Ⅲ级推荐
Ⅳ期 *EGFR* 敏感突变 NSCLC 一线治疗 a,b,c		奥希替尼 阿美替尼 伏美替尼 阿法替尼 达可替尼 吉非替尼 厄洛替尼 埃克替尼[1-7]	• 吉非替尼或厄洛替尼 + 化疗(PS=0~1)[8](2A 类) • 厄洛替尼 + 贝伐珠单抗[9-10](2A 类) • 含铂双药化疗 ± 贝伐珠单抗(非鳞癌)d(2A 类)	
Ⅳ期 *EGFR* 20 外显子插入突变 NSCLC 一线治疗		参考Ⅳ期无驱动基因 NSCLC 的一线治疗		
Ⅳ期 *EGFR* 敏感突变 NSCLC 耐药后治疗 e	寡进展或 CNS 进展	继续原 EGFR-TKI 治疗 + 局部治疗[11](2A 类)	再次活检明确耐药机制	
	广泛进展	• 一 / 二代 TKI 一线治疗失败再次活检 T790M 阳性者奥希替尼[12]或阿美替尼[13]或伏美替尼[14](3 类) • 再次活检 T790M 阴性者或者三代 TKI 治疗失败：含铂双药化疗 ± 贝伐珠单抗(非鳞癌)(2A 类)	• 再次检测 T790M 阳性者：含铂双药化疗 ± 贝伐珠单抗(非鳞癌)(2A 类) • 再次活检评估其他耐药机制	培美曲塞 + 顺铂 + 贝伐单抗 + 信迪利单抗 f[15]
Ⅳ期 *EGFR* 敏感突变 NSCLC 靶向及含铂双药失败后治疗	PS=0~2	单药化疗	• 单药化疗 + 贝伐珠单抗(非鳞癌)(2A 类) • 安罗替尼(2A 类)	
Ⅳ期 *EGFR*20 外显子插入突变后线治疗		莫博赛替尼[16](3 类)	参考Ⅳ期无驱动基因 NSCLC 的后线治疗	Amivantamab[17](3 类)

【注释】

a 本部分主要涉及多发转移患者，寡转移参考本指南其他相应内容。

b 确诊 *EGFR* 突变前由于各种原因接受了化疗的患者，在确诊 *EGFR* 突变后，除推荐参考本指南选择 EGFR-TKI 外，也可在疾病进展或不能耐受当前治疗时参考本指南一线治疗。

c 部分患者确诊晚期 NSCLC 后因为各种原因未能明确基因类型，一线接受化疗的患者进展后活检明确诊断为 *EGFR* 突变，治疗参考本指南一线治疗。

d 具体药物可参考本指南驱动基因阴性Ⅳ期 NSCLC 治疗部分。

e 耐药后进展模式根据进展部位和是否寡进展分为以下两种类型。

寡进展或中枢神经系统(CNS)进展：局部孤立病灶进展或者中枢神经系统病灶进展。

广泛进展：全身或多部位病灶显著进展。

f 限一 / 二代 EGFR TKI 耐药无 *T790M* 突变或三代 EGFR-TKI 耐药患者。

ALK 融合阳性非小细胞肺癌的治疗

分期	分层	Ⅰ级推荐	Ⅱ级推荐	Ⅲ级推荐
Ⅳ期 *ALK* 融合 NSCLC 一线治疗 a,b,c		阿来替尼[优先推荐 1-2] 布格替尼[3] 洛拉替尼[4] 恩沙替尼[5] 塞瑞替尼[6-7] 克唑替尼[8]	含铂双药化疗 ± 贝伐珠单抗（非鳞癌）[9]d （2A 类）	
Ⅳ期 *ALK* 融合 NSCLC 靶向后线治疗	寡进展或 CNS 进展	• 原 TKI 治疗 + 局部治疗（2A 类）[10] • 阿来替尼[11]或塞瑞替尼[12-13]（2A 类）或恩沙替尼[14]，或布格替尼，或洛拉替尼[15-16]（3 类） （限一线克唑替尼后）		
	广泛进展	• 一代 TKI 一线治疗失败：阿来替尼[11]或塞瑞替尼[12-13]（1 类）或恩沙替尼[14]，或布格替尼[15]，或洛拉替尼[16]（3 类） • 二代 TKI 一线治疗或一代 / 二代 TKI 治疗均失败：洛拉替尼[16] • TKI 治疗失败后：含铂双药化疗 ± 贝伐珠单抗（非鳞癌）（1 类）[9]	含铂双药化疗 ± 贝伐珠单抗（非鳞癌） （1 类）[9] 活检评估耐药机制[17-18]	
Ⅳ期 *ALK* 融合 NSCLC 靶向及含铂双药失败后治疗	PS=0~2	单药化疗（2A 类）	单药化疗 + 贝伐珠单抗（非鳞癌）[19]（2A 类）	安罗替尼[20] （2A 类）

【注释】

a 本部分主要涉及多发转移患者，寡转移参考本指南其他相应内容。

b 确诊 *ALK* 融合前接受了化疗，可在确诊 *ALK* 融合后中断化疗或化疗完成后接受 ALK 抑制剂治疗。

c 确诊晚期 NSCLC 后未行 *ALK* 融合相关检测，一线治疗后活检为 *ALK* 融合，治疗参考本指南一线治疗。

d 具体药物可参考本指南驱动基因阴性Ⅳ期 NSCLC 治疗部分。

ROS1 融合阳性非小细胞肺癌的治疗

分期	分层	Ⅰ级推荐	Ⅱ级推荐	Ⅲ级推荐
Ⅳ期 *ROS1* 融合 NSCLC 一线治疗 a,b,c		恩曲替尼（3 类）[1] 克唑替尼（3 类）[2]	含铂双药化疗 ± 贝伐珠单抗（非鳞癌）[3]d （2A 类）	
Ⅳ期 *ROS1* 融合 NSCLC 二线治疗	寡进展或 CNS 进展	原 TKI 治疗 + 局部治疗[4] （2A 类）	参加 ROS1 抑制剂临床研究[7-11]（3 类）	
	广泛进展	含铂双药化疗 ± 贝伐珠单抗（非鳞癌）[5-6] （2A 类）		
Ⅳ期 *ROS1* 融合 NSCLC 三线治疗	PS=0~2	单药化疗（2A 类）	单药化疗 + 贝伐珠单抗（非鳞癌）[12]（2A 类）； 参加 ROS1 抑制剂临床研究[7-11]（3 类）	

【注释】

a 本部分主要涉及多发转移患者，寡转移参考本指南其他相应内容。

b 患者确诊 *ROS1* 融合前接受了化疗，可在确诊 *ROS1* 融合后中断化疗或化疗完成后接受 ROS1 抑制剂治疗。

c 确诊晚期 NSCLC 后未行 *ROS1* 融合相关检测，一线治疗后活检为 *ROS1* 融合，治疗参考本指南一线治疗。
d 具体药物可参考本指南驱动基因阴性Ⅳ期 NSCLC 治疗部分。

BRAF V600/*NTRK*/*MET14* 外显子 /*RET*/*KRAS G12C*/*HER-2* 突变非小细胞肺癌的一线治疗

分期	分层	Ⅰ级推荐	Ⅱ级推荐	Ⅲ级推荐
Ⅳ期 *BRAF V600E* 突变 NSCLC		达拉非尼 + 曲美替尼[1](3 类)	参考Ⅳ期无驱动基因 NSCLC 一线治疗的Ⅱ / Ⅲ级推荐部分	
Ⅳ期 *NTRK* 融合 NSCLC		恩曲替尼[2] 拉罗替尼[3](3 类)	参考Ⅳ期无驱动基因 NSCLC 一线治疗的Ⅱ / Ⅲ级推荐部分	
Ⅳ期 *MET14* 外显子跳跃突变 NSCLC		参考Ⅳ期无驱动基因 NSCLC 一线治疗的Ⅰ / Ⅱ级推荐部分		卡马替尼[4]或特泊替尼[5](3 类)
Ⅳ期 *RET* 融合 NSCLC		塞普替尼[6-7](3 类)	普拉替尼[8]	参考Ⅳ期无驱动基因 NSCLC 的一线治疗的Ⅲ级推荐部分
Ⅳ期 *KRAS G12C*/*HER-2* 突变 NSCLC		参考Ⅳ期无驱动基因 NSCLC 一线治疗		

BRAF V600/*NTRK*/*MET14* 外显子 /*RET*/*KRAS G12C*/*HER-2* 突变非小细胞肺癌的后线治疗

分期	分层	Ⅰ级推荐	Ⅱ级推荐	Ⅲ级推荐
Ⅳ期 *BRAF V600* 突变 /*NTRK* 融合 NSCLC		靶向治疗或参考Ⅳ期无驱动基因 NSCLC 后线策略(一线未用靶向治疗) 参考Ⅳ期驱动基因阳性 NSCLC 后线治疗策略(一线靶向治疗)		
Ⅳ期 *MET14* 外显子跳跃突变 NSCLC		赛沃替尼[9](3 类)(一线未用靶向治疗)	参考Ⅳ期驱动基因阳性 / 阴性 NSCLC 后线治疗的Ⅱ级推荐部分	卡马替尼[4]或特泊替尼[5](3 类)(一线未用靶向治疗)
Ⅳ期 *RET* 融合 NSCLC		普拉替尼[8]塞普替尼[6-7](3 类)	参考Ⅳ期无驱动基因 NSCLC 后线策略(一线未用靶向治疗) 参考Ⅳ期驱动基因阳性 NSCLC 后线治疗策略(一线靶向治疗)	
Ⅳ期 *KRAS G12C* 突变 NSCLC		参考Ⅳ期无驱动基因 NSCLC 后线治疗的Ⅰ / Ⅱ级推荐部分		Sotorasib[10](3 类证据) Adagrasib[11]
Ⅳ期 *HER-2* 突变 NSCLC		参考Ⅳ期无驱动基因 NSCLC 后线治疗的Ⅰ / Ⅱ级推荐部分		吡咯替尼[12-13](3 类证据) 德曲妥珠单抗[14]

Ⅳ期无驱动基因非鳞癌非小细胞肺癌的治疗

分期	分层	Ⅰ级推荐	Ⅱ级推荐	Ⅲ级推荐
Ⅳ期无驱动基因、非鳞癌 NSCLC 一线治疗 a	PS=0~1	1. 培美曲塞联合铂类 + 培美曲塞单药维持治疗 2. 贝伐珠单抗 b 联合含铂双药化疗[1-2]+ 贝伐珠单抗维持治疗 3. 含顺铂或卡铂双药方案： 顺铂 / 卡铂联合吉西他滨或多西他赛或紫杉醇或紫杉醇脂质体(2A 类)或 长春瑞滨或培美曲塞或紫杉醇聚合物胶束[3] 4. 阿替利珠单抗(限 PD-L1 TC≥50% 或 IC ≥10%)[4] 5. 帕博利珠单抗单药[限 PD-L1 TPS ≥50%,PD-L1 TPS 1%~49%(2A 类)][5] 6. 培美曲塞 + 铂类联合帕博利珠或卡瑞利珠或信迪利或替雷利珠或阿替利珠或舒格利单抗或特瑞普利单抗[6-12]	1. 紫杉醇 + 卡铂 + 贝伐珠单抗联合阿替利珠单抗[13] 2. 白蛋白紫杉醇 + 卡铂联合阿替利珠单抗[14] 3. 重组人血管内皮抑制素联合长春瑞滨和顺铂 + 重组人血管内皮抑制素维持治疗(2B 类)	纳武利尤单抗和伊匹木单抗联合两周期培美曲塞 + 铂类[15]

续表

分期	分层	Ⅰ级推荐	Ⅱ级推荐	Ⅲ级推荐
Ⅳ期无驱动基因、非鳞癌NSCLC一线治疗 a	PS=2	单药化疗： 吉西他滨 紫杉醇 长春瑞滨 多西他赛 培美曲塞（2A类）	• 培美曲塞+卡铂（2A类） • 紫杉醇周疗+卡铂（2A类）	
二线治疗 c	PS=0~2	纳武利尤[16]或替雷利珠单抗[17]或多西他赛或培美曲塞（如一线未用同一药物）	帕博利珠（限PD-L1 TPS ≥1%）[18] 阿替利珠单抗[19]	
	PS=3~4	最佳支持治疗		
三线治疗	PS=0~2	纳武利尤单抗[16]或多西他赛或培美曲塞（如既往未用同一药物） 安罗替尼（限2个化疗方案失败后）	鼓励患者参加临床研究	

【注释】

a 抗肿瘤治疗同时应给予最佳支持治疗。

b 包括原研贝伐珠单抗和经国家药品监督管理局（NMPA）批准的贝伐珠单抗生物类似物。

c 如果疾病得到控制且毒性可耐受，化疗直至疾病进展。

Ⅳ期无驱动基因鳞癌的治疗

分期	分层	Ⅰ级推荐	Ⅱ级推荐	Ⅲ级推荐
Ⅳ期无驱动基因、鳞癌一线治疗 a	PS=0~1	1. 含顺铂或卡铂双药方案：顺铂/卡铂联合吉西他滨或多西他赛或紫杉醇或脂质体紫杉醇或紫杉醇聚合物胶束[1-2] 2. 含奈达铂双药方案：奈达铂+多西他赛（1B类）[3] 3. 阿替利珠单抗（限PD-L1 TC≥50%或IC≥10%）[4] 4. 帕博利珠单抗单药[限PD-L1 TPS≥50%，PD-L1 TPS 1%~49%（2A类）][5] 5. 紫杉醇/白蛋白紫杉醇+铂类联合帕博利珠或替雷利珠单抗[6-7] 6. 紫杉醇+卡铂联合卡瑞利珠或舒格利或派安普利单抗[8-10] 7. 吉西他滨+铂类联合信迪利单抗[11] 8. 白蛋白紫杉醇+铂类联合斯鲁利单抗		1. 白蛋白紫杉醇+卡铂（2B类）[12] 2. 纳武利尤单抗和伊匹木单抗联合两周期紫杉醇+铂类[13]
	PS=2	单药化疗： 吉西他滨 或紫杉醇 或长春瑞滨 或多西他赛（2A类）	最佳支持治疗	
二线治疗 b	PS=0~2	纳武利尤单抗[1]或替雷利珠单抗[15]或多西他赛（如一线未用同一药物）	帕博利珠单抗（限PD-L1 TPS≥1%）[16] 阿替利珠单抗[17] 单药吉西他滨（2A类）或长春瑞滨（2A类）（如一线未用同一药物） 阿法替尼（如不适合化疗及免疫治疗）（1B类）[18]	
	PS=3~4	最佳支持治疗		

续表

分期	分层	Ⅰ级推荐	Ⅱ级推荐	Ⅲ级推荐
三线治疗	PS=0~2	纳武利尤单抗[14] 或多西他赛（如既往未用同一药物）	安罗替尼（1B类） （限外周型鳞癌）	

【注释】

a 抗肿瘤治疗同时应给予最佳支持治疗。

b 如果疾病得到控制且毒性可耐受，化疗直至疾病进展。

Ⅳ期孤立性转移非小细胞肺癌的治疗

孤立脑或肾上腺转移非小细胞肺癌的治疗

分期	分层	Ⅰ级推荐	Ⅱ级推荐	Ⅲ级推荐
孤立性脑或孤立性肾上腺转移	PS=0~1、肺部病变为非N2且可完全性切除	脑或肾上腺转移灶切除＋肺原发病变完全性手术切除＋系统性全身化疗（1类）[1-8] 脑SRS（SRT）＋肺原发病变完全性手术切除＋系统性全身化疗（2A类）[9]	脑或肾上腺转移灶SRS/SRT/SBRT+肺原发病变SBRT+系统性全身化疗（1类）[10-15]	
	PS=0~1、肺部病灶为T_4或N_2	脑或肾上腺转移灶SRS/SRT/SBRT+肺部病变同步或序贯放化疗＋系统性全身化疗（2B类）[3-4,16-19]		
	PS≥2	按Ⅳ期处理		

注：TNM分期参照IASLC/UICC第8版；SRS（stereotactic radiosurgery，立体定向放射外科）；WBRT（whole brain radiotherapy，全脑放射治疗）；SRT（stereotactic radiation therapy，立体定向放疗）；SBRT（stereotactic body radiation therapy，体部立体定向放疗）。

孤立性骨转移的处理

分期	分层	Ⅰ级推荐	Ⅱ级推荐	Ⅲ级推荐
孤立性骨转移	PS=0~1、肺部病变为非N_2且可完全性切除	肺原发病变完全性手术切除＋骨转移病变放射治疗＋系统性全身化疗＋双膦酸盐/地舒单抗治疗（2B类）[1-11]	肺原发病变放射治疗＋骨转移病变放射治疗＋系统性全身化疗＋双膦酸盐/地舒单抗治疗（2B类）[8-13]	
	PS=0~1、肺部病变为N_2或T_4	肺原发病变序贯或同步放化疗＋骨转移病变放射治疗＋双膦酸盐/地舒单抗治疗＋系统性全身化疗（2B类）[8-11,13-14]		

随访

		Ⅰ级推荐	Ⅱ级推荐	Ⅲ级推荐
Ⅰ、Ⅱ期和可手术切除ⅢA期NSCLC R0切除术后或SBRT治疗后				
无临床症状或症状稳定患者	前2年（每6个月随访1次）	病史 体格检查 胸部平扫CT，腹部CT或B超（每6个月1次） 吸烟情况评估（鼓励患者戒烟）（2B类）	可考虑选择胸部增强CT	
	3~5年（每年随访1次）	病史 体格检查 胸部平扫CT，腹部CT或B超（每年1次） 吸烟情况评估（鼓励患者戒烟）（2B类）		
	5年以上（每年随访1次）	病史 体格检查 鼓励患者继续胸部平扫CT，腹部CT或B超（每年1次） 吸烟情况评估（鼓励患者戒烟）（2B类）		

续表

		Ⅰ级推荐	Ⅱ级推荐	Ⅲ级推荐
不可手术切除Ⅲ A 期、Ⅲ B 期和Ⅲ C 期 NSCLC 放化疗结束后				
无临床症状或症状稳定患者	前 3 年(每 3~6 个月随访 1 次)	病史 体格检查 胸腹部(包括肾上腺)增强 CT (每 3~6 个月 1 次) 吸烟情况评估(鼓励患者戒烟)(2B 类)		
	4~5 年(每 6 个月 1 次)	病史 体格检查 胸腹部(包括肾上腺)增强 CT(每 6 个月 1 次) 吸烟情况评估(鼓励患者戒烟)(2B 类)		
	5 年后(每年 1 次)	病史 体格检查 胸腹部(包括肾上腺)增强 CT(每年 1 次) 吸烟情况评估(鼓励患者戒烟)(2B 类)		
Ⅳ期 NSCLC 全身治疗结束后				
无临床症状或症状稳定患者	每 6~8 周随访一次	病史 体格检查 影像学复查建议每 6~8 周 1 次，常规胸腹部(包括肾上腺)增强 CT；合并有脑、骨等转移者，可定期复查脑 MRI 和 / 或骨扫描或症状提示性检查(2B 类)	临床试验者随访密度和复查手段遵循临床试验研究方案	
症状恶化或新发症状者		即时随访		

注：Ⅰ～ⅢA 期 NSCLC 局部治疗后随访，常规不进行头颅 CT 或 MRI、骨扫描或全身 PET/CT 检查，仅当患者出现相应部位症状时才进行；ⅢB～Ⅳ期 NSCLC 不建议患者采用 PET/CT 检查作为常规复查手段。

2 影像和分期诊断

影像和分期诊断

目的	Ⅰ级推荐	Ⅱ级推荐	Ⅲ级推荐
筛查	高危人群低剂量螺旋 CT [1-3] (1 类)		
诊断	胸部增强 CT(2A 类)	PET/CT [4] (2A 类)	
影像分期	胸部增强 CT(2A 类) 头部增强 MRI 或增强 CT(2A 类) 颈部 / 锁骨上淋巴结 B 超或 CT 上腹部增强 CT 或 B 超(2A 类) 全身骨扫描(2A 类)	PET/CT [4] (2A 类)	
获取组织或细胞学技术	纤维支气管镜，EBUS/EUS，经皮穿刺，淋巴结或浅表肿物活检，体腔积液细胞学检查	电磁导航支气管镜、胸腔镜、纵隔镜(2A 类)	痰细胞学(2A 类)

非小细胞肺癌

【注释】

肺癌是中国和世界范围内发病率和病死率最高的恶性肿瘤,确诊时多数患者分期较晚是影响肺癌预后的重要原因,而早期肺癌可以通过多学科综合治疗实现较好的预后,甚至达到治愈的目的。

美国国家肺筛查试验(national lung screening trial,NLST)纳入 53 454 例重度吸烟患者进行随机对照研究,评估采用胸部低剂量螺旋 CT 筛查肺癌的获益和风险[1],结果显示,与胸部 X 线片相比,经低剂量螺旋 CT 筛查的、具有高危因素的人群肺癌相关病死率降低了 20%(95% *CI* 6.8%~26.7%;*P*=0.004)[2]。此处高危人群指年龄在 55~74 岁,吸烟 ≥ 30 包年,仍在吸烟或者戒烟<15 年(1 类);年龄 ≥ 50 岁,吸烟 ≥ 20 包年,另需附加一项危险因素(2A 类),危险因素包括氡气暴露史、职业暴露史、恶性肿瘤病史、一级亲属肺癌家族史、慢性阻塞性肺气肿或肺纤维化病史[3]。推荐对高危人群进行低剂量螺旋 CT 筛查,不建议通过胸部 X 线片进行筛查。

胸部增强 CT、上腹部增强 CT(或超声)、头部增强 MRI(或增强 CT)以及全身骨扫描是肺癌诊断和分期的主要方法。一项 meta 分析汇集了 56 个临床研究共 8 699 例患者[4]。结果提示,^{18}F-FDG PET/CT 对于淋巴结转移和胸腔外转移(脑转移除外)有更好的诊断效能。由于 PET/CT 价格昂贵,故本指南将 PET/CT 作为诊断和分期的Ⅱ级推荐。当纵隔淋巴结是否转移影响治疗决策,而其他分期手段难以确定时,推荐采用纵隔镜或超声支气管镜检查(EBUS/EUS)等有创分期手段明确纵隔淋巴结状态。痰细胞学是可行的病理细胞学诊断方法,但由于容易产生诊断错误,在组织活检或体腔积液(如胸腔积液)等可行的情况下,应尽可能减少痰细胞学的诊断。

3 病理学诊断

病理学诊断

诊断手段	Ⅰ级推荐	Ⅱ级推荐	Ⅲ级推荐
形态学(常规 HE 染色)	• 组织形态学明确小细胞肺癌和非小细胞肺癌需进一步明确鳞癌和腺癌[1] • 规范化评估肺癌新辅助治疗后病理结果[2]	细胞学检查制作细胞蜡块,依据 2021 版 WHO 肺癌组织学分类[1]	
免疫组化(染色)	• 形态学不明确的 NSCLC,手术标本使用一组抗体鉴别腺癌、鳞癌[3],手术标本应给出明确亚型,如 AIS,MIA,附壁型为主的腺癌、肉瘤样癌、腺鳞癌、大细胞癌,以及神经内分泌癌中的类癌、不典型类癌等类型,需要充分观察标本病理改变或评估肿瘤类型所占比例 • 晚期活检病例,尽可能使用 TTF-1、P40 两个免疫组化指标鉴别腺癌或鳞癌[3-4]	小细胞癌标志物:CD56、Syno、CgA、INSM1、TTF-1、CK、Ki-67; 腺癌、鳞癌鉴别标志物:TTF-1、NapsinA、P40、CK5/6(P63)	

【注释】

(1)细胞学标本诊断原则

1)对找到的肿瘤细胞或可疑肿瘤细胞标本均应尽可能制作与活检组织固定程序规范要求一致的福尔马林(10% 甲醛溶液)石蜡包埋(formalin-fixed paraffin-embedded,FFPE)细胞学蜡块。

2)细胞学标本准确分型需结合免疫细胞化学染色,建议非小细胞肺癌细胞学标本病理分型不宜过于细化,仅作腺癌、鳞癌、神经内分泌癌或 NSCLC-NOS 等诊断,目前无须在此基础上进一步分型及进行分化判断[1,3-4]。细胞学标本不进行大细胞癌诊断。

3)根据细胞学标本形态特点及免疫细胞化学(immunocytochemistry,ICC)染色结果可以对细胞学标本进行准确诊断、分型及判断细胞来源[5-7],与组织标本诊断原则类似,此类标本应尽量减少使用非小细胞肺癌 - 非特指型(non-small cell lung cancer,not otherwise specified,NSCLC-NOS)的诊断。细胞学标本分型及来源判断所采用的 ICC 染色指标及结果判读同组织学标本。

4)细胞学标本可以接受"可见异型细胞"病理诊断,并建议再次获取标本以明确诊断,但应尽量减少此类诊断。

5)各种细胞学制片及 FFPE 细胞学蜡块标本经病理质控后,均可进行相关驱动基因改变检测[8-9]。

(2)组织标本诊断原则

1)手术标本及活检小标本诊断术语依据 2021 版 WHO 肺癌分类标准(附录 2);手术切除标本诊断报告应满

足临床分期及诊治需要。

2)临床医生应用"非鳞癌"界定数种组织学类型及治疗相似的一组患者,在病理诊断报告中应将 NSCLC 分型为腺癌、鳞癌、NSCLC-NOS 及其他类型,不能应用"非鳞癌"这一术语。

3)如果同时有细胞学标本及活检标本时,应结合两者观察,综合做出更恰当的诊断。

4)原位腺癌(AIS)及微小浸润癌(MIA)的诊断不能在小标本及细胞学标本完成,术中冰冻诊断也有可能不准确。如果在小标本中没有看到浸润,应归为肿瘤的贴壁生长方式,可诊断为腺癌,并备注不除外 AIS、MIA 或贴壁生长方式的浸润性腺癌[1]。<3cm 临床表现为毛玻璃影成分的肺结节手术切除标本应全部取材,方可诊断 AIS 或 MIA。

5)手术标本腺癌需确定具体病理亚型及比例(以 5% 含量递增比例)。按照各亚型所占比例从高至低依次列出。微乳头型腺癌及实体型腺癌未达 5% 亦应列出。

6)腺鳞癌诊断标准为具有鳞癌及腺癌形态学表现或免疫组化标记显示有两种肿瘤类型成分,每种类型至少占 10% 以上。小标本及细胞学标本不能做出此诊断。

7)神经内分泌免疫组化检测只应用于肿瘤细胞形态学表现出神经内分泌特点的病例。

8)手术标本病理诊断应给出明确亚型,其中 AIS,MIA,附壁型为主的腺癌、肉瘤样癌、腺鳞癌、大细胞癌,以及神经内分泌癌中的类癌、不典型类癌等类型,因需要充分观察标本病理改变或评估肿瘤类型所占比例,只有在手术切除标本中才可以明确诊断。

9)同一患者治疗后不同时间小标本活检病理诊断尽量避免使用组织类型之间转化的诊断[10],如小细胞癌,治疗后转化为非小细胞癌。此种情况不能除外小活检标本取材受限,未能全面反映原肿瘤组织学类型,有可能原肿瘤是复合性小细胞癌,化疗后其中非小细胞癌成分残留所致。

10)神经内分泌肿瘤标志物包括 CD56、Syn、CgA,在具有神经内分泌形态学特征基础上至少有一种神经内分泌标志物明确阳性,神经内分泌标记阳性的细胞数应大于 10% 肿瘤细胞量才可诊断神经内分泌肿瘤。在少量 SCLC 中可以不表达神经内分泌标志物,结合形态及 TTF-1 弥漫阳性与 CK 核旁点状阳性颗粒特点也有助于 SCLC 的诊断[10]。

11)怀疑累及肺膜时,应进行弹性纤维特殊染色辅助判断[11-12];特殊染色 AB/PAS 染色、黏液卡红染色用于判断黏液分泌。腺癌:TTF-1、Napsin-A;鳞癌:P40、P63、CK5/6,注意 P63 也可表达于部分肺腺癌中,相对来讲,P40、CK5/6 对鳞状细胞癌更特异[1,3-4]。

12)对于晚期 NSCLC 患者小标本,尽可能少地使用免疫组化指标(TTF-1、P40)以节省标本用于后续分子检测[1,4,13]。

4 分子分型

分子分型

分子分型	Ⅰ级推荐	Ⅱ级推荐	Ⅲ级推荐
可手术Ⅰ~Ⅲ期 NSCLC	术后Ⅱ/Ⅲ期非鳞癌进行 *EGFR* 突变检测,指导辅助靶向治疗[1-4]		
不可手术Ⅲ期及Ⅳ期 NSCLC	• 病理学诊断后尽可能保留组织标本进行分子检测,根据分子分型指导治疗(1 类) • 对于非鳞癌组织标本进行:*EGFR*、*BRAF V600* 突变,*ALK*、*ROS1*、*RET*、*NTRK* 融合及 *MET* 14 外显子跳跃突变检测(3 类)	*KRAS* 突变、*HER-2* 扩增/突变及 *MET* 扩增或过表达等基因变异可通过单基因检测技术或二代测序技术(NGS)等在肿瘤组织中进行,若组织标本不可及,可考虑利用 ctDNA 进行检测(2B 类)	采用 NGS 技术检测肿瘤突变负荷(TMB)(2B 类)[5-6]
	• 肿瘤标本无法获取或量少无法检测时,可采用外周血循环肿瘤 DNA(ctDNA)行 *EGFR* 突变检测[7-15] • 一/二代 EGFR-TKIs 耐药患者,再次活检行 *EGFR* T790M 检测[12],不能获取肿瘤标本时,可行 ctDNA 检测[10,15] • 组织标本采用免疫组化法检测 PD-L1 表达	不吸烟、经小标本活检诊断鳞癌或混合腺癌成分的患者建议行上述基因突变检测(2A 类)	

【注释】

(1) 随着肺癌系列致癌驱动基因的相继确定,我国及国际上多项研究表明靶向治疗药物大大改善携带相应驱动基因的非小细胞肺癌(non-small cell lung cancer,NSCLC)患者的预后,延长生存期[1-2]。肺癌的分型也由过去单纯的病理组织学分类,进一步细分为基于驱动基因的分子亚型。携带表皮生长因子受体(epidermal growth factor receptor,*EGFR*)基因敏感突变、间变性淋巴瘤激酶(anaplasticlymphoma kinase,*ALK*)融合或 *c-ros* 癌基因 1(c-ros oncogene 1,*ROS1*)融合的晚期 NSCLC 靶向治疗的疗效与分子分型的关系已经在临床实践中得到充分证实。四项针对 *EGFR* 突变型 NSCLC 患者术后给予 EGFR-TKI 治疗的研究(ADJUVANT、EVAN、EVIDENCE 和 ADAURA 研究)证实了靶向治疗作为辅助治疗的可行性。

ADJUVANT 研究(CTONG1104)是首个在 *EGFR* 突变阳性、完全切除的病理Ⅱ~ⅢA 期(N_{1-2})的 NSCLC 患者中,比较了吉非替尼对比长春瑞滨 + 顺铂方案的前瞻性随机、对照Ⅲ期临床试验,共入组 222 例患者。与化疗相比,吉非替尼显著延长了中位 DFS(28.7 个月 vs. 18.0 个月,HR=0.60,P=0.005 4),但未显著延长中位 OS;亚组分析显示,N_2 患者的 DFS 获益更多[3]。另有一项厄洛替尼对比含铂两药化疗作为完全切除术后、伴有 *EGFR* 突变的ⅢA 期 NSCLC 患者的辅助治疗的疗效与安全性的Ⅱ期临床研究(EVAN 研究)。结果显示,与化疗相比,厄洛替尼显著提高 2 年 DFS 率(81.4% vs. 44.6%,P<0.001),显著延长中位 DFS(42.4 个月 vs. 21.0 个月,HR=0.268,P<0.001)[4]及中位 OS(61.1 个月 vs. 51.1 个月,HR=0.318,P=0.001 5)。EVIDENCE 研究是首个国产原研 EGFR-TKI 开展的多中心、随机、开放标签的Ⅲ期临床研究,对比埃克替尼与标准辅助化疗在Ⅱ~ⅢA 期伴 *EGFR* 突变 NSCLC 完全切除术后辅助治疗的疗效与安全性,共入组 322 例患者与标准化疗相比,埃克替尼显著提高 3 年 DFS 率(63.88% vs. 32.47%,P<0.001)及显著延长中位 DFS(47.0 个月 vs. 22.1 个月,HR=0.36,P<0.000 1)[1]。ADAURA 研究是探索奥希替尼作为辅助治疗用于ⅠB~ⅢA 期 EGFR 阳性、接受完全切除术后 NSCLC 患者的疗效和安全性的随机、双盲、安慰剂对照的Ⅲ期临床研究,共纳入 682 例患者。结果显示,在Ⅱ~ⅢA 期患者中,与安慰剂组相比,奥希替尼显著延长了Ⅱ~ⅢA 期患者的中位 DFS(65.8 个月 vs. 21.9 个月,HR=0.23),3 年 DFS 率显著提高(70% vs. 29%)。在总人群(ⅠB~ⅢA 期)中,奥希替尼组的中位 DFS 同样显著优于安慰剂组(HR=0.27)[2]。

(2) 所有含腺癌成分的 NSCLC,无论其临床特征(如吸烟史、性别、种族或其他等),应常规进行 *EGFR* 突变、*ALK* 融合及 *ROS1* 融合检测,*EGFR* 突变检测应涵盖 *EGFR* 18、19、20、21 外显子。尤其在标本量有限的情况下,可采用经过验证的检测方法同时检测多个驱动基因的技术,如多基因同时检测的 PCR 技术或二代测序技术(next generation sequencing,NGS)等。

(3) *EGFR* 突变、*ALK* 融合及 *ROS1* 融合的检测应在患者诊断为晚期 NSCLC 时即进行。由于 NMPA 已批准 RET 抑制剂普拉替尼、*MET14* 外显子跳跃突变抑制剂赛沃替尼、BRAF 抑制剂达拉非尼联合 MEK 抑制剂曲美替尼、NTRK 抑制剂恩曲替尼和拉罗替尼用于晚期 NSCLC 的治疗,因此推荐对 *RET* 融合、*MET14* 外显子跳跃突变、*BRAF V600* 突变、*NTRK* 融合基因进行常规检测。

(4) 原发肿瘤和转移灶都适于进行分子检测。

(5) 为了避免样本浪费和节约检测时间,对于晚期 NSCLC 活检样本,应根据所选用的技术特点,一次性切取需要诊断组织学类型和进行分子检测的样本量,避免重复切片浪费样本;如果样本不足以进行分子检测,建议进行再次取材,确保分子检测有足够样本。

(6) 亚裔人群和我国的肺腺癌患者 *EGFR* 基因敏感突变阳性率为 40%~50%。*EGFR* 突变主要包括 4 种类型:外显子 19 缺失突变、外显子 21 点突变、外显子 18 点突变和外显子 20 插入突变。最常见的 *EGFR* 突变为外显子 19 缺失突变(19DEL)和外显子 21 点突变(21L858R),均为 EGFR-TKI 的敏感性突变,18 外显子 G719X、20 外显子 S768I 和 21 外显子 L861Q 突变亦均为敏感性突变,20 外显子的 T790M 突变与第一、二代 EGFR-TKI 获得性耐药有关,还有许多类型的突变临床意义尚不明确。利用组织标本进行 *EGFR* 突变检测是首选的策略。*EGFR* 突变的检测方法包括 ARMS 法、Super ARMS 法、cobas、微滴式数字 PCR(ddPCR)和 NGS 法等。

(7) *ALK* 融合阳性 NSCLC 的发生率为 3%~7%,东、西方人群发生率没有显著差异。中国人群腺癌 *ALK* 融合阳性率为 5.1%。而我国 *EGFR* 和 *KRAS* 均为野生型的腺癌患者中 *ALK* 融合基因的阳性率高达 30%~42%。有研究表明,年龄是 *ALK* 阳性 NSCLC 一项显著的独立预测因子,基于我国人群的研究发现,在年龄小于 51 岁的患者中,*ALK* 融合阳性的发生率高达 18.5%;也有研究发现,在年龄小于 40 岁的患者中,*ALK* 融合的发生率近 20%。

(8) 判断 *ALK* 融合阳性的检测方法包括 FISH 法、RT-PCR 法、IHC 法（Ventana 法）及 NGS 法。该类阳性的肺癌患者通常可从 ALK 抑制剂治疗中获益。

(9) *ROS1* 融合是 NSCLC 的另一种特定分子亚型。已有多个研究表明晚期 *ROS1* 融合的 NSCLC 克唑替尼和恩曲替尼治疗有效。检测方法包括 FISH 法、RT-PCR 法、IHC 法及 NGS 法。

(10) *RET* 重排是 NSCLC 新兴的可靶向融合驱动基因。NMPA 已批准 RET 抑制剂普拉替尼和塞普替尼用于 NSCLC 临床治疗。检测方法包括 FISH 法、RT-PCR 法、IHC 法及 NGS 法。

(11) 对于恶性胸腔积液或心包积液等细胞学样本在细胞数量充足条件下可制备细胞学样本蜡块，进行基因变异检测。考虑到细胞学样本的细胞数量少等特点，细胞学标本的检测结果解释需格外谨慎。检测实验室应根据组织标本类型选择合适的检测技术。当怀疑一种技术的可靠性时（如 FISH 法的肿瘤细胞融合率接近 15%），可以考虑采用另一种技术加以验证。

(12) 肿瘤突变负荷（tumor mutational burden，TMB）可能预测免疫检查点抑制剂单药疗效。利用 NGS 多基因组合估测 TMB 是临床可行的方法。在组织标本不足时，利用 ctDNA 进行 TMB 估测是潜在可行的技术手段[5-6]。

(13) 难以获取肿瘤组织样本时，多项回顾性大样本研究显示，外周血游离肿瘤 DNA（cell-free/circulating tumor DNA，cf/ctDNA）*EGFR* 基因突变检测较肿瘤组织检测，具有高度特异性（97.2%~100%）及对 EGFR-TKIs 疗效预测的准确性，但灵敏度各家报道不一（50.0%~81.8%）[7-10]。NMPA 在 2015 年 2 月已批准对吉非替尼说明书进行更新，补充了如果肿瘤标本不可评估，则可使用从血液（血浆）标本中获得的 ctDNA 进行检测，但特别强调 ctDNA *EGFR* 突变的检测方法必须是已经论证的稳定、可靠且灵敏的方法，以避免出现假阴性和假阳性的结果。2018 年 Super-ARMS 试剂盒获得 NMPA 的批准，可用于 ctDNA 的基因检测；其他 ctDNA 的基因检测方法还包括 cobas、ddPCR 和 NGS。因此，当肿瘤组织难以获取时，血液是 *EGFR* 基因突变检测合适的替代生物标本，也是对可疑组织检测结果的补充。T790M 突变是一代 EGFR-TKI 主要耐药机制之一，约占 50%，三代 EGFR-TKI 奥希替尼作用于该靶点，AURA3[11]已证实可有效治疗一代 / 二代 EGFR-TKI 治疗进展伴 T790M 突变患者，奥希替尼在中国已获 NMPA 批准用于 T790M 阳性的一代 / 二代 EGFR-TKI 耐药患者。研究报道血浆 ctDNA 可用来检测 T790M 突变[12]，可作为二次活检组织标本不可获取的替代标本，同时也是对可以组织检测结果的补充。BENEFIT 研究、AURA3 研究及 FLAURA 研究的 ctDNA 分析结果再次证明了外周血基础上 *EGFR* 敏感突变和 T790M 耐药突变检测的可行性[11,13-14]。采用脑脊液、胸腔积液上清等标本进行基因检测初步结果也提示具有可行性。

目前对于 *ALK* 融合及 *ROS1* 融合基因的血液检测，技术尚不成熟，因此对于 *ALK*/*ROS1* 融合基因检测，仍应尽最大可能获取组织或细胞学样本进行检测。

(14) 多项研究采用 NGS 针对晚期 NSCLC 进行多基因检测，如目前可作为治疗靶点的基因变异：*EGFR* 突变（包括 T790M 突变）、*KRAS* 突变、*HER2* 扩增 / 突变、*ALK* 融合、*ROS1* 融合、*BRAF V600E* 突变、*RET* 重排、*MET* 扩增、*MET14* 外显子跳跃突变及 *NTRK* 融合等，NGS 的标本可为组织或外周血游离 DNA。

(15) 与西方国家相比，中国 NSCLC 患者具有更高的 *EGFR* 突变率，尤其在不吸烟肺癌患者中。*EGFR* 突变、*ALK* 融合和 *ROS1* 融合可能发生在腺鳞癌患者中，经活检小标本诊断的鳞癌可能由于肿瘤异质性而未检测到混合的腺癌成分。因此，对于不吸烟的经活检小标本诊断的鳞癌，或混合腺癌成分的患者，建议进行 *EGFR* 突变、*ALK* 融合和 *ROS1* 融合。纯鳞癌 *EGFR* 突变的发生率非常低（<4%）。对于纯鳞癌患者，除非他们从不吸烟，或者标本很小（即非手术标本），或者组织学显示为混合性，通常不建议进行 *EGFR* 突变检测。

(16) 免疫检查点抑制剂（PD-1 单抗或 PD-L1 单抗）是肺癌治疗的重要手段。多项研究结果显示，PD-L1 表达与免疫检查点抑制剂疗效呈正相关。免疫检查点抑制剂作为后线治疗或与含铂两药方案联合作为一线治疗时，PD-L1 表达的检测并非强制性的，但该检测可能会提供有用的信息。基于 KEYNOTE-024 及 IMpower110 研究的结果，帕博利珠单抗或阿替利珠单抗单药作为一线治疗时，需检测 PD-L1 表达。免疫检查点抑制剂对于驱动基因阳性（*EGFR* 突变、*ALK* 融合和 *ROS1* 融合等）患者的疗效欠佳，通常不进行 PD-L1 检测。PD-L1 表达采用免疫组化法检测，不同的免疫检查点抑制剂对应不同的 PD-L1 免疫组化抗体。使用不同的检测抗体和平台，PD-L1 阳性的定义存在差异，临床判读需谨慎。

5 基于病理类型、分期和分子分型的综合治疗

非小细胞肺癌的治疗

5.1 ⅠA、ⅠB 期非小细胞肺癌的治疗

分期	分层	Ⅰ级推荐	Ⅱ级推荐	Ⅲ级推荐
ⅠA、ⅠB 期 NSCLC	适宜手术	• 解剖性肺叶切除 + 肺门及纵隔淋巴结清扫术(2A 类) • 胸腔镜下解剖性肺叶切除 + 肺门及纵隔淋巴结清扫术(2A 类)	• 微创技术下(机器人辅助)的解剖性肺叶切除 + 肺门及纵隔淋巴结清扫术(2A 类) • 胸腔镜下解剖学肺段切除或楔形切除[限 T_1N_0(≤2cm)及肺野外 1/3 病灶][1-2]	
	不适宜手术	立体定向放射治疗(SBRT/SABR)[3-8](2A 类)	采用各种先进放疗技术实施立体定向放疗[3-8](2A 类)	

【注释】

(1)肺癌外科手术标准:肺癌手术应做到完全性切除。

1)完全性切除

①切缘阴性,包括支气管、动脉、静脉、支气管周围、肿瘤附近组织。

②淋巴结至少 6 组,其中肺内 3 组;纵隔 3 组(必须包括 7 区)。

③切除的最高淋巴结镜下阴性。

④淋巴结无结外侵犯。

2)不完全性切除

①切缘肿瘤残留。

②胸腔积液或心包积液癌细胞阳性。

③淋巴结结外侵犯。

④淋巴结阳性但不能切除。

3)不确定切除:切缘镜下阴性,但出现下列情况之一者

①淋巴结清扫未达要求。

②切除的最高纵隔淋巴结阳性。

③支气管切缘为原位癌。

④胸腔冲洗液细胞学阳性。

(2)先进放疗技术[1-6]

包括 4D-CT 和 / 或 PET/CT 定位系统、VMAT(容积旋转调强放射治疗技术)、IGRT(影像引导放射治疗)、呼吸运动控制、质子治疗等。

(3)辅助化疗

ⅠA 期非小细胞肺癌不建议辅助化疗,ⅠB 期非小细胞肺癌(包括有高危因素的肺癌),由于缺乏高级别证据的支持,常规不推荐辅助化疗。

(4)不完全切除患者

二次手术 ± 化疗(2A 类)或术后三维适形放疗 ± 化疗[ⅠB 期(2A 类),ⅠA 期(2B 类)]。

(5)肺部病灶切除范围

日本Ⅱ期临床研究 JCOG0804/WJOG4507L 显示,肿瘤实性成分比值(CTR)≤0.25 且病灶数目≤3 个、长径≤2cm 的周围型 N0 肺癌,足够切缘的亚肺叶切除可提供很好的局部控制和 RFS,期待该研究更详细的数据。

JCOG0802[1]是一项多中心、开放、随机对照、非劣效Ⅲ期临床研究,旨在比较肺段切除和肺叶切除在 IA 期[肿瘤实性成分比值(CTR)>0.5;肿瘤长径≤2cm]NSCLC 中的疗效与安全性。研究结果显示:肺段切除组和肺叶切除组相比,5 年 OS 率

更高，分别为 94.3% 和 91.1%（*HR*=0.663，*P*<0.001）。5 年无复发生存时间，两组相当（肺段切除组：88% vs. 肺叶切除组：87.9%，*HR*=0.998，*P*=0.988 9）。

CALGB140503[2]比较了在 $T_{1a}N_0$（肿瘤直径 ≤ 2cm）NSCLC 中肺叶切除和亚肺叶切除（解剖性肺段切除或楔形切除）的疗效。研究结果显示：亚肺叶切除组的无疾病生存期非劣效于肺叶切除组（*HR*=1.01；95% *CI* 0.83~1.24）。两组患者 5 年生存率差异无统计学意义（亚肺叶切除组：80.3% vs. 肺叶切除组：78.9%，95% *CI* 0.72~1.26）。基于上述两项研究结果，本指南新增"胸腔镜下解剖学肺段切除或楔形切除（限 T_1N_0（≤ 2cm）及肺野外 1/3 病灶）"并作为Ⅱ级推荐。

5.2 ⅡA、ⅡB 期非小细胞肺癌的治疗

分期	分层	Ⅰ级推荐	Ⅱ级推荐	Ⅲ级推荐
ⅡA、ⅡB 期 NSCLC	适宜手术	• 解剖性肺切除 + 肺门及纵隔淋巴结清扫（1 类） • 胸腔镜下的解剖性肺切除 + 肺门及纵隔淋巴结清扫术 • ⅡB 期：含铂双药方案辅助化疗[9] • 根治性手术且术后检测为 EGFR 敏感突变阳性患者，术后奥希替尼（辅助化疗后）或埃克替尼辅助治疗[10-11] • 根治性手术后，阿替利珠单抗辅助治疗（限 PD-L1 TC ≥ 1%）[12] • 含铂化疗联合纳武利尤单抗新辅助治疗[13]	• 微创技术下（机器人辅助）的解剖性肺切除 + 肺门及纵隔淋巴结清扫术 • 根治性手术后，帕博利珠单抗辅助治疗[14]	ⅡA 期：含铂双药方案辅助化疗（2B 类）[7]
	不适宜手术	• 放疗[15-18] • 同步放化疗（三维适形放疗 / 适形调强放疗 + 化疗）[15-18]	• 放疗后含铂双药方案化疗（2A 类；如无淋巴结转移，2B 类）[15-18]	

【注释】

(1) 可选辅助化疗方案包括：长春瑞滨 / 紫杉醇 / 多西他赛 / 培美曲塞（非鳞癌）/ 吉西他滨 + 顺铂 / 卡铂。

(2) 对于ⅡA 期患者，完全性切除后，可考虑给予辅助化疗[9]。

(3) 对于 EGFR 突变阳性患者，NMPA 已批准奥希替尼或埃克替尼用于术后辅助治疗[10-11]。

(4) IMpower010 研究结果显示，对于Ⅱ~ⅢA 期适宜手术患者，根治性手术及含铂双药化疗后，阿替利珠单抗对比最佳支持治疗显著延长了 PD-L1 TC ≥ 1% 患者的无病生存期（未达到 vs. 35.3 个月，*HR*=0.66，*P*=0.004）[12]，基于此，NMPA 已批准阿替利珠单抗用于Ⅱ~ⅢA 期 PD-L1 TC ≥ 1% 且接受根治性手术及含铂双药化疗后的辅助治疗，本指南将"根治性手术后，阿替利珠单抗辅助治疗（限 PD-L1 TC ≥ 1%）"从Ⅱ级推荐上升至Ⅰ级推荐。

(5) KEYNOTE-091/PEARLS 研究[14]结果显示：对于ⅠB（T_{2a} ≥ 4cm）- ⅢA 期适宜手术患者，根治性手术及含铂双药化疗后，帕博利珠单抗对比安慰剂显著延长了患者的无病生存期（53.6 个月 vs. 40.2 个月，*HR*=0.76，*P*=0.001 4），基于此，美国 FDA 已批准帕博利珠单抗用于ⅠB（T_{2a} ≥ 4cm）~ⅢA 期 NSCLC 切除和铂类化疗后的辅助治疗，本指南新增"根治性手术后，帕博利珠单抗辅助治疗"并作为Ⅱ级推荐。

(6) CheckMate 816 研究[13]结果显示，对于ⅠB~ⅢA 期适宜手术患者，纳武利尤单抗联合化疗与单独化疗相比，显著延长中位无事件生存期（31.6 个月 vs. 20.8 个月，*HR*=0.63，*P*=0.005）。基于此，NMPA 已批准纳武利尤单抗联合含铂双药化疗用于肿瘤直径 ≥ 4cm 或淋巴结阳性的可切除 NSCLC 新辅助治疗，本指南新增"化疗联合纳武利尤单抗新辅助治疗Ⅱ~ⅢA 期 NSCLC 患者"并作为Ⅰ级推荐。在临床实践中，建议严格按照药物适应证推荐治疗，不宜将同类药物进行简单替换。

(7) 卡瑞利珠、信迪利、替雷利珠单抗联合治疗（联合化疗或抗血管治疗）等多个Ⅱ期新辅助研究在Ⅱ~ⅢA 期 NSCLC 患者中展现出良好效果。近期，特瑞普利单抗联合含铂双药作为新辅助治疗的Ⅲ期研究 Neotorch 公布达到主要研究终点（无事件生存期）。一项研究卡瑞利珠单抗联合阿帕替尼作为ⅡA~ⅢB 期（仅 $T_3N_2M_0$）新辅助治疗的Ⅱ期研究显示，MPR 率为 57%，pCR 率为 23%，显示治疗前景[19]。

(8) 不完全切除患者，行二次手术 + 含铂双药方案化疗或术后放疗 + 含铂双药方案化疗。

(9) 对于不适宜手术患者，可考虑采用同步放化疗，化疗方案一般参考Ⅲ期患者的方案。

5.3 可手术ⅢA或ⅢB（$T_3N_2M_0$）期非小细胞肺癌的治疗

分期	分层	Ⅰ级推荐	Ⅱ级推荐	Ⅲ级推荐
临床ⅢA和ⅢB期（$T_3N_2M_0$）NSCLC（经PET/CT、EBUS/EUS或纵隔镜进行淋巴结分期）	$T_{3\sim4}N_1$或T_4N_0 非肺上沟瘤（侵犯胸壁、主支气管或纵隔）	手术（2A类）+辅助化疗（1类）根治性放化疗[1]	新辅助化疗±放疗+手术（2B类）	
	$T_{3\sim4}N_1$肺上沟瘤	新辅助放化疗+手术+辅助化疗[2]	根治性放化疗[1]	
	同一肺叶内T_3或同侧肺不同肺叶内T_4	手术（2A类）+辅助化疗[3]（1类）		
	临床N_2 单站纵隔淋巴结非巨块型转移（淋巴结短径<2cm）、预期可完全切除	手术切除（2A类）+辅助化疗±术后放疗b（2B类） 根治性同步放化疗[1,4]（1类）	新辅助化疗±放疗+手术±辅助化疗±术后放疗b（2B类）	
	临床N_2 多站纵隔淋巴结转移、预期可能完全切除	根治性同步放化疗[1,4]（1类）	新辅助化疗±放疗+手术±辅助化疗±术后放疗a,b（2B类）	
	临床N_2 预期无法行根治性切除	参考不可手术ⅢA、ⅢB、ⅢC期非小细胞肺癌的治疗部分		
	术后病理检测为*EGFR*敏感突变型	根治性手术后，奥希替尼（化疗后）或埃克替尼辅助治疗[5,6]	根治性手术患者，术后吉非替尼或厄罗替尼辅助治疗[7-8]（1B类）	
	所有可手术切除ⅢA～ⅢB期患者	根治性手术后，阿替利珠单抗辅助治疗（限PD-L1 TC≥1%）[9]； 含铂化疗联合纳武利尤单抗新辅助治疗[10]	根治性手术后，帕博利珠单抗辅助治疗[4]	

注：a 若术前未行新辅助放疗，术后可考虑辅助放疗。
b 术后病理N_2可以考虑术后放疗（2B类），但近期研究未发现术后放疗生存获益。

【注释】

ⅢA期NSCLC是高度异质性的一组疾病。根据IASLC/UICC第8版分期，ⅢA期包括：T_3N_1、$T_4N_{0\sim1}$和$T_{1\sim2b}N_2$。在治疗前完整分期检查的基础上，根据治疗前初评是否可行完全性切除，可将ⅢA期NSCLC分为3组：①可完全性手术切除，即R0切除；②可能完全性手术切除；③无法完全性切除。根据术后病理N分期，可将患者分为$pN_{0\sim1}$和pN_2两个亚组。对于$T_3N_2M_0$，在IASLC/UICC第8版分期中划为ⅢB期，对于非侵袭性T_3，可考虑新辅助化疗+手术±辅助化疗±术后放疗，或同步放化疗；对于侵袭性T_3，建议同步放化疗。

（1）临床判断可完全性手术切除的ⅢA期NSCLC

包括T_3N_1、部分T_4N_1（如肿瘤直接侵犯胸壁、主支气管或纵隔）伴或不伴有单站纵隔淋巴结转移的病变。对于该组患者，推荐首先进行手术切除，术后辅助含铂双药方案化疗；若术后病理N分期为$N_{0\sim1}$，不需进行术后放疗；若病理分期为N_2，是否需进行术后放疗尚存争议，详见病理N_2期NSCLC的术后放疗。另一基本策略为根治性同步放化疗[1]（详见ⅢB期NSCLC的治疗）。可选策略为新辅助治疗后再行根治性切除（详见ⅢA期NSCLC的新辅助治疗）。

目前，NMPA已批准阿替利珠单抗[9]用于Ⅱ～ⅢA期PD-L1 TC≥1%且接受根治性手术及含铂双药化疗后的辅助治疗，本指南将“根治性手术后，阿替利珠单抗辅助治疗（限PD-L1 TC≥1%）”从Ⅱ级推荐上升至Ⅰ级推荐。

美国FDA已批准帕博利珠单抗用于ⅠB（T_{2a}≥4cm）～ⅢA期NSCLC切除和铂类化疗后的辅助治疗，本指南新增“根治性手术后，帕博利珠单抗辅助治疗”并作为Ⅱ级推荐。

另外，NMPA已批准纳武利尤单抗联合含铂双药化疗用于肿瘤≥4cm或淋巴结阳性的可切除NSCLC新辅助治疗，本指南新增“化疗联合纳武利尤单抗新辅助治疗Ⅱ～ⅢA期NSCLC患者”并作为Ⅰ级推荐。

（2）局部侵犯胸壁但无纵隔淋巴结转移（T_3N_1）的肺上沟瘤

目前推荐的治疗为新辅助同步放化疗后进行完全性手术切除，2年生存率为50%~70%，5年生存率为40%。对于不能直接进行R0切除的ⅢA期NSCLC，基本策略为根治性同步放化疗（详见ⅢB期NSCLC的治疗）[1-2]。可选策略为新辅助治疗后（详见ⅢA期NSCLC的新辅助治疗），再评估，决定给予完全性切除或是继续放化疗至根治剂量。目前尚无高类别证据显示新辅助化疗后联合手术能够优于根治性放化疗，也无证据表明新辅助放化疗+手术的三联疗法能够优于化疗+手术或根治性放化疗的二联疗法。

对于同一肺叶内多个病灶的T_3病变和同侧肺不同肺叶内多个病灶的T_4病变，推荐治疗为肺叶切除或全肺切除术后辅助化疗[3]。对于术后病理分期N0-1的患者，不推荐术后放疗；对于术后N_2患者，除辅助化疗外（2A类），是否需进行术后放疗尚存争议（详见病理N_2期NSCLC的术后放疗）。

（3）无法进行完全性切除的病变

如肿瘤局部侵犯很广、预计新辅助治疗后仍无法达到R0切除、多站纵隔淋巴结转移，首选治疗方式为根治性放化疗（1类）[1]，目前尚无证据支持后续巩固化疗，详见ⅢB期NSCLC的治疗。同步化疗方案主要包括顺铂+依托泊苷；卡铂+紫杉醇或顺铂/卡铂+培美曲塞。同步化疗首选推荐方案为顺铂+依托泊苷[4]；放疗推荐剂量为60~70Gy，目前尚无证据表明提高局部放疗剂量能够改善疗效。PACIFIC研究是一项针对不可手术切除的局部晚期NSCLC根治性同步放化疗后，予以PD-L1抑制剂度伐利尤单抗巩固治疗对比安慰剂的Ⅲ期随机对照研究。结果显示同步放化疗后度伐利尤单抗巩固治疗组的PFS显著优于安慰剂组（中位PFS，16.8个月 vs. 5.6个月，HR=0.52，P<0.001）。且度伐利尤单抗巩固治疗组的疾病缓解率、疾病缓解维持时间、发生远处转移或死亡的时间均显著优于对照组[12]。基于PACIFIC研究的结果，美国FDA批准其用于局部晚期NSCLC同步放化疗后的巩固治疗。在不良反应方面，度伐利尤单抗组3或4度不良反应发生率，因不良反应导致治疗中断率要高于对照组[13]。NMPA批准度伐利尤单抗在国内上市，用于同步放化疗后未进展的不可切除的Ⅲ期NSCLC患者的巩固治疗。PACIFIC5年更新随访数据证实度伐利尤单抗巩固治疗组的5年OS率（42.9%），显著高于对照组（33.4%）。此外，国内一项评估真实世界PACIFIC治疗模式的meta分析也得到类似的结论[14]。基于上述研究结果，对于符合条件的患者，亦鼓励参加同步放化疗后PD-1/PD-L1单抗巩固治疗相关临床研究。

（4）EGFR突变阳性患者术后辅助治疗

EGFR-TKI辅助治疗进行了广泛的探索。BR.19以及RADIANT研究均探索了TKI在*EGFR*突变非选择人群中的术后辅助治疗价值，均以失败告终。EVIDENCE研究对比了埃克替尼与标准辅助化疗在Ⅱ～ⅢA期伴EGFR突变NSCLC完全切除术后辅助治疗的疗效与安全性，埃克替尼显著延长中位DFS（47.0个月 vs. 22.1个月，HR=0.36，P<0.000 1）[5]。ADAURA研究是探索奥希替尼作为辅助治疗的Ⅲ期临床研究，结果显示，在Ⅱ～ⅢA期患者中，与安慰剂组相比，奥希替尼显著延长了Ⅱ～ⅢA期患者的中位DFS（65.8个月 vs. 21.9个月，HR=0.23，P<0.001）[6]。值得注意的是，ADAURA研究纳入了ⅠB期患者，但由于其属于亚组分析，且研究采用的分期为第7版分期，故本指南暂不将奥希替尼加入ⅠB期NSCLC患者术后辅助治疗的Ⅰ级推荐。对于*EGFR*突变阳性且接受TKI辅助治疗的ⅢA期NSCLC，术后辅助放疗的作用和时机尚不明确。ADJUVANT研究是吉非替尼对比长春瑞滨+顺铂方案的前瞻性随机、对照Ⅲ期临床试验。与化疗相比，吉非替尼显著延长了中位DFS（18.0个月 vs. 28.7个月，HR=0.60，P=0.005 4），但未显著延长中位OS[7]。另有一项厄洛替尼对比含铂两药化疗作为完全切除术后、伴有*EGFR*突变的ⅢA期NSCLC患者的辅助治疗的疗效与安全性的Ⅱ期临床研究（EVAN研究）。结果显示，与化疗相比，厄洛替尼显著延长中位DFS（42.4个月 vs. 21.0个月，HR=0.268，P<0.001）及中位OS（61.1个月 vs. 51.1个月，HR=0.318，P=0.001 5）[8]。但来自日本的IMPACT研究结果显示，*EGFR*突变阳性患者术后接受吉非替尼辅助与标准含铂双药治疗相比，无论DFS或OS均未得到统计学阳性结果，提示EGFR突变肺癌患者术后辅助靶向治疗尚存在争议[15]。

（5）ⅢA期NSCLC的新辅助治疗

对于部分ⅢA/N_2期NSCLC，已有多项探讨各种新辅助治疗联合手术模式对比传统根治性放化疗的随机对照研究。迄今为止，前期发表的联合治疗模式包括诱导化疗后手术对比放疗（EORTC08941：ⅢA/N_2新辅助化疗3周期后随机接受手术 vs. 根治性放疗）、诱导放化疗后手术对比根治性放化疗（INT0139：pN_2患者，新辅助同步放化疗后接受手术 vs. 根治性同步放化疗，并都辅以2个周期巩固化疗）、新辅助化疗后手术对比新辅助序贯放化疗后手术（SAKK：ⅢA/N_2 新辅助化疗 3 个周期后根治性手术 vs. 新辅助诱导化疗序贯放疗 44Gy/22 次后根治性手术）、新辅助化疗 + 序贯同步放化疗后根治性手术对比新辅助化疗后序贯根治性放化疗（ESPATUE：ⅢA/N_2 期和部分选择性ⅢB，3 个周期的 PC 方案新辅助化疗后同步放化疗，45Gy/1.5Gy，每日 2 次 ×3 周，同步 1 个周期顺铂 + 长春瑞滨，可切除病变接受推量至根治性放化疗 vs. 根治性手术）、新辅助靶向治疗后手术对比新辅助含铂双药化疗后手术（CTONG1103：ⅢA/N_2 新辅助厄洛替尼治疗 42 天后接受手术 vs. 吉西他滨 + 顺铂新辅助治疗 2 个周期后手术）[16]以及免疫检查点抑制剂（PD-1 单抗或 PD-L1 单抗）为基础的新辅助治疗后手术等。

在化疗药物时代，无论是新辅助化疗 + 手术还是新辅助放化疗 + 手术较同步放化疗均未显示出生存获益，因此，根治性同步放化疗仍然是ⅢA/N_2 期 NSCLC 的标准治疗。

CTONG1103 研究是一项来自中国 17 个中心的开放标签、随机对照Ⅱ期研究，针对 EGFR 敏感突变ⅢA 期（N_2）NSCLC 患者，比较厄洛替尼对比吉西他滨 + 顺铂（GC）方案作为新辅助治疗的疗效和安全性，共 72 例患者接受治疗，32 例（91.4%）完成了两个周期的新辅助 GC 化疗。研究未达到主要终点，厄洛替尼和 GC 新辅助治疗的 ORR 分别为 54.1% 和 34.3%（P=0.092）[16]。后续公布的 OS 数据发现两组中位 OS 差异无统计学意义。

目前多项以免疫检查点抑制剂（PD-1 单抗或 PD-L1 单抗）为基础的方案作为早中期 NSCLC 新辅助治疗的研究已经完成入组并公布了初步结果。CheckMate816 研究结果显示，对于ⅠB ~ ⅢA 期适宜手术患者，纳武利尤单抗联合化疗与单独化疗相比，显著延长中位无事件生存期（31.6 个月 vs. 20.8 个月，HR=0.63，P=0.005）。基于此，NMPA 已批准纳武利尤单抗联合含铂双药化疗用于肿瘤 ≥4cm 或淋巴结阳性的可切除 NSCLC 新辅助治疗[10]。卡瑞利珠、信迪利、替雷利珠单抗联合治疗等多个Ⅱ期新辅助研究在Ⅱ~ ⅢA 期 NSCLC 患者中展现出良好效果。一项研究卡瑞利珠单抗联合阿帕替尼作为ⅡA~ ⅢB 期（仅 $T_3N_2M_0$）新辅助治疗的Ⅱ期研究显示，MPR 率为 57%，pCR 率为 23%。Neotorch 研究是一项随机，双盲，多中心Ⅲ期研究，评估特瑞普利联合含铂双药化疗在可切除的ⅡA ~ ⅢB 期 NSCLC 患者中的疗效，近期公布达到主要研究终点（无事件生存期）。这些研究结果显示以 PD-1 单抗或 PD-L1 单抗为基础的新辅助治疗具有较好的应用前景，但尚需总生存数据的支持。

综上所述，根治性同步放化疗作为主要治疗模式的地位仍未动摇，对于可手术患者，新辅助治疗联合手术可作为治疗选择之一，但新辅助治疗模式（单纯化疗、序贯化放疗、同步放化疗、化疗后同步放化疗、靶向治疗以及免疫检查点抑制剂为基础的治疗）仍待进一步研究，鼓励患者参与相关的临床试验。

（6）病理 N_2 期 NSCLC 的术后放疗

以三维适形和调强放疗为代表的精确放疗技术广泛应用于肺癌的治疗，进一步降低了心脏毒性等放射损伤导致的非肿瘤病死率。迄今为止，已有多项多中心大样本回顾性研究评估了 3DCRT/IMRT 技术条件下Ⅲ-N_2 非小细胞肺癌术后放射治疗（PORT）的价值，未显示术后放疗获益[17]。

Urban 等对 SEER 数据库 1998—2009 年手术切除的 4 773 例 pN_2 患者的分析显示，PORT 组的死亡风险显著降低（HR=0.9，P=0.026）。在辅助化疗已经成为淋巴结转移 NSCLC 完全性切除术后标准治疗的前提下，Mikell 等针对 NCDB 数据库 2004 年—2006 年接受化疗的 2 115 例 pN_2 患者进行 PORT 的作用分析，结果 PORT 显著改善了患者的总生存期，两组中位生存期分别为 42 个月和 38 个月，5 年 OS 分别为 39.8% 和 34.7%（P=0.048），多因素分析也显示 PORT 是显著改善生存的独立预后因素（HR=0.87，P=0.026）。Robinson 等对 NCDB 数据库 2006 年—2010 年接受化疗的 4 483 例 pN_2 期 NSCLC 进行分析，结果同样显示 PORT 显著提高了中位生存（45.2 个月 vs. 40.7 个月）和 5 年 OS（39.3% vs. 34.8%，P=0.014），而且多因素分析显示 PORT 是独立的预后因素（HR=0.888，P=0.029）。

上述研究结果均显示 PORT 可能改善Ⅲ-N_2 期 NSCLC 患者的总生存。但是老年患者因为合并症多、对放疗耐受性差，接受 PORT 是否也能同样获益还需要进一步的研究。Wisnivesky 等对 1992—2005 年 SEER 数据库中 ≥65 岁、接受根治性切除的 pN_2 期 NSCLC 患者进行分析，其中术后放疗组 710 例，对照组 597 例，PORT 与对照组相比年龄更小、经济情况更好，其他临床特性两组具有可比性。结果 PORT 未能改善老年患者的总生存期，HR=1.11（P=0.30），研究者建议对 N_2 期 NSCLC 开展 PORT 的随机分组研究。

目前国内外针对完全切除术加辅助化疗后的ⅢA-N_2 患者采用 3DCRT/IMRT 的随机分组研究主要有三组。美国 1998 年—2000 年开展了 CALGB9734 随机分组研究，入组条件为完全性切除的 pⅢA-N_2 非小细胞肺癌，术后接受 2~4 周期 PC 方案辅助化疗后，随机分入 PORT 组和观察组，放疗采用 3DCRT 技术，50Gy/25 次。预期入组 480 例患者，但是实际上仅完成 37 例，放疗组和对照组患者 1 年的生存率（74% vs. 72%）和无复发生存率差异均无统计学意义，研究因入组缓慢而失败。欧洲自 2007 年启动了随机对照Ⅲ期临床研究（LungART）[18]，研究采用三维精确放疗技术，共入组501例接受完整根治性手术的ⅢA-N_2期NSCLC患者，经过中位4.8年的随访，初步结果显示：虽然PORT使纵隔复发率降低超过20%（46.1% vs. 25.0%），但并没有显著改善术后复发率和总生存（PORT组和对照组3年DFS，47.1% vs. 43.8%；3年OS，66.5% vs. 68.5%）。国家癌症中心/中国医学科学院肿瘤医院放疗科牵头启动的"N_2（ⅢA期）非小细胞肺癌术后化疗后三维精确放射治疗多中心随机对照Ⅲ期临床研究"（PORT-C），针对完全性切除ⅢA-N_2非小细胞肺癌患者，术后进行4个周期的含铂方案化疗，辅助化疗结束后进行全面复查，未出现肿瘤复发者随机进入PORT组和观察组。共纳入394例患者，中位随访时间46个月时，PORT有延长DFS的趋势但未达到统计学差异（3年DFS，40.5% vs. 32.7%，P=0.20），并且未能改善OS（3年OS，78.3% vs. 82.8%，P=0.93），安全性方面未观察到4或5级放疗相关不良事件[17]。在以上两项Ⅲ期临床研究数据的共同支持下，总体而言，术后放疗不能改善总体人群的DFS和OS，未来需要进一步研究PORT可能获益的患者，以及复发后局部放疗挽救的时机与方式。

目前术后放疗推荐采用三维适形或调强技术，靶区主要包括同侧肺门（残端）、同侧纵隔和隆突下等局部区域复发的高危区域，总剂量50~54Gy。

5.4 不可手术ⅢA、ⅢB、ⅢC期非小细胞肺癌的治疗

分期	分层	Ⅰ级推荐	Ⅱ级推荐	Ⅲ级推荐
不可切除ⅢA期、ⅢB期、ⅢC期NSCLC	PS=0~1	1. 多学科团队讨论 2. 根治性同步放化疗[1-2] **放疗：**三维适形调强/图像引导适形调强放疗[3-6]；累及野淋巴结区域放疗[7-9] **化疗：** 顺铂+依托泊苷 顺铂/卡铂+紫杉醇 顺铂+多西他赛 顺铂或卡铂+培美曲塞（非鳞癌） 3. 度伐利尤单抗作为同步放化疗后的巩固治疗[10-11] 4. 舒格利单抗作为同步或序贯放化疗后的巩固治疗[12]	1. 序贯化疗+放疗[13]（2A类） **化疗：** 顺铂+紫杉醇 顺铂+长春瑞滨 **放疗：**三维适形放疗[3] 2. MDT讨论评价诱导治疗后降期手术的可行性，如能做到完全性切除，诱导治疗后手术治疗	
	PS=2	1. 单纯放疗：三维适形放疗[3] 2. 序贯放疗+化疗[12] **放疗：**三维适形调强/图像引导适形调强放疗；累及野淋巴结区域放疗[7-9] **化疗：** 卡铂+紫杉醇 顺铂或卡铂+培美曲塞（非鳞癌）	• 单纯化疗：化疗方案参考Ⅳ期无驱动基因突变NSCLC方案 • 靶向治疗：靶向治疗方案参考Ⅳ期驱动基因阳性NSCLC方案（限驱动基因阳性患者）	

不可切除ⅢA期、ⅢB、ⅢC期主要指有如下影像或淋巴结病理性证据：

1. 同侧纵隔淋巴结多枚转移成巨大肿块或多站转移（ⅢA：$T_{1\sim2}N_2$或ⅢB：$T_{3\sim4}N_2$）。
2. 对侧肺门、纵隔淋巴结，或同、对侧斜角肌或锁骨上淋巴结转移（ⅢB：$T_{1\sim2}N_3$；ⅢC：$T_{3\sim4}N_3$）。
3. 病灶侵犯心脏、主动脉和食管（ⅢA：$T_4N_{0\sim1}$）。

同步放化疗方案：

EP：顺铂50mg/m^2，d1、d8、d29、d36；依托泊苷50mg/m^2，d1~5，d29~33

PC：卡铂AUC 2，紫杉醇45~50mg/m^2，每周

AP：顺铂75mg/m^2，d1；培美曲塞500mg/m^2，d1，每3周重复（非鳞癌）

AC：卡铂AUC 5，d1；培美曲塞500mg/m^2，d1，每3周重复（非鳞癌）

DP：顺铂20mg/m^2，多西他赛20mg/m^2，每周

放疗方案：（60~66）Gy/（30~33）次/（6~7）周。

【注释】

第 8 版 IASLC/UICC 肺癌分期指南已广泛应用,因此本指南中添加了关于ⅢC 期的相关治疗推荐,同时对推荐表格下方的备注部分进行了相应的修改。

本指南中,有根治性治疗可能(意愿)且 PS 评分良好的患者,如放疗设备、放疗计划的剂量参数符合剂量学要求,则推荐同步放化疗[1-2]。对于放射治疗,至少应予以患者基于 CT 定位的三维适形放疗(3D-CRT)[3]。推荐采用常规剂量分割方式,靶区剂量(60~66)Gy/(30~33)次 /(6~7)周。RTOG 0617 研究[4]表明,进一步增加放疗总剂量至 74Gy 并不能提高疗效。非计划性放疗中断导致的放疗总治疗时间延长,不利于放疗疗效的提高。超分割或加速超分割放疗的相关临床研究表明,缩短总治疗时间能显著改善长期生存[5-6],但这类放疗技术引起放疗并发症的可能性更高,其临床实用性受到一定限制,目前只能在一些选择性患者中开展。关于纵隔淋巴结预防放疗,同步放化疗或序贯化放疗,均推荐基于 PET/CT 检查和 IMRT 现代放射治疗技术进行累及野的选择性淋巴结区域照射[7-9]。

PACIFIC 研究是一项针对不可手术切除的局部晚期 NSCLC 根治性同步放化疗后,予以 PD-L1 抑制剂度伐利尤单抗巩固治疗对比安慰剂的Ⅲ期随机对照研究。结果显示同步放化疗后度伐利尤单抗巩固治疗组的 PFS 显著优于安慰剂组(中位 PFS,16.8 个月 vs. 5.6 个月,$P<0.001$),且度伐利尤单抗巩固治疗组的疾病缓解率、疾病缓解维持时间、发生远处转移或死亡的时间均显著优于对照组[10]。在不良反应方面,度伐利尤单抗组 3 或 4 度不良反应发生率,因不良反应导致治疗中断率要高于对照组[11]。

部分因各种原因不能耐受同步放化疗的患者,可以采用序贯化疗 - 根治性放疗模式,研究证实该治疗策略较单纯放疗可改善生存获益[13]。对于序贯化放疗或同步放化疗未进展患者,GEMSTONE-301 研究显示,舒格利单抗巩固治疗对比安慰剂显著延长了无进展生存期(中位 10.5 个月 vs. 6.2 个月,*HR*=0.65;同步放化疗组:15.7 个月 vs. 8.3 个月,*HR*=0.71;序贯放化疗组:8.1 个月 vs. 4.1 个月,*HR*=0.57)[12]。NMPA 已批准舒格利单抗作为同步或序贯放化疗后的巩固治疗用于不可手术局部晚期 NSCLC,故本指南将"舒格利单抗作为同步或序贯放化疗后的巩固治疗"从Ⅲ级推荐上升至Ⅰ级推荐。有证据表明,诱导化疗后行同步放化疗不优于直接同步放化疗[14],同样,Ⅲ期临床研究没有显示出放化疗后加巩固化疗对患者有长期生存获益[15]。

对于 PS=2,难以耐受同步放化疗的患者,单纯放疗或序贯放疗 + 化疗为推荐的治疗模式,序贯放疗 + 化疗能够进一步提高患者生存获益。单纯根治性放疗可用于因 PS=2 或严重合并症而不适合放化综合治疗策略的患者,通过提高患者治疗耐受性而获得潜在的生存获益。对于难以耐受或不愿接受放疗的患者,可予以化疗,化疗方案参照Ⅳ期驱动基因阴性患者 NSCLC 中的化疗方案推荐,根据患者的不同病理类型,选择适宜的化疗方案。

不可切除患者经诱导治疗后可否手术目前存在较多争议,尚无一个明确的推荐指南。提示对这类患者在治疗开始时应该进行有效的个体化多学科会诊,其重要性可能远胜于一个设计好的精确治疗路径或协议。新近研究(ESPATUE)显示,部分不可切除的Ⅲ期患者经诱导化疗或放化疗后获益,T、N 分期明显降期,转变为可手术切除。手术切除和根治性放化疗比较,尽管术后 PFS 和 OS 没有增加,但亚组分析显示选择性患者(T_3N_2,T_4N_{0-1})(AJCC 第 7 版分期指南)有明显的长期生存获益,尤以ⅢB(T_4N_{0-1})显著。总之,目前没有 1 类证据推荐常规新辅助放疗或放化疗加手术的治疗模式。目前除临床研究外,新辅助放疗没有适应证。新辅助治疗后可切除的Ⅲ期患者,如切缘(+),患者临床条件许可,可术后同步放化疗,如切缘(–),可行序贯术后化疗 - 放疗,术后放疗可提高患者的局部控制率。

非随机研究显示,一些先进放疗技术如 4D-CT 或 PET/CT 模拟技术,结合 IGRT、VMAT、TOMO 和质子放疗对比常规 3D-CRT 和 IMRT 放疗,可减少放疗毒性,改善疗效。但实施这类新技术应参考 ACR-ASTRO 放疗实践指南,进行临床研究。目前尚无同步放疗 +TKI 治疗不可切除ⅢA 期、ⅢB 期、ⅢC 期非小细胞肺癌生存获益的临床证据。

5.5 Ⅳ期驱动基因阳性非小细胞肺癌的治疗

5.5.1 *EGFR* 突变非小细胞肺癌的治疗

分期	分层	Ⅰ级推荐	Ⅱ级推荐	Ⅲ级推荐
Ⅳ期 *EGFR* 敏感突变 NSCLC 一线治疗 a,b,c		奥希替尼 阿美替尼 伏美替尼 阿法替尼 达可替尼 吉非替尼 厄洛替尼 埃克替尼[1-7]	• 吉非替尼或厄洛替尼 + 化疗(PS=0~1)[8](2A 类) • 厄洛替尼 + 贝伐珠单抗[9,10](2A 类) • 含铂双药化疗 ± 贝伐珠单抗(非鳞癌)d(2A 类)	

续表

分期	分层	Ⅰ级推荐	Ⅱ级推荐	Ⅲ级推荐
Ⅳ期 *EGFR* 20 外显子插入突变 NSCLC 一线治疗		参考Ⅳ期无驱动基因 NSCLC 的一线治疗		
Ⅳ期 *EGFR* 敏感突变 NSCLC 耐药后治疗 e	寡进展或 CNS 进展	继续原 EGFR-TKI 治疗 + 局部治疗[11]（2A 类）	再次活检明确耐药机制	
	广泛进展	• 一 / 二代 TKI 一线治疗失败再次活检 T790M 阳性者：奥希替尼[12]或阿美替尼[13]或伏美替尼[14]（3 类） • 再次活检 T790M 阴性者或者三代 TKI 治疗失败：含铂双药化疗 ± 贝伐珠单抗（非鳞癌）（2A 类）	• 再次检测 T790M 阳性者：含铂双药化疗 ± 贝伐珠单抗（非鳞癌）（2A 类） • 再次活检评估其他耐药机制	培美曲塞 + 顺铂 + 贝伐珠单抗 + 信迪利单抗 f[15]
Ⅳ期 *EGFR* 敏感突变 NSCLC 靶向及含铂双药失败后治疗	PS=0~2	单药化疗	• 单药化疗 + 贝伐珠单抗（非鳞癌）（2A 类） • 安罗替尼（2A 类）	
Ⅳ期 *EGFR*20 外显子插入突变后线治疗		莫博赛替尼[16]（3 类）	参考Ⅳ期无驱动基因 NSCLC 的后线治疗	Amivantamab[17]（3 类）

注：a. 驱动基因阳性鳞癌参照非鳞癌，本部分主要涉及多发转移患者，寡转移参考本指南其他相应内容。

b. 确诊 *EGFR* 突变前由于各种原因接受了化疗的患者，在确诊 *EGFR* 突变后除推荐参考本指南选择 EGFR-TKI 外，也可在疾病进展或不能耐受当前治疗时参考本指南一线治疗。

c. 部分患者确诊晚期 NSCLC 后因为各种原因未能明确基因类型，一线接受化疗的患者进展后活检明确诊断为 *EGFR* 突变，治疗参考本指南一线治疗。

d. 具体药物可参考本指南驱动基因阴性Ⅳ期 NSCLC 治疗部分。

e. 耐药后进展模式根据进展部位和是否寡进展划分为以下两种类型。

寡进展或 CNS 进展：局部孤立病灶进展或者中枢神经系统病灶进展。

广泛进展：全身或多部位病灶显著进展。

f. 限一 / 二代 EGFR-TKI 耐药且 T790M 阴性或三代 EGFR-TKI 治疗失败患者。

【注释】

EGFR 突变阳性晚期 NSCLC 患者一线治疗的多个随机对照研究显示，吉非替尼、厄洛替尼、埃克替尼、阿法替尼对比化疗均可显著改善患者的 PFS，且 3 度及以上不良反应显著低于化疗[3,5-7]。LUX-Lung7、ARCHER 1050 研究[4]、FLAURA、AENEAS[1]和 FURLONG 研究分别显示阿法替尼、达可替尼、奥希替尼、阿美替尼和伏美替尼疗效优于一代 TKI，奠定了第一代 EGFR-TKI 吉非替尼、厄洛替尼、埃克替尼，第二代 TKI 阿法替尼、达可替尼以及第三代 TKI 奥希替尼、阿美替尼和伏美替尼在 *EGFR* 突变晚期 NSCLC 一线治疗的地位。NMPA 已批准伏美替尼一线治疗适应证并纳入医保，因此本指南新增“伏美替尼用于Ⅳ期 *EGFR* 敏感突变 NSCLC 一线治疗”并作为Ⅰ级推荐。

二代 EGFR-TKI 较一代 EGFR-TKI 具有更优的疗效，但不良反应也显著增加，ARCHER 1050 研究中接受达可替尼治疗的患者，近 2/3 因不良反应需要进行剂量调整。FLAURA 研究显示三代 EGFR-TKI 奥希替尼较一代 EGFR-TKI 显著延长中位 PFS（18.9 个月 vs. 10.2 个月，P<0.001）和中位 OS（38.6 个月 vs. 31.8 个月，P=0.046 2），但亚裔亚组分析 OS 无明显差异。AENEAS 研究显示阿美替尼一线治疗对比吉非替尼显著延长中位 PFS（19.3 个月 vs. 9.9 个月，HR=0.46，P<0.000 1）[1]。FURLONG 研究显示伏美替尼一线治疗对比吉非替尼可显著延长中位 PFS（20.8 个月 vs. 11.1 个月，

HR=0.44，*P*<0.000 1）。在贝福替尼作为一线治疗晚期 EGFR 突变 NSCLC 患者的Ⅲ期临床研究中，对比埃克替尼组，贝福替尼组显示出更优的中位 PFS（22.1 个月 vs. 13.8 个月，*HR*=0.49，*P*<0.000 1）。目前，贝福替尼尚未获批上市。

联合治疗模式，包括 EGFR-TKI 联合化疗或抗血管生成治疗，也为 *EGFR* 突变阳性患者一线治疗的选择。Ⅱ期随机对照 JMIT 研究中[8]，吉非替尼联合培美曲塞组 PFS 优于吉非替尼单药（中位 PFS，15.8 个月 vs. 10.9 个月，*P*=0.029）。Ⅲ期研究 NEJ009 以及印度开展的Ⅲ期研究探讨 TKI 联合含铂双药化疗，结果均显示吉非替尼联合培美曲塞 + 卡铂组较吉非替尼单药组显著延长 PFS，并且 OS 也显著延长。

NEJ026 研究是一项在日本开展的随机、开放、多中心Ⅲ期临床试验。结果显示：贝伐珠单抗联合厄洛替尼相比厄洛替尼单药一线治疗晚期 *EGFR* 敏感突变型非鳞 NSCLC，虽可显著延长患者的中位 PFS（16.9 个月 vs. 13.3 个月，*HR*=0.605），但两组中位 OS 差异无统计学意义（50.7 个月 vs. 46.2 个月，*HR*=1.007）。Ⅲ期随机对照研究 CTONG1509[9]也证实贝伐珠单抗与厄洛替尼联合方案相比厄洛替尼单药显著延长患者的 PFS（中位 PFS，18.0 个月 vs. 11.3 个月，*P*<0.001）。也有研究提示贝伐珠单抗联合厄洛替尼对伴有脑转移 *EGFR* 突变患者具有更优的疗效[10]。

由于靶向治疗耐药后治疗手段增多，虽有研究显示部分 EGFR-TKI 耐药的患者继续接受靶向治疗仍有短暂获益，EGFR-TKI 耐药后缓慢进展的患者也应该尽快接受后续有效的抗肿瘤治疗。根据进展部位和是否寡进展划分为两种类型：寡进展 /CNS 进展型和广泛进展型。对于寡进展 /CNS 进展患者，多个回顾性分析显示继续原 EGFR-TKI 治疗联合局部治疗可获益[11]。同时，由于三代 EGFR-TKI 奥希替尼、阿美替尼、伏美替尼对于中枢神经转移病灶有效率高，寡进展 /CNS 进展的患者亦推荐行驱动基因突变检测，辅助指导后续治疗。

EGFR-TKI 耐药后再活检耐药机制分析显示 T790M 突变为 50% 左右。对比奥希替尼和铂类双药化疗治疗 TKI 耐药后 T790M 阳性的 NSCLC 的随机Ⅲ期 AURA3 临床研究[12]显示，奥希替尼显著延长 PFS（中位 PFS，10.1 个月 vs. 4.4 个月，*P*<0.001）。AURA17 研究进一步在亚裔人群中评估了奥希替尼治疗 TKI 耐药后 T790M 阳性患者的疗效，BIRC 评估的 ORR 为 62%，中位 PFS 为 9.7 个月，中位 OS 为 23.2 个月。阿美替尼治疗一代 EGFR-TKI 进展的 T790M 阳性的 NSCLC 的多中心、单臂Ⅱ期临床研究显示 ORR 为 68.4%，且耐受性好[13]。第三代 EGFR-TKI 伏美替尼治疗 *EGFR T790M* 突变晚期 NSCLC 受试者的ⅡB 期临床研究（NCT03452592）[14]，结果显示 ORR 为 74%，DCR 为 94%，PFS 为 9.6 个月。此外，多个国产三代 EGFR-TKI，包括奥瑞替尼、瑞泽替尼、贝福替尼、ASK1200[21-24]在 TKI 耐药后 T790M 阳性 NSCLC 治疗中也显示出良好的疗效，ORR 在 60% 左右，中位 PFS 12 个月左右，目前 CDE 已受理上市申请。

EGFR 外显子 20 插入突变占所有 *EGFR* 突变的 4%~12%。莫博赛替尼（Mobocertinib，TAK-788）治疗含铂化疗期间或之后进展的 *EGFR* ex20ins 突变 NSCLC 患者的Ⅰ/Ⅱ期临床研究[16]结果显示：中位 OS 为 24.0 个月，中位 PFS 为 7.3 个月，ORR 为 28%，且安全可控。CHRYSALIS 研究[17]结果显示 EGFR/MET 双特异性抗体 Amivantamab 用于治疗 EGFR 20ins 局部晚期或转移性 NSCLC，ORR 为 40%，PFS 为 8.3 个月，OS 为 22.8 个月。基于此，2021 年美国 FDA 批准 Amivantamab 上市。目前，NMPA 已批准莫博赛替尼用于含铂化疗进展后的 EGFR 20ins NSCLC 治疗。在中国Ⅱ期单臂注册 WU-KONG6 临床研究中，舒沃替尼治疗 EGFR 20ins 突变 ORR 在总体人群达到 59.8%，目前该药物已获得 CDE 突破性治疗药物品种认定。

基于 LUX-Lung 2、3、6 合并分析阿法替尼治疗少见突变的研究[18]，阿法替尼还被美国 FDA 批准用于 18~21 外显子少见位点突变（*Leu861Gln*、*Gly719Ser*、*Gly719Ala*、*Gly719Cys*、*Ser768lle*）患者的治疗。此外，联合小分子抗血管抑制剂阿帕替尼一线治疗 *EGFR* 突变 NSCLC 的 ACTIVE 研究也显示出阳性结果，共 313 例患者入组研究，阿帕替尼与吉非替尼联合组的中位 PFS（IRCC）为 13.7 个月（*HR*=0.71，95% *CI* 0.54~0.95，*P*=0.018 9），较单纯吉非替尼治疗组延长了 3.5 个月，但 NMPA 尚未批准[19]。

若 EGFR 靶向耐药后不存在 T790M 突变，化疗目前仍为经典的治疗选择。IMPRESS 研究在一线吉非替尼耐药后的患者中对比了化疗和化疗联合吉非替尼的疗效，联合用药的患者的 PFS 并没有延长，吉非替尼联合化疗组 OS 反而低于单纯化疗组（中位 OS，13.4 个月 vs. 19.5 个月，*HR*=1.44，*P*=0.016）。一项特瑞普利单抗联合化疗用于 EGFR-TKI 治疗失败的 *EGFR* 突变阳性 T790M 阴性晚期 NSCLC 患者的Ⅱ临床研究结果[20]显示 ORR 达 50%，DCR 达 87.5%，中位 DoR 为 7.0 个月，整体人群 PFS 达 7.0 个月。多个Ⅲ期临床研究正在探讨化疗联合免疫治疗在 EGFR-TKI 耐药患者中的地位。对于免疫联合治疗，IMpower150 研究入组了 *EGFR* 及 *ALK* 阳性的患者，结果提示阿替利珠单抗 + 化疗 + 贝伐珠单抗的疗效相比阿替利珠单抗 + 化疗或化疗 + 贝伐珠单抗都有显著提高，客观缓解率达 71%，中位 PFS 达 10.2 个月，中位 OS 超过 25 个月；既往接受过 EGFR-TKI 靶向治疗的患者仍能从四药联合治疗中获益。欧盟 2019 年批准了这一四药联合方案，包括作为 EGFR-TKI 耐药后患者的后线治疗，但这一方案在 *EGFR* 突变患者中的应用前景，期待 IMpower151 临床研究结果的公布。Ⅲ期 ORIENT-31 临床研究中期分析显示，信迪利单抗 + 贝伐珠单抗 + 化疗对比安慰剂 + 化疗，显著延长了无进展生存期（6.9 个月 vs. 4.3 个月，*HR*=0.464，*P*<0.000 1）[15]。本指南将其作为携带 *EGFR* 敏感突变晚期 NSCLC 的 TKI 治疗后广泛进

展的Ⅲ级推荐方案。ORIENT-31 在 2022 年 ESMO 年会上公布了信迪利单抗 + 化疗对比安慰剂 + 化疗的分析数据，结果显示：与化疗相比，信迪利单抗 + 化疗显著延长了中位 PFS 延长（5.5 个月 vs. 4.3 个月；*HR*=0.723，*P*=0.018 1）。但在另一项评估在 EGFR-TKI 耐药后标准含铂化疗基础上联合免疫治疗的随机Ⅲ期试验 CheckMate 722 研究中，相比于单独化疗，化疗联合纳武利尤单抗并未显著改善患者中位 PFS（5.6 个月 vs. 5.4 个月，*HR*=0.75，*P*=0.053）。近期公布的 KEYNOTE-789 研究结果也未能证实化疗联合帕博利珠单抗可为患者带来 PFS 和 OS 获益。因此，基于目前临床研究数据，EGFR-TKI 耐药后，化疗联合免疫治疗的疗效还存在一定争议，化疗 + 免疫治疗是否成为 TKI 耐药后的治疗选择尚需进一步探索。

其他 EGFR-TKI 耐药的原因还包括 *EGFR* 扩增、*MET* 扩增、*HER-2* 扩增、*PIK3CA* 突变、*BRAF* 突变以及 SCLC 转换等原因，目前针对 *BRAF*、*HER-2*、*MET* 等多个靶点都有相应的临床试验在进行中，EGFR-TKI 耐药后可进行再活检明确耐药原因以指导下一步治疗。

安罗替尼的Ⅲ期临床研究（ALTER0303）结果显示，对比安慰剂，安罗替尼能够显著延长患者中位 OS 和 PFS，OS 延长 3.3 个月（中位 OS，9.6 个月 vs. 6.3 个月，*P*=0.001 8），死亡风险下降 32%；PFS 延长 4.0 个月（中位 PFS，5.4 个月 vs. 1.4 个月，*P*<0.000 1）。2018 年 5 月，安罗替尼获 NMPA 批准用于既往至少接受过 2 种系统化疗后出现进展或复发的局部晚期或转移性非小细胞肺癌患者的治疗，对于存在 *EGFR* 突变或 *ALK* 融合阳性的患者，在开始安罗替尼治疗前应接受相应的标准靶向药物治疗后进展，且至少接受过 2 种系统化疗后出现进展或复发。

5.5.2 *ALK* 融合阳性非小细胞肺癌的治疗

分期	分层	Ⅰ级推荐	Ⅱ级推荐	Ⅲ级推荐
Ⅳ期 *ALK* 融合 NSCLC 一线治疗 a,b,c		阿来替尼[优先推荐 1-2] 布格替尼[3] 洛拉替尼[4] 恩沙替尼[5] 塞瑞替尼[6-7] 克唑替尼[8]	含铂双药化疗 ± 贝伐珠单抗（非鳞癌）[9]d（2A 类）	
Ⅳ期 *ALK* 融合 NSCLC 靶向后线治疗	寡进展或 CNS 进展	• 原 TKI 治疗 + 局部治疗（2A 类）[10] • 阿来替尼[11]或塞瑞替尼[12-13]（2A 类）或恩沙替尼[14]或布格替尼或洛拉替尼[15-16]（3 类）（限一线克唑替尼后）		
	广泛进展	• 一代 TKI 一线治疗失败：阿来替尼[11]或塞瑞替尼[12-13]（1 类）或恩沙替尼[14]或布格替尼[15]或洛拉替尼[16]（3 类）； • 二代 TKI 一线治疗或一代 / 二代 TKI 治疗均失败：洛拉替尼[16]； • TKI 治疗失败后：含铂双药化疗 ± 贝伐珠单抗（非鳞癌）（1 类）[9]	含铂双药化疗 ± 贝伐珠单抗（非鳞癌）（1 类）[9] 活检评估耐药机制[17-18]	
Ⅳ期 *ALK* 融合 NSCLC 靶向及含铂双药失败后治疗	PS=0~2	单药化疗（2A 类）	单药化疗 + 贝伐珠单抗（非鳞癌）[19]（2A 类）	安罗替尼[20]（2A 类）

注：a. 本部分主要涉及多发转移患者，寡转移参考本指南其他相应内容。

b. 确诊 *ALK* 融合前接受了化疗，可在确诊 *ALK* 融合后中断化疗或化疗完成后接受 ALK 抑制剂治疗。

c. 确诊晚期 NSCLC 后未行 *ALK* 融合相关检测，一线治疗后活检为 *ALK* 融合，治疗参考本指南一线治疗。

d. 具体药物可参考本指南驱动基因阴性Ⅳ期 NSCLC 治疗部分。

【注释】

ALK 融合阳性晚期 NSCLC 目前国内获批的药物有克唑替尼、阿来替尼、塞瑞替尼、恩沙替尼、布格替尼和洛拉替尼。在亚洲人群中进行的阿来替尼与克唑替尼头对头比较的Ⅲ期临床研究，ALESIA 研究[1]的结果与 ALEX 研究[2]一致，阿来

替尼组 PFS 显著延长（中位 PFS，未到达 vs. 11.1 个月，*HR*=0.22，*P*＜0.001）；颅内客观缓解率阿来替尼组达 94.1%，显著优于克唑替尼组的 28.6%，降低脑转移发生风险 86%（*HR*=0.14，*P*＜0.000 1）。基于该研究结果，我国 NMPA 于 2018 年批准阿来替尼用于 *ALK* 阳性的局部晚期或转移性 NSCLC，包括一线及克唑替尼治疗进展后的二线用药。ALESIA 研究更新的阿来替尼一线治疗中位 PFS 为 41.6 个月。

Ⅲ期临床研究 ASCEND-4 研究[6]证实了塞瑞替尼在未经治疗的 *ALK* 阳性 NSCLC 患者中的疗效。研究显示，塞瑞替尼组中位 PFS 为 16.6 个月，化疗组中位 PFS 为 8.1 个月。由于塞瑞替尼耐受性不佳，另一项多中心随机临床研究 ASCEND-8 研究[7]比较了塞瑞替尼 450mg/d 随餐服用及 750mg/d 空腹服用的疗效及安全性，450mg 随餐服用同 750mg 空腹服用患者的血药浓度相似，但胃肠毒性显著降低。450mg 组患者的依从性更好，其 15 个月无进展生存预期值较 750mg 空腹给药组更高（66.4% vs. 41%）。PROFILE 1014 研究[8]证实一线克唑替尼疗效优于含铂双药化疗，PFS 显著延长（中位，10.9 个月 vs. 7.0 个月，*P*＜0.001），ORR 显著提高（74% vs. 45%，*P*＜0.001）。含铂双药化疗 ± 贝伐珠单抗可作为 ALK 阳性非鳞癌患者一线治疗的Ⅱ级推荐[9]。

eXalt3 研究[5]结果表明，在 ITT 人群中，与克唑替尼相比，恩沙替尼显著改善了 PFS（25.8 个月 vs. 12.7 个月），可使疾病进展或死亡风险降低 49%（*HR*=0.51，*P*＜0.001）。ALTA-1L 研究[3]结果显示，在亚洲和非亚洲人群中，与克唑替尼相比，布格替尼均显著改善 PFS，使用布格替尼的亚洲人群疾病进展风险下降 59%（中位 PFS 未达到 vs. 11.1 个月，*HR*=0.41，*P*=0.026 1），基线伴脑转移患者的颅内 PFS 在亚洲人群（*HR*=0.15，*P*=0.003 7）较克唑替尼也均有显著改善。CROWN 研究[4]结果表明，与克唑替尼相比，第三代 ALK 抑制剂洛拉替尼显著改善了 PFS（中位，未达到 vs. 9.3 个月，*HR*=0.28），1 年 PFS 率为 78% vs. 39%，可使疾病进展或死亡风险降低 72%（*HR*=0.28，*P*＜0.001）。基于上述研究结果，NMPA 已批准恩沙替尼、布格替尼和洛拉替尼一线治疗 ALK 阳性 NSCLC 患者，因此本指南更新上述 ALK-TKIs 一线治疗均予以Ⅰ级推荐。

一线应用 ALK 抑制剂进展后，根据进展部位和是否寡进展划分为两种类型：寡进展 /CNS 进展型和广泛进展型。对于寡进展 /CNS 进展患者，可继续服用原 ALK-TKI，并针对局部病灶进行治疗[10]。若一线应用克唑替尼治疗，可更换为阿来替尼、塞瑞替尼、恩沙替尼、布格替尼、洛拉替尼。因布格替尼和洛拉替尼获 NMPA 批准全线适应证，本指南上调其推荐级别为Ⅰ级。

若一线使用一代 ALK 抑制剂克唑替尼出现广泛进展，推荐使用二代 ALK 抑制剂。阿来替尼治疗克唑替尼失败后的 ALK 阳性晚期 NSCLC 的全球Ⅱ期研究 NP28673 中，IRC 评估 ORR 为 50%，中位 PFS 为 8.9 个月，在可评估的有 CNS 病灶的患者，ORR 为 57%，中位 DoR 为 11.2 个月[11]。欧洲和亚洲人群的Ⅲ期随机对照研究 ALUR 显示，在克唑替尼及至少一次化疗治疗失败的患者中，与培美曲塞或多西他赛相比，阿来替尼显著降低疾病进展风险达 85%（*HR*=0.15，*P*<0.001），中位 PFS 分别为阿来替尼组 9.6 个月，化疗组 1.4 个月。塞瑞替尼 ASCEND-1 研究入组了部分经克唑替尼治疗失败的患者，其 ORR 和 PFS 分别为 56% 和 7.0 个月[12]。塞瑞替尼治疗克唑替尼耐药后的 ALK 阳性 NSCLC 的 ASCEND-2 研究的结果 ORR 为 38.6%，IRC 评估的中位 PFS 为 7.2 个月[13]。恩沙替尼治疗 ALK 阳性晚期 NSCLC 克唑替尼耐药单臂多中心Ⅱ期临床研究[14]结果显示，ORR 达 52%，颅内 ORR 70%，中位 PFS 达 9.6 个月。布格替尼的Ⅱ期临床研究（NCT02094573）[15]将克唑替尼耐药后患者分为 A、B 组：A 组，布格替尼 90mg，1 次 /d；B 组，连续 7 天布格替尼 90mg 后增至 180mg，1 次 /d。研究者评估的 ORR，A 组达 45%，B 组达 54%；独立评审委员会评估的中位 PFS，A 组 9.2 个月，B 组 15.6 个月；基线伴脑转移的颅内 ORR 为 A 组 42%，B 组 67%。基于此研究，2017 年 FDA 批准布格替尼用于 *ALK* 阳性晚期 NSCLC 克唑替尼耐药后的治疗。洛拉替尼全球Ⅱ期临床研究（NCT01970865）结果显示[16]，后线治疗既往使用克唑替尼 ± 化疗的患者，ORR 达 72.9%，颅内 ORR 达 87.5%，中位 PFS 为 11.1 个月；后线治疗既往使用≥1 种二代 ALK TKI ± 克唑替尼的患者，ORR 为 39.6%，颅内 ORR 高达 56.1%，中位 PFS 为 6.6 个月。因布格替尼和洛拉替尼已获 NMPA 批准全线适应证，本指南上调其推荐级别为Ⅰ级。一项Ⅱ期临床研究评估了 ALK/ROS1-TKI 伊鲁阿克（WX0593）在 ALK 阳性 NSCLC 一线克唑替尼耐药后的疗效。在 146 例患者中，IRC 评估的 ORR 为 67.8%，中位 PFS 为 14.4 个月，18 个月的 OS 率为 81.9%。一项Ⅰ研究评估了 TQ-B3139（CT-711）的疗效与安全性。在 TKI 经治患者中，ORR 为 37.5%，中位 PFS 为 5.4 个月。目前，NMPA 已批准阿来替尼、洛拉替尼、恩沙替尼及塞瑞替尼全线治疗 *ALK* 阳性晚期 NSCLC 的适应证，因此可作为一线 TKI 耐药后的治疗选择。

ALK 抑制剂靶向治疗均告失败的患者，推荐选用含铂双药化疗 ± 贝伐珠单抗。此外，ALK 抑制剂耐药后，可根据患者有无症状、转移部位及数目来综合选择后续治疗方案。研究发现，克唑替尼耐药后 30%~45% 的耐药机制依赖于 ALK 通路，包括 ALK 激酶域二次突变（包括 C1156Y、L1196M 等）和 *ALK* 拷贝数增加[17-18]，而二代 ALK-TKI（阿来替尼和塞瑞替尼）更容易发生 Solvent-front 区域突变（50%~70%），针对不同 ALK-TKI 耐药突变，治疗策略不同。例如洛拉替尼可以克服 G1202R 耐药，塞瑞替尼、布格替尼、洛拉替尼均对 V1180L 和 L1196M 突变有效。但目前该方面的数据有限，仅有临床前数据和小样本病例报道，因此本次指南更新暂未推荐按照耐药机制选择后续治疗。

ALK 阳性 NSCLC 在 TKI 及含铂双药均进展后的治疗，PS 评分为 0~2 分的患者，可以考虑单药化疗。ALTER0303 研究[20]入组了 7 例 *ALK* 融合基因阳性的患者，安罗替尼治疗也显示一定的获益，但建议在安罗替尼治疗前，应接受相应的标准靶向药物治疗后进展、且至少接受过 2 种系统化疗后出现进展或复发。另外，抗 PD-1/PD-L1 免疫单药治疗在 *ALK* 融合阳性患者中疗效有限。

5.5.3 *ROS1* 融合阳性非小细胞肺癌的治疗

分期	分层	Ⅰ级推荐	Ⅱ级推荐	Ⅲ级推荐
Ⅳ期 *ROS1* 融合 NSCLC 一线治疗 a,b,c		恩曲替尼（3 类）[1] 克唑替尼（3 类）[2]	含铂双药化疗 ± 贝伐珠单抗（非鳞癌）[3]d（2A 类）	
Ⅳ期 *ROS1* 融合 NSCLC 二线治疗	寡进展或 CNS 进展	原 TKI 治疗 + 局部治疗[4]（2A 类）		
	广泛进展	含铂双药化疗 ± 贝伐珠单抗（非鳞癌）[5-6]（2A 类）	参加 ROS1 抑制剂临床研究[7-11]（3 类）	
Ⅳ期 *ROS1* 融合 NSCLC 三线治疗	PS=0~2	单药化疗（2A 类）	单药化疗 + 贝伐珠单抗（非鳞癌）[12]（2A 类）；参加 ROS1 抑制剂临床研究[7-11]（3 类）	

注：a. 本部分主要涉及多发转移患者，寡转移参考本指南其他相应内容。
b. 患者确诊 *ROS1* 融合前接受了化疗，可在确诊 *ROS1* 融合后中断化疗或化疗完成后接受 ROS1 抑制剂治疗。
c. 确诊晚期 NSCLC 后未行 *ROS1* 融合相关检测，一线治疗后活检为 *ROS1* 融合，治疗参考本指南一线治疗。
d. 具体药物可参考本指南驱动基因阴性Ⅳ期 NSCLC 治疗部分。

【注释】

目前 *ROS1* 融合基因阳性Ⅳ期 NSCLC 一线治疗Ⅰ级推荐应用克唑替尼，主要基于 OO1201[2]，克唑替尼治疗 *ROS1* 融合基因阳性晚期 NSCLC 的 PFS 为 15.9 个月，ORR 为 71.7%，安全性数据与既往 *ALK* 融合患者的数据相一致，NMPA 已于 2017 年批准克唑替尼用于 *ROS1* 融合基因阳性晚期非小细胞肺癌患者的治疗。含铂双药化疗 ± 贝伐珠单抗可作为 ROS1 阳性非鳞癌患者一线治疗的Ⅱ级推荐[3]。

恩曲替尼在 *ROS1* 阳性患者的治疗中也取得了突破性进展。STARTRK-2、STARTRK-1 和 ALKA-372-001 三项临床研究的汇总结果[1]显示，在 53 例局部晚期或转移性 *ROS1* 阳性 NSCLC 患者中，BICR 评估的恩曲替尼治疗后 ORR 为 77.0%，中位 PFS 为 19.0 个月，中位 DoR 为 24.6 个月；颅内客观反应率 55.0%。目前，NMPA 已批准恩曲替尼用于 *ROS1* 融合基因阳性晚期 NSCLC 的治疗，因此本指南将其上调为Ⅰ级推荐。

一线应用 ROS1 抑制剂进展后，根据进展部位和是否寡进展划分为两种类型：寡进展 /CNS 进展型和广泛进展型。对于寡进展 /CNS 进展患者，可继续服用原 ROS1-TKI，并针对局部病灶进行治疗[4]。广泛进展患者，选用含铂双药化疗 ± 贝伐珠单抗[5-6]。而针对 ROS1 阳性肺癌的小分子酪氨酸激酶抑制剂还包括塞瑞替尼[7]、他雷替尼（AB-106）[8-9]、洛拉替尼[10]、Repotrectinib[11]等，在Ⅰ期或Ⅱ期临床研究中显示出了令人鼓舞的疗效。他雷替尼（AB-106）为新型 ROS1/NTRK 靶向药，Ⅰ期研究结果[8]显示 AB-106 治疗未经克唑替尼治疗的患者（9 例）的 ORR 为 66.7%，中位 PFS 为 24.9 个月，而治疗克唑替尼耐药患者（9 例）的 ORR 为 33.3%，中位 PFS 为 7.6 个月。2021 年 ASCO 会议公布了Ⅱ期临床研究[9]结果显示，共有 15 例未经过克唑替尼治疗和 5 例接受过克唑替尼治疗的 *ROS1* 融合阳性非小细胞肺癌患者入组治疗。在未经过克唑替尼治疗的患者中（n=15），ORR 为 93%，DCR 为 93%；在曾接受过克唑替尼治疗的患者（n=5）中，ORR 为 60%；DCR 为 100%。洛拉替尼为第三代 ALK/ROS1 靶向药，洛拉替尼治疗 *ROS1* 阳性 NSCLC 的单臂Ⅰ/Ⅱ期临床研究[10]结果显示，纳入了 *ROS1* 阳性 69 例患者中，21 例 TKI 初治患者 ORR 为 62%，中位 PFS 为 21.0 个月。40 例之前仅使用过克唑替尼治疗的患者中 ORR 为 35%，中位 PFS 为 8.5 个月。目前洛拉替尼针对 *ROS1* 阳性肺癌的研究正在国内展开。TPX0005（Repotrectinib）是新一代 ROS1/NTRK1-3 靶向药，2020 年 WCLC 公布了 TRIDENT-1 的Ⅰ/Ⅱ期[11]研究结果，Ⅰ/Ⅱ期共入组 22 例患者，经 IRC 确认的 ORR 为 91%，Ⅱ期部分纳入 15 例患者，经 IRC 确认的 ORR 为 93%。TQ-B3101 是一种新型的 ROS1 抑制剂，在 2022 年 ELCC 公布的一项单臂、Ⅱ期研究显示，IRC 评估的 ORR 为 78.4%，中位 DoR 为 20.3 个月，中位 OS 尚未达到，12 个月和 24 个月的 OS 率分别为 98.1% 和 88.1%。对于ROS1 融合 NSCLC 靶向及含铂双药均失败的患者，可选用单药化疗 + 贝伐珠单抗[12]或参与上述新药的临床研究。

关于免疫治疗，虽然 *ROS1* 与 *ALK* 同源性较高，但 PD-1/PD-L1 治疗的疗效与 ALK 阳性患者存在差异，ImmunoTarget 研究入组了 7 例 ROS1 阳性 NSCLC 患者，缓解率为 17%[13]，目前关于 ROS1 免疫治疗的数据较少，需要更多的研究验证，本指南尚未推荐相关药物。

目前 *ROS1* 阳性患者克唑替尼进展后治疗方案的选择并无太多数据，但鉴于 *ROS1* 与 *ALK* 的同源性及克唑替尼同样适用于 *ALK* 阳性患者，本指南推荐采用与 *ALK* 阳性患者靶向治疗进展后类似的处理模式。对于克唑替尼及化疗进展后的患者，推荐参加其他 ROS1 抑制剂的临床试验。

5.5.4 *BRAF V600/NTRK/MET 14* 外显子 /*RET/KRAS G12C/HER-2* 突变非小细胞肺癌的治疗

一线治疗

分期	分层	Ⅰ级推荐	Ⅱ级推荐	Ⅲ级推荐
Ⅳ期 *BRAF V600E* 突变 NSCLC		达拉非尼 + 曲美替尼[1]（3 类）	参考Ⅳ期无驱动基因 NSCLC 一线治疗的Ⅱ / Ⅲ级推荐部分	
Ⅳ期 *NTRK* 融合 NSCLC		恩曲替尼[2] 拉罗替尼[3]（3 类）	参考Ⅳ期无驱动基因 NSCLC 一线治疗的Ⅱ / Ⅲ级推荐部分	
Ⅳ期 *MET* 14 外显子跳跃突变 NSCLC		参考Ⅳ期无驱动基因 NSCLC 一线治疗的Ⅰ / Ⅱ级推荐部分		卡马替尼[4]或特泊替尼[5]（3 类）
Ⅳ期 *RET* 融合 NSCLC		塞普替尼[6-7]（3 类）	普拉替尼[8]	参考Ⅳ期无驱动基因 NSCLC 的一线治疗的Ⅲ级推荐部分
Ⅳ期 *KRAS G12C*/*HER-2* 突变 NSCLC		参考Ⅳ期无驱动基因 NSCLC 一线治疗		

后线治疗

分期	分层	Ⅰ级推荐	Ⅱ级推荐	Ⅲ级推荐
Ⅳ期 *BRAF V600* 突变 / *NTRK* 融合 NSCLC 的后线治疗		靶向治疗或参考Ⅳ期无驱动基因 NSCLC 后线策略（一线未用靶向治疗） 参考Ⅳ期驱动基因阳性 NSCLC 后线治疗策略（一线靶向治疗）		
Ⅳ期 *MET* 14 外显子跳跃突变 NSCLC 的后线治疗		赛沃替尼[9]（3 类）（一线未用靶向治疗）	参考Ⅳ期驱动基因阳性 / 阴性 NSCLC 后线治疗的Ⅱ级推荐部分	卡马替尼[4]或特泊替尼[5]（3 类）（一线未用靶向治疗）
Ⅳ期 *RET* 融合 NSCLC 的后线治疗		普拉替尼[8]塞普替尼[6-7]（3 类）	参考Ⅳ期无驱动基因 NSCLC 后线策略（一线未用靶向治疗） 参考Ⅳ期驱动基因阳性 NSCLC 后线治疗策略（一线靶向治疗）	
Ⅳ期 *KRAS G12C* 突变 NSCLC 的后线治疗		参考Ⅳ期无驱动基因 NSCLC 后线治疗的Ⅰ / Ⅱ级推荐部分		Sotorasib[10]（3 类证据） Adagrasib[11]
Ⅳ期 *HER-2* 突变 NSCLC 的后线治疗		参考Ⅳ期无驱动基因 NSCLC 后线治疗的Ⅰ / Ⅱ级推荐部分		吡咯替尼[12-13]（3 类证据） 德喜曲妥珠单抗[14]

【注释】

近年来，国内外针对少见驱动基因靶点的临床研究产生重大突破，除 *EGFR/ALK/ROS1* 突变外，*BRAF V600/NTRK/MET* 14 外显子 /*RET/KRAS G12C* 均已获得美国 FDA 或 NMPA 批准上市，此外，*HER-2* 突变 NSCLC 的靶向治疗也迎来曙光。

针对 *BRAF V600* 突变的晚期 NSCLC，一项达拉非尼联合曲美替尼一线治疗 *BRAF V600E* 突变晚期 NSCLC 的Ⅱ期临床研究[1]（NCT01336634）结果显示 ORR 为 64%，中位 PFS 为 10.9 个月，中位 DoR 为 10.4 个月。美国 FDA 已批准达拉非尼联合曲美替尼用于 *BRAF V600* 突变转移性 NSCLC 的一线治疗。若联合治疗不耐受，可单用达拉非尼。目前，NMPA 已批准拉非尼联合曲美替尼治疗 *BRAF V600* 突变晚期 NSCLC 并纳入医保，因此本指南将其上调为Ⅰ级推荐。

针对 *NTRK* 突变的晚期 NSCLC，STARTRK-2、STARTRK-1 和 ALKA-372-001 三项临床研究的汇总结果[2]显示，BICR 评估的恩曲替尼治疗后 *NTRK* 融合实体瘤患者的 ORR 为 57.0%，中位 PFS 为 11.2 个月，DoR 为 10.4 个月，颅内客观反应率为 50.0%。2019 年美国 FDA 已批准恩曲替尼用于 *NTRK* 融合基因阳性实体瘤的治疗。一项发表在《新英格兰医学杂志》上总共纳入 55 例 *NTRK* 融合实体瘤患者的研究[3]显示拉罗替尼治疗 ORR 为 75%，在 1 年时研究者评估，71% 的患者应答持续，55% 的患者保持无进展。因此美国 FDA 批准拉罗替尼用于无已知获得性耐药突变的 *NTRK* 融合肿瘤患者。目前，NMPA 已批准恩曲替尼和拉罗替尼治疗 *NTRK* 融合晚期 NSCLC，因此本指南将其上调为Ⅰ级推荐。

针对 *MET 14* 外显子跳跃突变的晚期 NSCLC，赛沃替尼作为国内自主研发的 MET 抑制剂，Ⅱ期临床研究[9]数据显示，独立评审委员会（IRC）评估的 ORR 为 49.2%，DCR 为 93.4%，DoR 达 6 个月。亚组分析显示，赛沃替尼治疗其他类型 NSCLC 患者的 DCR 达到 95.1%，中位 PFS 达到 9.7 个月。基于此，NMPA 已批准赛沃替尼用于治疗 *MET* 外显子 14 跳跃突变的后线治疗并纳入医保，故本指南将其上调为Ⅰ级推荐。Ⅱ期临床研究 GEOMETRY mono-1 研究[4]针对卡马替尼治疗 *MET* 外显子 14 跳跃的 NSCLC 患者，结果显示卡马替尼对初治患者 ORR 为 68%，DOR 超过 12 个月的患者比例为 47%；经治患者的 ORR 为 41%，DoR 超过 12 个月的患者比例为 32%。此外另一项 VISION 研究[5]揭示了特泊替尼治疗含 *MET* 外显子 14 跳跃突变的晚期 NSCLC 的有效性和安全性。根据液体活检或组织活检确定是否测到 *MET* 外显子 14 跳跃突变，结果显示特泊替尼在血液 + 组织联合活检组的有效率为 46%，mDoR 达 11.1 个月，液体活检组 66 例，有效率为 48%，组织活检组 60 例，有效率为 50%。基于此，美国 FDA 已批准卡马替尼和特泊替尼用于一线和后线治疗局部晚期或转移性 *MET 14* 跳跃突变的 NSCLC 患者，但国内未获批上市，因此本指南仅将两者作为Ⅲ级推荐。谷美替尼是国产的新型 MET 抑制剂，单臂Ⅱ期 GLORY 研究评估了谷美替尼治疗携带 METex14 跳变的局部晚期或转移性 NSCLC 的有效性和安全性。结果显示：总体 ORR 为 60.9%；在初治患者中，ORR 为 66.7%；在经治患者中，ORR 为 51.9%。总体人群的 PFS 为 7.6 个月。

针对 *RET* 融合的晚期 NSCLC，ARROW 研究[8]结果显示，RET 抑制剂普拉替尼（BLU-667）在接受或未接受治疗的 *RET* 融合阳性 NSCLC 患者中均显示出临床获益，经治患者 ORR 为 62%，PFS 为 16.5 个月；初治患者 ORR 为 79%，PFS 为 13.0 个月。基于 ARROW 研究阳性结果，普拉替尼于 2021 年被 NMPA 获批上市，用于既往接受过含铂化疗的 *RET* 融合阳性晚期 NSCLC 患者，因 *RET* 融合基因为罕见突变，开展随机对照研究难，经专家组投票后决议，本次指南更新将其上调为Ⅰ级推荐。鉴于 2022 年 10 月 NMPA 已受理普拉替尼治疗晚期 *RET* 融合阳性 NSCLC 一线治疗申请，且美国 FDA 已批准普拉替尼一线治疗 *RET* 融合阳性晚期 NSCLC。经专家组投票，本次指南新增“普拉替尼一线治疗 RET 融合阳性晚期 NSCLC”并作为Ⅱ级推荐。LIBRETTO-001 研究[6-7]探索了赛普替尼（LOXO-292）在 *RET* 融合患者中的疗效及安全性，结果显示 ORR 为 64%，DoR 达 17.5 个月，DoR 超过 6 个月的患者比例为 81%。NMPA 已批准赛普替尼用于 *RET* 融合阳性晚期 NSCLC，因此本指南将其上调为Ⅰ级推荐。

针对 *KRAS G12C* 突变的晚期 NSCLC，CodeBreak 100[10]Ⅱ期临床研究结果显示，Sotorasib（AMG 510）治疗 *KRAS* 突变 NSCLC 患者的 ORR 为 37.1%，DCR 为 80.6%，中位 PFS 为 6.8 个月。此外，Adagasib（MRTX849）在 *KRAS G12C* 突变的晚期 NSCLC 中也显示出了良好的抗肿瘤活性，KRYSTAL 01 临床研究结果显示，Adagasib（MRTX849）[11]的 ORR 为 43%，DCR 为 80.0%，中位 PFS 为 6.5 个月，中位 OS 为 12.6 个月。2022 年 FDA 已批准 Adagasib 上市，用于携带 *KRAS G12C* 突变的 NSCLC 患者的后线治疗，但国内尚未上市，因此本指南将其作为Ⅲ级推荐。

针对 *HER2* 突变的晚期 NSCLC，吡咯替尼作为一种泛 ErbB 受体酪氨酸激酶抑制剂，显示出良好的疗效[12]。国内关于吡咯替尼治疗 *HER2* 突变型铂类化疗后的晚期肺腺癌的Ⅱ期临床研究[13]（NCT02834936）结果显示，经 IRC 评估的 ORR 为 30.0%，DoR 为 6.9 个月，中位 PFS 为 6.9 个月，中位 OS 为 14.4 个月，且安全性良好。NMPA 已批准吡咯替尼联合卡培他滨应用于 *HER2* 阳性晚期乳腺癌，但尚未批 NSCLC 适应证。因此本指南将其作为 *HER2* 突变 NSCLC 后线治疗的Ⅲ级推荐。此外，德喜曲妥珠单抗（DS-8201a）[14]在 *HER2* 突变的晚期 NSCLC 也显示出了良好的抗肿瘤活性，客观缓解率、中位无进展生存期、中位总生存期分别为 55%、8.2 个月、17.8 个月，目前 FDA 已批准德喜曲妥珠单抗用于后线治疗 *HER2* 突变晚期 NSCLC，且中国于 2023 年 2 月获批其乳腺癌适应证，经专家组投票，上调其为Ⅲ级推荐。

5.5.5　靶向治疗药物获批适应证（截至 2023 年 3 月）

名称	FDA	EMA	NMPA
吉非替尼（Gefitinib）	用于存在 *EGFR* 敏感突变（19del 及 L858R）的转移性 NSCLC 一线治疗	用于存在 *EGFR* 激活突变的局部晚期或转移性 NSCLC 成年患者	用于存在 *EGFR* 敏感突变（19del 及 L858R）的局部晚期或转移性 NSCLC 一线治疗
埃克替尼（Icotinib）			用于存在 *EGFR* 敏感突变（19del 及 L858R）的Ⅱ ~ ⅢA 期 NSCLC 的术后辅助治疗； 单药用于存在 *EGFR* 敏感突变（19del 及 L858R）的局部晚期或转移性 NSCLC 一线治疗 单药用于治疗既往至少接受一个含铂化疗方案失败后的局部晚期或转移性 NSCLC
厄洛替尼（Erlotinib）	联合雷莫芦单抗用于存在 *EGFR* 敏感突变（19del 及 L858R）的局部晚期或转移性 NSCLC 一线治疗 用于存在 *EGFR* 敏感突变（19del 及 L858R）的局部晚期或转移性 NSCLC 一线 4 周期含铂化疗后维持治疗 单药用于存在 *EGFR* 敏感突变（19del 及 L858R）的局部晚期或转移性 NSCLC 一线治疗 单药用于治疗既往至少接受一个含铂化疗方案失败后的存在 *EGFR* 敏感突变（19del 及 L858R）的局部晚期或转移性 NSCLC	用于存在 *EGFR* 敏感突变（19del 及 L858R）的局部晚期或转移性 NSCLC 一线 4 周期含铂化疗后维持治疗 单药用于存在 *EGFR* 敏感突变（19del 及 L858R）的局部晚期或转移性 NSCLC 一线治疗 单药用于治疗既往至少接受一个含铂化疗方案失败后的存在 *EGFR* 敏感突变（19del 及 L858R）的局部晚期或转移性 NSCLC	用于存在 *EGFR* 敏感突变（19del 及 L858R）的局部晚期或转移性 NSCLC 一线 4 周期含铂化疗后维持治疗 单药用于存在 *EGFR* 敏感突变（19del 及 L858R）的局部晚期或转移性 NSCLC 一线治疗 单药用于治疗既往至少接受一个含铂化疗方案失败后的存在 *EGFR* 敏感突变（19del 及 L858R）的局部晚期或转移性 NSCLC
奥希替尼（Osimertinib）	用于根治性手术且术后检测为 *EGFR* 19del 或 L858R 阳性的转移 NSCLC 辅助治疗 用于存在 *EGFR* 敏感突变（19del 及 L858R）的转移性 NSCLC 一线治疗 存在 T790M 突变的经 EGFR-TKI 治疗失败的晚期 NSCLC	用于根治性手术且术后检测为 *EGFR* 19del 或 L858R 阳性的转移性 NSCLC 辅助治疗 用于存在 *EGFR* 敏感突变（19del 及 L858R）的转移性 NSCLC 一线治疗 存在 *EGFR* T790M 突变的局部晚期或转移性 NSCLC	用于根治性手术且术后检测为 *EGFR* 19del 或 L858R 阳性的转移 NSCLC 辅助治疗 用于存在 *EGFR* 敏感突变（19del 及 L858R）的转移性 NSCLC 一线治疗 存在 T790M 突变的经 EGFR-TKI 治疗失败的晚期 NSCLC 二线治疗
达可替尼（Dacomitinib）	用于存在 *EGFR* 敏感突变（19del 及 L858R）的转移性 NSCLC 一线治疗	用于存在 *EGFR* 敏感突变（19del 及 L858R）的转移性 NSCLC 一线治疗	用于存在 *EGFR* 敏感突变（19del 及 L858R）的转移性 NSCLC 一线治疗

续表

名称	FDA	EMA	NMPA
阿法替尼(Afatinib)	扩大原有适应证至无 *EGFR* 耐药突变的转移性 NSCLC 一线治疗;含铂化疗失败后的肺鳞癌患者;存在 19del 或 L858R *EGFR* 突变的转移性 NSCLC	存在 *EGFR* 敏感突变的,既往未经 EGFR-TKI 治疗过的局部晚期或转移性 NSCLC 含铂化疗失败后的局部晚期或转移性肺鳞癌	既往未经 EGFR-TKI 治疗过的,存在 *EGFR* 突变的局部晚期或转移性 NSCLC 含铂化疗治疗失败后的局部晚期或转移性肺鳞状细胞癌
阿美替尼(Almonertinib)			具有 *EGFR* 外显子 19 缺失或外显子 21(L858R)置换突变的局部晚期或转移性非小细胞肺癌成人患者的一线治疗 存在 T790M 突变的经一代或者二代 EGFR-TKI 治疗失败的晚期 NSCLC 二线治疗
伏美替尼(Furmonertinib)			具有 *EGFR* 外显子 19 缺失或外显子 21(L858R)置换突变的局部晚期或转移性非小细胞肺癌成人患者的一线治疗 存在 T790M 突变的经一代或者二代 EGFR-TKI 治疗失败的晚期 NSCLC 二线治疗
塞瑞替尼(Ceritinib)	*ALK* 阳性的晚期 NSCLC 一线治疗 *ALK* 阳性的,克唑替尼治疗失败后的晚期 NSCLC 二线治疗	*ALK* 阳性的晚期 NSCLC 一线治疗 *ALK* 阳性的,克唑替尼治疗失败后的晚期 NSCLC 二线治疗	*ALK* 阳性的晚期 NSCLC 一线治疗 *ALK* 阳性的,克唑替尼治疗失败后的晚期 NSCLC 二线治疗
阿来替尼(Alectinib)	*ALK* 阳性的晚期 NSCLC 一线治疗 *ALK* 阳性的,克唑替尼治疗失败后的晚期 NSCLC 二线治疗	*ALK* 阳性的晚期 NSCLC 一线治疗 *ALK* 阳性的,克唑替尼治疗失败后的晚期 NSCLC 二线治疗	*ALK* 基因融合阳性的局部晚期或转移性 NSCLC
克唑替尼(Crizotinib)	*ALK*/*ROS1* 阳性的晚期 NSCLC 一线治疗	*ALK*/*ROS*1 阳性的晚期 NSCLC 一线治疗	*ALK*/*ROS1* 阳性的晚期 NSCLC 一线治疗
恩沙替尼(Ensarinib)	一线治疗 *ALK* 阳性 NSCLC 患者		*ALK* 阳性的晚期 NSCLC 一线治疗 *ALK* 阳性的,克唑替尼治疗失败后的晚期 NSCLC 二线治疗
布格替尼(Brigatinib)	用于既往克唑替尼治疗失败或不能耐受的 *ALK* 阳性晚期 NSCLC 二线治疗	用于既往克唑替尼治疗失败的 *ALK* 阳性晚期 NSCLC 二线治疗	用于 *ALK* 阳性的局部晚期或转移性非小细胞肺癌一线治疗与后线治疗

续表

名称	FDA	EMA	NMPA
洛拉替尼（Lorlatinib）	用于治疗 *ALK* 阳性晚期 NSCLC 成人患者 用于克唑替尼和至少一种其他 ALK 抑制剂失败或阿来替尼 / 塞瑞替尼作为首个 ALK 抑制剂治疗失败的 *ALK* 阳性的转移性 NSCLC	用于 *ALK* 阳性晚期 NSCLC 成人患者的一线治疗 用于克唑替尼和至少一种其他 ALK 抑制剂失败或阿来替尼 / 塞瑞替尼作为首个 ALK 抑制剂治疗失败的 *ALK* 阳性的转移性 NSCLC	*ALK* 阳性的局部晚期或转移性非小细胞肺癌（NSCLC）患者的一线和后线治疗
赛沃替尼（Savolitinib）			用于含铂化疗后疾病进展或不耐受标准含铂化疗的、具有 *MET* 外显子 14 跳跃变异的局部晚期或转移性非小细胞肺癌成人患者
普拉替尼（Pralsetinib）	*RET* 融合阳性的转移性 NSCLC		*RET* 融合阳性的 NSCLC 后线治疗
赛普替尼（Selpercatinib）	*RET* 融合阳性的转移性 NSCLC	用于既往接受过免疫和 / 或含铂双药的晚期 *RET* 融合阳性的 NSCLC 和 *RET* 融合阳性甲状腺癌的二线治疗	用于 *RET* 融合阳性晚期 NSCLC
莫博赛替尼（Mobocertinib）	接受含铂化疗治疗中或治疗后疾病出现进展携带 *EGFR* 外显子 20 插入突变的局部晚期或转移性 NSCLC 患者		用于含铂化疗进展后的 *EGFR* 20ins NSCLC 治疗
Amivantamab	*EGFR* 20 号外显子插入突变二线治疗		
达拉非尼 + 曲美替尼	*BRAF V600* 突变转移性 NSCLC 的一线治疗		*BRAF V600* 突变转移性 NSCLC 的一线治疗
拉罗替尼（Larotrectinib）	*NTRK* 融合阳性的成人和儿童晚期实体瘤	*NTRK* 融合阳性的成人和儿童晚期实体瘤	Ⅳ期 *NTRK* 融合 NSCLC 的一线治疗
卡马替尼（Capmatinib）	*MET* 外显子 14 跳跃变异的转移性 NSCLC 一线及后线治疗		
特泊替尼（Tepotinib）	*MET* 外显子 14 跳跃变异的转移性 NSCLC 一线及后线治疗		
恩曲替尼（Entrectinib）	*ROS1*/*NTRK* 融合阳性的晚期 NSCLC 一线治疗	*ROS1*/*NTRK* 融合阳性的晚期 NSCLC 一线治疗	*ROS1*/*NTRK* 融合阳性的晚期 NSCLC 一线治疗
Sotorasib	*KRAS G12C* 突变 NSCLC 的后线治疗		
Adagrasib	*KRAS G12C* 突变 NSCLC 的后线治疗		
德喜曲妥珠单抗（DS-8201a）	*HER2* 突变晚期 NSCLC 后线治疗		既往接受过一种或一种以上抗 HER2 药物治疗的不可切除或转移性 *HER2* 阳性成人乳腺癌患者

5.6 Ⅳ期无驱动基因非鳞癌非小细胞肺癌的治疗

分期	分层	Ⅰ级推荐	Ⅱ级推荐	Ⅲ级推荐
Ⅳ期无驱动基因、非鳞癌NSCLC一线治疗[a]	PS=0~1	1. 培美曲塞联合铂类 + 培美曲塞单药维持治疗 2. 贝伐珠单抗[b]联合含铂双药化疗[1-2]+贝伐珠单抗维持治疗 3. 含顺铂或卡铂双药方案：顺铂 / 卡铂联合吉西他滨或多西他赛或紫杉醇或紫杉醇脂质体（2A 类）或长春瑞滨或培美曲塞或紫杉醇聚合物胶束[3] 4. 阿替利珠单抗（限 PD-L1 TC ≥ 50% 或 IC ≥ 10%）[4] 5. 帕博利珠单抗单药[限 PD-L1 TPS ≥50%，PD-L1 TPS 1%~49%（2A 类）][5] 6. 培美曲塞 + 铂类联合帕博利珠或卡瑞利珠或信迪利或替雷利珠或阿替利珠或舒格利单抗或特瑞普利单抗[6-12]	1. 紫杉醇 + 卡铂 + 贝伐珠单抗联合阿替利珠单抗[13] 2. 白蛋白紫杉醇 + 卡铂联合阿替利珠单抗[14] 3. 重组人血管内皮抑制素联合长春瑞滨和顺铂 + 重组人血管内皮抑制素维持治疗（2B 类）	纳武利尤单抗和伊匹木单抗联合两周期培美曲塞 + 铂类[15]
	PS=2	单药化疗： 吉西他滨 紫杉醇 长春瑞滨 多西他赛 培美曲塞（2A 类）	培美曲塞 + 卡铂（2A 类）； 紫杉醇周疗 + 卡铂（2A 类）	
二线治疗[c]	PS=0~2	纳武利尤[16]或替雷利珠单抗[17]或多西他赛或培美曲塞（如一线未用同一药物）	帕博利珠（限 PD-L1 TPS ≥ 1%）[18] 阿替利珠单抗[19]	
	PS=3~4	最佳支持治疗		
三线治疗	PS=0~2	纳武利尤单抗[16]或多西他赛或培美曲塞（如既往未用同一药物） 安罗替尼（限 2 个化疗方案失败后）	鼓励患者参加临床研究	

注：a. 抗肿瘤治疗同时应给予最佳支持治疗。
b. 包括原研贝伐珠单抗和经 NMPA 批准的贝伐珠单抗生物类似物。
c. 如果疾病得到控制且不良反应可耐受，化疗直至疾病进展。

【注释】

无驱动基因，PS=0~1 分的非鳞非小细胞肺癌患者一线经典方案为含铂双药化疗，ECOG1594 研究提示第三代新药联合铂类（顺铂 / 卡铂）疗效达到瓶颈（具体药物用法、用量及周期数，见常用非小细胞肺癌一线化疗方案）。PARAMOUNT 研究证实，培美曲塞联合顺铂 4 个周期后，无进展患者继续接受培美曲塞维持治疗直到疾病进展或不可耐受，与安慰剂相比能显著延长 PS 评分为 0~1 分患者的 PFS（中位，4.1 个月 vs. 2.8 个月）及 OS（中位，13.9 个月 vs. 11.0 个月）。在中国人群开展的 BEYOND 研究显示，贝伐珠单抗联合组较单纯化疗组显著延长中位 PFS，疾病进展风险下降，中位 OS 显著延长至 24.3 个月，并显著提高了客观缓解率（ORR）和疾病控制率（DCR），不良反应可以接受[1]。基于国内真实世界研究的结果，2018 年 NMPA 已经批准含铂双药化疗联合贝伐珠单抗一线治疗方案。一项随机、双盲、多中心、头对头Ⅲ期临床研究 QL1101-002 研究结果[2]显示，贝伐珠单抗生物类似物（安可达）与原研药贝伐珠单抗相比，ORR 达到主要研究终点（52.8% vs. 56.8%，*HR*=0.93），且安全性相似，随后国内多个贝伐珠单抗生物类似物已经获得 NMPA 批准上市。长春瑞滨联合顺铂方案一线化疗的基础上联合重组人血管内皮抑素治疗晚期 NSCLC 患者，能显著提高 ORR 并延长疾病进展时间。

PD-1/PD-L1 抑制剂目前已成为Ⅳ期无驱动基因突变非鳞非小细胞肺癌一线标准治疗方案。Ⅲ期临床研究 IMpower110[4]结果显示，对比化疗，阿替利珠单抗显著改善 PD-L1 高表达（TC ≥ 50% 或 IC ≥ 10%）的野生型Ⅳ期非鳞或鳞状 NSCLC 患者的 PFS（*HR*=0.63）和 OS（*HR*=0.59）。2021 年 NMPA 批准阿替利珠单抗用于经 NMPA 批准的检测方法评估为 PD-L1 TC ≥ 50% 或 IC ≥ 10% 的 *EGFR*/*ALK* 阴性的转移性 NSCLC 一线单药治疗。KEYNOTE-024 研究纳入了 305 例 PD-L1 TPS 均 ≥ 50% 且 *EGFR*/*ALK* 野生型晚期 NSCLC（包括腺癌和鳞癌）患者，帕博利珠单抗较化疗显著延长 PFS（*HR*=0.50）和 OS（*HR*=0.63），且不良反应发生率低于化疗组。KEYNOTE-042 研究[5]进一步将入组标准扩大至 PD-L1 TPS ≥ 1%，结果提示与化疗相比，帕博利珠单抗显著降低死亡风险 19%，但亚组分析提示主要获益人群为 PD-L1 TPS ≥ 50% 的患者。NMPA 已于 2019 年批准其一线适应证，适用于 PD-L1 TPS ≥ 1% 患者。本指南将帕博利珠单抗一线治疗作为Ⅰ级推荐，其中 PD-L1 TPS ≥ 50% 为 1A 类证据，PD-L1 TPS ≥ 1% 为 2A 类证据。

免疫联合治疗方面，KEYNOTE-189 研究[6]显示帕博利珠单抗联合培美曲塞和铂类较单纯化疗治疗晚期 *EGFR*/*ALK* 野生型非鳞 NSCLC 患者，联合治疗组 ORR（47.6% vs. 18.9%，*P*<0.000 1）、PFS（*HR*=0.52）均有显著获益，且在各个 PD-L1 表达亚组均能获益，NMPA 已批准帕博利珠单抗联合培美曲塞和铂类作为驱动基因阴性晚期非鳞 NSCLC 一线治疗。我国自主研发的 PD-1 单抗卡瑞利珠单抗联合化疗（培美曲塞 + 卡铂）对比化疗一线治疗晚期 / 转移性非小细胞肺癌的 CAMEL Ⅲ期临床研究[7]显示，卡瑞利珠单抗 + 化疗组相比化疗组显著延长 PFS（*HR*=0.60）和 OS（中位，27.9 个月 vs. 20.5 个月，*P*=0.011 7）。另一个我国自主研发的 PD-1 单抗信迪利单抗的Ⅲ期 ORIENT-11 研究[8]显示，信迪利单抗联合化疗组相比化疗组显著延长 PFS。此外，RATIONALE 304 研究[9]结果显示，相较于单纯标准化疗，替雷利珠单抗联合铂类 + 培美曲塞达到主要研究终点，显著延长 PFS。GEMSTONE-302 研究[10]结果显示，国产 PD-L1 单抗舒格利单抗联合铂类 + 培美曲塞治疗 *EGFR*/*ALK* 阴性的转移性 NSCLC 对比单纯标准化疗，显著延长 PFS（中位，9.0 个月 vs. 4.9 个月，*HR*=0.48，*P*<0.000 1），ORR 提升至 63.4%（63.4% vs. 40.3%）。CHOICE-01 研究[14]结果显示，国产 PD-1 单抗特瑞普利单抗联合铂类 + 培美曲塞治疗 *EGFR*/*ALK* 阴性的转移性 NSCLC 对比单纯标准化疗，显著延长 PFS（中位，9.7 个月 vs. 5.5 个月，*HR*=0.48，*P*<0.000 1）和 OS（未达到 vs. 17.0 个月，*HR*=0.48，*P* = 0.000 2），NMPA 于 2022 年 9 月批准了特瑞普利单抗联合标准化疗用于晚期驱动基因阴性非鳞 NSCLC 患者一线治疗的适应证，因此本指南将其从Ⅱ级推荐上升为Ⅰ级推荐。IMpower132 研究[11]结果显示与单纯化疗相比，"阿替利珠 + 铂类 + 培美曲塞" 治疗显著延长 PFS 2.5 个月（中位，7.7 个月 vs. 5.2 个月，*HR*=0.56，*P*<0.000 1）。NMPA 于 2021 年批准阿替利珠单抗联合培美曲塞和铂类用于 *EGFR*/*ALK* 阴性的转移性非鳞癌 NSCLC 患者的一线治疗。

IMpower150 研究[12]总计纳入 1 202 例患者（含 *EGFR* 或 *ALK* 突变患者），随机分至阿替利珠单抗 + 卡铂 + 紫杉醇组（402 例，arm A），阿替利珠单抗 + 贝伐珠单抗 + 卡铂 + 紫杉醇（400 例，arm B）及贝伐珠单抗 + 卡铂 + 紫杉醇（400 例，arm C）。与 arm C 相比，arm B 中阿替利珠单抗的加入显著延长 PFS 1.5 个月（中位，8.3 个月 vs. 6.8 个月，*HR*=0.62，*P*<0.001）；延长 OS 4.5 个月（中位，19.2 个月 vs. 14.7 个月，*HR*=0.78，*P*=0.02）；ORR 提升至 63.5%（63.5% vs. 48.0%），亚组分析显示，*EGFR*/*ALK* 突变及肝转移人群中更具优势。美国 FDA 和 EMA 批准阿替利珠单抗联合贝伐珠单抗及紫杉醇 + 卡铂一线治疗的适应证。此外，IMpower130 研究[13]显示，阿替利珠单抗联合化疗一线治疗无 *EGFR* 及 *ALK* 突变的晚期 NSCLC 患者，相比于单纯化疗可显著延长 PFS（中位，7.0 个月 vs. 5.5 个月，*HR*=0.64，*P*<0.000 1）和 OS（中位，18.6 个月 vs. 13.9 个月，*HR*=0.79，*P*=0.033），美国 FDA 也批准白蛋白紫杉醇 + 卡铂联合阿替利珠单抗用于无 *EGFR* 及 ALK 突变的转移性 NSCLC 一线治疗。CHOICE-01 研究[14]显示，特瑞普利单抗联合培美曲塞和铂类一线治疗非鳞癌 NSCLC，显著延长 PFS 2.7 个月（中位，8.3 个月 vs. 5.6 个月，*HR*=0.58，*P*=0.000 1），OS 表现临床获益趋势，ORR 提升为 58.6%（58.6% vs. 26.5%），中位 DoR 为 8.6 个月 vs. 5.1 个月，但上述方案均未获 NMPA 批准，将其纳入驱动基因阴性的晚期 NSCLC 一线治疗的Ⅱ级推荐。

双免疫联合治疗（PD-1 抑制剂联合 CTLA-4 抑制剂）一线治疗也报道了阳性结果。CheckMate-9LA 研究[15]是探索纳武利尤单抗 + 伊匹木单抗 +2 个周期的化疗对比单纯化疗治疗未曾接受系统治疗的晚期 NSCLC 的疗效和安全性的Ⅲ期临床研究，结果显示中位随访 13.2 个月时，双免疫联合化疗治疗组较化疗组显著延长 PFS（中位，6.7 个月 vs. 5.0 个月，*HR*=0.68）和 OS（中位，15.6 个月 vs. 10.9 个月，*HR*=0.66），无论 PD-L1 表达水平和肿瘤组织学类型（鳞癌或非鳞癌）如何，

双免疫 +2 周期化疗组均显示出临床获益。2020 年美国 FDA 据此研究批准纳武利尤单抗 + 伊匹木单抗 + 化疗（2 周期）一线用于晚期或者复发的 NSCLC，但中国暂未批准其适应证，因此本指南将其作为一线治疗Ⅲ级推荐。CheckMate-227 研究 Part1 结果显示，与化疗相比，纳武利尤单抗联合伊匹木单抗治疗在 PD-L1TPS ≥ 1% 的患者中 OS 获益显著（中位，17.1 个月 vs. 14.9 个月，HR=0.79，P=0.007），CR 率显著提高至 5.8%，中位 DoR 长达 23.2 个月。在 PD-L1 TPS<1% 的患者中 OS 也获益显著（中位，17.2 个月 vs. 12.2 个月，HR=0.62）。但该研究主要研究终点为 PD-L1 TPS ≥ 1% 人群的 OS，因此 2020 年美国 FDA 仅批准纳武利尤单抗联合伊匹木单抗用于 PD-L1 TPS ≥ 1% 的 EGFR/ALK 阴性的转移性 NSCLC 一线治疗。未来需要更多证据支持 CheckMate-227 研究方案的疗效，因此本指南暂时将其写入文字注释部分。

一项关于紫杉醇聚合物胶束的国内Ⅲ期随机对照临床试验[3]，将 448 例ⅢB~Ⅳ期 NSCLC 患者随机分为紫杉醇聚合物胶束 + 顺铂组（300 例）和紫杉醇 + 顺铂组（148 例），与对照组相比，实验组的 OS 虽无显著延长，但 ORR 有显著改善（50% vs. 26%，P<0.000 1），中位 PFS 有显著获益（6.4 个月 vs. 5.3 个月，HR=0.63，P=0.000 1），与治疗相关的严重不良事件发生率显著降低（9% vs. 18%，P=0.009 0）。NMPA 于 2021 年 10 月批准紫杉醇聚合物胶束联合铂类用于驱动基因阴性晚期 NSCLC 患者的一线治疗。因此本指南新增上述方案为一线治疗并作Ⅰ级推荐。

对 PS 评分为 2 分的患者，多项临床研究证实，单药化疗较最佳支持治疗（BSC）能延长生存期并提高生活质量。可选的单药化疗方案包括吉西他滨、长春瑞滨、紫杉醇、多西他赛或培美曲塞。IPSOS 是一项随机对照Ⅲ期临床研究，旨在比较阿特珠单抗和单药化疗在无驱动基因突变、PS 较差（≥ 2）或 70 岁以上有并发症不适合接受含铂双药化疗局部晚期 / 转移性 NSCLC 中的疗效与安全性。结果显示：与单药化疗相比，阿替利珠单抗显著延长了患者 OS（10.3 个月 vs. 9.2 个月，HR=0.78，P=0.028），ORR 分别为 16.9% 和 7.9%，两组中位 DoR 分别为 14 个月和 7.8 个月。目前 NMPA 及美国 FDA 均尚未批准阿特珠单抗在此类人群中的应用，故本次指南暂时将其写入文字注释部分。PS 评分 ≥ 3 分的患者不建议化疗，建议最佳支持治疗。

PD-1/PD-L1 抑制剂免疫治疗已成为 NSCLC（包括鳞癌和非鳞癌）二线治疗新标准。中国人群开展的纳武利尤单抗二线治疗 CheckMate-078 研究[16]显示，纳武利尤单抗较多西他赛显著延长 OS，提高 ORR，且不良反应更优，NMPA 已于 2018 年批准纳武利尤单抗二线适应证。我国自主研发的 PD-1 单抗替雷利珠单抗对比多西他赛二线 / 三线治疗局部晚期或者转移性 NSCLC（包括鳞癌和非鳞癌）的 RATIONALE 303 Ⅲ期临床研究[17]结果显示替雷利珠单抗组相比化疗组显著延长 OS（中位，17.2 个月 vs. 11.9 个月，HR=0.64，P<0.000 1）。NMPA 已批准替雷利珠单抗单药二线治疗非鳞癌 NSCLC，故本指南上调替雷利珠的推荐等级至Ⅰ级推荐。此外，KEYNOTE-010 研究[18]显示，在 PD-L1 表达阳性（PD-L1 TPS ≥ 1%）晚期 NSCLC 中，帕博利珠单抗较多西他赛具有更好的 OS 生存获益；OAK 研究亚组分析[19]显示，阿替利珠单抗二线治疗晚期 NSCLC 患者较多西他赛可以显著地延长 OS。基于该两项研究结果，FDA 批准了帕博利珠单抗用于 PD-L1 表达阳性（PD-L1 TPS ≥ 1%）的晚期 NSCLC 的二线治疗；也批准阿替利珠单抗用于转移性 NSCLC 含铂方案化疗后 / 敏感突变患者 EGFR/ALK-TKI 治疗后的二线治疗。帕博利珠单抗和阿替利珠单抗国内尚未批准肺癌二线治疗适应证，因此，本版指南将其均作为Ⅱ级推荐二线治疗晚期非鳞癌患者。此外，卡瑞利珠单抗二线治疗晚期 / 转移性 NSCLC 的Ⅱ期研究结果显示，整体的 ORR 达 18.5%，中位 PFS 为 3.2 个月，中位 OS 为 19.4 个月，疗效与 PD-L1 表达具有一定的相关性。卡瑞利珠单抗联合阿帕替尼在Ⅱ期研究中显示出肿瘤活性，ORR 为 30.9%，中位 PFS 为 5.7 个月，中位 OS 为 15.5 个月[20]。

PS 评分为 0~2 分患者给予二线化疗。在二线治疗中，两药方案化疗较单药化疗未显示出生存获益。单药化疗可以改善疾病相关症状及 OS。二线治疗可选方案包括多西他赛及培美曲塞，具体药物用法用量见常用非小细胞肺癌二线化疗方案。

盐酸安罗替尼三线治疗的Ⅲ期临床研究（ALTER0303）纳入 437 例至少经两线治疗的ⅢB/Ⅳ期 NSCLC 患者，分别给予安罗替尼（n=296）或安慰剂（n=143），结果显示，安罗替尼能够显著延长 PFS（中位，5.4 个月 vs. 1.4 个月，P<0.000 1）和 OS（中位，9.6 个月 vs. 6.3 个月，P=0.001 8）。NMPA 已于 2018 年 5 月批准安罗替尼的三线适应证，用于既往至少接受过 2 种系统化疗后出现进展或复发的局部晚期或转移性非小细胞肺癌患者的治疗。对于 PS 评分为 0~2 分的患者，积极的三线治疗或可带来获益，但需综合评估潜在的治疗风险与获益。推荐三线治疗可给予其二线未用的治疗方案，如纳武利尤单抗单药治疗或多西他赛或培美曲塞单药治疗。

5.7 Ⅳ期无驱动基因鳞癌的治疗

分期	分层	Ⅰ级推荐	Ⅱ级推荐	Ⅲ级推荐
Ⅳ期无驱动基因、鳞癌一线治疗 a	PS=0~1	1. 含顺铂或卡铂双药方案：顺铂/卡铂联合吉西他滨或多西他赛或紫杉醇或脂质体紫杉醇或紫杉醇聚合物胶束[1] 2. 含奈达铂双药方案：奈达铂＋多西他赛（1B类）[2-3] 3. 阿替利珠单抗（限 PD-L1 TC≥50% 或 IC≥10%）[4] 4. 帕博利珠单抗单药［限 PD-L1 TPS≥50%，PD-L1 TPS 1%~49%（2A类）］[5] 5. 紫杉醇/白蛋白紫杉醇＋铂类联合帕博利珠或替雷利珠单抗[6-7] 6. 紫杉醇＋卡铂联合卡瑞利珠或舒格利或派安普利单抗[8-10] 7. 吉西他滨＋铂类联合信迪利单抗[11] 8. 白蛋白紫杉醇＋铂类联合斯鲁利单抗		1. 白蛋白紫杉醇＋卡铂（2B类）[12] 2. 纳武利尤单抗和伊匹木单抗联合两周期紫杉醇＋铂类[13]
	PS=2	单药化疗： 吉西他滨 或紫杉醇 或长春瑞滨 或多西他赛（2A类）	最佳支持治疗	
二线治疗 b	PS=0~2	纳武利尤单抗[14]或替雷利珠单抗[15]或多西他赛（如一线未用同一药物）	帕博利珠单抗（限 PD-L1 TPS≥1%）[16] 阿替利珠单抗[17] 单药吉西他滨（2A类） 或长春瑞滨（2A类） （如一线未用同一药物） 阿法替尼（如不适合化疗及免疫治疗）（1B类）[18]	
	PS=3~4	最佳支持治疗		
三线治疗	PS=0~2	纳武利尤单抗[14] 或多西他赛（如既往未用同一药物）	安罗替尼（1B类） （限外周型鳞癌）	

注：a. 抗肿瘤治疗同时应给予最佳支持治疗。

b. 如果疾病得到控制且不良反应可耐受，化疗直至疾病进展。

【注释】

驱动基因阴性、PS 评分 0~1 分的Ⅳ期肺鳞癌的一线经典治疗方案是含铂双药化疗，顺铂/卡铂联合吉西他滨或多西他赛或紫杉醇/紫杉醇脂质体均为一线可选择方案。除顺铂、卡铂外，我国开展的一项Ⅲ期随机对照研究探讨了奈达铂联合多西他赛对比顺铂联合多西他赛治疗晚期肺鳞癌的疗效和安全性[3]。结果显示，奈达铂治疗组 PFS 更长，存在边缘统计学差异（4.63 个月 vs. 4.23 个月，*HR*=0.778，*P*=0.056），与顺铂相比，奈达铂客观缓解率（51.5% vs. 38.1%，*P*=0.033）显著增高，提示奈达铂联合多西他赛方案是晚期肺鳞癌的一种治疗选择。

除了化疗外，PD-1/PD-L1 抑制剂免疫治疗已经成为Ⅳ期肺鳞癌的一线标准治疗方案。Ⅲ期临床研究 IMpower110[4]结果显示，对比化疗，阿替利珠单抗显著改善 PD-L1 高表达（TC≥50% 或 IC≥10%）的野生型Ⅳ期非鳞或鳞状 NSCLC 患者的 PFS（*HR*=0.63）和 OS（*HR*=0.59）。2021 年 NMPA 批准阿替利珠单抗用于经 NMPA 批准的检测方法评估为 PD-L1

TC ≥ 50% 或 IC ≥ 10% 的 *EGFR/ALK* 阴性的转移性 NSCLC 一线单药治疗。KEYNOTE-024 研究纳入了 305 例 PD-L1 TPS 均 ≥ 50% 且 *EGFR/ALK* 野生型晚期 NSCLC（包括腺癌和鳞癌）患者，帕博利珠单抗较化疗显著延长 PFS（*HR*=0.50）和 OS（*HR*=0.63），且不良反应发生率低于化疗组。KEYNOTE-042 研究[5]进一步将入组标准扩大至 PD-L1 TPS ≥ 1%，结果提示与化疗相比，帕博利珠单抗显著降低死亡风险 19%，但亚组分析提示主要获益人群为 PD-L1 TPS ≥ 50% 的患者。NMPA 已于 2019 年批准其一线适应证，适用于 PD-L1 TPS ≥ 1% 患者。本指南将帕博利珠单抗一线治疗作为Ⅰ级推荐，其中 PD-L1 TPS ≥ 50% 为 1A 类证据，PD-L1 TPS ≥ 1% 为 2A 类证据。

KEYNOTE-407 研究[6]入组 559 例初治转移性肺鳞癌患者，1∶1 随机接受帕博利珠单抗联合卡铂 + 紫杉醇 / 白蛋白结合型紫杉醇或卡铂 + 紫杉醇 / 白蛋白结合型紫杉醇。结果显示，帕博利珠单抗联合化疗显著延长 PFS（中位，6.4 个月 vs. 4.8 个月，*HR*=0.56，*P*<0.001）和 OS（中位，15.9 个月 vs. 11.3 个月，*HR*=0.64，*P*<0.001），不良反应未显著增加。亚组分析提示，不同 PD-L1 表达亚组均能从联合化疗治疗中获益。基于该结果，NMPA 已批准帕博利珠单抗联合卡铂及紫杉醇（或白蛋白结合型紫杉醇）用于转移性肺鳞癌的一线治疗。RATIONALE 307 研究[7]显示在晚期鳞状 NSCLC 患者一线治疗中，相较于单纯化疗组，替雷利珠单抗联合紫杉醇组与联合白蛋白结合型紫杉醇在主要终点 PFS 上均显著延长。NMPA 已批准替雷利珠单抗联合卡铂及紫杉醇（或白蛋白结合型紫杉醇）用于晚期肺鳞癌的一线治疗。CameL-sq 研究结果[8]显示，卡瑞利珠单抗联合紫杉醇和卡铂相比于单纯化疗，PFS 显著获益（中位，8.5 个月 vs. 4.9 个月，*P*<0.000 1）。2022 年 ELCC 大会上公布了 CameL-sq 研究更新随访的结果，显示卡瑞利珠单抗联合化疗组中位 OS 达 27.4 个月（对比化疗组 15.5 个月，*HR*=0.57，*P*<0.000 1），较化疗组延长接近 1 年。NMPA 于 2021 年 12 月批准卡瑞利珠单抗联合化疗的方案用于局部晚期或转移性肺鳞癌的一线治疗。GEMSTONE-302 研究[9]结果显示，国产 PD-L1 单抗舒格利单抗联合卡铂 + 紫杉醇对比单纯标准化疗治疗 NSCLC 患者，显著延长 PFS（中位，9.0 个月 vs. 4.9 个月，*HR*=0.48，*P*<0.000 1），ORR 提升至 63.4%（63.4% vs. 40.3%）。NMPA 于 2021 年 12 月批准舒格利单抗联合紫杉醇和卡铂用于转移性鳞状 NSCLC 患者的一线治疗。我国自主研发的 PD-1 单抗信迪利单抗联合吉西他滨和铂类对比化疗一线治疗晚期鳞状 NSCLC 的 ORIENT-12 研究[10]显示信迪利单抗联合吉西他滨和铂类显著延长 PFS（中位，5.5 个月 vs. 4.9 个月，*P*<0.000 01），且具有 OS 的获益趋势（*HR*=0.567，*P*=0.017 01）。2021 年 NMPA 已批准该方案用于一线治疗驱动基因阴性局部晚期或转移性鳞状 NSCLC。

AK105-302 研究[1]显示，派安普利单抗联合紫杉醇和铂类治疗鳞状 NSCLC，显著延长 PFS 2.8 个月（中位，7.0 个月 vs. 4.2 个月，*HR*=0.40，*P*<0.000 1），基于此研究结果，2023 年 1 月 10 日 NMPA 批准派安普利单抗联合化疗用于一线治疗晚期肺鳞癌患者，故本指南将其从Ⅱ级推荐上升为Ⅰ级推荐。另外一项国产 PD-1 单抗联合化疗的随机对照Ⅲ期研究 ASTRUM-004，探索了斯鲁利单抗联合化疗在局部晚期、转移性肺鳞癌患者中的疗效。研究发现，与单纯化疗组相比，联用斯鲁利单抗显著延长了 PFS（8.28 个月 vs. 5.72 个月，*HR*=0.55，*P*<0.001），进展风险下降 45%。基于此研究结果，NMPA 于 2022 年 10 月批准斯鲁利单抗联合化疗用于局部晚期或转移性鳞状 NSCLC 的一线治疗适应证，因此本指南新增将此方案作为一线治疗作为Ⅰ级推荐。

一项关于紫杉醇聚合物胶束的国内Ⅲ期随机对照临床试验，将 448 例ⅢB~Ⅳ期 NSCLC 患者随机分为紫杉醇聚合物胶束 + 顺铂组（300 例）和紫杉醇 + 顺铂组（148 例），与对照组相比，实验组的 OS 虽无显著延长，但 ORR 有显著改善（50% vs. 26%，*P*<0.000 1），中位 PFS 有显著获益（6.4 个月 vs. 5.3 个月，*HR*=0.63，*P*=0.000 1），与治疗相关的严重不良事件发生率显著降低（9% vs. 18%，*P*=0.009 0）。NMPA 于 2021 年 10 月批准紫杉醇聚合物胶束联合铂类用于驱动基因阴性晚期 NSCLC 患者的一线治疗。因此本指南新增上述方案为一线治疗并作为Ⅰ级推荐。

Ⅱ期临床研究 C-TONG1002 探讨了白蛋白紫杉醇联合卡铂对比吉西他滨联合卡铂一线治疗晚期肺鳞癌的疗效[1]，结果显示白蛋白紫杉醇联合卡铂组在 ORR，PFS 及 OS 方面均与对照组相当，但具有更好的安全性和生活质量数据，目前 NMPA 并未批准 NSCLC 适应证。

双免疫联合治疗（PD-1 抑制剂联合 CTLA-4 抑制剂）一线治疗也报道了阳性结果。CheckMate-9LA 研究[1]是探索纳武利尤单抗 + 伊匹木单抗 +2 个周期的化疗对比单纯化疗治疗未曾接受系统治疗的晚期 NSCLC 的疗效和安全性的Ⅲ期临床研究，结果显示中位随访 13.2 个月时，双免疫联合化疗治疗组较化疗组显著延长 PFS（中位，6.7 个月 vs. 5.0 个月，*HR*=0.68）和 OS（中位，15.6 个月 vs. 10.9 个月，*HR*=0.66），无论 PD-L1 表达水平和肿瘤组织学类型（鳞癌或非鳞癌）如何，双免疫 +2 周期化疗组均显示出临床获益。2020 年美国 FDA 据此研究批准纳武利尤单抗 + 伊匹木单抗 + 化疗（2 周期）一线用于晚期或者复发的 NSCLC，但中国暂未批准其适应证，因此本指南将其作为一线治疗Ⅲ级推荐。CheckMate-227 研究 Part1 结果显示，与化疗相比，纳武利尤单抗联合伊匹木单抗治疗在 PD-L1TPS ≥ 1% 的患者中 OS 获益显著（中位，17.1 个月 vs. 14.9 个月，*HR*=0.79，*P*=0.007），CR 率显著提高至 5.8%，中位 DoR 长达 23.2 个月。在 PD-L1 TPS<1% 的患者中 OS 也获益显著（中位，17.2 个月 vs. 12.2 个月，*HR*=0.62）。但该研究主要研究终点为 PD-L1 TPS ≥ 1% 人群的 OS，因此 2020 年美国 FDA 仅批准纳武利尤单抗联合伊匹木单抗用于 PD-L1 TPS ≥ 1% 的 EGFR/ALK 阴性的转移性 NSCLC 一线治疗。未

来需要更多证据支持 CheckMate-227 研究方案的疗效，因此本指南暂时将其写入文字注释部分。

PS 评分为 2 分患者的一线治疗，一项入组 391 例患者的Ⅲ期随机临床研究探讨了卡铂 / 紫杉醇联合方案对比吉西他滨或长春瑞滨单药治疗 PS 评分为 2 分的患者，联合化疗组较单药组具有更优 TTP（中位，4.6 个月 vs. 3.5 个月，$P<0.001$），但 OS 差异无统计学意义（中位，8.0 个月 vs. 6.6 个月，$P=0.184$），联合化疗组 3~4 度毒性反应发生率高于单药组（40% vs. 22%），因此，PS 评分为 2 分的患者需要慎重考虑含铂双药联合化疗。免疫治疗在该人群中目前缺乏级别证据等级高的循证医学证据，本次指南更新暂不推荐 PS 评分为 2 分患者使用免疫治疗。

PD-1/PD-L1 抑制剂免疫治疗已成为二线治疗新标准。中国人群开展的纳武利尤单抗二线治疗 CheckMate-078 研究[14]显示，纳武利尤单抗较多西他赛显著延长 OS（中位，12.0 个月 vs. 9.6 个月，$P=0.000\,6$），提高 ORR（16.6% vs. 4.2%，$P<0.000\,1$），在不良反应方面更优，NMPA 已于 2018 年批准纳武利尤单抗二线适应证。我国自主研发的 PD-1 单抗替雷利珠单抗对比多西他赛二线 / 三线治疗局部晚期或者转移性 NSCLC（包括鳞癌和非鳞癌）的 RATIONALE 303 Ⅲ期临床研究[15]结果显示替雷利珠单抗组相比化疗组显著延长 OS（中位，17.2 个月 vs. 11.9 个月，$HR=0.64$，$P<0.000\,1$），NMPA 已批准替雷利珠单抗单药二线治疗鳞癌 NSCLC，因此将上调替雷利珠的推荐等级至Ⅰ级推荐。此外，KEYNOTE-010 研究[16]显示，在 PD-L1 表达阳性（PD-L1 TPS ≥ 1%）晚期 NSCLC 中，帕博利珠单抗较多西他赛具有更好的 OS 生存获益；OAK 研究亚组分析[17]显示，阿替利珠单抗二线治疗晚期 NSCLC 鳞癌患者较多西他赛可以显著地延长 OS。基于该两项研究结果，美国 FDA 批准了帕博利珠单抗用于 PD-L1 表达阳性（PD-L1 TPS ≥ 1%）的肺鳞癌的二线治疗；也批准阿替利珠单抗用于转移性 NSCLC 含铂方案化疗后 / 敏感突变患者 EGFR/ALK-TKI 治疗后的二线治疗。但帕博利珠单抗、阿替利珠单抗在国内均未获批肺癌二线治疗适应证，因此，本版指南将其均作为Ⅱ级推荐二线治疗晚期肺鳞癌患者。

在既往接受过一线化疗的非选择性鳞癌患者中，阿法替尼与厄洛替尼头对头二线治疗的 LUX-Lung 8 研究[18]结果显示，阿法替尼组的中位 PFS（中位，2.6 个月 vs. 1.9 个月，$P=0.010\,3$）和 OS（中位 7.9 个月 vs. 6.8 个月，$P=0.007\,7$）均较厄洛替尼组有显著提高，且差异有统计学意义，NMPA 于 2017 年 2 月批准阿法替尼二线治疗晚期肺鳞癌。对于一线或维持治疗后进展的患者，二线建议多西他赛或吉西他滨单药化疗。一项入组了 373 例患者的Ⅲ期临床研究对比了多西他赛 100mg/m^2（D100）和 75mg/m^2（D75）两个剂量组和长春瑞滨或异环磷酰胺（V/I）二线治疗含铂化疗后的患者[19]，虽然多西他赛组的有效率高于长春瑞滨或异环磷酰胺，但三组的总生存差异无统计学意义。因此，在不适合多西他赛或吉西他滨化疗的情况下，也可选择长春瑞滨进行化疗。

在三线治疗中，ALTER 0303 研究入组 439 例晚期 NSCLC 患者（含 86 例周围型肺鳞癌），结果提示安罗替尼显著延长 PFS（中位，5.4 个月 vs. 1.4 个月，$P<0.001$）和 OS（中位，9.6 个月 vs. 6.3 个月，$P=0.002$），显著提高客观缓解率（9.2% vs. 0.7%，$P<0.001$），但安罗替尼 3 度及以上不良反应显著增加（61.9% vs. 37.1%）。亚组分析提示，肺鳞癌患者接受安罗替尼治疗 PFS（$HR=0.37$）和 OS（$HR=0.73$）也显著获益。因此安罗替尼可作为晚期 NSCLC 的三线治疗的可选方案，限定为外周型鳞癌患者。

此外，对于 PS 评分为 0~2 分的患者，积极的三线治疗或可带来获益。可选择的患者在三线治疗给予其二线未用的治疗方案，如纳武利尤单抗单药治疗或多西他赛单药治疗。

常用非小细胞肺癌的一线化疗方案

	化疗方案	剂量	用药时间	时间及周期
NP 方案	长春瑞滨	25mg/m^2	d1、d8	21 天为 1 个周期
	顺铂	75mg/m^2	d1	4~6 个周期
PP 方案	紫杉醇	135~175mg/m^2	d1	
	顺铂或卡铂			
	顺铂	75mg/m^2	d1	
	卡铂	AUC=5~6	d1	
nab-PP 方案	白蛋白紫杉醇	100mg/m^2	d1、d8、d15	
	顺铂或卡铂			
	顺铂	75mg/m^2	d1	
	卡铂	AUC=5~6	d1	
LP 方案	紫杉醇脂质体	135~175mg/m^2	d1	
	顺铂或卡铂			
	顺铂	75mg/m^2	d1	
	卡铂	AUC=5~6	d1	

续表

	化疗方案	剂量	用药时间	时间及周期
GP 方案	吉西他滨	1 000~1 250mg/m^2	d1、d8	21 天为 1 个周期
	顺铂或卡铂			
	顺铂	75mg/m^2	d1	
	卡铂	AUC=5~6	d1	
DP 方案	多西他赛	60~75mg/m^2	d1	21 天为 1 个周期
	顺铂或卡铂			
	顺铂	75mg/m^2	d1	
	卡铂	AUC=5~6	d1	
AP 方案	培美曲塞	500mg/m^2	d1	21 天为 1 个周期
	顺铂或卡铂			
	顺铂	75mg/m^2	d1	
	卡铂	AUC=5~6	d1	

常用非小细胞肺癌的二线化疗方案

化疗方案	剂量	用药时间	时间及周期
多西他赛	60~75mg/m^2	d1	21 天为 1 个周期
培美曲塞	500mg/m^2	d1	

常用免疫治疗的用药方案

治疗方案	剂量	用药时间	周期
纳武利尤单抗单药	3mg/kg	d1	14 天为一个周期
帕博利珠单抗单药	200mg	d1	21 天为一个周期
阿替利珠单抗单药	1 200mg	d1	21 天为一个周期
替雷利珠单抗单药	200mg	d1	21 天为一个周期
帕博利珠单抗 + 化疗（非鳞）			
帕博利珠单抗	200mg	d1	21 天为一个周期
卡铂	AUC=5	d1	
培美曲塞	500mg/m^2	d1	
帕博利珠单抗 + 化疗（鳞癌）			
帕博利珠单抗	200mg	d1	21 天为一个周期
卡铂	AUC=6	d1	
紫杉醇 / 白蛋白紫杉醇	200/100mg/m^2	d1/d1、d8、d15	
卡瑞利珠单抗 + 化疗（非鳞）			
卡瑞利珠单抗	200mg	d1	21 天为一个周期
卡铂	AUC=5	d1	
培美曲塞	500mg/m^2	d1	
卡瑞利珠单抗 + 化疗（鳞癌）			
卡瑞利珠单抗	200mg		21 天为一个周期
卡铂	AUC=5		
紫杉醇	175mg/m^2		

续表

治疗方案	剂量	用药时间	周期
信迪利单抗 + 化疗（非鳞）			
信迪利单抗	200mg	d1	21 天为一个周期
顺铂 / 卡铂	75mg/m^2/AUC=5	d1	
培美曲塞	500mg/m^2	d1	
信迪利单抗 + 化疗（鳞癌）			
信迪利单抗	200mg	d1	21 天为一个周期
顺铂 / 卡铂	75mg/m^2/AUC=5	d1	
吉他西滨	1 000mg/m^2	d1、d8	
替雷利珠单抗 + 化疗（非鳞）			
替雷利珠单抗	200mg	d1	21 天为一个周期
顺铂 / 卡铂	75mg/m^2/AUC=5	d1	
培美曲塞	500mg/m^2	d1	
替雷利珠单抗 + 化疗（鳞癌）			
替雷利珠单抗	200mg	d1	21 天为一个周期
卡铂	AUC=5	d1	
紫杉醇 / 白蛋白紫杉醇	175/100mg/m^2	d1/d1、d8、d15	
斯鲁利单抗 + 卡铂 + 白蛋白紫杉醇（鳞癌）			
斯鲁利单抗	4.5mg/kg	d1	21 天为一个周期
卡铂	AUC=5	d1	
白蛋白紫杉醇	100mg/m^2	d1、d8、d15	
阿替利珠单抗四药联合方案			
阿替利珠单抗	1 200mg	d1	21 天为一个周期
贝伐珠单抗	15mg/kg	d1	
卡铂	AUC=6	d1	
紫杉醇	175mg/m^2	d1	
阿替利珠单抗联合化疗（非鳞）			
阿替利珠单抗	1 200mg	d1	21 天为一个周期
顺铂 / 卡铂	75mg/m^2/AUC=6	d1	
培美曲塞	500mg/m^2	d1	
舒格利单抗联合化疗（非鳞）			
舒格利单抗	1 200mg	d1	21 天为一个周期
卡铂	AUC=5	d1	
培美曲塞	500mg/m^2	d1	
舒格利单抗联合化疗（鳞癌）			
舒格利单抗	1 200mg	d1	21 天为一个周期
卡铂	AUC=5	d1	
紫杉醇	175mg/m^2	d1	
派安普利单抗联合化疗（鳞癌）			
派安普利单抗	200mg	d1	21 天为一个周期
卡铂	AUC=5	d1	
紫杉醇	175mg/m^2	d1	

免疫治疗和抗血管药物获批适应证

名称	FDA	EMA	NMPA
帕博利珠单抗	• 用于 PD-L1 TPS ≥ 1%，*EGFR/ALK* 阴性的转移性 NSCLC 一线治疗 • 联合卡铂及紫杉醇(或白蛋白结合型紫杉醇)用于转移性肺鳞状细胞癌的一线治疗 • 联合培美曲塞 + 铂类化疗用于转移性非鳞 NSCLC 的一线治疗含铂化疗失败的、PD-L1 TPS≥1% 的晚期或转移性 NSCLC	• 用于 PD-L1 TPS≥50%，*EGFR/ALK* 阴性的转移性 NSCLC 的一线治疗 • 联合培美曲塞 + 铂类化疗用于 *EGFR/ALK* 阴性的转移性非鳞 NSCLC 的一线治疗 • 联合卡铂及紫杉醇(或白蛋白结合型紫杉醇)用于转移性肺鳞状细胞癌的一线治疗 • 用于 PD-L1 TPS ≥ 1%，既往至少一线化疗失败的局部晚期或转移性 NSCLC	• 用于 PD-L1 TPS ≥ 1%，*EGFR/ALK* 阴性的局部晚期或转移性 NSCLC 一线治疗 • 联合卡铂及紫杉醇(或白蛋白结合型紫杉醇)用于转移性肺鳞状细胞癌的一线治疗 • 联合培美曲塞 + 铂类化疗用于转移性非鳞 NSCLC 的一线治疗
纳武利尤单抗	• 联合伊匹木单抗 +2 周期化疗用于晚期或者复发的 NSCLC 的一线治疗 • 联合伊匹木单抗用于 PD-L1 TPS ≥1% 的 *EGFR/ALK* 阴性的转移性 NSCLC 一线治疗 • 用于含铂化疗失败且经过其他治疗失败后的转移性 NSCLC	• 联合伊匹木单抗 +2 周期化疗用于 *EGFR/ALK* 阴性的转移性 NSCLC 的一线治疗 • 化疗失败后的局部晚期或转移性 NSCLC	用于 *EGFR/ALK* 阴性的，既往含铂化疗失败的局部晚期或转移性 NSCLC 二线及后线治疗
阿替利珠单抗	• 用于 *EGFR/ALK* 阴性的 PD-L1 高表达(TC ≥50% 或 IC ≥10%)的晚期 NSCLC 的一线治疗 • 联合白蛋白结合型紫杉醇和卡铂用于 *EGFR/ALK* 阴性的转移性非鳞状 NSCLC 的一线治疗 • 联合贝伐单抗及紫杉醇 + 卡铂用于 *EGFR/ALK* 阴性的晚期非鳞状 NSCLC 一线治疗 • 含铂化疗失败后的转移性 NSCLC 用于Ⅱ期或ⅢA 期 NSCLC 患者根治性手术及铂类化疗后，阿替利珠单抗辅助治疗(限 PD-L1 TC ≥ 1%)	• 联合白蛋白结合型紫杉醇和卡铂用于 *EGFR/ALK* 阴性的转移性非鳞状 NSCLC 的一线治疗 • 联合贝伐单抗及紫杉醇 + 卡铂用于转移性非鳞状 NSCLC 的一线治疗 • 化疗失败后的局部晚期或转移性 NSCLC	• 用于经 NMPA 批准的检测方法评估为 PD-L1 TC ≥ 50% 或 IC ≥10% 的 *EGFR/ALK* 阴性的转移性 NSCLC 一线单药治疗 • 联合培美曲塞和铂类用于 *EGFR/ALK* 阴性的转移性非鳞状 NSCLC 患者的一线治疗
度伐利尤单抗	用于不可切除的Ⅲ期 NSCLC 经同步含铂化疗及放疗后无进展患者的巩固治疗	局部晚期不可切除伴 PD-L1 TPS ≥ 1% 的既往含铂化疗及放疗后无进展的 NSCLC 患者的巩固治疗	用于不可切除的Ⅲ期 NSCLC 经同步含铂化疗及放疗后无进展患者的巩固治疗
卡瑞利珠单抗			• 联合培美曲塞和卡铂用于 *EGFR/ALK* 阴性的晚期非鳞癌 NSCLC 的一线治疗 • 联合紫杉醇和卡铂用于 *EGFR/ALK* 阴性的晚期鳞癌 NSCLC 的一线治疗

续表

名称	FDA	EMA	NMPA
信迪利单抗			• 联合培美曲塞和卡铂用于 *EGFR*/*ALK* 阴性的晚期非鳞癌 NSCLC 的一线治疗 • 联合吉西他滨 + 铂类化疗用于一线治疗驱动基因阴性局部晚期或转移性鳞状 NSCLC
替雷利珠单抗			• 联合培美曲塞和铂类用于 *EGFR*/*ALK* 阴性的不可手术切除的局部晚期或者转移性非鳞癌 NSCLC 的一线治疗 • 联合卡铂及紫杉醇(或白蛋白结合型紫杉醇)用于晚期肺鳞癌的一线治疗 • 单药二线治疗鳞癌和非鳞癌 NSCLC
舒格利单抗			• 联合培美曲塞和卡铂一线治疗 *EGFR* 基因突变阴性和 *ALK* 阴性的转移性(Ⅳ期)非鳞非小细胞肺癌患者 • 联合紫杉醇和卡铂一线治疗转移性鳞状非小细胞肺癌患者
派安普利单抗			• 联合化疗一线治疗局部晚期或转移性鳞状非小细胞肺癌
斯鲁利单抗			• 联合化疗用于局部晚期或转移性鳞状 NSCLC 的一线治疗适应证
安维汀	联合含铂双药化疗用于不可切除的晚期,转移性或复发性非鳞 NSCLC 的一线治疗	联合含铂双药化疗用于不可切除的晚期,转移性或复发性非鳞 NSCLC 的一线治疗	联合含铂双药化疗用于不可切除的晚期,转移性或复发性非鳞 NSCLC 的一线治疗
安可达 达攸同 博优诺 艾瑞妥 普贝希 贝安汀 朴欣汀 汉贝泰			联合含铂双药化疗用于不可切除的晚期,转移性或复发性非鳞 NSCLC 的一线治疗
安罗替尼			晚期 NSCLC 三线治疗

5.8 Ⅳ期孤立性转移非小细胞肺癌的治疗

5.8.1 孤立脑或肾上腺转移非小细胞肺癌的治疗

分期	分层	Ⅰ级推荐	Ⅱ级推荐	Ⅲ级推荐
孤立性脑或孤立性肾上腺转移	PS=0~1、肺部病变为非 N_2 且可完全性切除	脑或肾上腺转移灶切除 + 肺原发病变完全性手术切除 + 系统性全身化疗（1 类）[1-8] 脑 SRS（SRT）+ 肺原发病变完全性手术切除 + 系统性全身化疗（2A 类）[9]	脑或肾上腺转移灶 SRS/SRT/SBRT+ 肺原发病变 SBRT+ 系统性全身化疗（1 类）[10-15]	
	PS=0~1、肺部病灶为 T_4 或 N_2	脑或肾上腺转移灶 SRS/SRT/SBRT+ 肺部病变同步或序贯放化疗 + 系统性全身化疗（2B 类）[3-4,16-19]		
	PS ≥ 2	按Ⅳ期处理		

注：TNM 分期参照 IASLC/UICC 第 8 版；SRS（stereotactic），立体定向放射外科；WBRT（whole brain radiotherapy），全脑放射治疗；SRT（stereotactic radiation therapy），立体定向放疗；SBRT（stereotactic body radiation therapy），体部立体定向放疗。

【注释】

关于非小细胞肺癌孤立性脑或肾上腺转移的治疗目前尚缺乏大样本的前瞻性随机对照临床研究数据，多为小样本回顾性研究，证据级别不高。

关于脑部病灶的处理参照脑单发或寡转移（包括其他实体瘤，其中绝大部分为非小细胞肺癌）的前瞻性随机对照临床研究的结果。对于 PS 评分为 0~1 分的患者，两项前瞻性随机对照临床研究比较了脑部手术 + WBRT 与单 WBRT 的疗效[1-2]，结果显示手术可显著提高患者生存率及局部控制率。

关于肺部病灶的处理，多篇回顾性研究分析显示，PS 评分为 0~1 分，肺部病变为非 N_2 且可完全切除患者，手术治疗较非手术治疗效果好[3-4]。部分研究显示 T1 患者手术的疗效优于 T2、T3[3-4]；N_0 者手术疗效优于 N_1、N_2[4]，对于 N_2 患者，鉴于疗效差，不主张手术治疗[4]。

关于孤立肾上腺转移Ⅳ期 NSCLC 的治疗，多个回顾性研究提示[5-8]，PS 评分为 0~1 分、肺部病变为非 N_2 且可完全切除患者，给予肺部原发病灶完全性手术切除及根治性肾上腺切除术联合系统全身化疗，患者可获益，中位生存可达 11~31 个月。研究同时提示，对于原发病灶分期较晚，特别是有 N2 淋巴结转移患者行手术治疗效果差，不建议手术治疗[5-7]。

对于脑部病灶不能或不愿手术的患者，基于 4 项前瞻性随机对照临床研究的结果（包括 2015 年 ASCO 摘要 LBA4）：PS 评分为 0~1 分，脑部 SRS 联合 WBRT 较单纯 SRS 仅提高局部控制率，并无生存获益，且增加神经系统并发症，降低学习和记忆能力[11-13]。

关于脑部手术或 SRS/SRT 后是否加 WBRT 存在争议：目前缺乏前瞻性随机对照比较脑部手术 +WBRT 与单独手术的临床研究数据，既往研究样本量小、年代久远且对照组为单独 WBRT 而非单独手术。EORTC 22952-26001 研究[11]比较了手术或 SRS 后根据是否行 WBRT 将患者随机分为两组，结果显示加用 WBRT 对总生存期无影响。对于脑部 SRS/SRT 后是否加用 WBRT，多数研究显示加用 WBRT 仅可以提高颅内局部控制率，但不延长总生存期[11-13]；RTOG 9508 和 JROSG 99-1，两项研究的二次分析显示：对于分级预后评估（graded prognostic assessment，GPA）高者 SRS 联合 WBRT 有生存获益[14-15]。

WBRT 标准剂量包括 30Gy/10 次，也可以 37.5Gy/15 次，然而在 PS 状态差的患者也可以 20Gy/5 次[10]；SRS 单次最大边缘剂量根据肿瘤体积（最大径 ≤ 2.0cm、2.1~3.0cm、3.1~4.0cm）可以为 24、18、15Gy（RTOG 90-05）[15]。

对于不能或不愿意手术切除的肺部病灶，可考虑 SBRT 或放化疗[4,16-18]。其放射治疗参照非转移非小细胞肺癌的放射治疗。

孤立肾上腺转移Ⅳ期 NSCLC 的治疗中，对于不愿意或肺部病灶不能手术切除的患者，针对肺原发病灶 SBRT 或放化疗联合肾上腺转移灶行放疗，患者有生存获益，中位生存达 10.2~23 个月[16-19]。

孤立脑或肾上腺转移 NSCLC 患者的系统性全身治疗方案见指南其他章节中的Ⅳ期患者系统性全身治疗。

5.8.2　孤立性骨转移的处理

分期	分层	Ⅰ级推荐	Ⅱ级推荐	Ⅲ级推荐
孤立性骨转移	PS=0~1、肺部病变为非 N_2 且可完全性切除	肺原发病变完全性手术切除 + 骨转移病变放疗 + 系统性全身化疗 + 双膦酸盐 / 地舒单抗治疗（2B 类）[1-11]	肺原发病变放疗 + 骨转移病变放疗 + 系统性全身化疗 + 双膦酸盐 / 地舒单抗治疗（2B 类）[8-13]	
	PS=0~1、肺部病变为 N_2 或 T_4	肺原发病变序贯或同步放化疗 + 骨转移病变放疗 + 双膦酸盐 / 地舒单抗治疗 + 系统性全身化疗（2B 类）[8-11,13-14]		

【注释】

关于非小细胞肺癌孤立性骨转移的治疗，目前尚缺乏大样本的前瞻性随机对照临床研究数据。对于 PS 评分为 0~1 分、肺部病变为非 N_2 且可完全性切除的患者，多项回顾性研究显示，肺原发病变手术治疗加骨转移病变放射治疗或手术，联合系统全身化疗和双膦酸盐治疗，患者可获益，中位生存可达 8~35 个月[1-6]。对于原发病变分期为Ⅰ~Ⅱ期的患者，手术的生存获益明显优于Ⅲ期患者[4]。对于承重骨骨转移患者，推荐转移灶手术加放疗，可显著降低神经功能损伤，提高 KPS 评分及患者生存质量[7]。

两项前瞻性随机对照Ⅲ期临床研究结果显示，与安慰剂对比，双膦酸盐能明显降低肺癌骨转移患者的骨相关不良事件发生率，可以和常规抗肿瘤治疗联合使用[8-9]。此外，一项比较地舒单抗和唑来膦酸在预防合并骨转移的晚期肿瘤的随机双盲Ⅲ期研究[10]结果显示，相比唑来膦酸，地舒单抗能够显著延缓首次出现骨相关事件的时间长达 6 个月（21.4 个月 vs. 15.4 个月；*HR*=0.81；95% *CI* 0.68~0.96；*P*=0.017），首次出现骨相关事件的风险降低 19%。一项研究对 NSCLC 骨转移患者的亚组分析结果[11]显示，与唑来膦酸相比，地舒单抗的中位 OS 具有显著优势（9.5 个月 vs. 8.0 个月），死亡风险降低 22%。2020 年 NMPA 已批准地舒单抗用于预防实体瘤骨转移及多发性骨髓瘤引起的骨相关事件，因此地舒单抗成为晚期肺癌骨转移治疗新选择。

对于原发病变能完全切除但由于某些原因无法手术或不愿手术的患者，可考虑原发病变放疗和骨转移病变放疗，联合系统性全身化疗 + 双膦酸盐治疗[12-13]，中位 OS 达到 13.5~23 个月。

对于 PS 评为 0~1 分、肺部病变为 N_2 或 T_4 的患者，回顾性研究结果显示原发病变行序贯或同步放化疗，骨转移病变放射治疗，联合系统性全身化疗 + 双膦酸盐治疗，患者可获益，中位生存期为 13.5~14 个月，1、2、3 年的总生存率分别为 58.1%、24.8%、15.8%[13-14]。

孤立骨转移 NSCLC 患者的系统性全身治疗方案见指南其他章节中的Ⅳ期患者系统性全身治疗。

6　随访

		Ⅰ级推荐	Ⅱ级推荐	Ⅲ级推荐
Ⅰ~Ⅱ期和可手术切除ⅢA 期 NSCLC R0 切除术后或 SBRT 治疗后				
无临床症状或症状稳定患者	前 2 年 （每 6 个月随访一次）	病史 体格检查 胸部平扫 CT，腹部 CT 或超声 （每 6 个月一次） 吸烟情况评估（鼓励患者戒烟）（2B 类）	可考虑选择胸部增强 CT	
	3~5 年 （每年随访一次）	病史 体格检查 胸部平扫 CT，腹部 CT 或超声 （每年一次） 吸烟情况评估（鼓励患者戒烟）（2B 类）		
	5 年以上 （每年随访一次）	病史 体格检查 鼓励患者继续胸部平扫 CT，腹部 CT 或超声 （每年一次） 吸烟情况评估（鼓励患者戒烟）（2B 类）		

续表

		Ⅰ级推荐	Ⅱ级推荐	Ⅲ级推荐
Ⅳ期 NSCLC 全身治疗结束后				
无临床症状或症状稳定患者	每 6~8 周随访一次	病史 体格检查 影像学复查建议每 6~8 周一次，常规胸腹部（包括肾上腺）增强 CT；合并有脑、骨等转移者，可定期复查脑 MRI 和 / 或骨扫描或症状提示性检查（2B 类）	临床试验者随访密度和复查手段遵循临床试验研究方案	
症状恶化或新发症状者		即时随访		

注：Ⅰ～ⅢA 期 NSCLC 局部治疗后随访，常规不进行头颅 CT 或 MRI、骨扫描或全身 PET/CT 检查，仅当患者出现相应部位症状时才进行；ⅢB～Ⅳ期 NSCLC 不建议患者采用 PET/CT 检查作为常规复查手段。

【注释】

接受完全性切除术后的早期肺癌患者，术后随访的目的在于更早发现肿瘤复发或第二原发肺癌，并及时干预处理，以期提高患者的总生存期，改善生活质量。目前国际肺癌相关指南如 NCCN 指南（Version 2.2019）[1]、ESMO 早期 NSCLC 管理共识（第 2 版）[2]和 ACCP 指南（第 3 版）[3]均推荐根治性术后 NSCLC 患者接受随访监测。推荐的随访模式：术后头 2 年，每 6 个月随访一次，除常规病史、体格检查外，应进行胸部 CT 复查；术后 3~5 年，每 12 个月随访一次，进行低剂量胸部 CT 平扫；手术 5 年后，鼓励患者坚持每年随访一次，继续胸部 CT 平扫；随访的总年限，目前尚无定论。

对于完全性切除术后的Ⅰ～Ⅱ期 NSCLC，20%~40% 的患者会发生局部或远处复发[4-5]。术后前 4 年患者的复发风险较高，每年每人的复发风险为 6%~7%，此后每年患者的复发风险会降低至 2% 左右[5]。通过回顾性分析 1 506 例完全性切除的 NSCLC 患者，并进一步细分患者的复发模式，发现远处复发的第一个高峰集中在术后 9 个月，此外，术后 2 年和 4 年亦分别呈现小高峰；局部复发的高峰在术后 1 年和术后 2 年[6]。与此不同，患者再发第二原发肺癌的风险相对稳定，每人每年的再发风险为 1%~3%[6-7]。

目前，临床常用的影像学复查手段主要是胸部 X 线和 CT。回顾性研究提示，CT 对比胸部 X 线检查，能更早期发现复发灶，虽然不能提高患者的总生存期[8]。现今，各大指南均推荐术后患者进行胸部 CT 复查，但截至目前，并没有前瞻性随机对照研究证实术后规律 CT 随访可以提高患者的总生存期。一些回顾性研究的结果也有出入。2015 年欧洲呼吸学年会上，来自丹麦肺癌记录系统的一个回顾性分析提示，引入 CT 随访相比未引入 CT 随访，可以提高术后 4 年的生存率，复发性肺癌的可治愈率增加 3 倍；而对 SEER 数据库（1995—2010 年）术后患者的回顾性分析显示，CT 复查并不能降低患者的死亡风险（*HR*=1.04；95% *CI* 0.96~1.14）[9]。因此，亟须前瞻性的研究来进一步证实术后 CT 复查的价值。值得期待的是，目前法国正在进行一项前瞻性临床研究（IFCT-0302），入组完全性切除术后的Ⅰ～Ⅲ期 NSCLC，对比两种不同随访手段（胸部 X 线检查 vs. 胸部 CT 和纤维支气管镜）对患者总生存期的影响[10]。此外，亦有一些研究探讨了 PET/CT 用于术后随访的价值。Toba 等[11]在 2005 年—2010 年对 101 位根治术后 NSCLC 患者采用 PET/CT 进行随访。研究表明，PET/CT 在无症状的复发病灶诊断上具有较高的敏感度和特异性，但是该研究没有设置对照组。Takenaka 等[12]对传统影像学检查（包括全身 CT 平扫，颅脑 MRI 等）与 PET/CT 进行了对比，结果显示两者在灵敏度（0.73 vs. 0.82）及准确性（0.89 vs. 0.88）上差异均无统计学意义。目前尚无证据表明 PET/CT 在术后随访上优于胸部 CT，因此临床常规不推荐术后无症状患者采用 PET/CT 复查。

鉴于目前尚无证据支持肿瘤标志物监测对于预测复发的意义，因此临床实践中，不推荐常规检测[3]。近年来，一些研究开始探讨术后循环肿瘤细胞（CTC）和循环肿瘤 DNA（ctDNA）检测在预测复发的价值，但仍仅限于临床研究阶段。

对于局部晚期肺癌，在完成放化疗为主的多学科综合治疗后最佳随访策略的选择，目前尚无前瞻性临床试验可以提供依据。NCCN 指南（Version 2.2019）推荐在治疗结束后前 3 年应每 3~6 个月进行一次胸腹部 CT 复查（包括肾上腺），之后 2 年每 6 个月一次，5 年之后复查密度可改为每年一次[1]。PET/CT 检查虽然在Ⅲ期患者最初的诊断分期中扮演着重要角色，但在患者复查过程中不常规推荐[13]，仅当 CT 检查发现异常时，可考虑行 PET/CT 来鉴别诊断，但最终仍需以细胞学或组织学检查作为判断复发的金标准。既往研究报道，完全性切除术后并接受辅助化疗和放疗的ⅢA 期患者，脑转移是最常见的进展模式[14]。王思愚等通过回顾性分析单中心 223 例手术切除后的局部晚期 NSCLC 患者，纳入淋巴结转移数量、肿瘤组织学类型、TNM 分期、辅助化疗等因素建立了预测发生脑转移风险的数学模型，并基于此模型来筛选脑转移高风险患者[15]。对于部分脑转移风险高的患者,是否应该在随访过程中进行头颅 MRI 检查,以便早期发现单个脑转移灶,从而给予高剂量照射,目前亦无证据支持其可以带来患者生存的获益,暂不推荐。

对于Ⅰ~ⅢA 期 NSCLC 患者,确诊肺癌后继续吸烟,会显著增加患者的死亡和复发风险,还能增加第二原发肺癌的风险[16],因此,在随访过程中,应对患者吸烟状况进行评估,鼓励患者戒烟。对于晚期肺癌患者,近年来,随着维持治疗和靶向治疗的应用,患者在治疗过程中,如化疗 2~3 个周期或靶向治疗 2~3 个月,会定期进行影像学复查,以评估药物疗效。而对一线 4~6 个周期化疗结束后不接受维持治疗的患者,ESMO 晚期 NSCLC 临床实践指南推荐在一线化疗结束后 6 周随访一次,影像学复查每 6~12 周一次[17],目前对这部分患者随访模式的确立仍然缺乏高级别证据。考虑到晚期肺癌侵袭性强、易复发,规律的随访可以早期发现肿瘤进展,在患者 PS 较好的状况下接受二线治疗,本指南根据 2019 年原发性肺癌编写专家集体投票,建议 6~8 周进行随访以及影像学复查。

7 附录

附录 1 第 8 版肺癌分期(2017 年 1 月 1 日起执行)

原发肿瘤(T)分期		区域淋巴结(N)分期		远处转移(M)分期	
T_x	原发肿瘤大小无法测量;或痰脱落细胞、支气管冲洗液中找到癌细胞,但影像学检查和支气管镜检查未发现原发肿瘤	N_x	淋巴结转移情况无法判断	M_x	无法评价有无远处转移
T_0	没有原发肿瘤的证据	N_0	无区域淋巴结转移	M_0	无远处转移
T_{is}	原位癌				
T_{1a}	原发肿瘤最大径≤1cm,局限于肺和脏层胸膜内,未累及主支气管;或局限于管壁的肿瘤,不论大小	N_1	同侧支气管或肺门淋巴结转移	M_{1a}	单发转移灶原发肿瘤对侧肺叶出现卫星结节;胸膜播散(恶性胸腔积液、心包积液或胸膜结节)
T_{1b}	原发肿瘤最大径>1cm,≤2cm,其他同 T_{1a}			M_{1b}	有远处转移(肺/胸膜外)
T_{1c}	原发肿瘤最大径>2cm,≤3cm			M_{1c}	多发转移灶,其余同 M_{1b}
T_{2a}	原发肿瘤最大径>3cm,≤4cm;或具有以下任一种情况:累及主支气管但未及隆突;累及脏层胸膜;伴有部分或全肺的阻塞性肺炎或肺不张	N_2	同侧纵隔和/或隆突下淋巴结转移		
T_{2b}	肿瘤最大径>4cm,≤5cm;其他同 T_{2a}				
T_3	肿瘤最大径>5cm,≤7cm,或具有以下任一种情况:累及胸壁(包括壁层胸膜和肺上沟瘤)、膈神经、心包壁;原发肿瘤同一肺叶出现卫星结节	N_3	对侧纵隔和/或对侧肺门和/或同侧或对侧前斜角肌或锁骨上区淋巴结转移		
T_4	肿瘤最大径>7cm,或侵犯下列结构之一:横膈膜、纵隔、心脏、大血管、气管、喉返神经、食管、隆突或椎体;原发肿瘤同侧不同肺叶出现卫星结节				

非小细胞肺癌

	N_0	N_1	N_2	N_3
T_{1a}	ⅠA1	ⅡB	ⅢA	ⅢB
T_{1b}	ⅠA2	ⅡB	ⅢA	ⅢB
T_{1c}	ⅠA3	ⅡB	ⅢA	ⅢB
T_{2a}	ⅠB	ⅡB	ⅢA	ⅢB
T_{2b}	ⅡA	ⅡB	ⅢA	ⅢB
T_3	ⅡB	ⅢA	ⅢB	ⅢC
T_4	ⅢA	ⅢA	ⅢB	ⅢC
M_{1a}	ⅣA	ⅣA	ⅣA	ⅣA
M_{1b}	ⅣA	ⅣA	ⅣA	ⅣA
M_{1c}	ⅣB	ⅣB	ⅣB	ⅣB

附录 2　2021 版 WHO 病理分类

组织学分型和亚型	ICDO 代码	组织学分型和亚型	ICDO 代码
上皮源性肿瘤		腺瘤	
腺癌		硬化性肺泡细胞瘤	8832/0
浸润性非黏液腺癌		肺泡性腺瘤	8251/0
贴壁型腺癌	8250/3	乳头状腺瘤	8260/0
腺泡型腺癌	8551/3	细支气管腺瘤 / 纤毛黏液结节性乳头状瘤	8140/0
乳头型腺癌	8260/3	黏液性腺囊瘤	8470/0
微乳头型腺	8265/3	黏液腺腺瘤	8480/0
实体型腺癌	8230/3	**肺神经内分泌肿瘤**	
浸润性黏液腺癌	8253/3	前驱病变	
黏液 / 非黏液混合性腺癌	8254/3	弥漫性特发性肺神经内分泌细胞增生	8040/0
胶样腺癌	8480/3	神经内分泌瘤	
胎儿型腺癌	8333/3	类癌，非特指型 / 神经内分泌瘤，非特指型	8240/3
肠型腺癌	8144/3	典型类癌 / 神经内分泌瘤，G_1	8240/3
腺癌，非特指型	8140/3	不典型类癌 / 神经内分泌瘤，G_2	8249/3
微浸润性腺癌		神经内分泌癌	
非黏液型	8256/3	小细胞肺癌	8041/3
黏液型	8257/3	复合性小细胞癌	8045/3
腺体前驱病变		大细胞神经内分泌癌	8013/3
不典型腺瘤样增生	8250/0	混合型大细胞神经内分泌癌	8013/3
原位腺癌		**肺间叶源性肿瘤**	
非黏液型	8250/2	肺错构瘤	8992/0
黏液型	8253/2	软骨瘤	9220/0
鳞癌		弥漫性肺淋巴管瘤病	9170/3
鳞状细胞癌，非特指型	8070/3	胸膜肺母细胞瘤	8973/3

续表

组织学分型和亚型	ICDO 代码	组织学分型和亚型	ICDO 代码
角化型鳞状细胞癌	8071/3	内膜肉瘤	9137/3
非角化型鳞状细胞癌	8072/3	先天性支气管周围肌纤维母细胞瘤	8827/1
基底样鳞状细胞癌	8083/3	EWSR1-CREB1 融合的肺黏液肉瘤	8842/3
淋巴上皮瘤样癌	8082/3	血管周上皮样细胞肿瘤	
鳞状细胞前驱病变		淋巴管肌瘤病	9174/3
鳞状细胞原位癌	8070/2	血管周上皮样细胞肿瘤，良性	8714/0
鳞状上皮轻度异型增生	8077/0	血管周上皮样细胞肿瘤，恶性	8714/3
鳞状上皮中度异型增生	8077/2	**淋巴瘤**	
鳞状上皮重度异型增生	8077/2	MALT 淋巴瘤	9699/3
大细胞癌	8012/3	弥漫性大 B 细胞淋巴瘤，非特指型	9680/3
腺鳞癌	8560/3	淋巴瘤样肉芽肿病，非特指型	9766/1
肉瘤样癌		淋巴瘤样肉芽肿病，1 级	9766/1
多形性癌	8022/3	淋巴瘤样肉芽肿病，2 级	9766/1
巨细胞癌	8031/3	淋巴瘤样肉芽肿病，3 级	9766/3
梭形细胞癌	8032/3	血管内大 B 细胞淋巴瘤	9712/3
肺母细胞瘤	8972/3	肺朗格汉斯细胞组织细胞增生症	9751/1
癌肉瘤	8980/3	Erdheim-Chester 病	9749/3
其他上皮性肿瘤		**异位起源肿瘤**	
NUT 癌	8023/3	黑色素瘤	8270/3
胸部 SMARCA4 缺陷型未分化肿瘤	8044/3	脑膜瘤	9530/0
唾液腺型肿瘤			
多形性腺瘤	8940/0		
腺样囊性癌	8200/3		
上皮—肌上皮癌	8562/3		
黏液表皮样癌	8430/3		
透明细胞癌	8310/3		
肌上皮瘤	8982/0		
肌上皮癌	8982/3		
乳头状瘤			
鳞状细胞乳头状瘤，非特指型	8052/0		
鳞状细胞乳头状瘤，内翻型	8053/0		
腺上皮乳头状瘤	8260/0		
混合性鳞状细胞及腺性乳头状瘤	8560/0		

中国临床肿瘤学会（CSCO）
小细胞肺癌诊疗指南 2023

组 长 程 颖

副组长 王 洁 王绿化 王 俊 刘晓晴 范 云 刘基巍 黄 诚 陈公琰

专家组成员（以姓氏汉语拼音为序）（* 为执笔人）

毕 楠* 中国医学科学院肿瘤医院放射治疗科
常建华* 中国医学科学院肿瘤医院深圳医院内科
陈 明 中山大学肿瘤防治中心放疗科
陈公琰* 哈尔滨医科大学附属肿瘤医院胸部肿瘤内科
程 颖* 吉林省肿瘤医院肿瘤内科
董 莹* 吉林省肿瘤医院放疗三科
董晓荣* 华中科技大学同济医学院附属协和医院肿瘤中心
段建春* 中国医学科学院肿瘤医院肿瘤内科
樊 旼* 复旦大学附属肿瘤医院放疗中心
范 云* 浙江省肿瘤医院胸内科
傅小龙 上海市胸科医院放疗科
郭其森 山东省肿瘤医院呼吸内科一病区
郭人花 江苏省人民医院肿瘤科
胡 冰 中国科技大学第一附属医院肿瘤内科
胡 洁 复旦大学附属中山医院呼吸科
胡 毅 中国人民解放军总医院肿瘤医学部
黄 诚 福建省肿瘤医院肿瘤内科
李 慧 吉林省肿瘤医院肿瘤转化医学实验室
李晓玲 辽宁省肿瘤医院胸内一科
刘基巍* 大连医科大学附属第一医院肿瘤科
刘晓晴* 中国人民解放军总医院第五医学中心肿瘤内科
刘云鹏 中国医科大学附属第一医院肿瘤内科
柳 影 吉林省肿瘤医院胸部肿瘤内科
卢 铀* 四川大学华西医院胸部肿瘤科
马丽霞 吉林省肿瘤医院胸部肿瘤内科
石建华 临沂市肿瘤医院内二科
史美祺* 江苏省肿瘤医院肿瘤内科
宋 勇 中国人民解放军东部战区总医院呼吸内科
孙双燕* 吉林省肿瘤医院放射科
汪步海 江苏省苏北人民医院肿瘤研究所
王 洁* 中国医学科学院肿瘤医院内科
王 俊 北京大学人民医院胸外科
王 帅* 吉林省肿瘤医院病理科
王绿化 中国医学科学院肿瘤医院深圳医院放射治疗科
邬 麟 湖南省肿瘤医院胸部内二科
吴 巍 吉林省肿瘤医院核医学科
杨 帆* 北京大学人民医院胸外科
杨 升 福建医科大学附属协和医院肿瘤内科
杨润祥* 云南省肿瘤医院内二科
杨永净* 吉林省肿瘤医院放疗科
姚 煜 西安交通大学第一附属医院肿瘤内科
应建明* 中国医学科学院肿瘤医院病理科
于 雁 哈尔滨医科大学附属肿瘤医院呼吸内三科
余 萍 四川省肿瘤医院肿瘤内科
袁智勇* 天津医科大学肿瘤医院放疗科
岳东升* 天津医科大学肿瘤医院肺部肿瘤科
张 力 北京协和医院呼吸与危重症医学科
张晓春 青岛大学附属医院肿瘤内科
赵明芳* 中国医科大学附属第一医院肿瘤内科二病房
赵艳秋 河南省肿瘤医院内科

一、小细胞肺癌的 MDT 诊疗模式

小细胞肺癌的 MDT 诊疗模式

内容	Ⅰ级推荐	Ⅱ级推荐	Ⅲ级推荐
MDT 学科构成	1. 肿瘤内科 2. 胸部肿瘤外科 3. 放疗科 4. 影像科 5. 病理科	1. 分子诊断科 2. 内镜科 3. 介入治疗科 4. 核医学科	1. 营养科 2. 心理科 3. 其他相关学科
MDT 成员要求	高年资主治医师及以上	副主任医师及以上	
MDT 讨论内容	1. 早期可考虑手术患者($T_{1\sim2}N_0M_0$) 2. 胸部放疗介入的时机 3. 需预防性脑照射患者 4. 因医学原因不能耐受手术的可手术切除患者 5. 复合型 SCLC	1. 初始治疗后可能有手术机会的患者 2. 需局部姑息治疗的患者 3. 欲参加临床研究的患者	主治医生认为需要进行 MDT 的特殊情况
MDT 日常活动	固定学科 固定专家 固定场所 固定时间(建议 1~2 周 1 次) 固定设备(投影仪、信息系统)	根据具体情况设置	

【注释】

1 小细胞肺癌(small cell lung cancer,SCLC)异质性、侵袭性强,诊治过程中更应重视多学科团队(multidisciplinary team,MDT)的作用,推荐有条件的单位尽可能进行 SCLC 的 MDT,对患者进行全程管理。

2 MDT 的实施过程中需由多个学科的专家共同分析患者的病史、临床表现、影像学、病理学和分子生物学资料,并对患者的一般状况、疾病的诊断、分期、发展趋势和预后做出全面的评估,并根据当前国内外的治疗指南 / 规范和高级别的循证医学证据,结合目前可及的治疗手段和患者的治疗意愿,为患者制订个体化的整体治疗策略。

3 MDT 团队可根据治疗过程中患者体能状态的变化和治疗疗效适时调整治疗方案,目的是最大化的延长患者的生存期、提高治愈率和改善生活质量。

二、影像和分期诊断

影像和分期诊断

目的	Ⅰ级推荐	Ⅱ级推荐	Ⅲ级推荐
筛查	高危人群低剂量螺旋 CT(1B 类)		
诊断	胸部增强 CT(2A 类)	PET/CT(2A 类)	
影像分期	胸部增强 CT(2A 类) 头部增强 MRI(2A 类) 颈部 / 锁骨上淋巴结超声或 CT(2A 类) 腹部、盆腔增强 CT(2A 类) 全身骨显像(2A 类)	PET/CT(2A 类) 头部增强 CT(2A 类)	
获取组织或细胞学方法	纤维支气管镜、超声支气管镜(EBUS)、经皮肺穿刺,淋巴结或浅表肿物活检,浆膜腔积液细胞学(2A 类)	胸腔镜、纵隔镜(2A 类)	痰细胞学(2A 类)

小细胞肺癌

【注释】

1. 筛查

肺癌是中国和全球范围内发病率和病死率较高的恶性肿瘤，其中 SCLC 占肺癌的 13%~17%[1]。由于 SCLC 恶性程度高，早期极易发生远处转移，确诊时多为晚期，预后极差。而早期发现是延长 SCLC 患者生存期的有效方法，但目前尚无专门针对 SCLC 筛查的临床试验，多为肺癌高危人群的筛查研究。美国国家肺癌筛查试验（National Lung Screening Trial，NLST）纳入了 53 454 名重度吸烟患者进行随机对照研究，评估采用低剂量螺旋 CT 筛查肺癌的获益和风险[2]，结果提示与胸片相比，低剂量螺旋 CT 筛查的高危人群，肺癌相关死亡率降低了 20%（95% *CI* 6.8%~26.7%；*P*=0.004）[3]，其中 SCLC 占比 8%；其他较大的肺癌筛查试验诊断的肺癌患者中，SCLC 的比例为 4%~9%[4]。

2. 诊断与分期

胸部增强 CT、腹部、盆腔增强 CT、头部增强 MRI 或增强 CT 及全身骨显像是 SCLC 分期和诊断的主要方法。对于下列情况，有条件者推荐使用 PET/CT：①肺癌治疗前分期，PET 对于淋巴结转移和胸腔外转移（脑转移除外）有更好的诊断效能；②辅助鉴别常规 CT 无法判断的肿瘤术后瘢痕与肿瘤复发，如 PET/CT 摄取增高，需活检证实；③辅助鉴别常规 CT 无法判断的肿瘤放疗后纤维化与肿瘤残存 / 复发，如 PET/CT 摄取，需活检证实。FDG-PET/CT 对分期诊断有较好的效能，近期数据显示[5]PET/CT 可以改善 SCLC 患者的分期和治疗计划；另外有临床试验和随机对照研究发现[6-8]，肺癌患者通过 FDG-PET/CT 扫描可以降低 17%~20% 的开胸率。但由于 PET/CT 价格昂贵，故仅作为Ⅱ级推荐；SCLC 诊断时脑转移的发生率为 10%~18%，其中，将近 30% 的患者无脑转移相关症状，PET/CT 在发现脑转移方面不如 MRI 或者 CT。Seute 等对比了不同时期 481 例 SCLC 患者脑转移发生的流行病学数据[9]，发现在 CT 时期 SCLC 脑转移的发生率为 10%，而核磁时期发生率高达 24%，其中 11% 的患者为无症状脑转移，并且多发脑转移的检出率也明显增高。当纵隔淋巴结或浆膜腔积液影响治疗决策，而现有手段又难以确认时，推荐 EBUS、浆膜腔积液穿刺等有创手段明确纵隔淋巴结或浆膜腔积液性质；痰细胞学由于容易产生诊断错误，在组织学检查可行的情况下，应减少痰细胞学的应用。

3. 分期方法

SCLC 的分期一直沿袭美国退伍军人肺癌协会（VALG）的二期分期法[10]，主要基于放疗在 SCLC 治疗中的重要地位。AJCC TNM 分期系统可以选出适合外科手术的 $T_{1\sim2}N_0M_0$ 的局限期患者，能更准确地了解患者所处的疾病阶段、判断患者的预后及制订合适的治疗方案[11-12]。建议临床使用 VALG 分期法和 TNM 分期系统两者相结合的方法对 SCLC 进行分期，因其更能准确地指导治疗和评估预后[5,13]。

（1）VALG 二期分期法

局限期：病变限于一侧胸腔，且能被纳入一个放射治疗野内。

广泛期：病变超过一侧胸腔，且包括恶性胸腔和心包积液或血行转移。

（2）NCCN 治疗小组建议 SCLC 分期采取 AJCC TNM 分期方法与 VALG 二期分期法相结合

局限期：AJCC（第 8 版）Ⅰ~Ⅲ期（任何 T，任何 N，M_0），可以安全使用根治性的放疗剂量。排除 $T_{3\sim4}$ 由于肺部多发结节或者肿瘤 / 结节体积过大而不能被包含在一个可耐受的放疗计划中。

广泛期：AJCC（第 8 版）Ⅳ期（任何 T，任何 N，$M_{1a/b/c}$），或者 $T_{3\sim4}$ 由于肺部多发结节或者肿瘤 / 结节体积过大而不能被包含在一个可耐受的放疗计划中。

三、病理学诊断

病理学诊断

诊断手段	Ⅰ级推荐	Ⅱ级推荐	Ⅲ级推荐
形态学 （常规 HE 染色）	依据 2021 版 WHO 肺神经内分泌肿瘤分类[1] 肿瘤细胞直径小于 3 个静止期淋巴细胞，圆形、卵圆形或梭形，染色质细颗粒状、无 / 不明显核仁、胞质少或裸核、细胞界限不清，坏死明显 小细胞肺癌需进一步免疫组化明确诊断	细胞学检查制作细胞蜡块	

小细胞肺癌

续表

诊断手段	Ⅰ级推荐	Ⅱ级推荐	Ⅲ级推荐
免疫组织化学(染色)	对于具有神经内分泌形态学特征的细胞学、活检及手术标本，使用免疫组化抗体标记后可进行明确诊断[2-3]；对于不具有神经内分泌形态学特征的肿瘤，不推荐进行神经内分泌标记物染色。 活检标本中，对于神经内分泌肿瘤中的类癌、不典型类癌及复合型大细胞神经内分泌癌等，因需要充分观察标本病理改变而难以明确的病例，建议给予提示性诊断	小细胞癌标志物：CD56，Syn，CgA，TTF-1，CK，Ki-67 腺癌标记物：TTF-1，NapsinA 鳞癌标记物：P40，CK5/6(P63)(需注意：P40、P63在小细胞肺癌可呈局灶阳性)	

上述证据类别全部为2A类。

不同类型肺神经内分泌肿瘤特点[13]

	低级别	中级别	高级别	
	典型类癌	不典型类癌	大细胞神经内分泌癌	小细胞肺癌
神经内分泌特征	分化好	分化好	分化差	分化差
细胞大小	中	中	中～大	小～中
有丝分裂百分率	低	中	高	高
核分裂象/$2mm^2$	0~1	2~10	>10(中位70)	>10(中位80)
TTF-1表达	大部分阴性	大部分阴性	50%阳性	85%阳性
Syn/CgA表达	阳性	阳性	80%~90%阳性	80%~90%阳性
CD56表达	阳性	阳性	80%~90%阳性	80%~90%阳性
坏死	无	无/局灶	有	有
Ki-67指数	≤5%	≤20%	40%~80%	50%~100%

小细胞肺癌病理诊断报告原则

必备信息		可选信息
活检标本	肿瘤的解剖学部位 诊断 核分裂象和/或Ki-67 神经内分泌指标的免疫组化染色结果	是否存在非缺血性肿瘤坏死 有无非常见组织学成分存在(如：免疫细胞，肿瘤细胞形态，腺体形成等) 肿瘤距切缘的距离是否小于0.5cm
手术标本	肿瘤大小 是否有血管受侵 是否有神经受侵 是否有胸膜受侵 其他非小细胞癌组织学类型成分是否存在(如：腺癌、鳞状细胞癌成分等) 淋巴结转移状态，包括阳性淋巴结数目和所切除淋巴结总数目 切缘状态(报为阳性或阴性) 神经内分泌指标的免疫组化染色结果 根据AJCC TNM分期系统评估pTNM分期	

【注释】

细胞学标本诊断原则

1 细胞学的标本来源主要包括气管镜刷检、浆膜腔积液、细针穿刺、痰及支气管灌洗等。

2 根据肿瘤细胞的大小及形态，小细胞癌细胞学镜下可分为燕麦细胞型和中间细胞型。

（1）燕麦细胞型通常体积较小，可呈圆形、卵圆形、短梭形及长形，胞质少或无，大小为静止期淋巴细胞的 1.5~3 倍，在同一张涂片中肿瘤细胞大小较一致，也可见紧密巢状聚集，两种形态可同时出现于一张涂片中；核染色质呈均匀细颗粒状，可见染色质集结点，也可由于细胞退化而导致染色质呈固缩状，通常较少见到明显核仁；相邻肿瘤细胞贴边镶嵌状排列，制片过程中易出现核拉丝现象，但这种现象一般不在液基制片中出现。

（2）中间细胞型的肿瘤细胞排列及核特征与燕麦细胞型相似，肿瘤细胞可呈圆形、卵圆形、短梭形或多角形等；核染色质也可呈粗颗粒状，胞质可相对较丰富，同一张涂片中肿瘤细胞胞质可多可少甚至裸核，形态不规则，核分裂较多。

3 对于浆膜腔积液和细针吸取标本，细胞学蜡块切片中肿瘤细胞的镜下形态与组织学相似，可见由小的圆形、卵圆形或梭形的裸核样细胞聚集成巢或弥散分布，也可出现“人工挤压”现象。免疫细胞化学抗体选择与组织学基本相同，常用的抗体包括 TTF1、CD56、Syn、CgA、Ki-67、CK 等。

组织标本诊断原则

1 2021 版 WHO 肺肿瘤分类将神经内分泌肿瘤分为 4 类，小细胞癌与大细胞神经内分泌癌属于高级别肿瘤，典型类癌与不典型类癌属于低 - 中级别肿瘤。因此鉴别小细胞癌与其他神经内分泌肿瘤，特别是典型和不典型类癌在流行病学、遗传学、治疗及预后等方面具有重要意义[3-5]。

2 神经内分泌肿瘤标记物包括 CD56、Syn、CgA，在具有神经内分泌肿瘤形态学特征的基础上至少有一种神经内分泌免疫组化标记物明确阳性，且神经内分泌标记阳性的细胞数应大于 10% 肿瘤细胞量才可诊断神经内分泌肿瘤。当不具有神经内分泌肿瘤的组织学形态时，不推荐进行神经内分泌标记物染色。明确的鳞状细胞癌或腺癌伴神经内分泌分化并不影响治疗决策或预后。TTF-1 在 85%~90% 的小细胞肺癌中呈阳性表达[6-9]（但此时 TTF-1 阳性表达不能区分肺小细胞癌或肺外小细胞癌，因为 20%~80% 肺外部位，如胃肠道、膀胱、子宫颈、前列腺等处发生的小细胞癌亦可表达 TTF-1）。当少数小细胞肺癌病例中不表达神经内分泌标记物时，结合形态、TTF-1 弥漫阳性、CK 核旁点状阳性颗粒特点及高 Ki-67 指数（一般为 50%~100%）也有助于小细胞癌的诊断[1]。除此之外，有文献报道 INSM1 是一个较“CD56+Syn+ChrA 组合”效用性更强的神经内分泌分化标记，尤其在小细胞肺癌中[10-11]。应尽量减少诊断辅助检查项目，以节约标本用于后续治疗指导性检查。

3 依据 2021 版 WHO 分类标准，肺神经内分泌肿瘤基于形态学，根据核分裂象和是否存在坏死进行分类，Ki-67 阳性指数目前还无法用来鉴别典型类癌及不典型类癌，但在小活检标本中建议增加 Ki-67 检测，有助于肿瘤科医生进行治疗决策，同时有助于区分不典型类癌和高级别神经内分泌癌的鉴别，并可避免将伴有机械性损伤的类癌、不典型类癌诊断为小细胞肺癌。

4 进行核分裂象计数时，应选取核分裂象最多的区域进行计数（个 /$2mm^2$），应是明确的核分裂象。如果数值位于阈值附近，应选取 3 个 $2mm^2$ 区域进行计数，最后报告平均值。

5 复合型小细胞肺癌为小细胞肺癌同时伴有其他任何非小细胞肺癌成分，如腺癌、鳞状细胞癌、大细胞神经内分泌癌等。除大细胞癌和大细胞神经内分泌癌需满足至少 10% 的比例外，其他非小细胞肺癌类型可以是任何比例。

6 如果同时有细胞学标本及活检标本时，应将两者结合进行考量，综合做出更恰当的诊断。

7 手术标本怀疑肿瘤累及胸膜时，应进行弹力纤维特殊染色辅助诊断[12-13]。

8 同一患者治疗后不同时间小标本活检病理诊断应尽量避免使用组织类型之间转化的诊断[14]，此种情况不能除外小活检标本取材受限，未能全面反映原肿瘤组织学类型，有可能原肿瘤是复合型小细胞肺癌，化疗后可致其中非小细胞癌成分残留。

9 近年来研究表明，小细胞肺癌具有明显的分子水平异质性。如，*TP53* 和 *RB1* 双等位基因失活、Notch 信号通路改变及体细胞基因拷贝数变异等[15]。另外基于谱系转录因子（lineage-defining transcription factors）定义的分子分型概念，按照 ASCL1、NEUROD1、YAP1 和 POU2F3 的相对高表达将小细胞肺癌分为 4 个分子亚型（SCLC-A，-N，-P，-Y）[16]。SCLC-A 和 SCLC-N 为神经内分泌表型，伴有神经内分泌分化驱动基因 *INSM1* 及 *TTF-1* 等高表达；SCLC-P 和 SCLC-Y 亚型为非神经内分泌表型，伴有上皮间质转化、Notch、HIPPO 信号通路等激活[16]。体外实验研究及部分小样本临床试验观察到不同分子亚型的治疗敏感性不同[17-18]。在免疫治疗方面，各亚型的不同免疫环境状态提示它们对免疫治疗有不同敏感性。SCLC-P，SCLC-Y 亚型的肿瘤间质浸润淋巴细胞较多，坏死也比较明显，谓之免疫绿洲；而 SCLC-A，SCLC-N 亚型间质肿瘤间质浸润淋巴细胞较少，谓之免疫沙漠[16,19]，这种免疫微环境异质性特征为解释化疗联合免疫治疗方案的敏感性 / 耐药性机制及药物研发提供了新的思路。然而，某一 SCLC 患者的分子亚型并非一成不变，遗传学、起源细胞和肿瘤细胞的可塑性共同影响着 SCLC 分子亚型，例如，Notch 通路的激活或可导致亚型转化[20]。有学者探索了基于循环肿瘤细胞进行分子分型，为亚型转化的动态监测带来希望[21]。随着对 SCLC 异质性的深入认识，未来可能会践行出以分子生物学为指导的临床新兴疗法[22]。

四、分子标志物

分子标志物

分层	Ⅰ级推荐	Ⅱ级推荐	Ⅲ级推荐
局限期	proGRP 及 NSE 检测（2A 类）		血钠浓度（2B 类）
广泛期	proGRP 及 NSE 检测（2A 类）		血钠浓度（2B 类）
SCLC 的二线治疗（6 个月内复发）	proGRP 及 NSE 检测（2A 类）		采用 NGS 检测肿瘤突变负荷（TMB）（2B 类）[1]
SCLC 的二线治疗（6 个月以上复发）	proGRP 及 NSE 检测（2A 类）		
SCLC 的三线及以上治疗	proGRP 及 NSE 检测（2A 类）		

【注释】

1 胃泌素释放肽前体（precursor of gastrin-releasing peptide，proGRP）和神经元特异性烯醇化酶（neuron specific enolase，NSE）是 SCLC 诊断以及治疗效果监测的重要肿瘤标志物。研究证实，胃泌素释放肽是 SCLC 组织的重要产物，其在血清里的前体可被稳定检测。SCLC 可表现为神经内分泌细胞的特性，因此 NSE 往往会有过量表达。联合检测 proGPR 和 NSE 可以提高 SCLC 的诊断率，在局限期 SCLC 治疗有效的情况下，这两个值会随之下降[2-4]。

2 肿瘤突变负荷（tumor mutation burden，TMB）可能预测免疫检查点抑制剂疗效，利用 NGS 多基因组合估测 TMB 是临床可行的方法[5]。免疫治疗在 SCLC 中已取得一定疗效。Ⅰ/Ⅱ期 CheckMate032 研究证实，纳武利尤单抗 + 伊匹木单抗治疗高 TMB 患者有效率可达 46.2%，1 年 PFS 率为 30.0%，显著优于低、中 TMB 亚组[6]。在组织标本不足时，利用 NGS 检测循环血肿瘤细胞 DNA（ctDNA）进行 TMB 估测是潜在可行的技术手段之一[7-8]。

3 目前针对 SCLC 尚无批准的靶向药物或指导治疗的标志物。替莫唑胺（temozolomide）在复发性 SCLC 中有一定的疗效，脑转移、MGMT（O6- 甲基鸟嘌呤 -DNA- 甲基转移酶）基因甲基化阳性患者可能疗效更好[6,9-10]。国家药品监督管理局（National Medical Products Administration，NMPA）已于 2019 年批准人类 *MGMT* 基因甲基化检测试剂盒（荧光 PCR 法）用于定性检测石蜡切片样本中 *MGMT* 的甲基化状态。

4 在 SCLC 中，DNA 损伤修复相关基因（如 *BRCA1/2*）突变并不常见，不能用来预测 PARP 抑制剂疗效[11]。研究表明，PARP 依赖的碱基剪切修复是替莫唑胺耐药重要机制之一[12]，替莫唑胺联合 PARP 抑制剂 veliparib 与替莫唑胺联合安慰剂相比，虽然未能明显延长 PFS 和 OS，但显著提高了 SCLC 患者 ORR（39% vs.14%，P=0.016）。Schlafen-11（SLFN11）调控 DNA 损伤应答和复制应激，可在多种癌症中预测 DNA 损伤机制，化疗药物[13]和 PARP 抑制剂敏感性[11,14-15]。SLFN11 蛋白表达与替莫唑胺联合 veliparib 治疗患者的 PFS 和 OS 显著相关，有望成为 PARP 抑制剂治疗 SCLC 疗效的预测标志物[9]。

5 循环肿瘤细胞（circulating tumor cells，CTCs）是指在循环血液中存在的具有肿瘤特征的细胞。CTCs 作为一种代表原发肿瘤的"液态活检标本"，可实时、动态地、无创性地对 SCLC 患者病情进行监测。研究证实 SCLC 细胞分裂周期短、增殖快，易进入血液循环继而发生远处转移，CTCs 在 SCLC 人群中检出率为 67%~86%，检测 CTCs 有助于正确判断疾病临床分期，以便选择合适的治疗方案、指导 SCLC 患者的个体化治疗、监测肿瘤复发与转移、判定治疗疗效及预测预后生存，同时也是分析耐药分子机制及解决肿瘤异质性的一种手段[16-22]。

6 对于混有 NSCLC 成分的复合型 SCLC，推荐不吸烟的广泛期患者进行分子检测，以协助明确诊断和评估潜在的靶向治疗方案。

7 低钠血症(血 Na<135mmol/L)是 SCLC 常见并发症之一。回顾性研究发现,伴有低钠血症的 SCLC 患者 OS 显著低于血钠正常的患者[23-24];纠正低钠血症可能增大 SCLC 患者生存获益[25-26]。

8 有研究表明,对于局限期 SCLC 患者,放疗前血小板/淋巴细胞比值(platelet-to-lymphocyte ratio,P/L ratio)与其 OS 显著相关,P/L ratio 数值每增加 1,*HR* 随之上升 1.001[27],但还需进一步在临床中验证。

五、局限期 SCLC 的初始治疗

局限期 SCLC 的初始治疗

分期	分层	Ⅰ级推荐	Ⅱ级推荐	Ⅲ级推荐
$T_{1\sim2}$,N_0	适合手术的患者	1. 肺叶切除术 + 肺门、纵隔淋巴结清扫术[1](2A 类) 2. 术后 N_0 的患者:辅助化疗依托泊苷 + 顺铂[3](2A 类)依托泊苷 + 卡铂[4](2A 类) 3. 术后 N_1 的患者辅助化疗 ± 纵隔淋巴结放疗[6](2A 类) 4. 术后 N_2 的患者辅助化疗 + 纵隔放疗[5](2A 类)		预防性脑放疗[2](3 类)
	不适宜手术患者或者不愿意手术的患者	立体定向放射治疗[7](SBRT/SABR)后化疗(2A 类) 化疗 + 同步/序贯放疗(1 类)		CR 或 PR 的患者:预防性脑放疗(3 类)
超过 $T_{1\sim2}$,N_0	PS 0~2	化疗 + 同步/序贯放疗[10,11-16](1 类): 化疗方案: 依托泊苷 + 顺铂[8](1 类) 依托泊苷 + 卡铂[9](1 类)	CR 或 PR 的患者:预防性脑放疗[2](1 类)	
	PS 3~4(由 SCLC 所致)	化疗 ± 放疗[11-16] 化疗方案[8-9]: 依托泊苷 + 顺铂(2A 类) 依托泊苷 + 卡铂(2A 类)	CR 或 PR 的患者:预防性脑放疗[2](1 类)	
	PS 3~4(非 SCLC 所致)	最佳支持治疗		

【注释】

1. 局限期 SCLC 手术治疗

临床分期为Ⅰ~ⅡA 期的患者术前应行病理性纵隔分期,包括纵隔镜检查、纵隔切开术、经气管或经食管的超声(EBUS)引导下活检以及电视胸腔镜检查等。若内镜下淋巴结活检是阳性的,不需要其他纵隔分期检查。如果患者不适合手术或者不希望手术治疗,不需进行病理纵隔分期。对 SCLC,PET/CT 是比常规影像检查更好的分期手段,据报道常规影像方法分期为局限期的患者经 PET/CT 检查有 19% 的患者转变为广泛期,也有 8% 的广泛期 SCLC 转为局限期。

Ⅰ~ⅡA 期的 SCLC 可能从手术中获益。现有的数据显示,手术组和非手术组患者 5 年生存率范围分别在 27%~73% 和 4%~44%。Yang 等[17]基于 NCDB 数据库的倾向匹配分析中发现,手术治疗能显著改善 5 年的生存率(47.6% vs. 29.8%,*P*<0.01)。关于手术方式,多项回顾性研究和 meta 分析[17-18]的亚组分析均显示,肺叶切除组的生存优于楔形切除。

ⅡB~ⅢA 期 SCLC,手术的作用存在争议。尽管一些回顾性研究获得了阳性结果,但这些研究中已经获得的中位生存期范围为 17~31.7 个月,与同步放化疗的 CONVERT 研究[19]的 25 个月相比并未有突破性提升,故手术对于ⅡB～ⅢA 期 SCLC 的有效性及适合亚群仍待商榷。ⅢB～ⅢC 期 SCLC，缺乏有效证据证明手术有效，因此不推荐接受手术治疗。

2. 局限期 SCLC 胸部放疗

(1) 辅助放疗：研究发现，术后 N_2 患者辅助放疗能够提高 OS（22 个月 vs. 16 个月）[5]，因此推荐术后 N_2 患者接受辅助放疗。一项基于 NCDB 的回顾性分析显示，与未行辅助放疗相比，N_1 患者辅助胸部放疗的 5 年生存率在数值上提高 5.6%，但没有获得统计学上显著差异（P=0.22），基于两组样本量不均衡，且缺少局部复发数据，建议术后 N_1 的患者进行辅助放疗[6]，同步或序贯均可[20-22]。目前辅助放疗推荐采用三维适形技术（3D-CRT）、调强技术（IMRT）或容积旋转调强技术（VMAT），靶区主要包括同侧肺门、同侧纵隔和隆突下等局部复发高危区域，总剂量 50Gy。

(2) 不适宜手术或拒绝行手术的Ⅰ～ⅡA 期 SCLC：除了同步放化疗外，对原发肿瘤行 SBRT/SABR，然后进行全身化疗是可选治疗。SBRT/SABR 的治疗原则同非小细胞肺癌。SBRT/SABR 生物学等效剂量≥100Gy 可以取得更好的局部控制和生存率[23]，RTOG0813 研究显示 50Gy/5f 没有发生严重的毒性反应[24]。对于 SBRT/SABR 设备要求：要具备 IGRT 功能，TPS 支持多模态图像（融合）和复杂设计计划功能。应用 SBRT/SABR 时能够应用 CT/4D-CT 模拟定位精确勾画定位 CT 图像，扫描层厚：1~3mm，通过慢速 CT、屏气技术、门控技术、4D-CT 等实现对运动靶区数据的获取和呼吸运动的管理。MLC 的宽度要求在 5mm 以下。建议用≤2.0mm 的计算网格。对于治疗中的影像引导需要有 CBCT 配准、体内标记、体表标记及追踪技术支持。用于做 SBRT/SABR 的设备各项参数精度如等中心、激光灯、图像引导、图像质量等，要高于常规 IMRT 治疗所用设备的要求。

(3) 超过 $T_{1\sim2}N_0$ 的局限期 SCLC 患者，同步放化疗为标准治疗。如果患者不能耐受，也可行序贯化放疗。经Ⅲ期随机对照研究验证，实行同步放化疗优于序贯放化疗[10]。加拿大一项研究比较在化疗第 2 与第 6 周期开始放疗的疗效，发现早期放疗可提高局部和全身控制率，获得更长的生存期[25]。所以胸部放疗应在化疗的第 1~2 个周期尽早介入[26-27]，对于特殊的临床情况，如肿瘤巨大、合并肺功能损害、阻塞性肺不张等，可考虑 2 个周期化疗后进行放疗。同步化疗方案推荐使用顺铂 / 依托泊苷，每周期 21~28 天。

(4) 放疗总剂量和分割方案：目前尚未确定最佳的放疗剂量和分割方案。根据 INT 0096 研究，45Gy/1.5Gy，b.i.d./3 周方案优于 45Gy/1.8Gy，q.d./5 周方案[11-12]。而两项Ⅲ期研究 CONVERT 研究和 RTOG0538 研究均未能证明 66Gy 或 70Gy（每天 1 次）方案优于 45Gy（b.i.d.）方案，但前者的总生存率和毒性均与后者相似[13,34]，因此推荐局限期 SCLC 患者胸部放疗总剂量为 45Gy/1.5Gy，b.i.d./3 周或总剂量为 60~70Gy，1.8~2.0Gy，q.d./6~8 周[13-14]。回顾性和随机Ⅱ期研究表明，加速大分割方案总剂量为 40~42Gy（每天治疗一次，3 周完成）可产生与 45Gy/1.5Gy，每日 2 次相似的结果[37-38]。

(5) 放疗靶区：靶区勾画原则为原发灶靶区应按照化疗后残留肿瘤勾画，对于诱导化疗后完全缓解的淋巴结，也应该照射淋巴结所在的整个引流区，有明确的纵隔淋巴结转移者，即使同侧肺门未发现肿大淋巴结，靶区包括同侧肺门也是合理的。一项前瞻性非劣效性随机对照研究中，化疗前和化疗后肿瘤范围进行放疗的局部复发率、孤立性淋巴结失败率和 OS 均无显著性差异[28]。放疗至少要采用 CT 模拟定位和三维适形技术。当需要达到足够的肿瘤剂量而又要顾及正常组织的限量时，则需要采用更先进的技术，包括（但不仅限于）：四维 CT（4DCT）和 / 或 PET/CT 模拟定位，IMRT/VMAT，图像引导放疗技术（IGRT）及呼吸门控技术。

3. 局限期 SCLC 的 PCI

局限期 SCLC，前期经过根治性化疗和胸部放疗，获得较好的疗效（PR/CR）的患者，行 PCI，可以降低颅内转移的概率并提高整体生存率[2]。而接受根治性手术和系统化疗的Ⅰ期 SCLC 患者，因为后期发生的脑转移率较低（<10%），脑预防放疗可能获益较低[29]。全脑预防放疗的剂量建议为 25Gy/10 次。开始时机建议完成放化疗治疗后 3~4 周。具体的放疗技术可选择常规放疗，适形放疗［海马保护的全脑放疗可显著改善神经认知功能受损[30]，但在 PCI 照射中的保护作用尚存在争议[35]，有条件的前提下可考虑行海马保护的调强放疗（IMRT），更大规模的 3 期研究 NRG003 正在进行］。对于高龄（大于 65 岁），PS>2 分，有神经认知功能受损的患者不建议行 PCI[31]。

4. 局限期 SCLC 的内科治疗

(1) 依托泊苷联合铂类是局限期 SCLC 一线治疗的经典方案。meta 分析比较了 SCLC 患者采用顺铂为基础和卡铂为基础的方案，两组 ORR 无差异（67% vs. 66%），PFS 和 OS 也无差异（分别为 5.5 个月 vs. 5.3 个月；9.6 个月 vs. 9.4 个月），证实顺铂和卡铂方案在 SCLC 中疗效相似[9]。

(2) 术后辅助化疗：术后均应接受含铂辅助化疗[32-33]。NCDB 数据库分析显示，对于 $pT_{1\sim2}N_0M_0$ 的患者，辅助化疗（无论是否联合放疗）能够降低 22% 的死亡风险（HR=0.78，95% CI 0.63~0.95）[33]。辅助化疗采用 EP 或 EC 方案。

(3) PS 评分 3~4 分的局限期 SCLC 患者,治疗上大体分为以下两种情况:①如果为 SCLC 所致,应充分综合考虑各种因素,谨慎选择治疗方案,如化疗(单药方案或减量联合方案),如果治疗后 PS 评分能达到 0~2 分,可考虑给予同步或序贯放疗;如果 PS 评分仍无法恢复至 2 分以上,则根据具体情况决定是否采用胸部放疗。②如果为非 SCLC 所致,经对症支持治疗后,如果体力状况得到改善,PS 评分能够达到 0~2 分,可按照 PS 0~2 组患者的治疗策略进行治疗。

(4) 对于老年 SCLC 患者,不能仅根据年龄确定治疗方案,根据机体功能状态指导治疗更有意义。如果老年患者日常生活自理能力、体力状况良好、器官功能相对较好,应当接受标准联合化疗(如果有指征也可放疗),但因老年患者可能有更高的概率出现骨髓抑制、乏力和器官功能储备较差,所以在治疗过程中应谨慎观察,以避免过高的风险。

(5) 免疫治疗在局限期 SCLC 也进行了初步探索,STIMULI 研究中对比了局限期 SCLC 患者在同步放化疗及 PCI 治疗后接受免疫巩固治疗和支持治疗的疗效,免疫巩固组应用纳武利尤单抗 + 伊匹木单抗 4 周期巩固治疗后继续行纳武利尤单抗维持治疗 12 个月。该试验后因入组速度慢而提前终止,且未达到主要终点,免疫巩固组和支持治疗组的 PFS 分别为 10.7 个月和 14.5 个月,P=0.93,免疫巩固组中有 55.1% 的患者因 AEs 终止治疗,≥3 级 AEs 患者比例为 61.5%(治疗相关 AEs 占 51.3%),对照组为 25.3%,短期积极治疗后出现无法耐受的毒性反应致治疗终止可能影响了整个试验的疗效评价[36]。ADRIATIC 研究、ML41257 研究、SHR-1316-Ⅲ-302 研究、MK7339-013/KEYLYNK-013 研究和 NRG-LU005 研究等其他免疫治疗在局限期 SCLC 中的研究结果值得期待。

[附]局限期 SCLC 的初始治疗方案

EP 方案 + 同步 / 序贯放疗

顺铂:75mg/m^2,静脉输注,第 1 天

依托泊苷:100mg/m^2,静脉输注,第 1~3 天

每 3~4 周重复,4~6 周期

在第一或第二周期开始同步放疗

胸部放疗:45Gy,1.5Gy,b.i.d./3 周或 60~70Gy/1.8~2.0Gy/q.d./6~8 周

EP 方案 + 同步 / 序贯放疗

顺铂:60mg/m^2,静脉输注,第 1 天

依托泊苷:120mg/m^2,静脉输注,第 1~3 天

每 3~4 周重复,4~6 周期

在第一或第二周期开始同步放疗

胸部放疗:45Gy,1.5Gy,b.i.d./3 周或 60~70Gy/1.8~2.0Gy/q.d./6~8 周

EP 方案

顺铂:25mg/m^2,静脉输注,第 1~3 天

依托泊苷:100mg/m^2,静脉输注,第 1~3 天

每 3 周重复

EC 方案

卡铂:AUC=5~6,静脉输注,第 1 天

依托泊苷:100mg/m^2,静脉输注,第 1~3 天

每 3 周重复

SBRT/SABR:50~60Gy/5f

PCI 方案:25Gy/2.5Gy/10f

六、广泛期 SCLC 的初始治疗

广泛期 SCLC 的初始治疗

分层		Ⅰ级推荐	Ⅱ级推荐	Ⅲ级推荐
无局部症状且无脑转移	PS 0~2 分 PS 3~4 分 （由 SCLC 所致）	化疗 + 免疫治疗： 斯鲁利单抗 + 依托泊苷 + 卡铂 4 周期后斯鲁利单抗维持治疗（优选，1A 类）[32] 阿得贝利 + 依托泊苷 + 卡铂 4 周期后阿得贝利单抗维持治疗（优选，1A 类）[31] 阿替利珠单抗 + 依托泊苷 + 卡铂 4 周期后阿替利珠单抗维持治疗（优选，1A 类）[1] 度伐利尤单抗 + 依托泊苷 + 卡铂或顺铂 4 周期后度伐利尤单抗维持治疗（优选，1A 类）[2] 化疗： 依托泊苷 + 顺铂[3]（1 类） 依托泊苷 + 卡铂[4]（1 类） 伊立替康 + 顺铂[5-6]（1 类） 伊立替康 + 卡铂[7]（1 类）	1. 依托泊苷 + 洛铂[8]（2A 类） 2. CR 或 PR 的患者： （1）胸部放疗（2A 类） （2）预防性脑放疗（2A 类） 3. 曲拉西利或 G-CSF（含铂化疗 ± 免疫检查点抑制剂前预防应用）（2A 类）[29-30]	
	PS 3~4 分 （非 SCLC 所致）	最佳支持治疗		
有局部症状	上腔静脉综合征	1. 临床症状严重者：放疗 + 化疗（2A 类） 2. 临床症状较轻者：化疗 + 放疗（2A 类）	CR 或 PR 的患者：预防性脑放疗（2A 类）	
	脊髓压迫症	局部放疗控制压迫症状 + EP/EC/IP/IC 方案化疗（2A 类）		
	骨转移	1. EP/EC/IP/IC 方案化疗 + 局部姑息外照射放疗（2A 类） 2. 有骨折高危患者可采取骨科固定		
伴脑转移	无症状	先斯鲁利单抗 +EC，后全脑放疗（1A 类） 或 先阿得贝利单抗 +EC，后全脑放疗（1A 类） 或 先阿替利珠单抗 + EC 方案，后全脑放疗（1A 类） 或 先度伐利尤单抗 + EP/EC 方案，后全脑放疗（1A 类） 或 先 EP/EC/IP/IC 方案，后全脑放疗（2A 类）	1. CR 或 PR 的患者：胸部放疗（2A 类） 2. 曲拉西利或 G-CSF（含铂化疗 ± 免疫检查点抑制剂前预防应用）（2A 类）	

续表

分层		Ⅰ级推荐	Ⅱ级推荐	Ⅲ级推荐
伴脑转移	有症状	先全脑放疗，症状稳定后斯鲁利单抗 + EC 方案(1A 类) 或 先全脑放疗，症状稳定后阿得贝利单抗 + EC 方案(1A 类) 或 先全脑放疗，症状稳定后阿替利珠单抗 + EC 方案(1A 类) 或 先全脑放疗，后度伐利尤单抗 +EP/EC 方案(1A 类) 或 先全脑放疗，症状稳定后 EP/EC/IP/IC 方案(2A 类)	CR 或 PR 的患者：胸部放疗(2A 类)	

【注释】

1. 化疗

依托泊苷联合顺铂或卡铂是一线治疗的标准方案。此外，伊立替康联合铂类方案也是一线治疗的可选择方案。由于顺铂有剂量限制性肾毒性、耳毒性、神经毒性和消化道毒性，以及治疗诱导性耐药等缺点，对于不适用顺铂的患者，也可以选择依托泊苷联合洛铂方案。根据中国学者开展的依托泊苷联合洛铂(EL)对比 EP 一线治疗广泛期 SCLC 的Ⅲ期研究结果，推荐洛铂也可作为中国广泛期 SCLC 可选的一线化疗药物。该研究共入组 234 例患者，EL 组和 EP 组中位 PFS 分别为 5.17 个月 vs. 5.79 个月(P=0.182 1)、中位 OS 分别为 12.52 个月 vs. 11.56 个月(P=0.338 3)，DCR 为 82.64% vs. 83.78%(P=0.861 8)。肾毒性、恶心和呕吐的发生率在 EL 组也显著降低[8]。

2. 免疫检查点抑制剂

靶向 PD-1 和 PD-L1 的免疫检查点抑制剂在 SCLC 治疗中显示了良好的临床活性。2020 年 2 月我国国家药品监督管理局(NMPA)基于 IMpower133 研究的结果，正式批准 PD-L1 抑制剂阿替利珠单抗 + 依托泊苷 / 卡铂一线治疗广泛期 SCLC 的适应证，因此本指南将其作为Ⅰ级推荐。IMpower133 研究是一项阿替利珠单抗 + 依托泊苷 / 卡铂对比安慰剂 + 依托泊苷 / 卡铂一线治疗广泛期 SCLC 疗效和安全性的Ⅲ期研究[1]。结果显示，与标准治疗相比，阿替利珠单抗联合依托泊苷 / 卡铂可将中位 OS 延长 2 个月(12.3 个月 vs. 10.3 个月，P=0.015 4)，并显著提高了 12 个月(51.9% vs. 30.9%)和 18 个月(34.0% vs. 21.0%)的 OS 率，中位 PFS 也由 4.3 个月延长到 5.2 个月，疾病进展风险降低 23%[1,9]，两组患者 3/4 级 AE 的发生率相似。虽然阿替利珠单抗 1 680mg q.4w. 维持用药与 1 200mg q.3w. 维持用药的疗效和安全性相同，NCCN 指南也推荐可以选择 1 680mg q.4w. 维持治疗，但我国阿替利珠单抗获批的适应证仅有 1 200mg 一种剂型，故仅推荐 1 200mg q.3w. 维持治疗。在另外一种 PD-L1 抑制剂度伐利尤单抗联合化疗一线治疗广泛期 SCLC 的 CASPIAN 研究中，度伐利尤单抗 + 依托泊苷 / 顺铂或卡铂组的中位 OS 显著优于化疗组(13.0 个月 vs. 10.3 个月，P=0.004 7)，死亡风险降低 27%(HR=0.73，95% CI 0.59~0.91)，两组 AE 的发生率也是相似的(98.1% vs. 97%)[2]。2019 年 11 月 FDA 授予度伐利尤单抗在先前未接受过治疗的广泛期 SCLC 的优先审评资格，NCCN 指南也将其作为一线治疗的优先推荐。2021 年 7 月 NMPA 批准度伐利尤单抗联合依托泊苷 / 卡铂或顺铂方案一线治疗广泛期 SCLC 的适应证，因此本指南将其作为Ⅰ级推荐。

SHR-1316(阿得贝利单抗)是国产的人源化 PD-L1 抑制剂，SHR-1316-Ⅲ-301 研究是一项随机、双盲、Ⅲ期研究，评估了 SHR-1316 或安慰剂联合依托泊苷和卡铂用于广泛期 SCLC 一线治疗有效性和安全性，结果显示，阿得贝利单抗联合化疗组中位 OS 达到了 15.3 个月[31]，与安慰剂联合化疗相比延长 2.5 个月，可以降低 28% 的死亡风险。此外，阿得贝利单抗组在 PFS、ORR、DOR 方面也获得了优异的结果，同时具有良好的安全性。2023 年 2 月 NMPA 批准阿得贝利单抗联合化疗一线治疗广泛期小细胞肺癌的适应证。斯鲁利单抗是国产的 PD-1 抑制剂，ASTRUM-005 是一项对比斯鲁利单抗联合化疗及安慰剂联合化疗的有效性和安全性的随机、双盲、国际多中心、Ⅲ期临床研究，期中分析结果显示，中位随访 12.3 个月，斯鲁利单抗组和安慰剂组的总人群中位 OS 分别为 15.4 个月和 10.9 个月，延长 4.5 个月，显著降低死亡风险 37%（*HR*=0.63，95% *CI* 0.49~0.82；*P*<0.001），24 个月总生存率分别为 43.1% 和 7.9%，中位 PFS 分别为 5.7 个月和 4.3 个月，降低 52% 的疾病进展风险（*HR*=0.48，95% *CI* 0.38~0.59），而且具有良好的安全性[32]。2023 年 1 月 17 日 NMPA 批准斯鲁利单抗与 EC 方案一线治疗广泛期小细胞肺癌。此外，TQB2450-Ⅲ-04 研究（TQB2450 联合安罗替尼和化疗）、JUPITER028 研究（特瑞普利单抗联合化疗）、BGB-A317-312 研究（替雷利珠单抗联合化疗）等免疫检查点抑制剂联合化疗的Ⅲ期研究已经结束入组，期待结果公布。

3. 广泛期 SCLC 的胸部放疗

广泛期 SCLC 患者对一线化疗敏感者，疗效判定 CR 或 PR，且一般状态良好，加用胸部放疗可有所获益，尤其对于胸部有残余病灶和远处转移病灶体积较小者[10]。研究证明低剂量的胸部放疗耐受性良好，可降低症状性胸部复发风险，在一部分患者中可延长生存[11-12]。CREST 研究结果显示全身化疗后达缓解（CR 和 PR）的广泛期 SCLC 患者，给予胸部原发病灶放疗（30Gy/10 次）联合预防性脑放疗，可降低 50% 胸部复发风险，提高 2 年总体生存率（13% vs. 3%，*P*=0.004）[13]。对于放射治疗技术，至少应给予患者基于 CT 定位的三维适形放疗（3D-CRT），在满足足够的肿瘤剂量并保证正常组织限量在安全范围内时，推荐使用更为先进的技术，包括（但不限于）4D-CT 和 / 或 PET/CT 模拟定位、调强适形放疗（IMRT）/ 容积弧形调强放疗（VMAT）、图像引导放疗（IGRT）和呼吸运动管理策略。胸部放疗的总剂量和分割次数在 30Gy/10 次到 60Gy/30 次范围内，或选择在此范围内的等效方案。

4. PS 3~4 分的广泛期 SCLC 患者

对于因 SCLC 所致的 PS 3~4 分的广泛期 SCLC 患者，应充分综合考虑各种因素，谨慎选择治疗方案，如化疗（单药方案或减量联合方案），治疗后 PS 评分能达到 2 分以上，可给予胸部放疗。如果为非 SCLC 所致 PS 3~4 分的广泛期 SCLC 患者，经对症支持治疗后，如果体力状况得到改善，PS 评分能够达到 2 分以上，可按照 PS 0~2 组患者的治疗策略进行治疗。

5. 有局部症状的广泛期 SCLC 患者

广泛期 SCLC 转移灶姑息放疗常用于肿瘤转移到脑、脊髓、纵隔淋巴结和骨等，导致危及生命或生活质量显著下降的患者。这些部位的放疗常常依据患者临床症状轻重缓急和化疗疗效，给予即期或限期实施。在这些转移部位中，导致脊髓压迫症、重症上腔静脉综合征、有症状脑转移，以及重度疼痛的骨转移，临床应考虑急诊放疗。最常用的放疗方案是 30Gy/10f/2 周。

(1) 上腔静脉综合征（SVCS）患者：即期放疗的放射野原则上应包括原发灶、整个纵隔区（包含上腔静脉区）及两锁骨上区，但广泛期 SCLC 患者靶区勾画应遵从个体化姑息局部放疗原则，对 PS 评分差（≥3 分）的患者，不推荐常规采用同步放化疗[14]。此外，还需注意给予吸氧、激素、利尿及碱化尿液、镇静、止痛等处理。

(2) 脊髓压迫症与骨转移者：这类患者通常不建议手术减压治疗，而是首先考虑局部放疗以控制和解除压迫症状，缓解疼痛，显著改善生活质量。常用放疗方案是 30Gy/10f/2 周或 40Gy/20f/4 周；对于单个椎体转移导致脊髓压迫的患者，PS 评分差不能耐受多次放疗，可以给予大剂量少分次放疗 20Gy/5f~8Gy/1f[15-16]。

6. 广泛期 SCLC 的头部放疗

(1) 广泛期 SCLC 在初始诊断时出现脑转移，如果没有症状，可以先以系统化疗为主，化疗 3~4 周期后择期进行头部放疗；如果有明显脑转移症状，则尽快进行头部放疗。头部放疗建议全脑放疗（WBRT），剂量建议 30Gy/10 次。患者预期生存 4 个月以上，可以采用放射外科（SRS）或者立体定向放疗（SRT）局部巩固治疗残留病灶，或者采用全脑放疗的同时局部病灶加量的调强放疗方式（SIB-IMRT）。

(2) 在 PCI 后发生脑转移，放射外科（SRS）或者立体定向放疗（SRT）是首选治疗[17-18]，而经过慎重选择的患者可考虑重复 WBRT[19-20]。

(3) 对于广泛期 SCLC 系统的化疗和胸部放疗后，达到很好疗效（CR/PR）的前提下，EORTC 研究提示接受 PCI 可以提高生存率和降低后期脑转移发生概率[21]，而近期日本的随机对照研究提示，进行脑核磁检测排除颅内转移的情况下，PCI 虽然能够降低颅内转移发生的概率（48% vs. 69%，*P*<0.000 1），但是并不能带来生存获益[22]，因此对于广泛期 SCLC 患者的 PCI 要慎重决定。

7. 老年广泛期 SCLC 的治疗

(1) 对于老年 SCLC 患者，不能仅根据年龄确定治疗方案，根据机体功能状态指导治疗更有意义。如果老年患者有日常生活自理能力、体力状况良好、器官功能相对较好，应当接受标准联合化疗（如果有指征也可放疗），但因老年患者可能有更高的概率出现骨髓抑制、乏力和器官功能储备较差，所以在治疗过程中应谨慎观察，以避免过高的风险。

(2) 治疗方案首先考虑依托泊苷/铂类方案。目前尚无充分证据说明顺铂和卡铂的疗效差异，4 个周期依托泊苷/顺铂的化疗方案对老年患者效果良好[23]，但是考虑到顺铂可能引起严重的肾毒性、消化道反应等不良反应，在心肺功能、肾功能不全而不适合使用顺铂的老年患者中，5~6 周期依托泊苷联合卡铂的化疗放疗方案可能更为合理[24]。

(3) 若患者无法耐受标准化疗，可进行单药方案或者减量联合方案。对体弱患者或不愿意接受静脉用药的患者，可考虑口服依托泊苷[200mg/(m^2·d) p.o.d1~5，每 3~4 周重复 1 次]。对于一般情况差的患者，应以支持治疗为主。

(4) 免疫检查点抑制剂治疗老年 SCLC 患者的适用性目前仍较为有限，需进一步探索。IMpower 133 研究纳入了 186 例初治的 PS 较好的老年 SCLC 患者(大于或等于 65 岁)，结果显示阿替利珠单抗联合 EC 组相比化疗组中位 OS 延长了 4.8 个月(14.4 个月 vs. 9.6 个月；*HR*=0.59)[8]。

8. 免疫检查点抑制剂相关肺炎(checkpoint inhibitor pneumonitis，CIP)

(1) CIP 是由免疫检查点抑制剂引起的临床、影像和病理表现各异的肺损伤，处理不当可能危及患者的生命，需引起临床医生的关注与重视。免疫检查点抑制剂单药治疗实体瘤时 CIP 的发生率<5%，免疫联合治疗(如双免疫联合治疗、免疫联合化疗、免疫联合放疗)可能会增加 CIP 发生的风险[25]。

(2) 在免疫检查点抑制剂联合化疗一线治疗 SCLC 的临床研究中，3~4 级肺炎的发生率为 0.5%~2%[7-8]。在一项广泛期 SCLC 的Ⅰ期研究中，33 例患者接受最多 6 周期的诱导化疗后，给予帕博利珠单抗同步放疗均未出现 CIP[26]，因此目前尚无充分证据表明放疗会增加 SCLC 患者 CIP 的发生率，仍需进一步的探索[27-28]。

(3) CIP 最常见症状包括呼吸困难、咳嗽、发热、胸痛、乏力等，1/3 患者发病时可无症状。常见体征缺乏特异性，可出现呼吸频率增快、口唇发绀、肺部可闻及湿啰音等。在临床实践中，对于接受过放疗和免疫检查点抑制剂治疗的 SCLC 患者，应注意 CIP 和放射性肺炎的鉴别诊断，CIP 影像学表现多为磨玻璃影、斑片状实变影、小叶间隔增厚、网格影、牵拉性支气管扩张、纤维条索影等；放射性肺炎影像学表现多为在放射野出现斑片、实变或纤维条索影[25]。CIP 的治疗可参考 CSCO 免疫检查点抑制剂相关的毒性管理指南。

9. 骨髓抑制的支持治疗

含铂/依托泊苷 ± 免疫检查点抑制剂治疗时，曲拉西利(trilaciclib)或 G-CSF(粒细胞集落刺激因子)可作为预防选择。曲拉西利是一种高效、选择性、可逆的 CDK4/6 抑制剂，可诱导造血干/祖细胞(HSPCs)及淋巴细胞暂时停滞在 G_1 期，减少暴露于化疗后的 DNA 损伤和细胞凋亡，降低化疗药物对骨髓细胞的损伤。在广泛期 SCLC 一线治疗的随机对照临床研究(G1T28-02、G1T28-05)中，患者随机分配接受曲拉西利或安慰剂治疗，结果显示曲拉西利组较安慰剂组可显著改善患者化疗体验，降低疲劳、中性粒细胞减少、贫血和血小板减少的发生率，并减少 G-CSF 的使用和输血[29-30]。另外，曲拉西利组和安慰剂组 OS 和 PFS 相似。2021 年 2 月 FDA 加速批准曲拉西利上市，NCCN 指南中也推荐其作为一种预防选择，以减少化疗诱导的骨髓抑制发生率。中国多家单位共同开展的曲拉西利在接受卡铂联合依托泊苷或拓扑替康治疗的广泛期 SCLC 患者的Ⅲ期研究已经完成入组，在 2021 年 12 月，曲拉西利被国家药品监督管理局纳入优先审评审批程序，2022 年 2 月 23 日该研究宣布达到主要研究终点，即在中国 SCLC 患者中证实曲拉西利可以显著缩短第一周期严重中性粒细胞降低持续时间。

[附]广泛期 SCLC 常用的一线治疗方案

EC+ 阿替利珠单抗方案

(输注顺序：阿替利珠单抗，继之卡铂，之后依托泊苷)

阿替利珠单抗　1 200mg 静脉输注第 1 天(首次输注时间至少持续 60 分钟，如耐受性良好，随后的输注时间至少持续 30 分钟)

卡铂 AUC=5　静脉输注第 1 天

依托泊苷 100mg/m^2 静脉输注第 1~3 天

每 3 周重复，共 4 周期

4 周期后阿替利珠单抗　1 200mg 维持治疗，每 3 周重复，直至疾病进展或毒性不可耐受

EP+ 度伐利尤单抗方案

(输注顺序：度伐利尤单抗，继之顺铂，之后依托泊苷)

度伐利尤单抗 1 500mg　静脉输注第 1 天(输注时间 60 分钟)

顺铂 75~80mg/m^2　静脉输注第 1 天

依托泊苷 80~100mg/m^2　静脉输注第 1~3 天
每 3 周重复，共 4 周期
4 周期后度伐利尤单抗　1 500mg 维持治疗，每 4 周重复，直至疾病进展或毒性不可耐受

EC+ 度伐利尤单抗方案
（输注顺序：度伐利尤单抗，继之卡铂，之后依托泊苷）
度伐利尤单抗 1 500mg 静脉输注第 1 天（输注时间 60 分钟）
卡铂 AUC=5~6　静脉输注第 1 天
依托泊苷 80~100mg/m^2　静脉输注第 1~3 天
每 3 周重复，共 4 周期
4 周期后度伐利尤单抗　1 500mg 维持治疗，每 4 周重复，直至疾病进展或毒性不可耐受

EC+ 斯鲁利单抗方案
（输注顺序：斯鲁利单抗，继之卡铂，之后依托泊苷）
斯鲁利单抗　4.5mg/kg 静脉输注第 1 天（输注时间 30~90 分钟）
卡铂 AUC=5　静脉输注第 1 天
依托泊苷 100mg/m^2 静脉输注第 1~3 天
每 3 周重复，共 4 周期
4 周期后斯鲁利单抗　4.5mg/kg 维持治疗，每 3 周重复，直至疾病进展或毒性不可耐受

EC+ 阿得贝利单抗方案
（输注顺序：阿得贝利单抗，继之卡铂，之后依托泊苷）
阿得贝利单抗　20mg/kg 静脉输注第 1 天（输注时间 30~60 分钟，包括冲管不超过 2 小时）
卡铂 AUC=5　静脉输注第 1 天
依托泊苷 100mg/m^2 静脉输注第 1~3 天
每 3 周重复，共 4~6 周期
4~6 周期后阿得贝利单抗　20mg/kg 维持治疗，每 3 周重复，直至疾病进展或毒性不可耐受，最多用至 2 年

EP 方案
依托泊苷 100mg/m^2　静脉输注第 1~3 天
顺铂 75mg/m^2　静脉输注第 1 天
每 3 周重复，共 4~6 周期

EP 方案
依托泊苷 80mg/m^2　静脉输注第 1~3 天
顺铂 80mg/m^2　静脉输注第 1 天
每 3 周重复，共 4~6 周期

EP 方案
依托泊苷 100mg/m^2　静脉输注第 1~3 天
顺铂 25mg/m^2　静脉输注第 1~3 天
每 3 周重复，共 4~6 周期

EC 方案
依托泊苷 100mg/m^2　静脉输注第 1~3 天
卡铂 AUC=5~6　静脉输注第 1 天
每 3 周重复，共 4~6 周期

EL 方案

依托泊苷 100mg/m² 静脉输注第 1~3 天
洛铂 30mg/m² 静脉输注第 1 天
每 3 周重复，共 4~6 周期

IP 方案

伊立替康 60mg/m² 静脉输注第 1、8、15 天
顺铂 60mg/m² 静脉输注第 1 天
每 4 周重复，共 4~6 周期

IP 方案

伊立替康 65mg/m² 静脉输注第 1、8 天
顺铂 30mg/m² 静脉输注第 1、8 天
每 3 周重复，共 4~6 周期

IC 方案

伊立替康 50mg/m² 静脉输注第 1、8、15 天
卡铂 AUC=5 静脉输注第 1 天
每 4 周重复，共 4~6 周期

七、复发 SCLC 的治疗

（一）小细胞肺癌的二线治疗

分层	Ⅰ级推荐	Ⅱ级推荐	Ⅲ级推荐
≤6 个月复发	拓扑替康（1 类）[1-3] 参加临床试验	伊立替康（2A 类）[4] 紫杉醇（2A 类）[5-6] 多西他赛（2A 类）[7] 吉西他滨（2A 类）[8-9] 口服依托泊苷（2A 类）[10-11] 长春瑞滨（2A 类）[12-13] 替莫唑胺（2A 类）[14-15] 曲拉西利或 G-CSF（拓扑替康前预防应用）（2A 类）[24]	苯达莫司汀（2B 类）[16] 芦比替丁（2A 类）
>6 个月复发	选用原方案*		芦比替丁（2A 类）

注：*. 不适用于一线应用免疫靶向药物治疗的患者，对于使用阿替利珠单抗或度伐利尤单抗维持治疗>6 个月后复发的患者，建议再次使用卡铂 + 依托泊苷或顺铂 + 依托泊苷。

【注释】

1 尽管 SCLC 对于初始治疗非常敏感，但大多数的 SCLC 患者在初始治疗后出现复发及耐药；这些患者在接受进一步的化疗后中位 OS 只有 4~5 个月[17-18]。尽管治疗的有效率很大程度上取决于初始治疗结束至复发的时间间隔，但多数患者二线治疗也能显著缓解症状。

2 距离一线治疗结束≤6 个月内复发或进展者，推荐二线治疗选择拓扑替康、伊立替康、吉西他滨、紫杉醇或长春瑞滨等药物治疗，同时也推荐进入临床试验。拓扑替康有静脉和口服两种给药方式，一项Ⅲ期研究证实口服拓扑替康的疗效及耐受性与静脉给药相似，ORR 分别为 18.3% 和 21.9%，OS 分别为 33 周和 35 周，口服用药更方便[3]。粒细胞减少是拓扑替康主要的剂量限制性毒性，有研究证实拓扑替康 1.25mg/m² 与 1.5mg/m² 静脉给药的疗效相当，且 3~4 级血液学毒性明显降低[19]。在中国，静脉给药拓扑替康获批的用药剂量为 1.25mg/m²，连续 5 天，每 21 天为一周

期，并在多个Ⅱ期研究中证实了在中国人群中的疗效和安全性[20-21]。

3 距离一线治疗结束>6 个月复发或进展者，可选择初始治疗方案。但对于既往阿替利珠单抗或度伐利尤单抗维持治疗>6 个月后复发的患者，不推荐重新使用 PD-L1 抑制剂 + 化疗的联合方案，建议可使用卡铂 + 依托泊苷或顺铂 + 依托泊苷方案。

4 后续治疗最佳的周期数仍无定论，由于细胞毒药物的毒性，建议在患者接受化疗取得最佳疗效后再用药 2 个周期。

5 复发 SCLC 二线治疗新探索：PASSION 研究[22]是一项卡瑞利珠单抗联合阿帕替尼二线治疗广泛期 SCLC 的多中心、两阶段Ⅱ期研究，研究共纳入 59 例患者，ORR 达到 34.0%，中位的 PFS 和 OS 分别为 3.6 个月和 8.4 个月，敏感复发和耐药复发患者均可获益，同时联合治疗的毒性可以接受。另外，索凡替尼联合特瑞普利单抗二线治疗晚期 SCLC 的Ⅱ期研究中纳入 20 例患者，19 例可评估，ORR 为 10.5%，PFS 为 2.96 个月，OS 为 10.94 个月[25]。这些研究为进一步探索免疫联合抗血管治疗复发 SCLC 提供了依据。SCLC 二线治疗又一重要探索是，在Ⅱ期研究中纳入 105 例患者，ORR 为 35.2%，PFS 3.5 个月，OS 9.3 个月，20 例无化疗间歇（CTFI）≥180 天的患者，芦比替丁单药治疗的 ORR 为 60%，OS 达到 16.2 个月，对于适合铂类再治疗的 SCLC 患者，芦比替丁略优于既往铂类再治疗的疗效[23]。然而在芦比替丁联合化疗吡柔比星与 CAV 或者拓扑替康作为对照二线治疗 SCLC 的 3 期 ATLANTIS 研究并没有达到主要研究终点，新的确证性研究正在进行。芦比替丁在中国也进行了一项桥接研究[26]。研究确定的芦比替丁Ⅱ期推荐剂量为 3.2mg/m^2，与国际研究一致。在这项研究的剂量扩展部分纳入了 22 例一线含铂化疗失败的 SCLC，独立影像评估委员会评估的 ORR 为 45.5%，PFS 为 5.6 个月，OS 达到 11.0 个月，与芦比替丁国际Ⅱ期篮式研究 SCLC 队列的疗效结果具有可比性，同时芦比替丁在中国人群中的安全性、耐受性总体可接受。针对肿瘤细胞的 DLL3 抗体和 T 细胞的 CD3 的双特异性 T 细胞连接器 Tarlatamab 治疗复发 SCLC 的 1 期研究中纳入 107 例患者，确认的 ORR 为 23.4%。中位缓解持续时间为 12.3 个月，经过中位 8.7 个月的随访，PFS 为 3.7 个月，OS 为 13.2 个月，3 级以上治疗相关的 AEs 的发生率为 30%[27]。Tarlatamab 在复发 SCLC 的具有良好的抗肿瘤活性和良好的安全性。靶向 B7-H3（CD276）的抗体偶联药物 DS-7300 在 1 期研究中纳入了 20 例 SCLC 患者，确认的 ORR 为 53%，中位随访 4.9 个月，DOR 为 5.5 个月，DS-7300 具有良好的耐受性，在复发 SCLC 也看到早期的抗肿瘤活性。Tarlatamab 和 DS-7300 是复发 SCLC 充满前景的治疗药物。

6 骨髓抑制的支持治疗

广泛期 SCLC 患者接受拓扑替康治疗时，曲拉西利或 G-CSF 可作为预防选择。在 G1T28-03 研究中，接受拓扑替康治疗的广泛期 SCLC 患者随机分配接受曲拉西利或安慰剂治疗，结果显示曲拉西利组较安慰剂组可显著降低第 1 周期严重中性粒细胞减少持续时间（2 天 vs. 7 天；P<0.000 1）和严重中性粒细胞减少（40.6% vs. 75.95；P=0.016）。曲拉西利组和安慰剂组 ORR、DOR、PFS 和 OS 均相似[24]。

（二）小细胞肺癌的三线及以上治疗

分层	Ⅰ级推荐	Ⅱ级推荐	Ⅲ级推荐
PS 0~2	安罗替尼（2A 类）[1]	参加临床试验 纳武利尤单抗（2A 类）[2] 帕博利珠单抗（2A 类）[3]	

【注释】

1 二线治疗失败的 SCLC 患者，如果 PS 评分为 0~2 分，可以考虑后续的三线及以上治疗。

2 安罗替尼

安罗替尼是我国自主研发的一种新型小分子多靶点酪氨酸激酶抑制剂，能有效抑制 VEGFR、PDGFR、FGFR、c-Kit 等激酶，具有抗肿瘤血管生成和抑制肿瘤生长的作用。我国研究者开展的安罗替尼对比安慰剂三线及以上治疗 SCLC 的Ⅱ期研究（ALTER1202）结果显示，安罗替尼将 SCLC 患者的 PFS 延长了 3.4 个月（4.1 个月 vs. 0.7 个月），疾病进展风险降低了 81%。OS 亦有显著获益，安罗替尼组为 7.3 个月，安慰剂组为 4.9 个月，HR=0.53[1]。亚组分析中，脑转移患者的 PFS 延长了 3 个月（3.8 个月 vs. 0.8 个月，HR=0.15），OS 延长了 3.7 个月（6.3 个月 vs. 2.6 个月，HR=0.23）[4]。安罗替尼的安全性易于管理，并且具有口服用药的便利优势，更容易被患者接受。2019 年 9 月 NMPA 批准了安罗替尼三线及以上治疗 SCLC 的适应证，因此本指南推荐安罗替尼作为 SCLC 三线及以上治疗的Ⅰ级推荐。安罗替尼联合 PD-L1 抑制剂 TQB2450 治疗实体瘤的ⅠB 期研究中也观察到了初步疗效，在纳入 6 例多线治疗的 SCLC 中有 4 例获得了 PR[5]。

3 纳武利尤单抗

Ⅰ/Ⅱ期 CheckMate-032 研究证实复治 SCLC 患者接受纳武利尤单抗 3mg/kg 单药治疗的 ORR 为 10%，接受纳武利尤单抗 1mg/kg+ 伊匹木单抗 3mg/kg 治疗患者的 ORR 为 23%，接受纳武利尤单抗 3mg/kg+ 伊匹木单抗 1mg/kg 治疗患者的 ORR 为 19%[6]。在 TMB 人群的探索性分析中，纳武利尤单抗 + 伊匹木单抗治疗高 TMB 患者的有效率可达 46.2%，1 年 PFS 率为 30.0%，显著优于低、中 TMB 亚组[7]；在该研究纳武利尤单抗单药三线治疗的亚组分析中，ORR 为 11.9%，中位缓解持续时间（DoR）为 17.9 个月，中位 PFS 为 1.4 个月（95% *CI* 1.3~1.6 个月），6 个月 PFS 17.2%（95% *CI* 10.7%~25.1%），中位 OS 为 5.6 个月（95% *CI* 3.1~6.8 个月），12 个月 OS 为 28.3%（95% *CI* 20.0%~37.2%），18 个月 OS 为 20.0%（95% *CI* 12.7%~28.6%）[2]，基于此结果，FDA 批准纳武利尤单抗单药用于治疗既往接受过含铂方案化疗以及至少一种其他疗法后疾病进展的转移性 SCLC 患者。由于纳武利尤单抗在中国未获批 SCLC 适应证，故本指南Ⅱ级推荐其作为复发 SCLC 的三线及以上治疗。但是纳武利尤单抗在 SCLC 二线治疗的Ⅲ期研究 CheckMate-331 和一线治疗后维持治疗的Ⅲ期研究 CheckMate-451 研究均以失败告终，2020 年 12 月 30 日纳武利尤单抗在美国获批的 SCLC 的适应证被撤回。

4 帕博利珠单抗

KEYNOTE028/158 研究汇总分析结果显示，帕博利珠单抗三线及以上治疗 SCLC 的 ORR 为 19.3%（95% *CI* 11.4%~29.4%）。DoR 未达到（4.1~35.8 个月），超过 12 个月的 DOR 率为 67.7%，超过 18 个月 DOR 率为 60.9%。PFS 为 2.0 个月（95% *CI* 1.9~3.4 个月），12 个月和 24 个月的 PFS 率分别为 16.9% 和 13.1%。中位 OS 为 7.7 个月（95% *CI* 5.2~10.1 个月），12 个月和 24 个月 OS 率分别为 34.2% 和 20.7%[3]。基于此结果，美国 FDA 批准帕博利珠单抗单药用于治疗既往接受过含铂方案化疗及至少一种其他疗法后疾病进展的转移性 SCLC 患者。由于帕博利珠单抗在中国未获批 SCLC 适应证，故本指南将其作为Ⅱ级推荐用于复发 SCLC 的三线及以上治疗。但由于Ⅲ期验证性研究 KEYNOTE604 只达到了联合主要研究终点之一 PFS，而没有达到另一主要终点 OS，2021 年 3 月帕博利珠单抗在 SCLC 的适应证撤回。

[附]复发 SCLC 常用的治疗方案

拓扑替康：1.25mg/m^2 静脉输注，第 1~5 天，每 3 周重复

或

2.3mg/m^2 口服给药，每日 1 次，第 1~5 天，每 3 周重复

安罗替尼：12mg 口服给药，每日 1 次，第 1~14 天，每 3 周重复

纳武利尤单抗：240mg 静脉输注（输注时间超过 30 分钟），第 1 天，每 2 周重复，直至疾病进展或毒性不可耐受

帕博利珠单抗：200mg 静脉输注（输注时间超过 30 分钟），第 1 天，每 3 周重复，直至疾病进展、毒性不可耐受或 24 个月

芦比替丁：3.2mg/m^2 静脉注射，每日 1 次，第 1 天，每 3 周重复

八、放疗并发症的处理

（一）放射性肺损伤

RTOG 分级[1]	描述	Ⅰ级推荐	Ⅱ级推荐	Ⅲ级推荐
0 级	无异常	嘱患者注意个人起居卫生，勿感冒		
1 级	轻度干咳或活动时呼吸困难	观察，嘱患者注意个人起居卫生，勿感冒		
2 级	持续咳嗽需要麻醉性镇咳药 / 轻度活动时呼吸困难，但无静息时呼吸困难	无发热，密切观察（可考虑对症治疗 + 抗生素）；有发热，CT 上有急性渗出性改变者或有中性粒细胞比例升高者，对症治疗 + 抗生素（可考虑糖皮质激素）	酌情痰检排除病原体感染，定期进行自我症状监测，复查血氧饱和度和复诊，跟踪症状变化、胸部体检、重复血氧饱和度及胸部 CT	
3 级	剧烈咳嗽，麻醉性镇咳药无效或静息时呼吸困难 / 临床或影像学有急性肺炎证据 / 需间断性吸氧，有时需激素治疗	糖皮质激素 + 抗生素 + 对症治疗，必要时吸氧	按需进行血培养、痰培养等病原学检查；监测主诉变化和体格检查、血氧饱和度（静止和活动状态下）；及时复查胸部 CT、血液检查、肺功能	行支气管镜或支气管镜肺泡灌洗

续表

RTOG 分级[1]	描述	Ⅰ级推荐	Ⅱ级推荐	Ⅲ级推荐
4 级	严重呼吸功能不全或需持续吸氧或者辅助通气	糖皮质激素 + 抗生素 + 对症治疗 + 机械通气支持	按需进行血培养、痰培养等病原学检查；监测血氧饱和度及胸部 CT	行支气管镜或支气管镜肺泡灌洗

【注释】

1. **糖皮质激素的用法**

（1）静脉给药指征（符合以下任意一条）：症状急性加重，静息下明显呼吸困难，缺氧，高热，CT 显示渗出改变明显，4 级。

（2）口服给药指征（符合以下任意一条）：3 级症状稳定后，3 级无明显缺氧，2 级伴有发热。

（3）糖皮质激素的种类：口服泼尼松、地塞米松及静脉地塞米松、甲泼尼龙。

（4）糖皮质激素的剂量：1 级放射性肺损伤患者通常不需要治疗，以定期监测观察为主。症状明显的 2 级放射性肺损伤患者推荐口服泼尼松，剂量为 0.5~1.0mg/（kg·d）。服用 2~4 周后，若症状及胸部影像学表现明显好转，病情症状稳定 1 周以上，可在 4~12 周内按照每周或每 2 周 5~10mg 逐步减量。应根据患者的具体情况决定泼尼松初始剂量和减量速度，突然停药会导致症状再次出现，如减量过程中出现病情反复，除外其他因素后，需重新调整激素用量及减量方案，可恢复至最小有效剂量或略高剂量，并适当放慢减量速度。≥3 级放射性肺损伤患者首先推荐地塞米松或甲泼尼龙静脉注射［按甲泼尼龙 1~4mg/（kg·d）的等效剂量计算或 40~80mg/d］，在咳嗽、呼吸困难等症状好转并稳定后（通常用药 1~2 周后），激素逐渐减量。大剂量激素治疗期间应预防性使用质子泵抑制剂以减少胃黏膜的损伤，长期使用糖皮质激素应补充钙剂及维生素 D 以降低骨质疏松风险。根据患者的基础疾病、合并症、放射性肺损伤严重程度及激素耐受情况进行个体化治疗，以降低产生潜在并发症的风险[2]。

2. **抗生素的选择**

（1）适应证：3 级、4 级，症状严重的部分 2 级。

（2）种类选择：如有感染依据，建议尽早经验性抗感染治疗，并根据痰培养及药敏等结果及时调整抗菌药物的使用，尤其需警惕肺孢子菌及其他肺部真菌感染的发生。

3. **对症支持治疗**

止咳、化痰、平喘治疗。另外，可考虑辅助抗纤维化治疗及中医药治疗，保持充足能量供给并补充多种维生素。

4. **放射性和免疫性肺损伤共存**

对于（序贯或同期）合并使用免疫检查点抑制剂的患者，特别是免疫相关细胞因子明显变化的患者，在诊断放射性肺损伤的情况下，需注意同时合并免疫相关肺损伤的可能性。这种复合性肺损伤的个案或回顾性报道自 2018 年以来逐步增多，部分患者糖皮质激素减量时症状反复，可能需使用其他免疫检查点抑制剂。

（二）放射性食管炎

RTOG 分级	描述	Ⅰ级推荐	Ⅱ级推荐	Ⅲ级推荐
0 级	无症状			
1 级	轻度吞咽困难或吞咽疼痛，需用表面麻醉药、非麻醉药镇痛或进半流质饮食	改变饮食，可以使用氢氧化铝、氢氧化镁及含铝制剂的混悬液		
2 级	中度吞咽困难或吞咽疼痛，需麻醉药镇痛或进流质饮食	应用以利多卡因、制霉菌素、糖皮质激素及庆大霉素为基础的混合液；质子泵抑制剂可以减轻胸骨后烧灼感；钙离子拮抗剂可以缓解痉挛；发现细菌及真菌念珠菌感染，口服制霉菌素和氟康唑治疗；4 级考虑经皮胃造瘘置管营养或肠外营养	酌情进行食管造影等检查	
3 级	重度吞咽困难或吞咽疼痛，伴脱水或体重下降大于 15%，需鼻胃饲或静脉输液补充营养		酌情进行食管造影等检查	
4 级	完全梗阻，溃疡、穿孔或瘘道形成		请消化内科等科室会诊，考虑食管支架介入治疗	

（三）放射性心脏损伤

RTOG 分级	描述	Ⅰ级推荐	Ⅱ级推荐	Ⅲ级推荐
0 级	无症状	治疗前推荐检查 ECG 和检测 BNP、心梗标志物（肌酸激酶和肌钙蛋白）；轻度异常者治疗期间密切随访		
1 级	无症状但有客观心电图变化证据；或心包异常，无其他心脏病证据	治疗前推荐检查 ECG 和检测 BNP、心梗标志物（肌酸激酶和肌钙蛋白）；轻度异常者治疗期间密切随访，必要时心内科会诊		
2 级	有症状，伴心电图改变和影像学上充血性心力衰竭的表现，或心包疾病，无须特殊治疗	暂停放疗，请心内科积极处置基础疾病（心衰、房颤等）；主动控制心脏疾病相关因素（包括高血压、高血脂、吸烟和糖尿病等）		
3 级	充血性心力衰竭，心绞痛，心包疾病，对治疗有效	立即停止放疗，请心内科会诊；完善 ECG 检查、心肌损伤标志物（肌酸激酶和肌钙蛋白）、炎性标志物（CRP、WBC 等）；心脏彩超或 MRI 检查；心电监护；对症吸氧、营养心肌、强心、小剂量激素、利尿、止痛、心包穿刺等		
4 级	充血性心力衰竭，心绞痛，心包疾病，心律失常，对非手术治疗无效			

【注释】

随着放疗技术的进步，放射性心脏损伤发生率显著降低。放射性心脏损伤（放射性心包炎、放射性心肌病、放射性冠心病、放射性瓣膜损伤、放射性传导系统损伤）多是晚期损伤，心包渗液常在放疗后 6~12 个月出现，冠状动脉疾病在放疗后 10~15 年出现，患者合并肥胖、吸烟、高血压时，冠状动脉疾病发病可能增加或提前。目前还没有已被证实的医学方法可以预防放疗相关心血管毒性，放疗相关心血管毒性可加重先前存在的冠状动脉疾病，建议严格控制心血管疾病危险因素。若肿瘤患者在治疗中出现的急性心血管并发症，建议联合多学科会诊讨论。对于在肿瘤治疗期间和之后新发肿瘤治疗相关心血管毒性的患者，建议转诊至专业的肿瘤心脏病学科室[3]。

（四）放射性皮肤损伤

RTOG 分级[4]	描述	Ⅰ级推荐	Ⅱ级推荐	Ⅲ级推荐
0 级	皮肤无变化	做好宣传教育：穿宽松衣服，保持多汗处干燥		
1 级	滤泡样暗色红斑或脱发，干性脱皮，出汗减少	做好宣传教育：穿宽松衣服，保持多汗处干燥 无溃疡者：可考虑乳膏类外用，如喜疗妥、硫糖铝软膏、比亚芬乳膏，涂抹照射野局部。一天 2~3 次（放疗前 2 小时和放疗后半小时禁用），每次用温水毛巾轻轻蘸洗局部，然后涂上药膏，轻轻按摩以利于皮肤吸收 皮肤破溃者：暂停放疗，可持续呋喃西林液湿敷，再予重组人表皮生长因子衍生物（金因肽）每 4~6 小时喷涂创面 1 次。注意伤口消毒及换药		
2 级	触痛性或鲜色红斑，片状湿性脱皮或中度水肿			
3 级	皮肤皱褶以外部位的融合性湿性脱皮，凹陷性水肿			
4 级	溃疡，出血及坏死			

【注释】

运用现代精准放疗技术，如调强或三维适形放疗，按标准剂量和分割方案治疗，放射性皮肤损伤发生率显著降低，极少患者会治疗过程中发生 2 级及以上放疗相关皮肤反应[5]。

(五) 放射性口咽黏膜炎

RTOG 分级	描述	Ⅰ级推荐	Ⅱ级推荐	Ⅲ级推荐
0 级	无症状	嘱注意口腔卫生	应用苄达明漱口水预防放射性口腔黏膜炎[6-7]	
1 级	充血 / 可有轻度疼痛,无须止痛药	保持口腔清洁;表皮生长因子(如金因肽)[8]可促黏膜修复;合并感染时可考虑使用抗菌药物;必要时使用止痛药物;注意营养支持治疗		
2 级	片状黏膜炎,或有炎性血清血液分泌物,或有中度疼痛,需止痛药			
3 级	融合的纤维性黏膜炎 / 可伴重度疼痛,需麻醉药			
4 级	溃疡、出血、坏死			

九、复合型 SCLC 的治疗

复合型 SCLC 的治疗

	分期	Ⅰ级推荐	Ⅱ级推荐	Ⅲ级推荐
复合型 SCLC[a]	局限期	治疗方案参照纯 SCLC[b]		1. 治疗后病灶缩小者,建议进行多学科团队讨论,临床判断可完全切除者,可考虑手术治疗(3 类) 2. 合并非鳞非小细胞肺癌成分的 C-SCLC,建议进行基因检测,伴有驱动基因突变者,可考虑联合靶向治疗[1-3];合并鳞癌成分的 C-SCLC 可考虑联合免疫治疗(3 类) 3. 治疗耐药后鼓励重复活检(3 类) 4. 鼓励参加临床试验
	广泛期			

注:a. 复合型 SCLC(combined small-cell lung cancer,C-SCLC),即 SCLC 中混合其他不同病理类型,如 NSCLC、变异体或至少含有 10% 的大细胞癌成分[4]。

b. 纯 SCLC(pure small cell lung cancer,P-SCLC),即不混合有 NSCLC 成分的 SCLC。

【注释】

复合型小细胞肺癌(C-SCLC)占所有 SCLC 的 5%~20%,作为 SCLC 的一种特殊类型,其起源和生物学特征仍不清楚,最常见的混合病理类型是大细胞癌、鳞状细胞癌和腺癌,其预后较 P-SCLC 更差[5-8]。C-SCLC 的治疗至今尚缺乏大样本前瞻性随机对照临床研究数据,绝大多数为小样本回顾性分析和个案报道。因此目前各大指南仍将 C-SCLC 归为 SCLC 范畴,缺乏更为个体化和具体的治疗策略。

1. 手术治疗

如系统分期检查后无纵隔淋巴结转移的 $T_{1\sim2}N_0$ 局限期患者可考虑手术切除,手术方式首选肺叶切除术 + 肺门、纵隔淋巴结清扫术。一项小样本回顾性分析显示,Ⅰ期 C-SCLC 患者术后 5 年生存率为 31%。另一项回顾性分析显示 LD 期 C-SCLC 患者接受手术切除者的 5 年生存率显著高于未手术者(48.9% vs. 36.6%)。手术不仅有助于 C-SCLC 的诊断,并且与纯小细胞肺癌(P-SCLC)相比 C-SCLC 接受手术切除的获益更显著[9]。术后进行依托泊苷 + 顺铂(EP)或依托泊苷 + 卡铂(EC)方案辅助化疗能够提高 C-SCLC 患者的预后。对于术后 $N_{1\sim2}$ 的患者推荐进行术后辅助放疗,预防性脑放疗作为可选策略。

2. 化疗和放疗

对于超过 $T_{1\sim2}N_0$ 且 PS 评分 0~2 分的局限期患者,基本治疗策略为化疗联合放疗(同步或序贯),化疗方案可选择 EP 或 EC 方案。疗效达到 CR 或 PR 者可考虑行预防性 PCI[10]。PS 评分为 3~4 分的局限期患者基本策略为化疗或最佳支持治疗,放疗和 PCI 作为可选策略。广泛期患者的基本治疗策略为 EP/EC 或伊立替康联合顺铂 / 卡铂(IP/IC)的化疗方案。对于达到 CR 或 PR 的患者可行胸部放疗和预防性 PCI[11-14]。

C-SCLC 化疗敏感性较 P-SCLC 低,有效率在 50% 左右,可能与混杂了 NSCLC 细胞成分有关[15]。然而,C-SCLC 的优选化疗方案尚未明确,需要将 SCLC 和 NSCLC 均纳入考虑的个体化治疗方案。一项回顾性研究比较了长春瑞滨 + 异环磷酰胺 + 顺铂(NIP)三药联合方案与 EP 方案在 167 例Ⅲ~Ⅳ期 C-SCLC 一线治疗中的疗效,结果显示 NIP 组和 EP 组的 ORR 分别为 30.0% 和 38.5%，中位 PFS 分别为 6.0 个月和 6.5 个月，MST 分别为 10.4 个月和 10.8 个月，均无统计学差异；并且 NIP 组不良反应发生率和程度更高。另一项回顾性研究在 62 例 C-SCLC 中比较了紫杉醇 + 依托泊苷 + 顺铂 / 卡铂（TEP/TCE）三药联合方案与 EP/EC 方案一线治疗的疗效，TEP/TCE 组的 ORR 高于 EP/CE 组，具有统计学差异（90% vs. 53%，P=0.033），而 DCR 无统计学差异（100% vs. 86%，P=0.212）；TEP/TCE 组在中位 PFS 和 MST 方面均略有延长，但未达到统计学差异（10.5 个月 vs. 8.9 个月，P=0.484；24.0 个月 vs. 17.5 个月，P=0.457）。三药联合组不良反应发生率和程度更高。以上研究表明，三药联合方案的疗效并未优于两药方案且耐受性更差，仍不能取代 EP/EC 标准方案。

目前评估放疗在 C-SCLC 中作用的研究尚未见报道。但多数观点认为，C-SCLC 对于放疗的敏感性可能同样低于纯 SCLC，放疗能否改善 C-SCLC 患者的 OS 仍有待于更深入的研究。

3. 靶向和免疫治疗

驱动基因突变在 SCLC 中非常少见，据报道 *EGFR* 突变在纯 SCLC 中发生率约为 4%，而在 C-SCLC 可达到 15%~20%，多发生在无或有轻度吸烟史且混合腺癌成分的 C-SCLC[16-18]。由于临床上并未对 SCLC 进行常规基因检测，实际突变率可能更高。目前已经报道多例携带 *EGFR* 突变的 SCLC 和混杂腺癌成分的 C-SCLC 接受 EGFR 酪氨酸激酶抑制剂治疗有效的个案[19-21]。这提示靶向治疗可能在混杂腺癌成分且合并驱动基因突变 C-SCLC 的治疗中具有潜在获益，对于合并腺癌成分 C-SCLC 进行基因检测和重复活检或许可作为实现 C-SCLC 个体化治疗的策略。此外，有报道抗血管生成小分子酪氨酸激酶抑制剂对于 C-SCLC 有一定作用[22]。

SCLC 多存在基因组和染色体高度不稳定性，造成突变频率增加，理论上可能对免疫治疗更敏感。据报道 C-SCLC 中同样存在 *TP53*、*RB1*、*PTEN* 等大量高频突变，*RUNX1T1* 扩增、*YAP1* 表达具有一定特异性[23-24]。免疫治疗已在 SCLC 治疗中取得突破，然而免疫治疗对于 C-SCLC 仍是未来需要深入探索的全新领域。病例报道显示合并鳞癌成分的 C-SCLC 对免疫治疗有一定疗效[25]。

综上所述，C-SCLC 作为 SCLC 的特殊类型，其来源、生物学特性等问题仍不十分清楚，以往研究多以回顾性分析和病例报道为主，缺乏大样本前瞻性研究数据为支持的高级别循证医学证据。因此，对于 C-SCLC 的治疗还有很多争议和未知，尚未达成全面和广泛的临床指南和专家共识，有待于未来更为深入的研究来进行修正和补充。

十、副瘤综合征的治疗

SCLC 常见的副瘤综合征

分类		发病机制	临床表现	治疗原则
内分泌性副瘤综合征	抗利尿激素异位分泌综合征	异位分泌 ADH	低钠血症； 食欲不振、恶心、呕吐、易激惹、神志不清等	抗肿瘤治疗； 限制液体入量； 输注高渗盐水； 药物治疗（如：考尼伐坦、托伐普坦）
	异位库欣（Cushing）综合征	异位分泌 ACTH	体重增加，满月脸，高血压，高血糖； 血浆皮质醇激素及 ACTH 升高，高血钠，低血钾，碱中毒	抗肿瘤治疗； 药物治疗：首选美替拉酮，若效果不佳可改用酮康唑
神经系统副瘤综合征	兰伯特 - 伊顿（Lambert-Eaton）综合征	产生抗 VGCC 抗体	四肢肢体近端肌无力和自主神经障碍（口干、上睑下垂等）	抗肿瘤治疗 药物治疗：免疫抑制剂（包括硫唑嘌呤、肾上腺糖皮质激素、免疫球蛋白），必要时可考虑血浆置换；缓解症状药物（3,4- 二氨基吡啶）
	抗 Hu 抗体介导的综合征	产生抗 Hu 抗体	小脑变性；边缘叶脑炎；斜视眼阵挛 - 肌阵挛	抗肿瘤治疗 药物治疗：免疫调节治疗（肾上腺糖皮质激素、免疫球蛋白等），必要时可考虑血浆置换；利妥昔单抗

注：ADH. 抗利尿激素；ACTH. 促肾上腺皮质激素；VGCC 抗体 . 电压门控钙通道抗体。

【注释】

1. 副瘤综合征的分类

SCLC 是最常见的伴发副瘤综合征的组织学类型，根据发病机制可分为内分泌性副瘤综合征和神经系统副瘤综合征。内分泌性副瘤综合征的发病机制为肿瘤细胞异位激素分泌引起神经内分泌系统的临床症状；神经系统副瘤综合征的发病机制为肿瘤细胞表达神经系统抗原从而与神经组织产生交叉免疫反应，导致神经系统功能障碍[1]。

2. 内分泌性副瘤综合征

SCLC 可以异位分泌多种激素或具有内分泌功能的多肽物质，除了分泌抗利尿激素(ADH)、促肾上腺皮质激素(ACTH)外，还包括催乳素、生长激素、肾素等激素，可出现溢乳、闭经、高血压等临床表现。

3. 抗利尿激素异常分泌综合征(syndrome of inappropriate ADH secretion，SIADH)

SIADH 的诊断标准尚不统一，有研究将其定为尿液渗透压阈值低于 100mmol/L[2]，也有研究将血清钠浓度低于 135mmol/L 定义为抗利尿激素异常分泌综合征[3]。目前，尚未开展治疗 SIADH 的前瞻性、随机临床研究，但对于轻、中度低钠血症患者的治疗也应得到重视。治疗策略包括静脉应用高渗盐水及口服去甲环素、碳酸锂等药物；重度、难治的低钠血症可以考虑使用加压素受体拮抗剂治疗，推荐的药物包括考尼伐坦和托伐普坦等[4-5]。

4. 库欣(Cushing)综合征

除全身化疗外，可使用酮康唑、美替拉酮、依托咪酯、米托坦和米非司酮减少糖皮质激素生成[6-8]。自 1985 年首次报道以来，酮康唑被广泛用于外源性库欣(Cushing)综合征的治疗，但是因为它是细胞色素 P450 3A4 的强抑制剂，需警惕酮康唑增加化疗毒性的风险，因此美替拉酮被认为是更好的选择[9]。对于重度促肾上腺皮质激素依赖性库欣综合征患者，为早期控制皮质醇水平，美替拉酮与酮康唑联合或米托坦、美替拉酮、酮康唑联合治疗可作为替代方案。

5. 兰伯特 - 伊顿(Lambert-Eaton)综合征

本病又称肿瘤肌无力综合征，是一种由免疫介导的神经 - 肌肉接头功能障碍性疾病，是 SCLC 最常伴发的神经系统副瘤综合征，1%~3% 的 SCLC 患者初诊时以该病就诊[10]。

6. 抗 Hu 抗体介导的综合征

该副瘤综合征的特征表现是炎症反应和神经元缺失，SCLC 肿瘤细胞特异性抗原导致机体抗 Hu 抗体的产生，抗 Hu 抗体作用于神经元 RNA 结合蛋白而引起临床症状。导致每种副瘤综合征不同临床表现的原因尚不明确，并不是所有确诊病例都能检测到抗 Hu 抗体[1,11]。

十一、支气管肺 / 胸腺神经内分泌肿瘤的治疗

(一) 可切除支气管肺神经内分泌肿瘤(典型类癌和不典型类癌)的治疗

分期	分层	Ⅰ级推荐	Ⅱ级推荐	Ⅲ级推荐
Ⅰ、Ⅱ期		肺叶切除术或其他解剖性切除 + 纵隔淋巴结清扫或采样	如存在手术禁忌，推荐热消融或立体定向放疗	
可手术Ⅲ A 期		肺叶切除术或其他解剖性切除 + 纵隔淋巴结清扫或采样	若术后病理为不典型类癌(中级别)，推荐观察或细胞毒药物化疗 a(包括顺铂 / 依托泊苷，卡铂 / 依托泊苷或替莫唑胺) (2B 类) ± 放疗 b(2B 类)	

注：a. 不推荐替莫唑胺与放疗联合使用；

b. 专家认为同步放化疗对于病理类型为不典型或高有丝分裂或增殖指数(如 Ki-67)的肿瘤更有效。

【注释】

1 Ⅰ期、Ⅱ期和可手术Ⅲ A 期

推荐行手术治疗，包括肺叶切除术或其他解剖性切除术和纵隔淋巴结清扫或采样。Ⅰ期、Ⅱ期或低级别(典型类癌)Ⅲ A 期，根治术后可仅行监测随访。对于伴有分泌功能综合征患者，在任何侵入性手术治疗前需控制分泌功能综合征。

2 术后辅助治疗

若为中级别（不典型类癌）ⅢA 期，推荐观察或辅助化疗 ± 放疗（2B 类）。化疗方案包括顺铂 / 依托泊苷、卡铂 / 依托泊苷或替莫唑胺。该类患者辅助治疗的疗效数据有限，在一项少于 40 名不典型类癌患者的小型研究中，患者接受任何化疗的有效率为 19%~22%[1-2]。

（二）可切除胸腺神经内分泌肿瘤（典型类癌和不典型类癌）的治疗

分期	分层			Ⅰ级推荐	Ⅱ级推荐	Ⅲ级推荐
Ⅰ期、Ⅱ期				手术切除		
ⅢA/ⅢB	可切除	根治性切除且切缘阴性		随访		
		姑息性切除和 / 或切缘阳性	低级别（典型类癌）	推荐观察		推荐放疗（3 类）[a] ± 化疗（包括顺铂 / 依托泊苷或卡铂 / 依托泊苷）
			中级别（不典型类癌）	推荐观察		推荐放疗（3 类）[a] ± 化疗[b]（包括顺铂 / 依托泊苷或卡铂 / 依托泊苷）

注：a. 由于缺乏相应数据，目前处理这部分患者时还存在治疗时机与原则的挑战，但专家组仍建议在部分选择的患者中推荐放疗。

b. 同步放化疗对于病理类型为不典型或高有丝分裂或增殖指数（如 Ki-67）的肿瘤更有效。

【注释】

早期或局部晚期胸腺神经内分泌肿瘤通常行外科切除术，如果为完全切除且切缘阴性，则无须行辅助治疗。对于不能切除、仅行姑息性手术切除或切缘阳性患者，放疗 ± 化疗的数据有限[3-4]，低级别（典型类癌）患者可选择观察[5]。

对于伴有分泌功能综合征患者，在任何侵入性手术治疗前需控制相应综合征。

（三）局部支气管肺 / 胸腺不可切除神经内分泌肿瘤（典型类癌和不典型类癌）的治疗

分期	分层	Ⅰ级推荐	Ⅱ级推荐	Ⅲ级推荐
ⅢA、ⅢB、ⅢC	典型类癌（低级别）	观察（如无症状） 或 奥曲肽或兰瑞肽（如生长抑素受体阳性和 / 或激素症状） 或 依维莫司 或 替莫唑胺 ± 卡培他滨 或 顺铂 / 依托泊苷或卡铂 / 依托泊苷 或 放疗； 如一线治疗出现疾病进展推荐更换治疗药物[a]		推荐肽受体放射性核素治疗（^{177}Lu-dotatate）（如生长抑素受体阳性且奥曲肽 / 兰瑞肽治疗进展）
	非典型类癌（中级别）	放疗 ± 同步化疗（顺铂 / 依托泊苷或卡铂 / 依托泊苷）[a] 或 细胞毒药物化疗（顺铂 / 依托泊苷，卡铂 / 依托泊苷或替莫唑胺 ± 卡培他滨） 或 奥曲肽或兰瑞肽（如生长抑素受体阳性和 / 或激素症状） 或 依维莫司 如一线治疗出现疾病进展推荐更换治疗药物[b]		

注：

a. 专家认为同步放化疗对于病理类型为不典型或高有丝分裂或增殖指数（如 Ki-67）的肿瘤更有效。

b. 如疾病进展，对于无功能肿瘤患者应该停止奥曲肽或兰瑞肽治疗；对于有功能的肿瘤患者则仍应继续奥曲肽或兰瑞肽治疗。这些药物可与其他的后续治疗方式联合使用。

【注释】

不可切除的Ⅲ A 期、Ⅲ B 期或Ⅲ C 期肿瘤

同步放化疗相关疗效数据有限，然而仍有专家推荐这种情况下可考虑同步放化疗。对于低级别肿瘤不可切除的患者，可考虑观察或系统性治疗，部分专家推荐行放疗 ± 化疗。如为中级别患者，通常推荐行放疗 ± 同步系统性治疗，或单独系统性治疗。有证据显示同步放化疗对于不典型类癌或有丝分裂指数或增殖指数高的肿瘤效果更好[1-2]。

（四）远处转移性支气管肺 / 胸腺神经内分泌肿瘤（典型类癌和不典型类癌）的治疗[a]

分期	分层	Ⅰ级推荐	Ⅱ级推荐	Ⅲ级推荐
Ⅳ期	无症状、低肿瘤负荷，低级别（典型类癌）	观察，每 3~6 个月复查胸部增强 CT 和腹部 / 盆腔多时相[b] CT 或 MRI	奥曲肽或者兰瑞肽（如生长抑素受体阳性和 / 或激素症状）	
	临床显著的肿瘤负荷和低级别（典型类癌） 或 进展期征象 或 中级别（不典型类癌） 或 出现症状	参加临床试验（优选） 或 在部分选择性患者中观察[c] 或 奥曲肽[d]或兰瑞肽[d] （如生长抑素受体阳性和 / 或激素症状） 或 依维莫司（对支气管肺神经内分泌肿瘤作为Ⅰ级推荐） 或 顺铂 / 依托泊苷或卡铂 / 依托泊苷[e] 或 替莫唑胺 ± 卡培他滨[e] 或 肝脏主导性疾病推荐肝脏针对性治疗如一线治疗中疾病进展，推荐更换治疗[d]		肽受体放射性核素治疗（^{177}Lu-dotatate）（如生长抑素受体阳性且奥曲肽 / 兰瑞肽治疗进展）
	多发肺结节或微小瘤及多发性先天性肺神经内分泌细胞增生（DIPNECH）	观察，每 12~24 个月或出现新症状时复查胸部 CT（无须增强） 或 奥曲肽或兰瑞肽 （如生长抑素受体阳性和 / 或慢性咳嗽 / 呼吸困难且对吸入剂无效者）		

注：

a. 神经内分泌肿瘤具有高度异质性，在决定最佳治疗方式时，需考虑所有因素（如：肿瘤负荷，症状，组织学类型和生长速率）。

b. 需要静脉注射造影剂进行多时相 CT 或 MRI。

c. 仅限于无症状患者或肿瘤属于低级别的患者。

d. 疾病进展时，对于无功能肿瘤患者应该停止奥曲肽或兰瑞肽治疗；对于有功能的肿瘤患者则仍应继续奥曲肽或兰瑞肽治疗。这些药物可与其他的后续治疗方式联合使用。

e. 推荐用于 Ki-67 增殖指数和有丝分裂指数偏高的中级别不典型类癌患者。

【注释】

1. **肿瘤负荷低、无症状、低级别患者**

可暂予观察，每 3~6 个月复查胸部增强 CT 和腹部 / 盆腔多时相 CT/MRI。也有部分患者可开始奥曲肽或兰瑞肽治疗。对于这类患者使用奥曲肽或兰瑞肽治疗的时机尚无明确的共识，尽管在这些患者中可以考虑开始使用奥曲肽或兰瑞肽，但直至肿瘤进展时再开始使用奥曲肽或兰瑞肽也可能适用于部分患者。

2. **伴有明显肿瘤负荷、低级别肺或胸腺肿瘤患者**

可考虑开始使用奥曲肽和兰瑞肽。治疗晚期低度恶性肿瘤的其他方法，包括使用依维莫司或替莫唑胺。两种治疗方法都可以联合或不联合奥曲肽。

3. **晚期中级别肺或胸腺神经内分泌肿瘤患者**

一般应首选全身治疗，包括开始使用奥曲肽和兰瑞肽治疗。其他选择包括依维莫司，替莫唑胺[6]，卡铂或顺铂联合依托泊苷治疗。顺铂 / 依托泊苷、卡铂 / 依托泊苷或替莫唑胺可考虑用于 Ki-67、核分裂指数和分级方面不典型级别较高的肿瘤，尤其是组织学上分化较差的肿瘤[4]。这些治疗可联合或不联合奥曲肽或兰瑞肽。对于肿瘤增殖指数较低的患者，亦可推荐观察。如果在一线治疗中发现疾病进展，建议更改后续治疗方案。

4. **多发性先天性肺神经内分泌细胞增生**

发病罕见，但仍有少部分患者表现为肺部多发结节和沿外周气道播散的神经内分泌细胞增生，这种情况下可诊断为多发性先天性肺神经内分泌细胞增生（DIPNECH）。该病通常呈惰性，建议患者观察，每 12~24 个月或出现新的症状时复查胸部平扫 CT。

5. **化疗**

晚期神经内分泌肿瘤对化疗反应率普遍较低，没有明确的 PFS 获益[7]。一项Ⅱ期研究评估了卡培他滨治疗转移性类癌的疗效，19 例患者有 13 例达到疾病控制，未出现肿瘤缓解的患者[8]。另一项Ⅱ期研究评估了卡培他滨联合奥沙利铂的疗效，在低分化神经内分泌肿瘤患者中有效率为 23%，高分化患者有效率为 30%[9]。晚期类癌患者对替莫唑胺的应答率很低[10]。对于有临床症状的支气管肺或胸腺低 / 中级别神经内分泌肿瘤患者，可以使用替莫唑胺单药、替莫唑胺与奥曲肽或兰瑞肽联合使用来控制肿瘤负荷或相关症状[5,11]。一项 31 例进展期转移性支气管神经内分泌肿瘤的回顾性研究显示，替莫唑胺单药有效率为 14%[11]。

6. **依维莫司**

对于晚期中级别（不典型类癌）支气管肺神经内分泌肿瘤，依维莫司是可选的一种治疗策略。在一项Ⅱ期研究中，使用依维莫司与长效奥曲肽联合治疗晚期神经内分泌肿瘤患者，显示出良好的耐受性及抗肿瘤活性[12]。在随机Ⅲ期 RADIANT-2 试验中，429 例晚期神经内分泌肿瘤和类癌综合征患者随机接受长效奥曲肽联合依维莫司或安慰剂治疗[13]，接受奥曲肽联合依维莫司治疗的患者中位 PFS 为 16.4 个月，仅接受奥曲肽治疗的患者则为 11.3 个月，但两组 PFS 未达到统计学差异。RADIANT-4 是一项全球、双盲、安慰剂对照的Ⅲ期试验，入组 302 例进展期非功能性的肺或胃肠神经内分泌肿瘤患者（其中肺神经内分泌肿瘤患者 90 例），以 2∶1 的比例随机分配接受依维莫司或安慰剂治疗[14]，与安慰剂组相比（mPFS=3.6 个月），依维莫司组的中位无进展生存期（mPFS=9.2 个月）明显改善（*HR*=0.50；95% *CI* 0.28~0.88）[15]。依维莫司可推荐用于临床肿瘤负荷明显的低级别（类癌）或疾病进展或中级别（不典型类癌）的局部晚期和 / 或远处转移支气管肺 / 胸腺神经内分泌肿瘤患者。

7. **放射性标记的生长抑素类似物治疗**

一些早期研究报道，放射性标记的生长抑素类似物治疗对晚期神经内分泌肿瘤患者有效[16-20]。一项前瞻性Ⅱ期研究纳入 90 例对奥曲肽耐药的转移性神经内分泌肿瘤患者，结果显示放射肽治疗可明显改善患者症状，但肿瘤退缩相对少见[21]。一些大型非随机队列分析也显示放射性标记的生长抑素类似物治疗可改善患者生存率[22-24]。另一项最近的研究评估 ^{177}Lu-dotatate 在 610 例转移性胃肠胰和肺神经内分泌肿瘤患者中的长期疗效、生存率和不良反应[25]，所有患者的 PFS 和 OS 分别为 29 个月（95% *CI* 26~33 个月）和 63 个月（95% *CI* 55~72 个月）[25]。2018 年 1 月，美国 FDA 批准 ^{177}Lu-dotatate 的 PRRT 用于治疗不能切除、低或中度恶性，局部进展或转移性胃肠胰神经内分泌肿瘤[26]。NCCN 推荐对于某些胃肠道、支气管肺和胸腺神经内分泌肿瘤中生长抑素受体显像阳性的进展期和 / 或转移性胃肠道、支气管肺和胸腺神经内分泌肿瘤患者，可考虑使用 ^{177}Lu-dotatate 的肽受体放射性核素治疗（PRRT）作为治疗方案，鉴于目前国内尚未能开展该项治疗，仅作为Ⅲ级推荐。

（五）类癌综合征评估与治疗

<table>
<tr><th></th><th colspan="3">Ⅰ级推荐</th><th>Ⅱ级推荐</th><th>Ⅲ级推荐</th></tr>
<tr><td>评估</td><td colspan="3">生化检测：24 小时尿或血 5-HIAA
超声心动图
影像评估疾病进展情况</td><td></td><td></td></tr>
<tr><td rowspan="2">治疗</td><td rowspan="2">奥曲肽 [a,b]
或
兰瑞肽 [a]</td><td colspan="2">类癌综合征控制良好，定期随访</td><td rowspan="2"></td><td rowspan="2"></td></tr>
<tr><td>类癌综合征控制差</td><td>有任何持续症状时（如：面色潮红，腹泻）均可加以对症治疗：
肝动脉栓塞治疗 ± 肝脏主导性疾病行减瘤手术
或
Telotristat [c]
或
根据病灶部位行其他系统性治疗 [d]</td></tr>
<tr><td>监测</td><td colspan="3">每 2~3 年复查超声心动图或根据临床症状提示
每 3~12 个月复查胸部 CT ± 腹部 ± 盆腔多时相 [e] CT 或 MRI</td><td></td><td></td></tr>
<tr><td>后续治疗 [f]</td><td colspan="3">疾病进展，根据进展期支气管肺 / 胸腺神经内分泌肿瘤治疗进行</td><td></td><td></td></tr>
</table>

注：

a. 可能仅生长抑素受体阳性的患者能够从奥曲肽或兰瑞肽治疗中受益。

b. 为控制症状，可行奥曲肽皮下注射或长效奥曲肽肌内注射或兰瑞肽皮下注射，如需要可进一步增加药物剂量或频率。长效奥曲肽注射后 10~14 天内预计奥曲肽尚不能达到治疗水平，可加用短效奥曲肽以快速缓解重要症状。

c. 由于 Telotristat 控制类癌症状效果欠佳，不推荐 Telotristat 用于治疗面色潮红。（Telotristat 用法：250mg，口服，3 次 /d）

d. 尚未确认依维莫司治疗类癌综合征的疗效和安全性。

e. 需要静脉注射造影剂进行多时相 CT 或 MRI。

f. 疾病进展时，对于无功能肿瘤患者应该停止奥曲肽或兰瑞肽治疗；对于有功能的肿瘤患者则仍应继续奥曲肽或兰瑞肽治疗。这些药物可与其他的后续治疗方式联合使用。

（六）大细胞神经内分泌肿瘤的治疗

分期	Ⅰ级推荐	Ⅱ级推荐	Ⅲ级推荐
Ⅰ、Ⅱ、Ⅲ期	手术切除，术后化疗（参考 SCLC 化疗方案）；对于不可手术切除的Ⅲ期 LCNEC 患者，推荐化疗 + 放疗联合治疗方式		
Ⅳ期	化疗（参考 SCLC 方案）		化疗（参考 NSCLC 方案）

注：标准治疗方案尚未形成。

【注释】

1. **Ⅰ~Ⅲ期 LCNEC 患者**

手术切除是早期 LCNEC 患者的主要治疗手段。但没有证据表明手术方式和术后整体生存率有明显关系[27]。多项回顾性分析显示，完全切除的Ⅰ期 LCNEC 患者，术后接受以铂类为基础两药方案的辅助化疗比单纯手术治疗生存获益更显著[28-29]。尽管缺乏随机Ⅲ期临床研究，目前的研究结果强调了早期 LCNEC 综合治疗的重要性，以铂类为基础的化疗方案是早期患者辅助治疗的首选[30]。胸部放疗或预防性脑照射的作用目前仍不清楚，没有证据表明放疗能使 LCNEC 患者获益[31]。

2. 进展期及晚期 LCNEC 患者

这类患者治疗策略的选择仍存在争议。一项纳入 5 797 例局部晚期 LCNEC 患者的回顾性研究显示,根治性同步放化疗较单纯化疗疗效更佳[32]。美国临床肿瘤学会同时推荐 SCLC 与 NSCLC 的治疗方案用于 LCNEC,但最近一项基于基因组研究结果表明,*RB1* 野生型和 / 或表达 RB1 蛋白的 LCNEC 按 NSCLC 化疗方案治疗,OS 明显优于 SCLC 化疗方案[33]。

3. 晚期 LCNEC 免疫治疗

一项回顾性研究显示,纳武利尤单抗或帕博利珠单抗治疗经治晚期 LCNEC 患者,60% 患者疗效为 PR,10% 患者疗效为 SD,PFS 为 57 周,患者耐受性好[34]。有研究者报道了帕博利珠单抗治疗一例 PD-L1 表达阴性的 LCNEC 患者,疗效显著,提示即使 PD-L1 表达阴性,免疫检查点抑制剂对转移性 LCNEC 患者仍可能为一种有效的治疗选择[35]。

(七) 支气管肺 / 胸腺神经内分泌肿瘤常用治疗方案

长效奥曲肽　20~30mg　肌内注射　第 1 天　28 天 1 个周期
兰瑞肽　120mg　皮下注射　第 1 天　28 天 1 个周期
PRRT　200mCi　静脉注射　第 1 天　每 8 周重复,共 4 次
依维莫司　10mg　口服　每日 1 次

CAPTEM 方案
替莫唑胺　200mg/m^2　口服　第 10~14 天　每日 1 次
卡培他滨　750mg/m^2　口服　第 1~14 天　每日 2 次
每 3 周重复

EP 方案
依托泊苷　100mg/m^2　静脉输注　第 1~3 天
顺铂　20~25mg/m^2　静脉输注　第 1~3 天
每 3 周重复,共 4~6 个周期

EC 方案
依托泊苷　100mg/m^2　静脉输注　第 1~3 天
卡铂　AUC=5~6　静脉输注　第 1 天
每 3 周重复,共 4~6 个周期

十二、转化性 SCLC 的治疗

转化性小细胞肺癌的治疗

	分层(根据 EGFR TKI 治疗后的进展情况)	Ⅰ级推荐	Ⅱ级推荐	Ⅲ级推荐
风险预测				检测血清 NSE、pro-GRP(3 类)
治疗	系统快速进展		标准的 SCLC 化疗方案(3 类)	
	局部缓慢进展			标准的 SCLC 化疗方案或继续原 EGFR-TKI + 局部治疗(3 类)
	系统缓慢进展			标准的 SCLC 化疗方案 ± 继续原 EGFR-TKI 治疗(3 类)

【注释】

1 转化性 SCLC 定义

在 NSCLC 疾病进程中，组织学类型可转化为 SCLC，统称为转化性 SCLC。转化性 SCLC 与经典的 SCLC 在病理形态、分子特征、临床表现及药物敏感性等方面具有相似性，但又不能完全被归类为经典 SCLC，也许可被归为一种新的 SCLC 亚型[1]。

2 转化性 SCLC 的诊断

必须进行肿瘤组织再次活检，病理学诊断仍是金标准。包括 NGS 在内的分子检测手段可以协助诊断。但单靠基因特征和血浆检测仍无法可靠的判断患者是否发生了 SCLC 转化。

3 转化性 SCLC 的发生机制

尚未明确，目前存在以下几种假说：①肿瘤细胞异质性假说：基于穿刺活检等小标本的病理诊断具有局限性，不能全面反映肿瘤组织的整体情况，即有 NSCLC 和 SCLC 两种成分同时存在的可能性[2]。②肿瘤干细胞假说：携带敏感突变肿瘤细胞的肿瘤干细胞本身具有分化为神经内分泌肿瘤细胞的潜能。在 TKI 的暴露压力下，更易转化为 SCLC。③分子机制假说：在 TKI 的治疗过程中，出现了抑癌基因 *RB1* 和 *TP53* 的双重缺失突变，并在 SCLC 转化中扮演着重要角色[3]。

4 转化性 SCLC 是 *EGFR* 突变患者耐药机制之一：转化性 SCLC 主要发生在携带 *EGFR* 敏感突变经 EGFR-TKI 治疗之后耐药的肺腺癌患者，发生率 3%~14%[3-9]，一般发生在 TKI 治疗后的 14~26 个月，中位时间是 18 个月[4]。有个案报道提示转化性 SCLC 也可以发生在 *ALK* 或 *ROS-1* 融合基因阳性接受 TKI 治疗之后的 NSCLC 患者，以及接受免疫检查点抑制剂治疗后的 NSCLC[10]。大部分转化性 SCLC 保留了原有肺腺癌的基因突变（占 84%~88%）[1,3,11] 和 SCLC 的基因特征，如 *TP53* 和 *RB1* 的缺失突变；这些特征可能与 *PIK3CA*、*NOTCH-ASCL1* 和 *MYC* 等基因通路相关[1,5,8,12-15]。患者一旦发生 SCLC 转化，疾病往往进展较快，总体预后欠佳，中位生存期为 6.0~10.9 个月[1,16]。

5 转化性 SCLC 的治疗策略

目前尚缺乏前瞻性的随机对照研究，可根据 EGFR-TKI 治疗后进展模式选择相应治疗策略，对于 EGFR-TKI 耐药后出现系统性快速进展的转化性 SCLC，可选择标准的 SCLC 化疗方案；孤立病灶进展的转化性 SCLC 可采用原 EGFR-TKI/ 或标准的 SCLC 化疗方案联合局部治疗；系统性缓慢进展的 SCLC 患者，可采用标准的 SCLC 化疗方案 ± EGFR-TKI 治疗[3,17-18]。对于后两种情况的治疗推荐，证据来源主要是案例报道及小样本的回顾性研究，最佳的治疗策略仍有待进一步研究。

6 免疫检查点抑制在转化性 SCLC 中的探索

一项单中心回顾性研究纳入 47 例 *EGFR* 敏感突变 TKI 治疗耐药经组织病理确诊为 SCLC 转化的晚期 NSCLC 患者，其中，免疫联合化疗 ± 贝伐珠单抗 11 例，单纯化疗 36 例。免疫联合化疗 ± 贝伐珠单抗治疗的 ORR 为 73%（8/11）；mPFS 为 5.1 个月；mOS 为 20.2 个月，较单纯化疗患者有显著延长（20.2 个月 vs. 7.9 个月，HR=0.3，P<0.01）[19]。但 Fujimoto 等[9]报道的多中心回顾性研究显示，15 例 SCLC 转化患者接受 PD-1/PD-L1 单药或纳武利尤单抗 + 伊匹木单抗治疗，仅 1 例（7%）患者有效，mPFS 为 1.3 个月。其他一些类似的回顾性研究亦显示免疫检查点抑制剂在转化性 SCLC 中疗效有限[20-21]。因此，免疫检查点抑制剂在转化性 SCLC 中的疗效及治疗价值仍有待进一步探索，目前并不鼓励在临床常规使用。

十三、随访

（一）SCLC 患者的随访

分期	分层	Ⅰ级推荐	Ⅱ级推荐	Ⅲ级推荐
局限期	1~2 年（每 3 个月随访 1 次）	病史，体格检查；胸部、腹部、盆腔增强 CT，头颅增强 MRI（第 1 年每 3~4 个月，第 2 年每 6 个月），全身骨扫描（每 6 个月 ~1 年），颈部及锁骨上淋巴结彩超；吸烟情况评估（鼓励患者戒烟）	胸部、腹部、盆腔平扫 CT，头颅增强 CT，血常规、血生化（肝功、肾功、电解质），外周血肿瘤标记物（包括 NSE 和 proGRP）	

续表

分期	分层	Ⅰ级推荐	Ⅱ级推荐	Ⅲ级推荐
局限期	3 年（每 6 个月随访 1 次）	病史，体格检查；胸部、腹部、盆腔增强 CT，头颅增强 MRI，全身骨扫描（每 6 个月 ~1 年），颈部及锁骨上淋巴结彩超；吸烟情况评估（鼓励患者戒烟）	胸部、腹部、盆腔平扫 CT，头颅增强 CT，血常规、血生化（肝功、肾功、电解质），外周血肿瘤标记物（包括 NSE 和 proGRP）	
	3 年以上（每年随访 1 次）	病史，体格检查；胸部、腹部、盆腔增强 CT，头颅增强 MRI，颈部及锁骨上淋巴结彩超；吸烟情况评估（鼓励患者戒烟）	胸部、腹部、盆腔平扫 CT，头颅增强 CT，全身骨扫描，血常规、血生化（肝功、肾功、电解质），外周血肿瘤标记物（包括 NSE 和 proGRP）	
广泛期	第 1 年（每 2 个月随访 1 次）	病史，体格检查；胸部、腹部、盆腔增强 CT，头颅增强 MRI（脑转移患者每 2 个月，无脑转移患者每 3~6 个月），局部 CT 或 MRI 检查（骨转移患者），全身骨扫描（每 6 个月 ~1 年），颈部及锁骨上淋巴结彩超；吸烟情况评估（鼓励患者戒烟）	胸部、腹部、盆腔平扫 CT，头颅增强 CT，血常规、血生化（肝功、肾功、电解质），外周血肿瘤标记物（包括 NSE 和 proGRP）	
	2~3 年（每 3~4 个月随访 1 次）	病史，体格检查；胸部、腹部、盆腔增强 CT，头颅增强 MRI，局部 CT 或 MRI 检查（骨转移患者），全身骨扫描（每 6 个月 ~1 年），颈部及锁骨上淋巴结彩超；吸烟情况评估（鼓励患者戒烟）	胸部、腹部、盆腔平扫 CT，头颅增强 CT，血常规、血生化（肝功、肾功、电解质），外周血肿瘤标记物（包括 NSE 和 proGRP）	
	4~5 年（每 6 个月随访 1 次）	病史，体格检查；胸部、腹部、盆腔增强 CT，头颅增强 MRI，局部 CT 或 MRI 检查（骨转移患者），全身骨扫描（每 6 个月 ~1 年），颈部及锁骨上淋巴结彩超；吸烟情况评估（鼓励患者戒烟）	胸部、腹部、盆腔平扫 CT，头颅增强 CT，血常规、血生化（肝功、肾功、电解质），外周血肿瘤标记物（包括 NSE 和 proGRP）	
	5 年以上（每年随访 1 次）	病史，体格检查；胸部、腹部、盆腔增强 CT，头颅增强 MRI，局部 CT 或 MRI 检查（骨转移患者），颈部及锁骨上淋巴结彩超；吸烟情况评估（鼓励患者戒烟）	胸部、腹部、盆腔平扫 CT，头颅增强 CT，全身骨扫描，血常规、血生化（肝功、肾功、电解质），外周血肿瘤标记物（包括 NSE 和 proGRP）	

注：症状恶化或新发症状者，即时随访。头颅检查首选头颅增强 MRI，不适合 MRI 患者可行头颅增强 CT 检查。血液学检查适合有临床指征者。

【注释】

1 目前 SCLC 随访模式的确立仍缺乏高级别证据，考虑 SCLC 侵袭性强，容易复发，几乎所有的广泛期 SCLC 和接近 3/4 的局限期 SCLC 在首次治疗后会发生进展，规律的随访可以早期发现肿瘤进展，使患者在 PS 评分较好的状况下接受后线治疗。随着随访时间的增加患者复发风险会降低，随访的频率可以减少[1]。

2 对于已经治愈的 SCLC 患者，随访中发现新的肺部结节，应仔细评估第二原发癌的可能[2-3]。鼓励患者戒烟，因为戒烟会降低第二原发肿瘤的发生率[4-6]。

3 脑转移病灶的监测十分重要，头颅增强 MRI 可在出现神经系统症状之前发现脑转移病灶并接受治疗。

4 PET/CT 不作为常规推荐的随访检查。

5 随着免疫检查点抑制剂联合化疗在一线的应用，一线治疗结束后推荐给予免疫检查点抑制剂维持治疗至疾病进展或出现不可耐受的毒性，此类患者应根据临床情况制订相应的随访计划。

（二）其他神经内分泌肿瘤患者的随访[a,b]

分期	分层	Ⅰ级推荐	Ⅱ级推荐	Ⅲ级推荐
可切除肺 / 胸腺神经内分泌肿瘤	术后 3~12 个月	病史和体格检查 如有临床提示，可考虑生物化学标志物检测 如有临床提示，腹部 ± 盆腔多时相[c] CT 或 MRI 胸部平扫或增强 CT		
	术后 1~10 年	每 12~24 个月 病史和体格检查 如有临床提示，可考虑生物化学标志物检测 如有临床提示，腹部 ± 盆腔多时相[c] CT 或 MRI 胸部平扫或增强 CT		
	>10 年	根据临床症状提示进行随访		
局部晚期和 / 或远处转移性肺神经内分泌肿瘤	每 3~6 个月	胸部增强 CT 和腹部 / 盆腔增强的多时相 CT 或 MRI		

注：

a. 如有症状，可提前进行。如初始扫描为阴性，后续随访扫描频率可减少。对于高级别肿瘤，可适当增加随访频率。

b. 常规随访时不推荐进行生长抑素受体基础上的显像和 FDG-PET/CT。

c. 需要静脉注射造影剂进行多时相 CT 或 MRI。

【注释】

1. **神经内分泌肿瘤的预后**

支气管肺神经内分泌肿瘤的预后与分型、分期以及治疗情况都密切相关。国内统计数据显示典型类癌手术切除后的预后良好，5 年生存率为 87%~100%；10 年生存率为 82%~87%，不典型类癌的转移倾向和局部复发倾向相对较大，5 年生存率变化范围较广（30%~95%），10 年生存率为 35%~56%。LCNEC 患者的 1、3、5 年生存率分别为 56.4%、0 和 0，这个结果与其他国内外报告情况基本一致[7]。

2. **可切除肺 / 胸腺神经内分泌肿瘤**

基于生长抑素受体的显像或 ^{18}F- 氟脱氧葡萄糖（FDG）PET/CT 扫描（对于高级别肿瘤）通常不推荐用于监测，但可用于评估病灶位置和肿瘤负荷，以便在随后可能复发的情况下进行比较，相关的生化标记物评估包括嗜铬粒素 A 和 5-HIAA。

3. **局部晚期和 / 或远处转移性肺神经内分泌肿瘤**

局部晚期和 / 或转移性神经内分泌肿瘤，或怀疑类癌综合征时，推荐进行包括胸部增强 CT 和腹部 / 盆腔增强的多时相 CT 或 MRI，每 3~6 个月进行一次[8-9]。如果尚未进行生长抑素受体成像，则建议评估肿瘤的生长抑素受体状态（如果考虑使用奥曲肽或兰瑞肽治疗）。分化差的支气管肺或胸腺神经内分泌肿瘤对 ^{68}Ga-dotatate PET/CT 的亲和力差[10]，故对分化差的神经内分泌肿瘤或不典型类癌更推荐 PET/CT 检查。也可以考虑行嗜铬粒素 A 或 24 小时尿液或血浆 5-HIAA 生化标志物检测[11]。如果怀疑存在类癌综合征，建议进行心脏病专科会诊和超声心动图检查，以评估患者是否患有类癌性心脏病，并可考虑使用生长抑素受体成像来评估神经内分泌肿瘤的生长抑素受体状态。

附录

附录 1 AJCC 肺癌分期(第 8 版)(1)

T		原发肿瘤
T_x		原发肿瘤大小无法测量;或痰脱落细胞、支气管灌洗液中找到癌细胞,但影像学检查和支气管镜检查未发现肿瘤
T_0		没有原发肿瘤的证据
T_{is}		原位癌
T_1		肿瘤最大直径≤3cm,局限于肺和脏层胸膜内;支气管镜见肿瘤可侵及叶支气管,未侵及主支气管
	T_{1a}	肿瘤最大径≤1cm;任何大小的表浅扩散型肿瘤,但局限于气管壁或近端主支气管壁
	T_{1b}	1cm<肿瘤最大径≤2cm
	T_{1c}	2cm<肿瘤最大径≤3cm
T_2	T_{2a}	具有以下任何一种情况:① 3cm<肿瘤最大径≤4cm;②侵及主支气管但未侵犯隆突;③累及脏层胸膜;④伴有部分或全肺阻塞性肺炎或肺不张
	T_{2b}	4cm<肿瘤最大径≤5cm
T_3		5cm<肿瘤最大径≤7cm;或直接侵犯以下任何一个器官,胸壁、心包、膈神经;原发肿瘤同一肺叶转移性结节
T_4		肿瘤最大径>7cm;或侵犯以下任何一个器官,纵隔、膈肌、心脏、大血管、喉返神经、隆突、气管、食管、椎体;原发肿瘤同侧不同肺叶转移性结节
N		区域淋巴结
N_x		区域淋巴结无法评估
N_0		无区域淋巴结转移
N_1		同侧支气管周围和/或同侧肺门淋巴结以及肺内淋巴结转移,包括原发肿瘤直接侵犯累及
N_2		同侧纵隔和/或隆突下淋巴结转移
N_3		对侧纵隔和/或对侧肺门、同侧或对侧前斜角肌及锁骨上淋巴结转移
M		远处转移
M_X		远处转移无法评估
M_0		无远处转移
M_1		
	M_{1a}	对侧肺叶出现转移性结节;胸膜播散(恶性胸腔积液、心包积液或胸膜结节)
	M_{1b}	远处单个器官单发转移
	M_{1c}	远处单个或多个器官多发转移

附录 2　AJCC 肺癌分期（第 8 版）（2）

	N_0	N_1	N_2	N_3
T_{1a}	ⅠA1	ⅡB	ⅢA	ⅢB
T_{1b}	ⅠA2	ⅡB	ⅢA	ⅢB
T_{1c}	ⅠA3	ⅡB	ⅢA	ⅢB
T_{2a}	ⅠB	ⅡB	ⅢA	ⅢB
T_{2b}	ⅡA	ⅡB	ⅢA	ⅢB
T_3	ⅡB	ⅢA	ⅢB	ⅢC
T_4	ⅢA	ⅢA	ⅢB	ⅢC
M_{1a}	ⅣA	ⅣA	ⅣA	ⅣA
M_{1b}	ⅣA	ⅣA	ⅣA	ⅣA
M_{1c}	ⅣB	ⅣB	ⅣB	ⅣB

附录 3　2021 版 WHO 肺神经内分泌肿瘤分类

组织学分型及亚型	ICDO 代码
前驱病变	
弥漫性特发性肺神经内分泌细胞增生	8040/0
神经内分泌肿瘤	
类癌，NOS/ 神经内分泌瘤，NOS	8240/3
典型类癌 / 神经内分泌瘤，1 级	8240/3
不典型类癌 / 神经内分泌瘤，2 级	8249/3
神经内分泌癌	
小细胞癌	8041/3
复合性小细胞癌	8045/3
大细胞神经内分泌癌	8013/3
复合性大细胞神经内分泌癌	8013/3

附录 4　肺神经内分泌肿瘤病理诊断流程

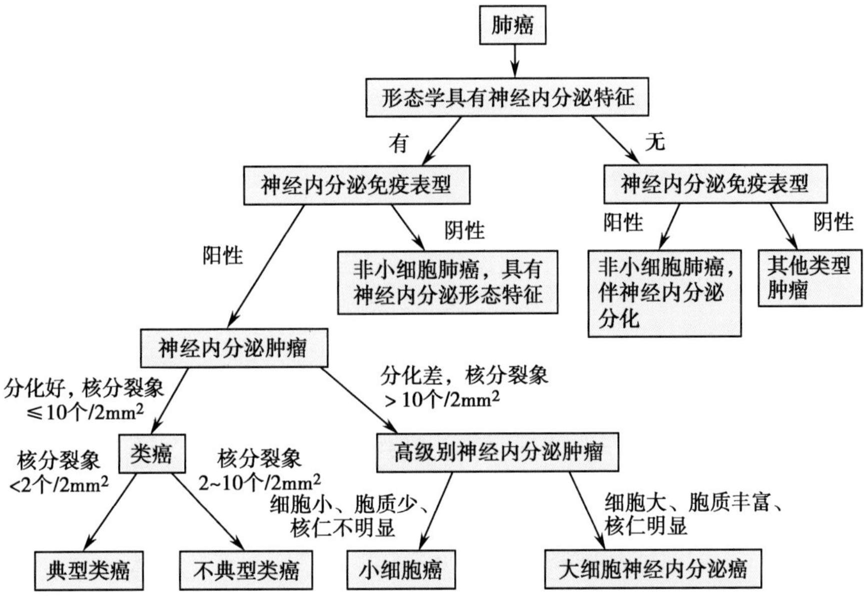

中国临床肿瘤学会(CSCO)

乳腺癌诊疗指南 2023

组 长 江泽飞 中国人民解放军总医院肿瘤医学部(内科)

宋尔卫 中山大学孙逸仙纪念医院(外科)

副组长(以姓氏汉语拼音为序)

耿翠芝 河北医科大学第四医院(外科)

潘跃银 中国科学技术大学附属第一医院(内科)

王 翔 中国医学科学院肿瘤医院(外科)

王海波 青岛大学附属医院(外科)

王树森 中山大学肿瘤防治中心(内科)

王晓稼 中国科学院大学附属肿瘤医院(内科)

吴 炅 复旦大学附属肿瘤医院(外科)

殷咏梅 江苏省人民医院(内科)

张清媛 哈尔滨医科大学附属肿瘤医院(内科)

专家组成员(以姓氏汉语拼音为序)

白俊文 内蒙古医科大学附属医院(外科)

陈佳艺 上海交通大学医学院附属瑞金医院(放疗科)

陈前军 广东省中医院(外科)

陈文艳 南昌市第三医院(内科)

陈晓媛 清华大学医学院(临床试验中心)

陈占红 中国科学院大学附属肿瘤医院(内科)

范志民 吉林大学第一医院(外科)

傅佩芬 浙江大学医学院附属第一医院(外科)

葛 睿 复旦大学附属华东医院(外科)

郭宝良 哈尔滨医科大学附属第二医院(外科)

郝春芳 天津医科大学肿瘤医院(内科)

何英剑 北京大学肿瘤医院(统计学)

金 锋 中国医科大学附属第一医院(外科)

李 曼 大连医科大学附属第二医院(内科)

李南林 中国人民解放军空军军医大学西京医院(外科)

李晓梅 哈尔滨医科大学附属肿瘤医院(病理科)

厉红元 重庆医科大学附属第一医院(外科)

梁 旭 北京大学肿瘤医院(内科)

廖 宁 广东省人民医院(外科)

刘 健 福建省肿瘤医院(内科)

刘 强 中山大学孙逸仙纪念医院(外科)

刘 蜀 贵州医科大学附属医院(外科)

刘 毅 中国人民解放军总医院肿瘤医学部(研究所)

刘荫华 北京大学第一医院(外科)

刘月平 河北医科大学第四医院(病理科)

刘运江 河北医科大学第四医院(外科)

刘真真 郑州大学附属肿瘤医院(外科)

罗 婷 四川大学华西医院(内科)

马 杰 唐山市人民医院(外科)

莫雪莉 北京大学首钢医院(内科)

聂建云 云南省肿瘤医院(外科)

欧阳取长 湖南省肿瘤医院(内科)

秦文星 复旦大学附属肿瘤医院(内科)

石 晶 中国医科大学附属第一医院(内科)

宋传贵 福建医科大学附属协和医院(外科)

孙 刚 新疆医科大学附属肿瘤医院(外科)

孙 涛 辽宁省肿瘤医院(内科)

王 坤 广东省人民医院(外科)

王 殊 北京大学人民医院(外科)

王　涛　中国人民解放军总医院第五医学中心（内科）
王　昕　中国医学科学院肿瘤医院（外科）
王碧芸　复旦大学附属肿瘤医院（内科）
王建东　中国人民解放军总医院外科医学部（外科）
王墨培　北京大学第三医院（内科）
王永胜　山东省肿瘤医院（外科）
徐　玲　北京大学第一医院（内科）
闫　敏　郑州大学附属肿瘤医院（内科）
严　颖　北京大学肿瘤医院（内科）
杨　华　河北大学附属医院（内科）
杨俊兰　中国人民解放军总医院肿瘤医学部（内科）
袁　芃　中国医学科学院肿瘤医院（内科）
曾　瑄　北京协和医院（病理科）
张　帆　中国人民解放军总医院肿瘤医学部（内科）
张　剑　复旦大学附属肿瘤医院（内科）
张　钧　河北医科大学第四医院（放疗科）
张海青　大连市中心医院（外科）
张建国　哈尔滨医科大学附属第二医院（外科）
张少华　中国人民解放军总医院第五医学中心（内科）
赵　兵　新疆医科大学附属肿瘤医院（内科）

学术秘书

李健斌　中国人民解放军总医院肿瘤医学部（内科）

一、乳腺癌的诊断及检查

（一）早期乳腺癌确诊检查

部位	基本原则
原发肿瘤评估	1. 体格检查 2. 双侧乳腺 X 线摄片 3. 超声 4. 乳腺磁共振[1] 5. 空芯针穿刺[2]
区域淋巴结评估	1. 体格检查 2. 超声 3. 可疑病灶空芯针穿刺 / 细针穿刺[3]
远处病灶的评估	1. 体格检查 2. 胸部 CT[4] 3. 腹部 ± 盆腔影像学检查[5] 4. 骨放射性核素扫描[6] 5. PET/CT[7]

【注释】

1 乳腺磁共振（MRI）检查可用于分期评估，以确定同侧乳腺肿瘤范围、多灶及多中心性肿瘤，或在初诊时筛查对侧乳腺肿瘤；有助于评估手术治疗前后的肿瘤范围及疗效评估；有助于在制订手术计划前评价肿瘤对周围软组织的浸润情况，并且帮助判定能否行保乳手术；有助于发现一些其他检查未发现的隐匿性肿瘤。需要注意，乳腺 MRI 敏感性高，但存在一定假阳性，为了避免非必要手术，对可疑病灶建议先行穿刺活检，明确肿物性质，再行后续治疗。

2 治疗前原发灶和区域淋巴结的病理学检查至关重要，推荐在影像引导下行空芯针穿刺，可提高活检准确性。部分难以穿刺的散在钙化灶等情况或影像学不可见的肿物，可选择肿物切取活检。一些簇状分布的可疑钙化灶，可采取 X 线引导下金属丝或放射性粒子定位性病灶切除活检，术后需 X 线确认是否完整切除钙化灶。

3 建议对肿大淋巴结进行病理学检查，首选空芯针活检；但淋巴结较小、难以操作时，可选择细针穿刺。当然，原发灶已经明确诊断为乳腺癌的患者，若仅为明确腋窝淋巴结分期，也可考虑细针穿刺。

4 建议对确诊乳腺癌的患者行胸部 CT 检查，特别是肿瘤分期较晚，具有高复发危险因素的患者。

5 建议对确诊患者先行腹部超声检查，怀疑脏器转移时再行腹部 CT 或 MRI 检查。

6 骨放射性核素扫描（ECT）是常用的骨转移初筛方法，其灵敏度高，但特异度较低、无法显示骨破坏程度。推荐用于乳腺癌出现骨痛、发生病理性骨折、碱性磷酸酶升高或高钙血症等可疑骨转移的常规初筛，也可用于局部晚期、病情发展迅速、三阴性、HER-2 阳性乳腺癌的常规检查。

7 PET/CT 可以在临床早期发现异常信号，有着较高的灵敏度和特异度，能有效地协助诊断，特别是在局部晚期或转移性患者中，应常规推荐。但对于临床Ⅰ、Ⅱ期的低风险患者，并不常规推荐 PET/CT。

（二）病理学诊断

诊断手段	基本原则
基本病理[1,2]	1. 明确病灶部位及大小[3] 2. 病理组织学类型[4] 3. 组织学分级 4. 有无脉管侵犯、有无合并原位癌 5. 肿瘤侵犯范围[5] 6. 病灶切缘情况 7. 淋巴结情况 8. 三阴性乳腺癌肿瘤浸润淋巴细胞（TILs）的评估 9. 乳腺癌新辅助治疗后病理评估

乳腺癌

续表

诊断手段	基本原则
分子病理 (详见"分子分型"相关内容)	1. 对所有乳腺浸润性癌病灶进行 ER、PR、HER-2、Ki-67、PD-L1 的检测 2. 多基因表达谱检测 [6] 3. 乳腺癌易感基因突变的检测 [7]

【注释】

1 组织学病理检测标本包括粗针穿刺活检标本、真空辅助微创活检标本、乳腺肿物切除标本、保乳切除标本、全乳切除标本(包括单纯切除术和改良根治术)、前哨淋巴结活检标本及腋窝淋巴结标本。标本的固定、取材和大体描述规范详见《肿瘤病理诊断规范(乳腺癌)》[1]。

2 浸润性乳腺癌的病理报告应包括与患者治疗和预后相关的所有内容,如肿瘤大小、组织学类型、组织学分级、有无脉管侵犯、有无合并原位癌、切缘和淋巴结情况等。若为新辅助治疗后乳腺癌标本,则应对治疗反应进行评估。

3 浸润性癌和原位癌混合存在时,需明确浸润灶的范围、浸润灶最大径。

4 组织学类型参照《WHO 乳腺肿瘤分类》,某些组织学类型的准确区分需行免疫组化检测后确认。组织学分级参照"乳腺癌组织学分级(Nottingham 分级系统)"。

5 当肿瘤累及皮肤、乳头或骨骼肌时,需报告侵犯程度。①皮肤:不存在皮肤;存在皮肤且未受侵;浸润性癌侵及真皮或表皮,无皮肤溃疡;浸润性癌侵及真皮或表皮,并伴有皮肤溃疡(分类为 pT_{4b});表皮存在浸润性癌的卫星灶(与浸润性癌不相邻)(分类为 pT_{4b})。②乳头(包括乳晕复合体):不存在乳头组织;DCIS 未累及乳头表皮;DCIS 累及乳头表皮(乳头 Paget 病)。③骨骼肌:不存在骨骼肌;骨骼肌未受侵;肿瘤侵及骨骼肌;肿瘤侵及骨骼肌和胸壁(分类为 pT_{4a})。

6 多基因表达谱检测可为临床病理分型提供信息,已有大量循证医学数据证实其在乳腺癌预后评估和疗效预测中的作用。目前国际上常用的多基因表达谱检测包括 21 基因(Oncotype Dx®)、70 基因(MammaPrint®)、50 基因(Prosigna®)、12 基因(EndoPredict®)、28 基因(RecurIndex®),以及乳腺癌指数(breast cancer index,BCI)等。

7 乳腺癌易感基因(breast cancer susceptibility gene 1/2,BRCA1/2)通过同源重组修复途径对 DNA 双链进行修复,其蛋白功能缺陷会影响基因组的稳定性,从而引发癌症,且在三阴性乳腺癌中 *BRCA1/2* 基因的突变率明显增高,约 10%~20% 的三阴性乳腺癌患者携带 *BRCA1/2* 基因突变。*BRCA1/2* 突变的检测在乳腺癌的遗传风险评估、治疗选择等方面具有重要意义。

(三)分子分型

随着驱动基因重要性的不断增强,根据患者是否有基因突变,激素受体和细胞分子状态将乳腺癌分为四个亚型:Luminal A、Luminal B、HER-2 过表达型和三阴型(Basal-like 型)。

	指标			
	HER-2 [1]	ER [5]	PR [6]	Ki-67 [7]
HER-2 阳性(HR 阴性)	+	–	–	任何
HER-2 阳性(HR 阳性)	+	+	任何	任何
三阴型	–	–	–	任何
Luminal A 型	–	+	+ 且高表达	<14%
Luminal B 型(HER-2 阴性)	–	+	低表达或 –	高表达

【注释】

1 HER-2 检测参考我国《乳腺癌 HER-2 检测指南(2019 版)》[2]和靶向 HER2 乳腺癌临床诊疗专家共识(2023 版)[3]。应当对所有乳腺浸润性癌进行 HER-2 状态检测。HER-2 的检测须在资质合格的病理实验室进行免疫组织化学(immunohistochemistry,IHC)检测或原位杂交(*in situ* hybridization,ISH)检测。复发转移性乳腺癌患者,应尽量再检测 HER-2,以明确转移灶 HER-2 状态。对于乳腺多灶 / 多中心性浸润性癌,建议对每个肿瘤灶均进行 HER-2 状态评估,特别是存在不同的组织学类型和分级时。HER-2 具体判读方法如下。

HER-2 免疫组化(immunohistochemistry,IHC)结果判读		HER-2 状态
0	无染色或≤10% 的浸润癌细胞呈现不完整的、微弱细胞膜染色	HER-2 阴性
1+	>10% 浸润癌细胞呈现不完整的、微弱的细胞膜染色	HER-2 低表达
2+	>10% 浸润癌中出现弱 - 中等强度的、完整细胞膜染色或≤10% 的浸润性癌呈现强而完整的细胞膜染色	HER-2 结果不确定,应进一步通过 ISH 方法进行 *HER-2* 基因状态检测:IHC2+/ISH+ 为 HER-2 阳性;IHC2+/ISH– 为 HER-2 低表达
3+	>10% 的浸润癌细胞呈现强、完整、均匀的细胞膜染色	HER-2 阳性

HER-2 IHC2+,HER-2 ISH 双探针检测结果判读		HER-2 状态
HER-2/CEP17≥2.0,且平均 HER-2 拷贝数 / 细胞≥4.0	ISH 阳性	HER-2 阳性
HER-2/CEP17<2.0 且平均 HER-2 拷贝数 / 细胞<4.0	ISH 阴性	HER-2 低表达
HER-2/CEP17<2.0,平均 HER-2 拷贝数 / 细胞≥6.0 [2]	这种情况建议增加计数细胞,如果结果维持不变,则判为 FISH 阳性	HER-2 阳性
HER-2/CEP17<2.0 且平均 HER-2 拷贝数 / 细胞<6.0,但≥4.0	这种情况建议重新计数至少 20 个细胞核中的信号,如果结果改变,则对两次结果进行综合判断分析 如仍为上述情况,则判为 ISH 阴性。建议在报告中备注	HER-2 低表达
HER-2/CEP17≥2.0,但平均 HER-2 拷贝数 / 细胞<4.0 [3]	这种情况建议增加计数细胞,如果结果维持不变,则判为 ISH 阴性。建议在报告中备注	HER-2 低表达 [4]

2 对于 HER-2/CEP17<2.0,平均 HER-2 拷贝数 / 细胞≥6.0 的病例,研究显示,若采用第 17 号染色体上的其他探针替代 CEP17,此组病例中相当一部分的检测结果转变为 HER-2/ 第 17 号染色体替代探针的比值>2.0,平均 HER-2 拷贝数 / 细胞≥6.0。此组特殊人群宜有更多循证医学依据的积累。

3 对于 HER-2/CEP17≥2.0,但平均 HER-2 拷贝数 / 细胞<4.0 的病例,在现有临床试验数据中,缺乏充分依据显示此部分患者能从抗 HER-2 靶向治疗中获益,对此组特殊人群尚需积累更多循证医学依据。

4 基于 HER-2 低表达患者可能从新型抗体偶联药物治疗中获益,且已有临床研究正在进行。鉴于 HER-2 蛋白低表达及阳性表达异质性对于患者治疗及预后有重要意义,推荐在 IHC HER-2 结果中报告:①细胞膜完整或不完整;②染色强度;③浸润肿瘤细胞的阳性百分比,建议在每次染色过程都加入阳性和阴性对照。目前没有足够的证据建议如何对 IHC 0 和 IHC 1+ 不明确的病例进行分类。HER-2 0 和 1+ 难以区分时可参考临床研究,引入 HER-2 超低表达(0<评分<1)的分类方式为临床医师提供参考。建议对 IHC 0 和 IHC 1+ 之间的病例应由 2 名病理医师进行判读,并根据当前的指南尽可能将其分类为 IHC 0 或 IHC 1+。

5 参考 2020 版 ASCO/CAP 指南对 ER 和 PR 检测进行判读,ER、PR 免疫组织化学检测的阳性阈值≥1%[4],阳性应报告肿瘤细胞的染色强度和所占百分比,新增 ER 弱阳性亚组。ER 具体判读标准如下。

IHC 阳性程度	ER 判断及建议
<1% 细胞核着色	阴性
1%~10% 细胞核着色	ER 弱阳性并加以注释,应报告染色的百分比和强度
>10% 细胞核着色	阳性

经验证的 IHC 检测是预测内分泌治疗获益的推荐标准检测方式。注意评估 ER 表达与组织学表现的一致性。建议使用扁桃体组织或宫颈组织作为外对照。此外,严格遵守 SOP 以提高 ER 弱阳性亚组检测结果的准确性和可

重复性,以避免假阴性。

6 专家普遍认同 PR 是重要的乳腺癌预后指标,建议将 PR 20% 阳性作为 Luminal A 型和 Luminal B 型的临界值。

7 应对所有乳腺浸润性癌病例进行 Ki-67 的检测,并对癌细胞核中阳性染色细胞所占的百分比进行报告,阳性定义为浸润癌细胞核任何程度的棕色染色。2021 年“乳腺癌 Ki-67 国际工作组评估指南”推荐采用标准化“打字机”视觉评估法进行判读,要有严格的质量评估保证和质控体系,确保分析的有效性,并指出当 Ki67 表达水平 ≥ 30% 时,可指导患者的临床治疗决策及预测作用[5]。

(四) PD-L1 在乳腺癌中的评估

临床研究显示 PD-L1 表达水平与 PD-1/PD-L1 抑制剂疗效相关,PD-L1 表达水平的准确评估将会影响患者的后续治疗。

良性的扁桃体组织是一种理想的外部对照组织,可作为 PD-L1 伴随诊断的阳性和阴性对照组织。染色正常时,隐窝上皮应呈现强染色,生发中心滤泡巨噬细胞则显示为弱至中等染色,内皮、成纤维细胞以及表面上皮的 PD-L1 表达应为阴性。报告中应标明所检测平台、抗体克隆号及评分方式,具体评分方式如下。

PD-L1 评分细胞纳入及排除标准

PD-L1(VENTANA SP142) 免疫细胞评分(IC)	参与评分的免疫细胞包括淋巴细胞、巨噬细胞、树突状细胞和粒细胞
	染色的免疫细胞分布可为聚集体或单个细胞散在分布;染色模式可为点状、线状、完整或不完整的环状染色
	肿瘤区域排除坏死、原位癌以及正常组织区域
PD-L1(DAKO22C3) 综合阳性评分(CPS)	阳性细胞为任何强度的完整或不完整的膜染色的肿瘤细胞和胞质或膜染色的肿瘤相关免疫细胞(包括瘤巢内及肿瘤间质相关免疫细胞[1])
	排除原位癌、正常组织区域
	排除中性粒细胞、嗜酸性粒细胞、浆细胞
	排除坏死肿瘤细胞、其他坏死细胞、细胞碎片、基质细胞

【注释】

1 肿瘤间质相关免疫细胞,与肿瘤在同一 20× 视野下的淋巴、巨噬细胞。不直接与肿瘤反应相关的单核炎症细胞应被排除。

(五) 肿瘤浸润淋巴细胞在乳腺浸润性癌中的评估

肿瘤浸润淋巴细胞(tumorinfiltrating lymphocytes,TILs)的评估可以提供三阴性乳腺癌重要预后信息,也可能在预测治疗反应方面有价值。分为间质 TILs(stromal TILs,sTILs)和瘤内 TILs(intratumoral TILs,iTILs)。乳腺癌临床实践中推荐报告 sTILs。临床研究显示 TILs 可以预测三阴性乳腺癌及 HER-2 阳性乳腺癌患者的治疗疗效,建议常规报告早期 TNBC 样本的 TILs 定量评估。具体评估标准如下。

乳腺浸润性癌(未经新辅助治疗)TILs 评估标准

1 推荐报告肿瘤区域间质部分 TILs(%),即单核细胞浸润的面积占间质面积的百分比[1]

2 仅评估单核细胞(淋巴细胞和浆细胞),不包括粒细胞,树突状细胞和巨噬细胞[2]

3 推荐全面评估肿瘤区域的平均 TILs,不要关注热点区[3]

4 推荐 TILs 作为一个连续参数加以评估

5 TILs 应在浸润性肿瘤边界[4]内进行评估。排除肿瘤边界以外及 DCIS 和正常小叶周围的 TILs,排除肿瘤区的 TILs,细胞碎片影、坏死、退变性胶原化区域以及术前核心活检部位

【注释】

1 间质 TILs 的百分比是半定量参数,需要充分考虑淋巴细胞的分离生长模式。即“100% 间质 TILs”的概念中,单个淋巴细胞之间可以有空白区域。

2 虽然越来越多的数据表明树突状细胞和巨噬细胞等其他单核细胞可能功能上有重要意义,但目前仍不建议对其进行定量评估。

3 推荐优先选择术后的标本评估，活检标本用于新辅助治疗前的评估。

4 浸润性肿瘤边界（IM）定义为以机体正常组织与癌巢分界为中心的区域，范围为 1mm。

（六）乳腺癌新辅助治疗后病理评估

1. Miller & Payne 评估系统

乳腺癌新辅助治疗后病理评估，目前国内常用 Miller&Payne 系统评估原发病灶。该系统主要通过比较治疗前空芯针穿刺与治疗后的手术标本，针对新辅助治疗后乳腺原发灶残余浸润性肿瘤的细胞丰富程度进行评估，具体判读依据如下[6-7]。

MP 分级	判读依据
1 级（G1）	浸润癌细胞无改变或仅个别癌细胞发生改变，癌细胞数量总体未减少
2 级（G2）	浸润癌细胞轻度减少，但总数量仍高，癌细胞减少小于 30%
3 级（G3）	浸润癌细胞减少为 30%~90%
4 级（G4）	浸润癌细胞显著减少超过 90%，仅残存散在的小簇状癌细胞或单个癌细胞
5 级（G5）	原肿瘤瘤床部位已无浸润癌细胞，但可存在导管原位癌

2. RCB（residual cancer burden）评估系统

RCB 系统是国际乳腺协作组推荐评估新辅助治疗疗效的另一种方法，适用于不同亚型乳腺癌治疗后的病理评估。根据乳腺原发灶残余肿瘤范围（mm × mm）、残余肿瘤的细胞密度（%）、原位癌所占比例（%）、阳性淋巴结枚数和淋巴结转移癌最大径（mm）可获得 RCB 指数及对应的 RCB 分级，RCB 系统已通过长期数据的临床验证，可同时评价新辅助治疗后的乳腺肿瘤及淋巴结状况，是一种可以量化残余肿瘤的评估系统。RCB 具体分级如下。

RCB 分级	判读依据
RCB 0	pCR，表示浸润病灶已达到完全缓解
RCB Ⅰ	可见少量病灶残留，浸润病灶部分缓解
RCB Ⅱ	可见中度病灶残留，浸润病灶部分缓解
RCB Ⅲ	可见广泛病灶残留

建议将 pCR 定义为乳腺原发灶无浸润性癌（可存在导管原位癌）且区域淋巴结阴性，即原发灶 MP5 级且淋巴结阴性，或 RCB 分级 0 级。若新辅助治疗后仅淋巴结内存在孤立性肿瘤细胞则不算淋巴结阴性，不属于 pCR。

ypTNM 分期，ypT 的分期依据是残余浸润癌的最大病灶，ypN 的分期依据是残余转移癌的最大病灶，治疗后形成的纤维组织和坏死成分不计入 ypN 的分期。根据 ypT、ypN 和 ypM 的不同组合，将新辅助治疗后的肿瘤归入不同的 yAJCC 分期组别。因此，AJCC 也可作为新辅助治疗后的评估系统。

二、乳腺癌的术前新辅助治疗

（一）治疗前检查

	基本原则
肿瘤相关评估[1]	1. 肿瘤临床分期[2,3] 2. 肿瘤病理类型、组织学分级、分子特征（HER-2、ER、PR、Ki-67） 3. 肿瘤瘤床定位[4]
自身状况评估[5]	1. 既往史（尤其需关注与乳腺癌治疗相关的重要病史信息） 2. 体格检查 3. 一般血液学检查 4. 评估主要脏器功能（包括肝、肾、心脏） 5. 心理评估及疏导 6. 育龄期女性必要时进行生育咨询

【注释】

1 新辅助治疗是指在手术前进行全身药物治疗。治疗前充分评估患者的局部肿瘤和全身情况,对制订科学、合理的治疗方案至关重要。

2 肿瘤临床分期参考美国癌症联合委员会(American Joint Committee on Cancer,AJCC)编写的《AJCC癌症分期手册》(第8版)。对初诊患者,应合理选用检查手段进行TNM分期,包括肿块数目、位置、大小,区域淋巴结状况及远处病灶等,原发肿瘤的诊断详见"一、乳腺癌的诊断及检查"相关内容。

3 淋巴结分期是决定患者后续治疗的重要步骤。腋窝淋巴结临床阴性患者,新辅助治疗前后均可进行前哨淋巴结活检,但建议在新辅助治疗前完成前哨淋巴结活检;腋窝淋巴结临床阳性患者,建议行穿刺活检明确诊断;新辅助治疗后腋窝淋巴结转阴的患者,前哨淋巴结活检具有一定的假阴性率,其临床应用目前尚存在争议。

4 在新辅助治疗前,建议对原发灶进行瘤床定位,可在肿瘤内放置标志物或对肿瘤表面皮肤进行标记,为后续确定手术范围提供依据;术前穿刺阳性的腋淋巴结,也可考虑放置标志物进行标记。

5 选用合理的检查手段进行肿瘤评价,原则上每周期应进行肿瘤评估,如查体和B超评价肿瘤大小,必要时可以每两周期通过乳腺MRI进行肿瘤评估,根据通行的评价标准(参考实体瘤疗效评价标准RECIST 1.1版本),原则上应连续使用同一检查方法进行评价。

(二)新辅助治疗适应证

满足以下条件之一者可选择新辅助药物治疗[1]。

1. 肿块较大[2]。
2. 腋窝淋巴结转移。
3. HER-2阳性[3]。
4. 三阴性[3]。
5. 有保乳意愿,但肿瘤大小与乳房体积比例大难以保乳者。

【注释】

1 新辅助药物治疗包括化疗、靶向治疗和内分泌治疗,详见本部分相关章节。

2 乳房原发肿物>5cm时,即可考虑新辅助治疗;若乳房原发肿物为2~5cm,应综合其他生物学指标选择是否先行药物治疗。

3 专家组普遍认同仅以HER-2阳性或三阴性作为乳腺癌术前新辅助药物治疗选择的标准时,肿瘤应大于2cm,或可以加入严格设计的临床研究。

(三)HER-2阳性乳腺癌新辅助治疗[1]

Ⅰ级推荐	Ⅱ级推荐
1. TCbHP[2](1A) 2. THP×6(2A) 3. THP×4[3](1B)	1. TH+吡咯替尼(1B)[4] 2. 抗HER-2单抗联合紫杉类为基础的其他方案(2B) 如AC-THP[5](2B) 3. 科学、合理设计的临床研究 如:抗HER-2 ADC等

注:T. 紫杉类,包括多西他赛、白蛋白紫杉醇[6]、紫杉醇
A. 蒽环类[7],包括表柔比星、吡柔比星、多柔比星
C. 环磷酰胺
Cb. 卡铂
H. 国内已获批的曲妥珠单抗
P. 帕妥珠单抗

【注释】

1 临床研究证明,HER-2阳性患者新辅助治疗,曲妥珠单抗联合化疗与单用化疗相比能够显著提高pCR率,奠定了曲妥珠单抗在HER-2阳性乳腺癌新辅助治疗中的标准地位。随着双靶向时代的到来,专家组普遍认可在新辅助治疗

阶段,凡是符合单靶向治疗的患者都可以考虑双靶向治疗。

2 KRISTINE 研究证明 TCbHP 方案在新辅助治疗中的有效性和安全性[8],TRAIN-2 研究显示与含蒽环方案相比,TCbHP 方案可以获得相同的 pCR 率,但在中性粒细胞减少等毒性反应上明显更低[9]。因此,术前治疗可以首选 TCbHP 方案。但对于部分患者,如年龄>60 岁、肿瘤负荷较小、一般情况无法耐受含铂联合方案的患者,也可考虑 6 个周期 THP 治疗。

3 NeoSphere 研究证实了 TH 基础上增加帕妥珠单抗可以进一步提高 HER-2 阳性患者 pCR 率[10]。PEONY 研究验证了亚洲人群中 THP 方案的有效性和安全性[11]。因此 THP 可以作为 HER-2 阳性患者的新辅助治疗方案。但临床研究设计时,THP 新辅助治疗 4 个周期后手术,专家对此方案的临床可行性存有争议。

4 PHEDRA 研究旨在探索吡咯替尼联合曲妥珠单抗和多西他赛,对比安慰剂联合曲妥珠单抗和多西他赛新辅助治疗 HER-2 阳性早期或局部晚期乳腺癌的有效性和安全性[12]。结果显示吡咯替尼联合曲妥珠单抗和多西他赛的 tpCR 率为 41%,对照组仅为 22%,在优效性检验中差异有统计学意义,证实了"吡咯替尼 + 曲妥珠单抗"这一大小分子联合的新辅助方案能够为 HER-2 阳性早期乳腺癌患者带来获益。但吡咯替尼在辅助治疗阶段尚无适应证,对于新辅助治疗使用吡咯替尼的患者,术后辅助靶向治疗方案应参考曲妥珠单抗的使用。

5 基于 AC-TH 方案在单靶时代研究,部分专家同意 AC-THP 可作为新辅助治疗的可选方案,但目前并无有利的临床研究证据。

6 以往临床研究中,紫杉类药物都采用多西他赛或紫杉醇,但 GBG69 研究结果提示,新辅助治疗中白蛋白紫杉醇比溶剂型紫杉醇有更高的 pCR 率,同时能够改善患者 DFS[13],在真实世界中同样显示出使用白蛋白紫杉醇的有效性和安全性,因此新辅助治疗中也可以选用。

7 以往临床研究中,蒽环类以多柔比星为主。但考虑到药物可及性,结合我国临床实践,蒽环类药物可以选择多柔比星(常用推荐剂量为 60mg/m^2),也可以选择吡柔比星(常用推荐剂量为 50mg/m^2)或表柔比星(常用推荐剂量为 100mg/m^2)。

HER-2 阳性乳腺癌术前治疗常用方案

方案	剂量	用药时间	时间及周期
TCbHP			
多西他赛	75mg/m^2	d1	1/21d×6
或白蛋白紫杉醇	125mg/m^2	d1、d8	
卡铂	AUC=6	d1	
曲妥珠单抗	首剂 8mg/kg,之后 6mg/kg	d1	
帕妥珠单抗	首剂 840mg,之后 420mg	d1	
THP			
多西他赛	80~100mg/m^2	d1	1/21d
或白蛋白紫杉醇	125mg/m^2	d1、d8	
曲妥珠单抗	首剂 8mg/kg,之后 6mg/kg	d1	
帕妥珠单抗	首剂 840mg,之后 420mg	d1	
TH+ 吡咯替尼 - 手术 -FEC			
多西他赛	80~100mg/m^2	d1	1/21d×4
曲妥珠单抗	首剂 8mg/kg,之后 6mg/kg	d1	
吡咯替尼	400mg	d1~21	
手术			
氟尿嘧啶	500mg/m^2	d1	1/21d×3
表柔比星	75~100mg/m^2	d1	
环磷酰胺	500mg/m^2	d1	

续表

方案	剂量	用药时间	时间及周期
AC-THP			
表柔比星	90~100mg/m^2	d1	1/21d×4
环磷酰胺	600mg/m^2	d1	
序贯			
紫杉醇	80mg/m^2	d1	1/7d×12
或白蛋白紫杉醇	125mg/m^2	d1、d8	1/21d×4
曲妥珠单抗	首剂 8mg/kg，之后 6mg/kg	d1	
帕妥珠单抗	首剂 840mg，之后 420mg	d1	

新辅助治疗后 HER-2 阳性患者的辅助治疗[1]

1. 新辅助抗 HER-2 治疗仅使用曲妥珠单抗

分层	Ⅰ级推荐	Ⅱ级推荐	Ⅲ级推荐
病理学完全缓解[2](pCR)	曲妥珠单抗 + 帕妥珠单抗(2A)	曲妥珠单抗[3](1B)	
未达病理学完全缓解(non pCR)[4]	1. T-DM1(1A) 2. 曲妥珠单抗 + 帕妥珠单抗(2A)		后续强化奈拉替尼[5](2B)

2. 新辅助抗 HER-2 治疗使用曲妥珠单抗联合帕妥珠单抗

分层	Ⅰ级推荐	Ⅱ级推荐	Ⅲ级推荐
病理学完全缓解(pCR)	曲妥珠单抗 + 帕妥珠单抗[3](1A)	曲妥珠单抗(2B)	
未达病理学完全缓解*(non pCR)	1. T-DM1[4](2A) 2. 曲妥珠单抗 + 帕妥珠单抗(2A)		后续强化奈拉替尼(2B)

【注释】

1 HER-2 阳性新辅助治疗应该完成预先计划的治疗周期，只有完成足疗程后手术，术后才能根据新辅助治疗靶向药物使用情况及术后是否达到病理学完全缓解(pCR)，来决定后续的辅助治疗。

2 手术病理评估是术前新辅助治疗疗效评估的重要手段，术后是否达到 pCR，对评价新辅助治疗效果、决定术后辅助治疗方案具有重要参考价值。pCR 的定义有两种：①一般是指乳腺原发灶中找不到恶性肿瘤的组织学证据，或仅存原位癌成分；②严格意义上是指乳腺原发灶和转移的区域淋巴结均无恶性肿瘤的组织学证据，或仅存原位癌成分。

3 对于足疗程新辅助治疗后已经达到 pCR 的患者，术后辅助治疗可继续原来的靶向治疗。新辅助治疗仅使用曲妥珠单抗的患者，基于术后辅助治疗临床的数据，也可考虑双靶向治疗。

4 临床研究证明，曲妥珠单抗联合帕妥珠单抗的双靶向治疗，优于单用曲妥珠单抗，而 KATHERINE 研究结果显示，术前治疗使用曲妥珠单抗未达到 pCR 的患者，术后辅助治疗使用 T-DM1 可以进一步改善预后[14]。因此，术前抗 HER-2 治疗仅使用曲妥珠单抗的患者，若未达到 pCR，建议 T-DM1。但目前为止并无 T-DM1 优于 HP 双靶向治疗的阳性结果，对于部分新辅助治疗后肿瘤退缩明显的患者，也可考虑 HP 方案。对于术前抗 HER-2 治疗使用双靶向治疗未达 pCR 者，可考虑 T-DM1。

5 ExteNET 研究显示，Ⅱ~Ⅲ期 HER-2 阳性乳腺癌患者，在曲妥珠单抗辅助治疗结束后 2 年内开始口服奈拉替尼 1 年辅助治疗[15]。相比安慰剂组，奈拉替尼组的 iDFS 获得明显提高。基于此，对于新辅助治疗后未达 pCR 的患者，辅助靶向治疗应首选 HP 或 T-DM1，在完成辅助靶向治疗后，可考虑序贯奈拉替尼。

(四) 三阴性乳腺癌新辅助治疗

Ⅰ级推荐	Ⅱ级推荐
1. 紫杉联合蒽环方案[1] TAC(1A) AT(2A) 2. 紫杉联合铂类方案 TP[2,3](2A)	1. TP+帕博利珠单抗(2A)[3] 2. AC-T(1B) 3. AC-TP(2A)

注:T. 紫杉类,包括多西他赛、白蛋白紫杉醇[4]、紫杉醇
A. 蒽环类,包括表柔比星、吡柔比星[5]、多柔比星
C. 环磷酰胺
P. 铂类

【注释】

1 根据治疗目的,在新辅助治疗开始前制订合理的方案和计划周期数。治疗方案均以紫杉联合为主,可以联合蒽环,也可以联合铂类。原则上,蒽环联合紫杉治疗有效者,应按照既定方案完成新辅助治疗,并及时讨论手术时机和合理的术式。但疗效欠佳的可手术患者,可考虑更换化疗方案,如部分初始使用AT方案效果欠佳的患者,可选择NP方案,序贯治疗疗效仍欠佳时应调整治疗策略,争取手术机会。

2 NeoCART研究结果显示,与8个周期的AC-T方案相比,6周期的TP方案可以进一步提高三阴性患者新辅助治疗的pCR率[16],但由于Ⅲ期临床研究数据不多,目前并不常规推荐含铂方案,年轻、有乳腺癌家族史的三阴性乳腺癌患者,尤其有*BRCA*突变时,可考虑采用含铂方案。

3 KEYNOTE 522研究提示对三阴性乳腺癌患者,新辅助治疗时在TP-AC基础上增加PD-1抑制剂可以显著提高患者pCR率,术后继续使用帕博利珠单抗可以进一步改善患者的EFS[17]。2022年帕博利珠单抗首次获批用于早期高危三阴性乳腺癌患者的治疗。国内开展的多中心临床研究cTRIO同样显示6个周期的TP+PD-1抑制剂可以获得较高的pCR率,为患者治疗带来更多选择。

4 以往临床研究中,紫杉类药物都采用多西他赛或紫杉醇,但GBG69研究显示,新辅助治疗中白蛋白紫杉醇比溶剂型紫杉醇有更高的pCR率,同时能够改善患者DFS[13]。

5 以往临床研究中,蒽环类以多柔比星为主。但考虑到药物可及性,结合我国临床实践,蒽环类药物可以选择多柔比星(常用推荐剂量为60mg/m^2),也可以选择吡柔比星(常用推荐剂量为50mg/m^2)或表柔比星(常用推荐剂量为100mg/m^2)。

新辅助化疗常用方案

方案	剂量	用药时间	时间及周期
TAC			
多西他赛	75mg/m^2	d1	1/21d×6
多柔比星	50mg/m^2	d1	
环磷酰胺	500mg/m^2	d1	
AT(蒽环联合紫杉类)			
多柔比星	50mg/m^2	d1	1/21d
多西他赛	75mg/m^2	d1	
或白蛋白紫杉醇	125mg/m^2	d1、d8	
TP(紫杉联合铂类)			
多西他赛	75mg/m^2	d1	1/21d×6
或白蛋白紫杉醇	125mg/m^2	d1、d8	
卡铂	AUC=6	d1	

续表

方案	剂量	用药时间	时间及周期
TP(紫杉联合铂类)+帕博利珠单抗 -AC(序贯蒽环类联合环磷酰胺)			
紫杉醇	80mg/m^2	d1、d8、d15	1/21d×4
卡铂	AUC=5	d1	
帕博利珠单抗	200mg	d1	
序贯			
表柔比星	90~100mg/m^2	d1	1/21d×4
环磷酰胺	600mg/m^2	d1	
AC(蒽环类联合环磷酰胺)-T(序贯紫杉类)			
表柔比星	90~100mg/m^2	d1	1/21d×4
环磷酰胺	600mg/m^2	d1	
序贯			
紫杉醇	80mg/m^2	d1	1/7d×12
或多西他赛	80~100mg/m^2	d1	1/21d×4
或白蛋白紫杉醇	125mg/m^2	d1、d8	
AC-TP(蒽环联合紫杉序贯铂类)			
表柔比星	90~100mg/m^2	d1	1/21d×4
环磷酰胺	600mg/m^2	d1	
序贯			
紫杉醇	80mg/m^2	d1	1/7d×12
或白蛋白紫杉醇	125mg/m^2	d1、d8	1/21d×4
卡铂	AUC=5	d1	

注:化疗过程中需要注意避免骨髓功能抑制,合理地预防性使用 CSF(详见“七、乳腺癌的治疗管理”)。

新辅助治疗后三阴性患者的辅助治疗[1]

分层	Ⅰ级推荐	Ⅱ级推荐
病理学完全缓解(pCR)		新辅助方案含 PD-1 抑制剂,继续使用至满 1 年(1A)
未达病理学完全缓解(non pCR)	1. 卡培他滨[1](1A)	1. 新辅助方案含 PD-1 抑制剂,继续使用至满 1 年[2](1A) 2. 奥拉帕利[1](*BRCA* 突变)(1B)

卡培他滨:1 250mg/m^2,2 次 /d,服 2 周休 1 周,共 6~8 周期或 650mg/m^2,2 次 /d,口服 1 年
奥拉帕利:300mg,2 次 /d,口服 1 年

【注释】

1 三阴性乳腺癌患者,应根据新辅助治疗后是否达 pCR 选择后续治疗,在足疗程的前提下,新辅助化疗如果未达 pCR,根据 CREATE-X 研究结果,术后可予 6~8 周期的卡培他滨治疗。应根据患者的一般情况、治疗反应、既往治疗情况选择卡培他滨的服用方式。对于有 *BRCA* 突变的患者,在新辅助治疗后,也可考虑使用奥拉帕利治疗[18]。

2 新辅助治疗中已经使用 PD-1 抑制剂的三阴性乳腺癌患者,术后是否达 pCR,术后都可以继续使用 PD-1 抑制剂满 1 年,使用过程中应严格监测患者的不良反应(详见“七、乳腺癌的治疗管理”)。

(五)激素受体阳性乳腺癌新辅助治疗

1. 激素受体阳性乳腺癌新辅助化疗

Ⅰ级推荐	Ⅱ级推荐
蒽环联合紫杉方案 TAC 方案(1A) AT 方案(2A)	以蒽环和紫杉为主的其他方案 AC-T 方案(1B)

注:T. 紫杉类,包括多西他赛、白蛋白紫杉醇、紫杉醇
A. 蒽环类,包括表柔比星、吡柔比星、多柔比星
C. 环磷酰胺

新辅助化疗注释及剂量推荐参考“(四)三阴性乳腺癌新辅助治疗”。

2. 激素受体阳性乳腺癌新辅助内分泌治疗

对需要术前新辅助治疗而又不适合化疗、暂时不适合手术或无须即刻手术,以及新辅助化疗不敏感或疗效欠佳的激素依赖型患者,可考虑新辅助内分泌治疗。

分层	Ⅰ级推荐	Ⅱ级推荐
绝经后	AI [1,2](1A) AI+CDK4/6 i(2A)	氟维司群(2B) 鼓励参与严格设计的临床研究
绝经前 [3]		OFS+AI(1A) OFS+AI+CDK4/6i(2B)

AI. 依西美坦,25mg,1 次 /d,或阿那曲唑 1mg,1 次 /d,或来曲唑 2.5mg,1 次 /d
CDK4/6i. 包括国内已上市的 CDK4/6 抑制剂

1 绝经后激素受体阳性患者,新辅助内分泌治疗推荐芳香化酶抑制剂,包括阿那曲唑、来曲唑、依西美坦;部分不适合芳香化酶抑制剂的患者(如骨密度 T<-2.5),可考虑使用氟维司群。绝经前激素受体阳性患者,新辅助内分泌治疗可选卵巢功能抑制联合芳香化酶抑制剂。对于部分需要接受新辅助内分泌治疗的局部晚期患者,也可考虑联合 CDK4/6 抑制剂,或参加临床研究。

2 新辅助内分泌治疗一般应每两个月进行一次疗效评价,治疗有效且可耐受的患者,可持续治疗至 6 个月。完成术前内分泌治疗后,接受手术治疗,根据术后病理,选择后续治疗方案。

3 绝经前患者术前内分泌治疗与术前化疗比较的临床研究结果尚有限,除临床研究外,目前原则上不推荐对绝经前患者采用术前内分泌治疗。

三、乳腺癌的术后辅助治疗

(一)辅助治疗前评估及检查

	基本原则
肿瘤相关评估	1. 明确肿瘤临床分期 [1] 2. 明确肿瘤病理类型、组织学分级、分子特征(ER、PR、HER-2、Ki-67) 3. 多基因表达谱检测 [2],如 21 基因复发风险评估(Oncotype DX®)、70 基因检测(MammaPrint®)、28 基因(RecurIndex®)检测
自身状况评估 [3]	1. 既往史(尤其关注与治疗相关的重要病史信息) 2. 体格检查 3. 一般血液学检查 4. 评估主要脏器功能(包括肝、肾、心脏) 5. 心理评估及疏导 6. 育龄期女性必要时进行生育咨询 7. 遗传性乳腺高危患者进行遗传学咨询

【注释】

1 肿瘤临床分期参考《AJCC 癌症分期手册》(第 8 版),应依据手术后的病理情况进行 TNM 分期,包括肿块数目、位置、最大径和区域淋巴结状况及切缘情况。远处病灶评估(M 分期)详见"早期乳腺癌确诊检查"相关内容。

2 国外指南推荐将多基因表达谱测定作为部分激素受体阳性、HER-2 阴性患者选择辅助化疗的重要依据,TAILORx 研究显示 $T_{1\sim2}N_0M_0$,ER(+)、HER-2(-)进行 21 基因表达测定时,约 70% 患者 RS 评分为 11~25 分,这部分患者化疗并不获益[19];Rxponder 研究显示,淋巴结 1~3 枚阳性、RS ≤ 25 的绝经前乳腺癌患者,辅助化疗减少了 46% 的复发及死亡风险,但对于绝经后患者,化疗获益不明显,可以免除化疗[20]。MINDACT 研究显示对于临床高危的部分患者,70 基因检测结果也可筛选部分患者避免化疗。考虑到 MammaPrint 已经在国内获批上市,对于需要多基因表达谱测定的患者,推荐 MammaPrint 检测[21]。此外,28 基因检测是针对亚洲 ER/PR 阳性、HER-2 阴性早期乳腺癌患者的多基因检测,筛选出乳腺癌最相关的 28 个基因,纳入肿瘤大小、年龄、淋巴结状态、病理分级及有无脉管癌栓等临床因素,评估患者远处转移风险及局部复发风险,为是否辅助化疗和放疗提供参考依据。

3 须详细评估患者一般状况,评估其对治疗的耐受性,综合制订治疗方案。

(二) HER-2 阳性乳腺癌辅助治疗

1. 初始治疗

分层	Ⅰ级推荐	Ⅱ级推荐	Ⅲ级推荐
腋窝淋巴结阳性[1]	AC-THP(1A) TCbHP(1A)	AC-TH[2](2A) TCbH[2](2A)	
腋窝淋巴结阴性,肿瘤>2cm 且伴高危因素[1],如: 1. ER 阴性 2. 高 Ki67	AC-TH(2A) TCbH(2A)	AC-THP(2A) TCbHP(2A)	TC+H(2B)
1. 腋窝淋巴结阴性,肿瘤>2cm 且无其他危险因素[3] 2. 腋窝淋巴结阴性,肿瘤≤2cm	TC+ H(2A)	TH(2A)	
激素受体阳性 且无须化疗或不能耐受化疗者		H + 内分泌治疗[4](2A)	

注:A. 蒽环类[6],包括表柔比星、吡柔比星、多柔比星;T. 紫杉类,包括多西他赛、紫杉醇;C. 环磷酰胺;Cb. 卡铂;H. 曲妥珠单抗;P. 帕妥珠单抗。

2. 后续强化

分层	Ⅰ级推荐	Ⅱ级推荐
淋巴结阳性、H 辅助治疗后	序贯奈拉替尼[5](1A)	
淋巴结阳性、HP 辅助治疗后		序贯奈拉替尼(2A)

【注释】

1 APHINITY 研究结果显示,与使用含曲妥珠单抗的方案相比,使用含帕妥珠单抗和曲妥珠单抗的双靶向治疗方案能够降低患者的复发风险,其中淋巴结阳性患者获益最显著[22]。因此,对于有高危复发风险,尤其是腋窝淋巴结阳性的患者,推荐使用帕妥珠单抗和曲妥珠单抗双靶向治疗。

2 专家不认可适合单靶的患者都需要考虑双靶向治疗,对于腋窝淋巴结阴性的患者,需综合其他危险因素(如肿瘤大、ER 阴性、组织学 3 级,Ki-67 高表达等),选择最佳的治疗方案。NSABP B-31/-N9831 研究确立了 AC-TH(蒽环联合环磷酰胺序贯紫杉类药物联合曲妥珠单抗)优于常规 AC-T 化疗[23]。BCIRG 006 确立了 TCbH 方案(多西他赛、卡铂联合曲妥珠单抗)也优于 AC-T,可作为辅助治疗方案的另一个选择,该研究经 10 年长期随访显示 TCbH 和 AC-TH 两种方案的远期疗效相似,且 TCbH 方案心功能不全发生率较低,因此对于心脏安全性要求更高的患者,可以选择 TCbH 方案。

3 研究显示 HER-2 阳性 $T_{1ab}N_0M_0$ 患者 5 年复发转移风险是 HER-2 阴性患者的 5 倍以上，提示 HER-2 阳性、淋巴结阴性的小肿瘤患者，相对于 HER-2 阴性的小肿瘤仍有较高的复发风险。对于这类患者，在曲妥珠单抗的基础上，可以进一步减少化疗。既往研究提示，早期乳腺癌患者使用 TC+H 治疗，2 年 DFS 和 2 年 OS 率高达 97.8% 和 99.2%[24]，APT 研究提示 HER-2 阳性小肿瘤（≤3cm）患者使用 wTH 方案，其 3 年无侵袭性疾病生存率可达 98.7%[25]。因此，对于 T1N0，HER-2 阳性的低危患者，可考虑选择 TC+H 或者 wTH 方案。

4 由于曲妥珠单抗及帕妥珠单抗等药物可能增加心脏毒性，不建议与蒽环类化疗药同时使用，但可与辅助放疗、辅助内分泌治疗同时使用（详见“七、乳腺癌的治疗管理”）。对于激素受体阳性患者，如低危患者无须化疗，或虽需化疗但无法耐受化疗的患者，可以考虑内分泌联合靶向治疗。

5 ExteNET 研究探索了另一种抗 HER-2 双靶向治疗策略，Ⅱ~Ⅲ期 HER-2 阳性乳腺癌患者，在曲妥珠单抗辅助治疗结束后 2 年内开始口服奈拉替尼 1 年辅助治疗[15]。相比安慰剂组，奈拉替尼组的 iDFS 获得明显提高。HER-2 阳性患者需要强化靶向治疗时，应先考虑双靶向治疗的适应证，对于已完成曲妥珠单抗为基础的辅助治疗，疾病未进展但存在高危因素的患者，可考虑序贯奈拉替尼。

6 以往临床研究中，蒽环类以多柔比星为主。但考虑到药物可及性，结合我国临床实践，蒽环类药物可以选择多柔比星（常用推荐剂量为 60mg/m^2），也可选择吡柔比星（常用推荐剂量为 50mg/m^2）或表柔比星（常用推荐剂量为 100mg/m^2）。

HER-2 阳性辅助治疗常用方案

方案	剂量	用药时间	时间及周期
AC（蒽环类联合环磷酰胺）-THP（紫杉类联合曲妥珠单抗、帕妥珠单抗）			
表柔比星 + 环磷酰胺序贯紫杉醇 + 曲妥珠单抗 + 帕妥珠单抗			
表柔比星	90~100mg/m^2	d1	1/21d × 4
环磷酰胺	600mg/m^2	d1	
序贯			
紫杉醇	80mg/m^2	d1	1/7d × 12
曲妥珠单抗	首剂 8mg/kg，之后 6mg/kg	d1	1/21d，完成 1 年
帕妥珠单抗	首剂 840mg，之后 420mg	d1	
表柔比星 + 环磷酰胺序贯多西他赛 + 曲妥珠单抗 + 帕妥珠单抗			
表柔比星	90~100mg/m^2	d1	1/21d × 4
环磷酰胺	600mg/m^2	d1	
序贯			
多西他赛	80~100mg/m^2	d1	1/21d × 4
曲妥珠单抗	首剂 8mg/kg，之后 6mg/kg	d1	1/21d，完成 1 年
帕妥珠单抗	首剂 840mg，之后 420mg	d1	
TCbHP			
多西他赛	75mg/m^2	d1	1/21d × 6
卡铂	AUC=6	d1	
曲妥珠单抗	首剂 8mg/kg，之后 6mg/kg	d1	1/21d，完成 1 年
帕妥珠单抗	首剂 840mg，之后 420mg	d1	
AC（蒽环类联合环磷酰胺）-TH（紫杉类联合曲妥珠单抗）			
蒽环类 + 环磷酰胺序贯多西他赛 + 曲妥珠单抗			
表柔比星	90~100mg/m^2	d1	1/21d × 4
环磷酰胺	600mg/m^2	d1	

乳腺癌

续表

方案	剂量	用药时间	时间及周期
序贯			
多西他赛	80~100mg/m^2	d1	1/21d×4
曲妥珠单抗	首剂 8mg/kg,之后 6mg/kg	d1	1/21d,完成 1 年
蒽环类 + 环磷酰胺序贯紫杉醇 + 曲妥珠单抗			
表柔比星	90~100mg/m^2	d1	1/21d×4
环磷酰胺	600mg/m^2	d1	
序贯			
紫杉醇	80mg/m^2	d1	1/7d×12
曲妥珠单抗	首剂 4mg/kg,之后 2mg/kg	d1	1/7d,完成 1 年
密集表柔比星 + 环磷酰胺序贯密集紫杉醇 + 曲妥珠单抗			
表柔比星	100mg/m^2	d1	1/14d×4
环磷酰胺	600mg/m^2	d1	
序贯			
紫杉醇	175mg/m^2	d1	1/14d×4
曲妥珠单抗	首剂 4mg/kg,之后 2mg/kg	d1	1/7d,完成 1 年
TCbH			
多西他赛	75mg/m^2	d1	1/21d×6
卡铂	AUC 6	d1	
曲妥珠单抗	首剂 8mg/kg,之后 6mg/kg	d1	1/21d,完成 1 年
TC+H			
多西他赛	75mg/m^2	d1	1/21d×4
环磷酰胺	600mg/m^2	d1	
曲妥珠单抗	首剂 8mg/kg,之后 6mg/kg	d1	1/21d,完成 1 年
TH(周疗紫杉醇 + 曲妥珠单抗)			
紫杉醇	80mg/m^2	d1	1/7d×12
曲妥珠单抗	首剂 4mg/kg,之后 2mg/kg	d1	1/7d,完成 1 年

(三)三阴性乳腺癌辅助治疗[1-2]

1. 初始治疗

分层	Ⅰ级推荐	Ⅱ级推荐	Ⅲ级推荐
满足以下任一条件者: 淋巴结阳性 肿瘤>2cm	1. AC-T[3](1A) 2. ddAC-ddT(1A)	TAC[4](1B) TP[5](2A)	1. AC-TP(2B) 2. FEC-T(2B)
复发风险较低的患者 肿瘤≤2cm 且淋巴结阴性	1. TC×4[7](1A) 2. AC[6](1A)	AC-T(2A) TC×6[8](2A)	

注:A. 蒽环类[11],包括表柔比星、吡柔比星、多柔比星
E. 表柔比星
T. 紫杉类,包括紫杉醇、多西他赛
F. 5-FU
C. 环磷酰胺

2. 后续强化

分层		Ⅰ级推荐	Ⅱ级推荐
满足以下任一条件者： 1. 淋巴结阳性 2. 肿瘤＞2cm	*BRCA* 无突变		化疗后序贯卡培他滨[9] (2A)
	BRCA 有突变		化疗后序贯奥拉帕利[10] (1B)
淋巴结阴性且肿瘤 1~2cm			化疗后序贯卡培他滨[9] (2B)

卡培他滨：650mg/m^2，2 次 /d，口服 1 年，或 1 250mg/m^2，2 次 /d，服 2 周休 1 周，共 6~8 周期

奥拉帕利：300mg，2/d，口服一年

【注释】

1 辅助化疗原则

(1) 早期乳腺癌辅助化疗的目的是争取治愈，所以要强调标准、规范的化疗，包括标准的方案、药物、剂量、治疗周期和疗程。

(2) 化疗药物的选择、剂量和应用以及相关毒性的处理很复杂，考虑到毒性反应、个体差异及合并症等因素，可根据患者危险度、耐受程度、个人意愿并结合临床研究的背景选择化疗方案，并制订预防呕吐、骨髓抑制的管理方案（详见“七、乳腺癌的治疗管理”）。

(3) 化疗时应注意化疗药物的给药顺序、输注时间和剂量强度，严格按照药品说明和配伍禁忌使用。若无特殊情况，一般不建议减少标准化疗计划周期数。

2 对部分三阴性乳腺癌患者，如存在已知的 *BRCA* 突变，如在蒽环和紫杉基础上需考虑铂类（顺铂、卡铂）药物用于辅助治疗，大多数专家认为这类患者应该在新辅助治疗中提前考虑铂类。

3 AC 序贯紫杉醇三周方案与 AC 辅助化疗相比，在激素受体阴性的亚组人群中，序贯紫杉醇组取得更好的 DFS。因此，目前推荐对于复发风险相对较高的患者行 AC-T 的化疗方案。根据 CALGB 9741 研究及 EBCTCG meta 分析结果，剂量密集型 AC-T 可用于部分可耐受的高危乳腺癌患者。

4 BCIRG005 研究显示 AC-T 与 TAC 辅助化疗疗效在 DFS 和 OS 上无明显差异，但序贯组血液学毒性显著低于联合组[26]。因此，考虑到患者耐受性，对于高危患者优先推荐 AC-T 的辅助化疗。

5 铂类药物在三阴性乳腺癌辅助治疗中的地位仍存在一定争议，PATTERN 研究显示，与 FEC-T 方案相比，含铂方案 5 年 DFS 提高了 6.2%（86.5% vs. 80.3%），复发风险降低 35%，探索性亚组分析中发现年龄轻、肿瘤分级高者更倾向于从铂类治疗中获益[27]。

6 一些临床研究结果显示，4 个周期的 AC 等效于 CMF 方案，且应用更加简单、疗程更短，两者副作用也无很大差别。因此，AC 方案可作为部分中、低危且需要接受辅助化疗的患者的基本方案。

7 US 9735 研究比较了 TC 与 AC 用于乳腺癌辅助化疗的疗效。该试验入组了较多的中、低危患者，结果显示，TC 方案带来了无病生存期及总生存的提高[28]。因此目前对于部分中、低危且需要接受辅助化疗的患者，尤其是存在蒽环类心脏毒性隐患时，也可优先推荐选择 TC 方案的辅助化疗。

8 PLAN B 研究评估不含多柔比星 TC 方案对比传统 A-T 序贯治疗对临床高危型或基因组中 - 高危型 HER-2 阴性早期乳腺癌治疗作用的临床试验，结果显示：TC 与 EC-T 方案 5 年无疾病生存期均达到 90%，达到了预期非劣效性标准[29]。TC 与 EC-T 方案生存结果类似，6 周期 TC 方案可作为 HER-2 阴性早期乳腺癌辅助治疗方案之一。

9 SYSUCC-001 研究是由中国学者发起的一项针对早期三阴性乳腺癌患者辅助治疗的临床研究，研究对完成标准治疗的 TNBC 患者采用一年卡培他滨节拍化疗维持治疗[30]。在 56.5 个月的中位随访期间，卡培他滨组的 5 年 DFS 率明显优于观察组。提示三阴性乳腺癌患者标准化疗后，继续一年的卡培他滨节拍化疗可以降低患者的复发风险。

10 OlympiA 研究纳入了 HER-2 阴性 *BRCA1/2* 突变的高危患者，结果提示，在完成了新辅助或辅助治疗后，患者序贯奥拉帕利可以降低 42% 的复发或死亡风险，绝对获益达 8.8%[18]。对于有 *BRCA1/2* 突变的三阴性乳腺癌患者，在完成辅助治疗后，可考虑奥拉帕利治疗[31]。

11 既往临床研究中，AC 或 AC-T 方案中的蒽环类以多柔比星为主。但考虑到药物可及性，结合我国临床实践，蒽环类药物可以选择多柔比星（常用推荐剂量为 60mg/m^2），也可选择吡柔比星（常用推荐剂量为 50mg/m^2）或表柔比星（常用推荐剂量为 100mg/m^2）。

乳腺癌

辅助化疗常用方案

方案	剂量	用药时间	时间及周期
AC（蒽环类联合环磷酰胺）-T（紫杉类）			
蒽环类 + 环磷酰胺序贯多西他赛			
表柔比星	90~100mg/m^2	d1	1/21d×4
环磷酰胺	600mg/m^2	d1	
序贯			
多西他赛	80~100mg/m^2	d1	1/21d×4
蒽环类 + 环磷酰胺序贯周疗紫杉醇			
表柔比星	90~100mg/m^2	d1	1/21d×4
环磷酰胺	600mg/m^2	d1	
序贯			
紫杉醇	80mg/m^2	d1	1/7d×12
密集蒽环类 + 环磷酰胺序贯密集紫杉醇			
表柔比星	90~100mg/m^2	d1	1/14d×4
环磷酰胺	600mg/m^2	d1	
序贯			
紫杉醇	175mg/m^2	d1	1/14d×4
密集蒽环类 + 环磷酰胺序贯周疗紫杉醇			
表柔比星	90~100mg/m^2	d1	1/14d×4
环磷酰胺	600mg/m^2	d1	
序贯			
紫杉醇	80mg/m^2	d1	1/7d×12
TP			
紫杉醇	80mg/m^2	d1、d8、d15	1/28d×6
卡铂	AUC=2	d1、d8、d15	
AC（蒽环类 + 环磷酰胺）			
表柔比星	100mg/m^2	d1	1/21d×4
环磷酰胺	600mg/m^2	d1	
TC			
多西他赛	75mg/m^2	d1	1/21d
环磷酰胺	600mg/m^2	d1	
TAC			
多西他赛	75mg/m^2	d1	1/21d×6
多柔比星	50mg/m^2	d1	
环磷酰胺	500mg/m^2	d1	
FEC-T			
氟尿嘧啶	500mg/m^2	d1	1/21d×3
表柔比星	100mg/m^2	d1	
环磷酰胺	500mg/m^2	d1	
序贯			
多西他赛	80~100mg/m^2	d1	1/21d×3

注：化疗过程中需要注意避免骨髓功能抑制，合理地预防性使用CSF（详见“七、乳腺癌的治疗管理”）。

乳腺癌

(四)激素受体阳性乳腺癌辅助治疗

1. 辅助化疗

分层	Ⅰ级推荐	Ⅱ级推荐	Ⅲ级推荐
高复发风险的患者: 1. 淋巴结≥4个阳性 2. 淋巴结1~3个阳性并伴有其他高危因素	AC-T(1A) ddAC-dd T(2A)	TAC(2A) TC×6(2A)	FEC-T(2B)
淋巴结1~3个阳性[1]但无其他危险因素,或淋巴结阴性,符合以下危险因素之一: 1. Ki-67高表达(≥30%)[2] 2. T>2cm 3. 年龄<35岁	AC(1A) TC×4(1A)	AC-T(2A) TC×6(2A)	

注:A. 蒽环类,包括表柔比星、吡柔比星、多柔比星
E. 表柔比星
T. 紫杉类,包括紫杉醇、多西他赛
F. 5-FU
C. 环磷酰胺

【注释】

1 对于激素受体阳性/HER-2阴性患者,其化疗方案的制订取决于疾病对化疗的反应性与疾病复发风险。大部分专家认为激素受体阳性乳腺癌"对化疗反应较差",若存在需要化疗的指标(如淋巴结1~3个阳性),则可推荐AC或TC方案;但对于淋巴结≥4个的高危患者,可推荐AC-T的方案。

2 Ki-67表达水平是选择化疗的重要因素之一。对于其他危险因素较低的患者(HR阳性,HER-2阴性,T_1N_0),若Ki-67≥30%,推荐进行辅助化疗;若Ki-67≤14%,由于获益不明确,目前并不推荐辅助化疗;若Ki-67为15%~30%,可考虑多基因检测,综合考虑患者的意愿、对化疗的耐受程度及化疗可能带来的获益及风险,充分与患者沟通后决定是否需要进行辅助化疗(关于基因表达测定可见"辅助治疗前评估")。

2. 辅助内分泌治疗

(1)辅助内分泌治疗对激素受体(ER/PR)阳性的乳腺癌患者至关重要,激素受体阳性的判断标准详见"分子分型"相关内容。

(2)对ER弱阳性患者(阳性率1%~9%),其生物学行为与ER阴性相似,因此不建议放弃辅助化疗,在完成辅助化疗后,可酌情考虑进行辅助内分泌治疗。但对于绝经前患者,如ER阳性率为1%~9%,不建议采用卵巢功能抑制联合口服内分泌药物的方案。

(3)辅助内分泌治疗不建议与辅助化疗同时使用,化疗周期结束后再开始内分泌治疗,放疗与内分泌治疗可先后或同时进行。

(4)由于卵巢功能的判断对辅助内分泌治疗方案的选择非常重要,无论患者是否化疗,均应于全身治疗前了解患者的月经状况,判定患者的卵巢功能状态,制订患者的全程辅助治疗方案。

绝经的定义:绝经可分为自然绝经和人工绝经,一般是指月经永久性终止,提示卵巢合成的雌激素持续性减少。满足以下任意一条者,都可认为达到绝经状态。

1)双侧卵巢切除术后。

2)年龄≥60岁。

3)年龄<60岁,自然停经≥12个月,在近1年未接受化疗、三苯氧胺、托瑞米芬或卵巢去势的情况下,FSH和雌二醇水平在绝经后范围内。

4)年龄<60岁正在服用三苯氧胺或托瑞米芬的患者,FSH和雌二醇水平连续两次在绝经后范围内。

绝经后乳腺癌患者辅助内分泌治疗策略

(1)初始治疗

治疗阶段	Ⅰ级推荐	Ⅱ级推荐	Ⅲ级推荐
高复发风险的患者: 1. 淋巴结≥4个阳性 2. 淋巴结1~3个阳性,同时伴以下危险因素之一: G_3 T≥5cm Ki67≥20%	1. AI+阿贝西利[4](1A) 2. AI[1](2A)	1. TAM+阿贝西利(2A) 2. TAM序贯AI[2](2A)	TAM(2B)
复发风险较低的患者 1. 淋巴结阴性 2. 淋巴结1~3个阳性,同时满足以下所有条件: $G_{1\sim2}$ T<5cm Ki67<20%	AI[1](1A)	TAM序贯AI(2A)	TAM(2B)

AI:依西美坦,25mg,1次/d,或阿那曲唑1mg,1次/d,或来曲唑2.5mg,1次/d
TAM:10mg,2次/d
阿贝西利:150mg,2次/d,服用2年

(2)后续强化

治疗阶段	Ⅰ级推荐	Ⅱ级推荐
初始辅助AI治疗已满5年且耐受性良好,符合以下条件之一者,考虑需要延长内分泌治疗[5]: 1. 淋巴结阳性 2. G_3 3. 其他需要行辅助化疗的危险因素	继续AI[6](2A)	换用TAM[7](2B)

【注释】

1 ATAC研究随访10年结果显示,5年AI治疗较5年TAM治疗可明显改善患者的无病生存,降低复发风险,确立了AI作为绝经后早期乳腺癌患者辅助治疗标准方案的地位。BIG1-98研究[32]除验证了上述结果之外,还显示辅助治疗5年内TAM与AI的换药方案较5年AI治疗在疗效上并无明显差异。因而建议初始辅助内分泌治疗时为绝经后的患者使用AI 5年治疗,确实存在AI使用禁忌的患者,初始辅助内分泌治疗可考虑选择TAM。

2 MA17研究[33]、DATA研究[34]纳入了初始辅助内分泌治疗为TAM的患者,在使用TAM 2~5年后换用AI类药物,辅助内分泌治疗总时间至少为5年。研究结果证实了对于初始辅助治疗选择为TAM的患者(初始治疗时为绝经前,治疗过程中确认为绝经后状态的患者,或绝经后初始选择了TAM的患者),在治疗期换用AI治疗2~5年的可行性和有效性。

3 结合BIG1-98研究结果,换药方案更适宜于无法耐受原方案的患者。在使用AI或TAM的治疗过程中,需指导患者正确应对药物不良反应,如不能耐受者,可考虑AI与TAM换药。如初始治疗使用AI患者不能耐受其不良反应,可换用TAM。

4 MonarchE研究纳入了淋巴结阳性数≥4个或淋巴结阳性数1~3个但有高危因素(组织学3级或T≥5cm或Ki67≥20%)的患者,研究发现,完成(新)辅助化疗后,在内分泌基础上增加2年的阿贝西利可以进一步降低患者的复发风险,2年的生存获益绝对值达3.5%[35]。因此,对于符合MonarchE临床研究的患者,可以在标准内分泌基础上联合2年的阿贝西利治疗。阿贝西利的推荐剂量为150mg,2次/d,但实际服用量应根据患者耐受程度合理调

整,其不良反应管理详见“七、乳腺癌的治疗管理”。

5 绝经后低危患者初始辅助内分泌治疗使用 AI 已满 5 年可以停药。“低危”定义为同时满足以下情况:术后 pT≤2cm,G1,淋巴结阴性,无瘤周脉管肿瘤侵犯,ER 和/或 PR 阳性,HER-2 阴性。初始辅助 AI 治疗已满 5 年且耐受性良好的患者,符合以下条件之一可考虑延长内分泌治疗:淋巴结阳性、组织学 3 级、其他需要行辅助化疗的危险因素,如 Ki67>30%。

6 MA17R 研究结果显示,对于使用了 3~5 年 TAM 后使用 5 年 AI 后的患者,如继续 5 年 AI,即 AI 治疗时间达 10 年,较安慰剂组进一步降低了复发风险[36];NSABP-B42 研究中,对于使用了 5 年 AI 后的患者或者 2.5 年 TAM 换用 2.5 年 AI 的患者,继续 5 年 AI 治疗,较安慰剂组降低了乳腺癌复发风险;为选择 AI 延长治疗提供了证据。但 IDEAL 研究、ABCSG-16 研究对比了完成 5 年辅助内分泌治疗的患者(含辅助 AI 治疗 5 年)继续 5 年 AI 对比 2~2.5 年 AI,未见显著 DFS 获益。因此对于耐受性良好,需要选择延长 AI 治疗的年限尚存争议。

7 绝经后患者,5 年 AI 后继续 5 年 TAM 或 AI,目前无随机对照研究结果,但基于既往研究中 TAM 治疗 5 年后换用 AI 继续治疗 5 年可以获益的证据,对需要延长治疗但无法继续耐受 AI 治疗的患者也可以考虑换 5 年 TAM 治疗。

绝经前乳腺癌患者辅助内分泌治疗策略

(1)初始治疗

分层	Ⅰ级推荐	Ⅱ级推荐	Ⅲ级推荐
淋巴结阳性≥4 个	1. OFS+AI + 阿贝西利(1A) 2. OFS+AI [5](2A)	1. OFS+TAM+ 阿贝西利(1B) 2. OFS+TAM(2A)	TAM(2B)
淋巴结阳性 1~3 个,同时满足以下危险因素之一者 1. G_3 2. Ki67≥20% 3. T≥5cm	1. OFS+TAM+ 阿贝西利(1A) 2. OFS+TAM(2A)	1. OFS+AI+ 阿贝西利(1B) 2. OFS+AI(2A)	TAM(2B)
淋巴结阳性 1~3 个且无其他危险因素,或淋巴结阴性且满足以下危险因素之一者 1. G_2 或 G_3 2. T>2cm 3. 高 Ki67	OFS+TAM[2~4](1A)	OFS+AI(2A)	TAM(2B)
淋巴结阴性,同时满足以下条件 1. G_1 2. T≤2cm 3. 低 Ki-67	TAM [1](1A)		

OFS:卵巢功能抑制

AI:依西美坦 25mg 1 次/d,或阿那曲唑 1mg 1 次/d,或来曲唑 2.5mg 1 次/d

TAM:10mg 2 次/d

阿贝西利:150mg 2 次/d,服用两年

(2)后续强化 [7]

分层	Ⅰ级推荐	Ⅱ级推荐
完成初始 TAM 5 年治疗,需要延长治疗的患者 [8]	1. 未绝经患者延长 TAM(1A) 2. 确定绝经者,可序贯使用 AI(1A)	
完成 OFS + TAM 初始 5 年治疗,耐受性良好者 [9]	绝经者序贯 AI(2A)	未绝经者使用 TAM(2B)
完成 OFS + AI 初始 5 年治疗,耐受性良好者 [9]	绝经者使用 AI(2A)	未绝经患者使用 TAM(2B)或 OFS+AI(2B)

乳腺癌

【注释】

1 既往的 NATO 研究及 Stockholm 研究证实了对于手术后激素受体阳性患者，辅助治疗使用 TAM 5 年较无内分泌治疗或 TAM 治疗 2 年更能改善无瘤生存率和总生存率，差异具有统计学意义。SOFT 研究中，在术后标准辅助治疗基础上，使用 OFS 联合 TAM 对比 TAM 5 年治疗，其 8 年随访结果显示，OFS 联合方案能够显著改善绝经前患者的 DFS，OFS+AI 方案的 DFS 绝对获益提高了 7%，相比单药 TAM，OFS+AI 的 8 年 DRFI 获益提高了 2.8%[37]。研究中预设的术后无辅助化疗亚组患者多为淋巴结阴性、G_1、T<2cm，亚组分析结果显示从 OFS 联合内分泌治疗中获益有限，因而建议对于此类患者术后辅助内分泌治疗基本选择策略为 TAM 5 年。

2 卵巢功能抑制的方法包括药物性卵巢功能抑制（GnRHa 类药物：戈舍瑞林、亮丙瑞林等）、手术等，也有卵巢放疗去势方式，但不常规推荐。警惕有存在药物性卵巢功能抑制不完全的可能性，但不建议在使用 GnRHa 期间常规监测激素水平。

3 SOFT 研究中预设的化疗亚组及 2007 年关于 OFS 的 meta 分析中化疗联合 OFS 获益患者的临床特征分析显示，OFS 联合治疗获益患者更多为淋巴结阳性、组织学分级 2~3 级和肿瘤直径大于 2cm 的患者。

4 TEXT & SOFT 联合分析[38]对比了术后辅助内分泌治疗均使用 OFS 的基础上联合 TAM 5 年和 AI 5 年治疗的疗效。对于接受化疗患者，远处复发率降低了 2.6%（TEXT 研究）和 3.4%（SOFT 研究），证实了 OFS 联合 AI 治疗 5 年的获益。进一步的综合定量分析方法[39]指出，OFS 联合 AI 的绝对获益相关的因素为年龄<35 岁、≥4 个淋巴结阳性、组织学 3 级。提示具有上述因素的患者更能够获益于 OFS 联合 AI 治疗。

5 根据 MonarchE 研究结果，部分高危患者在内分泌基础上增加 2 年的阿贝西利可以进一步降低患者的复发风险[35]。对于绝经前患者，应根据患者的复发风险选择标准内分泌治疗，随后再考虑联合 2 年的阿贝西利治疗。

6 对于初始治疗时为绝经前，但 2~3 年内面临可能绝经的患者，目前无针对这一患者人群的研究。专家组认为可按以下选择。

（1）具有淋巴结 4 个及以上阳性或组织学 3 级的患者，可考虑行卵巢切除后使用 AI。

（2）对于 G_2、1~3 个淋巴结转移的患者，初始辅助治疗可以先选择 TAM，待绝经后再使用 5 年 AI 继续治疗。

7 初始治疗已满 5 年且耐受性良好的患者，符合以下条件之一可考虑延长内分泌治疗。

（1）淋巴结阳性。

（2）G_3。

（3）诊断时年龄<35 岁。

（4）Ki-67 高。

（5）pT_2 及以上。

8 NSABP B-14 研究中对于雌激素受体阳性、淋巴结阴性的乳腺癌患者，术后接受 10 年 TAM 治疗组较 5 年 TAM 治疗组并未显示出在生存方面优势。而其后 ATLAS[40]、aTTom 两项大型随机对照研究，共同证实了 10 年 TAM 治疗较 5 年 TAM 治疗可降低乳腺癌复发率。如初始治疗已经选择了 TAM 治疗，且完成 5 年 TAM 治疗后仍未绝经的患者，需要延长治疗的患者，推荐延长 TAM 治疗至满 10 年。

9 卵巢功能抑制联合口服内分泌药物 5 年治疗后的患者也存在远期复发的风险，虽然目前缺乏此类患者延长内分泌治疗方案的研究结果，且无随机对照研究比较 OFS 联合内分泌药物 5 年治疗后延长内分泌治疗的方案与 TAM 治疗 10 年的方案的疗效。但基于延长内分泌治疗获益的证据，对于可耐受患者可以建议延长内分泌治疗。

（五）乳腺癌术后辅助放疗

保乳术后[1]

分层	Ⅰ级推荐	Ⅱ级推荐
导管原位癌	全乳放疗（IA）[2] ± 瘤床加量（2A）	部分乳腺短程照射（APBI）（2A）[3~6] 部分乳腺照射（PBI）（2A）
浸润性癌 腋窝淋巴结阴性	全乳放疗（1A）± 瘤床加量（1B）[4,5]	1. 部分乳腺短程照射（APBI）（2A）[6] 2. 全乳单周超大分割方案（2A）[8] 3. 全乳放疗 ± 瘤床加量 + 区域淋巴结放疗（2B）[7]

续表

分层	Ⅰ级推荐	Ⅱ级推荐
前哨淋巴结 1~2 枚阳性，未行腋窝清扫	全乳放疗 ± 瘤床加量 + 区域淋巴结放疗（1B）	高切线野全乳放疗[4,9]（1B）± 瘤床加量（1B）
腋窝淋巴结 1~3 枚阳性	全乳放疗 ± 瘤床加量 + 区域淋巴结放疗[7]（1B）	全乳放疗 ± 瘤床加量（2B）[7]
腋窝淋巴结>3 枚阳性	全乳放疗 ± 瘤床加量 + 区域淋巴结放疗（1A）	

乳房切除术后[1,10]

分层	Ⅰ级推荐	Ⅱ级推荐
腋窝淋巴结阴性，T>5cm，或切缘<1mm	胸壁 ± 区域淋巴结放疗（2A）	低复发风险患者可考虑豁免术后放疗（2B）[7]
腋窝淋巴结 1~3 枚阳性	胸壁 + 区域淋巴结放疗（1B）	低复发风险患者可考虑豁免术后放疗（2B）[7]
pT_4 或者腋窝淋巴结>3 枚阳性	胸壁 + 完整的区域淋巴结放疗（1A）	

【注释】

1 此放疗适应证同样适用于新辅助化疗后患者。由于新辅助化疗后的辅助放疗决策尚无Ⅲ期随机对照临床试验结果可以参考，目前的推荐为结合患者新辅助治疗前的临床分期和新辅助化疗后的病理分期，按照病程中的最高分期，进行放疗决策。

2 BIG 3-07/TROG 07.01 研究结果显示，大分割方案和常规分割方案在局部区域复发和无病生存率方面均等效，且两组放疗的不良反应也相似。瘤床加量显著提高中高危 DCIS 的 5 年局部控制率但是同时增加 ≥2 度乳房疼痛和纤维化的发生率。该研究对中高危的定义为<50 岁或者 ≥50 岁且满足以下条件之一：可触及肿块，多灶，≥1.5cm，中 - 高核级，中央坏死，粉刺样坏死，距切缘<10mm。考虑到大分割方案在浸润性癌中的长期疗效和安全性已经得到广泛认可，并从节约医疗资源和患者就医成本角度出发，对导管原位癌全乳放疗做出常规分割方案和大分割方案的同等推荐。同时建议临床充分评估风险和获益后，对于中高危 DCIS 实施瘤床加量。

3 术后全乳放疗可以降低导管原位癌患者约 50% 的包括导管原位癌和浸润性癌在内的复发风险。此外，目前已有回顾性研究证实包括 DCISionRT、Rst 和 DCIS score 等多项多基因模型，可精准区分 DCIS 保乳术后局部复发风险且多基因模型评分低危患者的放疗获益有限。但值得注意的是，基于多基因检测来指导放疗决策目前仍缺乏高级别循证证据支持。本指南鼓励 DCIS 患者综合年龄、组织学分级和切缘距离等各项临床病理预后因素，可考虑进行多基因模型评估，雌激素受体阳性的导管内癌接受内分泌治疗的前提下，对于综合评估复发风险低危的导管原位癌或者存在放疗相对禁忌证的患者，在充分评估放疗的风险和获益并结合患者意愿的前提下考虑减免术后放疗。

4 临床研究的长期随访证实，对于符合年龄 ≥70 岁、分期 $T_1N_0M_0$、激素受体阳性、HER-2（–）的老年患者，虽然术后放疗较单纯内分泌治疗仍然有局部控制率的优势，但是否接受术后放疗并未影响总生存和无病生存。目前随着更多的新型多基因预测模型的开展，早期低危乳腺癌患者的放疗方案的选择更加精准化。POLAR 研究基于 SweBCG91-RT 研究和 Princess Margaret 研究的入组人群，利用 16 基因的多基因模型筛选低复发风险人群，显示 POLAR-low 患者的自然病程复发率低，10 年 LRR 仅为 7%，且放疗获益有限[41]。符合 CALGB 9343 研究入组条件的患者当 21 基因 RS 评分 ≥11 分时，在接受内分泌治疗基础上，仍然可以从保乳术后放疗中得到生存获益，5 年 OS 由 88% 提升至 93%[42]。对于符合上述临床研究入组条件的患者在接受内分泌治疗基础上，建议在结合患者意愿的前提下，综合多项因素充分评估放疗的风险和获益后可考虑减免术后放疗。

5 对于照射靶区仅需要包括患侧全乳的患者，全乳放疗推荐方案包括：常规分割方案 50Gy/25 次；大分割方案 40~42.5Gy/15~16 次，也可以考虑 43.5Gy/15 次方案。鉴于两个方案在疗效上相等且美容效果和放疗不良反应相当，而大分割方案可以节约医疗资源和患者就医成本，推荐大分割方案作为全乳放疗首选方案。Ⅲ期随机对照临床研究已证实，全乳放疗＋序贯瘤床加量的大分割方案和常规分割方案在局部区域复发和放疗副反应方面均相似[43]。推荐序贯瘤床加量方案：常规分割方案 10~16Gy/5~8 次；大分割方案 8.7~10Gy/3~4 次。上述剂量分割方案推荐也适用于乳房高位切线野的全乳放疗。

6 部分乳腺短程照射 / 部分乳腺照射（APBI/PBI）：建议对于 BRCA 阴性患者，参照美国放射肿瘤学会推荐选择合适的患者[44]，也可以参照 RAPID，NSABP B-39 以及 APBI-IMRT-Florence 研究的入组标准[45-46]。可采用外照射或者组织间插植技术实施 APBI/PBI，外照射优选推荐 IMRT 技术。分割方案推荐首选 30Gy/（5 次 ×2 周），或者也可以考虑 40Gy/15 次或者 38.5Gy/10 次，每日两次方案。但目前 APBI/PBI 最低最有效的剂量仍有探索空间。APBI-OPAR 研究作为第一个发表的 ABPI 两个剂量梯度直接对比的研究，入组了包含 DCIS 及浸润性乳腺癌患者，其 4 年随访结果明确了 5.5 或 6Gy/Fx，每日 1 次 ×5 的治疗模式下，美容效果显著优于 RAPID 研究，但劣于 APBI-IMRT-Florence 研究，其预后疗效数据仍待长期随访。本指南鼓励合适的患者积极参加国内外针对 APBI 剂量分割模式探索的前瞻性临床研究。

7 由于新辅助全身治疗后的辅助放疗决策尚无Ⅲ期随机对照临床试验结果可以参考，目前的推荐为结合患者新辅助治疗前的临床分期和新辅助化疗后的病理分期，按照病程中的最高分期，进行放疗决策。RAPCHEM 研究的 5 年随访结果提示，对于 cT_{1-2} 患者，根据新辅助治疗后的 ypN 分期，腋窝手术方式和危险因素（包括组织学Ⅲ级、脉管癌栓、肿块>3cm）进行复发风险分层并给予个体化放疗决策，可获得较好的局部控制（5 年局部区域复发率<4%）[47]。

8 区域淋巴结放疗：在接受完整腋窝淋巴结清扫术（基本定义为Ⅰ、Ⅱ站腋窝淋巴结清扫）的患者，区域淋巴结放疗范围为患侧锁骨上 / 下区和内乳淋巴结（第 1~3 肋间）。

（1）内乳淋巴引流区预防性照射：目前大部分已发表的临床研究和 meta 分析均支持将内乳淋巴结引流区包括在区域淋巴结照射靶区范围内[48]。由于内乳淋巴引流区的解剖位置特殊，需优化放疗技术，并采用剂量 - 体积直方图（dose-volume histograms，DVHs）对关键器官和靶区进行评估，尽可能降低心肺等关键器官的体积剂量。根据 EBCTCG meta 分析结果，须确保左侧患者全心平均剂量最高不超过 8Gy，并且在可行的技术下越低越好。由韩国发起的一项Ⅲ期多中心随机对照研究 KROG 08-06 研究为内乳放疗的价值提供了新证据[49]。研究共入组 735 例病理证实 LN+ 且接受改良根治或保乳术，清扫腋窝淋巴结≥8 个的乳腺癌患者，随机分为 IMNI 和 non-IMNI 组，均接受乳腺 / 胸壁＋锁骨上区照射，剂量 45~50.4Gy/1.8~2Gy，保乳患者接受序贯瘤床加量，其中 IMNI 组对 1~3 肋的内乳区进行照射。中位随访 8.5 年后，两组间的 BCM、DFS 及 OS 虽无明显差异，但亚组分析表明，对于内象限 / 中央区肿瘤而言，IMNI 显著提高 DFS（7 年 DFS：91.8% vs. 81.6%，P=0.008）和 BCM（7 年 BCM：4.9% vs. 10.2%，P=0.04）。不良性反应方面，IMNI 组的放射性肺炎发生率较低（6.1%），心脏事件发生率也较低（2.2%）。DBCG-IMN 研究更新的 15 年随访结果也再次支持右侧联合内乳放疗对比左侧无内乳放疗患者，可以获得显著的生存获益（15 年 OS：60.1% vs. 55.4%）[50]，但内乳放疗的最佳获益人群还需进一步高级别循证证据明确。本指南推荐在下列患者给予内乳淋巴引流区预防性照射可能获益更大，包括：①≥4 枚腋窝淋巴结转移。②原发肿块位于中央或内侧象限，且存在腋窝淋巴结转移。③年龄≤35 岁，且存在腋窝淋巴结转移。④治疗前影像学诊断内乳淋巴结转移可能较大或者经病理证实为内乳淋巴结转移。同时鼓励患者积极参加国内外针对精准放疗技术应用下的内乳淋巴结放疗的前瞻性临床研究。

（2）腋窝淋巴结区预防性照射：已经行完整清扫的腋窝淋巴结范围，术后无须再行预防性照射。前哨淋巴结阳性但没有接受腋窝清扫的患者，原则上，符合 Z0011 研究入组条件的患者建议采用乳房高位切线野照射，也可参考权威的前哨淋巴结预测列线图，列线图参数综合了患者年龄、T 分期、前哨淋巴结活检数目和前哨淋巴结阳性数目、分子分型、组织学分级和脉管侵犯等预后因素。如果预测非前哨淋巴结转移概率超过 25%~30%，建议将完整的腋窝淋巴结包括在区域淋巴结照射范围内。对于腋窝淋巴结前哨微转移未行腋窝淋巴结清扫的患者，可以结合临床病理风险因素，高危患者参考宏转移的治疗原则。

（3）腋窝放疗：AMAROS 研究经过长期随访证实，在前哨淋巴结宏转移且未做腋窝淋巴结清扫的患者中，腋窝放疗可以获得和腋窝淋巴结清扫相似的腋窝控制率，而且腋窝放疗的上肢淋巴水肿发生率显著低于腋窝淋巴结清扫。因此，在腋窝淋巴结清扫结果不影响治疗策略的情况下，前哨淋巴结阳性的患者中可以考虑以腋窝放疗替代腋窝淋巴结清扫。

（4）Ⅱ期患者的区域淋巴结放疗：目前尚无单纯针对Ⅱ期患者的区域淋巴结放疗获益的Ⅲ期随机对照临床试验结果可以参考，但是大部分已发表的术后辅助放疗的临床研究和 meta 分析均支持 N_1 患者可以从区域淋巴结放疗中显著获益。和国际指南保持一致，本指南对符合 pN_2 及以上或 T_4 患者术后胸壁和区域淋巴结放疗为 1 类证据

乳腺癌

推荐，余 N_1 患者为 2A 类证据推荐。

(5) 腋窝淋巴结阴性的“高危”患者：EORTC 22922-10925 和 MA20 研究都包含不同比例的淋巴结阴性的“高危”患者，这些高危因素包括原发肿块位于中央或内侧象限、组织学Ⅲ级、激素受体阴性、广泛脉管癌栓和年轻等。但因为研究并没有针对这类淋巴结阴性的“高危”人群给予额外的结论，所以目前临床实践可以参考这些危险因素来帮助决策是否需要补充区域淋巴结照射。

(6) 目前，多基因检测在国际指南尚未纳入辅助放疗的重要依据，但已有回顾性数据证实不同基因复发风险乳腺癌人群从辅助放疗中获益程度存在差异性，多基因检测有望成为乳腺癌精准个体化放疗发展的新方向。28 基因 RecurIndex 是基于中国人群数据由肿瘤基因信息与患者临床病理因素相结合的乳腺癌复发风险评估模型。一项研究证实：28 基因对于早期乳腺癌在术后放疗的决策上可以起到辅助作用[51]。需要注意的是，基于多基因检测来指导放疗决策仍缺乏高级别循证证据支持，本指南鼓励患者积极参加国内外针对精准医学指导下 N_1 以及包含部分高危 N_0 患者的前瞻性临床研究。

9 FAST-FORWARD 结果显示[52]，26Gy/（5 次 ×1 周）的超大分割方案与 40Gy/（15 次 ×3 周）的大分割方案，在 5 年同侧乳房内复发风险和放疗不良反应方面均差异无统计学意义。考虑进一步缩短疗程对提高医疗资源利用效率、提高放疗可及性和减轻患者负担等方面的获益，本指南推荐对符合 FAST-FORWARD 研究入组标准的患者，可考虑实施 26Gy/（5 次 ×1 周）的超大分割方案。在使用单周方案时应该谨慎评估靶区剂量并严格限制危及器官剂量，参照 FAST-FORWARD 研究方案，给出以下参考：PTV，D95%>95% 处方剂量，D5%<105% 处方剂量，D2%<107% 处方剂量，最大剂量<110% 处方剂量；同侧肺，V8Gy<15%；心脏，V1.5Gy<30%，V7Gy<5%。同时，该剂量仅包括全乳，需要根据个体复发风险，对需要瘤床加量的患者参考 FAST-FORWARD 的研究方案来给予瘤床加量。

10 乳房高位切线野：指将乳房切线野上界向上延伸，以包括更多的低位腋窝淋巴结，一般定义为距离肱骨头下缘 ≤ 2cm。

11 乳房重建术后患者的术后放疗指征需遵循同期别的乳房切除术后患者。自体组织重建患者的放疗后并发症发生率低于含假体重建的患者。对于采用扩张器——永久性假体二步法重建的患者，扩张器替换成永久性假体在术后放疗之前或之后的时序没有绝对定论，取决于多学科团队对技术的熟悉程度和经验。

12 在联合区域淋巴结放疗的患者中，患侧全乳 / 胸壁和区域淋巴结的术后辅助放疗剂量目前仍推荐 50Gy/25 次，保乳术后患者应该对瘤床加量 10~16Gy/5~8 次。国内已有单中心前瞻性Ⅲ期临床研究证实在乳房切除术后患者，包括锁骨上淋巴结和胸壁的术后放疗大分割方案可以获得与常规分割方案相似的疗效[53]。由于证明大分割方案与常规分割方案的放射生物学等效的证据越来越充实，本指南推荐在严格限制危及器官剂量，保证靶区剂量覆盖和剂量均匀性的前提下，可考虑实施联合区域淋巴结大分割放疗方案，优选包括 IMRT 在内的精准放疗技术。在测算放射生物等效剂量时，应同时考虑肿瘤控制和更复杂的正常组织耐受性，本指南也鼓励患者积极参加精准放疗技术下联合区域淋巴结大分割放疗的前瞻性临床研究。

13 需要接受术后辅助化疗的患者，术后放疗建议在完成化疗后开始。APBI 患者由于放疗疗程非常短，如果同时有辅助化疗适应证，也可以将辅助化疗放到放疗结束后开始。辅助内分泌治疗原则上可以与放疗同时进行。根据 MonarchE 研究设计，辅助 CDK4/6 抑制剂建议在放疗后开始。抗 HER-2 靶向治疗患者，只要开始放疗前心功能正常则曲妥珠单抗单药可以与放疗同时使用；需要运用精准放射治疗技术，尽可能进一步降低心脏照射体积剂量。由于曲妥珠单抗联合帕妥珠单抗的双靶治疗在辅助治疗方面的优势证据，以及抗体偶联药物在部分符合条件患者中作为辅助治疗的推荐，为保证治疗的连续性，这些新型升级的抗 HER-2 治疗可参照曲妥珠单抗辅助治疗的原则与术后放疗同期使用，但考虑到心脏事件随访时间尚不如曲妥珠单抗单药联合放疗充分，临床实践中还需要更多关注这部分患者的心脏安全性。对于卡培他滨和免疫治疗是否可以与放疗同期使用，目前证据不足。本指南推荐在前瞻性临床研究框架下，可以考虑探索卡培他滨或免疫治疗与放疗同期使用的安全性及疗效。

四、晚期乳腺癌的解救治疗

(一)晚期乳腺癌的检查及评估

	基本原则
一般状况评估	1. 既往史[1] 2. 体格检查 3. 血液学检查[2] 4. 评估主要脏器功能(包括肝、肾、心脏) 5. 心理评估及疏导
病理学检查[3]	1. 原发灶病理会诊 2. 转移病灶病理活检
影像学检查[4]	1. 胸部 CT 2. 盆、腹部影像学检查[5] 3. 骨扫描[6] 4. PET/CT[7] 5. 其他可疑部位的影像学检查[8]

【注释】

1 应详细询问患者既往治疗史,包括术前新辅助、术后辅助治疗和复发转移阶段的相应治疗。询问详细的治疗方案、剂量、周期、疗效评价和停药原因;既往放疗靶区、治疗射线、剂量和疗效等重要信息。

2 晚期乳腺癌治疗过程中,肿瘤标志物的异常改变和动态变化能够帮助判断病情变化。肿瘤标志物升高,可能是肿瘤进展的表现,也可能是治疗有效的一过性表现,因此建议 1 个月后复查,并结合患者症状和影像学检查综合判断,决定是否调整治疗方案。注意:单纯肿瘤标志物升高不能作为更改治疗方案的依据。

3 复发转移患者,鼓励对复发转移病灶进行再活检病理检测,如无法获得复发转移病灶时,建议对原发灶的病理情况再次确认,特别是既往肿瘤 ER、PR、HER-2 状态未知的患者。

4 晚期乳腺癌治疗需定期行疗效评价,评价标准可参照 RECIST(1.1 版)。评价的周期和疗效判定应结合患者病情、症状变化和治疗手段。一般每周期应行安全性评估,包括血液学检查,评估治疗耐受性;原则上每两个周期对病灶进行影像学检查。

5 对晚期乳腺癌患者,常规推荐腹腔、盆腔超声检查,如存在可疑病灶,建议行腹、盆腔 CT 或 MRI 检查,以便进行规范地疗效评价。

6 骨放射性核素扫描(ECT)是常用的骨转移初筛方法。推荐用于乳腺癌出现骨痛、病理性骨折、碱性磷酸酶升高或高钙血症等可疑骨转移的常规初筛。对有症状骨及 ECT 异常的长骨及承重骨推荐行相应部位的 X 线、CT 或 MRI 检查进一步明确。乳腺癌骨转移及骨相关疾病的诊疗详见《乳腺癌骨转移和骨相关疾病临床诊疗专家共识(2020 版)》[54]。

7 全身 PET/CT 检查有助于评估有无全身转移病灶,当需要明确判断是否为多发病灶时,可考虑选择 PET/CT 检查。但对复发转移性患者,PET/CT 不是评估疗效的常规手段,为了更好地评估疗效及后续随访,仍需要行 CT 或 MRI 检查。

8 存在中枢神经系统症状或体征时,应行头颅增强 CT 或 MRI 检查。部分无症状三阴性、HER-2 阳性或淋巴结转移较多的高危术后患者,或复发转移疾病进展迅速者,应定期进行头颅影像检查。

(二)HER-2 阳性晚期乳腺癌解救治疗[1,5,7~9]

分层	Ⅰ级推荐	Ⅱ级推荐	Ⅲ级推荐
曲妥珠单抗治疗敏感[2]	1. THP(1B) 2. TH+ 吡咯替尼(2A)	1. TXH(2A) 2. H+ 化疗(2A) 化疗包括:紫杉类、长春瑞滨、卡培他滨等	1. 吡咯替尼 + 卡培他滨(2A) 2. HP+ 化疗(2B)

续表

分层	Ⅰ级推荐	Ⅱ级推荐	Ⅲ级推荐
曲妥珠单抗治疗失败[3]	1. 吡咯替尼 + 卡培他滨(1A) 2. T-DM1(1A)	T-Dxd(1A)	1. 奈拉替尼 + 卡培他滨(2A) 2. 马吉妥昔单抗 + 化疗(2B) 3. 拉帕替尼 + 卡培他滨(2B) 4. TKI 联合其他化疗(2B) 5. HP+ 其他化疗(2B)
TKI 治疗失败[4]		1. T-Dxd(2A) 2. HP 联合其他化疗(2A) 3. T-DM1(2A) 4. 严格设计的临床研究	另一类 TKI+ 化疗(2A)

注:1. 靶向 HER-2 药物包括抗体类(H)、TKI(酪氨酸激酶抑制剂)、T-DM1(抗体偶联物)。

抗 HER-2 单抗(H),包括我国已上市的曲妥珠单抗、生物类似药、伊尼妥单抗[6];P. 帕妥珠单抗;TKI 包括吡咯替尼、拉帕替尼、奈拉替尼、图卡替尼。

2. T. 紫杉类药物,含白蛋白紫杉醇、多西他赛、紫杉醇;X. 卡培他滨。

【注释】

1 应充分告知所有 HER-2 阳性复发转移性乳腺癌患者,及时接受 HER-2 靶向治疗的获益及必要性。

2 曲妥珠单抗治疗敏感人群

(1) 曲妥珠单抗敏感人群:未曾使用过;新辅助治疗有效;辅助治疗结束 1 年以后复发;解救治疗有效后停药。这类患者应首选曲妥珠单抗为基础的治疗,根据患者激素受体情况、既往(新)辅助治疗用药情况,选择合理的联合治疗方案。

(2) CLEOPATRA 研究证实,多西他赛联合帕妥珠单抗、曲妥珠单抗双靶向治疗较多西他赛联合曲妥珠单抗单靶治疗,可明显延长 PFS 和 OS,成为 HER-2 阳性既往曲妥珠单抗和紫杉类治疗未失败患者的首选治疗方案[55]。PHILA 研究显示 TH+ 吡咯替尼方案在 HER-2 阳性晚期乳腺癌一线治疗的 mPFS 达到 24.3 个月,显著优于 TH 方案,为曲妥珠单抗敏感组患者提供新的治疗手段。CHAT 研究证实,对于能够耐受双药化疗的患者,曲妥珠单抗联合多西他赛加卡培他滨,比曲妥珠单抗联合多西他赛效果更好,尤其适用于考虑维持治疗的患者[56]。紫杉类药物治疗失败的患者,曲妥珠单抗还可以联合卡培他滨。曲妥珠单抗联合紫杉醇加卡铂,疗效优于曲妥珠单抗联合紫杉醇[57]。

3 曲妥珠单抗治疗失败

(1) PHENIX 研究结果显示,在紫杉类和曲妥珠单抗治疗失败的患者,吡咯替尼联合卡培他滨,较单用卡培他滨可提高 ORR 和 PFS[58]。同时 PHOEBE 研究显示,在既往接受曲妥珠单抗、紫杉类和 / 或蒽环类治疗之后的晚期乳腺癌患者,吡咯替尼联合卡培他滨组的 PFS 优于拉帕替尼联合卡培他滨组[59]。因此,专家推荐吡咯替尼联合卡培他滨,用于治疗曲妥珠单抗和紫杉类失败的患者。同时,在 PHENIX 研究中,安慰剂联合卡培他滨治疗组中 71 例患者在疾病进展后序贯接受吡咯替尼单药治疗,仍然可以有较好的获益,中位 PFS 为 5.5 个月,ORR 38%,因此专家组认为,吡咯替尼单药也可作为曲妥珠单抗失败的后续治疗选择之一。吡咯替尼Ⅱ期临床研究,纳入了部分既往未使用过曲妥珠单抗的患者,因此专家组同意对于既往曲妥珠单抗未失败的患者,也可考虑应用吡咯替尼联合卡培他滨治疗[60]。

(2) EMILIA 研究证实,相对于拉帕替尼联合卡培他滨,单药 T-DM1 治疗有显著的 PFS 和 OS 获益[61]。

(3) DESTINY-Breast03 等研究显示,在曲妥珠单抗治疗失败后,T-Dxd 较 T-DM1 显著改善患者的 PFS,疾病进展或死亡风险比降低了 72%,奠定了 T-Dxd 在曲妥珠单抗治疗失败后的地位。2023 年 2 月,NMPA 批准 T-Dxd 用于 HER-2 阳性晚期乳腺癌的适应证[62]。考虑到 T-Dxd 的可及性,专家组鼓励产品纳入医保,同时鼓励患者积极参与国内外 ADC 药物相关临床研究。

(4) NALA 研究显示,对于既往接受过 ≥ 2 种靶向治疗的转移性 HER-2 阳性乳腺癌患者,奈拉替尼联合卡培他滨相较拉帕替尼联合卡培他滨可显著延长 PFS,成为目前多线抗 HER-2 治疗失败后的选择之一[63]。

(5) SOPHIA 临床研究纳入了既往至少接受过两线抗 HER-2 靶向治疗,总治疗线数不超过三线的晚期乳腺癌患者,所有研究的患者先前都接受过曲妥珠单抗和帕妥珠单抗,约 90% 患者先前接受了 T-DM1 治疗[64]。研究结果显示,与接受曲妥珠单抗和化疗的患者相比,接受马吉妥昔单抗和化疗的患者的中位 OS 延长了 1.8 个月。在大约

乳腺癌

85% 的带有 *CD16A 158F* 等位基因的患者中，马吉妥昔单抗中位 OS 延长了 4.3 个月。

（6）HER2CLIMB 研究结果显示，在局部晚期不可切除性或转移性 HER-2 阳性乳腺癌患者中，与曲妥珠单抗和卡培他滨（XH）方案相比，图卡替尼联合 XH 方案表现出更优的疗效、将疾病进展或死亡风险显著降低了 46%，死亡风险降低了 34%。该试验中，47% 患者在入组研究时存在脑转移，对于基线时有脑转移的患者，图卡替尼也能进一步提高患者 PFS，将疾病进展或死亡风险显著降低了 52%[65]。

4 TKI 治疗失败后的靶向治疗选择，目前仍缺乏高质量的临床研究，结合真实世界数据及专家意见，建议应根据患者的既往治疗进行选择，可选择的方案包括 T-Dxd[66]、H+P 双靶联合其他化疗、T-DM1 等。

5 SYSUCC-002 研究显示，对于 HR+HER-2+ 晚期乳腺癌患者，曲妥珠单抗联合内分泌治疗的疗效不劣于曲妥珠单抗联合化疗，而且不良反应更少[67]。在亚组分析中可见无病间期（DFI）>24 个月的患者，曲妥珠单抗联合内分泌治疗可能获益更多；DFI ≤ 24 个月的患者，曲妥珠单抗联合化疗可能获益更多。

此外，抗 HER-2 靶向治疗联合内分泌 + CDK4/6 抑制剂具有一定的疗效，因此部分患者也可以选择靶向联合"内分泌 +"的治疗策略。HER-2 靶向治疗联合化疗达到疾病稳定的患者，化疗停止后，可考虑使用 HER-2 靶向治疗联合内分泌的维持治疗。

6 HOPES 研究评价了伊尼妥单抗同步 / 序贯联合长春瑞滨治疗 HER-2 阳性转移性乳腺癌的临床疗效和安全性[68]。结果表明与单用长春瑞滨相比，伊尼妥单抗联合长春瑞滨治疗可以延长 HER-2 阳性晚期乳腺癌患者的 PFS。基于此，伊尼妥单抗在我国获批上市。此外，我国获批上市的曲妥珠单抗生物类似药[69]、曲妥珠单抗皮下制剂等与曲妥珠单抗具有同样的临床效应，在临床实践中同样可以作为抗 HER-2 单抗的药物选择。

7 接受靶向治疗联合化疗或内分泌治疗的患者，应尽量延续有效可接受的治疗疗程，当化疗不可耐受时，可考虑保留靶向治疗进行维持治疗。

8 HER-2 阳性晚期乳腺癌治疗过程中出现脑转移，如果颅外病灶未进展，经有效的脑转移局部治疗后，应继续抗 HER-2 靶向治疗，可考虑继续使用原靶向治疗方案，或更换为 TKI 药物。

9 HER-2 阳性复发转移性乳腺癌患者三线及三线以后的治疗：对于体力状态评分较好的患者，可以选择既往未使用过的方案；对于无法耐受进一步治疗的患者，考虑姑息治疗或参加临床研究。

复发转移性乳腺癌曲妥珠单抗联用的方案

方案	剂量	用药时间	时间及周期
THP（紫杉类联合曲妥珠单抗联合帕妥珠单抗）			
多西他赛	75mg/m^2	d1	1/21d
或白蛋白紫杉醇	100~150mg/m^2	d1	1/7d
或紫杉醇	80mg/m^2	d1	1/7d
曲妥珠单抗	初始 8mg/kg，后续 6mg/kg	d1	1/21d
帕妥珠单抗	初始 840mg，后续 420mg	d1	1/21d
TH+ 吡咯替尼			
多西他赛	75mg/m^2	d1	1/21d
曲妥珠单抗	初始 8mg/kg，后续 6mg/kg	d1	1/21d
吡咯替尼	400mg，1 次 /d	d1~21	1/21d
TXH			
多西他赛	75mg/m^2	d1	1/21d
卡培他滨	1 000mg/m^2，2 次 /d	d1~14	1/21d
曲妥珠单抗	初始 8mg/kg，后续 6mg/kg	d1	1/21d
TH（紫杉类联合曲妥珠单抗）			
白蛋白紫杉醇联合曲妥珠单抗			
白蛋白紫杉醇	100~150mg/m^2	d1	1/7d
曲妥珠单抗	初始 4mg/kg，后续 2mg/kg	d1	1/7d
多西他赛联合曲妥珠单抗			
多西他赛	75mg/m^2	d1	1/21d
曲妥珠单抗	初始 8mg/kg，后续 6mg/kg	d1	1/21d

续表

方案	剂量	用药时间	时间及周期
NH			
长春瑞滨	25mg/m^2	d1、d8	1/21d
曲妥珠单抗	初始 4mg/kg，后续 2mg/kg	d1	1/7d
或伊尼妥单抗	初始 4mg/kg，后续 2mg/kg	d1	1/7d

曲妥珠单抗失败后的方案

方案	剂量	用药时间	时间及周期
吡咯替尼 + 卡培他滨			
吡咯替尼	400mg	每天	每天
卡培他滨	1 000mg/m^2，2 次 /d	d1~14	1/21d
T-DM1			
T-DM1	3.6mg/kg	d1	1/21d
T-Dxd			
T-Dxd	5.4mg/kg	d1	1/21d
奈拉替尼 + 卡培他滨			
奈拉替尼	240mg	每天	每天
卡培他滨	1 000mg/m^2，2 次 /d	d1~14	1/21d
马吉妥昔单抗 + 化疗			
马吉妥昔单抗	15mg/kg	d1	1/21d
拉帕替尼 + 卡培他滨			
拉帕替尼	1 250mg	每天	每天
卡培他滨	1 000mg/m^2，2 次 /d	d1~14	1/21d

(三) 三阴性晚期乳腺癌解救治疗[1,10~12]

分层	Ⅰ级推荐	Ⅱ级推荐	Ⅲ级推荐
紫杉类治疗敏感[2]	1. 单药紫杉类 白蛋白紫杉醇(1A) 多西他赛(2A) 紫杉醇(2A) 2. 联合治疗 TX 方案(1A) GT 方案(1A) TP 方案(2A)	1. 单药治疗 卡培他滨(2A) 长春瑞滨(2A) 吉西他滨(2A) 依托泊苷(2B) 2. 联合治疗 白蛋白紫杉醇 + PD-1 抑制剂[3](2A) 紫杉类 + 贝伐珠单抗(2B)	奥拉帕利[#4](2A) 紫杉醇脂质体[5](2A) 多柔比星脂质体[5](2B) 化疗 +PD-1 抑制剂(2B)
紫杉类治疗失败[2]	1. 单药治疗 艾立布林[6](1A) 长春瑞滨(2A) 卡培他滨(2A) 吉西他滨(2A) 2. 联合治疗 NP 方案[7](1A) GP 方案[7](1A) 优替德隆 + 卡培他滨[8](1A) NX 方案(2A)	1. 单药治疗 白蛋白紫杉醇[*](2A) 戈沙妥珠单抗[9](2A) 依托泊苷(2B) 2. 联合治疗 卡培他滨 + 贝伐珠单抗(2B) 白蛋白紫杉醇[*]+ 其他化疗(2B)	奥拉帕利[#4](2A) 多柔比星脂质体[5](2B) 紫杉醇脂质体(2B) 化疗 +PD-1 抑制剂(2B)

注：* 多西他赛或紫杉醇治疗失败后，可考虑换用白蛋白紫杉醇。

有 *BRCA* 突变时推荐。

T. 紫杉类药物，包括白蛋白紫杉醇、多西他赛、紫杉醇；X. 卡培他滨；G. 吉西他滨；N. 长春瑞滨；P. 铂类，包括卡铂、顺铂。

【注释】

1 解救化疗的治疗原则

(1) 推荐的首选化疗方案包括单药化疗或联合化疗。与单药化疗相比，联合化疗通常有更高的客观缓解率和无疾病进展时间，然而联合化疗的毒性较大且生存获益有限，因此，仅需要使肿瘤迅速缩小或症状迅速缓解的患者才选择联合化疗，而以耐受性和生活质量作为优先考虑因素的患者，首先选择单药化疗。

(2) 对于既往蒽环类术前 / 辅助治疗失败的复发转移性乳腺癌患者，通常优选紫杉类药物为基础的方案，一线治疗可选择单药或者联合方案。其他可选的药物包括卡培他滨[70]、吉西他滨[71]、长春瑞滨[72]等。

(3) 对于蒽环类和紫杉类术前 / 辅助治疗均失败的复发转移性乳腺癌患者，可以考虑的药物有卡培他滨、长春瑞滨、吉西他滨、铂类、艾立布林、优替德隆、另一类紫杉（如白蛋白紫杉醇等）和多柔比星脂质体药物，可以考虑单药或联合方案[73]。

(4) 每个方案的持续时间（周期数）和能否接受多线化疗，应根据患者的具体情况进行个体化选择。对于联合化疗有效的患者，完成 6~8 个周期后，可考虑维持治疗策略[74]。

2 紫杉类（蒽环类）治疗失败的定义：紫杉类（蒽环类）药物解救治疗过程中发生疾病进展（至少完成两个周期），或辅助治疗结束后 12 个月内发生复发转移。

以下患者可考虑紫杉类药物再使用：①紫杉类药物新辅助治疗有效；②紫杉类药物辅助治疗结束 1 年以后复发；③紫杉类药物解救治疗有效后停药。

3 KEYNOTE-355 研究提示化疗联合 PD-1 抑制剂在肿瘤表达 PD-L1 且合并阳性评分（CPS）≥ 10 的患者中相比化疗可以显著提高 PFS[75]，提示免疫检查点抑制剂在三阴性患者中具有潜在的应用价值。不过不同研究联合药物、获益人群、预测指标不同，因此专家组鼓励患者积极参加临床研究，在当前临床实践中合理选用免疫抑制剂。

4 OlympiAD 研究显示，对于存在 *BRCA 1/2* 胚系突变的 HER-2 阴性晚期乳腺癌患者，奥拉帕利相较于化疗可显著延长 PFS（7 个月 vs. 4.2 个月），因此专家组普遍同意存在 *BRCA1/2* 胚系突变的患者可以接受奥拉帕利的治疗或积极入组临床研究[76]。

5 紫杉醇脂质体从工艺上不再使用聚氧乙基代蓖麻油溶媒，减少了药物不良反应，对于既往应用过紫杉类药物的患者，解救治疗可以使用紫杉醇脂质体，耐受良好[77]。多柔比星脂质体最大耐受剂量为 40mg/m^2，在使用时，应充分了解患者既往蒽环类药物的使用剂量、疗效、疗程以及患者可能出现的不良反应，尤其是心脏毒性。

6 304 研究显示，对于蒽环类和紫杉类治疗失败的晚期乳腺癌患者，艾立布林较长春瑞滨可明显延长 PFS 和 ORR，且不良事件发生率相似，成为蒽环类和紫杉类失败的晚期乳腺癌新的治疗选择[78]。

7 CBCSG 006[79]、TNT[80]等研究提示，铂类在三阴性乳腺癌中具有较高的有效率，含铂方案可作为三阴性乳腺癌解救化疗的选择之一，特别是有 *BRCA 1/2* 突变的患者。

8 BG01-1312L 研究显示，对于蒽环类和紫杉类治疗失败的晚期乳腺癌，优替德隆联合卡培他滨对比卡培他滨单药可明显延长 PFS 和 OS，为蒽环类和紫杉类失败的晚期乳腺癌提供了新的治疗机会[81]。

9 ASCENT 研究入组了既往接受过二线及以上化疗的晚期三阴性乳腺癌患者，随机分组分别接受戈沙妥珠单抗（sacituzumab govitecan）或医生选择单药化疗（卡培他滨、艾立布林、长春瑞滨或吉西他滨）治疗[82]。研究结果显示，在既往多线耐药的难治性 TNBC 患者中，戈沙妥珠单抗降低了患者 59% 的疾病进展风险以及 52% 的死亡风险。2020 年 4 月，美国食品药品监督管理局（FDA）已加速批准了沙妥珠单抗用于治疗转移性三阴性乳腺癌的成年患者，抗 Trop-2 新型 ADC 药物给三阴性晚期患者带来了更多治疗选择。

10 合适的化疗剂量和治疗周期

(1) 指南推荐标准的药物剂量是基于临床研究的有效性和安全性数据，所以专家组建议应该选择标准的药物剂量，而不要随意降低开始使用剂量。但也要注意，临床实践中患者的具体情况，如年龄、一般状况、既往用药和目前身体指标与纳入临床研究的受试者不同，选择方案时要注意患者是否能耐受标准剂量，而且所有临床研究都有严格的方案调整和减量原则，所以临床实践中一定要密切观察每个患者的疗效和不良反应，并根据疗效和毒性及时合理地调整治疗，以确保安全、有效治疗。

(2) 关于合理的治疗周期，有限的资料显示，持续的化疗相对于短期化疗更能延长无进展生存期，甚至总生存期，但究竟应该采用长期化疗还是短期化疗（6~8 个周期）后停药或维持治疗，需权衡疗效、药物不良反应和患者生活质量而决定。

11 维持治疗

复发转移性乳腺癌的治愈很难，需要采取“细水长流、延年益寿”的策略，选择最佳的一线治疗，有效患者可以考虑合理的维持治疗。联合化疗有效的患者，如果因为不良反应不能继续耐受联合化疗者，可以考虑原先联合方案中其中一个单行维持治疗，以尽量延长疾病控制时间。维持化疗的理想选择，应该是单药治疗有效、相对低毒、便于长期使用，如口服的化疗药物卡培他滨、长春瑞滨等。激素受体阳性的患者的后续治疗还可以选择内分泌治疗作为维持手段。

12 姑息治疗

复发转移性乳腺癌的治疗，如果连续 3 种化疗方案无缓解，或患者 ECOG 体力状态评分 ≥ 3 分，则不再建议化疗，可以考虑给予最佳支持治疗，或者参加新药临床研究。化疗方案无缓解，指未曾从以往化疗方案中获益，甚至从未获得过缓解，而不包括在化疗后获得缓解停药后再出现病情进展。

复发或转移性乳腺癌常用的单药化疗方案

方案	剂量	用药时间	时间及周期
白蛋白紫杉醇	100~150mg/m^2	d1	1/7d
多西他赛	75mg/m^2	d1	1/21d
紫杉醇	80mg/m^2	d1	1/7d
卡培他滨	1 000mg/m^2，2 次 /d	d1~14	1/21d
吉西他滨	1 000mg/m^2	d1、d8 或 d1、d8、d15	1/21d 1/28d
长春瑞滨	静脉注射 25mg/m^2 或 口服（长春瑞滨软胶囊） 前 3 周 60mg/m^2 如果耐受好，则后续 80mg/m^2	d1、d8 或 d1、d8、d15	1/21d 1/28d
表柔比星	60~90mg/m^2	d1	1/21d
多柔比星	50mg/m^2	d1	1/21d
艾立布林	1.4mg/m^2	d1、d8	1/21d
戈沙妥珠单抗	10mg/kg	d1、d8	1/21d
多柔比星脂质体	30~50mg/m^2	d1	1/21d
紫杉醇脂质体	175mg/m^2	d1	1/21d
奥拉帕利	300mg，2 次 /d	每天	1/21d
依托泊苷	50~75mg	d1~21	1/28d

复发或转移性乳腺癌常用的联合化疗方案

方案	剂量	用药时间	时间及周期
TX（紫杉类联合卡培他滨）			
多西他赛	75mg/m^2	d1	1/21d
或白蛋白紫杉醇	100~150mg/m^2	d1	1/7d
卡培他滨	1 000mg/m^2，2 次 /d	d1~14	1/21d
GT			
吉西他滨	1 000mg/m^2	d1、d8	1/21d
紫杉醇	175mg/m^2	d1	1/21d

乳腺癌

续表

方案	剂量	用药时间	时间及周期
NX			
长春瑞滨	25mg/m^2	d1、d8	1/21d
卡培他滨	1 000mg/m^2,2 次 /d	d1~14	1/21d
NP			
长春瑞滨	25mg/m^2	d1、d8	1/21d
顺铂 或卡铂	75mg/m^2 AUC 2	分 d1~3 d1、d8	1/21d
GP			
吉西他滨	1 000mg/m^2	d1、d8	1/21d
顺铂 或卡铂	75mg/m^2 AUC 2	分 d1~3 d1、d8	1/21d
优替德隆 + 卡培他滨			
优替德隆	30mg/m^2	d1~5	1/21d
卡培他滨	1 000mg/m^2,2 次 /d	d1~14	1/21d
T+ 贝伐珠单抗			
白蛋白紫杉醇	100~150mg/m^2	d1	1/7d
贝伐珠单抗	10mg/kg	d1	1/21d
X+ 贝伐珠单抗			
卡培他滨	1 000mg/m^2,2 次 /d	d1~14	1/21d
贝伐珠单抗	10mg/kg	d1	1/21d

(四)激素受体阳性晚期乳腺癌解救治疗

1. 激素受体阳性晚期乳腺癌的解救内分泌治疗[1~3]

分层	Ⅰ级推荐	Ⅱ级推荐	Ⅲ级推荐
未经 内分泌治疗[4]	AI+ CDK4/6i(1A) (哌柏西利、阿贝西利)	1. AI+ 瑞波西利(1A) 2. 氟维司群 +CDK4/6i(2A) 3. AI(2A) 4. 氟维司群(2A)	TAM(2B)
TAM 治疗失败	AI+ CDK4/6i(1A) (哌柏西利、阿贝西利)	1. AI+ 西达本胺(1A) 2. AI+ 瑞波西利(1A) 3. AI+ 达尔西利(1B) 4. AI+ 依维莫司(2A) 5. 氟维司群 +CDK4/6i(1B)	1. AI(2A) 2. 氟维司群(2A)
非甾体类 AI 治疗失败[5]	氟维司群+CDK4/6i(1A) (哌柏西利、阿贝西利、达尔西利)	1. 甾体类 AI+ 西达本胺(1A) 2. 氟维司群 + 瑞波西利(1B) 3. 甾体类 AI+ 依维莫司(1B)	1. 氟维司群(2A) 2. 甾体类 AI(2A) 3. TAM 或托瑞米芬(2B) 4. 孕激素(2B)

乳腺癌

续表

分层	Ⅰ级推荐	Ⅱ级推荐	Ⅲ级推荐
甾体类 AI 治疗失败[5]	氟维司群+CDK4/6i（1A） （哌柏西利、阿贝西利、达尔西利）	氟维司群 + 瑞波西利（1B） 氟维司群 + 依维莫司（2A） 非甾体类 AI+CDK4/6i（2A）	1. 氟维司群（2A） 2. 非甾体类 AI（2B） 3. TAM 或托瑞米芬（2B） 4. 孕激素（2B）
CDK4/6 抑制剂治疗失败[6,7]		1. 另一种 CDK4/6i+ 内分泌（2A） 2. 其他靶向药（如依维莫司、西达本胺、阿培利司）+ 内分泌药物（2A） 3. 临床研究	1. 孕激素（2B） 2. 托瑞米芬（2B）

注：* 不同类别 CDK 4/6 抑制剂作用机制、适应证并不完全一致，应根据临床研究的纳入人群、患者的具体情况合理选择 CDK 4/6 抑制剂及联合药物，详见注释 5。

乳腺癌内分泌药物用法及用量：

（1）枸橼酸他莫昔芬：10mg，2 次 /d（或 20mg，1 次 /d），口服。

枸橼酸托瑞米芬：60mg，1 次 /d，口服。

（2）芳香化酶抑制剂（AI）

阿那曲唑：1mg，1 次 /d，口服。

来曲唑：2.5mg，1 次 /d，口服。

依西美坦：25mg，1 次 /d，口服。

（3）氟维司群：500mg，肌内注射，每 4 周注射 1 次，其中第一周期 d1、d15 分别注射一次。

（4）CDK 4/6 抑制剂

阿贝西利，150mg，口服，2 次 /d。

哌柏西利，125mg，口服，1 次 /d，服 21 天，停 7 天。

达尔西利，150mg，口服，1 次 /d，服 21 天，停 7 天。

瑞波西利，600mg，口服，1 次 /d，服 21 天，停 7 天。

（5）西达本胺，30mg，口服，每周 2 次（两次服药间隔不应少于 3 天，如周一、周四）。

（6）依维莫司，10mg，1 次 /d，口服

（7）孕激素：甲羟孕酮，0.5g，2 次 /d，口服。

【注释】

1 晚期乳腺癌内分泌治疗的适合人群

（1）原发病灶或复发转移病灶病理检查激素受体（ER/PR）阳性。

（2）肿瘤进展缓慢。

（3）既往内分泌治疗获益，包括术后辅助治疗足疗程结束后进展，或辅助治疗中无病间期长（如 2 年以上），和复发转移治疗曾经获益的患者。

（4）已有数据显示，内分泌联合靶向治疗的疾病控制率和无进展生存期并不亚于化疗。因此专家认为，即使对于一些肿瘤负荷较大的乳腺癌患者（如伴有内脏转移），内分泌联合靶向治疗（CDK4/6 抑制剂、HADC 抑制剂、mTOR 抑制剂）也可作为治疗选择。

（5）绝经前激素受体阳性晚期乳腺癌患者内分泌治疗策略，可在有效的卵巢功能抑制后，遵循绝经后患者内分泌治疗指南。有效的卵巢功能抑制手段包括如药物卵巢功能抑制（包括戈舍瑞林、亮丙瑞林或卵巢手术切除等）。

2 复发转移性乳腺癌选择一线内分泌治疗，需结合患者的既往治疗方案、无病间期、疾病负荷选择治疗方案。内分泌治疗获益的患者，尽可能持续治疗直至疾病进展，但也应注意评估药物长期使用的耐受性。原则上不推荐内分泌和化疗联合使用，对于不适宜解救化疗的激素受体阳性、HER-2 阳性患者，一线治疗可考虑内分泌联合靶向 HER-2 治疗。

3 晚期乳腺癌二线内分泌治疗的选择，应结合既往内分泌治疗用药及治疗反应情况，尽量不重复使用辅助治疗或复发 /

转移内分泌治疗使用过、并定义为耐药的药物。

内分泌耐药的定义（本定义应用于临床研究入组评估，在临床治疗选择中定义仅作参考）

(1) 原发性内分泌耐药：辅助内分泌治疗时间 2 年内复发，或晚期一线内分泌治疗 6 个月内出现疾病进展。

(2) 继发性（获得性）内分泌耐药：辅助内分泌治疗时间大于 2 年且于停药后 1 年内复发的患者，或晚期一线内分泌治疗 ≥6 个月出现疾病进展。

4 (1) 在晚期乳腺癌的一线内分泌治疗中，第三代芳香化酶抑制剂较 TAM 延长了无疾病进展时间，提高了客观缓解率。对于绝经后、激素受体阳性晚期未经内分泌治疗的患者，或 TAM 辅助内分泌治疗失败的患者，晚期一线内分泌治疗推荐选择第三代芳香化酶抑制剂。

(2) Ⅲ期 FALCON 研究证实，未经内分泌治疗的晚期患者，氟维司群较第三代 AI 延长了无疾病进展时间，差异具有统计学意义[83]。因此，晚期一线内分泌治疗可以推荐选择氟维司群。

(3) PALOMA-2 研究显示来曲唑联合哌柏西利相比单药来曲唑，显著提高了 PFS，其中约 43% 患者未经内分泌治疗，约 47% 患者接受过辅助 TAM 治疗[84]。MONALEESA-2 研究结果显示，来曲唑联合瑞波西利相比单药来曲唑显著提高 PFS，其中约 48% 患者未经内分泌治疗，42 接受过辅助 TAM 治疗[85]。

(4) DAWNA-2 研究评估达尔西利联合来曲唑或阿那曲唑一线治疗 HR+/HER-2– 晚期乳腺癌的疗效和安全性，独立数据监察委员会判定主要终点的中期分析结果达到方案预设的优效标准。Global CONFIRM[86]证实，在经内分泌治疗（分别有 55% 和 57.5% 的患者为 TAM 治疗后）的绝经后 HR+ 乳腺癌患者中，氟维司群 500mg 的疗效优于 250mg。

5 (1) PALOMA-3 研究结果表明，既往内分泌治疗进展（包括 AI 或 TAM），包括辅助内分泌治疗中或停止治疗 12 个月内进展，或是复发转移阶段内分泌治疗中进展的患者，哌柏西利联合氟维司群，较单独使用氟维司群可改善 PFS，OS 的改善未达统计学差异[87]；但在既往内分泌治疗敏感的亚组中，OS 延长了 10 个月，差异有统计学意义。

(2) MONARCH2 研究中约 70% 患者为经 AI 治疗进展，结论证实阿贝西利联合氟维司群，较单药氟维司群明显延长 PFS[88]。MONARCHplus 研究纳入了 TAM 和 AI 治疗失败的两组人群，研究显示，无论阿贝西利联合 NSAI 还是联合氟维司群均可显著改善患者 PFS 和 ORR[89]。基于此，NMPA 批准阿贝西利联合 AI 作为绝经后患者的初始内分泌治疗，同时批准联合氟维司群用于既往内分泌治疗后疾病进展的患者。

(3) DAWNA-1 研究共入组了 39 个中心的 361 例患者，均为内分泌治疗失败后的 HR+/HER-2– 晚期乳腺癌患者，并按 2∶1 的比例随机分配至达尔西利 + 氟维司群组或安慰剂 + 氟维司群组。研究者评估的达尔西利组中位 PFS 较安慰剂组提高了 8.5 个月，疾病进展或死亡风险降低 58%[90]。基于此，达尔西利联合氟维司群获批用于 AI 治疗失败后的治疗方案。

(4) MONALEESA-3 研究显示，在氟维司群基础上联合瑞波西利，mPFS 显著延长（20.5 个月 vs. 12.8 个月；*HR*=0.593，95% *CI* 0.480~0.732），OS 也获益显著[91]。

(5) 临床研究已确定 CDK4/6 抑制剂联合内分泌治疗在激素受体阳性晚期乳腺癌患者中的地位与作用，但不同类别 CDK 4/6 抑制剂，其作用机制、用法用量、适应证、不良反应并不完全一致，因此临床中可根据临床研究的纳入人群、患者的具体情况合理选择 CDK 4/6 抑制剂及联合药物。

	阿贝西利	哌柏西利	达尔西利	瑞波西利
NMPA 获批的适应证	a. 联合内分泌（AI/TAM）用于辅助治疗 b. 联合 AI 用于晚期乳腺癌初始内分泌治疗 c. 联合氟维司群用于内分泌治疗失败后	a. 联合 AI 用于晚期乳腺癌初始内分泌治疗	a. 联合氟维司群，用于内分泌治疗失败	联合 AI 用于局部晚期或转移性乳腺癌绝经前或围绝经期女性患者的初始内分泌治疗
美国 FDA 获批的适应证	a. 联合内分泌（AI/TAM）用于辅助治疗 b. 联合 AI 用于晚期初始内分泌治疗 c. 联合氟维司群用于内分泌治疗失败后	a. 联合 AI 用于晚期初始内分泌治疗 b. 联合氟维司群用于内分泌治疗失败后	无	a. 联合 AI 用于晚期初始内分泌治疗 b. 联合氟维司群用于初始内分泌治疗或内分泌治疗失败后
用法用量	150mg，2 次 /d	125mg，1 次 /d，d1~21/4 周	150mg，1 次 /d d1~21/4 周	600mg，1 次 /d，d1~21/4 周
是否医保	是	是	是	否

乳腺癌

(6) ACE 研究结果表明，对于绝经后 HR 阳性、HER-2 阴性，既往接受过他莫昔芬和/或非甾体类 AI 治疗失败的晚期乳腺癌患者，HDAC 抑制剂西达本胺联合依西美坦，较依西美坦可显著延长 PFS，客观缓解率和临床获益率方面也明显优于依西美坦[92]。

(7) BOLERO-2 研究证实，在非甾体类 AI 治疗失败后，依西美坦联合依维莫司较单用依西美坦显著提高 PFS（7.8 个月 vs. 3.2 个月）[93]。依维莫司联合氟维司群也可以带来生存获益[94]。因而依维莫司联合方案可作为临床选择之一。但在临床应用中应注意可能出现的不良反应，包括最常见的口腔炎以及少见但严重的间质性肺炎，应酌情进行剂量调整。

(8) 对于完成 AI 辅助治疗停药大于 12 个月复发的患者可以使用 AI；但对于停药 12 个月内复发，或晚期一线内分泌治疗使用 AI 后进展的患者，换用另一作用机制的 AI（如非甾体换用甾体类 AI），缺乏大型随机对照临床研究的结果。结合我国临床使用中的药物可及性等因素，可结合患者综合情况合理选择使用。AI 治疗进展后晚期乳腺癌内分泌药物的选择，还包括孕激素（甲羟孕酮或甲地孕酮）、托瑞米芬、TAM 等。

6 对于激素受体阳性患者 CDK4/6 抑制剂治疗失败后的治疗，目前仍有诸多探索。BYLieve 研究显示，CDK4/6 抑制剂治疗进展后，对于有 *PIK3CA* 突变的患者可以考虑内分泌联合阿培利司[95]。对于 HER-2 低表达患者，Destiny-Breast 04 研究结果提示，相较于医生选择的化疗，T-Dxd 可以获得更长的生存获益[96]。国内一些真实世界研究显示，对于一种 CDK4/6 抑制剂治疗失败的患者，换用另一种 CDK4/6 抑制剂也可以获得不错疗效。

7 MONALEESA-7 研究入组了绝经前乳腺癌患者，结果表明卵巢功能抑制下联合瑞波西利 + 内分泌治疗较单药内分泌显著改善患者的无进展生存期和总生存期[97]。基于此，对于绝经前的患者，在卵巢功能抑制的前提下，内分泌治疗方案可参考绝经后的方案。

2. 激素受体阳性晚期乳腺癌的解救化疗

激素受体阳性患者解救治疗可首选化疗或内分泌治疗，RIGHT Choice 研究显示内分泌联合瑞波西利相较于化疗的 PFS 获益显著，其 ORR、TTR 达到化疗相似的结果。由此可见，CDK4/6 抑制剂联合内分泌可以作为 HR+/HER-2– 晚期乳腺癌患者的一线治疗选择。对于有内脏转移、既往对内分泌治疗耐药或无最佳内分泌治疗选择的患者，首选解救化疗，化疗的方案、原则和剂量推荐，详见本章“（三）三阴性晚期乳腺癌解救治疗”。

五、乳腺癌骨转移

（一）骨转移诊断基本原则

1. 乳腺癌患者，若出现骨痛等症状，或出现高钙血症、碱性磷酸酶升高、乳酸脱氢酶升高，或肿瘤标记物（如 CEA、CA153）异常升高；或其他影像检查发现存在可疑骨转移时，应及时行 ECT 等检查[1]，以判断是否存在骨转移

2. ECT 检查如发现异常浓聚，应对可疑部位行 CT 或 X 线摄片检查，以判断是否存在骨破坏，仅骨扫描异常浓聚不应作为骨转移诊断依据[2]

3. MRI 扫描敏感性高于 CT，但特异性低于 CT，MRI 在判断神经血管受压迫、椎体累及范围和脊柱稳定性方面优势更明确，对判断骨转移的手术和放疗适应证很重要。但单纯 MRI 异常不足以诊断骨转移，应结合其他检查帮助判断

4. 骨活检病理检查能帮助确诊乳腺癌骨转移，针对临床可疑骨转移，尤其是那些单发骨病灶者，应进行骨活检[3,4]以明确诊断

5. PET/CT 可以在临床早期发现骨转移的异常信号，敏感性和特异性都很高，但目前 PET/CT 在骨转移诊断的价值有待进一步研究，临床并不作为常规推荐[5]

（二）骨转移治疗基本原则

1. 骨转移的疗效评价，需要结合患者症状、肿瘤标志物和影像学改变等综合分析[6]，根据分类治疗原则决定全身抗肿瘤药物治疗[7]

2. 合理使用骨改良药[8,9]

唑来膦酸、伊班膦酸、地舒单抗等

3. 手术治疗[10,11]

4. 局部放疗[12]

(三)骨改良药物推荐[8]

Ⅰ级推荐	Ⅱ级推荐	Ⅲ级推荐
唑来膦酸(1A) 地舒单抗(1A) 伊班膦酸(2A)	负荷剂量伊班膦酸(2A) 帕米膦酸二钠(1B)	氯膦酸二钠(2B)

* 乳腺癌骨转移骨改良药物用法

(1)唑来膦酸 4mg,静脉滴注>15 分钟,每 3~4 周注射 1 次。对于骨转移病变稳定者,连用 2 年后可改为每 3 个月 1 次。

(2)地舒单抗 120mg,皮下注射治疗,每 4 周给药 1 次。

(3)伊班膦酸 6mg,静脉滴注>2h,每 3~4 周注射 1 次。

负荷剂量伊班膦酸:对疼痛较重急需改善生活质量者,可采用负荷剂量伊班膦酸,6mg/d,连续 3d 静脉滴注,以后每 3~4 周 1 次的常规用法。

(4)帕米膦酸二钠 60~90mg,静脉滴注,输注时间>2 小时,每 3~4 周用药 1 次。

(5)氯膦酸二钠,口服 1 600mg/d,或静脉滴注氯膦酸二钠 1 500mg(分为 3~5 天),每 3~4 周 1 次。

【注释】

1 临床研究关于骨相关事件(SREs)定义:病理性骨折(椎体骨折、非椎体骨折椎体压缩或变形)、脊髓压迫、骨放疗(因骨痛、防止病理性骨折或脊髓压迫)及骨手术。骨痛、骨损伤等 SREs 是乳腺癌骨转移常见的并发症,严重影响患者生活质量。其中,脊髓压迫是肿瘤急症,需要及时组织肿瘤综合治疗专家和骨科专家进行会诊,并辅以皮质激素及脱水治疗,尽快解除压迫,减少因脊髓压迫带来的肢体功能障碍乃至截瘫风险[98]。

2 骨放射性核素扫描(ECT)是常用的骨转移初筛方法,推荐用于乳腺癌出现骨痛、病理性骨折、碱性磷酸酶升高或高钙血症等可疑骨转移的常规初筛,也可用于局部晚期乳腺癌($T_3N_1M_0$ 以上)和复发转移性乳腺癌的常规检查。骨 ECT 用作疗效评价时出现浓聚部位增多不一定是病情进展的表现,需加做 CT 骨窗,如原溶骨病灶转变为骨质钙化,新增部位也为骨质钙化表现者,应评价为治疗有效。如新增部位为溶骨性破坏,则可以判断为病情进展。

3 骨 CT、X 线、磁共振成像(MRI)是判断有无骨转移的主要影像学诊断手段。对于骨 ECT 扫描异常的患者,应该针对可疑骨转移灶部位进行 CT(骨窗)、X 线检查或 MRI 检查,以确认骨转移情况,并了解骨破坏的严重程度及脊柱稳定性。

4 骨活检为有创检查,当影像学表现和临床不符时,建议针对可疑部位行骨活检以明确是否存在骨转移;对单发可疑病灶有条件患者也应该考虑行骨活检。

5 PET/CT 的灵敏度优于或与骨 ECT 扫描相当,对乳腺癌骨转移治疗后病情的跟踪优于骨扫描,但不如 X 线和骨 CT 直观,所以临床并不常规推荐使用。

6 乳腺癌骨转移患者在治疗过程中,应根据治疗周期进行疗效评估,以判断治疗的有效性。疗效评价主要从患者症状、实验室检查及影像学检查等多个方面综合进行。一般来说,患者主观骨痛症状的减轻,骨内病变边界清晰化,密度增高,软组织包块体积缩小,肿瘤中心出现液化坏死,ECT 或 PET/CT 提示肿瘤摄取减少等,均可能提示肿瘤治疗有效。乳腺癌骨转移疗效评价依据 RECIST1.1 标准,疗效评价注意事项:乳腺癌骨转移多为溶骨性病变,有些患者在溶骨病变治疗后的修复,可以在影像学中表现为过度钙化而被误诊为成骨性转移,对这部分患者应追溯其首诊时的影像片(X 线或 CT)是否有溶骨性改变。仅骨 ECT 检查异常,或仅碱性磷酸酶或乳酸脱氢酶升高,MRI、CT 或 X 线未发现异常者,不能诊断骨转移。建议 3 个月内复查骨 ECT 或骨 CT、MRI 等,浓聚部位增多者,进一步行确诊检查。骨转移的治疗效果评价,需要结合患者症状、肿瘤标志物和影像学改变综合分析,既要避免仅靠症状变化的主观判断,又要避免只看影像变化而忽视患者疼痛症状和生活质量变化。

7 乳腺癌骨转移的治疗主要目标是预防和治疗骨相关事件,缓解疼痛,恢复功能,改善生活质量,控制肿瘤进展、延长生存。应以全身治疗为主,包括化疗、内分泌治疗、分子靶向治疗、免疫治疗等。治疗方案的选择应充分考虑患者年龄、一般状态、月经状况、原发灶和转移灶的激素受体状态和 HER-2 状态、既往治疗情况(疗效、不良反应、耐受性等)、无病间期、肿瘤负荷(转移部位和数量)等因素,并应根据患者症状严重程度、是否有快速控制疾病和/或症状的需求,制订个体化的综合治疗方案。乳腺癌骨转移本身一般不直接构成生命威胁,对激素受体阳性、疾病进展相对缓慢、非内分泌原发耐药的患者,应优先考虑内分泌治疗。对 ER 和 PR 阴性、术后无病间隔期短、疾病进展迅速或激素受体阳性对内分泌治疗原发耐药者,若单发骨转移或合并无症状内脏转移患者,优先考虑单药化疗,仅对需快速控制症状或合并有症状内脏转移的骨转移患者考虑联合化疗。对 HER-2 阳性骨转移患者,治疗原则与其他部位转移患者相同,应优先考虑联合抗 HER-2 治疗。

8 骨改良药注意事项

(1) 在使用双膦酸盐或地舒单抗前,应该检测患者血清电解质水平,重点关注血肌酐、血清钙、磷酸盐、镁等指标。

(2) 长期使用双膦酸盐联合治疗时,应每日补充钙和维生素 D,剂量为钙 1 200~1 500mg/d 及维生素 D_3 每日 400~800IU;使用地舒单抗时,则应每日补充钙 500mg 和维生素 D 400IU。

(3) 双膦酸盐类药物通过肾脏排泄,轻、中度肾功能不全(肌酐清除率>30ml/min)患者无须调整剂量,但严重肾功能不全(肌酐清除率≤30ml/min)患者,应根据不同产品的说明书进行剂量调整或延长输注时间。使用地舒单抗时不需要根据肾功能调整剂量,但肌酐清除率<30ml/min 或透析患者,在接受地舒单抗治疗时应密切监测,以防低钙血症发生。

(4) 文献报道少数患者在长期使用双膦酸盐有发生下颌骨坏死的风险,所以使用双膦酸盐前应进行口腔检查,进行恰当的预防性治疗,用药期间应注意口腔清洁,并尽量避免拔牙等口腔手术。如用药期间无诱因或口腔操作后出现颌面部骨暴露、不能愈合,应尽早联系专科医生处理。

9 骨改良药停药指征

(1) 使用中监测到不良反应,且明确与骨改良药物相关。

(2) 治疗过程中出现肿瘤恶化,出现其他脏器转移并危及生命。

(3) 临床医生认为有必要停药时。

(4) 经过治疗后骨痛缓解不是停药指征。

10 骨转移的手术治疗

治疗目的:解决神经压迫,减轻疼痛,恢复肢体结构和运动系统功能,从而改善患者生活质量。应对骨转移患者密切随访观察,对具有潜在病理性骨折的长骨是否需要手术做出恰当的判断,争取在骨折前、脊髓压迫前进行有效的外科治疗,切实提高患者的生活质量。

外科手术治疗乳腺癌骨转移的方法包括单纯内固定术、病灶清除加内固定术、病灶切除加人工关节置换术、脊髓受压后的减压及脊柱稳定性的重建术。固定术治疗可考虑选择性用于治疗病理性骨折或因脊髓受压而减压后,预期生存时间>3 个月的乳腺癌骨转移患者。预防性固定术治疗可考虑选择性用于股骨转移灶直径>2.5cm,或股骨颈转移,或骨皮质破坏>50%,预期生存时间>3 个月的乳腺癌骨转移患者。

专家组建议骨转移患者在肿瘤综合治疗基础上,及时请骨科医生参与决定手术时机。Mirels 评分系统是长骨病理性骨折风险评估和手术适应证的重要参照。对乳腺癌骨转移病灶进行手术前应充分考虑以下外科治疗的适应证,制订合理的手术方案。手术相对适应证:①肢体转移灶已发生或将发生病理性骨折;②脊柱转移灶已发生或将发生病理性骨折、脊柱不稳定、脊髓神经根压迫;③系统治疗和疼痛管理难以控制的骨痛,且有对应定位的骨病灶;④肿瘤对系统治疗有效,但合并药物难以控制的局部症状;⑤孤立的骨转移灶;⑥患者预期生存>3 个月,外科团队评估手术计划可使患者在生存期内获益;⑦术前一般状况良好,未合并不可控的内脏器官转移和脑转移。手术相对禁忌证:①预期生存期<3 个月;②术前患者一般情况较差,ECOG 评分<2 分,或 KPS<50 分;③合并严重的心血管、呼吸系统疾病,不可耐受系统麻醉;④全身多发骨破坏,合并不可控的内脏转移和脑转移病灶。

骨转移患者病理性骨折风险的 Mirels 评分系统

评分	1	2	3
转移灶部位	上肢	下肢	股骨转子
疼痛程度	轻度	中度	重度
影像表现	成骨为主	混合性	溶骨为主
皮质类及范围	<1/3	1/3~2/3	>2/3

根据 Mirels 评分系统估计的病理性骨折风险和手术建议:

≤7 分,≤10% 骨折风险,不建议手术

8 分,15% 骨折风险,可以考虑固定或观察

9 分,33% 骨折风险,建议预防性固定手术

≥10 分,≥50% 骨折风险,建议预防性固定手术

乳腺癌

11 脊柱不稳定肿瘤学评分(SINS)是预测肿瘤病变脊柱稳定性的综合分类系统，是手术适应证的重要参照。

脊柱不稳定肿瘤学评分(SINS)

	评分		评分
1. 受累脊椎节段		**4. 脊椎力线情况**	
接合部(枕骨 ~C_2、C_7~T_2、T_{11}~L_1、L_5~S_1)	3	存在脱位或半脱位	4
活动椎(C_3~C_6、L_2~L_4)	2	新出现的畸形(后突或侧凸畸形)	2
半固定椎(T_3~T_{10})	1	脊椎序列正常	0
固定椎(S_2~S_5)	0		
2. 疼痛情况：卧床后疼痛缓解和 / 或活动 / 站立后疼痛加重		**5. 椎体塌陷程度**	
		>50% 塌陷	3
是	3	<50% 塌陷	2
不是(偶尔疼痛，但与体位无关)	1	无塌陷，但>50% 椎体受累	1
无症状	0	以上都不是	0
3. 脊椎病灶骨质质量(CT 是首选评估手段)		**6. 脊椎后外侧结构受损程度(小关节、椎弓根或肋椎关节)**	
纯溶骨性	2	双侧	3
溶骨 / 成骨混合性	1	单侧	1
成骨性	0	无	0

根据 SINS 评估脊柱稳定性和手术建议：

0~6 分，稳定，不建议手术

7~12 分，潜在不稳定，需要进一步评估是否手术

13~18 分，不稳定，建议手术干预

12 骨转移的放射治疗

治疗目的：在患者有限的生存期内，预防或减轻因骨转移病灶引起的症状和功能障碍，也可用于姑息手术后快速进展病变的局部控制。同时，随着肿瘤药物发展，对于全身药物控制的患者特别是寡转移患者，局部放疗可以进一步巩固全身效果，延长生存期。

放射治疗方法包括体外照射与放射性核素治疗。体外照射是骨转移姑息治疗的常用有效方法。体外照射的主要适应证：经疼痛管理和系统治疗症状仍持续的非承重骨的骨转移灶、承重部位有症状骨转移灶的姑息性放疗、已发生或将发生的病理性骨折，无法耐受手术、姑息手术后快速进展的病灶的局部控制、长期生存患者寡转移灶。外照射的剂量包括 40Gy/20 次、30Gy/10 次、20Gy/5 次和 8Gy/1 次等。急性镇痛方面疗效相当，虽然 8Gy/1 次再治率较高，但疼痛缓解时间亦可达 23~35 周。临床上需要根据患者的预期生存时间和转移灶相关的正常组织耐受剂量来选择合适的分割剂量。对于预期寿命有限的姑息放疗推荐 8Gy/1 次照射剂量。有效的外照射可以使 50%~80% 骨转移患者达到症状缓解，在接近 1/3 患者中达到症状完全缓解，并可维持较长时限。

立体定向放射治疗在骨转移的应用中已经越来越广泛，其优势在于：可提供迅速跌落剂量分布，达到更好地保护邻近转移灶的关键器官的作用。主要适应证为脊柱转移病灶，对于症状反复而需要再次治疗的患者更有优势。

放射性核素治疗对缓解全身广泛性骨转移疼痛有一定疗效，但是有些患者核素治疗后骨髓抑制发生率较高，而且恢复较缓慢，约需 12 周，可能会影响化疗的实施。因此，放射性核素治疗的临床使用应充分考虑选择合适的病例和恰当的时机。

六、乳腺癌脑转移

(一) 脑转移临床表现

脑转移包括脑实质转移和脑膜转移。

脑实质转移临床表现主要有颅内压升高和神经功能障碍。颅内压升高的主要症状和体征是头痛、呕吐和视神经盘水肿，此外还可出现血压升高、视物障碍、意识障碍、排便失禁等。由于脑转移瘤部位不同，可产生不同的定位症状和体征，如可能会有精神症状、癫痫发作、局部肢体感觉和 / 或运动障碍、失语症、视野损害等。

脑膜转移常见脑膜刺激症状，表现为头痛、呕吐、颈项强直、认知障碍、意识模糊、癫痫发作等。可能伴有脑神经受损表

现,颅内压增高表现。如果同时伴有脊膜播散,还可出现脊髓和脊神经根刺激表现,如神经根性疼痛、节段性感觉缺损等。

(二)脑转移诊断基本原则

1. 头颅增强 MRI 检查,对微小病灶、水肿和脑膜转移较增强 CT 更敏感,应作为脑转移诊断首选的影像学检查方法。有头颅 MRI 检查禁忌的患者可行增强 CT 检查

2. PET/CT 能够反映肿瘤及正常组织的代谢差异,有助于肿瘤诊断,但是对脑内较小的转移灶并不敏感,临床诊断应结合头颅增强 MRI 或增强 CT 扫描

3. 有中枢神经转移症状,但 MRI/CT 未发现颅内占位病变者,应行腰穿检查,不仅可以测脑脊液压力,还应对脑脊液进行常规、生化和细胞学检查。但颅内高压患者进行脑脊液检查,需警惕有脑疝发生的可能

(三)脑转移治疗

乳腺癌脑转移的治疗应贯彻多学科诊疗模式,总体治疗目标包括颅内病灶控制、改善神经系统相关症状、保护认知功能以提高生活质量,以及最大限度延长生存时间。乳腺癌脑转移治疗手段包括手术、放射治疗(放疗)、药物治疗和对症支持治疗。总体治疗原则是在充分评估全身情况的前提下,优先考虑针对脑转移的手术和 / 或放疗,同时合理考虑全身治疗。放疗主要包括联合或不联合海马回保护的全脑放疗(whole brain radiotherapy,WBRT),立体定向放射外科治疗(stereotactic radiosurgery,SRS)和分次立体定向放疗(fractionated stereotactic radiotherapy,fSRT)。对于局部症状可控的 HER-2 阳性患者,可以在密切 MRI 随访下,优先考虑使用具有中枢活性的抗 HER-2 药物治疗(详见《乳腺癌脑转移 CSCO 专家共识》[99])。

分层	Ⅰ级推荐	Ⅱ级推荐
PS 0~2 分,有限数量脑转移,最大径不超过 4cm,无明显占位效应	1. SRS(适用于最大径 <3cm)或 fSRT(1A) 2. 手术切除 + 术腔 SRS 或 fSRT(1B)	1. 全脑放疗 ± 海马回保护 2. HER-2 阳性患者,局部症状可控,可以在密切随访下考虑使用具有中枢活性的抗 HER-2 药物治疗(2A)而推迟放疗
PS 0~2 分,有限数量脑转移,最大径>4cm 或有明显占位效应	1. 手术切除 + 术腔 fSRT(1A) 2. fSRT(1B)	1. 全脑放疗 ± 含海马回保护 2. HER-2 阳性患者,局部症状可控,可以在密切随访下考虑使用具有中枢活性的抗 HER-2 药物治疗(2A)而推迟放疗
PS 3~4 分,有限数量脑转移,颅外病灶稳定,最大径不超过 4cm,无明显占位效应	1. 短程全脑放疗(1B) 2. fSRT(1B)	姑息对症支持治疗
PS 3~4 分,有限数量脑转移,颅外病灶稳定,最大径 >4cm 或有明显占位效应	1. 手术切除 ± 术腔放疗(1B) 2. 短程全脑放疗或 fSRT(1B)	姑息对症支持治疗
弥散脑转移病灶	1. 全脑放疗 ± 含海马回保护(1A)	1. HER-2 阳性患者,局部症状可控,可以在密切随访下考虑使用具有中枢活性的抗 HER-2 药物治疗(2A)而推迟放疗姑息
(含)脑膜转移	1. 全脑放疗(1B) 2. 全中枢放疗(1B)	1. 鞘内注射(2B) 2. HER-2 阳性患者,局部症状可控,可以在密切随访下考虑使用具有中枢活性的抗 HER-2 药物治疗(2B)而推迟放疗 3. 姑息对症支持治疗

【注释】

1 晚期乳腺癌脑转移发生率呈上升趋势,主要原因是乳腺癌全身治疗效果提高,患者生存期延长;另外,脑磁共振检查的应用,有助于发现更多的无症状脑转移患者。不同类型乳腺癌脑转移发生率不同。通常三阴性乳腺癌、HER-2 阳性乳腺癌发生脑转移风险相对较高,提示在临床工作中,对此类患者应警惕脑转移的发生。此外有研究显示,组织

学分级高、肿瘤高增殖活性、年轻、肿瘤负荷大、携带 *BRCA* 基因突变的患者，也是脑转移发生的高危因素。脑转移好发部位是大脑，其次是小脑，脑干部位最少。

2 有限数目脑转移的定义，指转移灶数目不一定限于 3 个及以下，病灶分布相互独立且技术上可以对所有病灶进行 fSRT 或 SRS，并获得和全脑放疗一致的局部控制率的转移灶分布。

3 既往研究显示，对于单一病灶最大径超过 3cm 的脑转移灶，与 SRS 相比，fSRT 显示出更高的局控和更低的脑坏死风险的优势。此外，由于既往使用 SRS 治疗脑转移的前瞻性研究均未纳入超过 4cm 的病灶，对于这部分病灶在技术可行的前提下，我们推荐 fSRT。同时由于证据有限，目前暂不鼓励对超过 6cm 的肿瘤进行 SRS 或 fSRT。

4 脑转移局部治疗后再次复发患者，如既往无颅内放疗史、一般情况好、颅外病灶控制好，可考虑再次手术切除治疗或 fSRT/SRS，也可考虑 fSRT/SRS 联合海马回保护的全脑放疗，并联合美金刚；如果转移灶体积超过 fSRT/SRS 适应证且不适合再次手术，考虑全脑放疗；全脑放疗后复发者，可以考虑 fSRT/SRS；fSRT/SRS 治疗后复发者，可以再次 fSRT/SRS 或全脑放疗。总之，脑转移局部治疗后再次复发治疗策略，应考虑患者的身体状况，颅外病灶控制情况，患者的生活质量以及治疗可能获益程度。

5 多项研究证实海马区累及概率极低，环海马区（5mm 内）发生脑转移率不超过 10%；RTOG 0933 研究显示，在同等疾病控制率的基础上，海马保护的全脑放疗较传统全脑放疗减少 30% 的认知功能下降；RTOG 0614 研究，全脑放疗联合美金刚减少 22% 的认知功能下降；NRG-CC001 研究则是海马回保护的全脑放疗联合美金刚较传统全脑放疗减少 58% 的认知功能下降，所以在全身情况良好，颅外病灶控制良好，病灶距离海马回最近距离不小于 1cm 的患者，建议考虑海马回保护的全脑放疗，酌情联用美金刚，可以起到高效低毒的作用。

6 脑膜转移目前没有标准的治疗方法，放疗、鞘内注射治疗、全身系统治疗和支持治疗都可选择，综合患者的预后判断，进行多学科会诊讨论。全脑放疗可以用于广泛结节状病灶或有症状的线性脑膜转移患者，局灶放疗可用于局限的，有症状的脑膜转移。对于脑脊液检测明确有癌细胞的患者，可以考虑鞘内注射治疗，注意不良反应。

7 目前脑转移药物治疗进展主要集中于 HER-2 阳性乳腺癌抗 HER-2 药物治疗，包含小分子酪氨酸激酶抑制剂（TKI）、大分子单克隆抗体及抗体药物偶联物（ADC）。一项单臂的Ⅱ期临床研究结果证实，吡咯替尼联合卡培他滨治疗未接受放疗的 HER-2 阳性脑转移患者，颅内病灶有效率达 74.6%，对于经过脑内放疗再进展的患者，颅内有效率是 42.1%。PERMEATE 研究结果显示未经局部放疗的 HER-2 阳性乳腺癌脑转移患者，吡咯替尼联合卡培他滨患者 CNS 的 ORR 达 74.6%，PFS 为 11.3 个月，与颅外病灶效果相当；局部放疗后再次进展的脑转移患者，口服吡咯替尼联合卡培他滨，ORR 可达 42.1%，PFS 5.6 个月，为吡咯替尼用于脑转移患者提供了新证据[100]。较早的一项Ⅱ期临床研究结果也显示了拉帕替尼联合卡培他滨对颅内病灶和颅外病灶都显示一定疗效，拉帕替尼联合卡培他滨先于 WBRT，中位总生存可达 17 个月，且药物治疗后再行 WBRT 并不影响总疗效。HER2CLIMB 研究中显示了图卡替尼能明显改善脑转移患者的总生存。其他抗 HER-2 的小分子酪氨酸激酶类药物，如奈拉替尼也显示了对脑转移病灶有一定疗效。相较小分子 TKI 类，大分子单克隆抗体类在透过血脑屏障方面不具优势。然而，由曲妥珠单抗链接细胞毒载荷的 ADC 药物在脑转移患者中展现出良好的治疗效果。在两项Ⅲ期研究中，总计入组了 443 例无症状的脑转移患者接受 T-DM1 的治疗，中位 PFS 达到 5.5~5.9 个月，在有可测量病灶的患者中，21.4% 达到最佳缓解。DESTINY-Breast01/03 两项研究一共入组了 67 例局部治疗后稳定、无症状的脑转移患者接受 T-Dxd 治疗，PFS 达到 15~18.1 个月，有颅内可测量病灶患者的 CNS-ORR 达到 46.7%~67.4%，较 T-DM1 有显著优势。因此，对于 HER-2 阳性患者，如果局部症状可控，可以在密切随访下考虑优先使用具有中枢活性的抗 HER-2 药物治疗而推迟放疗。

8 对症支持治疗是乳腺癌脑转移的主要治疗手段之一，可以改善患者生活质量，有助于放疗和药物治疗的进行。对于有颅高压表现的患者，应常规给予甘露醇、糖皮质激素（如地塞米松）、利尿药等治疗，以减轻脑水肿症状。放疗后出现顽固性脑水肿者，可给予贝伐珠单抗减轻脑水肿。通常采用 7.5mg/kg，2 周 1 次，中位使用 4 个周期。出现癫痫发作患者，应予以抗癫痫药物治疗。

七、乳腺癌的治疗管理

（一）消化道安全性管理

1. 化疗相关性恶心呕吐（chemotherapy-induced nausea and vomiting，CINV）是最常见的消化道不良反应，可显著降低患者生活质量，严重者可导致电解质紊乱、代谢失衡，影响化疗的剂量与疗程，甚至会被迫停止化疗。因此，化疗期间对于止吐的管理非常重要,应常规采用预防性止吐方案,保证化疗的实施。

2. 治疗药物致吐风险分级

(1)静脉治疗药物致吐风险分级

分级	药物名称
高致吐风险 (>90% 概率致吐)	顺铂、AC 方案(任何含蒽环类 + 环磷酰胺的联合方案) 卡铂 AUC≥4,多柔比星≥60mg/m^2,表柔比星>90mg/m^2,环磷酰胺>1 500mg/m^2,戈沙妥珠单抗
中致吐风险 (30%~90% 概率致吐)	卡铂 AUC<4,环磷酰胺≤1 500mg/m^2,多柔比星<60mg/m^2,表柔比星≤90mg/m^2,甲氨蝶呤≥250mg/m^2
低致吐风险 (10%~<30% 概率致吐)	T-DM1、多西他赛、紫杉醇、白蛋白紫杉醇、多柔比星脂质体、艾立布林、吉西他滨、培美曲塞、拓扑替康、5-FU、甲氨蝶呤 50~250mg/m^2
轻微致吐风险 (<10% 概率致吐)	贝伐珠单抗、曲妥珠单抗、帕妥珠单抗、帕博利珠单抗、长春瑞滨、长春新碱、甲氨蝶呤≤50mg/m^2

(2)口服抗肿瘤药物中至高致吐风险:环磷酰胺[≥100mg/(m^2·d)]、依托泊苷、奥拉帕利、替莫唑胺[>75mg/(m^2·d)]等。

3. 急性及延迟性化疗相关性呕吐预防

致吐风险分级	方案
高致吐风险 (静脉治疗方案)	1. 首选 5-HT3 受体拮抗剂 + 地塞米松 + NK-1 受体拮抗剂三联方案 2. 加用奥氮平(选择性患者)
中致吐风险 (静脉治疗方案)	1. 推荐 5-HT3 受体拮抗剂 + 地塞米松二联方案 2. 加用奥氮平(选择性患者)
低致吐风险 (静脉治疗方案)	选择一种止吐药物:5-HT3 受体拮抗剂或地塞米松
高、中风险 (口服治疗方案)	5-HT3 受体拮抗剂

方案的药物用法及用量

(1)高致吐风险静脉治疗(5-HT3 受体拮抗剂 + 地塞米松 + NK-1 受体拮抗剂三联方案)

化疗前给予:

1)5-HT3 受体拮抗剂(任选一种):昂丹司琼 / 格拉司琼 / 托烷司琼 / 帕洛诺司琼等[包括针剂、口服、透皮贴片(格拉司琼)多种剂型,可根据需要选择]。

2)阿瑞匹坦 d1,125mg,d2、d3,80mg,口服;或福沙匹坦 d1,150mg,静脉滴注。

3)AC 方案患者:地塞米松 d1,6~12mg 口服 / 静脉滴注;顺铂方案及延迟性呕吐风险患者:地塞米松 d1,6mg,口服,d2~4,3.75mg,口服。

(2)中致吐风险静脉治疗(5-HT3 受体拮抗剂 + 地塞米松二联方案)

化疗前给予:

1)5-HT3 受体拮抗剂(任选一种):昂丹司琼 / 格拉司琼 / 托烷司琼 / 帕洛诺司琼等[包括针剂、口服、透皮贴片(格拉司琼)多种剂型,可根据需要选择]。

2)地塞米松:6~12mg,口服 / 静脉滴注。

(3)低致吐风险静脉治疗(5-HT3 受体拮抗剂或地塞米松)

化疗前给予:

1)5-HT3 受体拮抗剂(任选一种):昂丹司琼 / 格拉司琼 / 帕洛诺司琼[包括针剂、口服、透皮贴片(格拉司琼)多种剂型,可根据需要选择]。

2)地塞米松:6~12mg,口服 / 静脉滴注。

（4）高、中风险的口服治疗（5-HT3 受体拮抗剂）

口服治疗期间：5-HT3 受体拮抗剂持续每日给药，推荐使用口服或透皮贴。

【注释】

1 预防方案的选择，应基于抗肿瘤药物及方案的致吐风险等级，患者个体因素，既往化疗时止吐治疗情况。奥氮平作为精神类药物，可缓解肿瘤患者的焦虑和抑郁。既往使用标准三联方案仍出现暴发性或难治性呕吐的患者，及有焦虑或抑郁倾向的患者可考虑加用奥氮平，剂量为 5~10mg/d（1 类证据）。

2 地塞米松的剂量遵循个体化治疗的原则，注意评估患者对糖皮质激素的耐受性及其不良反应，尽量避免在免疫检查点抑制剂治疗的患者中应用。

3 阿瑞匹坦可通过 CYP3A4 引起地塞米松暴露水平增加，因此，如果与阿瑞匹坦（125mg/80mg 疗法）联合使用，地塞米松的常规剂量应减少约 50%，并注意阿瑞匹坦与其他药物相互作用带来的药物代谢变化和相关影响（详见药品说明书）。

（二）骨髓抑制的预防和治疗[102]

骨髓抑制包括白细胞减少、血红蛋白下降和血小板减少，是治疗常见的非特异性毒性，也是影响治疗疗程及剂量的关键因素。

1. 白细胞减少

大多联合化疗在用药后 1~2 周出现白细胞计数下降，10~14 天达到最低点，3~4 周时恢复正常。乳腺癌化疗导致发热性中性粒细胞缺乏的风险分级及初级预防性措施如下。

风险分级	化疗方案	预防性治疗
高风险 FN 概率＞20%	剂量密集型 AC-T （多柔比星 + 环磷酰胺序贯紫杉醇） TAC（多西他赛 + 多柔比星 + 环磷酰胺） TCbH 方案（多西他赛 + 卡铂 + 曲妥珠单抗） TC ± H（多西他赛 + 环磷酰胺 ± 曲妥珠单抗）	预防性应用 G-CSF
中风险 FN 概率 10%~20%	AC（多柔比星 + 环磷酰胺） AC-T ± HP （多柔比星 + 环磷酰胺序贯多西他赛 ± 曲妥珠单抗、帕妥珠单抗） FEC-T （氟尿嘧啶 + 表柔比星 + 环磷酰胺序贯多西他赛） 多西他赛每三周方案 紫杉醇每三周、每两周方案 TH（周疗紫杉醇 + 曲妥珠单抗）	基于患者风险因素 考虑预防性使用 G-CSF

【注释】

1 发热性中性粒细胞减少症（febrile neutropenia，FN）是指严重的中性粒细胞降低合并发热，通常被定义为中性粒细胞绝对值（absolute neutrophil count，ANC）$<0.5\times10^9$/L，或 ANC$<1.0\times10^9$/L 且预计在 48 小时内$<0.5\times10^9$/L，同时患者单次口腔温度≥38.5℃或≥38.0℃且持续 1 小时以上，或腋下温度＞38.5℃持续 1 小时以上。

2 粒细胞集落刺激因子（granulocyte colony stimulating factor，G-CSF）主要包括重组人粒细胞刺激因子（rhG-CSF）和聚乙二醇重组人粒细胞刺激因子（PEG-rhG-CSF）等。

3 化疗前应评估 FN 发生风险，根据化疗方案、给药剂量强度、患者的危险因素、治疗目的，采取相应的预防措施。

（1）对于接受中、高风险 FN 化疗方案的患者，无论治疗目的是治愈、延长生存期或是改善疾病相关症状，均应考虑预防性使用 G-CSF。

（2）对于接受低风险化疗方案的患者，不予常规预防性使用 G-CSF，但若在第一个化疗周期中患者发生 FN 或剂量限制性中性粒细胞减少及缺乏症，则下一个化疗周期可以考虑预防性使用 G-CSF（二级预防）。

（3）基于 PEG-rhG-CSF 预防使用的疗效和使用方便，专家建议对于高 FN 风险的患者应优先使用长效制剂。预防性应用 CSF 剂量：体重＞45kg，PEG-rhG-CSF 剂量每个周期推荐使用 6mg，体重≤45kg，PEG-rhG-CSF 剂量每个周期推荐使用 3mg，并于化疗给药结束后 24~72 小时给予。对于第一周期应用后，粒细胞数升高过于明显的患者，可在后续治疗过程中减量至 3mg；若预防措施为应用 rhG-CSF，则剂量为 2μg/kg，每日 1 次，于化疗后第 3~4 天给予，直到 ANC 恢复到正常或接近正常水平（实验室标准）。

（4）新型冠状病毒感染疫情流行期间，化疗后需做好严格防护，建议积极给予预防性粒细胞刺激因子，推荐一级预防采用长效粒细胞刺激因子。

2. 化疗导致的血红蛋白水平下降

贫血等级	干预措施
• 重度及以上的贫血患者 • 中度并伴随有严重症状，需立即纠正血红蛋白的患者 • 进行姑息性化疗但需要立即改善其重度贫血症状的患者 • 已使用 EPO 无效的患者	考虑输血 • 在 CRA 患者 Hb 水平明显下降至 70~80g/L，原则上不应考虑输血治疗 • Hb＜60g/L，无症状，无明显的合并疾病时需要观察进行定期再评价
• 轻度贫血患者 • 中度但不伴随有严重症状的，休息和加强营养即可改善症状的患者 • 进行姑息性化疗同时需要改善其轻中度贫血的患者 • 有输血过敏史的患者	推荐使用 EPO 类药物进行治疗 • Hb ≤ 100g/L 应考虑启动 ESA 治疗 • 目标值为 110~120g/L，如果超过 120g/L，则需要根据患者的个体情况减少 EPO 剂量或者停止使用 EPO
绝对性缺铁 （SF＜30μg/L 且 TSAT＜20%）	需补充静脉铁剂或口服剂
功能性缺铁 （SF 30~500μg/L 且 TSAT＜50%）	考虑补充静脉铁剂
可能的功能性铁缺乏 （SF＜500~800μg/L 且 TSAT＜50%）	无需补铁，特殊人群考虑静脉补铁
非缺铁（SF＞800μg/L 或 TSAT ≥ 50%）	无需补铁

注：SF. 铁蛋白；TSAT. 转铁蛋白饱和度。

【注释】

1 贫血是指外周血单位容积内红细胞（RBC）减少或血红蛋白（Hb）浓度降低，致使机体不能对周围组织细胞充分供氧的疾病。肿瘤相关性贫血（cancer related anemia，CRA）是恶性肿瘤常见的伴随疾病之一，主要是指肿瘤患者在其疾病的发展及治疗过程中发生的贫血，主要包括肿瘤方面的因素（如失血、溶血、骨髓受侵）或与肿瘤治疗相关的因素（如化疗、放疗等）两个方面。研究显示乳腺癌的贫血发病率在众多肿瘤中发病率偏高，为 37%~64%。

2 输注全血或红细胞是治疗 CRA 的主要方式，优点是可以迅速提升 Hb 水平，可用于 EPO 治疗无效的患者。但在治疗过程中 Hb 的波动较大，维持时间短，反复输血会造成铁过载以及输血后肝炎，加之目前血源紧张，因此原则上不推荐作为肿瘤患者纠正贫血的首选治疗手段。仅当 Hb<60g/L，临床急需纠正缺氧状态或恶性肿瘤发生大出血造成的休克危及生命时，可考虑输血治疗。

3 红细胞生成刺激剂（erythropoiesis-stimulating agents，ESA）是治疗 CRA 的最重要方法。促红细胞生成素（EPO）是临床最常用的 ESA，优点是符合正常生理、不影响生活质量、可用于门诊患者以及耐受性好。近年来，长效促红细胞生成素获批上市，减少了因短效制剂频繁皮下注射所致的依从性较差的问题。缺点是大约 2/3 患者有效，用药 2~4 周起效。

4 贫血患者建议常规进行铁检查，包括血清铁、总铁结合力、血清铁蛋白。对于明确有缺铁者，给予补充铁剂治疗，但由于恶性肿瘤贫血中有相当部分是铁利用障碍所致，此类贫血不能以输血或补铁的方式进行，可注射重组促红细胞生成素（rhEPO）纠正贫血。

5 EPO 治疗与输血治疗对肿瘤患者的风险与效益尚存在一定争议，在临床实践过程中，医生需要对于其给患者带来的获益以及风险进行评估。

3. 化疗导致的血小板减少

出血倾向	PLT 水平	处置
出血	任何	输注血小板,联合 rhIL-11、rhTPO 或 TPO-RA
未出血	PLT ≤ 10×10^9/L	预防性输注血小板或输注血小板联合 rhIL-11、rhTPO 或 TPO-RA 输注血小板或输注血小板联合 rhIL-11、rhTPO 或 TPO-RA
未出血	10×10^9/L < PLT < 75×10^9/L	rhIL-11、rhTPO 或 TPO-RA
未出血	75×10^9/L ≤ PLT < 100×10^9/L	密切监测血小板计数及出血情况

【注释】

1 肿瘤化疗所致血小板减少症(chemotherapy-induced thrombocytopenia, CIT)是指抗肿瘤化疗药物对骨髓产生抑制,尤其是对巨核系细胞产生抑制作用,导致外周血中血小板计数低于正常值的一种最常见的并发症,是临床常见的血液学毒性。

2 目前临床上的主要干预措施包括输注血小板和给予促血小板生长因子两大类,其中促血小板生长因子包括重组人血小板生成素(recombinant human thrombopoietin, rhTPO)、重组人白细胞介素 11(recombinant human interleukin-11, rhIL-11)和血小板生成素受体激动剂(thrombopoietin receptor agonist, TPO-RA)。常见的 TPO-RA 包括罗普司亭、艾曲泊帕、海曲泊帕和阿伐曲泊帕等。阿伐曲泊帕与前两者不同,不影响肝肾功状态,也不受饮食状态影响,使用范围更广。

3 根据干预措施实施的时机不同,可分为治疗和预防两种,其中预防又分为一级预防和二级预防两种模式。一级预防为肿瘤确诊后 CIT 发生前,对 CIT 高风险患者进行的预防;二级预防则是患者出现过 CIT,预防 CIT 再次发生。

4 CIT 治疗的目的是避免因血小板计数降低引起化疗延迟和 / 或剂量降低,并防止出血事件发生。

5 预防方面,对于有 CIT 高出血风险因素的患者,推荐化疗后 6~24 小时开始预防性应用促血小板生成药物;已知血小板最低值出现时间的患者,可在血小板最低值出现的前 10~14 天接受促血小板生成药物治疗。

6 使用促血小板生长因子时,应密切监测血小板计数,当血小板计数达到正常值下限或较基线增加 50×10^9/L 时,需及时停药,以防血小板计数过度升高引发血栓事件。

7 预防性使用促血小板生成药物的前提在于对患者化疗周期内血小板计数的变化具有相对明确的预期,需结合患者自身状态、化疗导致血小板减少的时间及幅度、升血小板治疗的起效时间及应答水平等因素综合判断。

(三) 心脏安全性管理[101]

1. 心脏安全性的监测方法及评价

方法	优点	缺点
心电图	1. 既可提供既往心肌梗死、广泛心肌损害及心律失常等信息,也可发现抗肿瘤治疗过程中新出现的心脏毒性相关的多种心电图改变 2. 方便、快捷	1. 特异度差且易受外在因素影响 2. 心电图改变与心功能改变无相关性
超声心动图	1. 显示形态和功能 2. 组织多普勒对监测心脏收缩舒张功能更敏感 3. 无电离辐射	1. 左心室射血分数(LVEF)操作重复性差 2. LVEF 对监测早期临床前心脏病变不敏感,受到前后负荷影响
放射性核素心室显像	1. 评估射血分数佳 2. 可以评估局部室壁运动和舒张功能 3. 重复性好	1. 辐射暴露 2. 低空间分辨率,不能显示瓣膜功能 3. LVEF 对监测早期临床前心脏病变不敏感

续表

方法	优点	缺点
生化标记物：肌钙蛋白Ⅰ、超敏肌钙蛋白Ⅰ、BNP、NT-proBNP	1. 准确性，重现性 2. 实用性广泛 3. 灵敏度高	1. 尚缺乏足够的证据确定轻微升高的意义 2. 不同检测方法的变异性
磁共振成像	评估心肌功能与损伤有价值	价格因素限制应用
心内膜心肌活检	提供心脏毒性的组织学证据	1. 有创伤 2. 专家操作及解释结果 3. 有关研究样本量较小，代表性有欠缺；目前在国内不适合进行

2. 肿瘤治疗相关的心功能不全（CTRCD）分类与分级

类型	分级	分级标准
有症状的 CTRCD	极重度	需要正性肌力药物、器械循环支持或考虑心脏移植的心力衰竭
	重度	需住院治疗的心力衰竭
	中度	门诊需强化利尿和心力衰竭治疗
	轻度	心力衰竭症状轻微，无需强化心力衰竭治疗
无症状的 CTRCD	重度	新发 LVEF 降至<40%
	中度	新发 LVEF 下降 ≥10%，LVEF 为 40%~49%；或新发 LVEF 下降 <10%，LVEF 为 40%~49%，且同时满足 GLS 较基线下降 >15%；或新发心脏生物标志物升高
	轻度	LVEF ≥50%，且新发 GLS 较基线下降>15% 和 / 或新发心脏生物标志物升高

注：CTRCD 为肿瘤治疗相关的心功能不全，LVEF 为左心室射血分数，GLS 为左心室整体纵向应变。

3. 化疗药物的心脏安全性管理

（1）乳腺癌化疗的心脏毒性主要来源于蒽环类药物，蒽环类药物导致的心脏毒性通常呈现进展性和不可逆性。初次使用蒽环类药物就能造成心脏损伤，并且具有剂量累积性，影响抗肿瘤治疗和患者生活质量。

（2）常见蒽环类药物最大累积剂量

药物名称	推荐最大累积剂量
多柔比星（阿霉素）	550mg/m^2（放射治疗或合并用药时<350~400mg/m^2）
表柔比星（表阿霉素）	900~1 000mg/m^2
吡柔比星（吡喃阿霉素）	950mg/m^2

（3）化疗患者的心脏不良反应预防策略

1）既往有心血管疾病，接受过蒽环类药物化疗或放疗，年龄>65 岁等具有心脏损伤高危因素患者，使用药物前应充分评估心脏毒性风险，调整用药方案和用药剂量。风险高的患者避免使用蒽环类。对于需要应用蒽环类的患者，在应用过程中早期监测和预防心脏毒性。对于 LVEF 降低超过 10% 的患者，建议选择更灵敏的方法监测，如动态监测肌钙蛋白等。

2）预防用药：推荐首次使用蒽环类药物前应用右雷佐生，以有效预防蒽环类药物心脏毒性（1A 类证据）。右雷佐生与蒽环的剂量比为（10~20）∶1，快速静脉输注后即刻给予蒽环类药物。其他的心脏保护剂包括辅酶 Q10、N- 乙酰半胱氨酸、抗氧化剂（维生素 C 和维生素 E 等）以及铁螯合剂，可能也具有一定心脏保护效果，但用于防治蒽环类药物所致心脏毒性尚需进一步研究。

3）蒽环类药物的慢性和迟发型心脏毒性与其累积剂量相关，因此限制蒽环类药物的累积剂量可以降低其心脏毒性发生率。

脂质体蒽环类药物最大耐受剂量(MDT)低(脂质体多柔比星 MDT 为 40mg/m^2),可以降低蒽环类药物心脏毒性的发生率。

4)出现心脏症状时,需要请心脏内科专科医师协同治疗,给予对症处理。

4. 抗 HER-2 靶向治疗药物的心脏安全性管理

尽管临床研究观察到抗 HER-2 靶向治疗药物的心脏不良反应性事件发生率不高且多数可以恢复,主要与临床研究入选的病例是化疗后经过心脏功能安全筛选有关。所以,临床实践中要对既往史、体格检查、心电图、超声心动图 LVEF 基线评估后再开始应用抗 HER-2 靶向治疗药物,使用期间应该每 3 个月监测心功能。若患者有无症状性心功能不全,根据具体情况决定是否中断治疗,并在 3 周内重复进行 LVEF 评估,决定是否恢复治疗。并在后续治疗中可提高监测频率(如每 6~8 周 1 次)。

(1)大分子抗体:曲妥珠单抗 ± 帕妥珠单抗联合蒽环类化疗药物会增加心肌损害,严重者会发生心力衰竭。所以复发转移性乳腺癌患者不推荐曲妥珠单抗 ± 帕妥珠单抗联合蒽环类化疗。辅助治疗曲妥珠单抗 ± 帕妥珠单抗推荐在蒽环类化疗后使用。

心脏功能状态监测	管理策略
在治疗前和治疗过程中,应定期监测 LVEF(约每 12 周 1 次)	• 在首次曲妥珠单抗 ± 帕妥珠单抗治疗之前,LVEF 需 ≥ 50%
当 LVEF 下降至<50%,且与治疗前(基线)绝对数值相比降低了 ≥ 10%(无心力衰竭症状)	• 中断治疗,至少暂停 3 周 • 在 3 周内重复进行 LVEF 评估: - 若 LVEF 恢复至 ≥ 50% 或与治疗前绝对数值相比降低了<10%,可以恢复治疗 *
伴有症状的充血性心力衰竭 #	• 立即终止治疗,直至心脏状态稳定,是否继续治疗应肿瘤心脏病 MDT 团队会诊评估 • 抗心力衰竭治疗

* 如果 LVEF 下降并未改善,或者在后续评估中进一步下降,应考虑停用帕妥珠单抗及曲妥珠单抗,除非医生认为个别患者获益大于风险。

在临床研究中,当患者出现伴有症状的充血性心力衰竭时,通常会中止研究;对于已出现心功能不全的患者继续或重新开始使用曲妥珠单抗 ± 帕妥珠单抗的安全性,目前尚无前瞻性研究。

(2)小分子 TKI:虽然小分子 TKI 的心功能不全及 LVEF 下降风险较低,但仍推荐在治疗前和治疗过程中,定期监测 LVEF。LVEF 低于正常值下限,或出现 ≥ 2 级(至少较基线下降 10%~19%)的 LVEF 下降且合并相关症状,暂停药物治疗,直至 LVEF 恢复至正常范围内,且较基线下降小于 10%,相关症状恢复。暂停后恢复治疗需要进行剂量调整。在临床研究中也有 QT 间期延长的报道,在用药过程中需要保持警惕。

(3)抗体偶联药物:恩美曲妥珠单抗(T-DM1)和 T-Dxd 均为曲妥珠单抗偶联药物,均存在心脏不良反应事件发生风险,在治疗前,治疗过程中定期监测 LVEF(约每 12 周 1 次)。在首次治疗之前,需 LVEF ≥ 50%。如不满足上述要求,且治疗需要,因缺乏临床研究数据,建议由肿瘤心脏病学专家在内的多学科诊疗团队综合评估获益与风险,谨慎选择。

T-DM1 和 T-Dxd:晚期乳腺癌

心脏功能状态监测	管理策略
在治疗前和治疗过程中,应定期监测 LVEF(约每 12 周 1 次)	• 在首次治疗之前,需 LVEF ≥ 50%
LVEF>45%	• 继续接受治疗
当 LVEF 下降至 40%~45%,且与治疗前(基线)绝对数值相比降低<10%	• 继续接受治疗 • 在 3 周内重复进行 LVEF 评估
当 LVEF 下降至 40%~45%,且与治疗前(基线)绝对数值相比降低 ≥ 10%	• 中断 T-DM1 或 T-Dxd 治疗 • 在 3 周内重复进行 LVEF 评估 - 如果 LVEF 相对基线差值未恢复至<10%,永久终止治疗
当 LVEF 下降至<40%	• 中断 T-DM1 或 T-Dxd 治疗 • 在 3 周内重复进行 LVEF 评估,如果确认 LVEF<40%,永久终止治疗
出现心衰症状的充血性心力衰竭	• 永久终止治疗

(四) 内分泌药物耐受性及用药注意事项

1. 他莫昔芬(TAM)用药注意事项

(1)TAM 较严重的不良反应包括静脉血栓形成、子宫内膜癌。用药时间长、绝经后状态、出现阴道不规则出血者发生内膜病变的风险增加。

(2)使用 TAM 期间应每 12 个月进行 1 次妇科检查,有上述危险因素可酌情增加监测频率。

(3)绝经后患者子宫内膜增厚(厚度>8mm),建议行子宫内膜活检;子宫内膜厚度为 5~8mm 时,综合临床情况决定是否活检;绝经前患者内膜厚度不是决定活检的指征。

2. 芳香化酶抑制剂(AI)用药注意事项

(1)长期服用 AI 可能导致骨质疏松、关节疼痛等不良反应。

(2)用药开始前(基线时)及用药期间应常规进行骨密度监测,推荐每 6 个月进行 1 次,最长间隔不超过 1 年。进行 T 评分(T-score):<-2.5 为骨质疏松,应开始使用双膦酸盐治疗;-1.5~-1.0 为骨量减低,给予维生素 D 和钙片治疗,并考虑使用双膦酸盐;>-1.0 为骨量正常,不推荐使用双膦酸盐。双膦酸盐可每 3~6 个月使用 1 次,治疗开始前应进行口腔科检查。

3. 乳腺癌患者可能因生理或使用药物因素出现卵巢功能下降,而引起绝经相关症状、泌尿生殖道症状、低骨量及骨质疏松症

乳腺癌是激素替代治疗(HRT)的禁忌证,为改善症状可选择其他非激素制剂来治疗绝经症状,包括植物类药物(黑升麻异丙醇萃取物)、植物雌激素、中药或选择性 5- 羟色胺再摄取抑制剂等。局部泌尿生殖道症状首选非激素方法治疗,使用阴道雌激素须充分评估获益及风险。

(五) 酪氨酸激酶抑制剂(TKI)不良反应管理

人表皮生长因子受体 -2(HER-2)相关酪氨酸激酶抑制剂(TKI)是治疗 HER-2 阳性乳腺癌的有效靶向药物。其中,拉帕替尼、吡咯替尼和奈拉替尼已在中国获批用于乳腺癌的治疗。TKI 药物常见不良反应包括腹泻、药物性肝损伤、恶心呕吐、皮肤不良反应、心脏毒性、口腔黏膜炎等(详见 CSCO BC 专家组编写的《乳腺癌靶向人表皮生长因子受体 2 酪氨酸激酶抑制剂不良反应管理共识》[102])。

1. TKI 相关性腹泻

TKI 最常见的不良反应为腹泻,且 3~4 级的发生率较高。TKI 相关性腹泻均发生在用药早期,随着治疗时间延长,发生率显著减低,因此,应尽早进行腹泻防治和管理。拉帕替尼、吡咯替尼和奈拉替尼导致的腹泻,绝大多数在用药第 1 周至 1 个月内出现,半数以上患者的 3~4 级腹泻首次发生时间在 1~10 天内,中位持续时间为 2~5 天。

(1)酪氨酸激酶抑制剂相关性腹泻的监测:腹泻的临床表现主要为粪便性状改变和排便次数增多。粪便性状可表现为稀便、水样便、黏脓便或脓血便。严重腹泻时,患者可出现重度脱水和中毒症状。诊断时,应排除其他原因导致的腹泻,如高渗性药物或消化不良等。肿瘤患者还需警惕肠道细菌或病毒感染可能。

(2)酪氨酸激酶抑制剂相关性腹泻的预防:治疗前应教育患者,告知可能出现的腹泻症状,指导患者每日记录排便的频率、形态及变化。开始用药时可嘱患者膳食中以优质蛋白、低脂和低纤维的谷物为主,避免含乳糖的食物,多饮水以及少食多餐。

1)吡咯替尼:目前尚无临床研究采用腹泻一级预防,但对于 3~4 级腹泻导致暂停吡咯替尼的患者,再次恢复吡咯替尼治疗时,建议使用洛哌丁胺预防性治疗,预防时间为 21 天。

吡咯替尼用药时间	洛哌丁胺剂量	服药次数
第 1~2 周(第 1~14 天)	2~4mg	每日 3 次
第 3 周(第 15~21 天)	2~4mg	每日 2 次
>21 天	2~4mg	按需使用(不得超过 16mg/d)

2)接受奈拉替尼辅助治疗的患者在首剂给药时开始洛哌丁胺预防性用药,持续 2 个疗程(56 天),调整使用频率将每日排便控制在 1~2 次。洛哌丁胺预防性使用 56 天,不会明显增加肠梗阻的发生率。

奈拉替尼剂量递增联合洛哌丁胺按需使用同样可减少奈拉替尼相关腹泻的发生。根据 2021 年圣安东尼奥乳腺癌大会上公布的 CONTROL 研究的最终结果,与其他止泻药物的预防性治疗方案相比,治疗前两周采用来那替尼剂量递增(第 1~7 天,120mg/d;第 8~14 天,160mg/d,后续 240mg/d)联合洛哌丁胺按需使用,其 3 级腹泻的发生率最低。因此,积极地止泻预防或奈拉替尼的剂量递增均可有效管理奈拉替尼相关腹泻。

奈拉替尼用药时间	洛哌丁胺剂量	洛哌丁胺服药次数
第1~2周（第1~14天）	4mg	每日3次
第3~8周（第15~56天）	4mg	每日2次
第9~52周（第57~365天）	4mg	按需使用（不得超过16mg/d）

奈拉替尼用药时间	奈拉替尼剂量	洛哌丁胺服药次数
第1周（第1~7天）	120mg	按需使用（不得超过16mg/d）
第2周（第8~14天）	160mg	按需使用（不得超过16mg/d）
第3~52周（第15~365天）	240mg	按需使用（不得超过16mg/d）

2. TKI相关皮肤不良反应

TKI单药及联合卡培他滨的3级及以上皮疹的发生率均小于2%，常发生于治疗后的1~2周。TKI联合卡培他滨时常见的皮肤反应还包括手足综合征。TKI单药引起手足综合征的发生率极低，联合卡培他滨后发生率明显升高，考虑手足综合征主要与卡培他滨的使用相关，具体临床表现、分级、预防及处理可参照卡培他滨说明书。

3. 针对不良反应的TKI剂量调整

剂量水平	拉帕替尼剂量	奈拉替尼剂量	吡咯替尼剂量
推荐起始剂量	1 250mg/d（5片）	240mg/d（6片）	400mg/d（5片）
第一次剂量减少	1 000mg/d（4片）	200mg/d（5片）	320mg/d（4片）
第二次剂量减少	750mg/d（3片）	160mg/d（4片）	240mg/d（3片）
第三次剂量减少		120mg/d（3片）	

早期评估、合理预防、加强监测和及时治疗是防治不良反应的关键，经过充分的医患沟通，大多数患者可耐受长期治疗，从而保证靶向治疗的最佳效果。在临床实践中，经常会选择TKI药物联合其他治疗药物，可能导致不良反应加重，甚至出现严重的不良反应，临床医生需要及时调整治疗，并通过多学科会诊讨论的模式保证用药安全，兼顾患者治疗效果和生活质量。

（六）CDK4/6抑制剂不良反应管理

乳腺癌治疗相关CDK4/6抑制剂包括哌柏西利、阿贝西利、达尔西利及瑞波西利。其不良反应主要包括血液学毒性、腹泻、肝肾功能损伤等。同时，QT间期延长、静脉血栓等也不容忽视。积极有效地安全性管理有助于减少治疗减量、中断及停药等情况，有助于提高患者的依从性与治疗效果。CDK4/6抑制剂需联合其他药物应用，如内分泌药物及抗HER-2靶向药物等，临床安全性管理需做综合考量[103]。

1. CDK4/6抑制剂相关的骨髓抑制

CDK4/6抑制剂相关的骨髓抑制被认为是由于靶向CDK4/6抑制作用对骨髓母细胞的影响所导致。CDK4/6抑制剂通过诱导细胞周期阻滞而停止细胞增殖，并不降低总的骨髓细胞数或导致细胞凋亡。因此，CDK4/6抑制剂引起的骨髓抑制是可逆的。基于以上机制，CDK4/6抑制剂引起的中性粒细胞减少可通过推迟用药或减量来有效管理。哌柏西利和达尔西利相关的中性粒细胞减少症发生的中位时间为开始用药后第15天，大部分≥3级中性粒细胞减少症在经过暂停用药中位7天后可缓解；阿贝西利首次出现3~4级中性粒细胞减少症的中位时间为29~33天，经过暂停用药中位11~15天后缓解。瑞波西利首次出现3~4级中性粒细胞减少症的中位时间为16天，经过暂停用药中位12天后可缓解。

2. CDK4/6抑制剂导致中性粒细胞减少症的剂量调整和治疗

CDK4/6抑制剂	1级或2级	3级	3级伴发热性中性粒细胞减少症	4级
哌柏西利	不需要调整剂量	疗程的第1天：停用哌柏西利，在1周内重复监测血常规；若恢复至≤2级，开始相同剂量的下一个疗程；前2个疗程的第15天：继续使用当前剂量的哌柏西利完成此疗程。第22天重复检查血常规，若为4级，则参考4级建议；若3级中性粒细胞减少症持续时间（>1周），或是在随后疗程的第1天重复出现3级中性粒细胞减少症，则考虑减量	暂停用药，直至恢复至≤2级；后续剂量下调一个剂量水平	暂停用药，直到恢复至≤2级，后续剂量下调一个剂量水平

续表

CDK4/6 抑制剂	1 级或 2 级	3 级	3 级伴发热性中性粒细胞减少症	4 级
阿贝西利	不需要调整剂量	暂停用药，直至恢复至≤2 级，后续可原剂量用药	—	暂停用药，直至恢复至≤2 级后，后续剂量下调一个剂量水平
达尔西利	不需要剂量调整	暂停用药，直至恢复至≤2 级 当首次出现的 3 级不良反应在恢复至≤2 级时，以相同剂量开始下一治疗周期 当 3 级不良反应多次发生时，恢复后可考虑下调一个剂量重新开始治疗	暂停用药，直至恢复至≤2 级 当首次出现 3 级及以上发热伴中性粒细胞减少症时，恢复后可考虑相同剂量或下调一个剂量重新开始治疗	暂停用药，直至恢复至≤2 级 当首次出现 4 级不良反应时，恢复后可考虑相同剂量或下调一个剂量重新开始治疗
瑞波西利	不需要调整剂量	暂停给药，直至恢复至≤2 级。 以相同剂量水平重新开始本品给药。 如果 3 级毒性复发：中断给药直至恢复至≤2 级，然后恢复本品给药并降低 1 个剂量水平	暂停用药，直至恢复至≤2 级。 恢复本品给药并降低 1 个剂量水平	暂停用药，直至恢复至≤2 级。 恢复本品给药并降低 1 个剂量水平

3. CDK4/6 抑制剂相关性腹泻

4 种 CDK4/6 抑制剂中，阿贝西利腹泻的发生率最高。CDK4/6 抑制剂引起的腹泻大多发生在用药早期，随着治疗周期的延长，腹泻的发生率和严重程度显著降低。洛哌丁胺被推荐作为腹泻的标准一线治疗。一旦出现稀便，即开始使用止泻药治疗，并调整饮食及增加液体的摄入量。当患者停止腹泻 12 小时后，应停止使用洛哌丁胺治疗。

4. CDK4/6 抑制剂相关 QT 间期延长

CDK4/6 抑制剂相关 QT 间期延长整体发生率较低。大多数 QT 间期延长在开始治疗后第 1 个周期内观察到，且经过暂停用药或剂量调整后可恢复。治疗前，需评估患者心脏状况，并了解是否正在接受其他可能延长校正后的 QT 间期（QTc 间期）的伴随药物，如他莫昔芬，胺碘酮等。在开始治疗前、第 1 个疗程的第 14 天、第 2 个疗程的第 1 天及有临床提示时，建议进行心电图检查。如治疗过程中出现 QT 间期延长，需密切监测心电图。如患者用药时出现 QTcF 大于 480ms，应立即暂停用药，直至恢复到 480ms 以下，降低 1 个剂量水平继续治疗；若出现 QTcF 大于 500ms 或相对于基线值的变化>60ms 且同时存在尖端扭转型室性心动过速等严重心律失常，须永久终止治疗。

5. CDK4/6 抑制剂相关静脉血栓栓塞

CDK4/6 抑制剂相关血栓事件发生率为 0.6%~5%，阿贝西利与内脏静脉血栓及其他罕见部位栓塞相关性更大。治疗过程中，应警惕患者肺动脉栓塞相关症状和体征，包括呼吸短促、缺氧、胸痛、呼吸急促或心率增快等。对常规检查发现肺栓塞的患者以及有症状的肺栓塞患者应进行相同的抗凝治疗。

6. CDK4/6 抑制剂相关药物性肝损伤

CDK4/6 抑制剂联合内分泌治疗导致的肝功能损伤多表现为无症状的转氨酶升高，在相关研究中联合不同内分泌治疗药物所监测到 ALT、AST 升高的发生率为 13%~15%。建议在接受阿贝西利的患者中，定期监测总胆红素、AST、ALT 和碱性磷酸酶等肝功能指标。建议监测频率为治疗前、治疗最初 2 个月每 2 周 1 次、后续治疗中出现临床症状时或每月 1 次。研究中观察到的 CDK4/6 抑制剂所致转氨酶升高，大部分患者无症状且在停药后恢复正常，系列研究中达尔西利较少引起 3 级转氨酶升高。CDK4/6 抑制剂相关肝功能损伤按分级管理原则进行处理，1 级无需调整剂量，2~3 级需暂停用药待恢复后调整剂量，4 级需停止用药。

7. 针对不良反应的 CDK4/6 抑制剂剂量调整

调整次数	哌柏西利	阿贝西利	达尔西利	瑞波西利
推荐起始剂量	125mg/d	150mg，每日 2 次	150mg/d	600mg/d
第一次剂量减少	100mg/d	100mg，每日 2 次	125mg/d	400mg/d
第二次剂量减少	75mg/d	50mg，每日 2 次	100mg/d	200mg/d

（七）西达本胺不良反应管理[104]

西达本胺单药临床试验中观察到的常见不良事件：血液学异常，包括血小板计数降低、白细胞或中性粒细胞计数降低、血红蛋白水平降低；全身异常，包括乏力、发热；胃肠道异常，包括腹泻、恶心和呕吐；代谢及营养系统异常，包括食欲下降、低钾血症和低钙血症；其他异常，包括头晕、皮疹等。

ACE 研究提示，西达本胺联合依西美坦常见不良反应：粒细胞减少（发生率 82%，3~4 级发生率 51%）；血小板减少（发生率 75%，3~4 级发生率 27%）；贫血（发生率 32%，3~4 级发生率 4%）；高甘油三酯血症（发生率 23%，3/4 级发生率 5%）；低钾、低钙血症（发生率 26%、24%，3~4 级发生率 7%、1%）；恶心、呕吐、厌食、腹泻（绝大多数为 1/2 级）以及肝功能异常（主要为 1~2 级 GGT、AST、ALT 水平升高）等。57% 受试者发生至少 1 次导致西达本胺暂停或减量的不良事件，2% 受试者因血液学不良事件退出治疗。

在西达本胺片单药治疗外周 T 淋巴细胞瘤临床试验中，观察到少数患者有 QTc 间期延长（12.7%），多为 1~2 级，不伴有临床症状，大多数结束治疗时可恢复。在上市后主动监测中，观察到 QTc 间期延长的患者比例为 1.6%。在 ACE 研究中，西达本胺与依西美坦联合组有 7.8% 患者观察到 QTc 间期延长，均为 1~2 级。在安慰剂与依西美坦组中发生率为 3.3% 患者，均为 1~2 级。

不良反应的处理

1~2 级：继续原剂量用药，酌情给予对症处理。

3 级：酌情继续原剂量、减量或暂停药待不良反应 ≤ 1 级后原量或减量应用。

4 级：血液学不良反应，暂停药待不良反应 ≤ 1 级后减量应用；出现 4 级非血液学不良反应，停药。首次减量建议减至 20mg，每周 2 次；再次减量建议 10mg，每周 2 次。若仍无法耐受，建议停药。

注意事项

1. 西达本胺单药导致的血液学不良反应多发生于首次服药 6 周内，6 周之后发生率<5%，故建议用药前 6 周密切监测血常规。

2. 西达本胺为脂溶性药物，Ⅱ期研究提示，餐后服用西达本胺平均血药浓度高于空腹服用且引起胃肠道反应较小，故建议餐后半小时服用该药物。

3. 恶心、呕吐等症状会影响依从性，若出现相关症状后续用药可给予二级预防。

4. 对于有 QTc 间期延长病史、先天性长 QT 综合征患者、正在服用抗心律失常药物或者其他可能延长 QTc 间期药物的患者，应慎用。

5. 尚未针对肝功能、肾功能损伤人群进行研究，因此中 / 重度肝、肾功能损伤患者应慎用。

（八）免疫检查点抑制剂不良反应管理

随着多个靶向 PD-1/PD-L1 通路的免疫检查点抑制剂（immune checkpoint inhibitors，ICI）在乳腺肿瘤治疗领域获批适应证，越来越多的乳腺癌患者接受 PD-1/PD-L1 免疫检查点抑制剂治疗或参加相关临床试验，免疫相关不良事件（irAEs）管理的必要性和重要性日益凸显。免疫检查点抑制剂的不良反应具有涉及器官多，隐匿性强，直接证据少，严重 irAEs 致死率高的特点，常见不良反应涉及的器官和系统包括皮肤、内分泌、肺、肝、胃肠，少见不良反应涉及的器官和系统包括胰腺、眼、神经、心脏、血液、肾脏（详见 CSCO 颁布的《CSCO 免疫检查点抑制剂相关的不良反应管理指南》）。

irAEs 分级及管理要点：

1. 预防为主，了解 irAEs 不良反应谱、识别风险因素。

2. 基线评估，详细询问既往史及用药史，如肺纤维化、结核、新型冠状病毒感染、慢性阻塞性肺疾病（COPD）、间质性肺病、自身免疫性疾病、感染性疾病（艾滋病、肝炎）、器官移植，应用激素和抗生素剂量及用药时长。基线检查包括血液学分析（血常规、生化）、皮肤科检查、心脏检查、内分泌检查［垂体 / 肾上腺、甲状腺功能检查如血皮质醇浓度检测、促甲状腺素（TSH）、T4 检测、血淀粉酶 / 脂肪酶］、肺部检查及肺功能检查等以及治疗中、治疗后随访（出现 irAEs 时每次访视时进行症状评估与化验检查；治疗中每 4~6 周进行上述检查）。

3. 准确分级，一旦出现 irAEs，根据症状体征，实验室检查、影像检查，准确评估严重程度。

4. 适当治疗，根据分级制定适合患者的治疗方案。

5. 全程管理，治疗后继续监测 irAEs 恢复的情况，加强炎症因子、器官损伤标志物、器官功能相关指标的监测。G3-4irAE 后是否重启 ICI 治疗，对于 PD-1/PD-L1 抑制剂和 CTLA-4 抑制剂联合使用出现的 G3 肝脏毒性，在重启免疫治疗时仅推荐使用 PD-1/PD-L1 抑制剂。神经系统 G3~4，永不重启 ICI。

常见 irAEs 临床表现及分级管理原则：

1. 免疫相关皮肤不良反应

免疫相关皮肤不良反应是 ICI 常见不良反应，34%~40% 接受 ICI 的患者出现皮肤并发症，通常在治疗后 2~3 周发生，多数为 G1~2，G3~4 少见。临床表现包括斑丘疹、瘙痒、片状皮炎、广泛性皮炎，皮肤色素减退，而苔藓病、湿疹以及大疱性皮炎较罕见，少数可能出现危及生命的剥脱性皮肤反应。

1 级：继续 ICI 治疗，避免接触皮肤刺激物，避免暴露在阳光下，局部使用润肤剂，口服抗组胺药物，局部外用中等强度糖皮质激素。

2 级：G1 基础上，局部外用强效糖皮质激素外用和 / 或泼尼松 0.5~1.0mg/（kg·d）。

3~4 级：暂停 ICI，G2 基础上，若无改善，剂量可增至 2mg/（kg·d），皮肤科急会诊及皮肤组织活检。

2. 免疫相关甲状腺功能异常和垂体炎

PD-1/PD-L1 抑制剂发生免疫相关甲状腺功能异常的临床表现中，甲状腺功能亢进症（甲亢）通常会发展为甲状腺功能减退症（甲减）。甲减发生率为 4%~10%，严重不良反应罕见，通常用药后 6~7 周出现。垂体炎发生率<1%。由于出现内分泌症状后缓解时间相对较长，内分泌科会诊。

免疫相关甲状腺功能异常不良反应管理

1 级：继续 ICI 治疗。

2 级：继续 ICI 治疗，如果 TSH>10mIU/L，则应开始甲状腺素替代治疗。

3~4 级：停用 ICI，有症状甲减给予甲状腺素替代治疗；有症状甲亢给予普萘洛尔控制症状。

免疫相关垂体炎：停用 ICI，伴有症状给予 1~2mg/（kg·d），根据临床指征给予相应激素替代治疗。

3. 免疫相关肺炎

免疫相关肺炎总发生率为 3%~15%，1/3 患者发病时无症状。临床表现为新发或加重的呼吸困难、咳嗽、胸痛、发热及乏力等，常见临床症状是呼吸困难与咳嗽。注意风险因素（合并基础肺病、肺部感染、放疗史）。

1 级：酌情推迟 ICI 治疗，观察患者病情变化，监测症状、体征及血氧饱和度；检测血常规、血生化、感染指标、动脉血气及肺功能等指标；如果症状加重及时行胸部 CT 检查。如果不能排除合并感染，建议加用抗感染治疗，患者症状缓解且肺部影像学检查证实病情痊愈，可考虑重新使用 ICI 治疗。

2 级：暂停 ICI 治疗，住院治疗，积极氧疗，必要时使用高流量或无创通气，糖皮质激素治疗：先静脉给药，改善后口服，如甲泼尼龙 1~2mg/（kg·d）或等效药物；激素治疗至症状及影像学改善后逐渐减量，治疗疗程>6 周。激素治疗 48~72 小时后症状无改善或加重，按照更高级别处理。

3~4 级：永久性停用 ICI，住院治疗，如病情需要可入住 ICU，积极进行氧疗，保证氧合状态。必要时使用呼吸机辅助通气或体外膜肺氧合治疗，静脉给予中至大剂量激素，如甲泼尼龙 2~4mg/（kg·d）或等效药物；激素治疗至症状及影像学改善后逐渐减量，疗程>8 周。大剂量激素治疗期间可预防性使用质子泵抑制剂及补充钙剂。如果病情进展可考虑加用免疫球蛋白和 / 或免疫抑制剂治疗。

4. 免疫相关肝炎

转氨酶水平升高相对常见，若合并胆红素升高，需注意可能合并严重肝损伤，通常用药后 6~7 周出现。

1 级：继续 ICI 治疗，密切随访肝功能。

2 级：暂停 ICI 治疗，0.5~1mg/kg 泼尼松口服，如肝功能好转，缓慢减量，总疗程至少 4 周泼尼松剂量减至 ≤10mg/d，且肝脏不良反应 ≤1 级，可重新 ICIs 治疗。

3~4 级：暂停 ICI 治疗，肝病科会诊，全身应用 1~2mg/（kg·d）糖皮质激素；对于糖皮质激素难治性患者，考虑使用吗替麦考酚酯；由于肝不良反应，禁用英夫利昔单抗。

5. 免疫相关消化道不良反应

免疫相关消化道不良反应临床表现包括腹泻、肠炎、痉挛、里急后重、腹痛。应用 PD-1/PD-L1 抑制剂患者腹泻和肠炎的发生率远低于 CTLA-4 抑制剂，特别是 G3~4 患者，为 1%~2%，通常用药后 5 周左右出现。发生腹泻的患者维持口服补液很重要。如果症状持续 3 天以上，并且未发现感染，应及时评估并口服或静脉注射皮质激素。极少数情况下，结肠炎可导致肠穿孔，可能需要行结肠造口术。

1 级：继续 ICI 治疗，应给予抗腹泻药物（如洛哌丁胺）。

2 级：暂停 ICI，根据消化道症状，开始糖皮质激素治疗。如果 3~5 天内无改善，应进行结肠镜检查，如果存在结肠炎，应给予英夫利昔单抗。

3~4 级腹泻：终止 ICI 治疗，收入院评估感染情况；全身应用 1~2mg/（kg·d）糖皮质激素；消化科会诊；如果 3~5 天内无反应,考虑添加英夫利昔单抗;难治性患者或英夫利昔单抗禁忌者可选择维多珠单抗(vedolizumab),消化科会诊并进行肠镜检查,尽早开始生物治疗有助于改善预后。

(九) 乳腺癌患者营养支持[105]

乳腺癌患者常因肿瘤慢性消耗导致机体的能量 - 蛋白质摄入不足、吸收障碍和 / 或消耗增加,致其发生能量 - 氮量缺乏为主,伴或不伴及其他营养素缺乏的营养代谢状况,对机体功能及临床结局造成不良影响。因此,需对乳腺癌患者进行肠内或肠外营养支持,以改善营养代谢状况。

1. 营养风险筛查

乳腺癌患者一经确诊,均应进行营养风险筛查和营养不良的评估。营养风险筛查应于入院后 24 小时内完成,恶性肿瘤营养筛查工具首选 NRS 2002,营养不良评估工具选择 PG-SGA。评估结果分为无营养不良、可疑营养不良、中度营养不良及重度营养不良四类。当患者正常进食不能达到能量需求或存在营养不良及营养风险时应接受营养支持治疗。开始营养支持治疗后应每周评估营养状态,直至营养状态改善。

2. 能量与营养素需求量

营养元素	摄入标准
总体能量	卧床患者 20~25kcal/(kg·d);活动患者 25~30kcal/(kg·d)
水电解质	全天摄水量 30~40ml/(kg·d);电解质维持在正常范围内
蛋白质	蛋白质摄入量应在 1g/(kg·d)以上,建议达到 1.5~2g/(kg·d)
其他营养元素	注意补充微量营养素、维生素、支链氨基酸等

【注释】

1 乳腺癌患者实施营养疗法的基本要求是满足患者目标需要量的 80% 以上能量需求及 100% 蛋白质需求。

2 根据患者咀嚼吞咽、胃容纳排空和肠道正常蠕动等消化道功能正常与否以及程度,选择合适的营养支持方式。

3. 营养治疗策略

干预阶段	治疗方法
第一阶梯 饮食 + 营养教育	为所有营养不良患者首选的有效措施,尤其适合仅存在营养不良风险或轻度营养不良的肿瘤患者。根据每个患者营养不良的产生原因及膳食情况,提出针对性的营养宣教和饮食指导
第二阶梯 饮食 + 口服营养补充剂	采取日常膳食和经口补充摄入特殊医学用途配方食品结合的方式,全面满足患者每日热量 - 营养素生理需求量
第三阶梯 全胃肠道营养	当患者的进食过程出现障碍,而肠道功能基本正常的前提下,通过管饲方式将膳食匀浆、特殊医学用途配方食品和 / 或肠内营养制剂注入十二指肠或者胃腔,以提供热量 - 营养素
第四阶梯 肠内营养 + 肠外营养	因为胃肠道功能障碍导致上一阶段治疗不能满足患者热量 - 营养素生理需要量时,选择在肠内营养基础上补充性增加肠外营养
第五阶梯 全肠外营养	胃肠道功能完全障碍情况下的唯一热量营养素来源途径。推荐以全合一的方式输注,模拟生理摄入方式减少代谢并发症的发生,提高营养素的吸收和利用率

【注释】

1 应遵循五阶梯原则依次选择合适的营养支持方案。当目前营养支持方案不能满足目标需要量 70% 能量需求时,应该选择下一阶梯治疗方案。

2 肠内营养常用的喂养途径有鼻胃管、鼻肠管、胃造瘘、空肠造瘘等,预计肠内营养超过 1 个月和上消化道梗阻的患者建议胃造瘘、空肠造瘘置管的方式。

3 肠外营养输注途径有外周静脉、经外周静脉穿刺置入中心静脉导管(peripherally inserted central catheter,PICC)、中心静脉导管(central venous catheter,CVC)及中心静脉输液港。预计肠外营养持续超过 4 周时推荐使用输液港。

4 肠内营养制剂按剂型、氮源、临床用途、组件类型等进行分类,包括提供大分子聚合物(整蛋白)型、小分子聚合物(氨基酸、短肽)型肠内营养制剂、特殊医学配方食品、均浆膳食和普通食物等。肠外营养制剂提供包括氨基酸、脂肪、糖类、维生素、矿物质、水等全面营养素，推荐采用全合一或预装多腔袋制剂。

5 营养支持治疗期间定期复查血常规、电解质、肝肾功能、白蛋白、前白蛋白、转铁蛋白等。

八、生物类似药

生物类似药是指在质量、安全性和有效性方面与已获准注册的参照药(主要为原研药)具有相似性的治疗用生物制品。生物类似药上市受到严格的法规监管，需要提供完整的证实相似性的药学、非临床和临床试验数据。生物类似药与参照药在质量、安全性及有效性方面不存在有临床意义的差别。生物类似药在一定程度上可提高药品的可及性、节约医疗成本，其在全球已积累十余年的用药经验。

生物类似药适应证外推应选择敏感的适应证人群进行临床试验，且不同适应证的作用机制及靶点相同，同时对生物类似药的安全性和免疫原性要进行充分评估。以曲妥珠单抗为例，其在国内外获准用于HER-2阳性的转移性乳腺癌、早期乳腺癌、转移性胃癌的治疗，不同适应证人群中因均通过结合HER-2蛋白发挥作用，作用机制及靶点相同，故允许在一个敏感的适应证人群中进行临床比对，如获得全面完整证据的支持，可将适应证外推，获批原研曲妥珠单抗的其他适应证。

九、临床研究

1. 临床研究的概念和分类

以乳腺癌为例，其治疗药物或方案的临床研究过程通常分为Ⅰ期、Ⅱ期、Ⅲ期和Ⅳ期临床试验。Ⅰ期临床试验主要目的是对药物的耐受性、药代动力学进行初步研究，为后期研究给药方案的设计提供数据支持；Ⅱ期临床试验主要是探索性的研究，如给药剂量探索、给药方案探索、乳腺癌治疗有效性探索等，同时也观察安全性；Ⅲ期临床试验则在前期试验特别是Ⅱ期基础上进一步确证乳腺癌患者临床获益情况，为临床应用推广或获得上市许可提供足够证据。Ⅳ期临床试验为上市后试验，目的是评价在乳腺癌普通或者特殊人群中使用的利益与风险关系以及改进给药剂量等。由于Ⅲ期临床试验需要提供生存获益的疗效数据，试验周期较长，因此可以采用探索的开发模式，按照预定的期中分析计划，依据不断积累的信息，对临床试验方案进行调整。近年来，抗乳腺癌药物研发模式发生巨大变革，“无缝设计”逐渐取代传统的三阶段药物研发模式。无缝Ⅱ/Ⅲ期设计试图消除Ⅱ期和Ⅲ期试验之间的空白期。可以采用操作无缝设计，将Ⅱ期试验受试者排除在主要分析之外，也可以采用推断无缝设计，在主要分析中纳入Ⅱ期试验受试者。前者不需要对Ⅰ类错误的控制进行多重性调整，但对于后者，则可能需要根据适应性的性质和假设检验策略做出相应的调整。

2. 乳腺癌临床研究的设计、实施和报告

乳腺癌临床试验除了遵循《药物临床试验质量管理规范》(GCP)以外，还必须事先应用统计学原理对试验相关的因素作出合理、有效的安排，计算样本量，最大限度地控制混杂与偏倚，减少试验误差，提高试验质量，并对试验结果进行科学的分析和合理的解释，在保证试验结果科学、可信的同时，尽可能做到高效、快速、经济。临床试验的早期，需要进行一系列的探索性试验，这些试验也应有清晰和明确的目标。临床试验的后期，需要经过确证性试验为评价乳腺癌治疗药物或方案的有效性和安全性提供有力证据。确证性试验是一种事先提出假设并对其进行统计检验的试验，以说明所研究的药物或方案对临床是有益的，一般为随机对照设计。在研究的设计阶段，首先需要根据研究目的，严格定义与区分主要终点和次要终点，要明确比较的类型(优效性检验、等效性检验和非劣效性检验)。其次，要充分应用好随机化和盲法，有效控制偏倚。国际或国内多中心试验可在较短的时间内入选所需的病例数，且入选的病例范围广，临床试验的结果更具代表性。临床试验中的亚组分析是对整体中根据某种因素分层的部分数据进行分析，除非在方案设计时考虑到了计划的亚组分析，并且在样本量计算和多重性比较等方面事先给予了考虑，这样的亚组分析结果才能够被接受。近年来，独立数据和安全监查委员会的建立得到重视，可用于定期评价临床试验进度、安全性数据以及关键疗效指标，有助于决定该研究是否继续、修改或停止。临床研究的总结报告要对药物或方案临床研究的过程和结果进行客观总结。

十、真实世界研究

1. 真实世界研究概念和定义

真实世界研究(real world study，RWS)是生成、收集和利用真实世界数据来提供真实世界证据的研究。其主要研究类型是前瞻或回顾的观察性研究，也可以是实效性随机对照临床试验。既包括以自然人群为对象的研究，也包括以临床人群

为对象的研究。真实世界研究与随机对照研究可互为补充，为临床诊疗提供更为全面的证据。

2. 真实世界研究思路和流程

真实世界研究的开展须从临床问题的确定，现有数据情况的评估切入，采用既往回顾性数据或是前瞻性采集数据，到研究设计的选择及统计分析方法的确定、数据的管理和分析、结果的解读和评价等步骤。由于真实世界研究可能存在一些内在偏倚，这些偏倚可能限制了真实世界数据在因果关系的推理和解读，因此，为了减少潜在的偏倚，需要谨慎而周密的研究设计，并且应该确定研究问题后尽早开始制订研究方案和统计分析计划。

真实世界研究流程管理的核心是加强数据质量，提高研究效率。数据质量控制是确保研究数据真实、准确、可靠的关键，需要事先制订完善的数据治理计划。首先从数据可及性、伦理合规、代表性、关键变量完整性、样本量和源数据活动状态等维度，对源数据进行初步评价和选择，判断其是否满足研究方案的基本分析要求。然后进行包括数据的相关性、可靠性，以及采用的或拟采用的数据治理机制（数据标准和通用数据模型）的评价分析，评估经治理的数据是否适用于产生真实世界证据。相关性主要是评估真实世界数据是否与所关注的临床问题密切相关，可靠性则主要从数据的完整性、准确性、透明性、质量控制和质量保证等方面进行评估。

3. 真实世界研究的设计类型

真实世界研究包括观察性研究和试验性研究。其中观察性研究进一步分为描述性研究（个案报告、单纯病例、横断面研究）和分析性研究（病例对照研究、队列研究）。可以是基于现有数据库的回顾性研究，也可以是新建数据库的前瞻性研究。试验性研究即实用临床试验。一些新型的研究设计如病例交叉设计和序贯设计也被用在真实世界研究中。支持药物开发的真实世界研究设计主要包括使用临床试验、使用真实世界数据作为对照的单臂试验、观察性研究三种。

十一、特殊公共卫生事件下乳腺癌患者管理

新型冠状病毒感染疫情防控期间乳腺癌的规范化诊疗受到了巨大挑战。如何基于循证医学证据和专家经验，合理调整诊疗方案，对疫情这类突发事件下，专业医生处理医学问题的应变能力无疑是个严峻考验。基于疫情期间积累的经验和数据，对于特殊公共卫生事件下乳腺癌诊疗可以进行合理调整[106]。

1. 术前新辅助治疗的患者管理

HER-2 阳性患者术前新辅助治疗，在曲妥珠单抗联合帕妥珠单抗的基础上，可考虑联合白蛋白紫杉醇。三阴性乳腺癌，可单用化疗，如白蛋白紫杉醇，或可联合卡铂周疗，密切观察治疗反应，根据血象及时调整用药。

2. 术后辅助治疗的患者管理

严格掌握辅助化疗适应证，避免不必要的化疗。需要化疗的患者，认真权衡利弊，尽量选择粒细胞减少风险低的化疗方案，严格计算化疗剂量，绝不超过标准推荐剂量。化疗过程中严格做好预防性升白处理，推荐采用长效粒细胞刺激因子进行一级预防。

激素受体阳性患者的辅助内分泌治疗，绝经后患者首选口服芳香化酶抑制剂；绝经前低危患者，口服三苯氧胺；需要行卵巢功能抑制的高危患者，可采用每 3 个月 1 次的长效制剂。

3. 复发转移性乳腺癌患者的管理

激素受体阳性复发转移患者，优先选择内分泌治疗，降低感染风险。内分泌治疗联合靶向药物可以提高疗效，有条件的患者可以考虑联合治疗。但基于安全考虑，应严格掌握联合治疗的适应证，且尽量选择肺毒性相对低的药物。

HER-2 阳性复发转移性乳腺癌患者，一线治疗首选紫杉类化疗联合曲妥珠单抗，治疗有效者，应继续原方案治疗。HER-2 阳性二线以上晚期患者，尽可能采用口服靶向药物，可单用或联合口服化疗药物。

三阴性晚期乳腺癌患者，可采用单药化疗，便于化疗安全管理和方案调整。也可以考虑口服药物化疗，如卡培他滨、长春瑞滨等。无法继续接受输液化疗的患者，也可以改为口服药物化疗。

4. 特殊时期的患者管理

在新型冠状病毒感染疫情或其他重大突发公共卫生事件期间，更加需要加强肿瘤患者的全程管理，总体原则：最大程度地降低公共卫生事件对肿瘤患者及其治疗的影响，最大程度地保证抗肿瘤治疗的连续性。

十二、循环肿瘤标志物和二代测序

1. 循环肿瘤标志物

肿瘤评估是预测疗效及调整治疗方案的重要依据，现有手段主要包括病理学和影像学两种方式。但病理评估的有创

性使其难以重复开展,而影像学评估一般在 2 个治疗周期之后才开展一次,存在一定滞后性。相比较而言,外周血标本可以实时获取,对患者的创伤小,其中含有大量肿瘤来源的标志物,可以用于肿瘤的及时评估。这些标志物被称为循环肿瘤标志物,主要包括循环肿瘤细胞(circulating tumor cell,CTC),循环肿瘤 DNA(circulating tumor DNA,ctDNA)以及细胞外囊泡等,其中 CTC 和 ctDNA 在肿瘤评估中的应用尤为广泛,而细胞外囊泡更多还是处在研究阶段。

(1)CTC:CTC 是指从恶性肿瘤原发部位脱落,通过血管或淋巴系统进入血液循环的细胞,其形成是肿瘤转移过程的关键步骤。CTC 能够在时间和空间上反映实体肿瘤的异质性,可以作为补充手段进行病理诊断、预后判断、疾病监测和分子分型等。

AJCC 第 8 版乳腺癌分期系统明确早期乳腺癌患者 CTC ≥ 1 个 /7.5ml 提示预后不良。国内团队已验证基线及治疗后的 CTC 数值能够预测晚期乳腺癌患者的预后。除了 CTC 数值外,CTC 的分型检测可以将 CTC 分为上皮型、间质型和上皮间质混合型,CTC 的类型同样可以预测晚期乳腺癌患者的预后。同时,CTC 能够发挥分子分型的作用,实时的 CTC HER-2 状态可以预测抗 HER-2 靶向治疗的疗效。随着检测技术的不断进步,研究者还可以利用 CTC 开展体外培养、功能检测以及高通量的组学分析等研究,这是了解肿瘤的发病原因以及探索复发、转移和耐药机制的重要手段。国内团队在相关领域已经做了很多卓有成效的工作,极大推动了 CTC 从基础研究向临床应用的转化。

(2)ctDNA:ctDNA 是肿瘤细胞凋亡、坏死之后释放到外周血中的游离 DNA,片段长度一般约为 166 个碱基对,与一个核小体所结合的 DNA 长度保持大体一致。ctDNA 的降解可能与肝脏和肾脏代谢相关,根据不同 DNA 片段的大小和结构,其半衰期差异较大,范围从 10 分钟至 2 小时不等。

ctDNA 能够反映短时间内的肿瘤负荷,实时、动态监测药物疗效,在保证较高敏感性和特异性的同时能够提早预测病情变化,在早期诊断、肿瘤负荷监测、药物疗效预测、复发转移风险评估和预后分析等方面具有重要作用。但是 ctDNA 并不具有细胞形态,如果没有标志性突变基因的提示将很难判断其是来自肿瘤还是正常细胞,而且部分患者的 ctDNA 含量有可能低于检测方法的敏感性下限,因此在出现 ctDNA 阴性检测结果时应该保持谨慎。

CTC 和 ctDNA 各具优缺点,能够从不同的侧面反映肿瘤的特征,两者相互印证可以协助临床更好的制订治疗策略。然而,不管是 CTC 还是 ctDNA,其含量都非常稀少,这对检测技术和实验操作人员都提出了较高的要求,检测设备和判读标准也都有待进一步完善,这在某种程度上制约了临床应用的广泛开展。

2. 循环肿瘤标志物的检测技术

循环肿瘤标志物在检测通量和敏感性方面的需求促进了检测技术的不断发展,其中最具有代表性的是二代测序(next generation sequencing,NGS)和数字 PCR(digital PCR)。

(1)NGS:NGS 是一种高通量测序技术,其检测流程是先将目的样本制备成为核酸文库,之后进行大规模的平行测序,最后通过生物信息学方法进行结果分析。从测序规模上来说,NGS 可以分为扩增产物测序、全外显子测序和全基因组测序。其中扩增产物测序可以提供预先选择基因组区域的深度信息,总计可达数万碱基,能够聚焦于特定的热点和癌症相关基因。由于其有更深的覆盖度和更高的敏感性,尤其适合外周血中低频突变的检测,目前已经在临床广泛应用。全外显子测序和全基因组测序虽然检测的位点更多,但是测序深度和敏感性不如扩增产物测序,对检测样本的质量要求更高,而且费用不低,目前更多应用于基础研究。

NGS 以其高通量的测序能力革命性地开创了个性化医疗、遗传疾病、癌症的个体化治疗、药物基因组学检测等多个领域,可以帮助早期诊断、疗效监测、耐药提示以及治疗方案的选择。NGS 的不足是检测的片段长度一般不超过 500 个碱基对,而且随着测序的不断深入,容易出现测序误差。因此,NGS 的检测结果一般需要其他技术进行辅助确认,其中最常用的就是 dPCR。

(2)dPCR:dPCR 是第三代 PCR 技术,其原理与传统的荧光定量 PCR 类似,只是将检测形式从一个反应管更改为数万个独立的反应单元,这样可以避免核酸之间的相互干扰并降低 PCR 抑制剂的影响,从而实现其超高敏感性。此外,dPCR 不需要烦琐的标准曲线就可以实现目的核酸的绝对定量,具有良好的可重复性。

dPCR 的这些优势使其非常适合循环肿瘤标志物的动态分析,在疗效预测、微小残留检测和复发转移监测等方面具有良好的应用前景。相比 NGS,dPCR 的检测成本更低,周期更短,但是检测通量不如 NGS。两种技术的联合应用可以取长补短,为临床治疗提供更精准的指导信息。

十三、人工智能辅助诊疗决策

人工智能是精准医学时代重要的发展方向,大数据的建立、深度学习和计算技术发展、诊疗模式的转变为医学人工智能发展提供机遇。目前,人工智能已在医学影像、病理、辅助决策系统等方面取得了一定的进展。

1. 智能影像助力肿瘤诊断与治疗评价

在乳腺癌领域中,智能影像已经在病变诊断、疗效评价甚至预测分子分型中取得了一定的研究成果。研究显示,智能在诊断良恶性病变方面,仅次于具有 20 年丰富经验的乳腺放射科医生对平扫及增强图像的综合判断结果。此外,也有研究显示临床信息结合动态增强的 3D 影像信息可以作为生物标志物来鉴别乳腺癌的分子亚型,特别是对于三阴性乳腺癌的预测。应用 AI 辅助诊断能够帮助医生更加快捷和准确地对疾病做出诊断,提高诊断效率及准确度。

2. 智能病理加速肿瘤的定性和定量判断

目前,智能病理已用于乳腺癌等多种肿瘤中,应用范围集中于细胞学初筛、良恶性鉴别、形态定量分析、组织学分类等方面。如有研究对乳腺癌切除标本进行了自动 HER-2 评分,结果显示与病理医师诊断结果有很高的符合率。在分子病理方面,在海量的基因组学信息中,应用人工智能分析技术,已成为精准医学不可或缺的发展要素。智能病理的发展应用不但能减轻病理医师负担,在一定程度上也可以弥补病理科医生主观分析的不足,提升病理的定性和定量判断,提高病理诊断的准确度,还能为患者提供个性化的治疗意见和疾病预后判断,推动精准病理的发展。

3. 智能决策丰富临床实践的决策模式

智能决策系统的研发就是能够结合人工智能的学习分析能力及专家的经验,从而得到更加准确的决策方案。CSCO BC 协作组完成了一项 2 000 份病例的人工智能决策和专业医生决策的对比研究[107-108],研究结果显示 WFO(Watson for Oncology)智能决策在乳腺癌治疗中展示出较好的可行性和规范性,帮助临床医生省时、省力,辅助应用可进一步提高医生决策的规范性。

此外,具有我国自主知识产权的智能决策系统也取得初步成果,基于 CSCO BC 大数据和 CSCO BC 指南的乳腺癌智能决策完成的Ⅲ期临床研究,提示基于 CSCO 乳腺癌诊疗指南的智能决策系统在不同类别、不同阶段的乳腺癌病例中显示出良好的决策规范性,2019 年 CSCO AI 系统[109]正式发布,并在全国各地启动应用,推动了国内智能决策系统的发展。作为传播 CSCO BC 指南与推动规范化诊疗的重要媒介,CSCO AI 已经形成了智能决策、证据支持、不良反应、费用参考、患者随访五位一体的重要功能。2021 年,在原有功能的基础上,CSCO AI 还增加了患者毒性管理、临床研究入组提示、骨转移诊疗提示等功能,从而推动智能系统的临床应用。

我们还将定期收集临床信息及用户反馈,进一步合理优化 CSCO AI 系统,建立完善形成智能决策、毒性预警、疾病管理、资源共享的医疗生态圈,融合个案管理系统,为中国乳腺癌患者全程管理提供帮助。

人工智能是重要的发展方向,智能系统不仅可以帮助临床医生节省时间和精力,还有希望进一步提高肿瘤的精准诊断与治疗。因此专家组鼓励开展人工智能相关的临床研究,发展我国自主知识产权的人工智能系统。

中国临床肿瘤学会(CSCO)
食管癌诊疗指南 2023

组 长 王绿化

副组长 黄 镜 韩泳涛 李 印 傅剑华 毛伟敏

秘 书 王 鑫 张 博

执笔专家组成员(以姓氏汉语拼音为序)

陈克能 北京大学肿瘤医院胸外科
樊青霞 郑州大学第一附属医院肿瘤科
方文涛 上海市胸科医院胸外科
傅剑华 中山大学肿瘤防治中心胸外科
韩泳涛 四川省肿瘤医院胸外科
胡 兵 四川大学华西医院消化内科
黄 镜 中国医学科学院肿瘤医院内科
李 印 中国医学科学院肿瘤医院胸外科
梁 军 中国医学科学院肿瘤医院放疗科
刘 慧 中山大学肿瘤防治中心放疗科
毛伟敏 浙江省肿瘤医院胸外科
牟巨伟 中国医学科学院肿瘤医院胸外科
秦建军 中国医学科学院肿瘤医院胸外科
束永前 江苏省人民医院肿瘤科
王 鑫 中国医学科学院肿瘤医院放疗科
王贵齐 中国医学科学院肿瘤医院内镜科
王绿化 中国医学科学院肿瘤医院深圳医院放疗科
吴式琇 杭州市肿瘤医院放疗科
薛丽燕 中国医学科学院肿瘤医院病理科
袁响林 华中科技大学同济医学院附属同济医院肿瘤科
张 述 山东省肿瘤医院内科
赵快乐 复旦大学附属肿瘤医院放疗科
祝淑钗 河北医科大学第四医院放疗科
庄 武 福建省肿瘤医院胸部肿瘤内科

顾问专家组成员(以姓氏汉语拼音为序)

白玉贤 哈尔滨医科大学附属肿瘤医院消化内科
包永星 新疆医科大学第一附属医院肿瘤中心
曹国春 江苏省肿瘤医院内科
曹建中 山西省肿瘤医院放疗科
陈 椿 福建医科大学附属协和医院胸外科
陈俊强 福建省肿瘤医院放疗科
陈龙奇 四川大学华西医院胸外科
戴广海 中国人民解放军总医院肿瘤内科
邓艳红 中山大学附属第六医院肿瘤内科
樊祥山 南京鼓楼医院病理科
高树庚 中国医学科学院肿瘤医院胸外科
葛 红 河南省肿瘤医院放疗科
龚新雷 中国人民解放军东部战区总医院秦淮医疗区肿瘤内科
郭石平 山西省肿瘤医院胸外科
韩 春 河北医科大学第四医院放疗科
韩大力 山东省肿瘤医院放疗科
何义富 安徽省立医院肿瘤化疗科
侯英勇 复旦大学附属中山医院病理科
胡春宏 中南大学湘雅二医院肿瘤科
黄晓俊 兰州大学第二医院消化内科
惠周光 中国医学科学院肿瘤医院放疗科
姬发祥 青海大学附属医院肿瘤内科
贾 军 北京大学肿瘤医院消化内科

江　浩　蚌埠医学院第一附属医院放疗科
姜宏景　天津医科大学肿瘤医院食管肿瘤科
姜慧卿　河北医科大学第二医院消化内科
康明强　福建医科大学附属协和医院胸外科
康晓征　中国医学科学院肿瘤医院胸外科
李　涛　四川省肿瘤医院放疗科
李　媛　复旦大学附属肿瘤医院病理科
李宝生　山东省肿瘤医院放疗科
李鹤成　上海交通大学医学院附属瑞金医院胸外科
李志刚　上海市胸科医院胸外科
梁　玮　福建省立医院消化内科
刘　波　山东省肿瘤医院内科
刘　琳　东南大学附属中大医院肿瘤科
刘　莺　河南省肿瘤医院内科
刘　勇　中国医学科学院肿瘤医院内镜科
刘俊峰　河北医科大学第四医院胸心外科
刘思德　南方医科大学南方医院消化内科
刘月平　河北医科大学第四医院病理科
柳硕岩　福建省肿瘤医院胸部肿瘤外科
路　平　新乡医学院第一附属医院肿瘤科
罗素霞　河南省肿瘤医院内科
吕　宁　中国医学科学院肿瘤医院病理科
骆金华　江苏省人民医院胸外科
马　锴　青岛大学附属医院胸外科
马建群　哈尔滨医科大学附属肿瘤医院胸外科
毛友生　中国医学科学院肿瘤医院胸外科
庞青松　天津医科大学肿瘤医院放疗科
彭　林　四川省肿瘤医院胸外科
彭贵勇　中国人民解放军陆军军医大学西南医院消化内科
钱晓萍　南京鼓楼医院肿瘤科
屈　东　中国医学科学院肿瘤医院影像诊断科
盛剑秋　中国人民解放军总医院第七医学中心消化内科
宋　岩　中国医学科学院肿瘤医院内科
隋　红　哈尔滨医科大学附属肿瘤医院消化内科
孙明军　中国医科大学附属第一医院消化内科
孙新臣　江苏省人民医院放疗科
孙益峰　上海市胸科医院胸外科
谭锋维　中国医学科学院肿瘤医院胸外科
谭黎杰　复旦大学附属中山医院胸外科
田　辉　山东大学齐鲁医院胸外科
王　峰　郑州大学第一附属医院肿瘤科
王　晖　湖南省肿瘤医院放疗科
王　澜　河北医科大学第四医院放疗科
王　实　浙江省肿瘤医院内镜中心
王　哲　中国医学科学院肿瘤医院深圳医院胸外科
王　铸　中国医学科学院肿瘤医院影像诊断科
王大力　中国医学科学院肿瘤医院胸外科
王奇峰　四川省肿瘤医院放疗科
王维虎　北京大学肿瘤医院放疗科
王维威　北京协和医院胸外科
郗彦凤　山西省肿瘤医院病理科
相加庆　复旦大学附属肿瘤医院胸外科
向　锦　中山大学肿瘤防治中心病理科
肖菊香　西安交通大学第一附属医院肿瘤内科
肖泽芬　中国医学科学院肿瘤医院放疗科
徐　红　吉林大学第一医院内镜中心
许洪伟　山东省立医院消化内科
许建萍　中国医学科学院肿瘤医院内科
于振涛　中国医学科学院肿瘤医院深圳医院胸外科
张　鹏　天津医科大学总医院心胸外科
张百江　山东省肿瘤医院胸外科
张仁泉　安徽医科大学第一附属医院胸外科
张小田　北京大学肿瘤医院消化内科
张艳桥　哈尔滨医科大学附属肿瘤医院肿瘤内科
赵　林　北京协和医院肿瘤内科
周平红　复旦大学附属中山医院内镜中心
周谦君　上海市胸科医院肿瘤外科
周炜洵　北京协和医院病理科
朱向帜　江苏省肿瘤医院放疗科

1 食管癌的诊断原则

1.1 无症状健康人群的食管癌筛查[1-16]

临床评估	Ⅰ级推荐	Ⅱ级推荐	Ⅲ级推荐
一般人群			年龄≥40岁，具有吸烟、饮酒、进食过快、喜食高温食物、饮浓茶等不良生活习惯，行内镜下食管黏膜碘染色
高危人群	年龄≥40岁来自食管肿瘤高发地区，或有食管肿瘤家族史，或具有食管癌高危因素（吸烟、重度饮酒、头颈部或呼吸道鳞癌、喜食高温及腌制食物、口腔卫生状况不良等）为高危人群，行内镜下食管黏膜碘染色[a]	年龄≥40岁，具有食管癌高危因素（失弛缓症和腐蚀性狭窄、胼胝症、肥胖）为高危人群，每1~3年进行一次内镜下食管黏膜碘染色	对于筛查患者病理为重度异型增生，拒绝行内镜下治疗者，每年行内镜下食管黏膜碘染色随访
	对于具有巴雷特食管（Barrett esophagus，BE）高危因素患者或内镜下新发现为BE患者，内镜下每隔2cm四点位活检（至少8块活检组织）[b]		年龄≥40岁，具有食管癌高危因素（人乳头瘤病毒感染、既往胃切除术、萎缩性胃炎、口服双膦酸盐）为高危人群，每1~3年进行一次内镜下食管黏膜碘染色

【注释】

a 若内镜下未见病灶，随访；若发现浅表性病灶，取活检评估病理情况。若病理为低级别上皮内瘤变/异型增生，每3年随访一次；若病理为高级别上皮内瘤变/异型增生、黏膜内癌，且未发现脉管侵犯，行内镜下治疗。如果内镜表现较活检病理结果更重，建议行精细内镜检查（包括放大内镜、NBI、染色等）以评估病变情况、决定诊治计划。

b 若存在洛杉矶分级诊断为B、C、D级别的食管炎，需先口服PPI（每日2次），8~12周后再行内镜下诊断。如果没有BE，可以终止内镜筛查。若病理诊断为BE不伴有异型增生，每隔3~5年再次行内镜检查及病理活检。若病理诊断为BE伴低级别上皮内瘤变/异型增生，则需行内镜下治疗或每年行内镜检查并每隔1cm行四点位活检。若病理诊断为BE合并高级别上皮内瘤变，则需行内镜下治疗或外科手术治疗。

1.2 诊断基本原则[1-10]

目的	Ⅰ级推荐	Ⅱ级推荐	Ⅲ级推荐
诊断	内镜+活检[a]	食管气钡双重对比造影[b] （颈部）胸部增强CT	
分期诊断 （内镜病理检查确诊者）	（颈部）胸部/腹部增强CT 盆腔增强CT[c] 颈部超声 超声内镜（EUS） （超声）支气管镜（临床有提示时）[c]	（颈部）胸部/腹部平扫CT 颈部超声及腹部 （盆腔）超声	胸部（食管）平扫+增强MRI[c]
分期诊断[c] （超声怀疑淋巴结转移或CT怀疑肝转移者）	超声引导下淋巴结穿刺 腹部平扫及增强MRI[d]		
分期诊断 （上述影像学检查怀疑转移但无法定性）			PET/CT[e,f]
重大治疗决策前检查[e]			PET/CT[f]

【注释】

a 已知患者存在临床显性食管肿物造成梗阻严重者,内镜检查时需警惕穿孔风险,但内镜也有助于鉴别诊断和缓解梗阻。

b 如果患者不具备条件或拒绝内镜检查,食管气钡双重对比造影及胸部增强CT检查可作为筛选和诊断方法选用。如果内镜不能完全检查全段食管,食管气钡双重对比造影及胸部增强CT检查了解残余(未通过)食管。

c 应该使用静脉注射和口服对比增强。颈段或胸段食管癌距环咽肌<5cm应行颈部/胸部/腹部CT,食管胃交界癌应行颈部/胸部/腹部/盆腔CT。如果患者有CT静脉造影的禁忌证,可以考虑(颈部)胸部/腹腔(盆腔)平扫CT、颈部及腹部(盆腔)超声。推荐CT平扫/增强扫描及多角度重建影像,用于判断食管癌位置、肿瘤浸润深度、肿瘤与周围结构及器官的相对关系、区域淋巴结转移以及周围血管侵犯。推荐颈部超声用于颈部淋巴结等转移灶诊断与鉴别诊断;强调肺部高空间分辨率重建图像,有利于肺转移瘤的诊断与鉴别诊断。邻近气管、支气管的肿瘤,需要判断是否受侵时,超声支气管镜检查优于普通支气管镜。原发灶与气管、大血管分界不清时,可以行胸部(食管)平扫+增强MRI,研究显示其对T分期也有帮助。

d 临床或超声怀疑颈部淋巴结转移时,可进行淋巴结穿刺;临床CT检查怀疑肝转移时,应该行腹部MRI检查,其包含T_2加权,DWI加权以及多期增强扫描序列等多种影像指标,能够明确诊断肝转移瘤。

e 拟行治疗决策的重大更改时;PET/CT用于发现可能存在的更多转移灶,从而采用合适的手术治疗。

f 有条件的可以行全身PET/CT检查。

g 对于可切除食管癌,术前全身骨扫描和脑部MRI/CT不是必需的检查。

1.3 病理学诊断原则

1.3.1 病理诊断

标本类型	Ⅰ级推荐		Ⅱ级推荐	Ⅲ级推荐
	大体检查	镜下检查	免疫组织化学/分子病理检测	
内镜活检标本[a,b]	组织大小和数目	明确病变性质和类型 • 肿瘤/非肿瘤 • 良性/恶性 • 癌前病变[h]/癌 • 组织学类型[i] • 组织学分级[j]	• 用于鉴别诊断的免疫组化标志物检测[o] • 晚期食管胃交界部腺癌[p]需做HER-2免疫组化,2+的病例需进一步行FISH检测 • 晚期食管胃交界部腺癌应做MMR[q]或MSI[r]检测 • 对拟采用PD-1抑制剂治疗的食管鳞状细胞癌患者,推荐癌组织中评估PD-L1表达CPS评分[s]	• 晚期患者可考虑行NGS检测[t] • 可疑遗传性肿瘤综合征患者,推荐胚系突变检测[u]
内镜下切除标本[a,c] 内镜下黏膜切除术(EMR)/内镜下黏膜下剥离术(ESD)标本	标本大小、肿瘤大体分型[e]、肿瘤大小	癌前病变[h](上皮内瘤变/异型增生) 高级别/低级别癌: • 组织学类型[i] • 组织学分级[j] • 浸润深度 • 黏膜下层浸润深度(m)[k] • 侧切缘和基底切缘 • 脉管侵犯[l]	用于鉴别诊断的免疫组化标志物检测[o]	• 可疑遗传性肿瘤综合征患者,推荐胚系突变检测[u]

续表

标本类型	Ⅰ级推荐		Ⅱ级推荐	Ⅲ级推荐
	大体检查	镜下检查	免疫组织化学 / 分子病理检测	
根治术标本[a,d]	标本类型 肿瘤部位 食管长度 肿瘤大体类型[e] 肿瘤大小和数目 肿瘤距离两侧切缘和环周切缘[f]的距离 淋巴结检出数目、大小[g]	组织学类型[i] 组织学分级[j] 浸润深度 脉管侵犯[l] 神经侵犯 壁内转移 周围黏膜情况 两侧切缘 环周切缘[f] 淋巴结转移数和总数 有无淋巴结被膜外侵犯 TNM 分期[m] 新辅助治疗后根治术标本的病理学评估[n]	用于鉴别诊断的免疫组化标志物检测[o] 晚期食管胃交界部腺癌[p]需做 HER-2 免疫组化，2+ 的病例需进一步行 FISH 检测 晚期食管胃交界部腺癌应做 MMR[q] 或 MSI[r] 检测	• 可疑遗传性肿瘤综合征患者，推荐胚系突变检测[u]
转移性食管癌手术 / 活检标本	同上	明确病变性质和类型	用于鉴别诊断的免疫组化标志物检测[o] 晚期食管胃交界部腺癌[p]需做 HER-2 免疫组化，2+ 的病例需进一步行 FISH 检测 晚期食管胃交界部腺癌应做 MMR[q]或MSI[r]检测 对拟采用 PD-1 抑制剂治疗的食管鳞状细胞癌患者，推荐癌组织中评估 PD-L1 表达 CPS 评分[s]	• 可考虑行 NGS 检测[t] • 可疑遗传性肿瘤综合征患者，推荐胚系突变检测[u]

【注释】

a 所有标本应及时、充分固定：4% 甲醛溶液（10% 中性缓冲福尔马林）固定液，活检标本应立即固定，手术切除标本尽可能半小时内固定，建议在病理申请单或相应的信息系统上记录标本离体时间和固定时间，以备查询。固定液应超过标本体积的 10 倍以上[1]。

b 标本离体后，应由内镜医师展平，平贴在滤纸上，立即放入固定液中固定。活检黏膜全部取材，应将黏膜包于滤纸中以免丢失。取材时应滴加伊红，利于包埋和切片时技术员辨认。包埋时需注意要将展平的黏膜立埋[1]。

c 内镜下黏膜切除术（EMR）/ 内镜下黏膜下剥离术（ESD）标本：应由内镜医师展平标本，黏膜面向上，固定于软木板（或泡沫板）上，标记口侧及肛侧方向，立即完全浸入足量固定液中。测量并记录标本大小（最大径 × 最小径 × 厚度），食管胃交界部标本要分别测量食管和胃的长度和宽度。记录黏膜表面的颜色，是否有肉眼可见的明显病变，病变的轮廓是否规则，有无明显隆起或凹陷，有无糜烂或溃疡等，记录病变大小（最大径 × 最小径 × 厚度）、大体分型以及病变距各切缘的距离（至少记录病变与黏膜侧切缘的最小距离）。多块切除的标本宜由手术医师根据内镜下病变的轮廓 / 碘不染色轮廓（食管鳞状上皮病变）在标本固定前进行重建。应全部取材。宜涂碘识别病变（碘不染色区）和最近侧切缘，垂直于最近侧切缘取材。黏膜侧切缘与基底切缘宜用不同颜色的墨汁或染料标记。食管胃交界部标本宜沿口侧—肛侧的方向取材。每间隔 2~3mm 平行切开，全部取材，按同一方向立埋。记录组织块对应的部位。建议将多块切除的标本分别编号和取材，不需考虑侧切缘的情况[1-5]。

d 根治术标本：沿肿瘤对侧打开食管壁。黏膜面向上，固定于软木板（或泡沫板）上，立即完全浸入足量固定液中。取材时记录切除食管长度、肿瘤部位、肿瘤距口侧切缘和肛侧切缘及环周切缘的距离、肿瘤大体分型、大小、切面颜色、质地、浸润深度、累及/未累及食管胃交界部（累及食管胃交界部者，记录肿瘤中心距食管胃交界部的距离）、肿瘤旁或肿瘤周围食管黏膜/肌壁检查所见。食管胃交界部腺癌建议采用Siewert分型（附录1.3.2.1）。取材必要时涂碘识别病变（碘不染色区）。食管取材可自肿瘤中心从口侧切缘至肛侧切缘取一条组织分块包埋（包括肿瘤、肿瘤旁黏膜及两端切缘），并记录组织块对应的方位（宜附照片或示意图并做好标记）。推荐纵向取两端切缘与肿瘤的关系，对肿瘤距两端切缘较远者，也可横向取两端切缘。单独送检的闭合器切缘应剔除闭合器后全部取材观察。对肿瘤侵犯最深处及可疑环周切缘受累处应重点取材。推荐使用墨汁或染料标记环周切缘。对周围黏膜糜烂、粗糙或碘不染色等改变的区域或周围食管/胃壁内结节及食管胃交界部组织应分别取材。若附纵隔胸膜、肺和膈肌等其他邻近器官应观察取材。对早期食管癌或新辅助治疗后根治术标本，建议将可疑病变区和瘤床全部取材[1,6-7]。

e 大体分型见附录1.3.2.2[1]。

f 环周切缘是指食管的基底切缘，食管全周均没有浆膜覆盖。环周切缘阳性是指环周切缘有肿瘤，建议用0、>0~<0.1cm及≥0.1cm注明肿瘤距环周切缘的距离[1,6]。

g 送检的分组淋巴结应全部包埋取材。标准的二野或三野清扫且未经新辅助治疗的根治术标本应检出15枚以上淋巴结。若第一次未找到15枚淋巴结，建议复检[1,6-9]。

h 食管癌的癌前病变包括鳞状细胞癌的癌前病变和腺癌的癌前病变，即鳞状上皮和腺上皮的上皮内瘤变/异型增生。上皮内瘤变和异型增生两个名词可通用。鳞状上皮的上皮内瘤变/异型增生是指以食管黏膜鳞状上皮内不同层次的异型鳞状细胞为特征的癌前病变，根据病变累及层次，分为低级别上皮内瘤变/异型增生（局限于鳞状上皮下1/2），高级别上皮内瘤变/异型增生（累及食管鳞状上皮超过下1/2）。腺上皮的上皮内瘤变/异型增生是指以食管腺上皮不同程度的细胞异型性和结构异常为特征的癌前病变，主要见于Barrett食管，根据细胞异型性和结构异常的程度，分为低级别上皮内瘤变/异型增生和高级别上皮内瘤变/异型增生，分级标准同胃[1-6]。

i 食管癌组织学分型参考2019版消化系统WHO分类[10]（附录1.3.2.3）。

j 组织学分级：鳞状细胞癌和腺癌依据分化程度分为高分化、中分化和低分化。

k 对于黏膜下层浸润癌，如为内镜下切除标本，应测量黏膜下层浸润深度（μm），超过200μm的转移风险高，需补充食管切除+淋巴结清扫术或放化疗。

l 脉管侵犯：淋巴管/血管浸润（尤其是对于内镜下切除标本，如果怀疑有淋巴管/血管浸润，建议做免疫组化CD31、D2-40确定是否有淋巴管/血管浸润；弹性纤维染色判断有无静脉侵犯）。

m 食管癌分期采用美国癌症联合会（AJCC）TNM分期第8版[9]。若肿瘤累及食管胃交界部，肿瘤中心在食管胃交界部食管侧者或在胃侧2cm之内者（Siewert分型Ⅰ型和Ⅱ型），按食管癌分期；肿瘤中心在近端胃2cm之外（Siewert分型Ⅲ型）按胃癌分期。肿瘤中心虽在近端胃2cm之内但未累及食管胃交界部者，按胃癌分期。TNM前加前缀p、c、r和y，分别代表病理分期、临床分期、复发性肿瘤分期和治疗后肿瘤分期。T后加后缀m或病灶的具体数目代表多发性原发肿瘤的分期。

n 新辅助治疗后根治术标本的病理学评估：食管癌的疗效分级系统宜采用CAP（College of American Pathologists）/NCCN（The National Comprehensive Cancer Network）指南的标准（附录1.3.2.4[6-7]），推荐同时报告残存癌的比例（%）。

o 根据鉴别目标选取，食管鳞状细胞癌典型的免疫表型为CK5 & 6^+/$P40^+$/$P63^+$，食管小细胞癌典型的免疫表型为Syn^+/$ChrA^+$/CK5 & 6^-/$P40^-$/$P63^-$。

p 食管胃交界部腺癌是横跨解剖学上食管胃交界部的腺癌。解剖学上食管胃交界部是指管状食管变为囊状胃的部位，即食管末端和胃的起始，相当于腹膜返折水平或希氏角或食管括约肌下缘，与组织学上的鳞柱交界不一定一致。

q 错配修复（MMR）蛋白的检测：免疫组织化学方法检测4个常见MMR蛋白（MLH1、MSH2、MSH6和PMS2）的表达，阳性表达定位于细胞核。任何一个蛋白表达缺失为dMMR（错配修复功能缺陷），所有4个蛋白表达均阳性为pMMR（错配修复功能完整）。

r 微卫星不稳定（MSI）：建议采用美国国家癌症研究院（NCI）推荐的5个微卫星（MS）检测位点（BAT25、BAT26、D5S346、D2S123和D17S250）。判断标准为三级：所有5个位点均稳定为MSS（微卫星稳定），1个位点不稳定为MSI-L（微卫星低度不稳定），2个及2个以上位点不稳定为MSI-H（微卫星高度不稳定）。MSI多由MMR基因突变及功能缺失所致，也可以通过检测MMR蛋白缺失来反映MSI状态。一般而言，dMMR相当于MSI-H，pMMR相当于MSI-L或MSS。

s 对拟采用PD-1抑制剂治疗的食管鳞状细胞癌患者，推荐癌组织中评估PD-L1表达CPS评分。PD-L1（22C3）检测试剂盒已经获批用于食管鳞状细胞癌,作为帕博利珠单抗用于晚期二线治疗的伴随诊断,以 CPS ≥ 10 作为阳性标准。

t 条件允许,可进行 NGS 检测 *TMB* 和 *NTRK* 基因融合等。

u 低龄、肿瘤家族史和多原发癌患者,推荐胚系突变检测(血液或唾液 NGS 检测),推荐先检测先证者。

1.3.2 附录

1.3.2.1 Siewert 分型

Siewert 分型是 Siewert 等学者基于食管胃交界部的解剖学特点提出的分型,也称 Munich 分型。他们认为,远端食管腺癌和贲门腺癌应属同一种疾病,即食管胃交界部腺癌。食管胃交界部腺癌是指肿瘤中心位于解剖学上食管胃交界部(解剖学上的食管胃交界部是指管状食管变为囊状胃的部位,即食管末端和胃的起始,相当于希氏角或腹膜返折水平或食管括约肌下缘,与组织学上的鳞柱交界不一定一致)上、下各 5cm 这段范围内的腺癌,可分为三型。

Ⅰ型:相当于远端食管腺癌,肿瘤中心位于食管胃交界部上 1~5cm 处。

Ⅱ型:相当于贲门腺癌,肿瘤中心位于食管胃交界部上 1cm 至下 2cm 处。

Ⅲ型:相当于贲门下腺癌,肿瘤中心位于食管胃交界部下 2~5cm 处。

1.3.2.2 食管癌的大体分型

早期 / 表浅食管癌推荐巴黎分型(同早期 / 表浅食管癌日本大体分型,即 0 型)。

隆起型(0~Ⅰ):又可分为有蒂隆起型(0~Ⅰp)和无蒂隆起型(0~Ⅰs)。

表浅型(0~Ⅱ):又可分为表浅隆起型(0~Ⅱa)、表浅平坦型(0~Ⅱb)和表浅凹陷型(0~Ⅱc)。同时具有表浅隆起和表浅凹陷的病灶根据表浅隆起 / 表浅凹陷的比例分为表浅凹陷 + 表浅隆起型(0~Ⅱc+Ⅱa 型)和表浅隆起 + 表浅凹陷型(0~Ⅱa+Ⅱc 型)。

凹陷(溃疡)型(0~Ⅲ):凹陷和表浅凹陷结合的病灶根据凹陷 / 表浅凹陷的比例分为表浅凹陷 + 凹陷型(0~Ⅱc +Ⅲ型)和凹陷 + 表浅凹陷型(0~Ⅲ+Ⅱc 型)。

1.3.2.3 进展期食管癌推荐国内分型

髓质型:以食管壁增厚为特点,边缘坡状隆起。

蕈伞型:肿瘤边缘隆起,唇状 / 蘑菇样外翻,表面可伴有浅溃疡。

溃疡型:少见,此类型也可见于早期 / 表浅癌。中央有明显溃疡,通常伴有边缘隆起(与 Borrmann 分型的 2 或 3 型对应)。

缩窄型:以管腔明显狭窄为特点,患者的吞咽困难症状明显。

腔内型:少见,此类型也可见于早期 / 表浅癌。病变像蘑菇样或大息肉样,有细蒂。

1.3.2.4 食管癌 WHO 组织学类型(参照 2019 版 WHO 消化系统肿瘤分类)

组织学类型	ICD-O 编码
鳞状细胞癌,非特殊型(NOS)	8070/3
疣状癌	8051/3
梭形细胞鳞状细胞癌	8074/3
基底细胞样鳞状细胞癌	8083/3
腺癌,非特殊型(NOS)	8140/3
腺鳞癌	8560/3
腺样囊性癌	8200/3
黏液表皮样癌	8430/3
未分化癌,非特殊型(NOS)	8020/3
淋巴上皮瘤样癌	8082/3
神经内分泌肿瘤(NET),非特殊型(NOS)	8240/3
NET G_1	8240/3
NET G_2	8249/3
NET G_3	8249/3

续表

组织学类型	ICD-O 编码
神经内分泌癌(NEC)	8246/3
小细胞癌	8041/3
大细胞神经内分泌癌	8013/3
混合性神经内分泌 - 非神经内分泌癌	8154/3
复合性小细胞 - 腺癌	8045/3
复合性小细胞 - 鳞状细胞癌	8045/3

1.3.2.5 新辅助治疗后病理学评估

术前新辅助放 / 化疗治疗反应的程度与预后密切相关。

CAP(College of American Pathologists)/NCCN(The National Comprehensive Cancer Network)指南的新辅助治疗后病理学评估标准

诊断标准	肿瘤退缩分级 [a,b]
无存活癌细胞	0(完全反应)
单个或小簇癌细胞残留	1(中度反应)
残留癌灶伴间质纤维化	2(轻度反应)
少数或无肿瘤细胞消退;大量癌细胞残留	3(反应不良)

【注释】

a 肿瘤退缩分级只能评估原发肿瘤,不适用于评估转移灶。

b 疗效评估根据存活肿瘤细胞决定,经过新辅助治疗后出现的无肿瘤细胞的角化物或黏液湖不能认为是肿瘤残留;淋巴结内出现无肿瘤细胞的角化物或黏液湖不能认为是肿瘤转移。

1.4 分期[1-2]

本指南采用 UICC/AJCC TNM 分期系统(2017 年第 8 版),适用于食管癌,包括鳞状细胞癌、腺癌、腺鳞癌、未分化癌、神经内分泌癌、伴神经内分泌特征的腺癌等。本分期不适用于食管的神经内分泌瘤(NET)及非上皮性肿瘤,如淋巴瘤、肉瘤、胃肠道间质瘤和黑色素瘤等。

1.4.1 T、N、M 的定义

原发肿瘤(T)

T_X 原发肿瘤不能评价

T_0 没有原发肿瘤的证据

T_{is} 高级别上皮内瘤变 / 异型增生

T_1 肿瘤侵及黏膜固有层、黏膜肌层或黏膜下层

- T_{1a} 肿瘤侵及黏膜固有层或黏膜肌层
- T_{1b} 肿瘤侵及黏膜下层

T_2 肿瘤侵及固有肌层

T_3 肿瘤侵及食管纤维膜

T_4 肿瘤侵及邻近结构

- T_{4a} 肿瘤侵及胸膜、心包、奇静脉、膈肌或腹膜
- T_{4b} 肿瘤侵及其他邻近结构,如主动脉、椎体或气道

食管癌

续表

区域淋巴结（N）
N_X　区域淋巴结不能评价
N_0　无区域淋巴结转移
N_1　1~2 个区域淋巴结转移
N_2　3~6 个区域淋巴结转移
N_3　≥7 个区域淋巴结转移
远处转移（M）
M_0　无远处转移
M_1　有远处转移

1.4.2 预后分期分组

1.4.2.1 食管鳞状细胞癌病理 TNM 分期（pTNM）预后分期分组

分期	TNM	组织学分级	部位
0	T_{is}(HGD) N_0 M_0		任何部位
ⅠA	T_{1a} N_0 M_0 T_{1a} N_0 M_0	高分化 分化程度不确定	任何部位 任何部位
ⅠB	T_{1a} N_0 M_0 T_{1b} N_0 M_0 T_{1b} N_0 M_0 T_2 N_0 M_0	中或低分化 任何分化 分化程度不确定 高分化	任何部位 任何部位 任何部位 任何部位
ⅡA	T_2 N_0 M_0 T_2 N_0 M_0 T_3 N_0 M_0 T_3 N_0 M_0	中或低分化 分化程度不确定 任何分化 高分化	任何部位 任何部位 下段食管 上或中段食管
ⅡB	T_3 N_0 M_0 T_3 N_0 M_0 T_3 N_0 M_0 T_1 N_1 M_0	中或低分化 分化程度不确定 任何分化 任何分化	上或中段食管 任何部位 部位不确定 任何部位
ⅢA	T_1 N_2 M_0 T_2 N_1 M_0	任何分化 任何分化	任何部位 任何部位
ⅢB	T_2 N_2 M_0 T_3 N_{1-2} M_0 T_{4a} N_{0-1} M_0	任何分化 任何分化 任何分化	任何部位 任何部位 任何部位
ⅣA	T_{4a} N_2 M_0 T_{4b} N_{0-2} M_0 任何 T N_3 M_0	任何分化 任何分化 任何分化	任何部位 任何部位 任何部位
ⅣB	任何 T 任何 N M_1	任何分化	任何部位

1.4.2.2 食管腺癌 / 食管胃交界部腺癌病理 TNM 分期(pTNM)预后分期组

分期	TNM	组织学分级
0	T_{is}(HGD) N_0 M_0	
Ⅰ A	T_{1a} N_0 M_0 T_{1a} N_0 M_0	高分化 分化程度不确定
Ⅰ B	T_{1a} N_0 M_0 T_{1b} N_0 M_0 T_{1b} N_0 M_0	中分化 高或中分化 分化程度不确定
Ⅰ C	T_1 N_0 M_0 T_2 N_0 M_0	低分化 高或中分化
Ⅱ A	T_2 N_0 M_0 T_2 N_0 M_0	低分化 分化程度不确定
Ⅱ B	T_1 N_1 M_0 T_3 N_0 M_0	任何分化 任何分化
Ⅲ A	T_1 N_2 M_0 T_2 N_1 M_0	任何分化 任何分化
Ⅲ B	T_2 N_2 M_0 T_3 $N_{1\sim2}$ M_0	任何分化 任何分化
ⅣA	T_{4a} $N_{0\sim1}$ M_0 T_{4a} N_2 M_0 T_{4b} $N_{0\sim2}$ M_0 任何 T N_3 M_0	任何分化 任何分化 任何分化 任何分化
ⅣB	任何 T 任何 N M_1	任何分化

【注释】

a HGD,高级别上皮内瘤变 / 异型增生。

b 要达到准确分期,区域淋巴结的数目应该≥15 个。

c 肿瘤部位按照肿瘤中心的位置分段(分上、中、下段,上段 = 颈段 + 胸上段,中段 = 胸中段;下段 = 胸下段 + 腹段)。

d 若肿瘤累及食管胃交界部,肿瘤中心在食管胃交界部食管侧者或在胃侧 2cm 之内者(Siewert 分型,Ⅰ型和Ⅱ型),按食管癌分期;肿瘤中心在近端胃 2cm 之外(Siewert 分型,Ⅲ型)按胃癌分期。肿瘤中心虽在近端胃 2cm 内但未累及食管胃交界部者,按胃癌分期。

e 基底细胞样鳞状细胞癌、梭形细胞鳞状细胞癌、小细胞癌、大细胞神经内分泌癌及未分化癌按低分化鳞状细胞癌分期。混合有鳞状细胞癌成分的混合型癌(如腺鳞癌)或组织学类型不明确的按鳞状细胞癌分期。

f 目前国际上有两大食管癌 TNM 分期系统。西方主导的 AJCC 第 8 版分期认为锁骨上淋巴结转移属于 M_1,腹腔干淋巴结仍然属于区域淋巴结。日本食管协会(JES)第 12 版分期将锁骨上淋巴结转移归类为 M_{1a},与其他远处转移 M_{1b} 相区别,而腹腔干淋巴结不是胸上段食管癌的区域淋巴结。

1.4.2.3　食管鳞状细胞癌临床 TNM 分期（cTNM）预后分期分组

分期	TNM
0	T_{is}（HGD）N_0 M_0
Ⅰ	T_1 $N_{0\sim1}$ M_0
Ⅱ	T_2 $N_{0\sim1}$ M_0 T_3 N_0 M_0
Ⅲ	T_3 N_1 M_0 $T_{1\sim3}$ N_2 M_0
ⅣA	T_4 $N_{0\sim2}$ M_0 任何 T N_3 M_0
ⅣB	任何 T 任何 N M_1

1.4.2.4　食管腺癌 / 食管胃交界部腺癌临床 TNM 分期（cTNM）预后分期分组

分期	TNM
0	T_{is}（HGD）N_0 M_0
Ⅰ	T_1 N_0 M_0
ⅡA	T_1 N_1 M_0
ⅡB	T_2 N_0 M_0
Ⅲ	T_2 N_1 M_0 T_3 $N_{0\sim1}$ M_0 T_{4a} $N_{0\sim1}$ M_0
ⅣA	$T_{1\sim4a}$ N_2 M_0 T_{4b} $N_{0\sim2}$ M_0 任何 T N_3 M_0
ⅣB	任何 T 任何 N M_1

1.4.2.5　食管癌新辅助治疗后病理分期（ypTNM）预后分期分组（食管鳞状细胞癌与食管腺癌 / 食管胃交界部腺癌相同）

分期	TNM
Ⅰ	$T_{0\sim2}$ N_0 M_0
Ⅱ	T_3 N_0 M_0
ⅢA	$T_{0\sim2}$ N_1 M_0
ⅢB	T_3 N_1 M_0 $T_{0\sim3}$ N_2 M_0 T_{4a} N_0 M_0
ⅣA	T_{4a} $N_{1\sim2}$ M_0 T_{4a} N_X M_0 T_{4b} $N_{0\sim2}$ M_0 任何 T N_3 M_0
ⅣB	任何 T 任何 N M_1

1.4.3 说明

前缀:cTNM 是临床分期,pTNM 是病理分期;前缀 y 用于接受新辅助治疗后的肿瘤分期(如 ypTNM),病理学完全缓解的患者分期为 $ypT_0N_0cM_0$。前缀 r 用于经治疗获得一段无瘤间期后复发的患者(rpTNM 或 rcTNM)。

2 食管癌的治疗原则

2.1 非远处转移性食管癌的治疗

2.1.1 早期食管癌内镜治疗

分期	分层	Ⅰ级推荐	Ⅱ级推荐	Ⅲ级推荐
癌前病变 a,b,c,d	低级别上皮内瘤变 / 异型增生	随访	射频消融 / 冷冻治疗	
	高级别上皮内瘤变 / 异型增生	内镜下切除(ESD/EMR/MBM)	射频消融 / 冷冻治疗	
T_1N_0 期食管癌 a,b,c,d	lpm	ESD	EMR/EPMR e/MBM	
	mm、sm1	ESD		

注:内镜黏膜下剥离术(endoscopic submucosal dissection,ESD);内镜下黏膜切除术(endoscopic mucosal resection,EMR);多环套扎黏膜切除术(multi-band mucosectomy,MBM);内镜下分片黏膜切除术(endoscopic piecemeal mucosal resection,EPMR);lpm,癌侵犯至黏膜固有层;mm,癌侵犯至黏膜肌层;sm1,癌侵犯至黏膜下层上 1/3。

【注释】

a 我国食管癌多为鳞状细胞癌,该策略主要针对食管鳞状细胞癌。食管腺癌的治疗可参考鳞癌,与鳞癌相比,射频消融技术在早期食管腺癌及 Barrett 食管伴异型增生的治疗中应用更为成熟,效果更加确切[1]。

b 所有内镜下发现可疑病变应行活检,均建议在明确病理后再决定是否镜下切除。各种特殊内镜检查方法有助于判断病变的良恶性[1-3]。

c 内镜切除后 3、6、12 个月各复查一次内镜,若无残留复发,此后每年复查一次。复查时需检测肿瘤标志物和行相关影像学检查[1-2]。

d 术后追加治疗(手术或放化疗)的指征:①垂直切缘阳性;②淋巴管及血管浸润阳性;③黏膜下浸润深度>200μm;④ sm1 低分化癌或未分化癌。应结合患者一般情况和意愿综合考虑[1-2]。内镜治疗适应证多基于国外数据,目前有研究显示部分超出现有内镜治疗适应证的患者预后仍然较好,所以需要国内多中心研究进一步确定内镜下治疗的适应证。

e 较大的病变可能需要内镜下分片黏膜切除术(EPMR),但 EPMR 局部复发率较高,需加强监测[1-2]。

f 食管胃交界腺癌(Siewert Ⅰ型和Ⅱ型)内镜下治疗适应证参照早期胃癌,ESD 治疗的绝对适应证:①黏膜层、直径>2cm、无溃疡的分化型腺癌;②黏膜层、直径≤3cm、有溃疡的分化型腺癌。扩大适应证:①黏膜层、直径≤2cm、无溃疡的未分化型腺癌;②浅黏膜下层(<500μm)、直径≤3cm 的分化型腺癌。

2.1.2 可切除食管癌的治疗

食管癌

临床分期(M_0)	Ⅰ级推荐	Ⅱ级推荐	Ⅲ级推荐
cT_{is}~cT_{1a} N_0	内镜下切除[a](2A 类)	食管切除术[b,c,d,e,f](2B 类)	
cT_{1b}~cT_2 N_0 (胸段食管癌)	食管切除术(2A 类)		
cT_{1b}~cT_2 N_0 (颈段或胸段食管癌距环咽肌＜5cm)		根治性同步放化疗 + 化疗 (2B 类)	食管切除术(必要时切喉)(2B 类)
cT_{1b}~cT_2 N_+ 或 cT_3~cT_{4a} 任何 N (胸段食管癌)	新辅助同步放化疗[f,i,k,l] 或新辅助化疗[f,j] + 食管切除术[b,c,d,e,f] (1A 类)		优先推荐参加临床研究[m] 放化疗后达临床肿瘤完全缓解(影像学完全缓解,且胃镜下观察及深咬活检的病理结果均未提示肿瘤残存),后续密切随访观察 + 挽救性手术[i,k,l,n](2B 类)
cT_{1b}~cT_2 N_+ 或 cT_3~cT_{4a} 任何 N (颈段或胸段食管癌距环咽肌＜5cm)		根治性同步放化疗 + 化疗 (2B 类)[c]	新辅助治疗 + 食管切除术 (必要时切喉)(2B 类)
可疑累及周围器官但未明确 cT_{4b} (胸段食管癌)	新辅助同步放化疗[g,i,k,l] (1A 类) 多学科团队讨论评价新辅助治疗后的手术可能性,如能做到根治性切除,可考虑手术治疗	新辅助化疗[b,c,d,e,f,j,m] (1B 类) 多学科团队讨论评价新辅助治疗后的手术可能性,如能做到根治性切除,可考虑手术治疗	
手术禁忌证或拒绝手术	见"2.1.5 不可切除局部晚期食管癌的治疗"部分		

食管胃交界部癌

临床分期(M_0)	Ⅰ级推荐	Ⅱ级推荐	Ⅲ级推荐
cT_{is}~cT_{1a} N_0	内镜下切除[a](2A 类)	食管胃部分切除术[b,c,d,e,f] (2B 类)	
cT_{1b}~cT_2 N_0	食管胃部分切除术[b,c,d,e,f](2A 类)		
cT_{1b}~cT_2 N_+ 或 cT_3~cT_{4a} N 任何	围术期化疗[f,j] + 食管胃部分切除术[b,c,d,e,f] (1A 类) 新辅助同步放化疗[f,i,k,l] + 食管胃部分切除术[b,c,d,e,f](1A 类)		
可疑累及周围器官但未明确 cT_{4b}	新辅助化疗[f,j](1A 类) 新辅助同步放化疗[g,i,k,l](1A 类) 多学科团队讨论评价新辅助治疗后的手术可能性,如能做到根治性切除,可考虑手术治疗		
手术禁忌证或拒绝手术	见"2.1.5 不可切除局部晚期食管癌的治疗"部分		

【注释】

a T_{1a}:定义为肿瘤侵犯黏膜固有层或黏膜肌层,通常选择内镜下切除(ER)。对 T_{is} 和 T_{1a},内镜治疗前需结合病变范围(环周程度)、长度、肿瘤分化程度、有无脉管侵犯、有无可疑淋巴结等综合评估;或在有经验的治疗中心行食管切除术。初诊 cT_{1b} 或 ER 后病理提示 pT_{1b} 时,需手术切除治疗,拒绝手术或不耐受手术者可行同步放化疗或单纯放疗[1-2]。JCOG0502/0508 研究显示 $cT_{1b}N_0$ 行根治性放化疗或 ER 后 $pT_{1b}N_0$ 或 pT_{1a} 伴有脉管瘤栓的患者行辅助放化疗,5 年生存率 85%~90%。

b 可切除的食管或食管胃交界癌:侵犯黏膜下层(T_{1b})或更深的肿瘤通常选择手术治疗;虽然多个、多站淋巴结转移是手术的相对禁忌证,当有区域淋巴结转移(N_+),T_1~T_3 肿瘤也可以切除,此时需要考虑患者的年龄和身体状况等因素;T_{4a} 肿瘤累及胸膜、心包或膈膜是可切除的。

c 不可切除的食管或食管胃交界癌:T_{4b} 肿瘤累及心脏、大血管、气管、椎体或邻近腹腔器官(包括肝脏、胰腺和脾脏)是不可切除的;肿瘤位于食管胃交界伴锁骨上淋巴结转移的患者应考虑为不可切除;伴有远处转移(包括非区域淋巴结及Ⅳ期)患者考虑为不可切除。颈段或胸段食管癌距环咽肌<5cm 首选根治性同步放化疗,放疗后可考虑巩固化疗[3-4]。

d 可选的手术方式:McKeown 术式(经腹 + 经右胸 + 颈部吻合术),Ivor Lewis 术式(经腹 + 经右胸手术),微创 McKeown 术式,微创 Ivor Lewis 术式,纵隔镜 + 腹腔镜下食管部分切除 + 食管 - 胃(或结肠或空肠)颈部吻合术(经腹 + 颈部手术),机器人辅助微创 McKeown/Ivor Lewis 术式,左胸或胸腹联合切口食管部分切除和食管 - 胃(或结肠或空肠)胸部 / 颈部吻合术。食管胃交界部癌的治疗参考注释 e。可采用替代器官:胃(首选)、结肠、空肠。

e 可采用的淋巴结清扫[5-6]:颈部经分期检查评估后无可疑肿大淋巴结,胸中下段食管癌建议行胸腹完全二野淋巴结清扫(标准胸腹二野 + 上纵隔,特别是双侧喉返神经链淋巴结),颈部有可疑肿大淋巴结或胸上段食管癌患者,推荐颈胸腹三野淋巴结清扫(双下颈及锁骨上 + 上述完全二野淋巴结)。对于食管胃交界部癌,Siewert Ⅰ型建议参照食管癌治疗;Siewert Ⅲ型建议参照胃癌治疗;Siewert Ⅱ型治疗争议较大,目前更多是由胸外科和胃肠外科医生的习惯和对每种术式的熟练程度决定。术前未接受过新辅助治疗的患者行食管癌或食管胃交界部癌切除术时,应该清扫至少 15 个淋巴结以得到充分的淋巴结分期。

f 对于局部晚期食管癌,有条件的医院建议术前行新辅助治疗,食管胃交界部腺癌围术期化疗证据也很充分。研究证实,对于可切除食管癌,术前新辅助治疗联合手术的治疗模式较单纯手术可获得明显生存获益[7-9]。而术前同步放化疗与术前化疗孰优孰劣尚无定论,虽然绝大部分研究认为术前放化疗较术前单纯化疗可提高局部区域控制率和根治性手术切除率,但二者长期生存并无明显差异[7,10]。新辅助治疗后建议的手术时机是在患者身体条件允许情况下,放化疗结束后 4~8 周,化疗结束后 3~6 周。对于拒绝手术或者不能耐受手术者,可以选择根治性同步放化疗、单纯放疗等。

g 对于边缘可切除食管癌或交界部癌(可疑累及周围器官但未明确 cT_{4b}),建议先行新辅助治疗,治疗后进行肿瘤的二次评估,可根治性切除者手术治疗,不能切除者继续完成根治性同步放化疗。

h 研究证实,同步放化疗在肿瘤降期、R0 切除率和病理缓解率等方面疗效优于单纯放疗[11-12]。因此,仅在患者无法耐受同步放化疗时选择单纯放疗方案。病理类型为腺癌的患者,放疗前或放疗后建议加入化疗。

i 同步化疗方案:紫杉醇 + 卡铂(1A 类)[8],顺铂 +5-FU 或卡培他滨(1A 类)或替吉奥(2B 类)[12-13],长春瑞滨 + 顺铂(1A 类)[15],紫杉醇 + 顺铂[16],奥沙利铂 +5-FU 或卡培他滨或替吉奥(2B 类证据,推荐腺癌)[17-18],紫杉醇 +5-FU 或卡培他滨或替吉奥(2B 类)[19-20]。或老年患者可考虑单药卡培他滨或替吉奥(2B 类)[21-22]。

j 化疗方案:详见 2.1.4 常用围术期化疗方案。

k 术前放疗剂量:DT 40~45Gy,目前两个Ⅲ期前瞻性研究采用 40~41.4Gy[8,14];潜在可切除术前转化放疗剂量可以提高到 50Gy;根治性同步放化疗剂量:DT 50~60Gy,目前两个大型Ⅲ期研究结果证实,50Gy 的疗效和 60Gy 相似,而 60Gy 可能带来更多副反应发生,如放射性肺炎[23-24]。根治性单纯放疗剂量:DT 60~70Gy。有计划行挽救性手术的患者放疗剂量不超过 50~50.4Gy。放疗每日 1 次,每周 5 次。有条件的医院也可采用同步加量技术。

l 放疗:有条件的医院推荐采用调强放疗技术。相较于既往的二维或三维放疗技术,调强放疗在靶区剂量分布和正常组织、器官保护等方面均表现优异,可改善总生存,降低放疗相关不良反应[25]。初步研究结果提示质子放疗的毒性和术后并发症方面比光子调强放疗有所降低[26]。术前或者根治性靶区可参照《食管癌放射治疗靶区勾画》[27]《消化系统肿瘤放疗规范和靶区定义》[28]。

m 对于经外科评估可切除的局部进展期食管癌,新辅助免疫治疗虽然在一些Ⅰ期和Ⅱ期临床研究中显示出安全性和初步疗效，但目前尚缺乏大型Ⅲ期随机对照研究证据[29-32]，故优先推荐参加临床研究。食管癌术前新辅助免疫治疗推荐与化疗的联合模式，周期数 2~4 周期。

- 初步研究显示，经新辅助放化疗后肿瘤达到临床完全缓解(cCR)，且胃镜下观察及深咬活检的病理结果均未提示肿瘤残存，后续可考虑密切随访观察。如出现局部复发，建议积极评估挽救性 ER 或挽救性食管癌切除术的可能。cCR 评价手段至少包括增强 CT 及胃镜深咬活检[33-35]。必要时可考虑结合 PET-CT+/–MRI 评价肿瘤疗效。

2.1.3 术后辅助治疗

手术情况	分层		Ⅰ级推荐	Ⅱ级推荐	Ⅲ级推荐
R0 切除(新辅助治疗后)	$ypT_{0\sim4a}N_0M_0$	接受过新辅助同步放化疗	纳武利尤单抗辅助治疗(1A 类)		
		接受过新辅助化疗	观察 辅助化疗(腺癌，1A 类)		辅助放疗(3 类) 辅助化疗 + 放疗(3 类)
	$ypT_{0\sim4a}N_+M_0$	接受过新辅助同步放化疗	纳武利尤单抗辅助治疗(1A 类)		辅助化疗(3 类)
		接受过新辅助化疗	辅助化疗(腺癌，1A 类)		辅助化疗(鳞癌，3 类) 辅助放疗(3 类) 辅助化疗 + 放疗(3 类)
R0 切除(未接受新辅助治疗)	$pT_{1\sim3}N_0M_0$		观察(鳞癌、$pT_{1\sim2}$ 腺癌) 辅助化疗(pT_3 腺癌，1A 类)		
	$pT_{4a}N_0M_0$		参加临床研究(鳞癌) 辅助化疗(腺癌，1A 类)		辅助放疗(鳞癌，2B 类) 辅助化疗(鳞癌，3 类) 辅助化疗 + 放疗(鳞癌，2B 类)
	$pT_{1\sim4a}N_+M_0$		参加临床研究(鳞癌) 辅助化疗(腺癌，1A 类)	辅助放疗(鳞癌，2B 类) 辅助化疗(鳞癌，2B 类) 辅助化疗 + 放疗(鳞癌，2B 类)	
R1/R2 切除(包括环周切缘阳性，任何 T/N 分期，M_0)	接受过新辅助放化疗			观察，直至肿瘤进展(2B 类) 最佳支持治疗 / 对症处理(2A 类)	化疗(3 类)
	未接受新辅助放化疗		同步放化疗(1A 类)	化疗 + 放疗(不能耐受同步放化疗，2B 类)	化疗(不适宜放疗)(3 类)

【注释】

R0：切缘无癌残留；R1：显微镜下才可见的切缘残留癌；R2：在原发灶或区域淋巴结部位大体就可见的切缘残留癌(不适用于手术探查时未切除的转移灶)。

术后辅助放疗可提高有淋巴结转移患者的生存率[1-3]，而回顾性研究表明术后辅助同步放化疗比术后辅助放疗更能提高生存获益[4-6]。对于无淋巴结转移的 $pT_{2\sim3}N_0M_0$ 患者，有研究表明应用较好的适形放疗技术进行术后放疗可能提高总生存率和无病生存率[7]。但目前还没有大型随机对照研究进一步证实以上结论。食管和食管胃交界部腺癌推荐术后辅助化疗[8]，但如果病理检查为鳞癌，有研究表明辅助化疗可延长无病生存期，但对总生存期无明显影响[9-10]。根据 CheckMate-577 研究结果，局部进展期食管或食管胃交界癌经新辅助同步放化疗联合 R0 切除后，病理学评估有肿瘤残存（非 pCR）的患者接受术后辅助纳武利尤单抗治疗 1 年，可显著延长无病生存[11]。

食管癌术后靶区勾画参见《食管癌放射治疗靶区勾画》[12]。残胃位于食管床（术后放疗照射野）的患者，因残胃对放疗耐受性差，除肿瘤有明显残留（R1/2 切除）外，不建议积极的术后预防放疗。当残胃位于左侧或右侧胸腔内，且符合术后放疗适应证时，可行纵隔淋巴结引流区的预防性放疗。需包括吻合口的情况：原发于颈段或上段食管癌，上切缘阳性或切缘距肿瘤 ≤ 3cm。放疗剂量：

R0 术后，95% PTV（50~56Gy）/（1.8~2.0Gy），每日 1 次，每周 5 次。R1/2 术后：95% PTV 50Gy/（1.8~2.0Gy），序贯 95% PGTV（10~14Gy）/（1.8~2.0Gy），每日 1 次，每周 5 次。有条件的医院也可采用同步加量技术。

2.1.4 常用围术期药物治疗方案

（1）围术期化疗方案：奥沙利铂 + 氟尿嘧啶类[1-3]（腺癌）；奥沙利铂 + 氟尿嘧啶 + 亚叶酸钙 + 多西他赛（FLOT）[4]（腺癌）；顺铂 + 氟尿嘧啶[5]

奥沙利铂 + 氟尿嘧啶类方案[1-3]

奥沙利铂 85mg/m^2 静脉滴注 d1
LV 400mg/m^2 静脉滴注 d1
5-FU 400mg/m^2 静脉推注 d1，然后 1 200mg/m^2 × 2 天，持续静脉输注（总量 2 400mg/m^2，46~ 48 小时）
每 2 周重复

奥沙利铂 85mg/m^2 静脉滴注 d1
LV 200mg/m^2 静脉滴注 d1
5-FU 2 600mg/m^2 24 小时持续静脉输注 d1
每 2 周重复

奥沙利铂 130mg/m^2 静脉滴注 d1
卡培他滨 1 000mg/m^2 口服 b.i.d. d1~14
每 3 周重复

奥沙利铂 + 氟尿嘧啶 + 亚叶酸钙 + 多西他赛（FLOT）方案[4]

奥沙利铂 85mg/m^2 静脉滴注 d1
5-FU 2 600mg/m^2 24 小时持续静脉输注 d1
LV 200mg/m^2 静脉滴注 d1
多西他赛 50mg/m^2 静脉滴注 d1
每 2 周重复，术前 4 个周期 + 术后 4 个周期，共 8 个周期

顺铂 + 氟尿嘧啶方案[5]

顺铂 100mg/m^2 静脉滴注 d1
5-FU 800mg/m^2 每日持续静脉输注 d1~5
每 28 天重复，术前 2~3 个周期 + 术后 3~4 个周期

（2）术前化疗方案：

顺铂 + 氟尿嘧啶[6]

顺铂 80mg/m^2 静脉滴注 d1
5-FU 1 000mg/m^2 每日持续静脉输注 d1~4
每 3 周重复，术前 2 个周期

顺铂＋氟尿嘧啶＋多西他赛（鳞癌）[7]
顺铂 70mg/m^2 静脉滴注 d1
5-FU 750mg/m^2 每日持续静脉输注 d1~5
多西他赛 70mg/m^2 静脉滴注 d1
每 3 周重复，术前 3 个周期

顺铂＋紫杉醇（鳞癌）[8]
顺铂 50mg/m^2 静脉滴注 d1
紫杉醇 150mg/m^2 静脉滴注 d1
每 2 周重复

（3）术后治疗方案：
纳武利尤单抗（仅对术前接受过新辅助同步放化疗后达 R0 切除，并有病理证实的残存病灶，即术后分期 ≥ ypT_1 或 ≥ ypN_1）[9]
纳武利尤单抗 240mg 静脉滴注，d1
每 2 周重复，治疗 16 周
然后，纳武利尤单抗 480mg 静脉滴注，d1
每 4 周重复
总治疗时长不超过 1 年

奥沙利铂＋卡培他滨（腺癌）[10]
奥沙利铂 130mg/m^2 静脉滴注 d1
卡培他滨 1 000mg/m^2 口服，每日 2 次 d1~14
每 3 周重复

顺铂＋紫杉醇（鳞癌）[11]
顺铂 50mg/m^2 静脉滴注 d1
紫杉醇 150mg/m^2 静脉滴注 d1
每 2 周重复

2.1.5 不可切除局部晚期食管癌的治疗

临床分期	分层	Ⅰ级推荐	Ⅱ级推荐	Ⅲ级推荐
$cT_{1b\sim4b}N_0M_0$，$cT_{1\sim4b}N_+M_0$（包括不可切除或有手术禁忌证或拒绝手术）	PS=0~1	根治性同步放化疗 a,b,e,g,h（1A 类） 系统性药物治疗＋放疗 b,c,e,f,g（2A 类） 系统性药物治疗 f	根治性放疗 b,g （不能耐受同步放化疗） （2A 类）	
	PS=2	最佳支持治疗 / 对症处理（2A 类） 可通过营养支持、内置支架等方法改善营养状况，缓解出血、梗阻或疼痛等症状，待一般状况好转后考虑综合治疗	系统性药物治疗 f（2B 类） 姑息性放疗 d,g（2B 类）	

【注释】

食管癌放疗患者营养不良发生率高，严重影响治疗效果和不良反应。推荐所有食管癌放化疗患者在入院后行营养风险筛查、营养状况评估和综合测定。营养风险筛查推荐采用 NRS 2002 量表。营养评估推荐采用 PG-SGA 量表。营养综合测定包括应激程度、炎症反应、能耗水平、代谢状况、器官功能、人体组成、心理状况等方面。对于评估后存在营养不良风险或营养不良的患者，建议给予规范化营养治疗[1-2]。

放疗前梗阻严重不能进食，营养状况差，有严重的低蛋白血症或贫血，肿瘤溃疡深大有穿孔或大出血风险者，建议先行营养管置入、胃造瘘、抗炎、抑酸、止血、止痛等对症支持治疗（建议 2~4 周，时间过长肿瘤可能进展明显），待患者一般状况改善后，可考虑再行放、化疗。若无改善，则继续最佳支持治疗。食管支架植入会增加肿瘤大出血的风险，建议仅用于预计无长期生存可能的患者，用于缓解临时的进食困难。

a 对于肿瘤不可切除，如气管、大血管、喉返神经受侵等，可行根治性同步放化疗，但需要高度警惕穿孔、出血的可能。腺癌可考虑在放疗前 / 后进行周期性化疗。meta 分析显示同步放化疗在疗效方面比单纯化疗有优势，特别是对病理类型为鳞癌的患者[3-4]。根治性同步放化疗后的巩固化疗是否获益，目前没有高级别证据，对于身体状况较好、淋巴结转移多、分期较晚、低分化的患者，建议巩固化疗。

b 局部晚期食管癌根治性同步放化疗联合尼妥珠单抗对比同步放化疗的随机对照研究的中期分析结果显示，加入尼妥珠单抗后 cCR 及肿瘤反应率（ORR）显著提高，并且未增加不良反应；但总生存是否获益还需要长期随访结果[5]。

c 化疗后的序贯放疗，是否再合并同步化疗，需由放疗科医生综合患者身体状况和放疗照射范围大小进行综合评估。因化疗后的患者对同步放化疗的耐受性变差，因此可考虑单纯放疗或者放疗联合单一药物化疗。

d 放疗可作为缓解晚期食管癌患者临床症状的有效手段，如减少出血、缓解疼痛、吞咽困难等，起到提高生活质量、改善营养状况的作用。对于食管鳞癌患者，放疗的加入还可以改善患者的生存[6]。另外，一些高龄、心肺功能差或合并多发基础疾病而无法手术治疗者，也建议放疗或放化疗综合治疗。

e 同步化疗方案：详见“可切除食管癌的治疗”注释“i”。

f 治疗方案及各方案的推荐级别详见 2.2.1 远处转移性食管及食管胃交界部癌的治疗原则和 2.2.3 常用转移性 / 复发食管及食管胃交界部癌药物治疗方案。

g 放疗：有条件的医院推荐采用调强放疗技术。靶区可参照《食管癌放射治疗靶区勾画》[7]《消化系统肿瘤放疗规范和靶区定义》[8]。

h 不可手术食管癌的同步放化疗联合免疫治疗的Ⅲ期研究（如 Keynote975、Rationale311、KUNLUN 等）[9-11]正在进行中，尚缺乏充分的循证医学证据，因此推荐在临床研究范畴内开展。小样本研究初步显示放化疗联合免疫治疗在不可手术食管癌中的安全性及疗效较好[12]。

2.2 转移性 / 复发食管及食管胃交界部癌的治疗原则

2.2.1 远处转移性食管及食管胃交界部癌的治疗原则

一线治疗

分层		Ⅰ级推荐	Ⅱ级推荐	Ⅲ级推荐
HER-2 阳性腺癌	PS=0~2	曲妥珠单抗联合顺铂 + 5-FU/ 卡培他滨（1A 类）	曲妥珠单抗 + 帕博利珠单抗 + 顺铂或奥沙利铂 + 氟尿嘧啶类 （1A 类）	曲妥珠单抗联合其他一线化疗方案 （2B 类）
HER-2 阴性腺癌		帕博利珠单抗 + 顺铂 + 氟尿嘧啶类（5-FU 或卡培他滨）（1A 类） 纳武利尤单抗 + 奥沙利铂 + 氟尿嘧啶类（5-FU 或卡培他滨）（PD-L1 表达 CPS ≥5，1A 类）a 信迪利单抗 + 奥沙利铂 + 卡培他滨（PD-L1 CPS ≥ 5，1A 类）b 替雷利珠单抗 + 奥沙利铂 + 卡培他滨，或替雷利珠单抗 + 顺铂 +5-FU（PD-L1 表达阳性，1A 类）c 顺铂 + 氟尿嘧啶（1A 类） 奥沙利铂 + 氟尿嘧啶（1A 类） 顺铂或奥沙利铂 + 氟尿嘧啶类 + 多西他赛（适用于 PS 评分良好、可配合定期行不良反应评估的患者，1A 类）	纳武利尤单抗 + 奥沙利铂 + 氟尿嘧啶类（5-FU 或卡培他滨）（PD-L1 表达 CPS<5 或未进行 PD-L1 表达检测，1A 类）a 信迪利单抗 + 奥沙利铂 + 卡培他滨（CPS<5 或未进行 PD-L1 表达检测，1A 类）b 伊立替康 + 氟尿嘧啶类 （2A 类） 氟尿嘧啶类或紫杉类单药 （2A 类）	

续表

分层		Ⅰ级推荐	Ⅱ级推荐	Ⅲ级推荐
鳞癌	PS=0~2	帕博利珠单抗＋顺铂＋氟尿嘧啶类（5-FU 或卡培他滨）（1A 类） 卡瑞利珠单抗＋顺铂＋紫杉醇（1A 类） 顺铂＋氟尿嘧啶（2A 类） 纳武利尤单抗＋顺铂＋氟尿嘧啶（1A 类） 特瑞普利单抗＋顺铂＋紫杉醇（1A 类） 信迪利单抗＋顺铂＋紫杉醇 /5-FU（1A 类） 斯鲁利单抗＋顺铂＋5-FU（PD-L1 CPS ≥ 1，1A 类） 替雷利珠单抗＋顺铂＋紫杉醇，或替雷利珠单抗＋顺铂＋5-FU/ 卡培他滨（1A 类）	纳武利尤单抗＋伊匹木单抗（适用于存在化疗禁忌或拒绝化疗，且 PD-L1 CPS ≥ 1 的患者，1A 类） 铂类＋紫杉类（3 类） 顺铂＋长春瑞滨（3 类）	顺铂＋白蛋白结合型紫杉醇（3 类） 卡瑞利珠单抗＋阿帕替尼＋奈达铂＋紫杉醇脂质体（3 类） 安罗替尼＋顺铂＋紫杉醇（3 类）[d]
腺癌及鳞癌	PS ≥ 3	最佳支持治疗 / 对症处理（2A 类） 参加临床研究		

【注释】

a 在 CHECKMATE-649 研究中，纳武利尤单抗联合化疗对比单纯化疗显著延长了 PD-L1 CPS ≥ 5 的患者的 OS 和 PFS，达到了研究的两项主要终点，对于 PD-L1 CPS ≥ 5 的患者，纳武利尤单抗联合化疗作为Ⅰ类推荐；在 CHECKMATE-649 研究中，纳武利尤单抗联合化疗在所有随机人群中也显示出具有显著统计学意义的 OS 获益。NMPA 因此批准纳武利尤单抗联合含氟尿嘧啶和铂类药物的化疗方案用于一线治疗晚期或转移性胃癌、胃食管交界部癌或食管腺癌。综合考虑该研究中 CPS<5 亚组的生存结果和目前所获批的适应证，在 CPS<5 或 PD-L1 表达水平未知的人群中，该方案列为Ⅱ级推荐。

b ORIENT-16 研究评价了信迪利单抗联合化疗对比安慰剂联合化疗用于晚期胃或食管胃交界部腺癌患者一线治疗的疗效，主要研究终点为 PD-L1 CPS ≥ 5 的患者及所有随机人群的 OS。结果显示，与安慰剂联合化疗相比，信迪利单抗联合化疗组在 CPS ≥ 5 的患者和所有随机患者中均显著延长了 OS。基于该结果，NMPA 已批准信迪利单抗联合化疗用于一线治疗不可切除的局部晚期、复发性或转移性胃 / 食管胃交界部腺癌。CPS<5 亚组的生存获益不明确，因此在 CPS<5 或 PD-L1 表达水平未知的人群中，该方案列为Ⅱ级推荐。

c RATIONALE 305 研究中 PD-L1 表达阳性的标准：使用 SP263 抗体检测，Tumor Area Positivity（TAP）≥ 5%。

d 有出血风险的患者除外。

二线及以上治疗

分层	Ⅰ级推荐	Ⅱ级推荐	Ⅲ级推荐
PS=0~2	卡瑞利珠单抗（鳞癌，既往未接受免疫检查点抑制剂治疗，1A 类） 帕博利珠单抗（鳞癌，既往未接受免疫检查点抑制剂治疗，PD-L1 CPS ≥ 10，1A 类） 纳武利尤单抗（鳞癌，既往未接受免疫检查点抑制剂治疗，1A 类） 替雷利珠单抗（鳞癌，既往未接受免疫检查点抑制剂治疗，1A 类） 伊立替康＋替吉奥（鳞癌，2A 类） 多西他赛单药（腺癌，1A 类） 紫杉醇单药（腺癌，1A 类）	安罗替尼[a]（鳞癌，2A 类） 多西他赛单药（鳞癌，3 类） 紫杉醇单药（鳞癌，3 类） 伊立替康单药（鳞癌，3 类） 阿帕替尼（腺癌，三线及以上，1A 类；鳞癌，3 类） 维迪西妥单抗（HER-2 阳性腺癌，三线及以上，3 类）[b]	白蛋白结合型紫杉醇单药（鳞癌，3 类） 卡瑞利珠单抗＋阿帕替尼（鳞癌，3 类）

续表

分层	Ⅰ级推荐	Ⅱ级推荐	Ⅲ级推荐
PS=0~2	伊立替康单药(腺癌,1A 类) 紫杉醇 + 雷莫西尤单抗(腺癌,1A 类) 伊立替康 + 氟尿嘧啶(腺癌,2A 类) 曲妥珠单抗 + 紫杉醇(HER-2 阳性腺癌,铂类治疗失败且既往未接受过曲妥珠单抗,2A 类) 纳武利尤单抗(腺癌,三线及以上且既往未接受免疫检查点抑制剂治疗,1A 类)		
PS ≥ 3	最佳支持治疗 / 对症处理(2A 类) 参加临床研究		

【注释】

a 有出血风险的患者除外。

b 维迪西妥单抗用于至少接受过 2 种系统化疗的 HER-2 过表达局部晚期或转移性胃及胃食管交界部癌患者的临床研究虽为 2 期单臂设计,为 3 类证据,但考虑到 NMPA 已批准相应适应证,且该类患者的治疗选择非常有限,因此列为Ⅱ级推荐。该研究的入组标准中对于 HER-2 过表达(阳性)的定义为:HER-2 免疫组化检查显示 2+ 或 3+。

2.2.2 局部区域复发食管及食管胃交界部癌的治疗

复发情况	分层一	分层二	Ⅰ级推荐	Ⅱ级推荐	Ⅲ级推荐
局部区域复发	可手术切除	复发部位未接受过放疗	根治性手术[a,b](2A 类)	同步放化疗[c,d](拒绝手术或有手术禁忌,2B 类) 系统性药物治疗[e] + 放疗(不能耐受同步放化疗,2B 类) 系统性药物治疗[e](2B 类)	放疗[d](不能耐受同步放化疗,3 类)
		复发部位接受过放疗	挽救性手术(1 类) 系统性药物治疗[e](2A 类)		
局部区域复发	不可手术切除	复发部位未接受过放疗		同步放化疗[c,d](2B 类) 系统性药物治疗[e] + 放疗(不能耐受同步放化疗,2B 类) 系统性药物治疗[e](2B 类)	放疗[d](不能耐受同步放化疗,3 类)
		复发部位接受过放疗	系统性药物治疗[e](2A 类)		

【注释】

a 手术适应证:①一般情况尚可,心肺功能尚能适应手术;②食管钡餐造影、气管镜检查、胸腹部 CT 及 MRI 检查,病变考虑有切除可能者;③如肿瘤外侵,切除困难,但经过放化疗后病变缩小,有切除可能者;④其他各项检查未发现明显远处转移病灶[1-2]。

b 再次手术的方法可采用沿原切口进胸,吻合部位可将原弓上吻合改为颈部吻合,原弓下吻合改为弓上吻合。可采用管道:结肠(首选)、胃、空肠[3-4]。

c 同步化疗方案:详见“可切除食管癌的治疗”注释“i”。放化疗联合免疫治疗在复发患者中的研究正在探索之中,尚缺乏充分的循证医学证据,因此推荐在临床研究范畴内开展[5]。

d 放疗:有条件的单位推荐采用调强放疗技术。

e 治疗方案及各方案的推荐级别详见 2.2.1 远处转移性食管及食管胃交界部癌的治疗原则和 2.2.3 常用转移性 / 复发食管及食管胃交界部癌药物治疗方案。

2.2.3 常用转移性/复发食管及食管胃交界部癌药物治疗方案

(1)一线治疗方案:对于 HER-2 过表达的腺癌,推荐使用曲妥珠单抗联合化疗治疗,也可考虑曲妥珠单抗联合帕博利珠单抗和化疗;对于鳞癌和 HER-2 阴性的腺癌,推荐使用免疫检查点抑制剂联合化疗治疗,若存在免疫检查点抑制剂禁忌或拒绝免疫检查点抑制剂治疗,可行单纯化疗。

曲妥珠单抗 + 化疗[1](HER-2 阳性腺癌,化疗可选择顺铂或奥沙利铂 + 氟尿嘧啶类):

三周方案:第一周期负荷剂量 8mg/kg 静脉滴注 d1;后续周期维持剂量 6mg/kg 静脉滴注 d1

两周方案:第一周期负荷剂量 6mg/kg 静脉滴注 d1;后续周期维持剂量 4mg/kg 静脉滴注 d1

曲妥珠单抗 + 帕博利珠单抗 + 化疗(HER-2 阳性腺癌)[2]

曲妥珠单抗 第一周期负荷剂量 8mg/kg 静脉滴注 d1;后续周期维持剂量 6mg/kg 静脉滴注 d1

帕博利珠单抗 200mg 静脉滴注 d1

顺铂 80mg/m^2 静脉滴注 d1

5-FU 800mg/m^2 每日持续静脉输注 d1~5

每 21 天重复

或

曲妥珠单抗 第一周期负荷剂量 8mg/kg 静脉滴注 d1;后续周期维持剂量 6mg/kg 静脉滴注 d1

帕博利珠单抗 200mg 静脉滴注 d1

奥沙利铂 130mg/m^2 静脉滴注 d1

卡培他滨 1 000mg/m^2 口服,每日 2 次,d1~14

每 21 天重复

帕博利珠单抗 + 顺铂 + 氟尿嘧啶[3]

帕博利珠单抗 200mg 静脉滴注,d1

顺铂 80mg/m^2 静脉滴注,d1

氟尿嘧啶 800mg/m^2,每日持续静脉输注 d1~5

每 21 天重复

纳武利尤单抗 + 奥沙利铂 + 氟尿嘧啶类[4](腺癌)

纳武利尤单抗 360mg 静脉滴注,d1

奥沙利铂 130mg/m^2 静脉滴注,d1

卡培他滨 1 000mg/m^2 口服,每日 2 次,d1~14

每 21 天重复

或

纳武利尤单抗 240mg 静脉滴注,d1

奥沙利铂 85mg/m^2 静脉滴注,d1

5-FU 400mg/m^2 静脉滴注,d1,然后 1 200mg/m^2 每日持续静脉输注,d1~2

LV 400mg/m^2 静脉滴注,d1

每 14 天重复

信迪利单抗 + 奥沙利铂 + 卡培他滨[5](腺癌)

信迪利单抗 3mg/kg(体重<60kg),200mg(体重 ≥ 60kg)静脉滴注,d1

奥沙利铂 130mg/m^2 静脉滴注,d1

卡培他滨 1 000mg/m^2 口服,每日 2 次,d1~14

每 21 天重复

替雷利珠单抗 + 奥沙利铂 + 卡培他滨,或替雷利珠单抗 + 顺铂 +5-FU[6](PD-L1 表达阳性腺癌)

替雷利珠单抗 200mg 静脉滴注,d1

奥沙利铂 130mg/m^2 静脉滴注，d1
卡培他滨 1 000mg/m^2 口服，每日 2 次，d1~14
每 21 天重复

或

替雷利珠单抗 200mg 静脉滴注，d1
顺铂 80mg/m^2 静脉滴注，d1
5-FU 800mg/m^2 每日持续静脉输注，d1~5
每 21 天重复

卡瑞利珠单抗 + 顺铂 + 紫杉醇[7](鳞癌)

卡瑞利珠单抗 200mg 静脉滴注，d1
顺铂 75mg/m^2 静脉滴注，d1
紫杉醇 175mg/m^2 静脉滴注，d1
每 21 天重复

纳武利尤单抗 + 顺铂 + 氟尿嘧啶类[8](鳞癌)

纳武利尤单抗 240mg，静脉滴注，d1
每 14 天重复，联合
顺铂 80mg/m^2 静脉滴注，d1
5-FU 800mg/m^2 每日持续静脉输注，d1~5
每 28 天重复

纳武利尤单抗 + 伊匹木单抗[8](鳞癌)

纳武利尤单抗 3mg/kg 静脉滴注，d1
每 14 天重复，联合

伊匹木单抗 1mg/kg 静脉滴注，d1
每 42 天重复

特瑞普利单抗 + 顺铂 + 紫杉醇[9](鳞癌)

特瑞普利单抗 240mg 静脉滴注，d1
顺铂 75mg/m^2 静脉滴注，d1
紫杉醇 175mg/m^2 静脉滴注，d1
每 21 天重复

信迪利单抗 + 顺铂 + 紫杉醇 /5-FU[10](鳞癌)

信迪利单抗 3mg/kg(体重<60kg)，200mg(体重 ≥ 60kg)静脉滴注，d1
顺铂 75mg/m^2 静脉滴注，d1
紫杉醇 175mg/m^2 静脉滴注，d1 或 5-FU 800mg/m^2 每日持续静脉输注，d1~5
每 21 天重复

斯鲁利单抗 + 顺铂 +5-FU[11](PD-L1 表达阳性鳞癌)

斯鲁利单抗 3mg/kg 静脉滴注，d1
顺铂 50mg/m^2 静脉滴注，d1
5-FU 1 200mg/m^2 每日持续静脉输注，d1~2
每 14 天重复

替雷利珠单抗 + 顺铂 + 紫杉醇，或替雷利珠单抗 + 顺铂 +5FU/ 卡培他滨[12]（鳞癌）

替雷利珠单抗 200mg 静脉滴注，d1
顺铂 60~80mg/m^2 静脉滴注，d1
紫杉醇 175mg/m^2 静脉滴注，d1
每 21 天重复

或

替雷利珠单抗 200mg 静脉滴注，d1
顺铂 60~80mg/m^2 静脉滴注，d1
5-FU 750~800mg/m^2 每日持续静脉输注，d1~5，或卡培他滨 1 000mg/m^2 口服，每日 2 次，d1~14
每 21 天重复

顺铂 + 氟尿嘧啶类[13-16]

顺铂 75~100mg/m^2 静脉滴注，d1
5-FU 750~1 000mg/m^2 每日持续静脉输注，d1~4
每 28 天重复

顺铂 50mg/m^2 静脉滴注，d1
5-FU 2 000mg/m^2 24 小时持续静脉输注，d1
LV 200mg/m^2 静脉滴注，d1
每 14 天重复

顺铂 80mg/m^2 静脉滴注，d1
卡培他滨 1 000mg/m^2 口服，每日 2 次，d1~14
每 21 天重复

奥沙利铂 + 氟尿嘧啶类[14,17-18]

奥沙利铂 +5-FU/CF：
奥沙利铂 85mg/m^2 静脉滴注，d1
LV 400mg/m^2 静脉滴注，d1
5-FU 400mg/m^2 静脉推注，d1，然后 1 200mg/m^2 24 小时持续静脉输注，d1~2
每 14 天重复

奥沙利铂 85mg/m^2 静脉滴注，d1
LV 200mg/m^2 静脉滴注，d1
5-FU 2 600mg/m^2 24 小时持续静脉输注，d1
每 14 天重复

奥沙利铂 130mg/m^2 静脉滴注，d1
卡培他滨 1 000mg/m^2 口服，每日 2 次，d1~14
每 21 天重复

铂类 +5-FU/CF+ 多西他赛[19-21]

顺铂 40mg/m^2 静脉滴注，d3
LV 400mg/m^2 静脉滴注，d1
5-FU 400mg/m^2 静脉推注，d1，然后 1 000mg/m^2 每日持续静脉输注，d1~2
多西他赛 40mg/m^2 静脉滴注，d1
每 14 天重复

奥沙利铂 85mg/m^2 静脉滴注，d1
5-FU 1 200mg/m^2 每日持续静脉输注，d1~2
多西他赛 50mg/m^2 静脉滴注，d1
每 14 天重复

卡铂 AUC=6 静脉滴注，d2
5-FU 1 200mg/m^2 每日持续静脉输注，d1~3
多西他赛 75mg/m^2 静脉滴注，d1
每 21 天重复

铂类 + 紫杉类[22-26]

顺铂 75mg/m^2 静脉滴注，d1
紫杉醇 175mg/m^2 静脉滴注，d1
每 21 天重复

卡铂 AUC=5 静脉滴注，d1
紫杉醇 200mg/m^2 静脉滴注，d1
每 21 天重复

顺铂 70~75mg/m^2 静脉滴注，d1
多西他赛 70~85mg/m^2 静脉滴注，d1
每 21 天重复

伊立替康 +5-FU[27-28]

伊立替康 180mg/m^2 静脉滴注，d1
LV 400mg/m^2 静脉滴注，d1
5-FU 400mg/m^2 静脉推注，d1，然后 2 000mg/m^2 每日持续静脉输注，d1~2
每 14 天重复

伊立替康 80mg/m^2 静脉滴注，d1
LV 500mg/m^2 静脉滴注，d1
5-FU 2 000mg/m^2 每日持续静脉输注，d1
每周重复，连续 6 周后停止 2 周

顺铂 + 长春瑞滨[29]

顺铂 80mg/m^2 静脉滴注，d1
长春瑞滨 25mg/m^2 静脉滴注，d1、d8
每 21 天重复

氟尿嘧啶单药[15,30-31]

LV 400mg/m^2 静脉滴注，d1
5-FU 400mg/m^2 静脉推注，d1，然后 1 200mg/m^2 每日持续静脉输注，d1~2
每 14 天重复

5-FU 800mg/m^2 每日持续静脉输注，d1~5
每 28 天重复

卡培他滨 1 000~1 250mg/m² 口服，每日 2 次，d1~14
每 21 天重复

紫杉类单药[32-35]
多西他赛 75~100mg/m²，静脉滴注，d1
每 21 天重复

紫杉醇 135~175mg/m²，静脉滴注，d1
每 21 天重复

紫杉醇 80mg/m² 静脉滴注，d1、d8、d15、d22
每 28 天重复

顺铂 + 白蛋白结合型紫杉醇[36]
顺铂 75mg/m² 静脉推注，d1
白蛋白结合型紫杉醇 125mg/m² 静脉滴注，d1、d8
每 21 天重复

卡瑞利珠单抗 + 阿帕替尼 + 奈达铂 + 紫杉醇脂质体[37]
卡瑞利珠单抗 200mg 静脉滴注，d1
阿帕替尼 250mg 口服，d1~3
奈达铂 50mg/m² 静脉滴注，d1
紫杉醇脂质体 150mg/m² 静脉滴注，d1
每 14 天重复

安罗替尼 + 顺铂 + 紫杉醇[38]
安罗替尼 10mg 口服，d1~14
顺铂 60~75mg/m² 静脉滴注，分 3 天（d1~3）
紫杉醇 135mg/m² 静脉滴注，d1
每 21 天重复

（2）二线及后续治疗方案：
卡瑞利珠单抗[39]（鳞癌）
200mg 静脉滴注，d1
每 14 天重复
帕博利珠单抗[40]（鳞癌，CPS ≥ 10）
200mg 静脉滴注，d1
每 21 天重复
或
400mg 静脉滴注，d1
每 42 天重复

纳武利尤单抗[41-42]（腺癌，三线或以上；鳞癌，二线或以上）
240mg 或 3mg/kg 静脉滴注，d1
每 14 天重复
或
480mg 静脉滴注，d1
每 28 天重复

食管癌

替雷利珠单抗[43](鳞癌)

200mg 静脉滴注，d1
每 21 天重复

紫杉醇 + 雷莫西尤单抗[44](腺癌)

紫杉醇 80mg/m^2 静脉滴注，d1、d8、d15、d22
雷莫西尤单抗 8mg/kg 静脉滴注，d1、d15
每 28 天重复

紫杉类[32-35]

多西他赛 75~100mg/m^2 静脉滴注，d1
每 21 天重复

紫杉醇 175mg/m^2 静脉滴注，d1
每 21 天重复

紫杉醇 80mg/m^2 静脉滴注，d1、d8、d15、d22
每 28 天重复

紫杉醇 80mg/m^2 静脉滴注，d1、d8、d15
每 28 天重复

伊立替康[45-48]

伊立替康 150~180mg/m^2 静脉滴注，d1
每 14 天重复

伊立替康 125mg/m^2 静脉滴注，d1、d8
每 21 天重复

伊立替康 + 氟尿嘧啶[46]

伊立替康 180mg/m^2 静脉滴注，d1
LV 400mg/m^2 静脉滴注，d1
5-FU 400mg 静脉推注，d1，然后 1 200mg/m^2 每日持续静脉输注，d1~2
每 14 天重复

伊立替康 + 替吉奥[49]

伊立替康 160mg/m^2 静脉滴注，d1
替吉奥 40~60mg 口服，每日 2 次，d1~10
每 14 天重复

维迪西妥单抗[50](HER-2 阳性腺癌，三线或以上)

维迪西妥单抗 2.5m/kg 静脉滴注，d1
每 14 天重复

安罗替尼[51]

安罗替尼 12mg/d 口服，d1~14
每 21 天重复

阿帕替尼[52-53]

阿帕替尼 250~500mg/d 口服连续服用

白蛋白结合型紫杉醇[54]

白蛋白结合型紫杉醇 100~150mg/m^2 静脉滴注，d1、d8
每 21 天重复

卡瑞利珠单抗＋阿帕替尼[55]

卡瑞利珠单抗 200mg 静脉滴注，d1
阿帕替尼 250mg 口服 q.d.
每 14 天重复

2.3 食管癌营养支持治疗

营养不良会严重影响食管癌患者对手术、放疗、化疗的耐受性。所有患者抗肿瘤治疗前均应进行营养风险筛查和营养状况评定。营养不良（6 个月内体重丢失＞10%、BMI＜18.5、PG-SGA≥9 分或无肝功能不全患者的血清白蛋白＜30g/L）患者，建议人工营养治疗。充足的营养摄入可以防止肌肉质量损失、调节炎症和免疫反应、优化血糖控制，并提供营养素，促进向合成代谢状态的转变[1]。在抗肿瘤治疗中应定期进行营养评估和营养干预，以提高患者对治疗的耐受性，提高生活质量，改善生存预后[2-3]。

因食管癌患者的肠道消化功能正常，因此首先推荐肠内营养，肠外营养仅作为肠内营养不足时的补充。肠内营养首选口服营养补充（ONS），其次为管饲（包括鼻饲或胃造瘘、肠造瘘）[4]。食管癌经口进食困难者，肠内营养应尽早通过管饲给予。每日能量需要按 25~30kcal/（kg·d）来估算，蛋白质摄入量为 1.5~2.0g/（kg·d）。适量补充谷氨酰胺，可减轻黏膜反应，促进黏膜修复[5]。

3 食管癌的随访[1-3]

食管癌的随访

目的 a,b		Ⅰ级推荐	Ⅱ级推荐	Ⅲ级推荐
Ⅰ期食管癌内镜术后	随访频率		内镜切除后第 1~2 年：每 3~6 个月复查一次；内镜切除术后 3~5 年：每 6~12 个月复查一次，若无残留复发，此后每年复查一次	
	随访内容	1. 病史及体格检查 2.（颈）胸、腹部增强 CT 扫描 d 3. 颈部超声 4. 内镜检查、碘染色及活检	超声内镜 PET/CT HER-2 检测	
食管癌 R0 切除术后 / 食管癌放化疗后	随访频率		术后 / 放化疗后第 1~2 年：每 3~6 个月复查一次；第 3~5 年：每 6 个月复查一次；第 5 年后每年复查一次	
	随访内容	1. 病史及体格检查 2. 上消化道造影 c 3.（颈）胸、腹部增强 CT 扫描 d 4. 颈部超声 5. 内镜检查 e	（颈）胸腹部平扫 CT 扫描 d 颈部超声 腹部超声	PET/CT f

【注释】

a　随访 / 监测的主要目的是发现还可以接受潜在根治为目的的治疗的转移复发，尚无高级别循证医学证据推荐最佳的随访/监测策略。

b 如果患者身体状况不允许接受复发后的抗肿瘤治疗,则不主张对患者进行常规肿瘤随访/监测。

c 上消化道造影,术后可不作为常规,推荐用于有相关症状的患者,应包括残端食管及胸、胃。如果发现残端食管新发病变、吻合口狭窄(或充盈缺损),需要进行内镜检查。食管造影包括下咽及全段食管,如果发现食管病变复发,需要进行内镜检查。

d 应该使用静脉注射和口服对比增强。颈段或胸段食管癌距环咽肌<5cm应行颈部/胸部/腹部CT。如果(颈部)胸部/腹腔CT不能完成,或患者有CT静脉造影的禁忌证,可以考虑(颈部)胸部/腹腔平扫CT、颈部及腹部超声。

e 内镜检查:对于术后患者,如果有症状或其他检查发现可疑吻合口或胸、胃复发,可再行内镜检查,明确诊断;对于未行手术的患者,可每年复查一次内镜。

f 不推荐PET/CT作为食管癌随访的常规检查手段。

中国临床肿瘤学会(CSCO)
胃癌诊疗指南 2023

组　长 李　进　徐瑞华　沈　琳

副组长(以姓氏汉语拼音为序)

金　晶　梁　寒　梁　军　刘宝瑞　袁响林　张艳桥　周志伟

专家组成员(以姓氏汉语拼音为序)(* 为执笔人)

毕　锋　四川大学华西医院肿瘤内科
蔡木炎* 中山大学肿瘤防治中心病理科
季加孚　北京大学肿瘤医院胃肠肿瘤外科
金　晶　中国医学科学院肿瘤医院深圳医院放射治疗科
李　进　同济大学附属东方医院肿瘤内科
李国新　南方医科大学南方医院普通外科
李元方* 中山大学肿瘤防治中心胃外科
梁　寒　天津医科大学肿瘤医院胃部肿瘤科
林榕波* 福建医科大学附属肿瘤医院腹部肿瘤内科
刘　浩* 南方医科大学南方医院普通外科
刘天舒　复旦大学附属中山医院肿瘤内科
邱　红* 华中科技大学同济医学院附属同济医院肿瘤科
邱妙珍* 中山大学肿瘤防治中心内科
曲秀娟* 中国医科大学附属第一医院肿瘤内科
饶圣祥　复旦大学附属中山医院放射诊断科
沈　琳　北京大学肿瘤医院消化肿瘤内科
盛伟琪　复旦大学附属肿瘤医院病理科
孙凌宇* 哈尔滨医科大学附属第四医院肿瘤外科
唐　磊* 北京大学肿瘤医院医学影像科
王　畅* 吉林大学白求恩第一医院肿瘤中心肿瘤科
王风华* 中山大学肿瘤防治中心内科
吴　齐* 北京大学肿瘤医院内镜中心
辛　彦　中国医科大学附属第一医院胃肠肿瘤病理研究室
徐惠绵　中国医科大学附属第一医院胃肠肿瘤外科
应杰儿* 浙江省肿瘤医院肝胆胰胃内科
袁响林　华中科技大学同济医学院附属同济医院肿瘤科
张　俊* 上海交通大学医学院附属瑞金医院肿瘤科
张小田* 北京大学肿瘤医院消化肿瘤内科
张艳桥　哈尔滨医科大学附属肿瘤医院肿瘤内科
张玉晶* 中山大学肿瘤防治中心放疗科
周爱萍　中国医学科学院肿瘤医院内科
周志伟　中山大学肿瘤防治中心胃外科

秘书组

王风华　中山大学肿瘤防治中心肿瘤内科
张小田　北京大学肿瘤医院消化肿瘤内科
关文龙　中山大学肿瘤防治中心肿瘤内科

1 胃癌诊断

1.1 诊断基本原则

胃癌治疗前基本诊断手段主要包括内镜和影像学检查，用于胃癌的定性诊断、定位诊断和分期诊断。其他还包括体格检查、实验室检查、内镜（超声内镜和细针穿刺）、转移灶活检，以及诊断性腹腔镜探查和腹腔灌洗液评价。

胸腹盆部 CT 检查是治疗前分期的基本手段，MRI、腹腔镜探查及 PET 分别作为 CT 疑诊肝转移、腹膜转移及全身转移时的备选手段。影像学报告应提供涉及 cTNM 分期的征象描述，并给出分期意见。

内镜活检组织病理学诊断是胃癌确诊和治疗的依据。胃癌术后系统组织病理学诊断（pTNM 分期）为明确胃癌的组织学类型、全面评估胃癌病情进展、判断患者预后、制订有针对性的个体化治疗方案提供必要的组织病理学依据。目前以肿瘤组织 HER2 表达状态为依据的胃癌分子分型是选择抗 HER2 靶向药物治疗的依据，所有经病理诊断证实为胃或食管胃结合部腺癌的病例均有必要进行 HER2 检测。推荐胃癌组织中评估 MSI/dMMR 状态。二代测序（NGS）和液体活检等在胃癌的应用处在探索和数据积累阶段。

1.2 影像内镜诊断

目的	Ⅰ级推荐	Ⅱ级推荐	Ⅲ级推荐
定性诊断	胃镜 + 活检（1A 类）	细胞学 a（2A 类）	
定位诊断	胃镜（1A 类） 腹部增强 CT（1A 类）	腹部 MRI（2A 类）	X 线气钡双对比造影（2B 类）
分期诊断	腹部和盆腔增强 CT b（1B 类） 胸部 CT c（1B 类） 内镜超声 d（1A 类）	腹部 MRI e（2A 类） PET/CT（2A 类） 诊断性腹腔镜探查和腹腔灌洗液评价 f（1B 类）	
放化疗或靶向治疗疗效评价	腹部和盆腔增强 CT g（1A 类）	胃镜（2A 类） PET/CT（1B 类） 腹部 MRI（2A 类）	功能影像学检查 h（3 类）

【注释】

a 胃镜反复活检无法确定病理诊断时，腹水 / 胸腔积液细胞学检测或转移灶的病理学检测可作为定性诊断依据。

b 通过低张、气 / 水充盈等手段保证胃腔的充分充盈扩张[1-2]，多期增强扫描[1]，结合多平面重组图像进行诊断[1-3]。不建议腹部 CT 平扫检查，如有 CT 增强扫描禁忌，建议 MRI 或 EUS。通过影像组学技术辅助医师的主观评判，有潜力提高分期水平[4-5]。

c 胸部 CT 较 X 线平片可更好地检出和显示肺部转移灶[3]。食管胃结合部癌需要判断范围及纵隔淋巴结转移情况时，应行胸部 CT 增强扫描。

d 推荐有条件的中心开展内镜超声检查。AJCC/UICC 第 8 版分期中 EUS 为 cT 分期的推荐手段[2]。第 8 版 AJCC/UICC 提出了胃癌、食管癌 / 食管胃结合部癌的临床分期，并推荐 EUS 为首选分期工具。内镜超声检查不仅可直接观察病变本身，超声探头下胃壁可显示为与解剖学相对应的层次，肿瘤主要表现为不均匀低回声区伴随相应胃壁结构层次的破坏。同时，EUS 可探及胃周肿大淋巴结及部分肝脏及腹腔的转移，有助于胃癌的诊断、临床分期及新辅助治疗效果评估。meta 分析显示，EUS 在区分 T_1/T_2 与 T_3/T_4 的敏感性和特异性分别为 0.86 和 0.90，区分 T_1 与 T_2 的敏感性和特异性分别为 0.85 和 0.90，区分 T_{1a} 和 T_{1b} 的敏感性和特异性分别为 0.87 和 0.75[6]。

e 临床或 CT 怀疑肝转移时，建议首选肝脏 MRI 平扫 + 增强检查，根据临床需要可采用肝细胞特异性造影剂[7]。

f 诊断性腹腔镜探查和腹腔灌洗液评价推荐作为 CT 怀疑腹膜转移时进一步检查的手段，腹腔灌洗使用约 200ml 生理盐水灌注至腹腔不同象限，并应回收大于 50ml 的灌洗液进行细胞学检查[2]。

g 根据 RECIST 1.1 标准[8]，肝、肺或腹膜转移结节长径 ≥ 1cm 或淋巴结短径 ≥ 1.5cm 作为靶病灶。原发灶厚度可作为疗效评价时的参考，但不作为靶病灶考量[9]。免疫治疗的疗效评价可参考 iRECIST 标准[10]。

胃癌

h 小样本研究显示，影像学体积测量[11]及功能成像参数如磁共振扩散成像 ADC 值[12]、能谱 CT 碘浓度值[13]等可辅助胃癌疗效评价，可作为不典型病例疗效评价时的参考指标。CT 深度学习技术有望辅助评价胃癌化疗疗效[14]。

1.3 病理学诊断

1.3.1 病理组织学诊断

标本类型	Ⅰ级推荐		Ⅱ级推荐	Ⅲ级推荐
	大体检查	光镜下检查		
活检标本 *	记录组织大小与数目	明确病变性质和组织学类型 肿瘤 / 非肿瘤 良性 / 恶性 组织学类型 浸润层次(如果有)	用于诊断的免疫组化标记物检测 j	评估是否幽门螺杆菌(HP)感染 m(1B 类)
内镜下切除标本 a(EMR/ESD)	肿瘤部位 b 肿瘤大小(cm3)	上皮内瘤变 / 腺瘤级别(低级别 / 高级别) 浸润性癌: 组织学类型 d/Lauren 分型 e 组织学分级 浸润深度 水平切缘和基底切缘 血管、淋巴管侵犯	同上 早期胃癌 大体类型 k	同上
无术前辅助治疗的手术切除标本 #	手术标本类型 肿瘤部位 肿瘤大小(cm3)肿瘤距近 / 远侧断缘距离 淋巴结检出数目和分组(至少检获 16 枚、最好检获 > 30 枚淋巴结)c	组织学类型 /Lauren 分型 / 组织学分级(G1、G2、G3)浸润深度(pT 分期) 血管、淋巴管、神经侵犯近 / 远侧切缘 f 食管 / 十二指肠侵犯情况(如切取) 淋巴结转移数 / 受检淋巴结数(pN 分期) 癌结节数目 g 远处转移(pM 分期)h pTNM 分期(第 8 版)	同上 进展期胃癌 大体类型 l	同上
术前新辅助治疗的手术切除标本 #	同上 (对于无明显肿物的标本应仔细检查并多点取材，以免误判肿瘤治疗反应和临床病理分期)	同上 肿瘤退缩分级(TRG)i ypTNM 分期(第 8 版)	同上	同上

注：*. 当活检无法取得确诊时，刷片或灌洗液细胞学检测可用于确认是否存在肿瘤；不能手术的晚期胃癌的腹水或胸腔积液脱落细胞学检查、远处转移病灶活检等应按照相应临床病理常规进行处理与诊断；#. 有条件的单位推荐使用标准化的病理报告模板，有助于诊断规范化与后续临床分析，报告模板供参考使用(附录 5.4.3.1)。

【注释】

a 内镜切除(EMR/ESD)已成为早期胃癌有效的治疗策略[1-2]。EMR/ESD 标本应由内镜或手术医师充分展开、固定于木板或泡沫板上进行钉板固定。按 2~3mm 间隔并垂直于黏膜面进行全部取材、制片观察[3-4]。

b 第 8 版 AJCC/UICC 分期系统对胃癌和食管癌 / 食管胃交界部(GEJ)癌(详见附录 5.1 和附录 5.2)[5]的分期标准做出了明确的定义：对于 GEJ 癌，若肿瘤侵及 EJ 线且肿瘤中心位于 EJ 线以下<2cm(Siewert 分型为Ⅰ型和Ⅱ型)，采用食管癌分期标准；若累及 EJ 线但其中心位于 EJ 以下 ≥ 2cm 或未累及 EJ 线的肿瘤(Siewert 分型为Ⅲ型)，则采用胃癌分期标准。因此，准确判断胃食管交界线的位置及其是否受到肿瘤侵犯对于评估这一区域肿瘤至关重要(附录 5.4.1)。

c 送检的分组淋巴结均应取材包埋,未经新辅助治疗的根治术标本应检出不少于16枚淋巴结,若为获得更准确的分期,获检淋巴结数量最好>30枚。为了准确判断淋巴结转移范围,推荐外科医师及病理医师按照胃区域淋巴结分组进行取材和分组报告。胃区域淋巴结与远处淋巴结分组标准详见附录5.4.2。

d 胃癌组织病理学分类参照2019年版的《WHO消化系统肿瘤学分类》(附录5.4.3.2)[3]。病理诊断分型有困难建议提交上级医院会诊。

e Lauren分型[6]根据胃癌组织学生长方式将胃腺癌分为肠型、弥漫型、混合型。肠型:肿瘤主要由高至中分化的异型腺体组成,有时在肿瘤浸润前缘可呈现低分化。弥漫型:肿瘤由黏附性差的细胞组成,广泛浸润胃壁,很少或没有腺体形成。混合型:含有大致相同数量的肠型与弥漫型的胃癌。

f 本指南推荐采用距切缘1mm内见癌细胞定义为切缘阳性。

g 原发灶相邻的浆膜下癌结节,虽然无残留淋巴结组织结构,仍被认为是区域淋巴结转移[5]。推荐对区域转移性淋巴结和癌结节进行分别记录。

h 胃癌局部或区域之外的部位获取、经病理证实的转移性病灶被视为远处转移(pM1):包括手术切除的远处站点淋巴结以及其他器官组织中见癌细胞累及(如腹腔灌洗液或腹膜种植结节)[5]。

i 肿瘤退缩分级(TRG)的病理学评估根据肿瘤细胞残留及纤维化程度进行分级,推荐使用AJCC第八版/NCCN指南的分级系统(附录5.4.4)[5,7]。第8版胃癌分期提出了采用ypTNM表示新辅助治疗后手术病理分期。

j 病理诊断困难时,可根据胃肿瘤的诊断与鉴别诊断、预后评估及治疗等需要选择胃癌诊断相关标记物检测[8]。

k 早期胃癌:癌组织局限于黏膜内及黏膜下层,不论是否伴有区域淋巴结转移。

l 进展期胃癌指癌组织侵犯胃壁固有肌层或穿透肌层达浆膜层者。进展期胃癌可根据Borrmann分型将大体形态分为4种类型。Borrmann Ⅰ型:结节隆起型;Ⅱ型:局限溃疡型;Ⅲ型:浸润溃疡型;Ⅳ型:弥漫浸润性(局部Bor. Ⅳ,皮革样胃),详见附录5.4.5。

m 胃幽门螺杆菌(Hp)感染状态是第8版胃癌分期要求登记的项目之一。具备条件的医疗单位应对胃癌患者的Hp状态进行评估并登记[5]。

1.3.2 分子诊断

分子分型	Ⅰ级推荐	Ⅱ级推荐	Ⅲ级推荐
经组织病理学确诊后,需进行相关分子检测 a,根据分子分型指导治疗	所有经病理诊断证实为胃腺癌的病例均有必要进行HER2检测 b~d(1A类) 所有新诊断胃癌都推荐评估MSI/MMR状态(1B类)e~g	对拟采用PD-1/PD-L1抑制剂治疗的胃癌患者,推荐胃癌组织中评估PD-L1表达状态 h(2A类)	NTRK融合基因检测 i、Claudin 18.2表达 j 检测(2B类)

【注释】

a 对于标准治疗失败的晚期胃癌患者可以进行二代测序(NGS)检测寻找潜在的治疗靶点。强调使用获得认证的平台和产品,采取严格的质量控制和规范的操作流程,确保结果的可靠性。

b HER2阳性晚期胃癌患者可从抗HER2治疗中获益,HER2状态可预测晚期胃癌患者对曲妥珠单抗治疗的反应和生存获益,应当对所有胃癌进行HER2状态检测[1-4]。

c 据文献报道[5,6],基于血液中ctDNA靶向测序的HER2基因体细胞拷贝数结果与荧光原位杂交数据高度一致,对于无法取得活检组织的患者,液体活检HER2扩增情况是一种可能的有效补充手段。基于ctDNA的HER2扩增情况还可用于胃癌患者曲妥珠单抗治疗反应的监测。

d HER2的免疫组化(IHC)和原位杂交(*in situ* hybridzation,ISH)检测全程应严格按照胃癌HER2检测指南(2016版)建议的操作规范执行[7](附录5.4.6),相关检测(IHC、FISH/DSISH)应选用中国国家药品监督管理局批准的试剂盒。

e 针对程序性死亡受体-1(programmed death receptor 1,PD-1)及其配体-1(programmed death ligand 1,PD-L1)的免疫检查点抑制剂疗法是近年肿瘤免疫治疗的研发热点。对临床上拟采用PD-1/PD-L1抑制剂治疗的胃癌患者,推荐评估微卫星不稳定(microsatellite instability,MSI)/错配修复缺陷(mismatch repair,MMR)状态、PDL1表达与肿瘤TMB,EBV对于免疫治疗的疗效预测价值仍有争议。

f 错配修复(MMR)蛋白检测:免疫组化方法检测MLH1、PMS2、MSH2、MSH6等4个蛋白表达,阳性定位于细胞核,任何一个蛋白表达缺失评价为 dMMR(错配修复功能缺陷),所有 4 个蛋白表达均阳性为 pMMR(错配修复功能完整)。

g 微卫星不稳定(MSI):建议采用美国国家癌症研究院(NCI)推荐的 5 个微卫星检测位点(BAT25、BAT26、D5S346、D2S123、D17S250)。结果分为三级:所有 5 个位点均稳定为微卫星稳定(MSS),1 个位点不稳定为微卫星低度不稳定(MSI-L),2 个及 2 个以上位点不稳定为微卫星高度不稳定(MSI-H)。MSI 多由 MMR 基因突变及功能缺陷导致,也可以通过检测 MMR 蛋白缺失来反映 MSI 状态。一般而言,dMMR 相当于 MSI-H,pMMR 相当于 MSI-L 或 MSS。

h PD-L1 检测推荐选用获得认证的抗体与平台,确保检测结果的可靠性。适合进行 PD-L1 检测标本中的肿瘤细胞必须至少 100 个。检测报告推荐使用联合阳性分数(combined positive score,CPS)或者肿瘤区域阳性(tumor area positivity,TAP)评分,CPS=PD-L1 染色细胞(包括肿瘤细胞、巨噬细胞与淋巴细胞)的总数 / 镜下肿瘤细胞总数(×100)[8];TAP=PD-L1 阳性的肿瘤细胞与肿瘤相关免疫细胞(包括巨噬细胞与淋巴细胞)/ 肿瘤总面积 ×100%[9-10]。

i FDA 授权批准了针对 NTRK 基因融合阳性的实体瘤患者使用 TRK 抑制剂靶向治疗(如 larotrectinib 或 entrectinib)。对于标准治疗失败的胃癌患者可以进行 NTRK 基因融合检测,NTRK 基因融合可以使用多种方法进行检测,免疫组化方法是一种快速、方便的初筛手段,但仍需要应用 FISH 或 NGS 进行验证。

j 对于标准治疗失败的晚期或复发胃癌患者,为了寻找潜在的治疗靶点,可进行 Claudin 18.2、FGFR2、c-MET 等标记物[11]检测。

2 胃癌综合治疗

2.1 非转移性胃癌的治疗

2.1.1 可手术切除胃癌的治疗

可手术切除胃癌应依据临床分期进行治疗选择。对于符合适应证的早期胃癌,可首选内镜治疗即内镜下黏膜切除术(EMR)和内镜下黏膜下层切除术(ESD)。对于不适合内镜治疗的患者,可行开腹手术或腹腔镜手术。对于非食管胃结合部进展期胃癌,目前治疗标准是 D2 手术切除联合术后辅助化疗,对于分期较晚(临床分期Ⅲ期或以上)者,可选择围手术期化疗模式。对于进展期食管胃结合部癌,可选择新辅助放化疗或术前化疗。目前对新辅助治疗后疾病进展以及无法实现 R0 切除患者的补救治疗尚缺乏充分的循证医学证据,如未出现远处转移且未接受术前放疗者,放疗是可以选择的治疗手段,建议对这类患者依据个体情况行多学科讨论,制订最佳治疗方案。此外,对于因个体因素不适合接受手术治疗的可手术切除患者,放化疗可作为一种治疗选择,但必须充分考虑个体的特殊性后选择最佳治疗策略(请参见不可手术切除胃癌的综合治疗内容)。

2.1.1.1 早期胃癌的内镜治疗

分期	分层	Ⅰ级推荐	Ⅱ级推荐
$cT_{1a}N_0M_0$,Ⅰ期	适宜行 EMR/ESD 患者 a	EMR/ESD(1B 类) 非根治性切除者 b 需要行补救手术(1B 类)	非根治性切除者需要追加 ESD、电切,或在患者知情同意下密切随访(2A 类)

【注释】

a 早期胃癌 EMR/ESD 治疗原则

早期胃癌内镜下切除术主要包括内镜下黏膜切除术(endoscopic mucosal resetion,EMR)和内镜黏膜下剥离术(endoscopic submucosal dissection,ESD)。原则上内镜治疗适用于淋巴结转移可能性极低的肿瘤[1]。最初内镜切除的绝对适应证为:分化较好、局限于黏膜层(T_{1a}),<2cm,不伴随溃疡。后随着日本的一项多中心、前瞻性单臂研究(JCOG0607)结果的发表[2],最新的日本《胃癌处理规约》(第 5 版)将适应证适当扩大,EMR 和 ESD 适应证:直径<2cm 的黏膜内癌(cT_{1a}),分化型癌,不伴溃疡。ESD 适应证:直径>2cm 黏膜内癌(cT_{1a}),分化型癌,不伴溃疡;直径<3cm 肉眼可见的黏膜内癌(cT_{1a}),分化型癌,伴溃疡。ESD 的扩大适应证:直径<2cm 肉眼可见的黏膜内癌(cT_{1a}),未分化型,不伴溃疡;初次 ESD 或 EMR 后判断内镜可治愈性(eCure)为 C1,局部复发后内镜下判断为 cT_{1a}

的病变；对于高龄(>75 岁)或服用抗血栓药物治疗的早期胃癌病人，建议内镜下治疗。基于我国人群的扩大适应证研究在国内多家中心进行中。

b　内镜下切除的根治度评估及补救措施

内镜下切除术的根治度由局部切除程度和淋巴结转移的可能性两个要素决定。大宗病例研究及系统分析结果表明，在局部切缘阴性的前提下，满足绝对适应证的病例，淋巴结转移率<1% 且长期预后随访结果与外科手术切除相仿；满足扩大适应证的病例，淋巴结转移率<3%，暂无长期随访结果[2-4]。

根据术后标本的病理学诊断进行内镜切除根治度的判定，决定其后的随访及治疗策略。

eCura 评价系统

	UL	分化型为主		未分化型为主	
pT_{1a}(M)	0	<2cm*	>2cm*	<2cm*	>2cm
	1	<3cm*	>3cm		
pT_{1b}(SM 1)		<3cm*	>3cm		

* 符合整块切除、切缘阴性并无淋巴血管侵犯

eCura A　　eCura B　　eCura C-2

eCura C-1　符合 A 或 B，但侧切缘阳性或分块切除

注：肿瘤局限于黏膜内(T_{1a})，可表示为 M；肿瘤累及黏膜下浅层表示为 T_{1b}-SM1，黏膜下浸润深度<500μm。

内镜切除后的随访及治疗策略：

(1) 根治度 A(eCuraA)及根治度 B(eCuraB)：第 1 年每 3 个月行 1 次内镜检查，第 2 年每 6 个月行内镜检查 1 次，再之后每年行内镜检查 1 次。定期进行血清学、腹部超声、CT 检查判定有无转移。幽门螺杆菌感染阳性者推荐除菌[5,6]。

(2) 内镜的根治度 C(eCuraC)

1) 内镜的根治度 C1(eCuraC-1)时，发生淋巴结转移的风险低。可根据情况，与患者充分交流、沟通后，选择再行 ESD 或追加外科切除。在黏膜下浸润部分块切除或断端阳性时，因病理学诊断不确切，应追加外科切除。

2) 内镜的根治度 C2(eCuraC-2)时，原则上应追加外科切除。因年龄、并存疾病不能行外科手术胃切除时，应向患者充分说明淋巴结转移风险和局部复发、远处转移的风险，对复发时根治困难及预后不良，应予以说明。

内镜治疗流程：

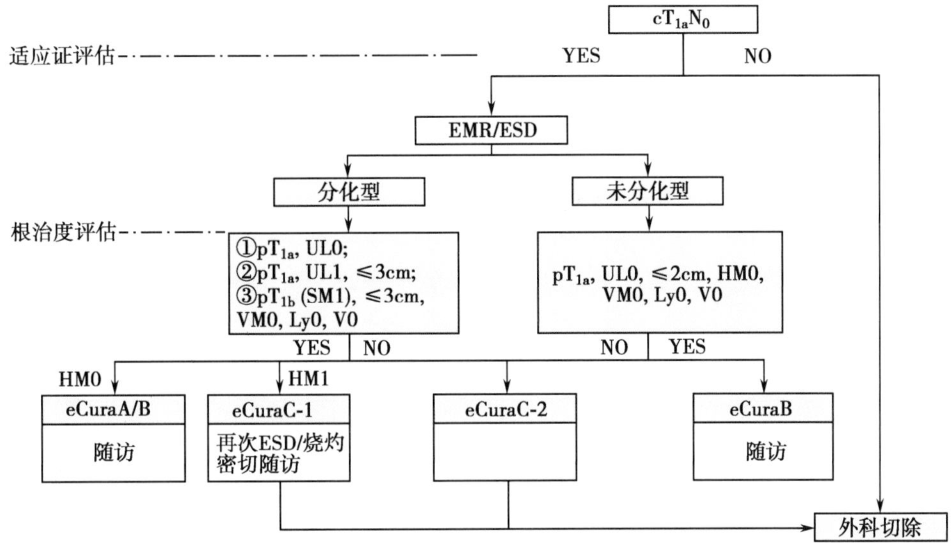

2.1.1.2 可手术切除胃癌的治疗

2.1.1.2.1 整体治疗策略

临床分期 *		分层	Ⅰ级推荐 **	Ⅱ级推荐	Ⅲ级推荐
Ⅰ期	$cT_{1a}N_0M_0$	不适宜 EMR/ESD	胃切除术 D1 [a,b](1A 类)		
	$cT_{1b}N_0M_0$	适宜手术	胃切除 D1(分化型,1.5cm 以下)或胃切除术 D1+(其他)[a,b](1A 类)		
	$cT_2N_0M_0$	适宜手术	胃切除术 D2 [a,b](1A 类)		
Ⅱ期	$cT_{1\sim2}N_{1\sim3}M_0$ $cT_{3\sim4}N_0M_0$	非食管胃结合部肿瘤,适宜手术	胃切除术 D2(1A 类)+ 辅助化疗[a,b,d](1A 类)		
		食管胃结合部肿瘤,适宜手术	新辅助化疗 + 胃切除术 D2+ 辅助化疗 [a,b,f](1B 类); 新辅助放化疗 + 胃切除术 D2+ 辅助化疗 [a,b,f](1B 类)	胃切除术 D2(1A 类)+ 辅助化疗 (1B 类)[a,b,d]	
Ⅲ期	$cT_{3\sim4a}N_{1\sim3}M_0$	非食管胃结合部肿瘤,适宜手术	胃切除术 D2(1A 类)+ 辅助化疗 [a,b,d](1A 类) 腹腔镜探查 [b,e](1B 类) 新辅助化疗 + 胃切除术 D2+ 辅助化疗 [a,b,e](1A 类)		
		食管胃结合部肿瘤,适宜手术	腹腔镜探查 [b,f](1B 类) 新辅助化疗 + 胃切除术 D2+ 辅助化疗 [a,b,f](1A 类) 新辅助放化疗 + 胃切除术 D2+ 辅助化疗 [a,b,f](1B 类)	胃切除术 D2(1A 类)+ 辅助化疗 [a,b,d] (1B 类)	
ⅣA 期	$cT_{4b}N_{0\sim3}M_0$	无不可切除因素	MDT 讨论个体化治疗方案	腹腔镜探查 [b](1B 类) 新辅助化疗 + 胃切除(联合脏器切除)术 + 辅助化疗(2A 类) 新辅助放化疗 + 胃切除(联合脏器切除)术 + 辅助化疗(2B 类)	鼓励参加临床试验

* 第 8 版 UICC 胃癌临床 TNM 分期(cTNM)

** 腹腔镜手术在早期及进展期胃癌远端胃切除及早期胃癌的全胃切除可以作为开腹手术的替代。

2.1.1.2.2 手术规范[a]

技术要求	分层			Ⅰ级推荐****	Ⅱ级推荐	Ⅲ级推荐
淋巴结清扫方式[a]	非食管胃结合部肿瘤	远端胃切除	D1	1、3、4sb、4d、5、6、7(1A类)		
			D1+	D1+8a、9(1A类)		
			D2	D1+8a、9、11p、12a(1A类)	D2基础上选择性清扫14v*(2A类)	肿瘤累及十二指肠者在D2基础上清扫13组(2B类)
		保留幽门的胃部分切除**	D1	1、3、4sb、4d、6、7(1A类)		
			D1+	D1+8a、9(1A类)		
		全胃切除	D1	1~7		
			D1+	D1+8a、9、11p		
			D2	1~7、8a、9、11、12a组	D2基础上选择性清扫第10组***(2A类)	
	食管胃结合部肿瘤	近端胃切除	D1	1、2、3a、4sa、4sb、7(1A类)		
			D1+	D1+8a、9、11p、19(1A类)		
			D2	D1+8a、9、11、19(食管侵犯>2cm,包括110组,食管侵犯>4cm,包括106recR、107、108、109、111、112组)(2A类)		
		全胃切除	D1	1~7		
			D1+	D1+8a、9、11p		
			D2	1~7、8a、9、11、19(食管侵犯>2cm,包括110组,食管侵犯>4cm,包括106recR、107、108、109、111、112组)(2A类)		
消化道重建[c]	远端胃切除			Billroth Ⅰ式(1A类); Billroth Ⅱ式(1A类)		Roux-en-Y吻合(2B类)
	保留幽门的胃部分切除				残胃胃吻合术(2A类)	
	近端胃切除				双通道重建(2A类)、管型胃食管吻合(2A类)	食管胃侧壁吻合、食管残胃吻合、空肠间置代胃术(2B类)
	全胃切除			Roux-en-Y吻合(1A类)		Roux-en-Y吻合空肠储袋重建(2B类); 空肠间置代胃术(2B类)

注:

*. Ⅲ期胃中、下部,幽门下淋巴结阳性患者。

**. 胃中部1/3、临床分期 $cT_1N_0M_0$ 的早期胃癌,且要求病灶远端距离幽门4cm以上(肿瘤下缘距离下切缘2cm,下切缘距离幽门管2cm以上)。

***. 原发肿瘤>6cm,位于大弯侧,且术前分期为 T_3 或 T_4 中上部胃癌患者。

****. 依据整体治疗策略中肿瘤TNM分期分层选择相应的淋巴结清扫方式和范围。

【注释】

a 切除范围及淋巴结清扫

胃切除范围依据肿瘤部位决定，关键是保证足够的切缘。对于 T_1 的早期胃癌，大体切缘应大于 2cm。近来的研究证据[1-2]显示：T_2 以上的 Borrmann Ⅰ~Ⅱ型胃癌，近切缘至少 3cm，Borrmann Ⅲ~Ⅳ型，近切缘至少 5cm；若肿瘤侵犯食管或幽门，5cm 的切缘是非必需的，但需行冰冻病理检查，以保证 R0 切除。

基于 JCOG9502 研究结果，胃体或食管侵犯<3cm 的食管胃结合部腺癌，推荐经腹手术，而不建议采用经胸入路[3]。对于食管胃结合部肿瘤应选择全胃还是近端胃切除，主要依据病灶范围以及 No.4、5、6 淋巴结转移以及生存结果。日本胃癌学会和日本食管学会组织开展 42 家中心开展前瞻性研究，主要纳入 cT_2~cT_4 食管胃结合部癌的腺癌及鳞癌患者，探讨了淋巴结转移率。结果显示，肿瘤直径≤4cm，No.4d、5、6 转移率分别是 2.2%、1.1% 和 1.7%，而肿瘤直径≥6cm，No.4d、5、6 转移率在 6%~10.7%，但是其长期生存数据尚未报道[4]。所以，专家委员会认为，对于肿瘤直径≤4cm 的食管胃结合部癌，影像检测不考虑 No.4d、5、6 转移，可考虑进行近端胃切除术，但应保证至少保留一半远端残胃。

应根据胃切除类型进行相应胃周和伴随腹腔干具名血管的淋巴结清扫[1-2]。D1 切除包括切除胃和大、小网膜（及其包含贲门左、右，胃大、小弯以及胃右动脉旁的幽门上、幽门下等胃周淋巴结以及胃左动脉旁淋巴结）；D2 切除是在 D1 的基础上，再清扫肝总动脉、胃十二指肠韧带和脾动脉周围的淋巴结。基于 Dutch 研究，对于 cT_{2-4} 和 cT_1N_+ 潜在可切除的胃癌，D2 淋巴结清扫作为标准推荐。淋巴结至少需要清扫 16 枚以上才能保证准确的分期和预后判断[5]。

脾门淋巴结清扫的必要性以及如何清扫存在较大争议。我国一项单中心的Ⅲ期临床研究显示：对于肿瘤部位位于近端胃，非侵犯胃大弯侧肿瘤，在 D2 淋巴结清扫基础上，腹腔镜下进行脾门淋巴结并不能带来生存获益[6]。但是肿瘤 TNM 分期较晚，肿瘤较大（>6cm），位于胃大弯侧，则脾门淋巴结转移概率较高[7]。因此，专家委员会建议以下情形行脾门淋巴结清扫：原发肿瘤>6cm，位于大弯侧，且术前分期为 T_{3-4} 的中上部胃癌。另外，联合脾切除的胃癌根治术，术后病死率及并发症均较不切脾者明显升高，而远期生存无改善[8-9]，故不推荐以淋巴结清扫为目的的脾切除。

进展期胃癌患者是否需要清扫肠系膜上静脉根部淋巴结组（No.14v）淋巴结存在争议。尽管第 3 版日本胃癌诊治指南已不再将 No.14v 作为常规 D2 清扫范围，但 No.14v 转移患者中不乏长期生存者，因此并不能否认本组淋巴结清扫的效果。回顾性研究显示，胃远端癌 No.14v 淋巴结转移率为 18.3%~19.7%，而Ⅰ期远端胃癌患者此组淋巴结转移率为 0，Ⅱ期患者为 1.6%[10-11]。D2+No.14v 淋巴结清扫可改善临床分期Ⅲ~Ⅳ中、下部胃癌患者总生存[12]。因此，专家委员会推荐 No.14v 淋巴结清扫指征：临床分期Ⅲ期的胃中、下部，尤其是幽门下淋巴结阳性的胃癌患者。

No.13 淋巴结（胰头后淋巴结）并不在 D2 清扫的常规范围以内，但是对于进展期胃下部癌[13-15]，No.13 转移率在 2.5%~9.0%，而侵犯十二指肠者，转移率可达到 26.7%。对于临床分期Ⅰ/Ⅱ期患者，进行 No.13 清扫不影响总生存，而对于临床分期Ⅲ/Ⅳ期，进行 No.13 清扫可提高 OS。所以，对于侵犯十二指肠、临床分期Ⅲ期的患者，可考虑进行 No.13 清扫，但该人群往往伴随较低的 R0 切除率。因此，对此类患者，可考虑新辅助治疗联合 D2+No.13 清扫。

对于食管胃结合部的淋巴结清扫，淋巴结清扫范围，特别是纵隔淋巴结清扫范围尚未形成共识。日本的多中心前瞻性研究纳入 cT_2~cT_4 食管胃结合部癌的腺癌及鳞癌患者，探讨了淋巴结转移率。结果显示，食管浸润长度不同，纵隔淋巴结转移率不同：食管浸润长度≤2cm 时纵隔淋巴结转移率较低；>2~4cm 时，下纵隔淋巴结（No.110）转移率较高，但上、中纵隔淋巴结转移率较低；>4cm 时，上、中纵隔淋巴结转移率增高。基于此结果，专家组推荐，如果食管侵犯>2cm，清扫应包括 110 组，食管侵犯>4cm，清扫包括 106recR、107、108、109、111、112 组[4]。

对于进展期可切除胃癌，预防性腹主动脉旁淋巴结清扫并不能提高远期生存率[16]。对于治疗性的腹主动脉旁淋巴结清扫的价值目前存在争议，鼓励患者参加临床试验。

对于胃癌根治术术后的腹腔灌洗的价值，2021 年发表的 EXPEL 研究结果显示，在标准 D2 手术的基础上，增加的广泛灌洗并不能降低腹膜复发风险（7.9% vs 6.6%，HR=1.33，95% CI 0.73~2.42，P = 0.347），而且伴随更多不良事件发生（RR=1.58，95% CI 1.07~2.33，P = 0.019）。因此，专家委员会不推荐胃癌根治术术后患者进行广泛腹腔灌洗[17]。

b 腹腔镜和机器人手术

对于 cT_1N_0 及 cT_1N_1 期胃癌的远端胃切除术，日本及韩国的大规模前瞻性研究 JCOG0912 和 KLASS01 均已经证实[18-19]:腹腔镜对比开腹手术其安全性相当,长期预后无明显差异,因此可以作为常规治疗选择。

早期胃癌的腹腔镜下全胃及近端胃切除尚无大型前瞻性研究。中国的CLASS02、韩国的KLASS-03以及的日本的JCOG1401初步证实了腹腔镜辅助全胃/近端胃切除(LATG/LAPG)的安全性,但尚无远期疗效报道[20-22]。因此,专家委员会认为可以在有丰富经验的医疗中心进行研究性探索。

对于进展期胃癌,两项Ⅲ期前瞻性随机对照临床研究CLASS01[23]、KLASS-02[24]均证实,对于大型医学中心有经验的外科医师,腹腔镜下远端胃大部分切除联合D2淋巴结清扫是安全的,可降低出血量,加速胃肠恢复,缩短住院时间,且对比开放手术,长期生存无差异。

对于新辅助治疗后的进展期胃癌患者是否可行腹腔镜胃癌切除手术仍存在争议,目前缺乏大样本前瞻性研究证据。我国学者报道了新辅助化疗后的远端胃癌行腹腔镜切除手术对比开放手术的随机对照研究的近期结果[25],入组95例患者,对比开放手术,腹腔镜手术组患者的手术安全性及术后化疗完成情况更好。

因此,专家委员会建议,对于适合接受远端胃大部分切除的Ⅰ~Ⅲ期胃癌患者可以作为常规治疗选择,但是腹腔镜全胃切除应作为早期胃癌的临床探索在有经验的大型医疗中心开展;而对于腹腔镜近端胃癌切除及进展期胃癌的腹腔镜全胃切除目前缺乏研究证据,推荐临床研究。此外,新辅助治疗后的进展期胃癌是否可以施行腹腔镜手术仍需要更多的临床研究证据。

另外,机器人胃癌手术是近年来备受关注的问题。目前,虽尚无大样本前瞻性研究证实其在胃癌治疗中的价值。韩国学者报道了一项对比机器人胃癌手术与开放手术的回顾性研究结果[26],纳入421例接受机器人手术及1 663例接受腹腔镜手术的胃癌病例,其结果显示在远期生存无差异的情况下,机器人手术组在手术出血量方面优于腹腔镜手术组。中国7家大中心的回顾性分析显示:对于腹腔镜手术,机器人手术的并发症更低,出血更低、淋巴结清扫更多,长期生存相当[27]。另外,我国学者也开展机器人远端胃切除(RDG)对比腹腔镜远端胃切除(LDG)的2项随机对照临床研究显示:RDG的术后并发症较低,可清扫更多的胃周淋巴结[28-29]。因此,专家委员会认为,机器人胃癌手术的优势与价值仍需要更多临床研究证据以证实。

专家委员会认为,对于临床Ⅲ期患者,特别计划进行新辅助治疗的患者,应进行腹腔镜探查,使用3穿孔法,先评估是否存在腹膜转移,为了全面探查,推荐打开胃结肠韧带,观察网膜囊是否存在隐匿转移。如果存在腹膜转移,应送检明确诊断及进行HER2、MMR蛋白等检测以指导治疗;如未见明显腹膜转移,应利用生理盐水灌洗并留取腹腔冲洗液进行腹水细胞学检测。

c 消化道重建

在不影响胃癌手术根治性的前提下,需要考虑消化道重建手术的安全性以及对患者消化道生理功能的影响,消化道重建方式可以依据患者自身情况及术者的手术经验进行选择。

对于远端胃切除,Billroth Ⅰ式和Billroth Ⅱ式是最常用的方法,两者手术并发症发生率相似,其中Billroth Ⅰ式操作简便,更符合生理途径;而Billroth Ⅱ式则不受胃切除范围限制,适用于肿瘤位置靠下,尤其是已侵犯幽门及十二指肠者,且肿瘤复发后再次手术机会较大,对这类进展期胃癌,更倾向推荐Billroth Ⅱ式吻合[30]。Roux-en-Y吻合相比于Billroth Ⅰ式及Ⅱ式,能更有效地减轻胆汁反流,预防残胃炎的发生;但其手术操作相对复杂,而且增加了术后滞留综合征发生的机会[31]。

近端胃切除术虽然保留胃的部分功能,但是其破坏贲门抗反流以及保留幽门的延缓排空功能。因此,近端胃切除术后的消化道重建应尽量避免反流性食管炎的发生。尽管食管残胃吻合的吻合方式简便,手术时间短,吻合口少,术后短期并发症发生率低,但食管反流常见且严重[32]。

研究表明,双通道重建、改良后的管状胃-食管吻合、改良的食管胃吻合术的术后出现严重食管反流的概率明显下降[33-35]。空肠间置法相比于食管胃吻合,虽然可大幅度减少中重度食管反流的发生,但其手术操作复杂,且比食管胃吻合更多见腹部不适、上腹部饱胀感及呃逆等症状,所以其优势尚待进一步证实[36],建议在有经验的大型医疗中心开展。因此,尚无公认的最佳消化道重建,专家委员会认为,近端胃切除术的消化道重建仍处于探索阶段,推荐有经验的大型医疗中心开展随机对照研究以探索合适的重建方式。

对于全胃切除,Roux-en-Y法是首选吻合方法[2]。在Roux-en-Y的基础上加做空肠储袋消化道重建的患者术后生存质量更高,主要体现在进食量的增加和消化道症状的减少[37]。空肠间置代胃术操作复杂,存在更大的手术风险,且对生活质量的改善存在争议,建议在有经验的大型医疗中心开展。

注释d、e、f见下文。

2.1.1.2.3 可切除胃癌的围手术期治疗

2.1.1.2.3.1 术后辅助治疗

治疗方式	分层 *	Ⅰ级推荐	Ⅱ级推荐	Ⅲ级推荐
术后辅助治疗 d	Ⅱ期： $pT_1N_{2\sim3a}M_0$ $pT_2N_{1\sim2}M_0$ $pT_3N_{0\sim1}M_0$ $pT_{4a}N_0M_0$ D2、R0 切除	术后辅助化疗： XELOX（1A 类） S-1 单药（1A 类）	术后辅助化疗： XP（1B 类） SOX（1B 类）	术后辅助化疗： FOLFOX（2B 类）
	Ⅲ期： $pT_1N_{3b}M_0$； $pT_2N_3M_0$； $pT_3N_{2\sim3}M_0$； $pT_{4a}N_{1\sim3}M_0$； $pT_{4b}N_{0\sim3}M_0$； D2、R0 切除	术后辅助化疗： XELOX（1A 类） SOX（1A 类）	术后辅助化疗： S-1 × 1-DS × 7-S1 至 1 年 ***（1A 类）	术后辅助化疗： FOLFOX（2B 类）
术后辅助治疗 a	$pT_{2\sim4}$N 任何 M_0， R0 切除；未达到 D2	术后放化疗： DT45~50.4Gy（同期氟尿嘧啶类）（1A 类）	MDT 讨论后续治疗方案	
	$pT_{2\sim4}$N 任何 M_0 R1、R2 切除	术后放化疗 **： DT45~50.4Gy（同期氟尿嘧啶类）（2A 类）	MDT 讨论后续治疗方案	

注：*. 依据第 8 版 AJCC/UICC 胃癌病理学 TNM 分期（pTNM）；
**. 对阳性切缘或残留肿瘤部位，可视具体情况缩野追加剂量；
***. 对于术后体能差的患者，可以考虑优先应用。

2.1.1.2.3.2 新辅助治疗

治疗方式	分层 *	Ⅰ级推荐	Ⅱ级推荐	Ⅲ级推荐
新辅助治疗 b,c	非食管胃结合部癌 b： $cT_{3\sim4a}N_+M_0$，c Ⅲ期	新辅助化疗 SOX（1A 类）	新辅助化疗： DOS（1B 类） FLOT4（1B 类）	新辅助化疗： XELOX（2A 类） FOLFOX（2A 类）
	食管胃结合部癌： $cT_{3\sim4a}N_+M_0$，c Ⅲ期	新辅助放化疗： DT 45~50.4Gy（同期氟尿嘧啶类、铂类或紫杉类）（1B 类）	新辅助化疗： XELOX（2A 类） FOLFOX（2A 类） SOX（1B 类） FLOT4（1B 类） DOS（1B 类）	新辅助放疗 （不能耐受化疗者） （2B 类）

续表

治疗方式	分层*	Ⅰ级推荐	Ⅱ级推荐	Ⅲ级推荐
新辅助治疗 e	$cT_{4b}N$ 任何 M_0, cⅣA 期(无不可切除因素)	MDT 讨论个体化治疗方案	腹腔镜探查 b(1B 类); 新辅助放化疗 + 胃切除(联合脏器切除)术 + 辅助放化疗(2B 类) 新辅助化疗 SOX(1B 类) 新辅助化疗 DOS(1B 类)	鼓励参加临床试验
	新辅助治疗后 R1/R2 切除	MDT 讨论后续治疗方案	鼓励参加临床试验	
	新辅助治疗后局部进展	MDT 讨论后续治疗方案	鼓励参加临床试验	

注:*. 依据第 8 版 AJCC/UICC 胃癌临床 TNM 分期(cTNM)。

【注释】

a 可切除胃癌的术后辅助治疗

对于 D2 根治性手术基础的可切除胃癌,已有 4 项大型Ⅲ期临床研究证实术后辅助化疗的价值。可切除胃癌术后辅助化疗适应证为:D2 根治术且未接受术前治疗的术后病理分期Ⅱ期及Ⅲ期进展期胃癌患者。对于Ⅱ期患者,推荐方案为 S-1 单药(口服至术后 1 年),或卡培他滨联合奥沙利铂[1-2];2018 年 ASCO 公布的 JACCRO GC-07 研究[3]显示,术后 6 周期多西他赛联合 S-1 后继续口服 S-1 单药方案(DS 序贯 S-1)较 S-1 单药进一步改善Ⅲ期进展期胃癌生存。2019 年 ESMO 公布的 RESOLVE 研究显示[4],对于 cT_{4a}/N_+M_0 或 cT_{4b}/N_xM_0 局部晚期胃癌患者,D2 根治术后 8 个周期的 SOX 辅助化疗方案非劣于 XELOX 方案。2019 年 ASCO-GI 公布的 ARTIST-Ⅱ研究[5]入组 900 例 D2 根治术后淋巴结阳性的Ⅱ~Ⅲ期胃癌患者,结果显示:与 S-1 单药相比,辅助 SOX 或 SOXRT 可以显著延长 DFS。近年尝试基于肿瘤和患者特征等建立列线图和生存预测模型用于评估Ⅱ/Ⅲ期胃癌术后个体化辅助化疗的生存获益。国内 WANG ZX 等[6]回顾分析了来自国内三大中心的 1 464 例 pT_{3-4} 或 N_+ 且 D2 术后接受氟尿嘧啶类药物联合奥沙利铂(F-Ox)方案辅助化疗的胃癌病例数据,结果显示构建的列线图与第 7 版胃癌国际分期相比较有更强的分辨能力,可用于指导筛选从 F-Ox 辅助化疗获益的胃癌人群。

目前对于病理分期Ⅰ期的患者是否可以从术后辅助化疗中获益尚不明确,建议对于Ⅰ期合并高危因素,如低龄(<40 岁),组织学分级高级别或低分化,神经束侵犯,或血管、淋巴管浸润等人群行研究性治疗。

对于可切除胃癌,根治术后放化疗Ⅲ期临床研究在东西方获得了不同的结论,美国 INT0116 研究[7]证实术后 5-FU 同步放化疗对比单纯手术可以改善整体生存,但该研究的手术基础以 D0/D1 为主。韩国 ARTIST 研究比较 D2 手术后辅助放化疗和辅助化疗,总体人群未能获得生存优势,但放疗使局部复发率从 13% 降低至 7%,淋巴结阳性和 Lauren 分型为肠型的患者有生存获益趋势[8]。然而入组 D2 术后淋巴结阳性胃癌患者的 ARTIST-Ⅱ研究[5]未能证实 SOX 方案联合放疗可改善生存。因此,对可手术切除胃癌 D2 根治术后,辅助放化疗不作常规推荐。但临床应用中,对于术后分期较晚,局部复发风险高的患者,可在充分的全身治疗后考虑辅助放化疗,局部区域高危因素包括安全切缘不充分(小于 2cm),脉管癌栓,神经束周围侵犯,N_3 或转移淋巴结比例>25%。

对于手术未能达到 R0 切除者(非远处转移因素),推荐术后放化疗[9]或 MDT 讨论[10]决定治疗方案。

现阶段食管胃结合部癌的辅助化疗往往依据亚洲胃腺癌的研究结论。4 项大型Ⅲ期临床研究中 JACCRO GC-07 食管胃结合部癌占比 23.4%,ARTIST 研究中占比 4.8%,CLASSIC 研究中占 2.3%,ACTS-GC 研究中仅占 1.4%。专门针对食管胃结合部癌的辅助化疗及辅助放化疗的随机对照研究较少。

b 进展期胃癌术前治疗及围手术期化疗

胃癌围手术期治疗(新辅助放化疗 + 手术 + 辅助放化疗 / 化疗)在西方国家已进行了许多研究,证实与单纯手术相比,这种治疗模式可使肿瘤降期、提高 R0 切除率和改善整体生存,且不会增加术后并发症及病死率。此外,也有多项来自亚洲基于 D2 手术的研究显示,术前化疗显著提高肿瘤缓解率及 R0 切除率,安全性良好。然而,D2 基础上的围手术期放化疗对于进展期胃癌整体生存的影响,尤其是对比术后辅助化疗模式的优势,还需要等待正在开展的大样本Ⅲ期临床研究的结果。RESOLVE 研究[5]是我国学者牵头开展的一项大样本随机对照Ⅲ期临床研究,旨在比较 D2 根治术后使用 XELOX(卡培他滨 + 奥沙利铂)(组 A)或 SOX(奥沙利铂 +S-1)(组 B)与围手术期使用 SOX(C 组)的效果和安全性。2019 年 ESMO 公布的研究结果显示,对 cT_{4a}/N_+M_0 或 cT_{4b}/N_xM_0 局部进展期胃癌患者，术前给予 3 个周期 SOX 新辅助化疗，以及术后 5 个周期 SOX 方案联合 3 个周期 S-1 单药，较术后 XELOX 辅助化疗组可显著提高 3 年 DFS，并提高 R0 切除率，因此将 3 个周期 SOX 新辅助化疗，术后 5 个周期 SOX 联合 3 个周期 S-1 单药方案推荐为胃癌的围手术期治疗方案。另外，同期报道的 PRODIGY 研究[11]显示，对于 $cT_{2/3}N_{+}M_0$ 或 cT_4/N_xM_0 的局部进展期胃癌，术前 3 个周期 DOS 新辅助化疗加上术后 8 个周期 S-1 单药，较手术及术后 8 个周期 S-1 单药辅助化疗组，可达到降期效果，显著改善患者的 3 年 DFS 率。2022 年 MATCH 研究[12]显示，DOS 组和 SOX 组术前新辅助治疗 MRP 率分别为 25.45 及 11.8%，R0 切除率为 78.9% 和 61.8%，3 年 PFS 分别为 52.3% 和 35%。因此，DOS 方案也可以作为胃癌术前化疗的推荐方案。

此外，胃癌术前化疗推荐方案还包括：奥沙利铂联合卡培他滨（XELOX）[13]，奥沙利铂联合氟尿嘧啶（FOLFOX）[14]，顺铂联合 S-1（SP）[15]，奥沙利铂联合 S-1（SOX）[16]。大型前瞻Ⅲ期研究 FLOT4-AIO 研究[17]结果显示，对比 ECF/ECX 方案，FLOT 方案（多西他赛联合奥沙利铂以及 5-FU/LV）进一步改善 3 年的 OS 和 DFS，有更好的病理缓解率和 R0 切除率，因此，FLOT 方案也可以作为胃癌术前化疗推荐方案。近年来，关于 HER2 阳性胃癌的新辅助抗 HER2 治疗和 HER2 阴性胃癌的化疗加免疫新辅助治疗，但是样本量都较小，证据级别较低，尚不足以作为标准推荐。因此，对于上述患者优先推荐其参加临床研究。对于 dMMR 患者的免疫治疗，免疫新辅助和辅助是未来发展趋势，GERCOR NEONIPIGA 研究[18]及 INFNITY 研究[19]均显示，PD-1/PD-L1 抗体联合 CTLA-4 抗体术前新辅助治疗 pCR 率分别为 59% 及 60%。pMMR 型胃癌新辅助免疫联合化疗及放化疗目前也有很多研究数据发表，但目前数据尚不成熟，样本量最大的 DANTE 研究[20]证实 FLOT + 阿替利珠单抗相比 FLOT 可改善肿瘤降期，pCR 率分别为 24% 及 15%，MSI-H 患者 pCR 率为 63%。因此，对于上述患者优先推荐其参加临床研究。

国际多中心 CRITICS 研究[21]结果表明，Ⅰb～Ⅳa 期可切除性胃或食管胃结合部腺癌，接受术前 ECC/EOC 化疗和较充分的淋巴结清扫（D1+ 占 86%）根治术后，采用术后放化疗对比术后化疗未能改善生存。但该研究治疗方案完成率仅为 50%，入组患者中Ⅰ～Ⅱ期占 60%，放射治疗未能充分发挥改善局部区域控制的作用（15% vs 11%），这些都降低了其临床参考价值。

关于 T_{4b} 且不具备不可切除因素的胃癌患者的治疗方式选择，综合目前的研究证据[22-24]，有以下几点需要考虑：① R0 切除是独立预后因素；②联合脏器切除后的并发症发生率很高，接近 40%，其中接受联合胰十二指肠切除者最高；③周围脏器受累的情况非常复杂，很难制订统一的治疗原则。因此，对此类患者建议进行 MDT 讨论，依据其个体化因素制订治疗方案；另外，新辅助治疗有可能提高 R0 切除率，可作为治疗选择；对于可以达到 R0 切除的患者，联合脏器切除是可以接受的手术方式，但联合胰十二指肠切除应非常慎重！

一项多中心 meta 分析纳入新辅助化疗的 MAGIC 研究及三项辅助化疗的研究（包括 CLASSIC、ARTIST 和 ITACA-S）[25]，探索 MSI 状态与手术预后及围手术期化疗疗效的关系。结果显示，对于可手术切除 dMMR/MSI-H 患者，与术后辅助化疗相比，单纯手术预后更佳。目前多个小样本回顾性研究结果显示 dMMR、MSI-H 胃癌患者预后良好，但辅助化疗获益结果不一致[26]。总体来说，考虑到人群所占比例太小，现有证据落实到临床实践还具有一定争议性，兼顾化疗相关不良反应和卫生经济学考量等，dMMR/MSI-H 胃癌（新）辅助治疗决策优先推荐患者参加免疫治疗临床研究，其次建议与患者及家属详细沟通，选择术后观察或化疗。

但对于中远端胃癌，术前放化疗疗效、特别是对比围手术期化疗模式的对比，尚有待正在开展的Ⅲ期临床研究结果。国际多中心 TOPGEAR 研究（NCT01924819）[27]、荷兰的 CRITICS-Ⅱ研究（NCT02931890）[28]、中山大学 5 010 多中心研究（NCT01815853）和中国医学科学院肿瘤医院（NCT04062058）目前正在对胃癌术前放化疗展开积极探索。

对新辅助治疗，应及时进行疗效评价，评价手段可采用内镜超声、CT 及 PET/CT。

对比 CT 等影像学检查，腹腔镜探查可提高对进展期胃癌腹腔种植以及微小肝转移的诊断率，且可同步进行腹腔灌洗液细胞学检查，因此，新辅助治疗前对肿瘤分期较晚（$T_{3\text{-}4}$ 或 N_+）的患者推荐进行腹腔镜探查及腹水细胞学检查[29]。

对于新辅助治疗后手术切除标本病理证实为 CR 患者，目前尚无研究证实术后改变原化疗方案或不进行辅助化疗对患者预后的影响，因此，仍推荐术后辅助化疗按照原化疗方案进行。

对于新辅助治疗后达到 R0 切除的患者，如术前影像 / 病理评价有效，术后辅助化疗推荐按照原化疗方案进行。

对于新辅助治疗后疾病进展的患者，预计可达到 R0 切除者，仍可以考虑手术切除；对于判断无法达到 R0 切除者，目前尚缺乏充分的临床证据，建议进行 MDT 讨论，以决定进一步的治疗方案。

对于新辅助化疗后手术未达到 R0 切除者（非远处转移因素），可推荐术后放化疗或进行 MDT 讨论，决定进一步治疗方案，若术前已经行放化疗，建议进行 MDT 讨论，决定治疗方案或行姑息治疗。

c 食管胃结合部（EGJ）癌的围手术期治疗模式

食管胃结合部癌的围手术期治疗选择有一定的特殊性，原因在于东西方国家的临床研究从研究设计到结果等存在差异。亚洲国家多项获得阳性结果的 D2 术后辅助化疗的临床研究中，入组食管胃结合部癌患者的比例很低，尽管整体人群从术后辅助化疗中生存获益，但尚不能确定亚洲国家的食管胃结合部癌患者是否可获益。欧洲国家的多项围手术期治疗的临床研究中，食管胃结合部癌患者比例较高，如 FFCD 研究 60%，FLOT4-AIO 研究 56%，提示对于西方国家食管胃结合部癌患者，围手术期化疗是一种有效的治疗方式。RESOLVE 研究包含 36.5% 的食管胃结合部癌患者，提示在亚洲人群中围手术期化疗也是有效手段。

对于食管胃结合部腺癌或食管中下段腺（鳞）癌，新辅助放化疗 + 手术 + 辅助化疗模式临床研究结果显示可以达到肿瘤降期、提高 R0 切除率并改善整体生存，且不增加术后并发症及病死率[30-31]，是标准治疗方式。德国针对和贲门腺癌（Siewert Ⅰ-Ⅲ）术前化疗联合放化疗Ⅲ期临床研究（POET 研究）的长期随访结果表明，术前化疗联合放化疗相比术前化疗具有减少复发和延长生存的趋势，未显著增加治疗毒性和围手术期并发症[32]。美国 RTOG-9904 等多项多中心Ⅱ期临床研究结果显示了局部晚期胃癌术前放化疗的良好疗效[33]。因此，术前放化疗联合 D2 手术的治疗模式目前推荐的适应证为Ⅲ期食管胃结合部癌，同步化疗方案为：紫杉醇联合氟尿嘧啶类或铂类、氟尿嘧啶类联合铂类。

食管或胃腺癌（包括食管胃结合部癌）术前新辅助化疗及围手术期化疗的研究也逐步增多并且已经公布了最终结果，成为Ⅰ类证据。与既往已经发表的 MAGIC、FLOT4-AIO、EORTC40954 和 FFCD9703 一样，近年亚洲研究者进行的 RESOLVE 研究[4]、PRODIGY 研究[11]和 RESONANCE 研究[34]等，均包含了部分食管胃结合部癌患者。PRODIGY 研究[11]中食管胃结合部癌占 5.6%，术前 DOS 方案新辅助化疗可达到降期效果，提高 R0 切除率并延长 PFS；RESOLVE 研究[4]中食管胃结合部癌占 36.5%，较术后 XELOX 辅助化疗组，术前 SOX 方案新辅助化疗可提高 R0 切除率并延长 DFS。一项复旦大学中山医院进行的倾向评分匹配研究[35]提示，术前 DOS 方案无论是在 PFS 还是在 OS 上，均较 XELOX 方案疗效更好，其中食管胃结合部癌占 32%。参考这几项研究，DOS 方案和 SOX 方案也可用于食管胃结合部癌新辅助化疗。

此外，食管胃结合部癌术前新辅助放化疗对比新辅助化疗目前已有研究进行了探索。POET 研究[32]也显示术前放化疗对食管胃结合部癌的潜在优势。但 2019 年的一项 meta 分析显示，新辅助放化疗对比新辅助化疗在食管胃结合部腺癌中提高了 pCR 率，减少了局部复发，但是并没有延长 OS，与 POET 研究结论有区别[36]。2021 年 NEO AEGIES 比较了强化三药围手术期化疗与术前 CROSS 方案同步放化疗，结果显示三药围手术期化疗总生存并不比 CROSS 方案差，3 年生存率分别是 57% 和 56%，但术前同步放化疗肿瘤退缩更好，且不增加负面影响[37]。

综上所述，基于目前研究证据，对于 EGJ 癌，围手术期放化疗 / 围手术期强化三药化疗相对于术后辅助化疗可能更适合，但还需要进一步积累中国患者相关数据。

2.1.2 不可手术切除局部进展期胃癌的综合治疗

分期	分层	Ⅰ级推荐	Ⅱ级推荐	Ⅲ级推荐
不可切除	PS=0~1 分	同步放化疗 a~c,e,f（1A 类）①③ 进行 MDT 讨论，评价同步放化疗后的手术可能性，如能做到完全性切除，可考虑手术治疗	化疗 b,c,g（2B 类）② 放疗 b,c,e~h（2B 类）③进行 MDT 讨论，评价化疗或放疗后的手术可能性，如能做到完全性切除，可考虑手术治疗	化疗② + 放疗 b-h 或同步放化疗 a~f（3 类）①③进行 MDT 讨论，评价化疗序贯放疗 / 同步放化疗后的手术可能性，如能做到完全性切除，可考虑手术治疗
	PS=2 分	最佳支持治疗 / 对症处理（1A 类） 可通过短路手术、内镜下治疗、内置支架、姑息放疗等方法改善营养状况、缓解出血、梗阻或疼痛等症状	最佳支持治疗 / 对症处理 + 化疗 ± 放疗 b~h（2A 类）经营养支持、对症处理后若患者一般状况好转，可考虑化疗②加或不加姑息性放疗	

注：①同步放化疗方案：卡铂 + 紫杉醇（1A 类）[1]。
顺铂 +5-FU 或卡培他滨或替吉奥（1A 类）[2]。
奥沙利铂 +5-FU 或卡培他滨或替吉奥（2B 类）[3]。
紫杉醇 +5-FU 或卡培他滨或替吉奥（2B 类）[4,5]。
卡培他滨（2B 类）[6,7]。
替吉奥（2B 类）[8,9,10]。
5-FU（1A 类）[11]。
②系统治疗方案：详见晚期转移性胃癌的化疗、靶向及免疫治疗方案。
③放疗：三维适形放疗 / 调强放疗。

胃癌

说明:胃癌手术不可切除原因主要有以下两类:①因肿瘤原因不可切除:包括原发肿瘤外侵严重,与周围正常组织无法分离或已包绕大血管;区域淋巴结转移固定、融合成团,或转移淋巴结不在手术可清扫范围内;肿瘤远处转移或腹腔种植(包括腹腔灌洗液细胞学阳性)等。②因存在手术禁忌证不可切除或拒绝手术者,包括全身情况差,严重的低蛋白血症和贫血、营养不良可能无法耐受手术,合并严重基础疾病不能耐受手术等。

【注释】

a 对于肿瘤不可切除且一般情况良好患者,若肿瘤尚局限,放疗科医师评估可行放疗者,建议先行同步放化疗。研究证实,同步放化疗在肿瘤降期率和病理缓解率等方面优于单纯化疗或单纯放疗。若放化疗后肿瘤退缩较好,再次评估手术的可能性,争取根治性切除。部分文献报道,对于可耐受手术的、一般情况较好的局部晚期胃癌患者,无论是根治性还是姑息性切除,均可带来生存受益[12-13]。回顾性研究表明,即使不能手术切除的患者,放化疗较单纯化疗有生存获益,少数患者可获得长期无病生存[14-15]。

b 对于局部肿瘤或淋巴结侵犯范围过于广泛的患者,经放疗科医师根据 MDT 会诊意见评估,放疗靶区过大可能导致患者无法耐受同步放化疗,可行单纯化疗或单纯放疗[16],化疗或放疗后提交多学科团队会诊。少数对化疗敏感者可行手术治疗,达到根治性切除,若肿瘤仍无法切除,可考虑化疗序贯放疗或同步放化疗,放疗结束后再评估手术的可能性。

c 采用化疗序贯放化疗还是首选同步放化疗,由放疗科医师综合 MDT 会诊意见及患者身体状况和放疗照射范围进行评估。通常来讲,同步放化疗疗效优于单纯放疗[17],仅在患者无法耐受同步放化疗时选择单纯放疗。同步放化疗时化疗方案的选择参照肿瘤的部位(食管胃结合部和胃)及不同临床研究方案,短程诱导化疗也有利于筛选敏感的化疗药物。化疗后的患者对放疗耐受性变差,联合双药的同步放化疗方案可能会降低放疗完成率,此时需加强制酸、营养支持等治疗,降低药物剂量,或考虑单药氟尿嘧啶类药物的同步放化疗方案[6-10]。

d 随着免疫检测点抑制剂(ICIs)联合化疗在晚期或复发性胃癌应用的增加,局部进展期胃癌放化疗联合免疫治疗的研究也获得了越来越多的数据。已发表的几项Ⅱ期临床研究[18-21]结果显示,ICIs 免疫治疗联合放化疗用于标准化疗失败的不可切除的晚期或复发性胃癌的挽救治疗,以及局部进展期食管胃结合部和 / 或胃腺癌的术前治疗,均取得了良好的肿瘤反应率,主要病理反应率(MPR)达 48.7%~73.7%,完全缓解率(pCR)达 22.6%~42.1%,并且治疗毒副反应可安全耐受,值得进一步积累临床数据,并研究联合治疗的化疗药物、放疗靶区及剂量分割等。

e 放疗建议采用三维适形和调强放疗的精确放疗技术。已有多个放射物理方面的研究表明,相较于既往的常规二维放疗技术,三维适形或调强放疗在靶区剂量分布和正常组织和器官保护等方面均表现优异,特别是对于胃肠道、肾脏或肝脏的保护等方面,可降低放疗相关不良反应[22-23]。

f 放疗照射野设计:对于有手术可能性的患者,除了必须包括的治疗前影像学所确定的可视肿瘤(原发、转移肿瘤或转移淋巴结等),可适当外扩包括高危的淋巴结引流区。放疗剂量:DT 45~50.4Gy,评估疗效后决定手术或继续行全身治疗。对于预期不能切除的患者,根治性放疗剂量:DT 50~60Gy。体弱及肿瘤广泛不考虑手术者,建议仅包括可视肿瘤,不行淋巴结区的预防照射。姑息性放疗剂量:DT 30~40Gy/10~20 次。具体放疗范围和剂量根据患者一般情况、照射野大小、预计生存期和对正常组织和器官可能造成的放射损伤等多方面考虑。

g 与最佳支持治疗相比,有效的系统治疗可延长晚期或转移性胃癌患者生存期[24]。因此,对于消化道梗阻、贫血、梗阻性黄疸等导致一般状态较差的患者,建议先行营养管置入,或支架置入、或胃肠道短路手术、局部姑息放疗以及对症支持治疗(建议 2~4 周,时间过长,肿瘤可能进展明显),一般状况改善后考虑化疗及靶向、免疫治疗。主要化疗药物为 5-FU 类、铂类、紫杉类和伊立替康等。推荐以联合用药方案为主,有效率为 30%~54%,中位 OS 为 8~13 个月[25],对于无法耐受联合化疗的患者,可考虑 5-FU 类单药化疗。

h 放疗可显著缓解晚期胃癌患者的一些临床症状,如减少出血,缓解疼痛、吞咽困难、其他部位的梗阻等,起到提高生活质量、改善一般状况的作用[26-28]。肿瘤病期晚、高龄、心肺功能差或合并多发基础疾病而不考虑手术治疗者,可考虑姑息性放疗。

2.2 晚期转移性胃癌的治疗

对于无手术根治机会或转移性胃癌患者,目前公认应采取以全身抗肿瘤药物治疗为主的综合治疗,若人群选择得当,姑息手术、放射治疗、射频消融、腹腔灌注及动脉介入栓塞灌注等局部治疗手段也有助于延长生存期和提高生活质量。因此,需要强调在晚期转移性胃癌治疗全程管理过程中贯穿多学科综合治疗的理念。

在我国,目前针对胃癌的药物治疗主要包括化疗药物、分子靶向药物和免疫检查点抑制剂。化疗药物已经有比较充分的循证医学证据及丰富的临床实践经验。胃癌靶向药物研究众多,目前在中国获批适应证的限于抗 HER2 药物曲妥珠单抗和维迪西妥单抗,抗血管生成通路药物雷莫西尤单抗、阿帕替尼,尚缺乏针对其他靶点因疗效而获批的分子靶向药物。免疫治疗在晚期胃癌治疗已经取得突破性进展,免疫检查点抑制剂 PD-1 单抗获批晚期胃癌三线治疗,但免疫治疗单药疗效欠佳,PD-1 单抗联合化疗已成为晚期转移性胃癌一线治疗新标准。胃癌的时空异质性强,肿瘤微环境复杂,东西方胃癌人群在流行病学发病特征、临床病理特征、生物学行为、治疗模式及药物选择等方面存在差异,应鼓励我国患者积极参与临床研究。

胃是重要的消化器官,原发病灶的存在或肿瘤转移直接或间接影响患者的营养摄入,患者常合并肿瘤相关营养不良,也会面临大出血、穿孔、胃肠道梗阻或梗阻性黄疸等多种并发症。因此,在整个抗肿瘤治疗过程中,强调支持治疗贯穿胃癌治疗的始终,支持治疗总体目标是尽早预防或缓解胃癌相关症状或治疗相关副作用,特别关注患者营养状况的维持、并发症的积极预防和及时处理,尽量维持患者的生活质量。

2.2.1 晚期转移性胃癌的药物治疗选择[a]

一线治疗

	Ⅰ级推荐	Ⅱ级推荐	Ⅲ级推荐
HER2 阳性(IHC 3+2+ 且 FISH+)	曲妥珠单抗联合奥沙利铂 / 顺铂 + 5-FU/ 卡培他滨[h](1A 类)	曲妥珠单抗联合奥沙利铂 / 顺铂 + 替吉奥[h](2B 类)	帕博利珠单抗 + 曲妥珠单抗 + XELOX/PF[h](1B 类) 曲妥珠单抗联合其他一线化疗方案(含蒽环类药物方案除外)(3 类)
Her2 阴性	PD-L1 CPS ≥5,FOLFOX/XELOX 联合纳武利尤单抗[k](1A 类)	PD-L1 CPS<5 或检测不可及,FOLFOX/XELOX 联合纳武利尤单抗[k](1B 类)	SOX 联合纳武利尤单抗
	PD-L1 CPS ≥5,XELOX 联合信迪利单抗[k](1A 类) PD-L1 TAP ≥ 5%,XELOX 联合替雷利珠单抗[k](1A 类)	PD-L1 CPS<5 或检测不可及,XELOX 联合信迪利单抗[k](1B 类)	单药氟尿嘧啶类(5-FU/ 卡培他滨 / 替吉奥)或紫杉醇 / 多西紫杉醇[b,c](2B 类) 适用于体力状况弱等临床情况患者
	奥沙利铂 / 顺铂 + 氟尿嘧啶类(5-FU/ 卡培他滨 / 替吉奥)[b,c,d,e](1A 类)	三药联合方案 DCF 及 mDCF(1B 类),适用于体力状况好且肿瘤负荷较大的患者[b]	PD-L1 CPS ≥ 1,帕博利珠单抗单药[l](2B 类)
	紫杉醇 / 多西紫杉醇 + 氟尿嘧啶类(5-FU/ 卡培他滨 / 替吉奥)[b,c,d](2A 类)		
dMMR/MSI-H,无论 HER2 状态		帕博利珠单抗[m](2B 类)	纳武利尤单抗联合伊匹木单抗[m](2B 类)
			纳武利尤单抗联合 FOLFOX/ XELOX[m](2B 类)
			帕博利珠单抗联合顺铂 + 氟尿嘧啶[m](2B 类)
			其他免疫检查点抑制剂[m](3 类)
			单纯化疗[m](3 类)

二线治疗

	Ⅰ级推荐	Ⅱ级推荐	Ⅲ级推荐
HER2 阳性 (IHC 3+ 或 2+ 且 FISH+)	如既往应用过曲妥珠单抗,单药化疗(紫杉醇 / 多西他赛 / 伊立替康)[f](1A 类) 紫杉醇联合 雷莫西尤单抗(1A 类)	如既往铂类治疗失败且未接受过曲妥珠单抗,曲妥珠单抗联合单药紫杉醇[h](2A 类)	如既往未应用过曲妥珠单抗,曲妥珠单抗联合蒽环类之外的其他二线化疗方案(3 类) 参考 HER2 阴性胃癌的二线治疗化疗药物选择鼓励参加临床研究
HER2 阴性	紫杉醇联合 雷莫西尤单抗(1A 类) 单药化疗(紫杉醇 / 多西他赛 / 伊立替康)[f](1A 类)	两药化疗,根据既往用药情况推荐伊立替康 +5-FU,紫杉醇 / 多西紫杉醇 + 氟尿嘧啶类(5-FU/ 卡培他滨 / 替吉奥)[f](2B 类) 白蛋白紫杉醇单药化疗[f](1B 类)	如既往未经铂类治疗失败,顺铂或奥沙利铂为基础的化疗(3 类)
dMMR/MSI-H,无论 HER2 状态	恩沃利单抗[n](2A 类)* 替雷利珠单抗(2A 类)*	帕博利珠单抗单药[n](2B 类)*	如既往用过 PD-1/PD-L1 单抗,根据 HER2 状态选择二线化疗[n](3 类)

注:*. 既往未用过 PD-1/PD-L1 单抗

三线及三线以上治疗

	Ⅰ级推荐	Ⅱ级推荐	Ⅲ级推荐
HER2 阳性 (IHC 3+ 或 2+)	维迪西妥单抗[i](2A 类)		根据既往用药情况,参照二线推荐方案合理选择单药化疗[g](3 类)
	阿帕替尼[j](1A 类)		
	纳武利尤单抗单药[o](1A 类)*		
HER2 阴性	阿帕替尼[j](1A 类)	临床研究	
	纳武利尤单抗单药[o](1A 类)*		

注:*. 既往未用过 PD-1/PD-L1 单抗

【注释】

a 晚期胃癌整体预后不佳,传统化疗药物进入瓶颈期,靶向药物选择有限,免疫治疗单药在整体人群中疗效不佳。精准医学时代,面临胃癌的高度异质性、晚期胃癌药物精准治疗的困境和新型抗肿瘤药物挖掘,应积极鼓励患者参加临床研究。

b 氟尿嘧啶类、铂类和紫杉类药物是晚期胃癌的主要化疗药物。通常一线化疗方案以氟尿嘧啶类药物为基础,联合铂类和 / 或紫杉类药物组成两药或三药化疗方案[1-10]。在我国,更多推荐氟尿嘧啶类和铂类药物的两药联合方案[4,7],因患者更好的耐受性和我国真实世界临床治疗应用现状,铂类药物更多推荐奥沙利铂。Ⅲ期临床研究 SOX-GC 比较 SOX 和 SP 一线治疗弥漫型或混合性晚期胃 / 食管胃交界处腺癌的疗效,结果显示,对比 SP 方案,SOX 方案在一定程度上可提高有效率和改善患者生存,具有更好的耐受性,推荐非肠型胃癌首选 SOX[7]。紫杉类药物联合氟尿嘧啶类药物在临床研究和临床实践中显示充分的疗效和安全性[8]。三药方案 DCF 虽然在Ⅲ期研究中达到了研究终点,但较高的毒性限制了它的临床运用[9]。mDCF[10]或 POF[11]方案在随机研究中证实疗效优于两药方案,且耐受性尚可。但一项Ⅲ期研究显示替吉奥 + 顺铂基础上加用多西紫杉醇并未见生存获益[12]。化疗方案的选择应依据患者年龄、体能状况、伴随疾病、既往治疗情况、患者意愿、经济状况、临床实践偏向、药物可及性等综合考虑。

c 目前无充分证据推荐根据体外药敏试验、移植瘤模型、药物代谢酶学或者代谢组学等进行化疗疗效预测,选择化疗药物及配伍方案。氟尿嘧啶类药物可疑代谢障碍者,可行 DPD 酶检测[13]。伊立替康可疑代谢障碍者,可行 *UGT1A1* 基因多态性检测[14]。

d 晚期胃癌标准治疗持续时间 4~6 个月,取得疾病控制后定期复查。一项Ⅲ期随机对照研究显示,紫杉醇联合卡培他滨 4 个周期后序贯卡培他滨单药维持治疗较顺铂联合卡培他滨 6 个周期未能延长总生存期，但显著改善生活质量及治疗相关不良反应[15]，这是首项胃癌维持治疗的大样本前瞻性临床研究。Ⅲ期研究 JAVELIN G100 显示在一线化疗疾病控制后进行 Avelumab 单抗维持对比继续化疗，尽管在 PD-L1 CPS ≥ 1 分亚组中 OS 延长，但在总人群中未能获益[16]。在免疫或靶向治疗进入一线治疗的时代，联合化疗序贯维持治疗已经成为临床实践的主要选择，KEYNOTE-062、CheckMate 649、以及国内各项一线Ⅲ期临床研究中，最常见的维持治疗模式为免疫 / 靶向单药，其次为免疫 / 靶向联合卡培他滨，或靶向免疫联合。目前在晚期胃癌一线治疗中的最佳维持治疗模式尚未明确。

e 有研究表明，年老或体弱[17,18]患者减量的两药方案优于单药方案。GO2 研究将年老或体弱患者随机分配到以下 3 种剂量级别：A 级别，奥沙利铂 130mg/m^2 + 卡培他滨 625mg/m^2（每日 2 次），21d 重复；B 级别剂量为 A 级别的 80%；C 级别剂量为 A 级别的 60%。结果 C 级别不仅生存时间不劣于 A 或 B 级别，而且患者体验最佳（总体治疗效用、毒性和生活质量）[5]。

f 目前关于胃癌二线化疗Ⅲ期研究均采取单药治疗[19-20]，但有小样本Ⅱ期研究结果显示，对于 PS=0~1 分患者，双药化疗安全性可且带来更好的肿瘤控制。因此，对于体力状况较好的患者，经充分衡量治疗利弊后，可考虑联合化疗。日本 ABSOLUTE Ⅲ期研究显示，每周白蛋白紫杉醇方案在总生存时间方面不劣于每周溶剂型紫杉醇，白蛋白紫杉醇组中性粒细胞减少和食欲下降更常见，但超敏反应发生率较低[21]。

g 晚期胃癌三线化疗仅涉及小样本研究，化疗获益不明确。Ⅲ期 TAGS 研究显示曲氟尿苷替匹嘧啶片（TAS-102）在三线治疗的生存获益，但该研究未纳入中国患者[22]。在临床实践中，特别强调根据患者体力状况、基础疾病、肿瘤相关症状和并发症风险，衡量治疗风险和利益，综合考虑。

h ToGA 研究[23]结果显示，对初治 HER2 阳性（IHC 3+ 或 2+ 且 FISH 阳性）的晚期转移性胃腺癌患者，曲妥珠单抗联合 5-FU/ 卡培他滨 + 顺铂较单纯化疗提高有效率和增加生存获益。多项Ⅱ期临床研究评估了曲妥珠单抗与其他化疗方案的联合，显示较好的疗效和安全性。前瞻性的真实世界研究 EVIDENCE 旨在评价曲妥珠单抗在 HER2 阳性转移性胃癌中国患者中的有效性、安全性、治疗模式和临床结局，纳入 1 600 例患者，进一步证实中国人群曲妥珠单抗的疗效与良好安全性，一线治疗联合化疗方案中，与 XELOX 疗效最佳，OS 达 34.6 个月[24]。一线化疗进展后的 HER2 阳性晚期胃癌患者，如既往未接受曲妥珠单抗，Ⅱ期临床研究显示了紫杉醇联合曲妥珠单抗的疗效和安全性。若既往接受曲妥珠单抗治疗失败，近年国内外的Ⅱ期研究和回顾性研究结果显示曲妥珠单抗跨线治疗价值存在争议，缺乏高级别循证医学依据[25]。2020 年《中国生物类似药专家共识》认可生物类似药的临床替代。2020 年 8 月 NMPA 批准曲妥珠单抗生物类似物汉曲优的适应证包括 HER2 阳性乳腺癌，以及联合卡培他滨或 5-FU 和顺铂适用于初治转移性 HER2 阳性转移性胃癌。免疫治疗已成为 HER2 阳性晚期胃癌联合治疗重要的探索方向。数项Ⅱ期研究结果显示对于 HER2 阳性晚期胃癌患者一线治疗，化疗 + 曲妥珠单抗 +PD-1 单抗取得高 ORR 和显著优于历史生存数据[26]。Ⅲ期研究 KEYNOTE-811[27]入组 434 例初治晚期 HER2 阳性胃癌人群，264 例患者的中期分析结果显示，与对照组曲妥珠单抗联合化疗相比，进一步联合帕博利珠单抗组的缓解率显著较高（74.4% vs 51.9%；P=0.000 06）。2021 年 5 月 FDA 加速批准帕博利珠单抗联合曲妥珠单抗和含氟嘧啶和铂类化疗一线治疗局部晚期不可切除或转移性 HER2 阳性胃或胃食管结合部腺癌患者。

i 以 HER2 为靶点的药物还包括帕妥珠单抗（抗 HER2 单克隆抗体，JACOB 研究）、拉帕替尼（小分子酪氨酸激酶抑制剂，TyTAN 研究和 LOGIC 研究）[28-29]、维迪西妥单抗（抗体偶联药物 ADC，C008 研究）[30]和 T-DXd（ADC，DESTINY-Gastric01、02 研究）[31-32]。T-DM1（曲妥珠单抗 DM 偶联物）在胃癌二线治疗的Ⅲ期研究结果为阴性[33]，Ⅱ期多中心 C008 研究显示维迪西妥单抗用于既往已接受过 ≥ 2 线治疗的 HER2 过表达（IHC 2+ 或 3+）的局部晚期或晚期胃癌 ORR 达到 24.4%，中位 OS 达到 7.6 个月[30]。2021 年 6 月国家药品监督管理局附条件批准维迪西妥单抗用于至少接受过 2 种系统化疗的 HER2 过表达局部晚期或转移性胃癌（包括食管胃结合部腺癌）患者。Ⅱ期研究 DESTINY-Gastric01 比较 T-DXd 与化疗治疗曲妥珠单抗治疗失败的 HER2 阳性晚期胃癌的疗效，结果显示，与化疗相比，T-DXd 组 ORR 更高（51% vs 14%，P<0.001）和中位 OS 更长（12.5 个月 vs 8.4 个月；HR=0.59）[31]。T-Dxd 在胃癌二线治疗也同样取得良好的效果，DESTINY-Gastric02 研究纳入了 79 例经一线含曲妥珠单抗方案治疗失败的 HER2 阳性胃癌患者，接受 T-Dxd 单药治疗，有效率可达 41.8%，PFS 5.6 个月，但该研究未纳入亚洲人群[32]。2021 年 1 月美国 FDA 批准 T-DXd 用于既往接受过曲妥珠单抗治疗的局部晚期或转移性 HER2 阳性胃或胃食管交界腺癌患者。

j 针对晚期胃癌获批的抗血管生成药物包括雷莫西尤单抗（抗 VEGFR2 单克隆抗体）、甲磺酸阿帕替尼（VEGFR-2 小分子酪氨酸激酶抑制剂）。对于一线含铂类和 / 或氟尿嘧啶类化疗后进展的转移性胃 / 食管胃结合部腺癌，REGARD 研究[34]显示，雷莫西尤单抗单药二线治疗相比安慰剂延长 mOS（5.2 个月 vs 3.8 个月，P=0.047 3）；

RAINBOW 研究[35]显示，雷莫西尤单抗联合紫杉醇二线治疗相比紫杉醇延长 mOS（9.63 个月 vs 7.36 个月，P = 0.016 9），不良反应均可耐受。RAINBOW-Asia Ⅲ期研究（90% 患者来自中国）结果显示，雷莫西尤单抗联合紫杉醇组患者 PFS 较紫杉醇组显著延长（4.14 个月 vs 3.15 个月），并显示出与全球关键注册临床试验 RAINBOW 一致的中位 OS 获益（HR=0.963），患者整体耐受性良好，未观察到新的安全性信号[36]。Ⅲ期临床研究纳入二线及以上化疗失败的胃癌患者 273 例，结果显示甲磺酸阿帕替尼治疗组较安慰剂组延长中位 PFS（2.6 个月 vs 1.8 个月，P = 0.016）和提高疾病控制率（42.05% vs 8.79%，P<0.001）[37]，甲磺酸阿帕替尼被批准用于晚期胃或食管胃结合部腺癌患者的三线及三线以上治疗。

k 晚期胃癌一线治疗的Ⅲ期临床研究 Orient-16 中，纳入 650 例患者，对比信迪利单抗或安慰剂联合 XELOX 化疗，主要研究终点是 CPS ≥ 5 人群和全人群的 OS，结果显示 PD-L1 CPS ≥ 5 的患者中，联合信迪利单抗显著延长 PFS（7.7 个月 vs 5.8 个月，HR=0.628，P=0.000 2）和 OS（18.4 个月 vs 12.9 个月，HR=0.660，P=0.002 3），ORR 从 48.4% 提高至 58.2%[38]，在全人群中，PFS、OS 也得到延长，但受益小于前者，分别为 1.4 个月及 2.9 个月。同样 CheckMate 649 研究在全人群中也达成了具有统计学意义的生存获益，其中 626 例为 PD-L1 CPS 评分小于 5 分的患者[39]。尽管上述两项研究均未公布 PD-L1 CPS<5 分患者的生存受益，两项 meta 分析显示对于 PD-L1 表达阴性或低表达的晚期胃癌患者使用免疫治疗并不改善患者的生存时间[40-41]。综上，结合我国临床实践，推荐在 PD-L1 CPS<5 或检测不可及时，如患者肿瘤负荷较大，体力状况较好，需要尽快降低肿瘤负荷缓解症状，或后续二线治疗选择有限，且患者不存在免疫检查点抑制剂禁忌证时，也可考虑 XELOX/FOLFOX 联合纳武利尤单抗或 XELOX 联合信迪利单抗。RATIONALE 305 研究[42]是一项比较替雷利珠单抗联合铂类药物和氟尿嘧啶化疗与安慰剂联合铂类药物和氟尿嘧啶化疗用于一线治疗局部晚期、不可切除或转移性胃或胃食管交界处腺癌患者的疗效和安全性的随机、双盲、安慰剂对照全球Ⅲ期临床试验。研究结果显示，替雷利珠单抗联合化疗显著延长了 PD-L1 阳性（TAP 评分 ≥ 5%）患者的中位生存期（mOS）（17.2 个月 vs 12.6 个月，HR=0.74，95% CI 0.59~0.94），死亡风险显著下降 26%。且无论患者年龄、ECOG 评分、性别、种族、化疗方案选择以及是否发生腹膜转移，使用替雷利珠单抗联合化疗均有长期生存获益。在 PFS 方面，替雷利珠单抗联合化疗组较对照组也有显著延长（7.2 个月 vs 5.9 个月，HR=0.67；95% CI 0.55~0.83），显著降低疾病进展风险 33%。替雷利珠单抗联合化疗有望成为晚期 PD-L1 阳性胃癌患者一线标准治疗方案之一[42]。ATTRACTION-4 研究[43]纳入 724 例患者，比较 SOX/XELOX+ 纳武利尤单抗和 SOX/XELOX+ 安慰剂，主要终点为 PFS 和 OS。结果显示化疗联合免疫治疗组显著延长 PFS（10.45 个月 vs 8.34 个月，HR=0.68，P=0.000 7），ORR 从 47.8% 提升到 57.5%，虽然可能因为后续治疗的影响，OS（17.45 个月 vs 17.15 个月，HR=0.9，P=0.26）差异未达到统计学意义，但由于 SOX 为我国广泛使用的一线化疗方案，疗效和安全性确切，故增添 SOX 联合纳武利尤单抗作为Ⅲ级推荐。

l Ⅲ期 KEYNOTE-062 研究[44]显示在 PD-L1CPS ≥ 1 胃癌 / 胃 - 食管交界处癌患者中，帕博利珠单抗（P）非劣于化疗，两组的中位 OS 分别为 10.6 个月 vs 11.1 个月，在 CPS ≥ 10 亚组中，P 组显著优于 C 组（HR=0.69）。亚洲亚组的数据显示，帕博利珠单抗单药治疗较化疗有更长的生存优势，OS 分别为 22.7 个月与 13.8 个月（CPS ≥ 1）和 28.5 个月与 14.8 个月（CPS ≥ 10）。帕博利珠单抗单药治疗亚洲患者的无进展生存期（PFS）和客观缓解率（ORR）均优于总人群。因此 CPS ≥ 1 胃癌患者中，当一线化疗联合免疫治疗不适用时，可考虑帕博利珠单抗单药。

m 错配修复蛋白缺失（dMMR）/ 微卫星高度不稳定（MSI-H）胃癌约占晚期胃癌的 6%[45]，其分子分型特点、生物学行为、药物敏感性、肿瘤微环境、治疗模式及预后与 pMMR/MSS 患者存在巨大差异[46]，主要特点为预后好、化疗不敏感及免疫治疗获益明显，因此本次更新对其进行单独分类全程管理。但由于发病率较低，缺乏 dMMR/MSI-H 胃癌患者的大样本高级别循证医学证据，多为前瞻性研究的非预设亚组，例如 KEYNOTE-062 及 CheckMate-649 研究分别纳入 50 例及 55 例 dMMR/MSI-H 胃癌患者，故该人群的一线治疗暂空缺Ⅰ级推荐，仍鼓励该人群积极参与临床研究[47]。KEYNOTE-062 研究 dMMR/MSI-H 胃癌亚组中，分别有 14 例、17 例及 19 例接受帕博利珠单抗、帕博利珠单抗联合化疗及单纯化疗，ORR 及 24 个月生存率分别为 57.1%/71%、36.8%/26% 及 64.7%/65%[44]，提示一线治疗中，免疫单药及免疫联合化疗优于单纯化疗，免疫单药的长期生存获益更为明确，可作为Ⅱ级推荐；基于我国临床实践，并考虑患者的经济依从性，国内已获批上市的其他免疫检查点抑制剂亦可作为Ⅲ级推荐。免疫联合化疗（帕博利珠单抗联合 FP 或纳武利尤单抗联合 FOLFOX/XELOX）作为Ⅲ级推荐，仅在免疫检查点抑制剂应用存在禁忌或不可及时，考虑单纯化疗。在 CheckMate 649 研究中的 MSI-H 亚组中，双免疫治疗（纳武利尤单抗联合伊匹单抗）对比化疗，ORR 分别为 70% 及 57%，OS 明显延长（未达到 vs 10 个月，HR=0.28），死亡风险降低 72%；联合化疗组的 ORR 及 OS 分别为 55% 及 38.7 个月，尽管双免疫治疗组因安全性提前终止，但后续 CheckMate142 等研究中验证了调整剂量（纳武利尤单抗 3mg/kg 联合伊匹单抗 1mg/kg）的良好安全性[47]，因此剂量调整后的双免疫治疗可作为

dMMR/MSI-H 胃癌一线治疗的Ⅲ级推荐。

n 在一项纳入标准治疗失败的 dMMR/MSI-H 晚期实体瘤患者的前瞻性多中心Ⅱ期临床研究中，共纳入 18 例二线及以上胃癌患者，33.3% 为三线以上患者，接受恩沃利单抗治疗，ORR，DCR，DoR ≥ 12 个月，12 个月无进展生存率，及 12 个月生存率分别为 44.4%、83.3%、100.0%、58.0% 及 83.3%，PFS 及 OS 未达到，相较于 KEYNOTE-016 研究，本项研究在中国人群内完成，胃癌样本量更大，同时安全性良好，恩沃利单抗已通过优先审评审批程序附条件批准晚期 dMMR/MSI-H 晚期实体瘤适应证，因此在既往未应用过 PD-1/PD-L1 单抗抑制剂的二线人群中，可作为Ⅰ级推荐[48]；Ⅱ期研究 RATIONALE-209 纳入 80 例经治局部晚期不可切除或转移性 MSI-H/dMMR 的实体瘤患者，使用替雷利珠单抗单药治疗，其中胃癌和胃食管结合部癌（G/GEJ）9 例患者，1 例达 CR，4 例达 PR，ORR 为 55.6%，安全性良好。2022 年 3 月 11 日中国国家药品监督管理局批准替雷利珠单抗用于经治局部晚期不可切除或转移性 MSI-H/dMMR 实体瘤适应证[49]。如在一线治疗中已接受免疫检查点抑制剂治疗，根据 HER2 状态选择相应二线治疗方案。一项前瞻性临床研究纳入了 68 例标准治疗失败 MSI-H/dMMR 晚期恶性肿瘤，接受斯鲁利单抗治疗，ORR 为 39.7%，12 个月 DoR 率 92.1%，12 个月 OS 率 74.5%。其中 3 例接受过二线治疗的胃癌受试者中位随访时间为 7.16 个月，1 例获得 PR（ORR 为 33.3%），由于样本量有限，标准治疗失败的 MSI-H 胃癌患者接受斯鲁利单抗治疗尚需积累更多临床数据[50]。

o 基于 ATTRACTION-2 研究[51]，纳武利尤单抗单药获批晚期胃癌三线治疗的适应证；但随着 CheckMate 649 等一线研究公布并改写胃癌一线免疫治疗的格局后，临床实践中在三线治疗中少有适用情况，只有在既往一线、二线均未经 PD-1/PD-L1 单抗治疗的患者中，通过评估患者身体状况、潜在超进展风险以及不良反应后方可谨慎应用。默沙东宣布自愿撤回一项在美国加速批准的 Keytruda 适应证，用于治疗在二线及后线治疗后进展的 PD-L1 阳性局部晚期或转移性胃及食管胃交界处（EGJ）腺癌，因此，将其从胃癌的三线治疗中的推荐中撤出。

p 韩国一项帕博利珠单抗单药治疗标准治疗失败的胃或胃食管腺癌患者的Ⅱ期临床研究显示，61 例患者中 6 例为 EB 病毒感染阳性者，ORR 为 100%，EBV 感染可能是 PD-1 单抗获益的标志物。但中国人群的两项观察性研究显示，EBV 阳性胃癌患者一线治疗失败接受免疫检查点抑制剂有效率为 33.3%[52-53]，因此 EBV 感染是否是关键性标志物尚需在前瞻性研究中进行验证。

q Claudin18.2 在约 40% 的胃癌患者呈中等或高表达。在Ⅲ期随机对照的 SPOTLIGHT 研究[54]中，Claudin18.2 阳性且 HER2 阴性的晚期胃 / 食管胃结合部癌患者一线接受 Claudin18.2 单抗 zolbetuximab 联合 mFOLFOX6 对比单纯 mFOLFOX6 化疗，中位 PFS（10.61 个月 vs 8.67 个月，*HR*=0.751，*P*=0.006 6）和 OS（18.23 个月 vs 15.54 个月，*HR*=0.750，*P*=0.005 3）均得到改善。在一项研究者发起的Ⅰ期研究中，纳入 28 例标准治疗失败的 Claudin18.2 阳性胃癌患者，接受了 CAR-T 细胞治疗，ORR 达到 57.1%。在 18 例既往二线治疗失败的胃癌患者中，ORR 高达 61.1%，中位 PFS 和 OS 分别为 5.4 个月和 9.5 个月[55]。在另一项纳入 14 例既往 2 线治疗失败的 Claudin18.2 阳性胃癌患者的 Ib 期研究中，ORR 达到 57.1%，中位 PFS 和 OS 分别为 5.6 个月和 10.8 个月[56]，较现有三线治疗获得明显改善，目前正在进行确证性研究进行确认。

2.2.2 胃癌腹膜转移的综合治疗

部位	Ⅰ级推荐	Ⅱ级推荐	Ⅲ级推荐
仅有腹腔细胞学阳性（CY1P0）	全身化疗 ± 分子靶向治疗 ± 腹腔化疗或参加临床试验（2A 类）	转化治疗后转为 CY0 者可行根治性手术 b（2B 类）	标准 D2 手术，术后辅助化疗 c（2B 类）
仅有肉眼腹膜转移（P1）	参照晚期胃癌治疗，或推荐或参加临床试验	全身化疗 ± 分子靶向治疗 ± 腹腔化疗或参加临床试验（2A 类）	转化治疗后 PR 或 CR，CY（-），技术上可切除者可行姑息手术（2B 类）d
肉眼腹膜转移伴其他脏器转移	参照晚期胃癌治疗，或推荐或参加临床试验		

【注释】

a 胃癌腹膜转移可分为两类：第一类仅腹腔游离癌细胞阳性，无肉眼可见的转移病灶，将其划分为 CY1P0；第二类腹腔可见肉眼转移病灶，记为 P1[1]，非单一远处转移胃癌范畴。

b 胃癌 CY1P0 属于技术上可切除但生物学上不可切除的Ⅳ期病例,相比 CY0P0 患者总体预后不佳[2]。目前对 CY1P0 患者,除非有症状需要手术治疗,否则应将全身治疗作为初始治疗。

一项系统综述纳入 21 项研究和 6 499 例患者,目的是评估腹膜细胞学作为胃癌分期和生存预测的一部分的价值和阳性细胞学检查是否可以通过新辅助治疗来改善预后,结果提示初治细胞学阳性的患者,新辅助治疗后细胞学转为阴性与 OS 的显著改善有关(*HR*=0.64,95% *CI* 0.56~0.73,*P*<0.000 1)[3]。术中腹腔化疗(IPC)和术中广泛腹腔灌洗(EIPL)也被认为是有效的治疗手段。一项 meta 分析结果显示,与单纯手术相比,手术联合 IPC 可提高 5 年生存率(*RR*=3.10),降低复发风险(*OR*=0.45),而 IPC 联合 EIPL 则可使上述获益进一步增加(相应 *RR*=6.19,*OR*=0.13)[4]。总之,对于胃癌 CY1P0 患者,系统化疗联合手术、腹腔热灌注化疗(HIPEC)/ 腹腔灌洗联合手术等多学科综合治疗模式已被众多中心尝试和探索,在日本,CY1P0 患者更多接受术前 IPC 联合 D2 根治术的治疗模式[5]。由于患者选择、治疗目的(姑息或根治)、手术技术、腹腔化疗、系统化疗药物选择等均不一致,治疗结果也存在一定差异。总体而言,对于 CY+P0 患者手术的时机,目前探索性研究的初步结果提示全身化疗可使一定比例的 CY1P0 患者转阴,且显著改善这些患者的预后,但对于细胞学阳性转为阴性的患者,胃切除的意义和适应证仍存在争议,至少应把化疗放在手术之前,且需经反复诊断性腹腔镜探查判定为 CY0P0 的情况下,证实无疾病进展情况下切除原发灶[6]。

c 关于胃癌脱落细胞学阳性患者先行手术在化疗的随机对照研究尚不多见。基于 CCOG0301 研究结果,胃癌 CY1P0 患者可考虑接受根治手术后替吉奥辅助化疗[7]。有研究报道根治性手术联合术后 S1 单药辅助治疗可使单一 CY1P0 胃癌患者中位 OS 达到 22.3 个月[8]。

d 单纯肉眼腹膜种植转移的患者,化疗可使腹膜转移灶缩小或减少,然而,即使初治反应满意,也很难通过化疗减灭所有微转移灶[9]。当腹膜转移对化疗反应较好时,可切除原发肿瘤和 / 或转移灶。即使达肉眼完全切除,因为大多数患者术后腹腔内复发,故定义为细胞减灭术或减瘤术。

e 同时合并腹膜种植转移与其他脏器转移的胃癌患者,以姑息化疗为主,转化治疗仅在一小部分一线抗肿瘤药物治疗有良好退缩反应患者评估 R0 切除可能。针对不可控制的胃出血和 / 或梗阻问题,某些患者可接受姑息手术,如原发肿瘤切除和 / 或短路手术[10]。

f 腹膜转移的姑息治疗参照晚期胃癌治疗,或推荐参加临床试验。对合并有症状的腹水,可考虑腹水引流和腹腔灌注化疗。日本 PHOENIX-GC 研究针对腹膜转移胃癌患者的一线治疗,比较替吉奥 + 紫杉醇全身化疗并联合紫杉醇腹腔灌注与替吉奥 + 顺铂方案全身化疗的疗效,虽然总体人群的 OS 未延长,但中量腹水亚组人群显示生存获益[11]。

2.2.3 胃癌局部复发或单一远处转移的综合治疗

单一远处转移:除胃原发灶及区域淋巴结外的单一远处转移,技术上具有局部可处理性[1-3]。对于胃癌局部复发或单一远处转移的治疗,目前缺乏大样本的前瞻性随机对照临床研究数据,证据大多来源于回顾性或样本量较小的文献数据。对于原发灶不可根治性切除或 PS ≥ 2 分患者,基本治疗策略按复发转移性胃癌处理或者最佳支持治疗;对于原发病灶及区域淋巴结可根治性切除且 PS= 0~1 分患者,基本治疗策略按照复发转移性胃癌处理,可选策略为转化治疗(化疗、靶向治疗、免疫治疗)加根治性手术,对此类患者优先推荐 MDT 讨论。

2.2.3.1 术后局部复发胃癌治疗

部位	Ⅰ级推荐	Ⅱ级推荐	Ⅲ级推荐
局部复发	按复发转移性胃癌处理或参加临床试验	手术联合药物治疗 a(2B 类) 放疗联合药物治疗 b(2A 类)	
残胃或吻合口复发 c	ESD 残胃全切除 + 淋巴结清扫 ± 联合脏器切除	姑息手术	内镜下支架置入 短路手术 空肠营养管置入

【注释】

a 胃癌根治性术后局部复发包括手术野复发和区域淋巴结转移,目前大部分研究为回顾性、单中心研究,缺乏大样本前瞻性研究数据。接受手术患者生存期为 25.8 个月,而未手术患者生存期仅 6.0 个月[1]。对于此类患者,手术仍是重要的治疗手段,但须严格掌握手术指征。

b 对于围手术期未接受过放疗的胃癌局部复发患者,同步放化疗可能带来生存获益。回顾性研究显示,对于根治术后局部吻合口复发和 / 或区域淋巴结转移的患者,同步放化疗的反应率高达 61.9%,中位 OS 为 35 个月[2]。相对于单纯化疗而言,同步放疗联合化疗缓解率更高(87.8% vs 63.0%,P = 0.01),疼痛、出血及梗阻的症状控制更为明显(85.0% vs 55.9%,P = 0.006),同时中位 OS 也更长(13.4 个月 vs 5.4 个月,P = 0.06)[3-4]。

c 胃癌根治术后残胃复发多发生在 10 年以内[5],切除可能性较高。没有淋巴结转移的早期残胃复发可以行 ESD 手术,整块切除率 91%~100%,完全切除率 74%~94%[6]。进展期残胃复发应行残胃全切除、淋巴结清扫、受侵脏器的联合切除,应清扫首次手术未予清扫的区域淋巴结,需注意 Billroth Ⅱ式吻合术吻合口附近的空肠系膜及根部淋巴结转移率较高,应是清扫范围[7]。对不可切除又有症状者,可以行姑息性切除或者短路手术,或者支架置入、空肠营养管置入。

2.2.3.2 不伴腹膜转移的同时性单一远处转移胃癌的治疗

部位	Ⅰ级推荐	Ⅱ级推荐	Ⅲ级推荐
腹主动脉旁淋巴结(No.16a2/b1)转移	按复发转移性胃癌处理或参加临床试验	术前化疗联合根治性手术 a (2B 类)	根治性手术联合放化疗(3 类)
肝脏单一远处转移 b,c,e		系统化疗序贯原发灶及转移灶手术 b (2A 类)	系统化疗联合局部治疗 c (2B 类)
卵巢转移		原发灶及转移灶手术联合系统化疗 d,f (2B 类)	

【注释】

a 胃癌腹主动脉旁淋巴结预防性清扫的必要性已被 JCOG9501 研究否定[1]。REGATTA 研究中,腹主动脉旁淋巴结(No.16a2/b1)转移的亚组分析显示手术联合化疗具有良好疗效[2]。当前腹主动脉旁淋巴结治疗性清扫主要是术前化疗序贯手术的模式:JCOG0001 研究报道了术前 2~3 个周期的伊立替康联合顺铂化疗后序贯手术,临床有效率为 56%,R0 切除率 65%,3 年生存率为 27%,该研究因治疗相关死亡超过预定比例而提前中止[3];JCOG0405 研究报道,S1 联合顺铂化疗 2 个周期后序贯 D2+ 腹主动脉旁淋巴结清扫手术,有效率为 64.7%,R0 切除率 82%,3 年生存率为 58.8%[4];JCOG1002 研究则在 JCOG0405 研究中 S1 联合顺铂方案的基础上加入多西他赛(DCS 方案),临床缓解率达 57.7%,R0 切除率 84.6%,病理缓解率为 50.0%,添加多西他赛未增加疗效[5],推论 S1 联合顺铂两药方案优选[6]。复旦大学附属中山医院的前瞻性研究显示,对于胃癌孤立性腹主动脉旁淋巴结转移患者,新辅助化疗联合手术患者的总体无进展生存期可达 18.1 个月[7]。

b 胃癌同时性肝转移指胃癌术前、术中或术后 6 个月内发生的肝转移[8]。肝脏单一远处转移是指肝单发转移病灶直径 ≤ 5cm,转移灶局限于一叶且不累及血管和胆管。针对该人群的治疗目前缺乏前瞻性随机对照临床研究数据,REGATTA 研究结果显示,仅接受原发病灶的姑息手术并无生存获益[2]。回顾性研究证实,经过严格筛选的胃癌肝转移患者通过化疗序贯手术可获生存获益,包括年龄<65 岁,确诊时 CEA 和 CA199 无升高,非食管胃结合部癌[9]。meta 分析[10]显示接受肝转移灶切除术的患者预后明显优于未接受手术的患者,中位 OS 分别为 23.7 个月和 7.6 个月。系统综述显示,与仅接受胃切除术的患者相比,接受胃切除术 + 肝切除术的患者的 1、2、3 和 5 年总体生存率显著提高[11]。一项纳入 39 项回顾性研究的系统综述[12]发现,肝转移灶切除术能够明显改善预后(HR=0.50,P<0.001),且在东方人群、单个肝转移灶的患者中尤为明显。meta 分析显示,对于接受手术的胃癌肝转移患者,原发灶的 T 分期和 N 分期较低、肿瘤未侵犯脉管、肝转移灶最大径<5cm、切缘阴性、术前 CEA、CA19-9 较低和术后接受系统化疗为预后较好的重要因素[13]。另一项 EORTC 和 JCOG 于 2017 年在欧洲 17 个国家和日本 55 个研究中心进行问卷调查,对于原发灶和转移灶均可切除的胃癌肝转移患者,大部分中心推荐在术前化疗的基础上接受原发灶和转移灶切除术[14]。

c 肝脏单一远处转移不适合手术的患者,可谨慎选择系统化疗联合其他局部治疗,包括射频消融(RFA)、微波消融(MWA)、肝动脉灌注化疗(HAIC)、经动脉化疗栓塞(TACE)和立体定向体部放疗(SBRT)等[15-23]。日本的一项多中心回顾性研究显示,单一或多个肝转移灶在接受手术切除和 / 或局部治疗后,两种方式的生存期差异并不显著,但单一转移灶及原发灶切除术后淋巴结分期为 N0/N1 的患者能够明显从手术或局部治疗中获益[24]。meta 分析结果表明,与系统化疗相比,系统化疗联合 RFA 处理肝转移灶可明显延长生存期,中位 OS 达 22.93 个月,且转移灶<3cm、RFA 后接受系统化疗的患者获益更大[25]。

d 胃癌卵巢转移又称为 Krukenberg 瘤。针对胃癌单一卵巢转移人群的治疗,目前仍以系统化疗为主,但也有部分回顾性研究证实,系统化疗联合原发灶和 / 或转移灶积极手术可使部分胃癌卵巢转移患者得到生存获益[26],中位生存期

胃癌

可从 6~9 个月延长至 19~23.7 个月。体能评分 ECOGPS=0~1、原发灶及转移灶根治手术及术后系统化疗为预后较好的重要因素[27]，而印戒细胞癌和伴有腹膜转移是预后不良因素[28]。对于卵巢单一远处转移患者，部分高度选择后的患者可通过外科治疗联合系统化疗得到生存获益。但目前具体适合人群、手术时机及手术方法等都尚无定论。

2.2.3.3 不伴腹膜转移的异时性单一远处转移胃癌的治疗

胃癌不伴腹膜转移的异时性单一远处转移不存在原发灶切除的问题，治疗原则参见“2.2.3.2 不伴腹膜转移的同时性单一远处转移胃癌的治疗”部分。

【注释】

e 胃癌根治术后超过 6 个月出现肝转移定义为异时性肝转移。异时性肝转移和同时性肝转移之间无生存差异[1]。也有研究认为异时性肝转移患者比同时性肝转移患者预后好[2]。接受肝脏手术患者生存优于未接受手术患者[1]。当肝脏转移灶局限（H1 和 H2）且转移灶小于 5cm 时，手术与化疗相比可提高生存率[3]。回顾性研究显示，与系统化疗相比，RFA 可使异时性肝转移患者的中位生存期明显延长（25 个月 vs 12 个月，$P = 0.015$）[4]，另有报道 RFA 联合系统化疗处理肝转移灶中位 PFS 为 9.8 个月，中位 OS 为 20.9 个月[5]。

f 卵巢切除联合药物治疗为胃癌术后异时性卵巢转移患者的重要治疗手段。系统评价显示，与单纯化疗相比，卵巢切除联合化疗可提高中位 OS[6]。异时性卵巢转移手术获益可能优于同时性卵巢转移，中位 OS 分别为 36 个月和 17 个月[7]。

2.3 胃癌支持治疗

最佳支持治疗贯穿胃癌治疗的始终。胃癌患者尤其终末期患者常面临肿瘤导致的出血、梗阻疼痛等并发症和肿瘤相关营养不良如乏力、消瘦和厌食等。胃癌支持治疗总体目标是尽早预防或缓解胃癌相关症状或治疗相关副作用，以及与胃癌或治疗相关的心理、社会和精神问题，从而改善患者及其家人和护理人员的生活质量。支持治疗覆盖了从诊断、治疗、幸存到生命终末期的整个癌症历程。支持治疗需要跨学科多模式治疗，通常以肿瘤内科医生为主，包括胃肠病学、老年病学、姑息治疗学、疼痛学、营养学及肿瘤心理学方面医生，社会工作者，物理治疗师，护士，以及其他相关医疗人员的参与[1]。我国学者的研究提示早期多学科支持治疗不仅可以改善晚期食管胃癌患者的营养和心理状况，更重要的是可以显著延长他们的生存时间[2]。

2.3.1 营养治疗

胃癌营养治疗 a	推荐
营养风险筛查与营养不良评估 b	一经确诊应立即进行营养风险筛查和营养不良评估，分别应于入院后 24 小时和 48 小时完成 营养风险筛查工具：NRS-2002 营养不良评估工具：PG-SGA
早期围手术期患者 c	存在重度营养不良或中度营养不良且须接受大手术的患者在术前应实施 7~14 天营养治疗 营养途径首选 ONS 或 EN，EN 无法实施或 EN 无法提供充足的能量和蛋白质时应补充或选择 PN 术后应早期（24~48 小时）恢复经口进食、ONS 或 EN，符合条件的患者，应按照 ERAS 原则和流程实施营养治疗 具体参考《中国临床肿瘤学会（CSCO）恶性肿瘤患者营养治疗指南》和《胃癌围手术期营养治疗中国专家共识（2019 版）》
晚期患者 d，e	非终末期患者应定期进行营养风险筛查及营养评估，制订营养治疗计划，营养治疗遵循五阶梯原则 终末期患者以减轻症状、维持体重为主要治疗目的，给予个体化营养干预；具体参考《中国临床肿瘤学会（CSCO）恶性肿瘤患者营养治疗指南》
居家患者 f	给予饮食及家庭康复指导，建议至少每 3 个月一次门诊营养咨询

注释

a 胃癌患者普遍存在营养风险及营养不良，有研究显示我国住院胃癌患者发生中重度营养不良比率高达 80.4%，严重影响生活质量[3]。近期我国的一项Ⅲ期临床研究显示对于转移性胃癌患者，在标准化疗基础上联合早期营养治疗及心理干预能显著延长生存，因此营养支持治疗应该是胃癌抗肿瘤治疗的重要组成部分[2]。对于每一位胃癌患者给予及时准确的营养风险筛查及评估、早期恰当的营养指导与干预、多学科协作的全程管理意义重大。

b 营养风险筛查工具推荐采用营养风险筛查量表 2002(nutritional risk screening 2002,NRS-2002),NRS-2002 评分 ≥ 3 分者具有营养风险,需进一步评估及干预[4-6]。营养评估工具推荐采用患者主观整体评估量表(patient-generated subjective global assessment,PG-SGA),PG-SGA 是肿瘤患者特异性的营养评估工具,可以快速识别营养不良的肿瘤患者,较为适用于胃癌患者的营养评估[4,7],根据积分将患者分为无营养不良(0~1 分)、可疑营养不良(2~3 分)、中度营养不良(4~8 分)及重度营养不良(≥ 9 分)四类。

c 围手术期的营养治疗是加速康复外科 ERAS 的重要组成部分,对于符合条件的胃癌患者,推荐按照 ERAS 原则和流程实施营养治疗[5,8]。部分研究提示,围手术期合理应用免疫增强型 EN 制剂有利于维持瘦体重、减少术后感染并发症、缩短住院时间,但仍需更多的临床证据支持,不推荐常规应用[5]。

d 营养干预遵循五阶梯原则,首先选择营养教育,然后依次向上晋级选择口服营养补充(ONS)、全肠内营养(TEN)、部分肠内联合部分肠外营养(PEN+PPN)、全肠外营养(TPN),当下一阶梯不能满足 60% 目标能量需求 3~5 天时,应该选择上一阶梯[9]。

e 晚期胃癌患者的特殊营养问题较多,如合并消化道梗阻、出血、胃瘫等,EN 往往无法实施,或虽然能够接受 EN,但无法满足机体能量及蛋白质的目标需要量时,需要补充或应用 PN;积极建立治疗通路,如留置鼻胃管、鼻肠管、经皮胃造瘘等,为营养治疗创造条件;纠正贫血及水电解质平衡紊乱,若梗阻及出血症状得以改善,在安全的前提下可谨慎尝试向 EN 过渡,建议在 MDT 诊疗模式下进行综合诊疗。在胃癌的全程管理中,应注意积极防治恶液质的发生,及时评估、及早诊断与治疗,如果一旦进入恶液质期,则难以逆转。

f 居家胃癌患者,建议遵循肿瘤营养治疗通则的饮食指导及家庭康复指导原则,重视医院门诊营养咨询,至少每 3 个月一次,养成 ONS 习惯,每两周称量并记录体重一次[10]。

2.3.2 并发症处理

大出血 a	梗阻 b	疼痛 c
内镜治疗 　金属止血钳 　注射治疗:如乙醇、肾上腺素 　消融治疗:激光光凝术、氩离子凝固术 内科治疗 　质子泵抑制剂、生长抑素 导管动脉栓塞术 姑息性胃切除术	胃肠减压 内镜治疗 　放置支架、胃 / 空肠造瘘术、胃空肠吻合术 内 / 外照射放疗 　外科治疗 　胃空肠吻合术、胃 / 空肠造瘘术、胃切除术 化疗 d 　内科治疗 　镇痛、止吐、抑制分泌、解痉	药物治疗 　阿片药物;对乙酰氨基酚; 　非甾体抗炎药) 化疗 d 外照射治疗

【注释】

a 出血是胃癌常见症状之一,可以由肿瘤本身或肿瘤治疗导致。急性且严重出血可能是致命的,应立即行内镜检查。内镜治疗胃癌出血的疗效研究尚不充分,有限的资料认为内镜治疗初次成功率很高,但再次出血率也很高[1]。内镜治疗失败,可以考虑经皮动脉栓塞术栓塞供应胃的主要血管以减少出血[2],或者通过姑息性胃切除术来控制出血。外照射放疗也对急慢性出血有效,但需要时间起效,更适合慢性出血。质子泵抑制剂也通常认为对慢性出血有益,但韩国一项随机研究表明,质子泵抑制剂未显著降低肿瘤出血的发生[3]。

b 消化道梗阻治疗目的是减少恶心呕吐和恢复肠内营养。胃癌最常见的梗阻见于胃窦癌导致的幽门梗阻、食管胃结合部癌导致的贲门梗阻,以及腹膜转移侵犯导致的小肠麻痹性梗阻。对于可切除胃癌,若出现梗阻等症状,建议切除原发灶,以达到控制和改善症状的目的。对于晚期或不适合手术切除的胃癌合并幽门梗阻和贲门梗阻患者,随着肿瘤内科治疗有效率的提高,良好营养状况的患者可直接行化疗为基础的治疗来解决梗阻问题。营养状况不良或治疗无效患者,可行胃镜检查评估狭窄程度,明确是否可行内镜下干预,例如放置支架、经皮内镜下胃 / 空肠造瘘术、超声胃镜引导下胃空肠吻合术[3]。单剂量近距离放射治疗可能在远期疗效和并发症方面优于金属支架置入。外照射放疗可有 75%~83% 的梗阻症状缓解率,但放疗初期梗阻症状可能加重。支架、手术、内 / 外照射放疗以及肿瘤内科的多模式干预手段疗效可能更佳。如果胃镜难以通过,则考虑手术干预,如腹腔镜下胃空肠吻合术、胃 / 空肠造瘘术,或姑息性胃切除术[4-5]。对于腹膜转移侵犯导致的小肠麻痹性梗阻,往往伴随"冰冻骨盆"等表现,属于疾病终末期,手术难以解除症状,应尽量避免手术干预,应予以营养支持、解痉、抑制胃酸分泌、止吐和镇痛等对症处理。食管和贲门良性狭窄可行食管扩张术。

c 胃癌患者常伴有疼痛,包括肿瘤及其浸润转移引起的癌痛、器官累及引起的疼痛、治疗相关疼痛如支架放置等。治疗应排除外科急症如穿孔或梗阻等。抗肿瘤治疗如化疗和放疗可以缩小肿瘤,减轻肿瘤压迫神经或其他器官引起的疼痛。癌痛遵循按 WHO 三阶梯止痛原则进行评估和处理[6]。止痛药物以阿片类药物、对乙酰氨基酚和非甾体抗炎药为主。给药途径通常以口服为主,如果有胃肠梗阻的患者,静脉、皮下、经皮等途径也可以被考虑。

d 胃癌患者容易出现治疗相关骨髓抑制,治疗相关因素包括化疗、分子靶向治疗、放疗和免疫治疗等,参照常见不良反应术语标准(common terminology criteria for adverse event,CTCAE)行分级标准和分级处理。①化疗相关贫血,排除失血性贫血和营养不良性贫血,应注意补充铁剂和维生素 B_{12}、叶酸等,尤其胃切除术后患者,化疗相关性贫血可使用重组人促红细胞生成素(EPO),同时必要时输注红细胞悬液;②化疗相关粒细胞减少,可使用重组人粒细胞集落刺激因子(rhG-CSF)或长效 rhG-CSF(聚乙二醇化 rhG-CSF),根据实际情况预防性或治疗性使用;③化疗相关血小板减少,在治疗措施选择中首先判断患者的出血风险及程度,根据情况可以选择观察、使用促血小板生成素(TPO)和白介素(IL-11)升血小板,输注血小板。

3 胃癌随访

目的 a	Ⅰ级推荐	Ⅱ级推荐
早期胃癌随访 b	随访频率:开始前 2 年每 3~6 个月 1 次,然后每 6~12 个月 1 次至 5 年	5 年后每年 1 次随访
	随访内容(无特指时即为每次) 1)临床病史 2)体格检查 3)血液学检查(全血细胞计数和化学分析,肿瘤标志物 CEA 和 CA19-9) d 4)幽门螺杆菌检测 5)营养学评估(维生素 B_{12}、铁离子) g 6)胸、腹部、盆腔增强 CT 检查(前 1 年每 6~12 个月 1 次,然后每年一次) e 7)胃镜检查 f	PET/CT 检查 h
进展期及晚期胃癌随访 c	随访 / 监测频率:开始前 2 年每 3~6 个月 1 次,然后每 6~12 个月 1 次至 5 年	5 年后每年 1 次
进展期及胃癌随访 c	随访 / 监测内容 1)临床病史 2)体格检查 3)血液学检查(全血细胞计数和化学分析,肿瘤标志物 CEA 和 CA19-9) d 4)幽门螺杆菌检测 5)营养学评估(维生素 B_{12}、铁离子) g 6)胸、腹部、盆腔增强 CT 检查(前 2 年每 6~12 个月 1 次,然后每年 1 次) e 7)胃镜检查 f	PET/CT 检查 h
症状恶化及新发症状	随时随访	

【注释】

a 随访 / 监测的主要目的是发现潜在可根治的转移复发,更早发现肿瘤复发或第二原发胃癌,并及时干预处理,以延长患者的总生存期,改善生活质量[1]。目前没有高级别循证医学证据支持什么样的随访 / 监测策略是最佳的。随访应按照患者个体化和肿瘤分期的原则[2],如果患者身体状况不允许接受一旦复发而需要的抗癌治疗,则不主张对患者进行常规肿瘤随访 / 监测。幽门螺杆菌感染影响胃癌的预后,推荐患者将幽门螺杆菌检测作为常规随访检查手段[2]。

b 早期胃癌随访包括原位癌、接受外科手术切除治疗及接受 ER 治疗的早期胃癌患者随访。在接受 ER 治疗的早期胃癌患者的随访过程中，建议行胃镜检查，前一年每 6 个月 1 次，然后每年 1 次至 5 年。而在接受外科手术切除治疗的早期胃癌患者术后随访过程中，则推荐将胃镜检查列为常规随访手段[2]。

c 进展期胃癌随访应包括接受新辅助或辅助治疗的胃癌患者随访，该随访内容与进展期胃癌的患者相一致[2]。

d 肿瘤标志物 CEA 和 CA19-9 检测能有效发现肿瘤复发情况。在影像学检查发现肿瘤复发转移病变证据前 2~3 个月可出现肿瘤标记物升高[4]。

e 在早期胃癌患者随访过程中建议患者常规进行胸、腹部、盆腔增强 CT 检查，发现新生肿瘤或肿瘤复发，以及评估其他部位肿瘤转移情况[2-4]。

f 胃镜检查的策略[2-4]：推荐胃镜检查作为接受外科手术切除的胃癌患者术后常规随访手段。在早期或进展期胃癌患者随访过程中，伴有临床指征或影像学检查异常时，建议患者行胃镜检查。其目的是在胃镜下发现新生肿瘤或原发肿瘤复发，观察吻合口情况并取胃活检，以判断肿瘤复发情况。

g 在随访过程中营养学评估建议接受外科手术切除的胃癌患者，尤其是全胃切除的胃癌患者，推荐维生素 B_{12} 和铁离子检查[2]。

h PET/CT 检查推荐用于临床怀疑复发转移，合并常规影像学检查为阴性时，比如，持续 CEA 升高，腹部 CT 检查或超声为阴性。目前不推荐将 PET/CT 检查列为常规随访 / 监测手段。

4 遗传相关胃癌的筛查和诊断

4.1 遗传相关胃癌的类型和定义

绝大多数胃癌是散发性的，5%~10% 的胃癌患者存在家族聚集现象，3%~5% 的患者可能存在遗传倾向[1]。

遗传性胃癌包括 3 种类型：遗传性弥漫型胃癌（hereditary diffuse gastric cancer，HDGC），家族性肠型胃癌（familial intestinal gastric cancer，FIGC）以及胃腺癌和胃近端息肉病（gastric adenocarcinoma and proximal polyposis of the stomach，GAPPS）。除上述三种类型外，林奇综合征（Lynch syndrome，LS）、李法美尼综合征（Li-Fraumeni syndrome，LFS）、家族性腺瘤性息肉病（familial adenomatous polyposis，FAP）、MUTYH 相关息肉病（MAP）、波伊茨 - 耶格综合征（Peutz-Jeghers syndrome，PJS）、青少年息肉综合征（juvenile polyposis syndrome，JPS）和锯齿状息肉病综合征（SPS）、遗传性乳腺 - 卵巢癌综合征（hereditary breast and ovarian cancer syndrome，HBOCS）等遗传疾病也可合并胃癌[2-3]。

（1）遗传性弥漫型胃癌：HDGC 是一种常染色体显性遗传疾病，多由抑癌基因 CDH1 胚系突变失活所致，也有报道 CTNNA1 致病性突变与 HDGC 发病相关。

（2）家族性肠型胃癌：家族性肠型胃癌的诊断主要依靠临床诊断，家族史中有常染色体显性遗传特征的家族性肠型胃癌患者均应考虑，包括：①至少有 2 个一级或二级亲属诊断为肠型胃癌，其中至少有 1 个在 50 岁之前确诊；② 3 个或 3 个以上任何年龄段的一级或二级亲属确诊为肠型胃癌。

（3）胃腺癌和胃近端息肉病：胃腺癌和胃近端息肉病的诊断主要靠临床诊断[4-5]。包括：①胃息肉局限于胃底和胃体，同时无结直肠或十二指肠息肉病的证据；②胃近端的息肉数目 >100 个，或家族性腺瘤性息肉病患者（FAP）胃近端息肉数目 >30 个；③大部分息肉位于胃底部，部分息肉病理提示不典型增生（或家族成员有胃底息肉不典型增生或胃腺癌的病史）；④疾病具有常染色体显性遗传模式；⑤排除其他遗传性胃息肉病综合征和正在使用质子泵抑制药。

4.2 遗传相关胃癌风险评估和筛查

推荐具有以下特征的胃癌患者或家族史的个人进行胃癌遗传风险筛查：

- 40 岁以前发病；
- 50 岁以前发病，同时有一个一、二级亲属患胃癌；
- 不考虑发病年龄，一、二级亲属中有 2 个或 2 个以上胃癌患者；
- 同时患胃癌和乳腺癌，且其中一种疾病发病小于 50 岁；
- 不考虑发病年龄，一、二级亲属中有 50 岁以前患乳腺癌的患者；
- 不考虑发病年龄，有 JP 综合征或胃肠息肉或 Lynch 综合征家族史；
- 亲属有已知的胃癌易感基因突变；
- 有一、二级亲属 40 岁以前诊断胃癌；

• 有 2 个一、二级亲属 50 岁以前诊断胃癌;
• 有 3 个一、二级亲属患胃癌,不考虑发病年龄;
• 有亲属同时患胃癌和乳腺癌,其中一种疾病发病年龄小于 50 岁,亲属有 JP 或胃肠息肉综合征。

遗传性弥漫型胃癌是一种常染色体显性遗传疾病,在全球胃癌中的比率小于 3%[6]。已发现的易感基因包括编码 E-cadherin 的 *CDH1* 基因[7-9]和编码 α-E-catenin 的 *CTNNA1* 基因[10-11]。文献报道 30%~50% 的 HDGC 患者有 *CDH1* 截短突变[12],一项基于我国 284 例临床诊断为 HDGC 患者的 284 份白细胞样本和配对的 186 个肿瘤样本的全外显子和靶向测序结果显示:*CDH1* 的胚系变异突变率仅为 2.8%,提示中国 HDGC 的发病易感基因与西方国家不同[13]。携带 *CDH1* 基因突变者至 80 岁发生胃癌的累积风险约 67%(男性)与 83%(女性),此外,女性携带者还有 60% 的风险发生浸润性小叶乳腺癌[14]。

根据 2020 国际胃癌联合协会(International Gastric Cancer Linkage Consortium,IGCLC)筛查意见[9],推荐符合以下标准的患者进行 CDH1 突变的基因检测:

• 家族中有 ≥ 2 例胃癌患者,至少有 1 例弥漫型胃癌(DGC)患者。
• 家族中有 ≥ 1 例 DGC 患者,且有 ≥ 1 例浸润性小叶乳腺癌患者发病 < 70 岁。
• 家族中有 ≥ 2 例浸润性小叶乳腺癌患者发病均 < 50 岁。
• 50 岁以前诊断 DGC,不考虑家族史。
• 任何年龄段的毛利人 DGC 患者。
• 有兔唇或腭裂的个人或家族病史的 DGC 患者。
• 个人有 DGC 和浸润性小叶乳腺癌病史,且发病年龄均 < 70 岁。
• 双侧浸润性小叶乳腺癌患者,诊断年龄 < 70 岁。
• 胃原位或 pagetoid 播散的印戒细胞,且发病年龄 < 50 岁。

CTNNA1(catenin alpha-1)编码与细胞黏附相关的 α 连环蛋白。*CTNNA1* 在 HDGC 中检出率约 1%,对于未检出 *CDH1* 和 *CTNNA1* 基因的患者,若家族中存在乳腺癌或结肠癌情况,还应该检测 *BRCA1*、*BRCA2*,或林奇综合征相关基因如 *EPCAM*、*MLH1*、*MSH2*、*MSH6* 与 *PMS2* 等。

家族性肠型胃癌的易感基因尚不明确;GAPPS 的筛查主要通过内镜,肉眼可见胃底及胃体布满 10mm 以下的息肉,数量可超过 100 个,部分息肉甚至可以蔓延至胃小弯,其中存在癌变风险的患者内镜下多表现为地毯样密集分布的息肉,部分息肉可大于 20mm,多个息肉融合呈丘状分布。与 PJ 综合征不同,GAPPS 息肉一般不会累及食管、胃窦、幽门与十二指肠。

4.3 胃癌相关遗传综合征风险防控

遗传综合征	基因	遗传方式	风险管理建议
遗传性弥漫型胃癌(HDGC)	*CDH1*	常染色体显性	18~40 岁 *CDH1* 突变携带者建议进行预防性胃切除 不进行胃切除的 *CHD1* 携带者,应每 6~12 个月进行内镜检查,并随机多点活检 女性携带 *CDH1* 突变乳腺癌发病风险明显增高,需定期进行乳腺癌影像学检查
Lynch 综合征(LS)	*EPCAM*, *MLH1*, *MSH2*, *MSH6*, *PMS2*	常染色体显性	部分患者或亚洲人群后代家庭可考虑上消化道内镜并广泛十二指肠内镜检查
幼年性息肉病综合征(JPS)	*SMAD4*, *BMPR1A*	常染色体显性	15 岁后开始考虑进行上消化道内镜筛查,如发现息肉,每年进行复查;如没有发现息肉,则每 2~3 年复查
波伊茨 - 耶格综合征(PJS)	*STK11*	常染色体显性	青少年晚期开始考虑上消化道内镜筛查,每 2~3 年复查
家族性腺瘤样息肉病(FAP)/轻表型 FAP(AFAP)	*APC*	常染色体显性	暂无足够证据支持需要在 FAP/AFAP 中筛查胃癌。FAP 好发于十二指肠,可以进行胃镜检查。目前建议年龄在 25~30 岁以上可行上消化道内镜检查,根据十二指肠息肉情况决定复查的频率

符合遗传性弥漫型胃癌临床诊断标准的家系,推荐进行 *CDH1* 胚系基因突变检测(推荐等级:Ⅲ级;证据级别:2B)。

4.4 *CDH1* 致病性胚系基因突变携带者的处理原则[1,7]

(1)18~40 岁的 *CDH1* 致病性胚系基因突变携带者进行预防性全胃切除(推荐等级:Ⅲ级;证据级别:2B)。

(2)每 6~12 个月进行 1 次胃镜检查,包括多个位点的随机活检(推荐等级:Ⅲ级;证据级别:2B)。

(3)女性从 30 岁开始每年进行乳房磁共振检查(推荐等级:Ⅲ级;证据级别:2B)。

5 附录

5.1 胃癌 AJCC/UICC 第 8 版 TNM 分期

原发肿瘤(T)	
T_x	原发肿瘤无法评估
T_0	无原发肿瘤的证据
T_{is}	原位癌:上皮内肿瘤,未侵及固有层,高度不典型增生
T_1	肿瘤侵犯固有层,黏膜肌层或黏膜下层
T_{1a}	肿瘤侵犯固有层或黏膜肌层
T_{1b}	肿瘤侵犯黏膜下层
T_2	肿瘤侵犯固有肌层 *
T_3	肿瘤穿透浆膜下结缔组织,而尚未侵犯脏层腹膜或邻近结构 **,***
T_4	肿瘤侵犯浆膜(脏层腹膜)或邻近结构 **,***
T_{4a}	肿瘤侵犯浆膜(脏层腹膜)
T_{4b}	肿瘤侵犯邻近结构
区域淋巴结(N)	
N_x	区域淋巴结无法评估
N_0	区域淋巴结无转移
N_1	1~2 个区域淋巴结有转移
N_2	3~6 个区域淋巴结有转移
N_3	7 个或 7 个以上区域淋巴结有转移
N_{3a}	7~15 个区域淋巴结有转移
N_{3b}	16 个或 16 个以上区域淋巴结有转移
远处转移(M)	
M_0	无远处转移
M_1	有远处转移
组织学分级(G)	
G_x	分级无法评估
G_1	高分化
G_2	中分化
G_3	低分化,未分化

注:*. 肿瘤可以穿透固有肌层达胃结肠韧带或肝胃韧带或大小网膜,但未穿透覆盖这些结构的脏层腹膜,这种情况下原发肿瘤的分期为 T_3。如果肿瘤穿透覆盖胃韧带或网膜的脏层腹膜,则应当被分为 T_4 期。

**. 胃的邻近结构包括脾、横结肠、肝脏、膈肌、胰腺、腹壁、肾上腺、肾脏、小肠以及后腹膜。

***. 经胃壁内扩展至十二指肠或食管的肿瘤不考虑为侵犯邻近结构,而是应用任何这些部位的最大浸润深度进行分期。

临床分期(cTNM)

0 期	T_{is}	N_0	M_0
Ⅰ期	T_1	N_0	M_0
	T_2	N_0	M_0
ⅡA 期	T_1	$N_{1\sim3}$	M_0
	T_2	$N_{1\sim3}$	M_0
ⅡB 期	T_3	N_0	M_0
	T_{4a}	N_0	M_0
Ⅲ期	T_3	$N_{1\sim3}$	M_0
	T_{4a}	$N_{1\sim3}$	M_0
ⅣA 期	T_{4b}	任何 N	M_0
ⅣB 期	任何 T	任何 N	M_1

病理分期(pTNM)

0 期	T_{is}	N_0	M_0
ⅠA 期	T_1	N_0	M_0
ⅠB 期	T_1	N_1	M_0
	T_2	N_0	M_0
ⅡA 期	T_1	N_2	M_0
	T_2	N_1	M_0
	T_3	N_0	M_0
ⅡB 期	T_1	N_{3a}	M_0
	T_2	N_2	M_0
	T_3	N_1	M_0
	T_{4a}	N_0	M_0
ⅢA 期	T_2	N_{3a}	M_0
	T_3	N_2	M_0
	T_{4a}	N_1	M_0
	T_{4a}	N_2	M_0
	T_{4b}	N_0	M_0
ⅢB 期	T_1	N_{3b}	M_0
	T_2	N_{3b}	M_0
	T_3	N_{3a}	M_0
	T_{4a}	N_{3a}	M_0
	T_{4b}	N_1	M_0
	T_{4b}	N_2	M_0
ⅢC 期	T_3	N_{3b}	M_0
	T_{4a}	N_{3b}	M_0
	T_{4b}	N_{3a}	M_0
	T_{4b}	N_{3b}	M_0
Ⅳ期	任何 T	任何 N	M_1

新辅助治疗后分期(ypTNM)

Ⅰ期	T_1	N_0	M_0
	T_2	N_0	M_0
	T_1	N_1	M_0
Ⅱ期	T_3	N_0	M_0
	T_2	N_1	M_0
	T_1	N_2	M_0
	T_{4a}	N_0	M_0
	T_3	N_1	M_0
	T_2	N_2	M_0
	T_1	N_3	M_0
Ⅲ期	T_{4a}	N_1	M_0
	T_3	N_2	M_0
	T_2	N_3	M_0
	T_{4b}	N_0	M_0
	T_{4b}	N_1	M_0
	T_{4a}	N_2	M_0
Ⅲ期	T_3	N_3	M_0
	T_{4b}	N_2	M_0
	T_{4b}	N_3	M_0
	T_{4a}	N_3	M_0
Ⅳ期	任何 T	任何 N	M_1

5.2 食管癌和食管胃交界处癌 AJCC/UICC 第 8 版 TNM 分期

原发灶的定义(T)

鳞癌和腺癌

T_x:原发肿瘤无法评价

T_0:无原发肿瘤的证据

T_{is}:高度不典型增生,定义为肿瘤局限于食管上皮,未突破基底膜

T_1:肿瘤侵犯固有层、黏膜肌层、或黏膜下层

T_{1a}:肿瘤侵犯固有层或黏膜肌层

T_{1b}:肿瘤侵犯黏膜下层

T_2:肿瘤侵犯固有肌层

T_3:肿瘤侵犯外膜

T_4:肿瘤侵犯邻近结构

T_{4a}:肿瘤侵犯胸膜、心包、奇静脉、横膈或腹膜

T_{4b}:肿瘤侵犯邻近结构,如主动脉、椎体、气道等

区域淋巴结的定义(N)

鳞癌和腺癌

N_x:区域淋巴结不能评价

N_0 : 无区域淋巴结转移
N_1 :1~2 个区域淋巴结转移
N_2 :3~6 个区域淋巴结转移
N_3 : 等于或多于 7 个区域淋巴结转移

远处转移的定义(M)
鳞癌和腺癌
M_0 : 无远处转移
M_1 : 有远处转移

病理分级的定义(G)
鳞癌和腺癌
G_x: 无法评估分级
G_1 : 高分化
G_2 : 中分化
G_3 : 低分化,未分化

部位的定义(L)
鳞状细胞癌
肿瘤部位在鳞状细胞癌的分期中有意义
部位定义
X: 部位不明
上段: 颈段食管至奇静脉的下界
中段: 奇静脉的下界至下肺静脉的下界
下段: 下肺静脉的下界至胃,包括食管胃交界处
注意: 肿瘤部位指食管肿瘤的中心所在位置
AJCC 预后分组
鳞状细胞癌
除了肿瘤侵犯的深度、淋巴结转移情况及远处转移情况(见 AJCC TNM 分期),还有其他预后因素,包括 G 和 L。
鳞状细胞癌的分期:
临床分期(cTNM)

当 T 分期为	当 N 分期为	当 M 分期为	临床分期
T_{is}	N_0	M_0	0
T_1	$N_{0\sim1}$	M_0	Ⅰ
T_2	$N_{0\sim1}$	M_0	Ⅱ
T_3	N_0	M_0	Ⅱ
T_3	N_1	M_0	Ⅲ
$T_{1\sim3}$	N_2	M_0	Ⅲ
T_4	$N_{0\sim2}$	M_0	ⅣA
任何 T	N_3	M_0	ⅣA
任何 T	任何 N	M_1	ⅣB

病理分期（pTNM）

当 pT 分期为	当 pN 分期为	当 M 分期为	当 G 分期为	当部位为	病理分期
T_{is}	N_0	M_0	N/A	任何	0
T_{1a}	N_0	M_0	G1	任何	ⅠA
T_{1a}	N_0	M_0	G2~3	任何	ⅠB
T_{1a}	N_0	M_0	Gx	任何	ⅠA
T_{1b}	N_0	M_0	G1~3	任何	ⅠB
T_{1b}	N_0	M_0	Gx	任何	ⅠB
T_2	N_0	M_0	G1	任何	ⅠB
T_2	N_0	M_0	G2~3	任何	ⅡA
T_2	N_0	M_0	Gx	任何	ⅡA
T_3	N_0	M_0	任何	下段	ⅡA
T_3	N_0	M_0	G1	上 / 中段	ⅡA
T_3	N_0	M_0	G2~3	上 / 中段	ⅡB
T_3	N_0	M_0	Gx	任何	ⅡB
T_3	N_0	M_0	任何	不明	ⅡB
T_1	N_1	M_0	任何	任何	ⅡB
T_1	N_2	M_0	任何	任何	ⅢA
T_2	N_1	M_0	任何	任何	ⅢA
T_2	N_2	M_0	任何	任何	ⅢB
T_3	$N_{1\sim2}$	M_0	任何	任何	ⅢB
T_{4a}	$N_{0\sim1}$	M_0	任何	任何	ⅢB
T_{4a}	N_2	M_0	任何	任何	ⅣA
T_{4b}	$N_{0\sim2}$	M_0	任何	任何	ⅣA
任何 T	N_3	M_0	任何	任何	ⅣA
任何 T	任何 N	M_1	任何	任何	ⅣB

新辅助治疗后分期（ypTNM）

当 ypT 分期为	当 ypN 分期为	当 M 分期为	新辅助治疗后分期
$T_{0\sim2}$	N_0	M_0	Ⅰ
T_3	N_0	M_0	Ⅱ
$T_{0\sim2}$	N_1	M_0	ⅢA
T_3	N_1	M_0	ⅢB
$T_{0\sim3}$	N_2	M_0	ⅢB
T_{4a}	N_0	M_0	ⅢB
T_{4a}	$N_{1\sim2}$	M_0	ⅣA
T_{4a}	N_x	M_0	ⅣA
T_{4b}	$N_{0\sim2}$	M_0	ⅣA
任何 T	N_3	M_0	ⅣA
任何 T	任何 N	M_1	ⅣB

腺癌

食管腺癌的分期原则与鳞癌相似，主要依据原发病灶分期，淋巴结分期和远处转移情况（见 AJCC TNM 分期和鳞状细胞癌的 G 分期）。对腺癌而言，肿瘤部位不是预后因素，病理分级影响预后。

临床分期（cTNM）

当 T 分期为	当 N 分期为	当 M 分期为	临床分期
T_{is}	N_0	M_0	0
T_1	N_0	M_0	Ⅰ
T_1	N_1	M_0	ⅡA
T_2	N_0	M_0	ⅡB
T_2	N_1	M_0	Ⅲ
T_3	$N_{0\sim1}$	M_0	Ⅲ
T_{4a}	$N_{0\sim1}$	M_0	Ⅲ
$T_{1\sim4a}$	N_2	M_0	ⅣA
T_{4b}	$N_{0\sim2}$	M_0	ⅣA
任何 T	N_3	M_0	ⅣA
任何 T	任何 N	M_1	ⅣB

病理分期（pTNM）

当 pT 分期为	当 pN 分期为	当 M 分期为	当 G 分期为	病理分期
T_{is}	N_0	M_0	N/A	0
T_{1a}	N_0	M_0	G1	ⅠA
T_{1a}	N_0	M_0	GX	ⅠA
T_{1a}	N_0	M_0	G2	ⅠB
T_{1b}	N_0	M_0	G1~2	ⅠB
T_{1b}	N_0	M_0	GX	ⅠB
T_1	N_0	M_0	G3	ⅠC
T_2	N_0	M_0	G1~2	ⅠC
T_2	N_0	M_0	G3	ⅡA
T_2	N_0	M_0	GX	ⅡA
T_1	N_1	M_0	任何	ⅡB
T_3	N_0	M_0	任何	ⅡB
T_1	N_2	M_0	任何	ⅢA
T_2	N_1	M_0	任何	ⅢA
T_2	N_2	M_0	任何	ⅢB
T_3	$N_{1\sim2}$	M_0	任何	ⅢB
T_{4a}	$N_{0\sim1}$	M_0	任何	ⅢB
T_{4a}	N_2	M_0	任何	ⅣA
T_{4b}	$N_{0\sim2}$	M_0	任何	ⅣA
任何 T	N_3	M_0	任何	ⅣA
任何 T	任何 N	M_1	任何	ⅣB

新辅助治疗后分期（ypTNM）

当 ypT 分期为	当 ypN 分期为	当 M 分期为	新辅助治疗后分期
$T_{0\sim2}$	N_0	M_0	Ⅰ
T_3	N_0	M_0	Ⅱ
$T_{0\sim2}$	N_1	M_0	ⅢA
T_3	N_1	M_0	ⅢB
$T_{0\sim3}$	N_2	M_0	ⅢB
T_{4a}	N_0	M_0	ⅢB
T_{4a}	$N_{1\sim2}$	M_0	ⅣA
T_{4a}	N_x	M_0	ⅣA
T_{4b}	$N_{0\sim2}$	M_0	ⅣA
任何 T	N_3	M_0	ⅣA
任何 T	任何 N	M_1	ⅣB

5.3 胃癌 CT 分期征象及报告参考

cT 分期	病理学定义	常规参考征象 a	辅助参考征象 b
cT_1	侵犯黏膜或黏膜下层	内层高强化癌肿与外层稍高强化肌层间可见连续完整的低强化条带	高强化癌肿不超过胃壁总厚度的 50%[3]
cT_2	侵犯固有肌层	中层低强化条带中断消失，外层残余部分稍高强化肌层	高强化癌肿超过胃壁总厚度的 50%[3]
cT_3	肿瘤穿透浆膜下结缔组织，未侵犯脏腹膜	高强化癌肿侵犯胃壁全层，浆膜面光滑或少许短细索条	浆膜模糊或短细索条范围 <1/3 全部病变面积[4-5]
cT_{4a}	侵犯浆膜（脏腹膜）但未侵犯邻近结构 / 器官	浆膜面不规则或结节样形态，周围脂肪间隙密集毛刺或条带状浸润	浆膜高强化线样征[6]，断层分区法[7]，血管平面突破征[8]
cT_{4b}	侵犯邻近结构 / 器官	与邻近脏器结构脂肪间隙消失，指状嵌插或直接浸润为确切侵犯征象	
cN 分期	根据转移淋巴结数目分为 N0~N3	类圆形肿大淋巴结，短径>6~8mm[9]	高强化或强化不均，短长径比>0.7，多发簇集[10-11]
报告内容 c	1. 累及部位：□胸下段食管 □腹段食管 □食管胃结合部 □胃底 □胃体 □胃角 □胃窦 □幽门管 □十二指肠 □大弯 □小弯 □前壁 □后壁 2. 中心位置：□食管胃结合部（Siewert 分型：□Ⅰ型 □Ⅱ型 □Ⅲ型）□胃上部 □胃中部 □胃下部 □幽门管 3. Borrmann 分型：□Ⅰ型 □Ⅱ型 □Ⅲ型 □Ⅳ型 □Ⅴ型<混合型> 4. cT 分期：□ cT_0 期 □ cT_1 期 □ cT_2 期 □ cT_3 期 □ cT_{4a} 期 □ cT_{4b} 期 5. 侵犯脏器：□无 □肝脏 □结肠 □胰腺 □脾脏 □膈肌 □其他 _____ 6. cN 分期：□ cN_0 期 □ cN_1 期 □ cN_2 期 □ cN_{3a} 期 □ cN_{3b} 期 7. 转移淋巴结分组[12]：□ No.1……□ No.16 □其他 _____ 8. cM 分期：□ cM_0 期 □ cM_1 期（转移脏器 _____） 9. 腹膜转移风险度（□低 □高） 10. 测量值（原发灶 _____，食管受累长度 _____，转移淋巴结 _____，脏器转移 _____，其他 _____） 11. 其他信息（图像质量、报告质量、诊断信心评分等）		

【注释】

a 供临床 T 分期时作为征象参考。应用该类征象,T 分期准确率 70%~90%[1-3],N 分期准确率 60%~70%[1,4]。食管胃结合部癌 CT 分期要结合轴位、冠状位或曲面重建图像,测量肿瘤中心到 EGJ 线(角切迹延长线,见 5.4.1 食管胃结合部癌分期示意图)的距离,以决定按照胃癌或是食管癌标准进行分期。CT 病灶边界显示不清者,可结合 X 线气钡双对比造影检查(动态电影,正位及左前斜、右前斜三个角度联合判断食管受侵上缘)。

b 非典型、不常见征象或未经大样本多中心临床验证的征象,可作为征象不典型病例分期时的参考。

c 建议采用结构式报告,报告内容应包括肿瘤位置、分型分期、淋巴结分组、腹膜转移风险、病灶测量值等临床治疗关注信息及图像质量、报告质量和诊断信心等质控信息。

5.4 胃癌病理诊断

5.4.1 胃肿瘤的解剖部位编码

编码	描述
C16.0	贲门,食管胃结合部*
C16.1	胃底
C16.2	胃体
C16.3	胃窦
C16.4	幽门
C16.5	胃小弯,未特指
C16.6	胃大弯,未特指
C16.8	胃部分重叠病变
C16.9	胃,未特指

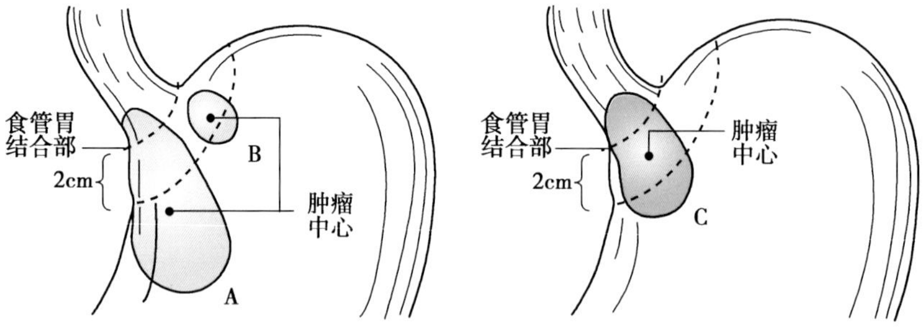

食管胃结合部肿瘤分期示意

(1)肿瘤中心距 EGJ>2cm 进入近端胃,应按胃癌进行 TNM 分期。

(2)不累及 EGJ 的贲门癌(肿瘤中心距 EGJ<2cm)按胃癌进行 TNM 分期。

(3)累及 EGJ 且肿瘤中心位于距 EGJ<2cm 的胃近端,按食管癌进行 TNM 分期。

5.4.2 胃周淋巴结分组

胃区域与远处淋巴结分组标准

区域淋巴结	
第 1 组(No.1)	贲门右淋巴结
第 2 组(No.2)	贲门左淋巴结
第 3 组(No.3)	小弯淋巴结
第 4sa 组(No.4sa)	大弯淋巴结左组(沿胃短动脉)
第 4sb 组(No.4sb)	大弯淋巴结左组(沿胃网膜左动脉)
第 4d 组(No.4d)	大弯淋巴结右组(沿胃网膜右动脉)
第 5 组(No.5)	幽门上淋巴结
第 6 组(No.6)	幽门下淋巴结
第 7 组(No.7)	胃左动脉淋巴结
第 8a 组(No.8a)	肝总动脉前上部淋巴结
第 8b 组(No.8b)	肝总动脉后部淋巴结
第 9 组(No.9)	腹腔动脉周围淋巴结
第 10 组(No.10)	脾门淋巴结
第 11p 组(No.11p)	脾动脉近端淋巴结
第 11d 组(No.11d)	脾动脉远端淋巴结
第 12a 组(No.12a)	肝十二指肠韧带淋巴结(沿肝动脉)
第 12b 组(No.12b)	肝十二指肠韧带淋巴结(沿胆管)
第 12p 组(No.12p)	肝十二指肠韧带淋巴结(沿门静脉)
远处(非区域)淋巴结*	
第 13 组(No.13)	胰头后淋巴结
第 14v 组(No.14v)	沿肠系膜上静脉淋巴结
第 14a 组(No.14a)	沿肠系膜上动脉淋巴结
第 15 组(No.15)	结肠中动脉周围淋巴结
第 16a1 组(No.16a1)	腹主动脉周围淋巴结 a1
第 16a2 组(No.16a2)	腹主动脉周围淋巴结 a2
第 16b1 组(No.16b1)	腹主动脉周围淋巴结 b1
第 16b2 组(No.16b2)	腹主动脉周围淋巴结 b2
第 17 组(No.17)	胰头前淋巴结
第 18 组(No.18)	胰下淋巴结
第 19 组(No.19)	膈下淋巴结
第 20 组(No.20)	食管裂孔淋巴结
第 110 组(No.110)	胸部下食管旁淋巴结
第 111 组(No.111)	膈上淋巴结
第 112 组(No.112)	后纵隔淋巴结

注:* 远处(非区域)淋巴结转移视为转移性疾病(M_1)。

胃癌

5.4.3 胃肿瘤组织学分类

5.4.3.1 胃癌报告参考模板

病理号： ID 号：

姓名： 性别： 年龄： 职业： 联系电话：

病区： 床号： 病历号： 旧病理号：

送检医院： 送检医师： 送检日期：

标本类型：近端胃切除术 / 远端胃切除术 / 全胃切除术 / 未具体说明
切除标本大小：胃小弯__cm，胃大弯__cm，厚度__cm；肿瘤所在位置：贲门 / 胃体 / 胃底 / 胃窦
肿瘤距上切端距离：__cm 肿瘤距下切端距离：____cm
肿瘤大体类型：溃疡型 / 浸润型 / 蕈样型 / 隆起型 肿瘤大小：__cm × __cm × __cm
颜色：灰红 / 灰黄 / 灰白 / 灰褐 质地：软 / 中 / 硬 / 出血 / 坏死
侵犯深度：肉眼浸润深度

组织学类型：（如：管状腺癌）

组织学分级：（如：中分化） Lauren 分型：弥漫型 / 肠型 / 混合型

浸润深度：（如：浸润至外膜层） 侵犯邻近器官：

脉管内癌栓：（-） 神经束侵犯：（-）

标本上切缘：（-） 标本下切缘：（-）

淋巴结转移情况：转移数 / 淋巴结总数（0/29）
胃小弯淋巴结：（/）；胃左动脉旁淋巴结：（/）；胃右动脉旁淋巴结：（/）；
幽门上淋巴结：（/）；幽门下淋巴结：（/）；贲门旁淋巴结：（/）；胃大弯淋巴结：（/）；肝总动脉旁淋巴结：（/）。

伴发病变：

其他或另送：

免疫组化：MLH1（ ），PMS2（ ），MSH2（ ），MSH6（ ），HER-2（ ），EBERs（ ），
其他：

备注：病理分期：pTxNxMx

初诊医师： 审核医师：
签字： 签字： 报告日期：

说明：1. 若临床医师对病理诊断存有任何疑问，请尽快与病理医师联系。
2. 少量或碎小组织的病理诊断，有可能未代表病变组织的全貌及本质，请临床医师对此予以注意。
3. 本报告经医师签名方生效。

地址： 邮编： 电话： 页码：1/1

5.4.3.2 胃肿瘤组织学分类(WHO 消化系统肿瘤学分类,2019 版)

分类	代码
良性上皮性肿瘤及癌前病变	
腺上皮内瘤变,低级别	8 148/0
腺上皮内瘤变,高级别	8 148/2
锯齿状异型增生,低级别	8 213/0
锯齿状异型增生,高级别	8 213/2
肠型异型增生	8 213/2
小凹型(胃型)异型增生	8 213/2
胃隐窝型异型增生	8 213/2
肠型腺瘤,低级别	8 144/0
肠型腺瘤,高级别	8 144/2
散发性肠型胃腺瘤	8 144/2
综合征性肠型胃腺瘤	8 144/2
腺瘤性息肉,低度异型增生	8 210/0
腺瘤性息肉,高度异型增生	8 210/2
恶性上皮性肿瘤	
腺癌,非特殊型	8 140/3
管状腺癌	8 211/3
壁细胞腺癌	8 214/3
混合型腺癌	8 255/3
乳头状腺癌,非特殊型	8 260/3
微乳头状腺癌,非特殊型	8 265/3
黏液表皮样癌	8 430/3
黏液腺癌	8 480/3
印戒细胞癌	8 490/3
低黏附性癌	8 490/3
伴有淋巴样间质的癌	8 512/3
肝样腺癌	8 576/3
潘氏细胞癌	8 576/3
鳞状细胞癌,非特殊型	8 070/3
腺鳞癌	8 560/3
未分化癌,非特殊型	8 020/3
横纹肌样型大细胞癌	8 014/3

续表

分类	代码
多形性癌	8 022/3
肉瘤样癌	8 033/3
破骨样巨细胞癌	8 035/3
胃母细胞瘤	8 976/1
神经内分泌肿瘤，非特殊型	8 240/3
神经内分泌瘤，G1	8 240/3
神经内分泌瘤，G2	8 249/3
神经内分泌瘤，G3	8 249/3
胃泌素瘤	8 153/3
生长抑素瘤	8 156/3
肠嗜铬细胞类癌	8 241/3
恶性肠嗜铬样细胞类癌	8 242/3
神经内分泌癌，非特殊类型	8 246/3
大细胞神经内分泌癌	8 013/3
小细胞神经内分泌癌	8 041/3
混合性神经内分泌 - 非神经内分泌肿瘤	8 154/3

5.4.4 肿瘤术前辅助治疗效果评估（肿瘤退缩分级，tumor regression grade，TRG）

肿瘤退缩分级（TRG）	光镜下所见
0（完全退缩）	无肿瘤细胞残留（包括淋巴结，分期为 $ypT_0N_0cM_0$）
1（退缩良好）	仅见单个或小灶癌细胞残留
2（部分退缩）	肿瘤残留，但少于纤维化间质
3（无退缩或退缩不良）	广泛肿瘤残留，无或少量肿瘤细胞坏死

*注：

1）肿瘤细胞是指存活的瘤细胞，不包括退变、坏死细胞。

2）放 / 化疗后可能出现大的无细胞黏液湖，不能将其认为肿瘤残余。

5.4.5 胃癌大体分型

5.4.5.1 普通型早期胃癌（EGC）大体分型

Ⅰ型：隆起型（肿瘤凸起于黏膜表面 ≥ 0.5cm）

Ⅱ型：浅表型

- Ⅱa：浅表隆起型（肿瘤凸起于黏膜表面 < 0.5cm）
- Ⅱb：浅表平坦型
- Ⅱc：浅表凹陷型（肿瘤凹陷于黏膜表面 < 0.5cm）

Ⅲ型：凹陷型（肿瘤凹陷于黏膜表面 ≥ 0.5cm）

混合型：如Ⅱa + Ⅱc；Ⅱc + Ⅲ等

5.4.5.2 特殊类型早期胃癌大体分型

浅表扩散型（肿瘤最大径 ≥ 4cm）

微小癌（肿瘤最大径 < 0.5cm）

小胃癌（0.5cm < 肿瘤最大径 < 1.0cm）

多发性早期胃癌（≥ 2 个独立 EGC 病灶）

残胃早期癌

5.4.5.3 进展期胃癌（AGC）大体分型（Borrmann 分型）

Ⅰ型：结节隆起型

Ⅱ型：局限溃疡型

Ⅲ型：浸润溃疡型

Ⅳ型：弥漫浸润性（局部 Bor. Ⅳ，皮革样胃）

5.4.6 HER2 检测流程与评价标准

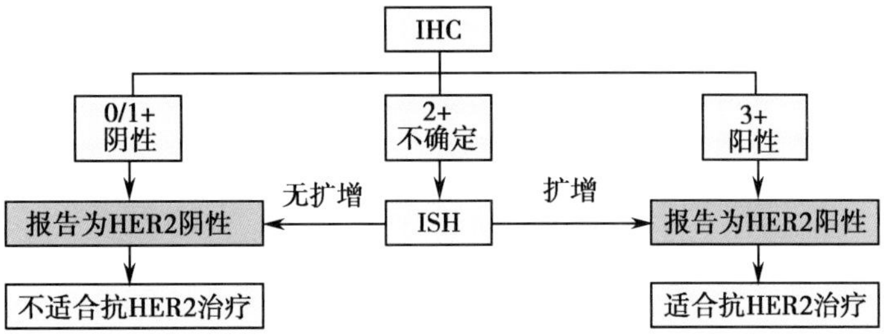

胃癌组织的 HER2 检测流程

HER2. 人表皮生长因子受体 2；IHC. 免疫组织化学；ISH. 原位杂交。

胃癌标本 HER2 免疫组化检测结果判读和评分标准

手术标本 HER2	活检标本（不考虑着色肿瘤细胞百分比）状态	评分
无反应或 < 10% 肿瘤细胞着色阴性	任何肿瘤细胞无着色	0
≥ 10% 肿瘤细胞微弱或隐约可见膜阴性染色；仅部分细胞膜染色	肿瘤细胞团微弱或隐约可见膜着色	1+
≥ 10% 肿瘤细胞弱至中度的基底侧膜、不确定侧膜或完全性膜染色	肿瘤细胞团有弱到中度的基底侧膜、侧膜或完全性膜染色（至少有 5 个成簇的肿瘤细胞着色）	2+
≥ 10% 肿瘤细胞基底侧膜、侧膜或完全性膜强染色	肿瘤细胞的基底侧膜、侧膜或完全性膜强染色（至少有 5 个成簇的肿瘤细胞着色）	3+

胃癌标本 HER2 原位杂交检测结果判读

HER2 信号总数 /CEP17 信号总数			评价
	< 1.8		阴性
1.8~2.0	再计数 20 个细胞或由另一位医师计数	< 2.0	阴性
		≥ 2.0	阳性
	≥ 2.0		阳性

注：FISH 使用 ×100 物镜观察；DSISH 使用 ×（40~60）物镜观察。选择扩增程度最高区域，观察并计数至少 20 个连续肿瘤细胞核。

5.5 胃癌常用全身抗肿瘤药物治疗方案

5.5.1 术后辅助化疗常用方案

XELOX	奥沙利铂 130mg/m^2 i.v.gtt d1 卡培他滨 1 000mg/m^2 p.o. b.i.d. d1~14 每 21 天重复
SOX	奥沙利铂 130mg/m^2 i.v.gtt d1 替吉奥 40mg/m^2 p.o. b.i.d. d1~14 每 21 天重复
XP	顺铂 60mg/m^2 i.v.gtt d1 卡培他滨 1 000mg/m^2 p.o. b.i.d. d1~14 每 21 天重复
FOLFOX	奥沙利铂 85mg/m^2 i.v.gtt d1 亚叶酸钙 400mg/m^2 i.v.gtt d1 或左旋亚叶酸钙 200mg/m^2 i.v.gtt d1 5-FU 400mg/m^2 i.v.d1,然后 2 400~3 600mg/m^2 持续静脉滴注 46h 每 14 天重复
S-1-DS-S-1	替吉奥按照体表面积给药 ① BSA<1.25m^2 :40mg p.o. b.i.d. ② BSA≥1.25m^2, <1.5m^2 :50mg p.o. b.i.d. ③ BSA≥1.5m^2 :60mg p.o. b.i.d. 连续给药 14 天,休息 7 天 多西他赛 40mg/m^2 i.v.gtt d1 每 21 天重复
替吉奥单药	替吉奥按照体表面积给药 ① BSA<1.25m^2 :40mg p.o. b.i.d. ② BSA≥1.25m^2, <1.5m^2 :50mg p.o. b.i.d. ③ BSA≥1.5m^2 :60mg p.o. b.i.d. 连续给药 14 天,休息 7 天 每 21 天重复

5.5.2 新辅助化疗常用方案

SOX	奥沙利铂 130mg/m^2 i.v.gtt d1 替吉奥 40mg/m^2 p.o. b.i.d. d1~14 每 21 天重复
FLOT	多西他赛 50mg/m^2 i.v.gtt d1 奥沙利铂 85mg/m^2 i.v.gtt d1 四氢叶酸 200mg/m^2 i.v.gtt d1 5-FU 2 600mg/m^2 持续静脉滴注 24h 每 14 天重复

胃癌

续表

DOS	替吉奥 40mg/m^2 p.o. b.i.d. d1~14 奥沙利铂 100mg/m^2 i.v.gtt d1 多西他赛 40mg/m^2 i.v.gtt d1 每 21 天重复
XELOX	奥沙利铂 130mg/m^2 i.v.gtt d1 卡培他滨 1 000mg/m^2 p.o. b.i.d. d1~14 每 21 天重复
FOLFOX	奥沙利铂 85mg/m^2 i.v.gtt d1 亚叶酸钙 400mg/m^2 i.v.gtt d1 或左旋亚叶酸钙 200mg/m^2 i.v.gtt d1 5-FU 400mg/m^2 i.v.d1，然后 2 400~3 600mg/m^2 持续静脉滴注 46h 每 14 天重复

5.5.3 一线治疗常用方案

HER2 阳性：

曲妥珠单抗(+ 铂类 + 氟尿嘧啶类)	两周方案：负荷剂量 6mg/kg i.v.gtt d1，维持剂量 4mg/kg i.v.gtt d1； 三周方案：负荷剂量 8mg/kg i.v.gtt d1，维持剂量 6mg/kg i.v.gtt d1。
帕博利珠单抗 + 曲妥珠单抗 +XELOX/PF	帕博利珠单抗 200mg i.v.gtt d1 曲妥珠单抗负荷剂量 8mg/kg i.v.gtt d1，维持剂量 6mg/kg i.v.gtt d1 XELOX： 奥沙利铂 130mg/m^2 i.v.gtt d1 卡培他滨 1 000mg/m^2 p.o. b.i.d. d1~14 PF： 顺铂 80mg/m^2 i.v.gtt d1 5-FU 800mg/(m^2·d)持续静脉滴注 24h d1~5 每 21 天重复

HER2 阴性

XELOX	奥沙利铂 130mg/m^2 i.v.gtt d1 卡培他滨 1 000mg/m^2 p.o. b.i.d. d1~14 每 21 天重复
SOX	奥沙利铂 130mg/m^2 i.v.gtt d1 替吉奥 40mg/m^2 p.o. b.i.d. d1~14 每 21 天重复
XP	顺铂 60mg/m^2 i.v.gtt d1 卡培他滨 1 000mg/m^2 p.o. b.i.d. d1~14 每 21 天重复
FOLFOX	奥沙利铂 85mg/m^2 i.v.gtt d1 亚叶酸钙 400mg/m^2 i.v.gtt d1 或左旋亚叶酸钙 200mg/m^2 i.v.gtt d1 5-FU 400mg/m^2 i.v. d1，然后 2 400~3 600mg/m^2 持续静脉滴注 46h 每 14 天重复

续表

PF	顺铂 80mg/m^2 i.v.gtt d1 5-FU 800mg/（m^2·d）持续静脉滴注 24h d1~5 每 21 天重复
纳武利尤单抗 +XELOX/FOLFOX	①联合 FOLFOX： 纳武利尤单抗 240mg 固定剂量，i.v.gtt d1 奥沙利铂 85mg/m^2 i.v.gtt d1 亚叶酸钙 400mg/m^2 i.v.gtt d1 或左旋亚叶酸钙 200mg/m^2 i.v.gtt d1 5-FU 400mg/m^2 i.v. d1，然后 2 400~3 600mg/m^2 持续静脉滴注 46h 每 14 天重复 ②联合 XELOX： 纳武利尤单抗 360mg 固定剂量，i.v.gtt d1 奥沙利铂 130mg/m^2 i.v.gtt d1 卡培他滨 1 000mg/m^2 p.o. b.i.d. d1~14 每 21 天重复
信迪利单抗 +XELOX	信迪利单抗： 体重＜60kg：3mg/kg，i.v.gtt d1 体重≥60kg：200mg 固定剂量，i.v.gtt d1 奥沙利铂 130mg/m^2 i.v.gtt d1 卡培他滨 1 000mg/m^2 p.o. b.i.d. d1~14 每 21 天重复
替雷利珠单抗 +XELOX	替雷利珠单抗：200mg 固定剂量，i.v.gtt d1 奥沙利铂 130mg/m^2 i.v.gtt d1 卡培他滨 1 000mg/m^2 p.o. bid. d1~14 每 21 天重复
DCF	多西他赛 75mg/m^2 i.v.gtt d1 顺铂 75mg/m^2 i.v.gtt d1 5-FU 1 000mg/（m^2·d）持续静脉滴注 24h d1~5 每 21 天重复
mDCF	多西他赛 60mg/m^2 i.v.gtt d1 顺铂 60mg/m^2 i.v.gtt d1 5-FU 600mg/（m^2·d）持续静脉滴注 24h d1~5 每 21 天重复
POF	多西他赛 135mg/m^2 i.v.gtt d1 奥沙利铂 85mg/m^2 i.v.gtt d1 亚叶酸钙 400mg/m^2 i.v.gtt d1 或左旋亚叶酸钙 200mg/m^2 i.v.gtt d1 5-FU 2 400mg/m^2 持续静脉滴注 46h 每 14 天重复

5.5.4 二线及后线治疗常用方案

多西他赛	多西他赛 75~100mg/m^2 i.v.gtt d1 每 21 天重复
紫杉醇	紫杉醇 80mg/m^2 i.v.gtt d1、d8、d15 每 28 天重复
伊立替康	伊立替康 150~180mg/m^2 i.v.gtt d1 每 14 天重复
	伊立替康 125mg/m^2 i.v.gtt d1、d8 每 21 天重复
白蛋白紫杉醇	白蛋白紫杉醇 100mg/m^2 i.v.gtt d1、d8、d15 每 28 天重复
雷莫西尤单抗 + 紫杉醇	雷莫西尤单抗 8mg/kg i.v.gtt d1、15 紫杉醇 80mg/m^2 i.v.gtt d1、d8、d15 每 28 天重复
帕博利珠单抗	200mg i.v.gtt d1,每 21 天重复
纳武利尤单抗	3mg/kg i.v.gtt d1,每 14 天重复
维迪西妥单抗(HER2 IHC 2+/3+)	2.5mg/kg,i.v.gtt d1,每 14 天重复
甲磺酸阿帕替尼	850mg p.o. q.d.,口服,餐后半小时以温开水送服,28 天为 1 个周期。 若用药过程中出现不良反应,NCI 分级在 1~2 级者,可维持原剂量水平;NCI 分级在 3~4 级者,暂停用药,待不良反应恢复到<1 级,下调一个剂量后(第 1 次剂量调整为 750mg q.d.,第 2 次剂量调整为 500mg q.d.)再继续用药,若下调至 250mg 仍不能耐受,则应暂停 / 终止用药 对于体力状态评分 ECOG ≥ 2 分、四线化疗以后、胃部原发癌灶没有切除、骨髓功能储备差、年老体弱或瘦小的女性患者,可适当降低起始剂量,先从 500mg q.d. 开始服药,服用 1~2 周后再酌情增加剂量

中国临床肿瘤学会（CSCO）
结直肠癌诊疗指南 2023

组 长 徐瑞华 张苏展 李 进

副组长（以姓氏汉语拼音为序）

蔡三军 陈 功 刘云鹏 许剑民 袁 瑛 袁响林 张艳桥 章 真

秘书组（以姓氏汉语拼音为序）

胡涵光 王 峰 王晰程

专家组成员（以姓氏汉语拼音为序）（* 为执笔人）

蔡木炎 中山大学肿瘤防治中心病理科
蔡三军 复旦大学附属肿瘤医院大肠外科
陈 功* 中山大学肿瘤防治中心结直肠外科
高远红 中山大学肿瘤防治中心放疗科
胡涵光* 浙江大学医学院附属第二医院肿瘤内科
黄彦钦* 浙江大学医学院附属第二医院肿瘤研究所
来茂德 中国药科大学基础医学与临床药学院
李 进 同济大学附属东方医院肿瘤内科
李桂超* 复旦大学附属肿瘤医院放疗科
李太原 南昌大学第一附属医院普外科
李心翔* 复旦大学附属肿瘤医院大肠外科
梁后杰 中国人民解放军陆军军医大学西南医院肿瘤科
刘云鹏 中国医科大学附属第一医院肿瘤内科
南克俊 西安交通大学第一附属医院肿瘤内科
任 黎* 复旦大学附属中山医院普外科
盛伟琪* 复旦大学附属肿瘤医院病理科
王 峰 中山大学肿瘤防治中心内科
王 屹* 北京大学人民医院放射科
王景宇 吉林大学第一医院放射科
王六红 浙江大学医学院附属第二医院放射科
王晰程* 北京大学肿瘤医院消化肿瘤内科
王梓贤 中山大学肿瘤防治中心内科
徐瑞华 中山大学肿瘤防治中心内科
许剑民 复旦大学附属中山医院普外科
许晶虹 浙江大学医学院附属第二医院病理科
袁 瑛* 浙江大学医学院附属第二医院肿瘤内科
袁响林 华中科技大学同济医学院附属同济医院肿瘤科
张苏展 浙江大学医学院附属第二医院大肠外科
张艳桥 哈尔滨医科大学附属肿瘤医院
章 真* 复旦大学附属肿瘤医院放疗科
周爱萍* 中国医学科学院肿瘤医院肿瘤内科

1　结直肠癌诊疗总则

结直肠癌的 MDT 诊疗模式

内容	Ⅰ级推荐	Ⅱ级推荐	Ⅲ级推荐
MDT 学科构成	外科：结直肠外科（胃肠外科、普外科）、肝胆外科 肿瘤内科 放射治疗科 影像科	胸外科 介入治疗科 病理科 内镜科 超声科	其他相关学科
MDT 成员要求	高年资主治医师及以上	副主任医师及以上	
MDT 讨论内容	仅有肝转移的患者 转移瘤潜在可切除的患者 中低位直肠癌患者	需要特殊辅助治疗决策的患者 直肠癌局部复发患者	主管医师认为需要 MDT 的患者（例如诊治有困难或争议） 推荐进入临床研究的患者 少见病例
MDT 日常活动	固定学科 / 固定专家 固定时间（建议每 1~2 周 1 次） 固定场所 固定设备（投影仪、信息系统）	根据具体情况设置	

【注释】

a　结直肠癌的诊治应重视多学科团队（multidisciplinary team，MDT）的作用，推荐有条件的单位将尽可能多的结直肠癌患者，尤其是复发转移性结直肠癌患者的诊疗纳入 MDT 的管理。

b　MDT 的实施过程中由多个学科的专家共同分析患者的临床表现、影像、病理和分子生物学资料，对患者的一般状况、疾病的诊断、分期 / 侵犯范围、发展趋向和预后做出全面的评估，并根据当前的国内外治疗规范 / 指南或循证医学依据，结合现有的治疗手段，为患者制订最适合的整体治疗策略。

c　MDT 原则应该贯穿每例患者诊断和治疗的全程。

d　MDT 应根据治疗过程中患者机体状况的变化、肿瘤的反应而适时调整治疗方案，以期最大限度地延长患者的生存期、提高治愈率和改善生活质量。

2　结直肠癌的诊断原则

2.1　无症状健康人群的结直肠癌筛查

临床评估	Ⅰ级推荐	Ⅱ级推荐	Ⅲ级推荐
一般风险人群结直肠癌筛查	1. 年龄 50~74 岁个体首次筛查进行高危因素问卷调查[1-5]和免疫法粪便隐血检测[6-8]，阳性者行结肠镜检查。后续筛查每年至少检查 1 次免疫法粪便隐血，阳性者行结肠镜检查 2. 在具备条件的地区，50~74 岁个体，直接结肠镜检查[11-15]，结肠镜检查未发现肠道肿瘤者，每隔 5 年行结肠镜检查 1 次；发现肠道肿瘤者，根据肿瘤大小和病理类型在 1~3 年后行结肠镜复查；后续如未发现肿瘤复发，可延长间隔至 3~5 年		粪便 DNA（FIT-DNA）[9]检测 a CT 结肠成像[10]b

续表

临床评估	Ⅰ级推荐	Ⅱ级推荐	Ⅲ级推荐
高风险人群结直肠癌筛查	1. 有结直肠腺瘤病史、结直肠癌家族史和炎症性肠病者为高危人群[11-15] 2. 应自 40 岁开始每年参加结直肠癌筛查[11]	1. 进展期结直肠腺瘤(直径≥1cm,或伴绒毛状结构,或伴高级别瘤变)患者应在诊断后 1~3 年内复查结肠镜,如未发现腺瘤复发,后续间隔可延长至 3~5 年[16] 2. 有结直肠癌家族史者进行遗传基因筛检,家系中遗传突变携带者定期结肠镜检查,非突变携带者以一般风险人群筛查(具体参见"5 遗传性结直肠癌筛检和基因诊断原则") 3. 炎症性肠病患者定期专科就诊,根据病变范围、程度和年限与医师商定结肠镜检查间隔	非进展期腺瘤患者应在诊断后 2~3 年内复查结肠镜,如未发现腺瘤复发,后续间隔可延长至 3~5 年[17-18]

【注释】

a FIT-DNA 检测价格较贵,在医疗资源比较充分时可考虑采用。对于粪便隐血阳性个体,在结肠镜之前加做粪便 DNA 检测可提高结肠镜的检出率。

b 对于结肠镜检查存在禁忌的个体,可采用 CT 结肠成像检查。

2.2 诊断基本原则

2.2.1 结肠癌诊断方法

目的	Ⅰ级推荐	Ⅱ级推荐	Ⅲ级推荐
诊断	全结肠镜检查 + 活检 [a]	腹部 / 盆腔增强 CT [b] 手术探查	
分期诊断(肠镜确诊者)	胸部平扫或增强 CT 及腹部 / 盆腔增强 CT [c]	胸部平扫 CT 及腹部 / 盆腔增强 MRI [d,e] 血清癌胚抗原(CEA) CA199	胸部 X 线片 腹部 / 盆腔超声(US) [e]
分期诊断(CT 不能确诊肝转移瘤者)	肝脏平扫及增强 MRI [f]	肝脏细胞特异性造影剂增强肝脏 MRI [f]	肝脏超声造影 [g]

【注释】

a 患者存在临床显性肠梗阻,鉴于结肠镜检查前肠道准备会加剧梗阻或造成穿孔,原则上禁止行结肠镜检查。

b 患者不具备条件,或拒绝全结肠镜检查,或结肠镜不能检查全部结肠,建议清洁肠道后腹部 / 盆腔增强 CT 行结肠检查。

c 建议增强胸部 CT 诊断和鉴别诊断转移性淋巴结;建议可能的前提下应用连续薄层横轴位、冠状位和矢状位重建图像诊断和鉴别诊断结(直)肠癌肺转移瘤[1]。建议增强腹部及盆腔 CT 诊断卵巢转移和腹膜腔种植转移。

d 患者存在静脉造影的禁忌证,建议腹 / 盆腔增强 MRI 加非增强胸部 CT。

e CT 不能确定诊断卵巢转移时,建议盆腔 MRI 或妇科超声协助诊断,MRI 建议包含 T_2 加权(T_2 weighted imaging,T_2WI)、扩散加权(diffusion-weighted imaging,DWI)以及多期 T_1 加权增强成像序列[2]。

f CT 不能确诊肝转移瘤时,或肝转移瘤存在手术切除机会时,建议行肝脏 MRI,且包含 T_2WI,DWI 以及多期 T_1 加权增强成像序列,用于确定肝转移瘤数目、大小及分布;有条件者可行肝脏细胞特异性造影剂增强 MRI,该方法有助于检出 1cm 以下病灶,特别是化疗后 CT 所不能显示的转移瘤[3-4]。

g 有条件者可行肝脏超声造影或术中超声造影,进一步明确诊断肝转移瘤,特别是化疗后 CT 所不能显示的转移瘤[4]。

h 临床怀疑转移但其他影像检查无法确诊或重大治疗决策前(例如复发转移性患者存在治愈性治疗机会时),PET/CT 可用于发现可能存在的转移灶,从而避免过度治疗[5];但不推荐 PET/CT 作为结肠癌诊断的常规检查。

2.2.2 直肠癌诊断方法

目的	Ⅰ级推荐	Ⅱ级推荐	Ⅲ级推荐
诊断	全结肠镜检查 + 活检 a 肛门指诊 i	乙状结肠镜检查 + 活检 经肛门肿物活检 盆腔平扫及增强 CT b	
分期诊断 - 原发瘤(肠镜确诊者)	盆腔高分辨率 MRI j 经直肠超声 j	盆腔平扫及增强 CT k	
分期诊断 - 远处转移(肠镜确诊者)	胸部平扫或增强 CT 及腹部 / 盆腔增强 CT c	胸部平扫 CT 及腹部 / 盆腔增强 MRI d,e 血清癌胚抗原(CEA) CA199	胸部 X 线片 腹盆超声(US) e
分期诊断(CT 不能确诊肝转移瘤者)	肝脏平扫及增强 MRI f	肝脏细胞特异性造影剂增强肝脏 MRI f	肝脏超声造影 g

【注释】

a~h 同上述结肠癌注释。

i 尽管不能作为诊断的客观依据,但强调临床医师对所有怀疑直肠癌患者行肛门指诊。

j 盆腔高分辨率 MRI 是诊断直肠癌 cT_3 及以上分期、cN 分期、直肠系膜筋膜(mesorectal fascia,MRF)、壁外血管侵犯(extramural vascular invasion,EMVI)和肛管结构的最优影像方法[6]。直肠内置超声及 MRI 行直肠癌 cT 分期诊断皆优于 CT,cT_2 及以下分期直肠内置超声优于 MRI[7]。

k 患者存在 MRI 扫描禁忌证时,建议行盆腔平扫及增强 CT。

2.2.3 附录

附录 2.2.3-1 直肠 - 肛管癌影像诊断内容

直肠癌位置[6,8-9]	肿瘤下缘与外括约肌下缘连线及耻骨直肠肌下缘折线距离;肿瘤所处象限(顺钟向点数) a,b
直肠癌临床 T 分期(cT)[9-10]	T_1:肿瘤侵犯黏膜及黏膜下层 T_2:肿瘤侵犯但未侵出固有肌层 T_3:肿瘤侵出固有肌层但未侵犯脏层腹膜 根据肿瘤侵入直肠系膜部分与固有肌层的垂直距离区分 T_3 亚型:T_{3a}(<1mm),T_{3b}(≥1~5mm),T_{3c}(>5~15mm),T_{3d}(>15mm) T_{4a}:肿瘤侵犯脏层腹膜 c T_{4b}:肿瘤侵犯邻近脏器或直肠系膜外结构但非仅仅为脏层腹膜 d
直肠癌临床 N 分期(cN)[10]	短径≥5mm,建议联合形态不规则、边界不清楚及信号 / 回声不均匀诊断转移性淋巴结 e
直肠癌侧方淋巴结转移影像诊断[11,12]	侧方淋巴结包括闭孔淋巴结、髂内淋巴结和髂外淋巴结,短径 5~10mm 为侧方淋巴结疑似转移诊断阈值,短径≥10mm 为确定转移诊断阈值;新辅助治疗后,尚无被广泛认可的阈值诊断肿瘤残留,须 MDT 讨论后确定针对于侧方淋巴结的治疗方案 f

续表

壁外血管侵犯(extramural vascular invasion,EMVI)[13]	直肠癌侵出固有肌层后侵犯周围血管并形成癌栓,即为 EMVI。于 MR 影像追踪观察直肠周围血管,根据血管形态不规则、血管流空征象部分或全部为肿瘤信号所代替,影像诊断为 EMVI g
直肠癌累及直肠系膜筋膜(mesorectal fascia,MRF+)影像诊断[6,9,10]	直肠癌原发灶、直肠系膜内转移性淋巴结及 EMVI 与 MRF 的距离 ≤ 1mm h
安全手术切除平面影像诊断[6,9,15]	原发肿瘤、直肠系膜内转移性淋巴结,及 EMVI 侵犯或侵出 MRF、肛提肌、耻骨直肠肌、内括约肌、内外括约肌间隙或外括约肌,根据肿瘤所在位置确定安全手术切除平面 i

【注释】

a 至今尚无统一的直肠定义,各专业可根据临床目的采用不同定义。例如,根据 2018 年 NCCN 指南第二版直肠定义,MRI 正中矢状位骶骨岬与耻骨联合上缘连线以下为直肠[15-16]。

b 直肠癌位置与风险度分层、治疗决策和手术方式密切相关;鉴于与病理环周切缘的密切关联性,推荐放射科医师标注直肠癌与耻骨直肠肌间距离和累及象限,特别是前 1/4 象限(顺钟位 10 点 ~2 点)。

c 直肠癌 cT_{4a} 期:直肠癌侵犯脏层腹膜而未侵犯 MRF,诊断为 T_{4a}MRF–;直肠癌侵犯脏层腹膜且在无脏层腹膜覆盖的区域同时侵犯 MRF,诊断为 T_{4a} 伴 MRF+。

d 直肠癌 cT_{4b} 期:直肠癌侵犯盆腔脏器及结构,包括盆腔脏器(输尿管膀胱尿道、前列腺精囊腺、子宫宫颈阴道卵巢、小肠及结肠等)、直接侵犯而非血行转移盆腔骨骼、盆底肌肉(坐骨尾骨肌、梨状肌、闭孔肌、肛提肌、耻骨直肠肌、外括约肌等)、盆底神经、骶棘或骶结节韧带、直肠系膜外血管、脂肪等结构。

e 直肠癌 cN 分期:临床诊断的淋巴结转移依据,包括短径 ≥ 5mm,形态不规则、边界不清楚、信号 / 回声不均匀;区域淋巴结包括直肠系膜、乙状结肠系膜远端、直肠上动静脉旁、闭孔、髂内淋巴结,报告为 cN 分期;非区域淋巴结包括髂外淋巴结、髂总淋巴结及腹股沟淋巴结,报告为 cM 分期;如为直肠癌向下侵犯肛管达齿线(耻骨直肠肌)以下,腹股沟淋巴结考虑为区域淋巴结,报告为 cN 分期;推荐放射科医师标注淋巴结位置。

f 侧方淋巴结:下段直肠癌或 cT_{3-4} 等可被考虑为侧方淋巴结转移的高风险因素;新辅助治疗后,侧方淋巴结显著缩小或消失,则肿瘤残留概率低。

g 癌结节(tumor deposit,TD):有研究提出 TD 影像诊断依据可包括形态不规则、棘状突、信号或回声不均匀、位于血管走行区域、与直肠癌原发灶无直接连接[17]。TD 与直肠癌患者生存预后存在关联性,需密切关注。但是 TD 与完全被肿瘤侵犯的淋巴结存在影像学鉴别诊断困难。

h MRF:直肠癌原发灶、直肠系膜内转移性淋巴结及 EMVI 仅与 MRF 距离 ≤ 1mm,但未见侵犯脏层腹膜,诊断为 T_3MRF+;直肠癌原发灶侵犯 MRF 以外结构,诊断为 T_{4b};在影像学能够明确诊断前述 TD 的前提下,TD 与 MRF 间距 ≤ 1mm 时,诊断为 MRF+。

i 安全手术切除平面:手术前需高分辨率 MRI 扫描确定直肠癌或癌组织所累及的解剖层面,包括 MRF、内括约肌、内外括约肌间隙、外括约肌、耻骨直肠肌及肛提肌;推荐影像科医师于影像可见的 MRF 区域标注 MRF+/–;推荐放射科医师根据平行于肛管的冠状位,判断并标注下段直肠癌或肛管癌所累及解剖层次,如累及内括约肌、内外括约肌间隙、外括约肌、耻骨直肠肌或肛提肌记录为 anal+[9,14]。

附录 2.2.3-2 ESMO-2017 指南提出直肠癌风险度分层[18]:

1. 极低度风险:cT_1,SM_1,cN_0
2. 低度风险:cT_1~cT_2,中 / 高位 $T_{3a/b}$,cN_0(或高位 cN_1);MRF–;EMVI–
3. 中度风险:极低位 a/ 中 / 高位 $cT_{3a/b}$,未累及肛提肌;cN_1~N_2(非结外种植);MRF–;EMVI–
4. 高度风险:$cT_{3c/d}$ 或极低位,未累及肛提肌;cN_1~N_2(结外种植);MRF–;EMVI+
5. 极高度风险:cT_3 并 MRF+;cT_{4b},累及肛提肌;侧方淋巴结 +

【注释】

a 至今尚无极低位直肠癌诊断标准[18]。

附录 2.2.3-3 评价直肠癌 - 肛管癌放化疗效果的影像诊断内容

评价直肠癌放化疗效果的影像方法[6,9,19-20]	推荐轴位小 FOV 高分辨 T_2WI 非抑脂序列、DWI 序列、放化疗前、后 ADC 以及 ADC 变化值作为评价直肠癌疗效的主要方法和量化指标;构建联合临床、影像和病理组学模型评价直肠癌治疗效果的准确性被不断证实,尚需高级别证据和软硬件开发以支持其临床实际应用
直肠癌新辅助放化疗与影像检查时间间隔[21]	为避免新辅助治疗后肠壁及肠周炎性水肿对于影像评价的干扰,推荐直肠癌新辅助放化疗与影像检查最佳时间间隔 6~8 周,根据治疗方案不同推荐增加 8 周以上监测时间点
基线直肠癌影像特征[6,9,19,22]	放化疗前基线直肠癌 cT 及 cN 分期、EMVI、肿瘤径线或体积、DWI 示肿瘤高信号、ADC 值是评价治疗效果重要参照依据
放化疗后直肠癌影像特征[6,9,19,22-23]	放化疗后直肠癌、直肠系膜内转移性淋巴结及 EMVI 退缩后表现:纤维组织或黏液替代全部或部分肿瘤组织、肿瘤径线或体积变化、ADC 变化值可作为评价治疗效果的依据
诊断放化疗后直肠癌 cCR 的影像依据[6,9,22-24]	建议对比观察治疗前后影像,治疗后高分辨 T_2WI 非抑脂序列和 DWI 序列未见肿瘤信号,原肿瘤区域 ADC 与周围肠壁无明确差异,上述 MR 影像特征将成为诊断 cCR 的依据之一;当 MRI 诊断 cCR 存在困难时,PET 可用于辅助诊断

附录 2.2.3-4 推荐直肠癌或肛管癌结构化报告所包含的内容和结论

1. 放化疗前报告内容:肿瘤下缘与外括约肌下缘连线及耻骨直肠肌下缘折线距离、肿瘤所处象限;肿瘤浸润深度及与周围结构及脏器的相对关系;区域淋巴结位置、大小及数目;EMVI 评分;MRF+/– 或 anal+/–;侧方淋巴结大小及数目;非区域淋巴结位置、大小及数目;肝转移、腹腔种植转移、肺转移等远处转移状况;相关血管及肠管解剖变异等。

2. 放化疗前报告结论:直肠癌 cT 分期;cN 分期;EMVI+/–;MRF+/–;anal+/–;侧方淋巴结 +/–;cM 分期(需报告非区域淋巴结转移)。

3. 放化疗后报告内容:治疗后残存肿瘤下缘与外括约肌下缘连线及耻骨直肠肌下缘折线距离、所处象限;残存肿瘤浸润深度及与周围结构及器官的相对关系;区域淋巴结转移位置、大小及数目变化;EMVI 评分;MRF+/– 或 anal+/– 持续阳性 / 阳性退缩为阴性;侧方淋巴结位置、大小及数目变化;非区域淋巴结转移位置、大小及数目变化;肝转移、腹腔种植转移、肺转移等远处转移状况;相关血管及肠管解剖变异等。

4. 放化疗后报告结论:直肠癌 ymrcT 分期;ymrcN 分期;ymrEMVI、ymrMRF、ymranal,以及侧方淋巴结持续阳性 / 阳性退缩为阴性;ymrcM 分期(需报告非区域淋巴结变化)。

2.3 病理学诊断原则

	Ⅰ级推荐			Ⅱ级推荐	Ⅲ级推荐
	大体检查	镜下检查	免疫组织化学 / 分子病理检测		
活检[a] (含内镜活检或肿物穿刺活检)	组织大小和数目	明确病变性质和类型 肿瘤 / 非肿瘤 良性 / 恶性 组织学类型 组织学分级	错配修复(mismatch repair,MMR)蛋白表达[m]/MSI[n]	用于鉴别诊断的免疫组化标记物检测[l]	

续表

	Ⅰ级推荐			Ⅱ级推荐	Ⅲ级推荐
	大体检查	镜下检查	免疫组织化学 / 分子病理检测		
腺瘤局部切除标本 a,b（套圈切除 / 内镜下黏膜切除术 / 内镜黏膜下剥离术）	肿瘤大小 有蒂 / 无蒂	腺瘤类型 异型增生 / 上皮内瘤变级别（高级别 / 低级别） 伴有浸润性癌时 c： 组织学类型 组织学分级 浸润深度 侧切缘和基底切缘 脉管侵犯 肿瘤出芽 q	MMR 蛋白表达 m/MSI n	用于鉴别诊断的免疫组化标记物检测 l	
根治术标本 a,d	标本类型 肿瘤部位 肠段长度 肿瘤大体类型 肿瘤大小 肿瘤距离两侧切缘距离 有无穿孔 TME 标本系膜完整性 e 淋巴结检出数目、大小和分组 g	组织学类型 h 组织学分级 i 浸润深度 脉管侵犯 神经侵犯 两侧切缘 环周切缘 f 淋巴结转移数和总数 癌结节数目 肿瘤出芽 q TNM 分期 j 肿瘤退缩分级（TRG）k	MMR 蛋白表达 m/MSI n	用于鉴别诊断的免疫组化标记物检测 l *RAS* 和 *BRAF* 基因突变检测 o,p	
转移性结直肠癌手术 / 活检标本	同上	同上	MMR 蛋白表达 m/MSI n *RAS* 和 *BRAF* 基因突变检测 o,p		*HER-2* 状态和 *NTRK* 融合检测 r

【注释】

a 所有标本应及时固定（离体 30 分钟内固定最佳），使用新鲜的 3.7% 中性缓冲甲醛固定液，固定液的量应为组织的 10 倍，固定时间 8~48 小时。

b 标本应由内镜或手术医师充分展开，黏膜面向上，在标本边缘用大头针固定于软木板或泡沫板上钉板固定。应每隔 2~3mm 垂直于黏膜面切开全部取材。

c “腺瘤伴浸润性癌”是指腺瘤含有穿透黏膜肌层浸润到黏膜下层的腺癌（pT_1）。“腺瘤伴高级别上皮内瘤变”包括腺瘤伴重度异型增生、原位癌和黏膜内癌。“高级别腺癌”“肿瘤距离切缘小于 1mm”“脉管侵犯”和“高级别（3 级）肿瘤出芽”为预后不良因素[1]。

d 根治术标本，通常沿肿瘤对侧剪开肠管后固定，建议钉板固定。

e 全直肠系膜切除术（total mesorectal excision，TME）的直肠癌标本，系膜完整性评估标准见附表 1[2-3]。

f “环周切缘”是指没有腹膜覆盖的肠壁“基底”切缘，建议手术医师在环周切缘处涂色或加以标识。“环周切缘阳性”是指肿瘤距离切缘 ≤ 1mm[4]。

g 淋巴结按淋巴引流方向进行取材并分组（肠旁、中间、中央），未经新辅助治疗的根治术标本，检出淋巴结总数原则上不少于 12 枚。若第一次未找到 12 枚淋巴结，建议复检。

h 结直肠癌组织学分型参考 WHO 消化系统肿瘤分类 2019 版[5]（附表 2）。

结直肠癌

i 组织学分级包括传统的4级分法和WHO分类的2级分法，基于腺体形成的程度（附表3）。

j TNM病理分期（pTNM）采用AJCC/UICC第8版[6]，详细参见“2.4 分期”。pTNM前加前缀m、r和y分别代表多发性原发肿瘤、复发性肿瘤和治疗后肿瘤的TNM病理分期。

k 肿瘤退缩分级（TRG）的病理学评估依据残留肿瘤成分以及纤维化程度进行分析。推荐使用AJCC第8版TRG评分系统（附表4）。

l 根据鉴别目的选取，结直肠腺癌典型的免疫表型为$CK7^-/CK20^+/CDX2^+$。

m 错配修复（MMR）蛋白的检测：免疫组织化学方法检测4个常见MMR蛋白（MLH1、MSH2、MSH6和PMS2）的表达，阳性表达定位于细胞核。任何1个蛋白表达缺失为dMMR（错配修复功能缺陷），所有4个蛋白表达均阳性为pMMR（错配修复功能完整）。

n 微卫星不稳定性（microsatellite instability，MSI）：建议采用美国国家癌症研究院（National Cancer Institute，NCI）推荐的5个微卫星检测位点（BAT25、BAT26、D5S346、D2S123和D17S250）。判断标准为3级：所有5个位点均稳定为MSS（微卫星稳定）、1个位点不稳定为MSI-L（微卫星低度不稳定）、2个及2个以上位点不稳定为MSI-H（微卫星高度不稳定）。MSI多由*MMR*基因突变及功能缺失导致，也可以通过检测MMR蛋白缺失来反映MSI状态。一般而言，dMMR相当于MSI-H，pMMR相当于MSI-L或MSS。dMMR/MSI-H的结直肠癌治疗具有特殊性。

o *RAS*和*BRAF*基因突变检测：检测位点包括*KRAS*和*NRAS*基因的第2、3、4号外显子及*BRAF*基因的V600E。结直肠癌原发灶与转移灶的*RAS*和*BRAF*基因状态一致性较好，基于样本的可获取性，原发灶及转移灶均可进行检测[7]。当原发灶和转移灶对治疗反应不一致时，建议对原发灶和转移灶都进行检测。除在转移性结直肠癌中具有疗效预测作用以外[8-9]，*RAS*和*BRAF*基因状态对结直肠癌患者也具有预后指导意义[6,10-12]。

p 基因突变检测可采用DNA直接测序法或ARMS法。对于*KRAS*突变检测，除了第2、3、4号外显子外，还需注意检测方法是否覆盖其他重要的基因突变区域和突变形式（如G12C、G12D突变形式）。如果AMRS法检测到涵盖有G12C和G12D管阳性时，应进一步用单管单位点ARMS或Sanger测序进一步明确其突变的形式，以更好指导后续治疗。通量更高、速度更快的高通量测序技术（high-throughput sequencing）或称二代测序技术（next-generation sequencing technology，NGS）也逐步运用于临床基因检测。使用获得认证的NGS技术平台和检测产品，经过严格的质量控制，执行规范的操作流程，才能确保检测结果的准确性[13-14]。建议在检测报告中明确基因状态（如野生、突变或可疑）。使用NGS等定量检测方法检测*RAS*和*BRAF*基因突变时，建议以5%作为突变丰度的截断值[6,15]。

q 肿瘤出芽是指在浸润性癌的浸润侧前沿，间质内散在的单个肿瘤细胞或≤4个肿瘤细胞的细胞簇。研究表明，肿瘤出芽是Ⅱ期结直肠癌预后相关指标[16-18]。在pT_1结直肠癌中，高级别肿瘤出芽与淋巴结转移风险增高有关[19]。2017年发表的《基于肿瘤出芽国际共识（ITBCC）2016》得到较为广泛的认同，可参照该共识对结直肠癌肿瘤出芽进行分级和报告。肿瘤出芽分级为三级分法，具体方法为：在20倍目镜（0.785mm）下选定一个热点区域进行瘤芽计数，0~4个为1级（低级别），5~9个为2级（中级别），≥10个为3级（高级别）[20]。

r 抗HER-2治疗和NTRK抑制剂的使用在结直肠癌治疗中得到越来越多的重视。有条件的情况下，对标准治疗后失败的结直肠癌患者可以进行HER-2状态和*NTRK*基因融合的检测。HER-2状态的检测方法类似乳腺癌和胃癌，可以采用免疫组织化学和荧光原位杂交（FISH）的方法。目前结直肠癌HER-2阳性的判断标准仅来自临床研究，尚未建立经过权威机构认证的伴随诊断的判读标准。在一项已发表的、结果为阳性的临床研究中，免疫组织化学检测HER-2阳性定义：大于50%的肿瘤细胞呈现3+阳性（细胞膜的基底和侧边或整个胞膜呈强阳性着色）；HER-2评分为2+的患者应通过FISH检测进一步明确HER-2状态，HER-2基因扩增的阳性定义为大于50%的肿瘤细胞HER-2/CEP17比值≥2.0[21]。*NTRK*基因融合在结直肠癌中非常罕见，发生率约为0.35%，仅限于*RAS*和*BRAF*野生型的结直肠癌，且绝大多数为dMMR/MSI-H的结直肠癌[22]。检测*NTRK*基因融合的方法有多种，免疫组织化学染色是一种快速、经济的初筛方法，但对*NTRK*基因融合仍需使用FISH或NGS方法进行验证[23-24]。使用获得认证的技术平台和检测产品，经过严格的质量控制，执行规范的操作流程，才能确保检测结果的准确性。

s 循环肿瘤DNA（ctDNA）检测在复发风险预测[25]，微小残留病灶（MRD）评估，从而更早提示肿瘤复发[26-27]，对Ⅱ期结肠癌患者危险度精确分层从而指导化疗运用[28]等方面发挥了重要作用。目前主流的ctDNA检测技术有tumor-informed（定制化panel）和tumor-agnostic（固定panel）两种方案。前者先对肿瘤组织进行全外显子测序，针对发现的位点进行个性化定制，再利用扩增子技术对血浆中的ctDNA进行扩增，可以实现超高深度测序，具有高度的灵敏度和准确度，但成本相对较高、无法发现新发突变和继发耐药突变。后者是基于血浆的固定panel检测，覆盖位点相对多，可以达到中高深度测序，适用性较好、成本相对较低，但灵敏度较低，可能漏检固定Panel没有覆盖的位点。实际工作中需运用经过临床验证的方法。

附表 1 直肠系膜完整性的判定标准

完整性评价	直肠系膜	缺失	锥形	环周切缘
完整	完整系膜组织,光滑	深度不大于 5mm	无	光滑、规则
较完整	中等块系膜组织,不规则	深度大于 5mm,但未到达固有肌层	不明显	不规则
不完整	小块系膜组织	深达固有肌层	是	不规则

附表 2 结直肠癌 WHO 组织学分型

非特殊类型腺癌
特殊类型腺癌
黏液腺癌
印戒细胞癌
髓样癌
锯齿状腺癌
微乳头状癌
腺瘤样腺癌
腺鳞癌
伴肉瘤样成分的癌

附表 3 组织学分级与组织学分型的关系

分级方法		组织学分型
2 级分法	4 级分法	
低级别	1 级 2 级	高分化腺癌 中分化腺癌
高级别	3 级 4 级	低分化腺癌

附表 4 TRG 评分

肿瘤退缩评级	注释
0(完全退缩)	镜下无可见的肿瘤细胞*
1(接近完全退缩)	镜下仅见单个或小灶肿瘤细胞*
2(部分退缩)	有明显退缩但残余肿瘤多于单个或小灶肿瘤细胞*
3(退缩不良或无退缩)	残余肿瘤范围广泛,无明显退缩

注:TRG 评分仅限于原发肿瘤经放化疗后的病灶评估。

*肿瘤细胞是指存活的细胞,不包括退变、坏死细胞;无细胞成分的黏液湖不能被评估为肿瘤残留。

2.4 分期

本指南采用 UICC/AJCC TNM 分期系统(2017 年第 8 版)[1],适用于原发于结肠和直肠的病理类型为腺癌、鳞状细胞癌、高级别神经内分泌癌的肿瘤。本分期系统不适用阑尾癌。

本分期系统的详细内容如下。

2.4.1 T、N、M 的定义

原发肿瘤(T)

T_x 原发肿瘤无法评价

T_0 无原发肿瘤证据

T_{is} 原位癌，黏膜内癌(肿瘤侵犯黏膜固有层但未突破黏膜肌层)

T_1 肿瘤侵犯黏膜下层(肿瘤突破黏膜肌层但未累及固有肌层)

T_2 肿瘤侵犯固有肌层

T_3 肿瘤穿透固有肌层到达结直肠旁组织

T_{4a} 肿瘤穿透脏层腹膜(包括肉眼可见的肿瘤部位肠穿孔，以及肿瘤透过炎症区域持续浸润到达脏层腹膜表面)

T_{4b} 肿瘤直接侵犯或附着于邻近器官或结构

区域淋巴结(N)

N_x 区域淋巴结无法评价

N_0 无区域淋巴结转移

N_1 有1~3枚区域淋巴结转移(淋巴结中的肿瘤直径≥0.2mm)或无区域淋巴结转移，但存在任意数目的肿瘤结节(tumor deposit，TD)

N_{1a} 有1枚区域淋巴结转移

N_{1b} 有2~3枚区域淋巴结转移

N_{1c} 无区域淋巴结转移，但浆膜下、肠系膜内或无腹膜覆盖的结肠/直肠周围组织内有肿瘤结节

N_2 有4枚及以上区域淋巴结转移

N_{2a} 有4~6枚区域淋巴结转移

N_{2b} 有≥7枚区域淋巴结转移

远处转移(M)

M_x 远处转移无法评价

M_0 影像学检查无远处转移，即远隔部位和器官无转移肿瘤存在的证据(该分类不应该由病理医师来判定)

M_1 存在一个或多个远隔部位、器官或腹膜的转移

M_{1a} 远处转移局限于单个远离部位或器官，无腹膜转移

M_{1b} 远处转移分布于两个及以上的远离部位或器官，无腹膜转移

M_{1c} 腹膜转移，伴或不伴其他部位或器官转移

2.4.2 解剖分期/预后组别

T	N	M	分期
T_{is}	N_0	M_0	0
T_1，T_2	N_0	M_0	Ⅰ
T_3	N_0	M_0	ⅡA
T_{4a}	N_0	M_0	ⅡB
T_{4b}	N_0	M_0	ⅡC
T_1~T_2	N_1/N_{1c}	M_0	ⅢA
T_1	N_{2a}	M_0	ⅢA
T_3~T_{4a}	N_1/N_{1c}	M_0	ⅢB
T_2~T_3	N_{2a}	M_0	ⅢB
T_1~T_2	N_{2b}	M_0	ⅢB
T_{4a}	N_{2a}	M_0	ⅢC
T_3~T_{4a}	N_{2b}	M_0	ⅢC
T_{4b}	N_1~N_2	M_0	ⅢC
任何T	任何N	M_{1a}	ⅣA
任何T	任何N	M_{1b}	ⅣB
任何T	任何N	M_{1c}	ⅣC

2.4.3 说明

T_{is}:包括肿瘤细胞局限于腺体基底膜(上皮内)或黏膜固有层(黏膜内),未穿过黏膜肌层到达黏膜下层。

T_{4b}:T_{4b} 的直接侵犯包括穿透浆膜侵犯其他肠段,并得到镜下诊断的证实(如盲肠癌侵犯乙状结肠),或者位于腹膜后或腹膜下肠管的肿瘤,穿破肠壁固有肌层后直接侵犯其他的脏器或结构,例如降结肠后壁的肿瘤侵犯左肾或侧腹壁,或者中下段直肠癌侵犯前列腺、精囊腺、宫颈或阴道。肉眼观察到肿瘤与邻近器官或结构粘连分期为 cT_{4b},若显微镜下该粘连处未见肿瘤存在则分期为 pT_3。

T_D:淋巴结有转移时,肿瘤种植的结节数目不纳入淋巴结计数,单独列出。

V 和 L 亚分期:用于表明是否存在血管和淋巴管浸润(LVI),而 PNI 则用以表示神经浸润。

前缀:cTNM 是临床分期,pTNM 是病理分期;前缀 y 用于接受新辅助治疗后的肿瘤分期(如 ypTNM),病理学完全缓解的患者分期为 $ypT_0N_0cM_0$,可能类似于 0 期或 1 期。前缀 r 用于经治疗获得一段无瘤间期后复发的患者(rTNM)。

3 结肠癌的治疗原则

3.1 非转移性结肠癌的治疗

3.1.1 可切除结肠癌的治疗

3.1.1.1 内镜治疗

3.1.1.1.1 内镜治疗策略

结肠腺瘤或部分 T_1 期结肠腺癌可采用内镜下治疗。

分期	分层	Ⅰ级推荐	Ⅱ级推荐	Ⅲ级推荐
腺瘤及 T_1N_0 期结肠癌 a,b,c,d	直径为 5~20mm 的带蒂息肉或无梗息肉	圈套切除术 a	EMR	
	1. 5~20mm 的平坦病变 2. >10mm 的广基病变怀疑为绒毛状腺瘤或广基锯齿状腺瘤 / 息肉 3. 可疑高级别上皮内瘤变 ≤ 20mm,预计可完整切除	EMR	ESD	
	>20mm 黏膜或黏膜下腺瘤[2]	PEMR e	ESD	
	①部分 T_1 期(SM<1mm)结肠癌;②≥20mm 的侧向发育型肿瘤;③结肠息肉伴纤维化[4-6],≥25mm 的绒毛状腺瘤	ESD	手术治疗 f	

注:内镜下黏膜切除术(endoscopic mucosal resection,EMR),内镜黏膜下剥离术(endoscopic submucosal dissection,ESD),分步内镜下黏膜切除术(piecemeal endoscopic mucosal resection,PEMR)。

【注释】

a 所有无蒂息肉或怀疑癌变的息肉,均建议在明确病理后再决定是否镜下切除。各种特殊内镜检查方法有助于判断息肉的良恶性。

b T_1 期癌伴区域淋巴结转移的风险大约为 15%,镜下局部切除无法明确淋巴结状态;在 T_1(SM)癌内镜治疗后,不仅局部行结肠镜检查,同时需检测肿瘤标志物癌胚抗原(CEA)、腹部超声、胸部和腹部 CT[1]。

c 确定治愈性内镜下切除 T_1 结肠癌组织学标准:①黏膜下浸润小于 1mm 的病变;②无淋巴血管侵犯的情况;③肿瘤分化好;④肿瘤出芽数目为 0;⑤肿瘤距切缘 ≥ 1mm[2-3]。

d 当切缘无法判断阴性还是阳性时,建议在 3~6 个月内复查内镜。如果切缘阴性可以在内镜治疗后 1 年内复查[4-5]。

e 较大的病变可能需要分步内镜下黏膜切除术(PEMR),但 PEMR 局部复发率较高,须加强监测[6]。

f 参见“3.1.1.2 手术治疗”部分。

3.1.1.1.2 息肉镜下切除术后的处理策略

病理分期[a]	分层	Ⅰ级推荐	Ⅱ级推荐	Ⅲ级推荐
高级别上皮内瘤变	无	观察		
$pT_1N_0M_0$ 带蒂息肉伴癌浸润	预后良好[b]	观察		
$pT_1N_0M_0$ 广基息肉伴癌浸润		观察[d]	结肠切除术+区域淋巴结清扫[f]	
$pT_1N_0M_0$ 带蒂或广基息肉伴癌浸润	预后不良[c]	结肠切除术+区域淋巴结清扫术[e,f]		观察[d]

【注释】

a 详见“2.3 病理学诊断原则”。

b 具备以下全部因素[1]:标本完整切除,切缘阴性,且组织学特征良好(包括低级别,无血管、淋巴管浸润)。

c 具备以下因素之一[1]:标本破碎,切缘未能评估或阳性(距切缘1mm内存在肿瘤或电刀切缘可见肿瘤细胞[1-3]),具有预后不良的组织学特征(包括高级别、血管/淋巴管浸润)。此外有文献报道,在pT_1结直肠癌中,高级别肿瘤出芽与淋巴结转移风险增高有关(参见“2.3 病理学诊断原则”部分文献19)。

d 需告知患者:广基癌性息肉发生不良预后事件的比率会显著增加,包括疾病复发、病死率和血源性播散,主要与内镜下切除后切缘阳性有较大关系[4-7]。

e 预后不良者建议行结肠切除和区域淋巴结清扫[1,8-9]。

f 所有的局部切除术或结肠切除术均可选择传统开腹手术或腹腔镜、机器人手术,取决于当地的技术和设备可获得性。

3.1.1.2 手术治疗

临床分期	分层	Ⅰ级推荐	Ⅱ级推荐	Ⅲ级推荐
$cT_{1\sim4}$,$N_{0\sim2}M_0$ Ⅰ~Ⅲ期,无须急诊处理的症状	无	结肠切除术+ 区域淋巴结清扫术[a]	如为cT_{4b},dMMR/MSI-H患者,先行免疫检查点抑制剂(PD-1单抗±CTLA-4单抗)治疗[6-7],然后根治性手术[a]	
$cT_{1\sim4}$,$N_{0\sim2}M_0$ Ⅰ~Ⅲ期,伴需急诊处理的症状	肠梗阻	手术[b,c]	支架植入,Ⅱ期根治性手术[d]	
	穿孔	手术[e]		
	出血	结肠切除术± 区域淋巴结清扫术	内镜下或介入栓塞止血 择期根治性手术	

【注释】

a 根治性手术方式是结肠切除加区域淋巴结整块清扫[1-2]。肿瘤血管起始部的根部淋巴结及清扫范围外的可疑转移淋巴结也应切除或活检。只有完全切除的手术才能认为是根治性的[3-4]。

b 可选的手术方式:Ⅰ期切除吻合,或Ⅰ期切除吻合+近端保护性造口,或Ⅰ期肿瘤切除近端造口远端闭合,或造口术后Ⅱ期切除。

c 梗阻者不建议腹腔镜手术。

d 肠道支架通常适用于远端结肠的病灶,并且放置后能使近端结肠减压,从而择期结肠切除时能一期吻合的病例[5]。

e 视腹腔污染程度选择,手术方式同b,充分冲洗引流。

3.1.1.3 术后辅助化疗

病理分期	分层	Ⅰ级推荐	Ⅱ级推荐	Ⅲ级推荐
Ⅰ期	$T_{1\sim2}N_0M_0$	观察(1A 类)		
Ⅱ期 a,b,e,f,g,h,i	低危 ($T_3N_0M_0$,dMMR,无论是否伴有高危因素)	观察(1A 类)		
	普危 ($T_3N_0M_0$,pMMR 且无高危因素)	单药氟尿嘧啶化疗 c(1A 类)	观察	
	高危 ($T_3N_0M_0$/pMMR 伴 高危因素,或 $T_4N_0M_0$)	联合方案化疗 d(1A 类)	单药氟尿嘧啶化疗(限 pMMR 患者)(1B 类)	观察(3 类)
Ⅲ期 g,h	T 任何 N_+M_0	联合方案化疗 d(1A 类)	单药氟尿嘧啶化疗 c(1B 类)	

【注释】

a Ⅱ期患者:高危因素[1]包括 T_4、组织学分化差(高级别,不包括 MSI-H 者)、脉管浸润、神经浸润、术前肠梗阻或肿瘤部位穿孔、切缘阳性或情况不明、切缘安全距离不足、送检淋巴结不足 12 枚;低危指 MSI-H(微卫星高度不稳定性)或 dMMR(错配修复功能缺失);普危指既没有高危因素也没有低危因素者。

b 根据 MOSAIC 试验及使用奥沙利铂后可能的远期后遗症,FOLFOX 方案不适合用于无高危因素的Ⅱ期患者辅助治疗[2]。

c 推荐的单药氟尿嘧啶方案包括口服卡培他滨(首选),5-FU/LV 持续静脉输注双周方案。

d 推荐的联合化疗方案包括 CAPEOX(又称 Xelox)和 $mFOLFOX_6$。基于 IDEA 研究结果,优先推荐 CAPEOX。

e 所有Ⅱ期患者均应进行错配修复蛋白(MMR)检测,详细信息参见“2.3 病理学诊断原则”。dMMR 或 MSI-H 的Ⅱ期患者可能预后较好,且不会从单药氟尿嘧啶类药物的辅助化疗中获益[3]。

f 辅助化疗的具体方案需要综合考虑年龄、身体状况、合并基础疾病等;尚无证据显示增加奥沙利铂至 5-FU/LV 可以使 70 岁或以上患者受益[2]。

g 术后身体恢复后应尽快开始辅助化疗,一般在术后 3 周左右开始,不应迟于术后 2 个月。辅助化疗总疗程一共为 6 个月。基于 IDEA 研究结果[4-5],高危Ⅱ期和Ⅲ期的低危患者($T_{1\sim3}N_1$)可考虑 3 个月的 CAPEOX 方案辅助化疗。

h 除临床试验外,不推荐在辅助化疗中使用如下药物:伊立替康、替吉奥、曲氟尿苷替匹嘧啶(TAS-102)、所有的靶向药物(包括贝伐珠单抗、西妥昔单抗、帕尼单抗、阿柏西普、瑞戈非尼、呋喹替尼等)和所有的免疫检查点抑制剂(帕博利珠单抗和纳武利尤单抗等)。

i 近期公布的 DYNAMIC 研究表明,基于 ctDNA 检测的微小残留病灶(MRD)状态可能会改变部分Ⅱ期结肠癌的术后辅助化疗策略:仅于预 MRD 阳性者而阴性者单纯观察,并未带来明显的生存差异[6]。

3.1.1.4 [附:]常用的结肠癌术后辅助化疗方案

氟尿嘧啶为基础的单药方案

[卡培他滨]

卡培他滨,每次 1 250mg/m^2,口服,每日 2 次,第 1~14 天;

每 3 周重复,共 8 个周期

[简化的双周 5-FU 输注 /LV 方案(sLV5FU2)]

LV 400mg/m^2,静脉滴注 2 小时,第 1 天;

随后 5-FU 400mg/m^2,静脉推注,第 1 天;然后 1 200mg/(m^2·d)×2 天,持续静脉输注(总量 2 400mg/m^2,输注 46~48 小时)

每 2 周重复,共 12 次

联合化疗方案

[CAPEOX(又称 Xelox)]

奥沙利铂 130mg/m^2,静脉输注 2 小时,第 1 天;

卡培他滨,每次 1 000mg/m^2,口服,每日 2 次,第 1~14 天;

每 3 周重复,共 8 个周期

[mFOLFOX6]

奥沙利铂 85mg/m^2,静脉输注 2 小时,第 1 天;

LV 400mg/m^2,静脉输注 2 小时,第 1 天;

5-FU 400mg/m^2,静脉推注,第 1 天;然后 1 200mg/(m^2·d)×2 天,持续静脉输注(总量 2 400mg/m^2,输注 46~48 小时)

每 2 周重复,共 12 次

3.1.2 不可切除结肠癌的治疗

部分 T_{4b},M_0 的患者即使采用联合脏器切除也无法达到根治的目的,建议参考下表进行治疗。

分期	分层	Ⅰ级推荐	Ⅱ级推荐	Ⅲ级推荐
T_{4b},M_0	无症状原发灶潜在可切除	转化性药物治疗 a,b,c,f	同步放化疗 d	姑息治疗 a,b,f 内镜下支架植入 e 或姑息性手术治疗
T_{4b},M_0	无症状原发灶不可切除	姑息性药物治疗 a,b,f +/- 肠造口术	同步放化疗 d 最佳支持治疗	内镜下支架植入 e 肠吻合短路手术
T_{4b},M_0	有症状原发灶潜在可切除	缓症手术 + 转化性药物治疗 a,b,c,f	介入栓塞止血 / 内镜下治疗 + 转化性药物治疗 a,b,c,f	最佳支持治疗
T_{4b},M_0	有症状原发灶不可切除	缓症手术 + 姑息性药物治疗 a,b,f	介入栓塞止血 / 内镜下治疗 + 姑息性药物治疗 a,b,f	最佳支持治疗

【注释】

a 对于初始不可切除的结肠癌,依据患者具体情况使用氟尿嘧啶类药物单药化疗或者联合奥沙利铂或者伊立替康化疗,甚或三药联合化疗[1]。

b 多项晚期结直肠癌临床研究显示,化疗联合贝伐珠单抗或者西妥昔单抗可以改善患者的预后[2-5],但不推荐两种靶向药物联合使用[6-7]。

c 对可能转化的患者要选择高反应率的化疗方案或化疗联合靶向治疗方案,患者应每 2 个月评估一次,如果联合贝伐珠单抗治疗,则最后一次治疗与手术间隔至少 6 周,术后如需继续使用贝伐珠单抗应在术后 6~8 周再重新开始。

d 局部放疗对部分 T_{4b} 患者,如伴有局部侵犯的乙状结肠癌,可提高治疗的缓解率,增加转化性切除的概率[8]。

e 对于有梗阻的 T_{4b} 结肠癌患者可通过内镜下支架植入[9-10]或旁路手术解除梗阻。

f 基于 KEYNOTE-177 研究结果,MSI-H/dMMR 的患者,在转化治疗或姑息性治疗中可考虑使用 PD-1 抑制剂免疫治疗[11]。

3.2 转移性结肠癌治疗原则

3.2.1 同时性转移性结肠癌

3.2.1.1 初始可切除转移性结肠癌的治疗[a,b]

分期	风险分层	Ⅰ级推荐	Ⅱ级推荐	Ⅲ级推荐
无症状可切除的同时性仅有肝转移	低 （CRS 0~2 分）[c]	同期或分期[e]行结肠切除术及转移灶切除 + 术后辅助化疗	新辅助化疗[d]+ 结肠切除术 + 同期或分期[e]切除 / 射频等局部治疗手段[f]治疗转移灶 + 术后辅助化疗 结肠切除术 + 新辅助化疗[d]+ 转移灶切除 / 射频等局部治疗[f]+ 术后辅助化疗	同期或分期[e]行结肠切除术及转移灶切除 + 术后观察
无症状可切除的同时性仅有肝转移	高 （CRS 3~5 分）[c]	新辅助化疗[d]+ 结肠切除术 + 同期或分期[e]切除 / 射频等局部治疗手段[f]治疗转移灶 + 术后辅助化疗	结肠切除术 + 新辅助化疗[d]+ 转移灶切除 / 射频等局部治疗[f]+ 术后辅助化疗 同期或分期[e]行结肠切除术及转移灶切除[d]/ 射频等局部治疗[f]+ 术后辅助化疗	
原发灶有症状（梗阻、出血、穿孔等）的同时性仅有肝转移	低 （CRS 0~2 分）[c]	结肠切除术 + 同期或分期[e]行转移灶切除 + 术后辅助化疗	结肠切除术 + 新辅助化疗[d]+ 转移灶切除 / 射频等局部治疗[f]+ 术后辅助化疗 原发灶症状解除后新辅助化疗[d]+ 结肠切除术 + 同期或分期[e]切除 / 射频等局部治疗手段[f]治疗转移灶 + 术后辅助化疗	同期或分期[e]行结肠切除术及转移灶切除 / 射频等局部治疗[f]+ 术后观察
原发灶有症状（梗阻、出血、穿孔等）的同时仅有肝转移	高 （CRS 3~5 分）[c]	结肠切除术 + 新辅助化疗[d]+ 转移灶切除 / 射频等局部治疗[f]+ 术后辅助化疗	同期或分期[e]行结肠切除术及转移灶切除 / 射频等局部治疗[f]+ 术后辅助化疗 原发灶症状解除后新辅助化疗[d]+ 结肠切除术 + 同期或分期[e]切除 / 射频等局部治疗手段[f]治疗转移灶 + 术后辅助化疗	

【注释】

a 可切除的转移性结肠癌，外科手术切除是潜在根治的治疗方法。技术要求：足够的残留肝脏体积，切缘达到 R_0 切除[1]。局限性肺转移预后相对较好，但综合治疗的研究数据相对有限，建议在多学科讨论下参照肝转移患者的治疗原则。

b 如肝转移灶数目大于 5 个请参见初始不可切除结肠癌部分。

c 复发风险评分（CRS）的 5 个参数：原发肿瘤淋巴结阳性，同时性转移或异时性转移距离原发灶手术时间<12 个月，肝转移肿瘤数目>1 个，术前 CEA 水平>200ng/ml 和转移肿瘤最大直径>5cm，每个项目为 1 分。0~2 分为 CRS 评分低，3~5 分为 CRS 评分高。CRS 评分越高，术后复发风险越大，围手术期化疗越有获益[2-3]。近年来有研究显示在 CRS 评分基础上加入相关分子标志物检测可进一步预测复发风险[4]。

d 新辅助化疗可减小术前肿瘤的体积及降低体内微小转移的发生，可提高手术 R_0 切除率[5]。为了限制药物性肝损害发生，新辅助化疗的疗程一般限于 2~3 个月。新辅助化疗方案首选推荐奥沙利铂为基础的方案（FOLFOX/CAPEOX），但根据个体情况也可选择伊立替康为基础的方案（FOLFIRI）。

e 对于同时性转移性结肠癌的原发灶和转移灶手术切除顺序，包括同期或分期手术，主要取决于患者身体状况和对手术耐受性和安全性的综合评估。而分期手术又分原发灶优先还是转移灶优先，取决于影响患者生存和生活质量的主要因素，如转移灶是主要影响因素可先行转移灶切除术，再行原发灶切除术[5]。

f 局部治疗手段包括射频消融（RFA）、微波消融、立体定向放疗（SBRT）等。

结直肠癌

3.2.1.2　初始不可切除转移性结肠癌的治疗

分层	Ⅰ级推荐	Ⅱ级推荐	Ⅲ级推荐
原发灶存在出血、穿孔症状	切除原发病灶，继而全身系统治疗	切除原发灶，针对转移灶以减症为目的的局部治疗	
原发灶存在梗阻	局部解除梗阻(结肠支架置入 / 结肠造口 / 原发灶切除)，继而全身系统治疗	局部解除梗阻后，全身系统治疗后适当时机切除原发灶	局部解除梗阻后，继而转移灶以减症为目的的局部治疗
原发灶无症状	全身系统治疗，治疗后评估可否进行局部治疗(原发灶及转移灶)	切除原发病灶，继而全身系统治疗	切除原发灶，继而转移灶以减症为目的的局部治疗

对于所有拟接受全身系统治疗的初始不可切除转移性结肠癌患者可根据转移灶是否有潜在 R0 切除可能分为：潜在可切除组和姑息治疗组。该类患者尤其应在 MDT 团队指导下进行全程管理和治疗。

潜在可切除组治疗[a,b,c]

分层	分层	Ⅰ级推荐	Ⅱ级推荐	Ⅲ级推荐
适合强烈治疗(*RAS* 和 *BRAF* 均野生型)	原发灶位于左侧结直肠[d]	FOLFOX/FOLFIRI+ 西妥昔单抗[d](2A 类)	FOLFOX/CAPEOX/FOLFIRI ± 贝伐珠单抗(2A 类) FOLFOXIRI ± 贝伐珠单抗(2A 类)	其他局部治疗(2B 类) FOLFOXIRI+ 西妥昔单抗(2B 类)
	原发灶位于右侧结直肠[d]	FOLFOX/CAPEOX/ FOLFIRI+ 贝伐珠单抗(2A 类) FOLFOXIRI ± 贝伐珠单抗(2A 类)	CAPEOX(2A 类) FOLFOX/FOLFIRI ± 西妥昔单抗[d](2B 类)	
适合强烈治疗(*RAS* 或 *BRAF* 突变型)	无	FOLFOX/CAPEOX/ FOLFIRI+ 贝伐珠单抗(2A 类) FOLFOXIRI ± 贝伐珠单抗(2A 类)	FOLFOX/CAPEOX/FOLFIRI (2A 类)	其他局部治疗(2B 类)

姑息治疗组一线方案[c]

分层	分层	Ⅰ级推荐	Ⅱ级推荐	Ⅲ级推荐
MSI-H/dMMR	无	帕博利珠单抗[l](1A 类)		纳武利尤单抗 + 伊匹木单抗(3 类)[l]
适合强烈治疗(MSS 或 MSI-L/pMMR，*RAS* 和 *BRAF* 均野生型)	原发灶位于左侧结直肠[d]	FOLFOX/FOLFIRI ± 西妥昔单抗[d](1A 类) CAPEOX(1A 类)	FOLFOX/CAPEOX/ FOLFIRI+ 贝伐珠单抗(1A 类) FOLFOXIRI ± 贝伐珠单抗(1B 类)	其他局部治疗 (3 类)
	原发灶位于右侧结肠[d]	FOLFOX/CAPEOX/ FOLFIRI ± 贝伐珠单抗(1A 类)	FOLFOXIRI ± 贝伐珠单抗(1B 类) FOLFOX/FOLFIRI+ 西妥昔单抗[d] (贝伐珠单抗有禁忌者)(2A 类)	

续表

分层	分层	Ⅰ级推荐	Ⅱ级推荐	Ⅲ级推荐
不适合强烈治疗（MSS 或 MSI-L/pMMR，*RAS* 和 *BRAF* 均野生型）	无	氟尿嘧啶类单药 ± 贝伐珠单抗（1A 类）	西妥昔单抗单药[d]（左半结直肠）（2B 类）； 减量的两药化疗（FOLFOX/FOLFIRI）± 西妥昔单抗[d]（2B 类） 减量的两药化疗（FOLFOX/CAPEOX/FOLFIRI）± 贝伐珠单抗（2B 类）	曲氟尿苷替匹嘧啶＋贝伐珠单抗（2B 类） 其他局部治疗（3 类）
适合强烈治疗（MSS 或 MSI-L/pMMR，*RAS* 或 *BRAF* 突变型）	无	FOLFOX/CAPEOX/FOLFIRI ± 贝伐珠单抗（1A 类）	FOLFOXIRI ± 贝伐珠单抗（1B 类）	其他局部治疗（3 类）
不适合强烈治疗（MSS 或 MSI-L/pMMR，*RAS* 或 *BRAF* 突变型）	无	氟尿嘧啶类单药 ± 贝伐珠单抗（1A 类）	减量的两药化疗（FOLFOX/CAPEOX/FOLFIRI）± 贝伐珠单抗（2B 类）	曲氟尿苷替匹嘧啶＋贝伐珠单抗（2B 类） 其他局部治疗（3 类）

姑息治疗组二线方案

分层	Ⅰ级推荐	Ⅱ级推荐	Ⅲ级推荐
MSI-H/dMMR，一线未使用免疫检查点抑制剂		免疫检查点抑制剂（PD-1/PD-L1 抑制剂）（纳武利尤单抗＋伊匹木单抗）[l]（2A 类）	
一线接受奥沙利铂治疗（MSS 或 MSI-L/pMMR，*RAS* 和 *BRAF* 均野生型）	FOLFIRI ± 靶向药物（西妥昔单抗[e]或贝伐珠单抗[e]）（2A 类）	伊立替康 ± 西妥昔单抗[e]（2A 类） 伊立替康＋雷替曲塞（氟尿嘧啶类不耐受）（2A 类） 伊立替康＋卡培他滨 ± 贝伐珠单抗[h]（1B 类）	其他局部治疗（3 类）
一线接受伊立替康治疗（MSS 或 MSI-L/pMMR，*RAS* 和 *BRAF* 均野生型）	FOLFOX ± 靶向药物（西妥昔单抗[e]或贝伐珠单抗[e]）（2A 类） CAPEOX ± 贝伐珠单抗[e]（1A 类）	伊立替康＋西妥昔单抗[e]（2A 类） 奥沙利铂＋雷替曲塞（氟尿嘧啶类不耐受）（2A 类）	其他局部治疗（3 类）
一线接受奥沙利铂治疗（MSS 或 MSI-L/pMMR，*RAS* 或 *BRAF* 突变型）	FOLFIRI ± 贝伐珠单抗[e]（1A 类）	伊立替康 ± 贝伐珠单抗[e]（2A 类） 伊立替康＋雷替曲塞（氟尿嘧啶类不耐受）（2A 类） 伊立替康＋卡培他滨 ± 贝伐珠单抗[h]（1B 类）	其他局部治疗（3 类） 伊立替康＋西妥昔单抗＋维莫非尼（*RAS* 野生 / *BRAF* V600E 突变）[m]（2B 类） BRAF 抑制剂＋西妥昔单抗 ± MEK 抑制剂（*RAS* 野生 / *BRAF* V600E 突变）[m]（2B 类）

续表

分层	Ⅰ级推荐	Ⅱ级推荐	Ⅲ级推荐
一线接受伊立替康治疗(MSS 或 MSI-L/pMMR,*RAS* 或 *BRAF* 突变型)	FOLFOX/CAPEOX ± 贝伐珠单抗 [e](1A 类)	奥沙利铂 + 雷替曲塞(氟尿嘧啶类不耐受)(2A 类)	其他局部治疗(3 类) BRAF 抑制剂 + 西妥昔单抗 ± MEK 抑制剂(*RAS* 野生 / *BRAF* V600E 突变)[m](2B 类)
一线未接受伊立替康或奥沙利铂治疗(MSS 或 MSI-L/pMMR)	FOLFOX/FOLFIRI ± 靶向药物(西妥昔单抗 [e,f] 或贝伐珠单抗 [e])(2A 类) CAPEOX ± 贝伐珠单抗 [e](2A 类)	伊立替康 ± 靶向药物(西妥昔单抗 [e,f] 或贝伐珠单抗 [e])(2A 类) 奥沙利铂或伊立替康 + 雷替曲塞(氟尿嘧啶类不耐受)(2A 类) 伊立替康 + 卡培他滨 ± 贝伐珠单抗 [h](1B 类)	其他局部治疗(3 类) 伊立替康 + 西妥昔单抗 + 维莫非尼(*RAS* 野生 / *BRAF* V600E 突变)[m](2B 类) BRAF 抑制剂 + 西妥昔单抗 ± MEK 抑制剂(*RAS* 野生 / *BRAF* V600E 突变)[m](2B 类)

姑息治疗组三线方案

分层	Ⅰ级推荐	Ⅱ级推荐	Ⅲ级推荐
MSI-H/dMMR,一线、二线未使用免疫检查点抑制剂		免疫检查点抑制剂(PD-1/PD-L1 抑制剂)(纳武利尤单抗 + 伊匹木单抗)[l](2A 类)	
已接受过奥沙利铂和伊立替康治疗(MSS 或 MSI-L/pMMR,*RAS* 和 *BRAF* 均野生型)	西妥昔单抗 ± 伊立替康(之前未行西妥昔单抗治疗)(1A 类) 瑞戈非尼 [g](1A 类) 呋喹替尼 [j](1A 类) 曲氟尿苷替匹嘧啶 [k](1A 类)	临床研究 [i] 曲氟尿苷替匹嘧啶 + 贝伐珠单抗(2A 类)	抗 HER-2 治疗(HER-2 扩增)[n](2B 类) 西妥昔单抗 ± 伊立替康(之前接受过西妥昔单抗治疗)(3 类) 雷替曲塞(既往未接受此治疗)(3 类) 最佳支持治疗 其他局部治疗(3 类)
已接受过奥沙利铂和伊立替康治疗(MSS 或 MSI-L/pMMR,*RAS* 或 *BRAF* 突变型)	瑞戈非尼 [g](1A 类) 呋喹替尼 [j](1A 类) 曲氟尿苷替匹嘧啶 [k](1A 类)	临床研究 [i] 曲氟尿苷替匹嘧啶 + 贝伐珠单抗(2A 类)	伊立替康 + 西妥昔单抗 + 维莫非尼(*RAS* 野生 /*BRAF* V600E 突变)[m](2B 类) BRAF 抑制剂 + 西妥昔单抗 ± MEK 抑制剂(*RAS* 野生 /*BRAF* V600E 突变)[m](2B 类) 雷替曲塞(既往未接受此治疗)(3 类) 最佳支持治疗 其他局部治疗(3 类)

【注释】

a 对于潜在可切除的患者:应选用 5-FU/LV(或卡培他滨)联合奥沙利铂或伊立替康的方案[1-2]加分子靶向治疗,或高选择性患者可谨慎使用强力的 FOLFOXIRI ± 贝伐珠单抗方案[3]。转化成功获得原发灶和转移灶 R_0 切除的患者,一般建议术后继续辅助化疗完成围术期总共半年的治疗。如术前联合了靶向药物有效，术后是否继续应用靶向药物目前尚存在争议。对于 MSI-H/dMMR 潜在可切除患者：KEYNOTE-177 等研究数据表明，该类患者接受传统化疗 + 靶向药物治疗效果欠佳（ORR 有限），为了追求肿瘤最大程度的退缩，转化治疗可考虑给予免疫检查点抑制剂（PD-1 抑制剂）。

b 转化治疗应密切评估转移灶可切除性，建议每 6~8 周行一次影像学评估，如转移灶转变成可切除时，即予以手术治疗。

c 维持治疗：潜在可切除组如果接受转化治疗超过半年后原发灶和转移灶仍无法 R0 切除者，姑息治疗组一线治疗 4~6 个月后疾病有效或稳定者，可考虑进入维持治疗（如采用毒性较低的 5-FU/LV 或卡培他滨单药 ± 贝伐珠单抗）或暂停全身系统治疗，以降低持续高强度联合化疗的毒性反应[4-5]，西妥昔单抗用于维持治疗的研究较少。

d 近年有较多回顾性研究数据表明原发瘤位于右侧（回盲部到脾曲）的转移性结肠癌患者的预后明显差于左侧者（自脾曲至直肠）。对于 *RAS* 基因野生型的患者，抗 EGFR 单抗（西妥昔单抗）的疗效与肿瘤部位存在明显的相关性，暂未观察到抗 VEGF 单抗（贝伐珠单抗）的疗效与部位存在明显关联。比较化疗联合贝伐珠单抗或西妥昔单抗的头对头随机对照研究的回顾性亚组分析数据显示：在左侧结直肠癌，西妥昔单抗在客观有效率和总生存上均优于贝伐珠单抗；而在右侧结肠癌，西妥昔单抗虽然在客观有效率上可能存在一定优势，但在总生存上不如贝伐珠单抗[6]。

e 若姑息一线治疗采用化疗联合西妥昔单抗，则不推荐二线继续行西妥昔单抗治疗。若一线治疗采用化疗联合贝伐珠单抗，二线可考虑更换化疗方案继续联合贝伐珠单抗治疗[7]。

f *RAS* 及 *BRAF* 均为野生型患者可考虑行西妥昔单抗治疗。

g 瑞戈非尼于 2017 年 3 月被国家药品监督管理局（NMPA）批准作为氟尿嘧啶、奥沙利铂、伊立替康或抗 VEGF 和抗 EGFR 靶向药物等现有标准治疗失败后的三线用药，以中国为主的亚洲临床研究（CONCUR）证明了瑞戈非尼的生存期延长较西方人群更有优势[8]。瑞戈非尼第一周期可采用剂量滴定的方法，即第 1 周 80mg/d，第 2 周 120mg/d，第 3 周 160mg/d[11]。

h 根据文献[9]及近期发布的 AXEPT 研究[10]数据显示：伊立替康联合卡培他滨的方案在亚洲人群的二线治疗中的疗效不劣于 FOLFIRI，因此在二线及以上治疗时可根据患者耐受性选择伊立替康 + 卡培他滨方案，但该方案的最适剂量和用法还有待进一步确定。对于 UGT1A1*28 和 *6 为纯合变异型或双杂合变异型的患者应降低伊立替康的剂量。

i 标准治疗失败后或入组临床试验前，患者可考虑 HER-2 免疫组化检测及在有资质的检测机构行二代测序（NGS）帮助指导后续药物治疗选择。鉴于目前药物治疗疗效仍存在不少局限，建议鼓励患者在自愿的前提下参加与其病情相符的临床试验。

j 呋喹替尼[12]是 2018 年 9 月获得 NMPA 批准的另一个晚期结直肠癌的小分子抗血管生成靶向药物。适用于既往接受过氟尿嘧啶类、奥沙利铂和伊立替康为基础的化疗，以及既往接受过或不适合接受抗 VEGF 治疗、抗 EGFR 治疗（*RAS* 野生型）的转移性结直肠癌患者。

k 曲氟尿苷替匹嘧啶（TAS-102，FTD/TPI）[13]是 2019 年 8 月获得 NMPA 批准的晚期结直肠癌的药物。适用于既往接受过氟尿嘧啶类、奥沙利铂和伊立替康为基础的化疗，以及既往接受过或不适合接受抗 VEGF 治疗、抗 EGFR 治疗（*RAS* 野生型）的转移性结直肠癌患者。

l 基于 KEYNOTE-177 研究[14]结果，帕博利珠单抗在 2021 年 6 月获批中国适应证，适用于单药治疗 *KRAS*、*NRAS* 和 *BRAF* 基因均为野生型不可切除或转移性高微卫星不稳定（MSI-H）或错配修复基因缺陷型（dMMR）结直肠癌患者的一线治疗。基于其他国内外已有的临床研究数据及 NCCN[1]指南，推荐对于 MSI-H/dMMR 晚期二线及以上的患者可接受免疫检查点抑制剂（PD-1/PD-L1）的治疗，其中帕博利珠单抗、恩沃利单抗、斯鲁利单抗和替雷利珠单抗已获批用于不可切除或转移性 MSI-H/dMMR 成人晚期实体瘤患者的治疗（包括经过标准治疗失败的晚期结直肠癌患者），故而作为优先推荐。基于 CheckMate142 临床研究及 5 年随访结果[15]，纳武利尤单抗 ± 伊匹木单抗可用于 MSI-H/dMMR 晚期结直肠癌各线治疗（但推荐级别有所不同）。

m 参考 SWOG S1406 研究结果推荐伊立替康 + 西妥昔单抗 + 维莫非尼在 *RAS* 野生 /*BRAF* V600E 突变患者的二线及二线以后治疗[16]。参考 BEACON 及 2022 版 NCCN[1]指南推荐 BRAF 抑制剂 + 西妥昔单抗用于 *RAS* 野生 /*BRAF* V600E 突变患者的二线及二线以后治疗；对于转移部位广泛及瘤负荷较重、伴随肿瘤相关症状的患者可考虑 BRAF 抑制剂 + 西妥昔单抗 + MEK 抑制剂[17]。

n 尽管中国尚缺少 HER-2 扩增结直肠癌相关抗 HER-2 靶向治疗数据，借鉴 2022 版 NCCN[1]指南，推荐曲妥珠单抗 + 帕妥珠单抗或曲妥珠单抗 + 拉帕替尼在 HER-2 扩增的晚期结直肠癌三线治疗。

- 转移灶不可切除时，无症状原发灶是否需要切除以及最佳切除时机仍无共识。因此，需要在 MDT 框架下对每一个病例进行个体化决策，需要仔细评估肿瘤进展速度、预计生存期、原发灶部位及大小、占肠腔的周径 / 肠腔狭窄程度、接受全身治疗的意愿及可行性等多个因素综合分析，来决定是否切除原发灶[18-20]。

3.2.2 术后复发转移性结肠癌的治疗

3.2.2.1 转移灶可切除结肠癌的治疗

该组患者不存在原发瘤的问题，治疗原则参见“3.2.1.1 初始可切除转移性结肠癌的治疗”中“原发灶无症状”部分。

3.2.2.2 转移灶不可切除结肠癌的治疗

治疗原则参见“3.2.1.2 初始不可切除转移性结肠癌的治疗”中“原发灶无症状”部分。

3.2.3 附：转移性结肠癌的常用全身治疗方案

[mFOLFOX6]
奥沙利铂 85mg/m^2，静脉输注 2 小时，第 1 天；
LV 400mg/m^2，静脉输注 2 小时，第 1 天；
5-FU 400mg/m^2，静脉推注，第 1 天；然后 1 200mg/(m^2·d) × 2 天持续静脉输注(总量 2 400mg/m^2，输注 46~48 小时)
每 2 周重复

[mFOLFOX6 + 贝伐珠单抗]
奥沙利铂 85mg/m^2，静脉输注 2 小时，第 1 天；
LV 400mg/m^2，静脉输注 2 小时，第 1 天；
5-FU 400mg/m^2，静脉推注，第 1 天；然后 1 200mg/(m^2·d) × 2 天持续静脉输注(总量 2 400mg/m^2，输注 46~48 小时)
贝伐珠单抗 5mg/kg，静脉输注，第 1 天；
每 2 周重复

[mFOLFOX6 + 西妥昔单抗]
奥沙利铂 85mg/m^2，静脉输注 2 小时，第 1 天；
LV 400mg/m^2，静脉输注 2 小时，第 1 天；
5-FU 400mg/m^2，静脉推注，第 1 天；然后 1 200mg/(m^2·d) × 2 天持续静脉输注(总量 2 400mg/m^2，输注 46~48 小时)
西妥昔单抗 400mg/m^2，静脉输注，第 1 次注射大于 2 小时，然后 250mg/m^2 静脉输注，注射超过 60 分钟，每周重复；
或西妥昔单抗 500mg/m^2，静脉输注，第 1 天，注射超过 2 小时，每 2 周重复

[CAPEOX]
奥沙利铂 130mg/m^2，静脉输注大于 2 小时，第 1 天；
卡培他滨，每次 1 000mg/m^2，口服，每天 2 次，第 1~14 天；
每 3 周重复

[CAPEOX + 贝伐珠单抗]
奥沙利铂 130mg/m^2，静脉输注大于 2 小时，第 1 天；
卡培他滨，每次 1 000mg/m^2，口服，每天 2 次，第 1~14 天；
贝伐珠单抗 7.5mg/kg，静脉输注，第 1 天；
每 3 周重复

[FOLFIRI]
伊立替康 180mg/m^2，静脉输注 30~90 分钟，第 1 天；
LV 400mg/m^2，静脉输注 2 小时，第 1 天；
5-FU 400mg/m^2，静脉推注，第 1 天；然后 1 200mg/(m^2·d) × 2 天持续静脉输注(总量 2 400mg/m^2，输注 46~48 小时)；
每 2 周重复

[FOLFIRI + 贝伐珠单抗]
伊立替康 180mg/m^2，静脉输注 30~90 分钟，第 1 天；
LV 400mg/m^2，静脉输注 2 小时，第 1 天；
5-FU 400mg/m^2，静脉推注，第 1 天；然后 1 200mg/（m^2·d）×2 天持续静脉输注（总量 2 400mg/m^2，输注 46~48 小时）
贝伐珠单抗 5mg/kg，静脉输注，第 1 天；
每 2 周重复

[FOLFIRI + 西妥昔单抗]
伊立替康 180mg/m^2，静脉输注 30~90 分钟，第 1 天；
LV 400mg/m^2，静脉输注 2 小时，第 1 天；
5-FU 400mg/m^2，静脉推注，第 1 天；然后 1 200mg/（m^2·d）×2 天持续静脉输注（总量 2 400mg/m^2，输注 46~48 小时）
每 2 周重复
西妥昔单抗 400mg/m^2，静脉输注，第 1 次静注大于 2 小时，然后 250mg/m^2 静脉输注超过 60 分钟，每周重复；
或西妥昔单抗 500mg/m^2，静脉输注，第 1 天，注射超过 2 小时，每 2 周重复

[CapIRI]
伊立替康 180mg/m^2，静脉输注 30~90 分钟，第 1 天；
卡培他滨，每次 1 000mg/m^2，口服，每日 2 次，1~7 天；
每 2 周重复

[CapIRI + 贝伐珠单抗]
伊立替康 180mg/m^2，静脉输注 30~90 分钟，第 1 天；
卡培他滨，每次 1 000mg/m^2，口服，每日 2 次，1~7 天；
贝伐珠单抗 5mg/kg，静脉输注，第 1 天；
每 2 周重复

[mXELIRI]
伊立替康 200mg/m^2，静脉输注 30~90 分钟，第 1 天；
卡培他滨，每次 800mg/m^2，口服，每日 2 次，1~14 天；
每 3 周重复
[mXELIRI + 贝伐珠单抗]
伊立替康 200mg/m^2，静脉输注 30~90 分钟，第 1 天；
卡培他滨，每次 800mg/m^2，口服，每日 2 次，1~14 天；
贝伐珠单抗 7.5mg/kg，静脉输注，第 1 天；
每 3 周重复
对于 UGT1A1*28 和 *6 为纯合变异型或双杂合变异型，伊立替康推荐剂量为 150mg/m^2

[卡培他滨]
每次 1 250mg/m^2，口服，每天 2 次，第 1~14 天；
每 3 周重复

[卡培他滨 + 贝伐珠单抗]
每次 1 250mg/m^2，口服，每日 2 次，第 1~14 天；
贝伐珠单抗 7.5mg/kg，静脉输注，第 1 天，每 3 周重复

[简化的双周 5-FU 输注 /LV 方案（sLV5FU2）]
LV 400mg/m^2，静脉滴注 2 小时，第 1 天；

随后 5-FU 400mg/m², 静脉推注, 第 1 天; 然后 1 200mg/(m²·d) ×2 天持续静脉输注(总量 2 400mg/m², 输注 46~48 小时)

每 2 周重复

[FOLFOXIRI]

伊立替康 165mg/m²,静脉输注,第 1 天;

奥沙利铂 85mg/m²,静脉输注,第 1 天;

LV 400mg/m²,静脉输注,第 1 天;

5-FU,总量 2 400~3 200mg/m²,第 1 天,持续静脉输注 48 小时;

每 2 周重复

[FOLFOXIRI + 贝伐珠单抗]

伊立替康 165mg/m²,静脉输注,第 1 天;

奥沙利铂 85mg/m²,静脉输注,第 1 天;

LV 400mg/m²,静脉输注,第 1 天;

5-FU,总量 2 400~3 200mg/m²,第 1 天,持续静脉输注 48 小时;

贝伐珠单抗 5mg/kg,静脉输注,第 1 天;

每 2 周重复

[伊立替康]

伊立替康 125mg/m²,静脉输注 30~90 分钟,第 1、8 天,每 3 周重复;

或伊立替康 300~350mg/m²,静脉输注 30~90 分钟,第 1 天,每 3 周重复

[西妥昔单抗 + 伊立替康]

西妥昔单抗,首次剂量 400mg/m²,静脉输注,然后 250mg/m²,每周 1 次;

或西妥昔单抗 500mg/m²,静脉输注,每 2 周 1 次;

伊立替康 300~350mg/m²,静脉输注,每 3 周重复;

或伊立替康 180mg/m²,静脉输注,每 2 周重复;

或伊立替康 125mg/m²,静脉输注,第 1、8 天,每 3 周重复

[西妥昔单抗]

西妥昔单抗,首次剂量 400mg/m²,静脉输注,然后 250mg/m²,每周 1 次;

或西妥昔单抗 500mg/m²,静脉输注,每 2 周 1 次

[瑞戈非尼]

瑞戈非尼 160mg,口服,每日 1 次,第 1~21 天,每 28 天重复;

或第一周期可采用剂量滴定的方法:第 1 周 80mg/d,第 2 周 120mg/d,第 3 周 160mg/d

[呋喹替尼]

呋喹替尼 5mg,口服,每日 1 次,第 1~21 天,每 28 天重复

[曲氟尿苷替匹嘧啶(TAS-102,FTD/TPI)]

曲氟尿苷替匹嘧啶(TAS-102,FTD/TPI)35mg/m²(单次最大量 80mg),口服,每日 2 次,第 1~5 天和第 8~12 天,每 28 天重复

[曲氟尿苷替匹嘧啶(TAS-102,FTD/TPI)+ 贝伐珠单抗]

曲氟尿苷替匹嘧啶(TAS-102,FTD/TPI)35mg/m²(单次最大量 80mg),口服,每日 2 次,第 1~5 天和第 8~12 天,每 28 天重复;

贝伐珠单抗 5mg/kg,静脉输注,第 1 天,每 14 天重复;

或曲氟尿苷替匹嘧啶(TAS-102,FTD/TPI)35mg/m²(单次最大量 80mg),口服,每日 2 次,第 1~5 天,每 14 天重复;
贝伐珠单抗 5mg/kg,静脉输注,第 1 天,每 14 天重复

[雷替曲塞]
雷替曲塞 3mg/m²,静脉输注(50~250ml 0.9% 氯化钠注射液或 5% 葡萄糖注射液)15 分钟,每 3 周重复;
雷替曲塞 2mg/m²,静脉输注(50~250ml 0.9% 氯化钠注射液或 5% 葡萄糖注射液)15 分钟,每 2 周重复(与奥沙利铂或伊立替康联合使用时建议优选 2 周方案)

[帕博利珠单抗](仅适用于 dMMR/MSI-H)
帕博利珠单抗 200mg,静脉输注,第 1 天,每 3 周重复;
或帕博利珠单抗 2mg/kg,静脉输注,第 1 天,每 3 周重复

[纳武利尤单抗](仅适用于 dMMR/MSI-H)
纳武利尤单抗 3mg/kg,静脉输注,第 1 天,每 2 周重复;
或纳武利尤单抗 240mg,静脉输注,第 1 天,每 2 周重复;
或纳武利尤单抗 480mg,静脉输注,第 1 天,每 4 周重复

[纳武利尤单抗 + 伊匹木单抗](仅适用于 dMMR/MSI-H)
纳武利尤单抗 3mg/kg,静脉输注 30 分钟,第 1 天,每 3 周重复;
伊匹木单抗 1mg/kg,静脉输注 30 分钟,第 1 天,每 3 周重复;
共计 4 周期之后纳武利尤单抗 3mg/kg 或纳武利尤单抗 240mg,静脉输注,第 1 天,每 2 周重复;或纳武利尤单抗 480mg,静脉输注,第 1 天,每 4 周重复

[恩沃利单抗](仅适用于 dMMR/MSI-H)
恩沃利单抗 150mg,皮下注射,第 1 天,每周重复

[斯鲁利单抗](仅适用于 dMMR/MSI-H)
斯鲁利单抗 3mg/kg,静脉输注,第 1 天,每 2 周重复

[替雷利珠单抗](仅适用于 dMMR/MSI-H)
替雷利珠单抗 200mg,静脉输注,第 1 天,每 3 周重复

[曲妥珠单抗 + 帕妥珠单抗](仅适用于 HER-2 扩增)
曲妥珠单抗,首次 8mg/kg,静脉输注,第 1 天;然后 6mg/kg 静脉输注,每 3 周重复;
帕妥珠单抗,首次 840mg,静脉输注,第 1 天;然后 420mg 静脉输注,每 3 周重复

[曲妥珠单抗 + 拉帕替尼](仅适用于 HER-2 扩增)
曲妥珠单抗,首次 8mg/kg,静脉输注,第 1 天;然后 6mg/kg 静脉输注,每 3 周重复;
拉帕替尼 1 000mg,口服,每日 1 次

[维莫非尼 + 伊立替康 + 西妥昔单抗](仅适用于 ***RAS*** 野生 /***BRAF*** V600E 突变)
维莫非尼 960mg,口服,每日 2 次;
伊立替康 180mg/m²,静脉输注,第 1 天,每 2 周 1 次;
西妥昔单抗 500mg/m²,静脉输注,第 1 天,每 2 周 1 次

[达拉非尼 + 西妥昔单抗 ± 曲美替尼](仅适用于 ***RAS*** 野生 /***BRAF*** V600E 突变)
达拉非尼 150mg,口服,每日 2 次;

西妥昔单抗 500mg/m²,静脉输注,第 1 天,每 2 周重复;
或 ± 曲美替尼 2mg,口服,每日 1 次

3.3 结肠癌的随访

目的 a,b	Ⅰ级推荐	Ⅱ级推荐	Ⅲ级推荐
Ⅰ~Ⅲ期疾病的术后随访	1. 随访频率 Ⅰ期:每 6 个月一次,共 5 年 Ⅱ~Ⅲ期:每 3 个月一次,共 3 年;然后每 6 个月一次,至术后 5 年;5 年后每年一次随访	较Ⅰ级推荐更高的随访频率	
	2. 随访内容(无特指时即为每次) 1)体格检查,强调肛门指诊 2)血 CEA 3)肝脏超声检查(Ⅰ~Ⅱ期) 4)每年一次胸腹盆 CT(Ⅲ期或 CEA、超声异常时) 5)结肠镜检查 c	胸腹盆腔增强 CT 曾经升高过的标志物	肝脏超声造影 d PET/CT e
Ⅳ期转移瘤 R0 切除/毁损后	1. 随访/监测频率:前 3 年每 3 个月一次,然后 6 个月一次至 5 年。5 年后 1 年一次	较Ⅰ级推荐更频密的随访频率	
	2. 随访/监测内容 1)体检 2)血 CEA 3)每 6~12 个月一次胸腹盆增强 CT	腹部盆腔超声检查 胸部 X 线片 结肠镜检查 c 曾经升高过的标志物	肝脏超声造影 d PET/CT e

【注释】

a 随访/监测的主要目的是发现那些还可以接受潜在根治为目的治疗的转移复发,同时要考虑卫生经济学效应;没有高级别循证医学证据来支持何为最佳的随访/监测策略。

b 如果患者身体状况不允许接受一旦复发而需要的抗肿瘤治疗,则不主张对患者进行常规肿瘤随访/监测。

c 肠镜检查的策略[1]:推荐术后 1 年内进行结肠镜检查,如果术前因肿瘤梗阻无法行全结肠镜检查,术后 3~6 个月检查;每次肠镜检查若发现进展期腺瘤(绒毛状腺瘤,直径大于 1cm,或有高级别不典型增生),需在 1 年内复查;若未发现进展期腺瘤,则 3 年内复查,然后每 5 年一次。

d 适用于普通超声或 CT 检查怀疑肝转移时。

e PET/CT 仅推荐用于临床怀疑复发,但常规影像学阴性的时候,如持续 CEA 升高;不推荐将 PET 列为常规随访/监测手段。

f 近期有研究显示,动态 ctDNA 监测有助于提前预警术后复发转移[2-4],但其是否应该被常规用于术后随访并指导治疗仍存在争议。

4 直肠癌的治疗原则

4.1 非转移性直肠癌的治疗原则

4.1.1 直肠腺瘤的治疗原则 a,c

分期	分层	Ⅰ级推荐	Ⅱ级推荐	Ⅲ级推荐
直肠高级别上皮内瘤变	病灶距肛缘 ≤8cm	经肛局部切除术或内镜下切除	TEM b	腹腔镜或开腹直肠肠段切除术
	病灶距肛缘 8~15cm	内镜下切除	1. TEM b 2. 腹腔镜或剖腹直肠肠段切除术	

【注释】

a “3.1.1.1.1 内镜治疗策略”里的所有原则均适用于直肠腺瘤的治疗。

b TEM 是一种借助特殊器械经肛门切除肿瘤的手术方法，可以对更近端的直肠病灶进行切除（20cm 以内），其优点为直视下进行全层切除术和缝合术[1-2]。

c 直肠腺瘤局部切除术后的处理参见“3.1.1.1.2 息肉镜下切除术后的处理策略”。

4.1.2 $cT_{1\sim2}N_0$ 直肠癌的治疗原则

分期	分层	Ⅰ级推荐	Ⅱ级推荐	Ⅲ级推荐
cT_1N_0	保留肛门括约肌有困难 a	经肛门局部切除 b 直肠癌根治术 c	如患者有强烈保肛意愿： 同步放化疗 d，如果： 临床完全缓解（cCR）e 观察等待 f ycT_1- 经肛门局部切除	
	保留肛门括约肌无困难	直肠癌根治术 c	1. 内镜下切除 b 2. 经肛门局部切除（含 TEM）b	
cT_2N_0	保留肛门括约肌有困难 a	直肠癌根治术 c	如患者有强烈保肛意愿： 术前同步放化疗 d，如果 临床完全缓解（cCR）e 观察等待 f ycT_1- 经肛门局部切除 ycT_2- 直肠癌根治术 c	
	保留肛门括约肌无困难	直肠癌根治术 c		
$cT_{1\sim2}N_0$	存在无法手术的医学因素		同步放化疗 g	短程放疗 h +/– 化疗 i

【注释】

a 适用于患者对保留肛门括约肌有强烈愿望、不愿意接受腹会阴联合切除术（APR）者。

b 局部切除术后病理检查具有以下情况之一时，需要挽救性直肠癌根治术：肿瘤组织学分化差、脉管浸润、切缘阳性、肿瘤浸润超过黏膜下肌层外 1/3（SM_3 级）、黏膜下层浸润>1mm 或 T_2 期肿瘤[1-2]。如不接受挽救性手术，应行放化疗。

c 直肠癌根治术

1）中低位直肠癌应该行全直肠系膜切除术（TME）[3]，高位直肠癌行广泛系膜切除术（切除肿瘤下缘至少 5cm 的直肠系膜），不建议常规扩大清扫范围至侧方淋巴结，除非临床怀疑有转移。

2）腹腔镜 / 机器人辅助的直肠癌根治术：尽管具有微创与保肛的优势，但长期肿瘤学疗效仍有待进一步评估，建议在有经验的中心开展。

d 如果患者考虑非根治性手术治疗，推荐常规分割同步放化疗，50~54Gy/25~30 次，有条件的单位推荐常规分割同步放化疗之后的间歇期巩固化疗，部分无法进行手术或者明确拒绝手术治疗的患者可以考虑进行局部加量，治疗方案可参考 WW2 试验或者 OPERA 试验[4-6]，需要跟患者充分沟通出血等毒性风险的增加；对于 dMMR/MSI-H 的患者，可考虑根据 MSKCC 局部进展期直肠癌免疫治疗临床研究[7]的结果外推，经 MDT 讨论后可考虑先行免疫检查点抑制剂治疗，然后评估是否手术和手术方案。关于治疗反应的评价，强烈推荐治疗结束后 2~3 个月，采用盆腔 MRI、腹部 / 盆腔 CT、结直肠镜和肛诊进行评估。如果患者接受了非根治性手术治疗，推荐密切随访检查，治疗结束后 2 年内每 3 个月行结直肠镜和肛诊检查，随后每 6~12 个月检查一次；MRI 检查在治疗结束后 2 年内每 3~6 个月检查一次，随后每 6~12 个月检查一次；随访需要至少持续 5 年时间。由于肛诊检查简单方便无痛苦，有条件的患者可增加检查频率。

e cCR 为 clinical complete remission 的缩写，代表“临床完全缓解”。目前对于 cCR 的国际公认标准[8]：①肛门指诊

（DRE）原肿瘤区域正常，没有肿瘤性肿块可触及；②内镜下无可见肿瘤性征象，或者仅有少量残留的红斑性溃疡或瘢痕；③盆腔高分辨率 MRI 检查，实质性缩小，无可观察到的残留肿瘤占位或仅存在残余纤维化（扩散加权成像信号有限），有时与水肿导致的残余肠壁增厚相关，无可疑淋巴结；④内镜活检，不强制用于定义 cCR，特别对于满足 DRE、直肠镜检查和 MRI cCR 标准的患者不应进行活检。

f “观察等待”策略目前国际和国内都在探索，应用时需要与患者有充分沟通和较高频度的随访。随访内容参见注释 d。此外，应详细告知拟选择“观察等待”的患者以下信息：鉴于目前诊断手段的局限性，cCR 与 pCR 之间的判断符合率仍然不尽如人意，存在肿瘤残留（包括黏膜以外的直肠壁以及系膜内淋巴结）以及随之而来的肿瘤原位再生长乃至远处转移的风险，患者需要遵医嘱接受密切的治疗后监测；肿瘤复发或转移后的补救治疗措施及后果也应该详细告知。

g 参见 4.1.3 的注释 b。

h 参见 4.1.3 的注释 e。

i 参见 4.1.3 的注释 d。

4.1.3 cT_3/cT_4 或 N_+ 直肠癌的治疗原则

此部分适用于经 MRI 评估肿瘤下极距肛缘 10cm 以下的中低位直肠癌。10cm 以上的高位直肠癌，治疗原则参见结肠癌。在对危险度分层 MRI 有很好质控的情况下，可考虑分层治疗，部分参照 2017 年 ESMO 和 2020 年 ASTRO 直肠癌治疗指南。

pMMR/MSS 或者 MMR/MS 状态不明的患者治疗

分期	分层	Ⅰ级推荐	Ⅱ级推荐	Ⅲ级推荐
cT_3，任何 N 且 MRF [a]–；$cT_{1\sim2}$，N_+	保留肛门括约肌无困难	同步放化疗 [b] +/– 间隔期化疗 [c]（再次评估）+ 直肠癌根治术 + 辅助化疗 [d,h]（1A 类）	短程放疗 [e] + 直肠癌根治术 + 辅助化疗 [d,h]（1B 类）	直肠癌根治术 +/– 辅助治疗 [d,f,h]
	保留肛门括约肌有困难	同步放化疗 [b] +/– 间隔期化疗 [c]（再次评估）+ 直肠癌根治术 + 辅助化疗 [d,h]（1A 类）	化疗 [g]+ 同步放化疗 [b]（再次评估）+ 直肠癌根治术 +/– 化疗 [d,g,h]（1B 类） 强化同期放化疗方案 [b]（卡培他滨联合伊立替康的同步放化疗）（再次评估）+ 直肠癌根治术 + 辅助化疗 [d,h]（1B 类） 短程放疗 [g]+12~16 周化疗 + 直肠癌根治术（1B 类）	
cT_3，任何 N，伴 MRF [a] +；cT_4，任何 N[i]	无	同步放化疗 [b] +/– 间隔期化疗 [c]（再次评估）+ 直肠癌根治术 + 辅助化疗 [d,h]（1A 类）	化疗 [g]+ 同步放化疗 [b]（再次评估）+ 直肠癌根治术 +/– 化疗 [d,g,h]（1B 类） 强化同期放化疗方案 [b]（卡培他滨联合伊立替康的同步放化疗）（再次评估）+ 直肠癌根治术 + 辅助化疗 [d,h]（1B 类） 短程放疗 [e]+12~16 周化疗 + 直肠癌根治术（1B 类）	

续表

分期	分层	Ⅰ级推荐	Ⅱ级推荐	Ⅲ级推荐
$cT_{3\sim4}$ 或 N_+，新辅助放化疗后 cCR(评估标准参见 4.1.2 注释 e)	保肛不存在技术难度	直肠癌根治术 +/– 辅助化疗 d,h	观察等待 (参见 4.1.2 注释 f)j	
	保肛存在技术难度但保肛意愿强烈的患者	观察等待(参见 4.1.2 注释 f)j		
$cT_{3\sim4}$ 或 N_+，术前存在综合治疗禁忌或其他原因未行术前放疗者	直肠癌根治术后 $pT_{1\sim2}N_0$	观察		
	直肠癌根治术后 $pT_{3\sim4}$ 或 N_+	经再评估后无放化疗禁忌证者， 辅助化疗 d,k,h+ 辅助放化疗 b,h + 辅助化疗 d(1A 类)	经再评估后无放化疗禁忌证者， 辅助放化疗 b,k,h+ 辅助化疗 d(1B 类)	
$cT_{3\sim4}$ 任何 N	存在无法手术的医学因素		同步放化疗 b+/– 化疗 d	

对于 dMMR/MSI-H 患者，特别是保留肛门括约肌有困难或者 T_{4b} 无法取得 R0 切除的患者，可考虑新辅助免疫治疗后再行 MDT 评估手术时机和手术方案。关于新辅助免疫治疗的具体药物选择，可参考 MSKCC 局部进展期直肠癌免疫治疗临床研究(多塔利单抗)[1]，考虑到药物的可及性，亦可考虑应用其他同类药物或者参加临床试验。

【注释】

a MRF 通过测量肿瘤到直肠系膜筋膜的最近距离决定。MRF 阴性：距离直肠系膜筋膜和肛提肌均大于 1mm，且未侵入括约肌间平面。

b 术前放化疗的治疗策略仍是中低位局部晚期直肠癌(Ⅱ、Ⅲ期)的标准治疗策略[2-5](4.1.4 附录)。术前放疗前后加强全身化疗强度是总趋势，多项研究表明可带来生存获益或提高 pCR，但具体何种方式最佳尚不清楚。不建议临床试验以外直肠癌放疗同时应用贝伐珠单抗或西妥昔单抗等靶向药物。而对于保肛存在技术难度但保肛意愿强烈的患者，可考虑手术前给予更高强度的治疗方案以追求高 pCR 率，如卡培他滨联合伊立替康的同步放化疗的 CinClare 研究方案[6]，或 FOLFOX 同步放疗的 FOWARC 研究方案[7]，或在间隔期联合化疗[8]，包括全程新辅助治疗(total neoadjuvant therapy，TNT)的方式[9-10]。照射范围可参考《直肠癌术前 / 术后适形 / 调强放疗靶区勾画共识与图谱》和 RTOG 盆腔轮廓图谱[11]。根据术前放化疗后的疗效评估，决定直肠癌根治术的术式。

c 增加放化疗后肿瘤退缩的处理措施：①延长间隔期，在经典(传统)长程放化疗后，等待 6~11 周后行手术治疗，可帮助患者从术前放化疗的毒性中恢复，同时使肿瘤得到充分退缩。术前需再评估 R0 切除的可行性。②巩固化疗，有研究提示放化疗后加入巩固化疗，可以进一步增加肿瘤的退缩，提高 pCR 率，巩固化疗方案可采用 FOLFOX、CAPEOX、5-FU/LV 或者卡培他滨，巩固化疗的疗程推荐 12~16 周，巩固化疗结束后 2~4 周行手术治疗，术前再行 MRI 评估。③采用 TNT 的治疗模式[9-10]。对于经直肠指检、直肠 MRI 及直接的内镜评估临床上已经获得完全缓解(cCR)的患者，可以考虑进行“等待和观察”(4.1.2 注释 e 和 f)。这是需要在有经验的多学科中心进行的一种非手术的治疗方法。

d 术后辅助化疗方案参见“3.1.1.3 术后辅助化疗”。接受术前新辅助放化疗的患者应接受术后辅助化疗，术前术后总疗程推荐为 6 个月[12]。对于接受新辅助放化疗后，术后病理分期 ≤ yp Ⅱ期的患者，与患者充分沟通后，可考虑氟尿嘧啶类单药辅助化疗[13]。

e 短程放疗：建议行多学科讨论是否采用短程放疗[14-18]，主要考虑其降期的必要性和可能的长期毒性反应。经典短程放疗具体方案为 5 × 5Gy，每天 1 次，每次 5Gy，共 5 天，连续照射，建议采用 3D-CRT 或 IMRT(VMAT)技术。不推荐同期应用化疗药物和靶向药物。对于低复发风险(T_3)、无器官保留需求的患者，可考虑短程放疗后 1 周内手术。对于高复发风险(MRI 评估存在以下情况之一者：$cT_{4a/b}$、EMVI+、cN_2、MRF+、侧方淋巴结阳性)患者，建议短程放疗后行巩固化疗，再给予手术治疗。

f 考虑到放化疗带来的毒性,对于局部复发低风险(有腹膜覆盖、MRF 阴性、EMVI 阴性、$T_{3a/b}$ 即肿瘤侵出肌层深度为 1~5mm)、且保留肛门括约肌无困难的直肠癌患者可采用手术 + 辅助化疗的治疗方案[19-21]。

g 化疗 + 放化疗 + 手术的治疗策略可以作为一种治疗选择。术前化疗方案可参考辅助化疗,或借鉴 PRODIGE 23 的研究模式(体力情况佳的患者)[22-23]。

h 术后辅助治疗建议及早开始,不迟于术后 8 周。而术后辅助放疗开始时间如有会阴部伤口愈合不良、肠道功能恢复差等术后情况,可适当延迟,建议不超过 12 周。

i 对于 pMMR/MSS 的患者,目前已有数个Ⅱ期研究提示:新辅助放化疗联合免疫治疗可以获得更高的病理学完全缓解[24-28]。因此,对于有肿瘤退缩或器官保留需求的患者,可在 MDT 讨论后采用新辅助放化疗联合免疫治疗的方案或者参加类似的临床试验。

j 如果考虑非手术治疗,则优先推荐先放化疗后巩固化疗的模式[23](参见 4.1.2 的注释 d)。

k 再次评估,如果可以接受综合治疗,则进行辅助治疗,总的辅助治疗的疗程包括化疗和放疗不超过 6 个月[12]。

4.1.4 附录

4.1.4.1 放射治疗的原则

放射野应包括肿瘤(或瘤床)及 2~5cm 的安全边界、骶前淋巴结、髂内淋巴结和闭孔淋巴结。T_4 肿瘤侵犯前方结构时可考虑照射髂外淋巴结。

应用三维精确放疗技术,如三维适形放疗(3D-CRT/VMAT)或调强放疗(IMRT)。应采取改变体位或其他方法尽量减小照射野内的小肠体积。

放疗剂量:盆腔剂量 45.0~50.4Gy/25~28 次,单次剂量 1.8~2.0Gy。

对于可切除肿瘤或术后,照射 45Gy 后,为减少肠道的受照体积和剂量,应考虑局部肿瘤或瘤床追加剂量。术前放疗追加剂量为 5.4Gy/3 次,术后放疗为 5.4~9.0Gy/3~5 次。

短程放疗(25Gy 分 5 次照射)然后 1 周内给予手术治疗的方式可以作为腔内超声或直肠 MRI 分期为 T_3 而且无保留括约肌要求的直肠癌患者的治疗选择。

小肠受量应限制在 50Gy 以内,具体限制可参考 QUANTEC 推荐的剂量限制参数(基于小肠肠袢的体积 V15<120ml,基于整个腹膜腔的体积 V45<195ml)。

对于不可切除的肿瘤,如果技术上可行,考虑周围正常组织情况,放疗剂量可以局部加量至 54~56Gy,如评估后仍无法切除,周围正常组织可耐受,递增至 60Gy。

短程放疗不建议同期使用化疗药物。长程放疗期间同期使用氟尿嘧啶为基础的化疗。为保留肛门括约肌需增加肿瘤退缩或观察等待策略,可采用卡培他滨联合伊立替康的同步放化疗。联合伊立替康需要在 UGT1A1 基因分型指导下,基因分型 UGT1A1*1*1(6/6 型)或 UGT1A1*1*28(6/7 型)患者推荐伊立替康的剂量分别为 $80mg/m^2$,每周 1 次和 $65mg/m^2$,每周 1 次。

肝或肺转移瘤数目如局限为寡转移,放疗可适用于高度选择的病例或者临床试验。放疗方法应该使用高度适形的方式。可选技术建议立体定向放疗或者 IMRT,3D-CRT(3 类)。

不良反应处理:

应该考虑给女性患者指导并使用阴道扩张器来缓解阴道狭窄引起的症状。

应该告知男性患者不孕不育的风险,并提供相关精子库的信息。

应该告知女性患者不孕不育的风险,并在治疗前提供相关卵母细胞、卵细胞、卵巢组织库的信息。

4.1.4.2 常用化疗方案

4.1.4.2.1 同期放化疗给药方案

放疗 + 卡培他滨:放疗 5 周,其间卡培他滨 $825mg/m^2$,每天 2 次,每周 5 天。

放疗 +5-FU 持续输注:$225mg/(m^2·d)$,放疗期间持续滴注,每周 5 天。

放疗 + 伊立替康联合卡培他滨:UGT1A1*1*1(6/6 型)UGT1A1*1*28(6/7 型)的伊立替康剂量分别推荐 $80mg/m^2$,每周 1 次和 $65mg/m^2$,每周 1 次;卡培他滨 $625mg/m^2$,每天 2 次,每周 5 天。

4.1.4.2.2 术后辅助化疗方案:见“3.1.1.4 附:常用的结肠癌术后辅助化疗方案”。

4.2 转移性直肠癌的治疗原则

4.2.1 同时性转移性直肠癌的治疗原则[a]

分层[b]		Ⅰ级推荐	Ⅱ级推荐	Ⅲ级推荐
原发灶	转移瘤			
可切除，≤中度复发风险	可切除	同“3.2.1.1 初始可切除转移性结肠癌”的治疗原则		
	不可切除	同“3.2.1.2 初始不可切除转移性结肠癌”的治疗原则		
可切除，高度及极高度复发风险	可切除	同步放化疗[c]+ 全身治疗[d]+ 手术[e]	全身治疗[d]± 同步放化疗[c]+ 手术[e]	
	不可切除	全身治疗[d] MDT 评估可切除性	短程放疗 + 全身治疗[d]	
不可切除	可切除	全身治疗[d]+ 同步放化疗[c] MDT 评估可切除性	全身治疗[d]± 放疗[c]	
	不可切除	全身治疗[d]± 放疗[c]		

【注释】

a 同时性转移性直肠癌，由于直肠原发瘤和远处转移瘤同时并存，因此，针对原发瘤的局部治疗和针对远处转移的全身治疗都是必需的，应该在 MDT 框架下讨论如何安排局部治疗和全身治疗的顺序问题，总体来说，对健康威胁最大的优先处理，同时参照转移性结肠癌的治疗原则，应用 MMR/MS 的状态进行分层治疗。

b 直肠原发瘤局部复发风险评估采用 ESMO 分类方法（见附录 2.2.3-2：ESMO 直肠癌风险度分层）。中度风险：极低位 T_2，低 / 中 / 高位 $T_{3a/b}$，$N_{1\sim2}$（非结外种植），MRF-，EMVI-。高度风险：极低位 T_3，低 / 中位 $T_{3c/d}$，$N_{1\sim2}$（结外种植），MRF-，EMVI+。极高度风险：极低位 T_4，低 / 中 / 高位 T_3 并 MRF+，T_{4b}，侧方淋巴结 +。转移瘤是否可切除的判断标准参见结肠癌部分。

c 放疗的详细内容，参见“4.1.3 cT_3/cT_4 或 N_+ 直肠癌的治疗原则”。

d 全身化疗详细内容参见结肠癌相关部分。

e 手术可以是直肠原发瘤和远处转移瘤的同期切除或分期切除。

4.2.2 术后复发转移性直肠癌的治疗原则

可以参照术后复发转移性结肠癌的治疗原则，应用 MMR/MS 的状态进行分层治疗。

4.2.2.1 直肠癌术后局部复发的诊疗原则

目的	Ⅰ级推荐	Ⅱ级推荐	Ⅲ级推荐
术后复发的诊断	临床症状[a]、体征[b] 肛门指诊（女性含经阴道指诊） 血 CEA、CA199 电子结肠镜 + 活检[c] 盆腔增强 MRI 胸腹增强 CT	盆腔增强 CT 直肠腔内超声 盆腔 / 会阴肿物穿刺活检[c]	PET/CT 手术探查活检[c]
术后复发的分类与评估	MDT 综合讨论[d] Leeds 分类法[e] 手术切除性的评估[f]		
不伴远处转移的局部复发的治疗（可切除[f]，未接受过放化疗）	同步放化疗，然后手术 ± 术后化疗 直接手术（不耐受放化疗者） 单纯放化疗（不耐受手术者）	手术 ± 术后放疗 / 化疗	

结直肠癌

续表

目的	Ⅰ级推荐	Ⅱ级推荐	Ⅲ级推荐
不伴远处转移的局部复发的治疗(可切除[f],接受过放化疗)	直接手术 ± 术后化疗 单纯化疗(不耐受手术者)	姑息性治疗	
不伴远处转移的局部复发的治疗(不可切除[f])	既往接受过放化疗者:姑息性治疗 既往未接受过放化疗者:放化疗 所有患者应治疗后评估再次切除可能性	姑息性治疗	
直肠癌局部复发伴远处转移的治疗	参见"4.2.1 同时性转移性直肠癌的治疗原则"		

注:影像学诊断的更多具体内容参见"2.2 诊断基本原则"。

【注释】

a 局部复发症状:最常见的是盆腔或会阴部疼痛、感觉异常、不适等。其他症状包括血便、排便次数增加等类似原发性直肠癌的症状,这类症状主要见于直肠癌前切除术(AR)后的吻合口复发患者。

b 局部复发体征:会阴或盆腔肿块最常见。女性患者可以通过阴道检查触及会阴、盆腔内的复发病灶;接受 AR 手术的患者,肛门指诊可探及盆腔内位置较低的复发病灶或吻合口复发病灶。

c 关于复发后的病理活检:一般可以通过临床、影像检查获得临床诊断而开始治疗。但如果患者确诊后有可能接受器官毁损性的根治性手术切除者(例如盆腔脏器廓清术),则必须要有病理学证实为肿瘤复发。

d 直肠癌术后复发的 MDT 评估:除了常规结直肠癌 MDT 学科参与外,还可根据肿瘤复发部位纳入泌尿外科、妇瘤科、整形外科等学科一起参与。

e 术后复发的 Leeds 分类法,参见"附 1 直肠癌术后局部复发的 Leeds 分类法"。

f 直肠癌术后局部复发的再次手术切除性评估:手术禁忌证见附 2[2-7]。Leeds 分型里中央型的切除率最高,侧壁型最低。

g 直肠癌术后局部复发的总体诊疗流程,参见"附 3 直肠癌术后复发的诊疗流程"。

附 1 直肠癌术后局部复发的 Leeds 分类法[1]

解剖分型	定义
中央型	病变局限于盆腔内器官或结缔组织,未累及骨性盆腔
侧壁型	病变累及盆腔侧壁结构,包括坐骨大孔、穿过此处支配梨状肌和臀部的坐骨神经
骶侧型	病变位于骶前间隙,与骶骨粘连或侵犯骶骨
混合型	骶侧型和侧壁型混合复发

附 2 直肠癌局部复发的手术禁忌证

相对禁忌证	绝对禁忌证
伴有远处转移	髂外血管被肿瘤包绕
初始治疗时肿瘤为Ⅳ期	肿瘤超过坐骨切迹(即经坐骨孔向外侵犯)
广泛的盆腔侧壁受累	存在因淋巴管、静脉受压而导致的下肢水肿
预计仅能行 R1 或 R2 切除	双侧输尿管梗阻积液
S_2-S_3 交界以上的骶骨受侵	一般状况差

结直肠癌

附 3　直肠癌术后复发的诊疗流程

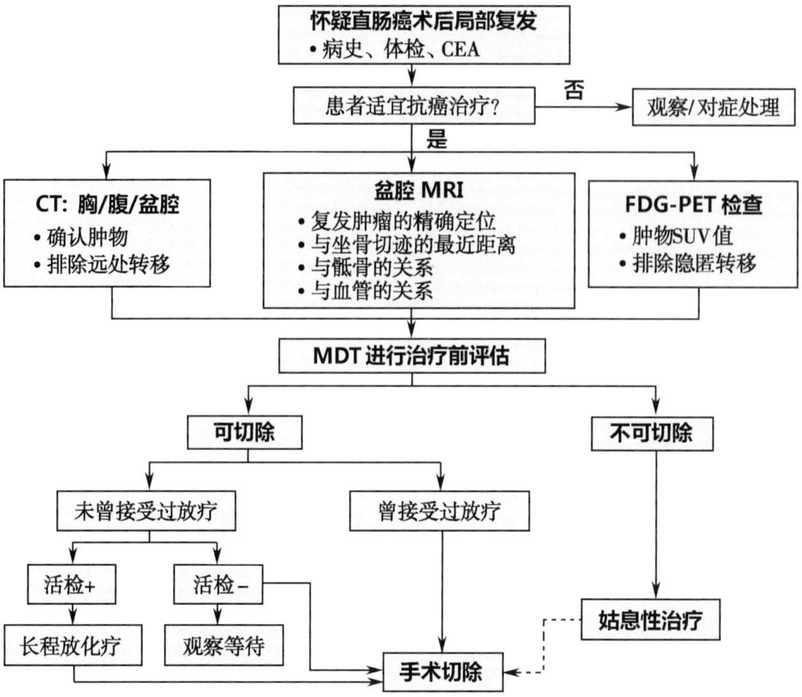

4.2.2.2　术后转移性直肠癌治疗原则

参见“3.2.2 术后复发转移性结肠癌的治疗”。

4.3　直肠癌的随访

目的[a,b]	Ⅰ级推荐	Ⅱ级推荐	Ⅲ级推荐
Ⅰ~Ⅲ期疾病的术后随访	1. 随访频率 Ⅰ期:每 6 个月一次,共 5 年 Ⅱ~Ⅲ期:每 3 个月一次,共 3 年;然后每 6 个月一次,至术后 5 年;5 年后每年一次随访	较Ⅰ级推荐更频密的随访频率	
	2. 随访内容(无特指时即为每次) 1)体格检查,强调肛门指诊 2)血 CEA 3)肝脏超声检查(Ⅰ ~ Ⅱ期) 4)每年一次盆腔增强 MRI 5)每年一次胸腹增强 CT(Ⅲ期或 CEA、超声异常时) 6)结肠镜检查[c,d]	腹部增强 CT 曾经升高过的标志物	肝脏超声造影[e] PET/CT[f]
Ⅳ期转移瘤 R0 切除 / 毁损后	1. 随访 / 监测频率:前 3 年每 3 个月一次,然后 6 个月一次至 5 年,5 年后 1 年一次	较Ⅰ级推荐更频密的随访频率	
	2. 随访 / 监测内容 1)体检 2)血 CEA 3)每 6~12 个月一次胸腹增强 CT、盆腔增强 MRI	胸部 X 线片 腹部盆腔超声检查 曾经升高过的标志物 结肠镜检查[c,d]	肝脏超声造影[e] PET/CT[f]

【注释】

a　随访 / 监测的主要目的是发现那些还可以接受潜在根治为目的的治疗的转移复发,同时要考虑卫生经济学效应;没有高级别循证医学证据来支持什么样的随访 / 监测策略是最佳的。

b 如果患者身体状况不允许接受一旦复发而需要的抗肿瘤治疗，则不主张对患者进行常规肿瘤随访 / 监测。

c 直肠癌术后的结肠镜随访主要目的是发现新生腺瘤或多原发癌，高位直肠癌的吻合口局部复发是很少发生的，而低位直肠癌的吻合口局部复发可以通过肛门指诊来监测。

d 肠镜检查的策略[1]：推荐术后 1 年内进行结肠镜检查，如果术前因肿瘤梗阻无法行全结肠镜检查，术后 3~6 个月检查；每次肠镜检查若发现进展期腺瘤（绒毛状腺瘤，直径 > 1cm，或有高级别不典型增生），需在 1 年内复查，若未发现进展期腺瘤，则 3 年内复查，然后每 5 年一次。

e 适用于普通超声或 CT 检查怀疑肝转移时。

f PET/CT 仅推荐用于临床怀疑复发，但常规影像学阴性的时候，比如持续 CEA 升高；不推荐将 PET 列为常规随访 / 监测手段。

g 近期有研究显示，动态 ctDNA 监测有助于提前预警术后复发转移[2-4]，但其是否应该被常规用于术后随访并指导治疗仍存在争议。

5 遗传性结直肠癌筛检和基因诊断原则

遗传性结直肠癌筛检和基因诊断原则

临床评估	Ⅰ级推荐	Ⅱ级推荐	Ⅲ级推荐
遗传性结直肠癌[1]筛检诊断的一般原则	所有结直肠癌患者应询问其肿瘤家族史并明确肠道息肉情况，符合以下条件者进入具体病种的筛查： 1. 全结直肠范围内息肉数 ≥ 20 枚者，或家族中有确诊家族性腺瘤性息肉病（FAP）患者的个体，需进入 FAP 筛查[2] 2. 伴口腔黏膜、唇、鼻、面颊、眼周、生殖器、手足、肛周等处皮肤有明显黑斑者，或家族中有确诊黑斑息肉综合征（PJ）患者的个体，需进入 PJ 综合征筛查 3. 排除 FAP 和 PJ 综合征的结直肠癌患者，年龄 ≤ 70 岁者全部进入 Lynch 综合征筛查	全结直肠范围内息肉 ≥ 10 枚者，或家族中有确诊家族性腺瘤性息肉病（FAP）的个体，需进入 FAP 筛查[2]	排除 FAP 和 PJ 综合征的结直肠癌患者，所有患者进入 Lynch 综合征筛查
家族性腺瘤性息肉病（FAP）[3-4]筛检	内镜发现肠道息肉 10~20 枚者，警惕其胚系基因突变引起息肉病可能。仔细询问家族史。体格检查明确患者是否有眼底视网膜色素上皮细胞肥大（CHRPE）[5]、颅骨骨瘤[7]、腹腔硬纤维瘤可能[6]，如有 CHRPE、腹腔光滑肿物或颅骨骨瘤则提示遗传性息肉病可能性大。无论是否有家族史，均应建议其定期结肠镜检查，并到三甲或省级肿瘤专科医院进一步就诊	内镜发现肠道息肉 ≥ 20 枚者，除询问家族史和颅骨、腹腔、眼底检查外，可建议其直系亲属进行结肠镜检查，并到三甲或省级肿瘤专科医院就诊。无论是否有家族史，均可建议其进行家族性腺瘤性息肉病遗传基因筛检[8]（附 5-1）	发现肠道息肉 ≥ 10 枚者，体格检查明确患者是否有眼底视网膜色素上皮细胞肥大（CHRPE）、颅骨骨瘤、腹腔硬纤维瘤可能，如有 CHRPE、腹腔光滑肿物或颅骨骨瘤则提示胚系基因突变引起的息肉病可能性大。无论是否有家族史，均应建议其定期结肠镜检查，并进行家族性腺瘤性息肉病基因筛检（附 5-1）

续表

临床评估	Ⅰ级推荐	Ⅱ级推荐	Ⅲ级推荐
Lynch 综合征筛检[10-13]	符合下列条件者应高度怀疑为 Lynch 综合征家系，建议进一步基因检测（附 5-2）[14-15]：家系中至少有 2 例组织病理学明确诊断的结直肠癌患者，其中的 2 例为父母与子女或同胞兄弟姐妹的关系（一级血亲），并且符合以下任一条件： ①至少 1 例为多发性结直肠癌患者（包括腺瘤） ②至少 1 例结直肠癌发病年龄<50 岁 ③家系中至少 1 例患 Lynch 综合征相关肠外恶性肿瘤（包括胃癌、子宫内膜癌、小肠癌、输尿管和肾盂癌、卵巢癌和肝胆系统癌）[9]	年龄≤70 岁结直肠癌患者建议进行 Lynch 综合征遗传基因筛检（附 5-3）[16-20]	所有结直肠癌患者进行 Lynch 综合征遗传基因筛检（附 5-3）[16-20]
黑斑息肉综合征[21]筛查	1. 当临床遇到小儿不明原因肠套叠或便血，同时发现患儿口腔黏膜、唇、鼻、面颊、眼周、生殖器、手足、肛周等处皮肤有明显黑斑时，应询问家族史，警惕黑斑息肉综合征可能，建议其到三甲或省级肿瘤专科医院就诊 2. 当发现成人口腔黏膜、唇、鼻、面颊、眼周、生殖器、手足、肛周等处皮肤有明显黑斑时，应询问家族史，建议胃肠造影或内镜检查，如发现肠息肉或有肿瘤家族史，到三甲或省级肿瘤专科医院就诊	当发现成人口腔黏膜、唇、鼻、面颊、眼周、生殖器、手足、肛周等处皮肤有明显黑斑时，应询问家族史，建议胃肠造影检查，如发现小肠息肉或者有肿瘤家族史者，行 *STK11* 基因突变检测[22]	
遗传基因筛检后的管理策略	1. 家族性腺瘤性息肉病基因突变携带者[23]： ①从 10~15 岁开始每年进行 1 次结肠镜检查 ②如发现息肉存在高级别上皮内瘤变，可建议根据息肉数量和分布范围行预防性肠道切除术 2. Lynch 综合征遗传突变携带者[23]： ①*MLH1* 或 *MSH2* 突变携带者：20~25 岁开始每 1~2 年行结肠镜检查；*MSH6* 或 *PMS2* 突变携带者：25~30 岁开始每 1~2 年行结肠镜检查 ②从 30~35 岁开始每 1~2 年进行胃十二指肠镜检查 ③女性已生育的可考虑子宫和双附件预防性切除术；未行预防性手术者，当无临床症状时，建议每 1~2 年行子宫内膜活检以排除子宫内膜癌的风险，定期经阴道子宫双附件超声及血清 CA125 检测等排除卵巢癌风险 3. 对于已明确病理性胚系突变的家系，突变携带者参照以上方案进行随访，非突变携带者可按一般人群筛查 4. 不能明确胚系基因突变的家系，建议根据家族史和临床表现，由医师与患者商议决定复查随访策略		

附 5-1　家族性腺瘤性息肉病（FAP）遗传基因筛检流程

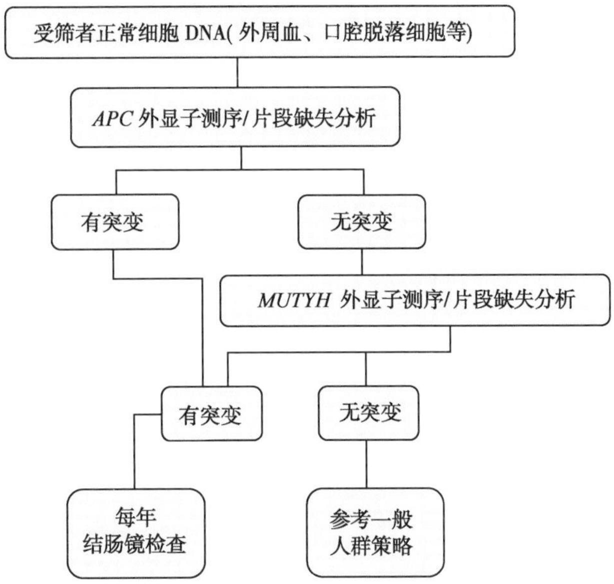

附 5-2　Lynch 综合征家系遗传基因筛检方案 1

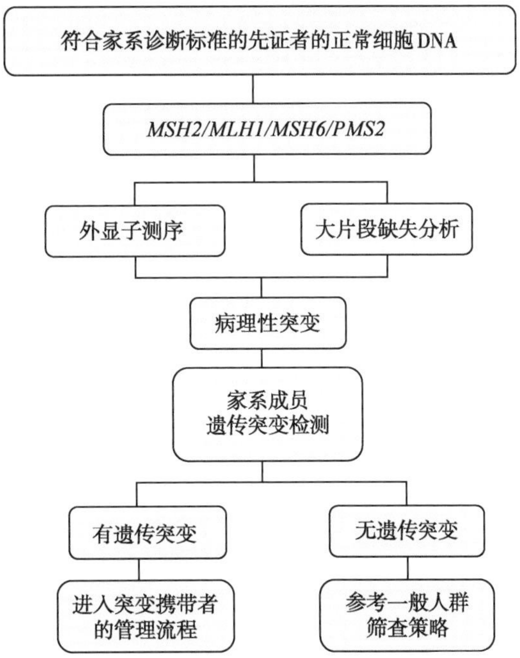

结直肠癌

附 5-3　Lynch 综合征家系遗传基因筛检方案 2

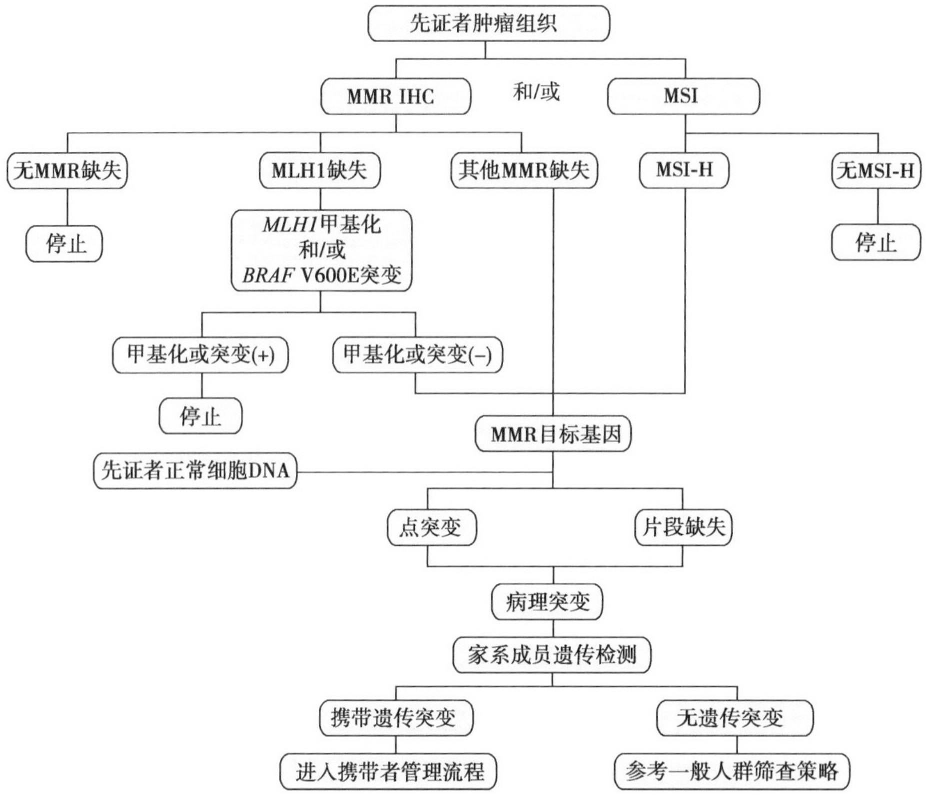

中国临床肿瘤学会（CSCO）

胆道恶性肿瘤诊疗指南 2023

组　长　梁后杰　沈　锋　秦叔逵

副组长　毕　锋　戴广海　李恩孝　刘基巍　刘秀峰　钦伦秀　王理伟　朱陵君

秘书组　郭　婧　谢赣丰　郑　怡　周　军

专家组成员（以姓氏汉语拼音为序）（* 为主要执笔人）

白　苇　西安国际医学中心医院消化病医院
毕　锋*　四川大学华西医院
曹邦伟　首都医科大学附属北京友谊医院
陈　骏*　南京大学医学院附属鼓楼医院
陈小兵　河南省肿瘤医院
程杰军　上海交通大学医学院附属仁济医院
戴广海*　中国人民解放军总医院第一医学中心
邓　薇　首都医科大学附属北京友谊医院
方维佳*　浙江大学医学院附属第一医院
顾康生　安徽医科大学第一附属医院
顾艳宏*　江苏省人民医院
郭　婧*　青岛大学附属医院
郭增清*　福建省肿瘤医院
何　宇　中国人民解放军陆军军医大学西南医院
何义富　安徽省肿瘤医院
黄　云　中南大学湘雅医院
焦　锋　上海交通大学医学院附属仁济医院
焦　洋　安徽医科大学第一附属医院
李　俊　上海市第十人民医院
李　敏　安徽医科大学第一附属医院
李　勇　南昌大学第一附属医院
李富宇　四川大学华西医院
李恩孝*　西安交通大学第一附属医院
梁　军　北京大学国际医院
梁后杰*　中国人民解放军陆军军医大学西南医院
廖　峰　中国人民解放军东部战区总医院秦淮医疗区
刘　平　长治医学院附属和平医院
刘基巍*　大连医科大学附属第一医院
刘先领　中南大学湘雅二医院
刘小军　甘肃省人民医院
刘秀峰*　中国人民解放军东部战区总医院秦淮医疗区
刘颖斌　上海交通大学医学院附属仁济医院
柳　江　新疆维吾尔自治区人民医院
柳家荣　平煤神马集团总医院
娄长杰　哈尔滨医科大学附属肿瘤医院
卢　进　四川省肿瘤医院
陆菁菁*　北京和睦家医院
陆荫英　中国人民解放军总医院第五医学中心
栾　巍　内蒙古自治区人民医院
罗　嘉　湖南省肿瘤医院
吕红英　青岛大学附属医院
马　虹*　华中科技大学同济医学院附属协和医院
马惠文　重庆大学附属肿瘤医院
欧娟娟　中国人民解放军陆军军医大学西南医院
彭永海*　中国人民解放军联勤保障部队第九〇〇医院
钦伦秀*　复旦大学附属华山医院
秦宝丽　辽宁省肿瘤医院
秦叔逵*　南京天印山医院
秦艳茹　郑州大学第一附属医院
丘　辉　北京大学肿瘤医院

邱文生* 青岛大学附属医院
仇金荣 中国人民解放军海军军医大学东方肝胆外科医院
沈丽达 云南省肿瘤医院
石 焕 山东省肿瘤医院
寿佳威 浙江大学医学院附属邵逸夫医院
谭 广 大连医科大学附属第一医院
滕 赞 中国医科大学附属第一医院
田伟军 天津医科大学总医院
王 斌 吉林省肿瘤医院
王 坚 上海交通大学医学院附属第六人民医院
王 欣 云南省第一人民医院
王 馨 厦门大学附属中山医院
王阿曼 大连医科大学附属第一医院
王理伟* 上海交通大学医学院附属仁济医院
王文玲 贵州医科大学附属肿瘤医院
吴田田 北京大学国际医院
吴胤瑛 西安交通大学第一附属医院
夏 锋 中国人民解放军陆军军医大学西南医院
向丽莎 四川大学华西医院
谢 琳 云南省肿瘤医院
谢赣丰* 中国人民解放军陆军军医大学西南医院
许瑞莲 深圳市人民医院
杨树军* 河南省肿瘤医院
殷保兵* 复旦大学附属华山医院
殷先利 湖南省肿瘤医院
应杰儿* 浙江省肿瘤医院
张 倜 天津医科大学肿瘤医院
张翠英 内蒙古自治区人民医院
张永杰 淮安市第二人民医院
赵 达 兰州大学第一医院
赵海涛 北京协和医院
郑 怡* 浙江大学医学院附属第一医院
郑振东 中国人民解放军北部战区总医院
周 航 遵义医科大学附属医院
周 俭 复旦大学附属中山医院
周 军* 北京大学肿瘤医院
周 俊 同济大学附属东方医院
周 琪 重庆市涪陵中心医院
周 云 河南省人民医院
周福祥 武汉大学中南医院
周建炜 河南省人民医院
朱 青 四川大学华西医院
朱陵君* 江苏省人民医院

1 胆道恶性肿瘤的筛查和诊断[a,d]

1.1 胆囊癌(GBC)的筛查和诊断

临床评估	Ⅰ级推荐	Ⅱ级推荐	Ⅲ级推荐
高危人群[b]的筛查	超声[c] 血清 CEA 和 CA19-9[e]		
超声发现有可疑肿块或血清 CEA 和 / 或 CA19-9 升高	腹盆部多期增强 CT 或 MRI、胸部 CT(平扫或增强)[d] 病理组织学和 / 或细胞学检查[f]	PET/CT 如果发现有肿块,不需要活检,应该进行切除。建议在切除前行诊断性腹腔镜检查[g]	

1.2 胆管癌(CC)的筛查和诊断

临床评估	Ⅰ级推荐	Ⅱ级推荐	Ⅲ级推荐
高危人群[h]的筛查	超声[c] 血清 CEA 和 CA19-9[e]		
超声发现可疑占位 / 胆管扩张或血清 CEA 和 / 或 CA19-9 升高	腹盆部多期增强 CT 或 MRI、胸部 CT(平扫或增强)[d] 磁共振胰胆管成像(MRCP) ERCP 脱落细胞检查[f]	PET/CT	

【注释】

a 胆道恶性肿瘤(biliary tract carcinoma,BTC)较为少见,主要包括胆囊癌(gallbladder cancers,GBC)和肝内外胆管癌(cholangiocarcinomas,CC),约占所有消化系统肿瘤的 3%[1-3]。BTC 绝大多数为腺癌,侵袭性强,发现时多为晚期,预后极差,5 年存活率低于 5%[4]。目前,BTC 全球发病率呈现上升趋势,以亚洲国家最为常见。

b GBC 的危险因素包括胆囊结石、胆囊息肉(单独的和有症状的息肉 >1cm)、慢性胆囊炎、肥胖、糖尿病等。胆结石合并慢性炎症是 GBC 最常见的危险因素。胆囊壁的钙化(瓷胆囊)是胆囊慢性炎症的结果,高达 22% 的钙化胆囊发生癌变。但最近报道表明,胆囊钙化患者发生胆囊癌的风险为 7%~15%,低于预期。

c 超声是无创检查,可以直观探查胆道壁厚度、有无扩张及增大、腔内肿块以及胆道管腔是否通畅等情况,是 BTC 的首选检查方法,可用于初步诊断及长期随访。对于具备癌前病变的高危人群,可进行超声监测。胆囊息肉大小是与恶性风险最相关的因素。当胆囊息肉直径 >20mm 时,应在分期完成后按胆囊癌处理。对于直径 6~9mm 的胆囊息肉,推荐超声监测(每 6 个月复查 1 次,持续复查 5 年,5 年后每年 1 次),当发现息肉增大到 10~20mm 时予以切除[5]。

d 胆道肿瘤影像学诊断性检查

(1)一般原则(适用于胆道肿瘤影像学检查)

1)对于胆道肿瘤的影像学诊断和随诊手段,推荐采用胸部 CT(平扫或增强)、腹盆部 CT 平扫及动态增强和 / 或腹部 MRI 平扫及动态增强和 MRCP,以评估肿瘤本身,并对肿瘤可切除性和远处转移进行评估。

2)PET/CT 灵敏度有限而特异度较高,在其他检查结果存疑时可以采用。在术前进行常规 PET/CT 检查没有得到前瞻性临床试验结果的支持[6-9]。

(2)胆囊癌的影像学检查推荐[10-12]

1)胆囊癌的早期检出仍然困难,一般是在外科手术或病理学检查时偶然被发现。

2)如果术前诊断怀疑胆囊癌,应检查腹部(包括盆腔)多层多时相增强 CT 或增强 MRI 或 MRCP,以及平扫或增强胸部 CT;以对远处转移和周围血管受累情况进行评估。MRI 一般可更好地评估胆囊内肿物及其是否累及胆道。

3）因为常合并淋巴管播散，应仔细评估淋巴结情况，尤其是肝门、胃左和主动脉 - 腔静脉间淋巴结。

（3）肝内及肝外胆管癌的影像学检查推荐[10-11]

1）手术切除方案根据肿瘤位置和范围决定。

2）术前须进行准确的影像分期，检查应采用腹盆部 CT 平扫及动态增强和 / 或腹部 MRI 平扫及动态增强和 MRCP。多期增强 CT 或增强 MRI 薄层扫描应着重显示胆管树、肝动脉和门静脉及其与肿瘤之间的解剖关系。腹部 MRI 平扫及动态增强可更好地显示和评价肝内肿块型胆管癌。MRCP 在显示胆道系统受累范围更有优势。对于肝门部胆管癌，由于其复杂性，推荐完善上述多种影像学评估并相互参照。

3）推荐行平扫或增强胸部 CT 检查，进行分期。

4）影像学分期检查应尽量安排在活检或胆汁引流之前进行。

5）当胆管扩张存在但 CT 或者 MRI 未见肿物时，超声内镜或者 ERCP 有可能帮助显示病变，并可同时进行组织取样及解除胆汁梗阻。

6）肿瘤的随诊影像学方法应包括平扫或增强胸部 CT 检查、腹部及盆腔的增强 CT 或增强 MRI。

7）当存在疑似或确定肝内胆管癌的诊断时，增强延迟相有帮助。

e 血清癌胚抗原（CEA）和 CA19-9 对于 CC 的诊断、疗效和转移复发监测有一定意义，与超声检查相结合，可以作为高危人群的初步检查手段，但是灵敏度和特异度都比较低[13]。

f 病理组织学和 / 或细胞学检查是确诊 BTC 的金标准[11]。获得病理组织学或细胞学标本的方法包括直视下手术活检、胆汁中脱落细胞学检查以及穿刺活检术等。ERCP 下刷检脱落细胞检查是 CC 首选的病理学诊断方法。但灵敏度较低，当结果为阴性或不能明确时，可以考虑 ERCP 引导的活检或超声内镜引导的细针穿刺。

g 对于影像学上发现可疑肿块的患者，推荐手术。在大多数病例中，活检是不必要的，建议在最终切除前行诊断性腹腔镜检查[14]。在选定的患者中，如果病理证实为癌症，在相同的情况下，可能有必要先进行胆囊切除术（包括术中冰冻切片），然后再进行明确的切除。

h 根据部位，CC 又分为肝内胆管癌（intrahepatic cholangiocarcinoma，ICC）和肝外胆管癌（extrahepatic cholangiocarcinoma，ECC），其危险因素包括原发性硬化性胆管炎（PSC）、肝硬化、肝吸虫、肥胖、Lynch 综合征、慢性乙 / 丙型病毒性肝炎、胆石症、胆管形态异常和炎症性肠病等[1]。

1.3 胆道恶性肿瘤（BTC）的病理诊断

内容	Ⅰ级推荐	Ⅱ级推荐	Ⅲ级推荐
活检标本（细胞学或组织学）： 病理诊断 a	据最新版《WHO 消化系统肿瘤分类》尽量明确病理诊断、病变性质	对于肝内胆管癌，还应注意与转移性腺癌的鉴别诊断。可借助液基细胞、特殊染色、免疫组化、分子病理（FISH）等技术进一步明确诊断	
根治标本： 病理取材 b	胆道肿瘤的分类、肿瘤数量、大小、位置、质地、浸润范围、切缘情况、淋巴结和远处转移等进行详细记录和取材	肝内胆管癌大体分型分为肿块型、管周浸润型和管内生长型；按 7 点取材法肿瘤取材；淋巴结检出枚数尽可能≥ 6 枚 肝门部胆管癌和胆囊癌同样推荐淋巴结检出枚数尽可能≥ 6 枚。远端胆管癌为≥ 12 枚	
根治标本： 病理诊断标准 c	尽量明确肿瘤分类（ICC、PHCC、DCC、GBC）和病理类型	关注 ICC（小胆管型和大胆管型）、IPN-b 或 MCN 恶变、胶样癌、未分化癌、腺鳞癌、伴有肉瘤样变的胆管癌、神经内分泌癌等少见病理类型及其占比	关注周围正常胆管癌前病变或基础肝胆疾病
根治标本： 病理诊断规范 d		肿瘤根治标本病理报告中，应诊断出肿瘤病理学类型、组织学亚型、分化程度、肿瘤大小、肿瘤浸润范围与程度、血管侵犯、神经侵犯、手术切缘、淋巴结转移、肝内和远处转移情况 ICC 应当对微血管侵犯（MVI）进行病理诊断	根据 AJCC 第 8 版与临床医师共同进行肿瘤分期

续表

内容	Ⅰ级推荐	Ⅱ级推荐	Ⅲ级推荐
免疫组化与分子病理[e]	病理鉴别诊断困难时,可行免疫组化: 胆道腺癌:CK7、CK19通常阳性,而CK20通常阴性 细胆管癌:CD56+ 鳞状细胞癌:P40+,P63+ 神经内分泌癌:Syn+、CgA+	免疫组化:c-MET、EGFR、HER2、MLH1、MSH2、MSH6、PMS2 对于ICC推荐进行FISH(*FGFR2*)、测序(*IDH1/2*)和二代测序	FISH(*cMET*,*HER2*,*NTRK1-3*)、测序(*BRCA1/2*,*BRAF*) MSI/dMMR

【注释】

a 胆道肿瘤的活检病理标本主要来源于引流胆汁脱落细胞、ERCP引导下的胆道细胞刷检、胆道镜活检、细针穿刺(FNA)或体外B超或CT引导下经皮穿刺活检组织。依据第5版《WHO消化系统肿瘤分类》[1-2],对上述活检的细胞或组织做出准确的病理诊断,对于肿瘤的诊断和治疗常具有决定性意义。因此应当尽量明确病变性质,有条件可借助液基细胞、特殊染色、免疫组化、分子病理(如FISH倍体检测等[3])技术,进一步明确诊断肿瘤病理性质、亚型、分化程度等。肝脏是其他恶性肿瘤常见转移的脏器之一,在病理活检标本诊断肝内胆管癌时,特别要注意与来源于其他脏器的转移性腺癌进行鉴别诊断。目前,有常用的免疫组化指标可以帮助鉴别,必要时需要结合临床或与临床医师开展MDT讨论,帮助鉴别肿瘤起源。即使如此,仍有部分病例在病理上难以鉴别起源。此部分内容作为Ⅱ级推荐。

b 胆道系统解剖学结构较复杂,因此病理取材是胆系手术根治标本病理诊断规范的重要部分。首先应当对胆道肿瘤的类别(ICC、PHCC、DCC、GBC)进行区分。如肉眼区分困难,应进行精细化解剖和取材,通过在显微镜下观察,帮助判断肿瘤分类。此外,对于肿瘤数量、大小、位置、质地、与胆管腔的关系、浸润范围、切缘情况、淋巴结和远处转移等进行详细记录和充分取材。ICC的大体分型分为肿块型、管周浸润型和管内生长型,且各型之间存在肿瘤起源、病因、影像学特征、组织学改变和基因变异等方面的差异[4],肝内胆管癌病理诊断专家共识(2022版)中,推荐肿块型ICC按7点取材法肿瘤取材,管周浸润型ICC则推荐沿胆管长轴剖开取材,以明确肿瘤与胆管的关系[5]。推荐ICC、PHCC和GBC淋巴结检出数尽可能≥6枚,而DCC尽可能≥12枚[6-7]。

c 依据第5版《WHO消化系统肿瘤分类》进行病理诊断[1-2](详见附录8.5、8.6)。关注ICC(小胆管型和大胆管型)。其中小胆管型ICC多发生于肝脏外周部,多为肿块型,管腔小,黏液分泌少,包括细胆管癌(cholangiolocarcinoma)和伴有胆管板畸形的ICC(ICC with ductal plate malformation pattern)。而大胆管型ICC多发生于肝脏中央部,多含管周浸润型,可伴有黏液分泌,类似于PHCC。另外也需关注IPN-b或MCN恶变、胶样癌、未分化癌、腺鳞癌、伴有肉瘤样变的胆管癌、神经内分泌癌等少见病理类型及其占比,以及周围正常胆管的癌前病变或基础疾病。

d 胆道恶性肿瘤根治标本病理报告中,应诊断出肿瘤病理学类型、组织学亚型、分化程度、肿瘤大小、肿瘤在胆管和/或胆囊中的分布、肿瘤浸润程度、血管侵犯、神经侵犯、手术切缘、淋巴结转移、肝内和远处转移情况。其中对于ICC,推荐按肝内胆管癌病理诊断专家共识(2022版),常规区分大、小胆管亚型[5]。以上作为Ⅱ级推荐。

e 免疫组化在胆管癌的病理鉴别诊断中有帮助,胆道腺癌(CK7、CK19通常阳性,而CK20通常阴性),细胆管癌(CD56+),鳞状细胞癌(P40、P63+),神经内分泌癌(Syn、CgA+),以上作为Ⅰ级推荐。另外,免疫组化可以检测部分靶向治疗或免疫治疗的靶点,包括c-MET、EGFR、HER2、MLH1、MSH2、MSH6、PMS2等。MLH1、MSH2、MSH6、PMS2蛋白表达检测可以确定MMR状态,还可以做MSI等分子检测。对于ICC,尤其是肿块型ICC推荐加做*FGFR2*断裂探针FISH检测[8]和*IDH1/2*一代测序[9,10],或者进行二代测序检测。以上作为Ⅱ级推荐。未进行二代测序检测患者,也可以开展FISH检测:*c-MET*、*HER2*、*NTRK1-3*,一代测序:*BRCA1/2*、*BRAF*等。

2 胆道恶性肿瘤的分期

本指南对于BTC的分期采用UICC/AJCC TNM分期系统(2017年第8版)。

2.1 胆囊癌的 TNM 分期

0 期	T_{is}	原位癌
Ⅰ期	ⅠA	肿瘤侵犯固有层
	ⅠB	肿瘤侵犯肌层
Ⅱ期	ⅡA	①腹膜侧肿瘤 ②侵及肌周结缔组织，但没有超出浆膜
	ⅡB	①肝侧肿瘤 ②侵及肌周结缔组织，但没有延伸至肝
Ⅲ期	ⅢA	穿透浆膜（内脏腹膜）和 / 或直接侵犯肝脏和 / 或其他邻近器官或结构，如胃、十二指肠、结肠、胰腺、网膜或肝外胆管
	ⅢB	① ⅠA~ Ⅲ A ②转移到 1~3 个区域淋巴结
Ⅳ期	ⅣA	①肿瘤侵犯门静脉或肝动脉，或侵犯 2 个或多个肝外器官或结构 ②没有区域淋巴结转移或转移到 1~3 个区域淋巴结
	ⅣB	①任何 T ②淋巴结转移到 4 个或更多的区域淋巴结 ③无远处转移 或①任何 T；②任何 N；③有远处转移

2.2 肝内胆管癌的 TNM 分期

0 期	T_{is}	原位癌
Ⅰ期	ⅠA	无血管浸润的孤立肿瘤≤ 5cm
	ⅠB	无血管浸润的孤立肿瘤 >5cm
Ⅱ期	ⅡA	孤立的肿瘤有肝内血管侵犯 或没有血管侵犯的多发肿瘤
Ⅲ期	ⅢA	肿瘤穿透脏腹膜
	ⅢB	①肿瘤直接侵犯肝外结构 或②任何 T；③有区域淋巴结转移
Ⅳ期	Ⅳ	①任何 T；②任何 N；③有远处转移

2.3 肝门部胆管癌的 TNM 分期

0 期	T_{is}	原位癌
Ⅰ期	Ⅰ	肿瘤局限于胆管，并向上延伸至肌层或纤维组织
Ⅱ期	ⅡA	①肿瘤侵犯胆管外壁至周围脂肪组织，或肿瘤侵犯邻近肝实质 ②肿瘤侵犯胆管壁外脂肪组织
	ⅡB	①肿瘤侵犯胆管外壁至周围脂肪组织，或肿瘤侵犯邻近肝实质 ②肿瘤侵犯邻近肝实质

胆道恶性肿瘤

续表

Ⅲ期	ⅢA	肿瘤侵犯门静脉或肝动脉的单侧分支
	ⅢB	肿瘤侵犯门静脉主干或双侧分支或肝总动脉;或单侧二级胆管分支 及对侧门静脉或肝动脉受累
	ⅢC	①任何 T ② 1~3 个阳性淋巴结,主要累及胆囊管、胆总管、肝动脉、胰十二指肠后、门静脉淋巴结
Ⅳ期	ⅣA	①任何 T ②≥ 4 个淋巴结转移 ③无远处转移
	ⅣB	①任何 T ②任何 N ③有远处转移

2.4 远端胆管癌的 TNM 分期

0 期	T_{is}	原位癌
Ⅰ期	Ⅰ	肿瘤侵入胆管壁深度 <5mm
Ⅱ期	ⅡA	①肿瘤侵入胆管壁深度 <5mm ② 1~3 个区域淋巴结转移或肿瘤侵入胆管壁的 5~12mm
	ⅡB	①肿瘤侵入胆管壁的 5~12mm ② 1~3 个区域淋巴结转移 或①肿瘤侵入胆管壁及深度 >12mm 或①肿瘤侵入胆管壁及深度 >12mm ② 1~3 个区域淋巴结转移
Ⅲ期	ⅢA	①肿瘤侵犯邻近器官,包括胆囊、胰腺、十二指肠或其他邻近器官,但没有累及腹腔干或肠系膜上动脉 ②≥ 4 个区域淋巴结转移
	ⅢB	①肿瘤侵犯腹腔干、肠系膜上动脉和 / 或常见的肝动脉 ②和 / 或 1~3 个区域淋巴结转移 ③和 / 或≥ 4 个区域淋巴结转移
Ⅳ期	Ⅳ	①任何 T ②任何 N ③有远处转移

3 胆道恶性肿瘤的 MDT 模式

MDT 项目	Ⅰ级推荐	Ⅱ级推荐	Ⅲ级推荐
MDT 学科的构成	肝胆外科(普外科) 肿瘤内科 影像科 病理科 放疗科 肝病科(感染科) 超声科(特诊科)	消化内科 介入科	其他相关学科(营养科、心理科、内分泌科)
MDT 成员要求	高年资主治医师及以上	副主任医师及以上	

续表

MDT 项目	Ⅰ级推荐	Ⅱ级推荐	Ⅲ级推荐
MDT 讨论内容[a,b]	偶然发现胆囊癌 ⅠB ~ ⅢA 的新辅助化疗使肿瘤降期 出现黄疸的处置 复杂胆道感染的处置	分期腹腔镜 胆道引流的决定	主诊医师认为需要 MDT 者(如诊治有困难或争议) 推荐进入临床研究者
MDT 日常活动	固定学科、固定专家、固定时间(建议每 1~2 周 1 次);固定场所;固定设备(投影仪、信息系统)	根据具体情况设置	

【注释】

a 对于诊断和分期有困难的,首先参加 MDT。

b 需要转化治疗的或出现免疫相关严重不良反应的,推荐参加 MDT。

4 胆道恶性肿瘤的外科治疗

4.1 胆囊癌的外科治疗

内容	Ⅰ级推荐	Ⅱ级推荐	Ⅲ级推荐
术前评估		术前胸部、腹部和盆腔 CT,排除远处转移尤其是腹主动脉旁淋巴结转移	
手术范围	T_{is} 和 T_{1a} 期行单纯胆囊切除术[a]	进展期胆囊癌切除范围除了胆囊,还包括周围肝组织[b]	术前或术中确诊进展期胆囊癌,建议行开放胆囊癌根治术,且根治性手术需要有经验的肝胆外科医师完成
淋巴结清扫[c]	淋巴结清扫个数 >6 个;16 组淋巴结阳性不建议手术	淋巴结清扫范围肝十二指肠韧带 12 组、肝动脉 8 组和胰头周围 13 组	
肝外胆管处理		胆囊管癌或胆囊管切缘阳性,可联合肝外胆管切除[d]	
联合脏器切除			无远处转移的 T_4 期胆囊癌侵犯周围器官者,可以行联合脏器切除[e]
意外胆囊癌[f]	术中胆囊可疑病灶和淋巴结应送冰冻切片,根据冰冻结果进行分期,决定手术范围	术后病理 T_{is} 或 T_{1a} 期随访;T_{1b} 期以上者,依据分期确定胆囊癌根治范围	

【注释】

a 根治性 R0 切除是治愈原发性胆囊癌的唯一方法,手术需要经验丰富的肝胆外科医师完成[1-2](3 类)。

b T_{is} 和 T_{1a} 的胆囊癌行单纯胆囊切除即可[3](1A 类),T_{1b} 期以上的胆囊癌根治术手术范围包括胆囊及胆囊床周围 2cm 的肝实质;T_2 期和 T_3N_0 期肝切除范围 S4b+S5;对于肿瘤浸润肝实质超过 2cm、位于胆囊颈部、侵犯胆囊三角或合并肝十二指肠韧带淋巴结转移者(T_3N_1),需行右半肝或右三叶肝切除术;无远处转移的 T_4 期胆囊癌患者可行包括右半肝或右三叶肝切除的联合脏器切除。肝脏切缘要保证阴性[4-7](2A 类)。

c 第 16 组淋巴结术中活检,若阳性不建议手术。胆囊癌淋巴结的清扫个数至少 6 个以上[8-10](2A 类)。

d 为了保证术中胆管切缘阴性,胆囊管癌或胆囊颈部癌 R0 切除必要时加肝外胆管切除,行肝门胆管空肠吻合术[11-13](2A 类)。

e 远处转移的 T_4 期胆囊癌侵犯周围器官者,可以行联合脏器切除[14-15]。门静脉受累是胆囊癌 R0 切除的唯一障碍,可以考虑联合门静脉切除重建,但是仍有争议[16-17](2A 类)。

f 对于术中发现的意外胆囊癌,术中行胆囊冰冻切片和可疑淋巴结冰冻切片检查,根据冰冻结果确定 TNM 分期,再根据分期确定手术范围(2A 类)。

4.2 肝内胆管癌的外科治疗

内容	Ⅰ级推荐	Ⅱ级推荐	Ⅲ级推荐
手术指征 a	排除肝内及远处转移,可切除的病灶建议手术切除		对于边界可切除可穿刺证实后行转化治疗
淋巴结清扫 b	检出淋巴结数目不得少于 6 枚	常规行 8、12 和 13 组淋巴结清扫	
复发再手术 c		复发的肝内胆管癌残肝体积 >40%,建议二次手术切除	
肝移植 d		肿瘤 <2cm 合并肝硬化的肝内胆管癌肝移植治疗效果佳	

【注释】

a 肝脏的多灶性病变、淋巴结转移及远处转移是肝内胆管癌患者的手术相对禁忌证。对于术前不能明确分期者,可术中行腹腔镜探查[1](2A 类)。根治性 R0 切除肝脏和胆管切缘均要求阴性[2-5],胆管切缘距离尚无定论[5](2A 类)。

b 左肝内胆管癌淋巴结转移途径主要为左膈下、肝蒂和肝胃韧带、胃左和腹腔干淋巴结,右侧淋巴向肝蒂和胰十二指肠周围淋巴结转移,清扫主要是 12、8 和 13 组淋巴结[6](2A 类)。检出淋巴结数目建议不少于 6 枚。

c 肝内胆管癌复发如果可切除,且残余肝体积 40% 以上,建议二次手术切除[7-8](2A 类)。

d 对于一些极早期合并肝硬化的肝内胆管癌患者,肝移植治疗疗效佳[9](2A 类)。

4.3 肝门部胆管癌的外科治疗

内容	Ⅰ级推荐	Ⅱ级推荐	Ⅲ级推荐
术前评估 a	术前联合 CT、MRI、MRCP 进行分型和可切除性评估	应用三维可视化解析门静脉、肝动脉和肝静脉的变异和侵犯与否,制订手术方案	
手术指征 b	术中胆管切缘常规冰冻检查;手术范围依据病灶部位确定	大范围肝切除合并肝外胆管切除可提高 R0 切除率	
淋巴结清扫 c	检出淋巴结数目不得少于 6 枚	常规行 8、12 和 13 组淋巴结清扫	
血管侵犯 d		门静脉和肝动脉局部侵犯建议切除重建	
门静脉栓塞(PVE) e		剩余残肝体积 <40% 的患者术前建议 PVE	
术前减黄 f			总胆红素 >200μmol/L 的需大范围肝切除建议术前减黄
肝移植 g		不能切除且没有远处转移的肝门胆管癌,可考虑行肝移植	

【注释】

a 术前联合 CT、MRI、MRCP 进行分型和可切除性评估[1-2](2A 类);应用三维可视化解析门静脉、肝动脉和肝静脉的变异和侵犯与否,制订详细的手术方案[3-5](2A 类)。

b 依据肿瘤分型选择合适的手术方式:Bismuth Ⅰ型、肿瘤未侵犯尾状叶胆管开口的Ⅱ型患者可行围肝门部胆管肿瘤切除；位于肝管分叉部的 Bismuth Ⅱ型患者需联合肝脏 S4b 段切除或左、右半肝切除；Ⅲa 型建议行右半肝切除，Ⅲb 型建议行左半肝切除；Ⅳ型建议行肝中叶切除或扩大左、右半肝切除，同时全尾状叶切除[4,6]（2A 类）。胆管近端、远端切缘术中需送冰冻证实阴性。胆道重建方式采用胆总管空肠鲁氏 Y 形吻合术。

c 腹主动脉旁淋巴结阳性没有手术指征。淋巴结清扫范围包括肝十二指肠韧带内淋巴结第 12 组、胰头后方淋巴结第 13 组、肝总动脉旁淋巴结第 8 组[7]（2A 类）。

d 术中门静脉或肝动脉的切除重建能达到 R0 切除者，手术可考虑联合切除重建[8-9]（2A 类）。

e 半肝以上切除需要对残余肝体积进行评估，当剩余肝体积小于 30%~40% 时，可行患侧的门静脉栓塞（PVE），对侧体积增大后手术[8-9]（2A 类）。

f 目前减黄有争议，但合并胆管炎、长时间的胆道梗阻、血清总胆红素 >200μmol/L、需要做大范围肝切除主张胆道引流，引流方式依据患者的实际情况选择 PTCD 或者 ERCP，黄疸降至 50μmol/L 以下[10]（2A 类）。

g 肝移植能提高肝门部胆管癌患者的总体生存率，如果肿瘤相对局限、没有远处淋巴结转移和远处转移，患者条件允许，可考虑行肝移植[11-12]（2A 类）。

4.4 远端胆管癌的外科治疗

内容	Ⅰ级推荐	Ⅱ级推荐	Ⅲ级推荐
影像学评估 a	MDCT 和 MRCP 术前分期和评估有无血管侵犯 对胆管下端良恶性不明者，行超声内镜引导下组织穿刺活检		PET/CT 在临床可疑时排除有无转移
手术指征	R0 切除要求胆管近端切缘阴性	根治性手术主要行胰十二指肠切除 b	
淋巴结清扫 c	腹主动脉旁淋巴结转移不建议手术 检出淋巴结数目至少 12 枚	淋巴结清扫包括肝十二指肠韧带、肝总动脉周围、胰头部周围及肠系膜上动脉右侧淋巴结	
血管侵犯		当门静脉受累是 R0 切除的唯一障碍时，可联合行受侵的门静脉 / 肠系膜上静脉切除重建	肠系膜上动脉受侵是手术相对禁忌证
术前减黄			总胆红素 >380μmol/L 可考虑术前减黄 d 减黄术根据所在医疗中心自行选择 PTCD 或 ERCP

【注释】

a 术前需要进行初步评估，排除远处转移和可切除性，对于胆管切缘、胰管切缘需进行术中冰冻检查，确认切缘未见肿瘤累及[1]（2A 类）。

b 手术通常需要胰十二指肠切除术[2]（2A 类）。

c 淋巴结清扫范围包括肝十二指肠韧带内淋巴结、胰十二指肠前方和后方的淋巴结，以及肠系膜上动脉右侧淋巴结。为了准确判断 N 分期，建议最少检出淋巴结数目为 12 枚。

d 目前术前减黄仍存在争议，总胆红素 > 380μmol/L 建议行术前减黄，减黄时间以使肝功能显著改善或基本恢复正常为宜[3-5]（2B 类）。

e 对于出现黄疸的无法切除患者，应当进行胆汁引流，建议优先使用 ERBD（金属支架或者塑料支架）内引流，若 ERBD 失败，可行 PTCD 外引流。无条件微创治疗者，可行姑息性胆肠内引流术。

5 胆道恶性肿瘤的放射治疗

放射治疗分类	Ⅰ级推荐	Ⅱ级推荐	Ⅲ级推荐
新辅助放疗 a	鼓励参加临床研究	鼓励参加临床研究	对肝内 BTC 在如下情况考虑行新辅助放疗：①肝内病灶长径≤ 6cm；②肝内病灶及淋巴结转移在手术切除范围内；③无肝内及肝外播散转移(3 类)。对于肝外 BTC，临床分期在 T_3 以上或者 N_+ 的局部进展期病灶，可考虑行术前新辅助放疗(2B 类)
术后辅助放疗 b	对于肝内及肝外 BTC，对术后切缘阳性(R1/2)推荐进行术后辅助放疗(2A 类)	对于肝内及肝外 BTC，R0 术后但存在 N_+ 者推荐进行术后辅助放疗(2A 类)	对于肝外 BTC，术后分期 $pT_{3/4}$ 可行术后辅助放疗(2B 类)
姑息性放疗 c	鼓励参加临床研究	对于 BTC 存在广泛淋巴结转移，放疗靶区范围较大者，优先考虑常规剂量放疗联合同步化疗(2A 类) 对于局限的肝内胆管癌，优先考虑 SBRT 治疗(2A 类)	对肝外胆管及胆囊癌存在淋巴结转移、但病变较局限者，仅对局限病灶行减症放疗，同样可考虑 SBRT 治疗，但需严格考量放疗剂量及正常组织的耐受性(3 类)

【注释】

a 进展期胆管癌新辅助放疗

(1)对于肝外 BTC，新辅助放化疗的临床使用价值尚有待考量。现有部分研究显示，对潜在可切除的肝外 BTC 行新辅助放化疗可以达到降期，提高 R0 切除率，延长生存的作用[1-5]。放疗靶区建议参考治疗前影像学，确定可视的肿瘤区域(原发及转移淋巴结等)，可适当外扩包括高危的淋巴结引流区。术前放疗剂量可考虑 DT 40~45Gy，单次 1.8~2.0Gy。同步化疗的方案首选推荐以氟尿嘧啶类(5-FU 持续输注或含卡培他滨方案)为主，吉西他滨同样可考虑与放疗同步应用，但要注意防止骨髓抑制[1-4]。

(2)肝内胆管癌新辅助放疗的作用及意义仍存在一定的争议性，目前研究多来自小样本回顾性研究[5-6]。新辅助放疗模式可参考肝外新辅助治疗方案，也可采用 SBRT 技术，参考剂量模式为 40Gy/5F[7]。而且新辅助放疗时机的介入，建议在 MDT 参与下实施。

b 可切除进展期胆管癌的术后辅助放疗

基于部分回顾性研究和前瞻性Ⅱ期临床研究 SWOG S0809 以及荟萃分析的结果，对于可手术切除的进展期胆管癌术后采取吉西他滨联合卡培他滨的辅助化疗及卡培他滨为基础的同步放化疗，已显示局部控制及生存的获益[7-11]。而且在术后存在切缘 R1/R2 情况下，放疗在术后显得尤为重要[8,11]。

(1)放疗剂量：瘤床及淋巴引流区放疗剂量为 45.0~50.4Gy，单次剂量 1.8~2.0Gy，R1 切除则瘤床区和切缘再增量至 54.0~59.4Gy，R2 切除可补量至 66~70Gy，但需考虑正常器官的受量；如果采用 IMRT 技术，可在放射治疗中予瘤床同步补量 52.5Gy/25F，R1 切除则剂量可达到 55Gy/25F[8-9]。

(2)放射靶区的确定：术后放疗靶区需包括原发肿瘤瘤床，对肝门区肿瘤，尚需包括肝脏切缘，吻合口以及区域淋巴结。基于原发肿瘤部位将对应不同区域淋巴引流区，如对于肝内及肝门胆管癌，淋巴引流区包括肝十二指肠淋巴结、肝门淋巴结、腹腔干、上腹主动脉旁淋巴结、胰头后方淋巴结，并需考虑胃左动脉及胃小弯侧淋巴引流区[12-13]；对远端胆管癌，淋巴引流区包括肝门淋巴结、肝十二指肠、胰头后淋巴结、肠系膜淋巴结以及腹主动脉旁引流区[12-13]。计划靶区是基于体内脏器移动及摆位误差，于临床靶区外放 5~10mm 范围[8]。

(3)放疗开始时间：目前对于术后应该开始行放疗的最佳时间尚无定论，基于现有回顾性研究以及前瞻性Ⅱ期临床研究 SWOG S0809 结果，建议术后同步放化疗可在术后 8 周开始，而如果与术后辅助化疗联合，可先行术后辅助化疗 2~4 周期后行同步放化疗[8,14]。

(4)同步化疗方案：主体推荐为氟尿嘧啶类(5-FU 持续静脉滴注或卡培他滨)，而吉西他滨同步放化疗仅见于小样本或回顾性研究，尚未被广泛接受[7]。

c 不可手术切除及转移性胆管癌的姑息放疗

对于不能切除的局部晚期 BTC，如体能状态良好，无阻塞性黄疸，常规剂量放疗联合同步化疗，相较于单纯化疗或放疗已显示出在缓解症状和延长生存期上的优势[15-17]，因此是目前被广泛接受的姑息性放疗方式。除此以外，现有的临床数据已显示大分割放疗方式如立体定向放疗(SBRT)，已给肝内胆管癌以及病变局限的肝外及胆囊癌带来明显局控及生存的获益[18-19]，其中在肝内胆管癌治疗中，SBRT 治疗优势更为明显[20-21]。而其他放疗方式如质子治疗等，尚缺乏充足的临床研究数据支持[22]。

(1)放疗方式、靶区及剂量：基于影像学结果，如增强 CT、MRI 等确定治疗靶区。放疗靶区包括原发肿瘤区、转移淋巴结及可适当外扩包括高危区域淋巴结。放射剂量在肿瘤区域及淋巴引流区为 45.0~50.4Gy，单次 1.8~2.0Gy，依据患者耐受情况，可将肿瘤区域增量至 60Gy 或更高剂量，治疗中需考虑危及器官受量[23]。对于高剂量少分割放射治疗(如 SBRT)，推荐仅照射原发肿瘤和转移淋巴结，不建议包括高危淋巴结引流区。目前对 SBRT 尚无统一剂量模式作为标准推荐，可参考的剂量分割为 30~50Gy/3~5F，单次分割剂量与分割次数的确定有赖于靶区与危及器官的距离及危及器官受量[7]。

(2)化疗方案：与放疗同步的化疗方案可采用吉西他滨或氟尿嘧啶类(5-FU 持续静脉滴注，或卡培他滨)，联合化疗方案可采用以吉西他滨或氟尿嘧啶类为基础的方案[7]。近期部分研究包括案例报道、回顾性研究以及小样本的前瞻研究，已经显示对于进展期胆管癌，在放疗基础之上联合免疫治疗与抗血管生成 TKI 类药物(如仑伐替尼)，能有效改善晚期胆管癌的生存。有鉴于此，对于进展期胆管癌，在标准治疗失败后，可考虑在放疗基础上联合免疫和 / 或 TKI 类药物的治疗方式[24-25]。但是免疫治疗与放射治疗联合的最佳方案，包括治疗中时间顺序、放射治疗的最佳放射剂量模式、分割方式以及最佳免疫治疗方案目前尚无定论。

(3)对于存在远处器官转移的病灶，如肝、肺、骨以及腹膜后等，在无法手术或者介入等治疗方案下，放疗起到减症及提高局控的作用，放射治疗方式(适形调强放疗或是 SBRT)以及放疗介入时机可在 MDT 介入下实施。

6 胆道恶性肿瘤的系统治疗

6.1 胆道恶性肿瘤的一些定义

6.1.1 胆道恶性肿瘤转化治疗和新辅助治疗的定义

	定义
BTC 转化治疗 a	利用多种系统治疗或局部治疗，使初始不可切除的 BTC 转化为可切除 BTC，使患者获得根治性切除和延长生存期
BTC 新辅助治疗 b	对于外科技术上可切除、但同时具有高危复发因素的 BTC，在术前先进行系统治疗或局部治疗等，及早控制不可见的微小病灶，或使肿瘤降期达到更易 R0 切除，增加手术切缘阴性可能性，从而降低术后复发率

【注释】

a 转化治疗(conversion therapy)的概念在 1996 年被法国学者 Bismuth[1]提出，其认为初始无法手术切除的结直肠癌肝转移患者可以通过全身化疗以进行降期，从而使患者得到手术的机会，延长生存时间。后来这一概念在其他肿瘤治疗领域普及，现已广泛应用于胃癌、肝细胞癌等[2-4]的治疗中，并取得了一定的效果。BTC 转化治疗的概念应用较少，BTC 具有恶性程度高、肿瘤微环境复杂、易转移等特点，诸多传统肿瘤治疗手段如系统性化疗、放疗等治疗效果均不理想。近年来，随着药物研究的进展和治疗方案的改进，联合治疗、靶向治疗、免疫治疗等一系列新兴治疗方案使治疗效果明显改善，为 BTC 的转化治疗提供了有利的条件[5-7]。转化治疗的目的是通过对初始不可切除患者进行一系列综合治疗，使不可切除的肿瘤转化为可切除的肿瘤，使一些姑息性手术转化为 R0 根治性切除。

b 近年来，胆道恶性肿瘤的新辅助治疗在临床实践中的使用并不常见，主要是因为 BTC 对药物治疗的反应不佳，一旦手术（包括广泛的肝切除术）能够赋予肿瘤根治性（R0 切除），手术仍然被认为是最好的治疗方法[8-9]。

6.1.2 边界可切除、不可切除胆道恶性肿瘤的定义

BTC	不可切除 a	边界可切除
肝内胆管癌 b,c	解剖学因素：①门静脉、肝静脉或胆管主干受侵，无法切除重建者；②合并肝硬化失代偿或严重门静脉高压症的患者，余肝 FLR 不符合安全肝切除决策体系[10] 生物学因素：①左右肝内有多个肿瘤；②腹主动脉旁等远处淋巴结转移或远处脏器转移[11-13]	①肿瘤单个直径 >5cm；②肿瘤数目 ≥ 3 个或者合并卫星灶；③门静脉或肝静脉侵犯；④区域淋巴结转移；⑤术前 CA19-9 >200U/ml
肝门部胆管癌 d,e	解剖学因素：①一侧肝叶萎缩伴对侧胆管、肝动脉或门静脉广泛受累；②双侧胆管浸润无法根治性切除同时受累(肿瘤同时累及 U 点和 P 点)；③门静脉主干受累 >3cm，无法重建；④双侧肝动脉及门静脉均受累，无法重建；⑤肝外神经、肝固有动脉和肝总动脉广泛受累，癌侵犯肝静脉和下腔静脉[14-15]；⑥合并肝硬化失代偿或严重门静脉高压症的患者，余肝 FLR 不符合安全肝切除决策体系[16] 生物学因素：①淋巴结转移范围超出腹主动脉旁；②组织学检查证实转移到预留肝、肺或腹膜	①区域淋巴结多发转移或伴融合；②肿瘤侵犯单侧或双侧门静脉或肝动脉；③余肝 FLR 虽未符合安全肝切除决策体系，但预期通过 PVE 等治疗措施可达标者[17]
胆囊癌 e,f	解剖学因素：①肝内存在多发转移病灶，超出能手术切除的范围内。②原发灶侵犯以下血管，门静脉主干或左支受侵，无法重建；肝固有动脉或肝总动脉受侵 >180° 或受侵 <180° 同时需联合门静脉重建；门静脉右支或右肝动脉侵犯，且无法耐受大范围肝切除。③胆管侵犯：侵犯右肝管，且无法耐受大范围肝切除；侵犯左肝管，且离胆管分离极限点（U 点）<1cm。④淋巴结转移：伴有 8 组或 13 组淋巴结转移且侵犯门静脉或肝动脉。⑤合并肝硬化失代偿或严重门静脉高压症的患者，余肝 FLR 不符合安全肝切除决策体系。⑥ 16 组淋巴结转移或其他脏器远处转移 生物学因素：腹膜转移、直接转移到邻近脏器等 / 受侵犯器官（胰腺、胃、十二指肠、结肠）无法联合切除[18-19]	①肝脏实质浸润：深度 >2cm 且无肝转移灶； ②原发灶侵犯以下血管之一： • 门静脉主干或右支受侵，可耐受切除或可重建 • 肝固有动脉或肝总动脉：紧邻肿瘤或受侵 <180° • 右肝动脉受侵可耐受右半肝切除 ③胆总管或肝总管侵犯：非胆囊颈管癌原发灶侵犯且离胆管分离极限点（U 点）>1cm； ④原发灶侵犯周围脏器，包括结肠肝区胃、十二指肠等； ⑤淋巴结转移伴有 8 组或 13 组淋巴结转移但无血管侵犯
远端胆管癌	解剖学因素[20]：①肿瘤侵犯腹腔干（CA）；②肝固有动脉和肝总动脉广泛受累；③门静脉侵犯超过十二指肠上缘 生物学因素：区域淋巴结以外的淋巴结转移或远处脏器转移	门静脉受侵的远端胆管癌患者

【注释】

a 不可切除的 BTC 中，除解剖和生物学因素外，还包括条件性因素：因全身因素无法耐受手术者。ECOG 体力状态评分≥ 2 分的 BTC 患者定义为边界可切除。

b 随着药物研究的进展和治疗方案的改进，联合治疗、靶向治疗、免疫治疗等一系列新兴治疗方案使治疗效果明显改善，为 ICC 的转化治疗提供了有利的条件。

c 安全肝切除决策体系：合并肝硬化的患者，若 ICG-R15<10%，标化剩余功能性肝体积比（RRS）从 <40% 增加到 ≥ 40%；若 ICG-R15 为 10%~20%，RRS 从 <60% 增加到 ≥ 60%；若 ICG-R15 为 21%~30%，RRS 从 <80% 增加到 ≥ 80%；无肝硬化的患者，RRS 从 <30% 增加到≥ 30%[1]。

d 双侧胆管浸润无法根治性切除一般认为 Bismuth Ⅴ型、侵犯左右Ⅲ级胆管，即左侧肿瘤侵犯超越 U 点（门静脉左侧矢状部），右侧肿瘤侵犯超越 P 点（门静脉右后支起始部）的肝门部胆管癌是不可切除的。

e 肝门部胆管癌的区域淋巴结定义为沿肝门、胆囊管、胆总管、门静脉、肝动脉和胰十二指肠后方分布的淋巴结。肝内胆管细胞癌：左侧，肝门部淋巴结、膈下淋巴结、肝胃韧带淋巴结；右侧，肝门部淋巴结、十二指肠周围淋巴、胰腺周围淋巴结。

f 胆囊癌的区域淋巴结定义为沿胆总管、肝动脉、门静脉和胆囊管分布的淋巴结。

远端胆管癌将区域淋巴结定义为沿胆总管、肝动脉、胰十二指肠前方和后方分布的淋巴结，以及肠系膜上动脉右侧淋巴结。

除此以外，在 AJCC 指南第八版胆道恶性肿瘤分期系统中，除肝内胆管癌外，均按转移性（阳性）淋巴结数目划分，1~3 枚淋巴结阳性为 N_1，≥ 4 枚为 N_2，也就是说部分第七版原分期为 N_1 的患者可能被重新划分为 N_2 期，即转移的区域淋巴结数目也可能是衡量胆道系统恶性肿瘤可切除性的标准之一。

6.2 胆道恶性肿瘤的新辅助治疗

内容	Ⅰ级推荐	Ⅱ级推荐	Ⅲ级推荐
新辅助化疗	参加临床试验 a	吉西他滨 + 顺铂 + 白蛋白紫杉醇（2A 类）b [1] 5-FU+ 奥沙利铂（2A 类） 卡培他滨 + 奥沙利铂（2A 类） 吉西他滨 + 卡培他滨（2A 类） 吉西他滨 + 顺铂（2A 类） 5-FU+ 顺铂（2B 类） 卡培他滨 + 顺铂（2B 类） 吉西他滨 + 奥沙利铂（2B 类）	

【注释】

a 目前缺乏随机对照的 Ⅲ期临床试验证明胆道恶性肿瘤的新辅助化疗的获益。推荐适当的患者参加临床试验。

b 对于体能状况良好的患者，可以考虑三药联合的强烈化疗。在 SWOG 1815 研究中，吉西他滨 + 白蛋白紫杉醇 + 顺铂对比吉西他滨 + 顺铂的中位 OS 分别为 14.0 个月 vs. 12.7 个月，ORR 为 34% vs. 25%，中位 PFS 为 8.2 个月 vs. 6.4 个月。

6.3 胆道恶性肿瘤的术后辅助治疗

内容	Ⅰ级推荐	Ⅱ级推荐	Ⅲ级推荐
辅助治疗	卡培他滨（1A 类）a [1] 替吉奥（1B 类）c [9] 或参加临床试验	吉西他滨或以 5-FU 为基础的方案 b [2-8]，包括： 吉西他滨 + 顺铂（2A 类） 吉西他滨 + 卡培他滨（2A 类） 卡培他滨 + 奥沙利铂（2A 类） 5-FU+ 奥沙利铂（2A 类） 吉西他滨单药（仅限肝内胆管癌及胆囊癌）（2A 类） 5-FU 单药（2A 类）	5-FU+ 顺铂（3 类） 卡培他滨 + 顺铂（3 类）

【注释】

a 根据 BILCAP 研究，入组标准为接受了根治性切除术的肝内外胆管癌及肌层浸润性胆囊癌的患者，术后随机分配至接受口服卡培他滨组（1 250mg/m^2，每日 2 次，第 1~14 天，每 3 周重复，共 8 周期）和观察组。在意向治疗分析中，卡培他滨组和观察组的中位生存期分别为 51.1 个月和 36.4 个月，差异无统计学意义（P=0.097），未达到本研究的主要终点。但在符合方案分析中，卡培他滨组和观察组的中位生存期分别为 53 个月和 36 个月，差异有统计学意义（P=0.028），故推荐。

b 包括吉西他滨联合顺铂、吉西他滨联合卡培他滨、5-FU 联合奥沙利铂以及卡培他滨联合奥沙利铂等方案，亦可考虑吉西他滨或 5-FU 单药治疗，可根据各医疗中心的使用经验及患者的具体情况选用。但基于Ⅲ期随机对照 PRODIGE-12 研究结果，吉西他滨联合奥沙利铂辅助化疗并不能提高胆管癌患者术后的 RFS 和 OS，故不推荐该方案用于胆管癌术后的辅助治疗。另一项日本Ⅲ期研究表明肝外胆管癌术后采用吉西他滨单药辅助化疗并不能带来生存获益，故不推荐该方案用于肝外胆管癌术后的辅助治疗。另外，STAMP Ⅱ期研究入组了吉西他滨联合顺铂对比卡培他滨单药辅助治疗淋巴结阳性的肝外胆管癌，主要研究终点 2 年 DFS 率并没有显著提高(38.5% vs. 25.1%，P=0.430)，次要研究终点 2 年 OS 率也没有显著提高(77.8% vs. 71.0%，P=0.404)，故仍为Ⅱ级推荐。

c 根据 JCOG 1202 研究，入组标准为接受了根治性切除术的肝内外胆管癌及胆囊癌的患者，术后随机分配至接受口服替吉奥组(40mg/m^2，每日 2 次，第 1~28 天，每 6 周重复，共 4 周期)和观察组。替吉奥组和观察组的 3 年中位生存率分别为 77.1% 和 67.6%，差异有统计学意义(P=0.008)，达到本研究的主要终点。但替吉奥组和观察组的 3 年无复发生存率分别为 62.4% 和 50.9%，差异无统计学意义(P >0.05)，且 R1 切除效果欠佳，故推荐 1B 类。

6.4 晚期胆道恶性肿瘤的一线治疗

分层	Ⅰ级推荐	Ⅱ级推荐	Ⅲ级推荐
可耐受强烈化疗的患者 a	吉西他滨 + 顺铂 + 度伐利尤单抗 (1A 类) [14] 吉西他滨 + 顺铂 + 帕博利珠单抗 (1A 类) [16] 吉西他滨联合顺铂 (1A 类) [1] 吉西他滨联合替吉奥 (1A 类) [2] 卡培他滨 + 奥沙利铂 (1A 类) [3]	吉西他滨 + 顺铂 + 白蛋白紫杉醇(1A 类) b [4] 吉西他滨 + 顺铂 + 替吉奥(2B 类) b [5-6] 吉西他滨 + 奥沙利铂(2A 类) [7] 5-FU+ 奥沙利铂(2A 类) 5-FU+ 顺铂(2A 类) 卡培他滨 + 顺铂(2A 类) 吉西他滨 + 卡培他滨(2A 类) 吉西他滨或 5-FU 为基础的方案(2A 类) 吉西他滨 + 白蛋白紫杉醇(仅限于胆管癌)(2A 类) *NTRK* 基因融合阳性肿瘤 c 恩曲替尼[8] 拉罗替尼[9] MSI-H/dMMR 肿瘤 c 帕博利珠单抗[10] 卡瑞利珠单抗联合 GEMOX(2B 类) d [11-12]	纳武利尤单抗 + 吉西他滨 + 顺铂(2A 类) d GEMOX+ 仑伐替尼 + 特瑞普利单抗(2B 类) [13] Nal-IRI + 5-FU + 亚叶酸钙(2B 类) b [15] 参加临床试验 e
不能耐受强烈化疗的患者	吉西他滨单药(1B 类)	替吉奥 /5-FU/ 卡培他滨单药(2A 类)	

【注释】

a 晚期一线化疗推荐 5 个标准治疗方案，分别是吉西他滨联合顺铂、吉西他滨联合替吉奥、卡培他滨联合奥沙利铂、度伐利尤单抗 + 吉西他滨联合顺铂以及帕博利珠单抗 + 吉西他滨联合顺铂。证据分别来自 5 个随机对照 Ⅲ 期临床试验。ABC-02 研究显示，吉西他滨联合顺铂将晚期 BTC 患者的 OS 从 8.1 个月提高到 11.7 个月。Ⅲ期 JCOG1113/FUGA-BT 研究表明，吉西他滨联合替吉奥用于晚期 BTC 的一线治疗，其 OS 可达 15.1 个月，疗效不劣于吉西他滨联合顺铂方案(OS 13.4 个月)，可作为晚期 BTC 的一线治疗选择。Kim 等报道了卡培他滨联合奥沙利铂一线治疗胆道癌症的研究结果，总生存期 10.6 个月，与对照组吉西他滨 + 奥沙利铂的 10.4 个月一致，也可作为一线治疗推荐。TOPAZ-1 研究显示，度伐利尤单抗 + 吉西他滨联合顺铂将晚期 BTC 患者的 OS 从 11.5 个月提高到 12.8 个月，PFS 从 5.7 个月提高到 7.2 个月。KEYNOTE-966 研究显示，帕博利珠单抗 + 吉西他滨联合顺铂的中位 OS 为 12.7 个月，对照组为 10.9 个月。治疗组估计 12 个月 OS 率为 52%，对照组为 44%；对照组估计 24 个月 OS 率为 25%，对照组为 18%。

b 对于体能状况良好的患者，可以考虑三药联合的强烈化疗。在 SWOG 1815 研究中，吉西他滨 + 白蛋白紫杉醇 + 顺铂对比吉西他滨 + 顺铂的中位 OS 分别为 14.0 个月 vs. 12.7 个月，ORR 为 34% vs. 25%，中位 PFS 为 8.2 个月 vs. 6.4 个月。虽然研究结果为阴性，但亚组分析发现，对于胆囊癌患者，吉西他滨 + 顺铂 + 白蛋白紫杉醇相比吉西他滨 + 顺铂组有更长的生存趋势，显著延长 OS(17.0 vs 9.3 个月)和 PFS(9.6 vs 5.6 个月)。一项来自日本的随机对照Ⅲ期研究在 2018 年通过口头报道，吉西他滨 + 顺铂 + 替吉奥的联合方案，OS 13.5 个月优于对照组吉西他滨联合顺铂的 12.6 个月（*P*=0.046）。另外，NIFE Ⅱ期临床研究显示，Nal- 伊立替康联合 5- 氟尿嘧啶、亚叶酸钙达到了主要终点，51% 的患者在 4 个月时无疾病进展。

c 关于免疫与靶向治疗，两种 NTRK 抑制剂和 PD-1 单抗帕博利珠单抗，其临床研究均为不分瘤种的早期试验，且均为一线之后的后线治疗，但由于临床数据获益良好，作为Ⅱ级推荐。

d 化疗联合 PD-1 单抗作为一线治疗的两个方案，均来自Ⅱ期临床研究。目前类似方案的全球多中心Ⅲ期临床研究已经展开。

e 推荐符合精准用药条件的所有胆道肿瘤的患者参加临床研究，包括但不限于 *FGFR2* 融合突变、*IDH1/2* 突变、*POLE/POLD* 突变、*BRCA* 突变 /*BAP* 突变 /*ATM* 突变、*BRAF* 突变等。

6.5 晚期胆道恶性肿瘤的二线治疗

分层	Ⅰ级推荐	Ⅱ级推荐	Ⅲ级推荐
PS ≤ 1分	mFOLFOX (1A 类)a [1] *IDH1* 突变肿瘤建议艾伏尼布 f [7](1A 类)或参加临床试验	伊立替康 + 卡培他滨(2A 类)b [2] FOLFIRI(2B 类) [3] 其他既往未使用过的一线推荐治疗方案(2B 类) 瑞戈非尼(2B 类)c [4] 帕博利珠单抗(仅 MSI-H/dMMR 肿瘤)d [5](2A 类) *BRAF* V600E 突变肿瘤推荐达拉非尼 + 曲美替尼 e [6](2A 类) *FGFR2* 融合 / 重排肿瘤佩米替尼 g [10](2A 类) HER2 阳性肿瘤推荐德曲妥珠单抗或者帕妥珠单抗 + 曲妥珠单抗 h [13,17](2A 类) *RET* 融合肿瘤推荐普拉替尼 / 塞普替尼 k [21,22](2B 类)	Nal-IRI + 5-FU + 亚叶酸钙 (2A 类)a [12] 纳武利尤单抗 d [8] 仑伐替尼 + 帕博利珠单抗 d [9](2B 类) 安罗替尼 +PD-1/PD-L1 单抗 j [19](2B 类) 索凡替尼 j [20](2B 类) *FGFR2* 融合 / 重排肿瘤 Futibatinib/Erdafitinb/Derazantinib g [11,14-16](2A 类) *NRG1* 融合肿瘤 Zenocutuzumab i [18](2B 类)
PS> 2分	最佳支持治疗 *IDH1* 突变肿瘤建议艾伏尼布 f [7](1A 类)	帕博利珠单抗(仅 MSI-H/dMMR 肿瘤)d [5](2A 类)	

【注释】

a ABC-06 研究入组了一线吉西他滨联合顺铂化疗进展后的晚期胆管癌患者，随机分配至接受积极症状控制（ASC）+ mFOLFOX（奥沙利铂 +5-FU）组或单纯 ASC 组。研究结果表明，ASC+mFOLFOX 组的中位 OS 为 6.2 个月，单纯 ACS 组的中位 OS 为 5.3 个月，ASC+mFOLFOX 组带来有临床意义的 OS 改善，故推荐 ASC+mFOLFOX 方案作为晚期胆管癌的二线治疗方案。另外，NIFTY 研究显示，Nal- 伊立替康联合 5- 氟尿嘧啶、亚叶酸钙达到了主要终点，独立评审委员会评估的 PFS 为 7.1 个月，单纯 5- 氟尿嘧啶、亚叶酸钙为 1.4 个月。

b 其他可供选择的化疗方案包括伊立替康联合卡培他滨、伊立替康联合 5-FU 及其他一线治疗指南推荐的方案，可根据患者既往治疗经过以及肝功能的情况，结合各医疗中心的使用经验选用。

c REACHIN 研究入组了一线吉西他滨联合铂类化疗进展后的晚期胆管癌患者，随机分配至瑞戈非尼（160mg，口服，每日 1 次，第 1~21 天，每 4 周重复）或安慰剂组。研究结果表明，瑞戈非尼组的中位 PFS 为 3.0 个月，安慰剂组为 1.5 个月，差异具有统计学意义，但两组 OS 无明显差异，故作Ⅱ级推荐。

d 目前免疫治疗在晚期胆系肿瘤二线治疗中缺乏高质量的循证医学证据，建议继续进行临床研究。

e 一项Ⅱ期单臂、多中心的研究入组了系统治疗失败的 *BRAF* V600E 突变的晚期或复发性胆道癌患者。所有患者均接受达拉非尼（150mg，口服，每日 2 次）和曲美替尼（2mg，口服，每日 2 次），直至疾病进展或治疗不耐受。入组的 43 例患者中有 22 例病情缓解，ORR 为 51%。

f ClarIDHy 研究是一项全球多中心的Ⅲ期临床研究，入组了经治的 *IDH1* 突变的晚期胆管癌患者，以 2∶1 的比例随机分配，接受 *IDH1* 抑制剂艾伏尼布 500mg，每日 1 次或安慰剂组。研究结果表明，艾伏尼布组中位 PFS 为 2.7 个月，安慰剂组为 1.4 个月,艾伏尼布组中位 OS 为 10.3 个月,安慰剂组为 7.5 个月,差异均具有统计学意义。

g 据报道,肝内胆管癌中有 13%~20% 的患者携带 *FGFR2* 融合突变。佩米替尼 /Futibatinib/Erdafitinib/Derazantinib 是靶向 *FGFR2* 融合突变具有代表性的药物。佩米替尼二线治疗晚期胆管癌患者的 FIGHT202 研究共纳入 146 例经过至少一线治疗的晚期胆管癌患者,分为 3 个队列:A 是 *FGFR2* 融合 / 重排(n=107),B 是其他 *FGFR* 突变(n=20),C 是非 *FGFR* 突变(n=18),1 例患者未定。所有患者均接受佩米替尼治疗(13.5mg,口服,每日 1 次,第 1~14 天,每 3 周重复)。结果显示,A 组 ORR 为 35.5%,其中 3 例患者 CR,DCR 为 82%。B 组和 C 组的 ORR 为 0。A 组的 DOR 中位数为 7.5 个月,PFS 和 OS 中位数分别为 6.9 个月和 21.1 个月。相比其他两个队列,队列 A 的 ORR、PFS 和 OS 均显著增加。Futibatinib 二线治疗晚期肝内胆管癌患者的 FOENIX-CCA2 研究共纳入 103 例患者,其 ORR 达到 41.7%,DOR 为 9.5 个月,PFS 和 OS 中位数分别为 8.9 个月和 20.0 个月。Erdafitinib 二线治疗实体瘤的 RAGNAR 研究中胆道肿瘤患者共纳入 31 例,ORR 达到 41.9%。Derazantinib 二线治疗肝内胆管癌的 FIDES-01 研究共纳入融合 / 重排患者 103 例,ORR 为 21.4%;纳入突变 / 扩增(非融合 / 重排)患者 28 例,ORR 为 8.7%。

h MyPathway 研究入组了 39 例胆道肿瘤患者,使用帕妥珠单抗 + 曲妥珠单抗,39 例患者有 9 例病情缓解,ORR 为 23%,另外,HERB 研究是一项Ⅱ期、单臂多中心研究,入组了吉西他滨治疗失败的 HER2 阳性胆道肿瘤,使用德曲妥珠单抗(T-DXd,DS-8201),入组的 22 例患者有 8 例病情缓解,ORR 为 36.4%,但其中有 2 例因严重肺损伤死亡。

i 研究招募了 12 例胰腺癌患者,在接受 zenocutuzumab 治疗后,12 例胰腺癌患者的客观响应率达到了 42%。zenocutuzumab 被 FDA 授予胰腺癌孤儿药。该研究招募了 1 例胆管癌患者,最佳评效 PR。

j 一项研究入组了 66 例一线治疗失败的胆道肿瘤患者,在接受了安罗替尼联合 TQB-2450(一种抗 PD-L1 单抗)治疗后,ORR 为 21.21%,DCR 为 72.73%;另一项研究入组了 17 例一线化疗后进展的晚期胆道肿瘤患者,在接受了安罗替尼联合信迪利单抗治疗后,ORR 为 31.6%,DCR 为 82.35%,PFS 为 6.5 个月。另一研究入组了 39 例二线治疗的胆道肿瘤患者,在接受了索凡替尼治疗后,16 周 PFS 率为 46.33%。

k ARROW 研究是针对普拉替尼在 *RET* 融合阳性实体瘤的Ⅰ/Ⅱ期临床研究,其中入组了 3 例胆管癌患者,2 例 PR,1 例缩小 SD;LIBRETTO-001 研究针对接受塞普替尼治疗携带 *RET* 融合突变实体瘤患者,其中入组了 1 例胆管癌患者,评效 PR。

附:胆道恶性肿瘤系统治疗的参考方案

方案 / 药物	用法
卡培他滨	卡培他滨每次 1 250mg/m²,每日 2 次,口服,d1~14 每 3 周重复,共 24 周
替吉奥	替吉奥每次 40mg/m²,每日 2 次,口服,d1~28 每 6 周重复,共 24 周
GP	吉西他滨 1 000mg/m² 静脉滴注 30min,d1、d8 顺铂 25mg/m² 静脉滴注,d1、8 每 3 周重复
GS	吉西他滨 1 000mg/m² 静脉滴注 30min,d1、d8 S-1 每日 2 次,口服,d1~14 S-1 剂量:体表面积(BSA)<1.25m² 60mg/d,BSA=1.25~1.50m² 80mg/d,BSA>1.50m² 100mg/d 每 3 周重复
XELOX	卡培他滨每次 1 000mg/m²,每日 2 次,口服,d1~14 奥沙利铂 130mg/m² 静脉滴注 >2h,d1 每 3 周重复

续表

方案 / 药物	用法
mFOLFOX	奥沙利铂 85mg/m^2 静脉输注 2h,d1 LV 350mg/m^2 静脉输注 2h,d1 5-FU 400mg/m^2 静脉推注,d1,然后 1 200mg/(m^2·d) × 2d 持续静脉输注(总量 2 400mg/m^2,输注 46~48h) 每 2 周重复
GEMOX	吉西他滨 1 000mg/m^2 静脉滴注 30min,d1、d8 奥沙利铂 100mg/m^2 静脉输注 2h,d1 每 3 周重复
GEMCAP	吉西他滨 1 000mg/m^2 静脉滴注 30min,d1、d8 卡培他滨每次 1 250mg/m^2,每日 2 次,口服,d1~14 每 3 周重复
吉西他滨 + 顺铂 + 白蛋白紫杉醇	吉西他滨 1 000mg/m^2 静脉滴注 30min,d1、d8 顺铂 25mg/m^2 静脉滴注,d1、d8 白蛋白紫杉醇 125mg/m^2 静脉滴注,d1、d8 每 3 周重复
Nal-IRI + 5-FU + 亚叶酸钙	Nal-IRI 70mg/m^2 静脉滴注,d1 5-FU 2 400mg/m^2 持续静脉输注,d1~2 亚叶酸钙 400mg/m^2 静脉滴注,d1 每 2 周重复
度伐利尤单抗 + 吉西他滨联合顺铂	度伐利尤单抗 1 500mg 静脉滴注,d1 吉西他滨 1 000mg/m^2 静脉滴注 30min,d1、d8 顺铂 25mg/m^2 静脉滴注,d1、d8 每 3 周重复
帕博利珠单抗 + 吉西他滨联合顺铂	帕博利珠单抗 200mg 静脉滴注 ,d1 吉西他滨 1 000mg/m^2 静脉滴注,d1、d8 顺铂 25mg/m^2 静脉滴注,d1、d8 每 3 周重复
卡瑞利珠单抗联合 GEMOX	卡瑞利珠单抗 3mg/kg 静脉滴注,d1、d15 吉西他滨 800mg/m^2 静脉滴注 30min,d1、d15 奥沙利铂 85mg/m^2 静脉输注 2h,d2、d16 每 4 周重复
帕博利珠单抗	200mg,静脉滴注,每 3 周重复
纳武利尤单抗	3mg/kg 或 240mg/ 次,静脉滴注,每 2 周重复
德曲妥珠单抗(T-DXd,DS-8201)	5.4mg/kg,静脉滴注,每 3 周重复
帕妥珠单抗 + 曲妥珠单抗	帕妥珠单抗 840mg 首次剂量,420mg,静脉滴注,每 3 周重复 曲妥珠单抗 8mg/kg 首次剂量,6mg/kg,静脉滴注,每 3 周重复
Zenocutuzumab	750mg,静脉滴注,每 2 周重复
恩曲替尼	600mg,口服,每日 1 次
拉罗替尼	100mg,口服,每日 2 次

续表

方案 / 药物	用法
达拉非尼 + 曲美替尼	达拉非尼 150mg，口服，每日 2 次 曲美替尼 2mg，口服，每日 1 次
艾伏尼布	500mg，口服，每日 1 次
佩米替尼	13.5mg，口服，每日 1 次，d1~14，每 3 周重复
Futibatinib	20mg，口服，每日 1 次
Erdafitinib	8mg，口服，每日 1 次
Derazantinib	300mg，口服，每日 1 次
安罗替尼	12mg，口服，每日 1 次，d1~14，每 3 周重复
索凡替尼	300mg，口服，每日 1 次

7 胆道恶性肿瘤的随访

内容	Ⅰ级推荐	Ⅱ级推荐	Ⅲ级推荐
早期根治术后	2 年以内，每 3 个月随访 1 次 2~5 年，每 6 个月随访 1 次 5 年后，随访时间可以延长至每年 1 次	对于术前 CEA 和 CA19-9 升高的患者，若实验室检查发现两者或单一指标升高，可以随时安排临床检查	
	随访内容： 临床检查 血液检测（血常规、血生化、肿瘤指标 CEA、CA19-9） 胸腹盆 CT 或胸部 CT、腹部 MR 扫描		
晚期或不可切除姑息性治疗随访	在接受全身或局部治疗期间，按评价疗效要求或根据并发症，每 8~12 周随访 1 次 CA19-9 和 CEA 用于病情监测 胸腹盆 CT 或胸部 CT、腹部 MR 扫描		

8 附录

8.1 腹盆平扫及增强 CT 的推荐参数及图像后处理重建方法

CT 扫描机型：64 排薄层探测器以上的螺旋 CT，以达到血管 CT 成像的扫描速度和薄层图像的快速采集。

扫描参数：仰卧位扫描，行平扫期、动脉期、门脉期及延迟期 4 期扫描。扫描 4 期均包括腹部范围，其中平扫期和门脉期扫描增加覆盖盆腔范围。

增强扫描：采用浓度为 300mg/ml 以上的非离子型碘对比剂，根据体重来计算剂量。由自动高压注射器经前臂静脉进行团注，速率为 3~5ml/s。注药后启动扫描，一般采用阈值监测的方法触发，按动脉期延迟约 20s、门脉期延迟约 45s 及延迟期延迟约 80s 来扫描获取各期图像。

图像重建处理：原始图像经选择适当的卷积核由机器自动重建，产生各期相的 1mm 的薄层图像和 5mm 的常规层厚的腹部图像。将 1mm 层厚的动脉期、门脉期及延迟期图像传至后处理工作站，根据显示病变、胰胆管、动脉及门脉等重要结构的需要，进行不同方法及不同角度的图像重建。对于胆管的病变，推荐利用门脉期的薄层图像、平行于和垂直于病变的方向进行多平面重建，以清晰直观地显示胆管受累情况。

8.2 腹部 MRI 平扫及增强、MRCP 的推荐序列

MRI 扫描机型:1.5T 场强以上,配合体部表面 12 通道以上相控阵线圈。

MRI 扫描方位及序列:

平扫序列:

横断面呼吸触发快速自旋回波压脂 T_2WI 序列(呼吸不均匀者可选用屏气压脂 T_2WI 序列)。

横断面快速梯度回波水 - 脂同反相位(双回波)T_1WI 屏气采集序列。

横断面扩散成像序列(DWI 序列)。

冠状面单次激发快速自旋回波 T_2WI 屏气采集序列。

增强扫描,以 2~3ml/s 的流率注射常规剂量钆对比剂,动态扫描需配合磁共振室兼容的高压注射器进行:

动态增强序列:横断面快速梯度回波三维 T_1WI 动态容积屏气采集序列。

冠状面增强图像:接在动态增强序列后面。

横断面延迟图像:根据不同的细胞特异性对比剂来设置延迟时间。

MRCP 不宜单独进行,应结合腹部 MRI 平扫和 / 或三维动态增强扫描技术,以获得相互参考图像的效果。MRCP 包括的成像方位及序列为:单次激发厚层块二维重 T_2 MRCP 序列,以及呼吸触发快速自旋回波三维重 T_2 MRCP 序列。

8.3 肝功能 Child-Pugh 分级

临床生化指标	1 分	2 分	3 分
肝性脑病(级)	无	1~2	3~4
腹水	无	轻度	中、重度
总胆红素(μmol/L)	<34	34~51	>51
白蛋白(g/L)	>35	28~35	<28
凝血酶原时间延长(s)	<4	4~6	>6

注:*Child-Pugh 分级:A 级,5~6 分;B 级,7~9 分;C 级,≥ 10 分。

8.4 ECOG PS 评分标准

级别	体力状态
0	活动能力完全正常,与起病前活动能力无任何差异
1	能自由走动及从事轻体力活动,包括一般家务或办公室工作,但不能从事较重的体力活动
2	能自由走动及生活自理,但已丧失工作能力,日间不少于一半时间可以起床活动
3	生活仅能部分自理,日间一半以上时间卧床或坐轮椅
4	卧床不起,生活不能自理
5	死亡

8.5 胆道恶性肿瘤的癌前病变术语汇总

中文名称	英文名称	ICD-O 编码
高级别胆管上皮内瘤变	biliary intraepithelial neoplasm with high-grade dysplasia	8148/2
低级别胆管上皮内瘤变	biliary intraepithelial neoplasm with low-grade dysplasia	8148/0
导管内乳头状肿瘤伴高级别上皮内瘤变	intraductal papillary neoplasm with high-grade intraepithelial neoplasia	8503/2
导管内乳头状肿瘤伴低级别上皮内瘤变	intraductal papillary neoplasm with low-grade intraepithelial neoplasia	8503/0

续表

中文名称	英文名称	ICD-O 编码
黏液性囊性肿瘤伴高级别上皮内瘤变	mucinous cystic neoplasm with high-grade intraepithelial neoplasia	8470/2
黏液性囊性肿瘤伴低级别上皮内瘤变	mucinous cystic neoplasm with low-grade intraepithelial neoplasia	8470/0

8.6 胆道恶性肿瘤主要的病理学类型汇总

中文名称	英文名称	ICD-O 编码
胆管癌	cholangiocarcinoma	8160/3
胆囊癌	gallbladder cancer	8148/0
腺癌	adenocarcinoma	8140/3
细胆管癌（肝内）	cholangiolocarcinoma CLC	8503/0
导管内（囊内）乳头状肿瘤伴有浸润性癌	intraductal（intracystic）papillary neoplasm with an associated invasive carcinoma	8503/3
透明细胞癌	clear cell adenocarcinoma	8310/3
黏液腺癌	mucinous adenocarcinoma	8480/3
印戒细胞癌	signet-ring cell carcinoma	8190/3
低黏附性癌	poorly cohesive carcinoma	8490/3
鳞状细胞癌	squamous cell carcinoma	8070/3
腺 - 鳞状细胞癌	adenosquamous carcinoma	8560/3
未分化癌	undifferentiated carcinoma	8020/3
神经内分泌癌	neuroendocrine carcinoma（NEC，G_3）	8041/3
小细胞神经内分泌癌	small cell neuroendocrine carcinoma（NEC，G_3）	8041/3
大细胞神经内分泌癌	large cell neuroendocrine carcinoma（NEC，G_3）	8013/3
混合性腺 - 神经内分泌癌	mixed adenoneuroendocrine carcinoma	8244/3
混合型神经内分泌 - 非神经内分泌肿瘤	mixed neuroendocrine-non-neuroendocrine neoplasm（MiNEN）	8154/3

中国临床肿瘤学会(CSCO)
胃肠间质瘤诊疗指南 2023

组　长　叶颖江

副组长(以姓氏汉语拼音为序)

曹　晖　何裕隆　李　健　李　勇(河北)　梁　寒　秦叔逵　沈　琳　唐　磊　王　坚　张　波

秘书组　高志冬　齐长松

专家组成员(以姓氏汉语拼音为序)(* 为参与执笔与修订专家)

曹　晖*　上海交通大学医学院附属仁济医院胃肠外科
陈路川　福建省肿瘤医院胃肠外科
高志冬*　北京大学人民医院胃肠外科
何裕隆　中山大学附属第七医院胃肠外科
侯英勇*　复旦大学附属中山医院病理科
李　健*　北京大学肿瘤医院消化肿瘤内科
李　勇*　河北医科大学第四医院外三科
李　勇　广东省人民医院胃肠外科
李永强　广西医科大学附属肿瘤医院肿瘤内科
梁　寒　天津市肿瘤医院胃外科
刘洪俊　山东省立医院保健外科
刘秀峰*　中国人民解放军东部战区总医院秦淮医疗区全军肿瘤中心
秦叔逵*　南京天印山医院
邱海波　中山大学肿瘤防治中心胃外科
沈　琳*　北京大学肿瘤医院消化肿瘤内科
沈坤堂*　复旦大学附属中山医院胃肠外科
唐　磊*　北京大学肿瘤医院影像诊断科
陶凯雄*　华中科技大学同济医学院附属协和医院胃肠外科
汪　明*　上海交通大学医学院附属仁济医院胃肠外科
王　坚*　复旦大学附属肿瘤医院病理科
王　屹*　北京大学人民医院影像诊断科
王海江　新疆医科大学附属肿瘤医院胃肠外科
吴　欣*　中国人民解放军总医院第一医学中心普外科
伍小军　中山大学肿瘤防治中心结直肠外科
徐文通　中国人民解放军总医院第一医学中心普外科
叶　庆*　中国科学技术大学附属第一医院临床病理中心
叶颖江*　北京大学人民医院胃肠外科
张　波*　四川大学华西医院胃肠外科
张　军　重庆医科大学附属第一医院胃肠外科
张　鹏*　华中科技大学同济医学院附属协和医院胃肠外科
张洪伟　无锡明慈心血管病医院消化中心
张瑞星*　河北医科大学第四医院消化内科
张信华*　中山大学附属第一医院胃肠外科
赵　岩　辽宁省肿瘤医院胃肠外科
郑志超　辽宁省肿瘤医院胃肠外科
周　烨*　复旦大学附属肿瘤医院胃外科
周永建*　福建医科大学附属协和医院胃外科
朱玉萍　浙江省肿瘤医院结直肠外科
庄　競　河南省肿瘤医院普外科

1 胃肠间质瘤的病理诊断

1.1 病理检测基本原则[1]

标本类型	Ⅰ级推荐					Ⅱ级推荐	Ⅲ级推荐
	大体检查[a]	镜下检查	免疫组化	分子检测	危险度评估		
活检[b,c]	标本类型 部位 组织大小和数目	组织学类型[i]	CD117 DOG-1 Ki67 SDHB（胃） SDHA[d]	拟行靶向治疗 继发性耐药	不评估		
手术标本[c,e,f,g]	标本类型 组织大小和数目 肿瘤有无破裂[h]	组织学类型[i] 核分裂象计数（$5mm^2$）[j] 切缘或假包膜情况	CD117 DOG-1 Ki67 SDHB（胃） SDHA[d]	拟行靶向治疗 继发性耐药	CSCO 胃肠间质瘤诊治共识 GIST 危险度分级 2017 修改版（NIH2008 改良版）	CD34（免疫组化） 低危 GIST 分子检测和野生型 NGS WHO 预后分组 / AFIP 风险评估	PDGFRA（免疫组化） 其他病理学特征[k] 新鲜组织留取[l]

【注释】

a 拍摄标本在新鲜状态下及固定以后的大体形态，包括外观和切面，标本下方放置标尺。

b 内镜活检标本：核对临床送检标本数量、每块组织的大小，送检活检标本必须全部取材。将标本包于纱布或柔软的透水纸中，以免丢失，必要时加以染料标记；细针穿刺和空芯针穿刺活检标本：标明穿刺组织的数目、每块组织的大小，包括直径和长度，全部取材。

c 各类活检标本取出后立即固定，各类手术标本应在离体后 30min 内固定。室温下，采用 10% 甲醛溶液固定，固定液至少 3 倍于标本体积。标本固定时间应为 6~48h，以保证后续的免疫组织化学和分子生物学检测的可行性和准确性。其中活检标本：6~48h；手术标本：12~48h。对于直径 ≥ 2cm 的肿瘤组织，必须每隔 1cm 予以切开，以便充分固定。

d SDHB 缺失表达者（SDH 缺陷型 GIST）加做 SDHA 标记。

e 测量肿瘤 3 个径线（长径、纵径和横径）的大小，视不同质地和颜色予以充分取材，如有坏死，也包括坏死灶。若肿块最大径<2cm，全部取材；若肿块最大径 ≤ 5cm，应至少每 1cm 取材 1 块，必要时全部取材；若肿块最大径>5cm，应每 1cm 至少取材 1 块，如 10cm 的肿块至少取材 10 块。推荐取材组织块体积：不大于 2cm × 1.5cm × 0.3cm。靶向治疗后的手术标本，需仔细观察原肿瘤部位的改变并进行记录，根据疑似病变大小按常规进行充分取材，必要时全部取材。

f 取材剩余组织保存在标准固定液中，以备根据镜下观察诊断需求而随时补充取材，或以备在病理诊断报告签发后接到临床反馈信息时复查大体标本或补充取材。应始终保持充分的固定液量和甲醛浓度，避免标本干枯或因固定液量不足或浓度降低而致组织腐变。

g 剩余标本处理的时限：建议在病理诊断报告签发 2 周后，未接到临床反馈信息、未发生因外院会诊意见分歧而要求复审等情形后，由医院按相关规定处理。

h 肿瘤破裂情况：①肿瘤完整性受到破坏（破裂），合并或不合并肿瘤组织细胞溢出；②血性腹水；③肿瘤部位胃肠道穿孔；④分块切除肿瘤、肿瘤切开和肿瘤内解剖。文献认为以下 4 种情况不纳入 GIST 危险度分级的肿瘤破裂范畴：①肿瘤部位的黏膜缺损、肿瘤向胃肠道腔内破裂或造成消化道出血；②镜下肿瘤细胞的腹膜浸透或仅有医源性的腹膜破损；③未发生并发症的经浆膜面空芯针或细针穿刺活检；④ R1 切除者。上述 GIST 肿瘤破裂或非破裂的临床情况，可以由自发性或医源性原因造成。

i 组织学类型包括梭形细胞型、上皮样型、上皮样 - 梭形细胞混合型、去分化型。

j 显微镜目镜为 22mm 时，$5mm^2$ 相当于 21 个高倍(×40)视野。

k 不良生物学行为的病理学特征包括明显异型、浸润黏膜 / 肌层 / 神经 / 脂肪、肿瘤性坏死、围绕血管呈簇状生长。囊性变往往提示预后好，黏液变性意义未明[2-4]。

l 对手术切除标本，有条件的单位(如建有生物样本库者)，在获得患者知情同意后，在标本固定前留取不影响病理诊断的适量新鲜组织放入液氮中，然后再移置 -80℃超低温冰箱，以备日后检测和研究之用。

1.2 免疫组织化学检测

病理类型	Ⅰ级推荐	Ⅱ级推荐	Ⅲ级推荐
经典型 GIST	CD117，DOG-1，Ki67	CD34	PDGFRA
SDH 缺陷型 GIST [a]	CD117，DOG-1，SDHB，SDHA，Ki67	SDHA(非胃)	
NF1 相关性 GIST [b]	CD117，DOG-1，Ki67	Neurofibromin [c]	
BRAF 突变型 GIST [d]	CD117，DOG-1，Ki67	BRAF	
NTRK3 重排 GIST [e]	CD117，DOG-1，Ki67，pan-TRK		

【注释】

a SDH 缺陷型 GIST 多发生在胃，以无 *KIT/PDGFRA* 突变和 *SDHB* 缺失表达为特征，*SDHA* 缺失表达提示 *SDHA* 突变[5-7]。

b 在Ⅰ型神经纤维瘤病中的发生率为 7%，GIST 发生于小肠，常为多结节性，瘤细胞表达 CD117 和 DOG-1，但分子检测 *KIT/PDGFRA* 无突变[8]。

c 推荐抗体为 clone NFC。

d *BRAF* 突变在 GIST 中发生率较低[9-10]，推荐检测抗体为 clone VE1。

e *NTRK3* 重排在 GIST 中发生率很低[11]，推荐检测抗体为 clone EPR17341。

f *ALK* 重排可能会在野生型 GIST 中检测到[12]。

1.3 分子诊断适应人群

GIST 分子诊断	Ⅰ级推荐	Ⅱ级推荐	Ⅲ级推荐
分子诊断适应人群	• 拟行靶向治疗 [a] • 继发性耐药	• 低危 GIST • 疑难病例明确诊断 • 同时性或异时性多原发 GIST • 如一代测序检测为野生型 GIST，可行二代基因测序(NGS) [b]	• 小 GIST • 微小 GIST [c]

【注释】

a 包括：①原发可切除 GIST 术后评估为中 - 高危；②活检病理证实为 GIST，不能手术；③活检病理证实为 GIST，术前拟行靶向治疗；④复发性和转移性 GIST [13]。

b 包括 SDH 缺陷型、NF1 相关型、*BRAF* 突变型、*KRAS* 突变型、*PIK3A* 突变型、*FGFR1* 重排、*NTRK3* 重排和 *BRAF* 重排 GIST [5-16]。

c 不包括危险度评估为中危者(≤2cm，核分裂象 6~10 个 $/5mm^2$)与高危者(≤2cm，核分裂象>10 个 $/5mm^2$)。

1.4 分子检测内容

病理类型	Ⅰ级推荐	Ⅱ级推荐	Ⅲ级推荐
经典型 GIST	Sanger 测序 外显子突变检测包括 *KIT*：9，11，13，17 *PDGFRA*：12，14，18	二代基因测序(NGS) [a]	
继发耐药突变 GIST	增加 *KIT*：14，18	NGS [a]	
野生型 GIST	NGS [a]		FISH [b]

【注释】

a 检测基因突变包括 *KIT*、*PDGFRA*、*SDHA*、*SDHB*、*SDHC*、*SDHD*、*BRAF*、*NF1*、*KRAS* 和 *PIK3CA*，检测基因重排包括 *FGFR1*、*NTRK3* 和 *BRAF*[16]。其中 *SDHA*、*SDHB*、*SDHC*、*SDHD*、*NF1* 检测胚系变异，SDH 亚单位多为胚系变异，Carney 三联征涉及 *SDHC* 表观突变（促进子甲基化），其他基因检测体系变异。

b *NTRK3* 和 *BRAF* 基因重排可采用 FISH 检测[17]，或加做 FISH 用以验证 NGS 检测结果[10]。

1.5 危险度评估与预后分组

原发性 GIST	Ⅰ级推荐	Ⅱ级推荐	Ⅲ级推荐
危险度评估、预后分组和风险评估系统及 TNM 分期 a	中国共识 2017 修改版即 NIH 2008 改良版[18-19]（详见 6.1）	WHO 预后分组 /AFIP 风险评估[20-21]（详见 6.2、6.3）	TNM 分期[20-21]（详见 6.4）

【注释】

a 危险度评估和预后分组仅适用于术前未行靶向治疗经手术切除的原发性 GIST。与其他恶性肿瘤不同，除 SDH 缺陷型 GIST 外，非 SDH 缺陷型 GIST 极少发生淋巴结转移。

2 胃肠间质瘤影像诊断

影像学方法选择

目的	Ⅰ级推荐	Ⅱ级推荐	Ⅲ级推荐
检出定位	平扫 + 增强 CT a（1A 类）	平扫 + 增强 MRI b（2A 类）	
诊断和鉴别诊断	平扫 + 增强 CT c（1A 类）	平扫 + 增强 MRI（2A 类）	
危险度评估	平扫 + 增强 CT d（1B 类）	平扫 + 增强 MRI（2A 类）	功能影像学检查 e（3 类）
靶向治疗疗效评价	平扫 + 增强 CT f（1A 类）	PET/CT g（1B 类） 平扫 + 增强 MRI（2A 类）	功能影像学检查 h（3 类）

【注释】

a CT 是 GIST 首选的影像检查方法[1]。多平面重组（至少包括轴位、冠状位和矢状位）可提高 GIST 起源及分型判定的准确性，客观反映肿瘤与周围脏器的关系。扫描时相至少包括平扫、动脉期和静脉期，平扫判断瘤内出血及计算强化幅度，动脉期显示肿瘤供血动脉，静脉期 CT 值可辅助 Choi 标准评效应用。

b MRI 作为 CT 增强扫描禁忌或怀疑肝转移时进一步检查的手段。直肠 GIST 推荐 MRI 作为首选检查方法[2]。多平面扫描至少包括轴位、冠状位和矢状位。直肠 GIST 需行垂直和平行于肿瘤长轴的高分辨率 MRI 扫描。扩散加权成像（diffusion-weighted imaging，DWI）可间接反映肿瘤细胞及间质密度，辅助肿瘤危险度判断及治疗效果评价。

c 详细描述诊断和鉴别诊断相关的影像学征象特征（见 6.5）。

d 影像学测量肿瘤大小可作为简单的危险度评价标准，一般胃部以 5cm 为界，小肠以 3cm 为界。此外，肿瘤黏膜面溃疡、内部坏死、形状不规则、边缘模糊浸润、供血 / 引流血管扩张（EVFDM）、邻近脏器侵犯常提示为高危险度影像征象[3-4]。近期研究指出影像组学标签可辅助 GIST 危险度评估[5]。

e PET/CT[6]及 MRI 扩散加权成像（DWI）[7]可为 GIST 危险度评价提供辅助指标。

f GIST 治疗后体积缩小不明显或以坏死、囊变为主要征象者，建议参考 Choi 标准（见 6.6）[8]。目前证据表明 Choi 标准仅适于伊马替尼一线治疗患者，在舒尼替尼二线治疗中的应用尚存争议[9]。

g PET 功能成像 SUV 值可辅助 GIST 疗效评价，通过检测肿瘤内部代谢改变，早于形态学之前预测疗效[10]。但受限于卫生经济学因素，目前仅作为 CT 评效受限病例的备选手段。FAPI-PET 成像有潜力进一步提高 GIST 病灶的检出和显示[11]。

h 小样本研究提示功能影像指标可辅助 GIST 治疗评效，如 MRI 扩散加权成像的 ADC 值[12]、双能 CT 显像的碘浓度值[13]等。

3 胃肠间质瘤外科治疗[1]

3.1 胃肠间质瘤外科治疗

	分类	Ⅰ级推荐	Ⅱ级推荐	Ⅲ级推荐
手术原则	手术目标	原发 GIST R0 切除[a,b](2A 类)或 需急诊处理并发症(详见 3.6) 转移性 GIST 切除(详见 3.5)		
	淋巴结清扫	通常无须淋巴结清扫,存在病理性肿大淋巴结的情况下需行淋巴结清扫[c](2A 类)		
	无瘤原则	避免肿瘤破裂[d](2A 类)		

【注释】

a 对于术后肉眼无残留,仅病理镜下切缘阳性的患者,通常并无再次手术切除的指征[2-5]。

b 手术切除后,根据危险度分级进行辅助治疗,具体见辅助治疗部分。

c GIST 很少发生淋巴结转移[4,6-8],一般情况下不必行常规清扫。SDH 缺陷型 GIST 或可见淋巴结转移[7,9-10],如术中发现淋巴结病理性肿大的情况,须考虑有 SDH 缺陷型 GIST 的可能,应切除病变淋巴结。

d 肿瘤破裂及出血的原因包括术前发生的自发性肿瘤破裂出血以及术中触摸肿瘤不当造成的破裂出血。肿瘤破裂可显著影响患者预后[11-12]。因此,术中探查需细心、轻柔,注意保护肿瘤完整。

3.2 小胃肠间质瘤[1]的治疗

类型	部位	临床症状与超声内镜下不良因素[a]	Ⅰ级推荐	Ⅱ级推荐	Ⅲ级推荐
最大径≤2cm	胃	无[a]	定期随诊观察[b](2A 类)	对于内镜随诊困难,可考虑开放手术,对于适宜腹腔镜切除部位者(如胃大弯侧、胃前壁等)可考虑腹腔镜切除[c](2A 类)	胃小弯侧、胃后壁、胃食管结合部等部位 GIST 如采取腹腔镜或内镜切除,应在有经验的中心[d](2B 类)
		有[e]	表现为不良生物学行为的小 GIST,开放手术切除或腹腔镜切除[f](2A 类)	胃小弯侧、胃后壁、胃食管结合部等部位 GIST,腹腔镜或内镜切除[d](有经验的腹腔镜中心)(2B 类)	
	非胃	不适用[g]	开放手术切除或腹腔镜切除[h](2A 类)	腹腔镜或内镜切除[i](2B 类)	

【注释】

a 无临床表现(如肿瘤出血及溃疡形成等)及超声胃镜不良征象(如边界不规整、溃疡、强回声及异质性等)[2-4]。

b 建议定期随诊观察,直径 >1cm 者可定期复查超声胃镜或者增强 CT(如初次检查可以发现病灶者),通常间隔为 6~12 个月;直径 ≤ 1cm 者,可适当延长随诊观察时间间隔[5-6]。

c 对于难以接受反复的内镜检查、不能坚持随访者,应与患者讨论是否行早期切除。对于 GIST 位于适宜腹腔镜切除部位者(如胃大弯侧、胃前壁等),可考虑腹腔镜切除[7-10]。

d 对于其他胃部位者(如胃小弯侧、胃后壁、胃食管结合部等),如采取腹腔镜切除,应在有经验的中心进行[7-10];对于不能耐受或拒绝手术切除者或特殊部位者(如胃食管结合部等),可考虑在有经验的中心进行内镜切除[11]。由于内镜下切除存在操作并发症风险(如穿孔、瘤细胞种植等),故不常规推荐,如拟实施内镜切除,需寻求小 GIST 完整切除,避免术中破坏肿瘤组织,造成播散。

e 有临床表现及超声胃镜不良征象（如边界不规整、溃疡、强回声及异质性等）[2]。

f 应积极手术切除，对于适宜腹腔镜切除部位 GIST（如胃大弯侧、胃前壁等），可考虑腹腔镜切除[7-10]。

g 非胃部位 GIST 恶性潜能更高。

h 应积极手术切除，腹腔镜切除应在有经验的中心进行[12-15]。

i 食管小 GIST 如采用内镜切除，需保证肿瘤完整切除[16]。

3.3 原发可切除胃肠间质瘤的手术治疗

3.3.1 胃、十二指肠及小肠胃肠间质瘤

类型	部位	Ⅰ级推荐	Ⅱ级推荐	Ⅲ级推荐
直径＞2cm	食管	手术切除 a（2A 类）		
	食管胃结合部	手术切除 b（2A 类）		
	胃	手术切除 c（2A 类）	微创手术 d（2B 类）	
	十二指肠	手术切除 e（2A 类）		
	空回肠	手术切除（2A 类）	微创手术 d（2B 类）	

【注释】

a 食管 GIST 多发生于食管远端，应根据肿瘤直径、位置和性质选择合适的术式[1-2]。

b 对于食管胃结合部应该充分考虑肿瘤的大小、位置和肿瘤的生长方式，选择相应的手术方式，对于肿瘤较大，无法行肿瘤局部或胃楔形切除且预计残胃容量≥50% 的患者，可先行术前治疗待肿瘤缩小后再行手术切除。

c 应该根据肿瘤的具体解剖部位、肿瘤大小、肿瘤与胃壁解剖类型等选择术式；如肿瘤巨大，有可能需行近端切除、全胃或联合器官切除时，应考虑行术前治疗。

d 微创手术：具有切口小、恢复快等优势[3-5]，但长期疗效有待进一步评估，建议在有经验的中心开展。对于适宜部位的 GIST（如胃大弯侧、胃前壁及空回肠），有经验的中心可行腹腔镜手术切除。国内回顾性多中心研究显示：在经验丰富的医疗中心，腹腔镜手术也可取得较好的疗效[6-7]。

e 十二指肠是腹部器官毗邻解剖关系最为复杂的空腔器官，应尽量保护肝胰壶腹（Vater 壶腹）和胰腺功能并行符合生理的消化道重建。从保护器官功能的角度，争取行局部手术切除肿瘤[8-9]，在保证肿瘤完整切除的基础上，尽量减少实施胰十二指肠切除术等扩大手术。

3.3.2 结直肠及胃肠外胃肠间质瘤

类型	分层	Ⅰ级推荐	Ⅱ级推荐	Ⅲ级推荐
直径＞2cm	结肠 a	手术切除（2A 类）		
	直肠 b,c,d	手术切除（2A 类）		
	胃肠外 e,f,g	手术切除（2A 类）		

【注释】

a 因 GIST 通常淋巴结转移较为少见，故结肠 GIST 行结肠部分切除即可；如果合并淋巴结转移，建议行遵循完整结肠系膜切除（complete mesocolic excision，CME）原则的根治性结肠切除术[1-3]。

b 在完整切除前提下，推荐根据肿瘤部位行经腹入路或经肛入路的直肠切除或保留直肠的局部切除手术[4-5]。

c 若基线评估需要行联合多脏器切除或接受经腹会阴联合切除术（abdomino-perineal resection，APR）者，强烈推荐行术前靶向药物治疗[5]。

d 一些经肛入路的微创外科手术方式，如经肛内镜显微外科手术（transanal endoscopic microsurgery，TEM）、经肛微创外科手术（transanal minimally invasive surgery，TAMIS）和经肛全直肠系膜切除手术（transanal total mesorectal excision，TaTME）尚存争议且学习曲线较长，建议在有经验的中心谨慎地开展此类手术[6]。尽管目前有回顾性研究认为直肠腹腔镜手术可能为直肠 GIST 患者提供更多的选择，但证据级别较低，长期疗效有待进一步评估[7-8]。

e 腹膜后胃肠道外胃肠间质瘤（EGIST），术前尤其需要完善必要的检查及准备以评估可切除性和提高手术安全性，如行增强 CT 血管重建评估肿瘤与腹腔内重要血管毗邻关系，行静脉肾盂造影、肾图以了解肾脏功能，行术前输尿管插管预防输尿管损伤等[9-10]。

f 估计无法根治性切除或切除存在较大风险的 EGIST，如条件允许，可行超声或 CT 引导下的穿刺活体组织病理学检查，取得病理学证据后使用分子靶向药物治疗[9-11]。

g 腹膜后、大网膜、肠系膜的 EGIST 在手术过程中务必仔细探查，以免遗漏肠道原发灶的可能[12]。

3.4 胃肠间质瘤的新辅助治疗

内容	Ⅰ级推荐	Ⅱ级推荐	Ⅲ级推荐
特殊部位、需行联合脏器切除、难以 R0 切除的 GIST a,b	伊马替尼、阿法替尼术前治疗 c,d,e,f (2A 类)		

【注释】

a 术前评估预期肿瘤难以达到 R0 切除、需联合脏器切除、可完整切除但手术风险较大者，应考虑新辅助治疗。新辅助治疗可提高局限进展期 GIST 患者的手术切除率，保存器官功能，在肿瘤不再退缩或者达到手术要求后，再行手术切除[1-7]。

b 新辅助治疗开始前，须行病理活检明确诊断，并推荐行基因检测。SDH 缺陷型 GIST，*KRAS*、*BRAF* 突变和 *NF1* 突变型 GIST，伊马替尼可能无法带来获益[8]；对伊马替尼不敏感的 *PDGFRA* 外显子 18 突变（包含 D842V 突变）患者，推荐阿法替尼[9]。

c 新辅助治疗期间，应该定期行影像学复查，密切监测疗效，避免治疗无效的 GIST 出现快速进展[9]。

d 伊马替尼初始剂量 400mg/d，*KIT* 外显子 9 突变者，推荐高剂量（600~800mg/d）治疗[10-11]，手术前需停服伊马替尼[4-5,12-13]。

e 术前药物治疗建议每 3 个月进行影像学检查，对于不敏感的基因类型需要缩短复查时间。一般建议伊马替尼术前需停药 1~2 周，术后 2~4 周可开始再次服用伊马替尼治疗。

f 针对 *NTRK* 融合基因或者 SDH 缺陷型的 GIST 患者，伊马替尼疗效欠佳，既往研究已经揭示了拉罗替尼和舒尼替尼的治疗潜力[14-15]。鉴于此，拉罗替尼（已获国家药品监督管理局批准，用于治疗 *NTRK* 基因融合的泛实体瘤）和舒尼替尼或可以考虑作为新辅助治疗方案选择。对于携带 *BRAF* 突变的 GIST 患者，Dabrafenib 可能成为一个待考虑的治疗选项。在一项对 Dabrafenib 的个案报道中[16]，Dabrafenib 显示一定的疗效。尽管这提供了一些潜在的希望，但我们需要更多的临床数据来全面评估 Dabrafenib 在这类病例中的效果和安全性。因此，在进一步研究出现前，我们要保持谨慎的态度对待这一可能的治疗方法。

g 对于大多数可完整切除的 GIST，术前不推荐进行常规活检。如果需要进行新辅助治疗，应行活检。需注意，不适当的活检可能引起肿瘤破溃、出血，增加肿瘤播散的危险性，应慎重[17]。目前取得活检结果的主要方法包括细针穿刺抽吸活检（fine needle aspiration，FNA）、内镜超声引导下的 FNA（EUS-FNA）及空芯针穿刺活检（core needle biopsy，CNB），临床应用较为广泛[17-19]。近年来，内镜超声引导下细针活检（endoscopic ultrasonography guided fine-needle biopsy，EUS-FNB）逐渐应用，最近一项荟萃分析比较了 EUS-FNA 和 EUS-FNB 对上皮下病变的诊断效能，与 EUS-FNA 相比，EUS-FNB 诊断准确率和组织获取率均高于 EUS-FNA，且 EUS-FNB 较 EUS-FNA 需要的穿刺次数更少[20]。

3.5 复发转移性胃肠间质瘤的手术治疗

类型	分层	Ⅰ级推荐	Ⅱ级推荐	Ⅲ级推荐
局灶复发转移	可手术切除	靶向药物治疗（1A 类）	手术切除并联合靶向药物治疗 a,b (2A 类)	
	不可手术切除	靶向药物治疗（1A 类）	靶向药物治疗后，MDT 评估是否可行手术切除 (2A 类)	
肝转移	可手术切除	靶向药物治疗（1A 类）	手术切除并联合靶向药物治疗 c (2A 类)	射频消融、介入栓塞并联合靶向药物治疗（2B 类）
	不可手术切除	靶向药物治疗（1A 类）	靶向药物治疗后，MDT 评估是否可行手术切除 (2A 类)	射频消融、介入栓塞并联合靶向药物治疗 d (2B 类)
腹腔广泛转移		靶向药物治疗（1A 类）		

【注释】

a 靶向药物治疗有效(PR 或 SD)时选择手术切除转移灶，可能有助于延长患者生存期，在药物治疗后 GIST 出现广泛进展时，手术切除转移灶效果不佳[1-2]。

b 若分子靶向药物治疗后总体控制满意，仅有单个或少数病灶进展，可考虑手术切除，手术总体原则为控制风险，尽可能完成满意的减瘤手术，尤其是完整切除耐药病灶，并在不增加风险的情况下尽可能多地切除药物治疗有反应的病灶；术后尽早恢复分子靶向治疗，手术范围不宜过大或并发症风险过高。除非所有肿瘤能够完全切除，否则尽可能避免联合脏器切除[3]。

c GIST 肝转移的手术切除联合靶向药物治疗可能带来生存益处，但证据多来自回顾性分析[4-5]。

d 小样本研究结果显示，对于不适合手术切除的肝转移灶，射频消融治疗、肝动脉栓塞治疗可能有助于转移灶的进一步控制[6-8]。

3.6 伴需急诊处理症状的胃肠间质瘤的治疗

并发症	Ⅰ级推荐	Ⅱ级推荐	Ⅲ级推荐
完全性肠梗阻或穿孔(肿瘤破裂)	手术切除 a,b,c,d 或减瘤 e(2A 类)	短路手术或造瘘手术(2B 类)	无法手术肠梗阻患者可考虑肠梗阻导管置入
大出血	手术切除 a,b,c,d(2A 类)或减瘤 e	内镜下或介入栓塞止血，二期手术 f(2B 类)	

【注释】

a 根据术中探查情况制订手术方案，可选的手术方式：肿瘤切除加消化道吻合；肿瘤切除加消化道吻合 + 近端肠管造瘘；肿瘤切除 + 远端肠管闭合、近端肠管造瘘；消化道造瘘术后Ⅱ期切除肿瘤等[1-3]。

b 遵循无瘤原则。

c 梗阻患者不建议腹腔镜手术。

d 遵循无菌原则，关腹前，应充分冲洗腹腔，减少腹腔感染和脱落细胞种植的机会。

e 如肿瘤无法完整切除，在可行且预计残留创面出血可控、保证安全的前提下，进行减瘤手术[4-6]。

f 内镜与介入栓塞治疗对于出血量相对较小或不适合接受手术患者可能有助于止血[7-11]。

4 胃肠间质瘤药物治疗

4.1 原发胃肠间质瘤根治术后辅助治疗 a,b,c

类型		Ⅰ级推荐	Ⅱ级推荐	Ⅲ级推荐
低危或极低危患者		不推荐辅助治疗 d(1A 类)		
中危患者	胃来源		伊马替尼辅助治疗 1 年(2A 类)	
	非胃来源 e	伊马替尼辅助治疗 3 年(2A 类)		
高危患者 f		伊马替尼辅助治疗 3 年(1A 类)		伊马替尼辅助治疗 5 年 g,h(3 类)

【注释】

a 辅助治疗应根据肿瘤部位、危险度分级(中国 GIST 共识 2017 修改版)、有无肿瘤破裂、基因分型及术后恢复状况来决定，研究显示伊马替尼辅助治疗可有效改善 GIST 术后无复发生存率，对于高度复发风险 GIST，术后伊马替尼辅助治疗 3 年对比治疗 1 年的 3 年无复发生存率分别为 86.6% 与 60.1%[1-4]。

b 推荐术后 4~8 周开始辅助治疗，建议伊马替尼剂量为 400mg/d，治疗期间可根据患者的耐受性酌情调整药物剂量[1-4]。

c *PDGFRA* 外显子 18 D842V 突变的 GIST，对伊马替尼原发耐药，不推荐给予伊马替尼辅助治疗[5]，能否应用阿伐替尼进行辅助治疗尚缺乏证据，对于肿瘤破裂具有极高复发风险的 D842V 突变 GIST 患者，术后能否使用阿伐替尼进行辅助治疗降低复发风险，建议进行多学科评估。

d 美国外科协会 Z9001 研究入组直径>3cm 的 GIST 患者，显示其接受伊马替尼辅助治疗 1 年获益，入组人群中包含了少部分低危 GIST 患者。GIST 危险度分级中，来自非胃来源的低危与高危的判断标准较为接近，对接近高危评估标准的非胃来源低危 GIST，临床需密切随访。

e 非胃来源主要为十二指肠、小肠、结直肠、胃肠外等来源的 GIST。

f 肿瘤破裂患者应延长伊马替尼辅助治疗时间[3]。

g 对高危 GIST 是否进一步延长伊马替尼辅助治疗时间缺乏前瞻性随机对照研究。中国回顾性分析显示延长辅助治疗时间可能获得更高的无复发生存率，美国一项前瞻性单臂研究显示中高危 GIST 患者接受伊马替尼辅助治疗 5 年的 5 年无复发生存率达到 90%，但辅助治疗最终时间的确认仍需等待进行中的对照研究结果[6-7]。

h 病理诊断明确的 SDHB 缺陷型 GIST、NF-1 型 GIST，可能无法从伊马替尼辅助治疗中获益。

4.2 转移性胃肠间质瘤系统药物治疗

4.2.1 转移性胃肠间质瘤一线治疗[a]

类型		Ⅰ级推荐	Ⅱ级推荐	Ⅲ级推荐
基因分型不明患者[b]		伊马替尼[c]（1A 类）		达沙替尼[d]（3 类）
基因分型明确患者	*KIT* 外显子 9 突变	高剂量伊马替尼[e]（1A 类）		
	PDGFRA D842V 突变	阿伐替尼[f]（2A 类）		
	NTRK 融合			拉罗替尼[g]
	除外 *KIT* 外显子 9 突变与 *PDGFRA* D842V 突变之外的基因类型	伊马替尼（1A 类）		阿伐替尼（3 类），仅限于 *PDGFRA* 外显子 18 非 D842V 突变[f]

【注释】

a 伊马替尼是转移性非 D842V 突变 GIST 一线药物治疗选择，超过 80% 的患者可能从伊马替尼一线治疗中获益，生存时间中位数超过 5 年，同时发现伊马替尼的疗效与 *KIT/PDGFRA* 基因分型相关[1-4]。

b 由于检测条件的限制，基因检测在我国尚未普及，因此仍有部分患者在接受治疗前缺乏基因检测结果。对伊马替尼治疗 6 个月内出现肿瘤进展的患者，建议基因检测，明确基因分型。

c 伊马替尼 400mg/d 是推荐的标准治疗剂量，治疗过程中可根据患者的耐受性与不良反应评估是否需要做剂量调整[1-4]。

d 达沙替尼一线治疗转移性 GIST 国际多中心前瞻性研究中，利用 PET/CT 进行的疗效评估，客观缓解率达到 74%，显示出一定的抗瘤活性[5]。

e *KIT* 外显子 9 突变 GIST 对标准剂量伊马替尼治疗敏感性不佳，因此需要提高伊马替尼治疗剂量，中国患者推荐增加剂量至 600mg/d，对于耐受性好的患者也可考虑增加剂量至 800mg/d[6]。

f *PDGFRA* D842V 突变 GIST 对现有的绝大多数分子靶向药物原发耐药，阿伐替尼在体外研究中显示对 *PDGFRA* 突变与 *KIT* 外显子 17 突变具有高效的抑制作用。一项多中心临床研究显示阿伐替尼治疗包括 D842V 突变在内的 *PDGFRA* 外显子 18 突变转移性 GIST 的客观缓解率达到 86%，2021 年 3 月我国批准上市用于治疗 *PDGFRA* 外显子 18 突变的转移性 GIST[7]。

g 一项拉罗替尼治疗 *NTRK* 融合实体瘤研究中，入组的 *NTRK* 融合胃肠间质瘤患者全部显示显著的肿瘤退缩[8]。

h 病理诊断明确的 SDHB 缺陷型 GIST 与 NF-1 型 GIST，伊马替尼治疗效果存在争议，抗血管生成药物治疗有可能带来部分获益，推荐此类患者参加新药临床试验。

4.2.2 伊马替尼一线治疗后与局部治疗的联合应用

药物治疗反应	分层	Ⅰ级推荐	Ⅱ级推荐	Ⅲ级推荐
治疗有效[a]	PR 或 SD	继续伊马替尼治疗(1A 类)	联合 MDT 评估是否手术切除[b,c,d] (2A 类,详见 3.5)	
进展	局限性进展	换用舒尼替尼[d](1A 类)	伊马替尼加量治疗(2A 类) 药物治疗或联合以下方法: MDT 评估是否行减瘤术[b,c,e](2A 类) 射频消融或栓塞(2B 类)	
	广泛性进展 (详见 4.2.3)			

【注释】

a 靶向药物治疗期间,应定期行影像学检查评估治疗反应。

b 目前尚缺乏分子靶向药物治疗的基础上,联合手术切除能改善复发 / 转移性 GIST 患者预后的大样本前瞻性临床研究证据,既往小样本研究分析显示分子靶向药物治疗联合手术可改善复发 / 转移性 GIST 患者的预后[1-2,4],尤其是在分子靶向药物治疗有效的复发 / 转移性 GIST 患者中[3-5]。同时,研究认为,减瘤手术、射频消融、栓塞及姑息性放疗或可使接受分子靶向药物治疗暴露的肿瘤负荷最小化,从而降低发生继发突变的概率[6-12]。当治疗效果显著或病灶稳定时,可进行多学科讨论,评估联合手术切除的获益。

c 建议术前 1~2 周停用分子靶向药物,待患者基本情况达到要求,可考虑进行手术,术后需医师根据患者恢复情况或临床判断确定重新开始用药的时机。

d 伊马替尼局灶性进展后可换用二线舒尼替尼治疗[4]。

e 若分子靶向药物治疗后总体控制满意,仅有单个或少数病灶进展,可以考虑谨慎选择全身情况良好的患者行手术切除[5],术中切除进展病灶,并尽可能切除更多的转移灶,完成较满意的减瘤手术。

4.2.3 转移性胃肠间质瘤二线治疗

内容	Ⅰ级推荐	Ⅱ级推荐	Ⅲ级推荐
伊马替尼标准剂量治疗失败	舒尼替尼[a](1A 类) 瑞派替尼[b](原发 *KIT* 外显子 11 突变)(1A 类)	伊马替尼增加剂量[c](2A 类)	达沙替尼[d](3 类)

【注释】

a 舒尼替尼二线治疗给药方式包括 50mg/d(服药 4 周,停药 2 周)与 37.5mg/d 持续给药两种。基于中国患者的耐受性,优先推荐中国患者使用 37.5mg/d 持续给药的模式。国内研究表明中国患者接受舒尼替尼治疗获得的生存益处可能优于西方患者[1-3],积极处理舒尼替尼药物不良反应有助于保证药物治疗剂量强度及最终疗效[4]。

b 一项瑞派替尼对比舒尼替尼二线治疗胃肠间质瘤的Ⅲ期研究中,显示瑞派替尼具有与舒尼替尼相当的无进展生存时间,同时具有更好的耐受性,在原发 *KIT* 外显子 11 突变亚组中显示出更好的获益趋势[5]。中国桥接试验中,瑞派替尼治疗原发 *KIT* 外显子 11 突变亚组中,对比舒尼替尼,显著延长了无进展生存期。

c 伊马替尼增加剂量的研究主要来自Ⅲ期临床研究的亚组分析,均显示伊马替尼增加剂量可使 1/3 患者再次获益,尽管增加剂量的方法在国内被广泛应用,但鉴于数据来源于研究亚组分析,因此依据 CSCO 指南证据级别分类仅可作为Ⅱ级推荐;基于中国人群耐受性,推荐伊马替尼首选加量至 600mg/d[6-8]。

d 一项美国前瞻性多中心研究评估了达沙替尼二线治疗的疗效,在 *SRC* 阳性表达与 D842V 突变患者中显示具备一定的抗瘤活性[9]。

4.2.4 转移性胃肠间质瘤三线治疗

类型	Ⅰ级推荐	Ⅱ级推荐	Ⅲ级推荐
伊马替尼与舒尼替尼治疗失败的 GIST	瑞戈非尼[a](1A 类)		培唑帕尼[b](2A 类) 伊马替尼[c](2A 类)

【注释】

a 瑞戈非尼标准治疗剂量为 160mg/d(服药 3 周,停药 1 周),三线治疗无进展生存期中位数为 4.8 个月[1],中国患者最佳的给药方式与剂量强度尚在探索中。瑞戈非尼不良反应类型与常见的多靶点药物类似[2]。

b 培唑帕尼在一项三线治疗的随机对照研究中显示,对比安慰剂可部分延长患者肿瘤控制时间[3],但其在 GIST 中的治疗地位国内尚未达成广泛共识。

c 在标准治疗失败后,重新使用伊马替尼可能获得短期的肿瘤再次控制,同时可能延缓肿瘤的整体进展速度,推荐剂量仍为 400mg/d[4]。

d 一项国内多中心Ⅱ期临床研究中,达沙替尼三线治疗显示出一定的抗瘤作用,可作为三线治疗的补充选择药物。

4.2.5 转移性胃肠间质瘤四线治疗

类型	Ⅰ级推荐	Ⅱ级推荐	Ⅲ级推荐
伊马替尼、舒尼替尼、瑞戈非尼治疗失败的 GIST	瑞派替尼[a](1A 类)		

【注释】

a 瑞派替尼是一个针对 *KIT* 与 *PDGFRA* 的广谱抑制剂,在体外研究中显示出对不同基因突变类型 GIST 细胞系的高效抑制。在结束的四线治疗转移性 GIST 的Ⅲ期临床随机对照研究(INVICTUS)中,瑞派替尼治疗获得了 6.3 个月的无进展生存期,显著优于安慰剂组的 1.0 个月[1]。2021 年 3 月,瑞派替尼获得国家药品监督管理局批准上市,四线治疗复发转移性胃肠间质瘤。

4.2.6 转移性胃肠间质瘤四线治疗失败之后的选择

转移性胃肠间质瘤在接受常规治疗失败后,首选推荐参加新药临床试验;此外,阿伐替尼在一项三线及以上治疗胃肠间质瘤研究中,显示一定的疗效与安全性[1];在 INVICTUS 研究中,接受瑞派替尼四线标准剂量失败后,加量至 300mg/d,可使部分患者进一步获得肿瘤控制[2]。小样本研究显示其他的酪氨酸激酶抑制剂,如索拉非尼、尼罗替尼等与热休克蛋白抑制剂均具有一定的治疗获益[3-5]。

4.2.7 基因突变与药物治疗效果相关性

KIT 与 *PDGFR* 基因原发与继发突变与靶向治疗药物疗效存在相关性。在原发突变中,伊马替尼一线治疗 *KIT* 外显子 11 突变 GIST 具有更好的疗效[1],舒尼替尼二线治疗 *KIT* 外显子 9 突变 GIST 可显著延长无进展生存期[2],*PDGFRA*18 号外显子突变,阿伐替尼具有更好的抑制作用[3];*KIT* 继发突变普遍对伊马替尼无效,舒尼替尼对 *KIT* 继发外显子 13 与 14 突变有一定的抑制作用[2],瑞戈非尼对 *KIT* 继发外显子 17 突变具有较好的抑制效果[4];瑞派替尼由于特殊的作用机制,对不同的 *KIT* 原发与继发突变均显示出抑制作用[5],在二线治疗中,瑞派替尼对 *KIT* 原发外显子 11 突变显示出更好的抑制作用[6]。

5 随访

不同人群	Ⅰ级推荐	Ⅱ级推荐	Ⅲ级推荐
原发 GIST 术后	随访频率 中、高危患者,应每 3 个月进行随访,持续 3 年,然后每 6 个月随访 1 次,直至 5 年;5 年后每年随访 1 次 低危患者,应每 6 个月进行随访,持续 5 年		
	随访内容 腹盆增强 CT 或 MRI	每年一次胸部 X 线检查,在出现相关症状情况下推荐进行骨扫描检查[a]	

胃肠间质瘤

续表

不同人群	Ⅰ级推荐	Ⅱ级推荐	Ⅲ级推荐
转移复发性 GIST	随访频率 治疗前必须进行基线检查,开始治疗后,至少应每3个月随访1次		
	随访内容 腹盆增强 CT 或 MRI	PET/CT [b]	伊马替尼血药浓度 [c]

【注释】

a 由于 GIST 发生肺转移与骨转移概率较低,因此不强烈推荐进行常规检查。

b PET/CT 并不推荐用于常规检查,但在早期疗效评估时可能有助于准确判断疗效[1]。

c 研究显示伊马替尼药物浓度可能与疗效相关,但尚无证据证明血药浓度较低患者需要增加药物剂量[2]。

6 附录

6.1 原发胃肠间质瘤危险度分级(CSCO 胃肠间质瘤诊治共识 GIST 危险度分级 2017 修改版)

危险度分级	肿瘤大小(cm)	核分裂象(个 /5mm^2)	肿瘤原发部位
极低	≤2	≤5	任何
低	2.1~5.0	≤5	任何
中	2.1~5.0	6~10	胃
	≤2[a]	6~10	任何
	5.1~10.0	≤5	胃
高	任何	任何	肿瘤破裂
	>10	任何	任何
	任何	>10	任何
	>5	>5	任何
	>2,≤5	>5	非胃原发
	>5,≤10	≤5	非胃原发

【注释】

a 针对原分级不足,CSCO 胃肠间质瘤专委会进行修订。

6.2 肿瘤大小和核分裂计数与胃肠间质瘤预后相关性(基于 AFIP 大系列随访研究)

预后分组	肿瘤大小(cm)	核分裂计数(核分裂象,个 /5mm^2)	疾病进展(%)[a]	
			胃	小肠 [b]
1	≤2	≤5	0	0
2	>2,≤5	≤5	1.9	4.3
3a	>5,≤10	≤5	3.6	24
3b	>10	≤5	12	52
4	≤2	>5	0[a]	50
5	>2,≤5	>5	16	73
6a	>5,≤10	>5	55	85
6b	>10	>5	86	90

【注释】

a 每个 GIST 大小的数字提示进展疾病(转移或死于疾病)百分数(患者长期随访结果[1-4])。

b 非胃 GIST 预后评估遵循小肠 GIST 标准。

6.3 原发胃肠间质瘤疾病进展风险评价(AFIP)[a]

核分裂象(个 /5mm²)	大小(cm)	胃	十二指肠	空 / 回肠	直肠
≤5	≤2	无(0)	无(0)	无(0)	无(0)
	>2,≤5	极低度(1.9%)	低度(4.3%)	低度(8.3%)	低度(8.5%)
	>5,≤10	低度(3.6%)	中度(24%)	**	**
	>10	中度(10%)	高度(52%)	高度(34%)	高度(57%)
>5	≤2	**	**	**	高度(57%)
	>2,≤5	中度(16%)	高度(73%)	高度(50%)	高度(52%)
	>5,≤10	高度(55%)	高度(85%)	**	**
	>10	高度(86%)	高度(90%)	高度(86%)	高度(71%)

注:**. 这些组以及食管和胃肠道外 GIST 的病例数少,不足以预测恶性潜能。

【注释】

a 基于肿瘤相关死亡和肿瘤转移而定义;数据来自 1 055 例胃 GIST,629 例小肠 GIST,144 例十二指肠 GIST 和 111 例直肠 GIST。

6.4 胃肠间质瘤 TNM 分期

T- 原发性肿瘤

- T_x 原发性肿瘤不可评估
- T_0 无原发性肿瘤证据
- T_1 肿瘤 ≤ 2cm
- T_2 肿瘤 > 2cm,≤ 5cm
- T_3 肿瘤 > 5cm,≤ 10cm
- T_4 肿瘤 > 10cm

N- 区域淋巴结

- N_x^* 区域淋巴结不可评估
- N_0 无区域淋巴结转移
- N_1 有区域淋巴结转移

M- 远处转移

- M_0 无远处转移
- M_1 有远处转移

6.5 GIST 影像学规范化报告内容[1-2]

指标	征象
位置	食管,胃,十二指肠,空 / 回肠,结直肠,肠系膜等
大小	长径(mm)× 短径(mm)
形状及边缘轮廓 a	类圆形,分叶状,不规则形;清晰,模糊
生长方式 b	Ⅰ型,壁间;Ⅱ型,腔内;Ⅲ型,腔外;Ⅳ型,哑铃型
溃疡 c	潜掘样,裂隙样,表浅凹陷
瘤内变性及分布特征 d	出血,坏死,囊变(黏液 / 胶样变性);中心分布,分散间杂
T_1/T_2WI 信号	高,低,混杂
强化程度及 CT 值	无,轻度,中度,高度;肿瘤密度(HU)(评效时测量静脉期)
强化模式	均匀 / 不均匀,渐进强化 / 强化减低
血供来源	胃肠道壁,胃 / 肠系膜血管,邻近脏器血管分支
与邻近脏器关系	脂肪间隙清晰 / 消失,嵌插,弥漫浸润
肝脏 / 腹腔 / 淋巴结转移	无 / 有(位置、大小)

【注释】

a 边缘轮廓可反映 GIST 的侵袭性，侵袭性高者浸润生长，边缘多模糊不清，侵袭性低者则膨胀生长，边缘往往光滑锐利。

b GIST 生长方式与预后相关，Ⅰ型和Ⅱ型体积较小，局限于壁内或突向胃腔内生长，预后相对较好；Ⅲ型和Ⅳ型则体积较大，因突向腔外生长，易于腹腔内播散而预后较差。

c GIST 为黏膜下肿瘤，溃疡往往始于肿块内部变性，随张力增高形成黏膜破口，坏死变性内容物排出后形成溃疡，故常呈潜掘或裂隙状，与癌性溃疡的火山口样形态不同。

d GIST 变性的影像学表现形式主要包括出血、坏死和囊变（包括黏液变性、胶样变性等）等。出血结合平扫 CT 或 MRI T_1WI、T_2WI 联合特征不难鉴别。囊变和坏死均呈 CT 低密度、MRI 长 T_1 长 T_2 信号，鉴别要点是前者为囊性特征，无强化，与邻近实性成分边界清晰；后者则边界模糊，增强后 CT 值可轻度升高（多在 10HU 内）。

6.6 RECIST 及 Choi 标准

疗效	RECIST 标准[1]	Choi 标准[2]
CR	全部病灶消失，无新发病灶	全部病灶消失，无新发病灶
PR	肿瘤长径缩小 ≥ 30%	肿瘤长径缩小 ≥ 10% 或肿瘤密度（HU）减小 ≥ 15% 无新发病灶 非靶病灶无明显进展
SD	不符合 CR、PR 或 PD 标准	不符合 CR、PR 或 PD 标准 无肿瘤进展引起的症状恶化
PD	肿瘤长径增大 ≥ 20% 或出现新发病灶	肿瘤长径增大 ≥ 10%，且密度变化不符合 PR 标准 出现新发病灶 新的瘤内结节或已有瘤内结节体积增大

6.7 GIST 病理诊断流程

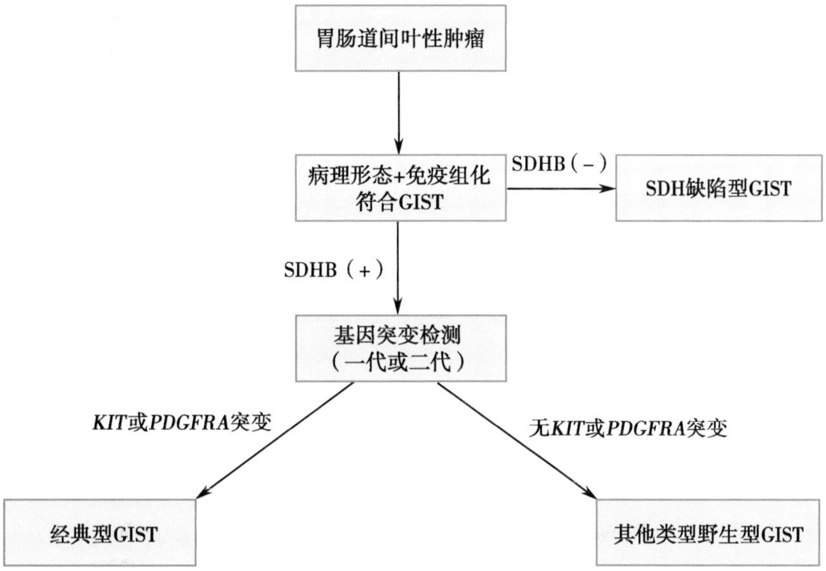

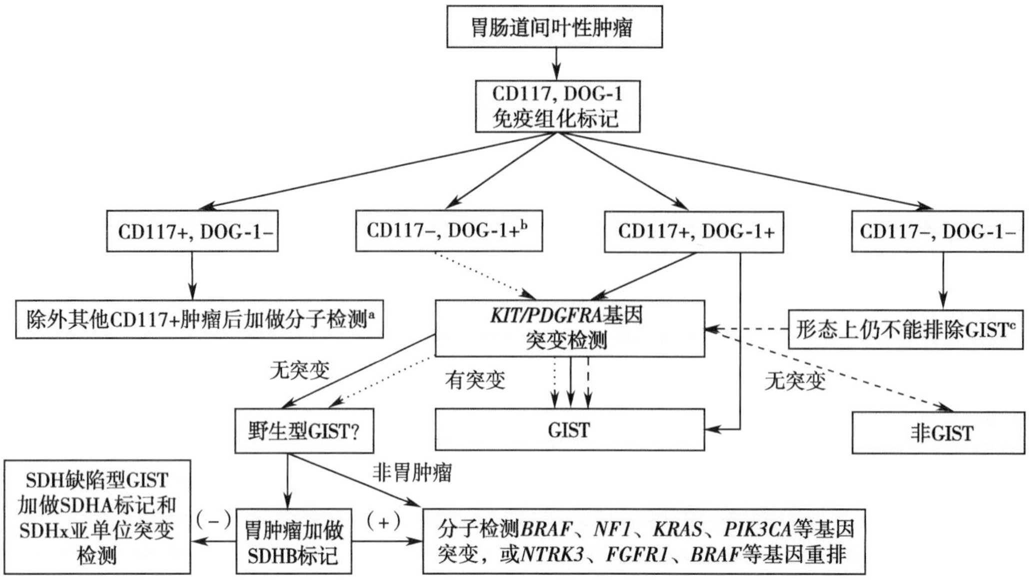

6.8 GIST 影像学鉴别诊断流程[1-5]

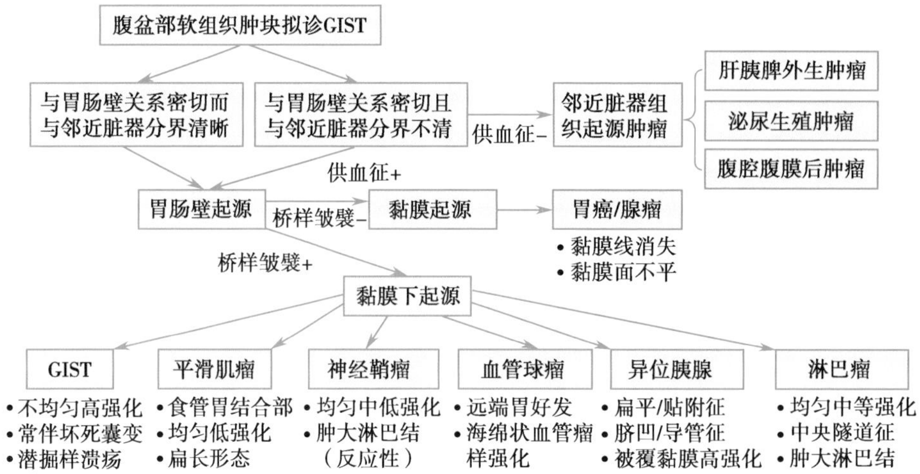

中国临床肿瘤学会（CSCO）
尿路上皮癌诊疗指南 2023

组 长 何志嵩 郭 军

副组长（以姓氏汉语拼音为序）

刘基巍 姚 欣 叶定伟 周爱萍 周芳坚

秘 书 张崔建 崔传亮

专家组成员（以姓氏汉语拼音为序）（* 为执笔人）

陈 誉* 福建省肿瘤医院肿瘤内科 / 生物免疫治疗中心
陈映霞 南京天印山医院肿瘤内科
成 远* 中国人民解放军东部战区总医院肿瘤中心内科
崔传亮 北京大学肿瘤医院泌尿肿瘤内科
董海鹰* 浙江省人民医院肿瘤内科
董涵之* 南昌大学第一附属医院肿瘤科
杜 鹏 北京大学肿瘤医院泌尿外科
范晋海 西安交通大学第一附属医院泌尿外科
范欣荣 北京协和医院泌尿外科
高顺禹* 北京大学肿瘤医院影像科
郭 刚 中国人民解放军总医院第一医学中心泌尿外科
郭宏骞* 南京鼓楼医院泌尿外科
郭剑明 复旦大学附属中山医院泌尿外科
何立儒 中山大学肿瘤防治中心放疗科
何朝辉 中山大学附属第八医院泌尿外科
贺大林 西安交通大学第一附属医院泌尿外科
胡 滨 辽宁省肿瘤医院泌尿外科
黄吉炜* 上海交通大学医学院附属仁济医院泌尿外科
蒋 葵* 大连医科大学附属第二医院肿瘤内科
亢 渐 黑龙江省医院泌尿外科
李 荣 南方医科大学南方医院肿瘤内科
李 响 四川大学华西医院泌尿外科
李宏召 中国人民解放军总医院第一医学中心泌尿外科
李永恒* 北京大学肿瘤医院放疗科
李志斌 山西省肿瘤医院泌尿外科
李忠武* 北京大学肿瘤医院病理科
刘继彦 四川大学华西医院生物治疗科
刘凌琪 武汉大学人民医院泌尿外科
刘巍峰 北京积水潭医院骨肿瘤科
刘希高* 山东大学齐鲁医院泌尿外科
刘跃平* 中国医学科学院肿瘤医院放疗科
刘卓炜 中山大学肿瘤防治中心泌尿外科
刘子玲* 吉林大学第一医院肿瘤中心肿瘤科
穆大为 中国人民解放军空军特色医学中心泌尿外科
南克俊 西安交通大学第一附属医院肿瘤内科
牛海涛 青岛大学附属医院泌尿外科
牛远杰 天津医科大学第二医院泌尿外科
齐 隽 上海交通大学医学院附属新华医院泌尿外科
乔建坤 内蒙古自治区人民医院泌尿外科
秦尚彬* 北京大学第一医院放疗科
曲华伟 山东省立医院泌尿外科
沈益君 复旦大学附属肿瘤医院泌尿外科
盛锡楠* 北京大学肿瘤医院泌尿肿瘤内科
史本康 山东大学齐鲁医院泌尿外科

史艳侠* 中山大学肿瘤防治中心肿瘤内科
寿建忠 中国医学科学院肿瘤医院泌尿外科
宋 岩* 中国医学科学院肿瘤医院肿瘤内科
瓦斯里江·瓦哈甫* 中国医学科学院肿瘤医院泌尿外科
汪 朔 浙江大学医学院附属第一医院泌尿外科
王海涛 天津医科大学第二医院肿瘤内科
王丽萍 包头市肿瘤医院肿瘤内科
王少刚 华中科技大学同济医学院附属同济医院泌尿外科
王秀问 山东大学齐鲁医院化疗科
魏 强 四川大学华西医院泌尿外科
吴 瑾 哈尔滨医科大学附属肿瘤医院肿瘤内科
肖 楠* 兰州大学第二医院泌尿外科
谢晓冬 中国人民解放军北部战区总医院肿瘤科
邢金春 厦门大学附属第一医院泌尿外科
徐国良* 河南大学第一附属医院泌尿外科
杨 波* 中国人民解放军总医院第一医学中心肿瘤内科
杨 焱 吉林省肿瘤医院肿瘤内科
姚 鲲 中南大学湘雅三医院泌尿外科
姚旭东 上海市第十人民医院泌尿外科
叶雄俊 中国医学科学院肿瘤医院泌尿外科
虞 巍* 北京大学第一医院泌尿外科/北京大学泌尿外科研究所
曾 浩* 四川大学华西医院泌尿外科
张 进* 上海交通大学医学院附属仁济医院泌尿外科
张 盛* 复旦大学附属肿瘤医院肿瘤内科
张 争 北京大学第一医院泌尿外科/北京大学泌尿外科研究所
张爱莉 河北医科大学第四医院泌尿外科
张崔建 北京大学第一医院泌尿外科/北京大学泌尿外科研究所
张翠英 内蒙古自治区人民医院肿瘤内科
张雪培 郑州大学第一附属医院泌尿外科
张雪莹 吉林省肿瘤医院肿瘤内科
张寅斌 西安交通大学第二附属医院综合病房
张志凌 中山大学肿瘤防治中心泌尿外科
赵瑞宁 宁夏医科大学总医院泌尿外科
郑 闪* 中国医学科学院肿瘤医院病理科
朱一平 复旦大学附属肿瘤医院泌尿外科

1 尿路上皮癌 MDT 诊疗模式

MDT 模式构建 [a]	强烈建议 [b]	补充建议	其他可选建议
诊疗科室构成	①泌尿外科 ②肿瘤内科 ③放射治疗科 ④医学影像科 ⑤病理科 ⑥核医学科	①骨肿瘤科 ②疼痛科 ③系统治疗不良反应管理的相关科室(包括心血管科、呼吸科、消化科、内分泌科、皮肤科、免疫科等)[c] ④遗传学专家 [d]	①营养科 ②检验科 ③其他外科(包括普通外科、介入科等)
团队成员要求	高年资主治医师及以上	副主任医师及以上	
讨论内容	①需要新辅助化疗的肌层浸润性尿路上皮癌患者 ②具有膀胱根治性切除指征,但采用保留膀胱策略的患者 ③因医学原因无法耐受手术的病灶可切除的患者 ④采用疗效和安全性较好的创新药物,但缺乏围手术期高等级循证医学证据的治疗 [e]	①需要术后辅助化疗、免疫治疗、放疗的患者 ②上尿路尿路上皮癌保留肾脏的治疗策略 ③需要放疗、多种系统性抗肿瘤治疗结合的转移性患者 [f] ④转移性肿瘤局部出现严重症状的患者 ⑤出现系统治疗不良反应需要多学科诊治的患者	①主管医师认为需要 MDT 的患者(例如诊治有困难或存在争议) ②推荐进入临床研究的患者 ③合并疾病或出现并发症,影响治疗策略,需要多学科诊治的患者
日常活动	固定学科、固定专家和固定时间(建议每 1~2 周 1 次),固定场所	根据具体情况设置	

【注释】

a 尿路上皮癌的诊治应重视多学科团队(multi-disciplinary team,MDT)的作用,推荐有条件的单位将尿路上皮癌患者的诊疗尽量纳入 MDT 的管理。MDT 原则应该贯穿每例患者的治疗全程。

b MDT 的实施过程中由多个学科的专家共同分析患者的临床表现、影像、病理和分子生物学资料,对患者的一般状况、疾病的诊断、分期 / 侵犯范围、发展趋势和预后做出全面的评估,并根据当前的国内外治疗规范 / 指南或循证医学证据,结合现有的治疗手段,为患者制订最适合的整体治疗策略。

c 随着系统治疗[尤其是免疫治疗药物、抗体偶联药物(ADC)、靶向治疗药物]的发展,相关不良反应的发生涵盖全身各个系统,而早期发现和及时处理是保证患者安全的重要手段,因此在临床工作中就非常需要综合各个相关科室,建立不良反应管理团队,以更好地监测患者治疗过程中的不良反应,降低严重不良反应的发生率。

d 随着尿路上皮肿瘤精准医学的发展,肿瘤的遗传特征对于判断预后与指导治疗具有重要价值,因此在 MDT 团队中建议增加遗传学专家。

e 随着创新药物的不断涌现,针对转移的患者,新的药物在肿瘤客观缓解率和不良反应方面显示较好的疗效,但在围手术期阶段,这些药物的使用尚缺乏高等级的临床医学证据,建议在 MDT 讨论下使用这些药物。

f MDT 应根据治疗过程中患者机体状况的变化、肿瘤的反应适时调整治疗方案,以期最大限度地延长患者生存期、提高治愈率和改善生活质量。

2 尿路上皮癌的诊断原则

尿路上皮癌治疗前基本诊断手段主要包括内镜和影像学检查,用于尿路上皮癌的定性诊断、定位诊断和分期诊断。其他还包括病史采集、症状评估、体格检查、实验室检查、内镜(膀胱镜和输尿管镜)检查、转移灶活检。全程、无痛、间歇性肉眼血尿是尿路上皮癌的典型症状。内镜活检或穿刺活检组织病理学检查是尿路上皮癌确诊和治疗的依据。胸、腹、盆腔 CT 检查是治疗前分期的基本手段，MRI、骨扫描及 PET/CT 可作为 CT 疑诊肝转移、淋巴结转移、骨转移及全身转移时的备选手段。影像学报告应提供涉及 cTNM 分期的征象描述，并给出分期意见。尿路上皮癌术后系统组织病理学诊断(pTNM 分期)为明确尿路上皮癌的组织学类型、全面评估病情进展、判断患者预后、制订有针对性的个体化治疗方案提供必要的组织病理学依据。

2.1 影像诊断原则

2.1.1 膀胱癌诊断原则

目的	Ⅰ级推荐	Ⅱ级推荐	Ⅲ级推荐
诊断	膀胱镜检查 + 活检(1A 类)[a] 或诊断性电切	细胞学(2A 类)[b]	尿液荧光原位杂交(FISH)
影像分期：非肌层浸润性膀胱癌(NMIBC)(T_{is}、T_a、T_1)	腹、盆腔增强 CT+CTU(1A 类)[c] 胸部 X 线平片[e]	盆腔 MRI+MRU[d] 腹、盆腔 CT 平扫 + 逆行肾盂输尿管造影[f] 腹、盆腔超声检查[g]	静脉尿路造影(IVU)
影像分期：肌层浸润性膀胱癌(MIBC)(T_2、T_3、T_4)	盆腔 MRI(1A 类)[h] 腹、盆腔增强 CT+CTU(1A 类) 胸部 CT(1A 类) (必要时)头颅 CT/MRI(1A 类) (必要时)骨扫描(1A 类)	腹、盆腔 CT 平扫 + 逆行肾盂输尿管造影 腹、盆腔超声检查 PET/CT[i]	静脉尿路造影(IVU)
获取组织技术	膀胱镜活检 诊断性电切术 手术标本的病理诊断(1A 类)	尿液细胞学 穿刺活检(2A 类证据)[b,c] (对于膀胱癌原发灶而言不合适，对于上尿路诊断可疑的患者可以考虑)	
影像分期：不能手术或者晚期患者	腹、盆腔增强 CT(1A 类) 腹、盆腔 MRI(2A 类)[h] 胸部 CT(1A 类) 头颅 CT/MRI(1A 类) 骨扫描(1A 类)	腹、盆腔 CT 平扫 腹、盆腔超声检查 PET/CT[j]	

【注释】

a 对所有存在肉眼血尿患者或 35 岁以上镜下血尿患者，临床怀疑膀胱癌的均建议行膀胱镜检查，并活检进一步确诊[1]。

b 膀胱镜检查反复活检无法确定病理诊断时，尿液细胞学检测或转移灶病理学检测可作为定性诊断依据。

c 腹、盆腔增强 CT 扫描应该作为膀胱癌术前必须且首选推荐的检查项目。增强扫描动脉期和静脉期用于膀胱癌的检出、定位及分期诊断，同时可评估肾功能，腹腔及盆腔其他脏器有无病变，盆腔、腹膜后淋巴结有无转移。保证膀胱充分充盈，多期增强 CT 扫描，常规图像结合薄层图像及多平面重建图像判定病变部位、范围及浸润深度，对 T_4 期肿瘤周围组织结构侵犯情况的评估较为准确。CT 扫描在准确区分 T_1、T_2 和 T_{3a} 方面的诊断价值有限。排泄期及 CTU 可以提供泌尿系统(肾脏、输尿管、膀胱)的成像，评估上尿路情况[2-4]。

d 对碘造影剂过敏者，可行盆腔 MR 增强扫描检查，评估病灶范围、膀胱壁浸润深度及膀胱周围侵犯情况。磁共振尿路造影(MRU)是一种无须造影剂即可完成的影像学检查方法，适用于肾功能不全或对碘造影剂过敏的患者，评估上尿路情况。

e 对于非肌层浸润性膀胱癌患者，胸部检查非必须，术前胸部常规影像学检查如果出现可疑病灶，应考虑行胸部 CT 检查。

f 对于肾功能不全或中度肾盂及输尿管积水无法行 MR 检查者,可行逆行肾盂输尿管造影 + 腹、盆腔 CT 平扫检查,评估上尿路情况。

g 超声检查临床广泛用于血尿患者的常规检查和膀胱癌分期评估,特别是对于无法行增强 CT 扫描和 MR 检查的患者。二维超声有助于浅表性膀胱癌与肌浸润性膀胱癌的鉴别,三维超声和超声造影可提高膀胱癌分期的准确性[5-6]。但超声在膀胱癌分期中的作用尚未明确[7]。

h 多参数 MR 扫描用于膀胱癌术前分期和对盆腔淋巴结转移评估,膀胱扩张程度影响膀胱壁及病变的显示情况。MR 对 T_2、T_3 期肿瘤分期准确性优于 CT。弥散加权成像(diffusion-weighted imaging,DWI)和动态增强(dynamic contrast enhanced,DCE)成像等功能序列的采集,在区分浅表性与肌层浸润性肿瘤方面均表现较好[8-11]。膀胱癌 MR 成像报告和数据系统(Vesical Imaging-Reporting and Data System,VI-RADS)评分在区分 NMIBC 与 MIBC 有较好的诊断效能[12-13]。

i ^{18}F-FDG PET/CT 对膀胱肿瘤局部分期的诊断有一定局限性,多用于术前评估膀胱癌患者淋巴结及远隔脏器转移情况,或术后肿瘤残余的评估。^{18}F-FDG PET/CT 诊断转移的灵敏度为 56%,特异度为 98%。PET/CT 比单独 CT 对膀胱癌分期更准确[13-15]。

j 头颅 CT/MRI 和骨扫描并非初诊患者常规检查,推荐用于存在骨痛、病理骨折或定位体征等相应临床症状时;非肌层浸润性膀胱癌患者很少发生头颅、骨转移。

2.1.2 上尿路尿路上皮癌诊断原则

目的	Ⅰ级推荐	Ⅱ级推荐	Ⅲ级推荐
诊断	腹、盆腔增强 CT + CTU (2A 类)a 膀胱镜检查(2A 类)b	腹、盆腔增强 MRI+MRU c 输尿管镜检查(2A 类)d 尿液细胞学(3 类)e 尿液荧光原位杂交(FISH)f 利尿肾动态显像 g	腹、盆腔 CT 平扫 + 逆行肾盂输尿管造影 h 腹、盆腔 MRI 平扫 i 静脉尿路造影(IVU)j 腹、盆部超声检查 k 尿液肿瘤标志物 l
影像分期 ($T_{1\sim4}N_{0\sim2}M_{0\sim1}$)	腹、盆腔增强 CT + CTU (2A 类)a 胸部 CT(1A 类) (必要时)头颅 CT/MRI (1A 类)m (必要时)骨扫描(1A 类)m	腹盆腔增强 MRI+MRU c PET/CT n	腹、盆部 CT 平扫 + 逆行肾盂输尿管造影 g 腹、盆腔 MRI 平扫 h 静脉肾盂造影(IVU)i
获取组织技术	膀胱镜活检 b	输尿管镜活检(2A 类)d 尿液细胞学 e	经皮肤穿刺活检 o

【注释】

a 泌尿系统 CT 成像可较准确地判断肿瘤的位置、形态和大小、区域淋巴结情况以及与周围脏器的关系,为术前提供分期信息,是目前临床上首选的影像学检查方法[1]。在包含 1 233 例患者、13 项临床研究的荟萃分析显示,CT 尿路造影对上尿路尿路上皮癌(UTUC)的综合灵敏度为 92%(置信区间:88%~98%),综合特异度为 95%[2]。虽然 CT 无法显示肾盂、输尿管壁各层结构,可以较为准确区分 T_3 期及以上病变,在准确区分 T_a,T_2 方面诊断价值有限。另外 CTU 容易漏诊扁平状浸润型生长的肿瘤。

b 对于所有 UTUC 患者在实施手术前均须进行尿道膀胱镜检查,以排除膀胱肿瘤或前列腺尿道部肿瘤[3-4]。

c 增强 MR 是对于碘造影剂过敏而无法行 CTU 的患者的替代手段。但对于小于 2cm 的肿瘤灵敏度较低(检出率仅为 75%)且因各种因素易受到假阳性结果的影响,临床使用价值有限[5]。由于肾源性系统性纤维化的风险,在严重肾功能不全(内生肌酐清除率<30ml/min)的患者中,应限制使用钆造影剂。磁共振尿路造影(MRU)是一种无须造影剂即可完成的影像学检查方法,适用于肾衰竭患者。

d 输尿管镜检查可以明确肿瘤形态、大小并可进行组织活检,是术前明确诊断的重要手段。输尿管镜活检可以确定 90% 病例的肿瘤等级,假阴性率很低,且与样本量无关[6-7]。但基于肿瘤播散学说,一些研究结果证实术前行输尿管镜会增加患者术后膀胱内复发的风险[8-9],因此对于 CTU 影像表现典型诊断明确者,可以直接行根治性肾输尿管切除术。对影像诊断不充分或者拟选择保肾治疗而需要明确肿瘤危险分层的患者,输尿管镜检查及活检是必需的检查手段[7,10]。

e 尿细胞学是推荐每例患者都进行的诊断方法[11]。尽管尿细胞学检查简单无创,且特异度高(>90%),但其灵敏度相对较低(35%~65%)且在尿路上皮损伤或尿路感染时假阳性率会增加[12]。

f 荧光原位杂交(FISH)在 UTUC 中具有较高的诊断准确性,但是各中心报道的灵敏度和特异度有较大差异[13]。推荐在有条件的单位开展。

g 肾动态显像,包括肾血流灌注显像和肾实质功能动态显像,其最大意义是可以分别估测双侧肾小球滤过率,因此对于拟行根治手术的患者预测术后肾功能有较大意义。

h 对于肾功能不全又无法行 MR 检查的患者,仍可选择逆行输尿管肾盂造影进行诊断[1,14-15]。

i MRI 平扫并非 UTUC 首选检查手段,仅当患者肾功能不全无法行增强 CT/MRI 检查时使用。MRI 平扫可提供尿路水成像,了解梗阻部位及肿瘤的多发及单发,有助于手术方案的制订。MRI 平扫可提供优于 CT 平扫的组织辨识度,有利于判断肿瘤与周围组织器官的关系。

j 传统的 KUB/IVU 在 UTUC 诊断方面的价值有限,诊断准确性欠佳,目前已不作为常规推荐。

k 超声可以通过发现肾积水筛查 UTUC,亦可对病灶进行初步评估,其具有无创、简便易行且费用较低的优点,因此已较多应用于各类体检项目中。其单独应用的临床价值有限。

l 一些基于尿液的肿瘤标志物,包括 NMP22、膀胱肿瘤抗原(bladder tumor antigen,BAT)等,已经用于 UTUC 的诊断及随访,它们有较高的灵敏度,但假阳性率也相对较高[16]。

m 头颅 CT/MRI 和骨扫描并非初诊患者的常规检查,推荐用于患者存在骨痛、病理骨折或定位体征等相应临床症状时,或用于晚期肿瘤转移范围和肿瘤负荷的评估。

n 对于局部 UTUC,^{18}F-FDG PET/CT 相较于传统的检查手段在诊断及鉴别诊断中并没有非常明显的优势,不建议单独使用。延迟成像病变区域可见明显的示踪剂摄取,但对于较小的病灶灵敏度及特异度均未优于 CTU。在怀疑有淋巴结及远处转移病灶的患者中,可使用 ^{18}F-FDG PET/CT 来提供疾病完整的影像学分期信息[17],但是需要注意的是,在评估淋巴结转移中,^{18}F-FDG PET/CT 的灵敏度有争议[18]。另外,在 UTUC 肿瘤复发的评估中,^{18}F-FDG PET/CT 具有较高的准确性[19]。

o 主要用于转移性疾病的病理获取,可对原发灶及转移病灶进行取材。对于局限性疾病,因为穿刺活检会带来严重的肿瘤溢出种植风险,故不推荐使用;仅当影像学检查存在高度不确定性,且腔内途径获取病理不可行,且尿液脱落细胞学检测阴性,才考虑对局限性疾病使用该技术获取组织。

2.2 病理诊断基本原则

标本来源	Ⅰ级推荐		Ⅱ级推荐
	大体检查	光镜下检查	
根治性肾输尿管全长切除 / 输尿管节段切除	肿瘤部位 肿瘤大小	明确病变性质 a 组织学类型 b 肿瘤坏死及其比例 周围神经侵犯 / 脉管侵犯 切缘情况 伴有肉瘤样分化比例 大血管受累情况 淋巴结情况(如清扫)	免疫组织化学标志物检测 c 用于组织学类型鉴别诊断、明确脉管和淋巴侵犯、肿瘤细胞增殖活性评估、靶向及免疫治疗效果预判等 分子检测 d:辅助判断病变性质及肿瘤复发风险及靶向治疗效果
膀胱根治性切除 / 膀胱部分切除	肿瘤部位 肿瘤大小	明确病变性质和组织学类型 a 肿瘤坏死及其比例 周围神经侵犯 / 脉管侵犯 切缘情况 伴有肉瘤样分化比例 大血管受累情况 淋巴结情况(如清扫)	免疫组织化学标志物检测 c 用于组织学类型鉴别诊断、明确脉管和淋巴侵犯、肿瘤细胞增殖活性评估、靶向及免疫治疗效果预判等 分子检测 d:辅助判断病变性质及肿瘤复发风险及靶向治疗效果

续表

标本来源	Ⅰ级推荐		Ⅱ级推荐
诊断性电切/活检标本	肿瘤部位 肿瘤大小 肿瘤数目 肿瘤外观 黏膜异常情况	明确病变性质和组织学类型 a • 肿瘤/非肿瘤 • 良性/恶性 • 组织学类型 • 是否包含逼尿肌，有无肌层侵犯 • 肿瘤基底情况（如留取）	免疫组织化学标志物检测 c 用于组织学类型鉴别诊断、明确脉管和淋巴侵犯、肿瘤细胞增殖活性评估、靶向及免疫治疗效果预判等 分子检测 d：辅助判断病变性质及肿瘤复发风险及靶向治疗效果
细胞学标本	送检尿液的量及性质	明确病变性质 • 肿瘤/非肿瘤 • 良性/恶性	免疫组织化学标志物检测 c 用于组织学类型鉴别诊断、肿瘤细胞增殖活性评估、靶向及免疫治疗效果预判等 分子检测 d：辅助判断病变性质及肿瘤复发风险及靶向治疗效果

【注释】

a 明确病变性质：除需要明确是否为肿瘤性病变、肿瘤的良恶性之外，还需要尽可能明确病变的恶性程度，病理分级分为高级别及低级别两级，不再使用三级分类。因肿瘤存在异质性，肿瘤内高级别比例 ≥ 5%，归入高级别；高级别比例<5%，定义为低级别且伴有高级别成分（高级别成分<5%）。同时，病理报告还需要尽可能明确肿瘤浸润情况（浸润性/非浸润性）。对病理诊断困难者，建议提交上级医院会诊（提供原始病理报告以核对送检切片的准确性，减少误差；提供充分的病变切片或蜡块以及术中所见等）。

b 尿路上皮癌组织学亚型较多，病理报告中尽可能按照浸润性尿路上皮癌及非浸润性尿路上皮病变进行分类。其中浸润性尿路上皮癌包括微乳头、巢状、大巢状、管状及微囊状、浆母细胞、肉瘤样、富于脂质、透明细胞、巨细胞、低分化等亚型；浸润性尿路上皮癌差异分化包括鳞状分化、腺样分化、滋养母细胞分化、Mullerian 分化。非浸润性尿路上皮病变包括尿路上皮乳头状瘤、内翻性尿路上皮乳头状瘤、恶性潜能未定的乳头状尿路上皮肿瘤、非浸润乳头状尿路上皮癌、尿路上皮原位癌；尿路上皮异型增生、乳头状尿路上皮增生、尿路上皮增生伴有恶性潜能未定的类型。前者因为诊断重复性差，后两者被认为是低级别乳头状尿路上皮癌的早期病变[1]。组织学分型困难者，建议提交上级医院会诊（提供原始病理报告以核对送检切片的准确性，减少误差；提供充分的病变切片或蜡块以及术中所见等）。

c 免疫组织化学：尿路上皮表达高分子量 CK、CK5/6 和 p63 等常见于鳞状上皮的标志，同时也表达部分腺上皮标志，如 CK7 和 CK20 等，鉴于目前国内病理科的实际检测水平，建议对于尿路上皮癌增加最常用的分子分型标志物组合 CK5/6 和 CK20[2]。尿路上皮癌较为特异和灵敏的标志物包括 GATA-3、Uroplakin Ⅲ、Uroplakin Ⅱ、S100P[2-5]。所有局部晚期或转移性尿路上皮癌患者建议进行 HER-2 蛋白表达检测，同时推荐所有术后经病理学诊断为肌层浸润性尿路上皮癌（≥ pT_2 期）的患者常规行 HER-2 蛋白表达检测。HER-2 蛋白表达检测可协助筛选抗 HER-2 治疗（如 HER-2-ADC 类药物等）的潜在获益人群，为局部晚期或转移性尿路上皮癌患者提供可能的治疗方案。临床研究证实，PD-L1 高表达患者有较高的总反应率（ORR），推荐准备做免疫检查点抑制剂治疗的尿路上皮癌患者进行 PD-L1 免疫组织化学染色，针对其结果判读，细胞学标本因无法准确评估间质细胞表达情况，推荐应用肿瘤比例评分（tumor proportion score，TPS），其余标本推荐应用联合阳性评分（combined positivity score，CPS）[6-9]。

d 分子检测：端粒逆转录酶（telomerase reverse transcriptase，TERT）启动子区域的激活突变和成纤维细胞生长因子受体 3（fibroblast growth factor receptor 3，FGFR3）突变可用于尿路上皮癌的早期诊断和术后复发。荧光原位杂交（fluorescence in situ hybridization，FISH）可用于尿液标本中尿路上皮癌筛查及肿瘤复发的监测[10-12]。HER-2 FISH 检测结果虽并不能完全指导 HER-2-ADC 类药物单抗的用药，但是，FISH 检测 *HER-2* 基因扩增状态仍具有一定的临床治疗指导意义，如 FISH 结果可能指导 HER-2 单抗药物的应用等。*HER-2* 基因突变既可能成为尿路上皮癌治疗的靶分子，也可能成为抗 HER-2 单抗类药物和 HER-2-ADC 类药物疗效的耐药机制。目前 *HER-2* 基因突变常用检测方法包括 Sanger 测序和二代测序法[6]。

2.3 分期

2.3.1 膀胱尿路上皮癌分期

原发肿瘤(T)分期		区域淋巴结(N)分期		远处转移(M)分期	
T_X	原发肿瘤不能评价	N_X	淋巴结状态不能评估	M_0	无远处转移
T_0	无原发肿瘤证据	N_0	无区域淋巴结转移	M_1	远处转移
T_a	非浸润性乳头状癌	N_1	真骨盆内单一区域淋巴结转移(膀胱周围、闭孔、髂内、髂外或骶前淋巴结)	M_{1a}	区域淋巴结以外的淋巴结转移
T_{is}	尿路上皮原位癌:“扁平肿瘤”	N_2	真骨盆内多个区域淋巴结转移(膀胱周围、闭孔、髂内、髂外或骶前淋巴结)	M_{1b}	非淋巴结的远处转移
T_1	肿瘤侵犯固有层(上皮下结缔组织)	N_3	髂总淋巴结转移		
T_2	肿瘤侵犯肌层				
T_{2a}	肿瘤侵犯表浅肌层(内 1/2)				
T_{2b}	肿瘤侵犯深肌层(外 1/2)				
T_3	肿瘤侵犯膀胱周围软组织				
T_{3a}	显微镜下侵犯				
T_{3b}	大体侵犯(在膀胱外形成肿物)				
T_4	肿瘤直接侵犯如下任一结构:前列腺间质、精囊腺、子宫、阴道、盆壁、腹壁				
T_{4a}	肿瘤直接侵犯前列腺间质、子宫及阴道				
T_{4b}	肿瘤直接侵犯盆壁及腹壁				

AJCC 第 8 版病理分期

	N_0	N_1	N_2	N_3
T_a	0a			
T_{is}	0is			
T_1	Ⅰ	ⅢA	ⅢB	ⅢB
T_{2a}	Ⅱ	ⅢA	ⅢB	ⅢB
T_{2b}	Ⅱ	ⅢA	ⅢB	ⅢB
T_{3a}	ⅢA	ⅢA	ⅢB	ⅢB
T_{3b}	ⅢA	ⅢA	ⅢB	ⅢB
T_{4a}	ⅢA	ⅢA	ⅢB	ⅢB
T_{4b}	ⅣA	ⅣA	ⅣA	ⅣA
M_{1a}	ⅣA	ⅣA	ⅣA	ⅣA
M_{1b}	ⅣB	ⅣB	ⅣB	ⅣB

2.3.2 上尿路尿路上皮癌分期

原发肿瘤(T)分期		区域淋巴结(N)分期		远处转移(M)分期	
T_X	原发肿瘤无法评估	N_X	区域淋巴结无法评估	M_0	无远处转移
T_0	无原发肿瘤证据	N_0	无区域淋巴结转移	M_1	远处转移
T_a	非浸润性乳头状癌	N_1	单个淋巴结转移,最大直径≤2cm		
T_{is}	原位癌	N_2	单个淋巴结转移,最大直径 2~5cm;或多个淋巴结转移		
T_1	肿瘤浸润到上皮下结缔组织				
T_2	肿瘤侵犯肌层				
T_3	肾盂:肿瘤浸润肾盂周围脂肪组织或肾实质				
	输尿管:肿瘤穿透肌层,浸润输尿管周围脂肪组织				
T_4	肿瘤浸润邻近器官或穿透肾脏浸润肾周脂肪组织				

AJCC 第 8 版病理分期

	N_0	N_1	N_2	N_3
T_a	0a			
T_{is}	0is			
T_1	Ⅰ	Ⅳ	Ⅳ	Ⅳ
T_2	Ⅱ	Ⅳ	Ⅳ	Ⅳ
T_3	Ⅱ	Ⅳ	Ⅳ	Ⅳ
T_4	Ⅲ	Ⅳ	Ⅳ	Ⅳ
M_1	Ⅳ	Ⅳ	Ⅳ	Ⅳ

2.3.3 病理分级(WHO 1973 及 2004/2016 分级)

1973 年 WHO 分级
1 级:分化良好 2 级:中度分化 3 级:分化不良
2004/2016 年 WHO 分级系统
低度恶性潜能尿路上皮乳头状瘤 低级别乳头状尿路上皮癌 高级别乳头状尿路上皮癌

尿路上皮癌

3 膀胱尿路上皮癌的治疗

3.1 非肌层浸润性膀胱尿路上皮癌的治疗

3.1.1 非肌层浸润性膀胱尿路上皮癌的治疗

分期	分层	Ⅰ级推荐	Ⅱ级推荐	Ⅲ级推荐
0a 期	T_aG_1/LG [a]	TURBT（1 类）[b] • 分块切除（2B 类）[c] • 整块切除（1B 类）[d]		既往 T_aG_1/LG 肿瘤，复查发现小的乳头样复发，可门诊膀胱镜下行电灼或激光气化治疗（3 类）[e]
0is 期	T_{is}	TURBT（1 类）[b] • 分块切除（2B 类）[c] • 整块切除（1B 类）[d] 切除标本中应有逼尿肌组织（1B 类）[f]	应考虑术中行选择性活检 [g]，随机活检 [h] 或者前列腺部尿道活检（3B 类）[i]	可采用新的膀胱肿瘤可视化诊疗技术［荧光膀胱镜（1A 类）[j]，窄谱光成像膀胱镜（3B 类）[k]］
Ⅰ期	T_1，LG	TURBT（1 类）[b] • 分块切除（2B 类）[c] • 整块切除（1B 类）[d] 切除标本中应有逼尿肌组织（1B 类）[f]	二次电切（1B 类）[l]	可采用新的膀胱肿瘤可视化诊疗技术［荧光膀胱镜（1A 类）[j]，窄谱光成像膀胱镜（3B 类）[k]］
	T_1，HG	TURBT（1 类）[b] • 分块切除（2B 类）[c] • 整块切除（1B 类）[d] 切除标本中应有逼尿肌组织（1B 类）[f]	应考虑术中行选择性活检 [g]，随机活检 [h] 或者前列腺部尿道活检（3B 类）[i]，二次电切（1B 类）[l]	可采用新的膀胱肿瘤可视化诊疗技术［荧光膀胱镜（1A 类）[j]，窄谱光成像膀胱镜（3B 类）[k]］

推荐系统执行 TURBT 流程（1 类）
• 置入电切镜，直视下检查整个尿道 • 检查膀胱的整个尿路上皮黏膜 • 前列腺尿道活检（如有必要） • 活检钳膀胱活检（如有必要） • 切除肿瘤 • 在手术记录中记录操作结果 • 精确描述标本用于病理学评估

TURBT 手术检查表和质控指标（2 类）[m]	分类
肿瘤状态	新发 vs. 复发
膀胱肿瘤的大体形态	乳头状 vs. 实性
肿瘤大小（cm）	≤1 vs.（1~3）vs.>3
肿瘤数量	1 vs.（2~7）vs.≥8
位置	三角区 vs. 膀胱颈 / 前列腺尿道 vs. 其他
完全切除可见肿瘤	是 vs. 否

尿路上皮癌

【注释】

a 膀胱癌的组织学分级采用 2004/2016 年 WHO 分级法（乳头状肿瘤），即低度恶性潜能尿路上皮乳头状肿瘤（papillary urothelial neoplasms of low malignant potential，PUNLMP）、低级别（low-grade，LG）乳头状尿路上皮癌（papillary urothelial carcinoma）和高级别（high-grade，HG）乳头状尿路上皮癌。

b 经尿道膀胱肿瘤电切术（transurethral resection of bladder tumor，TURBT）可以采用分块切除和整块切除（en-bloc resection）肿瘤，采用哪种技术取决于肿瘤的大小、位置以及术者的经验[1-2]。

c 分块切除包括分别切除肿瘤外生部分，肿瘤基底膀胱壁和切除区域边缘[3]。

d 整块切除可采用单极或双极，铥激光（thulium-YAG）或钬激光（holmium-YAG）[1,4-7]。与单极电切相比，双极电切可以减少并发症风险和获得更好的组织标本，但这一结果仍有争论[8-11]。

e 门诊膀胱镜下电灼或激光气化处理针对既往有 T_aG_1/LG 病史的小的乳头样复发肿瘤，可以减少入院的治疗负担，但在肿瘤学预后方面还没有前瞻的对照性研究结果[12-13]。

f TURBT 病理标本中要求包含膀胱逼尿肌组织，否则可能导致肿瘤残留和分期低估，这也被认为是衡量电切质量的替代标准（除了 T_aG_1/LG 肿瘤）。不同电切和活检组织建议分别标记后送病理检查。

g 膀胱原位癌可以表现为类似炎症的淡红色绒毛样黏膜改变，也可以表现为完全正常膀胱黏膜，因此对可疑膀胱黏膜可以采用选择性活检（selected biopsy）。

h 对尿细胞学检查阳性、怀疑有原位癌存在，或者既往有非乳头样表现的 G_3/HG 肿瘤患者，可考虑对膀胱黏膜表现为正常的区域行随机活检（mapping biopsy）。随机活检区域应包括膀胱三角区、顶壁、左右侧壁和后壁[14-15]。可采用光动力学诊断（photodynamic diagnosis）进行定位活检（1A 类）[16-17]。

i 如果膀胱肿瘤为原位癌、多发性癌或者肿瘤位于膀胱三角区或颈部时，侵犯前列腺部尿道或前列腺导管的风险增加，建议行前列腺部尿道活检，此外，尿细胞学阳性或前列腺部尿道黏膜表现异常时，也应行该部位的活检。如果初次手术没有活检，二次电切时应进行活检[18-21]。

j 荧光膀胱镜（fluorescence cystoscopy）通过向膀胱内灌注光敏剂 5- 氨基酮戊酸（5-aminolevulinic acid，ALA）或 6- 甲基乙酰丙酸（hexaminolaevulinic acid，HAL）对膀胱癌进行诊断。与传统膀胱镜相比，其更容易发现恶性肿瘤，尤其是原位癌[16-17]。不过炎症、近期膀胱肿瘤电切术和卡介苗膀胱灌注治疗会导致假阳性结果[22-23]。

k 窄谱光成像膀胱镜（narrow-band imaging，NBI）技术能使正常尿路上皮与血运丰富的肿瘤组织间的对比更明显。有队列研究和小规模的前瞻性随机试验证实，NBI 引导的膀胱软镜检查、活检或肿瘤切除，能够提高肿瘤的检出率[24-27]。

l 下列情况建议二次电切：确定或疑似 TURBT 未完全切除肿瘤；除了 T_aLG/G_1 肿瘤或初发原位癌病例，首次切除肿瘤标本中未见肌层组织；T_1 期膀胱肿瘤。推荐首次电切后 2~6 周行二次电切[28]。

m TURBT 手术检查表和质控指标显示可提高手术质量（取材存在逼尿肌）并降低复发率[29]。

3.1.2 非肌层浸润性膀胱尿路上皮癌的术后辅助治疗

非肌层浸润性膀胱癌危险分层

危险分层	定义
低危	低恶性潜能乳头状尿路上皮肿瘤 或同时满足：单发，低级别，T_a 期，直径 ≤ 3cm
中危	所有不包含在相邻类别定义中的肿瘤（介于低危和高危之间）
高危	G_3（高级别）肿瘤同时满足以下任意一项：原位癌（carcinoma in situ，CIS）；T_1 期；直径 > 3cm；多发肿瘤，复发肿瘤，符合高危定义
极高危	满足以下任意一项：BCG 难治性；变异组织类型；淋巴血管侵犯；前列腺尿道侵犯

【注释】

该危险分层标准适用于初诊原发膀胱尿路上皮癌，复发性膀胱尿路上皮癌至少评估为中危及以上风险，但具体中 / 高 / 极高危风险分层的评价，建议根据复发时肿瘤所具有的相关不良临床病理参数进行综合评估。

非肌层浸润性膀胱癌术后辅助治疗

危险分层	Ⅰ级推荐	Ⅱ级推荐	Ⅲ级推荐
低危	SI[a] ①表柔比星 ②吡柔比星 ③吉西他滨 ④丝裂霉素 ⑤羟基喜树碱		
中危	① SI+ 全剂量 BCG 灌注[b] 1 年(优先) ② SI+ 膀胱灌注化疗[c]	SI+ 化疗、BCG 联合灌注	SI+BCG 减量灌注 1 年(BCG 不可及或短缺时)
高危[d]	SI+ 全剂量 BCG 灌注 3 年	① SI+ 化疗、BCG 联合灌注 ② SI+ 膀胱灌注化疗	SI+BCG 减量灌注 3 年(BCG 不可及或短缺时) 帕博利珠单抗(BCG 难治性) 根治性全膀胱切除 放化疗保膀胱综合治疗复发高危无法耐受根治性膀胱切除或拒绝膀胱切除:根治性同步放化疗[d]
极高危[d] (未经 BCG 治疗)	① SI+ 全剂量 BCG 灌注 3 年(优先) ②根治性膀胱全切		放化疗保膀胱综合治疗 复发高危无法耐受根治性膀胱切除或拒绝膀胱切除:根治性同步放化疗[d]
极高危 (BCG 难治性)[e]	根治性膀胱全切(优先) 膀胱灌注化疗 帕博利珠单抗		① Adstiladrin 基因疗法[f] ② N-803、BCG 联合灌注[f] ③放化疗保膀胱综合治疗 复发高危无法耐受根治性膀胱切除或拒绝膀胱切除:根治性同步放化疗[d]

【注释】

a　SI:即刻单次膀胱灌注化疗。术后 24h 内进行。术中发生膀胱穿孔或术后明显血尿的患者禁忌化疗。每年复发次数>1 次或 EORTC 复发分数 ≥ 5 分的患者不能获益。

b　术后 2~4 周内开始,先采用 6~8 周(每周 1 次)的灌注诱导免疫应答,再进行 BCG 维持灌注治疗。维持灌注方案可采用术后第 3、6 个月分别进行维持 3 周的灌注治疗(每周 1 次),之后每半年重复 1 次(每周 1 次,共 3 周)。

c　膀胱诱导灌注化疗(术后 4~8 周,每周 1 次)+ 膀胱维持灌注化疗(每个月 1 次,维持 6~12 个月)。

d　回顾性研究表明 TURBT+ 根治性同步化放疗治疗 T_1 期 G_3 级卡介苗灌注失败后的患者,7 年疾病特异生存率 70%,总生存率 58%[45],其他研究通过同样方案在高危 NMIBC 中也取得了较好疗效:5 年疾病特异生存率为 82%,10 年为 70%,存活患者膀胱功能保存率 80%[42]。

e　对于高危 / 极高危 NMIBC 患者推荐参加 MDT 讨论。

f　基因疗法药物 Adstiladrin(nadofaragene firadenovec)、IL-15 超级拮抗剂 N-803 联合 BCG 膀胱灌注相关内容,详见"3.1.2.6 NMIBC 复发后治疗"。

3.1.2.1　术后即刻单次膀胱灌注化疗

术后即刻单次膀胱灌注化疗(SI)可以防止肿瘤细胞种植并降低肿瘤复发风险[1]。一项纳入了 13 篇随机对照研究(RCT)的荟萃分析结果显示,与单用 TURBT 相比,TURBT 联合 SI 可以降低 35% 的早期肿瘤复发风险,并使 5 年复发率从 58.8% 下降到 44.8%[2]。同时,这项研究还发现每年复发次数>1 次或 EORTC 复发评分 ≥ 5 分的患者不能从 SI 中获益。此外,还有 3 项大型荟萃分析也报道了相同的研究结果[3-5]。因此,除每年复发次数>1 次或 EORTC 复发评分 ≥ 5 分的患者和有禁忌证(术中发生膀胱穿孔或术后明显血尿)的患者以外,所有 NMIBC 患者均应接受 SI 以降低复发风险。目前具有临床证据的 SI 治疗药物包括吉西他滨和丝裂霉素[2,6-7]。

非肌层浸润性膀胱尿路上皮癌术后辅助治疗流程

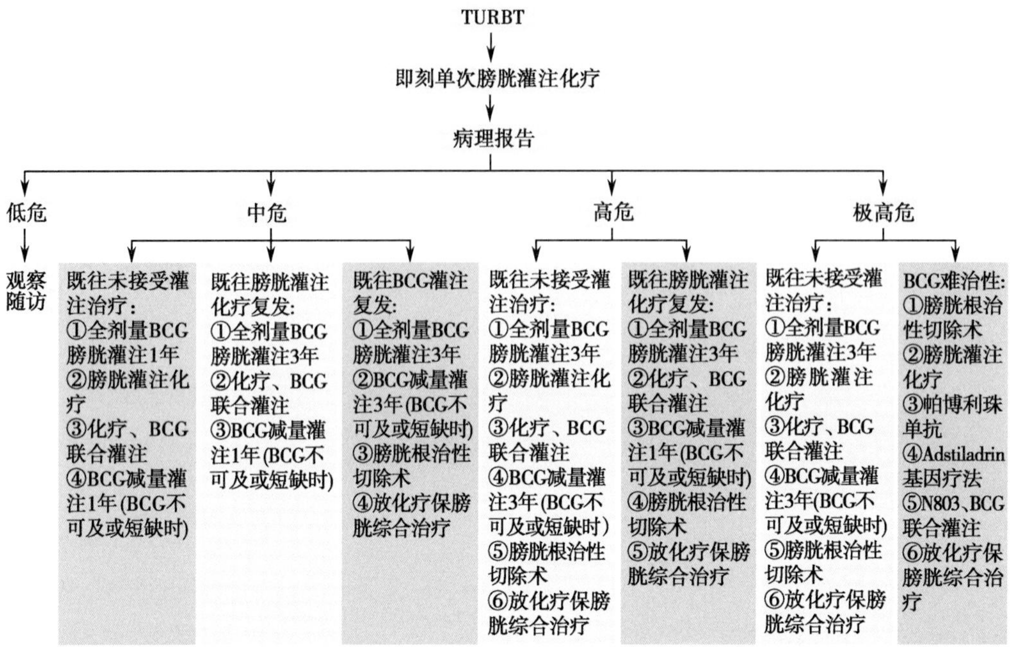

3.1.2.2 术后辅助膀胱灌注化疗

对于低危 NMIBC 患者，术后仅行 SI 即可有效降低肿瘤复发风险[2]。但是，中、高危 NMIBC 患者复发进展风险更大，术后仅行 SI 可能无法取得满意的治疗效果。一项纳入了 8 篇 RCT 的荟萃分析结果显示，与单纯 TURBT 相比，TURBT 联合术后辅助膀胱灌注化疗可使 1 年复发率降低 38%[8]。另有一项 RCT 结果表明，与术后仅行 SI 相比，SI 联合维持膀胱灌注丝裂霉素化疗 1 年可进一步降低肿瘤复发风险，延长患者无复发生存时间[9]。同时，有证据表明，在后续接受维持膀胱灌注化疗的情况下，SI 仍然是有必要的。一项纳入了 2 243 例 NMIBC 患者的多中心 RCT 结果显示，与仅行即刻膀胱灌注丝裂霉素化疗相比，SI 联合膀胱维持灌注丝裂霉素化疗可显著降低中危和高危 NMIBC 患者的复发风险[10]。近期，有两项基于国内多个临床研究的荟萃分析结果表明，吉西他滨膀胱灌注化疗对比丝裂霉素和表柔比星，可显著降低 NMIBC 患者的复发风险以及不良反应发生率[11-14]。因此，基于以上证据，中、高危 NMIBC 患者在接受 SI 后，应继续行膀胱诱导灌注化疗（术后 4~8 周，每周 1 次）和膀胱维持灌注化疗（每个月 1 次，维持 6~12 个月）。

为提高膀胱灌注化疗疗效，以下方法可应用于临床。多项前瞻性研究表明，灌注前减少液体摄入、碱化尿液、减少尿液排泄、采用高浓度化疗可降低 NMIBC 患者的复发风险[15]。也有研究结果显示，1h 膀胱灌注丝裂霉素化疗疗效优于半小时灌注化疗，但与 2h 灌注化疗疗效相比无显著差异[16]。

3.1.2.3 术后辅助 BCG 膀胱灌注

有 5 项大型荟萃分析结果显示，相比于单行 TURBT 或 TURBT 联合膀胱灌注化疗，TURBT 联合 BCG 膀胱灌注能降低 NMIBC 患者肿瘤复发风险[17-21]。3 项 RCT 结果表明，与表柔比星单药灌注、表柔比星联合干扰素灌注及丝裂霉素单药灌注化疗相比，BCG 膀胱灌注能有效预防中、高危 NMIBC 患者肿瘤复发[22-24]。另有一项纳入了 9 篇 RCT 共 2 820 例 NMIBC 患者的基于个体患者数据的荟萃分析结果显示，在预防肿瘤复发方面，丝裂霉素灌注化疗疗效优于单纯 BCG 诱导灌注治疗，但不及 BCG 诱导治疗联合维持治疗[19]。

多项研究对 BCG 灌注治疗的最佳方案进行了探索。3 项荟萃分析结果显示 BCG 诱导灌注治疗后加以长期维持灌注治疗能使其疗效得以提高[19,25-26]。同时，SWOG 研究结果显示，3 周的 BCG 维持灌注方案可显著延长高危 NMIBC 患者的无复发生存时间和无进展生存时间[27]。一项纳入了 1 355 例 NMIBC 患者，随访时间中位数为 7.1 年的 RCT 结果表明，1/3 剂量 1 年 BCG 维持灌注的疗效并不优于全剂量 3 年 BCG 维持灌注[27]。对于中危患者，1 年 BCG 维持灌注治疗与 3 年 BCG 灌注治疗相比疗效无显著差异。但是，对于高危患者，3 年 BCG 维持灌注治疗相比于 1 年灌注治疗能降低肿瘤复发风险。因此，中、高危 NMIBC 患者应在术后 2~4 周内开始为期 6~8 周（每周 1 次）的 BCG 诱导灌注治疗，再进行 1~3 年 BCG 维持灌注治疗。维持治疗方案可采用术后第 3、6 个月分别进行维持 3 周的灌注治疗（每周 1 次），之后每半年重复 1 次（每周 1 次，共 3 周）。

近年来,BCG 短缺的问题日益严重。有 3 项前瞻性研究结果显示,低剂量 BCG 灌注治疗和全剂量 BCG 灌注治疗效果相似[29-31]。另有 1 项 RCT 结果表明,尽管全剂量 BCG 与低剂量 BCG 相比可以延长 NMIBC 患者无疾病生存时间,但两者对患者疾病进展和总生存的影响无显著差异[28]。因此,在 BCG 不可及或短缺的情况下,减量 BCG 灌注也可作为患者的可选治疗方案。

尽管有研究表明 BCG 灌注治疗与膀胱灌注化疗相比可导致更多的不良反应,但仅有不到 5% 的患者会发生严重不良反应,并且这些不良反应都可以通过相应的治疗得以控制和缓解[26,32]。对于有严重免疫抑制[淋巴瘤、白血病、类固醇激素应用、获得性免疫缺陷综合征(艾滋病)等]、肉眼血尿、泌尿道感染、近期有创伤性导尿史和活动性肺结核的患者,不宜使用 BCG 治疗。

3.1.2.4 联合灌注治疗

一项 RCT 结果显示,膀胱灌注化疗联合 BCG 膀胱灌注治疗相比于单纯 BCG 治疗能显著延长 NMIBC 患者无疾病生存时间,但会增加发生不良反应的风险[33]。两项荟萃分析结果亦表明,化疗与 BCG 联合灌注治疗效果优于单纯 BCG 膀胱灌注治疗[34-35]。与之相反,有 RCT 结果显示单纯 BCG 灌注治疗与表柔比星联合干扰素膀胱灌注治疗相比能显著降低 NMIBC 患者复发风险并延长疾病特异生存时间[36]。另有一项 Cochrane meta 分析结果显示,单纯 BCG 灌注治疗效果亦优于 BCG 联合干扰素灌注[37]。

3.1.2.5 CIS 辅助治疗策略

CIS 的检出与 NMIBC 患者更高的复发进展风险相关,因此对于合并 CIS 的患者,术后应积极给予辅助治疗。一项荟萃分析结果显示,在有 CIS 的 NMIBC 患者中,相比于膀胱灌注化疗,BCG 膀胱灌注治疗的缓解率更高且可使治疗失败率降低 59%[36]。另一项荟萃分析结果表明,对于有 CIS 的 NMIBC 患者,BCG 灌注治疗与膀胱灌注化疗相比可降低 35% 的疾病进展风险[24]。也有前瞻性研究表明,在 CIS 患者中,BCG 联合膀胱灌注化疗与单纯 BCG 灌注治疗效果无差异[37]。因此,有 CIS 的 NMIBC 患者术后应接受 BCG 膀胱灌注治疗。

3.1.2.6 NMIBC 复发后治疗

基于个体患者数据的荟萃分析结果显示,NMIBC 患者接受术后膀胱灌注化疗复发后仍可从后续 BCG 灌注治疗中获益[19]。对于 BCG 难治性膀胱癌的患者,后续 BCG 灌注治疗对其有效的概率很小,根治性膀胱切除应该作为首选方案。对于中危 NMIBC 患者经 BCG 治疗后再次出现低级别膀胱癌者,可根据患者具体情况继续使用 BCG 灌注化疗或行根治性膀胱切除术。而对于 BCG 治疗后再次出现高级别膀胱癌或 CIS 的患者,应行根治性膀胱切除术。总体而言,BCG 治疗失败的 NMIBC 患者,具有乳头状结构的 NMIBC 患者在保膀胱治疗中能获得较合并 CIS 的 NMIBC 患者更好的临床获益[38-39,43-44]。目前,关于放化疗保膀胱综合治疗在 BCG 失败的 NMIBC 应用的证据很少。一项小样本回顾性研究结果显示,BCG 治疗后复发的 NMIBC 患者接受放化疗保膀胱综合治疗后,7 年肿瘤无复发率为 56%,疾病特异生存率为 70%,总生存率 58%[45]。近年来,随着免疫治疗的进展,有研究表明 PD-1 抑制剂辅助治疗可以使 BCG 难治性高危 NMIBC 患者获益。KEYNOTE-057 Ⅱ期研究结果显示 BCG 难治性 NMIBC 患者接受帕博利珠单抗辅助治疗后完全缓解率可以达到 41%,46% 的完全缓解患者持续完全缓解时间 ≥ 12 个月[46]。因此,帕博利珠单抗治疗在 BCG 灌注失败且拒绝或无法耐受根治手术的 NMIBC 患者中应该成为可选方案。2021 年,基因疗法药物 Adstiladrin(nadofaragene firadenovec)公布了其膀胱灌注治疗的Ⅲ期临床试验结果,结果显示在 BCG 无应答的 NMIBC 患者中,72.9% 发生高级别 T_a/T_1 期肿瘤复发的患者获得完全缓解,完全缓解维持时间 12.4 个月;53.3% 合并 CIS 患者获得完全缓解,完全缓解维持时间 9.7 个月[47]。2022 年,QUILT 3032 临床试验公布了 IL-15 超级拮抗剂 N-803 联合 BCG 膀胱灌注治疗在 BCG 无应答的 NMIBC 中的疗效,结果显示发生高级别 T_a/T_1 期肿瘤复发的患者无复发生存时间为 19.3 个月,71% 合并 CIS 的患者达到完全缓解,完全缓解持续时间中位数达到 26.6 个月[48]。

3.1.2.7 放化疗保膀胱综合治疗

目前,关于辅助放疗在 NMIBC 中应用的 RCT 仅有一项[40]。该研究共纳入 210 例高危 NMIBC 患者分为观察组和辅助放疗组,结果显示两组在疾病进展和死亡风险上差异无统计学意义。一项大型回顾性研究结果显示,放化疗综合治疗相比于单纯辅助放疗可以提高高危 NMIBC 患者完全缓解率,延长患者总生存时间[41]。另一项单臂回顾性研究结果表明,接受放化疗保膀胱综合治疗的高危 NMIBC 患者 5 年生存率为 82%,且超过 80% 存活者最终保留了膀胱[42]。因此,对于无法耐受或不愿意接受根治性膀胱切除术的高危 / 极高危 NMIBC 患者,可尝试放化疗保膀胱综合治疗。

3.2 肌层浸润性膀胱尿路上皮癌的治疗

3.2.1 肌层浸润性膀胱尿路上皮癌的治疗

分期	患者状态	Ⅰ级推荐	Ⅱ级推荐	Ⅲ级推荐
$T_{2\sim4a}$，$N_{0\sim x}$，M_0	可耐受膀胱癌根治手术 [a]	新辅助化疗 [b]+ 膀胱癌根治术 [c]（1A 类）	新辅助化疗 + 膀胱部分切除术（2A 类）[d] 最大程度 TURBT+ 放化疗三联保膀胱治疗（2A 类）[e]	单纯膀胱切除术 [f]
	不能耐受膀胱癌根治手术	最大程度 TURBT+ 同步放化疗（1A 类）；系统性药物治疗（1A 类）	膀胱部分切除术（2A 类） 无法耐受化疗则单纯放疗 [i]（2A 类）	TURBT（3 类）[g]
T_{4b}，$N_{0\sim x}$，$M_{0\sim1}$		同步放化疗（1A 类）； 系统性药物治疗（1A 类）		姑息性膀胱切除术 + 尿流改道（3 类）[h] 姑息性放疗（2B 类）[j]

【注释】

a 筛选可手术人群时，需充分考虑患者年龄、共病状态和一般情况。

b 对于可耐受顺铂的患者，推荐术前使用新辅助化疗，可获得 5%~8% 的生存获益[1-3]。常用的化疗方案为 GC 方案或 ddMVAC 方案，其他方案包括以顺铂为基础联合其他化疗药物在临床上使用较少；对于顺铂不耐受的患者，目前临床研究显示免疫检查点抑制剂以及抗体偶联药物的治疗也可以获得较好病理缓解率以及术前降期效果，强烈建议这些新型创新药物的围术期应用，需在 MDT 的讨论下开展。总体而言，新辅助治疗后肿瘤达到 ypT_2 及以下的患者可以获得更多的生存获益[25-27]。

c 膀胱癌根治性手术可采用多种手术入路完成，如开放手术、腹腔镜手术和机器人辅助腹腔镜手术；各种手术方式在肿瘤控制方面没有显著差异。男性通常要切除膀胱和前列腺，女性则切除膀胱、子宫及附件。在切除膀胱的同时，还要进行尿流改道术[4-6]。膀胱癌根治术采取的尿流改道方式的选择需综合考虑患者年龄、共病状态、心肺功能、认知状态以及社会支持和个人偏向等多重因素。回肠膀胱术（Bricker 术）由于手术简单，术后并发症相对较少，目前在我国使用最为广泛。原位新膀胱术更符合人体正常的生理结构，具有更高的术后生活质量，因此是最为理想的尿流改道方式；但这一手术方式对患者选择要求较高，一般需要患者年轻、一般情况良好，且具有良好的依从性[7-9]。对于高龄患者（>80 岁）可考虑使用双侧输尿管皮肤造口术。该手术操作简单、创伤较小、术后恢复快，但是术后生活质量较差。膀胱癌根治术中淋巴结清扫的范围目前仍存在争议，扩大淋巴结清扫理论上会给患者带来更好的临床获益和更低的复发率，但最近一项前瞻性随机对照研究结果显示扩大淋巴结清扫的临床获益并不优于区域淋巴结清扫。因此关于扩大淋巴结清扫的临床获益仍需进一步 RCT 研究证实[10-16]。

d 膀胱部分切除术不能作为肌层浸润性膀胱尿路上皮癌的标准治疗方法。采用该术式的患者须经过严格筛选，最理想的患者为憩室肿瘤或是有严重合并症的患者。膀胱部分切除术的选择还需要考虑肿瘤的部位，原发肿瘤周围需要有足够未受累及的软组织及尿路上皮区域（如膀胱顶部），在确保切除干净肿瘤的同时，还可保证患者膀胱部分切除术后的尿控及膀胱容量无显著损失。其相对禁忌证包括位于膀胱三角区和膀胱颈部的病变；需要输尿管再植术并非绝对禁忌。

e 选择符合适应证病例，依托紧密的多学科合作及较高的患者依从性，TURBT 尽可能将肿瘤清除，联合化放疗以期达到对膀胱肿瘤和引流淋巴结的控瘤效果并保存膀胱功能，保膀胱综合治疗近些年来应用越来越多[17-19]。研究显示，目前常用的两种治疗方案：吉西他滨化疗联合每日一次放疗方案以及 5-FU 加顺铂化疗联合一日两次放疗方案，在远期生存无明显差异，但是前者具有相对较低的毒性并且更利于患者接受[28-29]。

f 对于伴有年老体弱、抵抗力较差，长期营养不良等状况的无法耐受铂类化疗的患者，可考虑进行单纯膀胱切除术。

g 绝大部分患者无法从单纯的 TURBT 中获益。TURBT 多作为多模态保膀胱策略的一个组成部分来使用。

h 对于局部进展性肿瘤（T_{4b}），因侵袭盆壁和腹壁，易伴随出血、疼痛、排尿困难、尿路梗阻等并发症，可考虑使用姑息性膀胱切除术加尿流改道以缓解症状。但其术后合并症较多，须谨慎使用。

i 肌层浸润性膀胱尿路上皮癌单纯放疗可取得 40% 以上 CR 率，25% 左右的长期生存率，同步化放疗疗效优于放疗，完全缓解率为 60%~80%，5 年生存率在 50%~60%，局部控制率 60%~80%，50%~80% 的病例可保存正常膀胱功能，新辅助化疗反应好的保膀胱治疗成功率更高[20-24]。

j 见姑息性放疗部分。

3.2.2 肌层浸润性膀胱尿路上皮癌的术后辅助治疗

分期	Ⅰ级推荐	Ⅱ级推荐	Ⅲ级推荐
$T_{2\sim4a}$ $N_{0\sim x}$，M_0（经尿道膀胱肿瘤切除术后）	辅助性放化疗（1A 类）b		
$T_{2\sim4a}$ 或者 N_+，M_0（标准膀胱癌根治术后）		辅助性化疗（2A 类）d 纳武利尤单抗（1A 类）	
$ypT_{2\sim4a}$ 或者 ypN_+，M_0（新辅助治疗后标准膀胱癌根治术后）		纳武利尤单抗（1A 类）	
T_{4b} $N_{0\sim x}$，M_0（标准膀胱癌根治术后）		辅助性化疗（2A 类）d	辅助性放疗（2B 类）c
T_x $N_{0\sim x}$，M_0，R1/R2（标准膀胱癌根治术后）			辅助性放疗（2B 类）

【注释】

a 黏膜表浅病变经过保留膀胱的保守治疗后仍有较高的概率出现复发，回顾性分析结果显示，初诊患者经尿道膀胱肿瘤切除术联合术后同步放化疗后可取得良好的预后和膀胱保留率[1]。

b 荟萃分析结果显示，对于肌层浸润的膀胱癌患者，经尿道膀胱肿瘤切除术联合术后放化疗的综合治疗方案可获得与标准膀胱癌根治术相似的 10 年生存率和无进展生存率，同时综合治疗方案的术后早期并发症发生率相对较低[2]，可作为不适宜或拒绝行全膀胱切除术患者的治疗选择。建议行三维适形或适形调强技术放疗，术后放疗靶区包括全膀胱及盆腔淋巴结引流区，给予处方剂量为 45.0~50.4Gy，肿瘤瘤床区可考虑给予补量放疗，处方剂量为 54~60Gy；建议以顺铂为基础的同步化疗方案。

c 标准膀胱癌根治术后多出现远处转移，有病例对照研究结果显示，对于手术切缘不净、局部病变较晚，仅行姑息手术的患者，术后放疗有可能提高局部控制率[3]。

d 对于 $pT_{3/4}$ 和 / 或淋巴结阳性，且无远处转移（M_0）的患者，根治性膀胱切除术后行辅助化疗仍有争议[4-5]，主要原因是缺乏大规模随机对照临床研究证据。但由于此类患者术后复发率较高，若患者在术前未行新辅助化疗，术后应充分权衡患者的状态及病理分期，考虑给予含顺铂方案的辅助化疗。若患者不能耐受顺铂，目前无证据显示其他术后辅助化疗方案能改善患者的生存。

一项回顾性队列分析包括 3 974 例膀胱切除和淋巴结转移的患者，显示高危亚组患者（局部分期晚和淋巴结阳性）OS 存在获益（*HR*=0.75，95% *CI* 0.62~0.90）[6]。此外，2003—2006 年一项大规模观察性研究比较术后辅助化疗和单纯观察组的疗效。研究入组了 5 653 例 $pT_{3\text{-}4}$ 和 / 或淋巴结阳性的膀胱癌患者，23% 的患者接受了辅助化疗，结果辅助治疗组的 5 年 OS 率为 37%（*HR*=0.70，95% *CI* 0.64~0.76），而观察组为 29.1%[7]。

目前支持常规术后辅助化疗的随机Ⅲ期临床研究证据有限，既往多项研究存在样本量小、统计方法不当、化疗方案不一等缺陷[2]。例如，研究使用的方案，包括使用 4 个周期的 CMV（卡铂、甲氨蝶呤和长春新碱）[8]、CISCA（顺铂、环磷酰胺和多柔比星）[9]、MVA（E）C（甲氨蝶呤、长春碱、多柔比星或表柔比星、顺铂）、CM（顺铂和甲氨蝶呤）[10-11]，顺铂单药治疗[12]等。部分方案已非临床常用方案。因此，早年针对辅助化疗研究所进行的荟萃分析为阴性结果[13]。

2014 年的荟萃分析[14]又增加了 3 项研究[15-17]，其中包括了更新的化疗方案吉西他滨 / 顺铂 + 紫杉醇 / 吉西他滨 + 顺铂。此时的分析结果显示，术后辅助化疗的患者无病生存时间（DFS）获益明显（*HR*=0.66；95% *CI* 0.48~0.92），OS 也存在获益趋势（*HR*=0.77）。同时，对淋巴结阳性的分层分析显示 DFS 获益更明显（*HR*=0.64；95% *CI* 0.45~0.91）。在基于顺铂的辅助化疗研究中，淋巴结阳性人群 DFS 的 *HR* 为 0.39（95% *CI* 0.28~0.54），而淋巴结阴性人群 DFS 的 *HR* 为 0.89（95% *CI* 0.69~1.15）。提示术后辅助化疗的获益人群可能是能耐受含顺铂方案的淋巴结阳性人群。

迄今为止，最大的术后辅助 RCT（EORTC 30994）研究，主要研究目前为术后即刻治疗与复发后再治疗对于早期膀胱癌患者生存的影响。现有数据显示与复发后再治疗相比，术后即刻治疗组的 PFS 有显著改善（*HR*=0.54，95% *CI* 0.4~0.73，$P<0.000\ 1$），但是没有显著的 OS 获益[18]。目前认为淋巴结阳性且体能状况良好的患者中，以顺铂为主

的联合化疗可改善 DFS[19-21]。

CheckMate 274 研究中高危肌层浸润性尿路上皮癌(MIUC)患者根治性手术后纳武利尤单抗对比安慰剂辅助治疗，结果显示 ITT 人群中，NIVO 组相较于安慰剂组的 DFS 有显著延长(21.0 个月 vs. 10.9 个月，*HR*=0.70，*P*<0.001)。PD-L1 ≥ 1% 患者中，也同样达到 DFS 主要终点(NR vs. 10.8 个月，*HR*=0.53，*P*<0.001)，在 MIBC 亚组中，NIVO 的 DFS 优势更加明显(DFS 25.8 个月 vs 9.4 个月，*HR*=0.61)。该研究也纳入 155 例亚洲人群，也看到了 NIVO 辅助治疗的优势(*HR*=0.81)[22]。中国国家药品监督管理局于 2023 年 1 月批准纳武利尤单抗单药在中国作为根治性切除术后伴有高复发风险的尿路上皮癌患者辅助治疗适应证。

3.3 晚期膀胱尿路上皮癌的治疗原则

3.3.1 转移性膀胱尿路上皮癌的一线治疗策略

分层	Ⅰ级推荐	Ⅱ级推荐	Ⅲ级推荐
可耐受顺铂	吉西他滨 + 顺铂(1A 类)[a] dd-MVAC(G-CSF 支持)(1A 类)	吉西他滨 + 紫杉醇 + 顺铂(2A 类)[a]	维迪西妥单抗 + 特瑞普利单抗(2B 类)[d]
不可耐受顺铂[b]	吉西他滨 + 卡铂(1B 类)	吉西他滨 + 紫杉醇(2A 类) 帕博利珠单抗(2A 类)[c]	维迪西妥单抗 + 特瑞普利单抗(2B 类)[d] Enfortumab Vedotin+ 帕博利珠单抗(2A 类)[e]

【注释】

a 对于肾功能处于边界范围或轻度异常情况下(eGFR 为 40~60ml/min)，顺铂可以考虑分次给药进行(如 35mg/m^2 d1、d2 或 d1、d8)。

b 符合以下一条或一条以上标准：①肾功能不全，eGFR ≥ 30ml/min 且 eGFR<60ml/min；②一般情况 ECOG 评分为 2 分；③听力下降或周围神经病变 2 级或 2 级以上。

c 帕博利珠单抗与 Enfortumab Vedotin 尚未在国内获得晚期尿路上皮癌治疗适应证。

转移性膀胱尿路上皮癌的一线治疗解析

晚期尿路上皮癌对于铂类为主方案的化疗较为敏感，有效率可达到 50% 左右，但部分患者无法耐受顺铂为主的化疗。对于晚期尿路上皮癌的治疗，根据铂类耐受情况分为两类人群，总体来说非顺铂方案化疗疗效有所下降。因此，对于能够耐受顺铂治疗情况下，不推荐任何不含顺铂的化疗方案或其他治疗。

1. 可耐受顺铂人群的治疗选择

(1)吉西他滨联合顺铂

一项吉西他滨联合顺铂方案(GC 方案)与甲氨蝶呤 + 长春碱 + 多柔比星 + 顺铂方案(MVAC 方案)对照用于晚期尿路上皮癌一线治疗的随机对照Ⅲ期临床研究显示，GC 方案与 MVAC 方案的疗效相当，两组的客观有效率为 49.4% 与 45.7%，无进展生存时间中位数为 7.7 个月与 8.3 个月，总生存时间中位数为 14.0 个月与 15.2 个月，但 GC 方案治疗导致的中性粒细胞减少性发热、中性粒细胞减少脓毒症和黏膜炎显著低于 MVAC 对照组[1-2]。

推荐用法：吉西他滨 1 000mg/m^2 d1、d8、d15，顺铂 70mg/m^2 d1 或 d2，每 28d 为一周期。或者，吉西他滨 1 000mg/m^2 d1、d8，顺铂 70mg/m^2 d1 或 d2，每 21d 为一周期。

(2)G-CSF 支持下的剂量密集性 MVAC 方案

一项 G-CSF 支持下的 dd-MVAC 方案与传统 MVAC 方案对照用于晚期尿路上皮癌一线治疗的随机Ⅲ期临床研究(EORTC3024)显示两组的客观有效率分别为 62% 与 50%，无进展生存时间中位数为 9.1 个月与 8.2 个月，总生存时间中位数为 15.1 个月与 14.9 个月，虽然疗效差异无统计学意义，但 dd-MVAC 方案更有利，且不良反应方面，耐受性更好[3-4]。

推荐用法：甲氨蝶呤 30mg/m^2 d1+ 长春碱 3mg/m^2 d1+ 多柔比星 30mg/m^2 d1+ 顺铂 70mg/m^2 d1。要求水化和 G-CSF 支持。

(3)紫杉醇 + 吉西他滨 + 顺铂(TGP)

一项紫杉醇 + 顺铂 + 吉西他滨方案(PCG 方案)与吉西他滨联合顺铂用于晚期尿路上皮癌一线治疗的随机对照Ⅲ期临床研究(EORTC30987)显示两组的客观有效率分别为 55.5% 与 43.6%，无进展生存时间中位数为 8.3 个月与 7.6 个月，总生存时间中位数为 15.8 个月与 12.7 个月。统计分析显示 PCG 方案的有效率显著高于 GC 方案，但作为主要研究终点方面，虽然也有利于 PCG 方案组，但差异不具有统计学意义[5]。

推荐用法：紫杉醇 80mg/m^2 d1、d8，顺铂 70mg/m^2 d1 或 d2，吉西他滨 1 000mg/m^2 d1、d8，每 21d 为一周期。

2. 不可耐受顺铂人群治疗的选择

（1）吉西他滨联合卡铂

一项评估吉西他滨联合卡铂与 MCV 方案（甲氨蝶呤 + 卡铂 + 长春碱）的随机对照Ⅱ/Ⅲ期临床研究（EORTC30986）显示两组客观有效率分别为 41.2% 与 30.3%，无进展生存时间中位数为 5.8 个月与 4.2 个月，总生存时间中位数分别为 9.3 个月与 8.1 个月，整体数据更有利于吉西他滨联合卡铂治疗组[6-7]。

推荐用法：吉西他滨 1 000mg/m^2 d1、d8，卡铂按照 AUC=4~5 计算 d1，每 21d 为一周期。

（2）吉西他滨联合紫杉醇

紫杉类药物由于主要依靠肝脏代谢，因此对于肾功能不全的晚期尿路上皮癌可以作为选择，意大利一项Ⅱ期多中心临床研究入组了 ECOG 评分为 2 分或 eGFR<60mL/min 的部分患者，结果显示双周给药方案客观有效率可以达到 37%，无进展生存时间中位数为 5.8 个月，生存时间中位数为 13.2 个月[8-9]。推荐用法：吉西他滨 1 000mg/m^2 d1、d8，紫杉醇 80mg/m^2 d1、d8，每 21d 为一周期。

（3）帕博利珠单抗

一项帕博利珠单抗用于不能耐受顺铂的晚期尿路上皮癌一线治疗的Ⅱ期单臂临床研究（KEYNOTE-052 研究）[10-11]，共有 370 例受试者接受治疗，最新五年长期随访结果显示帕博利珠单抗治疗的客观有效率为 28.9%，疗效持续时间中位数为 33.4 个月，无进展生存时间中位数为 2.5 个月，总生存时间中位数为 11.3 个月，其中四年 PFS 率为 10.3%，4 年 OS 率为 19.0%。PD-L1 高表达人群（CPS ≥ 10）与 PD-L1 低表达人群（CPS<10）的患者，客观有效率分别为达到 47.3% 与 20.7%，无进展生存时间中位数分别为 4.9 个月与 2.1 个月，总生存时间中位数分别为未达到与 21.2 个月，4 年生存率分别为 57.6% 与 27.4%[10-11]。

推荐用法：帕博利珠单抗 200mg，每 3 周给药一次。

（4）维迪西妥单抗联合特瑞普利单抗

一项开放标签的多中心临床试验（RC48-C014），用于评价维迪西妥单抗联合特瑞普利单抗治疗晚期 / 转移性尿路上皮癌的安全性和有效性。患者在剂量递增和扩增队列中每两周接受 1.5mg/kg 或 2mg/kg 的维迪西妥单抗联合 3mg/kg 特瑞普利单抗治疗，直到确认疾病进展、不可接受的毒性或自愿停药为止。截至 2022 年 11 月 18 日，该研究共入组 41 例受试者患者，确认的客观缓解率（cORR）为 73.2%，完全缓解率为 9.8%，其中既往未接受过任何系统治疗的患者确定的客观缓解率（cORR）为 76%，无进展生存时间中位数为 9.2 个月，中位生存时间未达到，两年生存率为 63.2%。其中关于 HER2 免疫组化状态的分层疗效数据结果进一步提示：其中 HER2 免疫组织化学 0+、1+、2+/3+ 患者的客观缓解率分别为 33.3%、64.3%、88.3%[12]。

维迪西妥单抗联合特瑞普利单抗最常见的治疗相关不良反应（全部级别）：谷草转氨酶（GOT）升高（68.3%）、谷丙转氨酶（GPT）升高（63.4%）、外周感觉神经病变（61.0%）、乏力（61.0%）、γ- 谷氨酰转移酶升高（56.1%），高甘油三酯血症（53.7%）和食欲减退（51.2%），其中 3 级以上治疗相关不良反应包括 γ- 谷氨酰转移酶（γ-GT）升高（12.2%）、乏力（9.8%）、GPT 升高（7.3%）、高甘油三酯血症（7.3%）。

推荐用法：维迪西妥单抗 2.0mg/kg，特瑞普利单抗 3.0mg/kg，每 2 周一次。

（5）Enfortumab Vedotin 联合帕博利珠单抗

一项 Enfortumab Vedotin 联合帕博利珠单抗用于既往未接受过全身治疗的铂类不能耐受晚期尿路上皮癌的单臂 1 期临床研究显示客观有效率为 73.3%，无进展生存时间中位数为 12.3 个月，总生存时间中位数为 26.1 个月[13]。其后另外一项与单药 Enfortumab Vedotin 对照用于既往未接受过全身治疗的铂类不能耐受晚期尿路上皮癌的Ⅰb/Ⅱ期临床研究结果显示 Enfortumab Vedotin 联合帕博利珠单抗的客观有效率为 64.5%[14]。

推荐用法：Enfortumab Vedotin 1.25mg/kg d1、d8，帕博利珠单抗 200mg d1，每 3 周为一周期。

3.3.2 转移性膀胱尿路上皮癌的一线化疗后的维持治疗策略

适合人群	Ⅰ级推荐	Ⅱ级推荐	Ⅲ级推荐
一线化疗 4~6 周期后获得疾病稳定或客观有效	临床研究	阿维鲁单抗（1A 类）[a]	帕博利珠单抗（2A 类）[b]

【注释】

a 阿维鲁单抗尚未在国内上市。

b 帕博利珠单抗尚未在国内获得晚期尿路上皮癌治疗适应证。

转移性膀胱尿路上皮癌的一线化疗后的维持治疗解析

晚期尿路上皮癌对于铂类为主方案的化疗较为敏感,无进展生存时间中位数为6~9个月,因此化疗后客观有效或稳定的患者容易出现再次进展,而PD-1/L1单抗为代表的免疫治疗可以延缓复发与改善总生存。

(1)阿维鲁单抗

一项阿维鲁单抗与安慰剂对照用于晚期尿路上皮癌一线化疗后疾病稳定或缓解后维持治疗的Ⅲ期随机临床研究,结果显示阿维鲁单抗联合最佳支持治疗(BSC)相比BSC对照组可显著延长患者的总生存时间,两组总生存时间中位数分别为21.4个月与14.3个月($P<0.001$),亚组分析结果显示,在总人群、年龄、ECOG PS评分、PD-L1状态等亚组中,接受阿维鲁单抗联合最佳支持治疗患者的生存获益均优于单独BSC对照组,在无进展生存方面,同样观察到阿维鲁单抗联合最佳支持治疗相比单独BSC治疗可明显改善患者的无进展生存时间,两者分别为3.7个月与2.0个月[15]。

推荐用法:阿维鲁单抗每次10mg/kg,每2周给药一次。

(2)帕博利珠单抗

一项帕博利珠单抗与安慰剂对照用于晚期尿路上皮癌化疗控制后维持治疗的随机双盲Ⅱ期临床研究(HCRN GU14-182研究)显示帕博利珠单抗维持治疗较安慰剂组显著延长无进展生存时间,两组分别为5.4个月与3.0个月,客观有效率分别为23%与10%,总生存时间差异无统计学意义,两组总生存时间中位数为22个月与18.7个月[16]。

推荐用法:帕博利珠单抗每次200mg,每3周给药一次。

3.3.3 转移性膀胱尿路上皮癌的二线治疗策略

分层	Ⅰ级推荐	Ⅱ级推荐	Ⅲ级推荐
既往化疗失败	临床研究	特瑞普利单抗(2A类) 替雷利珠单抗(2A类)[b] 维迪西妥单抗(2A类)[c] 帕博利珠单抗(1A类)[d]	纳武利尤单抗(2A类)[c] 维迪西妥单抗+特瑞普利单抗[d](2B类) 厄达替尼(1B类)[d]
既往免疫治疗失败[a]	临床研究	吉西他滨+顺铂 吉西他滨+卡铂 Enfortumab Vedotin(2A类)[d]	长春氟宁(1A类) 培美曲塞(2B类) 紫杉类化疗药物[e](2B类) 厄达替尼(1B类)[d]

【注释】

a 既往免疫治疗失败人群包括术后辅助免疫治疗失败以及铂类不能耐受人群。

b 替雷利珠单抗仅适用于PD-L1高表达的局部晚期或转移性尿路上皮癌患者。

c 维迪西妥单抗用于既往化疗失败的HER2过表达的晚期及转移性尿路上皮癌。

d 帕博利珠单抗、纳武利尤单抗在国内尚未获得晚期尿路上皮癌的治疗适应证,厄达替尼、Enfortumab Vedotin尚未在国内批准上市。

e 紫杉类化疗药物包括临床常用的紫杉醇、多西他赛、白蛋白紫杉醇。

转移性膀胱尿路上皮癌的二线治疗解析

PD-1/PD-L1单抗为主的免疫治疗较传统化疗显著改善了晚期尿路上皮癌的二线治疗客观有效率,开启了晚期尿路上皮癌二线治疗的新篇章,特别是帕博利珠单抗与化疗对照的随机对照Ⅲ期临床研究(KEYNOTE045)显示免疫治疗改善了总生存,奠定了免疫治疗在晚期尿路上皮癌二线治疗地位。另外成纤维细胞生长因子受体(FGFR)突变抑制剂的问世,晚期尿路上皮癌的靶向治疗也获得突破,目前晚期尿路上皮癌的二线治疗呈现百花齐放的局面。

1. 免疫治疗

(1)特瑞普利单抗

一项特瑞普利单抗用于既往治疗失败后的晚期尿路上皮癌的Ⅱ期注册临床研究(POLARIS-03),入组为所有化疗失败、不筛选PD-L1表达人群,结果显示其客观有效率为26%,其中PD-L1阳性患者的客观有效率达到42%,无进展生存时间中位数为2.3个月,总生存时间中位数为14.4个月[17]。2022年ASCO会议公布了其两年随访,结果显示客观有效率达到

26.5%，疗效持续时间为 25.8 个月，总生存时间中位数为 14.6 个月[18]。

推荐用法：特瑞普利单抗每次 3mg/kg，每 2 周给药一次。

（2）替雷利珠单抗

替雷利珠单抗用于 PD-L1 阳性（TC 或 IC ≥ 25%）的晚期尿路上皮癌常规治疗失败后人群治疗的Ⅱ期注册临床研究，结果显示其客观有效率为 24%，无进展生存时间中位数为 2.1 个月，总生存时间中位数为 9.8 个月[19]。

推荐用法：替雷利珠单抗每次 200mg，每 3 周给药一次。

（3）帕博利珠单抗

帕博利珠单抗与化疗（紫杉醇、多西他赛或长春氟宁）对照用于铂类化疗后进展的晚期尿路上皮癌患者的随机Ⅲ期临床研究（KEYNOTE-045 研究）证实了帕博利珠单抗较化疗组显著改善总生存时间，两组分别为 10.3 个月与 7.4 个月，其他疗效终点：客观有效率分别为 21.1% 与 11.4%，无进展生存时间中位数为 2.1 个月与 3.3 个月[20]。5 年随访数据显示帕博利珠治疗组四年生存率为 16.7%，疗效持续时间为 29.7 个月[11]。

推荐用法：帕博利珠单抗 200mg，每 3 周一次。

（4）纳武利尤单抗

Checkmate275 Ⅱ期试验纳入 386 例含铂治疗失败的尿路上皮癌患者，研究表明纳武利尤单抗的客观有效率为 20.7%，持续缓解时间中位数为 20.3 个月[21]，2017 年 2 月美国食品药品监督管理局（FDA）基于此结果批准了其晚期尿路上皮癌二线治疗适应证。

2. 化疗

帕博利珠单抗与化疗对照用于晚期尿路上皮癌二线治疗的Ⅲ期临床研究（KEYNOTE-045 研究），对照组采用了紫杉醇、多西紫杉醇以及长春氟宁等化疗药物，这是目前晚期尿路上皮癌二线化疗药物的主要选择。这项Ⅲ期临床研究证实了化疗用于晚期尿路上皮癌二线治疗的总体客观有效率为 11.4%，无进展生存时间中位数为 3.3 个月，总生存时间为 7.4 个月[20]。单独涉及多西他赛及长春氟宁两个药物均有相应的Ⅲ期临床研究，一项多西他赛联合雷莫芦单抗用于晚期尿路上皮癌二线治疗的随机对照Ⅲ期研究结果显示，多西他赛联合雷莫芦单抗与多西他赛联合安慰剂比较，可以显著改善无进展生存时间，其中作为多西他赛对照组的客观有效率为 14%，无进展生存时间中位数为 2.76 个月，总生存时间中位数为 7.9 个月[22]。另外一项长春氟宁与安慰剂对照用于晚期尿路上皮癌二线治疗的随机对照Ⅲ期研究结果显示长春氟宁治疗组较安慰剂显著改善了总生存时间（6.9 个月 vs. 4.3 个月），客观有效率为 8.6%，无进展生存时间中位数为 3.0 个月[23]。

其他药物方面，白蛋白紫杉醇与紫杉醇、多西他赛同属于紫杉类化疗药物，可以作为晚期尿路上皮癌二线化疗的药物选择，其中白蛋白紫杉醇单药用于晚期尿路上皮癌二线治疗的Ⅱ期临床研究数据证实其客观有效率为 27.7%，无进展生存时间中位数为 6.0 个月，总生存时间中位数为 8.0 个月[24]。此外，培美曲塞也可以作为晚期尿路上皮癌二线化疗药物的选择，一项培美曲塞用于晚期尿路上皮癌二线治疗的Ⅱ期临床研究结果显示其客观有效率同样为 27.7%，无进展生存时间中位数为 2.9 个月，总生存时间中位数为 9.6 个月[25]。推荐用法如下。

多西他赛 75mg/m^2 d1，每 21d 为一周期。

紫杉醇 135~175mg/m^2 d1，每 21d 为一周期。

白蛋白紫杉醇 260mg/m^2 d1，每 21d 为一周期。

长春氟宁 320mg/m^2 d1，每 21d 为一周期。

培美曲塞 500mg/m^2 d1，每 21d 为一周期。

吉西他滨联合紫杉醇：吉西他滨 1 000mg/m^2 d1、d8，紫杉醇 80mg/m^2 d1、d8，每 21d 为一周期。

3. 靶向治疗

厄达替尼是一种口服的泛 FGFR 抑制剂（FGFR1~4 抑制剂），国外已经批准用于有 *FGFR3* 或 *FGFR2* 基因突变在铂类化疗期间或化疗后出现疾病进展的局部晚期或转移性尿路上皮癌（包括新辅助或辅助铂类化疗 12 个月内）的患者。BLC2001 研究是一项厄达替尼用于晚期尿路上皮癌靶向治疗的单臂Ⅱ期临床研究，入组了 99 例合并 FGFR 变异、既往化疗失败（包括新辅助或辅助铂类化疗 12 个月内进展）的患者。79% 的患者合并内脏转移，43% 的患者既往接受过至少两次治疗，2019 年 BLC2001 研究公布了厄达替尼疗效及安全性的最终数据，独立评估的客观有效率为 40%，其中 CR 率为 3%，疾病控制率为 79%，无进展生存时间中位数为 5.5 个月，总生存时间中位数为 13.8 个月[26]。

2023 年 ASCO 会议报告了其验证 3 期临床研究，即厄达替尼与化疗随机对照用于 FGFR 突变的晚期尿路上皮癌的 3 期临床研究，结果显示厄达替尼与化疗组的总生存时间中位数分别为 12.1 个月与 7.8 个月，达到差异无统计学意义，客观有效率分别为 45.6% 与 11.5%，无进展生存时间中位数为 5.6 个月与 2.7 个月[27]。

推荐用法：厄达替尼片 8mg，每日一次，d1~14，每 3 周为一周期。

4. 抗体偶联药物治疗

(1)维迪西妥单抗

维迪西妥单抗(RC48,Disitamab Vedotin)是一款抗人表皮生长因子受体2(HER2)的抗体药物偶联物(ADC),一项维迪西妥单抗的Ⅱ期临床研究(RC48-C005)纳入既往常规治疗失败的HER2阳性表达的晚期尿路上皮癌患者,入组总计43例二线及多线尿路上皮癌受试者,其中确证客观缓解率(cORR)为51.2%,疾病控制率(DCR)为90.7%,无进展生存时间中位数为6.9个月,总生存时间中位数为13.9个月[28-29]。另外一项关于维迪西妥单抗的关键Ⅱ期注册临床研究(RC48-C009)纳入了64例既往含铂化疗,包括吉西他滨及紫杉醇治疗均失败的HER2免疫组织化学检测为阳性(IHC 2+或3+)的晚期尿路上皮癌患者,所入组受试者中85.9%的患者接受了维迪西妥单抗的三线治疗,总人群疗效客观缓解率(ORR)为50.0%,其中接受维迪西妥单抗二线治疗人群的客观缓解率为55.6%,总体人群无进展生存时间中位数为5.3个月,总生存时间中位数为14.2个月。

推荐用法:维迪西妥单抗2.0mg/kg,每2周一次。

(2)Enfortumab Vedotin

Enfortumab Vedotin(EV)由尿路上皮癌肿瘤细胞表面分子Nectin-4的单克隆抗体和微管破坏剂MMAE组成。一项关于Enfortumab Vedotin用于顺铂不能耐受,且既往免疫治疗失败的开放标签、单臂、多中心Ⅱ期临床研究(EV-201),总计纳入了89例患者,该研究结果于2021年ASCO GU会议公布,结果显示首要观察终点-客观缓解率(ORR)为51%,疾病控制率(DCR)达91%,无进展生存时间中位数为5.8个月,总生存时间中位数为14.7个月[30]。

推荐用法:Enfortumab Vedotin注射剂1.25mg/kg,d1、d8、d15,每28d为一周期。

3.3.4 转移性膀胱尿路上皮癌的三线治疗策略

既往治疗史	Ⅰ级推荐	Ⅱ级推荐	Ⅲ级推荐
化疗及免疫治疗失败后	临床研究	维迪西妥单抗(2A类) Enfortumab Vedotin(1A类)[a] 戈沙妥珠单抗(2A类)[b]	厄达替尼(1B类)[c]

【注释】

a Enfortumab Vedotin尚未在国内批准上市。

b 戈沙妥珠单抗在国内尚未获得晚期尿路上皮癌的治疗适应证。

c 厄达替尼尚未在国内批准上市,仅适用于合并*FGFR2/3*基因变异的晚期尿路上皮癌。

转移性膀胱尿路上皮癌的三线治疗解析

晚期尿路上皮癌的治疗选择越来越多,对于既往未接受过免疫治疗的患者,PD-1/PD-L1单抗免疫治疗是较为合适的治疗选择,相应临床研究均入组了三线治疗患者。而合并*FGFR2/3*突变的患者,厄达替尼在免疫治疗失败后患者的客观有效率高达59%,因此可以选择厄达替尼作为治疗选择[27]。

抗体偶联药物近年来获得快速发展,2019年12月18日美国FDA批准Enfortumab Vedotin用于既往含顺铂方案及免疫治疗失败后转移性尿路上皮癌患者的三线治疗。Enfortumab Vedotin(EV)由晚期尿路上皮癌肿瘤细胞表面分子Nectin-4的单克隆抗体和微管破坏剂MMAE组成。一项EV与常规化疗对照用于既往接受过铂类与免疫治疗失败后晚期尿路上皮癌随机对照Ⅲ期临床研究(EV-301研究),研究的主要终点为总生存时间中位数,结果显示EV的总生存时间长于化疗组(12.88个月 vs. 8.97个月;HR=0.70,P=0.001),EV组的无进展生存时间也比化疗组长(5.55个月 vs.3.71个月,HR=0.62,P<0.001),客观有效率为40.6%与17.9%[31]。

推荐用法:Enfortumab Vedotin注射剂:1.25mg/kg,d1、d8、d15,每28d为一周期。

此外,抗体偶联药物戈沙妥珠单抗于2021年4月获得美国FDA加速批准用于治疗接受过含铂化疗和PD-1/PD-L1抑制剂治疗的局部晚期或转移性尿路上皮癌的成人患者。戈沙妥珠单抗(SG,Sacituzumab Govitecan-hziy)是一种新型Trop-2靶向抗体偶联药物,由抗Trop-2人源化单克隆抗体hRS7 IgG1κ与拓扑异构酶Ⅰ抑制剂伊立替康活性代谢产物SN-38偶联形成。既往一项Ⅰ/Ⅱ期篮子试验(IMMU-132-01)纳入了45例接受过系统治疗的转移性尿路上皮癌患者,该探索性试验结果显示戈沙妥珠单抗的ORR为28.9%,缓解持续时间中位数为12.9个月,无进展生存时间中位数为6.8个月,总生存时间中位数为16.8个月。一项关键性Ⅱ期伞状多队列临床研究(TROPHY-U-01)队列1结果显示,对于既往多线治疗的局部晚期或转移性尿路上皮癌患者(共入组113例,既往治疗中位线数为3线,范围1~8线),戈沙妥珠单抗客观缓解率为27%,

起效时间中位数为 1.6 个月，缓解持续时间中位数达 7.2 个月[32]。

推荐用法：戈沙妥珠单抗 10mg/kg，d1、d8，每 21d 为一周期。

3.4 膀胱尿路上皮癌的姑息性放疗

适应证	放疗方案
• 有血尿、排尿困难、膀胱刺激等症状 • 高龄或身体虚弱或合并症或病期晚不能耐受根治性治疗	• 总剂量 60~66Gy，1.8~2Gy/ 次；55Gy/20 次 [a] • 35Gy/10 次或 21Gy/3 次 [b] • 同步接受化疗 [c]

【注释】

a 预期寿命长选择总剂量 60~66Gy，1.8~2Gy/ 次或 55Gy/20 次放疗方案。

b 预期寿命短选择 35Gy/10 次或 21Gy/3 次放疗方案，68% 的患者症状可缓解[1]。对于高龄、不耐受每天放疗的患者，也可采用 SABR/SBRT（≥ 6Gy/F），每周 1~2 次，共 5~6 次[2]。

c 在患者耐受的前提下，可以同步化疗[2-3]。对于单次剂量>3Gy 时，不推荐同步化疗。

4 上尿路尿路上皮癌的治疗

4.1 上尿路尿路上皮癌的治疗

4.1.1 非转移性上尿路尿路上皮癌的治疗

4.1.1.1 非转移性上尿路尿路上皮癌的危险分层

低危 [a]	高危 [b]
单发肿瘤 肿瘤直径<2cm 脱落细胞学或者输尿管镜检低级别肿瘤 CTU 显示为非浸润性肿瘤	肾积水 肿瘤直径 ≥ 2cm 尿脱落细胞学或者输尿管镜检高级别肿瘤 多发肿瘤 既往有高级别膀胱癌行根治性膀胱切除术病史 活检病理有其他组织成分 [c]

【注释】

a 需要满足下列所有条件。

b 仅需满足下列任意 1 个条件。

c 其他组织成分：包括鳞状细胞癌、腺癌、微乳头状癌、肉瘤样癌和淋巴上皮瘤等[1-2]。

4.1.1.2 非转移性上尿路尿路上皮癌的治疗

类型	肿瘤位置	危险分层	Ⅰ级推荐	Ⅱ级推荐	Ⅲ级推荐
肾盂癌	肾盏	低危	根治性肾输尿管切除术 [a] 术后单次膀胱灌注化疗 [b]（2A 类） 保肾手术 [j]	输尿管镜手术（3 类）[c] 经皮肾镜手术（3 类）[d]	
		高危	根治性肾输尿管切除术（2A 类）[e] 术后单次膀胱灌注化疗（2A 类）[b]	肾功能不全者（3 类）[i]： 输尿管镜手术（3 类）[c] 经皮肾镜手术（3 类）[d] 新辅助化疗 [f]	局部放疗 [g]

续表

类型	肿瘤位置	危险分层	Ⅰ级推荐	Ⅱ级推荐	Ⅲ级推荐
肾盂癌	肾盂	低危	根治性肾输尿管切除术[a] 术后单次膀胱灌注化疗（2A类）[b] 保肾手术[j]	输尿管镜手术（3类）[c] 经皮肾镜手术（3类）[d]	
		高危	根治性肾输尿管切除术（2A类）[e] 术后单次膀胱灌注化疗（2A类）[b]	新辅助化疗[f]	局部放疗[g]
输尿管癌	中上段输尿管	低危	根治性肾输尿管切除术[a] 术后单次膀胱灌注化疗（2A类）[b] 保肾手术[j]	输尿管镜手术（3类）[c] 输尿管节段切除吻合术（3类）[h] 输尿管全长切除＋肾造瘘术（3类）[h]	
		高危	根治性肾输尿管切除术（2A类）[e,f] 术后单次膀胱灌注化疗（2A类）[b]	肾功能不全者（3类）[i]： 输尿管节段切除吻合术（3类） 输尿管全长切除＋肾造瘘术（3类） 新辅助化疗[f]	局部放疗[g]
	下段输尿管	低危	根治性肾输尿管切除术[a] 术后单次膀胱灌注化疗（2A类）[b] 保肾手术[j]	输尿管镜手术（3类）[c] 输尿管下段切除＋ 输尿管膀胱再植术（3类）[h]	
		高危	根治性肾输尿管切除术（2A类）[e,f] 术后单次膀胱灌注化疗（2A类）[b]	肾功能不全者（3类）[i]： 输尿管下段切除＋ 输尿管膀胱再植术（3类） 新辅助化疗[f]	局部放疗[g]

【注释】

a 针对低危上尿路尿路上皮癌（UTUC），虽然已有3级证据提示内镜治疗可获得与根治性手术（RNU）类似的生存数据，但鉴于证据等级、术后同侧输尿管高复发风险、挽救性RNU的比例以及国内技术条件和不同中心技术水平的差异，RNU仍推荐作为低风险UTUC的首选治疗。

b 术后膀胱灌注应避免用于输尿管壁内段处理不可靠、存在漏尿风险的患者。UTUC术后膀胱肿瘤复发风险为20%~47%。数项RCT研究证实，术后单次膀胱内灌注化疗药物可降低术后膀胱内肿瘤复发风险[1-3]。

c 对于已经存在肾功能不全等需要保留肾功能的低危患者可以优先推荐使用输尿管软镜处理肿瘤。

d 对于肾下盏内低危UTUC，若输尿管软镜难以处理，则可推荐行经皮肾镜手术[4-5]。经皮肾镜手术可能会有肿瘤种植转移的风险[6]。

e 可以通过开放性手术、腹腔镜手术或机器人手术等途径开展，手术方式对于肿瘤控制效果无明显差异[7-11]。对于临床考虑T_2期及以上或者N_+患者推荐进行区域淋巴结清扫术；而对于$T_{3/4}$或淋巴结明显肿大患者推荐行开放式根治性肾输尿管切除术和淋巴结清扫[12-14]。肾盂肿瘤应考虑清扫同侧肾门、主动脉旁或腔静脉旁淋巴结[15]，输尿管下段肿瘤则考虑清扫同侧髂血管淋巴结[15]。基于模板的淋巴结清扫可能使肌层浸润性UTUC患者获益，但仍有待于前瞻性随机对照研究来明确淋巴结清扫的具体适应证和清扫范围[16]。

f 一些RCT研究目前正在进行，目的是评估接受根治性肾输尿管切除术前新辅助化疗的作用。尽管一级证据尚不可用，但在高危患者中，与单纯根治性肾输尿管切除术相比，多模式治疗可显著降低手术分期，最终提高生存率[16-18]。最近的一项研究表明，术前新辅助治疗的获益人群主要是针对局部晚期的上尿路尿路上皮癌患者[19]。对于高危UTUC患者，与单纯根治性肾输尿管切除术相比，术前GC方案新辅助化疗可显著降低手术分期，最终提高生存率。对于顺铂不耐受的患者，是否使用其他药物也能够获得一定的肿瘤局部控制效果，尚缺乏高等级证据支持。

g 仅限于无法耐受手术患者。UTUC好发于高龄患者，部分患者不耐受手术，尿路上皮癌对放疗敏感，现代放疗技术的应用使得早期不耐受手术局限期患者取得了较好的局部治疗效果[30-32]，单纯的局部放疗难以控制肿瘤远处转移，临床往往根据患者耐受性联合同步化疗或其他治疗[20-21]。

h 内镜下不能完全切除的输尿管下段低危肿瘤,或需要保留肾功能而行保留肾脏手术的高危肿瘤,可推荐行输尿管节段切除再吻合或者输尿管末段切除 + 输尿管膀胱再植术[22-25]。

i 对于高危 UTUC 患者,若存在严重肾功能不全或孤立肾,可以考虑行保留肾脏手术[26-29]或立体定向放疗[31-32]。

j 对于严格选择的低危患者,在与患者充分沟通后可以谨慎选择进行保肾手术,保肾手术类型根据肿瘤部位,范围等可以选择输尿管镜手术,经皮肾镜手术,输尿管节段切除等手术方式。

4.1.2 上尿路尿路上皮癌术后辅助治疗

分期 c	Ⅰ级推荐	Ⅱ级推荐	Ⅲ级推荐
Ⅰ期($pT_1N_0M_0$)	随访观察(2A 类)		
$T_{2\sim4a}$ 或者 N_+,M_0(肾输尿管切除术后)	吉西他滨 + 铂类(1A 类)a		
$ypT_{2\sim4a}$ 或者 ypN_+,M_0(新辅助治疗后肾盂输尿管根治性切除术后) $T_{3\sim4a}$ 或者 N_+,M_0(标准根治术后)		纳武利尤单抗(1A 类)b	

【注释】

a 既往研究显示上尿路尿路上皮癌术后辅助化疗生存获益存在争议[1-4]。EORTC 30994 显示术后辅助化疗相比于延迟(至复发时)化疗并未显著改善 OS。POUT 研究将 56 个中心 261 例 $pT_{2\text{-}4}N_{0\text{-}3}M_0$ 分期的 UTUC 术后患者随机分配至辅助化疗组和观察组,辅助化疗方案包括 GP 方案(要求 eGFR>50ml/min)或 GC 方案(eGFR:30~49ml/min),术后辅助化疗 4 周期,主要研究终点是 DFS。2021 年 ASCO-GU 最新结果显示化疗组和观察组 DFS 比较的 *HR* 为 0.51(95% *CI* 0.35~0.76;*P*=0.000 6),达到预设终点,3 年 OS 率分别为 79%(95% *CI* 71%~86%)和 67%(95% *CI* 58%~75%),而 5 年 OS 率分别为 65%(95% *CI* 54%~74%)和 57%(95% *CI* 46%~66%)。辅助化疗组死亡风险较观察组降低了 30%,但差异无统计学意义(*HR*=0.70,95% *CI* 0.46~1.06;*P*=0.09),POUT 研究在一定程度上体现了 UTUC 术后辅助化疗的价值。

b CheckMate 274,一项 3 期随机双盲多中心研究,纳入肌层浸润性尿路上皮癌(MIUC)根治术后的高危患者(接受过新辅助顺铂化疗的 $ypT_{2\text{-}4a}$ 或 ypN_+ MIUC 患者;未接受过新辅助顺铂化疗且不适合 / 拒绝辅助顺铂化疗的 $pT_{3\text{-}4a}$ 或 pN_+ MIUC 患者),其中约 20% 为上尿路尿路上皮癌,探索纳武利尤单抗对比安慰剂辅助治疗的疗效,中位随访至 36.1 个月,纳武利尤单抗组和安慰剂组的 DFS 中位数分别为 22.0 个月和 10.9 个月,疾病风险降低 29%(*HR*=0.71,95% *CI* 0.58~0.86);在 PD-L1>1% 的患者中,纳武利尤单抗组的 DFS 中位数达到了 52.6 个月,相较于安慰剂组的 8.4 个月延长了 44.2 个月,疾病风险降低 48%(*HR*=0.52,95% *CI* 0.37~0.72)[6-7]。值得关注的是,本研究中上尿路尿路上皮癌(包括肾盂及输尿管癌)约占 20%,但其 DFS 亚组分析的结果为阴性。此外,IMvigor 010 研究与 CheckMate 274 设计近似,探索 PD-L1 抑制剂 Atezoliumab 在尿路上皮癌的辅助治疗中的疗效,Atezoliumab 组和观察组的 DFS 中位数分别为 19.4 个月和 16.6 个月,疾病风险降低 11%(*HR*=0.89,95% *CI* 0.74~1.08,*P*=0.24),主要研究终点 DFS 结果阴性[8]。

c 在对患者进行全面分期确保排除远处转移后,再遵循辅助化疗的建议[5]。

4.2 转移性上尿路尿路上皮癌的治疗

4.2.1 转移性上尿路尿路上皮癌的一线治疗策略

分层	Ⅰ级推荐	Ⅱ级推荐	Ⅲ级推荐
可耐受顺铂	吉西他滨 + 顺铂(1A 类)a dd-MVAC(G-CSF 支持)(1A 类)	吉西他滨 + 紫杉醇 + 顺铂(2A 类)a	维迪西妥单抗 + 特瑞普利单抗(2B 类)
不可耐受顺铂 b	吉西他滨 + 卡铂(1B 类)	吉西他滨 + 紫杉醇(2A 类) 帕博利珠单抗(2A 类)c	维迪西妥单抗 + 特瑞普利单抗(2B 类) Enfortumab Vedotin+ 帕博利珠单抗(2A 类)d

【注释】

a 对于肾功能处于边界范围或轻度异常情况下（eGFR 为 40~60ml/min），顺铂可以考虑分次给药进行（如 35mg/m^2 d1、d2 或 d1、d8）。

b 符合以下一条或一条以上标准：①肾功能不全，eGFR ≥ 30ml/min 且 eGFR < 60ml/min；②一般情况 ECOG 评分为 2 分；③听力下降或周围神经病变 2 级或 2 级以上。

c 帕博利珠单抗尚未在国内获得晚期尿路上皮癌治疗适应证，其仅适用于 PD-L1 表达的患者，或不能耐受任何铂类化疗且 PD-L1 表达的患者。

d Enfortumab Vedotin 于 2023 年 3 月向 CFDA 递交了上市许可，尚未公布审批结果。

转移性上尿路尿路上皮癌的一线治疗解析

转移性上尿路尿路上皮癌的相关治疗方案主要来源于转移性尿路上皮癌含膀胱癌的相关研究，晚期尿路上皮癌对于铂类为主方案的化疗较为敏感，有效率可达到 50% 左右，但部分患者无法耐受顺铂为主的化疗。因此对于晚期尿路上皮癌的治疗，根据铂类耐受情况分为两类人群，总体来说对于非顺铂方案化疗，其疗效有所下降。因此，对于能够耐受顺铂治疗情况下，不推荐任何不含顺铂的化疗方案或其他治疗。

1. 可耐受顺铂人群的治疗选择

（1）吉西他滨联合顺铂

一项吉西他滨联合顺铂方案（GC 方案）化疗与甲氨蝶呤 + 长春碱 + 多柔比星 + 顺铂方案（MVAC 方案）对照用于晚期尿路上皮癌一线治疗的随机对照Ⅲ期临床研究显示 GC 方案与 MVAC 方案的疗效数据相当，两组的客观有效率为 49.4% 与 45.7%，无进展生存时间中位数为 7.7 个月与 8.3 个月，总生存时间中位数为 14.0 个月与 15.2 个月，但 GC 方案治疗导致的中性粒细胞减少性发热、中性粒细胞减少脓毒症和黏膜炎显著低于 MVAC 对照组[1-2]。

推荐用法：吉西他滨 1 000mg/m^2 d1、d8、d15，顺铂 70mg/m^2 d1 或 d2，每 28d 为一周期。或者：吉西他滨 1 000mg/m^2 d1、d8，顺铂 70mg/m^2 d1 或 d2，每 21d 为一周期。

（2）G-CSF 支持下的剂量密集性 MVAC 方案

一项 G-CSF 支持下的 dd-MVAC 方案与传统 MVAC 方案对照用于晚期尿路上皮癌一线治疗的随机Ⅲ期临床研究（EORTC3024）显示两组的客观有效率分别为 62% 与 50%，无进展生存时间中位数为 9.1 个月与 8.2 个月，总生存时间中位数为 15.1 个月与 14.9 个月，虽然疗效差异并无统计学意义，但 dd-MVAC 方案更有利，且不良反应方面，耐受性更好[3-4]。

推荐用法：甲氨蝶呤 30mg/m^2 d1+ 长春碱 3mg/m^2 d1+ 多柔比星 30mg/m^2 d1+ 顺铂 70mg/m^2 d1。要求水化和 G-CSF 支持。

（3）紫杉醇 + 吉西他滨 + 顺铂（TGP）

一项紫杉醇 + 顺铂 + 吉西他滨方案（PCG 方案）与吉西他滨联合顺铂用于晚期尿路上皮癌一线治疗的随机对照Ⅲ期临床研究（EORTC30987）显示两组的客观有效率分别为 55.5% 与 43.6%，无进展生存时间中位数为 8.3 个月与 7.6 个月，总生存时间中位数为 15.8 个月与 12.7 个月。统计分析显示 PCG 方案的有效率显著高于 GC 方案，但作为主要研究终点方面，虽然也有利于 PCG 方案组，但差异无统计学意义[5]。

推荐用法：紫杉醇 80mg/m^2 d1、d8，顺铂 70mg/m^2 d1 或 d2，吉西他滨 1 000mg/m^2 d1、d8，每 21d 为一周期。

2. 不可耐受顺铂人群治疗的选择

（1）吉西他滨联合卡铂

一项评估吉西他滨联合卡铂与 MCV 方案（甲氨蝶呤 + 卡铂 + 长春碱）的随机对照Ⅱ/Ⅲ期临床研究（EORTC30986）显示两组客观有效率分别为 41.2% 与 30.3%，无进展生存时间中位数为 5.8 个月与 4.2 个月，总生存时间中位数分别为 9.3 个月与 8.1 个月，整体数据更有利于吉西他滨联合卡铂治疗组[6-7]。

推荐用法：吉西他滨 1 000mg/m^2 d1、d8，卡铂按照 AUC=4.5 计算 d1，每 21d 为一周期。

（2）吉西他滨联合紫杉醇

紫杉类药物由于主要依靠肝脏代谢，因此对于肾功能不全的晚期尿路上皮癌可以作为选择，意大利一项Ⅱ期多中心临床研究入组了 ECOG 评分为 2 分或 eGFR<60ml/min 的部分患者，结果显示双周方案给药客观有效率可以达到 37%，无进展生存时间中位数为 5.8 个月，总生存时间中位数为 13.2 个月[7-8]。

推荐用法：吉西他滨 1 000mg/m^2 d1、d8，紫杉醇 80mg/m^2 d1、d8，每 21d 为一周期。

（3）免疫治疗

1）免疫联合治疗

目前，已有三项评估 PD-1/PD-L1 单抗在可耐受铂类化疗的人群中一线联合治疗是否获益的Ⅲ期临床试验公布了研究结果。

IMvigor130 研究是阿替利珠单抗联合化疗用于晚期尿路上皮癌一线治疗的随机对照Ⅲ期临床试验[9]。该研究一共分为三组：阿替利珠单抗联合化疗组、阿替利珠单抗组和单纯化疗组，结果显示：总人群阿替利珠单抗联合化疗组与单纯化疗组的 PFS 分别为 8.2 个月与 6.3 个月（*HR*=0.82，*P*=0.007），OS 分别为 15.7 个月与 13.1 个月（*HR*=0.83，*P*=0.027），PFS 有改善，但 OS 没有显著改善。

KEYNOTE361 研究是帕博利珠单抗联合化疗用于晚期尿路上皮癌一线治疗的临床研究，其中期分析结果与 IMvigor130 类似[10]，因此帕博利珠单抗对于能够耐受卡铂化疗的人群，仅适用于 PD-L1 阳性表达患者，而不能耐受任何铂类化疗的患者，则不受限于 PD-L1 表达情况。但试验结果表明对于化疗联合免疫组与化疗组相比，两组中位生存期及总生存期均无临床差异。

DANUBE 研究[11]对比了度伐利尤单抗联合或不联合 CTLA-4 抑制剂曲美木单抗（tremelimumanb）与标准化疗在一线治疗不可切除的局部晚期或转移性尿路上皮癌的疗效。研究按 1∶1∶1 随机分为度伐利尤单抗治疗组、度伐利尤单抗 + tremelimumab（PD-L1+CTLA4）治疗组和铂类化疗组。在意向治疗分析人群（ITT）组中，IO-IO 联合治疗与化疗相比没有达到改善 OS 的主要研究终点，在 PD-L1 阳性人群中，度伐利尤单抗单药治疗与化疗相比的 OS 也没有改善。

综上，目前免疫治疗联合化疗或双免疫联合治疗在晚期上尿路尿路上皮癌一线治疗临床应用仍然不能取代化疗的作用。

2）免疫单药在顺铂不耐受人群中的一线治疗

基于 KEYNOTE-052 单臂Ⅱ期临床试验的结果，帕博利珠单抗已被美国 FDA 和欧洲药物管理局（EMA）批准，用于 PD-L1 状态为阳性的顺铂不耐受患者的一线治疗[12]。该研究纳入受试者 374 例，结果证实帕博利珠单抗治疗的客观有效率为 29%，其中上尿路尿路上皮癌为 26%，58% 的患者出现肿瘤缩小，疗效持续时间中位数为 30.1 个月，无进展生存时间中位数为 2.2 个月，总生存时间中位数为 11.3 个月，随访结果显示两年 OS 率为 31.2%。PD-L1 高表达人群（CPS ≥ 10）的患者中，客观有效率达到 47.3%，总生存时间中位数为 18.5 个月。

IMvigor130 研究的 OS 最终分析结果显示，阿替利珠单抗对比单纯化疗组中：ITT 人群的 OS 没有显著获益（*HR*=0.98，95% *CI* 0.82~1.16）。2022 年 11 月，罗氏公司自愿撤回其 PD-L1 单抗阿替利珠单抗在美国用于治疗一线不适合接受顺铂化疗的尿路上皮癌（mUC）患者的适应证。因此，2023 版 CSCO 指南删除了阿替利珠单抗在转移性上尿路尿路上皮癌的一线治疗。

2022 年 ASCO-GU 公布了阿维鲁单抗一线治疗转移性尿路上皮癌患者的Ⅱ期临床研究（ARIES 研究）[14]，研究定义 PD-L1 阳性为应用 SP263 法检测肿瘤细胞表达 ≥ 5%，定义顺铂不耐受为肌酐清除率 <60ml/min、ECOG 评分 2 分、2 级及以上的周围神经病变或听力丧失，以及既往 6 个月内进行过顺铂辅助治疗。截至 2021 年 10 月 7 日，研究共纳入 71 例患者，随访时间中位数为 9.0 个月，总生存时间中位数为 10.0 个月（95% *CI* 5.7~14.3 个月），1 年总生存率为 40.8%，无疾病进展时间中位数为 2.0 个月（95% *CI* 1.4~2.6 个月），客观缓解率为 21.1%。应用 CPS 评分 ≥ 10 进行分层，两组的总生存时间中位数分别为 13.0 个月和 7.0 个月（*P*=0.09）。遗憾的是，这样研究没有达到预设的研究终点。研究结果显示，阿维鲁单抗疗效及安全性数据与既往 PD-1/PD-L1 单抗报道的数据相类似，验证了铂类不能耐受人群接受 PD-L1 单抗的疗效数据。

综合以上研究结果，对于转移性尿路上皮癌一线治疗，单药免疫在 PFS 和 OS 方面相较于化疗并没有增加获益。CSCO 指南中推荐帕博利珠单抗对于能够耐受卡铂化疗的人群，仅适用于 PD-L1 阳性表达患者，而不能耐受任何铂类化疗的患者，则不受限于 PD-L1 表达情况。

（4）抗体偶联药物治疗

RC48-C014 研究是一项开放标签的多中心Ⅰb/Ⅱ期临床试验，用于评价维迪西妥单抗联合特瑞普利单抗治疗晚期 / 转移性尿路上皮癌的安全性和有效性。患者在剂量递增和扩增队列中每两周接受 1.5mg/kg 或 2mg/kg 的维迪西妥单抗联合 3mg/kg 特瑞普利单抗治疗，直到确认疾病进展、不可接受的毒性或自愿停药为止。2023 年 ASCO GU 大会上报道的该项研究结果数据分析[13]，截至 2022 年 11 月 18 日，确认的客观缓解率（cORR）为 73.2%（95% *CI* 57.1%~85.8%），完全缓解（CR）率为 9.8%，疾病控制率（DCR）为 90.2%（95% *CI* 76.9%~97.3%），无进展生存时间（PFS）中位数为 9.2 个月（95% *CI* 5.7~10.3 个月），2 年 OS 率为 63.2%。亚组分析显示，初治患者 ORR 为 76.0%。HER2 IHC 2/3+、IHC 1+ 和 IHC 0 亚组 ORR 分别为 83.3%、64.3% 和 33.3%。PD-L1 阳性和阴性亚组 ORR 分别为 61.5% 和 78.6%。安全性方面，最常见的治疗相关不良事件（TRAE）包括谷草转氨酶（GOT）/ 谷丙转氨酶（GPT）升高（68.3%）、外周感觉神经病变（61.0%）、乏力（61.0%），高脂血症（53.7%），其中 ≥ 3 级 TRAE 发生率为 43.9%。

推荐用法：维迪西妥单抗 2.0mg/kg，特瑞普利单抗 3mg/kg，每 2 周一次。

Enfortumab Vedotin（EV）由抗肿瘤细胞表面分子 Nectin-4 的单克隆抗体和微管破坏剂 MMAE 组成。抗体偶联药物 Enfortumab Vedotin 联合帕博利珠单抗可作为顺铂不耐受的晚期或转移性尿路上皮癌患者的可选方案。基于 2023 ASCO 更新的 EV-103 研究Ⅰ/Ⅱ期研究队列 K 的 47 个月中位随访数据[14]：45 例子受试者，一线使用 Enfortumab Vedotin 联合帕博利珠单抗，确认的 ORR（cORR）为 73.3%，DCR 为 84.4%，CR 率为 15.6%，安全性可控，且各亚组均显示良好的 ORR。

4.2.2 转移性上尿路尿路上皮癌一线化疗后的维持治疗策略

适合人群	Ⅰ级推荐	Ⅱ级推荐	Ⅲ级推荐
一线化疗 4~6 周期后获得疾病稳定或客观有效	临床研究	阿维鲁单抗（1A 类）[a]	帕博利珠单抗（2A 类）[b]

【注释】

a 阿维鲁单抗尚未在国内上市。

b 帕博利珠单抗尚未在国内获得晚期尿路上皮癌治疗适应证。

转移性上尿路尿路上皮癌的一线化疗后的维持治疗解析

晚期尿路上皮癌对于铂类为主方案的化疗较为敏感，无进展生存时间中位数为 6~9 个月，因此化疗后客观有效或稳定的患者容易出现再次进展，而 PD-1/PD-L1 单抗为代表的免疫治疗可以延缓复发与改善总生存。

（1）阿维鲁单抗

一项阿维鲁单抗与安慰剂对照用于晚期尿路上皮癌一线化疗后疾病稳定或缓解后维持治疗的Ⅲ期随机临床研究，结果显示阿维鲁单抗联合最佳支持治疗（BSC）相比 BSC 对照组可显著延长患者的总生存时间，两组总生存时间中位数分别为 21.4 个月与 14.3 个月（$P<0.001$），亚组分析结果显示，在总人群、年龄、ECOG PS 评分、PD-L1 状态等亚组中，接受阿维鲁单抗联合最佳支持治疗患者的生存获益均优于单独 BSC 对照组；在无进展生存方面，同样观察到阿维鲁单抗联合最佳支持治疗相比单独 BSC 治疗可明显改善患者的无进展生存时间，两者分别为 3.7 个月 vs. 2.0 个月[13]。

推荐用法：阿维鲁单抗每次 10mg/kg，每 2 周给药一次。

（2）帕博利珠单抗

一项帕博利珠单抗与安慰剂对照用于晚期尿路上皮癌化疗控制后维持治疗的随机双盲Ⅱ期临床研究（HCRN GU14-182 研究）显示帕博利珠单抗维持治疗较安慰剂组显著延长无进展生存时间（5.4 个月 vs. 3.0 个月），客观有效率分别为 23% 与 10%，总生存时间差异无统计学意义（22 个月 vs. 18.7 个月）[14]。

推荐用法：帕博利珠单抗每次 200mg，每 3 周给药一次。

4.2.3 转移性上尿路尿路上皮癌的二线治疗策略

分层	Ⅰ级推荐	Ⅱ级推荐	Ⅲ级推荐
既往化疗失败	临床研究	特瑞普利单抗（2A 类） 替雷利珠单抗（2A 类）[b] 帕博利珠单抗（1A 类）[c] 维迪西妥单抗（2A 类）[e]	纳武利尤单抗（2A 类）[c] 维迪西妥单抗 + 特瑞普利单抗 [e]（2B 类） 厄达替尼（1B 类）[d]
既往免疫治疗失败 [a]	临床研究	吉西他滨 + 顺铂 吉西他滨 + 卡铂 Enfortumab Vedotin（2A 类）[e]	长春氟宁（1A 类） 培美曲塞（2B 类） 紫杉类化疗药物 [g]（2B 类） 厄达替尼（1B 类）[d]

【注释】

a 既往免疫治疗失败人群包括术后辅助免疫治疗失败以及铂类不能耐受人群。

b 替雷利珠单抗仅适用于 PD-L1 高表达的局部晚期或转移性尿路上皮癌患者。

c 帕博利珠单抗在国内尚未获得晚期尿路上皮癌的治疗适应证。

d 厄达替尼尚未在国内批准上市，厄达替尼适用于合并 *FGFR2/3* 基因变异的晚期尿路上皮癌。

e 维迪西妥单抗已在国内获批，用于既往化疗失败的 *HER2* 过表达的晚期及转移性尿路上皮癌。

f Enfortumab Vedotin 尚未在国内批准上市。

尿路上皮癌

g 紫杉类化疗药物包括临床常用的紫杉醇、多西他赛、白蛋白紫杉醇。

转移性上尿路尿路上皮癌的二线治疗解析

PD-1/PD-L1单抗为主的免疫治疗较传统化疗显著改善了晚期尿路上皮癌的二线治疗客观有效率,开启了晚期尿路上皮癌二线治疗的新篇章,特别是帕博利珠单抗与化疗对照的随机对照Ⅲ期临床研究(KEYNOTE-045)显示免疫治疗改善了总生存,奠定了免疫治疗在晚期尿路上皮癌二线治疗地位。另外FGFR突变抑制剂的问世,晚期尿路上皮癌的靶向治疗也获得突破,目前晚期尿路上皮癌的二线治疗呈现百花齐放的局面[15-16]。

1. 免疫治疗

(1)替雷利珠单抗

替雷利珠单抗用于PD-L1阳性(TC或IC≥25%)的晚期尿路上皮癌常规治疗失败后人群治疗的Ⅱ期注册临床研究结果显示[17]104例可分析病例中,客观有效率为24%,无进展生存时间中位数为2.1个月,总生存时间中位数为9.8个月[15]。基于该临床研究数据,2020年4月国家药品监督管理局(NMPA)批准替雷利珠单抗用于治疗含铂化疗失败(包括新辅助或辅助化疗12个月内进展)的局部晚期或转移性PD-L1高表达的尿路上皮癌患者。

推荐用法:替雷利珠单抗每次200mg,每3周给药一次。

(2)特瑞普利单抗

Polaris-03是一项特瑞普利单抗用于既往治疗失败后的晚期尿路上皮癌的Ⅱ期临床研究[18],入组为所有化疗失败、不筛选PD-L1表达人群,结果显示其客观有效率为26%,DoR中位数为19.7个月,无进展生存时间中位数为2.3个月,预估OS中位数为14.4个月。其中PD-L1阳性对比PD-L1阴性的ORR分别为(42% vs. 17%,P=0.002)。TMB-high对比TMB-low:ORR(48% vs. 42%,P=0.014),PFS(12.9个月 vs. 1.8个月,P=0.018)。

推荐用法:特瑞普利单抗每次3mg/kg,每2周给药一次。

(3)帕博利珠单抗

帕博利珠单抗与化疗(紫杉醇、多西他赛或长春氟宁)对照用于铂类化疗后进展的晚期尿路上皮癌患者的随机Ⅲ期临床研究(KEYNOTE-045研究)显示证实了帕博利珠单抗较化疗对照组改善总生存时间(10.3个月 vs. 7.4个月)。其他疗效终点:客观有效率分别为21.1%与11.4%,无进展生存时间中位数为2.1个月与3.3个月[17]。

推荐用法:帕博利珠单抗200mg,每3周一次。

(4)其他PD-1/PD-L1单抗

阿替利珠单抗、纳武利尤单抗、度伐利尤单抗及阿维鲁单抗均在国外获得晚期尿路上皮癌二线治疗适应证,目前阿替立珠及度伐利尤单抗的适应证均已撤销,但前期数据表明免疫单药治疗均高于传统二线化疗,具有更高的客观反应率,免疫治疗的优势通常表现为有效的患者疗效维持时间长。

IMvigor210 Ⅱ期试验纳入310例患者,研究表明对于含铂化疗治疗失败的尿路上皮癌患者,阿替利珠单抗的客观有效率为16%,持续缓解时间中位数为27.7个月[18-21]。基于此,2016年5月,美国FDA批准了其晚期尿路上皮癌二线治疗适应证。而在Ⅲ期研究IMvigor211中,主要研究终点总生存期失败,2021年3月自愿撤销了其晚期尿路上皮癌二线治疗适应证。

Checkmate275 Ⅱ期试验,265例可分析的含铂治疗失败的尿路上皮癌患者,研究表明纳武利尤单抗的客观有效率为19.6%,PFS中位数为1.87个月[22]。2017年2月,美国FDA基于此结果批准了其晚期尿路上皮癌二线治疗适应证。

STUDY1108 Ⅱ期研究纳入了191例患者,结果表明对于含铂化疗治疗失败的尿路上皮癌患者,应用度伐利尤单抗的客观缓解率为17.8%,持续缓解时间中位数未达到,PFS和OS中位数分别为1.5个月(95% CI 1.4~1.9个月)和18.2个月(95% CI 8.1个月~未达到)。2017年5月,美国FDA批准了其晚期尿路上皮癌二线治疗适应证。然而,2020年10月,基于其Ⅲ期试验DANUBE研究[11]并未达到其主要研究终点,阿斯利康公司自愿撤销了度伐利尤单抗在晚期尿路上皮癌二线治疗适应证。

在JAVELIN Solid Tumor的Ⅰ期扩展队列中对阿维鲁单抗治疗含铂方案失败的161例尿路上皮癌的合并分析[23],其客观有效率为17%(27例),其中CR为6%(9例),PR为11%(18例)。在超过2年的随访中最新的安全及有效性结果显示其客观有效率为16.5%,持续缓解时间中位数为20.5个月,2年的生存率为20.1%[24]。

2. 化疗

帕博利珠单抗与化疗对照用于晚期尿路上皮癌二线治疗的Ⅲ期临床研究(KEYNOTE-045研究),对照组采用了紫杉醇、多西紫杉醇以及长春氟宁等化疗药物,这是目前晚期尿路上皮癌二线化疗药物的主要选择,这项Ⅲ期临床研究证实了化疗用于晚期尿路上皮癌二线治疗的总体客观有效率为11.4%,无进展生存时间中位数为3.3个月,总生存时间为7.4个月[17]。单独涉及多西他赛及长春氟宁两个药物均有相应Ⅲ期临床研究,一项多西他赛联合雷莫芦单抗用于晚期尿路上皮癌二线治疗的随机对照Ⅲ期研究结果显示多西他赛联合雷莫芦单抗与多西他赛联合安慰剂比较,可以显著改善无进展生存时间,其中作为多西他赛对照组的客观有效率为14%,无进展生存时间中位数为2.76个月,总生存时间中位数为7.9个月[22]。另外一项长春氟宁与安慰剂对照用于晚期尿路上皮癌二线治疗的随机对照Ⅲ期研究结果显示长春氟宁治疗组较安慰剂显著改善了总生存时间(6.9个月 vs. 4.3个月),客观有效率为8.6%,无进展生存时间中位数为3.0个月[23]。

其他药物方面,白蛋白紫杉醇与培美曲塞均可以作为晚期尿路上皮癌二线化疗的药物选择,其中白蛋白紫杉醇单药用于晚期尿路上皮癌二线治疗的Ⅱ期临床研究数据证实其客观有效率为27.7%,无进展生存时间中位数为6.0个月,总生存时间中位数为8.0个月[24]。一项培美曲塞用于晚期尿路上皮癌二线治疗的Ⅱ期临床研究结果显示其客观有效率同样为27.7%,无进展生存时间中位数为2.9个月,总生存时间中位数为9.6个月[25]。

推荐用法:

多西他赛75mg/m^2 d1,每21d为一周期。

紫杉醇135~175mg/m^2 d1,每21d为一周期。

白蛋白紫杉醇260mg/m^2 d1,每21d为一周期。

长春氟宁320mg/m^2 d1,每21d为一周期。

培美曲塞500mg/m^2 d1,每21d为一周期。

吉西他滨联合紫杉醇:吉西他滨1 000mg/m^2 d1、d8,紫杉醇80mg/m^2 d1、d8,每21d为一周期。

3. 靶向治疗

厄达替尼是一种口服的泛FGFR抑制剂(FGFR1~4抑制剂),国外已经批准用于存在*FGFR3*或*FGFR2*基因突变在铂类化疗期间或化疗后出现疾病进展的局部晚期或转移性尿路上皮癌(包括新辅助或辅助铂类化疗12个月内进展)的患者。BLC2001研究是一项厄达替尼用于晚期尿路上皮癌靶向治疗的单臂Ⅱ期临床研究,入组了99例合并*FGFR*变异、既往化疗失败(包括新辅助或辅助铂类化疗12个月内进展)的患者。79%的患者合并内脏转移,43%的患者既往接受过至少两次治疗,2019年BLC2001研究公布了厄达替尼疗效及安全性的最终数据,独立评估的客观有效率为40%,其中CR率为3%,疾病控制率为79%,无进展生存时间中位数为5.5个月,总生存时间中位数为13.8个月[26]。

推荐用法:厄达替尼片10mg,每日一次,d1~7,其后休7d,之后重复,每28d为一周期。

4. 抗体偶联药物治疗

(1)维迪西妥单抗

维迪西妥单抗(RC48,Disitamab Vedotin)是一款抗人表皮生长因子受体2(HER2)的抗体药物偶联物(ADC),其药物设计选用的人源化单克隆抗体Disitamab对HER2的亲和力强,内吞效率高,所携带的载药分子MMAE(甲基澳瑞他汀-E)是一种海兔毒素的衍生物,属于具有强效抗微管作用的细胞毒化学药物。一项维迪西妥单抗的Ⅱ期临床研究(RC48-C005)纳入既往常规治疗失败的HER2阳性表达的晚期尿路上皮癌患者,入组总计43例二线及多线尿路上皮癌受试者,其中确证客观缓解率(cORR)为51.2%,疾病控制率(DCR)为90.7%,无进展生存时间中位数为6.9个月,总生存时间中位数为13.9个月[27]。RC48-C009是维迪西妥单抗的关键Ⅱ期注册临床研究,纳入了64例既往含铂化疗,包括吉西他滨及紫杉醇治疗均失败的HER2免疫组织化学检测为阳性(IHC 2+或3+)的晚期尿路上皮癌患者,所入组受试者中85.9%患者接受了维迪西妥单抗的三线治疗,总人群疗效客观缓解率(ORR)为50.0%,其中接受维迪西妥单抗二线治疗人群的客观缓解率为55.6%,总体人群无进展生存时间中位数为5.3个月,总生存时间中位数为14.2个月[28-31]。

RC48-C011是一项维迪西妥单抗用于HER2阴性(IHC 1+或0)的患者应用维迪西妥单抗的观察研究[32],维迪西妥单抗的给药方法与剂量强度与既往C005及C009研究相同,结果显示对于HER2阴性患者整体疾病控制率(DCR)为94.7%,客观缓解率(ORR)为26.3%,其中HER2 IHC 1+患者的ORR为38%。研究结果同时提示,维迪西妥单抗治疗HER2阴性患者的无进展生存时间中位数为5.5个月,总生存时间中位数为16.4个月。

推荐用法:维迪西妥单抗2.0mg/kg,每2周一次。

(2)Enfortumab Vedotin

Enfortumab Vedotin(EV)由晚期尿路上皮癌肿瘤细胞表面分子Nectin-4的单克隆抗体和微管破坏剂MMAE组成。EV-201是一项关于Enfortumab Vedotin用于顺铂不能耐受且既往免疫治疗失败的开放标签、单臂、多中心Ⅱ期临床研究[32],分析89例患者,主要研究终点-客观缓解率(ORR)为52%(46/89),CR率为20%(18/89),PR为31%(28/89),疾病控制率(DCR)达91%,无进展生存时间中位数为5.8个月,总生存时间中位数为14.7个月。2023年,EV-103的Ⅰ/Ⅱ期研究更新了其4年随访数据,其队列B,共入组3例Enfortumab Vedotin联合帕博利珠单抗治疗患者,没有发现新的安全信号,在特定条件下,可作为备选方案[14]。

推荐用法:Enfortumab Vedotin注射剂1.25mg/kg,d1、d8、d15,每28d为一周期。

4.2.4 转移性上尿路尿路上皮癌的三线治疗策略

既往治疗史	Ⅰ级推荐	Ⅱ级推荐	Ⅲ级推荐
化疗及免疫治疗失败后	临床研究	维迪西妥单抗（2A 类） Enfortumab Vedotin（1A 类）[a] 戈沙妥珠单抗（2A 类）[b]	厄达替尼（1B 类）[c]

【注释】

a Enfortumab Vedotin 尚未在国内批准上市。

b 戈沙妥珠单抗在国内尚未获得晚期尿路上皮癌的治疗适应证。

c 靶向药物厄达替尼尚未在国内批准上市，仅适用于合并 *FGFR2/3* 基因变异的晚期尿路上皮癌。

转移性膀胱尿路上皮癌的三线治疗解析

晚期尿路上皮癌的治疗选择越来越多，对于既往未接受过免疫治疗的患者，PD-1/PD-L1 单抗免疫治疗是较为合适的治疗选择，相应临床研究均入组了三线治疗患者。而合并 *FGFR2/3* 突变的患者，厄达替尼在免疫治疗失败后患者的客观有效率高达 59%，因此可以选择厄达替尼作为治疗选择[26]。

抗体偶联药物近年来获得快速发展，2019 年 12 月 18 日美国 FDA 批准 Enfortumab Vedotin 用于既往含顺铂方案及免疫治疗失败后 mUC 患者的三线治疗，戈沙妥珠单抗于 2021 年 4 月获得美国 FDA 加速批准用于治疗接受过含铂化疗和 PD-1/PD-L1 抑制剂治疗的局部晚期或转移性尿路上皮癌的成人患者。

EV-301 是一项 EV 与常规化疗对照用于既往接受过铂类与免疫治疗失败后晚期尿路上皮癌随机对照的Ⅲ期临床研究[33]，研究的主要终点为总生存时间中位数。结果显示 EV 的总生存时间长于化疗组（12.88 个月 vs. 8.97 个月；*HR*=0.70，*P*=0.001），EV 组的无进展生存时间也比化疗组长（5.55 个月 vs. 3.71 个月，*HR*=0.62，*P*<0.001），客观有效率为 40.6% 与 17.9%。EV-203 是一项单臂、开放标签、2 期临床研究，探索 EV 治疗既往接受过铂类化疗和 PD-1/PD-L1 抑制剂治疗的三线Ⅰa 期 /mUC 患者的疗效和安全性[34]。该研究为 EV-301 的中国区的桥接实验，共入组 40 例患者。结果显示：IRC 评估的 ORR 为 37.5%，其中 1 例 CR，14 例 PR，DCR 为 72.5%，研究者评估的 ORR 为 42.5%，DCR 为 82.5%。生存方面：IRC 评估的 mPFS 为 4.67 个月，研究者评估的 mPFS 为 4.24 个月，中位随访 6.5 个月，mOS 尚未到达。安全性方面：最常见的治疗相关不良反应（TRAE）为 1~2 级，2 例患者因 EV 导致的 TRAE 而中止治疗。

推荐用法：Enfortumab Vedotin 注射剂：1.25mg/kg，d1、d8、d15，每 28d 为一周期。

戈沙妥珠单抗（sacituzumab govitecan，SG）是一种新型 Trop-2 靶向抗体偶联药物，由抗 Trop-2 人源化单克隆抗体 hRS7 IgG1 与拓扑异构酶Ⅰ抑制剂伊立替康活性代谢产物 SN-38 偶联形成。既往一项Ⅰ/Ⅱ期篮子试验（IMMU-132-01）纳入了 45 例接受过系统治疗的转移性尿路上皮癌患者，该探索性试验结果显示戈沙妥珠单抗的 ORR 为 28.9%，DoR 中位数为 12.9 个月，PFS 中位数为 6.8 个月，OS 中位数为 16.8 个月[35]。一项关键性Ⅱ期伞状多队列临床研究（TROPHY-U-01）队列 1 结果显示，对于既往多线治疗的局部晚期或转移性尿路上皮癌患者（共入组 113 例，既往治疗中位线数为 3，范围 1~8），戈沙妥珠单抗客观缓解率为 27%，起效时间中位数为 1.6 个月，DoR 中位数达 7.2 个月[36]。2023 年 ASCO GU 公布了 TROPHY U 01 研究截至 2022 年 7 月 26 日的更新结果[37]。队列 2：SG 治疗后 12 例患者部分缓解，总人群 ORR 为 32%（95% *CI* 17.5%~48.7%），DoR 中位数为 5.6 个月（95% *CI* 2.8~13.3 个月）。随访时间中位数为 9.3 个月（95% *CI* 0.5~30.6 个月）后，PFS 中位数为 5.6 个月（95% *CI* 4.1~8.3 个月），OS 中位数为 13.5 个月（95% *CI* 7.6~15.6 个月）。其中，不适用含铂化疗且既往仅接受过 CPI 治疗的 mUC 患者 ORR 为 53.8%。队列 3：入组患者 41 例，随访时间中位数为 12.5 个月（范围：0.9~24.6 个月）；SG 联合帕博利珠单抗中心评估的 ORR 为 41%（95% *CI* 26.3%~57.9%），CR 为 20%，CBR 为 46%（95% *CI* 30.7%~62.6%）；DoR 中位数为 11.1 个月（95% *CI* 4.8 个月 ~NE，*n*=17）；PFS 中位数为 5.3 个月（95% *CI* 3.4~10.2 个月）。至缓解时间中位数为 1.4 个月（95%*CI* 1.3~2.7 个月）；OS 中位数为 12.8 个月（95% *CI* 10.7 个月 ~NE）。

推荐用法：戈沙妥珠单抗 10mg/kg，d1、d8，每 21d 为一周期[29-32]。

4.3 上尿路尿路上皮癌的放疗

4.3.1 辅助性放疗

手术	分期及分级	Ⅰ级推荐	Ⅱ级推荐	Ⅲ级推荐
根治性肾输尿管膀胱切除术后	$T_{3\sim4}/N_+$			辅助性放疗（2B 类）[a]

【注释】

a 对于上尿路尿路上皮癌的术后辅助放疗仍有争议，病例对照研究结果显示，对于 pT_{3-4}/N_{+} 患者，行根治术后放疗可提高局部控制率，改善生存[1-4]，放疗靶区需包括肿瘤床及相应淋巴结引流区，建议处方剂量为 45~50.4Gy（如为 R1/R2 切除且无法再次行根治性手术，则根据正常组织耐受量适当给予瘤床区加量至 54~60Gy）。

4.3.2 姑息性放疗

适应证	放疗方案
• 高龄或身体虚弱或合并症或病期晚不能耐受手术治疗 a • 有临床症状的转移或复发灶	• 总剂量常规分割方案 60~66Gy，1.8~2Gy/ 次；SBRT 40Gy/（5~8F） • 局部肿瘤体积较大患者也可采用部分立体定向消融推量放射治疗（P-SABR）b • 同步化疗 c

【注释】

a 文献极少，目前有两项回顾性研究显示 SBRT 放疗对局限期不耐受手术或药物治疗患者局部控制率高[1-2]。

b P-SABR 是将大分割放疗与常规分割放疗结合起来的一种新型放疗模式。一般适用于肿瘤较大，伴有淋巴结转移，对淋巴结区域可采用常规分割方案，大块肿瘤内部可以前几次同步给予大分割放疗：6~8Gy/ 次，共 3~4 次；常规分割放疗：2Gy/ 次。肿瘤边缘剂量应 ≥ 60Gy。

c 同步化疗有可能提高疗效，但需要考虑患者耐受性。

【解析】

1. 图像引导放疗技术发展快。图像引导放疗可减少摆位误差，减少小肠胀气等因素对肿瘤原发灶和转移淋巴结治疗精准性的影响，提高放疗准确性，减少放射损伤风险，提高放疗安全性。
2. 淋巴引流区预防放疗应当根据肿瘤风险和患者年龄、身体状况衡量利弊后选择，姑息治疗患者多为高龄体弱患者，建议有条件患者行 PET/CT 检查，根据肿瘤分期及淋巴结转移情况行淋巴结引流区预防照射。
3. 上尿路模板化手术淋巴结清扫及术后淋巴结复发模式等研究均显示不同原发位置的上尿路肿瘤淋巴结转移规律不同，姑息减症患者多为高龄或基础状态不佳患者，淋巴结预防照射可根据原发肿瘤位置不同适当调整[3-5]。

5 随访原则

5.1 膀胱尿路上皮癌随访原则

5.1.1 非肌层浸润性膀胱尿路上皮癌 TURBT 术后的随访

危险分层	随访内容	随访频次
低危组	膀胱镜检查 a,b	第 1 年术后 3 个月及 12 个月各 1 次，以后每年 1 次至第 5 年，5 年后可替换为其他低侵入性的检查
	影像学检查： 上尿路影像 c 腹盆腔影像 d	术后 1 次
中危组	膀胱镜检查 e	第 1 年术后 3 个月、6 个月及 12 个月各 1 次，第 2 年每 6 个月 1 次，以后每年 1 次至终身
	影像学检查： 上尿路影像 腹盆腔影像	术后 1 次
	尿液检查： 尿液细胞学检测 f,g	第 1 年术后 3 个月、6 个月及 12 个月各 1 次，第 2 年每 6 个月 1 次，以后每年 1 次至终身

续表

危险分层	随访内容	随访频次
高危组 / 极高危组	膀胱镜检查	术后前 2 年每 3 个月 1 次，第 3 年至第 5 年每 6 个月 1 次，5 年以后每年 1 次至终身
	影像学检查： 上尿路影像 腹盆腔影像	术后 1 次，术后第 12 个月 1 次，以后每年 1 次直至第 10 年
	尿液检查 [h,i,j]： 尿液细胞学检测	术后前 2 年每 3 个月 1 次，第 3~5 年每 6 个月 1 次，5 年以后每年 1 次至终身

【注释】

a TURBT 术后 3 个月的第一次膀胱镜检查结果是复发及进展一个重要的预后指标（Ⅰa）。

b 对于不能接受膀胱镜检查的低危组（T_a LG/$G_{1\sim2}$）患者也可用膀胱超声检查及尿液分子标志物代替。但依据现有证据，没有任何一种无创检测可以完全代替膀胱镜检查。

c 上尿路影像包括泌尿系 CT（CTU）、磁共振泌尿系水成像（MRU）、静脉肾盂造影（IVP）、逆行肾盂造影和输尿管镜检查。

d 盆腹腔影像包括 CT 和 MRI。

e 如果门诊膀胱镜检查有可疑结果或尿液细胞学检查阳性，应在麻醉下进行诊断性电切。

f 如尿液细胞学检测阳性而膀胱镜下无肉眼可见肿瘤，可进行随机活检、前列腺尿道活检或光动力学活检以及泌尿系增强 CT。

g 非肌层浸润性膀胱尿路上皮癌的随访包含尿液细胞学检测和尿液分子标志物检测作为膀胱镜检查之外的辅助性手段。

h 因为尿液细胞学灵敏度低的特性，除了已有的 FISH、FGFR3/TERT、微卫星分析等检测方法以外，基于尿液中蛋白质、mRNA、DNA 甲基化、DNA 测序及液体活检检测微小残留病灶（MRD）等检测工具被研发，一些已通过审批可应用于临床。

i 尿液检测（微卫星分析）的阳性结果对提高膀胱镜随访的质量有正面作用（Ⅰb），支持尿液检查在随访中的辅助作用。

j 目前，没有任何尿液标志物检测可以在随访中完全替代膀胱镜检查。一些尿液标志物在检测肿瘤复发时显示出较高的灵敏度与特异度，特别是在高级别肿瘤中具有非常高的阴性预测值，使这些标志物具备了作为随访工具的潜力，但仍需高级别证据的支持。如 EpiCheck、ADX Bladder、utLIFE、ADX Bladder 等。

5.1.2 膀胱尿路上皮癌根治性膀胱切除术后的随访[10-15]

目的	Ⅰ级推荐 [a]		Ⅱ级推荐 [a]	
	随访内容	频次	随访内容	频次
非肌层浸润性膀胱尿路上皮癌膀胱切除术后	①病史 ②体格检查 ③实验室检查（血、尿常规，血电解质，肝肾功能，维生素 B_{12}） ④影像学检查（CTU 或 MRU，腹部 / 盆腔 CT 或 MRI）	开始前 1 年第 3、12 个月各 1 次，然后每年 1 次至术后 5 年	腹部超声 [d] 静脉尿路造影 逆行肾盂造影 输尿管镜检查 头颅 CT 或 MRI 胸部 X 线或 CT 骨扫描 全身 PET/CT	依据临床需要
	⑤尿细胞学检查（尿脱落细胞 [b]，尿道冲洗细胞 [c]）	开始前 2 年每 6 个月 1 次，然后依据临床需要		

续表

目的	Ⅰ级推荐 a		Ⅱ级推荐 a	
	随访内容	频次	随访内容	频次
肌层浸润性膀胱尿路上皮癌膀胱切除术后	①病史 ②体格检查 ③实验室检查(血、尿常规,血电解质,肝肾功能,维生素 B_{12}) ④影像学检查(CTU 或 MRU,胸部 X 线或 CT,腹部 / 盆腔 CT 或 MRI)	开始前 2 年每 3 个月 1 次,然后每年 1 次至术后 5 年	腹部超声 d 静脉尿路造影 逆行肾盂造影 输尿管镜检查 头颅 CT 或 MRI 骨扫描 全身 PET/CT	依据临床需要
	⑤尿细胞学检查(尿脱落细胞 b,尿道冲洗细胞 c)	开始前 2 年每 6 个月 1 次,然后依据临床需要		

【注释】

a 随访的主要目的是及时发现肿瘤的复发或进展,并及时进行干预处理,以提高患者的生存率及改善生活质量。具体随访方案需建立在该指导方案的基础上进行个体化调整,进而确定最佳的随访方案[1-9]。

b 如果是膀胱原位癌,在膀胱镜检查时进行细胞学检查。

c 高危患者行尿道冲洗细胞学检查。高危包括尿道切缘阳性、多灶性原位癌、尿道前列腺部受侵犯。

d 术后 5 年以上,患者每年需复查腹部超声,了解是否有肾积水。

e PET/CT 检查仅推荐用于临床怀疑复发或转移,不推荐用于非肌层浸润性膀胱尿路上皮癌保留膀胱治疗的随访。

5.1.3 肌层浸润性膀胱癌 - 保留膀胱治疗(膀胱部分切除 / 同步放化疗)随访

	随访内容	随访频次
膀胱部分切除 / 最大程度 TURBT+ 同步放化疗后	膀胱镜检查	术后 2 年内,3 个月 1 次; 术后 3~5 年内,6 个月 1 次;术后 5~10 年内 1 年 1 次; 术后>10 年,根据临床需要,严密随诊
	影像学检查: CT 尿路造影 / 磁共振泌尿系水成像(上尿路成像 + 腹部 / 盆腔轴位成像) 胸部 CT 或全身 PET/CT(2B 类,仅在临床可疑远处转移时检查)	术后 2 年内 3~6 个月 1 次; 术后 3~5 年内 1 年 1 次; 术后 5~10 年内,根据临床需要,严密随诊
	血液学检查: 肾功能检查(电解质和肌酐) 肝功能检查 a 血常规、血生化全项	术后 2 年内,3~6 个月 1 次; 术后>2 年,根据临床需要,严密随诊
	尿液检查: 尿液脱落细胞学 尿道冲洗细胞学	术后 2 年内,6~12 个月 1 次; 术后>2 年,根据临床需要,严密随诊

【注释】

a 肝功能通常包括谷丙转氨酶、谷草转氨酶、胆红素、碱性磷酸酶。所有推荐建议均属 2A 类证据(特殊说明者除外)。

并无适合所有患者的单一随访计划。

此随访计划表意义在于提供常规指导,应根据肿瘤部位、肿瘤生物学特性以及治疗持续时间等不同进行个体化调整。

对于出现新发或恶化的肿瘤相关症状或体征的患者,无论先前检查的时间间隔如何,都应重新评估肿瘤的活性。

需要进一步的研究来确定最佳的随访持续时间。

5.2 上尿路尿路上皮癌随访原则

目的	Ⅰ级推荐 a		Ⅱ级推荐 a	
	随访内容	频次	随访内容	频次
根治性肾盂输尿管切除术后(低风险上尿路尿路上皮癌 b)	①病史 ②体格检查 ③实验室检查(尿脱落细胞,血、尿常规,肝、肾功能) ④影像学检查(CTU 或 MRU) ⑤膀胱镜检查	开始前 1 年第 3、9 个月各 1 次,然后每年 1 次,至术后 5 年	肺部 CT 平扫 头颅 CT 或 MRI d 盆腔 CT 或 MRI d 骨扫描 全身 PET/CT d	依据临床需要
根治性肾盂输尿管切除术后(高风险上尿路尿路上皮癌 c)	①病史 ②体格检查 ③实验室检查(尿脱落细胞,血、尿常规,肝、肾功能) ④膀胱镜检查 ⑤影像学检查(CTU 或者 MRU,肺部 CT 平扫)	开始前 2 年每 3 个月 1 次,然后每 6 个月 1 次,至术后 5 年,然后每年 1 次 开始前 2 年每 6 个月 1 次,然后每年 1 次	头颅 /CT 或 MRI d 盆腔 CT 或 MRI d 骨扫描 全身 PET/CT d	依据临床需要
保留肾脏手术后(低风险上尿路尿路上皮癌 b)	①病史 ②体格检查 ③实验室检查(尿脱落细胞,血、尿常规,肝、肾功能) ④影像学检查(CTU 或者 MRU) ⑤输尿管镜检查	开始前 1 年第 3、6 个月各 1 次,然后每 6 个月 1 次,至术后 2 年 以后每年 1 次,至术后 5 年 术后每 3 个月 1 次	泌尿系造影 肺部 CT 平扫 头颅 CT 或 MRI d 盆腔 CT 或 MRI d 骨扫描 全身 PET/CT d	依据临床需要
保留肾脏手术后(高风险上尿路尿路上皮癌 c)	①病史 ②体格检查 ③实验室检查(尿脱落细胞,血、尿常规,肝、肾功能) ④膀胱镜 ⑤影像学检查(CTU 或者 MRU,肺部 CT 平扫) ⑥输尿管镜检查	开始前 1 年第 3、6 个月各 1 次,然后每 6 个月 1 次,至术后 2 年 以后每年 1 次,至术后 5 年 术后第 3、6 个月各 1 次	泌尿系造影 肺部 CT 平扫 头颅 CT 或 MRI d 盆腔 CT 或 MRI d 骨扫描 全身 PET/CT d	依据临床需要

【注释】

a 随访的主要目的是及时发现肿瘤的复发或进展,并及时进行干预处理,以提高患者的生存率及改善生活质量。具体随访方案需建立在该指导方案的基础上进行个体化调整,进而确定最佳的随访方案[1-8]。

b 低风险上尿路尿路上皮癌:①单病灶;②肿瘤直径<2cm;③细胞学检查低级别肿瘤;④输尿管镜穿刺活检低级别肿瘤;⑤ CTU 检查肿瘤无浸润性生长。需满足所有条件。

c 高风险上尿路尿路上皮癌:①肾盂积水;②肿瘤直径 ≥ 2cm;③细胞学检查高级别肿瘤;④输尿管镜穿刺活检高级别肿瘤;⑤多病灶;⑥膀胱肿瘤根治术病史;⑦组织学异型性。满足任一条件即可。

d 头颅 CT 或 MRI 检查推荐于脑转移的患者;盆腔 CT 或 MRI 检查推荐于盆腔转移的患者;PET/CT 检查仅推荐用于怀疑复发或转移的患者[9-18]。

尿路上皮癌

中国临床肿瘤学会（CSCO）
肾癌诊疗指南 2023

指南顾问 孙 燕 秦叔逵

组 长 周芳坚 马建辉 姚 欣

副 组 长 郭 军 何志嵩 魏 强 叶定伟 周爱萍

秘 书 组 盛锡楠 董 培

专家组成员（以姓氏汉语拼音为序）（* 为执笔人）

毕 锋 四川大学华西医院腹部肿瘤科
曹登峰 上海康湾病理诊断中心
陈 鹏 新疆医科大学附属肿瘤医院泌尿外科
陈可和 广西壮族自治区人民医院肿瘤科
陈映霞 南京天印山医院肿瘤科
崔同健 福建省立医院肿瘤科
董 培 中山大学肿瘤防治中心泌尿外科
董涵之 南昌大学第一附属医院肿瘤科
方美玉 浙江省肿瘤医院内科
高全立 河南省肿瘤医院生物治疗科
宫 晨 华中科技大学同济医学院附属同济医院肿瘤科
管 维 华中科技大学同济医学院附属同济医院泌尿外科
郭 刚 中国人民解放军总医院泌尿外科
郭 军 北京大学肿瘤医院泌尿肿瘤内科
郭宏骞 南京大学医学院附属鼓楼医院泌尿外科
郭剑明 复旦大学附属中山医院泌尿外科
韩 颖 天津医科大学肿瘤医院生物治疗科
韩雪冰 山西省肿瘤医院泌尿外科
何立儒 中山大学肿瘤防治中心泌尿外科
何卫阳 重庆医科大学附属第一医院泌尿外科
何志嵩 北京大学第一医院泌尿外科
胡 滨 辽宁省肿瘤医院泌尿外科
胡志全 华中科技大学同济医学院附属同济医院泌尿外科
黄厚锋 北京协和医院泌尿外科
纪志刚 北京协和医院泌尿外科
蒋 葵 大连医科大学附属第二医院肿瘤科
晋学飞 吉林大学中日联谊医院泌尿外科
李 荣 南方医科大学南方医院肿瘤科
李 颖 大连医科大学附属第一医院肿瘤科
李培军 宁夏医科大学总医院泌尿外科
李思明 北京大学肿瘤医院泌尿肿瘤内科
梁 军 北京大学国际医院肿瘤内科
刘继彦 四川大学华西医院生物治疗科
刘文超 中国人民解放军空军军医大学第一附属医院肿瘤内科
刘孝东 昆明医科大学第一附属医院泌尿外科
刘毅强 北京大学肿瘤医院病理科
刘跃平 中国医学科学院肿瘤医院放疗科
刘子玲 吉林大学第一医院肿瘤科
罗俊航 中山大学附属第一医院泌尿外科
马建辉 中国医学科学院肿瘤医院泌尿外科
牛晓辉 北京积水潭医院骨肿瘤科
潘跃银 中国科学技术大学附属第一医院肿瘤内科
祁玉娟 青海省人民医院肿瘤科
沈亚丽 四川大学华西医院腹部肿瘤科

盛锡楠* 北京大学肿瘤医院泌尿肿瘤内科
施国海 复旦大学肿瘤医院泌尿外科
史本康 山东大学齐鲁医院泌尿外科
史艳侠 中山大学肿瘤防治中心内科
寿建忠 中国医学科学院肿瘤医院泌尿外科
束永前 江苏省人民医院肿瘤内科
孙永琨 中国医学科学院肿瘤医院内科
涂新华 江西省肿瘤医院泌尿外科
王 锋 西藏自治区人民医院泌尿外科
王 蕾 浙江大学医学院附属第一医院放疗科
王 宇 中国人民解放军空军特色医学中心肿瘤科
王 喆 中国人民解放军陆军军医大学第一附属医院肿瘤科
王海涛 天津医科大学第二医院肿瘤科
王潍博 山东省立医院肿瘤内科
王秀问 山东大学齐鲁医院肿瘤内科
魏 强 四川大学华西医院泌尿外科
吴大鹏 西安交通大学第一附属医院泌尿外科
吴晓安 漳州正兴医院肿瘤内科
谢 宇 湖南省肿瘤医院泌尿外科
谢晓冬 中国人民解放军北部战区总医院肿瘤内科
徐万海 哈尔滨医科大学附属肿瘤医院泌尿外科
杨 波 中国人民解放军总医院肿瘤科
杨铁军 河南省肿瘤医院泌尿外科
姚 欣 天津医科大学肿瘤医院泌尿肿瘤科
姚旭东 上海市第十人民医院泌尿外科
叶定伟 复旦大学附属肿瘤医院泌尿外科
叶雄俊 中国医学科学院肿瘤医院泌尿外科
易发现 重庆市人民医院泌尿外科
袁建林 中国人民解放军空军军医大学第一附属医院泌尿外科
曾 浩 四川大学华西医院泌尿外科
张 进 上海交通大学医学院附属仁济医院泌尿外科
张 争 北京大学第一医院泌尿外科
张爱莉 河北医科大学第四医院泌尿外科
张海梁 复旦大学肿瘤医院泌尿外科
张树栋 北京大学第三医院泌尿外科
张寅斌 西安交通大学第二附属医院肿瘤科
周爱萍 中国医学科学院肿瘤医院肿瘤内科
周芳坚 中山大学肿瘤防治中心泌尿外科

1 MDT 诊疗模式[a]

肾癌的 MDT 诊疗模式

内容	主要科室	相关科室	可考虑加入科室
MDT 学科组成	1. 泌尿外科 2. 肿瘤内科 3. 放射治疗科 4. 影像诊断科 5. 病理科 6. 核医学科	1. 胸外科 2. 超声科 3. 骨科 4. 疼痛科 5. 普通内科[b](包括心血管、肾内、内分泌等)	1. 营养科 2. 检验科 3. 遗传学专科 4. 其他外科(包括神经、胃肠、介入科等) 5. 中医科
MDT 成员要求	副主任医师及以上	副主任医师及以上	副主任医师及以上
MDT 讨论内容	1. 临界可切除患者 2. 局部晚期患者 3. 伴有寡转移灶的同时性转移性患者 4. 可能行减瘤术患者 5. 因医学原因不能耐受手术的可切除患者 6. 肾脏病变诊断困难	1. 需要新辅助、辅助及转化治疗、系统性抗肿瘤治疗的患者 2. 转移灶导致局部症状明显的患者 3. 伴随疾病较多导致治疗困难的患者	主管医师认为需要 MDT 的内容
MDT 日常活动	有条件的情况下,固定学科、固定专家和固定时间(建议每 1~2 周一次),固定场所	根据具体情况设置	

【注释】

a 肾癌诊疗应高度重视多学科诊疗(multi-disciplinary treatment,MDT)的作用,推荐有条件的单位将尽可能多的肾癌患者进行 MDT。

MDT 实施过程中由多个学科专家共同分析患者的临床症状、体征、影像、病理、分子检测等资料,对患者的体能状态、疾病诊断、分期、侵犯范围、发展趋向和预后等做出全面的评估,并根据国内外治疗规范 / 指南 / 循证医学证据,结合现有的治疗手段,制订科学、合理的诊疗计划,积极应用手术、系统性肿瘤内科治疗等手段进行综合治疗,以期达到治愈或控制肿瘤、延长生存期和提高生活质量的目的[1]。

b 肾癌患者常具有以下特点:①肾癌患者可能伴发副肿瘤综合征,包括高钙血症、发热、红细胞增多症、Stauffer 综合征等[2-5];②终末期肾衰竭、肾移植或结节性硬化综合征患者可能会出现肾癌[6-7];③晚期肾癌靶向治疗可能会导致高血压、蛋白尿、内分泌异常、间质性肺炎等不同器官功能异常的临床表现,故在诊治过程中需重视相关内科的参与处理。

2 诊断

肾癌的临床诊断和临床分期(cTNM)主要依靠影像学检查,其他还包括体格检查、实验室检查等。组织病理学诊断可以明确肾癌的组织学类型、pTNM 分期、判断预后,为制订个体化治疗及随访提供必要依据。

2.1 肾癌的诊断原则

目的	Ⅰ级推荐	Ⅱ级推荐	Ⅲ级推荐
定性诊断	手术标本的病理诊断(1A 类)[a]	穿刺活检(2A 类)[b,c]	
分期诊断 **(局限性肾癌[d])**	胸部 CT/X 线(2A 类)[e] 腹腔增强 CT/MRI(1A 类)[f]	头颅 CT/MRI(2A 类)[g] 骨扫描[h](2A 类) 盆腔 CT/MRI(2A 类)[i] 胸部 CT/X 线(2A 类)[e] 腹腔增强 CT/MRI(1A 类)[f]	PET/CT(2A 类) 肾超声造影(2A 类)[j]

续表

目的	Ⅰ级推荐	Ⅱ级推荐	Ⅲ级推荐
分期诊断 (局部进展 / 转移性肾癌)	胸部 CT(1A 类) 腹盆腔增强 CT/MRI(1A 类)[f] 头颅 CT/MRI(1A 类)[g] 骨扫描(1A 类)	PET/CT(2A 类)	

【注释】

局限性肾癌一般没有明显症状,通常经健康体检或因其他原因进行影像学检查而被发现。少部分患者具有某些临床表现,如腰痛、血尿、高血压、贫血、消瘦等。有些转移性肾癌患者可因转移部位和程度的不同,而出现骨骼疼痛、骨折、严重贫血、咳嗽和咯血等相应症状。

实验室检查可作为对患者一般状况、肝肾功能以及预后判定评价的参考。主要实验室检查项目除了血常规、肝肾功能、凝血功能等常规项目,还可以包括肾小球滤过率、血钙、碱性磷酸酶和乳酸脱氢酶。此外,肾癌患者术前宜行核素肾图或肾动态显像进行肾功能评估。

a 临床影像检查诊断为肾癌,且适合手术治疗的患者。

b 临床影像检查诊断为肾癌,且适合手术(包括根治性肾切除术和保留肾单位手术)治疗的患者,一般不建议肾肿瘤穿刺活检[1]。对不能手术治疗的晚期肾癌患者,全身治疗前行肾肿瘤或转移灶穿刺活检,有助于病理诊断分型和提供后续进一步检测的组织来源,为制订个体化治疗方案提供依据。选择消融治疗前,应先行肾肿瘤穿刺活检病理检查。

c 肾肿瘤穿刺活检应尽量考虑用粗针穿刺,不建议细针穿刺[2-3]。

d 局限性肾癌是指肿瘤局限于肾脏被膜内,包括临床分期为 T_1 和 T_2 的肿瘤。

e 术前胸部常规影像学检查,优先考虑行胸部 CT 检查。

f 应使用静脉注射和口服对比增强剂。如有 CT 静脉造影的禁忌证,腹盆腔检查考虑腹 / 盆腔增强 MRI[4-14]。

g 有头痛或相应神经系统症状患者[15-16]。

h 核素骨显像检查指征:①有相应骨症状;②碱性磷酸酶增高;③临床分期 ≥ Ⅲ期的患者[17-18]。

i MRI 有助于复杂性肾囊性病变的鉴别诊断,分析局部晚期肿瘤侵及范围,和周围血管、脏器的联系,以及有无静脉瘤栓。

j 肾超声造影检查有助于鉴别肾肿瘤良恶性,特别是用于复杂性肾囊肿患者的鉴别诊断。

2.2 肾癌的病理学诊断

肾细胞癌(肾癌)常见病理类型为透明细胞肾细胞癌、乳头状肾细胞癌、嫌色细胞肾细胞癌。根据 2022 年世界卫生组织(WHO)肿瘤分类,肾细胞癌还包括其他 13 种病理亚型,具体详见附录 7.3。2022 年分类新纳入的肾癌类型包括 *ALK* 基因重排的肾细胞癌,*ELOC*(*TCEB1*)突变的肾细胞癌,和嗜酸性实囊性肾细胞癌(eosinophilic solid and cystic renal cell carcinoma,ESC RCC)[19]。此外还有几个肿瘤类型名称进行了更改:透明细胞乳头状肾细胞癌更名为透明细胞乳头状肾细胞肿瘤(基于惰性的生物学行为,目前未见转移病例报道),遗传性平滑肌瘤病肾癌综合征相关性肾细胞癌更名为延胡索酸水合酶缺失型肾细胞癌(少数是 *FH* 体系突变引起)。根据获取的肿瘤组织,规范化行病理学诊断,是进一步诊疗及随访的前提条件。

2.2.1 肾癌的病理诊断与规范化原则

标本类型	主要指标		次要指标
	大体检查	光镜下检查	
肾部分切除标本	肿瘤位置 肿瘤大小	明确病变性质 组织学类型[a] WHO/ISUP 核分级[b] 肿瘤坏死及其比例 周围侵犯 / 脉管侵犯 切缘情况 和 / 或伴有肉瘤样分化比例	免疫组织化学标志物检测[c]:用于组织学类型鉴别诊断、明确血管和淋巴结侵犯、肿瘤细胞增殖活性评估等

肾癌

续表

标本类型	主要指标		次要指标
	大体检查	光镜下检查	
根治性肾切除标本	肿瘤位置 肿瘤大小	明确病变性质 组织学类型 [a] WHO/ISUP 核分级 [b] 肿瘤坏死及其比例 周围侵犯 / 脉管侵犯 切缘情况 伴有肉瘤样分化比例 大血管受累情况 淋巴结情况(如清扫) 肾上腺情况(如切除)	免疫组织化学标志物检测 [c]:用于组织学类型鉴别诊断、明确血管和淋巴结侵犯、肿瘤细胞增殖活性评估等
活检标本	组织大小与数目	明确病变性质和组织学类型 [a] – 肿瘤 / 非肿瘤 – 良性 / 恶性 – 组织学类型	免疫组织化学标志物检测 [c]:用于组织学类型鉴别诊断、明确血管和淋巴结侵犯、肿瘤细胞增殖活性评估等

【注释】

a 病理诊断困难建议提交上级医院会诊(提供原始病理报告以核对送检切片的准确性,减少误差;提供充分的病变切片或蜡块以及术中所见等)。

b 根据 2016 年 WHO 肾脏肿瘤病理学分类,WHO/ISUP(International Society of Urological Pathology)核分级系统取代既往使用的 Fuhrman 分级系统。

c 病理诊断困难时,可根据肾癌的诊断与鉴别诊断、预后评估及治疗需要选择肾癌相关标志物的检测项目。推荐使用有助于常见肾细胞肿瘤鉴别诊断的免疫组织化学标志物:CK7、CK20、AMACR、CD10、RCC、PAX8、CAIX、CD117、ALK、SMARCB1(INI1)、OCT4、FH、2-SC、SDHB、TFE3、TFEB、HMB45、melanA、cathepsinK,可酌情组合并联合其他免疫组织化学标志物。

2.2.2 肾细胞癌 WHO/ISUP 核分级标准[20-21]

WHO/ISUP 分级 [a]	核的形态
1	显微镜下放大 400 倍时,未见核仁或者核仁不明显,核仁嗜碱性
2	显微镜下放大 400 倍时核仁明显(conspicuous),而且嗜酸性,放大 100 倍时可见(visible)但是不突出(not prominent)
3	显微镜下放大 100 倍时核仁明显(conspicuous),而且嗜酸性
4	核极度多形性,或者肿瘤性多核巨细胞,或者伴有横纹肌样分化,或者肉瘤样分化

【注释】

a 肾细胞癌 WHO/ISUP 核分级标准仅应用于透明细胞肾细胞癌和乳头状肾细胞癌,分为 4 级(1~4 级),级别越高,预后越差,如伴有肉瘤样变和横纹肌样分化,分级为 4 级(最高级)。嫌色细胞肾细胞癌目前不分级;对于 SDH 缺失性肾细胞癌,黏液小管梭形细胞癌和 *ELOC* 突变型肾细胞癌可能有一定的意义;对于其他类型肾细胞癌则不适用。

2.2.3 遗传性肾癌

依据是否具有家族遗传性特点,可以把肾癌分为遗传性肾癌和散发性肾癌。临床上所诊断的肾癌大多数都是散发性肾癌,*VHL* 基因异常是散发性肾癌最常见的基因异常,超过 50% 的散发性透明细胞肾细胞癌中都存在该基因的突变或沉默。

而遗传性肾癌是指具有特定基因改变并具有家族聚集倾向的肾癌，占全部肾癌的 2%~4%[22-35]。对于发病年龄≤46 岁并且肾脏肿瘤病变表现为双侧、多灶性以及肾癌家族史的患者，推荐进行遗传学方面的基因检测。

2.2.4 常见遗传性肾癌及临床表现

综合征	突变位点	主要病理类型	综合征临床表现
VHL(Von Hippel-Lindal disease)	*VHL*	透明细胞肾细胞癌	肾细胞癌，肾囊肿，嗜铬细胞瘤，胰腺肾脏囊肿，神经系统视网膜血管母细胞瘤，副神经节瘤，胰腺内分泌肿瘤，内淋巴囊肿瘤，附睾腺瘤
HPRC(遗传性乳头状肾细胞癌)	*MET*	乳头状肾细胞癌 I 型	没有肾脏以外病变表现
BHD 综合征	*FLCN*	嫌色细胞肾细胞癌 嗜酸细胞瘤 混合型嗜酸性肿瘤 透明细胞肾细胞癌	肾细胞癌，混合性嫌色 - 嗜酸性肾细胞癌，皮肤病变(纤维毛囊瘤，毛盘瘤，软垂疣)，肺囊肿(容易引起自发性肺气胸)
HLRCC (遗传性平滑肌瘤病和肾细胞癌)	*FH*	延胡索酸水化酶缺失相关性肾癌	肾细胞癌，皮肤平滑肌瘤，子宫肌瘤，副节瘤
SDH RCC (琥珀酸脱氢酶相关肾细胞癌)	*SDHA*，*SDHB*，*SDHC*，*SDHD*，*SDHAF2*	SDH 缺陷相关性肾细胞癌	肾细胞癌，副神经节瘤，嗜铬细胞瘤，胃肠道间质瘤，垂体腺瘤，肺软骨瘤
TSC (结节性硬化症)	*TSC1* *TSC2*	嗜酸性实囊性肾细胞癌，*TCEB1* 突变的肾细胞癌，伴有平滑肌间质的肾细胞癌，嫌色细胞肾细胞癌，未能分类的肾细胞癌	双侧多发血管平滑肌脂肪瘤，肾细胞癌，肾囊肿，视网膜错构瘤，皮肤血管纤维瘤，心脏横纹肌瘤，室管膜下巨细胞胶质细胞胶质瘤等
多发性错构瘤综合征(Cowden 综合征)	*PTEN*	透明细胞肾细胞癌 乳头状肾细胞癌 嫌色细胞肾细胞癌	肾细胞癌，乳腺癌，滤泡性甲状腺癌，子宫内膜癌
HPT-JT (甲状旁腺功能亢进性颌骨肿瘤综合征)	*HRPT2*	肾脏混合性上皮间质肿瘤 肾母细胞瘤(Wilms 瘤)其他	肾脏混合性上皮间质肿瘤，肾囊肿，肾母细胞瘤(Wilms 瘤)，甲状旁腺功能亢进，甲状旁腺癌，子宫肿瘤(平滑肌瘤，腺肉瘤)，颌骨骨化性纤维瘤
BAP1 易感性肿瘤综合征	*BAP1*	透明细胞肾细胞癌	透明细胞肾细胞癌，葡萄膜黑色素瘤，皮肤黑色素瘤，间皮瘤，肝细胞癌，胆管细胞癌，皮肤基底细胞癌，脑膜瘤，乳腺癌，肺癌，甲状腺癌，唾液腺癌

【注释】

遗传性肾癌少见，对于年轻、肿瘤表现为多灶性、双侧发病的患者，应警惕其可能性，进一步诊断及治疗需要包含遗传学专业的多学科讨论。

3 预后影响因素及其评分

影响肾癌患者预后最主要的因素是病理分期。此外，组织学分级、患者的体力状态评分、症状、肿瘤中是否有组织坏死、一些生化指标异常和变化等因素也与肾癌预后有关。目前采用肿瘤综合预后评估模型进行评估，肿瘤综合预后评估模型由患者的肿瘤病理组织学和临床特征、实验室检测数据等多因素构成，在肾癌发展的相应阶段采用相应模型进行评估，有利于判断患者预后，是肾癌诊疗及随访过程中的强有力工具。

3.1 肾癌 UISS 预后分级系统[1-2]

UISS 危险分级 [a,b]	TNM 分期 [c]	Fuhrman 分级 [d]	ECOG 评分
低危	Ⅰ	1~2	0
中危	Ⅰ	1~2	≥1
	Ⅰ	3~4	任何
	Ⅱ	任何	任何
	Ⅲ	1	0
	Ⅲ	1	≥1
高危	Ⅲ	2~4	≥1
	Ⅳ	任何	任何

【注释】

a UISS 为加利福尼亚大学洛杉矶分校制定的肾癌预后分级系统（University of California，Los Angeles Integrated Staging System）。

b 适用于接受根治性手术 / 肾部分切除术的早、中期肾癌患者术后预后评估。

c 解剖学危险因素，如肿瘤大小、静脉是否累及、肾包膜有无侵犯、肾上腺是否受累、淋巴结及远处转移均已纳入 TNM 分期。

d 该分级系统中的 Fuhrman 分级系统在透明细胞肾细胞癌中被证实。

3.2 纪念斯隆凯特琳癌症中心（MSKCC）晚期肾癌预后模型[3]

预后因素 [a]	预后分层
乳酸脱氢酶＞正常值上限 1.5 倍	低危：0 项不良预后因素
血红蛋白＜正常值下限	中危：1~2 项不良预后因素
血清校正钙 [b]＞正常值上限	高危：≥3 项不良预后因素
确诊原发肾癌至系统治疗的间隔时间＜1 年	
Karnofsky 行为状态评分＜80%	

【注释】

a 该模型来源于晚期肾癌细胞因子治疗时代数据。

b 血清校正钙的计算公式：校正钙（mmol/L）= 总血钙［测量值（mmol/L）］+ 0.02 ×［47– 血中白蛋白浓度（g/L）］。

3.3 国际转移性肾癌数据库联盟（IMDC）晚期肾癌预后模型[4-5]

预后因素 [a]	预后分层
确诊原发肾癌至系统治疗的间隔时间＜1 年	低危：0 项不良预后因素
Karnofsky 行为状态评分＜80%	中危：1~2 项不良预后因素
血红蛋白＜正常值下限	高危：≥3 项不良预后因素
血清校正钙＞正常值上限	
中性粒细胞计数绝对值＞正常值上限	
血小板计数绝对值＞正常值上限	

【注释】

a 该模型来源于晚期肾癌靶向治疗时代数据。

4 外科治疗

局限性肾癌是指肿瘤局限于肾脏被膜内，包括临床分期为 T_1 和 T_2 的肿瘤。随着影像学技术广泛应用及健康体检的普及，局限性肾癌在肾癌患者中所占比例已经超过 50%。而局部进展性肾癌是指肿瘤突破肾脏被膜累及肾周脂肪或肾窦脂肪，但仍局限于肾周筋膜内，或肿瘤累及肾静脉或下腔静脉的情况。虽然目前肾癌分子生物学方面取得了巨大进展，但是对于局限性和局部进展性肾癌患者而言，外科手术仍然是首选的、可能使肾癌患者获得治愈的治疗方式。而转移性肾癌无法经单纯外科手术治愈，但作为多学科综合治疗的一部分，仍具有重要作用。

4.1 局限性肾癌的外科处理原则

患者状态	分期	Ⅰ级推荐	Ⅱ级推荐	Ⅲ级推荐
耐受手术	T_{1a}	保留肾单位手术（2A 类）[a] 不推荐区域淋巴结清扫术（1A 类）[b]	肾根治性切除术（2A 类）[c]	
	T_{1b}	根治性肾切除术（2A 类） 保留肾单位手术		
	T_2	根治性肾切除术（2A 类）	保留肾单位手术（2A 类）[d]	
不耐受手术	T_{1a} 且位于肾周边		密切观察（2A 类）[e] 消融治疗（2A 类）[f] 立体定向放疗（2B 类）	
	T_{1b}/T_2			消融治疗（2B 类） 立体定向放疗 [g]

【注释】

a 手术可采用开放式手术、腹腔镜手术或机器人手术系统实施手术。手术可经腹腔或经后腹腔入路进行，尚无证据显示某种手术方式在肿瘤控制方面存在显著差异[1-6]。术中切除肿瘤周围正常肾组织的厚度并非一个关键性问题，只要保证最终手术标本切缘阴性即可。文献报道保留肾单位手术后病理切缘阳性率 3%~8%，但只有那些具有不良病理特征（核分级Ⅲ~Ⅳ级）的患者术后复发风险增高，因此对有不良病理特征又切缘阳性患者应谨慎考虑补救性根治性肾切除。

（1）多数回顾性文献证实接受保留肾单位手术患者的术后慢性肾脏病（CKD）发生率低于根治性切除术者，同时有回顾性文献显示早期局限性肾癌，保留肾单位手术与根治手术相比有生存获益，但迄今唯一的一项随机对照临床研究结果显示，保留肾单位手术治疗肾癌，与根治性肾切除相比，生存没有差异[7-9]。

（2）遗传性肾癌的手术原则，需要根据其生物学行为进行分级管理，对于 VHL、BHD、HPRC，病灶不超过 3cm，可以密切观察；如超过 3cm，可考虑切除肿瘤的保留肾单位手术。HLRCC 与 SDH 综合征恶性程度高，建议行根治性肾切除术。

（3）Bosniak 肾囊性病变的手术原则，对于肿瘤病灶≤ 4cm 或 Bosniak 分型为Ⅰ/Ⅱ型，建议进行密切的随访观察；Bosniak Ⅲ型囊肿常表现为低恶性潜能，因手术可能导致过度治疗，建议密切随访观察或根据实际情况行手术治疗；Bosniak Ⅳ型囊肿 83% 为恶性倾向，强烈建议行手术治疗。

b 当前尚无证据表明淋巴结清扫能够使患者获益，故不推荐对局限性肾癌患者行区域或扩大淋巴结清扫术[10]。

c 以下情况谨慎考虑行保留肾单位手术：残存肾实质体积不足以维持器官功能；肿瘤所处部位不佳，如与肾血管毗邻等；影像学显示肿瘤与正常肾组织界限不清晰或包膜不完整等；未停用抗凝药物。另外，对于腹腔镜下完成保留肾单位手术有困难的患者，应该首先考虑开放式保留肾单位手术。

d 可耐受手术且存在以下情况时，手术方式应尽量考虑保留肾单位手术：肾功能不全、孤立肾、双侧肾癌。

e 预期寿命短、高龄（>75 岁）、KPS 评分差、合并基础疾病较多的肾脏小肿瘤患者，密切观察随访也是一个合理的选择[11-15]。

f 消融治疗[射频消融(RFA)、冷冻消融和高强度聚焦超声(HIFU)]和立体定向放疗可以用于不适合手术的小肾癌患者,应严格按适应证慎重选择。

g 不耐受手术的局限性肾癌患者,在有条件的单位,可考虑行立体定向放疗(SBRT)。立体定向放疗是指应用专用设备对肿瘤进行精准定位和照射的治疗方法,主要特征是大分割、高分次剂量、短疗程和高度适形,关键技术是将根治肿瘤的大剂量放疗在保障正常组织安全的前提下精准实施。多项Ⅱ期前瞻性临床研究和两项国际多中心回顾性研究显示,立体定向放疗治疗肾癌原发灶具有良好的局控率和安全性[16]。

4.2 局部进展期肾癌的外科处理原则

患者状态	分期	Ⅰ级推荐	Ⅱ级推荐	Ⅲ级推荐
耐受手术	$T_{3a}N_x$	肾根治性切除术(2A 类)[a]		
	$T_{3b}/T_{3c}N_x$		肾根治性切除术 + 下腔静脉瘤栓术(2B 类)[a,b]	
	T_4N_x		肾根治性切除术(2B 类)[a,b,c]	
不耐受手术	$T_{3\sim4}N_x$	临床试验 系统性药物治疗(1A 类)		局部消融(2B 类) 局部栓塞[d]

【注释】

a 对于区域淋巴结可疑转移的患者(术前影像学提示或术中探查发现),可考虑行区域淋巴结清扫。回顾性研究表明,对于具有不良预后因素(cN_+、肉瘤样分化、大肿瘤)的患者行扩大淋巴结清扫可以延长肿瘤特异性生存[10,17-18]。

b 肾癌患者中,4%~10% 可能合并腔静脉瘤栓,其中 55%~70% 能够通过根治性肾切除联合腔静脉瘤栓切除。推荐术前进行 MRI 检查(或增强 CT)明确瘤栓累及范围,以利于制订治疗方案。肾癌合并下腔静脉瘤栓,由于手术复杂,围术期并发症多和病死风险大,应由经验丰富的多学科团队联合手术[19-22]。

c 肿瘤累及同侧肾上腺,需行肾上腺切除术[23-24]。

d 不耐受手术但血尿严重或腰痛临床症状明显的患者,可考虑行肾动脉栓塞以缓解症状[25]。

4.3 初诊为转移性肾癌的处理原则

患者分层	Ⅰ级推荐	Ⅱ级推荐	Ⅲ级推荐
耐受手术[a]	系统性药物治疗(1A 类)[b] 减瘤性肾切除术 + 术后系统性药物治疗(2A 类)[c,d]	系统性药物治疗后行减瘤性肾切除(2A 类)[e]	
不耐受手术[a]	系统性药物治疗(1A 类)[b]		

【注释】

a 对于同时转移的晚期肾癌,建议多学科讨论制定治疗策略。

b 基于舒尼替尼单药与联合减瘤性肾切除术比较治疗晚期肾癌的随机对照Ⅲ期临床研究(CARMENA 研究)显示,晚期肾癌单药舒尼替尼治疗获得的中位生存时间为 18.4 个月,非劣效于减瘤术联合舒尼替尼治疗组(13.9 个月)[26]。

c 既往回顾性研究显示减瘤术肾切除术后接受靶向治疗较单纯靶向治疗具有生存获益[27]。结合 CARMENA 研究,晚期肾癌即刻减瘤术宜选择人群:年轻,一般情况良好,MSKCC 预后或 IMDC 预后为中危患者,转移灶瘤负荷小,原发病灶可完全切除患者。一般情况差、MSKCC 或 IMDC 预后为高危,瘤负荷大和/或伴肉瘤样分化,不建议接受即刻减瘤性肾切除术[26]。

d 对于同时性寡转移的晚期肾癌,可考虑同时或分期行寡转移灶的手术切除、立体定向放疗、消融等局部治疗。寡转移是指转移灶数目有限且能通过手术等局部治疗手段达到完整切除。

e 一项转移性肾癌接受即刻与延迟减瘤性肾切除的随机对照Ⅲ期临床研究(SURTIME)结果显示,延迟减瘤性肾切除术较即刻减瘤性肾切除可能获得更高的 OS[28]。

4.4 肾癌术后转移的外科处理原则

患者状态	转移灶类型	Ⅰ级推荐	Ⅱ级推荐	Ⅲ级推荐
耐受手术 a	寡转移灶 / 局部复发 b	手术切除（2A 类） 系统性药物治疗（1A 类）	局部消融（2A 类） 立体定向放疗（2B 类）	
	伴多发转移灶	系统性药物治疗（1A 类）c		
不耐受手术	寡转移灶	系统性药物治疗（1A 类）	局部消融（2A 类） 立体定向放疗（2B 类）	
	伴多发转移灶	系统性药物治疗（1A 类）c		

【注释】

a 建议经多学科讨论制定治疗策略。外科手术宜选择人群：一般情况良好，MSKCC 预后或 IMDC 预后为低中危患者，病理为透明细胞癌，原发灶手术至出现远处转移时间 2 年以上，转移灶可完全手术切除[29-30]。

b 对于寡转移或局部复发的晚期肾癌，可考虑同时或分期行寡转移灶的手术切除、立体定向放疗、消融等局部治疗。寡转移是指转移灶数目有限且能通过手术等局部治疗手段达到根治性切除。

c 肾癌术后转移接受全身靶向药物期间，针对骨转移等选择性病变联合局部立体定向放疗，有助于局部控制等获益[31]。

4.4.1 肾癌骨转移

肾癌容易发生骨转移，在所有出现转移的器官排序中，其发生率仅次于肺，位居肾癌好发转移部位的第二位。

肾癌骨转移在 X 线片主要表现为溶骨性骨质破坏，发病部位多见于脊柱、骨盆和四肢近端骨骼，多发常见，偶有单发骨转移。肾癌骨转移主要症状为病变部位进行性疼痛加重；严重者可出现病理骨折、椎体压缩及脊髓受压所致的截瘫等骨相关事件（SRE）。治疗前需要根据 Mirels[32]、SINS[33]及 Frankel 评分[34]，评估骨的受损状况及脊髓的安全性，对于存在骨折、脊柱不稳定及脊髓受压风险的病人首先考虑手术，后续再考虑放疗和内科药物治疗。

肾癌骨转移患者应采用以抗肿瘤系统性治疗药物为主，手术、放疗、骨靶向药物（特指二磷酸盐及 RANKL 抑制剂）等相结合的综合治疗[35-36]。对孤立或承重骨转移灶，可考虑手术方法切除；承重骨转移伴有骨折风险的患者可采用预防性内固定术等方法以避免骨相关事件的发生。对于已出现病理性骨折或脊髓的压迫症状，符合下列 3 个条件的患者推荐首选手术治疗：①预计患者存活期>3 个月；②体能状态良好；③术后能改善患者的生活质量，为进一步全身治疗和护理创造条件。经皮椎体成形术可用于治疗脊柱溶骨性破坏和椎体病理性塌陷，可提高转移部位硬度和受力压强，缓解局部疼痛，但要严格掌握适应证，否则会出现骨水泥压迫脊髓及骨水泥进入血管的并发症。局部姑息性低剂量放射治疗对减轻骨转移疼痛有一定作用，但不能降低骨折的风险。对于局限性骨转移，具备 SBRT 开展条件的单位应首先推荐 SBRT 治疗。

4.4.2 肾癌脑转移

肾癌脑转移发生率为 2%~15%，易合并肿瘤出血以及颅内水肿，预后不佳。手术切除和放射治疗是肾癌脑转移的有效且重要的治疗方法。对体能状态良好、单纯脑转移（≤3 个，最大直径≤3cm）首选立体定向放疗或脑外科手术联合放疗；对多发脑转移（脑转移灶>3 个，最大直径>3cm），全脑放疗意义有限。局部处理后，需根据患者的耐受情况，进行全身抗肿瘤药物治疗。

4.4.3 肾癌肝转移

肾癌患者出现肝转移，应首先考虑全身性抗肿瘤治疗；如全身治疗无效，可考虑联合肝脏转移灶的局部治疗，如肝动脉栓塞灌注化疗等。这些治疗可作为综合治疗的一部分，加强肝转移灶的局部控制，单独使用治疗意义不大。

5 内科治疗

5.1 透明细胞肾细胞癌术后辅助内科治疗

术后复发危险分层 a	Ⅰ级推荐	Ⅱ级推荐	Ⅲ级推荐
低危	观察（1 类）		
中 / 高危	临床研究 b 密切观察（2A 类）	帕博利珠单抗（1 类）c	

肾癌

【注释】

a 此危险分层基于 UISS 分级系统（详见 3.1 肾癌 UISS 预后分级系统）。

b 随机对照临床研究结果显示术后辅助细胞因子治疗、放疗和化疗均不能降低患者复发率和转移率。自 2006 年以来，先后开展了 ASSURE 研究（舒尼替尼 vs. 索拉非尼 vs. 安慰剂）、PROTECT 研究（培唑帕尼 vs. 安慰剂）、ATLAS 研究（阿昔替尼 vs. 安慰剂）等大型Ⅲ期前瞻性临床研究，结果均未发现靶向治疗可以改善无病生存时间（DFS）和 OS[1-3]。尽管舒尼替尼用于中高危肾癌术后辅助治疗的 S-TRAC 研究显示舒尼替尼组的 DFS 较安慰剂具有显著性差异（6.8 年 vs. 5.6 年，P=0.03），美国食品药品监督管理局（FDA）基于该项临床研究批准舒尼替尼作为中高危肾癌术后的辅助治疗，但根据研究者的评估结果差异无统计学意义，且总生存未见改善[4-5]。近些年，对于术后中高危肾癌，辅助 PD-1/L1 单抗治疗开展了多项临床研究，KEYNOTE-564 研究显示中高危肾癌术后接受帕博利珠单抗辅助治疗与安慰剂对照组比较可以显著改善无复发生存时间，但总生存数据尚不成熟[6]，综合以上结果，CSCO 肾癌专家委员会推荐将观察作为肾癌术后患者的Ⅰ级推荐，对于中高危人群首选参加临床研究。

c 适用于 TNM 分期为 T_2 合并分级为 4 级或肉瘤成分、任意分级的 T_3 或 T_4、任意 T 分期合并淋巴结转移，以及 M_1 无瘤状态（NED）的肾癌术后患者。此数据主要来源于 KEYNOTE-564 研究，此研究为帕博利珠单抗与安慰剂对照用于中高危透明细胞肾细胞癌术后辅助治疗的随机对照Ⅲ期临床研究，主要入组人群：TNM 分期为 T_2 合并分级为 4 级或肉瘤成分、任意分级的 T_3 或 T_4、任意 T 分期合并淋巴结转移，以及 M_1 无瘤状态（NED）的肾癌术后患者，治疗组接受帕博利珠单抗辅助治疗一年，结果显示两组获得的一年 DFS 率分别为 85.7% 和 76.2%、两年 DFS 率分别为 78.3% 和 67.3%，差异具有统计学意义（HR=0.63，P<0.000 1）；但总生存数据尚不成熟[6]。亚组分析显示年龄<65 岁、ECOG 评分为 0 分、PD-L1 CPS 评分 ≥ 1 分以及转移灶切除术后无瘤的患者更加获益，安全性数据分析显示：免疫治疗组治疗相关的不良事件发生率为 79.1%，3~4 级不良反应发生率为 18.9%，显著高于安慰剂对照。

5.2 转移性肾癌的内科治疗

转移性肾癌的内科药物治疗取得了快速发展，这些药物从作用机制方面主要分为抗 VEGF/VEGFR 途径（代表药物：索拉非尼、舒尼替尼、培唑帕尼、阿昔替尼、贝伐珠单抗、卡博替尼、仑伐替尼、替沃扎尼、伏罗尼布）、抑制 mTOR 途径（代表药物：依维莫司和替西罗莫司）和免疫检查点抑制剂（代表药物：纳武利尤单抗、伊匹木单抗、帕博利珠单抗、阿维鲁单抗）。目前，我国国家药品监督管理局已经批准索拉非尼、舒尼替尼、培唑帕尼、依维莫司、阿昔替尼和伏罗尼布联合依维莫司用于转移性肾癌的治疗。

5.2.1 转移性或不可切除性透明细胞肾细胞癌的一线治疗策略（低危）

Ⅰ级推荐	Ⅱ级推荐	Ⅲ级推荐
舒尼替尼（1A 类）	密切监测（2B 类）a	卡博替尼 + 纳武利尤单抗（1A 类）b
培唑帕尼（1A 类）	阿昔替尼（2A 类）	阿昔替尼 + 阿维鲁单抗（1A 类）b
索拉非尼（2A 类）	阿昔替尼 + 帕博利珠单抗（1A 类）b	
	仑伐替尼 + 帕博利珠单抗（1A 类）b	

【注释】

a 透明细胞肾细胞癌术后出现转移，对于转移灶瘤负荷较低且无症状的患者，可考虑每 2~3 个月进行密切复查监测（肝转移及脑转移除外）[7]。

b 仑伐替尼、纳武利尤单抗、帕博利珠单抗国内已上市，但未批准用于晚期肾癌的治疗；卡博替尼、阿维鲁单抗尚未于国内上市批准用于晚期肾癌的治疗。

5.2.2 转移性或不可切除性透明细胞肾细胞癌的一线治疗策略（中危）

Ⅰ级推荐	Ⅱ级推荐	Ⅲ级推荐
舒尼替尼（1A 类） 培唑帕尼（1A 类）	阿昔替尼（2A 类） 索拉非尼（2A 类）	安罗替尼

续表

Ⅰ级推荐	Ⅱ级推荐	Ⅲ级推荐
阿昔替尼 + 帕博利珠单抗（1A 类） 仑伐替尼 + 帕博利珠单抗（1A 类）	阿昔替尼 + 特瑞普利单抗（1A 类） 阿昔替尼 + 阿维鲁单抗（1A 类） 卡博替尼 + 纳武利尤单抗（1A 类） 纳武利尤单抗 + 伊匹木单抗（1A 类） 卡博替尼（2A 类）	

【注释】

a 仑伐替尼、安罗替尼、纳武利尤单抗、帕博利珠单抗、伊匹木单抗、特瑞普利单抗国内已上市，但未批准用于晚期肾癌的治疗；卡博替尼、阿维鲁单抗尚未于国内上市批准用于晚期肾癌的治疗。

5.2.3 转移性或不可切除性透明细胞肾细胞癌的一线治疗策略（高危）

Ⅰ级推荐	Ⅱ级推荐	Ⅲ级推荐
阿昔替尼 + 帕博利珠单抗（1A 类） 仑伐替尼 + 帕博利珠单抗（1A 类） 舒尼替尼（1A 类） 培唑帕尼（1A 类）	阿昔替尼 + 特瑞普利单抗（1A 类） 卡博替尼 + 纳武利尤单抗（1A 类） 阿昔替尼 + 阿维鲁单抗（1A 类） 纳武利尤单抗 + 伊匹木单抗（1A 类） 卡博替尼（2A 类）	安罗替尼 索拉非尼

【注释】

a 仑伐替尼、安罗替尼、纳武利尤单抗、帕博利珠单抗、伊匹木单抗、特瑞普利单抗国内已上市，但未批准用于晚期肾癌的治疗；卡博替尼、阿维鲁单抗尚未于国内上市批准用于晚期肾癌的治疗。

转移性肾透明细胞癌的一线治疗策略解析：

转移性肾癌根据 MSKCC 或 IMDC 预后模型分为低危、中危、高危，相应人群具有不同的生物学特点。越来越多的证据显示，需要进行分层治疗，低危人群更适合靶向治疗，而中高危人群治疗难度大，可能需要联合免疫治疗。

（1）靶向治疗

1）舒尼替尼

舒尼替尼（sunitinib）用于晚期肾癌一线治疗的数据主要基于一项舒尼替尼与干扰素对照用于晚期肾癌的随机对照Ⅲ期临床研究，证实舒尼替尼客观缓解率为 31%，较干扰素显著延长无疾病进展时间，达到 11.0 个月，中位 OS 为 26.4 个月[8-9]。这项研究开展的基于 IMDC 分层亚组分析显示低危、中危、高危的 PFS 分别为 14.1、10.7、2.4 个月，客观有效率分别为 53%、33.7% 及 11.8%。纳武利尤单抗联合伊匹木单抗与舒尼替尼对照用于晚期肾癌一线治疗的 Checkmate214 研究 5 年随访结果显示 IMDC 预后为低危人群接受舒尼替尼治疗获得的客观有效率为 52%，中位 PFS 为 28.9 个月，中高危人群的中位 PFS 为 8.3 个月[10]。

舒尼替尼一线治疗中国转移性肾细胞癌患者的多中心Ⅳ期临床研究结果显示客观有效率为 31.1%，中位 PFS 为 14.2 个月，中位 OS 为 30.7 个月[11]。

［推荐用法］舒尼替尼 50mg，每日 1 次，口服连续 4 周给药，休息 2 周，每 6 周为一个周期；或舒尼替尼 50mg，每日 1 次，口服连续 2 周给药，休息 1 周，每 3 周为一个周期。

2）培唑帕尼

培唑帕尼（pazopanib）治疗转移性肾癌的临床数据来源于其国际多中心Ⅲ期临床研究，结果显示培唑帕尼的中位 PFS 为 11.1 个月，客观缓解率为 30%，亚组分析显示 MSKCC 预后低危及中危组获益显著[12]。另外一项培唑帕尼与舒尼替尼对照用于转移性肾癌一线治疗的国际多中心Ⅲ期临床研究（COMPARZ 研究），结果显示培唑帕尼与舒尼替尼的中位 PFS 分别为 8.4 个月与 9.5 个月，统计学达到非劣效，次要研究终点方面：ORR 分别为 31% 与 25%，中位 OS 分别为 28.4 个月与 29.3

个月，生活质量评分培唑帕尼优于舒尼替尼[13]。COMPARZ 研究中共入组 209 例中国患者，培唑帕尼组和舒尼替尼组中位 PFS 相似(8.3 个月 vs. 8.3 个月)，研究者评估的中位 PFS 为 13.9 个月与 14.3 个月，OS 差异无统计学意义（未达到 vs. 29.5 个月）[14]。

一项西班牙开展的晚期肾癌一线接受培唑帕尼治疗的回顾性研究（SPAZO 研究）进行了基于 IMDC 分层分析，低危、中危以及高危人群的客观有效率分别为 44%、30%、17.3%，中位 PFS 分别为 32 个月、11 个月和 4 个月，2 年 OS 率分别为 81.6%、48.7% 和 18.8%[15]。

［推荐用法］培唑帕尼 800mg，每日 1 次，空腹口服。

3）索拉非尼

一项将索拉非尼（sorafenib）作为对照用于转移性肾癌一线治疗的国际多中心Ⅲ期临床试验（TIVO-1 研究）显示，索拉非尼一线治疗晚期肾癌的客观有效率为 24%，中位 PFS 时间为 9.1 个月，基于 MSKCC 分层低危、中危、高危人群的中位 PFS 分别为 10.8 个月、7.4 个月以及 10.9 个月，中位 OS 为 29.3 个月[16]。另外一项将索拉非尼作为对照用于转移性肾癌一线治疗的Ⅲ期临床试验显示，索拉非尼一线治疗的客观有效率为 15%，中位 PFS 时间为 6.5 个月[17]。

国内索拉非尼的注册临床研究为一项来自研究者发起的多中心临床研究（IIT 研究），共纳入 62 例患者，结果显示客观有效率为 19.4%，疾病控制率为 77.4%，中位 PFS 为 9.6 个月[18]。国内一项多中心回顾性研究对 845 例晚期肾癌患者一线索拉非尼或舒尼替尼治疗后的生存和预后因素分析，结果显示索拉非尼组的中位 PFS 为 11.1 个月，中位 OS 为 24 个月[19]。

［推荐用法］索拉非尼 400mg，每日 2 次，口服。

4）阿昔替尼

阿昔替尼（axitinib）与索拉非尼对照用于晚期肾癌一线治疗的Ⅲ期临床研究结果显示，阿昔替尼一线治疗的中位 PFS 为 10.1 个月，与索拉非尼对照组比较未达到研究设定的统计学差异，其他疗效方面：客观有效率为 32%，中位 OS 为 21.7 个月[17,20]。而以中国患者为主的亚洲人群的亚组分析显示，中位 PFS 为 10.1 个月，客观有效率为 35.4%，中位生存时间为 31.5 个月[21]。

［推荐用法］阿昔替尼 5mg，每日 2 次，口服，2 周后如能耐受，可进行剂量增量，7mg，每日 2 次，最大剂量可为 10mg，每日 2 次。

5）卡博替尼

卡博替尼一项Ⅱ期多中心随机研究（CABOSUN）比较了卡博替尼和舒尼替尼一线治疗中危或高危肾透明细胞癌患者的疗效。结果显示卡博替尼组 PFS 显著优于舒尼替尼治疗组，卡博替尼组获得的中位 PFS 为 8.2 个月，IMDC 中危与高危人群的中位 PFS 分别为 8.3 个月与 6.1 个月，全组的客观有效率为 46%，中位 OS 为 30.3 个月[22]。

［推荐用法］卡博替尼 60mg，每日 1 次口服。

6）安罗替尼

一项安罗替尼（anlotinib）与舒尼替尼对照用于晚期肾癌一线治疗的Ⅱ期临床研究，其中 91% 入组患者 MSKCC 预后为中高危，结果显示，安罗替尼组和舒尼替尼组的中位 PFS 为 17.5 个月 vs. 16.6 个月（HR=0.89，P>0.5）。延长随访时间，两组的中位 OS 分别为 30.9 个月和 30.5 个月（P>0.5），ORR 分别为 30.3% 和 27.9%[23]。

［推荐用法］安罗替尼 12mg，每日 1 次，口服，连续服药 2 周，停药 1 周，即 3 周为一个疗程。

（2）免疫与靶向联合治疗

1）纳武利尤单抗联合伊匹木单抗

一项纳武利尤单抗联合伊匹木单抗与舒尼替尼对照用于晚期肾癌的随机对照Ⅲ期临床研究（Checkmate214），主要研究人群为 IMDC 预后为中高危的患者，占全部人群 77%。结果显示主要研究人群中联合治疗组较舒尼替尼组显著改善了总生存时间、无进展生存时间及客观有效率。5 年随访数据显示中高危患者联合免疫治疗组与舒尼替尼治疗组中位 OS 分别为 47.0 个月与 26.6 个月，客观有效率分别为 42.1% 和 26.3%，中位 PFS 分别为 11.6 个月与 8.3 个月；而研究纳入的低危人群联合免疫治疗组与舒尼替尼治疗组客观有效率分别为 30% 与 52%，中位 PFS 分别为 12.4 个月与 28.9 个月，中位 OS 分别为 74.1 与 68.4 个月[10,24]。

［推荐用法］纳武利尤单抗 3mg/kg + 伊匹木单抗 1mg/kg，每 3 周 1 次，共 4 次，其后纳武利尤单抗 3mg/kg，每 2 周 1 次。

2）仑伐替尼联合帕博利珠单抗

一项仑伐替尼联合帕博利珠单抗或依维莫司以及舒尼替尼单药的随机对照Ⅲ期临床研究（CLEAR 研究）比较了帕博利珠单抗 + 仑伐替尼，或仑伐替尼 + 依维莫司与舒尼替尼单药一线治疗晚期肾癌的疗效[25]。结果显示，帕博利珠单抗 + 仑伐替尼组的中位 PFS 达到了 23.9 个月，而仑伐替尼 + 依维莫司以及舒尼替尼单药组的中位 PFS 分别为 14.7 个月和 9.2

个月；三组的客观缓解率分别为 71.0%、53.5% 和 36.1%。PFS 的亚组分析显示：与舒尼替尼治疗相比，IMDC 危险分组为低危、中危和高危的患者均能从仑伐替尼 + 帕博利珠单抗的治疗中获益。

2023 年 ASCO 会议公布了该研究的 4 年随访结果，结果显示仑伐替尼联合帕博利珠单抗治疗组的中位生存时间达到 53.7 个月，舒尼替尼治疗组的中位生存时间达到 54.3 个月，基于 IMDC 危险分层分析，无进展生存方面，中高危人群联合治疗组与对照组的中位 PFS 分别为 22.1 个月与 5.9 个月，而低危人群中位 PFS 分别为 28.6 个月与 12.9 个月，无论是低危、中危、高危人群，仑伐替尼联合帕博利珠单抗治疗组较舒尼替尼对照组均具有显著获益。总生存方面，低危人群联合治疗组与对照组中位 OS 分别为未达到与 59.9 个月，中危人群联合治疗组与对照组中位 OS 分别为 47.9 与 44.4 个月，差异均无显著统计学意义，而高危人群联合治疗组与对照组中位 OS 分别为 37.2 个月与 10.4 个月，差异有显著的统计学意义[26]。

安全性方面：仑伐替尼联合帕博利珠单抗组的≥ 3 级不良事件发生率达到 82.4%，包括高血压、腹泻、脂肪酶升高和高甘油三酯血症等；因各级不良事件导致帕博利珠单抗和 / 或仑伐替尼治疗终止的患者比例达到 37.2%，导致仑伐替尼剂量减量的患者比例达到 68.8%；患者仑伐替尼的中位相对剂量强度为 69.6%。

［推荐用法］该联合方案的标准剂量：帕博利珠单抗 200mg，每 3 周一次 + 仑伐替尼 20mg，每日一次。CSCO 肾癌专家委员会建议仑伐替尼可以根据耐受情况决定起始剂量，推荐 12mg 起始，并酌情进行仑伐替尼的剂量调整。

3）阿昔替尼联合帕博利珠单抗

一项阿昔替尼联合帕博利珠单抗与舒尼替尼对照用于晚期肾癌一线治疗的随机对照Ⅲ期临床研究（Keynote 426 研究）对比了帕博利珠单抗 + 阿昔替尼和舒尼替尼一线治疗晚期透明细胞肾细胞癌。结果显示，联合组的中位 PFS 达到 15.1 个月，客观有效率达到 59.3%，1 年生存率达到 89.9%，均显著优于对照舒尼替尼治疗组[27]。

2023 年 ASCO 会议报告了该研究 5 年随访结果，阿昔替尼联合帕博利珠单抗治疗组的中位生存时间达到 47.2 个月，舒尼替尼治疗组达到 40.8 个月，5 年 OS 率分别为 41.9% 和 37.1%；相对于舒尼替尼治疗组，阿昔替尼联合帕博利珠单抗治疗具有生存获益。基于 IMDC 危险分层分析，中高危患者联合治疗组具有显著的 OS 获益以及 PFS 获益，靶免联合治疗组中位 OS 分别为 42.2 与 29.3 个月，中位 PFS 为 13.8 与 8.3 个月，客观有效率分别为 56.8% 与 34.9%，而低危患者中，靶免联合治疗组中位 OS 分别为 60.3 与 62.4 个月，中位 PFS 为 20.7 与 17.9 个月，客观有效率分别为 68.8% 与 50.4%，无论是 OS，还是 PFS，联合免疫治疗组未能获得显著性差异[28]。

［推荐用法］帕博利珠单抗 200mg，每 3 周 1 次 + 阿昔替尼 5mg，每日 2 次。

CheckMate 9ER 研究是一项卡博替尼联合纳武利尤单抗与舒尼替尼对照用于晚期肾癌一线治疗的随机Ⅲ期对照 PFS 研究[29]。结果显示，卡博替尼联合纳武利尤单抗组的中位 PFS 为 16.6 个月，舒尼替尼组为 8.3 个月，差异显著（$P<0.001$）；两组的 12 个月生存率分别为 85.7% 和 75.6%（$P=0.001$），客观缓解率分别为 55.7% 和 27.1%（$P<0.001$）。

2023 年 ASCO-GU 会议期间公布了 3 年随访结果：客观有效率分别为 55.7% 与 28.4%，其中完全缓解率分别为 12.4% 与 5.2%，中位 PFS 分别为 16.4 与 8.4 个月，中位生存时间分别为 49.5 与 35.5 个月。基于 IMDC 危险分层分析，IMDC 低危人群中，卡博替尼联合纳武利尤单抗与舒尼替尼治疗患者的中位 PFS 分别为 21.4 与 13.9 个月，中位 OS 分别为未达到与 47.6 个月；无论 PFS 还是 OS，卡博替尼联合纳武利尤单抗均没有显著获益；IMDC 中危人群中，卡博替尼联合纳武利尤单抗与舒尼替尼治疗患者的中位 PFS 分别为 16.6 与 8.7 个月，中位 OS 分别为 49.5 与 36.2 个月；IMDC 高危人群中，卡博替尼联合纳武利尤单抗与舒尼替尼治疗患者的中位 PFS 分别为 9.9 与 4.2 个月，中位 OS 分别为 34.8 与 10.5 个月，无论是 PFS，还是 OS，中危与高危人群卡博替尼联合纳武利尤单抗均具有统计学显著获益[30]。

［推荐用法］纳武利尤单抗 240mg 每 2 周 1 次 + 卡博替尼 40mg 每日 1 次口服。

4）阿昔替尼联合阿维鲁单抗

一项阿昔替尼联合阿维鲁单抗与舒尼替尼对照用于晚期肾癌一线治疗的随机对照Ⅲ期临床研究（JAVELIN Renal 101），主要研究人群为 PD-L1 阳性患者，结果显示联合组的 PFS 较舒尼替尼组延长（13.8 个月 vs. 7.2 个月，$P<0.001$）；客观有效率分别为 55% 与 26%[31]。

2023 年发布的该研究最新随访数据显示两组中位生存时间分别为未达到与 37.8 个月，中位 PFS 分别为 13.9 与 8.5 个月。基于 IMDC 危险分层分析，IMDC 低危人群中，阿昔替尼联合阿维鲁单抗与舒尼替尼治疗患者的中位 PFS 分别为 20.7 与 13.8 个月，中位 OS 均未达到；无论 PFS 还是 OS，阿昔替尼联合阿维鲁单抗均没有显著统计学获益；IMDC 中危人群中，阿昔替尼联合阿维鲁单抗与舒尼替尼治疗患者的中位 PFS 分别为 12.9 与 8.4 个月，中位 OS 分别为 42.2 与 37.8 个月，仅仅在 PFS 方面阿昔替尼联合阿维鲁单抗具有统计学显著获益；IMDC 高危人群中，阿昔替尼联合阿维鲁单抗与舒尼替尼治疗患者的中位 PFS 分别为 8.7 与 4.2 个月，中位 OS 分别为 21.3 与 11.0 个月，无论是 PFS，还是 OS，阿昔替尼联合阿维鲁单抗均具有统计学显著获益[32]。

［推荐用法］阿维鲁单抗 10mg/kg，每 2 周 1 次 + 阿昔替尼 5mg，每日 2 次。

5）阿昔替尼联合特瑞普利单抗

一项阿昔替尼联合特瑞普利单抗与舒尼替尼对照用于晚期肾癌中高危人群的随机对照Ⅲ期临床研究（RENOTORCH），共入组421例中高危患者，随机接受阿昔替尼联合特瑞普利单抗或舒尼替尼靶向治疗。主要研究终点为PFS，2023年度ESMO会议报道其结果显示阿昔替尼联合特瑞普利单抗中位PFS达到18.0个月，显著优于舒尼替尼对照组（9.8个月）；次要研究终点，两组客观有效率分别为56.7%与30.8%，中位生存时间为未达到与26.8个月，差异有统计学意义。

［推荐用法］特瑞普利单抗240mg每3周一次+阿昔替尼5mg，每日2次。

5.2.4 转移性或不可切除性透明细胞肾细胞癌的二线治疗策略[a]

治疗分层	Ⅰ级推荐	Ⅱ级推荐	Ⅲ级推荐
TKI失败	伏罗尼布+依维莫司（1A类） 阿昔替尼（1B类） 纳武利尤单抗（1B类） 依维莫司（1B类）	仑伐替尼+依维莫司（2A类） 阿昔替尼+帕博利珠单抗（2B类） 仑伐替尼+帕博利珠单抗（2B类） 卡博替尼（1A类） 帕博利珠单抗（2B类）	纳武利尤单抗+ 伊匹木单抗（2B类） 舒尼替尼（2A类） 培唑帕尼（2A类） 索拉非尼（2A类）
免疫联合治疗失败	临床研究	舒尼替尼（2B类） 培唑帕尼（2B类） 伏罗尼布+依维莫司 仑伐替尼+依维莫司 卡博替尼（2A类）	索拉非尼 依维莫司 仑伐替尼+帕博利珠单抗 （2A类）

【注释】

a CSCO肾癌专家委员会一致推荐在任何情况首选参加临床研究。

转移性透明细胞肾细胞癌的二线治疗策略解析：

（1）靶向治疗

1）阿昔替尼

阿昔替尼用于晚期肾癌一线治疗失败后的临床数据主要基于一项与索拉非尼比较治疗细胞因子或TKI制剂治疗后进展的转移性肾癌的随机对照多中心国际Ⅲ期临床试验（AXIS研究），结果显示阿昔替尼治疗能显著延长中位PFS，达6.7个月，客观有效率为19%，中位OS分别为20.1个月。分层分析显示既往一线接受舒尼替尼治疗的患者，阿昔替尼治疗组较索拉非尼对照组显著延长了中位PFS，分别为4.8个月与3.4个月[33-34]。一项亚洲转移性肾癌患者二线接受阿昔替尼治疗的注册临床研究，其中大部分为中国患者，其设计与AXIS研究类似，结果显示阿昔替尼中位PFS为6.5个月，客观有效率为23.7%。亚组分析显示既往接受舒尼替尼治疗患者二线接受阿昔替尼的中位PFS为4.7个月[35]。

［推荐用法］阿昔替尼5mg，每日2次，口服，2周后如能耐受，可进行剂量增量，7mg，每日2次，最大剂量可为10mg，每日2次。

2）卡博替尼

卡博替尼与依维莫司随机对照用于TKI制剂治疗失败后晚期肾癌治疗的Ⅲ期随机对照多中心研究（METEOR研究），共入组628例既往接受过一线或一线以上抗血管靶向治疗的晚期肾细胞癌患者。2015年9月底公布的临床研究结果显示：与依维莫司对照，卡博替尼能显著改善TKI治疗失败后晚期肾癌的PFS，达到7.4个月，客观有效率21%，并获得生存延长趋势[36]。2016年6月公布了METEOR研究的最终结果，显示卡博替尼与依维莫司治疗组获得的中位OS分别为21.4个月与16.5个月，ORR分别为17%和3%，差异均有统计学意义[37]。

另外一项卡博替尼联合阿替利珠单抗与卡博替尼单药对照用于既往免疫治疗失败后的随机对照Ⅲ期临床研究（CONTACT-03）中，单药卡博替尼治疗的客观有效率达到40.9%，中位PFS为10.8个月，中位OS尚未成熟，这是目前唯一公布的用于既往免疫治疗失败后接受靶向药物治疗的Ⅲ期临床试验数据[38]。

［推荐用法］卡博替尼60mg，一日1次，口服。

3）仑伐替尼联合依维莫司

仑伐替尼（lenvatinib）为一新型酪氨酸激酶抑制剂，主要靶点为VEGFR1~VEGFR3、成纤维细胞生长因子受体1~4（FGFR1~FGFR4）、PDGFR-α、RET以及KIT。一项仑伐替尼联合依维莫司治疗与单药仑伐替尼、单药依维莫司对照治疗既往抗 VEGF 治疗进展后转移性肾癌的Ⅱ期临床研究,结果显示联合治疗组中位 PFS 达到 14.6 个月,中位 OS 为 25.5 个月,显著优于对照组,为晚期肾癌二线治疗提供了新的选择[39]。

[推荐用法]仑伐替尼 18mg,每日 1 次,依维莫司 5mg,每日 1 次。

4)伏罗尼布联合依维莫司

伏罗尼布是一个新型的 TKI 类药物,对于 VEGFR2、PDGFR-β、RET 和 c-KIT 有较强的抑制活性。伏罗尼布联合依维莫司对比伏罗尼布单药或者依维莫司单药治疗既往 TKI 类药物失败晚期肾癌的随机对照Ⅲ期临床研究(CONCEPT 研究)表明,伏罗尼布 + 依维莫司、伏罗尼布单药、依维莫司单药 3 个组的 ORR 分别为 24.8%、10.5% 和 8.3%; 中位 PFS 分别为 10.0 个月、6.4 个月和 6.4 个月,而中位 OS 为 30.4 个月、30.5 个月和 25.4 个月[40]。

[推荐用法]伏罗尼布 200mg 一日 1 次,口服,依维莫司 5mg 一日 1 次,口服。

5)依维莫司

依维莫司用于转移性肾癌的临床数据主要来自一项国际性多中心随机对照Ⅲ期临床研究(RECORD-1),研究设计将依维莫司与安慰剂对照用于治疗先前接受靶向药物治疗失败的转移性肾癌,结果显示依维莫司较安慰剂对照组显著延长中位 PFS,达 4.9 个月,临床获益率为 64%,中位 OS 为 14.8 个月。其中一线使用索拉非尼或舒尼替尼治疗失败的患者,二线接受依维莫司治疗的中位 PFS 时间为 5.4 个月,疾病进展风险降低 69%[41]。一项国内患者接受依维莫司治疗的多中心注册临床研究(L2101 研究),证实了依维莫司作为 TKI 治疗失败后二线靶向治疗的疗效及安全性,疾病控制率 61%,中位 PFS 为 6.9 个月,临床获益率为 66%,1 年生存率为 56%,1 年 PFS 率为 36%[42]。

[推荐用法]依维莫司 10mg,每日 1 次,口服。

6)其他 TKI 类药物

两项前瞻性二线靶向治疗临床研究(INTORSECT 研究、AXIS 研究),对照组均为索拉非尼,其中 INTORSECT 研究入组患者均为舒尼替尼治疗失败的患者,二线索拉非尼的中位 PFS 为 3.9 个月,中位 OS 为 16.6 个月[43]。而 AXIS 研究中,二线索拉非尼治疗的中位 PFS 为 4.7 个月,中位 OS 为 19.2 个月,而其中既往舒尼替尼治疗失败患者获得的中位 PFS 为 3.4 个月。

舒尼替尼作为二线靶向治疗方面,SWITCH 研究结果显示索拉非尼进展后序贯舒尼替尼的中位 PFS 为 5.4 个月[44]。

一项Ⅱ期临床研究显示,培唑帕尼治疗既往一线接受舒尼替尼或贝伐珠单抗治疗失败的转移性透明细胞肾细胞癌患者,结果显示客观有效率为 27%,中位 PFS 为 7.5 个月,24 个月的生存率为 43%[45]。

(2)免疫治疗

1)纳武利尤单抗

一项纳武利尤单抗与依维莫司对照治疗既往抗血管治疗失败的晚期肾癌的一项Ⅲ期临床研究(CheckMate025 研究),该临床研究共入组 821 例晚期肾癌患者,既往接受过一线或二线抗血管生成治疗,随机接受纳武利尤单抗或依维莫司治疗,主要研究终点为 OS。2015 年 9 月底公布了该临床研究的最终结果,显示两组的中位 OS 分别为 25.0 个月与 19.6 个月,纳武利尤单抗治疗显著改善了 OS,而次要研究终点方面,ORR 分别为 25% 与 5%,中位 PFS 分别为 4.6 个月与 4.4 个月[46]。

[推荐用法]纳武利尤单抗 3mg/kg,每 2 周一次,静脉输注。

2)仑伐替尼联合帕博利珠单抗

一项仑伐替尼联合帕博利珠单抗用于晚期肾癌常规治疗失败后的Ⅱ期临床研究(Keynote146 研究),共入组了 145 例患者,这些受试者既往接受过一线或二线治疗,其中 72% 的患者接受过纳武利尤单抗联合伊匹木单抗或 PD-1 单抗联合抗血管靶向药物的治疗,入组后接受仑伐替尼 20mg,每日一次 + 帕博利珠单抗 200mg,每 3 周一次治疗,对于既往接受过免疫治疗的患者,客观有效率达到 55.8%,中位 PFS 为 12.2 个月,疗效持续时间达到 10.6 个月[47]。

[推荐用法]帕博利珠单抗 200mg,每 3 周一次,仑伐替尼 20mg,每日一次。CSCO 肾癌专家委员会建议仑伐替尼可以根据耐受情况决定起始剂量,推荐 12mg 起始,并酌情进行仑伐替尼的剂量调整。

5.2.5 转移性或不可切除性透明细胞型肾细胞癌的三线治疗策略 a

治疗分层	Ⅰ级推荐	Ⅱ级推荐	Ⅲ级推荐
既往一、二线均为 TKI 失败	临床研究	帕博利珠单抗 + 阿昔替尼(2B 类) 仑伐替尼 + 帕博利珠单抗(2B 类) 纳武利尤单抗 + 伊匹木单抗 卡博替尼(2A 类) 纳武利尤单抗(2A 类) 帕博利珠单抗(2B 类)	仑伐替尼 + 依维莫司 伏罗尼布 + 依维莫司 依维莫司(2B 类)

肾癌

续表

治疗分层	Ⅰ级推荐	Ⅱ级推荐	Ⅲ级推荐
既往靶向与免疫治疗失败	临床研究	既往未使用过的 TKI 制剂(2B 类)	仑伐替尼 + 依维莫司 伏罗尼布 + 依维莫司 依维莫司 卡博替尼

【注释】

a 对于晚期肾癌的三线治疗,尚缺乏针对三线治疗的循证医学证据,CSCO 肾癌专家委员会一致推荐在任何情况首选参加临床研究。

转移性透明细胞肾细胞癌的三线治疗策略解析:

(1)靶向治疗

卡博替尼与依维莫司对照用于治疗晚期肾癌的Ⅲ期临床研究,同样纳入了既往接受过二线治疗的人群,卡博替尼治疗组中这些三线人群比例为 27%~29%,因此对于三线治疗患者,卡博替尼可以作为治疗选择[36-37]。

既往多韦替尼开展了一项与索拉非尼对照用于转移性肾癌三线治疗的Ⅲ期临床试验(GOLD 研究),入组患者一线舒尼替尼且二线接受依维莫司治疗后进展,结果显示索拉非尼三线治疗的中位 PFS 为 3.6 个月,中位 OS 为 11 个月,这是目前唯一的一项评估多靶点受体酪氨酸激酶用于转移性肾癌的三线靶向治疗的Ⅲ期临床研究[48]。

对于低危或中危的患者,RECORD-1 研究亚组分析既往接受了舒尼替尼及索拉非尼治疗的患者,三线依维莫司治疗获得的中位 PFS 为 3.78 个月,显著优于安慰剂对照[38-40]。

(2)免疫治疗

纳武利尤单抗与依维莫司对照用于晚期肾癌的 CheckMate025 研究中,治疗组中将纳武利尤单抗作为三线治疗患者的比例为 28%,因此对于既往接受过一线、二线靶向治疗失败后的晚期肾癌患者,纳武利尤单抗可以作为治疗选择。

而随着免疫联合靶向治疗的开展,既往未接受过联合免疫治疗,都可将其作为尝试,特别是 Keynote146 研究,也就是仑伐替尼联合帕博利珠单抗用于晚期肾癌常规治疗失败后的Ⅱ期临床研究,入组了三线治疗的患者,这也为三线治疗的使用提供了参考。

5.2.6 转移性或不可切除性非透明细胞肾细胞癌的治疗策略[a]

病理类型	Ⅰ级推荐	Ⅱ级推荐	Ⅲ级推荐
乳头状肾细胞癌等[b]	临床研究	舒尼替尼(2A 类) 卡博替尼(2A 类) 依维莫司(2A 类) 帕博利珠单抗(2A 类) 仑伐替尼 + 依维莫司(2A 类) 仑伐替尼 + 帕博利珠单抗 卡博替尼 + 纳武利尤单抗	培唑帕尼 阿昔替尼 索拉非尼 贝伐珠单抗 + 依维莫司 贝伐珠单抗 + 厄洛替尼 阿昔替尼 + 帕博利珠单抗
集合管癌 / 髓样癌	临床研究	吉西他滨 + 顺铂(2B 类) 索拉非尼 + 吉西他滨 + 顺铂(2B 类)	阿昔替尼 + 帕博利珠单抗 舒尼替尼 培唑帕尼 索拉非尼 阿昔替尼 卡博替尼

【注释】

a CSCO 肾癌专家委员会一致推荐在任何情况首选参加临床研究。

b 主要是指除外集合管癌 / 髓样癌外其他类型的非透明细胞癌,包括乳头状肾细胞癌、嫌色细胞癌、未分类肾细胞癌等。

转移性或不可切除性非透明细胞肾细胞癌的治疗策略解析：

晚期非透明细胞癌患者由于样本量少，缺乏相应的大宗随机对照临床试验。目前治疗参考透明细胞癌，但疗效不如透明细胞癌。

(1)靶向治疗

依维莫司与舒尼替尼比较用于晚期非透明细胞癌一线靶向治疗的随机对照Ⅱ期临床研究(ASPEN 研究)，结果显示舒尼替尼治疗改善了患者的 PFS，中位 PFS 为 8.3 个月，而依维莫司治疗组为 5.6 个月，中位 OS 分别为 31.5 个月与 13.2 个月，差异无统计学意义[49]。

一项卡博替尼、克唑替尼、沃利替尼与舒尼替尼对照用于晚期乳头状肾癌的随机对照Ⅱ期临床研究(SWOG1500 研究)，研究入组了 147 例患者，92% 为初治。结果显示卡博替尼、克唑替尼、沃利替尼治疗组与舒尼替尼对照组，客观有效率分别为 18%、0、3%、4%，中位 PFS 分别为 9.2 个月、3.0 个月、2.8 个月、5.6 个月，这项多臂随机试验中，与舒尼替尼相比，只有卡博替尼治疗组显著提高了客观有效率，延长了晚期乳头状肾癌患者的中位 PFS，并且在不同亚型表现出相似的结果[50]。

一项多中心单臂Ⅱ期临床研究评估了仑伐替尼联合依维莫司一线治疗晚期非透明细胞肾细胞癌的疗效。研究入组了 31 例非透明细胞肾细胞癌患者，包括乳头状肾细胞癌 20 例，嫌色细胞癌 9 例，未分类癌 2 例。结果显示总体客观缓解率为 26%，中位 PFS 达到了 9.2 个月，中位 OS 为 15.6 个月[51]。

2020 年 ASCO 大会上公布了一项厄洛替尼联合贝伐珠单抗治疗遗传性平滑肌瘤病和肾细胞癌(HLRCC)/ 散发性乳头状肾癌的Ⅱ期研究，该研究入组 83 例患者，既往应用 VEGF 通路抑制剂不超过两线，总体客观有效率为 54.2%，中位 PFS 为 14.3 个月，IMDC 分层各组均有缓解患者。在散发性乳头状肾癌患者中，客观有效率为 35%，中位 PFS 为 8.8 个月，而在 HLRCC 患者中 ORR 高达 72.1%，中位 PFS 为 21.1 个月，该方案可以为遗传性平滑肌瘤病和肾细胞癌提供选择[52]。

集合管癌是一特殊类型，主要以化疗为主，既往法国一项多中心临床研究显示吉西他滨联合顺铂可以取得 26% 的客观有效率，国内一项索拉非尼与吉西他滨、顺铂联合一线治疗晚期肾集合管的国内多中心Ⅱ期临床研究，初步结果显示客观有效率为 30.8%，中位 PFS 为 8.7 个月，中位 OS 为 12.5 个月[53]。2021 年 ASCO 会议报道了一项卡博替尼一线治疗转移性肾集合管癌的Ⅱ期临床研究结果。卡博替尼为标准剂量 60mg 每日一次给药。初步结果显示客观缓解率为 35%，中位 PFS 为 6 个月，OS 数据未披露[54]。

(2)免疫治疗

2019 年 ASCO 会议报告了一项帕博利珠单抗一线治疗转移性非透明细胞癌的 Keynote 427 研究，共纳入非透明细胞癌 165 例，其中乳头状肾癌占 71%，嫌色细胞癌占 13%，未分类癌占 16%。68% 为中高危患者。结果显示 ORR 为 24.8%，如根据病理亚型，乳头状肾细胞癌为 25.4%，嫌色细胞癌 9.5%，未分类肾癌 34.6%。全组中位 PFS 为 4.1 个月，1 年生存率为 72%[55]。

2021 年 ASCO 会议报道了一项卡博替尼联合纳武利尤单抗用于初治或既往一线治疗失败的转移性非透明细胞肾细胞癌的单臂Ⅱ期临床研究结果，其中队列 1 入组了 40 例患者，包括了乳头状肾细胞癌、未分型或易位相关肾细胞癌。队列 1 的客观缓解率达到了 47.5%，中位 PFS 达到 12.5 个月，中位 OS 为 28.0 个月[56]。

KEYNOTE-B61 研究是一项仑伐替尼联合帕博利珠单抗用于晚期非透明细胞癌一线治疗的，单臂Ⅱ期临床研究，共入组 158 例晚期非透明细胞癌患者，2023 年 ASCO 公布了最新随访结果，结果显示 ORR 和 DCR 分别为 49% 和 82%，且乳头状(49%)、嫌色细胞(28%)、未分类(52%)、Xp11.2 易位(67%)等不同组织类型均有不错的 ORR。中位 PFS 和 OS 分别为 17.9 个月(95% *CI* 13.5 个月 ~ NR)和 NR(95% *CI* NR~NR)(数据尚未成熟)；1 年 PFS 和 OS 分别为 63% 和 82%[57]。

5.3 靶向与免疫治疗主要不良反应及其处理原则

5.3.1 靶向药物常见不良反应的处理原则

常见药物相关不良反应 a	处理建议 b			
	Ⅰ度	Ⅱ度	Ⅲ度	Ⅳ度
高血压	不需处理，监测血压	单药降压治疗	暂停服药，一种或多种降压药物联合，直至该不良事件降至 ≤ 1 级或恢复至基线水平。随后减量重新开始治疗	需紧急处理，停用靶向治疗

续表

常见药物相关不良反应[a]	处理建议[b]			
	Ⅰ度	Ⅱ度	Ⅲ度	Ⅳ度
手足皮肤反应	对症处理	暂停服药，对症处理，直至不良事件降低至 1 级以下或恢复至基线水平。随后减量重新开始治疗	暂停服药，对症处理，直至该不良事件降至 ≤1 级或恢复至基线水平。随后减量重新开始治疗。或终止治疗	
甲状腺功能减退	不需处理	甲状腺素片替代治疗	暂停治疗，对症处理，直至该不良事件降至 ≤1 级或恢复至基线水平。随后减量重新开始治疗	
黏膜炎 / 口腔炎	对症处理(漱口水、镇痛药及支持疗法)，不需要调整剂量及停药	对症处理(漱口水、镇痛药及支持疗法)，不需要调整剂量及停药	暂停服药，对症处理，直至该不良事件降至 ≤1 级或恢复至基线水平。随后减量重新开始治疗。或终止治疗	终止治疗，对症处理
间质性肺炎	对症处理，可继续靶向药物治疗，严密监测	暂停治疗，给予皮质激素，对症处理，直至不良事件降低至 1 级以下或恢复至基线水平。根据呼吸专科意见，是否需要终止治疗	终止治疗，给予皮质激素，对症处理，必要时经验性抗感染治疗，请呼吸科或感染科会诊，不再考虑恢复治疗	终止治疗，给予皮质激素，对症处理，酌情通气治疗，经验性抗感染治疗。请呼吸科或感染科会诊。不再考虑恢复治疗
蛋白尿	密切监测	密切监测，必要时予以暂停药物	暂停服药，对症处理，直至不良事件降低至 1 级以下或恢复至基线水平。随后减量重新开始治疗	

【注释】

a 以上不良反应分级根据通用毒性常见不良事件评价标准。

b 结合患者基础性疾病、ECOG 评分个体化处理。

5.3.2 免疫治疗相关不良反应的处理原则

CTCAE 分级	门诊 / 住院	糖皮质激素	免疫抑制剂	免疫治疗
1	门诊	不推荐	不推荐	继续
2	门诊	外用 / 口服泼尼松 0.5~1mg/(kg·d)	不推荐	暂停(皮肤反应和内分泌毒性可以继续用药)
3	住院	口服 / 静脉，甲泼尼龙 1~2mg/(kg·d)，3d 后如症状好转，减量至 1mg/(kg·d)，然后逐步减量，用药时间大于 4 周	激素治疗 3~5d 后无缓解，建议咨询专业内科医师	停药，能否再次使用需充分考虑获益 / 风险比
4	住院 / ICU	静脉，甲泼尼龙 1~2mg/(kg·d)，3d 后如症状好转，减量至 1mg/(kg·d)，然后逐步减量，用药时间大于 4 周	激素治疗 3~5d 后无缓解，建议咨询专业内科医师	永久停药

【注释】

以上处理原则适用于常见类型的免疫治疗相关不良反应处理,详见《中国临床肿瘤学会(CSCO)免疫检查点抑制剂相关的毒性管理指南 2023》。对于一些特殊类型的免疫治疗相关不良反应的处理,建议咨询相关专业医师,如免疫治疗相关性心肌炎、垂体炎、高血糖、重症肌无力、溶血性贫血和血小板减少等。

5.3.3 免疫及联合治疗的相关不良反应概述

抗 PD-1 抗体单药治疗最常见的治疗相关不良反应(TRAE)为乏力、瘙痒、恶心、腹泻,≥3 度 TRAE 为乏力、贫血,发生率均不超过 3%[58-59]。

抗 PD-1 抗体 + 抗 CTLA-4 抗体联合治疗(CheckMate214 研究)显示,最常见的≥3 度的 TRAE 为脂肪酶增加,淀粉酶增加和谷丙转氨酶增加。22% 的患者因 TRAE 导致停药,其中大多数患者在完成两药诱导期后停药。根据 2020 年 ASCO GU 更新随访报道显示,联合治疗的治疗相关不良事件发生率在治疗初 6 个月内发生率最高,随治疗时间延长逐渐降低。因此在联合治疗的治疗初 6 个月需密切关注治疗不良反应的发生。而对于因不良反应而停止双抗体用药的患者,在没有 MDT 的支持下,不建议再次使用该联合方案进行治疗。

而抗 PD-1 抗体联合小分子抗血管靶向治疗药物,如 CLEAR、KeyNote426、JAVELIN 101 研究中最常见的不良反应均为腹泻和高血压。三项研究中分别有 9.7%、10.7% 和 7.6% 的患者因 TRAE 停止了双药治疗。因此该联合方案在治疗过程中需及时对症处理,避免出现高血压危象等不良事件,提高患者耐受性,从而使患者从联合治疗中获益。

6 放射治疗

常规分割放射治疗肾癌有效率低,但立体定向放疗(SBRT)能有效杀灭肾癌细胞,带来持久的瘤控。随着立体定向放疗技术的发展和普及,放疗的适应证从转移期肾癌的姑息减症治疗,逐渐拓宽到寡转移肾癌的减瘤性治疗以及不耐受手术的局限期肾癌的根治性治疗,成为手术和药物治疗的重要补充。

6.1 局限性肾癌的放疗原则

对于无法耐受手术的局限期肾癌患者,立体定向放疗和消融治疗是可选择的非手术治疗方案。立体定向放疗指应用专用设备对肿瘤进行精准定位和照射的治疗方法,主要特征是大分割、高分次剂量、短疗程和高度适形,关键技术是将根治肿瘤的大剂量放疗在保障正常组织安全的前提下精准实施。相对于消融治疗,立体定向放疗受肿瘤大小和位置的限制较小,尤其对邻近血管、肾盂和输尿管的肿瘤具有保肾优势。多项国际多中心研究和Ⅱ期研究显示,立体定向放疗治疗早期肾癌具有良好的局部控制率和安全性[1-5],5 年局部控制率为 94.5%,1~2 级不良反应发生率为 38%,严重不良反应罕见。肾癌放疗后退缩速度较慢,短期内无法准确评估肿瘤是否残留,需长期随访观察。

6.2 转移性肾癌的放疗原则

6.2.1 寡转移肾癌

寡转移是指转移灶数目有限(通常认为≤5 处)且有机会通过局部治疗手段达到局部根治效果的状态。对寡转移灶进行减瘤为目的的局部治疗,能延缓疾病进展,改善部分患者的预后[6]。局部治疗手段包括转移灶切除、消融治疗以及立体定向放疗,需要综合考虑患者一般情况、病灶位置以及联合用药等进行选择。

立体定向放疗作为一种无创治疗手段,具有适应证广、耐受性好的特点,可用于多种解剖部位转移灶的治疗。一项囊括 28 个研究的荟萃分析显示:立体定向放疗治疗肾癌寡转移灶,1 年局部控制率达 90% 左右,3~4 级不良反应发生率小于 1%[7]。在保证正常器官安全的前提下,建议对寡转移灶进行全覆盖放疗至根治剂量,以达到更好的延缓疾病进展效果[8]。

6.2.2 肾癌骨转移

放射治疗是骨转移的重要治疗手段,具有无创优势,能更好地兼顾抗肿瘤药物治疗。姑息性低剂量放射治疗对减轻骨转移疼痛有一定作用,但局部控制时间短;立体定向放疗局部控制率高、治疗毒性低,文献报道 1 年局部控制率达 90%,具备 SBRT 开展条件的单位应首先推荐 SBRT 治疗[9-10]。对于脊柱稳定性好、无病理性骨折和中重度脊髓压迫症状的患者,优先选择立体定向放疗[11];对一般情况好、预期寿命长,但存在脊柱不稳定、骨折、重度脊髓压迫甚至截瘫的患者,建议先行骨科手术;若采用减压或固定手术,应在伤口愈合后行辅助放疗[12]。

6.2.3 肾癌脑转移

立体定向放疗能有效控制颅内肿瘤,局部控制率达90%~97%[6];对患者创伤小,对同期用药影响小,是治疗脑转移的重要手段。对于体能状态良好、单纯脑转移(≤3个,最大直径≤3cm),首选立体定向放疗或脑外科手术联合放疗[13];对多发脑转移(脑转移灶>3个,最大直径>3cm),全脑放疗意义有限;对一般情况较好的患者,可针对有症状的脑转移灶行立体定向放疗,同时联合全身抗肿瘤药物治疗。

7 随访

目的	Ⅰ级推荐 a,b		Ⅱ级推荐	
	随访内容	频次	随访内容	频次
肾部分切除术后($T_{1\sim2}$期)	a. 病史 b. 体格检查 c. 实验室检查(包括血生化和尿常规) d. 腹部CT或MRI(至少腹部超声),胸部CT	开始前2年每6个月一次,然后每年一次	骨扫描 头颅CT或MRI 盆腔CT或MRI 全身PET/CT c	同Ⅰ级推荐或更频
根治性肾切除($T_{3\sim4}$期)	a. 病史 b. 体格检查 c. 实验室检查(包括血生化和尿常规) d. 腹部CT或MRI(至少腹部超声),胸部CT	开始前2年每3个月一次,然后每6个月一次,至术后5年,然后每年一次	骨扫描 头颅CT或MRI 盆腔CT或MRI 全身PET/CT c	同Ⅰ级推荐或更频
消融治疗(T_{1a}期)	a. 病史 b. 体格检查 c. 实验室检查(包括血生化和尿常规) d. 腹部CT或MRI,胸部平扫CT	开始前2年每3个月一次,然后每6个月一次,5年后每年一次	骨扫描 头颅CT或MRI 盆腔CT或MRI 全身PET/CT c	同Ⅰ级推荐或更频
密切监测(T_{1a}期)	a. 病史 b. 体格检查 c. 实验室检查(包括血生化和尿常规) d. 腹部CT或MRI,胸部CT	开始前2年每3个月一次,然后每6个月一次,5年后每年一次	骨扫描 头颅CT或MRI 盆腔CT或MRI 全身PET/CT c	同Ⅰ级推荐或更频
全身系统治疗(Ⅳ期)	a. 病史询问+体格检查 b. 实验室检查(包括血常规、血生化、尿常规、甲状腺功能) c. 可测量病灶部位CT或MRI d. 头颅增强CT或MRI(脑转移患者) e. 骨扫描(骨转移患者) f. 心脏超声 d	系统治疗前对所有可测量病灶进行影像学检查,以后每6~12周进行复查评价疗效	其他部位CT或MRI,全身PET/CT c	同Ⅰ级推荐或更频

【注释】

a 随访/监测的主要目的为发现尚可接受潜在根治为治疗目的的转移复发肾癌,或更早发现肿瘤复发并及时干预处理,以提高患者总生存期,改善生活质量。目前尚缺乏高级别循证医学证据支持最佳随访/监测策略[1-11]。

b 随访应按照患者个体化和肿瘤分期的原则,如果患者身体状况不允许接受一旦复发且需要的抗肿瘤治疗,则不主张对患者进行常规肿瘤随访/监测。

c PET/CT仅推荐用于临床怀疑复发或转移。目前不推荐将其列为常规随访/监测手段[12]。

d 服用小分子靶向药物的患者需监测心脏超声。

8 附录

8.1 第8版AJCC肾癌TNM分期系统

分期		标准
原发肿瘤（T）		
T_x		原发肿瘤无法评估
T_0		无原发肿瘤的证据
T_1		肿瘤局限于肾脏，最大径≤7cm
	T_{1a}	肿瘤最大径≤4cm
	T_{1b}	肿瘤最大径>4cm，但是≤7cm
T_2		肿瘤局限于肾脏，最大径>7cm
	T_{2a}	肿瘤最大径>7cm，但是≤10cm
	T_{2b}	肿瘤局限于肾脏，最大径>10cm
T_3		肿瘤侵及大静脉或肾周围组织，但未累及同侧肾上腺，也未超过肾周筋膜
	T_{3a}	肿瘤侵及肾静脉或肾静脉分支的肾段静脉（含肌层静脉），或者侵及肾盂、肾盏系统，或侵犯肾周脂肪和/或肾窦脂肪（肾盂旁脂肪），但是未超过肾周筋膜
	T_{3b}	肿瘤瘤栓累及膈肌下的下腔静脉
	T_{3c}	肿瘤瘤栓累及膈肌上的下腔静脉或侵犯下腔静脉壁
T_4		肿瘤浸透肾周筋膜，包括肿瘤直接侵及同侧肾上腺
区域淋巴结（N）		
N_x		区域淋巴结无法评估
N_0		没有区域淋巴结转移
N_1		区域淋巴结转移
远处转移（M）		
M_0		无远处转移
M_1		有远处转移

8.2 第8版AJCC肾癌临床分期

分期	肿瘤情况		
Ⅰ期	T_1	N_0	M_0
Ⅱ期	T_2	N_0	M_0
Ⅲ期	T_1/T_2	N_1	M_0
	T_3	N_0 或 N_1	M_0
Ⅳ期	T_4	任何N	M_0
	任何T	任何N	M_1

8.3　2022 年 WHO 肾脏上皮性肿瘤病理组织学分类

透明细胞肾细胞癌
低度恶性潜能多房囊性肾细胞肿瘤
乳头状肾细胞癌
嫌色细胞肾细胞癌
集合管癌
TFE3 重排肾细胞癌
TFEB 重排肾细胞癌（含 *TFEB* 扩增肾细胞癌）
ALK 重排肾细胞癌
ELOC（*TCE1*）突变型肾细胞癌
延胡索酸水合酶（*FH*）缺失型肾细胞癌
SMARCB1（*INI1*）缺失性肾髓样癌（肾髓样癌）
琥珀酸脱氢酶缺陷性肾细胞癌
黏液性管状和梭形细胞癌
管状囊性肾细胞癌
获得性囊性肾病相关性肾细胞癌
嗜酸性实囊性肾细胞癌
透明细胞乳头状肾细胞肿瘤[a]
其他类型嗜酸细胞性肿瘤（低级别嗜酸细胞肿瘤，嗜酸性空泡状肿瘤）
未分类的肾细胞癌
乳头状腺瘤
嗜酸细胞瘤

【注释】

a　透明细胞乳头状肾细胞癌由于其良好的生物学行为，在 2022 年 WHO 分类中，这个肿瘤被更名为“透明细胞乳头状肾细胞肿瘤”，以更准确地反映其生物学行为。

8.4　肾癌合并静脉瘤栓的 Mayo Clinic 瘤栓 5 级分类法

分级	标准及内容
0	瘤栓局限在肾静脉内
Ⅰ	瘤栓侵入下腔静脉内，瘤栓顶端距肾静脉开口处 ≤ 2cm
Ⅱ	瘤栓侵入肝静脉水平以下的下腔静脉内，瘤栓顶端距肾静脉开口处 >2cm
Ⅲ	瘤栓生长达肝内下腔静脉水平，膈肌以下
Ⅳ	瘤栓侵入膈肌以上下腔静脉内

中国临床肿瘤学会（CSCO）

前列腺癌诊疗指南 2023

组　长　叶定伟

副组长　郭　军　何志嵩　齐　隽　史本康　魏　强　谢晓冬　周芳坚

秘　书　朱　耀

专家组成员（以姓氏汉语拼音为序）

边家盛　山东省肿瘤医院泌尿外科
陈　辉　哈尔滨医科大学附属肿瘤医院泌尿外科
陈　铌　四川大学华西医院病理科
陈　鹏　新疆医科大学附属肿瘤医院泌尿外科
陈　伟　温州医科大学附属第一医院泌尿外科
陈惠庆　山西省肿瘤医院泌尿外科
陈立军　中国人民解放军总医院第五医学中心南院区泌尿外科
崔殿生　湖北省肿瘤医院泌尿外科
丁德刚　河南省人民医院泌尿外科
董柏君　上海交通大学医学院附属仁济医院泌尿外科
付　成　辽宁省肿瘤医院泌尿外科
甘华磊　复旦大学附属肿瘤医院病理科
苟　欣　重庆医科大学附属第一医院泌尿外科
郭　军　北京大学肿瘤医院泌尿肿瘤内科
郭宏骞　南京鼓楼医院泌尿外科
郭剑明　复旦大学附属中山医院泌尿外科
韩从辉　徐州市中心医院泌尿外科
韩惟青　湖南省肿瘤医院泌尿外科
何朝宏　河南省肿瘤医院泌尿外科
何立儒　中山大学肿瘤防治中心放疗科
何志嵩　北京大学第一医院泌尿外科
贺大林　西安交通大学第一附属医院泌尿外科
胡　滨　辽宁省肿瘤医院泌尿外科
胡四龙　复旦大学附属肿瘤医院核医学科
胡志全　华中科技大学同济医学院附属同济医院泌尿外科
贾　勇　青岛市市立医院（东院）泌尿外科
贾瑞鹏　南京市第一医院泌尿外科
姜昊文　复旦大学附属华山医院泌尿外科
姜先洲　山东大学齐鲁医院泌尿外科
蒋军辉　宁波市第一医院泌尿外科
金百冶　浙江大学医学院附属第一医院泌尿外科
居正华　福建省肿瘤医院泌尿外科
李　珲　北京大学国际医院泌尿外科
李　军　甘肃省肿瘤医院泌尿外科
李　鑫　包头市肿瘤医院泌尿外科
李长岭　中国医学科学院肿瘤医院泌尿外科
李洪振　北京大学第一医院放射治疗科
李宁忱　北京大学首钢医院吴阶平泌尿外科中心
廖　洪　四川省肿瘤医院泌尿外科
刘　畅　复旦大学附属肿瘤医院核医学科
刘　承　上海市第一人民医院泌尿外科
刘　南　重庆市肿瘤医院泌尿外科
刘庆勇　山东省千佛山医院泌尿外科
刘世雄　台州市中心医院泌尿外科
卢建林　苏州科技城医院（南京大学医学院附属苏州医院）泌尿外科
鹿占鹏　济宁市第一人民医院泌尿外科
吕家驹　山东省立医院泌尿外科
马　琪　宁波市第一医院泌尿外科
马学军　复旦大学附属肿瘤医院放射治疗科

蒙清贵　广西医科大学附属肿瘤医院泌尿外科
齐　隽　上海交通大学医学院附属新华医院泌尿外科
秦晓健　复旦大学附属肿瘤医院泌尿外科
史本康　山东大学齐鲁医院泌尿外科
史艳侠　中山大学肿瘤防治中心内科
孙忠全　复旦大学附属华东医院泌尿外科
涂新华　江西省肿瘤医院泌尿外科
王　田　北京大学国际医院泌尿外科
王海涛　天津医科大学第二医院肿瘤科
王红霞　上海市第一人民医院肿瘤科
王军起　徐州医科大学附属医院泌尿外科
王奇峰　复旦大学附属肿瘤医院病理科
王启林　云南省肿瘤医院泌尿外科
王小林　南通市肿瘤医院泌尿外科
王增军　江苏省人民医院泌尿外科
魏　强　四川大学华西医院泌尿外科
魏少忠　湖北省肿瘤医院泌尿外科
翁志梁　温州医科大学附属第一医院泌尿外科
肖　峻　中国科学技术大学附属第一医院泌尿外科
肖克峰　深圳市人民医院泌尿外科
谢晓冬　中国人民解放军北部战区总医院肿瘤科
邢金春　厦门大学附属第一医院泌尿外科
徐仁芳　常州市第一人民医院泌尿外科
徐卓群　无锡市人民医院泌尿外科
许　青　上海市第十人民医院肿瘤内科
薛　蔚　上海交通大学医学院附属仁济医院泌尿外科
薛波新　苏州大学附属第二医院泌尿外科
薛学义　福建医科大学附属第一医院泌尿外科
杨　勇　北京大学肿瘤医院泌尿外科
姚　欣　天津市肿瘤医院泌尿外科
姚伟强　复旦大学附属肿瘤医院放射治疗科
姚旭东　上海市第十人民医院泌尿外科
叶定伟　复旦大学附属肿瘤医院泌尿外科
于志坚　杭州市第一人民医院泌尿外科
俞洪元　浙江省台州医院泌尿外科
曾　浩　四川大学华西医院泌尿外科
张　盛　复旦大学附属肿瘤医院肿瘤内科
张爱莉　河北医科大学第四医院泌尿外科
张桂铭　青岛大学附属医院泌尿外科
张奇夫　吉林省肿瘤医院泌尿外科
周芳坚　中山大学肿瘤防治中心泌尿外科
周良平　复旦大学附属肿瘤医院放射诊断科
朱　刚　北京和睦家医院泌尿外科
朱　耀　复旦大学附属肿瘤医院泌尿外科
朱绍兴　福建医科大学附属协和医院泌尿外科
朱伟智　宁波市鄞州第二医院泌尿外科
邹　青　江苏省肿瘤医院泌尿外科

执笔专家组成员(以姓氏汉语拼音为序)

卞晓洁　复旦大学附属肿瘤医院泌尿外科
陈守臻　山东大学齐鲁医院泌尿外科
范　宇　北京大学第一医院泌尿外科
郭　放　中国人民解放军北部战区总医院肿瘤科
何立儒　中山大学肿瘤防治中心放疗科
李永红　中山大学肿瘤防治中心泌尿外科
刘海龙　上海交通大学医学院附属新华医院泌尿外科
盛锡楠　北京大学肿瘤医院泌尿肿瘤内科
许　华　复旦大学附属肿瘤医院泌尿外科
曾　浩　四川大学华西医院泌尿外科
朱　耀　复旦大学附属肿瘤医院泌尿外科

1 前列腺癌的 MDT 诊疗模式[a]

内容	Ⅰ级推荐	Ⅱ级推荐	Ⅲ级推荐
MDT 学科组成	泌尿外科 肿瘤内科 放射治疗科 放射诊断科 病理科 核医学科 专业护理团队	超声诊断科 分子诊断科 遗传咨询科 疼痛科 骨科	营养科 介入科 普通内科 其他外科
MDT 成员要求	本学科从事泌尿生殖肿瘤诊治的高年资主治医师及以上 本学科从事泌尿生殖肿瘤诊治的专业护理人员	副主任医师以上资格,在本单位开设泌尿生殖肿瘤专家门诊或以上级别	
MDT 讨论内容	需要多学科参与诊治的患者 合并症和 / 或并发症多的患者 病情复杂、疑难的患者 参加临床试验的患者[b]	尚未确诊,但可能有获益于早期诊断程序的患者 确诊并考虑进行治疗计划的患者 初始治疗后随访中,但需要讨论进一步医疗方案的患者 治疗中或治疗后的随访病例	医师和 / 或患者认为有必要进行 MDT 讨论的病例
MDT 日常活动	固定学科 / 固定专家 固定时间(建议每 1~4 周 1 次) 固定场所 固定设备(会诊室、投影仪等)	按需举行 互联网平台或基于智能手机的应用软件[c]	

【注释】

a 前列腺癌诊疗应重视 MDT 的开展。推荐有条件的单位尽可能多地开展前列腺癌 MDT,旨在为前列腺癌患者提供全流程的医疗决策和健康管理方案,包括早期诊断、对各疾病阶段制订治疗计划、随访、预防和管理诊疗相关的并发症,最终改善患者生存、预后和生活质量[1-2]。国内一项纳入了 422 例晚期转移性去势抵抗性前列腺癌(mCRPC)患者的回顾性研究表明[3],定期进行 MDT 讨论相较于无 MDT 的患者,其 OS 中位数更长(39.7 个月 vs. 27.0 个月,HR=0.549,P=0.001);国内另一项纳入 269 例转移性肾细胞癌(mRCC)患者的回顾性研究表明[4],定期进行 MDT 讨论相较于无 MDT 患者,其 OS 更长(73.7 个月 vs. 33.2 个月,HR=0.423,P<0.001)。因此定期的 MDT 讨论对 mCRPC 等肿瘤患者的管理是有价值的。

b 临床试验有可能带给患者更好的获益,应鼓励前列腺癌患者参加临床试验[5]。

c 基于网络的远程医疗也可以向患者提供治疗意见[6-7]。

2 前列腺癌的筛查[a]

在对男性人群进行前列腺特异性抗原(PSA)筛查前,应告知 PSA 检测的潜在风险和获益[b]。

	Ⅰ级推荐	Ⅱ级推荐	Ⅲ级推荐
筛查对象	年龄>50 岁的男性（1A 类） 年龄>45 岁且有前列腺癌家族史的男性（1A 类） 携带 *BRCA2* 基因突变且>40 岁的男性[c]（1A 类）	提前告知风险获益且预期寿命至少 10 年的男性（1B 类）	携带 *MSH2*、*PALB2* 或 *ATM* 突变且>40 岁的男性[d]（2B 类）
筛查间隔		基于初次 PSA 筛查结果： 40 岁以前 PSA>1ng/ml 的男性建议每 2 年随访 PSA（1B 类） 60 岁以前 PSA>2ng/ml 的男性建议每 2 年随访 PSA，>60 岁且 PSA>2ng/ml 的男性可每 1~2 年随访 PSA（1B 类）	

【注释】

a 筛查指对处于前列腺癌风险的无症状男性进行系统检查。研究表明，推行前列腺癌筛查策略的国家，如日本，前列腺癌 5 年生存率出现迅速提升，平均每年提升约 11.7%，5 年生存率已达 93%；而中国每年提升仅 3.7%，5 年生存率仅为 69.2%[1-2]。对于 PSA 筛查异常的男性，应进一步复检 PSA。对于仍出现异常者，可使用尿液、前列腺健康指数（PHI）、影像学、风险计算器进行进一步精准诊断[3]。

b 早期诊断的个体化风险适应策略可能仍然与过度诊断的实质性风险相关。打破诊断和积极治疗之间的联系是减少过度治疗的唯一方法，同时仍然保持对要求治疗的男性个人早期诊断的潜在获益，在所有检测前应告知其风险和获益[4-5]。

c PSA 筛查可以帮助在携带 *BRCA2* 基因突变的年轻男性中检测到更多的有意义癌症[6]。

d 基于中国人群的大样本全国多中心队列研究显示：除了 *BRCA2* 基因外，携带 *MSH2*（15.8 倍）、*PALB2*（5.1 倍）或 *ATM*（5.3 倍）基因胚系致病性突变的中国男性，患前列腺癌的风险显著增加[7]。

3 前列腺癌的诊断

3.1 前列腺癌的症状

下尿路刺激症状	尿频 尿急 夜尿增多 急迫性尿失禁
排尿梗阻症状[a]	排尿困难 排尿等待 尿线无力 排尿间歇 尿潴留
局部侵犯症状[b]	睾丸疼痛 射精痛 血尿 肾功能减退 腰痛 血精 勃起功能障碍

续表

全身症状[c]	骨痛 病理性骨折、截瘫 贫血 下肢水肿 腹膜后纤维化 副瘤综合征 弥散性血管内凝血

【注释】

a 当前列腺癌突入尿道或膀胱颈,可引起梗阻症状,如排尿困难,表现为排尿等待、尿线无力、排尿间歇,甚至尿潴留等。如果肿瘤明显压迫直肠,还可引起排便困难或肠梗阻。

b 肿瘤侵犯并压迫输精管会引起患侧睾丸疼痛和射精痛;侵犯膀胱可引起血尿;侵犯膀胱三角区,如侵犯双侧输尿管开口,可引起肾衰竭和腰酸;局部侵犯输精管可引起血精;当肿瘤突破前列腺纤维囊侵犯支配阴茎海绵体的盆丛神经分支时,会出现勃起功能障碍。

c 前列腺癌易发生骨转移,引起骨痛或病理骨折、截瘫;前列腺癌可侵及骨髓引起贫血或全血细胞减少;肿瘤压迫髂静脉或盆腔淋巴结转移,可引起双下肢水肿。其他少见临床表现包括肿瘤细胞沿输尿管周围淋巴扩散导致的腹膜后纤维化,异位激素分泌导致副瘤综合征和弥散性血管内凝血。

3.2 前列腺癌的检查方法

Ⅰ级推荐	Ⅱ级推荐	Ⅲ级推荐
前列腺特异性抗原(PSA)(1A 类)	直肠指检(DRE)[b](2A 类) 经直肠超声检查(TRUS)[c](2B 类)	PSA 速率[f](2B 类)
前列腺磁共振成像(MRI)[a](1A 类)	前列腺健康指数[d](1B 类) PSA 密度[e](2A 类)	PSMA 影像联合前列腺 MRI[g](2B 类)

【注释】

a 多参数磁共振成像(mpMRI)对 ISUP 分级 ≥ 2 级的前列腺癌的检出和定位具有较好的敏感性,因此应在穿刺活检前进行 mpMRI 检查。研究显示,第二版前列腺影像报告与数据系统(PI-RADS 2.0)可以作为 Epstein 指标的补充,可能有助于提高临床有意义癌症的检出[1]。此外,为了避免不必要的活检,在进行前列腺活检之前,对直肠指诊正常,PSA 水平在 2~10ng/ml 的无症状男性,可以采用 mpMRI 帮助决策是否需要活检[2-4]。基于 PI-RADS 评分、经直肠超声和 PSA 密度等指标的列线图可能有助于区分需要进行穿刺活检的前列腺癌患者[5]。

b 在 PSA ≤ 2ng/ml 的患者中,DRE 检查结果异常的阳性预测率(PPV)为 5%~30%[6]。

c CADMUS 研究纳入了 307 例行 mpMRI 和超声诊断的患者,共 257 例进行了前列腺穿刺活检。研究显示,与 mpMRI 相比,使用经直肠超声诊断的临床有意义前列腺癌减少 4.3%,进行活检的患者增加 11.1%。当 mpMRI 不可及或患者无法进行 MRI 检查时,经直肠超声可作为首选的影像学检查方法[7]。

d 前列腺健康指数(PHI)是综合了总 PSA、游离 PSA(free PSA,fPSA)和前列腺特异性抗原同源异构 p2PSA 的一个指数。研究提示,对于血清 PSA 水平 2~10ng/ml 的患者,PHI 比 fPSA% 对于前列腺癌的诊断表现更好[8-9],对于筛查中 PSA 异常的男性,可结合使用 PHI 进行进一步精准诊断。一项系统评价荟萃分析表明[10],PHI 在检测前列腺癌和区分侵袭性及非侵袭性的前列腺癌方面有很高的准确性。PHI 结合其他临床变量可进一步提高前列腺癌及临床有意义前列腺癌的预测准确性[9,11-13]。当 PHI 联合 MRI 时可以弥补 MRI 诊断的不足,进一步提高前列腺癌及临床有意义前列腺癌的预测准确性[14-16],mpMRI 阴性结果联合 PHI,有助于减少 mpMRI 假阴性即漏诊现象[14];mpMRI PI-RADs 3 分、4 分结果联合 PHI,可有效提高前列腺穿刺阳性率[15-16]。同时,当 PHI 作为上游风险分层工具分流时可有效避免 MRI 扫描和穿刺步骤[17-18]。根据一项纳入 545 例初次活检男性、比较评估多种诊断路径的前瞻性多中心研究,使用 PHI ≥ 30 作为风险分层工具决定是否进行 MRI 扫描以及穿刺时,将避免约 25% 的 MRI 扫描和穿刺步骤[18]。此外,PHI 与前列腺癌术后不良病理结果相关,PHI 升高的患者出现术后病理升级的风险更高[19-20]。另有国内研究报道 PHI 具有早期预测前列腺癌骨转移的潜能[21]。

e PSA 密度(PSAD)即血清总 PSA 与前列腺体积的比值,正常值为 PSAD<0.15ng/(ml·cm^3)。当患者 PSA 在正常值高限或轻度增高时,用 PSAD 可指导是否进行活检或随访[22]。

f PSA 速率(PSAV)即连续观察血清 PSA 的变化,正常值为 PSAV<0.75ng/(ml·年)。如果 PSAV>0.75ng/(ml·年),应怀疑前列腺癌的可能[23]。

g 一项纳入 296 例患者的前瞻性多中心队列研究显示:针对检出临床有意义的前列腺癌,^{68}Ga-PSMA PET/CT 联合前列腺 mpMRI 检查相比单用 mpMRI 可提高阴性预测值(91% vs. 72%)和灵敏度(97% vs. 83%)[24]。

3.3 前列腺穿刺

前列腺初次穿刺指征

DRE 发现前列腺可疑结节,任何 PSA 值
TRUS 或 MRI 发现可疑病灶,任何 PSA 值
PSA>10ng/ml
PSA 4~10ng/ml,可结合 f/t PSA、PSAD 或前列腺健康指数 a

【注释】

a 当 PSA 为 4~10ng/ml 时,fPSA 数值与前列腺癌的发生率呈负相关,目前推荐 fPSA/tPSA>0.16 为正常参考值,但有荟萃分析提示其合并灵敏度仅为 70%[25]。PSAD 有助于区分前列腺增生症和前列腺癌,目前推荐 PSAD 正常值为<0.15ng/(ml·cm^3)[26]。基于中国人群的研究表明,PHI 在 PSA 为 2~10ng/ml 及 10~20ng/ml 人群中均具有前列腺癌及临床有意义前列腺癌预测价值,故当 PSA 为 4~20ng/ml 时,可结合前列腺健康指数 PHI[13]。

前列腺穿刺活检的方法

Ⅰ级推荐	Ⅱ级推荐	Ⅲ级推荐
超声引导下经会阴 / 直肠 10~12 针系统穿刺 a(2A 类)	MRI 引导下融合靶向穿刺 c(1A 类)	PSMA PET-US 融合靶向穿刺 d(3 类)
MRI 引导下靶向穿刺联合系统穿刺 b(1A 类)		

【注释】

a 对于经直肠穿刺,前列腺体积在 30ml 左右的患者建议至少行 8 针系统穿刺。一般情况下建议行 10~12 针系统活检。经直肠饱和穿刺可提高 PSA<10ng/ml 患者的前列腺癌检出率[27-28]。目前经会阴系统穿刺针数及穿刺点分布缺乏统一标准,但随着穿刺针数增加,尿潴留发生风险增加。在 PICTURE 研究中,249 例患者采用经会阴模板穿刺至少 20 针,其中 24% 患者出现急性尿潴留需要导尿处理[29]。荟萃分析显示,经直肠与经会阴活检在有效率和穿刺并发症方面差异无统计学意义[30]。一项纳入 8 项随机研究,包括 1 596 例患者的荟萃分析比较了活检路径对感染并发症的影响。与经会阴活检患者(22/807)相比,经直肠活检(48/789)后的感染并发症明显更高(*RR*=2.48,95% *CI* 1.47~4.2)[31-32]。

b 初次穿刺时,对于 mpMRI PI-RADS 评分≥3 分的患者,推荐行靶向穿刺(每个病灶至少 2 针)联合或不联合系统穿刺;对于 mpMRI PI-RADS 评分为 0~1 分、淋巴结阴性患者,推荐行系统穿刺[33]。Trio 研究提示靶向穿刺联合系统穿刺可以降低前列腺癌根治术后病理升级率[34]。STHLM3-MRI 研究显示,在 PSA 筛查人群中使用 mpMRI 相较于标准活检组可以显著减少临床无意义癌的检出(4% vs. 12%)[35]。研究表明,当 PI-RADS 评分≥3 分时,可以避免 30% 的活检,与此同时漏诊 11% 的 ISUP≥2 级的前列腺癌。当 PI-RADS 评分≥4 分时,可以避免 58% 的活检[30],同时漏诊 ISUP≥2 级前列腺癌的比例为 28%[36]。国内一项纳入了 121 例患者的研究表明[37],对于可疑前列腺癌患者,采用 6 针系统穿刺联合 3 针磁共振引导靶向穿刺对前列腺癌的检出率不劣于 12 针系统穿刺联合靶向穿刺,其中临床有意义癌的检出率分别为 55.4%(67/121) vs. 55.4%(67/121)(*P*>0.05)。当 mpMRI 为阴性时[38],国内一项研究显示:年龄>65 岁、f/tPSA<0.2、PSAD>0.15ng/(ml·cm^3)和直肠指检阳性为 mpMRI 阴性患者诊断为具有临床意义的前列腺癌(csPCa)的独立危险因素。风险分层为高危组患者推荐行穿刺活检,低危组患者可以考虑避免穿刺。在 MRI 诊断不明确时,前列腺癌健康指数密度在诊断有临床意义的前列腺癌方面优于 PHI 或 PSAD,可进一步减少 PI-RADS 3 分不必要的活检[39]。

c PRECISION 研究证实 MRI 引导下的融合靶向穿刺能提高临床有意义前列腺癌的检出率(提高 12%),减少临床无意义的低危前列腺癌的检出率(减少 13%),因此鼓励在初次穿刺前施行 MRI 检查以及 MRI 引导的靶向前列腺穿刺[40]。一项纳入了 8 项研究的系统回顾比较了 MRI 靶向经会阴和 MRI 靶向经直肠穿刺,结果表明,MRI 经会阴穿刺时的临床有意义癌检出率更高(86% vs. 73%)[41]。靶向穿刺的方式有认知融合、US/MR 软件融合等,目前的研究尚未表明何种图像引导技术更优[42-45]。

d PSMA PET-US 融合靶向穿刺术,患者在穿刺前的 PSMA PET/MR 或 PET/CT 图像与经直肠超声图像(US)进行融合,术中以 PSMA PET 显示的可疑病灶为靶点进行穿刺。一项研究表明,PSMA PET/CT 检出的临床有意义前列腺癌准确率为 80.6%[46],目前这种穿刺方法仍在探索中。

前列腺穿刺活检术的实施

穿刺术前检查 a
抗生素保护下行经直肠 / 经会阴穿刺活检 b 前列腺周围局部浸润麻醉 c 围手术期抗凝及抗血小板药物的使用 d

【注释】

a 穿刺术前常规检查:患者行前列腺穿刺活检术前应常规行血、尿、粪三大常规及凝血功能检查,有肝肾功能异常病史者需复查肝肾功能。

b 活检前应用抗生素建议使用口服或静脉应用抗生素,尤其是经直肠穿刺要注意抗生素的应用。一项纳入了 8 项随机对照试验,包括 1 786 例患者的荟萃分析表明,在活检前直肠应用聚维酮碘制剂进行准备,除预防性抗菌外,可显著降低感染并发症的发生率[47-52]。研究显示,穿刺前行直肠拭子或粪便培养,根据药敏结果有助于合理选用抗生素。对于喹诺酮类药物耐药的患者可考虑应用磷霉素氨丁三醇、头孢菌素或氨基糖苷类抗生素。感染风险较高患者可考虑两联或多联抗生素的应用。

c 可考虑行超声引导下前列腺外周神经阻滞。直肠内灌注局部麻醉不如前列腺外周浸润麻醉。

d 对于有心脑血管病风险、支架植入病史的长期口服抗凝或抗血小板药物的患者,围手术期应综合评估出血风险及心脑血管疾病风险,慎重使用相关药物。

重复穿刺指征 a
首次穿刺病理发现非典型性增生或高级别 PIN,尤其是多针病理结果同上 b 复查 PSA 持续升高或影像学随访异常 c 复查 PSA 4~10ng/ml,可结合 f/t PSA、PSAD、DRE 或前列腺健康指数的随访情况 d

【注释】

a 对于有重复活检适应证,但 MRI 检查未发现可疑病变的患者,临床医师可继续进行系统活检。对于接受重复活检并且 MRI 显示可疑病变的患者,临床医师应对可疑病变进行靶向活检(每个病灶至少 2 针)联合或不联合系统穿刺[33]。

b 对于活检发现局灶性(单针)HGPIN,临床医师不应立即进行重复活检。对于多灶性 HGPIN,临床医师可根据 PSA/DRE 和 mpMRI 结果进行额外的风险评估[33]。

c 初次活检结果阴性后,不应仅根据 PSA 值来决定是否重复活检。活检阴性后重新评估时,临床医师应使用风险评估工具且结合先前活检阴性的相关检查。对于既往无前列腺 MRI 检查的重复活检患者,临床医生应在活检前进行前列腺 MRI 检查[33]。

d 在最初前列腺活检阴性的患者中,使用 PHI 可以有效地对 6 年内前列腺癌和高分级前列腺癌诊断风险进行分层,较高的基线 PHI 水平与随访过程中逐渐增加的前列腺癌或高级别前列腺癌诊断风险有关,PHI 较高的患者,应重新考虑他们的疾病管理策略,如进行更加密切的随访[53]。

3.4 前列腺癌的病理学诊断

Gleason 评分系统 [a]

Gleason 分级 / 级	病理形态
1	由密集排列但相互分离的腺体构成境界清楚的肿瘤结节
2	肿瘤结节有向周围正常组织的微浸润,且腺体排列疏松,异型性大于 1 级
3	肿瘤性腺体大小不等,形态不规则,明显浸润性生长,但每个腺体均独立不融合,有清楚的管腔
4	肿瘤性腺体相互融合,形成筛孔状,或细胞环形排列,中间无腺腔形成
5	呈低分化癌表现,不形成明显的腺管,排列成实性细胞巢或单排及双排的细胞条索

【注释】

a 前列腺癌的病理分级推荐使用 Gleason 评分系统。该评分系统将前列腺癌组织分为主要分级区和次要分级区,每区按 5 级评分,主要分级区和次要分级区的 Gleason 分级值相加得到总评分即为其分化程度。

前列腺癌分级分组(Grading Group)系统 [a]

分级分组系统	
分级分组 1	Gleason 评分 ≤6 分,仅由单个分离的、形态完好的腺体组成
分级分组 2	Gleason 评分 3+4=7 分,主要由形态完好的腺体组成,伴有较少的形态发育不良腺体 / 融合腺体 / 筛状腺体
分级分组 3	Gleason 评分 4+3=7 分,主要由发育不良的腺体 / 融合腺体 / 筛状腺体组成,伴少量形态完好的腺体
分级分组 4	Gleason 评分 4+4=8 分,3+5=8 分,5+3=8 分;仅由发育不良的腺体 / 融合腺体 / 筛状腺体组成;或者以形态完好的腺体为主,伴少量缺乏腺体分化的成分组成;或者以缺少腺体分化的成分为主,伴少量形态完好的腺体组成 [b]
分级分组 5	缺乏腺体形成结构(或伴坏死)伴或不伴腺体形态发育不良或融合腺体或筛状腺体 [c]

【注释】

a 2014 年国际泌尿病理协会(ISUP)共识会议上提出的一种新的分级系统,称为前列腺癌分级分组系统,根据 Gleason 总评分和疾病危险度将前列腺癌分为 5 个不同的组别(ISUP 1~5 级)。在前列腺癌活检病理报告中,应明确标示前列腺癌的类型和亚型,以及是否存在筛状结构[54]。

b 由更少量发育不良的腺体 / 融合腺体 / 筛状腺体组成。

c 对于大于 95% 发育不良的腺体 / 融合腺体 / 筛状腺体,或活检针或根治性前列腺切除术标本缺乏腺体形成结构,发育良好的腺体组成小于 5% 不作为分级的因素考虑。

3.5 前列腺癌的分期

3.5.1 前列腺癌 TNM 分期系统[a]

原发肿瘤(T)			
临床	(cT)[b]	病理	(pT)[c]
T_X	原发肿瘤无法评估		
T_0	没有原发肿瘤证据		
T_1	不能被扪及和影像学检查无法发现的临床隐匿性肿瘤		
	T_{1a} 病理检查偶然在≤5% 的切除组织中发现肿瘤		
	T_{1b} 病理检查偶然在>5% 的切除组织中发现肿瘤		
	T_{1c} 穿刺活检证实的肿瘤(如由于 PSA 升高),累及单侧或者双侧叶,但不可扪及		
T_2	肿瘤可扪及,局限于前列腺之内	pT_2	局限于器官内
	T_{2a} 肿瘤限于单侧叶的 1/2 或更少		
	T_{2b} 肿瘤侵犯超过单侧叶的 1/2,但仅限于一叶		
	T_{2c} 肿瘤侵犯两叶		
T_3	肿瘤侵犯包膜外,但未固定,也未侵犯邻近结构	pT_3	前列腺包膜外受侵
	T_{3a} 包膜外侵犯(单侧或双侧)		pT_{3a} 前列腺外侵犯(单侧或双侧),或显微镜下可见侵及膀胱颈[d]
	T_{3b} 肿瘤侵犯精囊(单侧或双侧)		pT_{3b} 侵犯精囊
T_4	肿瘤固定或侵犯除精囊外的其他邻近组织结构,如外括约肌、直肠、膀胱、肛提肌和 / 或盆壁	pT_4	肿瘤固定或侵犯除精囊外的其他邻近组织结构,如外括约肌、直肠、膀胱、肛提肌和 / 或盆壁

【注释】

a 前列腺癌分期系统目前最广泛采用的是美国癌症分期联合委员会(American Joint Committee on Cancer Staging, AJCC)制订的 TNM 分期系统,采用 2017 年第 8 版[55-56]。

b T 分期表示原发肿瘤情况,分期主要依靠 DRE,而 MRI、TRUS 等影像学检查结果是否纳入 T 分期的参考尚存在争议。

c 没有病理学 T_1 分类。

d 手术切缘阳性应通过 R1 符号报告,表明残留的微小疾病。

区域淋巴结(N)[a]			
临床		病理	(pN)
N_X	区域淋巴结无法评估	pN_X	无区域淋巴结取材标本
N_0	无区域淋巴结转移	pN_0	无区域淋巴结转移
N_1	区域淋巴结转移	pN_1	区域淋巴结转移

【注释】

a N 分期表示淋巴结情况,N 分期“金标准”依赖淋巴结切除术后病理,CT、PSMA PET、MRI 及超声亦可辅助。

远处转移(M)[a]			
临床			
M_X	远处转移无法评估		
M_0	无远处转移		
M_1	远处转移[b]		
	M_{1a} 非区域淋巴结的转移[c]		
	M_{1b} 骨转移		
	M_{1c} 其他部位转移,有或无骨转移		

【注释】

a M 分期表示远处转移,主要针对骨转移,分期依赖 ECT、PSMA-SPECT、PSMA-PET、MRI、CT 及 X 线等影像学检查。

b 如果存在 1 处以上的转移,则按最晚期分类。

c 区域淋巴结转移指髂血管分叉以下的淋巴结受累,非区域淋巴结转移指髂血管分叉以上的淋巴结受累。

预后分组

分组	T	N	M	PSA	Grade Group
Ⅰ	$cT_{1a\sim1c}$	N_0	M_0	PSA<10	1
	cT_{2a}	N_0	M_0	PSA<10	1
	pT_2	N_0	M_0	PSA<10	1
ⅡA	$cT_{1a\sim1c}$	N_0	M_0	10≤PSA<20	1
	cT_{2a}	N_0	M_0	10≤PSA<20	1
	pT_2	N_0	M_0	10≤PSA<20	1
	cT_{2b}	N_0	M_0	PSA<20	1
	cT_{2c}	N_0	M_0	PSA<20	1
ⅡB	$T_{1\sim2}$	N_0	M_0	PSA<20	2
ⅡC	$T_{1\sim2}$	N_0	M_0	PSA<20	3
	$T_{1\sim2}$	N_0	M_0	PSA<20	4
ⅢA	$T_{1\sim2}$	N_0	M_0	PSA≥20	1~4
ⅢB	$T_{3\sim4}$	N_0	M_0	任何 PSA	1~4
ⅢC	任何 T	N_0	M_0	任何 PSA	5
ⅣA	任何 T	N_1	M_0	任何 PSA	任何
ⅣB	任何 T	任何	M_1	任何 PSA	任何

3.5.2 前列腺癌分期的影像学检查

前列腺癌临床分期可以由多参数磁共振成像（mpMRI）、骨扫描和计算机断层扫描（CT）等影像学检查进行评估。

分期	Ⅰ级推荐	Ⅱ级推荐	Ⅲ级推荐
T 分期	多参数磁共振成像（mpMRI）[a]（2A 类）	直肠指检（DRE）（2A 类） 经直肠超声检查（TRUS）（2B 类）	
N 分期		计算机断层扫描（CT）[b]（2A 类） 磁共振成像（MRI）（2A 类） 胆碱 - 正电子发射计算机断层扫描（PET/CT）[c]（2A 类） PSMA 影像[d]（2A 类）	
M 分期	骨扫描（1A 类） PSMA 影像（1A 类）	胆碱 - 正电子发射计算机断层扫描（PET/CT）（2A 类）	

【注释】

a T2 加权成像仍是 mpMRI 局部分期最有效的方法[2]。

b 计算机断层扫描和磁共振成像的灵敏度低于 40%[57]。

c 在 609 例患者的荟萃分析中，胆碱 PET/CT 对盆腔淋巴结转移的灵敏度和特异度分别为 62% 和 92%。但在一项对 75 例有中度淋巴结受累风险（10%~35%）的患者进行的前瞻性试验中，基于区域分析的灵敏度仅为 8.2%，基于患者分析的灵敏度为 18.9%，不具有临床价值[58]。

d 在荟萃分析中，^{68}Ga PSMA PET/CT 对中、高危前列腺癌术前区域淋巴结转移的灵敏度和特异度分别为 65% 和 94%，具有较高水平[59]。国内研究表明，^{99m}Tc-PSMA SPECT/CT 较传统的影像学检查能更好地发现前列腺癌淋巴结转移灶，且具有较高的灵敏度及特异度[60]。一项前瞻性随机研究 proPSMA 纳入了 302 例高危前列腺癌患者，比较了 PSMA PET/CT 和常规成像（腹部 CT 和骨扫描）的诊断效能。结果显示，在初始分期方面，PSMA PET/CT 的准确性优于常规成像组（92% vs. 65%）[61]。目前基于临床经验和有限的临床证据，不应根据 PSMA PET/CT 结果改变治疗决策。RADAR Ⅶ小组建议[62]：应用常规影像学检查指导局限性、生化复发前列腺癌及 nmCRPC 的治疗和分子靶向影像学检查（MTI）指导转移性前列腺癌的治疗。同时也为 MTI 结果存疑的患者治疗提出了建议。对于局限性疾病 MTI 与传统影像结果不一致时，若 MTI 存疑建议进行活检。当能够取得足够活检组织时，应根据活检结果对患者进行治疗。然而，在活检不可行或组织样本不足的情况下，建议选择额外的辅助检查，医生综合评估相关信息及其他疾病特征做出决策。对 MTI 提示有单病灶时，临床医生应在开始全身治疗前确认转移性疾病的存在，包括额外的影像学检查。若 MTI 结果仍然是转移性疾病的唯一证据，临床医生应与患者共同决策转移性疾病治疗的选择以及其他干预措施。对 MTI 提示有寡转移或远处转移，可考虑活检；在没有活检确认的情况下，这些病例应被视为转移性病例，因此 RADAR Ⅶ小组提出针对 MTI 发现有转移性前列腺癌的管理应“越早越好”。

4 前列腺癌基因检测和液体活检

推荐前列腺癌患者进行基因检测和液体活检的目的[a,b,c]
制订治疗决策
提供遗传咨询

【注释】

a 随着第二代测序（next-generation sequencing，NGS）技术在前列腺癌等肿瘤诊疗中得到越来越广泛的应用，NGS 的检测内容、检测技术，优化患者的个体化诊疗方案，并为建立以生物标志物为引导的临床治疗路径提供了更多依据。

b 不同病情和治疗阶段的前列腺癌患者的基因突变特征各异，基于前列腺癌临床实践以及药物研发现状，推荐基于提供遗传咨询和制订治疗决策为目的的基因突变检测[1]。

c 具体参见《中国前列腺癌患者基因检测专家共识（2020 版）》[2]。

4.1 制订治疗决策

	Ⅰ级推荐	Ⅱ级推荐	Ⅲ级推荐
患者类型 a	转移性前列腺癌		局限性前列腺癌
基因类型	同源重组修复相关基因 b	错配修复及其他 DNA 修复相关基因 c	其他与前列腺癌治疗及预后相关基因 d
检测类型	肿瘤 + 胚系 e	肿瘤 + 胚系	肿瘤
样本类型	肿瘤组织 + 血浆 ctDNA 样本 f+ 胚系标本	肿瘤组织 + 血浆 ctDNA 样本 + 胚系标本	循环肿瘤细胞(CTC) g 或肿瘤组织或血浆标本

【注释】

a 推荐转移性前列腺癌患者进行肿瘤样本基因检测,局限期前列腺癌患者可以考虑基因检测[3]。国内研究表明 50.0% 的局部晚期 / 转移性 IDC-P 前列腺癌患者存在致病性体细胞突变,包括 *BRCA2*、*ATM*、*CDK12*、*CHEK2* 和 *PALB2* 等基因[4]。

b Ⅲ期临床研究 PROfound 证实具有同源重组修复基因突变的患者,能够从奥拉帕利单药治疗中获益。在转移性去势抵抗性前列腺癌患者中,同源重组修复基因突变发生频率为 27.9%[5]。PROfound 研究中纳入的基因突变类型包括 *ATM*、*BRCA1*、*BRCA2*、*BARD1*、*BRIP1*、*CDK12*、*CHEK1*、*CHEK2*、*FANCL*、*PALB2*、*RAD51B*、*RAD51C*、*RAD51D*、*RAD54L*[6]。

c 导致 DNA 修复缺陷的相关基因的胚系变异和体细胞变异,均是铂类药物和 PARP 抑制剂的增敏性潜在生物标志物,如错配修复基因 *MSH2*、*MSH6*、*PMS2*、*MHL1*、*MRE11A*,其他 DNA 修复基因如 *ATR*、*NBN*、*RAD51*、*FAM175A*、*EPCAM*、*HDAC2* 等[7]。

d 其他对于前列腺癌治疗选择及预后有指导意义基因,如 *AR-V7*、*TP53*、*RB1*、*PTEN* 等。对于既往接受一线阿比特龙或恩扎卢胺治疗并进展的 mCRPC 患者在准备进行二线治疗前行 AR-V7 的检测,可以用于帮助指导后续治疗方案的选择。接受二线及以上治疗的 AR-V7 阳性 mCRPC 患者可能从紫杉类化疗中获益[8-11]。*TP53* 基因突变是前列腺癌中的常见突变,在中国激素敏感前列腺癌中的突变比例是 22.3%[12],同时常合并其他基因突变;TP53 是重要的预后相关生物标志物,突变提示患者对阿比特龙或恩扎卢胺治疗不敏感[13-14]。IPATENTIAL150 研究显示,免疫组织化学法提示 PTEN 蛋白缺失的 mCRPC 患者可以从 AKT 抑制剂治疗中获益。RB1 是前列腺癌患者预后重要的分子标志物,RB1 缺失与去势抵抗及神经内分泌化相关。

e 胚系指仅需对受试者血液(白细胞或正常口腔黏膜上皮)等样本进行受检范围的基因变异检测;肿瘤 + 胚系是指需要对肿瘤样本(组织或 ctDNA)进行检测,同时还需要对血液样本(白细胞或正常口腔黏膜上皮)进行胚系基因变异检测。

f 转移性去势抵抗前列腺癌(mCRPC)肿瘤组织和血浆 ctDNA 样本检测一致性 80% 以上[12,15-16]。PROfound 研究及 TRITON2/3 研究回顾性分析表明 mCRPC 患者组织和血浆配对样本的检测一致性为 82%~91%[17-18]。两项针对中国 mCRPC 患者的分析也表明组织和血浆配对样本检测的阳性一致性为 90% 左右[19-20]。mCRPC 患者在组织不可及或组织样本检测失败时,可采用血浆 ctDNA 样本检测。mHSPC 阶段患者建议进行组织样本检测[21]。

g 循环肿瘤细胞(circulating tumor cell,CTC)是指自发或因诊疗操作由原发灶或转移灶脱落进入外周血液循环的肿瘤细胞。90% 癌症相关死亡都是由于远端转移引起,而肿瘤细胞向外周血扩散(血行转移)是疾病进展的重要环节,是发生远端转移的前提。一项国内研究表明,针对 PSA 4~10ng/ml 灰区患者,相较于单独血清 PSA 检测,基于蒸发诱导还原氧化石墨烯(rGO)涂层的循环肿瘤细胞(CTC)芯片联合血清 PSA 检测,可以将前列腺癌诊断的灵敏度从 58.3% 提升至 91.7%[22]。

4.2 提供遗传咨询

	Ⅰ级推荐	Ⅱ级推荐	Ⅲ级推荐
患者类型	高危、极高危、局部晚期、转移性前列腺癌伴家族史 a 导管内癌、导管腺癌、腺泡腺癌合并筛孔结构改变 b		
检测的基因类型	同源重组修复基因、错配修复基因、*HOXB13* c	其他 DNA 修复通路基因 d	
胚系 / 体细胞检测	胚系	胚系	

前列腺癌

【注释】

a 该处家族史是指在同系家属中具有多名包括胆管癌、乳腺癌、胰腺癌、前列腺癌、卵巢癌、结直肠癌、子宫内膜癌、胃癌、肾癌、黑色素瘤、小肠癌以及尿路上皮癌患者，特别是其确诊年龄 ≤50 岁；已知家族成员携带上述基因致病突变。前列腺癌是一种具有高度遗传性肿瘤，若一级亲属确诊年龄小于 65 岁，前列腺癌发病率可能增加 6 倍以上；若有 ≥3 位一级亲属罹患前列腺癌，前列腺癌发病率可能增加 11 倍以上。胚系检测适用于被诊断为高危和 / 或转移性前列腺癌的患者，以及有明确肿瘤家族史或与肿瘤相关的基因突变人群。全面的基因组分析适用于转移性前列腺癌患者[23]。尽管东西方人群前列腺癌风险差距较大，但在中国患者中可观察到与西方患者相似的胚系 DNA 修复基因突变频率，中国人群中转移性、局限性、高危局限性疾病患者的 *DDR* 突变率分别为 12%、10% 和 8.1%[24]。国内一项纳入了 249 例高危和极高危非转移性前列腺癌患者的多中心研究表明，其胚系致病性突变率为 7.2%，有胚系突变患者一级亲属有恶性肿瘤病史的比率较无胚系突变者显著增高［50%(9/18) vs. 13%(30/231)，$P<0.001$］；对 249 例患者的胚系致病性突变率与东亚健康人群的胚系致病性突变率进行比较，结果显示 *BRCA2*（OR=11.1，95% CI 4.8~25.6，$P<0.001$）和 *MSH2*（OR=43.5，95% CI 8.5~200.0，$P<0.001$）基因的胚系致病性突变可显著增加男性罹患高危或极高危前列腺癌的风险[25]。单核苷酸多态性与前列腺癌发病风险相关，全基因组研究显示东亚与欧洲人群存在较大差异[26]。

b 相关证据提示前列腺导管内癌、导管腺癌以及腺泡腺癌合并筛孔结构改变与遗传突变风险的升高相关[27-29]。

c 同源重组修复基因如 *BRCA2*、*BRCA1*、*ATM*、*PALB2*、*CHEK2* 等，错配修复基因如 *MLH1*、*MSH2*、*MSH6*、*PMS2* 等，以及 *HOXB13*，这些基因的突变显著增加前列腺癌的发病风险。其中，*BRCA2* 基因胚系变异携带者前列腺癌患病风险比为 2.5~4.6[30-31]，55 岁以前发病风险比为 8~23；*BRCA1* 胚系变异携带者 65 岁及以上患前列腺癌风险比为 1.8~3.8[32-33]；*ATM* 胚系变异携带者转移性前列腺癌患病风险比为 6.3[34]，*MSH2* 胚系变异携带者前列腺癌的患病风险比为 15.8，*PALB2* 胚系变异携带者的前列腺癌患病风险比为 5.1[35]，*CHEK2* 胚系变异携带者患前列腺癌风险比为 3.3[36-37]；错配修复基因突变会导致林奇综合征（Lynch Syndrome），前列腺癌患病风险比为 3.7，其中 *MSH2* 突变携带者比其他基因突变携带者更易发生前列腺癌[38-39]；*HOXB13* 突变携带者前列腺癌发病风险为 3.4~7.9[40]。如发现上述基因的胚系致病性 / 可能致病性变异，强烈建议进行检测后遗传咨询。亲属级联检测对于告知所有亲属家族性癌症的风险至关重要。

d 其他 DNA 修复基因如 *CDK12*、*RAD51D*、*ATR*、*NBN*、*MRE11A*、*RAD51C*、*BRIP1*、*FAM175A*、*EPCAM* 等，这些基因胚系变异导致前列腺癌发生风险提升。

5 局限性前列腺癌的治疗

5.1 预期寿命和健康状况评估

前列腺癌个体差异性大。局限性前列腺癌只是对于癌症累及范围的定义，通过直肠指诊和磁共振等影像学检查进行临床分期，并借助穿刺活检病理结果和 PSA 能够进一步明确肿瘤的危险程度。除了疾病本身的度量，患者的预期寿命（一般状况）和健康状况评估也是疾病治疗决策中至关重要的部分，通常认为，对于预期寿命大于 10 年的患者，倾向更积极的治疗策略，预期寿命小于 10 年的患者，考虑相对保守的治疗策略[a,b]。

随着我国人口老龄化的加速，对患者进行适当的评估、根据患者的健康状况而不是年龄来调整治疗方案以及监测不良事件尤为重要[1-2]。

国际老年学会前列腺癌（SIGO PCa）工作组建议，针对老年人的治疗应基于使用 G8（老年 8）筛查工具的系统健康状况评估[c]。

【注释】

a 中国人群预期寿命相关资料参见 WHO 网站。2019 年数据中国老年男性预期寿命 70~74 岁为 11.73 年，75~79 岁为 8.65 年。

b 步态速度是一项很好的单一预测指标（从站立起步，通常步伐超过 6m）[3]。目前尚无中国人群验证数据。

c G8 评分>14 分的患者，或可逆性损害恢复后的老年患者，应作为年轻患者来接受治疗。有不可逆性损伤的体弱患者应接受适当治疗。病重的患者应仅接受姑息治疗。G8 评分<14 分的患者应接受全面的老年医学评估，因为该得分与 3 年死亡率相关，需要评估合并症、营养状况以及认知和身体功能，以确定损伤是否可逆[4]。

5.2 局限性前列腺癌的风险分层[a]

复发风险分层	临床/病理特征	
极低危	同时具备以下特征：T_{1c}；级别 1[b]；PSA＜10ng/ml；PSA 密度＜0.15ng/(ml·cm^3)；阳性针数不超过 1/3 系统穿刺针数，单针肿瘤所占比例≤50%	
低危	同时具备以下特征：$T_{1\sim2a}$；级别 1；PSA＜10ng/ml；并且不符合极低危组的标准	
中危[c]	具备至少一个中危风险因素(IRF)且不包含高危或者极高危组的特征： • $T_{2b\sim2c}$ • 级别 2 或 3 • PSA 10~20ng/ml	预后良好的中危人群：同时具备以下特征：具有 1 个中危风险因素(IRF)；级别 1 或 2；＜50% 穿刺阳性
		预后不良的中危人群：具备一个或多个以下特征：具有 2~3 个 IRF；级别 3；≥50% 穿刺阳性
高危	不具备极高危特征并且具备至少一个高危特征：T_{3a}；或级别 4 或 5；或 PSA＞20ng/ml	
极高危	至少具备以下一个特征：$T_{3b\sim4}$；主要 Gleason 评分 5 分；超过 4 处穿刺主要级别 4 或 5	

【注释】

a 当患者被诊断为局限性前列腺癌后，应根据患者的 PSA 水平、DRE、病理分级、前列腺癌穿刺阳性针数、PSA 密度和影像学等来对前列腺癌进行风险分层，以评估癌灶的侵袭性[5]。

b 前列腺癌病理等级分组(gradegroup)：级别 1≤Gleason 6，级别 2=Gleason 3+4，级别 3=Gleason 4+3，级别 4=Gleason 8，级别 5=Gleason 9~10。

c 世界卫生组织(WHO)和美国加拿大病理学年会(USCAP)均认为 Gleason 3+4 和 Gleason 4+3 的局限性前列腺癌预后存在明显的差别，据此将中危前列腺癌分为预后较好和预后较差的中危前列腺癌[6]。

5.3 极低危局限性前列腺癌的治疗

定义：同时具备以下特征：T_{1c}；级别 1；PSA<10ng/ml；阳性针数不超过 1/3 系统穿刺针数；PSA 密度<0.15ng/(ml·cm^3)。

可选方案	Ⅰ级推荐	Ⅱ级推荐	Ⅲ级推荐
初始治疗	主动监测[a](1A 类)	观察等待[d](1B 类)	针对前列腺的其他局部治疗[e](3 类)
	前列腺癌根治术[b](1A 类)		
	EBRT 或近距离放疗[c](1A 类)		

【注释】

a 对于极低危前列腺癌和预期寿命≥10 年的患者，可选主动监测。在进行二次穿刺(首次穿刺后 6~12 个月)确认极低危前列腺癌后，患者正式进入主动监测程序：建议每 3~6 个月行 PSA 检测，每 6~12 个月行 DRE 检查，每 1~3 年进行前列腺穿刺活检，有条件的单位在穿刺前可进行 mpMRI 辅助确定病灶位置。主动监测的患者，可进行 *BRAC1/2* 基因检测，阳性患者不建议进入主动监测流程[8]。在主动监测过程中，如出现 PSA 的持续进展或分期升级，应追加计划外穿刺。如 PSA 相关指标超标，分期增加，病理出现 4/5 分病灶或患者焦虑带癌生存，应转入其他积极治疗。

b 前列腺癌根治术可以是开放、腹腔镜或机器人辅助，对于预期生存>10 年的患者，可采用前列腺癌根治术。极低危患者不建议行盆腔淋巴结清扫术。

c 外放射治疗(external beam radiotherapy，EBRT)推荐影像引导(IGRT)的调强放疗(IMRT)或容积调强放疗(VMAT)方案。

d 仅针对预期寿命小于 10 年的无症状患者。不建议没有症状的极低危前列腺癌患者进行全身内分泌治疗。

e 前列腺的其他局部治疗包括冷冻治疗、高能聚焦超声(HIFU)治疗、不可逆电穿孔、光动力、质子刀等。

5.4 低危局限性前列腺癌的治疗

定义：同时具备以下特征，T_{1c}、级别 1、PSA<10ng/ml，且不符合极低危组的标准。

可选方案	Ⅰ级推荐	Ⅱ级推荐	Ⅲ级推荐
初始治疗	主动监测 a(1A 类) 前列腺癌根治术 b(1A 类) EBRT 或近距离放疗 c(1A 类)	观察等待 e(1B 类)	针对前列腺的其他局部治疗 f(3 类)
根治术后辅助治疗 *	EBRT(术后病理有不良预后特征 d 且无淋巴结转移)(1A 类)		
	ADT(有淋巴结转移)(1A 类)		
	观察随访(术后，无淋巴结转移)(1A 类) #		

注：*. 辅助治疗是指术后 PSA≤0.1ng/ml 情况下选择的后续治疗方案，如果术后 PSA>0.1ng/mL 需要进入挽救性治疗。

#. 可随访 PSA，如果 PSA>0.1ng/ml，考虑早期挽救性治疗。

【注释】

a 部分低危且预期寿命≥10 年的前列腺癌患者可选主动监测[7-8]。若患者有 PSA 进展、DRE 改变或 MRI 改变，应在重复穿刺活检明确组织学改变时开始积极治疗[9]。重复活检的级别重新分类是影响治疗方案从主动监测转变为积极治疗的最常见因素。

b 前列腺癌根治术可以是开放、腹腔镜或机器人辅助，如预期生存>10 年的患者，对发生包膜外侵犯风险较低、性功能良好有保留需求的患者可行神经保留的手术。国内一项回顾性研究发现，术前穿刺阳性针数占比是否>33%(P=0.007)和穿刺病理 Gleason 评分(P=0.041)是影响临床治愈的独立危险因素[10]。

c 外放射治疗(external beam radiotherapy，EBRT)推荐影像引导(IGRT)的调强放疗(IMRT)或容积调强放疗(VMAT)方案；对于控尿功能良好的低危患者可行低剂量率(LDR)近距离放疗[11]。预防性淋巴结放疗不应常规进行，不建议没有症状的低危前列腺癌患者进行全身内分泌治疗。

d 临床 / 病理不良预后特征包括切缘阳性、精囊侵犯、包膜外侵犯或术后 PSA 可检测。

e 仅针对预期寿命小于 10 年的无症状患者[12]

f 前列腺的其他局部治疗包括冷冻治疗、高能聚焦超声(HIFU)治疗[13]等。

5.5 中危局限性前列腺癌的治疗

定义：具备至少一个中危风险因素(IRF)，$T_{2b\sim 2c}$、级别 2 或 3、PSA 10~20ng/ml，且不包含高危或者极高危组的特征。

	Ⅰ级推荐	Ⅱ级推荐	Ⅲ级推荐
初始治疗	前列腺癌根治术 a± 盆腔淋巴结清扫 b(1A 类)	EBRT 不伴同期 ADT(2B 类)	主动监测 f(3 类) 观察等待 g(2B 类)
	EBRT± 同期 4~6 个月 ADT(1A 类)	EBRT 联合近距离放疗±同期 4~6 个月 ADT c(1B 类) 近距离放疗 d 或针对前列腺的其他局部治疗 e(2B 类)	
根治术后辅助治疗	EBRT(术后，无淋巴结转移，但病理有不良预后特征 h)(1A 类)	随访(术后无淋巴结转移)(1B 类)&	
	ADT(术后有淋巴结转移)(1A 类)	EBRT(术后有淋巴结转移)(1B 类)	

注：&. 在仔细评估不良预后特征的前提下，可考虑随访 PSA，如果 PSA>0.1ng/ml，考虑早期挽救性治疗。

【注释】

a 对于预期生存>10 年的患者行前列腺癌根治术，手术可以是开放、腹腔镜或机器人辅助，对发生包膜外侵犯风险较低、术前评估有勃起功能的患者可行神经保留的手术。

b 如预期生存>10 年的患者，对发生包膜外侵犯风险较低的患者可行神经保留的手术。可根据淋巴结转移风险选择清扫手术范围。

c 放射治疗（external beam radiotherapy，EBRT）推荐影像引导（IGRT）的调强放疗（IMRT）或容积调强放疗（VMAT）方案，包括常规分割（76~78Gy）和低分割（60Gy/20F，4 周，70Gy/28F，6 周）。对于预后良好的中危患者可行低剂量率（LDR）近距离放疗[11]。对控尿功能良好但预后不良的中危患者可行影像引导 EBRT+LDR 或高剂量率（HDR）近距离放疗，联合短程（4~6 个月）ADT 治疗。

d 无近期经尿道前列腺切除史且 IPSS 评分良好的患者，可进行近距离放射治疗[14-17]。

e 冷冻治疗、高聚焦超声治疗、不可逆电穿孔、光动力、质子刀等。

f 主动监测在极低危和低危亚洲前列腺癌患者中的使用比例为 18.2%，行主动监测仍需谨慎[18]。主动监测包括每 6 个月测 PSA；每 12 个月查 DRE；只针对高选择的 ISUP 2 级患者（如 GS4 占比<10%，PSA<10ng/ml，≤cT_{2a}，影像学及活检显示肿瘤累及范围小），或仅有单一风险因素且影像学和活检危险程度较低的中危患者[19]且患者能接受疾病转移潜在风险有所上升[20-21]，预期寿命小于 10 年。ISUP 3 级的患者不应进行主动监测。每 12 个月应考虑 mpMRI；每 2~3 年重复活检。mpMRI 发现有可疑病灶的患者中，MRI- 超声融合穿刺活检可提高更高级别（级别≥2）的检出率。

g 仅针对预期寿命小于 10 年的无症状患者。

h 临床 / 病理不良预后特征包括切缘阳性、精囊侵犯、包膜外侵犯，或术后 PSA 下降>0.1ng/ml。

5.6 高危和极高危局限性前列腺癌的治疗

定义：

高危：不具备极高危特征并且具备至少 1 个高危特征，T_{3a}，或级别 4 或 5，或 PSA>20ng/ml。

极高危：至少具备以下 1 个特征，T_{3b-4}、主要 Gleason 评分 5 分、超过 4 处穿刺主要级别 4 或 5。

	Ⅰ级推荐	Ⅱ级推荐	Ⅲ级推荐
初始治疗	EBRT+ADT（1.5~3 年）a（1A 类） EBRT+ 近距离放疗 +ADT（1~3 年）（1B 类）	EBRT+ADT（2 年）+ 阿比特龙（极高危）c（2B 类）	观察（预期寿命≤5 年且无症状）（2B 类）
	前列腺癌根治术 + 盆腔淋巴结清扫 b（1A 类）	姑息性 ADT 治疗 d（LHRH 激动剂，预期寿命≤5 年且无症状）（2A 类）	
根治术后辅助治疗	ADT±EBRT e（术后有淋巴结转移）	EBRT±ADT（术后有不良病理特征 f+ 无淋巴结转移）（1B 类）	
	EBRT（术后无淋巴结转移，有不良病理特征）（1A 类）	观察随访 g（无淋巴结转移）（1B 类）ꬵ	

注：ꬵ. 在仔细评估不良预后特征的前提下，可考虑随访 PSA，如果 PSA>0.1ng/ml，考虑早期挽救性治疗。

【注释】

a 在高危和极高危人群中，使用影像引导（IGRT）的调强放疗（IMRT）或容积调强放疗（VMAT）76~78Gy 联合 2~3 年的雄激素剥夺治疗（LHRH 激动剂单用或 LHRH 激动剂 + 第一代抗雄激素药，如比卡鲁胺）。POP-RT 研究是一项Ⅲ期、单中心的随机对照研究，结果显示，在淋巴结阴性的高危 / 极高危前列腺癌患者中，全盆腔放疗组（剂量为前列腺 68Gy/25F，盆腔淋巴结包括髂总 50Gy/25F）相较于仅前列腺放疗组（剂量为 68Gy/25F），5 年无生化失败生存（95.0% vs. 81.2%）及无病生存（89.5% vs. 77.2%，P=0.002）均更具优势，但两组患者的 OS 差异无统计学意义[22]。

b 对于前列腺肿瘤未固定于盆壁，且年龄较轻、身体状况较好的高危 / 极高危前列腺癌患者，可考虑行前列腺癌根治术 + 盆腔淋巴结清除术。一项纳入了 300 例中危或高危局限性前列腺癌患者的单中心随机前瞻性Ⅲ期研究显示，采取扩大淋巴结清扫（ePLND）和标准淋巴结清扫（PLND）的无复发生存和无转移生存并无显著差异，亚组分析提示

ISUP 为 3~5 级时 ePLND 组的患者有较好的无复发生存（*HR*=0.33，95% *CI* 0.14~0.74，*P*=0.007）[23]。另一项纳入了 1 440 例局限性前列腺癌患者的研究有相似的结论：相较于 PLND，采取 ePLND 未能显著提高患者的无生化复发生存[24]。目前对于高危 / 极高危前列腺癌，淋巴结切除术目的是获得更为精确的分期信息，并指导后续治疗。盆腔淋巴结清扫包括局限性 PLND（仅包括闭孔淋巴结组）、标准 PLND（闭孔 + 髂外淋巴结组）、扩大 PLND（闭孔 + 髂外 + 髂内淋巴结组）和超扩大 PLND（闭孔 + 髂外 + 髂内 + 髂总 + 骶前淋巴结组）[25]。

c 对于极高危前列腺癌患者，可以在 EBRT 和 2 年的 ADT 中加入阿比特龙。在 STAMPEDE 试验中[26]，纳入 $cT_{3\text{-}4}$、级别 4 或 5、PSA>40ng/ml、淋巴结阴性的前列腺癌患者，EBRT 和 ADT 基础上加用阿比特龙的总生存 *HR* 为 0.69（95% *CI* 0.49~0.96）。

d 单纯 ADT 治疗（去势手术或 LHRH 激动剂 / 拮抗剂单用）。只有在患者不愿或不能接受任何形式的局部治疗，且满足 PSA 倍增时间<12 个月、PSA>50ng/ml 或肿瘤分化差的条件时，才对这些患者采用 ADT 单一疗法。

e 根治性前列腺切除术后具有切缘阳性、$pT_{3\text{-}4}$、淋巴结转移等病理特征者，术后有较高的生化复发、临床进展风险和肿瘤特异性死亡率，推荐控尿恢复后接受辅助放疗。目前有 4 项随机对照研究（SWOG 8794，RTOG 22911，ARO 9602，FinnProstate Group）提供 10 年以上随访结果，显示辅助放疗可以显著提高无疾病进展生存率[27-29]和总生存率[30]。关于早期 SRT 与辅助放疗的比较，目前有 3 项 RCT 研究（RADICALS-RT 研究、RAVES 研究和 GETUG-AFU-17 研究）报道了中期结果，随访 4.9~6.25 年，早期 ART 与辅助放疗相比无疾病进展生存率差异无统计学意义，但早期 SRT 有利于显著降低 2 级以上的晚期放疗不良反应。到目前为止，没有无转移生存率或总生存率数据。在所有 3 项试验中，SRT 前 PSA 的中位数仅为 0.24ng/ml，因此，RP 后一旦 PSA 水平开始上升，就应密切追踪并考虑早期 SRT。此外，在所有 3 项试验中，RP 术后不良病理（ISUP 4~5 级和 pT_3 伴或不伴切缘阳性）的患者比例较低（10%~20%），对这部分患者辅助放疗仍然值得推荐。在获得长期随访结果数据之前，对有不良病理特征的患者，早期挽救放疗和辅助放疗均为重要治疗手段[31]。

f 不良病理特征包括切缘阳性、精囊腺侵犯或突破前列腺包膜。

g 初始治疗后的前 5 年每 3 个月查一次 PSA，5 年以后每年查一次 PSA。直肠指检每年查一次。

5.7 区域淋巴结转移前列腺癌的治疗

定义：区域淋巴结转移（任何 T，N_1，M_0）。

	Ⅰ级推荐	Ⅱ级推荐	Ⅲ级推荐
初始治疗	前列腺癌根治术 + 盆腔淋巴结清扫 a（2A 类）	EBRT+ADT（2~3 年）（1B 类）	观察（预期寿命 ≤5 年且无症状）（2B 类）
	ADT（2~3 年）+EBRT b（2A 类）	EBRT+ADT+ 阿比特龙 c（1B 类）	
	ADT（2A 类）		
辅助治疗	ADT d（1B 类） ADT+EBRT e（2A 类）		

【注释】

a 尚未明确前列腺癌根治术相比外放射治疗联合 ADT 在局部晚期前列腺癌患者的抗肿瘤等效性，目前一项前瞻性Ⅲ期随机对照研究（RCT 研究）（SPCG-15）对比前列腺癌根治术（± 辅助或挽救性外放疗）与一线外放疗联合 ADT 在 T_3 局部晚期前列腺癌的临床试验正在招募中。如手术中见可疑淋巴结阳性（术前评估 cN_0），则手术应继续进行，以确保生存获益。有限的证据表明，RP+RLND 对于淋巴结阳性患者是有获益的，仅限于预期寿命>10 年和可切除病灶的患者。

b 局部晚期前列腺癌中，RCT 研究证实长期 ADT 联合放疗相比单独放疗可显著延长患者总生存期。但在 cN_+ 患者中，放疗联合 ADT 疗效优于单纯 ADT 的证据主要来源于回顾性临床研究。STAMPEDE 研究的亚组分析显示，放疗显著改善了 cN_+M_0 患者的 2 年无失败生存率（89% vs. 64%）[32]。

c 对于接受前列腺和盆腔淋巴结放疗伴区域淋巴结转移的患者，可考虑使用阿比特龙联合 ADT 治疗 2 年。

d 对于 cN_1 患者 RP 或 RT 后建议给予长期 ADT 辅助治疗。对于初始治疗选择了根治性手术的区域淋巴结转移患者，EORTC 30891 研究回答了延迟使用 ADT 的问题。比较了局部晚期前列腺癌患者单独使用 ADT 的有效性。然而,在无疾病生存期或无症状生存期未观察到差异,提示生存获益存疑。在局部晚期 $T_{3-4}M_0$ 期、不适宜手术或前列腺根治术的患者,立即使用 ADT 在 PSA>50ng/ml,PSA-DT<12 个月或伴临床症状的患者可能获益[33]。

e 一项回顾性多中心队列研究结果显示,对前列腺根治术后 pN_1 的前列腺癌患者采用放疗联合辅助治疗(无论 PSA 水平,手术后 6 个月内)或持续 ADT 进行治疗,似乎对前列腺癌 pN_1 的前列腺癌患者进行最大局部控制是有益的。该获益可能与 pN_1 患者的肿瘤特征高度相关。目前暂缺单独外放射辅助治疗(不联合 ADT)的数据。

6 前列腺癌治愈性治疗后复发的诊疗

6.1 前列腺癌根治术后复发的诊疗

前列腺癌根治术后复发的检查及评估 a

Ⅰ级推荐	Ⅱ级推荐	Ⅲ级推荐
PSADT b(1A 类) 前列腺瘤床穿刺活检(若影像学提示局部复发)(2A 类) 原发灶病理会诊 c(2A 类)	腹部 / 盆腔 CT d 或 MRI e(1B 类) 骨扫描 f(1B 类) 胸部 CT(1B 类) PSMA PET/CT g(1B 类) 胆碱 PET/CT h(1B 类)	

【注释】

a 根治术术后生化复发定义:一般将前列腺癌根治术后,影像学检查阴性的前提下,连续两次或两次以上检测到 PSA≥0.2ng/ml 定义为生化复发的标准。部分学者认为将 PSA 基准值提高到 0.4ng/ml 可以更好地提示远处转移的风险[1-2]。国内一项分析了 890 例行前列腺癌根治术患者生化复发危险因素的回顾性研究显示,1、5、10 年的无生化复发生存率分别为 98.1%,83.1%,68.4%。多因素分析显示,术后是否达到临床治愈(P=0.001)和术后病理分期(P<0.001)是生化复发的独立危险因素[3]。

b PSADT(PSA 倍增时间)是指 PSA 水平倍增所需的时间。PSADT 是发生前列腺癌转移的风险预测因子,更快的 PSADT 与更短的转移时间有关。前列腺癌根治术后生化复发的风险分层:低危 PSADT>1 年,ISUP 分级<4 级;高危 PSADT<1 年,ISUP 分级 4~5 级[4]。MSKCC 的 PSA-DT 计算器是目前应用最广泛的工具之一。

c 确认复发转移后对原发灶的病理情况确诊及必要时进行病理会诊十分重要。特别是既往肿瘤 Gleason 评分,切缘等状态未知,并进一步明确是否有神经内分泌分化等特殊病理类型,并推荐对复发转移患者进行转移灶活检明确病变性质。

d 由于生化复发患者进展至临床转移需 7~8 年,无症状患者的骨扫描和腹部 / 盆腔 CT 阳性率很低[5]。

e 多参数 MRI 是目前定位局部复发的最佳手段,可引导前列腺穿刺活检及后续的局部挽救性治疗[7]。

f 对于生化复发患者,当 PSA<7ng/ml 时,骨扫描阳性率不足 5%。对 PSADT≤8 个月的患者,可增加骨扫描次数。但骨扫描可能存在闪烁现象即假阳性的摄取增高的病灶,应结合患者 PSA、症状等综合考虑[6]。

g 在存在持续性 PSA 可测到的情况下,大多数患者已经有盆腔淋巴结转移或远处转移,这可以支持 PSMA PET/CT 成像在指导(挽救)治疗策略中的作用[8],因此推荐在适合治愈性挽救治疗的患者中进行 PSMA PET/CT。

h 胆碱 PET/CT 检测骨转移的灵敏度优于骨扫描,但依赖于 PSA 水平和动力学。对于淋巴结转移灵敏度不高。仅适用于后续适合局部治疗的患者。如果 PSA 水平>0.2ng/ml,并且结果会影响后续治疗决策,可行 PSMA PET/CT 检查。如果无法使用 PSMA PET/CT,并且 PSA 水平>1ng/ml 会影响后续治疗决策,可行胆碱 PET/CT[9]。当临床上高度怀疑有骨转移时,如条件允许可直接行 ^{18}F- 氟化钠或 ^{11}C- 胆碱 PET/CT 或 PET/MRI 评估,而不必先做骨扫描检查[10]。

前列腺癌根治术后复发的治疗

	分层	Ⅰ级推荐	Ⅱ级推荐	Ⅲ级推荐
适合局部治疗	生化复发 / 局部复发	挽救性放疗[a]（1A 类） 挽救性放射治疗联合内分泌治疗[b]（1A 类）	ADT 治疗[c]（2A 类） ADT+ 恩扎卢胺[d]（2A 类） 观察随访[e]（2A 类）	挽救性淋巴结清扫[f]+ ADT 治疗（3 类）
	远处转移		全身治疗[g]（1B 类）	
			转移灶放疗[h]（2A 类）	
不适合局部治疗	后续治疗	经过挽救治疗的患者出现疾病进展，其后续治疗具体参见“7 转移性激素敏感性前列腺癌的诊疗”；经过治疗后睾酮始终处于去势水平的患者出现疾病进展，后续治疗具体参见“8.2 转移性去势抵抗性前列腺癌的诊疗”		

【注释】

a 前列腺癌根治术后生化复发，早期行放疗可给予患者治愈机会。对 PSA 从检测不到的范围开始连续出现两次 PSA 上升的患者，应尽早提供挽救性放疗（SRT），不以影像学检查发现局部病灶为前提，推迟放疗将损失瘤控[11]。一旦做出 SRT 的决定，请勿等待 PSA 达到阈值或影像学检查发现局部病灶才开始治疗，应尽快给予至少 64Gy 的剂量[12]。推荐影像引导的调强放疗以最大限度降低放疗不良反应。

b 根据 RTOG 9601 临床研究，在 SRT 基础上加用 2 年比卡鲁胺（150mg，每日一次）抗雄治疗可以延长疾病特异生存期和总生存期[13]。根据 GETUG-AFU 16 临床试验结果，在 SRT 基础上加用 6 个月 GnRH 类似物可以显著延长患者改善 10 年生化无进展生存、无转移生存率[14]。根据 McGill 0913 研究，SRT 联合 2 年 LHRH 激动剂可使患者有较好的 5 年 PFS 获益[15]。在 SPPORT 研究中[16]，瘤床 SRT、瘤床 SRT+4~6 个月 ADT、瘤床及盆腔淋巴结区域 SRT+4~6 个月 ADT 三组的 5 年无疾病进展生存率分别为 70.9%、81.3% 和 87.4%。是否需联合内分泌治疗、具体药物及用药时间仍无定论，但总体而言，具有高侵袭性肿瘤的患者获益更多（$pT_{3/4}$ 且 ISUP 分级 >4 级，或 $pT_{3/4}$ 且挽救性放疗时 PSA>0.4ng/ml）。

c 对于存在放疗禁忌，前列腺癌术后尿控无法恢复或不愿意接受放疗患者，也可单独使用 ADT 治疗。早期单用 ADT 治疗用于疾病进展风险较高的人群，对于 PSA-DT>12 个月的生化复发 / 局部复发患者，不推荐 ADT 治疗。

d EMBARK 研究提示[17]：对于前列腺癌根治术后 PSA ≥ 1ng/ml 或根治性放疗后 PSA 最低值 ≥ 2ng/ml，PSA 倍增时间（PSADT）≤ 9 个月且影像学证实无转移的高危生化复发前列腺癌患者。随机分为 ADT+ 恩扎卢胺、ADT 单药、恩扎卢胺单药组。中位随访 5 年，恩扎卢胺联合 ADT 与 ADT 单药治疗相比，MFS 显著改善（*HR*=0.42，95% *CI* 0.31~0.61，*P*<0.000 1），两组均未达到 MFS 中位数。亚组分析表明，无论 PSADT、基线年龄、PSA 水平、既往是否接受过激素治疗或手术治疗，联合治疗均显示出获益。同时联合治疗组也显示出 OS 改善（*HR*=0.59，95% *CI* 0.38~0.90，*P*=0.014 2），但 OS 结果尚不成熟，联合治疗组未观察到新的安全性事件。与 ADT 单药组相比，恩扎卢胺单药组延长 MFS（*HR*=0.63，95% *CI* 0.46~0.87，*P*<0.004 9）。三组在第 36 周时 PSA<0.2ng/ml 患者分别有 91%、86%、68%，ADT+ 恩扎卢胺联合治疗组观察到更显著的睾酮抑制作用。

e 对于低危患者，预期寿命小于 10 年或拒绝接受挽救性治疗的患者，可观察随访。

f 目前对于前列腺癌根治术后局部淋巴结转移，行挽救性淋巴结清扫术的研究主要是回顾性的。据报道，10 年的无临床复发和无生化复发率仅为 31% 和 11%。因此，挽救性淋巴结清扫术仅仅为后续综合治疗的一部分，建议联合 ADT 等系统治疗[18]。

g 具体详见转移性前列腺癌的诊疗章节。

h 对于承重骨或存在症状的骨转移病灶，可行姑息性放疗，单次 8Gy 可有效缓解症状；对于寡转移患者可以临床试验的形式对转移灶行 SBRT 治疗。STOMP 研究提示寡转移灶 SBRT 延缓前列腺癌患者需要 ADT 时间，但不改善总生存率[19]；ORIOLE 研究提示寡转移灶 SBRT 延长前列腺癌患者无疾病进展生存率、无再发转移生存率，但尚缺乏总体生存率的数据[20]。一项来自英国的迄今为止规模最大的针对寡转移灶放疗的研究，在 17 家中心共纳入了 1 422 例有确诊的原发性癌（不包括血液系统恶性肿瘤），合并 1~3 个颅外转移灶，且从原发性肿瘤发展到转移的无病生存时间>6 个月的患者，其中最常见的原发肿瘤为前列腺癌，共 406 例（28.6%）。结果显示：1 年总体生存率为 92.3%，2 年总体生存率为 79.2%，而前列腺癌组的 2 年生存率为 94.6%。最常见的 3 级不良事件是疲劳（2.0%），最常见的严重（4 级）不良事件是肝酶升高（0.6%）。该研究提示，针对颅外寡转移灶的放疗是有效且安全的[21]。

6.2 前列腺癌根治性放疗后复发的诊疗

前列腺癌根治性放疗后复发的检查及评估

分层	Ⅰ级推荐	Ⅱ级推荐	Ⅲ级推荐
适合局部治疗 a	PSADT(1A 类) 前列腺 MRI(1A 类) TRUS 穿刺活检 b(2A 类)	腹部 / 盆腔 CT 或 MRI(1B 类) 骨扫描(1B 类) 胸部 CT(1B 类) PSMA PET/CT(1B 类)	
不适合局部治疗		PSMA PET/CT(1B 类) 骨扫描(1B 类)	

【注释】

a 适合局部治疗的定义:初始临床分期 T_{1-2},穿刺活检 ISUP 分级 ≤ 3 级,N_0;预期寿命>10 年(预期寿命的评估,参见"5.1 预期寿命和健康状况评估");PSA<10ng/ml。根治性放疗后生化复发定义:根治性放疗后无论是否接受内分泌治疗,PSA 较最低值升高 2ng/ml。

b 穿刺活检是否阳性是根治性放疗术后生化复发的患者主要的预后因素,由于局部挽救性治疗的并发症发生率较高,在治疗前获得病理证据很有必要。

前列腺癌根治性放疗后复发的治疗

	分层	Ⅰ级推荐	Ⅱ级推荐	Ⅲ级推荐
适合局部治疗	TRUS 穿刺活检阳性,无远处转移证据	观察随访 a(1A 类)	挽救性前列腺切除 ± 盆腔淋巴结清扫术 b(2A 类) 近距离放疗 c(2B 类)	冷冻治疗 d(3 类) 高能聚焦超声 e(3 类)
	TRUS 穿刺活检阴性,无远处转移证据	观察随访(1A 类)		
	有远处转移证据	全身治疗 f(1A 类)		
不适合局部治疗			ADT 治疗 g(1B 类) 观察随访(1B 类) ADT+ 恩扎卢胺 h(2A 类)	

【注释】

a 对于低危患者,在出现明显的转移性疾病之前,都可以进行观察。而预期寿命不足 10 年或不愿接受挽救治疗的患者也可以进行观察。

b 相比其他治疗手段,挽救性前列腺切除是其中历史最悠久、最有可能达到局部控制的手段。然而,施行挽救性前列腺切除时必须要考虑到其并发症发生率较高,如尿失禁发生率为 21%~90%,几乎所有患者都出现了勃起功能障碍[22],因此对患者的选择应慎重。该治疗适用于合并症少、预期寿命>10 年、复发后 PSA<10ng/ml、活检病理 ISUP 分级 ≤ 2/3 级、无淋巴结或远处转移、最初临床分期 T_1 或 T_2 期的患者,并且应在有经验的中心开展。

c 在一项系统回顾分析中,共有 16 项研究(4 项前瞻性研究)和 32 项研究(2 项前瞻性研究)分别评估了挽救性 HDR 和 LDR 的疗效。挽救性 HDR 和 LDR 治疗的 5 年无 BCR 生存率分别为 60% 和 56%。与 RP 或 HIFU 相比,近距离放疗技术发生严重泌尿生殖系统毒性率较低,约为 8%;而严重的胃肠道毒性的发生率非常低,HDR 和 LDR 分别为 0% 和 1.8%。高剂量率或 LDR 近距离放疗是一种安全有效的治疗选择。但已发表的系列报道规模较小,这种治疗应该在经验丰富的中心进行[23]。

d 前列腺冷冻治疗适用于合并症少、预期寿命>10 年、复发后 PSA<10ng/ml、活检病理 ISUP 分级 ≤ 2/3 级、无淋巴结或远处转移、最初临床分期 T_1 或 T_2 期、PSA-DT>16 个月的患者。国内研究表明,根治性放疗后复发的患者采取冷冻治疗,第 1、3、5 年的无生化复发生存率分别为 95.3%、72.4% 和 46.5%,直肠尿道瘘、尿潴留和尿失禁的发生率分别为 3.3%、6.6% 和 5.5%[24]。

e 目前高能聚焦超声治疗的大部分研究数据都来自单中心，且随访时间中位数尚短，结局评价也不够标准化。重要并发症的发生率与其他挽救性治疗大致相同[25]。

f 详见转移性前列腺癌的诊疗章节。

g 对于 PSA-DT>12 个月的生化复发 / 局部复发患者，不推荐 ADT 治疗。

h EMBARK 研究提示[17]：对于前列腺癌根治术后 PSA≥1ng/ml 或根治性放疗后 PSA 最低值≥2ng/ml，PSA 倍增时间（PSADT）≤9 个月且影像学证实无转移的高危生化复发前列腺癌患者。随机分为 ADT+ 恩扎卢胺、ADT 单药、恩扎卢胺单药组。随访时间中位数为 5 年，恩扎卢胺联合 ADT 与 ADT 单药治疗相比，MFS 显著改善（*HR*=0.42，95% *CI* 0.31~0.61，*P*<0.000 1），两组均未达到 MFS 中位数。亚组分析表明，无论 PSADT、基线年龄、PSA 水平、既往是否接受过激素治疗或手术治疗，联合治疗均显示出获益。同时联合治疗组也显示出 OS 改善（*HR*=0.59，95% *CI* 0.38~0.90，*P*=0.014 2），但 OS 结果尚不成熟，联合治疗组未观察到新的安全性事件。与 ADT 单药组相比，恩扎卢胺单药组延长 MFS（*HR*=0.63，95% *CI* 0.46~0.87，*P*<0.004 9）。三组在第 36 周时 PSA<0.2ng/ml 患者分别有 91%、86%、68%，ADT+ 恩扎卢胺联合治疗组观察到更显著的睾酮抑制作用。

7 转移性激素敏感性前列腺癌的诊疗

7.1 转移性激素敏感性前列腺癌的检查及评估

	基本原则
一般状况评估	既往史 家族史 a PSA 检查 b 血液学评估 评估主要脏器功能（脑、肺、肝、肾、心脏）c 直肠指检
确诊检查	前列腺穿刺病理活检 转移灶病理活检 d
其他辅助检查	骨扫描 e MRI、CT f 腹部超声 PET/CT g

【注释】

a 有明确肿瘤家族史或存在已知的家族遗传性 DNA 修复基因异常，特别是存在 *BRCA2* 突变或林奇综合征（家族史是指在同系家属中具有多名包括胆管癌、乳腺癌、胰腺癌、前列腺癌、卵巢癌、结直肠癌、子宫内膜癌、胃癌、肾癌、黑色素瘤、小肠癌以及尿路上皮癌患者，特别是确诊年龄≤50 岁的患者）。

b PSA 每 3 个月复查一次以及时确认疾病状态，调整治疗方案。根据 SWOG9346 研究，内分泌治疗 7 个月后的 PSA 水平可以将患者区分为 3 个不同预后组：① PSA<0.2ng/ml，生存时间中位数为 75 个月；② PSA>0.2ng/ml 且<4ng/ml，生存时间中位数为 44 个月；③ PSA>4ng/ml，生存时间中位数为 13 个月[1]。

c 预期进行化疗或者醋酸阿比特龙治疗、高龄或既往有高血压、冠心病等心脑血管疾病史的患者，均应在接受全身治疗前进行脑功能、心功能、肺功能、肝肾功能等重要脏器的功能评估。

d 前列腺癌的病理诊断以前列腺腺泡腺癌最常见，其他类型的前列腺肿瘤还包括导管内癌、导管腺癌、肉瘤、鳞癌、小细胞癌、尿路上皮癌、基底细胞癌等。研究表明，前列腺导管内癌与患者不良预后相关[2]。在发生去势抵抗前列腺癌（CRPC）后，若怀疑患者存在神经内分泌分化，还可对复发转移灶或者原发灶进行二次活检以帮助确诊。

e 骨扫描有利于评估骨转移程度和全身治疗的疗效。注意：若患者在全身治疗后的骨扫描中发现新发病灶，但 PSA 下降或者软组织病灶缓解，建议在 8~12 周后复查骨扫描，以排除"闪烁"现象或者成骨愈合反应。骨扫描的"闪烁"

现象比较常见，特别是初次使用 LHRH 激动剂或者更换新型内分泌药物（例如恩扎卢胺或者醋酸阿比特龙）。

f CT/MRI 可提供解剖学的高分辨率影像结果，对于评估内脏转移、软组织转移、转移灶生物学活性有一定优势。

g 相较于胆碱 PET/CT，^{18}F- 氟化钠 PET/CT 对于淋巴结及内脏转移的诊断能力不足[3]。当 PSA 处于低值时，PSMA PET/CT 对于前列腺癌复发的辨识度高，可用于疗效评估[4]。

7.2 转移性激素敏感性前列腺癌的治疗选择

定义：发现转移时尚未行内分泌治疗的晚期前列腺癌。

转移性激素敏感性前列腺癌的分层 a
高瘤负荷转移性激素敏感性前列腺癌
低瘤负荷转移性激素敏感性前列腺癌

【注释】

a 根据 CHAARTED 研究将转移性激素敏感性前列腺癌分为高瘤负荷和低瘤负荷。高瘤负荷的定义：出现 ≥4 个骨转移灶（其中 ≥1 个骨转移位于盆腔或脊柱以外）或出现内脏转移；不含以上因素则定义为低瘤负荷。病灶的数目和位置由常规影像学来确定；目前，仅由 PET 成像定义的转移不应被用来排除患者接受原发肿瘤的治疗[5]。

低瘤负荷转移性激素敏感性前列腺癌的治疗选择

Ⅰ级推荐	Ⅱ级推荐	Ⅲ级推荐
ADT 为基础的联合治疗 a（1A 类）	ADT+ 原发灶手术切除或者近距离放疗 h（2B 类）	间歇性 ADT（2B 类）
ADT+ 阿比特龙 + 泼尼松 b（1A 类）		ADT+ 冷冻治疗 i（3 类）
ADT+ 恩扎卢胺 c（1A 类）		ADT+ 氟他胺（2B 类）
ADT+ 阿帕他胺 d（1A 类）		
ADT+ 达罗他胺 + 多西他赛 e（1A 类）		
ADT+EBRT f（1A 类）		
ADT+ 比卡鲁胺 g（2A 类）		

高瘤负荷转移性激素敏感性前列腺癌的治疗选择

Ⅰ级推荐	Ⅱ级推荐	Ⅲ级推荐
ADT 为基础的联合治疗（1A 类）	ADT+ 阿比特龙 + 多西他赛 l（1A 类）	ADT+ 氟他胺（2B 类）
ADT+ 阿比特龙 + 泼尼松（1A 类）	ADT+ 比卡鲁胺（2B 类）	ADT+ 原发灶手术切除或者近距离放疗（2B 类）
ADT+ 恩扎卢胺（1A 类）		
ADT+ 阿帕他胺（1A 类）		
ADT+ 瑞维鲁胺（1A 类）j		
ADT+ 达罗他胺 + 多西他赛 e（1A 类）		
ADT+ 多西他赛 ± 泼尼松 k（1A 类）		

【注释】

a 无联合治疗的禁忌证、有足够的预期寿命从联合治疗中获益，且愿意接受不良反应增加的风险，请勿为其进行单独的 ADT 治疗，应在 ADT 的基础上联合其他治疗。ADT 治疗包括药物去势和手术去势，药物去势包括 LHRH 激动剂和拮抗剂。LHRH 激动剂包含 1、3、6 个月等多种剂型，长效剂型使用更为便捷经济，可作为药物去势的优先选择。如果患者存在承重骨转移,应在第一次应用LHRH激动剂前使用一代抗雄激素药物≥7d,或与LHRH激动剂同时使用,以避免或者降低睾酮"闪烁"效应[6]。LHRH拮抗剂能快速降低睾酮,在骨转移患者中可显著降低肌肉骨骼事件发生。目前临床常用LHRH激动剂包括戈舍瑞林[7-8]、亮丙瑞林、曲普瑞林等,LHRH拮抗剂包括地加瑞克。

b LATITUDE和STAMPEDE研究提示:ADT+阿比特龙联合泼尼松治疗可有效延长mHSPC的总生存时间。LATITUDE研究中采用的是"高/低危因素"的分层方法,高危患者指的是包含至少2项以下高危因素:≥3个骨转移灶;存在内脏转移或ISUP≥4级。在LATITUDE研究中,与对照组相比,阿比特龙组3年总生存率提高38%,死亡风险降低34%,总生存时间中位数延长16.8个月(53.3个月 vs. 36.5个月)[9]。在STAMPEDE研究中,与对照组相比,阿比特龙组3年总生存率提高37%。进一步对M_1期和M_0期患者进行了亚组分析,发现M_1期患者有生存获益,而M_0期患者生存获益不显著[10]。STAMPEDE研究(arm G)随访6.1年的结果显示,相较于单纯ADT组,ADT+阿比特龙组患者的5年总生存率由41%提高至60%,且在低危和高危M_1期患者中均可取得生存获益,且ADT联合阿比特龙可显著改善mHSPC患者的无转移生存时间中位数(6.2年 vs. 3.6年)以及总生存时间中位数(6.6年 vs. 3.8年)[11]。

c ARCHES和ENZAMET研究提示:新型抗雄激素药物恩扎卢胺联合ADT治疗mHSPC可有效延长总生存时间。在ARCHES研究中,与对照组相比,恩扎卢胺联合ADT治疗可明显改善mHSPC患者的rPFS(未达到 vs. 19.0个月,*HR*=0.39,*P*<0.001)[12]。随访时间中位数为44.6个月,最终生存分析结果显示[13],相比安慰剂联合ADT,恩扎卢胺联合ADT可显著延长mHSPC患者总生存时间(未达到 vs. 未达到,*HR*=0.66,*P*<0.001),两组4年生存率分别为71%和57%。在ENZAMET研究中[14],恩扎卢胺组相较于对照组的3年总生存率分别是80%和72%(*HR*=0.67,*P*=0.002),恩扎卢胺显著提高了mHSPC患者的总生存时间(NR vs. 73.2个月,*HR*=0.70,*P*<0.000 1)[15]。

d TITAN研究提示:阿帕他胺联合ADT可显著延长mHSPC患者的rPFS(NR vs. 22.1个月,*HR*=0.48,*P*<0.001)及OS(NR vs. 52.2个月,*HR*=0.65,*P*<0.000 1)。阿帕他胺组4年总生存率为65.2%,对照组为37.9%[16-18]。亚洲人群分析显示,阿帕他胺在亚洲人群中的疗效与安全性与总体人群获益一致[18]。

e ARASENS研究提示:ADT联合达罗他胺(600mg,每天2次)及多西他赛(75mg/m^2,每3周一次,6个周期)对比ADT联合安慰剂及多西他赛可显著延长mHSPC患者总生存(NE vs. 48.9个月,*HR*=0.68,*P*<0.001),显著延长患者进展至mCRPC时间(NE vs. 19.1个月,*HR*=0.36,*P*<0.001)和疼痛进展时间(NE vs. 27.5个月,*HR*=0.79,*P*=0.01),两组治疗相关的不良反应发生率相当,达罗他胺联合治疗组3~4级不良反应的发生率为66.1%,安慰剂联合治疗组为63.5%[19]。经评估患者的身体状况无化疗禁忌证时可考虑此方案。

f 原发肿瘤的EBRT与低瘤负荷患者的总生存获益相关[20],因此推荐低瘤负荷的转移性前列腺癌,在ADT治疗基础上,新增局部放疗[20]。对于高瘤负荷的患者不推荐此方案。

g 一代抗雄激素药物包括比卡鲁胺和氟他胺。纳入1 286例患者的大型随机对照临床研究发现:接受单纯手术去势的患者与接受手术去势联合氟他胺治疗的患者相比无明显生存差异。然而,后续的一些回顾性分析及小型随机对照临床研究提示:在手术去势基础上联合一代抗雄激素药物仍可带来较小的生存获益(获益率<5%)[21]。在一项针对进展期前列腺癌的随机、对照、双盲临床试验中,与氟他胺相比,比卡鲁胺有更长的开始治疗至治疗失败时间,因此有更高推荐级别[22]。SWOG 1216研究的对照组患者接受ADT联合比卡鲁胺治疗,其PSA中位数为31.8ng/ml,51%的患者仅为少量转移,77.4%的患者在一线治疗进展后,接受了有效的后线治疗,最终获得了70.2个月的总生存时间中位数。该研究也证实了在低瘤负荷的mHSPC患者中,在有效后续治疗的保证下,ADT联合比卡鲁胺能够有效改善患者的生存结局[23]。注意事项:不推荐M_1期患者行单独抗雄激素治疗。

h 部分队列研究及回顾性研究提示初诊转移性前列腺癌患者可能从原发灶手术或者近距离放疗中获益。国内一项Ⅱ期随机对照临床研究显示[24],对于寡转移前列腺癌患者,接受ADT联合根治性局部治疗(手术切除或放疗)对比单纯ADT,可以改善rPFS(未达到 vs. 40个月,*HR*=0.43,*P*=0.001)和3年OS率(88% vs. 70%,*HR*=0.44,*P*=0.008)。同时国内研究也证实寡转移前列腺癌根治性手术的有效性与安全性[25-26],但是目前对目标患者尚缺乏很好的分层。因此仍建议以临床试验的形式开展此类治疗。

i 来自国内的一项研究表明,对于新诊断的转移性前列腺癌患者,采用冷冻治疗联合ADT治疗相较于单独ADT治疗,PSA最低值可达到0.025ng/ml,单独ADT治疗组则为0.230ng/ml(*P*=0.001),联合组的无失败生存期(FFS)中位数更长(39个月 vs. 21个月,*P*=0.005)和至去势抵抗生存期中位数更长(39个月 vs. 21个月,*P*=0.007)。两组患者的肿瘤特异性生存率和总生存率无差异。冷冻治疗联合ADT组的耐受性良好[27]。

j CHART研究是一项国际多中心、随机、对照、开放的Ⅲ期临床试验,共入组654例高瘤负荷mHSPC患者。结果显示:

瑞维鲁胺(240mg,1 次 /d)联合 ADT 对比比卡鲁胺(50mg,1 次 /d)联合 ADT 可显著延长高瘤负荷 mHSPC 患者 OS 中位数(NR vs. NR,*HR*=0.58,95% *CI* 0.44~0.77,*P*=0.000 1)及 IRC 评估的中位 rPFS(NR vs. 23.5 个月,*HR*=0.46,95% *CI* 0.36~0.60,*P*<0.000 1)。两组治疗相关的不良反应发生率相当,瑞维鲁胺联合治疗组≥3 级不良反应的发生率为 20.7%,比卡鲁胺联合治疗组为 14.5%[28]。

k CHAARTED 和 STAMPEDE 研究均提示多西他赛联合 ADT 可有效延长 mHSPC 的总生存时间。在 CHAARTED 研究中,多西他赛联合 ADT 组(未联用泼尼松)和单用 ADT 组的总生存时间分别是 57.6 个月和 47.2 个月(*HR*=0.72,*P*=0.001 8)。其中,在高瘤负荷亚组中多西他赛联合 ADT 组和单用 ADT 组的总生存时间分别是 51.2 个月和 34.4 个月(*HR*=0.63,*P*<0.001),在低瘤负荷亚组中多西他赛联合 ADT 组的总生存时间是 63.5 个月,而单用 ADT 组未达到[29]。在 STAMPEDE 研究中,M_1 期患者联用多西他赛(联用泼尼松)有 15 个月的总生存获益,而 M_0 期患者联用多西他赛化疗无总生存获益[30]。推荐高瘤负荷的 mHSPC 患者,身体状况经评估允许时可考虑此方案。

l PEACE-1 研究是一项在 mHSPC 患者中,在标准治疗的基础上联合阿比特龙 / 泼尼松和 / 或局部放疗的研究。结果显示:ADT 联合阿比特龙(1 000mg,1 次 /d)及多西他赛(75mg/m^2,每 3 周一次)可以显著改善患者的总生存时间(5.7 年 vs. 4.7 年,*P*=0.03)及影像学无进展生存时间(4.5 年 vs. 2.2 年,*HR*=0.54,*P*<0.000 1)。但亚组分析显示,ADT 联合阿比特龙及多西他赛在改善总生存方面对于高瘤负荷患者更加显著(5.1 年 vs. 3.5 年,*HR*=0.72,*P*=0.019),低瘤负荷患者无显著获益(NR vs. NR,*HR*=0.83,*P*=0.66)。因此,经评估高瘤负荷的 mHSPC 患者,无化疗禁忌证时可考虑此联合方案[31]。

8 去势抵抗性前列腺癌的诊疗

8.1 非转移性去势抵抗性前列腺癌的诊疗

非转移性去势抵抗性前列腺癌的诊断 a,b
睾酮去势水平：血清睾酮水平<50ng/dl 或 1.7nmol/L
PSA 进展：PSA>1ng/ml，间隔 1 周，连续 2 次，较基础值升高>50%
传统影像学检查：骨扫描（-）；CT 或 MRI 扫描（-）

【注释】

a 满足以下条件即可被诊断为非转移性去势抵抗性前列腺癌(nmCRPC)。①血清睾酮维持在去势水平以下:血清睾酮水平<50ng/dl 或 1.7nmol/L;② PSA 进展:当 PSA 上升是疾病进展的唯一指征时,PSA 最小起始值为 1ng/ml(单纯小细胞癌除外);以 PSA>1ng/ml 为起始值,间隔 1 周,连续 2 次较基础值升高>50%[1];③传统影像学检查包括 CT、MRI 及骨扫描未发现远处转移。

b 运用新型影像学检查包括 ^{18}F-PSMA、^{68}Ga-PSMA 和 ^{18}F-FDG PET/CT,有助于在出现早期 PSA 进展的 nmCRPC 患者中更早地发现淋巴结转移或远处转移病灶[2]。

非转移性去势抵抗性前列腺癌的治疗 a

分层	Ⅰ级推荐	Ⅱ级推荐	Ⅲ级推荐
PSADT≤10 个月 b	阿帕他胺 c（1A 类）	阿比特龙（2B 类）	PET/CT 引导下转移灶放疗 g（2B 类）
	达罗他胺 d（1A 类） 恩扎卢胺 e（1A 类）	其他二线内分泌治疗（2B 类）f	观察随访（2B 类）
PSADT>10 个月	观察（1B 类）	其他二线内分泌治疗（2B 类）	

【注释】

a 去势抵抗性前列腺癌的治疗应在维持去势治疗的基础上进行。

b PSADT(PSA 倍增时间)是指 PSA 水平倍增所需的时间。已经证实 PSADT 是 nmCRPC 预后独立预测因子,权威指南将“PSADT ≤ 10 个月”定义为高危转移风险。高危转移风险 nmCRPC 患者较其他 nmCRPC 患者,转移发生更快,死亡风险更高[3]。

c SPARTAN 研究显示,对于具有高危转移风险的 nmCRPC 患者,接受 ADT+ 阿帕他胺治疗较安慰剂组可显著延长无转移生存时间(40.5 个月 vs. 16.2 个月,HR=0.28,P<0.001)及总生存时间(73.9 个月 vs. 59.9 个月,HR=0.78,P=0.016),并显著延长患者无 PSA 进展生存时间(40.5 个月 vs. 3.7 个月,HR=0.07,P<0.000 1)和无第二次进展生存期(55.6 个月 vs. 41.2 个月,HR=0.55,P<0.000 1)。IPCW 排除交叉入组影响,阿帕他胺联合 ADT 降低全因死亡风险达 31%(HR=0.69,P=0.000 3),阿帕他胺组 6 年总生存率为 50%,对照组为 40%[4-5]。

d ARAMIS 研究显示,达罗他胺 +ADT 治疗显著延长 nmCRPC 患者的无转移生存时间(40.4 个月 vs. 18.4 个月)。达罗他胺组总生存时间显著优于安慰剂组(3 年 OS 率,83% vs. 77%),降低患者死亡风险 31%(HR=0.69)[6]。达罗他胺组总生存时间显著优于安慰剂组,降低患者死亡风险 31%(总生存时间中位数尚未达到,HR=0.69)。此外,达罗他胺也可显著改善 nmCRPC 患者的 PFS(36.8 个月 vs. 14.8 个月)和 PSA 进展时间(33.2 个月 vs. 7.3 个月)[7]。

e PROSPER 研究显示,恩扎卢胺 +ADT 治疗较安慰剂组显著延长了无转移生存期(36.6 个月 vs. 14.7 个月),以及总生存时间(67.0 个月 vs. 56.3 个月)。恩扎卢胺 +ADT 将转移或死亡风险显著降低了 71%。此外,包括疼痛进展时间、首次抗肿瘤治疗时间、PSA 发展时间以及生活质量评估等都显示恩扎卢胺对 nmCRPC 患者的治疗优势[8]。

f 其他二线内分泌治疗是指一代抗雄激素药物(比卡鲁胺、氟他胺)、糖皮质激素等。

g 一项研究表明:应用 ^{68}Ga-PSMA PET/CT 和 ^{18}F-FDG PET/CT 成像系统,有助于在 nmCRPC 患者中更早地发现淋巴结及远处转移病灶。根据 PET/CT 影像检出病灶,约 51% 患者可入组转移灶放疗临床研究并有望获益[2]。

8.2 转移性去势抵抗性前列腺癌的诊疗

8.2.1 转移性去势抵抗性前列腺癌的诊断

诊断	
睾酮去势水平:血清睾酮水平<50ng/dl 或 1.7nmol/L	满足其中之一
血清 PSA 进展 a	
影像学进展 b	

【注释】

a PSA>1ng/ml 且 PSA 间隔 1 周,连续 2 次较基础值升高>50%。

b 出现明确的新发病灶;骨扫描提示 ≥ 2 处新发骨病灶;CT 或 MR 提示软组织病灶进展(RECIST 1.1)。

8.2.2 转移性去势抵抗性前列腺癌的治疗

治疗原则
多学科团队共同诊治转移性去势抵抗性前列腺癌 a
需要根据患者体力状态、症状、疾病严重程度、病理特征和患者意愿选择药物治疗方案,同时要考虑既往药物对激素敏感性转移性前列腺癌的治疗效果 b
持续维持去势治疗 c
在系统性治疗的基础上支持治疗 d
定期进行疾病监测及疗效评估 e
基因检测 f

【注释】

a 多学科团队成员需要包括泌尿外科、肿瘤内科、放射治疗科、影像诊断科、核医学科、病理科医师。

b 研究表明,前列腺导管内癌是 mCRPC 患者不良预后的预测因素[9]。通过对 131 例中国 mCRPC 患者回顾性研究发现,47.3% 的 mCRPC 患者存在前列腺导管内癌(IDC-P),IDC-P 患者一线选择使用阿比特龙优于多西他赛[10-11]。

c 诊断为去势抵抗前列腺癌（mCRPC）后，仍需要监测睾酮水平，病情平稳时每 3~6 个月监测 1 次或与 PSA 检测同步进行[12]。

d 转移性去势抵抗前列腺癌常发生于高龄男性且患者身体虚弱，支持治疗包括疼痛管理、营养支持、心理安慰以及预防骨相关事件。

e 基线检查应包括病史、体格检查和辅助检查（血液检查：PSA、睾酮、血常规、肝肾功能、碱性磷酸酶；影像学检查：骨扫描、胸部与腹部及盆腔 CT 等）。即使患者没有临床症状，也需要每 2~3 个月行血液检查，至少每 6 个月行骨扫描和 CT 检查。疗效评估需要结合 PSA、影像学检查结果和临床症状，其中出现 2 项进展才考虑停止当前治疗。

f 基因检测必须包含肿瘤细胞 dMMR MSI-H，胚系或者体系同源重组基因（*BRCA1*、*BRCA2*、*ATM*、*PALB2*、*FANCA* 等）突变的检测。

分级治疗阶段	Ⅰ级推荐	Ⅱ级推荐	Ⅲ级推荐
既往未经新型内分泌治疗和化疗	阿比特龙 / 泼尼松 [a]（1A 类） 恩扎卢胺 [b]（1A 类） 多西他赛 [c]（1A 类） 镭 223[d]（骨转移患者）	奥拉帕利 + 阿比特龙 [e]（1B 类） 他拉唑帕利 + 恩扎卢胺 [f]（1B 类） 尼拉帕利 + 阿比特龙 [g]（*BRCA* 突变）（1B 类） 瑞维鲁胺 [h]（2B 类） Sipuleucel-T [i]（1B 类）	阿帕他胺 [j]（3 类） 达罗他胺 [k]（3 类）
既往新型内分泌治疗失败且未经化疗	多西他赛（1A 类） 奥拉帕利 [l]（*HRR* 突变）（1A 类） 镭 223（骨转移患者）（1A 类）	恩扎卢胺 / 阿比特龙 / 泼尼松（2A 类） 卡巴他赛 [m]（1B 类） Sipuleucel-T（1B 类） 恩扎卢胺 + 多西他赛 [n]（2B 类）	阿比特龙 / 地塞米松 [o]（3 类）
既往多西他赛化疗失败且未经新型内分泌治疗	阿比特龙 / 泼尼松（1A 类） 恩扎卢胺（1A 类） 奥拉帕利（*HRR* 突变）（1B 类） 镭 223（骨转移患者）（1A 类）	奥拉帕利 + 阿比特龙 [p]（2B 类） 卡巴他赛（1B 类） 瑞维鲁胺（2B 类）	
既往新型内分泌治疗和多西他赛化疗失败	奥拉帕利（*HRR* 突变）（1B 类）	^{177}Lu-PSMA-617+SOC[q]（1A 类） 镭 -223（骨转移患者）（1B 类） 多西他赛再尝试 [r]（2A 类）	临床研究 [s] 帕博利珠单抗 [t]（3 类） 镭 -223+ 恩扎卢胺 [u]（3 类） 米托蒽醌 [v] 含铂类化疗药物 [w] 依托泊苷 [x]

【注释】

a 阿比特龙：COU-AA-302 Ⅲ期临床试验结果一线使用阿比特龙对比安慰剂。总生存时间（34.7 个月 vs. 30.3 个月，*HR*=0.81，*P*=0.003 3，随访时间中位数为 49.2 个月）和影像学无进展生存时间（16.5 个月 vs. 8.2 个月，*HR*=0.52，*P*<0.000 1，随访时间中位数为 27.1 个月）均显著延长[13-14]。3002 研究证实既往未接受过化疗的亚洲 mCRPC 患者使用阿比特龙治疗，相比安慰剂组，虽然中位随访时间仅 3.9 个月，阿比特龙组降低 PSA 进展风险 58%、PSA 应答率更高（50% vs. 21%）。3002 研究结果与 302 研究一致，支持在该患者人群中使用阿比特龙方案[15]。

b 恩扎卢胺的Ⅲ期临床试验（PREVAIL）延长分析结果提示，相比安慰剂组，恩扎卢胺显著改善患者的总生存时间（35.3 个月 vs. 31.3 个月，*HR*=0.77，*P*=0.000 2），显著延长患者影像学无进展生存时间（20.0 个月 vs. 5.4 个月，*HR*=0.32，*P*<0.000 1）。Asian PREVAIL 研究（亚洲国家的未经化疗 mCRPC 患者，包含中国亚组人群，中国患者占 74%）证实，相比安慰剂组，恩扎卢胺治疗使 PSA 进展的风险降低 62%（*HR*=0.38，*P*<0.000 1），在所有方案规定的亚组中，均观察到恩扎卢胺治疗获益；Asian PREVAIL 研究 5 年总生存分析显示，相比安慰剂组，恩扎卢胺显著降延长患者总生存时间中位数 12 个月（39.06 个月 vs. 27.10 个月，*HR*=0.70，*P*=0.020 8）[16-17]。

c TAX327 研究证实了多西他赛联合泼尼松对比米托蒽醌联合泼尼松治疗能够显著提高生存时间中位数 2~2.9 个月。与米托蒽醌 + 泼尼松治疗相比，多西他赛 + 泼尼松显著改善了总生存时间中位数（17.5 个月 vs. 15.6 个月）、无疾病进展时间中位数（6.3 个月 vs. 3.2 个月）和 PSA 缓解率（45% vs. 32%，*P*=0.01）。在中国进行的一项多中心、单臂、前瞻性、观察性研究纳入了 403 例 mCRPC 患者接受多西他赛 + 泼尼松治疗。在总患者人群中，接受多西他赛治疗总生存时间中位数为 22.4 个月（95% *CI* 20.4~25.8 个月），PSA 反应率为 70.9%[18-20]。

d 镭 -223 是目前唯一可改善伴多发骨转移的 mCRPC 患者生存获益的核素治疗方案。ALSYMPCA 临床研究结果提示：治疗组相较于安慰剂组可显著改善 mCRPC 骨转移患者的总生存时间（14.9 个月 vs. 11.3 个月），并能显著推迟症状性骨骼事件的发生时间（15.6 个月 vs. 9.8 个月）[21-23]。根据镭 -223 在无症状 mCRPC 骨转移的单臂Ⅲb 期研究结果显示，无症状患者也能在使用镭 -223 后获益；与有症状患者相比，无症状患者 OS 更长（20.5 个月 vs. 13.5 个月，*HR*=0.486，95% *CI* 0.325~0.728）、出现首次症状性骨不良事件的发生时间更晚（*HR*=0.328，95% *CI* 0.185~0.580）、PSA 应答率更高（21% vs. 13%），3~4 级不良反应发生率更低（29% vs. 40%）[24]。镭 -223 的耐受性良好，不会增加后续化疗的血液学毒性。国内一项纳入了既往接受过一线或二线的 48 例 mCRPC 患者的研究表明，采用镭 -223 治疗的患者，10 例（20.8%）在治疗期间 PSA 下降＞30%，25 例（52.1%）ALP 下降＞30%。23 例（47.9%）骨痛症状减轻。最常见的血液学不良反应为血小板下降（15 例，31.2%），其次为白细胞计数下降（11 例，22.9%）和贫血（8 例，16.7%）。研究提示镭 -223 在症状控制方面表现良好。因血液学不良反应发生率较高，治疗过程中应密切关注血常规变化，及时对症处理[25]。

e PROpel 研究证实，在去势治疗基础上，奥拉帕利（300mg，2 次 /d）联合阿比特龙（1 000mg，1 次 /d）对比阿比特龙单药可显著延长 mCRPC 一线治疗患者的影像学无进展生存时间 rPFS（24.8 个月 vs. 16.6 个月，*HR*=0.66，*P*＜0.000 1），且无须考虑 *HRR* 突变状态；亚组分析显示 *HRR* 突变患者和非 *HRR* 突变患者均能够从联合治疗中获益（*HRR* 突变：*HR*=0.50，95% *CI* 0.34~0.73；非 HRR 突变：*HR*=0.76，95% *CI* 0.60~0.97）。同时联合治疗可以改善包括至首次后续治疗时间（*HR*=0.74，*P*=0.004）、至二次进展时间（*HR*=0.69，*P*=0.018 4）和 ORR（*OR*=1.60，*P*=0.040 9）等多项研究指标。当前 OS 尚不成熟，但联合治疗已显示出获益趋势（成熟度 28.6%，*HR*=0.86，95% *CI* 0.66~1.12，*P*=0.29）。PROpel 研究的最终 OS 数据分析显示，奥拉帕利联合阿比特龙对比安慰剂联合阿比特龙的 OS 分别为 42.1 个月 vs. 34.7 个月［成熟度 47.9%，*HR*=0.81（0.67~1.00），*P*=0.054 4］。奥拉帕利联合阿比特龙在至首次后续治疗或死亡时间（TFST，*HR*=0.76，95% *CI* 0.64~0.90）及至二次治疗进展或死亡时间（PFS_2，*HR*=0.76，95% *CI* 0.59~0.99）中均显示出获益[26]。奥拉帕利联合阿比特龙和阿比特龙单药治疗的总体不良事件发生率分别为 97.7% 和 96.0%，3 级及以上不良事件发生率分别为 55.8% 和 43.2%。常见的不良事件（＞20%）包括贫血（49.7%）、疲劳乏力（38.7%）和恶心（30.7%）[27]。

f TALAPRO-2 研究证实，他拉唑帕利（0.5mg，1 次 /d）联合恩扎卢胺（160mg，1 次 /d）较恩扎卢胺单药可显著延长一线 mCRPC 患者的影像学无进展生存期（NR vs. 21.9 个月，*HR*=0.63，95% *CI* 0.51~0.78，*P*＜0.001）。研究入组了既往经阿比特龙 / 多西他赛治疗的患者，既往阿比特龙经治的患者占比为 5.7%。且在随机化分组考虑了既往是否使用过阿比特龙 / 多西他赛和 *HRR* 突变状态的分层因素。99.9% 患者的生物标志物由前瞻性的检测肿瘤组织得到。无论既往是否使用过阿比特龙 / 多西他赛（使用过：*HR*=0.56，95% *CI* 0.38~0.83，*P*=0.004；未使用：*HR*=0.68，95% *CI* 0.53~0.88，*P*=0.003），无论 *HRR* 状态（*HRR* 缺陷：*HR*=0.48，95% *CI* 0.31~0.74，*P*＜0.001；*HRR* 非缺陷 / 未知：*HR*=0.69，95% *CI* 0.54~0.89，*P*=0.004）均倾向于他拉唑帕利联合治疗组。两组客观缓解率是 61.7% vs. 43.9%（*P*=0.005），他拉唑帕利联合恩扎卢胺组的 CR 为 37.5%。OS 有改善趋势（成熟度 31%，*HR*=0.89，95% *CI* 0.69~1.14，*P*=0.35），目前数据暂不成熟。他拉唑帕利联合恩扎卢胺和恩扎卢胺的总体不良事件发生率分别是 98.5% 和 94.5%，没有观察到新的安全性事件[28]。

g MAGNITUDE 研究证实[29-31]，在去势治疗的基础上，尼拉帕利（200mg，1 次 /d）联合阿比特龙（1 000mg，1 次 /d）对比阿比特龙单药可显著延长携带胚系和 / 或体系 *BRCA* 基因突变的 mCRPC 患者的影像学无进展生存时间 rPFS（独立中心委员会评估 BICA-rPFS 19.5 个月 vs. 10.9 个月，*HR*=0.55，95% *CI* 0.39~0.78，*P*=0.000 7）。当前 OS 尚不成熟，但联合治疗已显示出获益趋势（*HR*=0.88，95% *CI* 0.58~1.34，*P*=0.55；运用 IPCW 法排除交叉入组影响后的总生存 *HR*=0.68，95% *CI* 0.45~1.05，*P*=0.079 3）。尼拉帕利 / 阿比特龙与阿比特龙单药治疗的总体不良事件发生率分别为 99.1% 和 94.3%，3 级以上不良事件发生率分别为 67.0% 和 46.4%。最常见的 3~4 级不良反应为贫血（28%）、高血压（13%）、血小板减少症（8%）、中性粒细胞减少症（7%）等。

h 一项多中心、开放、单次及多次给药、剂量递增、剂量扩展的Ⅰ/Ⅱ期临床试验，共入组 197 例 mCRPC 患者。结果显示：瑞维鲁胺具有优异的耐受性和良好的安全性。第 12 周末 PSA 应答率为 68.0%（95% *CI* 61.0%~74.5%），其中无既往化疗史的患者（114 例）为 75.7%（95% *CI* 66.8%~83.2%），有既往化疗史的患者（81 例）为 57.3%（95%

CI 45.9%~68.2%）。rPFS 中位数为 14.0 个月（95% *CI* 11.1~19.5 个月），其中无既往化疗史和有既往化疗史的患者分别为 19.5 个月（95% *CI* 11.1~27.6 个月）和 11.1 个月（95% *CI* 8.3~19.4 个月）。OS 中位数为 27.5 个月（95% *CI* 24.6~30.8 个月），其中无既往化疗史和有既往化疗史的患者分别为 30.8 个月（95% *CI* 27.1 个月 ~NR）和 22.9 个月（95% *CI* 16.8~27.0 个月）[32]。

i Sipuleucel-T 主要应用于无症状或轻微症状，且无肝转移，预期寿命>6 个月，ECOG 0~1 分的去势抵抗转移性前列腺癌患者。对于出现内脏转移，以及小细胞癌，神经内分泌分化癌的患者不推荐使用。常见不良反应有头痛、发热、寒战等流感样症状。

j 一项评价阿帕他胺 +ADT 治疗 mCRPC 患者疗效及安全性的开放标签Ⅱ期临床试验，提示阿帕他胺治疗 mCRPC 患者安全性可靠且可耐受。在既往未经 NHT 治疗的队列中，治疗 12 周时患者 PSA_{50} 缓解率为 88%，PSA 最大降幅达 92%，治疗时间中位数为 21 个月，无 PSA 进展生存时间中位数为 18.2 个月；而在阿比特龙治疗失败队列中 12 周患者 PSA_{50} 缓解率为 22%，PSA 最大降幅达 28%，治疗时间中位数为 4.9 个月，无 PSA 进展生存时间中位数为 3.7 个月[33]。

k ARADES 为一项多中心、开放标签、剂量递增、剂量扩展的Ⅰ/Ⅱ期临床研究，共入组 134 例 mCRPC 患者。其中 mCRPC 一线（既往未用过化疗和新型内分泌治疗）使用达罗他胺的患者占比 31%，该亚组患者 12 周 PSA 应答（PSA 下降 ≥ 50%）高达 86%，至 PSA 进展时间中位数为 72 周（95% *CI* 24 周 ~NR），至影像学进展时间中位数为未达到（95% *CI* 36.4 周 ~NR）[34]。

l 一项评估奥拉帕利对比恩扎卢胺或醋酸阿比特龙在既往使用新型激素类药物治疗失败且携带同源重组修复基因突变（*HRR*m）的 mCRPC 患者中疗效和安全性的随机、开放标签、Ⅲ期研究（PROfound 研究）显示，在携带 *BRCA1/2* 和 *ATM* 基因突变（队列 A）的患者中，奥拉帕利显著降低患者影像学进展和死亡风险为 66%，影像学无进展生存期（rPFS）中位数为 7.4 个月，优于恩扎卢胺或醋酸阿比特龙组的 3.6 个月；携带 *HRR* 相关基因突变（队列 A+B）的总人群中，奥拉帕利显著降低患者影像学进展和死亡风险为 51%，rPFS 中位数为 5.82 个月，优于恩扎卢胺或醋酸阿比特龙组的 3.52 个月。其中，与 NHA 治疗组相比，*BRCA* 突变患者使用奥拉帕利有更加显著的 rPFS（9.79 个月 vs. 2.96 个月，*HR*=0.22，95% *CI* 0.15~0.32）和 OS 获益（20.1 个月 vs. 14.4 个月，*HR*=0.63，95% *CI* 0.42~0.95）[35-36]。来自国内的一项真实世界研究，共入组 43 例 mCRPC 患者，其中 41 例患者行奥拉帕利单药治疗，2 例患者行奥拉帕利联合阿比特龙治疗。总体 PSA 缓解率为 48.8%（21/43）。其中 26 例 *HRR* 基因突变患者 PSA 缓解率为 57.7%（15/26），17 例 *HRR* 野生型患者 PSA 缓解率为 35.3%（6/17）。研究显示，奥拉帕利在 *HRR* 突变以及非突变患者中均存在抗肿瘤效力，同时不良反应总体安全可控[37]。另一项国内真实世界研究纳入 39 例使用奥拉帕利治疗的 mCRPC 患者，总体 PSA_{50} 为 40%，PSA-PFS 中位数为 3.1 个月；携带 *HRR* 突变的患者中（14 例），PSA_{50} 升高至 50%，PSA-PFS 延长至 5.3 个月，其中 *BRCA2*（9 例）患者获益最大，PSA_{50} 为 55.5%，PSA-PFS 为 9.5 个月；在携带 *HRR* 临床意义未明（VUS）变异或其他 DDR 通路变异的患者中（8 例），也观察到 PSA_{50} 缓解[38]。

m 卡巴他赛对多西他赛耐药的肿瘤具有抗肿瘤活性。TROPIC 研究显示卡巴他赛（25mg/m^2）+ 泼尼松组的总生存时间较米托蒽醌 + 泼尼松组显著改善（OS 中位数：15.1 个月 vs. 12.7 个月，*P*<0.000 1）。PROSELICA 研究证实在多西他赛治疗后接受卡巴他赛化疗的患者中，卡巴他赛剂量 20mg/m^2 不劣于 25mg/m^2，且耐受性更好。因此卡巴他赛推荐多西他赛失败后的二线用药，需要联合激素治疗。卡巴他赛最显著的不良反应为血液学毒性，推荐有经验的肿瘤内科医生管理[39-40]。

n PRESIDE 研究对于既往使用恩扎卢胺治疗后第 13 周 PSA 较基线下降 ≥ 50% 并在之后出现 PSA 或影像学进展的 mCRPC 患者，继续恩扎卢胺（160mg，q.d.）并联合多西他赛（75mg/m^2，每 3 周一次）的 PFS 优于二线单纯多西他赛化疗（9.53 个月 vs. 8.28 个月；*HR*=0.72，95% *CI* 0.53~0.96；*P*=0.027），且两组治疗相关不良反应发生率相当，联合治疗并未明确增加毒性[41]。对恩扎卢胺治疗有反应，后续出现进展的患者，可以考虑此联合方案。

o 国内的一项研究回顾性分析了 46 例 mCRPC 患者接受阿比特龙 / 泼尼松（AA+P）进展后，改为阿比特龙 / 地塞米松（AA+D）进行治疗的资料，研究发现，患者 PFS 中位数为 3.7 个月（1.6~24.1 个月），12 例患者（26.1%）接受 AA+D 治疗后 PSA 下降 ≥ 50%，PFS 中位数为 8.5 个月。所有患者治疗耐受性良好，无 3 级和 4 级不良反应[42]。

p 一项多中心随机双盲Ⅱ期临床研究 study-08 提示，对于既往接受过多西他赛但未接受新型内分泌治疗的 mCRPC 患者，奥拉帕利联合阿比特龙治疗组与阿比特龙单药组相比，可显著延长影像学无进展生存时间 rPFS（13.8 个月 vs. 8.2 个月，*HR*=0.65，95% *CI* 0.44~0.97，*P*=0.034）。

q VISION 研究表明，在 ^{68}Ga-PSMA PET/CT 扫描中显示 PSMA 表达阳性，既往使用过新型内分泌治疗以及 ≥ 2 线化疗失败的 mCRPC 患者，使用 ^{177}Lu-PSMA-617 联合标准治疗（不包含化疗、免疫治疗、镭 -223 及试验性药物）的影像学无进展生存时间（8.7 个月 vs. 3.4 个月，*P*<0.001；*HR*=0.40）及总生存时间（15.3 个月 vs. 11.3 个月，*P*<0.001；

HR=0.62）优于标准治疗组[43]。

r 多西他赛再挑战：对于高度选择的患者，去势敏感阶段使用多西他赛反应良好且未出现确切进展时推荐使用多西他赛再挑战。

s 临床研究包括氘恩扎鲁胺、PARP 抑制剂如奥拉帕利、氟唑帕利等[44]、PSMA 核素治疗、AKT 抑制剂等临床研究。氘恩扎鲁胺是新一代雄激素受体拮抗剂。Ⅲ期注册临床研究 HC1119-04 预设期中分析显示达到了主要研究终点 rPFS，对于经醋酸阿比特龙和多西他赛治疗失败或不耐受，或不适合多西他赛治疗的 mCRPC 的患者，氘恩扎鲁胺能显著延长 rPFS（5.55 个月 vs. 3.71 个月，*HR*=0.58，95% *CI* 0.439~0.770，*P*=0.001）[45]。

t 帕博利珠单抗：一项针对 149 例癌症患者的治疗，涉及 5 项临床试验的治疗方案纳入了 MSI-H 或 MMR 缺陷（dMMR）的实体瘤患者，其中 2 例患者为 mCRPC 患者，其中一例达到了部分缓解，另一例疾病稳定超过 9 个月[46]。帕博利珠单抗仅在 MSI-H，dMMR，或 TMB ≥ 10mut/Mb，且经既往新型内分泌治疗及化疗后进展的 mCRPC 患者中使用。

u 镭 -223 联合恩扎卢胺 vs. 恩扎卢胺治疗 mCRPC 的Ⅱ期、随机、对照研究，共纳入 47 例患者，随访时间中位数为 22 个月。研究结果显示，与恩扎卢胺单药相比，镭 -223 联合恩扎卢胺有较好获益，PSA-PFS2（定义为开始研究药物治疗直到后续治疗中 PSA 进展或死亡的时间，18.7 个月 vs. 8.41 个月，*P*=0.033）、TTNT（至后续治疗开始的时间，15.9 个月 vs. 3.47 个月，*P*=0.067）。Ⅱ期研究中共有 37.8% 的患者发生骨折，其中 8.9% 的患者在治疗期间出现，28.9% 的患者在治疗完成后出现。PEACE-3 Ⅲ期临床研究（镭 -223+ 恩扎卢胺 vs. 恩扎卢胺）报道的安全性数据证实在应用骨保护剂的前提下，镭 -223 联合恩扎卢胺不额外增加患者骨折事件的发生率（12 个月的骨折发生率 2.7% vs. 2.6%）[47-48]。

v 一项纳入了 161 例 mCRPC 患者的随机临床研究表明，米托蒽醌联合小剂量泼尼松比单用泼尼松在缓解患者疼痛（*P*<0.01）和改善生活质量（*P*=0.009）方面更有优势[49]。在另一篇纳入了 242 例激素难治前列腺癌患者的研究中，显示米托蒽醌联合氢化可的松对比单独氢化可的松组，在至治疗失败时间和疾病进展方面有所延长，但总体生存时间差异无统计学意义（12.3 个月 vs. 12.6 个月，*P*=0.77）[50]。米托蒽醌的主要不良反应：①骨髓抑制，引起白细胞和血小板减少，为剂量限制性毒性；②少数患者可能有心悸、期前收缩及心电图异常；③可有恶心、呕吐、食欲减退、腹泻等消化道反应；④偶见乏力、脱发、皮疹、口腔炎等。当其他能够延长 CRPC 患者生存时间或提高患者生活质量的药物不可及时，米托蒽醌可作为治疗方案。

w 一项纳入了 113 例 mCRPC 患者的研究表明，含铂化疗治疗后的总生存时间中位数为 16 个月（95% *CI* 13.6~19.0 个月）[51]。另一项研究显示使用含铂化疗治疗后，36% 的 mCRPC 患者的 PSA 下降超过 50%[52]。铂类化疗的不良反应主要有：①骨髓抑制，表现为白细胞或中性粒细胞减少，以及血小板减少的情况；②肾脏不良反应和胃肠道反应，相对于顺铂而言此类反应比较轻微，常不需要进行水化、利尿；③神经不良反应和脱发的现象；④肝功能异常；⑤出现腹泻、全身无力，甚至腹痛等现象。使用铂类化疗时需密切关注不良反应，做好积极监测。

x 一项中国人群研究纳入 39 例激素治疗后进展至 mCRPC 的患者使用依托泊苷治疗，41% 患者 PSA 下降超过 50%，无进展生存时间中位数为 5.9 个月（1~17 个月）[53]。依托泊苷的主要不良反应如下。①骨髓抑制：白细胞和血小板减少、贫血，此为剂量限制性毒性。②胃肠道反应：恶心，呕吐，食欲减退，口腔炎，腹泻；偶有腹痛，便秘。③变态反应：有时可出现皮疹、红斑、瘙痒等变态反应。④皮肤反应：脱发较明显，但具有可逆性。⑤神经毒性：手足麻木，头痛等。⑥其他反应：发热、心电图异常、低血压、静脉炎等。

预防及治疗骨相关事件 a
药物治疗
骨改良药物：地舒单抗（Ⅰ级推荐）b　双膦酸盐：唑来膦酸（Ⅰ级推荐）、因卡膦酸二钠等 c　镇痛药物 d
补充钙、维生素 D
放射治疗 e
手术治疗 f

【注释】

a 骨相关事件（skeletal related events，SRE）是指骨转移引起的骨骼相关并发症。SRE 主要包括病理性骨折（尤其是椎体压缩或变形）、脊髓压迫、骨放疗后症状、骨转移病灶进展及高钙血症[54]。

b 地舒单抗是一种针对核因子受体激活剂 κB 配体的全人源单克隆抗体。三期临床试验对比地舒单抗和唑来膦酸治疗转移性去势抵抗前列腺癌的有效性和安全性。相较于唑来膦酸，地舒单抗显著延缓或预防骨相关事件的发生，首次骨相关事件发生时间延迟 3.6 个月（P=0.008），平均骨相关事件数减少 18%（P=0.008）[54]。在使用双膦酸盐和地舒单抗时，需要监测血钙，及时补充钙和维生素。

c 双膦酸盐：唑来膦酸可以显著减少骨相关事件发生，特别是病理性骨折。建议从骨转移开始，即使患者无症状，可使用唑来膦酸，1 个月或者 3 个月注射一次。唑来膦酸可长期使用，需要注意下颌骨坏死[55]。治疗前应进行口腔科检查，外伤、口腔科手术或牙齿感染史都会增加颌骨坏死的风险。不推荐使用在肾功能受损的患者（肌酐清除率<30ml/min）。因卡膦酸二钠，既往研究[56-57]证实能够有效地改善恶性肿瘤骨转移临床症状。

d 镇痛药物的使用：研究发现，亚洲转移性前列腺癌，患者使用阿片类镇痛药物的比例低于北美患者，在中度至严重程度的疼痛中这一差异依然存在[58-59]。骨转移疼痛处理原则：根据患者病情、体力状况、疼痛的部位及其特点，采取恰当的综合治疗手段，达到消除疼痛，提高生活质量的目的。镇痛药物首选口服无创途径给药、依照阶梯给药、按时给药和个体化给药。常用镇痛药物：①非甾体抗炎药物和对乙酰氨基酚；②阿片类药物；③双膦酸盐；④辅助镇痛用药，主要包括抗惊厥药、抗抑郁药、皮质激素、N- 甲基 -D- 天冬氨酸受体（N-methyl-D-aspartate receptor，NMDAR）拮抗剂及局部麻醉药等。

e 骨转移常引起椎体塌陷，病理骨折和脊髓压迫。外放射治疗也可以显著减轻骨痛改善症状。

f 一旦怀疑脊髓压迫，必须尽快给予大剂量激素治疗，并完善检查尽早手术介入。

9 前列腺癌特定亚型的诊疗

9.1 前列腺导管腺癌的诊疗 [a]

诊断 [b]	• 临床特征： 初期症状隐匿 PSA 较低 下尿路症状 • 病理特征： 高柱状假复层细胞组成 完整的基底细胞 Gleason 评分系统中通常评为 4 级 • 规律的影像学检测评估 • 基因检测		
预后 [c]	• 进展快 更高的远处转移率 生存结果不佳		
	Ⅰ级推荐	Ⅱ级推荐	Ⅲ级推荐
治疗 [d]			• 推荐综合治疗模式 • 局限期可考虑根治性手术联合放疗，放疗、激素治疗或者联合 • 进展期考虑激素治疗或者基于基因突变的靶向药物 • 转移病灶可考虑局部治疗控制症状 • 临床试验

【注释】

a 导管腺癌（ductal adenocarcinoma，DAC）是前列腺癌最常见的组织学变异亚型，发病率为 0.1%~12.7%[1-2]，其中多数合并腺泡腺癌，其次为尿路上皮癌、黏液腺癌、肉瘤样癌等类型，约占前列腺癌的 5%。导管腺癌源于前列腺大导管和次级导管,是除腺泡腺癌以外最常见的前列腺癌亚型,具有独特的侵袭性生物学特性[3]。

b 与 PAC 相比 DAC 的诊断通常具有挑战性,传统的前列腺癌诊断工具例如 PSA、临床检查和影像学方法无法鉴别该疾病、可靠性较低。DAC 早期血清 PSA 较低,较难发现。大多数 DAC 存在下尿路症状,可出现镜下血尿或肉眼血尿、尿路梗阻、尿量减少或尿潴留等表现,当肿瘤浸润至精囊腺或尿道时可出现血精[4-5]。来自大型根治性前列腺切除术数据库的分析表明 67%~100% 的 DAC 发生在外周区,多达 46% 的患者肿瘤融合成块向内生长影响移行区,30% 患者前列腺尿道部受影响,导致泌尿系统症状[2,6]。由于 DAC 患者在低 PSA 水平下会发生骨和内脏转移,因此有必要通过影像学(包括胸部 CT 等)对局部疾病的根治性治疗后进行积极监测[7]。典型导管腺癌最具诊断价值的特征是具有中央纤维血管的乳头、分层核、高柱状上皮和核延伸现象[8]。IDC-P 与 DAC 的区别是前者有完整的基底细胞,而后者没有。DAC 在 Gleason 评分系统中通常评为 4 级,如果是相对少见的实性结构则为 5 级。导管腺癌和大 / 小细胞神经内分泌癌的独特侵袭性应在病理报告中予以报告[9]。

c 与高风险 PAC 相比,DAC 往往进展较快,DAC 初诊即转移的发生率是 PAC 的 3 倍。DAC 患者总体生存率较 PAC 特异性生存率显著降低,死亡风险增加[10]。但也有研究表明,导管腺癌并非转移性前列腺癌患者的不良预后因素[11]。

d DAC 是一种较为罕见的前列腺癌,其治疗方式包括根治性前列腺手术、放疗、激素治疗或联合治疗。相比于 PAC,DAC 手术或放疗的结果较差,基因组构成类似于去 CRPC,在治疗局部 DAC 时,通常需要预先进行多模式综合治疗。在基于 SEER 数据库的分析研究中,DAC 患者的辅助或挽救放疗率也高于 PAC 患者(15.4% vs. 2.8%),根治性放疗联合内分泌治疗可使局限性导管腺癌患者获得较长的生存期[12-13]。导管腺癌对药物去势和手术去势均有良好的反应。在 112 例转移性 DAC 的研究系列中,105 例(93.7%)接受标准 ADT,随访时间中位数为 30 个月,85.8% 在初始治疗进展后平均需要 3.2 线全身治疗[14]。

9.2 前列腺导管内癌的诊疗[a]

诊断[b]	• 临床特征: 病灶快速进展但 PSA 没有成比例的升高 更大的肿瘤体积 更晚期的病理阶段 更多的前列腺包膜外侵犯及淋巴结转移 • 病理特征: 导管腺泡系统的扩张性上皮增生 跨腔生长实性、筛状和 / 或筛状结构 带扩大的多形性核的松散的筛网状或微乳头状结构 有丝分裂增加,核呈多形性 至少部分保留的基底细胞层 通常是合并高级别浸润性腺癌 很少合并 Gleason 1 级或良性腺泡 • 规律的影像学检测评估 • 基因检测		
预后[c]	早期生化复发 更高的远处转移率 生存结果不佳		
	Ⅰ 级推荐	Ⅱ 级推荐	Ⅲ 级推荐
治疗[d]			• 局限期可考虑根治性治疗(手术或放疗),联合 / 不联合激素治疗或放疗 • 优先考虑 NHA 治疗 • 根据基因检测结果考虑 PARP 抑制剂、PD-L1 抑制剂 • 临床试验

【注释】

a 前列腺导管内癌(Intraductal carcinoma of the prostate，IDC-P)是前列腺腺癌的一种独特且具有侵袭性的形态学变异，通常与不良的病理特征相关，例如晚期、高级别和相对较大的肿瘤体积[1]。在一项纳入 38 个前列腺癌队列的系统评价中，IDC-P 的患病率从低危患者的 2.1% 分别增加到中危患者、高危患者和转移性疾病患者的 23.1%、36.7% 和 56.0%[2]。

b IDC-P 的诊断主要依赖于病理检查，第五版 WHO IDC-P 诊断基本标准[3]：①导管腺泡系统的扩张性上皮增生；②跨腔生长实性、筛状和 / 或筛状结构；③带扩大的多形性核的松散的筛网状或微乳头状结构；④残留基底细胞。理想标准包括免疫组织化学显示至少部分基底细胞保留。研究表明具有侵袭性筛状模式的腺泡前列腺癌、前列腺导管内癌或导管腺癌在一定程度上增加了基因组不稳定性，具有这些组织学的肿瘤更可能含有体细胞 *MMR* 基因[4]。IDC-P 的基因组中 *TMPRSS2*::*ERG* 基因融合、*PTEN* 缺失比例较高和胚系 *BRCA2* 突变率较高，基因组不稳定比例增加[5]。此外，IDC-P 起源的前列腺肿瘤组织中胚系同源 DNA 修复基因突变可能更常见[6]，*BRCA2* 突变的前列腺癌患者肿瘤组织中 IDC-P 更为常见[7]。活检样本中存在导管内癌的患者应进行胚系检测。

c 任何阶段的前列腺癌中 IDC-P(+)往往与不良生存预后相关。活检或根治性前列腺切除术标本中 IDC-P 的存在与初始治疗后的早期复发、转移性疾病对 ADT 或紫杉烷化疗的治疗反应降低显著相关[8]。在局限性前列腺癌中，IDC-P(+)患者的生化复发比例更高，肿瘤特异性生存时长更短，在转移性去势抵抗性前列腺癌中，IDC-P(+)患者 PSADT 时长更短，死亡率更高[9]。

d IDC-P(+)的前列腺癌患者治疗与 IDC-P(–)前列腺癌的治疗有所区别。IDC-P(+)的 mCRPC 患者一线接受 NHA 治疗生存获益优于紫杉醇类化疗。回顾性研究显示，IDC-P(+)患者接受阿比特龙治疗相比较多西他赛治疗能够获得更长的 PSA-PFS 和 OS(PSA-PFS：13.5 个月 vs. 6.0 个月，P=0.012；OS：未达到 vs. 14.7 个月，P=0.128)[10]。IDC-P2(+)的 mCRPC 患者与 IDC-P(–)患者比较，无论接受阿比特龙治疗(PSA-PFS：11.9 个月 vs. 6.1 个月，P<0.001；rPFS：18.9 个月 vs. 9.6 个月，P<0.001)还是多西他赛(PSA-PFS：6.2 个月 vs. 3.0 个月，P<0.001；rPFS：15.1 个月 vs. 5.5 个月，P<0.001)均预后不佳[11]。在一项纳入 131 例中国 mCRPC 患者的研究中，62 例(47.3%)病理明确为 IDC-P 患者，随访发现与非 IDC-P 患者相比，IDC-P 患者的 OS 中位数显著缩短(HR=2.28，95% CI 1.35~3.86；14.7 个月 vs. 34.5 个月，P=0.002)，IDC-P 患者一线选择使用阿比特龙优于多西他赛[10]。导管内 / 导管组织学和淋巴血管浸润的存在似乎与前列腺癌男性的致病性生殖系 DNA 修复基因突变有关，IDC-P(+)患者具有更高比例的高 HRD 评分或携带 *HRR* 基因突变的比例高于 IDC-P(–)患者[12]。同时，*HRR* 基因突变(+)患者中的 IDC-P(+)比例也更高，提示 IDC-P(+)有可能从 PARP 抑制剂治疗中获益[6]。

9.3 前列腺神经内分泌癌的诊疗 [a]

初次诊断	• 原发 NEPC 组织学类型： 小细胞神经内分泌癌 大细胞神经内分泌癌 混合型神经内分泌肿瘤 • t-NEPC 组织学类型可见小细胞 / 大细胞 / 混合型
t-NEPC 诊断和随访 [b]	• 下列情况需考虑再次穿刺： 小细胞 NEPC 的组织学证据(单纯或混合型) 仅存在内脏转移 影像学检查提示溶解性骨转移为主 前列腺 / 骨盆存在巨大淋巴结(≥ 5cm)或巨大(≥ 5cm)高级别 (Gleason ≥ 8 级)(即级别组 ≥ 4)肿块 (ADT 之前或去势过程中出现进展时)初始低 PSA(≤ 10ng/ml) 加上大量(≥ 20 个)骨转移灶

续表

t-NEPC 诊断和随访 [b]	在初始诊断或进展时，在组织学（CHGA 或 SYN 染色阳性）或血清（CHGA 或 GRP）的血清水平异常高，存在神经内分泌标志物；或以下其他原因：血清 LDH 升高（≥ 2 × ULN）、恶性高钙血症、血清 CEA 升高（≥ 2 × ULN） 开始激素治疗后到雄激素非依赖性进展的时间间隔 ≤ 6 个月，无论是否存在神经内分泌标志物 • 外周血监测：血清学标志物（NSE、CEA、CHGA） • 规律的影像学检测评估 • 基因检测		
预后	• 前列腺腺癌组织存在神经内分泌分化是否影响预后存在争议 • 类癌、小细胞癌及大细胞癌总体进展较快，生存结局差		
	Ⅰ 级推荐	**Ⅱ 级推荐**	**Ⅲ 级推荐**
治疗 [c]			• 铂类为基础的化疗 • 存在 NE 分化的腺癌参照腺癌治疗 • 临床试验

【注释】

a 神经内分泌前列腺癌（neuroendocrine prostate，cancer，NEPC）是前列腺癌的一种具有高度侵袭性的组织学亚型，初诊时 NEPC 极少见，约占 2%[1]。在 11%~17% 接受过激素治疗的前列腺腺癌患者中可观察到 NEPC，考虑前列腺癌抗雄激素治疗诱导的治疗相关 NEPC（treatment-emergent neuroendocrine prostate cancer，t-NEPC）[2-3]。

b NEPC 特征性表现是雄激素受体和 PSA、PSMA 等前列腺特异性标志物表达下降，而 CHGA、CEA 和 NSE 等神经相关标志物表达升高[4]。对于 ADT 无反应，转移灶检测见阳性病灶的病例需考虑小细胞 /NEPC 的发生。影像学检查在 NEPC 的诊断及治疗中必不可少，尽管 CHGA 和 NSE 等标志的基线测量灵敏度不高，但在血清标志物升高的情况下临床医生应考虑活检[5]。此外，PSA 不高但肿瘤进展迅速、初始分级为 5 级的患者也是发生神经内分泌癌的高危人群，应考虑对转移灶进行活检[6]。神经内分泌前列腺癌患者更容易发生内脏转移[11]。晚期前列腺癌中通过不同的克隆进化出现了另一种 AR- 非依赖细胞状态，在 NEPC 中 AR 转录活性降低，存在抑癌基因 *TP53*、*RB1* 和 *PTEN* 的双等位基因缺失和 / 或突变[7]。需要注意的是 DNA 修复通路基因（*BRCA1*、*BRCA2*、*ATM*、*CDK12*、*RAD51*、*PALB2*、*FANCA*、*CHEK2*、*MLH1*、*MSH2*、*MLH3* 和 *MSH6*）中有害突变和 / 或拷贝数丢失与 t-NEPC 几乎完全相互排斥[3]。

c NEPC 目前的治疗仍是以铂类为基础的化疗。一项研究在 1 845 例前列腺癌患者中纳入了 14 例经组织学诊断为 NEPC 的患者，4 例患者（0.22%）初诊为 NEPC，10 例患者考虑为 t-NEPC。一线铂类药物治疗的客观有效率（ORR）为 66.7%，PFS 中位数为 7.5 个月，OS 中位数为 20.3 个月[8]。一项国内研究纳入了 43 例 NEPC 患者，其中 13/43（30%）存在 *DRG* 基因缺失，其中 11 例（11/13，85%）患者对铂类化疗出现有效反应，包括 7 例 *BRCA1/2* 突变和 2 例 *MSH2* 突变患者[9]。因为前列腺小细胞神经内分泌癌的行为与肺小细胞癌相似，可参照小细胞肺癌指南进行治疗。临床试验有可能带给患者更好的获益，应鼓励前列腺癌患者参加临床试验[10]。

9.4 前列腺间叶源性肿瘤的诊疗[a,b,c]

诊断	• 临床特征： 发病以青少年为主，≤40 岁者占 70% 临床表现不典型，与肿块占位相关的梗阻或者疼痛 • 病理类型： 平滑肌肉瘤[b] 横纹肌肉瘤[c] 软骨肉瘤 血管肉瘤 恶性纤维组织细胞瘤 恶性外周神经鞘瘤血管瘤 软骨瘤 平滑肌瘤 颗粒细胞瘤 血管外皮细胞瘤 孤立性纤维瘤 影像学检查		
预后	进展快 总体生存结果不佳		
	Ⅰ 级推荐	Ⅱ级推荐	Ⅲ 级推荐
治疗			多学科综合治疗模式 早期可考虑根治性手术为主 放疗 根据不同病理类型选择化疗方案 临床试验

【注释】

a 间叶源性前列腺肿瘤是一类相对罕见且具有高度侵袭性的肿瘤，在所有前列腺肿瘤中占比不到 1%，由于其恶性程度高、病情进展迅速、临床表现不典型，在诊断和治疗方面都不尽如人意。间叶源性前列腺肿瘤可发生于任何年龄，儿童期（<10 岁）约占 30%，青少年期（10~40 岁）占 40%，>40 岁者占 30%[1-2]。前列腺平滑肌肉瘤是成人中最常见的原发性前列腺肉瘤，占 38%~52%，前列腺横纹肌肉瘤多见于儿童。肉瘤具有高度侵袭性，复发比例高，MDT 讨论在改善诊断、治疗计划、生存和患者生活质量方面发挥着关键作用。病理学家和放射科医师使用病理特征评估总体预后，并在肿瘤学家的协助下应用辅助治疗以延缓复发肉瘤。本病通常采用手术、化疗、放疗等综合治疗模式，根治性切除并确保切缘阴性有助于提高前列腺肉瘤患者的生存率。常用的化疗药物包括放线菌素 D、长春新碱、环磷酰胺、柔红霉素等[3-5]。前列腺肉瘤初诊时分期及转移状态与生存预后显著相关，生存时间中位数为 18.6~67.8 个月[5-7]。相对于平滑肌肉瘤，横纹肌肉瘤患者的生存时间更长（HR=3.00，95% CI 1.13~7.92；P=0.027）[5-6]。

b 前列腺平滑肌肉瘤是一种罕见的间叶源性肿瘤，在所有前列腺恶性肿瘤中占比不到 0.1%，平滑肌肉瘤具有较强的侵袭性，临床进展较快，约 1/3 患者在确诊时出现远处转移。前列腺平滑肌肉瘤需经病理确诊，肿瘤组织通常表现明显的坏死和囊性病变，在镜下表现为嗜酸性梭形细胞束状结构，细胞有丝分裂增强，细胞核异型性增加。平滑肌肉瘤细胞常表达波形蛋白、平滑肌纤维蛋白以及平滑肌结蛋白，可辅助诊断[1]。前列腺平滑肌肉瘤缺乏标准的治疗方式，目前仍采用手术、放疗和化疗等多种治疗方式的综合治疗模式，但患者获益有限，50%~75% 患者的生存期在 2~5 年[3]。

c 前列腺横纹肌肉瘤主要发生在儿童，通常为胚胎亚型，腺泡状、多形性、梭形细胞 / 硬化性横纹肌肉瘤较为罕见。肿瘤细胞在镜下通常成梭形，可见发育良好的横纹肌母细胞，通常会出现骨骼肌分化特征，表达肌细胞生成素和 MyoD1，可以辅助诊断[1]。前列腺横纹肌肉瘤对化疗、放疗均敏感，推荐采用多学科综合诊疗模式，可考虑新辅助治疗后选择手术治疗。目前常见的治疗方式包括化疗、手术、放疗、近距离放疗以及质子治疗等,最常用的化疗方案为长春新碱、放线菌素 D 及环磷酰胺的化疗方案(VAC 方案)[4]。前列腺横纹肌肉瘤已知组织学亚型的分布因年龄而异,年幼儿童的临床表现似乎优于年长儿童:1~9 岁儿童的 5 年无事件生存率为 71%,但在婴儿期只有 53%,10 岁以上儿童为 51%[8]。

10 随访

目的[a]	Ⅰ级推荐		Ⅱ级推荐		Ⅲ级推荐	
	随访内容	频次	随访内容	频次	随访内容	频次
治愈性治疗后的随访	病史询问 + 体格检查 血清 PSA[b] DRE[c] 性功能 / 尿控功能随访[d]	在治疗后前 3 年之内每 6 个月随访一次,5 年后至少每 6~12 个月随访一次	骨扫描 腹部盆腔 CT 或 MRI PET/CT[e]	至少每年 1 次	CTC、CEA、CGA、NSE 检测[f]	定期
综合治疗后的随访	血清 PSA 肌酐、血红蛋白、肝功能[g] 血清睾酮水平[h] 骨扫描 代谢并发症监测[i] 骨密度检测[j] 心脑血管疾病监测[k]	至少 3~6 个月[l]	腹部、盆腔 CT 或 MRI PET/CT	至少每年 1 次	CTC、CEA、CGA、NSE、检测	定期

常见药物不良反应监测

		血常规	肝肾功能	神经系统	血脂	皮疹
mHSPC	ADT+ 阿比特龙 / 泼尼松	*	*	#	*	#
	ADT+ 恩扎卢胺	*	*	*	#	#
	ADT+ 阿帕他胺	*	*	#	#	#
	ADT+ 多西他赛	*	*	#	#	#
	ADT+ 达罗他胺 + 多西他赛	*	*	#	#	#
	ADT+ 阿比特龙 + 多西他赛	*	*	#	*	#
nmCRPC	ADT+ 恩扎卢胺	*	*	*	#	#
	ADT+ 阿帕他胺	*	*	#	#	#
	ADT+ 达罗他胺	*	*	#	#	#
mCRPC	ADT+ 阿比特龙 / 泼尼松	*	*	#	*	#
	ADT+ 恩扎卢胺	*	*	*	#	#
	ADT+ 多西他赛	*	*	#	#	#
	ADT+ 奥拉帕利	*	*	#	#	#
	ADT+ 奥拉帕利 + 阿比特龙	*	*	#	#	#
	ADT+ 镭 223	*	*	#	#	#

注:*:需每月随访一次,#:需每 3 个月随访一次。

【注释】

a 随访的目的在于评估患者短期和长期的肿瘤结局,提高治疗依从性以及开始进一步的治疗。除外,随访目的还在于监测治疗不良反应和并发症,关注患者功能结局及进行心理支持。

b 监测血清 PSA 水平的变化是前列腺癌随访的基本内容。PSA 复发往往早于临床复发[1]。根治性手术后,6 周内应检测不到 PSA 水平[2]。

c DRE 被用于判断是否存在前列腺癌局部复发,在治愈性治疗后如果前列腺区有新出现的结节时,应该怀疑局部复发。

d 前列腺癌术后患者可尝试早期服用 PDE5 抑制剂促进阴茎康复,效果不佳时可进行阴茎人工海绵体植入术[3]。前列腺癌术后尿失禁治疗策略包括保守策略及手术策略。保守策略包括盆底肌肉锻炼、电刺激、体外电磁波治疗、阴茎夹及生活方式调整,效果不佳可尝试人工吊带或人工括约肌治疗[4]。

e 该检查的目的是发现前列腺癌的转移灶,对于没有症状和生化复发证据的患者,不推荐作为常规的随访手段。

f CTC 作为一种快速、简便、非侵入性的检测方法,可以早于影像学发现肿瘤微转移或体内存在残留病灶,早期预测复发转移高风险的前列腺癌患者[5]。定期随访监测 CTC,可实时反映患者体内的肿瘤负荷水平,帮助医师监控病程。大样本研究证实,mCRPC 患者治疗期间,对 CTC 数目进行动态监测(治疗前、治疗 13 周后),可以实时评估治疗效果及预测预后。治疗 13 周后 CTC 降为 0 可作为疗效评价的指标,能够有效地预测患者的总生存[6]。研究表明,CEA 在前列腺癌患者中的表达显著高于良性前列腺疾病[7],且 CEA 与 mCRPC 患者的总生存具有显著相关性[8]。嗜铬粒蛋白 A(CGA)和神经元特异性烯醇化酶(NSE)在 mCRPC 患者中的水平高于局限性前列腺癌,且与较差的总生存相关,因此 CGA 和 NSE 有助于晚期患者的随访和监测[9]。

g 在进展肿瘤中监测肌酐有助于及时发现是否出现上尿路梗阻。血红蛋白、肝功能监测也可以显示疾病进展和内分泌治疗的毒性。

h 推荐睾酮水平 20ng/dl 可以作为判断前列腺癌治疗预后及生存获益的观察点[10-11]。长效 HRH 激动剂也能维持较好的睾酮去势水平。

i 雄激素剥夺治疗可使代谢相关疾病的发生率升高,这成为前列腺癌最主要的致死原因,甚至超过了前列腺癌特异性死亡率[12]。

j 长期内分泌抗肿瘤治疗会引起骨丢失(CTIBL),甚至引起骨折。推荐使用 ADT 治疗的患者每 6 个月进行骨密度检测(DEXA),并使用 FRAX 骨折风险测评量表来预测骨折风险。对接受 ADT 治疗 6 个月以上的前列腺癌患者,若骨密度 T 值<-2,或 FRAX 量表风险高于 3%,推荐应用骨保护剂如唑来膦酸(4mg,每年一次)、地舒单抗(60mg,每 6 个月一次)或阿仑膦酸钠(70mg,每周一次)。患者应该常规补充钙和维生素 D。骨保护剂的长期使用需要注意下颌骨坏死风险[13-15]。

k 进行前列腺癌治疗时应充分考虑到患者的年龄和基线状况,在药物治疗过程中积极监测心脑血管疾病的相关指标。

l 推荐在内分泌治疗开始后每第 3 个月和第 6 个月进行初步随访评估。对于 M_0 期患者中治疗反应良好者,如症状改善,心理状况良好,治疗依从性好,PSA<4ng/ml 时,可每 6 个月随访 1 次。对于 M_1 期患者中治疗反应良好者,如症状改善,心理状况良好,治疗依从性好,PSA<4ng/ml 时,可每 3~6 个月随访 1 次。对于 M_1 期患者,即使没有 PSA 进展,也推荐进行常规影像学检查。

11 附录

11.1 第 8 版 AJCC 前列腺癌 TNM 分期系统

TNM 分期	临床	病理
原发肿瘤(T)		
T_x	原发肿瘤不能评估	
T_1	不能被扪及和影像发现的临床隐匿肿瘤	
T_{1a}	≤5% 的 TURP 切除组织内偶然发现肿瘤	
T_{1b}	>5% 的 TURP 切除组织内偶然发现肿瘤	
T_{1c}	因 PSA 升高而进行的针穿活检发现肿瘤	

续表

TNM 分期	临床	病理
T_2	肿瘤局限于前列腺内	pT_2，局限于前列腺
T_{2a}	肿瘤累及 ≤ 1/2 单叶	pT_{2a}，肿瘤限于单叶的 1/2
T_{2b}	肿瘤累及 > 1/2 单叶，但仅限于该单叶	pT_{2b}，肿瘤超过单叶的 1/2，但限于该单叶
T_{2c}	肿瘤累及双叶	pT_{2c}，肿瘤侵犯两叶
T_3	肿瘤突破前列腺	pT_3，突破前列腺
T_{3a}	肿瘤侵犯包膜外（单侧或双侧）	pT_{3a}，突破前列腺包膜
T_{3b}	肿瘤侵犯精囊	pT_{3b}，侵犯精囊
T_4	肿瘤固定或侵犯精囊以外的邻近组织，如膀胱颈、尿道、外括约肌、直肠、肛提肌或盆壁	pT_4，侵犯膀胱和直肠
区域淋巴结（N）		
N_x	区域淋巴结不能评估	pN_x，区域淋巴结不能评估
N_0	无区域淋巴结转移	pN_0，无区域淋巴结转移
N_1	区域淋巴结转移	pN_1，区域淋巴结转移
远处转移（M）		
M_x	远处转移无法评估	
M_0	无远处转移	
M_1	远处转移	
M_{1a}	有区域淋巴结以外的淋巴结转移	
M_{1b}	骨转移	
M_{1c}	其他器官及组织转移	

11.2 前列腺癌病理组织学分类

Gleason 评分系统

Gleason 分级	病理形态
1	由密集排列但相互分离的腺体构成境界清楚的肿瘤结节
2	肿瘤结节有向周围正常组织的微浸润，且腺体排列疏松，异型性大于 1 级
3	肿瘤性腺体大小不等，形态不规则，明显地浸润性生长，但每个腺体均独立不融合，有清楚的管腔
4	肿瘤性腺体相互融合，形成筛孔状，或细胞环形排列中间无腺腔形成
5	呈低分化癌表现，不形成明显的腺管，排列成实性细胞巢或单排及双排的细胞条索

前列腺癌分级分组(Grading Groups)系统

分级分组 1	Gleason 评分 ≤6 分,仅由单个分离的、形态完好的腺体组成
分级分组 2	Gleason 评分 3+4=7 分,主要由形态完好的腺体组成,伴有较少的形态发育不良腺体 / 融合腺体 / 筛状腺体
分级分组 3	Gleason 评分 4+3=7 分,主要由发育不良的腺体 / 融合腺体 / 筛状腺体组成,伴少量形态完好的腺体
分级分组 4	Gleason 评分 4+4=8 分;3+5=8 分;5+3=8 分,仅由发育不良的腺体 / 融合腺体 / 筛状腺体组成;或者以形态完好的腺体为主,伴少量缺乏腺体分化的成分;或者以缺少腺体分化的成分为主,伴少量形态完好的腺体
分级分组 5	缺乏腺体形成结构(或伴坏死),伴或不伴腺体形态发育不良或融合腺体或筛状腺体

11.3 转移性去势抵抗性前列腺癌患者的疗效评估

<table>
<tr><th>评估内容</th><th>作为疾病疗效评估的标准</th><th>推荐评估时机</th></tr>
<tr><td>PSA</td><td>对于 PSA 较基线有下降的患者:PSA 较最低值升高 ≥25% 且绝对值 ≥2ng/ml,并且在 ≥3 周后复查确认;
对于 PSA 较基线没有下降的患者:治疗 12 周时,PSA 较基线值升高 ≥25% 且绝对值 ≥2ng/ml</td><td>每 4 周(推荐)</td></tr>
<tr><td>软组织或内脏转移灶</td><td>遵照 RECISIT 标准,目标淋巴结基线时,直径需>2cm,淋巴结与软组织病灶分开评价,判定治愈时,需各个病灶分开评价
遵照 RECISIT 标准,首次进展后,应在 ≥6 周后复查确认,某些治疗时,病灶有先增大后缩小的迹象</td><td>CT/MRI:前 24 周每 8 周 1 次,之后每 12 周 1 次</td></tr>
<tr><td>骨转移病灶</td><td>评价有无新病灶:
≥2 个新病灶,初次随访时出现,应在 ≥6 周后复查骨扫描进行确认,进展日期应认定为初次随访的时间
<table>
<tr><th colspan="2">无新病灶</th><th>有新病灶</th></tr>
<tr><td>初次随访</td><td>继续治疗</td><td>≥6 周复查确认</td></tr>
<tr><td>复查</td><td>继续治疗</td><td>认定进展</td></tr>
<tr><td>后续随访</td><td>继续治疗</td><td>认定进展</td></tr>
</table></td><td>CT/MRI:前 24 周每 8 周 1 次,之后每 12 周 1 次</td></tr>
<tr><td>临床症状</td><td>疼痛,镇痛药的用量,生活质量,每 3~4 周评价 1 次。进展应在 ≥3 周后重复评价以确认</td><td></td></tr>
</table>

11.4 前列腺癌常用的药物治疗方案

药物名称	治疗方法
戈舍瑞林	3.6mg 规格:在腹前壁皮下注射,每 28d 给药 1 次,每次 1 支
	10.8mg 规格:在腹前壁皮下注射,每 12 周给药 1 次,每次 1 支
亮丙瑞林	3.75mg 规格:上臂、腹部、臀部多部位皮下注射,每 4 周给药 1 次,每次 1 支
	11.25mg 规格:上臂、腹部、臀部多部位皮下注射,每 12 周给药 1 次,每次 1 支
曲普瑞林	3.75mg 规格:肌内注射每 4 周 1 次,每次 1 支
	15mg 规格:肌内注射,每 12 周给药 1 次,每次 1 支
	22.5mg 规格:肌内注射,每 24 周给药 1 次,每次 1 支

续表

药物名称	治疗方法
地加瑞克	80mg 规格：皮下注射给药(仅腹部区域),240mg 为起始剂量(应分 2 次连续皮下注射),给药 28d 后给予每个月维持剂量 80mg
比卡鲁胺	50mg 规格：口服,一次 50mg,每日 1 次
氟他胺	250mg 规格：口服,一次 250mg,每日 3 次
阿比特龙	250mg 规格：口服,1 000mg,每日 1 次,与泼尼松 5mg 口服,每日 2 次联用； 注意：须在餐前至少 1h 和餐后至少 2h 空腹服用
恩扎卢胺	40mg 规格：口服,160mg,每日 1 次
阿帕他胺	60mg 规格：口服,240mg,每日 1 次
达罗他胺	300mg 规格：口服,600mg,每日 2 次
瑞维鲁胺	80mg 规格：口服,240mg,每日 1 次
奥拉帕利	150mg 规格：口服,300mg,每日 2 次
镭 223	每千克体重 55kBq(1.49μCi),每 4 周注射 1 次,全疗程共计注射 6 次
多西他赛	$75mg/m^2$,静脉注射,每 3 周 1 次； 配合地塞米松 8mg/ 次(多西他赛化疗前 12h、3h、1h 各服用 1 次)和泼尼松 5mg/ 次,每日 2 次(多西他赛注射后 1d 开始)
地舒单抗	120mg 规格：120mg/ 次,皮下注射,每 4 周 1 次
唑来膦酸	4mg 规格：4mg/ 次,静脉滴注,每 3~4 周重复一次
因卡膦酸二钠	5mg 规格：一般病人不超过 10mg,65 周岁以上推荐 5mg/ 次,静脉滴注,每 3~4 周重复 1 次

注：具体用药应根据临床情景适当调整。

中国临床肿瘤学会(CSCO)
黑色素瘤诊疗指南 2023

组　长 郭　军　林桐榆

副组长(以姓氏汉语拼音为序)

梁　军　刘基巍　牛晓辉　潘宏铭　秦叔逵　斯　璐　吴　荻　张晓实

执笔人 斯　璐　连　斌　毛丽丽

专家组成员(以姓氏汉语拼音为序)

曹　广　北京大学肿瘤医院介入治疗科
陈　誉　福建省肿瘤医院肿瘤内科特需病房 / 生物免疫治疗中心
陈晓红　首都医科大学附属北京同仁医院耳鼻咽喉头颈肿瘤外科
崔传亮　北京大学肿瘤医院黑色素瘤与肉瘤内科
杜　楠　中国人民解放军总医院第四医学中心肿瘤内科
范　云　浙江省肿瘤医院肿瘤内科
方美玉　浙江省肿瘤医院肿瘤内科
顾康生　安徽医科大学第一附属医院肿瘤科
郭　军　北京大学肿瘤医院黑色素瘤与肉瘤内科
郭　伟　首都医科大学附属北京同仁医院耳鼻咽喉头颈部肿瘤科
胡　毅　中国人民解放军总医院第一医学中心肿瘤内科
姜　愚　四川大学华西医院肿瘤中心
李　航　北京大学第一医院皮肤性病科
李丹丹　中山大学肿瘤防治中心生物治疗中心
李金銮　福建省肿瘤医院放疗科
李永恒　北京大学肿瘤医院放疗科
李忠武　北京大学肿瘤医院病理科
连　斌　北京大学肿瘤医院黑色素瘤与肉瘤内科
梁　军　北京大学国际医院肿瘤内科
梁后杰　中国人民解放军陆军军医大学第一附属医院(重庆西南医院)肿瘤内科
林桐榆　四川省肿瘤医院肿瘤内科
刘　欣　复旦大学附属肿瘤医院肿瘤内科
刘基巍　大连医科大学附属第一医院肿瘤内科
刘佳勇　北京大学肿瘤医院骨与软组织肿瘤科
刘巍峰　北京积水潭医院骨肿瘤科
楼　芳　浙江大学医学院附属邵逸夫医院肿瘤内科
罗志国　复旦大学附属肿瘤医院肿瘤内科
毛丽丽　北京大学肿瘤医院黑色素瘤与肉瘤内科
牛晓辉　北京积水潭医院骨肿瘤科
潘宏铭　浙江大学医学院附属邵逸夫医院肿瘤内科
秦叔逵　南京天印山医院
任秀宝　天津市肿瘤医院生物治疗科
斯　璐　北京大学肿瘤医院黑色素瘤与肉瘤内科
孙阳春　中国医学科学院肿瘤医院妇瘤科
陶　敏　苏州大学附属第一医院肿瘤内科
王　锋　中国人民解放军东部战区总医院秦淮医疗区肿瘤科
王宝成　中国人民解放军联勤保障部队第九六〇医院肿瘤内科
王佃灿　北京大学口腔医院口腔颌面外科
王之龙　北京大学肿瘤医院医学影像科
魏文斌　首都医科大学附属北京同仁医院眼科

吴　荻　吉林大学第一医院肿瘤中心
吴令英　中国医学科学院肿瘤医院妇瘤科
夏　凡　复旦大学附属肿瘤医院放疗科
项晓琳　首都医科大学附属北京同仁医院眼科
许春伟　南京大学医学院附属金陵医院呼吸与危重症医学科
杨　焱　吉林省肿瘤医院肿瘤内科
姚　宏　云南省肿瘤医院肿瘤生物治疗中心
姚　煜　西安交通大学第一附属医院肿瘤内科
叶　挺　华中科技大学同济医学院附属协和医院肿瘤中心
张　睿　辽宁省肿瘤医院结直肠外科
张维真　郑州市第三人民医院肿瘤内科
张晓实　中山大学肿瘤防治中心生物治疗中心
张寅斌　西安交通大学第二附属医院肿瘤内科
朱　骥　浙江省肿瘤医院放疗科
邹征云　南京鼓楼医院肿瘤内科

1 黑色素瘤诊疗总则

黑色素瘤的 MDT 诊疗模式

内容	Ⅰ级推荐	Ⅱ级推荐	Ⅲ级推荐
MDT 学科构成[a,b]	外科：骨与软组织肿瘤科，头颈外科，结直肠外科，妇瘤科 肿瘤内科 放射治疗科 影像科	介入治疗科 病理科 内镜科 超声科	其他相关学科
MDT 成员要求	高年资主治医师及以上	副主任医师及以上	
MDT 讨论内容[c,d]	需要局部治疗的晚期患者 转移瘤潜在可切除的晚期患者	需要特殊辅助治疗决策的患者	主管医师认为需要 MDT 的患者(例如诊治有困难或争议) 推荐进入临床研究的患者
MDT 日常活动	固定学科 / 固定专家 固定时间(建议每 1~2 周一次) 固定场所 固定设备(投影仪、信息系统)	根据具体情况设置	

【注释】

a 黑色素瘤的诊治应重视多学科团队(multidisciplinary team，MDT)的作用，推荐有条件的单位将尽可能多的黑色素瘤患者诊疗纳入 MDT 的管理。

b MDT 的实施过程由多个学科的专家共同分析患者的临床表现、影像、病理和分子生物学资料，对患者的一般状况、疾病的诊断、分期 / 侵犯范围、发展趋向和预后做出全面的评估，并根据当前的国内外治疗规范 / 指南或循证医学依据，结合现有的治疗手段，为患者制订最适合的整体治疗策略。

c MDT 原则应该贯穿每例患者的治疗全程。

d MDT 应根据治疗过程中患者机体状况的变化、肿瘤的反应而适时调整治疗方案，以期最大限度地延长患者的生存期、提高治愈率和改善生活质量。

2 黑色素瘤的诊断原则

2.1 病理诊断原则

目的	Ⅰ级推荐	Ⅱ级推荐	Ⅲ级推荐
获取组织技术	切除活检		
病理学诊断	Breslow 厚度，是否溃疡，有丝分裂率，Clark 分级，切缘，有无微卫星灶，相关免疫组化检测	有无脉管浸润，是否垂直生长期(VGP)，肿瘤浸润淋巴细胞(TIL)，慢性日光晒伤小体，退行性变，分子检测	
分子分型	*BRAF*、*c-KIT* 和 *NRAS* 基因突变检测	NGS 热点基因检测	

除特殊标注，上述证据类别均为 2A 类。

【注释】

a 送检标本处理:对于临床初步判断无远处转移的黑色素瘤患者,活检一般建议完整切除,不建议穿刺活检或局部切除,部分切取活检不利于组织学诊断和厚度测量,增加了误诊和错误分期风险。如病灶面积过大或已有远处转移需要确诊的,可行局部切取活检。标本需完整送检,手术外科医师做好标记切缘,10% 甲醛溶液固定标本达 6~48h。

b 专家组建议病理报告中必须包括的内容为肿瘤厚度、是否伴有溃疡,这两个指标与 T 分期直接相关,也是判断预后最重要的特征[1-4]。在第 8 版 AJCC 肿瘤分期中,对于 T_1 期肿瘤进行了重新定义,T_{1a} 为肿瘤厚度<0.8mm,且不伴有溃疡;T_{1b} 为肿瘤厚度 0.8~1.0mm,无须考虑有无溃疡形成,或肿瘤厚度<0.8mm,伴溃疡。另外,为了精确性和可操作性,肿瘤厚度要求精确到小数点后 1 位即可[5]。

c 有丝分裂率(mitotic rate,MR)是肿瘤增殖的指标,记为每平方毫米的有丝分裂细胞数。第 8 版 AJCC 分期指南继续沿用"热点"技术推算有丝分裂率[4,6],但不再影响肿瘤 T 分期。Barnhill 等比较了 MR 与溃疡作为局限期黑色素瘤预后的重要性,对 MR 和溃疡、肿瘤厚度进行多因素分析,发现 MR($<1/mm^2$、$1\sim6/mm^2$、$>6/mm^2$)是最重要的独立预后因素。另外,还有很多研究也证实了 MR 是皮肤黑色素瘤的重要预后因子[7-10]。MR $\geqslant 1/mm^2$ 的患者疾病特异生存期(DSS)较差是预后的独立不良因素[11-12]。

d 切缘阳性的,需描述范围(如是原位还是浸润性);切缘阴性的,美国病理学家协会(CAP)指南要求以毫米为单位报告显微镜下测量的肿瘤与切缘的横向或纵向距离。

e 微卫星灶指直径大于 0.05mm,距离原发灶至少 0.3mm 的真皮网状层、脂膜或脉管中的瘤巢,与区域淋巴结转移相关性高。

f 建议所有患者治疗前都做基因检测,目前成熟的靶点是 *BRAF*、*c-KIT* 和 *NRAS*,基因检测结果与预后、分子分型和晚期治疗有关。黑色素瘤依基因变异可分为 4 种基本类型:①肢端型;②黏膜型;③慢性日光损伤型(CSD);④非慢性日光损伤型(non-CSD,包括原发病灶不明型)。其中,日光损伤型主要包括头颈部和四肢黑色素瘤,日光暴露较多,高倍镜下可观察到慢性日光晒伤小体,国外资料显示 28% 的黑色素瘤患者发生 *KIT* 基因变异(突变或拷贝数增多),10% 发生 *BRAF* 变异,5% 发生 *NRAS* 变异;肢端型和黏膜型发生 *KIT* 基因变异较多,其次为 *BRAF* 突变;非慢性日光损伤型,如躯干黑色素瘤,大部分发生 *BRAF* V600E 突变(60%)或 *NRAS* 突变(20%)[13-16]。我国 502 例原发黑色素瘤标本 *KIT* 基因检测结果显示总体突变率为 10.8%,基因扩增率为 7.4%;其中肢端型、黏膜型、慢性日光损伤型、非慢性日光损伤型和原发灶不明型分别为 11.9% 和 7.3%,9.6% 和 10.2%,20.7% 和 3.4%,8.1% 和 3.2% 及 7.8% 和 5.9%。我国 468 例原发黑色素瘤标本 *BRAF* 突变率为 25.9%,肢端和黏膜黑色素瘤的突变率分别为 17.9% 和 12.5%,其中 15 号外显子的 V600E 是最常见的突变位点(87.3%)。多因素分析显示 *KIT* 基因和 *BRAF* 基因突变均是黑色素瘤的独立预后因素,危险系数分别为 1.989(95% *CI* 1.263~3.131)和 1.536(95% *CI* 1.110~2.124),*P* 分别为 0.003 和 0.01[17]。

g 针对皮肤切缘和早期黑色素瘤,不推荐做冰冻病理。

2.2 影像诊断原则

目的	Ⅰ级推荐	Ⅱ级推荐	Ⅲ级推荐
筛查	全面的皮肤检查		
影像分期	区域淋巴结超声 胸部 CT 腹盆部超声、增强 CT 或 MRI 全身骨扫描 头颅增强 CT 或增强 MRI[1]	全身 PET/CT[2]	

除特殊标注,上述证据类别均为 2A 类。

【注释】

影像学检查有助于判断患者有无远处转移,以及协助术前评估(包括 X 线、超声等)。

如原发灶侵犯较深,局部应行 CT、MRI 检查。

如临床怀疑区域淋巴结转移,建议首选淋巴结超声,淋巴结转移的超声表现特征:淋巴结呈类圆形,髓质消失,边缘型血流[3]。

2.3 分期[1]

原发肿瘤（T）分期		区域淋巴结（N）分期		远处转移（M）分期	
T_X	原发肿瘤厚度无法评估	N_X	区域淋巴结无法评估	M_0	无远处转移证据
T_0	无原发肿瘤证据	N_0	无区域淋巴结转移证据		
T_{is}	原位癌				
T_1	厚度≤1.0mm	N_1	1 个淋巴结或者无淋巴结转移但是出现以下转移：移行转移、卫星结节和 / 或微卫星转移	M_1	有远处转移
T_{1a}	厚度<0.8mm 且无溃疡	N_{1a}	1 个临床隐匿淋巴结转移（镜下转移，例如经前哨淋巴结活检诊断）	M_{1a}	转移至皮肤、软组织（包括肌肉）和 / 或非区域淋巴结转移
				$M_{1a}(0)$	LDH 正常
				$M_{1a}(1)$	LDH 升高
T_{1b}	厚度<0.8mm 且有溃疡 0.8~1.0mm	N_{1b}	1 个临床显性淋巴结转移	M_{1b}	转移至肺伴或不伴 M_{1a} 转移
				$M_{1b}(0)$	LDH 正常
				$M_{1b}(1)$	LDH 升高
		N_{1c}	无区域淋巴结转移，但是出现以下转移：移行转移，卫星转移和 / 或微卫星转移	M_{1c}	非中枢神经系统的其他内脏转移伴或不伴 M_{1a} 或 M_{1b} 转移
				$M_{1c}(0)$	LDH 正常
				$M_{1c}(1)$	LDH 升高
				M_{1d}	转移至中枢神经系统伴或不伴 M_{1a} 或 M_{1b} 或 M_{1c} 转移
				$M_{1d}(0)$	LDH 正常
				$M_{1d}(1)$	LDH 升高
T_2	厚度>1.0~2.0mm	N_2	2~3 个淋巴结或 1 个淋巴结伴有移行转移，卫星转移和 / 或微卫星转移		
T_{2a}	无溃疡	N_{2a}	2~3 个临床隐匿淋巴结转移（镜下转移，例如经前哨淋巴结活检诊断）		
T_{2b}	有溃疡	N_{2b}	2~3 个淋巴结转移中至少 1 个临床显性淋巴结转移		
		N_{2c}	至少 1 个淋巴结转移（临床显性或隐性）伴有移行转移，卫星转移和 / 或微卫星转移		

续表

原发肿瘤（T）分期		区域淋巴结（N）分期		远处转移（M）分期	
T_3	厚度＞2.0~4.0mm	N_3	4 个及以上淋巴结；或 2 个以上淋巴结伴有移行转移，卫星转移和 / 或微卫星转移；融合淋巴结无论是否伴有移行转移，卫星转移和 / 或微卫星转移		
T_{3a}	无溃疡	N_{3a}	4 个及以上临床隐匿淋巴结转移（镜下转移，例如经前哨淋巴结活检诊断）		
T_{3b}	有溃疡	N_{3b}	4 个及以上淋巴结转移中至少 1 个临床显性淋巴结转移或可见融合淋巴结		
		N_{3c}	2 个及以上临床隐匿淋巴结转移或临床显性淋巴结转移伴 / 不伴融合淋巴结且伴有移行转移，卫星转移和 / 或微卫星转移		
T_4	厚度＞4.0mm				
T_{4a}	无溃疡				
T_{4b}	有溃疡				

AJCC 第 8 版病理分期

	N_0	N_{1a}	N_{1b}	N_{1c}	N_{2a}	N_{2b}	N_{2c}	N_{3a}	N_{3b}	N_{3c}
T_{is}	0	—	—		—	—		—		
T_0	—	—	ⅢB	ⅢB	—	ⅢC	ⅢC	—	ⅢC	ⅢC
T_{1a}	ⅠA	ⅢA	ⅢB	ⅢB	ⅢA	ⅢB	ⅢC	ⅢC	ⅢC	ⅢC
T_{1b}	ⅠB	ⅢA	ⅢB	ⅢB	ⅢA	ⅢB	ⅢC	ⅢC	ⅢC	ⅢC
T_{2a}	ⅠB	ⅢA	ⅢB	ⅢB	ⅢA	ⅢB	ⅢC	ⅢC	ⅢC	ⅢC
T_{2b}	ⅡA	ⅢB	ⅢB	ⅢB	ⅢB	ⅢB	ⅢC	ⅢC	ⅢC	ⅢC
T_{3a}	ⅡA	ⅢB	ⅢB	ⅢB	ⅢB	ⅢB	ⅢC	ⅢC	ⅢC	ⅢC
T_{3b}	ⅡB	ⅢC	ⅢC	ⅢC	ⅢC	ⅢC	ⅢC	ⅢC	ⅢC	ⅢC
T_{4a}	ⅡB	ⅢC	ⅢC	ⅢC	ⅢC	ⅢC	ⅢC	ⅢC	ⅢC	ⅢC
T_{4b}	ⅡC	ⅢC	ⅢC	ⅢC	ⅢC	ⅢC	ⅢC	ⅢD	ⅢD	ⅢD
M_{1a}	Ⅳ	Ⅳ	Ⅳ	Ⅳ	Ⅳ	Ⅳ	Ⅳ	Ⅳ	Ⅳ	Ⅳ
M_{1b}	Ⅳ	Ⅳ	Ⅳ	Ⅳ	Ⅳ	Ⅳ	Ⅳ	Ⅳ	Ⅳ	Ⅳ
M_{1c}	Ⅳ	Ⅳ	Ⅳ	Ⅳ	Ⅳ	Ⅳ	Ⅳ	Ⅳ	Ⅳ	Ⅳ

3 皮肤黑色素瘤的治疗原则

3.1 皮肤黑色素瘤的手术治疗原则

3.1.1 0 期、Ⅰ A、Ⅰ B 期黑色素瘤的治疗

分期	分层	Ⅰ级推荐	Ⅱ级推荐	Ⅲ级推荐
0 期	原位癌	手术切除,无须辅助治疗,切缘 0.5~1cm		慢 Mohs 显微描记手术
Ⅰ A 期	厚度<0.8mm	手术切除,无须辅助治疗,切缘 1cm(1 类)		
Ⅰ B 期	0.8mm ≤ 厚度<1mm,且合并危险因素	手术切除,无须辅助治疗,切缘 1cm(1 类)	原发灶手术 ± 前哨淋巴结活检	
	T_{1b}	原发灶手术前哨淋巴结活检,切缘 1cm(1 类)		
	T_{2a}	原发灶手术 + 前哨淋巴结活检,切缘 1~2cm(1 类)		

除特殊标注,上述证据类别均为 2A 类。
如有合适的临床研究,仍推荐选用临床研究。

【注释】

a 外科切缘是指外科医师进行手术时测量到的临床切缘,而不是病理医师测量的大体或病理切缘。可根据患者具体的原发病灶解剖结构和功能对切缘进行调整[1-7]。通常需要根据活检病理报告的厚度来决定进一步扩大切除的切缘。对于活检病理未能报告明确深度或病灶巨大的患者,可考虑直接扩大切除 2cm。

b 对于面积较大的原位癌,如雀斑痣样黑色素瘤,可能需要大于 0.5cm 的切缘才能保证完整切除[8]。皮肤科的慢 Mohs 显微描记手术对于部分原位癌切除有帮助[9]。对于部分切缘阳性无法手术的患者,可行咪喹莫特外敷或局部放疗(2 类)。

c 外科手术标准:皮肤黑色素瘤的切除要求完整切除皮肤以及深达肌筋膜的皮下组织。对于 T_1 及部分 T_2 病变,局部复发与 0.8mm 距离相关,1cm 切缘能降低复发率[10-11],厚度>2mm 的肿瘤,1cm 的切缘是不够的,需要达到 2cm[9-12]。通常无须切除筋膜,但对浸润较深的原发灶(>4mm)可考虑切除筋膜[13]。

d 危险因素包括溃疡、高有丝分裂率及淋巴与血管侵犯等[14-15]。

e 前哨淋巴结活检是病理分期评估区域淋巴结是否转移的手段。肿瘤厚度>1mm 推荐行前哨淋巴结活检。通常不推荐对原发肿瘤厚度 ≤ 0.8mm 的患者行前哨淋巴结活检,传统的危险因素,例如溃疡、高有丝分裂率及淋巴与血管侵犯在这些患者前哨淋巴结活检中的指导意义有限。这些危险因素一旦出现,是否行前哨淋巴结活检需考虑患者的意愿。病灶厚度为 0.8~1.0mm 的可结合临床考虑行前哨淋巴结活检[16-19]。鉴于我国皮肤黑色素瘤的溃疡发生率高达 60% 以上[20],且伴有溃疡的皮肤黑色素瘤预后较差,故当活检技术或病理检测技术受限从而无法获得可靠的浸润深度时,合并溃疡的患者均推荐经前哨淋巴结活检(SLNB)。SLNB 有助于准确获得 N 分期,提高患者的无复发生存率,但对总生存期无影响[21]。前哨淋巴结内低肿瘤负荷(前哨淋巴结的转移灶直径<0.1mm)的患者无须接受扩大淋巴结清扫[22]。

f 针对皮肤切缘有无肿瘤残留及早期色素性病变的良恶性判断,不推荐冰冻病理诊断。

3.1.2 Ⅱ A、Ⅱ B、Ⅱ C 期黑色素瘤的治疗

分期	分层	Ⅰ级推荐	Ⅱ级推荐	Ⅲ级推荐
Ⅱ A 期	T_{2b}	原发灶手术 + 前哨淋巴结活检,无须辅助治疗,切缘 1~2cm(1 类)		
	T_{3a}	原发灶手术 + 前哨淋巴结活检,无须辅助治疗,切缘 2cm(1 类)		

续表

分期	分层	Ⅰ级推荐	Ⅱ级推荐	Ⅲ级推荐
ⅡB、ⅡC期		原发灶手术+前哨淋巴结活检,切缘2cm(1类)		

除特殊标注,上述证据类别均为2A类。
如有合适的临床研究,仍推荐选用临床研究。

3.1.3 Ⅲ期黑色素瘤的外科治疗

临床分期	分层	Ⅰ级推荐	Ⅱ级推荐	Ⅲ级推荐
ⅢA、ⅢB、ⅢC	经前哨淋巴结证实的淋巴结微转移	原发病灶扩大切除	区域淋巴结清扫或者区域淋巴结的密切监测	
Ⅲ期	淋巴结存在临床或影像学显性转移	原发病灶扩大切除+区域淋巴结清扫		
	卫星结节/移行转移灶(可切除)	原发病灶扩大切除+移行转移/卫星结节切除	前哨淋巴结活检	转移灶瘤内局部治疗
	无法手术	参见Ⅳ期系统性治疗	区域淋巴结清扫+隔离肢体灌注 或者隔离肢体输注 或者溶瘤病毒瘤内注射	转移灶瘤内局部治疗

除特殊标注,上述证据类别均为2A类。
如有合适的临床研究,仍推荐选用临床研究。

【注释】

a 对于前哨淋巴结阳性的ⅢA~ⅢC患者的区域淋巴结处理

以往所有经前哨淋巴结活检(SLNB)证实区域淋巴结存在微转移的患者,都被推荐行即刻的区域淋巴结清扫术(CLND)。预测非前哨淋巴结存在转移风险的因素包括前哨淋巴结内的转移负荷、前哨淋巴结阳性的数目以及原发灶的浸润深度和溃疡情况。

但最新的两项Ⅲ期多中心随机对照临床研究,DeCOG-SLT研究和MSLT-Ⅱ研究结果显示,对于前哨淋巴结微转移的患者,即刻的CLND与观察组相比,并未能改善患者的总生存时间,在无复发生存时间方面的获益也存在争议[1-2]。故目前对于经SLNB证实区域淋巴结微转移的Ⅲ期患者,可考虑行即刻清扫,亦可行区域淋巴结的密切监测。监测内容至少包括每3~6个月的区域淋巴结超声检查,可根据预测淋巴结复发的风险而定。

中国患者原发病灶Breslow平均浸润深度较深,故前哨淋巴结的阳性率及清扫后非前哨淋巴结的阳性率都较欧美地区的数据高,为28%~30%。故对于中国患者前哨淋巴结阳性后,是否可以摒弃区域淋巴结清扫存在争议,特别对于Breslow浸润深度厚和存在溃疡的患者,临床应谨慎处理。

b 淋巴结清扫原则[3]

(1)区域淋巴结须充分清扫。

(2)受累淋巴结基部须完全切除。

(3)通常,各部位清扫的淋巴结个数应达到一定数目:腹股沟≥10个,腋窝≥15个,颈部≥15个。

(4)腹股沟区,若临床发现有髂窝淋巴结转移迹象或腹股沟淋巴结转移数≥3个,可考虑行预防性髂窝和闭孔区淋巴结清扫。

(5)如果盆腔CT检查证实存在转移或证实Cloquet(股管)淋巴结转移,推荐行髂窝和闭孔区淋巴结清扫。

(6)头颈部原发皮肤黑色素瘤,若存在腮腺淋巴结显性或微转移,建议在颈部引流区域淋巴结清扫的同时,行浅表腮腺切除术。

(7)如受客观条件所限仅行转移淋巴结切除,需采用淋巴结超声或CT、MRI严密监测淋巴结复发情况。

c 存在临界可切除的区域淋巴结转移或术后具有高复发风险的患者,可考虑推荐参加新辅助治疗研究。已有相关的Ⅰ期和Ⅱ期临床研究证实,免疫或靶向的新辅助研究能够使部分患者疾病降期,甚至出现病理完全缓解,期望能提高手术切除率和延长无病生存期和总生存期[4-5]。

d 移行转移（in-transit metastasis）指原发病灶（周围直径 2cm 以外）与区域淋巴结之间，通过淋巴管转移的皮肤、皮下或软组织转移结节。

e 卫星灶（satellite）指在原发病灶周围直径在 2cm 内发生的转移结节。

f 对于孤立性的可切除的移行转移，若能根治性切除原发病灶和转移灶，且区域淋巴结无显性临床转移证据时，则同样推荐行前哨淋巴结活检。

g 隔离热灌注化疗（ILP）和隔离热输注化疗（ILI）主要用于肢体移行转移的治疗。ILI 是一种无氧合、低流量输注化疗药物的局部治疗手段，通过介入动静脉插管来建立化疗通路输注美法仑（马法兰）。研究发现Ⅲ期 MM 有效率约 80%，完全缓解（CR）率达 31%~63%[6-8]。

h 瘤体内药物注射的作用机制为局部消融肿瘤和诱导全身抗肿瘤免疫。

i T-VEC 溶瘤病毒瘤内注射治疗：T-VEC 为 HSV-1 衍生的溶瘤免疫治疗药物，已被美国食品药品监督管理局（FDA）批准用于治疗黑色素瘤，并可诱导远处部位肿瘤细胞死亡。最新的研究报道，对部分无法切除的转移性黑色素瘤，T-VEC 瘤内注射持续超过 6 个月的有效率约为 16%，其有效性在 AJCC 第 7 版的ⅢB 期和ⅢC 期中被证实，特别对于初治的患者[9]。

j 其他的转移灶的局部治疗还包括射频消融、PV-10、BCG、IFN 或 IL-2 的瘤内注射。

k 系统性治疗参见Ⅳ期。

l 原发灶切缘参见附录 1。

3.1.4 可完全切除的Ⅳ期黑色素瘤的治疗

分期	分层	Ⅰ级推荐	Ⅱ级推荐	Ⅲ级推荐
Ⅳ期	单个或多个转移病灶可完全切除	原发灶切除 + 转移灶完整切除		

除特殊标注，上述证据类别均为 2A 类。
如有合适的临床研究，仍推荐选用临床研究。

【注释】

a 转移灶切除应符合 R0 切除的原则[1-2]。如有残余病灶，则应按不可切除的Ⅳ期对待。原发灶切缘参见附录 1。

附录 1 手术切缘

肿瘤厚度	临床推荐切除边缘
原位癌	0.5~<1cm
≤1.00mm	1.0cm（1 类）
1.01~<2.00mm	>1.0~<2.0cm（1 类）
2.01~4.00mm	2.0cm（1 类）
>4.00mm	2.0cm（1 类）

3.2 皮肤黑色素瘤的辅助治疗原则

3.2.1 皮肤黑色素瘤的系统辅助治疗

病理分期	分层	Ⅰ级推荐	Ⅱ级推荐	Ⅲ级推荐
0 期	原位癌	观察		
ⅠA 期	厚度≤0.8mm	观察		

续表

病理分期	分层	Ⅰ级推荐	Ⅱ级推荐	Ⅲ级推荐
ⅠB期	0.8mm<厚度<1mm,且合并危险因素	观察		
	T_{1b}	观察或临床试验		
	T_{2a}	观察或临床试验		
ⅡA期	T_{2b}	观察或临床试验		
	T_{3a}	观察或临床试验		
ⅡB、ⅡC期		高剂量干扰素α2b×1年[a] 或观察 或临床试验	帕博利珠单抗1年[g] ⅡC期携带*BRAF* V600突变:维莫非尼[b]1年	
ⅢA、ⅢB、ⅢC、ⅢD期	可切除的淋巴结转移、移行转移或卫星灶	Ⅲ期携带*BRAF* V600突变:达拉非尼+曲美替尼(1类)[c] 或 观察 或 临床试验	帕博利珠单抗1年(1类)[e] 高剂量干扰素α2b×1年[a] ⅢA、ⅢB期携带*BRAF* V600突变:维莫非尼[b]1年	特瑞普利单抗1年 伊匹木单抗[f]3年 淋巴结区辅助放疗 帕博利珠单抗新辅助治疗[h]
Ⅳ期	单个转移病灶或多个转移病灶可完全切除			帕博利珠单抗1年[e] 特瑞普利单抗1年 纳武利尤单抗1年(1类)[d]

除特殊标注,上述证据类别均为2A类。

【注释】

a 对于ⅡB~Ⅲ期的高危黑色素瘤患者,推荐大剂量干扰素辅助治疗。多项临床研究证实大剂量干扰素α2b能延长患者的无复发生存期,但并未显著改善总生存期[1-3]。大型荟萃分析同样证实上述观点[4]。而目前干扰素的给药剂型、最优剂量和给药时间仍在探讨中[5-11],长期随访数据提示,并不是所有患者获益,合并溃疡ⅡB~Ⅲ期的患者,大剂量干扰素辅助治疗能降低无复发生存和无远处转移风险[12]。长效干扰素(PEG-IFN)方面,EORTC18991是迄今为止使用PEG-IFN辅助治疗Ⅲ期患者的最大型研究,该研究显示长效干扰素在无复发生存时间(RFS)方面有明显优势(P=0.05),但对于无远处转移生存期中位数(DMFS)和OS无差别;亚组分析表明,显微镜下淋巴结转移患者以及原发肿瘤有溃疡的患者在RFS、OS和DMFS方面有最大的获益。美国FDA于2011年批准了长效干扰素治疗高危Ⅲ期术后黑色素瘤[13-14]。但由于长效干扰素国内并没有成熟的临床研究数据,所以本指南不做推荐。

b BRIM8研究是维莫非尼单药辅助治疗的随机、双盲、安慰剂对照Ⅲ期临床研究[15]。入选ⅡC~ⅢC期术后*BRAF* V600突变的黑色素瘤患者,结果显示在ⅡC~ⅢB期患者中,安慰剂组DFS中位数为36.9个月,而维莫非尼组尚未达到,维莫非尼可降低46%的复发转移风险,但上述获益未在ⅢC期患者中观察到。

c 基于COMBI-AD临床研究[16-17]结果,2018年4月30日,美国FDA批准达拉非尼联合曲美替尼用于*BRAF* V600突变的Ⅲ期黑色素瘤患者的术后辅助治疗。该研究对比达拉非尼联合曲美替尼和安慰剂在Ⅲ期黑色素瘤患者的术后辅助治疗的疗效。与安慰剂组相比,联合治疗组疾病复发或死亡风险显著降低53%,安慰剂组RFS中位数为16.6个月,而联合治疗组尚未达到;安慰剂组3年、4年无复发生存率分别为40%和38%,联合治疗组分别为59%和54%。联合治疗在所有患者亚组均表现出了RFS治疗受益。

d 2017年12月,美国FDA批准PD-1抑制剂纳武利尤单抗(nivolumab)作为ⅢB、ⅢC或者Ⅳ期完全切除的皮肤黑色素瘤患者术后的单药辅助治疗。该获批基于 CheckMate 238 Ⅲ期随机对照研究[18]。该研究对比纳武利尤单抗（3mg/kg）与伊匹木单抗（10mg/kg）在ⅢB、ⅢC、Ⅳ期黑色素瘤患者的术后辅助治疗，12 个月的 RFS 率分别为 70.5% 和 60.8%，纳武利尤单抗组复发或死亡风险较伊匹木单抗组下降 35%（HR=0.65，P<0.001）；而纳武利尤单抗组 3~4 级不良反应发生率只有 14.4%，显著低于伊匹木单抗组的 45.9%。

e 2017 年 2 月 19 日，美国 FDA 批准帕博利珠单抗（pembrolizumab）用于高风险Ⅲ期黑色素瘤手术完全切除患者的辅助治疗。这一获批基于大型Ⅲ期临床研究 KEYNOTE-054 数据[19]。该研究纳入完全切除的Ⅲ期患者（包括ⅢA、ⅢB、ⅢC 淋巴结转移 1~3 个以及ⅢC 淋巴结转移超过 4 个），结果提示与安慰剂相比，帕博利珠单抗辅助治疗 1 年能显著延长患者的无复发生存期。帕博利珠单抗组 1 年无复发生存率为 75.4%，安慰剂组为 61%，无复发风险下降 43%。

f 2015 年 10 月美国 FDA 批准 CTLA-4 单抗伊匹木单抗（ipilimumab）用于Ⅲ期黑色素瘤术后的辅助治疗，该Ⅲ期随机对照研究（NCT00636168）纳入Ⅲ期皮肤恶性黑色素瘤完全切除术后的患者[20]，随机分为伊匹木单抗组和安慰剂对照组，伊匹木单抗组 5 年的无复发生存率是 40.8%，安慰剂组是 30.3%。伊匹木单抗组 5 年的总生存率是 65.4%，安慰剂组是 54.4%。亚组分析显示，伊匹木单抗组可显著提高原发灶溃疡及淋巴结微小转移合并原发灶溃疡（相当于部分ⅢA 和ⅢB 期）患者或大于 3 个淋巴结受累的ⅢC 期患者的生存时间。但伊匹木单抗组免疫相关的 3/4 级不良事件的发生率是 41.6%，而安慰剂对照组是 2.7%。伊匹木单抗组中 52% 的患者由于不良反应中断，5 例患者（1.1%）死于免疫相关的不良事件。目前该药物国内尚未上市，且缺乏与干扰素的直接对照。同时鉴于 10mg/kg 剂量的高毒性反应，2019 年 NCCN 并未将其纳入辅助治疗方案。

g KEYNOTE-716 是一项针对ⅡB 期和ⅡC 期黑色素瘤辅助治疗的 3 期研究，对比帕博利珠单抗或安慰剂对患者复发转移的影响，结果显示帕博利珠单抗显著延长患者的无复发生存期，更多的生存数据还需要进一步随访[21]。

h SWOG S1801 是一项随机Ⅱ期临床研究，纳入 313 例ⅢB 期至Ⅳ期可切除黑色素瘤患者，分别接受帕博利珠单抗新辅助治疗和单纯辅助治疗，结果显示试验组与对照组相比，2 年无事件生存风险降低（72% vs. 49%，HR=0.58）。

3.2.2 淋巴结辅助放疗原则

辅助放疗可提高局部控制率，但未能改善无复发生存时间或总生存时间，可能增加不良反应（水肿、皮肤、皮下组织纤维化、疼痛等）。仅推荐用于以控制局部复发为首要目的的患者，或在无法进行全身性辅助治疗的患者中作为备选。淋巴结区复发的高危因素包括：临床显性淋巴结转移的囊外侵犯（肉眼或镜下）；腮腺受累淋巴结 ≥ 1 个；颈部或腋窝受累淋巴结 ≥ 2 个，腹股沟受累淋巴结 ≥ 3 个，颈部或腋窝淋巴结 ≥ 3cm 和 / 或腹股沟淋巴结 ≥ 4cm[22-23]（2B 类）。目前缺乏中国循证医学证据。

目前尚未建立统一的放疗剂量，常用剂量如下所示。

- 50~66Gy/25~33F/5~7 周
- 48Gy/20F/ 连续 4 周
- 30Gy/5F/2 周（每周两次或隔天一次）

应由有经验的放射肿瘤医师确定淋巴结辅助外照射治疗的最佳方案。较新的放疗方式，例如 IMRT 或容积调强技术（VMAT）可降低淋巴结辅助放疗的毒性风险，并应在适当可行时加以考虑。

附录 2 皮肤黑色素瘤常用的术后辅助治疗方案

大剂量干扰素 α2b：

剂量 1 500 万 IU/（m^2·d），d1~5，×4 周 +900 万 IU，每周 3 次 ×48 周，治疗 1 年。

因既往临床研究中采用的甘乐能停产，国产干扰素建议等量应用。根据说明书给予皮下或肌内注射。

帕博利珠单抗的单药方案：

200mg 或 2mg/kg，每 3 周一次，治疗 1 年。

纳武利尤单抗的单药方案：

3mg/kg，每 2 周一次，治疗 1 年。

达拉非尼联合曲美替尼方案：

达拉非尼（150mg，每日 2 次），曲美替尼（2mg，每日 1 次），治疗 1 年。

维莫非尼的单药方案：

960mg，每日 2 次，治疗 1 年。

伊匹木单抗方案：

10mg/kg，每 3 周一次 ×4 次，序贯 10mg/kg，每 12 周一次，治疗 3 年。

3.3 皮肤黑色素瘤的晚期治疗原则

3.3.1 无脑转移患者的治疗

分期	分层	Ⅰ级推荐	Ⅱ级推荐	Ⅲ级推荐
转移性或不可切除Ⅲ或Ⅳ期	一线	如携带 *BRAF* V600 突变： 达拉非尼 + 曲美替尼（1 类） 达卡巴嗪 / 替莫唑胺 ± 铂类 ± 恩度	帕博利珠单抗 特瑞普利单抗 如携带 *BRAF* V600 突变： 维莫非尼 如携带 *KIT* 突变：伊马替尼 如肿瘤负荷偏大或减瘤为首要目的： 紫杉醇 / 白蛋白紫杉醇 ± 铂类 ± 抗血管药物	纳武利尤单抗 PD-1 单抗 + 伊匹木单抗 LAG3 单抗 +PD-1 单抗 一般状况较差的患者可考虑采用最佳支持治疗 如携带 *BRAF* V600 突变： 维莫非尼 / 考比替尼 + 阿替利珠单抗
	二线	与一线治疗不同的药物治疗 如果一线未使用过 PD-1 单抗，二线推荐帕博利珠单抗（1A 类）或特瑞普利单抗 若急需减瘤，二线首选靶向药物或化疗联合方案 紫杉醇 / 白蛋白紫杉醇 ± 铂类 ± 抗血管药物 如携带 *NRAS* 突变： 妥拉美替尼（HL085）	仑伐替尼 + 帕博利珠单抗 普特利单抗 福莫司汀	伊匹木单抗 + 溶瘤病毒瘤内注射（2B 类）

除特殊标注，上述证据类别均为 2A 类。

如有合适的临床研究，仍推荐选用临床研究。

【注释】

应用于晚期黑色素瘤的化疗药物主要包括达卡巴嗪、替莫唑胺、紫杉醇、白蛋白紫杉醇、顺铂 / 卡铂、福莫司汀。国内一项多中心随机对照双盲研究证实了达卡巴嗪加恩度（重组人血管内皮抑制素）在晚期黑色素瘤一线治疗中的作用，达卡巴嗪单药组的无进展生存时间（PFS）为 1.5 个月，联合恩度组 PFS 提高到 4.5 个月[1]。替莫唑胺也是烷化剂的一种，被证实可以通过血脑屏障[2]。紫杉醇 ± 卡铂在黑色素瘤开展了多项Ⅱ期研究[3-4]，显示出一定的抗肿瘤作用。一项Ⅲ期研究显示，与达卡巴嗪相比，白蛋白紫杉醇提高了患者的 PFS[5]。福莫司汀由于显著的骨髓毒性，通常应用于肝转移的局部治疗[6]。

中国黑色素瘤患者的 *BRAF* 突变率为 20%~25%，针对 *BRAF* V600 突变的患者，国内率先获批的 BRAF 抑制剂是维莫非尼[7]。此后，达拉非尼 + 曲美替尼亦被批准用于 *BRAF* V600 突变患者的治疗，有效率超 60%[8]。国外研究显示 BRAF 抑制剂 +MEK 抑制剂联合 PD-1/PD-L1 亦有较高的有效率，但是否优于单纯靶向治疗还需进一步探索[9-10]。中国黑色素瘤患者的 *KIT* 突变率约为 10%，针对 *KIT* 突变的患者，已有研究证实伊马替尼[11]、尼洛替尼[12]具有一定疗效。

帕博利珠单抗是首个在国内获批黑色素瘤适应证的 PD-1 单抗，用于不可切除或转移性黑色素瘤的二线治疗[13]。2018 年，特瑞普利单抗亦被国家药品监督管理局（NMPA）批准上市，用于治疗既往接受全身系统治疗失败的不可切除或转移性黑色素瘤患者[14]。对 PD-1 失败的黑色素瘤患者，LEAP004 研究显示，仑伐替尼联合帕博利珠单抗的 ORR 为 21.4%，OS 中位数为 13.9 个月[15]。其他二线治疗选择包括纳武利尤单抗单药[16]、纳武利尤单抗联合伊匹木单抗[17]，但国内尚未获批黑色素瘤适应证，需等待中国临床研究数据进一步证实。国外报道 PD-1 单抗 + 伊匹木单抗联合治疗有效率高，但不良反应发生率较高[18-19]，临床需谨慎使用。2021 年 LAG3 单抗 +PD-1 单抗针对晚期黑色素瘤的研究结果公布，显示这一联合治疗显著延长患者的 PFS［10.1 个月 vs. 4.6 个月（PD-1 单药组）］，3/4 级治疗相关不良事件的发生率为 18.9%[20]。

NRAS 突变患者一直缺乏有效的靶向药物，目前国内外研究显示 MEK 抑制剂对 *NRAS* 突变的晚期黑色素瘤患者具有

一定疗效[21-24]。其中,妥拉美替尼的Ⅱ期研究结果显示 ORR 达 34.7%;无进展生存时间中位数(mPFS)为 4.2 个月[24]。

2022 年 9 月 20 日,普特利单抗获 NMPA 批准上市,成为我国第三个获批黑色素瘤适应证的 PD-1 单抗[25]。

一般状况较差(PS 评分 3~4 分)的患者应采用最佳支持治疗。

3.3.2 存在脑转移患者的治疗

分期	分层	Ⅰ级推荐	Ⅱ级推荐	Ⅲ级推荐
存在脑转移的播散性(不可切除)Ⅳ期	PS 0~2 分	局部治疗*: 手术 立体定向放疗 全身治疗: 如携带 *BRAF* V600 突变: 达拉非尼 + 曲美替尼 替莫唑胺 如携带 *NRAS* 突变: 妥拉美替尼(HL085)	全身治疗: 如携带 *BRAF* V600 突变: 维莫非尼 如携带 *KIT* 突变:伊马替尼 帕博利珠单抗 特瑞普利单抗 达卡巴嗪 ± 铂类 ± 恩度 紫杉醇 / 白蛋白紫杉醇 ± 铂类 ± 抗血管药物 普特利单抗	局部治疗*: 全脑放疗 纳武利尤单抗鞘内注射 全身治疗: 纳武利尤单抗 PD-1 单抗 + 伊匹木单抗 LAG3 单抗 + PD-1 单抗
	PS 3~4 分	最佳支持 / 姑息治疗		

* 见黑色素瘤放疗原则。

除特殊标注,上述证据类别均为 2A 类。

【注释】

a 脑转移灶的治疗

对于存在脑转移的患者,应优先处理中枢神经系统(CNS)的病灶,以延迟或防止出现瘤内出血、癫痫或神经相关功能障碍。黑色素瘤脑转移的局部治疗(手术或放疗)应基于症状、脑转移灶的数目和部位综合考虑。如患者出现颅内占位效应,首先考虑有无手术切除脑转移灶的可能。在可行的情况下,放疗首选立体定向放疗(SRS)[1-3],如患者存在软脑膜转移,可考虑行姑息性全脑放疗(WBRT)[4-6]。与 WBRT 相比,SRS 可能具有更好的长期安全性,能更早地使 CNS 病灶达到稳定,因此能使患者更早地接受全身系统性抗肿瘤治疗。待 CNS 病灶稳定后,应尽快给予药物抗肿瘤治疗,如患者存在 *BRAF* V600 突变,首选达拉非尼 + 曲美替尼[7]。对于非 *BRAF* V600 突变患者,药物选择包括可通过血脑屏障的化疗药物[8],以及研究证实对脑转移有效的免疫检查点抑制剂[9-11]。

b 晚期黑色素瘤的放疗原则[12-15]

对于脑转移灶而言,SRS 可作为一线治疗或辅助治疗。全脑放疗可作为一线治疗,也可考虑作为辅助治疗(3 类推荐),但作为辅助治疗时疗效不确切,需结合患者个体情况综合选择。

(1) SRS 和分次立体定向放射治疗(SRT)作为一线治疗方法

1) 对于较小的脑转移瘤病灶,基于 RTOG90-05 剂量爬坡试验[16]所制订的最大承受剂量的体积指南,建议单次照射最大剂量为 15~24Gy。病灶 >3cm 需谨慎推荐,病灶 >4cm 时,单次 SRS 不作为常规推荐。

2) 对于较大的脑转移瘤病灶,可行 SRT。

可选择的治疗方案:24~27Gy/3 次或 25~35Gy/5 次[17-18]。

(2) SRS 和 SRT 作为辅助治疗方法

1) 对于较小的脑转移瘤病灶,根据 NCCTG N107C 试验[19],建议单次 SRS 最大剂量为 12~20Gy。

2) 病灶 >5cm,一般不推荐单次 SRS 作为辅助治疗。

3) 对于更大的病灶,可行分次 SRT,可选择的方案:24~27Gy/3 次或 25~35Gy/5 次。

4) 不建议黑色素瘤患者在切除术或 SRS 后进行辅助性全脑放疗[20-22]。

(3) 全脑放疗(WBRT)作为一线治疗方法

1) WBRT 并非黑色素瘤脑转移的首选,SRS/SRT 通常是更优选的治疗方案。

2) 对于出现瘤负荷症状但无法行 SRS/SRT 的患者,可考虑行 WBRT。

3) 应充分考虑患者的个体倾向及治疗目标来衡量 WBRT 的利弊。

4)临床症状、影像学或病理证实有脑膜转移,可考虑行 WBRT 治疗。

5)WBRT 推荐方案:30Gy/10 次,2 周内完成;37.5Gy/15 次,3 周内完成;20Gy/5 次,1 周内完成。

(4)对于其他有症状或即将出现症状的软组织转移灶和 / 或骨转移灶而言,可选择放疗,具体剂量和分次没有统一规定,但低分次照射放疗方案可能会增加长期并发症的风险。

附录 3 皮肤黑色素瘤常用的晚期治疗方案

化疗方案

- 达卡巴嗪单药:DTIC 250mg/m^2,d1~5,每 3~4 周一次或 850mg/m^2,d1,每 3~4 周一次。
- 替莫唑胺单药:TMZ 200mg/m^2,d1~5,每 4 周一次。
- 达卡巴嗪 ± 铂类 ± 恩度:DTIC 250mg/m^2,d1~5 ± 铂类 ± 恩度 7.5mg/m^2,d1~14,每 4 周一次。
- 紫杉醇 ± 卡铂 ± 贝伐珠单抗:紫杉醇 175mg/m^2,d1 ± 卡铂 AUC=5,± 贝伐珠单抗 5mg/kg,d1、d15,每 4 周一次。
- 白蛋白结合型紫杉醇 ± 卡铂 ± 贝伐珠单抗:白蛋白结合型紫杉醇 260mg/m^2,d1 ± 卡铂 AUC=5,± 贝伐珠单抗 5mg/kg,d1、d15,每 4 周一次。

靶向治疗方案

- 达拉非尼(dabrafenib)联合曲美替尼(trametinib)方案:达拉非尼(150mg,每日 2 次)+ 曲美替尼(2mg,每日 1 次)直至进展或不能耐受。
- 维莫非尼的单药方案:960mg,每日 2 次,直至进展或不能耐受。
- 伊马替尼:400mg,每日 1 次,直至进展或不能耐受。

免疫治疗方案

- 帕博利珠单抗(pembrolizumab):帕博利珠单抗 2mg/kg 或 200mg 静脉输注 30min 以上,每 3 周重复,直至进展或不能耐受或用满 2 年。
- 纳武利尤单抗(nivolumab):纳武利尤单抗 3mg/kg 静脉输注 30min 以上,每 2 周重复,直至进展或不能耐受或用满 2 年。
- 特瑞普利单抗:特瑞普利单抗 240mg 静脉输注 30min 以上,每 2 周重复,直至进展或不能耐受或用满 2 年。
- PD-1 单抗 + 伊匹木单抗:纳武利尤单抗 1mg/kg+ 伊匹木单抗 3mg/kg,静脉输注 30min 以上,每 3 周一次 ×4 次→纳武利尤单抗 3mg/kg,每 2 周重复,直至进展或不能耐受或用满 2 年(CheckMate067);或纳武利尤单抗 3mg/kg + 伊匹木单抗 1mg/kg,静脉输注 30min 以上,每 3 周重复 ×4 次→纳武利尤单抗 3mg/kg,每 2 周重复,直至进展或不能耐受或用满 2 年(CheckMate511);或帕博利珠单抗 2mg/kg+ 伊匹木单抗 1mg/kg,静脉输注 30min 以上,每 3 周重复 ×4 次→帕博利珠单抗 2mg/kg,每 3 周重复,直至进展或不能耐受或用满 2 年(Keynote-029)。
- 伊匹木单抗 +T-Vec 瘤内注射:伊匹木单抗 3mg/kg,静脉输注 30min 以上,每 3 周重复 ×4 次,T-Vec ≤4ml×10^6pfu/ml,第一剂→≤4ml×10^8pfu/ml(第一剂后 3 周),每 2 周重复,每个治疗疗程总量 ≤4ml,瘤体内注射(内脏病灶除外)。

联合方案:

仑伐替尼 + 帕博利珠单抗:仑伐替尼 20mg,每日一次,直至进展或不能耐受;帕博利珠单抗 2mg/kg 静脉输注 30min 以上,每 3 周重复,直至进展或不能耐受或用满 2 年。

4 肢端黑色素瘤的治疗原则

4.1 肢端黑色素瘤的手术治疗原则

4.1.1 0 期、Ⅰ A、Ⅰ B 期黑色素瘤的治疗

分期	分层	Ⅰ级推荐	Ⅱ级推荐	Ⅲ级推荐
0 期	原位癌	手术切除,无须辅助治疗,切缘 0.5~1cm		慢 Mohs 显微描记手术
Ⅰ A 期	厚度<0.8mm	手术切除,无须辅助治疗,切缘 1cm(1 类)		

续表

分期	分层	Ⅰ级推荐	Ⅱ级推荐	Ⅲ级推荐
ⅠB 期	0.8mm ≤ 厚度<1mm,且合并危险因素	手术切除,无须辅助治疗,切缘 1cm(1 类)	原发灶手术 ± 前哨淋巴结活检	
	T_{1b}	原发灶手术前哨淋巴结活检,切缘 1cm(1 类)		
	T_{2a}	原发灶手术 + 前哨淋巴结活检,切缘 1~2cm(1 类)		

除特殊标注,上述证据类别均为 2A 类。

如有合适的临床研究,仍推荐选用临床研究。

【注释】

a 肢端黑色素瘤分期目前参照 AJCC 皮肤黑色素瘤分期。外科切缘是指外科医师进行手术时测量到的临床切缘,而不是病理医师测量的大体或病理切缘。可根据患者具体的原发病灶解剖结构和功能对切缘进行调整[1-7]。通常需要根据活检病理报告的厚度来决定进一步扩大切除的切缘。对于活检病理未能报告明确深度或病灶巨大的患者,可考虑直接扩大切除 2cm。

b 对于面积较大的原位癌,如雀斑痣样黑色素瘤,可能需要大于 0.5cm 的切缘才能保证完整切除[8]。皮肤科的慢 Mohs 显微描记手术对于部分原位癌切除有帮助[9]。对于部分切缘阳性无法手术的患者,可行咪喹莫特外敷或局部放疗。

c 外科手术标准:皮肤黑色素瘤的切除要求完整切除皮肤及深达肌筋膜的皮下组织。对于 T_1 及部分 T_2 病变,局部复发与 8mm 距离相关,1cm 切缘能降低复发率[10-11],厚度>2mm 的肿瘤,1cm 的切缘是不够的,需要达到 2cm[9-12]。通常无须切除筋膜,但对浸润较深的原发灶(>4mm)可考虑切除筋膜[13]。

d 危险因素包括溃疡、高有丝分裂率、淋巴及血管侵犯等[14-15]。

e 厚度>1mm 的患者可考虑进行 SLNB,可于完整切除的同时或分次进行。鉴于我国皮肤黑色素瘤的溃疡发生率高达 60% 以上[16],且伴有溃疡发生的皮肤黑色素瘤预后较差,故当活检技术或病理检测技术受限,无法获得可靠的浸润深度时,合并溃疡的患者均推荐 SLNB。SLNB 有助于准确获得 N 分期,提高患者的无复发生存率,但对总生存期无影响[17]。如果发现前哨淋巴结阳性,结合 MSLT-Ⅱ结果,对于肢端病灶和具有高危因素患者一般仍建议及时进行淋巴结清扫[18-19]。前哨淋巴结内低肿瘤负荷(前哨淋巴结的转移灶直径<0.1mm)的患者无须接受扩大淋巴结清扫[20]。

f 针对皮肤切缘有无肿瘤残留及早期色素性病变的良恶性判断,不推荐冰冻病理诊断。

g 肢端黑色素瘤与皮肤黑色素瘤切除和重建原则基本一致,肢端由于在手足部位而解剖位置相对复杂和精细。手足的皮肤和浅筋膜致密、坚厚,尤其以足跟、第一跖骨头和第五跖骨头这三处支持体重的三个支撑点更为明显,浅筋膜中结缔组织致密成束,纵横交错,连接皮肤和深筋膜,束间夹有大量脂肪,形成纤维脂肪垫,有利于耐受压力和横向剪力。这种结构在切除重建过程中造成了与皮肤切除后的差异:①切除后缺损面积难以横向牵拉缩小,也不会因切除后皮肤张力而使自然缺损面积扩大;②负重区或者骨面裸露的部分往往需要皮瓣覆盖,而不能单纯植皮。③手足肢端甲下黑色素瘤需要拔甲,切除和修复甲床,难以重建的病例需要进行截指 / 趾[21-22]。

4.1.2 ⅡA、ⅡB、ⅡC 期黑色素瘤的治疗

分期	分层	Ⅰ级推荐	Ⅱ级推荐	Ⅲ级推荐
ⅡA 期	T_{2b}	原发灶手术 + 前哨淋巴结活检,无须辅助治疗,切缘 1~2cm(1 类)		
	T_{3a}	原发灶手术 + 前哨淋巴结活检,无须辅助治疗,切缘 2cm(1 类)		
ⅡB、ⅡC 期		原发灶手术 + 前哨淋巴结活检,切缘 2cm(1 类)		

除特殊标注,上述证据类别均为 2A 类。

如有合适的临床研究,仍推荐选用临床研究。

4.1.3 Ⅲ期黑色素瘤的外科治疗

临床分期	分层	Ⅰ级推荐	Ⅱ级推荐	Ⅲ级推荐
ⅢA、ⅢB、ⅢC 期	经前哨淋巴结证实的淋巴结微转移	原发病灶扩大切除	区域淋巴结清扫 或者 区域淋巴结的密切监测	
Ⅲ期	淋巴结存在临床或影像学显性转移	原发病灶扩大切除 + 区域淋巴结清扫		
	卫星结节 / 移行转移灶(可切除)	原发病灶扩大切除 + 移行转移 / 卫星结节切除	前哨淋巴结活检	转移灶瘤内局部治疗
	无法手术	参见Ⅳ期系统性治疗	区域淋巴结清扫 + 隔离肢体灌注 或隔离肢体输注 或溶瘤病毒瘤内注射	转移灶瘤内局部治疗

除特殊标注,上述证据类别均为 2A 类。

如有合适的临床研究,仍推荐选用临床研究。

【注释】

a 对于前哨淋巴结阳性的ⅢA~ⅢC 患者的区域淋巴结处理

以往所有经前哨淋巴结活检(SLNB)证实区域淋巴结存在微转移的患者,都推荐行即刻的区域淋巴结清扫术(CLND)。预测非前哨淋巴结存在转移风险的因素包括前哨淋巴结内的转移负荷、前哨淋巴结阳性的数目及原发灶的浸润深度和溃疡情况。

但最新的两项Ⅲ期多中心随机对照临床研究——DeCOG-SLT 研究和 MSLT-Ⅱ研究的结果显示,对于前哨淋巴结微转移的患者,即刻的 CLND 与观察组相比,并未能改善患者的总生存时间,在无复发生存时间方面的获益也存在争议[1-2]。故目前对于经 SLNB 证实区域淋巴结微转移的Ⅲ期患者,可考虑行即刻清扫,亦可行区域淋巴结的密切监测。监测内容至少包括每 3~6 个月的区域淋巴结超声检查,可根据预测淋巴结复发的风险而定。

中国患者原发病灶 Breslow 平均浸润深度较深,故前哨淋巴结的阳性率及清扫后非前哨淋巴结的阳性率都较欧美地区的数据高,为 28%~30%。故对于中国患者前哨淋巴结阳性后是否可以摒弃区域淋巴结清扫尚存在争议,特别对于 Breslow 浸润深度厚和存在溃疡的患者,临床应谨慎处理。

b 淋巴结清扫原则[3]

(1) 区域淋巴结须充分清扫。

(2) 受累淋巴结基部须完全切除。

(3) 通常来说,各部位清扫的淋巴结个数应达到一定数目:腹股沟≥10 个,腋窝≥15 个,颈部≥15 个。在腹股沟区,若临床发现有髂窝淋巴结转移迹象或腹股沟淋巴结转移数≥3 个,可考虑行预防性的髂窝和闭孔区淋巴结清扫。

(4) 如果盆腔 CT 检查证实存在转移,或证实 Cloquet(股管)淋巴结转移,推荐行髂窝和闭孔区淋巴结清扫。

(5) 对于头颈部原发的皮肤黑色素瘤的患者,若存在腮腺淋巴结显性或微转移,都建议在颈部引流区域淋巴结清扫的同时,行浅表腮腺切除术。

(6) 如受客观条件所限仅行转移淋巴结切除,需采用淋巴结超声或 CT、MRI 严密监测淋巴结复发情况。

c 对于存在临界可切除的区域淋巴结转移或术后具有高复发风险的患者,可考虑推荐参加新辅助治疗研究。已有相关的Ⅰ期和Ⅱ期临床研究证实,免疫或靶向的新辅助研究能够使部分患者疾病降期,甚至出现病理完全缓解,期望能提高手术切除率和延长无病生存和总生存时间[4-5]。

d 移行转移(in-transit metastasis)指原发病灶(周围直径 2cm 以外)与区域淋巴结之间,通过淋巴管转移的皮肤、皮下或软组织转移结节。

e 卫星灶(satellite)指在原发病灶周围直径 2cm 内发生的转移结节。

f 临床显性淋巴结:指临床查体或影像学可明确的转移淋巴结。

g 对于孤立性的可切除的移行转移,若能根治性切除原发病灶和转移灶,且区域淋巴结无临床显性转移证据时,则同样推荐行前哨淋巴结活检。

h 隔离热灌注化疗（ILP）和隔离热输注化疗（ILI）主要用于肢体移行转移的治疗。ILI 是一种无氧合、低流量输注化疗药物的局部治疗手段，通过介入动静脉插管来建立化疗通路输注美法仑（马法兰）。研究发现，Ⅲ期 MM 有效率约 80%，CR 率达 31%~63%[6-8]。

i 瘤体内药物注射的作用机制为局部消融肿瘤和诱导全身抗肿瘤免疫。

j T-VEC 溶瘤病毒瘤内注射治疗：T-VEC 为 HSV-1 衍生的溶瘤免疫治疗药物，已被美国 FDA 批准用于治疗黑色素瘤，并可诱导远处部位肿瘤细胞死亡。最新的研究报道，对部分无法切除的转移性黑色素瘤，T-VEC 瘤内注射持续超过 6 个月的有效率约为 16%，其有效性在 AJCC 第 7 版的ⅢB 和ⅢC 中被证实，特别是对于初治的患者[9]。

k 其他转移灶的局部治疗还包括射频消融、PV-10、BCG、IFN 或 IL-2 的瘤内注射。

l 系统性治疗参见Ⅳ期。

m 原发灶切缘参见附录 1。

4.1.4 可完全切除的Ⅳ期黑色素瘤的治疗

分期	分层	Ⅰ级推荐	Ⅱ级推荐	Ⅲ级推荐
Ⅳ期	单个或多个转移病灶可完全切除	原发灶切除 + 转移灶完整切除		

除特殊标注，上述证据类别均为 2A 类。

如有合适的临床研究，仍推荐选用临床研究。

【注释】

a 转移灶切除应符合 R0 切除的原则[1-2]。如有残余病灶，则应按不可切除的Ⅳ期对待。原发灶切缘参见附录 1。

4.2 肢端黑色素瘤的辅助治疗原则

4.2.1 肢端黑色素瘤的系统辅助治疗

病理分期	分层	Ⅰ级推荐	Ⅱ级推荐	Ⅲ级推荐
0 期	原位癌	观察		
ⅠA 期	厚度 ≤ 0.8mm	观察		
ⅠB 期	0.8mm < 厚度 < 1mm，且合并危险因素	观察		
	T_{1b}	观察或临床试验		
	T_{2a}	观察或临床试验		
ⅡA 期	T_{2b}	观察或临床试验		
	T_{3a}	观察或临床试验		
ⅡB、ⅡC 期		高剂量干扰素 α2b 4 周或 1 年 a,b 或 临床试验	ⅡC 期携带 *BRAF* V600 突变：维莫非尼 c 1 年	帕博利珠单抗 1 年 观察
ⅢA、ⅢB、ⅢC、ⅢD 期	可切除的淋巴结转移、移行转移或卫星灶	高剂量干扰素 α2b × 4 周或 1 年 a,b 或 Ⅲ期携带 *BRAF* V600 突变：达拉非尼 + 曲美替尼 d 1 年 或 临床试验	ⅢA、ⅢB 期携带 *BRAF* V600 突变：维莫非尼 c 1 年	帕博利珠单抗 1 年 f 特瑞普利单抗 1 年 纳武利尤单抗 1 年 e 或 CTLA-4 单抗 3 年 g 或 观察
Ⅳ期	单个转移病灶或多个转移病灶可完全切除			观察

除特殊标注，上述证据类别均为 2A 类。

【注释】

a 对于ⅡB～Ⅲ期的高危黑色素瘤患者，推荐大剂量干扰素辅助治疗。多项临床研究证实大剂量干扰素 α2b 能延长患者的无复发生存期，但并未显著改善总生存[1-3]。大型荟萃分析同样证实上述观点[4]。而目前干扰素的给药剂型、最优剂量和给药时间仍在探讨中[5-11]，长期随访数据提示，并不是所有患者获益，存在溃疡的ⅡB～Ⅲ期患者，大剂量干扰素辅助治疗能降低局部复发和远处转移风险[12]。长效干扰素（PEG-IFN）方面，EORTC18991 是迄今为止使用 PEG-IFN 辅助治疗Ⅲ期患者的最大型研究[13-14]。该研究显示长效干扰素在 RFS 方面有明显优势（P=0.05），但对于 DMFS 和 OS 无差异，亚组分析表明，显微镜下淋巴结转移患者及原发肿瘤有溃疡的患者在 RFS、OS 和 DMFS 方面有最大的获益。美国 FDA 于 2011 年批准了长效干扰素治疗高危Ⅲ期术后黑色素瘤。但由于长效干扰素国内并没有成熟的临床研究数据，所以本指南不做推荐。

b 有关肢端黑色素瘤（AM）术后辅助研究较少，2011 年郭军教授团队一个专门针对肢端黑色素瘤Ⅱ期临床研究显示，高危（ⅡB～ⅢC）术后 AM 患者随机分为高剂量干扰素辅助治疗 4 周（A 组）和 1 年（B 组），两组的 RFS 中位数分别为 17.9 个月和 22.5 个月[10]。分层分析显示，ⅢB～ⅢC 期患者的 RFS 曲线在 A 组与 B 组差异有统计学意义（P=0.02），淋巴结转移数 ≥ 3 个的患者中，A 组的 RFS 中位数（3.3 个月）明显短于 B 组（11.9 个月），差异有统计学意义（P=0.004）。大剂量干扰素辅助治疗诱导剂量为 15×10^6U/m^2，维持剂量为 9×10^6U/m^2，根据此研究结果，对于ⅢB～ⅢC AM 或 ≥ 3 个淋巴结转移的患者，1 年方案可能更加获益，针对ⅡB～ⅢA 的患者或耐受性欠佳的患者，4 周方案亦可选择。

c BRIM8 研究是维莫非尼单药辅助治疗的随机、双盲、安慰剂对照Ⅲ期临床研究[15]。入组患者为ⅡC～ⅢC 期术后 *BRAF* V600 突变的黑色素瘤患者，结果显示在ⅡC～ⅢB 期患者中，安慰剂组 DFS 中位数为 36.9 个月，而维莫非尼组尚未达到，维莫非尼可降低 46% 的复发转移风险，但上述获益未在ⅢC 期患者中观察到。

d 基于 COMBI-AD 临床研究[16-17]结果，2018 年 4 月 30 日，美国 FDA 批准达拉非尼联合曲美替尼用于 *BRAF* V600 突变的Ⅲ期黑色素瘤患者的术后辅助治疗。该研究对比达拉非尼联合曲美替尼和安慰剂在Ⅲ期黑色素瘤患者的术后辅助治疗的疗效，与安慰剂组相比，联合治疗组疾病复发或死亡风险显著降低 53%，安慰剂组 RFS 中位数为 16.6 个月，而联合治疗组尚未达到；安慰剂组 3 年、4 年无复发生存率分别为 40% 和 38%，联合治疗组分别为 59% 和 54%。联合治疗在所有患者亚组均表现出了 RFS 治疗受益。

e 2017 年 12 月，美国 FDA 批准 PD-1 抑制剂纳武利尤单抗（nivolumab）作为ⅢB、ⅢC 或者Ⅳ期完全切除的皮肤黑色素瘤患者术后的单药辅助治疗。该获批基于 CheckMate 238 Ⅲ期随机对照研究[18]，该研究对比纳武利尤单抗（3mg/kg）与伊匹木单抗（10mg/kg）在ⅢB、ⅢC、Ⅳ期黑色素瘤患者的术后辅助治疗，12 个月的 RFS 率分别为 70.5% 和 60.8%，纳武利尤单抗组复发或死亡风险较伊匹木单抗组下降 35%（HR=0.65，P<0.001）；而纳武利尤单抗组 3～4 级不良反应发生率只有 14.4%，显著低于伊匹木单抗组的 45.9%。

f 2017 年 2 月 19 日，美国 FDA 批准帕博利珠单抗（pembrolizumab）用于高风险Ⅲ期黑色素瘤手术完全切除患者的辅助治疗。这是基于大型Ⅲ期临床研究 KEYNOTE-054 数据[19]。该研究纳入完全切除的Ⅲ期患者（包括ⅢA、ⅢB、ⅢC 淋巴结转移 1～3 个及ⅢC 淋巴结转移超过 4 个），结果提示与安慰剂相比，帕博利珠单抗辅助治疗 1 年能显著延长患者的无复发生存期。帕博利珠单抗组 1 年无复发生存率为 75.4%，安慰剂组为 61%，无复发风险下降 43%。

g 2015 年 10 月，美国 FDA 批准 CTLA-4 单抗伊匹木单抗（ipilimumab）用于Ⅲ期黑色素瘤术后的辅助治疗，该Ⅲ期随机对照研究（NCT00636168）纳入Ⅲ期皮肤恶性黑色素瘤完全切除术后的患者[20]，随机分为伊匹木单抗组和安慰剂对照组，伊匹木单抗组 5 年的无复发生存率是 40.8%，安慰剂组是 30.3%。伊匹木单抗组 5 年的总生存率是 65.4%，安慰剂组是 54.4%。亚组分析显示，伊匹木单抗组可显著提高原发灶溃疡及淋巴结微小转移合并原发灶溃疡（相当于部分ⅢA 和ⅢB 期）患者或大于 3 个淋巴结受累的ⅢC 期患者的生存时间。但伊匹木单抗组免疫相关的 3/4 级不良事件的发生率是 41.6%，而安慰剂对照组是 2.7%。伊匹木单抗组中 52% 的患者由于不良反应中断治疗，5 例患者（1.1%）死于免疫相关的不良事件。目前该药物在国内尚未上市，且缺乏与干扰素的直接对照。同时鉴于 10mg/kg 剂量的高毒性反应，2019 年 NCCN 并未将其纳入辅助治疗方案。

h KEYNOTE-716 是一项针对ⅡB 期和ⅡC 期黑色素瘤辅助治疗的Ⅲ期研究，对比帕博利珠单抗或安慰剂对患者复发转移的影响，结果显示帕博利珠单抗显著延长患者的无复发生存期，更多的生存数据还需要进一步随访[21]。

4.2.2 淋巴结辅助放疗原则

辅助放疗可提高局部控制率，但未能改善无复发生存时间或总生存时间，可能增加不良反应（水肿、皮肤、皮下组织纤维化、疼痛等）。仅推荐用于以控制局部复发为首要目的的患者，或在无法进行全身性辅助治疗的患者中作为备选。淋巴结区复发的高危因素包括：临床显性淋巴结转移的囊外侵犯（肉眼或镜下）；腮腺受累淋巴结≥1个；颈部或腋窝受累淋巴结≥2个，腹股沟受累淋巴结≥3个，颈部或腋窝淋巴结≥3cm，和/或腹股沟淋巴结≥4cm[22-23]（2B类）。目前缺乏中国循证医学证据。

目前尚未建立统一的放疗剂量，常用剂量：

- 50~66Gy/25~33F/5~7周
- 48Gy/20F/连续4周
- 30Gy/5F/2周（每周两次或隔天一次）

应由有经验的放射肿瘤医师来确定淋巴结辅助外照射治疗的最佳方案。较新的放疗方式，例如IMRT或容积调强技术（VMAT）可降低淋巴结辅助放疗的毒性风险，并应在适当可行时加以考虑。

附录4 肢端黑色素瘤常用的术后辅助治疗方案

大剂量干扰素 α2b：

剂量1 500万IU/（m^2·d），d1~5，×4周+900万IU，每周3次 ×48周，治疗1年

因既往临床研究中采用的甘乐能停产，国产干扰素建议等量应用。根据说明书给予皮下或肌内注射

帕博利珠单抗的单药方案：

200mg或2mg/kg，每3周一次，治疗1年。

纳武利尤单抗的单药方案：

3mg/kg，每2周一次，治疗1年。

达拉非尼联合曲美替尼方案：

达拉非尼（150mg，每日2次），曲美替尼（2mg，每日1次），治疗1年。

维莫非尼的单药方案：

960mg，每日2次，治疗1年。

伊匹木单抗方案：

10mg/kg，每3周一次 ×4次，序贯10mg/kg，每12周一次，治疗3年。

4.3 肢端黑色素瘤的晚期治疗原则

4.3.1 无脑转移患者的治疗

分期	分层	Ⅰ级推荐	Ⅱ级推荐	Ⅲ级推荐
转移性或不可切除Ⅲ或Ⅳ期	一线	如携带 *BRAF* V600突变：达拉非尼+曲美替尼（1类） 达卡巴嗪/替莫唑胺±铂类±恩度	如携带 *BRAF* V600突变：维莫非尼 如携带 *KIT* 突变：伊马替尼 替莫唑胺+阿帕替尼+卡瑞利珠单抗 如肿瘤负荷偏大或减瘤为首要目的：紫杉醇/白蛋白紫杉醇 ± 铂类 ±抗血管药物	帕博利珠单抗 特瑞普利单抗 纳武利尤单抗 PD-1单抗+伊匹木单抗 LAG3单抗+PD-1单抗 一般状况较差的患者可考虑采用最佳支持治疗 如携带 *BRAF* V600突变：维莫非尼/考比替尼+阿替利珠单抗
	二线	与一线治疗不同的药物治疗 若急需减瘤，二线首选靶向药物或化疗联合方案 紫杉醇/白蛋白紫杉醇 ±铂类 ± 抗血管药物 如携带 *NRAS* 突变：妥拉美替尼（HL085）	如果一线未使用过PD-1单抗 帕博利珠单抗（1A类） 特瑞普利单抗 仑伐替尼+帕博利珠单抗 普特利单抗 福莫司汀	伊匹木单抗+溶瘤病毒瘤内注射（2B类）

除特殊标注，上述证据类别均为2A类。

如有合适的临床研究，仍推荐选用临床研究。

【注释】

应用于晚期黑色素瘤的化疗药物主要包括达卡巴嗪、替莫唑胺、紫杉醇、白蛋白紫杉醇、顺铂 / 卡铂、福莫司汀。国内一项多中心随机对照双盲研究证实了达卡巴嗪 + 恩度（重组人血管内皮抑制素）在晚期黑色素瘤一线治疗中的作用，达卡巴嗪单药组的 PFS 为 1.5 个月，联合恩度组 PFS 提高到 4.5 个月[1]。替莫唑胺也是烷化剂的一种，被证实可以通过血脑屏障[2]。紫杉醇 ± 卡铂在黑色素瘤开展了多项Ⅱ期研究，显示出一定的抗肿瘤作用[3-4]。一项Ⅲ期研究显示与达卡巴嗪相比，白蛋白紫杉醇提高了患者的 PFS[5]。福莫司汀由于显著的骨髓毒性，通常应用于肝转移的局部治疗[6]。

中国黑色素瘤患者的 *BRAF* 突变率为 20%~25%，针对 *BRAF* V600 突变的患者，国内率先获批的 BRAF 抑制剂是维莫非尼[7]，此后，达拉非尼 + 曲美替尼亦被批准用于 *BRAF* V600 突变患者的治疗，有效率超 60%[8]。国外研究显示 BRAF 抑制剂 +MEK 抑制剂联合 PD-1/PD-L1 亦有较高的有效率，但是否优于单纯靶向治疗还需进一步探索[9-10]。中国黑色素瘤患者的 *KIT* 突变率约为 10%，针对 *KIT* 突变的患者，已有研究证实伊马替尼[11]、尼洛替尼[12]具有一定的疗效。

2022 年 ASCO 会议上报道了一线替莫唑胺、阿帕替尼联合卡瑞利珠单抗针对肢端黑色素瘤一线治疗的临床研究，ORR 高达 66.7%，生存随访仍在进行中[13]。

帕博利珠单抗是首个在国内获批黑色素瘤适应证的 PD-1 单抗，用于不可切除或转移性黑色素瘤的二线治疗[14]。2018 年，特瑞普利单抗亦被 NMPA 批准上市，用于治疗既往接受全身系统治疗失败的不可切除或转移性黑色素瘤患者[15]。LEAP004 研究显示，对 PD-1 失败的黑色素瘤患者，仑伐替尼联合帕博利珠单抗的 ORR 为 21.4%，OS 中位数为 13.9 个月[16]。其他二线治疗选择包括纳武利尤单抗单药[17]、纳武利尤单抗联合伊匹木单抗[18]，但国内尚未获批黑色素瘤适应证，需等待中国临床研究数据进一步证实。PD-1 单抗 + 伊匹木单抗联合治疗国外报道有效率高，但副反应发生率较高[19-20]，临床需谨慎使用。2021 年，LAG3 单抗 +PD-1 单抗针对晚期黑色素瘤的研究结果公布，显示这一联合治疗显著延长患者的 PFS［10.1 个月 vs. 4.6 个月（PD-1 单药组）］，3/4 级治疗相关不良事件的发生率为 18.9%[21]。

NRAS 突变患者一直缺乏有效的靶向药物，目前国内外研究显示 MEK 抑制剂对 *NRAS* 突变的晚期黑色素瘤患者具有一定疗效[22-24]。其中，妥拉美替尼的Ⅱ期研究结果显示 ORR 达 34.7%；mPFS 为 4.2 个月[24]。

2022 年 9 月 20 日，普特利单抗获 NMPA 批准上市，成为我国第三个获批黑色素瘤适应证的 PD-1 单抗[25]。一般状况较差（PS 评分 3~4 分）的患者应采用最佳支持治疗。

4.3.2 存在脑转移患者的治疗

分期	分层	Ⅰ级推荐	Ⅱ级推荐	Ⅲ级推荐
存在脑转移的播散性（不可切除）Ⅳ期	PS 0~2 分	**局部治疗***： 手术 立体定向放疗 **全身治疗**： 如携带 *BRAF* V600 突变： 达拉非尼 + 曲美替尼 替莫唑胺 如携带 *NRAS* 突变： 妥拉美替尼（HL085）	**全身治疗**： 如携带 *BRAF* V600 突变： 维莫非尼 如携带 *KIT* 突变：伊马替尼 达卡巴嗪 ± 铂类 ± 恩度 紫杉醇 / 白蛋白紫杉醇 ± 铂类 ± 抗血管药物 普特利单抗 替莫唑胺 + 阿帕替尼 + 卡瑞利珠单抗	**局部治疗***： 全脑放疗 纳武利尤单抗 鞘内注射 **全身治疗**： 帕博利珠单抗 特瑞普利单抗 纳武利尤单抗 PD-1 单抗 + 伊匹木单抗 LAG3 单抗 +PD-1 单抗 如携带 *BRAF* V600 突变： 维莫非尼 / 考比替尼 + 阿替利珠单抗
	PS 3~4 分	最佳支持 / 姑息治疗		

* 见黑色素瘤放疗原则。

除特殊标注，上述证据类别均为 2A 类。

【注释】

a 脑转移灶的治疗

对于存在脑转移的患者，应优先处理中枢神经系统（CNS）的病灶，以延迟或防止出现瘤内出血、癫痫或神经相关功能障碍。黑色素瘤脑转移的局部治疗(手术或放疗)应基于症状、脑转移灶的数目和部位来综合考虑。如患者出现颅内占位效应,首先考虑有无手术切除脑转移灶的可能。在可行的情况下,放疗首选SRS[1-3],如患者存在软脑膜转移,可考虑行姑息性全脑放疗(WBRT)[4-6]。与WBRT相比,SRS可能具有更好的长期安全性,能更早地使CNS病灶达到稳定,因此能使患者更早地接受全身系统性抗肿瘤治疗。待CNS病灶稳定后,应尽快给予药物抗肿瘤治疗,如患者存在*BRAF* V600突变,首选达拉非尼+曲美替尼[7]。对于非*BRAF* V600突变患者,药物选择包括可通过血脑屏障的化疗药物[8]及研究证实对脑转移有效的免疫检查点抑制剂[9-11]。

b 晚期黑色素瘤的放疗原则[12-15]

对于脑转移灶而言,SRS可作为一线治疗或辅助治疗。全脑放疗可作为一线治疗,也可考虑作为辅助治疗(3类推荐),但作为辅助治疗时疗效不确切,需结合患者个体情况综合选择。

(1)SRS和SRT作为一线治疗方法

1)对于较小的脑转移瘤病灶,基于RTOG90-05剂量爬坡试验[16]制订的最大承受剂量的体积指南,建议单次照射最大剂量为15~24Gy。病灶>3cm需谨慎推荐,病灶>4cm时,单次SRS不作为常规推荐。

2)对于较大的脑转移瘤病灶,可行SRT。

可选择的治疗方案:24~27Gy/3次或25~35Gy/5次[17-18]。

(2)SRS/SRT作为辅助治疗方法

1)对于较小的脑转移瘤病灶,根据NCCTG N107C试验[19],建议单次SRS最大剂量为12~20Gy。

2)病灶>5cm,一般不推荐单次SRS作为辅助治疗。

3)对于更大的病灶,可行分次SRT,可选择的方案:24~27Gy/3次或25~35Gy/5次。

4)不建议黑色素瘤患者在切除术或立体定向放疗后进行辅助性全脑放疗[20-22]。

(3)全脑放疗(WBRT)作为一线治疗方法

1)WBRT并非黑色素瘤脑转移的首选,SRS/SRT通常是更优选的治疗方案。

2)对于出现瘤负荷症状但无法行SRS/SRT的患者,可考虑行WBRT。

3)应充分考虑患者的个体倾向及治疗目标来衡量WBRT的利弊。

4)临床症状、影像学或病理证实有脑膜转移,可考虑行WBRT治疗。

5)WBRT推荐方案:30Gy/10次,2周内完成;37.5Gy/15次,3周内完成;20Gy/5次,1周内完成。

(4)对于其他有症状或即将出现症状的软组织转移灶和/或骨转移灶而言,可选择放疗,具体剂量和分次没有统一规定,但低分次照射放疗方案可能会增加长期并发症的风险。

附录5 肢端黑色素瘤常用的晚期治疗方案

化疗方案

- 达卡巴嗪单药:DTIC 250mg/m^2,d1~5,每3~4周一次或850mg/m^2,d1,每3~4周一次。
- 替莫唑胺单药:TMZ 200mg/m^2,d1~5,每4周一次。
- 达卡巴嗪±铂类±恩度:DTIC 250mg/m^2,d1~5± 铂类±恩度7.5mg/m^2,d1~14,每4周一次。
- 紫杉醇±卡铂±贝伐珠单抗:紫杉醇175mg/m^2,d1± 卡铂AUC=5,±贝伐珠单抗5mg/kg,d1、d15,每4周一次。
- 白蛋白结合型紫杉醇±卡铂±贝伐珠单抗:白蛋白结合型紫杉醇260mg/m^2,d1±卡铂AUC=5,±贝伐珠单抗5mg/kg,d1、d15,每4周一次。

靶向治疗方案

- 达拉非尼(dabrafenib)联合曲美替尼(trametinib)方案:达拉非尼(150mg,每日2次)+曲美替尼(2mg,每日1次)直至进展或不能耐受。
- 维莫非尼的单药方案:960mg,每日2次,直至进展或不能耐受。
- 伊马替尼:400mg,每日1次,直至进展或不能耐受。

免疫治疗方案

- 帕博利珠单抗(pembrolizumab):帕博利珠单抗2mg/kg或200mg静脉输注30min以上,每3周重复,直至进展或不能耐受或用满2年。
- 纳武利尤单抗(nivolumab):纳武利尤单抗3mg/kg静脉输注30min以上,每2周重复,直至进展或不能耐受或用满2年。
- 特瑞普利单抗:特瑞普利单抗240mg静脉输注30min以上,每2周重复,直至进展或不能耐受或用满2年。

● PD-1单抗＋伊匹木单抗：纳武利尤单抗1mg/kg+伊匹木单抗3mg/kg，静脉输注30min以上，每3周重复×4次→纳武利尤单抗3mg/kg，每2周重复，直至进展或不能耐受或用满2年(CheckMate067)；或纳武利尤单抗3mg/kg+伊匹木单抗1mg/kg，静脉输注30min以上，每3周重复×4次→纳武利尤单抗3mg/kg，每2周重复，直至进展或不能耐受或用满2年(CheckMate511)；或帕博利珠单抗2mg/kg+伊匹木单抗1mg/kg，静脉输注30min以上，每3周重复×4次→帕博利珠单抗2mg/kg，每3周重复，直至进展或不能耐受或用满2年(KEYNOTE-029)。

伊匹木单抗+T-Vec瘤内注射：伊匹木单抗3mg/kg，静脉输注30min以上，每3周重复×4次，T-Vec≤4ml×10^6pfu/ml，第一剂→≤4ml×10^8pfu/ml(第一剂后3周)，每2周重复，每个治疗疗程总量≤4ml，瘤体内注射(内脏病灶除外)。

联合方案

● 仑伐替尼＋帕博利珠单抗：仑伐替尼20mg，每日一次，直至进展或不能耐受；帕博利珠单抗2mg/kg静脉输注30min以上，每3周重复，直至进展或不能耐受或用满2年。

● 阿帕替尼＋卡瑞利珠单抗：阿帕替尼250mg，每日一次，直至进展或不能耐受；卡瑞利珠单抗200mg静脉输注30min以上，每3周重复，直至进展或不能耐受或用满2年。

5 黏膜黑色素瘤的治疗原则

可手术切除的黏膜黑色素瘤

分期[a]	分层	Ⅰ级推荐	Ⅱ级推荐	Ⅲ级推荐
可手术切除的Ⅰ、Ⅱ、Ⅲ期	手术方式	原发灶完整切除术(若临床或影像学可见区域淋巴结转移：同时行区域淋巴结清扫术)[b,c,d,e]		
	术后辅助治疗	辅助化疗[f]±局部放疗[g](头颈部)		大剂量干扰素[h] 特瑞普利单抗[i] 达拉非尼＋曲美替尼[j] (*BRAF* V600突变)

不可手术切除或晚期黏膜黑色素瘤

分期[a]	分层	Ⅰ级推荐	Ⅱ级推荐	Ⅲ级推荐
不可切除或者Ⅳ期	不可手术切除局部晚期 任何T，任何N，M_1	化疗＋抗血管生成药物[k] 维莫非尼[l] (*BRAF* V600突变) 达拉非尼＋曲美替尼[m] (*BRAF* V600突变) 如携带*NRAS*突变： 妥拉美替尼(HL085)[m]	特瑞普利单抗＋阿昔替尼[n] 伊马替尼[o](*c-KIT*突变)±局部放疗[g](头颈部)	帕博利珠单抗[p] 特瑞普利单抗[p] 阿替利珠单抗＋贝伐珠单抗[n] LAG3单抗＋PD-1单抗[p] 普特利单抗[p]

除特殊标注，上述证据类别均为2A类。
如有合适的临床研究，仍推荐入组临床研究。

【注释】

a 黏膜黑色素瘤(mucosal melanoma，MM)为亚洲人群黑色素瘤第二大亚型(占22.6%)，包括鼻腔/鼻窦/鼻咽、口腔、直肠及肛管、生殖道、食管、泌尿道等部位来源的黑色素瘤。一项黏膜黑色素瘤全球最大宗队列研究(706例、前瞻设计、回顾随访)比较了不同原发部位黏膜黑色素瘤自然病程、转移模式。研究结果提示头颈部、消化道、泌尿生殖道等部位来源黑色素瘤的1、2、5年生存率相似，提示不同部位来源的黏膜黑色素瘤具有类似的生物学行为、自然病程、转移模式[1-2]。目前黏膜黑色素瘤的TNM分期已初步建立。2022年北京大学肿瘤医院牵头联合全国4家中心，共纳入 1 814 例黏膜黑色素瘤患者的全球最大队列研究发表，经过多因素分析，再次验证了不同原发部位黏膜黑色素瘤具有类似的预后，适用于统一分期[3]。研究发现，对于黏膜黑色素瘤，原发肿瘤厚度和溃疡不是独立预后因素，提出肿瘤浸润深度(T_1，肿瘤侵犯黏膜或黏膜下层；T_2，肿瘤侵犯肌层；T_3，肿瘤侵犯外膜；T_4，肿瘤侵犯邻近结构)为早中期黏膜黑色素瘤的分层预后因素。不同于皮肤黑色素瘤，Ⅲ期黏膜黑色素瘤按区域淋巴结转移个数分为：ⅢA，1 个淋巴结转移(N_1)；ⅢB 期，≥ 2 个淋巴结转移(N_2)。对于晚期黏膜黑色素瘤，皮肤黑色素瘤的分层因素得到验证并应用。基于此，提出黏膜黑色素瘤分期国际新标准，Stage Ⅰ：$T_1N_0M_0$；Stage Ⅱ：$T_{2\sim4}N_0M_0$；Stage ⅢA：$T_{1\sim4}N_1M_0$；Stage ⅢB：$T_{1\sim4}N_2M_0$；Stage Ⅳ：$T_{any}N_{any}M_1$。该分期系统为全球首个针对不同原发部位黏膜黑色素瘤的分期系统，未来将有助于规范化黏膜黑色素瘤分期，为临床诊治和转化研究提供基础。

b 可切除的鼻腔、鼻窦及鼻咽黏膜黑色素瘤：手术方法包括鼻侧切开入路和内镜手术，具体要根据肿瘤范围和外科医师的内镜技术水平。总体的治疗原则为尽量整块切除，禁忌局部挤压和力求切缘阴性。病灶的黏膜切除范围包括肿瘤边界外 1.5~2cm 外观正常黏膜(包括卫星灶)。部分黏膜黑色素瘤患者伴有色素沉着斑，如沉着斑局限则一并切除；无法切除者，需要密切随访局部变化。病灶的深部切除范围根据病灶不同而各异，一般对深部切缘进行术中冰冻来确定是否切净；对于鼻腔、鼻窦及鼻咽黑色素瘤，瘤床多为骨质，无法在术中经冰冻了解切缘，切除到肿瘤组织周边影像正常毗邻解剖区的组织间隔即可。肿瘤累及上颌骨骨膜时，行上颌骨部分、水平或垂直切除，通常距肿瘤边缘的距离为 2cm 以上[4]。鼻腔、鼻窦及鼻咽黑色素瘤的颈部淋巴结转移率低，原则上不做预防性清扫[5-7]，建议密切随访。对于临床或影像学检查提示有转移的，常规进行区域性或根治性淋巴结清扫；由于头颈部黏膜淋巴引流复杂，特别是上颈部有咽淋巴环，淋巴结组织非常丰富，因此鼻腔、鼻窦和鼻咽黏膜黑色素前哨淋巴结的定位困难，前哨淋巴结活检不作为常规检查推荐[7-8]。

c 可切除的口腔黑色素瘤：总的原则是广泛切除并获取阴性切缘。切除的边界包括黏膜切缘和深部切缘。黏膜边界通常指包括肿瘤边界外 1.5~2cm 外观正常黏膜，深部边界根据肿瘤的原发部位的变异要求不同，由于口腔内解剖空间有限，应考虑邻近重要组织器官的保留，因此对切除的边界不必片面追求宽度和深度，此时可通过送检冰冻切片确定切缘的安全性；肿瘤累及下颌骨骨膜时，通常切除骨质与肿瘤的距离为 2cm[9-10]。由于头颈部淋巴循环解剖复杂，不建议以前哨淋巴结活检作为颈淋巴清扫的依据。对于 cN_0 的患者是否采用同期淋巴清扫还有争议，通常建议观察或延期进行颈淋巴清扫[11]。

d 可切除的直肠及肛管黑色素瘤：R0 切除是外科切除的主要目标。建议手术方法为经腹会阴直肠切除(APR)。APR 局部控制更好，可获得阴性切缘并清扫肠系膜淋巴结，但手术范围大、不保留肛门括约肌影响患者的生活质量。APR 也可用于梗阻患者及需要补救手术者。局部扩大切除(WLE)要求切缘 ≥ 10mm。两种手术方式预后无显著差别。目前推荐以 APR 作为标准。对于外科切除方式的选择，需权衡能否获得 R0 切除、局部复发风险及患者生活质量等因素[12]。

e 可切除的生殖道黑色素瘤：在保证阴性切缘的前提下，不推荐预防性全子宫和双附件切除，除非有明确受侵[13]。

f 黏膜黑色素瘤的生物学行为有别于皮肤黑色素瘤，其更易侵及血管，更易出现复发转移，术后辅助治疗更为关键。黏膜黑色素瘤全球首个前瞻性辅助治疗研究由北京大学肿瘤医院 2012 年 ASCO 大会发布。该研究为前瞻性随机对照研究，比较了黏膜黑色素瘤术后接受观察、大剂量干扰素治疗、替莫唑胺 + 顺铂化疗的辅助治疗方案，研究初步提示替莫唑胺 + 顺铂化疗组延长了无复发生存时间[13-14]。2018 年 ASCO 大会，一项国内多中心、前瞻性、随机对照Ⅲ期黏膜黑色素瘤辅助治疗研究公布，研究共入组 204 例黏膜黑色素瘤术后无远处转移患者，按 1∶1 随机至大剂量干扰素组[干扰素 α2b，静脉注射 15×10^6U/(m^2·d)，第 1~5 天 / 周，持续 4 周，然后皮下注射 9×10^6U/d，每周 3 次，持续 48 周]和辅助化疗组[口服替莫唑胺 200mg/(m^2·d)，第 1~5 天；顺铂静脉滴注 25mg/(m^2·d)，第 1~3 天，每 21 天重复，持续 6 个周期]。研究结果显示：干扰素组无复发生存时间(RFS)中位数为 9.47 个月，化疗组为 15.53 个月，化疗组复发风险降低 44%($P<0.001$)。干扰素组无远处转移生存(DMFS)时间为 9.57 个月，化疗组为 16.80 个月，化疗组远处转移风险降低 47%($P<0.001$)[15]。研究结果进一步证实，辅助化疗优于辅助干扰素治疗。

g 对于鼻腔 / 鼻窦 / 鼻咽、口腔黏膜黑色素瘤，术后辅助放疗能够改善肿瘤的局部控制率，但尚无高级别循证医学证据提示术后放疗能延长生存期[16]。放疗时间建议在术后 6 周之内，给予瘤床及颈部淋巴引流区域放疗，口腔原发灶放疗仅限于局部极晚期或为了保护功能无法达到阴性切缘者，颈部高危区域(转移淋巴结数目 ≥ 2 个，直径 ≥ 3cm，淋巴结结外侵犯，淋巴清扫后局部再次复发)可辅助行颈部淋巴引流区域放疗[17-18]。对于不可切除局部晚期，原发灶放疗亦有助于局部肿瘤控制。

h 辅助大剂量干扰素治疗可作为黏膜黑色素瘤患者的备选，总体改善无复发生存时间(RFS)不如辅助化疗，但部分患者仍可从中获益。具体用法：干扰素 α2b，静脉注射 15×10^6U/(m^2·d)，第 1~5 天 / 周，持续 4 周，然后皮下注射

黑色素瘤

9×10^6U/d，每周 3 次，持续 48 周[13-15,19]。因既往临床研究中采用的甘乐能停产，国产干扰素建议等量应用。根据说明书给予皮下或肌内注射。

i 辅助 PD-1 单抗治疗目前已在皮肤黑色素瘤中得到疗效验证。黏膜黑色素瘤辅助 PD-1 单抗对比大剂量干扰素的研究于 2022 年 7 月于 *Annals of Oncology* 发表，研究共入组 145 例黏膜黑色素瘤术后无转移患者，按 1∶1 随机至大剂量干扰素组和 PD-1 单抗（特瑞普利单抗）组，研究结果显示：干扰素组 RFS 中位数为 13.9 个月，特瑞普利单抗组为 13.6 个月，干扰素组 DMFS 为 14.6 个月，特瑞普利单抗组为 16.3 个月；PD-L1 表达阳性亚组，干扰素组 RFS 中位数为 11.1 个月，特瑞普利单抗组为 17.4 个月，干扰素组 DMFS 为 11.1 个月，特瑞普利单抗组为 17.8 个月。研究结果证实，辅助干扰素治疗和辅助 PD-1 单抗治疗均能延长黏膜黑色素瘤患者的 PFS，在 PD-L1 表达阳性（JS311 试剂盒）人群中，辅助 PD-1 单抗治疗可能更能获益[19]。目前具体用法：特瑞普利单抗 3mg/kg，每 2 周一次，治疗 1 年。

j 基于 COMBI-AD 临床研究结果，2018 年 4 月 30 日，美国 FDA 批准 dabrafenib（达拉非尼）联合 trametinib（曲美替尼）用于 *BRAF* V600 突变的Ⅲ期黑色素瘤患者的术后辅助治疗[20-21]。该研究对比 dabrafenib 联合 trametinib 和安慰剂在Ⅲ期黑色素瘤患者的术后辅助治疗的疗效，与安慰剂组相比，联合治疗组疾病复发或死亡风险显著降低 53%，安慰剂组 RFS 中位数为 16.6 个月，而联合治疗组尚未达到；安慰剂组 3 年、4 年无复发生存率分别为 40% 和 38%，联合治疗组分别为 59% 和 54%。联合治疗在所有患者亚组均表现出了 RFS 治疗受益。

k 黏膜黑色素瘤易侵及血管，可能是其对抗血管生成药物相对敏感的原因之一[22]。2018 年 ESMO 大会公布的中国回顾性研究分析提示，一线（DTIC+ 顺铂 + 恩度）方案的 PFS 为 4 个月，二线（紫杉醇 + 卡铂 + 贝伐珠单抗）的 PFS 为 2 个月，因此，化疗 + 抗血管生成药物可作为不可切除或者晚期黏膜黑色素瘤的方案备选[23]。常用化疗 + 抗血管生成药物方案如下：①达卡巴嗪 + 顺铂 + 恩度方案：DTIC 250mg/m^2，d1~5，顺铂 25mg/m^2，d1~3，恩度 7.5mg/m^2，d1~14，每 4 周一次。②替莫唑胺 + 顺铂 + 恩度方案：TMZ 200mg/m^2，d1~5，顺铂 25mg/m^2，d1~3，恩度 7.5mg/m^2，d1~14，每 4 周一次。③紫杉醇 + 卡铂 ± 贝伐珠单抗方案：紫杉醇 175mg/m^2，d1，卡铂 AUC=5，± 贝伐珠单抗 5mg/kg，d1、d15，每 4 周一次。④白蛋白结合型紫杉醇 + 卡铂 ± 贝伐珠单抗方案：白蛋白结合型紫杉醇 260mg/m^2 d1，卡铂 AUC=5，± 贝伐珠单抗 5mg/kg，d1、d15，每 4 周一次。

l *BRAF* 突变黑色素瘤患者可从 BRAF 抑制剂维莫非尼治疗中获益，皮肤黑色素瘤相关研究均已证实，详见皮肤黑色素瘤部分。黏膜黑色素瘤中 *BRAF* 突变占 12% 左右，中国的维莫非尼研究及上市后回顾性研究中，同样可看到维莫非尼在 *BRAF* 突变黏膜黑色素瘤的类似疗效。具体用法：维莫非尼 960mg，每日 2 次[24-25]。

m 一项Ⅲ期临床研究纳入了 423 例 *BRAF* V600 基因突变的晚期患者，评价联合治疗（BRAF 抑制剂 +MEK 抑制剂）的安全性和疗效。该研究随机分为两组：dabrafenib（达拉非尼）单药与 dabrafenib 联合 trametinib（曲美替尼）。结果显示，联合用药组的 PFS（11.0 个月 vs. 8.8 个月；HR=0.67，95% CI 0.53~0.84；P=0.000 4）和 OS（25.1 个月 vs. 18.7 个月；HR=0.71，95% CI 0.55~0.92；P=0.010 7）明显提高。2015 年 ASCO 会议报道了维莫非尼联合 MEK 抑制剂（cobimetinib）的 coBRIM 研究最新结果，截至 2015 年 1 月，随访时间中位数为 14 个月，维莫非尼 + 安慰剂组的 PFS 为 7.2 个月，联合治疗组的为 12.3 个月，联合治疗组显著降低进展风险。常用方案具体用法：dabrafenib 150mg，每日 2 次 + trametinib 2mg，每日 1 次[26-28]。黑色素瘤 *NRAS* 突变患者一直缺乏有效的靶向药物，目前国内外研究显示 MEK 抑制剂对 *NRAS* 突变的晚期黑色素瘤患者具有一定疗效[29-30]。其中，妥拉美替尼Ⅱ期研究结果显示 ORR 达 34.7%，mPFS 为 4.2 个月[31]。

n 血管内皮生长因子（VEGF）在黏膜黑色素瘤中起着重要的免疫抑制作用，VEGF 抑制剂与 PD-1 抑制剂的组合可能提供治疗机会。2019 年 8 月 12 日，*J Clin Oncol*（临床肿瘤学杂志）在线发表了“特瑞普利单抗联合阿昔替尼一线治疗晚期黏膜黑色素瘤的Ⅰb 期临床研究”，2020 年 ASCO 年会公布了该研究的患者总生存期等结果。该研究共入组 33 例患者，在 29 例初治黏膜黑色素瘤患者中，14 例出现疾病部分缓解（PR）、11 例疾病稳定（SD），客观有效率（ORR）为 48.3%，疾病控制率（DCR）为 86.2%，疾病缓解持续时间（DoR）中位数为 13.7 个月。患者的 mPFS 为 7.5 个月，总生存时间中位数（mOS）为 20.7 个月。安全性方面，97% 的患者经历了与治疗相关的不良事件（TRAE），最常见的 TRAE 为轻度（1 级或 2 级），包括腹泻、蛋白尿、手足综合征、疲劳、GOT 或 GPT 升高、高血压、甲减或甲亢及皮疹，39.4% 的患者发生 3 级或 3 级以上 TRAE[32-33]。基于该研究，特瑞普利单抗联合阿昔替尼方案获得美国 FDA 治疗黏膜黑色素瘤的孤儿药资格认定。目前具体用法：特瑞普利单抗 3mg/kg，每 2 周一次 + 阿昔替尼 5mg，每日 2 次。

其他很多 VEGF 抑制剂与 PD-1 抑制剂联合治疗也进行了尝试。2021 年 ASCO 会议公布了阿替利珠单抗联合贝伐珠单抗在晚期黏膜黑色素瘤的中期研究结果，研究第 1 部分入组 22 例患者，经确认的最佳 ORR 为 36.4%，mPFS 为 5.2 个月，经确认的最佳 DCR 为 59.1%。安全性方面，80% 的患者出现与治疗相关的不良事件（TRAE），

14.3% 的患者发生 3 级或 3 级以上 TRAE[34]。

o 黏膜黑色素瘤中 *KIT* 突变占 10% 左右,C-KIT 抑制剂伊马替尼的Ⅱ期临床研究显示,存在 *KIT* 突变或者扩增的转移性黑色素瘤患者的总体有效率为 20%~30%,疾病控制率为 35%~55%,但是大部分有效的患者维持时间较短。这些Ⅱ期临床研究纳入了相当大比例皮肤亚型以外的黑色素瘤(46%~71% 为黏膜型)。结果显示,黏膜型比肢端或阳光损伤型黑色素瘤具有更好的反应率,并且 *KIT* 突变患者比单纯扩增的患者显示出更好的疗效。中国的一项Ⅱ期单臂临床研究纳入了 43 例 *c-KIT* 突变的转移性黑色素瘤患者,结果显示伊马替尼对 *c-KIT* 突变患者的总体有效率 53.5%,1 年 OS 为 51%。其中达到 PR 的 10 例患者中 9 例存在 11 或 13 外显子突变,疗效达到 PR 和 SD 的患者预后相差较大,PFS 分别为 9.0 个月和 1.5 个月(P<0.001),OS 分别为 15 个月和 9 个月(P=0.036)。具体用法:伊马替尼 400mg,每日一次[35-38]。

p 对于不可切除的局部晚期黑色素瘤或者远处转移的黏膜黑色素瘤,PD-1 单抗治疗效果欠佳,对部分人群可能获益,可作为治疗选择。D'ANGELO SP 等报道了 5 项关于黑色素瘤患者接受 nivolumab 单药或联合 ipilimumab 的临床试验数据,其中 86 例为黏膜型黑色素瘤,结果显示,nivolumab 单药组 mPFS 为 3 个月,ORR 为 23.3%,nivolumab 联合 ipilimumab 组 mPFS 为 5.9 个月,ORR 为 37.1%[39]。KEYNOTE-151 研究报道了中国黑色素瘤患者接受帕博利珠单抗作为二线治疗的临床数据,该研究入组 103 例黑色素瘤患者,其中黏膜亚型 15 例,总人群客观缓解率(ORR)为 16.7%,黏膜亚型 ORR 为 13.3%[40]。POLARIS-01 研究报道了中国黑色素瘤患者接受特瑞普利单抗作为二线治疗的临床数据,该研究入组 128 例黑色素瘤患者,其中黏膜亚型 22 例,总人群 ORR 为 17.3%,黏膜亚型 ORR 为 0[41]。2022 年 9 月 20 日,普特利单抗获 NMPA 批准上市,成为我国第三个获批黑色素瘤适应证的 PD-1 单抗,其评估了在既往标准治疗失败后的不可切除或者转移性黑色素瘤中的疗效,其中黏膜型 ORR 为 8.7%[42]。2021 年 LAG3 单抗 +PD-1 单抗针对晚期黑色素瘤的研究结果公布,显示这一联合治疗显著延长患者的 PFS [10.1 个月 vs. 4.6 个月(PD-1 单药组)],3/4 级治疗相关不良事件的发生率为 18.9%,其中纳入了约 7% 的黏膜来源患者,结果提示双药对比单药在黏膜患者中同样获益[43]。

6 眼部葡萄膜黑色素瘤的治疗原则

分期 a	分层	Ⅰ级推荐	Ⅱ级推荐	Ⅲ级推荐
Ⅰ、Ⅱ、Ⅲ期	手术方式	眼球摘除术 b 或巩膜表面敷贴器放射治疗 c	肿瘤局部切除术 d 或眶内容剜除术 e	
	术后辅助治疗	临床研究	大剂量干扰素 f	
Ⅳ期	任何 T,任何 N,M_1	临床研究	化疗 + 抗血管生成药物 g 如有肝转移,同时联合肝动脉化疗栓塞 h	如有肝转移,行肝转移灶瘤体内注射 i ipilimumab j MEK 抑制剂 k PD-1 单抗 l

以上Ⅲ级推荐为 2B 类,其余证据类别均为 2A 类。

如有合适的临床研究,仍推荐入组临床研究。

【注释】

a 参见 AJCC 的眼部葡萄膜黑色素瘤(ureal melanoma,UM)分期(附录 6)。

b 眼球摘除术:建议大型肿瘤、疼痛无视力的或无光感的眼球采用眼球摘除。

c 巩膜表面敷贴器放疗:为国外部分眼科中心的首选疗法,属于一种近距离放疗。具体方法是在局部巩膜表面放置一个含 ^{125}I 或 ^{106}Ru 放射性粒子的金属盘。建议小型和中型肿瘤采用敷贴放疗[1]。

d 局部切除术:位于虹膜、睫状体的肿瘤,或者位于周边脉络膜的小基底肿瘤,可考虑肿瘤局部切除术。

e 眶内容剜除术:适宜于较大范围的肿瘤穿出眼球扩散至眼眶的病例。

f 国内外部分研究证实大剂量干扰素可改善眼部黑色素瘤的无复发生存时间,另有一些联合细胞毒化疗和免疫治疗药物的研究在进行之中,对于经转移风险评估为高风险的患者,可考虑入组新的临床研究[2-6]。大剂量干扰素具体用法:干扰素 α2b,静脉注射 15×10^6U/(m^2·d),第 1~5 天 / 周,持续 4 周,然后皮下注射 9×10^6U/d,每周 3 次,持续 48 周。

g 目前研究报道，化疗＋抗血管生成药物可改善晚期眼部黑色素瘤生存时间[2,7-8]，常用化疗＋抗血管生成药物方案：①达卡巴嗪＋顺铂＋恩度方案：DTIC 250mg/m^2，d1~5，顺铂 25mg/m^2，d1~3，恩度 7.5mg/m^2，d1~14，每 4 周一次；②替莫唑胺＋顺铂＋恩度方案：TMZ 200mg/m^2，d1~5，顺铂 25mg/m^2，d1~3，恩度 7.5mg/m^2，d1~14，每 4 周一次；③紫杉醇＋卡铂 ± 贝伐珠单抗方案：紫杉醇 175mg/m^2，d1，卡铂 AUC=5，± 贝伐珠单抗 5mg/kg，d1、d15，每 4 周一次；④白蛋白结合型紫杉醇＋卡铂 ± 贝伐珠单抗方案：白蛋白结合型紫杉醇 260mg/m^2，d1，卡铂 AUC=5，± 贝伐珠单抗 5mg/kg，d1、d15，每 4 周一次。

h UM 最常见转移部位为肝。对于肝转移患者，除了全身治疗，另需要行肝局部治疗，目前研究证实肝动脉化疗栓塞（顺铂、福莫司汀）可提高肝转移局控率，延长生存时间[9-13]。

i 肝转移瘤体注射：目前国内单中心研究证实通过超声引导下肝转移灶溶瘤病毒瘤体注射可延长患者 PFS，有效患者可长期获益[14]。

j ipilimumab：2017 年一项荟萃分析的结果显示：转移 UM 对 ipilimumab 的反应率较低，建议有必要进一步评估联合免疫检查点抑制剂（ICB）的作用。目前有两个主要的Ⅱ期临床试验结果可参考。2015 年 DeCOG 报道的多中心Ⅱ期临床试验中，OS 中位数为 6.8 个月（95% *CI* 3.7~8.1 个月），mPFS 为 2.8 个月（95% *CI* 2.5~2.9 个月）。1 年和 2 年 OS 率分别为 22% 和 7%。结论：ipilimumab 对于转移 UM 的临床疗效非常有限。2014 年 GEM 报道 OS 为 10 个月，1 年和 2 年 OS 率分别为 48% 和 25%。这两个研究的区别在于前者的剂量为 3mg/kg，85% 患者曾用过其他治疗，后者用了 10mg/kg 的更高剂量，所有患者均未经治疗。结论：ipilimumab 对 UM 的一线治疗效果与皮肤黑色素瘤相近。与前者相比该结论相对更为乐观[15-16]。英国 UM 指南推荐 ipilimumab 治疗转移 UM。

k MEK 抑制剂：2018 年一项荟萃分析的结果显示，转移 UM 对 MEK 抑制剂的反应率很低，不推荐。尽管之前还有些较为乐观的结果报道。2014 年 Carvajal 等报道一项随机、开放的多中心（美国和加拿大共 15 个临床肿瘤中心）Ⅱ期临床试验在 120 例转移的 UM 患者中比较了 selumetinib 与 dacarbazine 的治疗效果。结果显示：dacarbazine 组 mPFS 为 7 周，selumetinib 组为 15.9 周。dacarbazine 组 OS 中位数为 9.1 个月，selumetinib 组为 11.8 个月。dacarbazine 组无客观反应，selumetinib 组客观反应率为 49%。结论：selumetinib 与 dacarbazine 相比，在提高 PFS 和反应率方面有一定的作用，但并没有提高 OS。此后，进一步开展了评价 selumetinib 联合 dacarbazine 治疗转移 UM 的多中心、随机、双盲Ⅲ期临床试验 SUMIT，试验组和对照组的 PFS 分别是 2.8 个月和 1.8 个月，OS 数据不成熟，ORR 从Ⅱ期临床试验的 49% 降至Ⅲ期临床试验的 3%。此外，目前还有两个正在进行中的 selumetinib 的Ⅱ期临床试验[17-19]。

l 抗 PD-1 或抗 PD-L1 单抗：有关临床报道尚少，从一些小样本前瞻性的或者回顾性的研究报道看结果不甚乐观，转移 UM 对抗 PD-1 或抗 PD-L1 单抗的反应率很低。目前还有一些正在进行的临床试验有待验证[20-21]。

7 随访原则

7.1 皮肤和肢端黑色素瘤的随访

目的	Ⅰ级推荐	Ⅱ级推荐	Ⅲ级推荐
0 期 （原位）	随访频率： 每年一次		
	随访内容： 常规随访； 病史和查体（重点检查皮肤）； 不推荐行常规影像学检查排除无症状的复发或转移		
ⅠA~ⅡA 期 （NED）	随访频率： 前 5 年每 6~12 个月一次； 5 年后根据临床要求每年一次		
	随访内容 常规随访； 病史和查体（重点检查淋巴结和皮肤）； 不推荐行常规影像学检查排除无症状的复发或转移；有特殊症状或体征时行影像学检查		

续表

目的	Ⅰ级推荐	Ⅱ级推荐	Ⅲ级推荐
ⅡB~Ⅳ期(NED)	随访频率: 前2年每3~6个月一次; 第3~5年每3~12个月一次; 5年后根据临床需求每年一次		
	随访内容: 常规随访; 病史和查体(重点检查淋巴结和皮肤); 浅表淋巴结超声; 胸部CT; 腹盆腔增强CT或MRI; 头颅增强MRI或CT; 骨扫描; 有特殊症状或体征时行影像学检查	PET/CT	
症状恶化或新发症状者	随时随访		

【注释】

a 目前没有明确的数据表明,何种监测手段及间隔时间是最合适的。

b 随访的目的在于尽早发现肿瘤的复发及第二肿瘤的发生。但目前没有明确的证据表明,在出现症状前发现内脏转移,可以改善预后。因此需要权衡随访与生存获益、患者的生活质量、检查所带来的辐射之间的关系[1]。

c 常规随访[2]

- 终生每年至少行1次病史问诊和体格检查(重点检查淋巴结和皮肤)。
- 通过对人工智能算法的分析,已经开发了几款用于智能手机的皮肤癌检测应用程序,为普通人群使用这些技术提供了可能。
- 教育患者定期行皮肤和淋巴结自检。
- 教育患者日光安全防护原则。
- 体检时发现可疑淋巴结时,需行区域淋巴结超声检查。
- 对建议行前哨淋巴结活检但没有进行的,或者无法行前哨淋巴结活检的,或者前哨淋巴结活检不成功的,或者前哨淋巴结活检阳性但未行淋巴结清扫术的患者,根据淋巴结复发的风险,在确诊后的前2~3年每3~12个月行区域淋巴结超声检查;对于前哨淋巴结活检阳性但未行淋巴结清扫术的患者,也可以参照MSLT-Ⅱ和DeCOG研究进行体检和区域淋巴结超声检查:前2年每4个月一次,第3~5年每6个月一次。
- 随访受以下因素影响:复发风险、新原发黑色素瘤风险、黑色素瘤家族史及不典型痣、患者和医师的关注程度。
- 对于同时存在3个及以上侵袭性黑色素瘤,或者侵袭性黑色素瘤、胰腺癌和/或星形细胞瘤同时发生的个人或家庭,可以考虑行遗传咨询,检测*p16/CDKN2A*突变;对于一级亲属患胰腺癌的黑色素瘤患者,建议行包含*CDKN2A*的多基因检测;也可考虑检测其他容易诱发黑色素瘤的基因,如*CDK4*、*TERT*、*MITF*、*BAP1*、*MC1R*、*BRCA2*和*PTEN*等。

d 常规血液学检查作为可选项目,因为少数复发可以由LDH和S-100升高发现[3]。

e 患者自查和医师的体检对于发现黑色素瘤局部复发和区域淋巴结转移非常重要。前者发现17%~67%的复发,后者发现14%~55%的复发[4-7]。

f 影像学检查更容易发现远处转移,对于局部复发的检出阳性率较低。一项荟萃分析显示,超声检查对于区域淋巴结转移的阳性发现率最高,PET/CT对远处转移的阳性发现率最高[8]。

g 分期越早,发生远处转移的风险越低。Ⅰ~Ⅱ期复发患者,局部复发占15%~20%,区域淋巴结转移占50%,远处转移占29%[9-10]。Ⅲ期复发患者,远处转移可以占50%[11]。

h 初诊患者的分期与复发时间密切相关。Ⅰ~Ⅱ期患者出现复发高峰期在4.4年以内[5],ⅢA~ⅢB期患者复发高峰期在3年以内,ⅢC期患者复发高峰在2年以内[11]。

黑色素瘤

7.2 黏膜黑色素瘤的随访

目前缺乏黏膜黑色素瘤患者最佳随访策略的数据，随访原则可参考皮肤黑色素瘤的随访原则。基于一项黏膜黑色素瘤全球最大宗队列研究（706 例、前瞻设计、回顾随访）的结果，不同部位来源的黏膜黑色素瘤可以作为同一种疾病对待[12]。另一项回顾性研究分析了 1 012 例华南地区行根治性切除的局限性黑色素瘤患者的复发模式[13]，其中纳入了 298 例黏膜黑色素瘤。总体而言，黏膜黑色素瘤的复发风险高于皮肤黑色素瘤，更需强调随访的重要性。黏膜黑色素瘤患者 RFS 中位数为 11 个月，1 年、2 年、3 年、5 年和 10 年复发率分别为 40%、34%、33%、18% 和 0，与皮肤黑色素瘤推荐的随访时间相吻合。另外黏膜黑色素瘤患者局部复发和 M_{1c} 转移的概率要高于皮肤黑色素瘤，因此建议定期根据原发灶部位行鼻内镜 / 口腔专科检查 / 胃镜 / 肠镜 / 妇科专科检查 / 泌尿外科专科检查等。

7.3 眼部黑色素瘤的随访

目的	Ⅰ级推荐	Ⅱ级推荐	Ⅲ级推荐
患眼的常规随访	随访频率： 前 3~5 年每 3~6 个月一次； 随后每 6~12 个月一次		
	随访内容： 眼科检查（包括检眼镜、裂隙灯、眼压等）； 彩色眼底照相； 眼部超声； 放疗相关视网膜病变及治疗相关并发症		
低危远转风险患者的随访检查： Class 1A 3 号染色体二倍体 6 号染色体短臂扩增 *EIF1AX* 突变 T_1（AJCC）	随访频率： 每 12 个月一次		
	随访内容： 肝功能检查； 肝脏增强 MRI 或超声； 胸部 / 腹部 / 盆腔增强 CT； 有特殊症状或体征时行影像学检查	PET/CT	
中危远转风险患者的随访检查： Class 1B *SF3B1* 突变 T_2 和 T_3（AJCC）	随访频率： 10 年内每 3~12 个月一次； 随后根据临床需求决定		
	随访内容： 肝功能检查； 肝脏增强 MRI 或超声； 胸部 / 腹部 / 盆腔增强 CT； 有特殊症状或体征时行影像学检查	PET/CT	
高危远转风险患者的随访检查： Class 2 3 号染色体单体 8 号染色体长臂扩增 *BAP1* 突变 PRAME 表达 T_4（AJCC）	随访频率： 5 年内每 3~6 个月一次； 第 6~10 年每 6~12 个月一次； 随后根据临床需求决定		
	随访内容： 肝功能检查； 肝脏增强 MRI 或超声； 胸部 / 腹部 / 盆腔增强 CT； 有特殊症状或体征时行影像学检查	PET/CT	

【注释】

a 眼部黑色素瘤的局部复发非常少见，因此目前没有明确的数据表明何种随诊间隔时间是最合适的。局部复发的风险与初始肿瘤的直径、厚度和位置相关，如近视神经盘（视乳头）区域和睫状体受累时有较高的复发风险；复发风险还与接受的局部治疗手段相关，如接受眼球摘除后局部复发率仅 1%[14]，接受后装治疗为 9.45%，接受粒子放疗为 3%~10%，接受 SRT 为 2%~16%[15]。局部复查的时间间隔需依据复发风险进行调整。

b 20%~70% 的眼部黑色素瘤患者在接受局部治疗后的 20 年里会发生远处转移，且转移发生的概率随着时间的延长并不能逐渐下降到一个稳定的平台，如 COMS 研究中 5 年和 10 年累积转移率分别为 25% 和 34%[16]，因此往往需要持续随访。

c 眼部黑色素瘤转移风险除了取决于肿瘤的分期外，还与原发肿瘤的基因特征密切相关。染色体变异是最早发现的可以预测转移风险的分子标志物，3 号染色体单体及 8 号染色体长臂扩增是发生转移的高危因素，另外 8 号染色体短臂、1 号染色体短臂、16 号染色体长臂、6 号染色体长臂的丢失，也可以增加转移的风险，而 6 号染色体长臂的扩增则可以降低转移的风险[17-18]。另外一种名为 GEP 的基因表达谱能将眼部黑色素瘤区分为 Class 1 和 Class 2，前者发生转移的比例为 1.1%，后者为 25.9%[19]。除此之外，部分基因的突变和表达也与转移的风险相关，如 *EIF1AX*、*SF3B1*、*BAP1*、*PRAME* 等。

d 眼部黑色素瘤最常见的转移部位是肝，占所有转移患者的 90%，其次是肺、骨、皮肤 / 软组织和淋巴结。增强 MRI 或超声是排查肝脏转移灶最重要的项目，其敏感性甚至高于 CT[20]或 PET/CT[21]。其他检查包括胸部 / 腹部 / 盆腔增强 CT。

附录 6　AJCC 第 8 版脉络膜、睫状体黑色素瘤分期

T 分期	分期标准	N 分期	分期标准	M 分期	分期标准
				M_0	临床分期无远处转移
T_1	肿瘤大小 1 级	N_1	区域淋巴结转移或存在眼眶肿瘤	M_1	有远处转移
T_{1a}	肿瘤大小 1 级，不伴睫状体累及，无球外生长	N_{1a}	一个或一个以上区域淋巴结转移	M_{1a}	最大转移灶的最大径 ≤3.0cm
T_{1b}	肿瘤大小 1 级，伴睫状体累及	N_{1b}	无区域淋巴结转移，但有与眼球不连续的独立肿瘤侵犯眼眶	M_{1b}	最大转移灶的最大径为 3.1~8.0cm
T_{1c}	肿瘤大小 1 级，不伴睫状体累及，伴球外生长，且最大径 ≤5mm			M_{1c}	最大转移灶的最大径 ≥8.1cm
T_{1d}	肿瘤大小 1 级，伴睫状体累及，且球外生长最大径 ≤5mm				
T_2	肿瘤大小 2 级				
T_{2a}	肿瘤大小 2 级，不伴睫状体累及，无球外生长				
T_{2b}	肿瘤大小 2 级，伴睫状体累及				
T_{2c}	肿瘤大小 2 级，不伴睫状体累及，伴球外生长，且最大径 ≤5mm				
T_{2d}	肿瘤大小 2 级，伴睫状体累及，且球外生长最大径 ≤5mm				
T_3	肿瘤大小 3 级				

续表

T 分期	分期标准	N 分期	分期标准	M 分期	分期标准
T_{3a}	肿瘤大小 3 级，不伴睫状体累及，无球外生长				
T_{3b}	肿瘤大小 3 级，伴睫状体累及				
T_{3c}	肿瘤大小 3 级，不伴睫状体累及，伴球外生长，且最大径≤5mm				
T_{3d}	肿瘤大小 3 级，伴睫状体累及，且球外生长最大径≤5mm				
T_4	肿瘤大小 4 级				
T_{4a}	肿瘤大小 4 级，不伴睫状体累及，无球外生长				
T_{4b}	肿瘤大小 4 级，伴睫状体累及				
T_{4c}	肿瘤大小 4 级，不伴睫状体累及，伴球外生长，且最大径≤5mm				
T_{4d}	肿瘤大小 4 级，伴睫状体累及，且球外生长最大径≤5mm				
T_{4e}	任何肿瘤大小，伴有球外生长，最大径>5mm				

>15.0					4	4	4
12.1~15.0				3	3	4	4
9.1~12.0		3	3	3	3	3	4
6.1~9.0	2	2	2	2	3	3	4
3.1~6.0	1	1	1	2	2	3	4
≤3.0	1	1	1	1	2	2	4
	≤3.0	3.1~6.0	6.1~9.0	9.1~12.0	12.1~15.0	15.1~18.0	>18.0

T	N_0	N_1
T_{1a}	Ⅰ	Ⅳ
$T_{1b\sim d}$	ⅡA	Ⅳ
T_{2a}	ⅡA	Ⅳ
T_{2b}	ⅡB	Ⅳ
T_{3a}	ⅡB	Ⅳ
$T_{2c\sim d}$	ⅢA	Ⅳ
$T_{3b\sim c}$	ⅢA	Ⅳ
T_{4a}	ⅢA	Ⅳ
T_{3d}	ⅢB	Ⅳ
$T_{4b\sim c}$	ⅢB	Ⅳ
$T_{4d\sim e}$	ⅢC	Ⅳ
$M_{1a\sim c}$	Ⅳ	Ⅳ

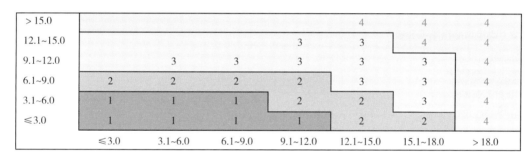

黑色素瘤

中国临床肿瘤学会(CSCO)

骨与软组织肿瘤诊疗指南 2023

组　长　牛晓辉　首都医科大学附属北京积水潭医院骨肿瘤科
　　　　　陈　静　华中科技大学同济医学院附属协和医院肿瘤中心

副组长　王　洁　中国医学科学院肿瘤医院肿瘤内科
　　　　　徐兵河　中国医学科学院肿瘤医院肿瘤内科
　　　　　周宇红　复旦大学附属中山医院肿瘤内科
　　　　　徐海荣　首都医科大学附属北京积水潭医院骨肿瘤科
　　　　　于世英　华中科技大学同济医学院附属同济医院肿瘤科
　　　　　张　星　中山大学附属肿瘤医院黑色素瘤与肉瘤内科

秘　书　黄　真　首都医科大学附属北京积水潭医院骨肿瘤科
　　　　　李茹恬　南京大学医学院附属鼓楼医院肿瘤中心
　　　　　叶　挺　华中科技大学同济医学院附属协和医院肿瘤中心

专家组成员(以姓氏汉语拼音为序)(* 为执笔人)

蔡建强　中国医学科学院肿瘤医院腹部外科
蔡郑东　上海市第一人民医院骨科
陈　静*　华中科技大学同济医学院附属协和医院肿瘤中心
程晓光　首都医科大学附属北京积水潭医院放射科
丁　宜*　首都医科大学附属北京积水潭医院病理科
董　扬　上海市第六人民医院骨科
樊征夫　北京大学肿瘤医院骨与软组织肿瘤科
郭　卫　北京大学人民医院骨肿瘤科
郝纯毅　北京大学肿瘤医院软组织与腹膜后肿瘤中心
胡宇贤　北京朝阳中西医结合急诊抢救医院骨肿瘤科
金　晶*　中国医学科学院肿瘤医院放射治疗科
李　宁*　中国医学科学院肿瘤医院放射治疗科
李　涛　浙江省肿瘤医院骨和软组织肿瘤科
李　远*　首都医科大学附属北京积水潭医院骨肿瘤科
李建民　山东大学齐鲁医院骨肿瘤科
刘巍峰*　首都医科大学附属北京积水潭医院骨肿瘤科
卢学春　中国人民解放军总医院血液病科
陆维祺　复旦大学附属中山医院普外科
罗成华　北京大学国际医院腹膜后肿瘤外科
罗志国　复旦大学附属肿瘤医院肿瘤内科
牛晓辉*　首都医科大学附属北京积水潭医院骨肿瘤科
邵增务　华中科技大学同济医学院附属协和医院骨科
沈　赞　上海市第六人民医院肿瘤内科
沈靖南　中山大学附属第一医院骨肿瘤科
斯　璐　北京大学肿瘤医院黑色素瘤及肉瘤内科
屠重棋　四川大学华西医院骨科
王　坚*　复旦大学附属肿瘤医院病理科
王　洁　中国医学科学院肿瘤医院肿瘤内科
王　臻　中国人民解放军空军军医大学西京医院骨肿瘤骨病科
王斌梁*　复旦大学附属中山医院放疗科
王佳玉　中国医学科学院肿瘤医院肿瘤内科
吴　荻　吉林大学第一医院肿瘤中心

肖建如	中国人民解放军海军军医大学第二附属医院（上海长征医院）骨肿瘤外科	张　清	首都医科大学附属北京积水潭医院骨肿瘤科
		张　星*	中山大学肿瘤防治中心黑色素瘤与肉瘤内科
徐兵河	中国医学科学院肿瘤医院肿瘤内科	张红梅*	中国人民解放军空军军医大学西京医院肿瘤科
徐海荣*	首都医科大学附属北京积水潭医院骨肿瘤科	张晓晶	辽宁省肿瘤医院骨软组织肿瘤科
叶招明	浙江大学医学院附属第二医院骨科	张宇辉	中国医学科学院阜外医院心力衰竭中心
于世英*	华中科技大学同济医学院附属同济医院肿瘤科	周宇红*	复旦大学附属中山医院肿瘤内科
鱼　锋	首都医科大学附属北京积水潭医院骨肿瘤科	庄荣源*	复旦大学附属中山医院肿瘤内科

顾　问

孙　燕	中国医学科学院肿瘤医院肿瘤内科	郭　军	北京大学肿瘤医院黑色素瘤及肉瘤内科
秦叔逵	南京天印山医院	梁　军	北京大学国际医院肿瘤内科
李　进	同济大学附属东方医院肿瘤科		

一、总论

1. 概述

骨与软组织肿瘤是一组起源于骨或软组织等结缔组织的肿瘤,全身各部位及器官均可发病,以四肢、腹膜后或腹腔、躯干及头颈部最为常见。恶性骨肿瘤及软组织肉瘤总体发病率低,大约占成人恶性肿瘤的1%,儿童恶性肿瘤的15%。骨与软组织肿瘤的病理亚型繁多,按照2020年发布的第五版《WHO软组织与骨肿瘤分类》,可将其分为四大类:软组织肿瘤、骨肿瘤、骨与软组织未分化小圆细胞肉瘤和骨与软组织遗传性肿瘤综合征。每一大类下又可细分为若干亚型。其中,骨肉瘤(约占所有骨原发恶性肿瘤35%)、软骨肉瘤(约30%)和尤因肉瘤(约16%)是较常见的3种骨原发恶性肿瘤。软组织肿瘤可分为12大类和100多种亚型,良性与恶性的发病比例大约为10:1,最常见的恶性软组织肿瘤亚型是脂肪肉瘤、平滑肌肉瘤及未分化多形性肉瘤等。骨与软组织肿瘤的临床特点差异巨大,良性或恶性程度低者表现惰性、生长缓慢、以局部占位性生长为主;而恶性程度高者具有较强的局部侵袭性,呈浸润性或破坏性生长,且容易局部复发和远处转移。

本版指南基于WHO第五版组织学分类,分为骨肿瘤、软组织肿瘤、未分化小圆细胞肉瘤三大板块。囿于篇幅,原发骨肿瘤仅包括经典性骨肉瘤及骨巨细胞瘤;软组织肿瘤除软组织肉瘤外,还纳入了临床局部侵袭性强及治疗困难的韧带样纤维瘤病;未分化小圆细胞肉瘤虽可见于骨及软组织,但因其对化疗极度敏感,系统治疗占有重要地位,国际组织均将其单独分类,以区别于其他骨及软组织肿瘤。本指南立足于我国基本国情,结合国内外最新临床研究数据,分别对以上肿瘤的诊断、分期、治疗原则等做出推荐并进行了简要阐述,希望对从事骨与软组织肿瘤临床的医务工作者起到指引作用,以提升我国肉瘤诊疗的总体规范化水平。未来随着新的研究证据不断涌现、治疗理念持续更新以及临床医生的需求日益增长,指南还将纳入更多亚型的肿瘤。

因CSCO指南主要以简表及简要注释对肿瘤的诊治提出纲领性指导意见,具体治疗细节还需参考相关专著,如手术相关的*Musculoskeletal Tumor Surgery*[1]和*Campbell's Operative Orthopaedics*[2]及其他[3-4],放射治疗(放疗)相关的《肿瘤放射治疗学》[5]和《肿瘤放射治疗靶区勾画与射野设置》[6],化学治疗(化疗)相关的《骨与软组织肉瘤化疗方案手册》[7]等。

2. 诊断基本原则

由于发病率低、组织病理学分类复杂、生物学行为差异巨大、临床表现千差万别等多种原因,骨与软组织肿瘤的诊断难度和误诊概率远高于其他瘤种,因此,骨与软组织肿瘤的诊断尤其强调"临床-影像-病理"三结合的原则。

骨与软组织肿瘤患者的临床表现与发病部位及病理亚型有关,原发性骨肿瘤常表现为肢体进行性疼痛,可有夜间痛、活动受限甚至病理性骨折,软组织肉瘤一般表现为无痛性包块及相应部位的压迫症状,全身症状少见,但后期可以出现发热、恶病质及转移部位相应症状如胸腔积液、腹水、梗阻等。

影像学检查除了针对原发灶完善检查外,还需重视和分期相关的影像学检查。根据病变的具体情况,选择X线、局部磁共振成像(MRI)和/或增强CT扫描、超声、骨扫描等检查。有条件者可考虑应用PET/CT对肿瘤进行辅助分期及疗效评估,但因价格昂贵不作为首选推荐。

实验室检查包括全血细胞计数、碱性磷酸酶(ALP)以及乳酸脱氢酶(LDH)等,其中ALP及LDH升高与骨肉瘤和尤因肉瘤预后不良相关。通常不需要检测肿瘤标志物,但如需与骨转移瘤及多发性骨髓瘤鉴别时,可行肿瘤标志物和血清蛋白电泳检测。

当临床症状和影像学表现都疑似肉瘤,除了影像学具有较强特异性的腹膜后/腹腔内肿瘤(例如分化良好的脂肪肉瘤),并且不计划术前治疗可不做活检外,组织学活检非常必要。活检部位要严格设计,使之能获得代表性组织,并利于后期对穿刺道及肿瘤的切除。穿刺方法的选择以带芯针吸活检(core needle biopsy)最常用,特点是创伤小,取材量也较少;切开活检损伤较大,但取材充分,诊断准确性高;切除活检除适于临床症状和影像学考虑良性(小)肿瘤外,影像学表现为典型恶性肿瘤但病变位于腓骨近端、尺骨远端及桡骨近端,手术可完整切除病灶且切除后不会造成重大功能障碍,如行穿刺活检会造成相对于原病灶更大的污染,也可行切除活检。鉴于冰冻活检组织变形较大,与石蜡切片的组织形态相符度低,除部分单位用于术中外科边界的评价外,一般仅用于提示临床和病理医师是否取到有效肿瘤组织。因骨与软组织肉瘤存在一定的不均质性,活检应尽量获得较多的组织,以满足病理学组织结构诊断、免疫组织化学、分子生物学分析及生物样本库建设等需求。

肉瘤的病理诊断基础是形态学观察，辅以免疫组织化学（immunohistochemistry，IHC）标记。荧光原位杂交（fluorescence *in situ* hybridization，FISH）和基因突变检测（一代测序）可检测特定亚型肉瘤的基因变异也日渐应用广泛。由于基因融合是骨与软组织肿瘤常见的变异形式，必要时可采用（DNA+RNA）二代基因测序（next-generation sequencing，NGS）技术协助病理诊断。肉瘤组织学分类极其复杂，肉瘤的病理诊断难度极大，误诊率高，因此对于存疑的诊断建议至经治肉瘤患者多的单位进行会诊。

肉瘤的病理诊断确定后，还需要明确肿瘤的分期，以便判断预后及制订治疗计划。肉瘤通用分期有外科分期系统（surgical staging system，SSS）和美国癌症联合委员会（AJCC）的 TNM 分期系统。两种分期系统具有不同的特点，前者根据肿瘤的组织学级别、局部累及范围和有无远隔转移对肿瘤进行分期，更利于外科局部治疗；后者是通过评估肿瘤大小（T）、淋巴结是否转移（N）、是否有远处转移（M）、结合肿瘤的组织学分级（G）等因素确认肿瘤分期，更利于内科系统治疗。

3. 治疗基本原则

肉瘤的治疗是基于其组织病理学亚型、临床分期、病变部位、基因变异状态以及患者体能、治疗意愿和经济情况等多种因素综合决定的。

手术是骨与软组织肿瘤最基本的治疗手段，可获得安全边界的扩大切除术是局限期患者获得根治的主要途径。

对于预计无法达到满意手术边界或扩大切除可能造成肢体功能残障及器官损失的患者，可考虑行术前放化疗，尤其是对化疗高度敏感的未分化小圆细胞肉瘤更强调术前化疗。对于无法手术切除的局限期肉瘤患者，放疗可以作为手术的替代方案成为根治性的治疗选择。

术后是否需要放化疗，主要取决于肿瘤复发的风险和肿瘤对放化疗的敏感性。肿瘤转移风险越高、对化疗越敏感，术后化疗的意义越明确，如非多形性横纹肌肉瘤、尤因肉瘤、骨肉瘤等；同理，术后局部复发风险越高、对放疗越敏感，术后放疗的地位也越重要。术后放化疗的目的是降低复发率，提高总生存。

对于多发转移患者，系统治疗则成为主要的治疗手段，包括化疗、靶向治疗、免疫治疗等，需要根据肿瘤病理亚型及患者全身情况选择合适的治疗方案。手术、放疗、介入治疗等局部治疗手段则在缓解疼痛、减轻压迫症状时予以考虑。对于寡转移患者，除了系统治疗外，根治性的局部治疗手段对改善患者生存至关重要。

鉴于肉瘤目前常规药物治疗的有限性，基因指导下的药物治疗也逐步成为临床常规治疗失败后的选择，可为部分进展期患者寻找到可能获益的靶向药物。临床试验作为患者最快接触到国内外前沿新药的途径，也为肉瘤患者的治疗提供了更多可能。

肉瘤的化疗不良反应在所有实体瘤中最为严重，需特别注意化疗不良反应的管理，常用的化疗药物如蒽环类药物、大剂量甲氨蝶呤、大剂量异环磷酰胺等药物具有较大毒性，若处理不当可能造成严重后果，具体处理细则详见本指南附录部分相关章节。

此外，还需特别强调肉瘤初程治疗的重要性。非计划切除或者不规范手术、不合理的药物使用，不仅使患者承受不必要的心理和经济负担，甚至可能延误患者病情，丧失最佳治疗机会，因此，建议患者初程治疗尽量选择经治肉瘤患者较多的单位进行。

4. 多学科诊疗

多学科诊疗（multi-disciplinary team，MDT）是指由多学科专家以共同讨论、互相协作的方式，为患者制订规范化、个性化诊疗方案，尤其适用于复杂疾病的诊疗。肉瘤因其发病率低及诊疗困难，特别强调多学科诊疗，一般是以来自骨与软组织肿瘤外科、肿瘤内科、放疗科、影像科、病理科的专家团队为核心，并由在诊断、治疗过程中涉及其他相关科室专家组成的多学科资深专家团队，针对某个复杂的肉瘤病例，通过会议的形式协作讨论，在综合各学科意见的基础上为患者明确诊断和制订适合患者的最佳治疗方案，继而由相关学科或多学科联合执行。多学科诊疗不仅可以充分有效地利用各相关科室的专家资源，使患者最大程度获益，还能促进并加强各专业的协作，提高整体诊疗水平。

由于肉瘤本身在诊断及治疗上的复杂性，建议肉瘤的 MDT 成员由专门从事肉瘤诊疗或有肉瘤诊疗经验的医师组成。在有条件的医疗机构中，建议成立固定的肉瘤诊疗团队或者肉瘤诊疗中心，以最大程度保证肉瘤诊疗的规范化、个体化、系统化。

5. 随访

随访可以早期发现治疗相关并发症、局部复发和远处转移，有助于及时进行干预治疗。一般肉瘤患者治疗结束后即应开始随访。手术治疗需随访伤口不愈合、感染、假体松动移位、内固定失效等；药物治疗后需监测患者药物相关不良反应，如心功能、骨髓造血功能等；放疗结束后需关注患者肢体功能、关节僵化、下肢水肿等，对于青少年患者还应特别注意是否出现肢体不等长等。对于育龄患者，应在实施治疗前后关注其生育功能等保护，并在之后的随访中保持关注(详见附录)。

治疗结束后 2~3 年是肉瘤复发的高峰时间，高危患者的复发早于低危患者，因此高级别肉瘤一般 2~3 年内需保持 3~4 个月复查一次的频率，然后每半年 1 次直到 5 年，此后每年 1 次；低级别软组织肉瘤患者在前 3~5 年中每隔 4~6 个月随访，然后每年 1 次。此外，肉瘤治疗结束后多年还会有继发肿瘤的可能，在随访中也需注意。

随访的内容包括全面体格检查、超声、MRI 或 CT、骨扫描、肢体功能评分等。其中，全面体格检查、局部超声和胸部 CT 检查是每次随访均应包括的检查项目，有助于评估患者器官功能、并早期发现局部复发或远处转移。如怀疑有复发可能，需行局部增强 MRI 和或 CT 检查；有累及骨的患者，全身骨扫描在治疗结束后 5 年内每 6 个月检查 1 次，5 年以后每年检查 1 次。

二、骨肿瘤

(一) 经典型骨肉瘤

1. 诊断与分期

1.1 自然病程

经典型骨肉瘤*是最常见的骨原发恶性肿瘤，年发病为(2~3)/100 万[1-3]，占人类恶性肿瘤的 0.2%[1-2]，占原发骨肿瘤的 11.7%[1-3]。经典型骨肉瘤好发于青少年，约 75% 的患者发病年龄在 15~25 岁，中位发病年龄为 20 岁，小于 6 岁或者大于 60 岁发病相对罕见[3-8]。本病男性多于女性，比例约为 1.4∶1，这种差异在 20 岁前尤其明显[3-8]。80%~90% 的经典型骨肉瘤发生在长管状骨，最常见的发病部位是股骨远端和胫骨近端，其次是肱骨近端，这三个部位大约占所有肢体骨肉瘤的 85%[8-11]。经典型骨肉瘤主要发生在干骺端，发生于骺(骨)端和骨干的病例相对罕见。经典型骨肉瘤的病史常为 1~3 个月，局部疼痛为早期症状，可发生在肿块出现以前，起初为间断性疼痛，渐转为持续性剧烈疼痛，尤以夜间为甚。骨端近关节处肿大，硬度不一，有压痛，局部温度高，静脉曲张，有时可触及搏动，可有病理骨折[12-15]。

经典型骨肉瘤的自然病程有以下特点[16]。

(1) 生长方式：肿瘤从中心向周围生长，最不成熟的组织一般位于肿瘤边缘，肿瘤生长挤压周围组织时形成包膜，包膜并不能限制肿瘤的生长，肿瘤会沿着阻力最小的方向生长，主要是血管周围间隙。肿瘤生长可刺激周围组织产生反应性变化，在推挤性包膜和周围正常组织之间形成反应区，反应区中有 3 种反应：间质反应、血管反应和炎症反应。这些反应不仅局限于反应区中，肿瘤组织中也可能有这些反应。假包膜可以理解为包膜和周围的反应区，是一个解剖结构。假包膜内可能有卫星病灶。在正常组织中可出现跳跃病灶。

(2) 宿主 - 肿瘤相互作用：肿瘤表现为高度恶性肿瘤的生长方式，局部侵袭性强，可通过特异和非特异性反应直接破坏周围包绕的组织，并有突破进入反应区的倾向。

(3) 自然屏障：骨肉瘤生长过程中遇到的自然屏障主要包括皮质骨、关节软骨、肌间隔、关节囊、腱鞘、神经鞘膜和韧带等。少血运的解剖结构都有暂时的屏障作用，如关节软骨可暂时阻碍肿瘤的生长。肿瘤组织通过挤压、刺激吸收和直接破坏正常组织向周围生长，表现为比良性或低度恶性肿瘤更强的局部扩散能力。

(4) 创伤和医源性的影响：外伤或不当手术导致的创伤会影响肿瘤的自然病程，不当手术主要包括不当活检和非计划手术。肿瘤本身的自然病程受影响主要表现在以下几个方面：自然屏障受破坏，肿瘤向外扩散生长；引起血肿，导致肿瘤细胞突破原有边界；直接引起肿瘤细胞或组织播散。

(5) 肿瘤播散：大约 90% 的转移发生于肺，转移多发生于 2 年内。经典型骨肉瘤极少出现淋巴结转移，区域转移与远处转移具有相同的预后[17]，出现区域和 / 或远处转移都定义为晚期肿瘤(AJCC 分期Ⅳ期，SSS 分期为Ⅲ期)。

* 本指南描述的骨肉瘤均为经典型骨肉瘤，后文亦将经典型骨肉瘤简称为骨肉瘤。

1.2 影像学诊断策略

分层1	分层2	Ⅰ级推荐	Ⅱ级推荐	Ⅲ级推荐
肿瘤部位	原发肿瘤	• X 线片 • CT（平扫 + 增强） • MRI（平扫 + 增强） • 全身骨扫描（ECT ^{99m}Tc）		• PET/CT（FDG）
	复发肿瘤	• X 线片 • CT（平扫 + 增强）/MRI（平扫 + 增强） • 超声 • 全身骨扫描（ECT ^{99m}Tc）	• PET/CT（FDG）	
	转移瘤	• CT（平扫 + 增强）/MRI（平扫 + 增强） • 全身骨扫描（ECT ^{99m}Tc）	• X 线片 • PET/CT（FDG）	
分期检查		• 胸部 CT 平扫 • 全身骨扫描（ECT ^{99m}Tc）	• 胸部 X 线片 • 区域淋巴结超声和 MRI	• PET/CT（FDG）

【注释】

1 所有疑似骨肉瘤的患者标准诊断步骤应包括体格检查、原发病灶的影像学检查（X 线片、局部增强 CT 扫描、局部增强 MRI）、全身骨扫描、胸部 CT；然后进行活检（首选穿刺活检）获得组织学诊断，完成骨肉瘤分期诊断。如条件允许，可应用 PET/CT 对肿瘤进行分期，为化疗后疗效评估提供基线值[1-6]。

2 原发肿瘤的影像学诊断：X 线检查包括病灶部位的正侧位 X 线片，一般可表现为骨质破坏、不规则新生骨。在长管状骨，多于干骺端发病。增强 CT 检查包括病灶部位骨窗、软组织窗和软组织增强窗，可显示骨破坏状况、显示肿瘤内部矿化程度、强化后可显示肿瘤的血运状况、肿瘤与血管的关系、在骨与软组织中的范围。MRI 对软组织显示清楚，便于术前计划、可显示肿瘤在软组织内侵及范围、清晰显示骨髓腔内侵及范围、发现跳跃病灶、提供计划截骨长度的依据。增强 CT 和 MRI 确定的肿瘤范围的精确性已被手术切除标本所证实，因此增强 CT 和 MRI 是骨肉瘤影像学检查的必要手段。增强 CT 可以较好地显示皮质破坏的界限以及三维的解剖情况[4-5,7]。与 CT 相比，MRI 在显示肿瘤的软组织侵犯方面更具优势，能精确显示肿瘤的反应区范围、与邻近肌肉、皮下脂肪、关节以及主要神经血管束的关系。另外，MRI 可以很好地显示病变远近端的髓腔情况及发现有无跳跃转移灶[8-11]。骨扫描（ECT ^{99m}Tc）和 PET/CT（FDG）作为功能成像检查，可反映肿瘤部位的代谢活跃程度，对于判断化疗效果也有指导意义，如骨扫描可以显示肿瘤部位的浓聚程度变化[12]，PET/CT 可以显示肿瘤部位的 SUV_{max} 值变化[13]。骨扫描和 PET/CT 作为功能影像，不仅可以用于局部，如化疗前后的评估，还可用于全身筛查和评估。

3 分期的影像学诊断：肺转移是骨肉瘤最常见的转移部位，也是影响患者预后的重要因素，因此胸部 CT 是必需的影像学检查。全身骨扫描可以显示全身其他部位骨骼的病灶，有助于诊断多中心骨肉瘤或跳跃转移病灶，为化疗后评估提供基线值。有条件者可行 PET/CT 检查全身其他部位病灶情况[14]。虽然骨肉瘤的区域淋巴结转移很少见，但淋巴结也可受到骨肉瘤的侵犯，因此区域淋巴结超声和 MRI 检查是诊断区域淋巴结转移的可选策略[15-16]。

4 复发肿瘤需要对局部肿瘤进行细致的影像学检查。同时需要注意，复发患者转移的风险较前明显增高，包括不常见部位的转移，因此复发肿瘤同时需要做分期检查。PET/CT 的推荐级别提高到Ⅱ级推荐。

5 转移瘤一般需要根据具体部位和疾病情况，对其进行 CT/MRI 检查。如果转移灶位于骨骼，还应进行 X 线、骨扫描等检查。

1.3 实验室检查策略

检查	Ⅰ级推荐	Ⅱ级推荐	Ⅲ级推荐
实验室检查	• 碱性磷酸酶（ALP）（2A 类） • 乳酸脱氢酶（LDH）（2A 类）		• 骨特异碱性磷酸酶（BALP）（3 类）

【注释】

1 骨肉瘤有特殊诊断意义的实验室检查主要包括碱性磷酸酶（ALP）和乳酸脱氢酶（LDH）。

2 碱性磷酸酶、乳酸脱氢酶与骨肉瘤诊断与预后相关[1-6]。40%~80% 的骨肉瘤患者碱性磷酸酶水平有升高,伴有转移或多中心骨肉瘤患者的碱性磷酸酶和乳酸脱氢酶水平升高更显著[7-9]。需要注意的是,碱性磷酸酶和乳酸脱氢酶的升高可能缺乏特异性,不仅见于骨肿瘤。碱性磷酸酶包含不同类型的同工酶,其水平升高还可见于儿童期生理性增高和肝胆疾病等,有条件者可检查骨特异碱性磷酸酶(BALP),以提高骨肉瘤诊断的特异性[10]。乳腺脱氢酶分为不同亚型,其水平升高还可见于肝炎、溶血性贫血、肾脏疾病等多种疾病。化疗前碱性磷酸酶大幅度增高可能提示多中心骨肉瘤。

3 碱性磷酸酶和乳酸脱氢酶动态观察的意义。实验室检查应在患者接受新辅助化疗前进行,在化疗的过程中应监测碱性磷酸酶和乳酸脱氢酶水平,化疗结束后和随访期间应定期复查,碱性磷酸酶或乳酸脱氢酶水平显著升高往往提示患者预后不良或肿瘤复发。新辅助化疗后碱性磷酸酶和乳酸脱氢酶水平降低可能提示化疗有效[6,11-12]。化疗中或化疗后出现碱性磷酸酶和乳酸脱氢酶大幅度增高可能提示肿瘤复发或远处转移。

1.4 病理学诊断和分子分型策略

标本类别	分析类别	Ⅰ级推荐	Ⅱ级推荐	Ⅲ级推荐
活检标本	切片	组织学镜下观察	免疫组化	NGS
术后标本	大体	边界分析		
	切片	组织学镜下观察	免疫组化 坏死率	NGS
复发 / 转移标本	大体	边界分析		
	切片	组织学镜下观察	免疫组化	NGS

【注释】

1 经典型骨肉瘤的病理诊断需要结合患者病史、体征、影像学检查和组织学形态,必要时行免疫组化和分子检测,由有经验的骨肿瘤病理学专家确定。

2 经典型骨肉瘤是骨内高级别恶性肿瘤,肿瘤细胞直接产生瘤骨或肿瘤性骨样基质是其主要特点[1-4]。HE 染色下符合骨肉瘤组织学特征的活检标本,可直接进行诊断。

3 经典型骨肉瘤组织学形态多样,诊断要点:①浸润性生长方式,肿瘤替代固有髓腔组织,包围并浸润宿主骨小梁生长,破坏骨单位(Haversian system)。②肿瘤细胞异型性及多形性常明显,可以呈上皮样、浆细胞样、纺锤型、小细胞型、梭形细胞型等,肿瘤细胞胞质常嗜酸或透亮,但有时由于骨样基质围绕,肿瘤细胞小而看似正常,不同形态特点的细胞可混合存在。坏死及病理学核分裂象易见。③肿瘤性成骨可多可少,形态多样,可呈编织状、花边状、细网状、斑片状、佩吉特(Paget)骨病样等,"脚手架"现象及同时合并存在肿瘤性软骨并不少见。经典型骨肉瘤分为多个组织学亚型,最常见的亚型依次为成骨型(76%~80%)、成软骨型(10%~13%)和成纤维型(10%)。经典型骨肉瘤是高级别恶性肿瘤,无须进行组织学分级。如果组织学形态典型,可直接诊断(Ⅰ级推荐)。

4 骨肉瘤的大体标本应该进行边界评估,规范化取材后注意观察骨内边界和软组织边界[5-6]。对于可疑边界受累的部位应进行着重取材,在显微镜下判断边界是否安全。

5 经典型骨肉瘤具有广泛的免疫组化表达谱,缺乏特异性,诊断意义有限,多数用于鉴别诊断。可检测的项目包括 SATB2、Osteocalcin、Osteonectin、Osteopontin、RUNX2、S100、Desmin、SMA、NSE、CD99、MDM2、CDK4、Ki67 及 P53、P16 等[2]。部分骨肉瘤亦可表达 CKpan 和 EMA(Ⅱ级推荐)。

6 经典型骨肉瘤存在复杂的染色体数目和结构异常。目前没有有效的辅助手段可以明确诊断。对于诊断和治疗有困难的病例,可以尝试 NGS 检测,既可以提供更全面的肿瘤分子特征分析,找到可能有提示意义的基因异常,也有利于治疗潜在靶点的筛选(Ⅲ级推荐)。经典型骨肉瘤较常出现的基因异常包括 *TP53*、*RB1*、*VEGFA*、*CCND3*、*ATRX* 等[7]。

7 新辅助化疗后组织学评估(坏死率)是预测骨肉瘤患者预后的重要指标。将骨肿瘤标本沿长轴锯开,取最大径薄片(包括肿瘤主体和周围组织,以及邻近的皮质、骨膜、骨髓、关节软骨及软组织交界区域等),对标本图像,并复习手术前影像学资料,核对肿瘤位置及大小,对薄片进行脱钙处理后进行"网格"样地图分割,每厘米取材一块并逐一编号,取材部分应包括累及软组织的部分,肿瘤与正常组织交界处等,进行逐块评估,最后汇总数据[8-10]。根据 Huvos 评级系统(参见附录),发出报告[11-12]。

2. 术前化疗

目前骨肉瘤治疗通常采用术前化疗 - 外科手术 - 术后化疗的综合治疗模式。采用术前化疗的治疗亦被称为新辅助化疗。术前化疗前需要详细评估患者的一般情况，评估其对治疗的耐受性，综合制订治疗方案。

分期		Ⅰ级推荐	Ⅱ级推荐	Ⅲ级推荐
ⅡA		化疗 2~3 个月，限期手术（1A 类）	不行术前化疗*	
ⅡB	可保肢	化疗 2~3 个月，限期手术（1A 类）	化疗联合重组人血管内皮抑制素（2A 类）	
	不可保肢	化疗 2~3 个月，限期手术（1A 类）	化疗联合重组人血管内皮抑制素（2A 类） 不行术前化疗*	
Ⅲ	可切除	化疗 2~3 个月，限期手术（1A 类）	化疗联合重组人血管内皮抑制素*	
	不可切除	姑息性化疗（1A 类）	化疗联合重组人血管内皮抑制素*	

*因缺乏研究证据，仅为临床医师经验，故未注明证据级别。

【注释】

1 术前化疗于 20 世纪 70 年代开始应用于骨肉瘤的综合治疗，并有效提高了保肢率，从而开始了骨肉瘤的新辅助化疗时代[1-2]。

2 目前观点认为，新辅助化疗并不能在辅助化疗的基础上提高生存率[3]，但至少有以下优点：促使肿瘤边界清晰化，缩小肿瘤所需的外科边界，使得外科手术更易于进行[1,4]；降低局部复发率，使得保肢手术可以更安全地进行；可能迅速改善症状，结合肿瘤坏死率评估疗效和判断预后[5-6]。骨肉瘤新辅助化疗的多数研究尽管纳入了Ⅱ期患者，但并没有将ⅡA 期和ⅡB 期区分开来。我国临床实践中对ⅡB 期可保肢患者选择术前化疗基本达成共识，但对ⅡA 期和没有保肢条件的ⅡB 期患者，部分有经验的医师会推荐不行术前化疗，直接手术。原因在于，对于ⅡA 期患者，如果术前化疗进展，转变为ⅡB 期，反而增加手术难度，潜在增加局部复发率，而对于没有保肢条件的ⅡB 期，如果术前化疗进展，肿瘤可能进一步增大，甚至出现破溃，给截肢造成困难。但也有部分有经验的医师会选择先进行化疗 2~3 个月再手术。目前尚无研究证实哪种方案对患者的预后更有益，存在争议。

3 骨肉瘤新辅助化疗推荐药物为大剂量甲氨蝶呤、多柔比星、顺铂、异环磷酰胺[5-8]（证据级别：1A/ Ⅰ级专家推荐），给药方式可考虑序贯用药或联合用药。

4 每例患者要选用两种以上药物，并保证足够的剂量强度。动脉或静脉给药（MTX、IFO 不适合动脉给药），可参考的剂量范围：甲氨蝶呤 8~12g/m^2（MTX 化疗需行血药浓度监测），多柔比星 75~90mg/m^2，顺铂 120~140mg/m^2，异环磷酰胺 12~15g/m^2，以上为单药应用推荐剂量，若联合用药则需酌情减量，用药时间达 2~3 个月[9]。

5 骨肉瘤新辅助化疗的推荐方案：

- MAP 方案（大剂量甲氨蝶呤、多柔比星、顺铂）
- MAPI 方案（大剂量甲氨蝶呤、多柔比星、顺铂、异环磷酰胺）
- API 方案（多柔比星、顺铂、异环磷酰胺）
- AP 方案（多柔比星、顺铂）

一项荟萃分析统计了 50 项单药治疗骨肉瘤的Ⅱ期临床研究，结果显示单药有效率大于 20% 的四种药物分别是多柔比星、顺铂、异环磷酰胺和大剂量甲氨蝶呤，因此这些药物被列入骨肉瘤的一线化疗药物。该研究还显示三药联合方案（8 种不同联合方式）较两药联合方案（4 种不同联合方式）在 EFS 及 OS 上更有优势，5 年 EFS 率分别为 58% 及 48%，5 年 OS 率分别为 70% 及 62%；而四药联合（6 种不同联合方式）与三药联合方案在 EFS 及 OS 上差异无统计学意义[6]。INT-0133 研究也间接比较了 MAP 方案（顺铂、多柔比星和甲氨蝶呤）和 MAPI 方案（顺铂、多柔比星、甲氨蝶呤和异环磷酰胺）治疗非转移性可切除骨肉瘤患者的疗效，显示两组的 6 年 EFS 率（63% vs. 64%）和 OS 率（73% vs. 75%）差异无显著统计学意义[10]。鉴于 MAP 方案（大剂量甲氨蝶呤、多柔比星、顺铂）具有高级别循证医学证据且共识度高[11-14]，因此 MAP 方案为 1A/ Ⅰ级专家推荐。

高龄患者出现 MTX 代谢延迟的概率明显高于年轻患者（11% vs. 3%），由此而导致的副作用发生率和严重程度均显著升高，且国际上多项包含 MTX 化疗方案的临床研究均将入组标准定为年龄<40 岁[15-16]，因此 50~60 岁患者不常规使用大剂量 MTX（high-dose MTX，HD-MTX），60 岁及以上患者不建议使用 HD-MTX。对于不能行 MTX 化疗或者不能监测 MTX 血药浓度时可将 API 方案或者 AP 方案作为首选。

6 年龄是否影响新辅助化疗效果目前尚存在争议，荟萃分析发现儿童肿瘤化疗坏死率高于成人。研究表明 40 岁以上骨肉瘤化疗风险大、受益率低，但也有观点认为 41~60 岁的骨肉瘤患者应用新辅助化疗仍可获益[6,17-18]。

7 20 世纪 70 年代术前化疗 + 手术 + 术后化疗应用于骨肉瘤治疗后，5 年生存率获得了显著提高，由原来的 10%~20% 提高到 60%~80%，但近 30 年进入平台期，尚未发现证据级别较高的、能显著提高生存率的药物。在有限的证据内，某些药物的使用可提高生存率[18-21]，例如米伐木肽(MTP-PE)、重组人血管内皮抑制素。由于米伐木肽未在中国上市，因而本指南中未推荐。重组人血管内皮抑制素(recombinant human endostatin)在体外能够显著抑制内皮细胞增殖、迁移和管状结构形成，在体内能够抑制肿瘤的生长。动物实验的体内的实验结果显示，重组人血管内皮抑制素单药对骨肉瘤具有抑瘤作用，与多柔比星联合用药具有协同作用，联合治疗的协同作用支持重组人血管内皮抑制素促使"肿瘤血管正常化"理论。临床研究显示，围手术期给予重组人血管内皮抑制素治疗骨肉瘤能够增加 5 年总生存率，安全性好[20-21]，有一定参考价值。另外，与普通多柔比星相比，多柔比星脂质体的安全性已获得广泛认可。在骨肉瘤治疗中，已有报道多柔比星脂质体与普通多柔比星疗效相当，但仅为回顾性研究，有待前瞻性研究进一步证实[22]。如果考虑使用多柔比星脂质体，在单次给药的前提下，顺铂为 $100mg/m^2$ 时，多柔比星脂质体的最大耐受剂量为 $50mg/m^2$[23]，多疗程治疗时，需要注意患者的耐受情况。

8 骨肉瘤术前化疗效果评估(具体见术后化疗部分)包括以下几点。①症状与体征：肢体疼痛有无改善、皮温(与健侧对比)、肢体肿胀及表浅静脉怒张(与化疗前比较)、关节活动度(与化疗前比较)、患肢周径变化。②实验室检查：碱性磷酸酶、乳酸脱氢酶的变化趋势。③影像学检查：X 线、CT、MRI、ECT 变化。需要根据以上结果，进行综合评估，判断新辅助化疗效果。④肿瘤坏死率的评估(具体见术后化疗部分)。

3. 外科治疗

3.1 外科治疗原则

骨肉瘤外科治疗边界的推荐策略

是否行术前化疗	术前化疗是否有效	Ⅰ级推荐	Ⅱ级推荐	Ⅲ级推荐
是	有效	广泛切除边界(2A 类)	边缘切除边界(1B 类)	
	无效	根治 / 广泛切除边界(2A 类)		
否		广泛 / 根治切除边界(2A 类)		

【注释】

1 经典型骨肉瘤的治疗是以外科治疗为主的综合治疗。外科治疗边界是手术成功的最关键因素。

2 成功的保肢手术是建立在安全的外科边界和良好的化疗反应上。随着新辅助化疗的应用，保肢手术能获得更好的功能。研究表明，良好化疗反应后的保肢与截肢术后的生存率和局部复发率没有显著差异[1-2]。化疗效果不佳或未行化疗的患者，根治或广泛外科边界的截肢仍然是肿瘤局部控制的最好方法。因外科边界不够导致的局部复发将是灾难性的后果。不可切除的肿瘤见指南的放射治疗部分。化疗是否有效以临床和影像综合评估。

3 骨肉瘤的外科手术需要有周密的术前设计，术中按计划严格实施，术后准确评估外科边界。这一系列术前设计—术中实施—术后评估系统是保证手术成功的关键[3]。

3.2 肢体ⅡA 期骨肉瘤的外科治疗策略

分期	Ⅰ级推荐	Ⅱ级推荐	Ⅲ级推荐
ⅡA 期	保肢手术[1-2](2A 类)	截肢手术(1B 类)	

【注释】

1 肢体骨肉瘤的外科治疗方式通常分为截肢和保肢。

2 新辅助化疗的主要作用是提高保肢率。对于ⅡA 期骨肉瘤，由于肿瘤位于间室内，因此保肢手术作为Ⅰ级推荐，截肢手术作为早期的外科治疗方式，仍可以有效安全去除肿瘤，而作为次选推荐。

3 如果ⅡA 期骨肉瘤接受了术前化疗，但在术前化疗中出现进展，转变为ⅡB 期，治疗策略应参考ⅡB 期骨肉瘤的外科治疗策略。

3.3 肢体ⅡB 期骨肉瘤的外科治疗策略

化疗分层 a	参数分层	Ⅰ级推荐	Ⅱ级推荐	Ⅲ级推荐
有效	血管、神经未侵犯	保肢手术[1-2](2A 类)	截肢手术(1B 类)	
	血管、神经受侵犯	截肢手术[4](2A 类)	保肢手术 b,c,d(1B 类)	
无效		截肢手术[4-5](2A 类)	保肢手术(1B 类)	

a. 对于ⅡB 期肢体骨肉瘤,建议术前新辅助化疗有效作为保肢手术的前提。

b. 血管如果穿行进入肿瘤,只能行血管置换;如紧邻肿瘤,可采取血管外膜剥离术。

c. 神经切除后肢体感觉和运动功能受影响。

d. 病理骨折术前化疗有效,未累及神经、血管,具有安全边界可以保肢治疗。

【注释】

1 对于化疗反应好且有截肢要求的患者,截肢手术可以作为Ⅱ级推荐。

2 截肢包括经骨截肢和关节离断术。其优点在于能最大限度地切除原发病灶,手术操作简单,无须特别技术及设备,而且费用低廉,术后并发症少,术后即可尽快施行化疗以及其他辅助治疗,控制和杀灭原发病灶以外的转移。截肢的适应证:预计手术难以达到安全的外科边界,患者要求截肢、化疗无效的肿瘤、重要血管及神经束受累、缺乏保肢后骨或软组织重建条件、预计假肢功能优于保肢[5]。旋转成型术可认为是一种改良的截肢,在早期运用中发挥了较好的效果,但是因为较低的社会认可度而难以被大多数患者接受。

3 目前,大约 90% 的患者可接受保肢治疗。保肢适应证:预计手术可以达到安全的外科边界,化疗有效的肿瘤、重要血管及神经束未受累、软组织覆盖完好、预计保留肢体功能优于假肢。远处转移不是保肢的禁忌证,因此对于Ⅲ期肿瘤,也可以进行保肢治疗,甚至可以行姑息性保肢治疗。但是需要重视的是,化疗反应好仍然是保肢治疗的前提;如果化疗反应不好,保肢治疗的复发风险会增高[6]。

3.4 肢体Ⅲ期骨肉瘤的外科治疗策略

化疗分层	参数分层 e	Ⅰ级推荐	Ⅱ级推荐	Ⅲ级推荐
有效		局部手术 + 转移瘤切除[7-8]f(2A 类)		
无效 g	局部有效、转移灶进展	局部手术[9-10](2A 类)		转移灶切除 / 放疗[11](2B 类)
	局部及转移灶均进展			局部姑息手术 + 转移灶切除[8](2B 类)

e. 骨肉瘤淋巴结转移罕见。

f. 肺外转移灶主要包括骨、软组织、内脏,须个体化评估,多学科协作。

g. Ⅲ期骨肉瘤为晚期患者,化疗无效情况下,患者预计生存期短,为保证生活质量,以姑息手术为主。

【注释】

1 肢体Ⅲ期骨肉瘤患者在局部病灶和转移瘤化疗均有效的前提下,推荐进行局部手术和转移瘤切除。术前化疗反应不好,预示患者疗效不好,不建议行局部根治术,推荐放疗(参见放射治疗章节)。

2 保肢手术包括肿瘤切除和功能重建两个步骤,对应骨肿瘤学所涵盖的肿瘤学和骨科学。在对骨肉瘤的治疗上,首先要满足肿瘤学的要求,完整、彻底切除肿瘤(细胞学意义上的去除肿瘤),其次才是骨科学重建因切除肿瘤所造成的骨骼及肌肉系统功能缺损(骨及软组织的重建)[3]。重建方法包括生物重建和非生物重建(如金属假体)。生物重建如获成功,则持久有效,缺点是具有较高的早期并发症;非生物重建则具有较高比例的晚期并发症,如假体松动;儿童重建后的短肢和不等长虽尚未能完全解决,可以根据患儿的参数进行评估和计算[12]。

3 病理骨折不是保肢的绝对禁忌证,肢体骨肉瘤发生病理骨折,由于间室破坏及血肿污染,建议术前化疗后再行评估保肢治疗。部分研究显示病理骨折截肢率更高,复发率增加且病理骨折患者的生存率较低,但是在术前化疗有效前提下,多个研究表明病理骨折保肢治疗复发率并不增加[13-14]。

3.5 骨盆骨肉瘤的外科治疗策略

分期	化疗分层	参数分层	Ⅰ级推荐	Ⅱ级推荐	Ⅲ级推荐
无远处转移	有效	主要血管、主要神经及髋关节共3项，有0~1项侵犯	保肢手术[15-16]（2A类）		截肢手术[1]（3类）
		主要血管、主要神经及髋关节（共3项），有2~3项侵犯[h]	截肢手术（2A类）	保肢手术/局部放疗（1B类）	
	无效				局部姑息手术/局部放疗/（2B类）[i]
有远处转移	有效		局部手术+转移瘤切除[18]（2A类）		
	无效	局部有效+转移瘤进展[i]		局部手术[19]（1B类）	局部放疗[16-17]+转移灶切除/放疗
		局部及转移瘤均进展			局部姑息手术/局部放疗+转移灶切除/（3类）

h. 股神经、坐骨神经和髋关节中，如其中两者被肿瘤侵犯而无法保留，则下肢功能丧失，建议行截肢手术。

i. 骨盆肿瘤建议在化疗有效且能达到安全外科边界前提下进行手术，如化疗无效，不建议手术或仅姑息手术，局部放疗，或参加临床试验。

【注释】

1 骨盆骨肉瘤为少见病变，临床有效证据少。由于其复杂的解剖结构，毗邻重要脏器，血管及神经等结构使得难以获得和肢体骨肉瘤一样的外科边界[15]。骨盆骨肉瘤手术可能出现盆腔脏器、神经及血管损伤，皮瓣坏死等较高的并发症以及高复发率，预后差。

2 化疗作为重要的辅助手段来获得全身和局部控制，如化疗无效且不能达到广泛的外科边界，不建议手术治疗。众多研究表明骨盆骨肉瘤的局部复发率和转移率均高于肢体，预后较差[20]。

3 研究表明，肿瘤大小、边界、早期发生转移、是否累及骶骨是影响骨盆骨肉瘤预后的因素。手术治疗中外科边界是关键因素，对于外科治疗失败和难以达到足够外科边界的骨盆骨肉瘤，局部放疗和全身化疗则非常必要，可改善患者生存率[16-17]。

4 骨盆保肢除了化疗有效外，主要血管、主要神经及髋关节（3项）有2项保留才能保证术后肢体功能，因此，如果有2项或3项不能保留，应建议截肢。

3.6 骶骨和脊柱骨肉瘤的外科治疗策略

分期	化疗分层[j]	参数分层	Ⅰ级推荐	Ⅱ级推荐	Ⅲ级推荐
无远处转移	有效		局部手术[21-23]（2A类）[k]		
	无效				姑息手术+放疗[24-25]（3类）
有远处转移	有效		局部手术+转移瘤切除[26]（2A类）		
	无效	局部有效+转移灶进展	局部手术（2A类）		局部放疗+转移灶切除（3类）
		局部及转移瘤均进展			局部姑息手术/局部放疗+转移灶切除/放疗或化疗（3类）

j. 40岁以上的患者化疗获益有限[30]。

k. 局部手术安全有效的外科边界仍是成功的关键。

【注释】

1 骶骨骨肉瘤为少见病变，临床有效证据少。骶骨骨肉瘤由于解剖结构深在，涉及重要的盆腔脏器和骶神经，以及血运丰富，外科治疗并发症和风险较高。对于化疗有效的骶骨骨肉瘤，研究表明安全的外科边界切除有利于减少局部复发和提高无疾病生存[10,24]。肿瘤大小、对化疗的反应、远处转移直接影响预后，由于骶神经受损，患者的生活质量下降，但是仍不推荐牺牲边界而保留功能。因此对于化疗无效的骶骨骨肉瘤，放疗可作为局部控制的重要手段。

2 脊柱骨肉瘤为少见病变，临床有效证据少，安全有效的外科边界仍是成功的关键，但基于解剖结构的局限性，外科治疗具有其局限性，辅助放疗在脊柱骨肉瘤中具有重要意义。其外科治疗选择需要根据术前化疗反应、病灶部位、是否存在脊髓及神经根压迫等因素来考虑。同样，化疗有效对于脊柱肿瘤外科治疗意义重大，随着外科技术的提高，报道显示全椎体整块切除术对局部复发控制明显优于分块切除[22-23]，总体而言，脊柱肿瘤由于本身解剖结构的限制，其局部复发率高及远处转移，尤其是如果化疗无效，其生存率很低[31]。对于不可切除或难以整块切除的病例，辅助放疗和化疗仍然是重要的治疗手段[21,27-29]。

3 骨盆、骶骨、脊柱及其他部位的骨肉瘤发病率低，其治疗结果比肢体骨肉瘤差。

4. 术后化疗

4.1 辅助化疗前评估及检查策略

项目	Ⅰ级推荐	Ⅱ级推荐	Ⅲ级推荐
术前化疗效果评估	• 临床(症状和体征) • 影像(X 线、局部平扫 + 增强 CT、局部平扫 + 增强 MRI、胸部 CT、全身骨扫描)	• 肿瘤坏死率检测[1]	• PET/CT(FDG)
自身状况评估	• 病史采集(包括：年龄，恶性肿瘤化疗史，放疗史，内科基础病)[1] • 体格检查 • 血液学检查(血常规、肝肾功能、乳酸脱氢酶、碱性磷酸酶、凝血功能) • 重要脏器功能评价(心脏、肝、肾、肺等) • 评估术前化疗毒性(骨髓抑制、消化道症状、神经毒性、静脉炎等)		• 育龄期患者，必要时可考虑进行生育咨询

【注释】

1 术前化疗的疗效影响术后化疗方案的选择，本节主要描述术前化疗的评估。

2 骨肉瘤术前化疗效果评估[2-4]：①症状与体征；②实验室检查；③影像学；④肿瘤坏死率的评估。术前可对前三者进行评估，有时候会出现三者不一致，需要具体分析判断。肿瘤坏死率的评估只能在术后进行，目前可作为术前化疗效果评估的金标准。

3 评估肿瘤坏死率的切片，工作量巨大，费用高，目前难以在国内大多数医院推广，故作为可选策略。如条件允许，可作为基本检测项目。骨肉瘤化疗效果的评价最重要的是组织病理学对肿瘤坏死率的评估。研究人员以术后标本中肿瘤细胞的构成和坏死情况为基础，制订了多种病理评分标准，但是存在主观性过强和受取材部位的影响的问题，因此要求多点、足量取材。关于肿瘤坏死率评估的具体技术方法和标准，文献报道各个中心不尽相同，其中 Huvos 评级系统是至今应用最广泛的方法[5](附录 4)。肿瘤坏死率是预测患者预后的重要指标，5 年无病生存率(disease free survival，DFS)和 OS 与肿瘤坏死率显著相关。化疗反应好者(肿瘤坏死率>90%)和化疗反应差者(肿瘤坏死率<90%)的 5 年 DFS 和 OS 率分别为 67.9% 与 51.3%($P<0.000\,1$)和 78.4% 与 63.7%($P<0.000\,1$)[6]。

4.2 术后化疗

4.2.1 骨肉瘤术后化疗选择策略

分层 1	分层 2	Ⅰ 级推荐	Ⅱ 级推荐	Ⅲ 级推荐
已行术前化疗	术前化疗效果好(TNR>90%)	维持原化疗方案(1A 类)		
	术前化疗效果不好(TNR≤90%)	调整 / 维持原化疗方案(1A 类)		临床试验(2B 类)
未行术前化疗		一线化疗(1A 类)		

注:调整化疗方案指在一线化疗药物(多柔比星 / 甲氨蝶呤 / 顺铂 / 异环磷酰胺)中更换化疗药物种类或调整剂量。

【注释】

1 尽管 20 世纪 60 年代前就有学者对骨肉瘤进行试验性化疗,但直至 20 世纪 60 年代,有学者将一些细胞毒性药物联合用于骨肉瘤的术后治疗,骨肉瘤的术后化疗才真正拉开了序幕[1]。许多学者进行了前瞻性随机对照临床研究证实辅助化疗的确切疗效:辅助化疗组和单纯手术组的 2 年生存率分别为 63% 和 12%(P<0.01)[2]。此后,众多研究数据均显示术后辅助化疗能够显著提高患者生存率[3-7],其主要原因在于化疗能够杀灭肺微小转移灶或者延迟肺转移灶出现时间。目前文献报道无转移骨肉瘤患者的 5 年生存率通常为 50%~80%[4-7]。

2 骨肉瘤辅助化疗推荐药物亦为大剂量甲氨蝶呤、多柔比星、顺铂、异环磷酰胺[8-10],给药方式可考虑序贯用药或联合用药。建议骨肉瘤患者术后化疗维持总的药物剂量强度,用药时间 6~10 个月。需要说明的是,国际上关于骨肉瘤的化疗方案众多,包括多个版本的 T 方案、不同历史时期的 COSS 方案和 Rizzoli 方案等。尽管不同的治疗中心采用的具体方案各异,但由于使用的药物种类和剂量强度相似,其疗效相似。中国人口众多,研究中心遍布全国各地,很难实行统一化疗方案。因此,本版指南并不强烈推荐某一具体化疗方案,但强调药物种类和剂量强度。

3 年龄是影响预后的因素之一。虽存在争议,但有荟萃分析结果显示,年龄>18 岁的患者预后较<18 岁患者差,并随着年龄增加而更差[11];40 岁以上患者的辅助化疗也存在不同专家意见,但与新辅助化疗不一样的是,更多专家倾向于辅助化疗仍是有效的,预后较不接受化疗的患者好[12-14]。除此之外,肿瘤部位和大小、转移瘤的存在及其位置、对化疗的组织学反应、手术类型和手术切缘,体重指数(BMI)、血清碱性磷酸酶(ALP)和乳酸脱氢酶(LDH)水平也是骨肉瘤患者的重要预后因素[15-17]。

4 术后化疗需要详细评估患者的体力状态、术前化疗的疗效和毒性,综合考虑以制订治疗方案。术前化疗效果影响术后化疗方案的选择。

(1)已行术前化疗且疗效好(TNR>90%)的患者,术后可维持术前化疗药物种类和剂量强度。

(2)已行术前化疗但疗效不好(TNR≤90%)的患者,过去认为应该换用新的方案,但是通过更换方案来改善预后的尝试尚未成功[18-22]。EURAMOS-1 前瞻性试验根据术前化疗的 TNR 决定可切除骨肉瘤的治疗策略,发现对于术前 MAP 方案 TNR<90% 的患者,术后增加异环磷酰胺和依托泊苷与继续使用 MAP 方案化疗患者相比,未能提高患者的生存率[19]。因此除非一线化疗药物使用不充分或者剂量不足时可以在一线化疗药物中调整化疗方案,还是推荐维持原化疗方案。另外,术前化疗效果不好提示患者整体预后可能不好,须在复查时密切注意。

(3)术前未进行化疗的,术后进行一线常规化疗。

4.2.2 骨肉瘤肺转移治疗选择策略

不同时期出现肺转移	分层	Ⅰ 级推荐	Ⅱ 级推荐	Ⅲ 级推荐
术前*出现	术前化疗中疾病未进展且术前化疗效果好(TNR≥90%)	局部治疗**+原化疗方案(1A 类)		
	术前化疗中疾病未进展但术前化疗效果不好(TNR<90%)	局部治疗+原化疗方案(1A 类)	局部治疗+调整化疗方案(2A 类)	局部治疗+临床试验(2B 类)
	术前化疗中疾病进展	调整 / 更换化疗方案***(2A 类)		临床试验(2B 类)
	未行术前化疗	一线化疗+局部治疗(2A 类)		

续表

不同时期出现肺转移	分层	Ⅰ级推荐	Ⅱ级推荐	Ⅲ级推荐
辅助化疗期出现	可行局部治疗	局部治疗 ± 更换 / 调整化疗方案（2A 类）		临床试验（2B 类）
	不可行局部治疗	更换 / 调整化疗方案（2A 类）	临床试验（2A 类）	
化疗结束后 1 年内出现	可行局部治疗	局部治疗 ± 更换 / 调整化疗方案（2A 类）		临床试验（2B 类） 局部治疗（2B 类）
	不可行局部治疗	更换 / 调整化疗方案（2A 类）	临床试验（2A 类）	
化疗结束 1 年后出现	可行局部治疗	局部治疗 ± 原化疗方案（2A 类）		局部治疗（2B 类）
	不可行局部治疗	原化疗方案（2A 类）		

注：* 术前出现以下情况：初诊时发现肺转移，以及新辅助化疗期间或新辅助化疗结束时的术前检查发现肺转移。在原发灶术前通常不考虑转移灶的局部治疗，因此在此阶段不再对可否局部治疗进行分层。

** 局部治疗：本表中指肺转移瘤的局部治疗。

*** 更换 / 调整化疗方案：①调整化疗方案指在一线化疗药物（多柔比星 / 甲氨蝶呤 / 顺铂 / 异环磷酰胺）中更换化疗药物种类或调整剂量；②更换化疗方案指换用二线治疗药物如吉西他滨等。

【注释】

1 肺是骨肉瘤最常见的转移部位，不论肺转移灶何时出现，均将是否可以行局部治疗作为一个分层考虑因素，能够局部治疗者均应行局部治疗。已有多个研究证实手术可改善骨肉瘤肺转移患者的预后，提高总体生存率。如果所有肺转移瘤都能被完全切除，行切除术的患者可以长期生存。二次手术缓解的患者超过 1/3 可以存活超过 5 年，而且复发是可以切除的，多次复发的患者也可能通过多次开胸手术治愈[20-23]。

2 射频消融和立体定向放疗也是可选的肺转移灶治疗方式[24-25]。一项法国的回顾性研究分析了 2006—2012 年 10 例骨肉瘤肺转移儿童，接受了 13 次共 22 个病灶的肺转移射频消融，7 例患者完全缓解，治疗部位无一例复发，不良反应包括咯血和气胸各 3 例。另一项骨肉瘤肺转移的研究回顾性对比了 33 例接受立体定向放疗和 40 例接受手术切除的患者，两者治疗后的 PFS 和 OS 均没有差异，且放疗组耐受良好，认为立体定向放疗可以作为手术的替代方案。因此，对于初诊时出现肺转移且术前化疗未出现疾病进展的患者，推荐术后局部治疗联合原化疗方案。

3 在转移瘤局部治疗的基础上，初诊时出现肺转移且术前化疗未出现疾病进展的患者，术后化疗推荐原化疗方案；初诊时出现肺转移且术前化疗中出现疾病进展的患者，应考虑术后更换或调整化疗方案；初诊时出现肺转移且未行术前化疗的患者，推荐术后采用一线化疗方案。

4 化疗结束后出现的肺转移灶如果能手术完全切除，这类患者术后是否还需要接受化疗，目前缺乏前瞻性研究，仍存在争议。多数回顾性研究认为，肺转移灶完全切除后行辅助化疗并不能带来生存获益[23,26-27]；但是进一步分层分析显示，当存在某些高危因素（如转移灶 ≥ 3 个或存在肺外转移灶）时，化疗有生存获益倾向[23]。鉴于目前缺乏高质量证据，这类患者是否需要接受化疗可结合患者具体情况决定。如果决定化疗，对化疗过程中出现的肺转移或化疗结束 1 年内出现的肺转移，可选择二线药物治疗；化疗结束 1 年后出现的肺转移则推荐原方案化疗。化疗结束 1 年后出现的肺转移，如果不能行局部治疗，推荐按照原方案化疗。

5. 二线药物治疗

治疗方案	Ⅰ级推荐	Ⅱ级推荐	Ⅲ级推荐
骨肉瘤二线药物	临床试验	• 吉西他滨±多西他赛(3类) • 环磷酰胺和依托泊苷(3类) • 环磷酰胺和托泊替康(3类) • 大剂量异环磷酰胺和依托泊苷(3类) • 异环磷酰胺、卡铂和依托泊苷(3类) • 大剂量甲氨蝶呤、依托泊苷和异环磷酰胺(3类) • 吉西他滨和西罗莫司(3类) • 仑伐替尼 + 依托泊苷 + 异环磷酰胺(3类) • ^{153}Sm-EDTMP(3类) • 镭-223(3类) • 索拉非尼(3类) • 索拉非尼 + 依维莫司(3类) • 瑞戈非尼(2B类) • 免疫检查点抑制剂(MSI-H/dMMR阳性或者TMB-H者)(3类)	最佳支持治疗(3类)

【注释】

1 由于暂无总体生存率获益的二线治疗方案,骨肉瘤患者一线化疗失败后,参加临床试验是一个获得更好疗效或者最新治疗的机会,更有可能获得免费的药物和检查,以大大减轻患者的经济负担,同时很可能为后来的患者提供宝贵治疗经验和方向。研究认为,临床试验中有效药物标准认为是3个月PFS率>40%[1]。

2 骨肉瘤二线药物治疗方案循证医学证据力度均较弱,现将应用较多的方案分述如下。

(1)吉西他滨±多西他赛:吉西他滨±多西他赛可作为骨肉瘤肺转移的二线治疗选择,疾病控制率为9.6%~67%,此两药联合化疗基础上加用贝伐珠单抗(TAG方案:多西他赛100mg/m^2,d8,贝伐珠单抗15mg/kg,d1,吉西他滨1 000mg/m^2,d1、d8,q.21d.)治疗15~30岁的青少年骨肉瘤及肉瘤患者,客观缓解率(ORR)及疾病控制率(DCR)高达57%和79%,中位PFS和OS分别为7个月和19个月[6]。但此方案尚缺乏较大病例研究及与其他化疗方案比较的临床数据[2-5]。

(2)环磷酰胺和依托泊苷:在一项复发或难治骨肉瘤患者的Ⅱ期临床研究中,大剂量环磷酰胺联合依托泊苷(CTX 4g/m^2,d1和VP16 200mg/m^2,d2~4,每3~4周1次)的ORR为19%,DCR为54%,4个月PFS率亦可达42%[7],但需要注意防治4度血液学毒性反应。

(3)环磷酰胺和拓扑替康(托泊替康):在一项关于83例复发或难治性儿童实体瘤的Ⅱ期临床研究中,采用环磷酰胺和拓扑替康(CTX 250mg/m^2,d1~5和TPT 0.75mg/m^2,d1~5)联合化疗,18例骨肉瘤患者中有2例达到PR,疗效有待进一步研究[8]。

(4)大剂量异环磷酰胺和依托泊苷:一项Ⅱ期研究探索了大剂量异环磷酰胺联合中剂量依托泊苷治疗复发难治儿童骨肉瘤的疗效。异环磷酰胺3g/(m^2·d),依托泊苷75mg/(m^2·d),共4d。结果显示完全缓解6例,部分缓解7例,轻微缓解3例,稳定6例,进展5例(包括1例混合反应),应答率为48%(95%*CI* 29%~67%)[9]。

(5)异环磷酰胺、卡铂联合依托泊苷(ICE):一项Ⅱ期临床研究中,采用ICE(异环磷酰胺1 800mg/m^2 d0~4+卡铂400mg/m^2 d0~1+依托泊苷100mg/m^2 d0~4)治疗34例骨肉瘤,ORR达到36%,1年和2年OS率分别为41%和26%,3~4级血液学毒性发生率为100%[10],因其不良反应严重,需慎重选择。

(6)大剂量甲氨蝶呤、异环磷酰胺联合依托泊苷:一项研究将此联合方案用于复发性骨肉瘤(MTX 8g/m^2 d10~14+IFO 2.5g/m^2 d1~3+VP16 150mg/m^2 d1~3,每3周1次),中位总生存期18个月,3~4级骨髓抑制占80%[11]。

(7)吉西他滨联合西罗莫司治疗:在一项吉西他滨联合西罗莫司治疗标准化疗后进展的不可切除骨肉瘤患者的Ⅱ期临床研究中,可分析的33例患者的4个月PFS为44%,2例患者达PR,14例达SD,DCR为48.5%,3~4级不良事件包括中性粒细胞减少(37%)、血小板减少(20%)、贫血(23%)和疲乏(15%)[12]。

(8)仑伐替尼+依托泊苷+异环磷酰胺:一项在6个国家的17家医院开展的多中心、开放性多中心1/2期试验评估了仑伐替尼+依托泊苷+异环磷酰胺治疗复发性/难治性骨肉瘤的疗效和安全性,第1部分是探索联合方案的剂量;第 2 部分进行扩展研究。共纳入 42 例受试者,其中 35 例接受了最佳的 2 期剂量治疗,4 个月无进展生存率为 51%(95% *CI* 34%~69%)[13]。

(9)钐 -153- 乙二胺四亚甲基膦酸盐(^{153}Sm-EDTMP):Anderson 等[14]报道,^{153}Sm-EDTMP 可缓解局部复发骨肉瘤患者的疼痛,具有较低的非血液学毒性。另外一项 ^{153}Sm-EDTMP 治疗高危骨肉瘤的研究显示,38% 患者在研究结束时疾病稳定[15]。

(10)镭 -233 二氯化物(^{223}Ra):^{223}Ra 主要通过释放 α 粒子作用于骨组织,初步研究表明该药物治疗骨肉瘤可能比 ^{153}Sm-EDTMP 的疗效更好,骨髓毒性更低[16-17]。

(11)索拉非尼:索拉非尼具有双重抗肿瘤效应。意大利肉瘤协作组的一项Ⅱ期临床研究采用索拉非尼治疗一线失败的复发及不可切除的骨肉瘤患者,中位 PFS 为 4 个月,临床获益率为 29%,17% 患者临床获益时间超过 6 个月[18]。

(12)索拉非尼联合依维莫司:一项Ⅱ期临床研究发现,仅使用索拉非尼的 6 个月 PFS 率为 29%,而索拉非尼联合依维莫司(索拉非尼 500mg/d+ 依维莫司 5mg/d)可达 65%,但 3~4 级不良事件占 10%,且 66% 的患者因与研究相关的不良反应需要减少剂量或中断治疗[19]。

(13)瑞戈非尼:在一项治疗成年转移性骨肿瘤的随机双盲安慰剂对照的Ⅱ期临床研究中,26 例瑞戈非尼组(160mg/d,服用 3 周,停 1 周)和 12 例安慰剂组,8 周 PFS 率分别为 65% 和 0,瑞戈非尼组中位 PFS 和 OS 分别为 16.4 周和 11.3 个月,3~4 级不良事件占 24%(安慰组 0),较常见的不良反应包括高血压、手足综合征、疲乏、胸痛等,无治疗相关死亡[20]。SARC024 是瑞戈非尼用于转移性骨源性肉瘤的研究,42 例骨肉瘤患者,中位 PFS 为 3.6 个月,而安慰剂组为 1.7 个月(P=0.017)[21]。

(14)免疫检查点抑制剂[22-27]:一项前瞻性研究评估了帕博利珠单抗治疗 86 例 dMMR 晚期恶性肿瘤患者,包括 1 例骨肉瘤患者。研究发现 ORR 为 53%,CR 率为 21%,且反应持久,中位 PFS 和 OS 尚未达到。除了帕博利珠单抗外,斯鲁利单抗、替雷利珠单抗、普特里单抗、恩沃利单抗(PD-L1 单抗)均获得了 MSI-H/dMMR 的全瘤种适应证,但并不明确是否纳入骨肉瘤患者。

3 总体而言,骨肉瘤的靶向治疗循证医学证据尚不充分,寻求或采用新的细胞毒性药或靶向药物治疗方有可能为骨肉瘤的二线治疗带来新的契机[2,28-30]。目前国内也有部分抗血管生成靶向药物用于晚期骨肉瘤患者的二线治疗,但缺乏循证医学证据,鼓励开展相关药物的 RCT 研究。

6. 放射治疗

适应证	Ⅰ级推荐	Ⅱ级推荐	Ⅲ级推荐
不可切除部位的骨肉瘤	化疗 + 放疗(2A 类)	单纯放疗(2A 类)	
切除后边界不佳或复发的骨肉瘤		术后辅助放疗(2A 类)	

【注释】

1 骨肉瘤 R0 手术切除联合化疗的局部控制率已经达到 90%~98%。然而,未获得根治性切除甚至无法接受手术的病例预后差,特别是盆腔、脊柱和颅骨等,放疗成为治疗的选择之一。

骨肉瘤协作研究组(COSS)发现,新辅助化疗反应差和手术切缘不充分是影响发生于躯干的骨肉瘤总生存的预后不良因素[1]。多个研究同样发现切缘不充分导致躯干部位骨肉瘤局部复发率高,盆腔部位、脊柱和颅骨分别达到 70%、68% 和 50%[2-5]。此类患者可能从放射治疗中获益。然而,即使是非 R0 手术切除联合放疗的预后也优于单纯放疗[6]。因此,骨肉瘤的放射治疗应尽量结合手术切除。

不能接受手术的骨肉瘤单纯放疗效果较差,治疗策略可以考虑结合化疗。研究报道,新辅助化疗后再接受辅助放疗患者的 10 年局部控制率、无病生存率和总生存率可达到 82%、58% 和 73%[7]。但是有学者认为新辅助化疗不敏感的患者预后较差。对化疗敏感的病例,放疗后的 5 年局部控制率可达到 100%,不敏感者则局部均失败[8]。因此,骨肉瘤对放疗不敏感,单纯放疗效果差,可以作为综合治疗的一种手段,用于以下情况[4-6,8-12]:

(1)因内科疾病不可外科手术的骨肉瘤。

(2)不可或难以手术切除部位(如骶骨 / 骨盆 / 脊柱等)的骨肉瘤。

(3)切缘阳性的骨肉瘤。

2 放疗范围应尽可能结合更多的影像学资料准确地判断病变累及的范围以及边界,并在可见肿瘤范围的基础上外放一定的体积作为亚临床病灶区域[6]。对于 R1 手术切除术后的患者,则应根据术前影像、手术记录以及术后病理情况，明确切缘阳性的部位，避免靶区范围和剂量的不足：

(1)未手术者应包括原发灶和亚临床病灶区域。GTV：影像学（CT 和 MRI）所见原发病灶；CTV：GTV 外放 2~3cm 范围。

(2)术后应包括瘤床、切缘阳性区域以及手术瘢痕。

3 放疗剂量是重要的影响因素，局部控制率与剂量呈正相关关系[9-10]。临床实践中，放疗剂量可根据放疗部位以及周围正常器官限量进行调整。另外，调强放疗技术对于靶区范围的剂量给予非常确定，可以给予靶区的高剂量和正常组织的保护。调强放疗应作为推荐的标准放疗技术。对于调强技术难以给予病变区以及亚临床病变足够高剂量的特殊部位病变放疗，可推荐质子重离子放射治疗[10-11,13]。

骨肉瘤软组织内复发再次切除后参考软组织肉瘤的放疗原则，放疗剂量建议如下。

(1)近切缘但切缘阴性：56~60Gy/2Gy。

(2)切缘阳性：60~70Gy/(1.8~2)Gy。

(3)未手术：≥70Gy/(1.8~2)Gy。

对整个 CTV 或 PTV 进行全剂量照射可能导致正常组织放射性损伤发生率升高，可对计划的 CTV 或 PTV 给予 45~50.4Gy 的中等剂量照射（GTV+2cm 骨缘和 1cm 软组织缘，并包括活检针道、术后瘤床及置换的假体），然后对残存的 GTV 加 5~10mm 的边缘或高危区域加量，直至最终达到预计总剂量。

放疗剂量须根据放疗部位以及周围正常器官限量进行调整。

（二）骨巨细胞瘤

1. 诊断

1.1 流行病学

骨巨细胞瘤（giant cell tumor of bone，GCTB）是一种交界性的原发骨肿瘤[a]，在临床上，疾病具有局部侵袭性，可局部复发和远处转移[1-2]。

骨巨细胞瘤的确切发病率并不清楚。不同国家和地区报道的发病率可能并不相同。在欧美，骨巨细胞瘤占所有原发骨肿瘤的 3%~5%，但我国骨巨细胞瘤占所有原发骨肿瘤的 13.7%~17.3%[3]。在美国，男女发病人数比例约为 0.8∶1，而我国男女发病人数比例为(1.26~1.77)∶1。骨巨细胞瘤可发生于任何年龄，但常见于 20~40 岁。

骨巨细胞瘤最常见的发病部位是肢体，主要累及长骨骨端，其中以股骨远端、胫骨近端、股骨近端、肱骨近端最为常见[3]，骨盆和脊柱也常受累，在脊柱，最常见的是骶骨，然后是腰椎、胸椎和颈椎[4-5]。

骨巨细胞瘤的确切发病机制并不清楚[6-8]。骨巨细胞瘤影像学表现为溶骨，研究认为[9-10]，骨巨细胞瘤的溶骨过程是通过 RANK-RANKL 通路的激活诱发。骨巨细胞瘤在病理形态上主要有两种细胞：单核细胞和破骨细胞样多核巨细胞。其中，单核细胞又分两类，一类是梭形基质细胞，另一类是单核巨噬细胞样细胞。梭形基质细胞是骨巨细胞瘤的肿瘤细胞，具有增殖潜能。单核巨噬细胞样细胞是破骨细胞样细胞的前体，它们聚集融合而成为破骨细胞样多核巨细胞。破骨细胞样巨细胞表达 RANK，而梭形基质细胞表达 RANKL，RANKL 与 RANK 结合，从而激活 RANK-RANKL 通路，产生溶骨过程。

【注释】

a 骨巨细胞瘤的 ICD-O 编码为 1，含义为交界性、生物学行为不确定。

1.2 自然病程

骨巨细胞瘤临床上主要表现为疼痛，一般呈缓慢发展、进行性加重的特点。就诊前，患者疼痛的病史可为 1 个月到 6 个月不等，病史长者可达 18 个月[1]。骨巨细胞瘤一般并不引起发热等全身症状，实验室检查并无明显异常，碱性磷酸酶和血沉可均正常。

位于肢体部位的骨巨细胞瘤，伴随着疼痛，邻近关节可出现肿胀和肿块[2-3]，肿块较大时，可有皮温升高。因肿瘤常发生在长骨骨端，靠近关节，肿瘤较大时往往影响关节的活动，严重时可因疼痛而使关节处于被动屈曲位。骨巨细胞瘤不治疗，肿瘤可持续增大，甚至出现病理骨折，其发生率大约为 1/3[2]。如果治疗不及时，残留骨质变少，肿瘤的治疗可能不得不从刮除改为切除，即本来可采取保留关节的手术而不得不采取切除关节的手术，在某些情况下，甚至可能需要截肢。

位于脊柱和骶骨的骨巨细胞瘤可引起神经系统症状和体征[4]，一般表现为对应部位的疼痛，在负重或行走时加重；如果未予及时治疗，可症状加重或者发生病理骨折，压迫脊髓，出现下肢感觉和运动功能障碍；累及骶尾部神经，可能会出现大小便功能障碍；位于骨盆部位的骨巨细胞瘤症状可很隐匿，影响到骨强度时，可出现局部疼痛。

手术治疗是骨巨细胞瘤的主要治疗手段,但手术后可出现局部复发,文献报道的局部复发率不一,可低至 8.6%,也可以高达 88.9%,但大多数复发率在 10%~40%[5-11]。一般认为肿瘤去除不彻底是局部复发的主要原因。

骨巨细胞瘤还可发生肺转移,其发生率为 3%~4%[5,12-13],一般认为远处转移与局部复发存在相关关系。骨巨细胞瘤也可表现为不同部位多病灶特点,即多中心骨巨细胞瘤,包括同时性和异时性,其发生率大约是 0.5%[5,14]。骨巨细胞瘤还可出现继发恶变,其发生率为 1%~4%[15-16]。骨巨细胞瘤发生良性肺转移的 5 年总生存率约为 94.4%[12],发生恶变的 5 年生存率约为 50%[17-18]。而发生于骨盆、骶骨及脊柱的骨巨细胞瘤也可能因为无法手术而导致肿瘤持续进展,严重影响患者的生活质量,甚至威胁生命。

1.3 影像学检查策略

分层 1	分层 2	Ⅰ级推荐	Ⅱ级推荐	Ⅲ级推荐
局部肿瘤	原发病灶	• X 线 • CT(平扫 + 增强)/MRI(平扫 + 增强) • 全身骨扫描(ECT ^{99m}Tc)		• PET/CT(FDG)
	复发病灶	• X 线 • B 超 • CT(平扫 + 增强)/MRI(平扫 + 增强) • 全身骨扫描(ECT ^{99m}Tc)	• PET/CT(FDG)	
	多中心病灶(骨多发)	• X 线 • CT(平扫 + 增强)/MRI(平扫 + 增强) • 全身骨扫描(ECT ^{99m}Tc)	• PET/CT(FDG)	
分期检查		• 胸部 CT 平扫 • 全身骨扫描(ECT ^{99m}Tc)		• PET/CT(FDG)

【注释】

1 所有疑似骨巨细胞瘤的患者,标准诊断步骤应包括:体检、原发病灶的影像学检查[X 线,CT(平扫 + 增强)/MRI(平扫 + 增强)]、全身骨扫描(ECT ^{99m}Tc)、胸部 CT 平扫;然后进行活检(首选穿刺活检)获得组织学诊断,完成诊断和分期如果诊断多中心病灶,对每处局部病灶都应完善 X 线片,CT(平扫 + 增强)/MRI(平扫 + 增强)检查。如条件允许,可应用 PET/CT 对肿瘤进行分期,为药物治疗的疗效评估提供基线值[1]。

2 原发肿瘤的影像学诊断[2-4]

(1) X 线检查包括病灶部位的正侧位片,可显示病灶的轮廓,肿瘤一般表现为偏心性溶骨破坏,可出现膨胀性改变。在长管状骨,肿瘤多位于干骺端。

(2) 增强 CT 检查包括病灶部位骨窗、软组织窗和软组织增强窗,可显示骨破坏状况,强化后可显示肿瘤的血运状况,如果有软组织包块,还可以显示肿瘤与血管的关系。

(3) 增强 MRI 对软组织包块显示清楚,便于术前计划,也可清晰显示骨髓腔内侵及范围,提供计划病灶刮除或截骨长度的依据。

3 分期检查一般推荐胸部 CT 平扫和全身骨扫描(ECT ^{99m}Tc),主要用于发现肺转移瘤和骨多中心病灶。全身骨扫描(ECT ^{99m}Tc)和 PET-CT(FDG)作为功能成像检查,可反映肿瘤部位的代谢活跃程度,不仅可以用于局部,如应用于评价药物的疗效,还可用于全身筛查和评估。PET/CT 可以显示肿瘤部位的 SUV_{max} 值变化,对于药物评效价值更高,但因费用较高,推荐级别较低。

4 转移病灶的影像学检查[5-6]:肺是骨巨细胞瘤最常见的转移部位,因此常采用胸部 CT 平扫对其进行评估,其他部位如腹部、盆腔、脑等可选择相应的 CT(平扫 + 增强)以及 MRI(平扫 + 增强)。对于骨累及的转移病灶,同时推荐 X 线检查。全身骨扫描和 PET/CT 检查作为功能成像,对转移病灶的评价也非常重要。

5 多中心病灶(骨多发)的影像学检查[6-7]:可参照对原发肿瘤的影像学检查进行检查和评估,但由于已诊断为多中心病灶,PET/CT 的推荐级别提升。对于初诊发现是多中心病灶的患者仍有必要进行分期检查,明确全身有无转移病灶。

6 复发病灶的影像学检查[6,8]:可参照对原发肿瘤的影像学检查进行检查和评估,由于骨巨细胞瘤存在软组织复发的可能,超声的筛查和诊断价值均很高。注意在进行复发病灶检查时,同时应进行分期检查。由于远处转移与复发存在相关关系,如条件许可,PET/CT 的推荐级别可提升。对复发病灶也必须进行分期检查,明确全身有无转移病灶或骨多发病灶。

1.4 病理学诊断策略

标本类别	Ⅰ级推荐	Ⅱ级推荐	Ⅲ级推荐
活检标本	组织学镜下观察 免疫组化	Sanger 测序	NGS
术后标本	组织学镜下观察 免疫组化	Sanger 测序	NGS

【注释】

1 骨巨细胞瘤是交界性肿瘤,有局部侵袭性,偶可出现转移。恶性骨巨细胞瘤少见[1-3]。

2 骨巨细胞瘤由多少不等的多核巨细胞及单核细胞构成。其中单核细胞分两类,一类是梭形单核基质细胞,即真正的肿瘤成分(高表达 RANKL);另一类是单核巨噬细胞样细胞,这些细胞属于破骨细胞样细胞的前体细胞,它们[4-6]聚集融合而成为破骨细胞样多核巨细胞(高表达 RANK)。结合临床及影像学特点,骨巨细胞瘤依靠组织学形态镜下观察一般可以进行初步诊断。

3 骨巨细胞瘤组织学常有异质性。经典骨巨细胞瘤由无明显异型性的单核细胞和多核巨细胞组成,同时可以合并有坏死出血,灶片状纤维组织增生及黄瘤样组织细胞,反应骨 / 化生骨和软骨的出现,合并动脉瘤样骨囊肿等情况均不少见。坏死、单核细胞轻度异型性、丰富的核分裂象、脉管内瘤栓等都不提示恶性,与骨巨细胞瘤整体预后无关[1-3]。但脉管内瘤栓提示可能有更高的肺转移可能[7-9]。

4 骨巨细胞瘤需要与其他富含巨细胞的肿瘤和瘤样病变鉴别,包括软骨母细胞瘤、动脉瘤样骨囊肿、富巨细胞骨肉瘤、棕色瘤、非骨化性纤维瘤、巨细胞修复性肉芽肿等。

5 90%~96% 骨巨细胞瘤会出现 *H3F3A* 突变,突变类型包括 p.G34W,p.G34L,p.G34R 和 p.G34V 等,极少数为野生型[10-14]。

6 病理诊断过程中推荐在组织学镜下观察的基础上,使用免疫组化抗体 H3.3G34W,H3.3G34R,H3.3G34V 等来协助骨巨细胞瘤诊断[15],同时完善 H3K36M、SATB2、Ki67、RANK、RANKL、SMA、P53、P16、CD68、P63 等辅助鉴别诊断(Ⅰ级推荐)。对于组织学符合骨巨细胞瘤,但 H3.3G34W 等相关免疫组化结果为阴性的病例,建议使用 Sanger 测序完善 *H3F3A* 基因突变检测(Ⅱ级推荐),经综合评估必要性后,也可完成 NGS 检测(Ⅲ级推荐)。

7 地舒单抗治疗后的骨巨细胞瘤标本,破骨细胞常消失或大量减少,同时伴有较多量新生骨,易与骨肉瘤混淆,必须结合临床用药史仔细分析[16-17],同时完善免疫组化等方可进行诊断。质硬标本脱钙过程可能影响进一步分子检测。

8 口服双膦酸盐治疗后的骨巨细胞瘤标本,病理组织学基本无明显改变,部分病例仅见肿瘤外周有少许骨化 / 矿化物[18]。

9 年龄、发病部位及组织形态不典型的骨巨细胞瘤在临床工作中并不少见,建议密切结合临床影像学,同时完善免疫组化和分子病理检测。

2. 外科治疗

2.1 外科治疗边界选择策略

是否接受过术前骨靶向药物治疗	Ⅰ级推荐	Ⅱ级推荐	Ⅲ级推荐
否	囊内边界 a		边缘边界
是	囊内边界 b/ 边缘边界 c		

a. 指通过扩大刮除术获得类似边缘边界的范围,具体见注释 2。
b. 囊内边界的计划须基于药物治疗前的影像,而不是药物治疗后的影像。
c. 边缘边界的计划须基于药物治疗后的影像,而不是药物治疗前的影像。

【注释】

1 表格分层中骨靶向药物治疗指地舒单抗或双膦酸盐,主要是前者,使用均为术前应用。骨巨细胞瘤的外科治疗必须重视外科边界的安全性，扩大刮除术的囊内切除对于骨巨细胞瘤的局部控制可以达到满意的效果[1]。可切除、不可切除[2]是骨巨细胞瘤各种治疗方式应用策略中常用的概念，详见本指南分期部分。

2 对于未接受术前药物治疗的患者，多为骨壳完整，关节面未受侵，Ⅰ级推荐采取囊内切除边界，但是需要注意的是，获得此囊内边界需扩大刮除术，需要借助高速磨钻、氩氦刀、苯酚或无水乙醇等物理和化学的方法，在肢体肿瘤原则上皮质骨去除 1mm，松质骨去除 1cm，使囊内切除达到边缘外科边界[1,3-4]。对于部分病例在患者意愿、医师本身因素难以将复发率达到良好控制的前提下，边缘切除边界也作为治疗选择之一，因功能损失较大，仅作为Ⅲ级推荐。在临床上发现，骨巨细胞瘤属于中间型肿瘤，即使囊内边界导致局部软组织复发，亦可以通过切除达到治愈，但整块切除重建后的功能丧失则往往伴随终生。对于肢体可切除病灶而无需重建部位如腓骨近端、尺骨远端等非负重区域，常采取整块切除而不影响功能。

3 术前应用地舒单抗可显著降低术中出血，但是应用时间过长而导致的局部成骨硬化，易增加手术刮除难度。目前该药物的应用与局部复发之间的关系存在争议[5]，有研究发现地舒单抗的应用增加了病灶内刮除术的局部复发率[6-7]。大多数学者认为是肿瘤基质细胞隐匿于成骨病灶内难以去除，进而增加复发率，因此术前应用时限仍需进一步研究[2,8]。

4 部分病例因肿瘤较大，骨壳薄弱，侵犯关节面或伴有软组织包块，术前药物治疗后仍有机会行囊内刮除。地舒单抗运用后具有局部成骨作用，此时外科边界参考影像须基于药物治疗前，否则可能使肿瘤基质细胞残留而导致复发率增高。同时，可辅助应用苯酚或无水乙醇等方法灭活可能残存于硬化骨中的肿瘤基质细胞，降低局部复发率。对于无条件行囊内刮除边界的患者，为减少肿瘤破溃风险，降低复发率，可采取术前应用地舒单抗后再行整块边缘边界切除，但此时边缘边界的参考影像须基于药物治疗后范围，否则容易导致肿瘤残留。对于整块切除后需重建的病例，重建方法大致分为生物重建和非生物重建，生物重建以异体骨为主，而非生物重建多选择肿瘤型人工关节置换，由于骨巨细胞瘤患者的生存期长，如果选择非生物重建，患者将会面临人工假体翻修的可能[9]。

5 对于不可切除范畴的骨盆、骶骨和脊柱骨巨细胞瘤，地舒单抗的问世使许多中轴骨骨巨细胞瘤能得到长期的疾病控制，并且安全可靠[2,10-11]。但是地舒单抗应用的方式（维持用药剂量是否应该用 120mg，是否需要延长用药时间间隔，停药指征等问题）仍未达成统一共识[2,8,12]。

2.2 外科治疗的选择策略

分层	是否接受过术前骨靶向药物治疗	Ⅰ级推荐	Ⅱ级推荐	Ⅲ级推荐
可切除	是	病灶内刮除术（2A 类）		
	否	病灶内刮除术（2A 类）		整块切除术（3 类）
不可切除	是	病灶内刮除术（2A 类）/ 整块切除术（2A 类）		
	否		病灶内刮除术（2A 类）/ 整块切除术（2A 类）	截肢手术 / 姑息切除（3 类）

【注释】

1 外科手术是骨巨细胞瘤最主要的治疗手段，由于肿瘤转移和多中心病灶引起的死亡发生率低[13]，控制局部复发是目前临床治疗中的肿瘤学核心目标。对于可切除的骨巨细胞瘤，分为整块切除术和病灶内刮除术两种主要方式。大宗病例报道整块切除术后的复发率为 1.6%~12%[1]，病灶内刮除术后局部复发率为 10%~65%，随着外科技术的提高，近期大宗报道局部扩大刮除术复发率已降至 8.6%[1-2,7]，对于术前运用了药物治疗后的骨巨细胞瘤，病灶内刮除术仍作为Ⅰ级推荐。手术的方式选择以及肿瘤的影像学分级被认为是局部复发的高危因素[14]，Companacci 分级为Ⅰ和Ⅱ级的骨巨细胞瘤，行刮除术后的复发率显著低于 Companacci Ⅲ级的患者[15]。病灶内刮除术目前建议为扩大刮除[1,16]。整块切除对于解剖部位复杂的骨盆和脊柱骨巨细胞瘤的局部控制较病灶刮除更为满意，对于肢体病灶整块切除虽然复发率降低，但同时伴随并发症增高及功能评分降低[9,17-18]，故仅作为 Ⅲ级推荐。

2 目前四肢骨巨细胞瘤的分级多采用 Companacci 法，对于Ⅰ和Ⅱ级病例，常规推荐病灶内刮除术。对于部分Ⅲ级病例，可采用整块切除方法。但是部分四肢长骨骨巨细胞瘤 Companacci Ⅲ级病例行整块切除目前仍值得商榷，一方面外科技术的发展，结合辅助治疗的扩大刮除术能够达到满意的局部控制；另一方面药物的发展，选择性术前应用地舒单抗，对于手术降级具有积极作用，故而部分 Companacci Ⅲ级肢体骨巨细胞瘤仍可以选择病灶内刮除术[1]。

3 病灶内刮除术的填充主体仍推荐使用骨水泥[19]，虽然骨水泥瞬时的热度对于肿瘤的杀伤作用目前并不认为是主要目的，但是其对于病灶的观察和随访具有重要意义，研究表明骨水泥的使用较植骨降低了局部复发率[20]。

4 对于肢体病理骨折的骨巨细胞瘤治疗策略选择，通常根据骨折类型、复发风险和术后功能及并发症来权衡，虽然整块切除的局部复发风险降低，但选择合适的病例进行病灶内刮除并不一定增加复发率，且整块切除术后功能评分降低以及术后并发症增高[9,18]。

5 局部复发的骨巨细胞瘤仍需根据病灶侵袭范围和分级来确定手术方式。根据不同的复发风险来评估再次手术的策略[4]。

6 对于外科手术降级适用的范畴，目前并无全球公认的共识或指南，根据临床研究的数据来看[21]，主要是针对不可切除病例应用。对于降级病例选择的适应证，目前相对一致的建议为对于肢体关节软骨受累，无刮除条件及部分复发的病例强烈推荐术前应用地舒单抗治疗，原本不能保留关节的病例接受病灶内刮除术这几种情况。但前提是病例的选择和手术去除的彻底性。对于肢体的不可切除病灶，地舒单抗的应用可以使原本需要截肢的患者进行保肢；骨盆和脊柱以及多发转移病例，地舒单抗的治疗作为目前的首要推荐进行维持治疗[2]，对于部分病例可以进行个体化评估，进行术前治疗降级，进行整块切除或姑息减瘤手术[22]。

7 由于骨盆解剖复杂，位置深在，骨盆骨巨细胞瘤属无标准的治疗方案，尤其是累及骨盆Ⅱ区的骨巨细胞瘤，属于不可切除范畴，术前药物治疗一般作为首要推荐。病灶内刮除具有相对肢体较高的复发率，故而病灶内刮除和整块切除的手术均只作为Ⅱ级推荐。主要原因在于骨盆部位解剖复杂，出血较多而导致术中病灶刮除难以彻底，动脉栓塞治疗是一项行之有效的辅助方法。

有报道，骨盆骨巨细胞瘤局部复发率甚至超过 40%，所以对于某些特定的骨盆部位肿瘤，术前应用地舒单抗治疗后再行整块切除虽然功能会受到较大影响，但是能够降低局部复发率[23]。如为了挽救生命或缓解症状而行截肢或姑息手术，虽然有时是必要的，但由于病例罕见，证据较少，只作为Ⅲ级推荐。

8 脊柱骨巨细胞瘤解剖复杂，位置深在，属于不可切除范畴。外科手术有较高的复发风险，整块切除方式的全椎体切除术是目前报道的外科治疗选择之一。对于那些无法行全椎体切除手术的患者，切缘灭活处理和辅助药物治疗的病灶内刮除或椎体次全切除术、动脉栓塞和放射治疗是治疗选择之一。颈椎骨巨细胞瘤往往难以做到全椎体切除术，椎体次全切除术辅助药物及放射治疗可以降低局部复发。随着外科技术发展，颈椎的全椎体切除报道逐渐增多[24]。对于部分选择性病例，术前应用地舒单抗治疗后手术对于降低手术操作难度和减少手术带来的损害具有积极意义。

9 骶骨骨巨细胞瘤亦属于不可切除范畴。因保留神经和术后功能的需要，高位骶椎（S_1~S_2）多采取病灶内刮除术，低位骶椎（S_3 及以下）多采取整块切除术[25]。骶骨血运非常丰富，术中出血量大，术前建议动脉栓塞治疗。术前应用地舒单抗治疗对于减少术中出血，降低手术风险，减少术后并发症具有积极意义。

3. 药物治疗

3.1 药物治疗选择策略

分层	应用时机	Ⅰ级推荐	Ⅱ级推荐	Ⅲ级推荐
可切除	术前		地舒单抗（2A 类）	双膦酸盐
	术后			双膦酸盐（2B 类）
不可切除		地舒单抗（2A 类）	双膦酸盐（2B 类）	

【注释】

1 地舒单抗（denosumab）是一种全人源化的抗 RANKL（receptor activator of nuclear factor-κB ligand，NF-κB 受体活化因子配体）单克隆抗体。地舒单抗能竞争性结合基质细胞分泌的 RANKL，从而显著减少或消除破骨细胞样巨细胞，减少骨质溶解，增加新骨形成，从而延缓肿瘤进展[1]。

2 对于不可切除的骨巨细胞瘤，推荐地舒单抗药物治疗。地舒单抗获批的适应证为不可手术切除或者手术切除可能导致严重功能障碍（如血管、神经损伤，严重的功能障碍，甚至死亡）的成人和骨骼发育成熟（定义为至少一处成熟长骨且体重 ≥45kg）的青少年骨巨细胞瘤患者[2-3]。在骨巨细胞瘤中，地舒单抗获批的药物使用方法为：单次皮下注射剂量 120mg，建议第 1 个月的第 1、8、15 天各 120mg 作为负荷剂量，如需要继续使用，之后为每个月 1 次。对于复发的骨巨细胞瘤，不管之前是否应用过地舒单抗，都可以再次给予地舒单抗药物治疗，仍需要先给予负荷剂量[4]。

3 对于不可切除的骨巨细胞瘤，没有手术机会的患者，可考虑长期使用地舒单抗治疗，用于控制疾病进展、缓解或消除症状。地舒单抗临床应用的时间还不长，据最早开展的大宗病例Ⅱ期临床研究最新报道[4]，267 例不可切除骨巨细胞瘤，中位应用地舒单抗治疗的时间为44.4个月（范围23.8~69.3个月），疾病可以获得良好的控制。但鉴于长期应用地舒单抗治疗可能会出现药物相关不良事件，特别是颌骨坏死，其发生率随着用药时间延长而增加，目前最高可至8%（中位药物治疗时间44个月）。故对于无法手术治疗，确需长期使用地舒单抗药物治疗的，有新的前瞻性研究从第3年开始，每3个月给药一次[4]。对于不可切除骨巨细胞瘤，在应用地舒单抗治疗后，应定期MDT评估药物治疗效果，如果从不可切除转变为可切除，后续应按可切除病灶处理。应尽量追求手术彻底切除机会，以尽早停药。

4 对于可切除或者用药后可期待转变为可切除的骨巨细胞瘤，如果选择地舒单抗，应选择在术前应用，主要用于降低血运，使肿瘤边界变得清晰，进而降低手术难度。应用地舒单抗治疗后，需定期评估药物治疗效果，有可能再次选择的手术方案比应用药物治疗前对患者的功能损害小，即起到降期的作用。一项开放性的Ⅱ期临床试验显示[4-5]，222例原发性或复发的骨巨细胞瘤患者，最初计划的手术可能造成潜在的功能障碍或严重的并发症，经过地舒单抗的治疗，48%的患者不再需要外科手术，38%的患者接受了比原计划更小的手术治疗。接受手术治疗的患者116例，中位随访13个月（8.5~7.9个月），局部复发率为15%（17例）。但是，地舒单抗在降期应用中，需要多长时间等问题尚有待进一步研究明确[6-7]。对于降期应用地舒单抗的时间，目前还没有共识。迄今最大宗的临床研究报道[4]，共253例患者，中位应用地舒单抗时间为20.1个月（范围13.4~45.6个月）。在实际临床工作中，制定本指南的医师术前应用地舒单抗的时间有1、3和6个月不等，都可以获得理想的肿瘤降期效果，该经验可供临床医师参考，但循证医学证据需等待进一步的文献报道（该推荐为“highly recommended but no evidence”）。到目前为止，地舒单抗没有术后辅助应用的理论依据和有效临床研究证据。

5 患者在使用地舒单抗的过程中，进行评效时发现治疗反应差或者肿瘤进展（PD）、症状加重的，X线或CT没有出现预期矿化表现，应怀疑最初的诊断是否为骨巨细胞瘤，需排除恶性骨巨细胞或富于巨细胞的骨肉瘤等，应再次会诊病理，必要时再次活检及辅助分子检测。

6 应用地舒单抗药物治疗应注意监测药物相关不良反应，地舒单抗药物不良反应的发生率与用药时间相关，尤其是颌骨坏死[4]。所有应用地舒单抗的患者，治疗前和治疗后定期需要口腔科医师对患者进行评估，以便及时发现颌骨坏死；治疗过程中也应补充足够的维生素D和钙，应注意低钙血症的发生，避免在用药期间进行侵袭性口腔操作；中止药物治疗后应注意高钙血症的发生。治疗过程中还应注意隐性股骨骨折的风险，出现髋部、大腿或腹股沟区域疼痛，应注意进行相应影像学检查[4]。地舒单抗应用时间仍较短，长期应用需要注意以下几点：地舒单抗属于靶向药，长期应用有耐药的风险；需要严密监控以发现可能的未知不良反应；应密切监控肿瘤恶变情况。

7 双膦酸盐（bisphosphonate，BP）是焦膦酸盐的衍生物，对羟基磷灰石晶体具有高亲和力。BP通过抑制破骨细胞、单核巨细胞前体细胞以及肿瘤破骨细胞生成的自分泌环，为BP用于骨巨细胞瘤的辅助治疗提供依据。骨巨细胞瘤患者术后使用双膦酸盐可以提高瘤床植骨区的骨密度，降低局部复发，有助于加快患者术后肢体功能的恢复[1]。

8 对于不可切除的骨巨细胞瘤，可以选择双膦酸盐药物用于肿瘤的控制。对于可切除的骨巨细胞瘤，有少量研究提示术前应用双膦酸盐可以降低术后复发率。例如，Tse等[8]报道，BP辅助治疗骨巨细胞瘤患者44例，治疗组的局部复发率为4.2%（1/24），对照组为30%（6/20）。Pannu等[9]报道了13例脊柱骨巨细胞瘤患者，6例接受BP辅助治疗的患者无复发，7例未接受BP治疗的患者中2例复发。2019年报道的共纳入7项对照研究的一项荟萃分析提示[10]BP组的局部复发率显著低于对照组（$P<0.001$）；亚组分析显示，接受刮除术的患者获益明显，而接受广泛切除术的患者没有显著性差异（$P=0.16$）。因病例数较少，目前BP用于骨巨细胞瘤辅助治疗的证据级别较低，还需要进一步开展大规模的临床试验验证[11]。

9 在国外，有少量报道干扰素-2b和聚乙二醇干扰素（pegylated-interferon，PEG-IFN）用于骨巨细胞瘤的治疗[12-13]，但因为文献极少，且在国内报道也很罕见，因此本指南不做推荐。还有针对相关细胞因子或酶的单克隆抗体，如抗IL-6抗体、组织蛋白酶抑制剂、抗M-CSF抗体或MMP特[14-16]异性抑制剂等，这些药物也仍在进一步研究过程中。

3.2 疗效评价标准

Ⅰ级推荐	Ⅱ级推荐	Ⅲ级推荐
• 病理评估（2A类）	• RECIST 1.1标准（2B类） • EORTC标准（2B类） • Inverse Choi-密度/大小标准（2B类） • 基于CT图像的放射学分类评估标准（2B类）	• 增强CT的强化率变化联合以上各标准（3类）

【注释】

1 骨巨细胞瘤的疗效评估是特指地舒单抗治疗后的疗效评估。

2 骨巨细胞瘤经地舒单抗治疗后的疗效评估,目前还是个挑战,在临床试验中应用到的评价标准通常包括临床症状、影像学变化、病理学评估3个方面[1-13],近期针对四肢患者,有学者提出新的放射学分类评估标准,可能能更准确地评估疗效。

(1)临床症状上,绝大多数患者在1个月内疼痛缓解、肢体活动度增加。如需要客观评价临床症状,可试采用以下评估方法。

1)疼痛(PRO):基于BPI最疼痛NRS(数字评分量表)项和BPI-30定义的止痛剂使用的应答比例。

2)PROMIS-躯体功能量表:PROMIS躯体功能量表和基线评分相比平均变化。

3)EuroQol五维描述性系统评价:EQ-5D-5L是基于偏好的一般健康状况或是由两部分组成的与健康相关的生活质量工具。第一部分包括5个方面(活动度、自我照顾、日常活动、疼痛/不适和焦虑/抑郁),每一方面有5个级别,从没有问题到有巨大困难。

4)MSTS功能评价。

(2)病理学评估:用药后活检或术后标本,测定肿瘤组织中巨细胞的百分比减少>90%,就认为治疗有效。

(3)影像学评估标准尚未统一,但根据临床试验通常采用以下标准:

1)改良的RECIST 1.1标准[附录2]:根据病灶的大小评估肿瘤负荷,肿瘤最大径较基线百分比改变来定义疗效。

2)改良EORTC标准[附录3]:基于PET-CT扫描标准摄取值来评估代谢反应,根据所有PET-CT靶病灶的标准摄取值(SUV_{max})的最大值之和的百分比变化(%ΔSUV_{max})分5种:完全缓解(CR)、部分缓解(PR)、病灶稳定(SD)、疾病进展(PD)、无法评价(UE)。

3)改良的inverse Choi(密度/大小)标准[附录4]:CT/MRI检查中以肿瘤密度和大小的变化作为判断疗效的标准。

(4)基于CT图像的放射学分类评估方法:在大多数已发表的系列文章中,地舒单抗在骨巨细胞瘤中被证明是临床有效的,然而这些标准均更多地关注于肿瘤大小的减少,没有考虑到实际临床应用中见到的肿瘤周围骨壳骨化或肿瘤内部骨化情况,这给确定地舒单抗的实际疗效以及治疗后的选择造成了困难,因此有研究者[14]在四肢骨巨细胞瘤患者中对比Choi标准评估,提出了新的评估方案,更全面地考虑了临床实际反应、与复发的相关性,可能比Choi标准更准确地识别由于地舒单抗治疗引起的早期变化[附录5]。

(5)在最近的研究中,有研究者发现针对地舒单抗的疗效评价,增强CT强化率的变化对于评估药物的疗效有很大的帮助[15-16],该方法比改良EORTC标准方法经济,同时又比单纯的改良的inverse Choi(密度/大小)标准或基于CT图像标准的标准有更多的信息,反映了肿瘤的功能变化,因此可推荐将增强CT强化率的变化单独或与其他评价标准联合应用,该方法值得进一步前瞻性大宗病例研究。

无论采用何种方式,对无反应者进行仔细评估是必要的,需要警惕原发恶性可能。

4. 放射治疗策略

分层	Ⅰ级推荐	Ⅱ级推荐	Ⅲ级推荐	不推荐
可切除				放射治疗(2B类)
不可切除		放射治疗(2B类)		

【注释】

1 骨巨细胞瘤的治疗仍然是以手术切除为主。肿瘤位于四肢,手术后局部控制率可达到90%以上,但是躯干的局部控制率则有所下降。另外,由于内科疾病或者其他原因无法进行外科治疗的患者,原发灶则处于不可控的状态。

既往认为骨巨细胞瘤对放射线不敏感,并且骨骼变形等放疗相关的长期不良反应可高达24%。但是,越来越多的临床研究数据发现放疗对于骨巨细胞瘤是有效的[1-13]。同时,在兆伏级光子照射的精准放疗年代,严重不良反应发生率仅不足1%[14-15]。另外,有报道显示放疗可以诱发骨巨细胞瘤恶性转化,但一项回顾性荟萃分析显示兆伏级治疗骨巨细胞瘤的恶性转化率仅为1.8%[16]。因此,考虑到骨巨细胞瘤的良性特征,以及放疗导致骨巨细胞瘤恶性转化的可能，根据现有研究证据，放疗用于对系统治疗及栓塞治疗无效的以下情况：①因内科疾病无法进行外科手术的骨巨细胞瘤；②不可切除的骨巨细胞瘤。

2 放疗范围应尽可能结合更多的影像学资料，以便能准确地判断病变累及的范围以及边界，并在可见肿瘤范围的基础上，外放一定的体积作为亚临床病灶区域[4,6,12]。对于R1手术切除术后的患者，则应根据术前影像、手术记录以及术后病理情况，明确切缘阳性的部位，避免靶区范围和剂量的不足。

GTV：影像学（CT和MRI）所见原发病灶；

CTV：GTV上下外放3~4cm范围，前后左右外放1cm，同时结合具体解剖位置和周围正常器官适当调整；

R1术后：术腔上下外放3~4cm范围，前后左右外放1cm，同时结合具体解剖位置和周围正常器官适当调整；

PTV：应结合肿瘤部位和摆位重复性难易程度，考虑PTV的外放范围。

3 根据既往文献报道，放疗高剂量组的局部控制率显著高于低剂量组。因此，对于骨巨细胞瘤，特别是负荷大的病变，应给予更高的剂量[4-7,9,12]。同时，放疗剂量可根据放疗部位以及周围正常器官限量进行调整。另外，调强放疗技术对于靶区范围的剂量给予非常确定，可以给予靶区的高剂量和正常组织的保护。调强放疗应作为推荐的标准放疗技术。

放疗剂量建议如下：

<4cm病灶/R1切除：45Gy/1.8Gy；

≥4cm病灶：56Gy/2Gy。

5. 栓塞治疗策略

分层	Ⅰ级推荐	Ⅱ级推荐	Ⅲ级推荐
可切除			选择性动脉栓塞治疗（3类）
不可切除	选择性动脉栓塞治疗（2A类）		

【注释】

1 栓塞治疗是指选择性动脉栓塞（selective arterial embolization，SAE）[1]，指通过超选择动脉导管和栓塞剂来实现，用以阻断肿瘤供血，达到缩小肿瘤的目的。选择性动脉栓塞分为临时选择性动脉栓塞治疗和永久选择性动脉栓塞治疗。

2 对于可切除病灶，很少采用选择性动脉栓塞治疗，但如果术者认为选择性动脉栓塞治疗可以帮助减少术中出血，仍然可以采用[2]。

3 对于可切除病灶[3-4]，选择性动脉栓塞治疗主要应用在骨盆、脊柱、骶骨等部位，作为术前辅助应用。术前选择性动脉栓塞治疗有利于减少术中出血，降低手术风险，改善手术效果。选择性动脉栓塞有再通的可能，因此，必要时可以反复多次栓塞。为减少手术出血的选择性动脉栓塞治疗一般选用临时栓塞，也可以选择永久栓塞。

4 对于不可切除病灶，选择性动脉栓塞治疗还可用于肿瘤的治疗。采取反复多次选择性动脉栓塞治疗可以达到控制和稳定肿瘤的效果，据报道[1]，选择性动脉栓塞治疗骶骨骨巨细胞瘤10年复发率为31%，15年和20年复发率为43%。

5 对于不可切除病灶，术前选择性动脉栓塞治疗也可以起到降期的作用[5]，病情改善明显的患者，经过重新评估，有可能获得手术切除的机会，即将不可切除病灶转变为可切除病灶。

6 如果选择选择性动脉栓塞联合药物治疗，建议先应用药物治疗再进行选择性动脉栓塞。

三、软组织肿瘤

（一）软组织肉瘤

1. 诊断与分期

1.1 自然病程

软组织肉瘤（soft tissue sarcoma，STS）是指来源于非上皮性骨外组织的一组恶性肿瘤，但不包括单核吞噬细胞系统、神经胶质细胞和各个实质器官的支持组织[1]。STS 主要来源于中胚层，部分来源于神经外胚层，包括肌肉、脂肪、纤维组织、血管及外周神经等。STS 是一组高度异质性肿瘤，具有局部侵袭性，呈浸润性或破坏性生长，可局部复发和远处转移。

软组织肉瘤占人类所有恶性肿瘤的 0.72%~1.05%[2-3]。不同国家和地区所报道的发病率不尽相同，美国年发病率约为 3.5/10 万[3]，欧洲年发病率约为(4~5)/10 万[4]，我国年发病率约为 2.91/10 万[5-6]。根据 SEER 数据库统计，不同人种也存在发病率的差异[6]。美国患者男女比例约为 1.4∶1[7]，而我国患者男女比例接近 1∶1[5]。随着年龄的增长，发病率明显增高，根据年龄校准后的发病率，80 岁时发病率约为 30 岁时的 8 倍[6]。

软组织肉瘤最常见的部位是肢体，约占 50%，其次是腹膜后和躯干(40%)、头颈部(10%)[8]。STS 分为 12 大类，50 多种亚型[9]。常见的亚型包括脂肪肉瘤(liposarcoma，LPS)、平滑肌肉瘤(leiomyosarcoma，LMS)、未分化多形性肉瘤(undifferentiated pleomorphic sarcoma，UPS)和滑膜肉瘤(synovial sarcoma，SS)等。儿童和青少年最常见的是横纹肌肉瘤(rhabdomyosarcoma，RMS)和尤因肉瘤(Ewing sarcoma)等。

软组织肉瘤的发病机制及病因学仍不明确，遗传易感性以及 *NF1*、*RB* 和 *TP53* 等基因突变可能与某些 STS 的发生有关。化学因素、病毒感染、物理因素和放射损伤等可能与发病相关。

软组织肉瘤的症状不具有特异性，隐匿性强，主要表现为逐渐生长的无痛性包块，病程从数月至数年。当肿瘤增大压迫神经或血管时，可出现疼痛、麻木和肢体水肿等[10]。有些肿块短期内迅速增大，伴局部皮肤温度升高、区域淋巴结肿大等表现，往往提示肿瘤级别较高[11-12]。高级别肉瘤可表现为病程短、较早出现血行转移及治疗后易复发等特点[13-15]。

软组织肉瘤如果不治疗，包块可持续增大，甚至出现破溃，也会发生远处转移，最常见的转移部位是肺。不当手术会影响肿瘤的自然病程。不当手术主要包括不当活检和非计划手术，会使自然屏障破坏，肿瘤向外扩散生长，肿瘤细胞突破原有边界，直接引起肿瘤播散，最终导致局部复发和远处转移。

软组织肉瘤生长过程中遇到的自然屏障主要包括肌间隔、关节囊、腱鞘、神经鞘膜、韧带、骨及关节软骨等[16]。血运少的解剖结构都有暂时的屏障作用，如皮质骨、关节软骨等。肿瘤组织通过挤压、刺激，直接破坏正常组织，向周围生长，表现为较强的局部侵袭能力。

软组织肉瘤的 5 年生存率为 60%~80%。影响 STS 生存预后的主要因素包括年龄、肿瘤部位、肿瘤大小、组织学分级、是否存在转移以及转移部位等[17-18]。影响 STS 局部复发的主要因素包括不充分的外科边界、多次复发、肿瘤体积大、组织学分级高等[19]。STS 分期系统可以反映预后，例如病理学分级 1 级、2 级和 3 级的无转移生存率分别为 98%、85% 和 64%[20]；肿瘤大小为<5cm、5~10cm、10~15cm 和>15cm，其 5 年生存率分别为 84%、70%、50% 和 33%[21]。MSTS 分期为Ⅰ期、Ⅱ期和Ⅲ期的 5 年生存率分别为 90%、81% 和 56%[22]。AJCC 分期为ⅠA 期、ⅠB 期、Ⅱ期、ⅢA 期、ⅢB 期和Ⅳ期的 5 年生存率分别为 85.3%、83.0%、79.0%、62.4%、50.1% 和 13.9%[23]。

腹膜后肉瘤(retroperitoneal sarcoma，RPS)占所有软组织肉瘤的 10%~15%，年发病率为(0.5~1)/10 万[24-25]。受腹膜后特有的解剖结构限制，RPS 难以获得安全外科边界下的广泛切除。因此，RPS 术后的局部复发率比肢体原发的肉瘤更高，预后更差。RPS 常见的病理类型与肢体原发的 STS 也存在差异，腹膜后肉瘤中常见的病理亚型为高分化/去分化脂肪肉瘤(WD/DDLPS)和平滑肌肉瘤(LMS)，其他少见的类型包括孤立性纤维性肿瘤(solitary fibrous tumour，SFT)、恶性神经鞘膜瘤(malignant peripheral nerve sheath tumour，MPNST)和 UPS 等。其中，WD/DDLPS 和 LMS 分别占 50%~63% 和 19%~23%[26]。不同亚型的 RPS 具有不同的生物学行为、复发模式、转移风险、治疗反应及预后。

由于腹膜后潜在间隙巨大，RPS 早期症状隐匿，发现时往往体积巨大，后期受肿瘤的影响可能出现腹部包块、腹胀、营养不良、气短、乏力、下肢水肿等症状。

影响 RPS 术后 OS 和 DFS 的主要因素包括年龄、肿瘤大小、组织学分级、病理亚型、是否为多灶性以及是否获得完整切除等[26-27]。获得完整切除的 RPS 中，5 年局部复发率为 26%~39%，5 年远处转移率为 21%~24%[25-26]。组织学亚型和病理分级是影响局部复发和远处转移的主要因素。局部复发是腹膜后 LPS 主要的疾病特异性死亡原因，其组织学分级具有重要的预后意义。高分化脂肪肉瘤(WDLPS)的 5 年累积局部复发率为 20%，G_{1-2} DDLPS 为 40%，G_3 DDLPS 为 35%；WDLPS 很少出现远处转移，G_{1-2} DDLPS 的 5 年远处转移率为 10%，而 G_3 DDLPS 转移率为 30%。WDLPS 的 5 年 OS 为 90%，G_{1-2} DDLPS 为 70%，G_3 DDLPS 为 40%[28-29]。LMS 是 RPS 中第二常见亚型，可起源于大血管，如下腔静脉、肾静脉、生殖静脉或髂静脉。腹膜后高级别 LMS 的局部复发率仅为 6%~10%，而远处转移风险>50%[30]。SFT 是腹膜后第三种常见亚型，恶性潜能低，术后 5 年局部复发率约为 7%，远处转移率为 20%，预后较好[31]。MPNST 往往起源于腹膜后神经丛，R0 切除极具挑战性，预后较差。

1.2 影像学诊断策略

部位[a]		Ⅰ级推荐	Ⅱ级推荐	Ⅲ级推荐
局部肿瘤	肢体 / 胸壁 头颈部	• MRI(平扫 + 增强)(优选) • CT(平扫 + 增强)	• 超声 • X 线平片	
	腹腔内 / 腹膜后	• CT(平扫 + 增强)(优选) • MRI(平扫 + 增强)	• CTA/CTV • 同位素肾图 • 超声	
区域淋巴结及远处转移	肺	• CT(平扫 +/− 增强)	• X 线平片	
	腹盆腔	• CT 或 MRI(平扫 + 增强)	• 超声	
	中枢神经系统	• MRI(平扫 + 增强)(优选) • CT(平扫 + 增强)		
	脊柱	• MRI(平扫 + 增强)		
	区域淋巴结	• CT(平扫 + 增强)	• 超声	
	软组织	• MRI(平扫 + 增强)	• 超声	
	骨	• 全身骨扫描 • MRI 或 CT(平扫 + 增强)	• X 线平片	
	任何部位		• PET/CT	

a. 局部肿瘤包括原发肿瘤和外科治疗后的复发肿瘤两种情况。

【注释】

1 所有疑似软组织肉瘤的患者诊断步骤应包括病史采集、体格检查、原发肿瘤部位的影像学检查,以及区域和全身影像学检查,然后进行活检(首选穿刺活检)获得组织学诊断,完成 STS 的分期诊断。

2 MRI 是软组织肉瘤最重要的检查手段[1],能精确显示肿瘤与邻近肌肉、皮下脂肪、关节,以及主要神经、血管束的关系,对术前计划非常有用。通常 T1 为中等信号,T2 为高信号,增强 MRI 可了解肿瘤的血运情况,对脂肪瘤、非典型性脂肪瘤和脂肪肉瘤有鉴别诊断意义。此外,MRI 可以很好地显示肿瘤在软组织内侵及范围、骨髓腔内侵及范围、发现跳跃病灶[2]。在 CT 造影剂过敏的情况下可选择 MRI 平扫或增强。

3 CT 可以显示软组织肿块大小、范围、软组织肉瘤邻近骨有无骨破坏及破坏情况,强化后可显示肿瘤的血运状况、肿瘤与血管的关系。

4 X 线用来除外骨肿瘤,确认软组织肿块位置,也可用于评估 STS 骨受侵时发生病理骨折的风险。X 线表现为软组织包块,有无钙化特征,局部有无骨质异常(皮质破坏、骨膜反应、骨髓侵犯)等。具体的病理类型、X 线特征性表现各异,例如 LPS 表现为脂肪样的低密度影,而钙化多见于 SS 和软组织的间叶软骨肉瘤等。另外还可用于鉴别诊断,如血管瘤可观察到静脉石,骨化性肌炎可观察到骨化[3-4]。

5 超声用于判断肿物是囊性或实性,提供肿物的血流情况及区域淋巴结有无肿大等,对于局部复发肿瘤有较高的敏感性和特异性。超声在淋巴结转移检查时起重要的作用,对于血管肉瘤、RMS、SS、上皮样肉瘤、腺泡状软组织肉瘤以及透明细胞肉瘤等可行超声区域淋巴结检查[5]。

6 RPS 的术前影像学检查极为重要,可以了解肿瘤大小、与周围脏器及血管的关系。由于腹膜后最主要的病理类型为脂肪肉瘤,推荐增强 CT 作为首选的影像学检查手段。RPS 通常与周围血管关系密切,尤其是血管起源的肿瘤,如血管来源 LMS,判断肿瘤与血管的关系及肿瘤的血供时,CTA/CTV 发挥重要的作用。同时,对于指导手术方案的制订也有一定的意义。当手术可能切除一侧肾脏时,建议评估对侧肾功能,一般应用同位素肾图或增强 CT 评估[6]。

7 肺是软组织肉瘤最常见的转移部位,肺转移也是影响患者预后的重要因素。因此,胸部 CT 及 X 线平片是必需的影像学检查[7]。

8 黏液样脂肪肉瘤需进行腹部 CT 检查[8]。

9 黏液样脂肪肉瘤和尤因肉瘤可进行全脊髓 MRI 检查。

10 腺泡状软组织肉瘤及血管肉瘤可进行中枢神经系统检查[9]。

11 有条件的地区和单位建议用 PET/CT 对肿瘤进行分期检查，同时可为新辅助化疗或放疗的疗效评估提供基线数据。PET/CT 不仅可显示原发肿瘤部位的代谢状况，更重要的是可评价患者的区域和全身情况。但由于费用昂贵，有很多地区不可及，因此将其列为Ⅱ级推荐[10-12]。

1.3 病理学诊断策略

标本类型	Ⅰ级推荐		Ⅱ级推荐		Ⅲ级推荐
	大体检查 1	镜下检查	免疫组化 11	分子检测 12	
活检标本 2	标本类型 4 部位 组织大小和数目	组织学类型和分级 9	辅助诊断 靶标检测	FISH Sanger 测序 NGS13	RT-PCR
手术标本 3	标本类型 5 部位 组织大小和数目 6 切缘涂色 7 标本取材 8	组织学类型和分级 10	辅助诊断 靶标检测	FISH Sanger 测序 NGS 13	RT-PCR 放 / 化疗后组织学改变评估 14 新鲜组织留取 15

【注释】

1 拍摄送检标本在新鲜状态及固定以后的大体形态，包括外观和切面，标本下方放置标尺。

2 活检标本离体后应立即放入 10% 甲醛溶液（中性缓冲福尔马林固定液）中，固定 6~24h。对活检标本中病变组织过少不足以诊断的病例，视具体情况决定是否重取活检[1-3]。

3 外科医师应对手术切除大标本的各个切缘进行定位，可采用缝线（单、双根等）。手术标本离体后 30min 内放入 10% 甲醛溶液（中性缓冲福尔马林固定液）中，固定液至少 3 倍于标本体积。室温下大标本切开固定 12~48h。对于直径 ≥2cm 的肿瘤组织，必须每隔 1cm 予以切开，以达到充分固定，保证后续免疫组化和分子检测的可行性和准确性[4]。

4 活检标本：①细针穿刺活检（FNA）；②空芯针穿刺活检（CNB）；③开放式活检（包括切取、切除或咬取活检等）。日常工作中推荐空芯针穿刺活检，在超声或 CT 定位下进行[1-3]。

5 外科医师应注明手术标本类型。主要的标本类型：①病灶内切除；②边缘性切除；③扩大切除；④根治性切除；⑤其他，如间室切除和盆腔廓清术。

6 测量肿瘤的 3 个径线（长径、纵径和横径）[4-5]。

7 建议对肿物 6 个平面使用不同颜色墨汁标记，如标本方位明确也可采用单色标记，记录肿瘤组织边缘距每个切缘的距离[4-5]。

8 视不同质地和颜色予以充分取材，如有坏死，也要包括坏死灶。若肿块最大径 ≤2cm，全部取材；若肿块最大径 ≤5cm，应至少每 1cm 取材一块，必要时全部取材；若肿块最大径>5cm，应每 1cm 至少取材一块。建议对肿瘤的最大截面全部取材，不同质地或不同区域，以及肿瘤与正常组织交界处予以分别取材。辅助治疗后的手术标本，需仔细观察原肿瘤部位的改变并进行记录，根据拟似病变大小常规进行充分取材，必要时全部取材[5]。

9 活检标本病理诊断的基本原则：①确定有无病变组织；②诊断软组织肿瘤前，需注意除外恶性黑色素瘤、淋巴造血系统肿瘤和癌；③组织学评估（寻找特异性分化线索，观察瘤细胞异型性、核分裂活性和有无坏死）[6]；④根据需要合理加做辅助检测（免疫组化和分子检测）；⑤如各项检测均符合某种特定肿瘤，则给出明确诊断，如不能作出明确的定型诊断，尽可能做出定性诊断（良性、低度恶性或高度恶性）；⑥推荐对需要鉴别诊断的疾病类型进行描述性加注。

10 组织学类型参照第五版软组织肉瘤 WHO 分类（2020）（附录 1）。组织学分级推荐采用 FNCLCC 分级法[6-8]，需注意的是经过放 / 化疗或活检取材不佳的标本不宜分级[6]，活检标本分级可能被低估（活检标本显示为低级别，但切除标本可含有高级别区域）。推荐采用软组织肉瘤病理规范化报告（附录 2）。

11 采用免疫组化标记需结合临床特点和镜下形态，合理使用免疫组化抗体[6-7,9]。

12 分子检测需在有资质的单位或机构进行。多种软组织肿瘤存在特异性的基因改变，如基因融合，扩增、突变或缺失（附录 3），根据实际需要分别采用 FISH、Sanger 测序、NGS 或 RT-PCR 等方法检测，以辅助诊断或指导临床治疗。另需注意，多种肿瘤可涉及同一基因（如 *EWSR1*）异常，同一肿瘤也可出现多种基因异常，最终诊断需根据临床、组织学形态和免疫表型及分子检测结果综合考虑[6-7,9-10]。

13 软组织肿瘤 NGS（DNA-seq+RNA-seq）检测有助于发现软组织肿瘤中新的基因异常，对肉瘤的分子诊断和潜在的靶向治疗具有重要价值。对于活检标本的 NGS 检测，应首先满足常规病理诊断的需要[10-13]。

14 部分研究支持软组织肉瘤放 / 化疗后组织学改变在评估治疗效果及预后方面有作用，但尚无统一意见。欧洲推荐使用 EORTC-STBSG 标准[14]。

15 患者知情同意后，对手术标本，有条件的单位（如建有生物样本库者）在标本固定前留取不影响病理诊断的适量新鲜组织放入液氮罐中，然后再移置 −80℃超低温冰箱，以备日后检测和研究使用[15-17]。

16 腹膜后肉瘤病理标本处理、诊断原则和注意事项同软组织肉瘤。

2. 外科治疗

2.1 肢体 / 躯干软组织肉瘤的外科治疗

2.1.1 外科边界的定义[1-3]

分层		切除平面	切缘显微镜下表现
囊内切除	R1 和 R2 切除	经病灶切除	切缘阳性 a
边缘切除	R0 切除	包膜外反应区内切除	切缘为反应区组织（内可含卫星灶）
广泛切除		反应区外正常组织内切除	切缘为正常组织（可含跳跃灶）
根治切除		间室外正常组织内切除	正常组织

a. 肿瘤切缘（R0 为完整切除，所有切缘阴性；R1 为肿瘤切除不完整并有显微镜下阳性切缘；R2 为肉眼下可见肿瘤残留的不完整切除）。

2.1.2 不同分期外科治疗原则

本指南的外科治疗部分采用 MSTS 外科分期系统，边界采用“囊内 / 边缘 / 广泛 / 根治外科边界评价系统”进行评估[5-9]。

2.1.2.1 Ⅰ期软组织肉瘤的外科治疗

分期	分层 b	Ⅰ级推荐	Ⅱ级推荐	Ⅲ级推荐
ⅠA		• 局部广泛切除（2A 类） • 局部根治切除（2A 类）		• 截肢手术 c（2B 类）
ⅠB	神经血管无受累	• 局部广泛切除（2A 类） • 局部根治切除（2A 类）		• 截肢手术（2B 类）
	主要血管受累	• 截肢手术（2A 类）	• 局部广泛切除 + 血管置换 d（2A 类）	• 局部边缘切除 e+ 血管外膜剥离 f+ 放疗（3 类） • 新辅助放疗 + 局部边缘切除（3 类）
	主要神经受累	• 局部广泛切除（2A 类） • 局部根治切除（神经一并切除）（2A 类）	• 截肢手术（2A 类）	• 局部边缘切除 + 神经外膜切除 g+ 放疗（3 类） • 新辅助放疗 + 局部边缘切除（3 类）

b. 根据有无主要血管神经受累，作为保肢手术的重要考虑因素。

c. 恶性肿瘤患者，如有截肢意愿或截肢局部控制更有利，可以考虑截肢手术。

d. 连同血管一并切除，达到广泛切除外科边界。

e. 此类切除中为显露血管，外科边界不足需术后辅助放疗局部控制。

f、g. 血管和神经外膜剥离有严格要求，建议显微镜下显微外科操作。

2.1.2.2 Ⅱ期软组织肉瘤的外科治疗

分期	分层	Ⅰ级推荐	Ⅱ级推荐	Ⅲ级推荐
ⅡA	神经血管无受累	• 局部广泛切除（2A 类） • 局部根治切除[h]（2A 类）		• 截肢手术（2B 类）
ⅡB	神经血管无受累	• 局部广泛切除（2A 类） • 局部根治切除[h]（2A 类）		• 截肢手术（2B 类）
	主要血管受累	• 截肢手术（2A 类）	• 局部广泛切除 + 血管置换（2A 类）	• 局部边缘切除 + 血管外膜剥离 + 放疗（3 类） • 新辅助放疗 + 局部切除（3 类）
	主要神经受累	• 局部广泛切除（2A 类） • 局部根治切除（神经一并切除）（2A 类）	• 截肢手术（2A 类）	• 局部边缘切除 + 神经外膜切除 + 放疗（3 类） • 新辅助放疗 + 局部边缘切除（3 类）

h. 肿瘤位于深筋膜浅层，达到安全边界时需要考虑皮肤扩大切除作为外科边界的一部分，需要进行测量和计算。

2.1.2.3 Ⅲ期软组织肉瘤的外科治疗[i]

分期	分层			Ⅰ级推荐	Ⅱ级推荐	Ⅲ级推荐
ⅢA	低级别[i]		转移灶可切除	• 原发灶广泛切除 + 转移灶切除（2A 类）	• 截肢手术 + 转移灶切除（2A 类）	• 原发灶边缘切除 + 放疗 + 转移灶切除（3 类）
			转移灶不可切除	• 原发灶边缘及以上切除 ± 放疗（2A 类）		• 原发灶截肢手术[j]（3 类） • 原发灶放疗（3 类） • 临床试验[k]（3 类）
	高级别[i]		转移灶可切除	• 原发灶广泛切除 + 转移灶切除（2A 类）	• 原发灶边缘切除 + 放疗，转移灶切除（2A 类）	• 原发灶截肢手术 + 转移灶切除（3 类）
			转移灶不可切除	• 原发灶边缘及以上切除 ± 放疗（2A 类）		• 原发灶截肢手术[j]（3 类） • 原发灶放疗（3 类） • 临床试验（3 类）
ⅢB	无主要神经血管受累	低级别	转移灶可切除	• 原发灶广泛切除[4] + 转移灶切除（2A 类）	• 截肢手术 + 转移灶切除（2A 类）	• 原发灶边缘切除 + 放疗 + 转移灶切除（3 类）
			转移灶不可切除	• 原发灶边缘及以上切除 ± 放疗（2A 类）		• 原发灶截肢手术[j]（3 类） • 原发灶放疗（3 类） • 临床试验（3 类）
		高级别	转移灶可切除	• 原发灶广泛切除 + 转移灶切除（2A 类）	• 原发灶边缘切除 + 放疗 + 转移灶切除（2A 类）	• 原发灶截肢手术 + 转移灶切除（3 类）
			转移灶不可切除	• 原发灶边缘及以上切除 ± 放疗（2A 类）		• 原发截肢手术[j]（3 类） • 原发灶放疗（3 类） • 临床试验（3 类）

续表

分期	分层			Ⅰ级推荐	Ⅱ级推荐	Ⅲ级推荐
ⅢB	主要血管受累	低级别	转移灶可切除	• 原发灶广泛切除 + 血管置换，转移灶切除(2A 类)	• 截肢手术 + 转移灶切除(2A 类)	• 原发灶边缘切除 + 血管外膜剥离 + 放疗 + 转移灶切除(3 类) • 新辅助放疗 + 局部边缘切除(3 类)
			转移灶不可切除	• 原发灶边缘及以上切除 ± 放疗(2A 类)		• 原发灶截肢手术[j](3 类) • 原发灶放疗(3 类) • 临床试验(3 类)
		高级别	转移灶可切除	• 原发灶广泛切除 + 血管置换 + 转移灶切除(2A 类)	• 原发灶边缘切除 + 血管外膜剥离 + 放疗 + 转移灶切除(2A 类)	• 原发灶截肢手术 + 转移灶切除(3 类) • 新辅助放疗 + 局部边缘切除(3 类)
			转移灶不可切除	• 原发灶边缘及以上切除 ± 放疗(2A 类)		• 原发灶截肢手术[j](3 类) • 原发灶放疗(3 类) • 临床试验(3 类)
	主要神经受累	低级别	转移灶可切除	• 原发灶广泛切除(神经一并切除)[l]+ 转移灶切除(2A 类) • 局部根治切除(神经一并切除)[l]+ 转移灶切除(2A 类)	• 截肢手术(2A 类)	• 原发灶边缘切除 + 神经外膜切除 + 放疗(3 类) • 新辅助放疗 + 局部边缘切除(3 类)
			转移灶不可切除	• 原发灶边缘及以上切除 ± 放疗(2A 类)		• 原发灶截肢手术[j](3 类) • 原发灶放疗(3 类) • 临床试验(3 类)
		高级别	转移灶可切除	• 原发灶广泛切除(神经一并切除)(2A 类) • 局部根治切除(神经一并切除)(2A 类)	• 原发灶边缘切除 + 神经外膜切除 + 放疗(2A 类) • 新辅助放疗 + 局部边缘切除(2A 类)	• 原发灶截肢手术 + 转移灶切除(3 类)
			转移灶不可切除	• 原发灶边缘及以上切除 ± 放疗(2A 类)		• 原发灶截肢手术(3 类) • 原发灶放疗(3 类) • 临床试验(3 类)

i. Ⅲ期软组织肉瘤主要在于全身系统治疗，经 MDT 团队讨论决策手术治疗后，按照本表推荐原则进行。低 / 高级别肉瘤的全身治疗详见化疗和靶向治疗内容。

j. 对于原发灶巨大、疼痛或者严重影响生活质量的软组织肉瘤，即使转移灶不可切除，为缓解症状，提高生活质量，延长生命，本指南经 MDT 讨论决策可行截肢手术。

k. 不可切除的肿瘤参见本指南术前化疗部分。

l. 下肢神经尤其是坐骨神经受累，含神经一并切除后造成严重肢体功能障碍，如预计假肢功能优于患肢，截肢手术可以作为选择。神经血管原位载体灭活技术对于 R0 及 R1 切除效果为佳。

2.1.3 非计划切除的软组织肉瘤外科治疗

分期	分层[m]		Ⅰ级推荐	Ⅱ级推荐	Ⅲ级推荐
ⅠA和ⅠB	深筋膜浅层	切缘阴性，MRI诊断无残留证据	• 观察[n](2A类)	• 扩大切除 + 创面覆盖(2A类)	
		切缘阳性，MRI诊断无残留证据	• 扩大切除 + 创面覆盖(2A类)	• 放疗(2A类)	• 观察[n](3类)
		MRI诊断肿瘤残留	• 扩大切除 + 创面覆盖(2A类)		• 放疗(3类)
	深筋膜深层	切缘阴性，MRI诊断无残留证据	• 观察[n](2A类)	• 扩大切除[o](2A类)	
		切缘阳性，MRI诊断无残留证据	• 扩大切除(2A类)	• 放疗(2A类)	• 观察[n]
		MRI诊断肿瘤残留	• 扩大切除(2A类)		• 放疗(3类)
ⅡA和ⅡB	深筋膜浅层	切缘阴性，MRI诊断无残留证据	• 观察[n](2A类)	• 扩大切除 + 创面覆盖(2A类)	
		切缘阳性，MRI诊断无残留证据	• 扩大切除 + 创面覆盖(2A类)	• 放疗(2A类)	• 观察[n](3类)
		MRI诊断肿瘤残留	• 扩大切除 + 创面覆盖(2A类)		• 放疗(3类)
	深筋膜深层[p]	切缘阴性，MRI诊断无残留证据	• 观察[n](2A类)	• 扩大切除[o](2A类)	• 化疗[q](3类)
		切缘阳性，MRI诊断无残留证据	• 扩大切除(2A类)	• 放疗和化疗[q](2A类)	• 观察[n](3类)
		MRI诊断肿瘤残留	• 扩大切除(2A类)		• 放疗和化疗[q](3类)
ⅢA和ⅢB[r]	转移灶可切除	切缘阴性，MRI诊断无残留证据	• 观察[n](2A类)	• 扩大切除 + 创面覆盖(2A类)	
		切缘阳性，MRI诊断无残留证据	• 扩大切除 + 创面覆盖(2A类)	• 放疗和化疗(2A类)	• 观察[n](3类)
		MRI诊断肿瘤残留	• 扩大切除 + 创面覆盖(2A类)		• 放疗和化疗(3类)

续表

分期	分层[m]		Ⅰ级推荐	Ⅱ级推荐	Ⅲ级推荐
ⅢA和ⅢB[r]	转移灶不可切除	切缘阴性,MRI诊断无残留证据	• 观察[n](2A类)	• 化疗(2A类)	• 扩大切除(3类)
		切缘阳性,MRI诊断无残留证据	• 放疗和化疗(2A类)	• 扩大切除(2A类)	• 观察[n](3类)
		MRI诊断肿瘤残留	• 扩大切除(2A类)		• 放疗和化疗(3类)

m. 肿瘤大小和深度也是重要分层因素,<5cm和深筋膜浅层肿瘤更易于经历非计划切除。

n. 密切随访直至明确肿瘤复发,观察期间根据肿瘤类型选择化疗方案,见注释15。切缘阳性部分患者选择局部放疗,见注释16。

o. 如肿瘤累及浅层皮肤,则需创面覆盖。

p. 神经血管受累情况处理同表1。

q. 肿瘤直径>5cm,化疗中高度敏感型。

r. 此处的外科治疗均指原发病灶。

【注释】

1 软组织肉瘤分期主要采用MSTS/Enneking外科分期系统[1,5]和AJCC分期系统[6-7]。外科边界评价有国际抗癌联盟(UICC)的R0/R1/R2切除标准[8]和MSTS/Enneking外科边界评价系统。在本专业外科,MSTS外科边界评价系统的囊内切除、边缘切除、广泛切除、根治性切除的外科边界评价标准更为常用[6,9]。

(1)囊内切除时肿瘤的包膜会被保留,可切除部分或全部肿瘤组织。

(2)边缘切除是指经肿瘤的真性或假性包膜外切除的手术方式,可能会残留微小的肿瘤组织(卫星灶),可用于肿瘤紧邻重要解剖结构或包块巨大、无理想切缘、具有强烈保肢要求的情况。

(3)广泛切除是指整块切除肿瘤和肿瘤外的正常组织,是在正常组织中进行手术,手术野无肿瘤残留。

(4)根治性切除是指以间室概念为基础的手术方法,将解剖间室结构连同软组织肿瘤全部切除,可视为局部根治性切除。根治性切除对肢体功能损伤一般较为严重,需术前综合评估[10-11]。

2 软组织肉瘤的切除为术前计划性切除,非计划切除是导致复发率增高的原因之一[12]。

3 软组织肉瘤的安全外科边界指的是达到边缘、广泛或根治性切除,即边缘及以上切除边界(R0切除)。软组织肉瘤安全外科边界的界定与肿瘤性质(包括恶性程度)相关,不同软组织肉瘤其安全边界的标准并不一致[13]。

4 软组织肉瘤采用以外科为主的综合治疗策略[14]。外科治疗的原则:手术应达到安全的外科边界。手术包括保肢和截肢[15]。

5 保肢的适应证:①保肢手术可以获得满意的外科边界;②重要血管神经束未受累;③软组织覆盖完好;④预计保留肢体功能优于假肢;⑤远隔转移不是保肢禁忌证。

6 截肢的适应证:①患者要求或者同意截肢手术;②重要神经血管束受累;③缺乏保肢后骨或软组织重建条件;④预计假肢功能优于保肢;⑤区域或远隔转移不是截肢手术的禁忌证。

7 对于位于深筋膜浅层或者侵犯皮肤的肿瘤,应考虑切除足够的皮肤、皮下、深筋膜浅层、深层,甚至部分正常肌肉,以获取安全的外科边界。对于软组织肉瘤侵及骨的病变,需要计算好安全边界,连同受侵骨质一并切除[4]。

8 Ⅱ期高级别肉瘤术前化疗联合放疗可能有益于提高局部控制率[16]。如具有肿瘤位于深筋膜深层、直径>5cm等高危因素者,术后进行辅助化疗可能获益[17]。

9 对于肿瘤体积较大、紧邻重要血管、神经或骨的软组织肉瘤患者,术前行新辅助放疗可能有助于增加手术局部控制率[18-19],外科边界切缘不足时,术后放疗仍是改善局部控制的辅助方法之一[20]。

10 软组织肉瘤切除后需要进行功能重建。重建方法:①皮肤覆盖,可以选择植皮和皮瓣转移;②血管修复和移植,在软组织肉瘤侵犯重要血管时,为了达到安全外科边界,有时需要将血管做一期切除和重建;③骨骼重建,软组织肉瘤侵犯骨骼一并切除后,需要进行骨重建,可采用生物重建和机械重建两种方式;④动力重建,包括神经移植和肌肉、肌腱移位重建。

11 关于可切除肿瘤和不可切除肿瘤的定义。可切除肿瘤是指通过外科手术方式可以在安全外科边界下完整切除的肿瘤。对于不可切除肿瘤的定义仍有争议,一般是指通过外科手术无法获得安全外科边界的肿瘤或肿瘤切除后会造成重大功能障碍,甚至严重时危及生命。常见于以下 4 种情况:①肿瘤巨大或累及重要脏器;②肿瘤位于重要血管神经部位;③肿瘤多发转移,难以通过外科手术来控制;④合并严重内科疾病可造成致命外科手术风险。

12 非计划切除通常指将软组织肉瘤误诊为良性肿瘤而实施的不恰当外科手术切除,导致肿瘤标本切缘阳性或者肿瘤残留。通常认为缺乏术前活检和有效的磁共振影像学诊断是导致误诊的主要原因[21]。

13 非计划切除手术后的处理仍存在争议。多中心研究、大规模病例及数据库结果等循证医学证据表明,需要根据不同结果的分层来进行处理[21-22]。多中心研究数据显示非计划切除术后的局部复发未对远处转移生存率和总生存率产生影响,但是对于局部无复发生存及局部控制率影响显著[21-26]。

14 局部放疗对非计划切除的局部控制具有显著的效果,且与外科手术的彻底性呈现负相关,也就是外科切缘越差的患者,放疗的获益空间越大[22]。

15 对于非计划切除后的高级别软组织肉瘤,分为两种情况:①在切缘阴性观察期间根据不同的亚型分类采取是否化疗的策略;②切缘阳性或肿瘤残留,但 MRI 显示局部水肿范围较大,难以确定扩大切除范围时,考虑根据不同的肿瘤类型采用化疗,详见“4 化学治疗”。

16 对于非计划切除后的软组织肉瘤,切缘阳性患者如扩切困难,或扩切后丧失重要功能严重影响生活质量,可以放疗科会诊进行局部放疗,参见放疗部分。

2.2 腹膜后软组织肉瘤的外科治疗

分层	Ⅰ级推荐	Ⅱ级推荐	Ⅲ级推荐
首次手术	完整切除	术前放疗(2A 类)	术前放疗 +/–IORT 同步放化疗(3 类) 术后放疗(高度选择的患者)(3 类)
肉眼残留或复发后再次手术	完整切除	观察(无症状的高分化脂肪肉瘤) 放疗 药物治疗	放疗 +/– 药物治疗(3 类) 临床试验
不可切除或转移	全身治疗	姑息放疗	姑息手术

【注释】

1 首次手术切除是 RPS 获得根治的关键机会。完整切除有助于提高患者预后,降低局部复发和远处转移风险。RPS 的首次手术应达到肉眼完整切除肿瘤(R0 及 R1 切除),手术计划应以影像学结果为基础精心设计,结合术中探查确定手术切除范围,应包括整个肿瘤及邻近受累脏器[1-5]。

2 手术方案的制订必须考虑到肿瘤的不同病理类型[6-10]。腹膜后脂肪肉瘤有较高的局部复发风险,局部复发也是造成疾病相关死亡的主要原因。腹膜后高分化脂肪肉瘤与正常的脂肪组织颇为相似,因此,腹膜后脂肪肉瘤的切除范围至少应包括影像上左右侧不对称的区域,患侧全腹膜后脂肪廓清可能有助于降低肿瘤残留的潜在风险[11]。对于边界更为清晰的平滑肌肉瘤,肿瘤邻近的器官如果不是直接粘连或受到侵犯,在保证切缘阴性的前提下,应尽量保留邻近的脏器。对于起源于大血管的 LMS,需要特别关注静脉切缘是否在镜下是阴性的。对于孤立性纤维性肿瘤,局部复发风险低,一般不需要扩大切除范围。而 MPNST 往往起源于腹膜后神经丛,获得 R0 切除极具挑战,预后差。术前应充分评估手术对邻近重要血管神经结构可能造成的损伤。

3 由于肿瘤巨大,常推移或侵犯周围的脏器和血管,手术难度较大,常常需要联合切除周围脏器,如肾脏、肾上腺、脾脏、小肠或结肠等。所有 RPS 手术的实施均建议在具备专业手术经验与技术的中心。进行腹膜后肿瘤手术切除的外科医师团队需要具备从腹部到盆腔的多种专业技术,包括处理大血管的技能、全层胸腹壁切除及重建、膈肌切除及重建、大血管的切除及重建、骨的重建等专业知识和技能,方可完成腹膜后肿瘤的切除[11]。

4 对于原发 RPS 的手术,有些重要器官是否需要保留,如肾脏、十二指肠、胰头、膀胱等,需要由处理 RPS 专业经验的外科医生根据肿瘤的生物学行为和其侵犯的程度进行综合考量后决定。对于哪些血管神经结构可以切除,也需要充分考虑到切除后可能出现的围手术期并发症及远期功能损伤。

5 如果 RPS 的首次手术只是单纯切除,在术后短期内的影像学检查中发现有肿瘤残留,应考虑进行再次根治性切除。也可以通过密切观察来排除可能存在的多灶性播散。为了达到根治性切除的目标,再次切除应该参考原发肿瘤存在时的手术切除范围。

6 术后复发是 RPS 常见的治疗失败模式,患者往往可能经历多次复发。复发的时间间隔长短、组织学亚型及分级,以及是否可再次肿瘤的完整切除,是影响患者再次术后 DFS 和 OS 的重要预后因素[11-15]。

7 再次手术的时机:如果肉眼下残留的肿瘤为高分化脂肪肉瘤,可以选择紧密随访,再次手术可以保留至肿瘤生长迅速或出现去分化成分时[11,16]。

8 不可切除 RPS 的定义:累及肠系膜上动脉、腹主动脉、腹腔干和 / 或门静脉;累及骨;生长至椎管;平滑肌肉瘤侵犯肝后下腔静脉并延伸至右心房;肝后段侵犯右心房;多个主要脏器,如肝脏、胰腺和 / 或大血管受侵[11]。

9 RPS 进行姑息减瘤术(肿瘤大部分或部分切除),一般情况下无临床获益[11,17]。在选择姑息性手术时应充分考虑的患者的年龄、合并症、病理类型及组织学分级,并评估患者的手术意愿及对手术目的的理解。

10 RPS 患者如伴有肝脏、肺等远处转移,需要根据其病理亚型、生物学行为、原发灶能否完整切除及手术目的,综合考虑是否进行手术切除。如果肿瘤恶性程度较低或转移灶可通过手术或其他方法控制,可考虑原发灶切除。

11 手术切除被认为是寡转移的首选治疗策略。

12 腹腔减瘤联合热灌注化疗:对于手术难以完整切除腹腔多发性病灶,在有症状的情况下,仅作为姑息性治疗手段考虑。腹腔的热灌注化疗(HIPEC)在腹腔"肉瘤病"患者中的使用尚在研究,缺乏获益的证据[18]。

3. 放射治疗

3.1 四肢及躯干软组织肉瘤的放射治疗

3.1.1 术前放疗

适应证	Ⅰ级推荐	Ⅱ级推荐	Ⅲ级推荐
Ⅰ期($T_{1\sim4}N_0M_0$,G_1 或 G_X) 预期无法到达满意手术切缘或可能造成严重功能损害	• 术前放疗(2A 类)		
Ⅱ期($T_1N_0M_0$,$G_{2\sim3}$) 预期无法到达满意手术切缘或可能造成严重功能损害	• 术前放疗(2A 类)		
Ⅲ期($T_2N_0M_0$,$G_{2\sim3}$) 或($T_{3\sim4}N_0M_0$,$G_{2\sim3}$)	• 术前放疗(2A 类)		• 术前化疗 + 放疗(2B 类)

【注释】

1 随着外科、药物和放疗技术的进步,软组织肉瘤的综合治疗不断进步。放疗的目的在于提高肿瘤的局控率、延长总生存,并更好地保留肢体功能。已有随机研究证实,切缘阴性的外科保肢手术联合辅助放疗,具有与截肢手术相同的局部控制率和总生存率[1-5]。

2 对于Ⅰ/Ⅱ期可手术的四肢及躯干肉瘤患者,优先考虑手术治疗。但若预期直接手术无法达到满意手术切缘或可能造成严重功能损害者,推荐行术前放疗后再手术。

3 对于Ⅲ期四肢及躯干肉瘤患者,推荐手术联合放疗。现有证据显示,无论术前放疗还是术后放疗,都较单纯手术明显提升了局部控制率。但术前放疗有助于获得更高的 R0 切除率,更好地保留肢体功能,且对总生存改善更明显[2-3,6-7]。即使对于初始可切除的Ⅲ期软组织肉瘤患者,也优先推荐术前放疗。研究显示初始可根治性切除的肢体和躯干软组织肉瘤患者术前放疗较术后放疗更能提高 OS(HR=0.72,P<0.01)[7]。

4 术前放疗的优点:使肿瘤范围更清晰,放射治疗体积更小、血运好、乏氧细胞少、放疗剂量低。

近年研究数据体现了术前放疗与术后放疗比较在长期预后中的优势,并且可以降低关节僵硬、纤维化等远期并发症发生率[6-11]。

由于术前放疗发生伤口并发症的风险相对较高[10-12],对放疗时机的选择仍存在争议。但专家组更倾向于推荐术前放疗,尤其当放射野较大时,术前放疗更为优选。放疗后距离手术的间隔时间至少为 3~6 周[13]。

对于局部复发病灶，如未接受过放疗并且可手术切除，可考虑行术前放疗。

5 放疗范围

GTV：CT/MRI 图像显示可见的肿瘤。

CTV：GTV 向四周扩 1.5cm、纵向方向上下各扩 3~4cm 边界，包括 MRI 图像 T2 序列显示的水肿区，避开关节。如外扩超过肌肉起止点则缩至肌肉起止点；如外扩超过天然解剖屏障，如皮肤、肌群筋膜、骨，则缩至解剖屏障处。

6 放疗剂量：95%PTV（50~50.4）Gy/（1.8~2）Gy 为目前推荐的标准剂量。其他非常规分割放疗方式，如大分割放疗的疗效与不良反应是否与常规分割放疗相当，目前仍缺乏高级别的证据支持，推荐在有条件的中心可进行相关的临床研究。

摆位原则：患侧病变部位或肢体尽量采取自然体位，以固定良好、重复性好为原则，采用真空垫、发泡胶或其他体位固定装置，减少靶区部位各方向的位移及旋转。同时，应注意保护正常组织器官或患侧肢体，从而利于放射野设置。摆位还应考虑治疗中心应在肿瘤区域皮肤表面清晰可见，不被肢体或定位装置遮挡。

7 术前化疗加放疗：对于ⅢA 期（$T_2N_0M_0$，G_2/G_3）或ⅢB 期（$T_3/T_4N_0M_0$，G_2/G_3）患者，术前化疗加放疗可能增加射线对肿瘤细胞的杀伤效应，提高 pCR 率，并减少远处微转移。新辅助化疗与放疗联合的报道有一些Ⅱ期单臂前瞻性研究和回顾性研究，涉及的模式包括化疗与常规放疗交替（RT0G 9514 研究）[14]、化疗与大分割放疗同步[15-18]等；报道的化疗药物或方案包括多柔比星[15]、异环磷酰胺[17]、异环磷酰胺与表柔比星联合[16-18]、MAID 方案[14-15]等。其他一些具有放疗增敏的药物如吉西他滨[19]、替莫唑胺[20]等，研究数据极少。术前化疗联合放疗可能明显增加骨髓抑制的风险和影响术后伤口愈合，目前仅作为Ⅲ级推荐。

8 术前放疗的疗效评估应在术前放疗结束后 4~8 周进行。评估方式包括查体、CT、MRI 和 / 或 PET/CT，评估方式应与放疗前一致。术后应评估治疗后病理反应率，包括切缘状态、残留活细胞比例或肿瘤坏死率等。

9 术前放疗后拟进行广泛切除术前，建议再次进行分期检查，以避免漏诊在此期间可能出现的远处转移。

10 所有患者在开始放疗前均建议进行生育功能的知情同意（附录 8）。

3.1.2 术后放疗

适应证	Ⅰ级推荐	Ⅱ级推荐	Ⅲ级推荐
ⅠA 期（$T_1N_0M_0$，G_1） 切缘不足，术前未行放疗	• 再次手术（2A 类）	• 术后放疗（2A 类）	
ⅠB 期（$T_{2\sim4}N_0M_0$，G_1） 切缘充分，术前未行放疗	• 术后放疗（2A 类）		
ⅠB 期（$T_{2\sim4}N_0M_0$，G_1） 切缘不足，术前未行放疗	• 再次手术 + 术后放疗（2A 类）	• 术后放疗（2B 类）	
Ⅱ期（$T_1N_0M_0$，$G_{2\sim3}$） 切缘充分，术前未行放疗		• 术后放疗（2A 类）	
Ⅱ期（$T_1N_0M_0$，$G_{2\sim3}$） 切缘不足，未行术前放疗	• 再次手术 + 术后放疗（2A 类）	• 术后放疗（2B 类）	
Ⅲ期（$T_{2\sim4}N_0M_0$，$G_{2\sim3}$） 切缘充分，未行术前放疗	• 术后放疗（2A 类）		
Ⅲ期（$T_{2\sim4}N_0M_0$，$G_{2\sim3}$） 切缘不足，未行术前放疗	• 术前放疗 + 手术 （2A 类）	• 再次手术 + 术后放疗（2A 类）	
术前放疗后 切缘阳性或肉眼残存			• 术后放疗补量（2B 类）

【注释】

1 术后辅助放疗与单纯手术比较，虽然无法提高总生存，但是显著改善了高级别软组织肉瘤的局部控制率。两项随机试验证实了术后放疗联合保留肢体手术在治疗高级别（以及部分低级别）软组织肉瘤中的作用。研究认为局部复发率可以控制在 15% 以下[2,6]。

2 对于ⅠA 期及Ⅱ期肢体及躯干肉瘤患者，手术后发现切缘不足，优先推荐再次手术治疗。研究显示，对于肿块小于 5cm 而切缘不足的肉瘤，再次手术获得 R0 切缘后其 5 年局部复发率为 7.9%，而若直接补充放疗其 5 年局部复发率为 43%（P=0.001 5）[21]。但若二次手术困难，且术前未行放疗，可考虑直接行术后放疗，较单纯手术亦可提升其局部控制率。另有研究显示,无论对于低级别(G_1)还是高级别(G_{2-3})肢体肉瘤患者,手术联合辅助放疗较单纯手术均可显著降低其局部复发率[2](*P* 分别为 0.016 和 0.028)。该研究中纳入低级别患者 51 例,其中术后放疗组 26 例,5 年局部复发率 4%,单纯手术组 24 例,5 年局部复发率 33%(*P*=0.016),但 5 年 OS 率差异无统计学意义(92.3% vs. 91.7%,*P*>0.05)。因此,结合上述两篇研究的结果,对于ⅠB 期患者,推荐术后辅助放疗以降低局部复发率,而ⅠA 期患者因局部复发风险相对较低,可选择密切随诊,不推荐术后放疗。

一项研究利用 SEER 数据库回顾性分析放疗对肉瘤患者 OS 的影响。低级别肉瘤患者是否接受放疗的 OS 差异无统计学意义。在高级别肿瘤患者中,接受放疗患者 3 年 OS 率为 73%,而未接受放疗的患者为 63%(*HR*=0.67,*P*<0.001)。在>5cm 的高级别肿瘤的患者中,接受放疗患者的 3 年 OS 率为 66%,而未接受放疗的患者为 53%(*HR*=0.63,*P*<0.001)。但文中没有分析<5cm 的高级别肿瘤患者是否能从放疗中取得 OS 的获益[22]。因此,对于Ⅱ期手术后已获得满意手术切缘的患者,局部复发风险较低,放疗可酌情考虑。对于Ⅲ期肢体及躯干肉瘤术后患者,切缘充分但未行术前放疗,推荐行辅助放疗。切缘不足者优先推荐放疗后再次手术,也可选择先再次手术后再补充放疗。

3 对于术前放疗术后阳性切缘的患者,建议再次手术。对于无法手术者,可行术后放疗补量,但放疗补量是否可以提高局部控制率目前缺乏证据[23-24]且多为回顾性研究数据。一项回顾性研究收集了 216 例新辅助放疗(剂量为 50Gy)后手术切缘阳性的肢体肉瘤患者,病理分型包括脂肪肉瘤、平滑肌肉瘤、多形性未分化肉瘤以及不明分类的 STS。其中 52 例未行补量放疗,41 例接受了术后放疗补量(16Gy),两组局部复发率分别为 11.5%(6/52)和 22.0%(9/41),5 年的无复发生存率分别为 90.4% 和 73.8%(*P*=0.13)[23],放疗补量组未能降低局部复发率。另一项回顾性研究分析了 67 例新辅助放疗后切缘阳性的患者,未补量照射 10 例,术后粒子植入或术中电子线放疗补量 10 例,47 例术后外照射放疗补量。结果显示三组患者 5 年局部控制率分别为 100%,78% 和 71%(*P*=0.5)[24],术后放疗补量未能提升局部控制率,但可能改善患者 OS(未补量放疗者 *HR*=3.4,*P*=0.02)。因此术后补量放疗的价值尚未确认,需有更多前瞻性的大样本临床研究去验证。目前临床上对这一类患者需充分考虑到患者潜在治疗不良反应再决定。

4 术后放疗的优势是可以有明确完整的病理结果和切缘状态,急性手术伤口并发症低。但是由于放疗的靶区范围大,剂量高,晚期并发症发生率较高,包括纤维化、关节僵硬、水肿和骨折。这些晚期毒性大多是不可逆的。

术后复发再次术后的放疗适应证,也可参考上述推荐。

5 放疗范围

GTV(如有肉眼残存):CT/MRI 图像显示的可见肿瘤。

低危 CTV:瘤床区域(需参考术前 MRI 影像资料确认),在此区域四周扩 1.5cm、纵向方向上下各扩 4cm 边界,包括手术瘢痕及引流口,避开关节。如外扩超过肌肉起止点,则缩至肌肉起止点;如外扩超过天然解剖屏障,如皮肤、肌群筋膜、骨,则缩至解剖屏障处。

高危 CTV:瘤床区域[+GTV(如有)],在区域四周扩 1.5cm,纵向方向上下各扩 1.5~2cm。

PTV:结合各单位摆位误差等情况,一般需在 CTV 基础上四周及上下各外扩 0.5~1cm 左右。但遇到皮肤等组织需退缩回皮肤内。

6 放疗剂量

95% 低危 PTV:50~50.4Gy/1.8~2Gy。

95% 高危 PTV:需同步加量照射,总剂量达到:

对于 R0 切除者:60~66Gy

对于 R1/R2 切除者:66~70Gy

7 摆位原则同术前。

3.1.3 姑息放疗

全身远处转移的软组织肉瘤临床预后差,姑息放疗目的是减轻痛苦,提高生活质量。

1. 放疗范围

GTV:CT/MRI 图像显示的可见肿瘤。

CTV:范围与术前放疗相同,可根据病变情况及患者一般状态调整靶区。

2. 放疗剂量:95%PTV,(50~60)Gy/(25~30)F 或 30Gy/6F。

3. 摆位原则同术前。

3.2 腹膜后软组织肉瘤的放射治疗

分层		Ⅰ级推荐	Ⅱ级推荐	Ⅲ级推荐
初发	可切除		• 术前放疗(2A 类)	• 术前放疗 +/- IORT • 同步放化疗(3 类) • 术后放疗(高度选择的患者)(3 类)
	不可切除		• 转化放疗(2A 类),再考虑能否手术	• 转化放疗 +/- 药物治疗(3 类),再考虑能否手术
复发先前未行放疗	可切除		• 术前放疗(2A 类)	• 术前放疗 +/- 药物治疗(3 类)
	不可切除		• 转化放疗(2A 类),再考虑能否手术	• 药物治疗(3 类),再考虑能否手术

【注释】

1 由于腹膜后肉瘤通常邻近腹腔内的重要脏器或结构,手术难以获得广泛切除,局部复发和肿瘤进展是大部分肿瘤致死的主要原因,通常需要采取多模式的综合治疗。

2 对于放疗是否可以改善 RPS 的治疗效果目前尚存在争议。一项系统综述和荟萃分析的结果显示,对比单纯手术,手术联合放疗显著提高了患者的中位 OS(*P*<0.000 01)和 5 年 OS 率(*P*<0.001)。无论是术前放疗(*P*<0.001)还是术后放疗(*P*=0.001),对比单纯手术组,中位 RFS 均获得显著延长[1]。在另一项纳入 9 068 例患者的大型病例对照、倾向性评分匹配的回顾性研究中,术前放疗 563 例,术后放疗 2 215 例,单纯手术 6 290 例。研究结构发现,与单独手术相比,术前放疗(*HR*=0.70,95% *CI* 0.59~0.82;*P*<0.000 1)和术后放疗(*HR*=0.78,95% *CI* 0.71~0.85;*P*<0.000 1)均能显著提高总生存率[2]。但一项Ⅲ期前瞻性随机对照研究 STRASS 研究(EORTC62092)显示,手术联合术前放疗,对比单纯手术,新辅助放疗未提高局控率,也未显示出生存获益,尤其是高级别 LPS 和 LMS;但对于复发主要以腹腔内(局部)为主的 RPS,如高分化脂肪肉瘤和低级别去分化脂肪肉瘤,术前放疗可能有助于减少局部复发风险[3]。因此,还需要更多的前瞻性临床随机对照研究证实术前放疗的获益。

3 术前放疗优于术后放疗的依据在于,原发肿瘤可以将腹腔肠道或重要脏器推移,术前放疗尽可能减少对周围重要脏器结构的放射损伤。同时,术前放疗降低了手术时肿瘤播散的风险,放疗后肿瘤边界更清晰,可能使肿瘤更易于切除。对于预期难以达到理想外科切缘,复发风险高或暂时不可切除的患者,行术前放疗是较好的选择。局部复发病灶如未接受过放疗,亦可考虑行术前放疗后争取手术。

4 术前放疗范围:推荐对有髂嵴上方病灶的腹膜后肿瘤均进行 4D 扫描。

GTV:体格检查和影像学显示的大体肿瘤。

CTV:若在 4D 影像指导下,GTV 向四周及上下方向各扩 1.5cm 边界得到 CTV,如果肿瘤延伸至腹股沟管,则需将 GTV 向下扩 3cm。如果未能行 4D 扫描,对于髂嵴上方病灶,GTV 向四周扩 1.5~2cm,纵向方向上下各扩 2~2.5cm;对于髂嵴下方的病灶,GTV 向四周及上下方向各扩 1.5cm 边界得到 CTV,如果肿瘤延伸至腹股沟管,则需将 GTV 向下扩 3cm。以上所有勾画结束后均需修整,某些解剖屏障及重要器官需调整至 0~5mm。

PTV:CTV 四周及上下各外扩 5mm(若无 IGRT 引导,建议外扩边界为 9~12mm)[4]。

术前放疗剂量:一般外照射剂量为 95%PTV(45~50.4)Gy/(1.8~2.0)Gy。然而,在经验丰富的医疗中心,可给予整个临床靶区(CTV)剂量(45~50)Gy/(1.8~2)Gy,同时对经外科医生和放射肿瘤科医生共同确定的高危腹膜后边缘,勾画出高危 CTV 行同步推量照射,单次分割为 2.3Gy,最后至高危 CTV 总剂量为 57.5Gy/25F[5]。

摆位原则:采取自然体位,以固定良好、重复性好为原则,采用真空垫、发泡胶或其他体位固定装置,减少靶区部位各方向的位移及旋转。摆位还应考虑治疗中心应在肿瘤区域皮肤表面清晰可见,不被遮挡。

5 放疗技术:外照射放疗的各种放疗技术,其安全性和有效性尚未在多中心随机对照研究中进行评估。因此,根据各医疗中心情况,可采用 3D 适形放疗,调强放疗(IMRT),螺旋断层放疗或质子治疗等技术。

6 术中放疗(IORT)技术的研究也在开展。有研究评估了行术前放疗,手术切除及术中放疗(IORT)的 RPS 患者,相比仅接受单纯手术切除的患者,手术联合 IORT,其 OS(30% vs. 74%)和局部控制率(61% vs. 83%)更高[6]。因此,对于接受过术前放疗,但术中对于切缘状态不明确或怀疑切缘阳性时,可考虑术中放疗(IORT)[6-7]。

7 术前同步放化疗的作用尚未确定,缺乏比单纯术前放疗更有效的前瞻性研究数据,且可能增加相关毒性,故仅在临床试验的前提下,由具有丰富临床治疗经验的中心开展。

8 由于正常组织在术后重新进入原瘤床区域,术后放疗的并发症风险高,腹膜后肉瘤术后不应常规行辅助放疗。如果在手术切除前没有做过放疗,则可考虑随访,在局部复发时再选择行术前外照射放疗。如果肿瘤部位特殊,局部复发风险高,挽救性手术不可行,或局部复发将引起严重并发症的患者,可考虑行术后放疗。为行术后放疗,最好在术中,在高危复发或预期为 R1/R2 切除的区域,放置夹子标记需要照射的范围。也建议用网膜或其他组织移位材料将肠道从肿瘤床移位,以降低放疗相关肠道毒性的风险。

9 放射治疗既可作为可切除 RPS 的术前治疗,也可作为不可切除患者的姑息治疗选择。

4. 化学治疗

4.1 术前化疗

病理类型		Ⅰ级推荐	Ⅱ级推荐	Ⅲ级推荐
非多形性横纹肌肉瘤*	可切除**	• 直接手术(1A 类)	• 术前化疗(1A 类) • VAC	
	不可切除**	• 术前化疗(1A 类) • 低危: VAC VA • 中危: VAC VAC/VI 交替 VDC/IE 交替 • 高危: VAC/VI/VDC/IE 交替 • 中枢侵犯: VAI/VACa/VDE/VDI 交替		
多形性横纹肌肉瘤		• 参照非特指型软组织肉瘤		
非特指型软组织肉瘤	可切除	• 直接手术(1A 类)	• 临床研究	
	不可切除	• 术前放疗(1A 类)	• 术前化疗(2A 类) • A • AI • EI • MAID	

注:* 关于非多形性横纹肌肉瘤定义见注释 3。** 关于可切除和不可切除的概念见外科治疗(MSTS/Enneking 外科分期)注释 11。

VAC:长春新碱 + 放线菌素 D+ 环磷酰胺;VA:长春新碱 + 放线菌素 D;VI:长春新碱 + 伊立替康;VDC:长春新碱 + 多柔比星 + 环磷酰胺;IE:异环磷酰胺 + 依托泊苷;VAI:长春新碱 + 放线菌素 D+ 异环磷酰胺;VACa:长春新碱 + 放线菌素 D+ 卡铂;VDE:长春新碱 + 多柔比星 + 依托泊苷;VDI:长春新碱 + 多柔比星 + 异环磷酰胺;A:多柔比星;AI:多柔比星 + 异环磷酰胺;EI:表柔比星 + 异环磷酰胺;MAID:美司钠 + 多柔比星 + 异环磷酰胺 + 达卡巴嗪。

【注释】

1 术前化疗,又称新辅助化疗,主要用于肿瘤巨大、累及重要脏器、与周围重要血管神经关系密切、预计手术切除无法达到安全外科边界或切除后会造成重大机体功能残障甚至危及生命的高级别软组织肉瘤患者。术前化疗具有以下优点:①可以使肿瘤与神经、血管、肌肉的边界清晰,降低截肢风险,提高保肢率和肢体功能;②腹膜后肉瘤的术前化疗可以减少对正常器官的切除;③提高手术切缘阴性率,降低局部复发风险;④与术前放疗联合使用时具有增敏的效果;⑤具有杀灭微小转移灶的效果;⑥很多患者因为术后并发症不能按时行辅助化疗,术前化疗可以减少这种情况对生存的影响；⑦依据术前化疗的病理缓解率可以制订后续化疗方案。

2 化疗敏感性是软组织肉瘤是否选择化疗的重要依据。常见软组织肉瘤的化疗敏感性大致分为①高度敏感：胚胎性 / 腺泡状横纹肌肉瘤；②中高度敏感：滑膜肉瘤、黏液样脂肪肉瘤和子宫平滑肌肉瘤；③中度敏感：多形性脂肪肉瘤、黏液纤维肉瘤、上皮样肉瘤、多形性横纹肌肉瘤、平滑肌肉瘤、恶性周围神经鞘膜瘤、血管肉瘤、促结缔组织增生性小圆细胞肿瘤、头皮和面部血管肉瘤；④不敏感：去分化脂肪肉瘤和透明细胞肉瘤；⑤极不敏感：腺泡状软组织肉瘤和骨外黏液样软骨肉瘤。

3 横纹肌肉瘤可分为胚胎性 RMS、腺泡状 RMS、多形性 RMS 以及梭形细胞 / 硬化性 RMS 四类，其中多形性 RMS 的化疗方案参考非特指型软组织肉瘤。非多形性 RMS 包括胚胎性 RMS、腺泡状 RMS 和梭形细胞 / 硬化性 RMS。目前关于成人 RMS 的研究报道较少，一般认为成人 RMS 的预后比儿童 RMS 差，但是意大利米兰国家癌症研究所通过对 171 例成人 RMS 的随访发现，如果成人 RMS 患者按儿童 RMS 方案化疗，能取得与儿童患者相似的疗效。因此本指南推荐成人非多形性 RMS 的化疗证据主要来源于儿童 RMS 的研究[1]。

胚胎性 RMS 和腺泡状 RMS 对化疗非常敏感，对于肿块巨大或累及重要脏器和结构、无法完整切除的患者，可在活检病理明确诊断后予以术前化疗。其化疗方案需要根据病理类型、是否存在 *FOXO1* 融合基因、年龄、TNM 分期、IRS 分组和是否存在中枢受累等因素进行危险度分级来选择[2-5]（附录 9~11）。完成 12 周左右的化疗后，经外科会诊，若能达到完整切除者可以选择手术治疗。其中胚胎性 RMS 是预后良好的病理类型，腺泡状 RMS 中 70%~80% 存在 13 号染色体的 *FOXO1* 基因与 2 号染色体的 *PAX7* 或 1 号染色体的 *PAX3* 基因转位，形成融合基因 *PAX3*::*FKHR* 或 *PAX7*::*FKHR*，其 OS 和 EFS 差，远处转移率高，而 *FOXO1* 融合基因阴性患者的预后和胚胎型 RMS 类似[6]。因此推荐有条件的单位对腺泡状 RMS 常规进行 *FOXO1* 融合基因检测，根据危险度确定化疗方案。

梭形细胞 / 硬化性 RMS 是非多形性 RMS 中的罕见类型，占 5%~10%，2020 版 WHO 软组织肿瘤分类将其列为一类单独的亚型。针对这类亚型化疗的临床研究较少，且均为回顾性研究，目前并无标准化疗方案推荐。日本国立癌症中心医院 1997 年到 2014 年收治了 16 例梭形细胞 / 硬化性 RMS 患者，选用 VAC 方案化疗，56% 的患者达到客观缓解，但一半以上患者后期出现复发或病情进展，因此推荐 VAC 作为初始化疗方案，但需明确其化疗敏感性及预后比胚胎性 RMS 和腺泡状 RMS 患者的要差[7]。

4 非特指型软组织肉瘤需除外以下三类亚型。①化疗高度敏感的肉瘤：尤因肉瘤和非多形性横纹肌肉瘤；②化疗极不敏感的肉瘤：腺泡状软组织肉瘤和骨外黏液样软骨肉瘤；③需要特殊处理的软组织肿瘤：胃肠道间质瘤和韧带样纤维瘤病。在非特指型软组织肉瘤中，对化疗相对敏感、肿瘤体积较大、累及重要脏器、与周围重要血管神经关系密切、预计手术切除无法达到安全外科边界或切除后会造成重大机体功能残障甚至危及生命的高级别软组织肉瘤患者可以进行术前化疗，而一期手术可以达到安全外科边界下完整切除的患者不推荐术前化疗。

5 非特指型软组织肉瘤的术前化疗方案可以选择多柔比星（A）、多柔比星 + 异环磷酰胺（AI）、美司钠 + 多柔比星 + 异环磷酰胺 + 达卡巴嗪（MAID）等。在术前化疗中，为争取降期，通常推荐联合化疗方案[8-10]。术前化疗方案需要根据患者的一般情况、治疗耐受性和意愿综合制订。

6 软组织肉瘤的化疗效果与剂量强度密切相关。推荐剂量为：多柔比星单药 75mg/m^2，联合化疗时为 60mg/m^2，每 3 周为 1 个周期[11-12]；异环磷酰胺单药剂量 8~12g/m^2，联合化疗时可考虑为 7.5g/m^2，每 3 周为 1 个周期[13-14]。

7 ISG-STS 1001 研究探索了根据软组织肉瘤亚型选择不同的术前化疗方案，分别为黏液样脂肪肉瘤（MLPS）选择曲贝替定，SS 选择大剂量异环磷酰胺，LMS 选择吉西他滨 + 达卡巴嗪，UPS 选择吉西他滨 + 多西他赛，MPNST 选择异环磷酰胺 + 依托泊苷，与标准的表柔比星 + 异环磷酰胺（EI）方案对比，发现两组的 5 年 OS 率分别为 66% 和 76%（P=0.018），提示术前化疗采用 EI 方案可带来生存获益[15]。

8 一项阿霉素和异环磷酰胺联合安罗替尼对不可切除软组织肉瘤新辅助转化治疗的研究结果表明[16]，共纳入 28 例患者，总体 ORR 为 28.57%，DCR 为 100%，共有 24 例患者接受了手术，保肢率和 R0 切除率分别为 91.67%（n=22/24）和 87.50%（n=21/24）。直至末次随访，平均 PFS 和 RFS 分别为 21.70 个月和 23.97 个月。在治疗期间 67.87% 的患者出现 ≥ 3 级 AE，未发生与治疗相关的死亡。此研究也为不可切除软组织肉瘤患者的新辅助治疗阶段提供了新的思路。

9 所有年轻患者在开始化疗前均建议进行生育功能相关的知情同意（附录 8）。

4.2 术后化疗

肿瘤类型及风险分级		Ⅰ级推荐	Ⅱ级推荐	Ⅲ级推荐
非多形性横纹肌肉瘤	低危*	• VA（1A 类）		
	中危*	• VAC（1A 类） • VAC/VI 交替（1A 类） • VDC/IE 交替（1A 类）		
	高危*	• VAC/VI/VDC/IE 交替（1A 类）		
	中枢侵犯*	• VAI/VACa/VDE/VDI 交替（1A 类）		
非特指型软组织肉瘤	Ⅰ～Ⅱ期	• 观察（2A 类）	• 伴高危因素时可行术后化疗方案（2B 类） • AI • EI • A	
	Ⅲ期	• 术后化疗方案（2A 类） • AI • EI • A	• 观察（2B 类）	

注：*关于低危、中危、高危和中枢侵犯的概念见附录 11。表中化疗方案同术前化疗表中相应类型的肿瘤化疗方案。

【注释】

1 术后化疗旨在消灭亚临床病灶，减少远处转移和复发的风险，提高患者的生存率。

2 术后化疗可改善非多形性横纹肌肉瘤患者的 DFS 和 OS，推荐按危险度级别选择化疗方案。

3 非特指型软组织肉瘤的辅助化疗一直存在争议，主要是因为 EORTC 62931 研究表明术后 AI（多柔比星 + 异环磷酰胺）方案辅助化疗未改善 OS、RFS、5 年局部复发率和 5 年远处转移率[1]。但该研究存在设计上的缺陷，比如入组了Ⅱ～Ⅲ期肉瘤患者；肿瘤大小及部位不受限制；异环磷酰胺使用剂量偏低（仅使用 $5g/m^2$，低于常用的 $8\sim10g/m^2$）等。对美国国家癌症数据库进行大数据分析，筛选出 1998—2012 年间Ⅲ期软组织肉瘤患者 16 370 例，其中 5 377 例可以纳入生存分析，化疗组的中位 OS 为 82.7 个月，观察组的中位 OS 为 51.3 个月（P<0.01）[2]。法国肉瘤组的随访数据也显示 FNCLCC 3 级的患者可以从辅助化疗中获益，5 年无转移生存率（metastasis-free survival，MFS）由 49% 提高到 58%（P=0.01），5 年 OS 率由 45% 提高到 58%（P=0.000 2）[3]。因此，对于Ⅲ期化疗敏感的肉瘤患者推荐术后化疗，Ⅱ期患者具备以下高危因素时也可考虑术后化疗：肿瘤位置深，肿瘤累及周围血管，包膜不完整或突破间室，FNCLCC 3 级，局部复发二次切除术等。

4 1997 年发表的一项荟萃分析显示以多柔比星为基础的辅助化疗可以明显延长局部复发及远处转移的时间，改善无复发生存时间，但 OS 仅有延长的趋势[4]。在此基础上，2008 年的一项荟萃分析更新了部分临床研究，结果显示辅助化疗对比术后观察的局部复发风险比为 0.73（P=0.02），远处转移及复发风险比均为 0.67（P=0.000 1）[5]，而且在死亡风险比方面，单药多柔比星（A）为 0.84（P=0.09），多柔比星 + 异环磷酰胺（AI）为 0.56（P=0.01），提示联合化疗在 OS 方面更具有优势。2001 年意大利肉瘤研究组发表了一项表柔比星 + 异环磷酰胺（EI）方案用于辅助治疗的研究，纳入了 3 级软组织肉瘤患者 104 例（直径 ≥ 5cm 或复发），随机分为试验组和观察组，试验组接受 5 个周期 EI 方案辅助化疗，结果显示辅助化疗显著改善 DFS 和 OS，两组 mDFS 分别为 48 个月和 16 个月（P=0.03），mOS 分别为 75 个月和 46 个月（P=0.04）[6]。

5 建议术后化疗在伤口愈合后尽早开始，共完成 4~6 周期[7]。是否选择联合治疗以及治疗疗程，还需要根据患者的具体情况及意愿，综合制订治疗方案。

4.3 转移或复发的不可切除软组织肉瘤的化疗

肿瘤类型	线数	Ⅰ级推荐	Ⅱ级推荐	Ⅲ级推荐
非多形性横纹肌肉瘤	一线	• VAC/VI/VCD/IE 交替（1A 类） • VAI/VACa/VDE/VDI 交替（中枢侵犯）（1A 类）		
	二线	• 环磷酰胺 + 托泊替康（2A 类） • 长春瑞滨（2A 类） • 环磷酰胺 + 长春瑞滨（2A 类） • 吉西他滨 + 多西他赛（2A 类） • 多柔比星 + 异环磷酰胺（2A 类） • 卡铂 + 依托泊苷（2A 类）	• 临床试验	• 最佳支持治疗
非特指型软组织肉瘤	一线	• A（2A 类） • AI（2A 类）	• 多柔比星 + 曲贝替定（LMS）（2A 类） • 多柔比星 + 达卡巴嗪（LMS）（2B 类） • 临床试验	• 最佳支持治疗
	二线	• 依据具体类型选择化疗方案（2A 类）	• 临床试验	• 最佳支持治疗

注：表中化疗方案同术前化疗表中相应类型的肿瘤化疗方案。
所有患者开始化疗前均建议进行生育功能的知情同意（附录 8）。

【注释】

1 姑息性化疗是对于转移或复发且不能完整切除肿瘤患者采取的化疗，目的是使肿瘤缩小、稳定，以减轻症状，延长生存期，提高生活质量。考虑到软组织肉瘤的多样性、异质性和化疗较明显的不良反应，姑息化疗方案的制订需要因人而异。

2 转移性非多形性横纹肌肉瘤患者，化疗方案应按照高危组选择 VAC/VI/VDC/IE 交替，有部分化疗效果好但仍存在病灶残留者也可积极选择手术或放疗等局部治疗。二线化疗可选方案包括：环磷酰胺 + 托泊替康、长春瑞滨、环磷酰胺 + 长春瑞滨、吉西他滨 + 多西他赛、多柔比星 + 异环磷酰胺和卡铂 + 依托泊苷。

3 多柔比星和异环磷酰胺是非特指型软组织肉瘤的基石用药。EORTC 62012 研究比较了单药多柔比星（A）和多柔比星 + 异环磷酰胺（AI）方案治疗晚期软组织肉瘤患者的疗效，结果显示 AI 组的 ORR 远高于单药 A 组（26% vs. 14%，P<0.000 6），中位 PFS 也高于单药 A 组（7.4 个月 vs. 4.6 个月，P=0.003），但两组的 OS 差异无统计学意义（14.3 个月 vs. 12.8 个月，P=0.076）。分层分析显示，除了未分化多形性肉瘤亚组 OS 具有显著获益以外，其他亚型均没有显著的 OS 获益，且联合治疗的不良反应发生率较高[1]。一项随机对照Ⅲ期临床研究，将 AI 方案中的多柔比星剂量由 50mg/m^2 提高到 75mg/m^2，中位 PFS 由 19 周显著提高到 29 周（P=0.03），但中位 OS 差异无统计学意义（55 周 vs. 56 周，P=0.98）[2]。因此姑息一线化疗方案可以个体化选择 A 或者 AI 方案，而且不推荐提高化疗药物剂量。

4 表柔比星和多柔比星脂质体的心脏毒性小于多柔比星，但疗效相当[3]，对于多柔比星的累积剂量较大，或年龄较大、存在基础心脏疾病的患者，可以考虑使用表柔比星和多柔比星脂质体代替多柔比星，但缺乏大规模临床研究证据。

5 D'Ambrosio 等[4]报道的一项 EORTC-STBSG 回顾性研究，评价了多柔比星 + 达卡巴嗪（AD）、多柔比星 + 异环磷酰胺（AI）和多柔比星（A）一线治疗晚期 / 转移性平滑肌肉瘤的疗效。2010 年 1 月至 2015 年 12 月在 EORTC-STBSG 的 18 家中心收集 330 例患者。117 例（39%）接受 AD 治疗，71 例（23%）接受 AI 治疗，115 例（38%）接受 A 治疗。在 2∶1∶2 倾向评分匹配的 205 例患者中，三组患者的中位 PFS 分别为 9.2 个月、8.2 个月和 4.8 个月，ORR 分别为 30.9%、19.5% 和 25.6%。AD 组的 mPFS 明显优于 A 组（HR=0.72，95% CI 0.52~0.99）。三组的中位 OS 分别为 36.8 个月、21.9 个月和 30.3 个月，没有显著性差异。在倾向评分匹配的人群中，多柔比星 + 达卡巴嗪在 ORR 和 PFS 方面表现出较好的疗效，值得在前瞻性试验中进一步评估。

6 LMS-04 是一项多中心、开放标签、优效性的随机Ⅲ期临床试验[5]，从 2017 年 1 月 18 日至 2019 年 3 月 21 日，纳入了来自法国肉瘤组（French Sarcoma Group）20 个中心既往未接受过化疗的转移性或复发性不可切除平滑肌肉瘤患者150例,子宫平滑肌肉瘤67例,软组织平滑肌肉瘤83例。随机分配(1∶1)接受多柔比星($75mg/m^2$),每3周一次,最多6个周期;或多柔比星($60mg/m^2$)+曲贝替定($1.1mg/m^2$,d1),每3周一次,最多6个周期,随后单用曲贝替定维持治疗。多柔比星组76例,多柔比星+曲贝替定组74例。结果显示,多柔比星+曲贝替定组的中位无进展生存期显著优于多柔比星组,分别为12.2个月和6.2个月(*HR*=0.41,95% *CI* 0.29~0.58,*P*<0.000 1)。最常见的3~4级AE为中性粒细胞减少,两组SAE的发生率分别为12%和20%。研究表明,与单独使用多柔比星相比,多柔比星+曲贝替定一线治疗转移性或不可切除平滑肌肉瘤患者可显著提高无进展生存期,尽管毒性较高但可控制,可考虑作为转移性平滑肌肉瘤一线治疗的一种选择。

7 非特指型软组织肉瘤的二线治疗没有公认的化疗方案,可以参照病理类型进行选择:如平滑肌肉瘤可以选择吉西他滨+达卡巴嗪、吉西他滨+多西他赛或者曲贝替定;脂肪肉瘤可以选择曲贝替定或者艾立布林;滑膜肉瘤可以选择大剂量异环磷酰胺;未分化多形性肉瘤可以选择吉西他滨+多西他赛;血管肉瘤可以选择紫杉醇等[6-7]。METASARC观察性研究在2 225例转移性STS患者中探索了真实世界的结果,发现前线的联合化疗、病理亚型为平滑肌肉瘤、转移病灶接受局部治疗和OS正相关,但是除了平滑肌肉瘤外,其他病理类型接受二线之后系统治疗的获益非常有限[8]。

8 对于不适合化疗的晚期非特指型软组织肉瘤患者(例如高龄),没有公认的治疗方案。ALTER-S003研究采用安罗替尼一线治疗不适合化疗的晚期软组织肉瘤患者,结果显示4个月和6个月的临床获益率(CBR)分别为65.4%(17/26)和38.5%(10/26)[9]。安全性良好,大部分AE为1~2级,最常见的3级AE为高血压(17.2%)。安罗替尼有望成为不适合化疗的晚期软组织肉瘤患者一线治疗选择。另外一项安罗替尼联合表柔比星一线治疗晚期软组织肉瘤患者的单臂Ⅱ期临床研究结果显示[10]:ORR为13.3%,DCR为80%,中位PFS达11.5个月。据此,一项大型多中心Ⅲ期注册临床研究正在国内开展,期待该方案成为晚期软组织肉瘤的一线治疗选择。

9 在一项多中心、随机Ⅲ期临床试验[11]中纳入既往接受过蒽环类药物治疗的晚期中高级别肉瘤患者452例,其中LPS 143例和LMS 309例,对比艾立布林与达卡巴嗪的疗效,其中艾立布林组228例,达卡巴嗪组224例。与达卡巴嗪相比,艾立布林显著改善了总体人群的OS(13.5个月 vs. 11.5个月,*HR*=0.77,*P*=0.016 9)。亚组分析显示,艾立布林为LPS患者也带来了明显生存获益,艾立布林和达卡巴嗪治疗的mOS分别为15.6个月和8.4个月(*HR*=0.51,95%*CI* 0.35~0.75);而LMS亚组没有显著差异,mOS分别为12.7个月和13.0个月(*HR*=0.93,95%*CI* 0.71~1.20)。根据这项研究结果,美国FDA批准了艾立布林用于蒽环类药物治疗失败的晚期LPS患者。

10 曲贝替定被美国FDA批准用于平滑肉瘤和脂肪肉瘤的二线化疗,与达卡巴嗪相比,中位PFS由1.5个月提高到4.2个月(*P*<0.001)。分层分析显示,曲贝替定治疗平滑肌肉瘤和脂肪肉瘤均有效,尤以黏液样脂肪肉瘤疗效更佳。但是,曲贝替定较达卡巴嗪并没有带来OS获益[12]。

11 对于复发/转移不可切除的RPS,姑息性化疗原则及方案参照四肢躯干/原发、复发/转移不可切除肉瘤的治疗部分。

5. 靶向/免疫治疗

5.1 靶向治疗

5.1.1 晚期或不可切除软组织肉瘤的二线靶向治疗

靶向药物	Ⅰ级推荐	Ⅱ级推荐	Ⅲ级推荐
安罗替尼(anlotinib)	软组织肉瘤(1A类)		
培唑帕尼(pazopanib)		软组织肉瘤(1A类)(脂肪肉瘤除外)	
瑞戈非尼(regorafenib)			软组织肉瘤(2B类)(脂肪肉瘤除外)

【注释】

1 抗肿瘤靶向药物作为新的治疗手段,已成功应用于多种类型肿瘤的治疗。靶向药物相对于化疗,具有副作用小和耐受性好的特点。近年来一些靶向治疗药物对特定组织学类型的晚期软组织肉瘤(STS)显示出较好前景,已有多种靶向药物应用于晚期或不可切除STS的治疗。本部分所列靶向药物均用于晚期或不可切除软组织肉瘤的药物治

骨与软组织肿瘤

疗,不用于术后辅助治疗。

2 安罗替尼、培唑帕尼和瑞戈非尼可以作为不可切除或晚期软组织肉瘤的二线治疗选择,但培唑帕尼和瑞戈非尼不推荐用于脂肪肉瘤。

3 安罗替尼是一种多靶点酪氨酸酶抑制剂,具有抑制肿瘤血管新生及抑制肿瘤生长的双重靶向作用。安罗替尼二线治疗晚期软组织肉瘤的Ⅱ期研究显示,安罗替尼有效率为12.6%,12周无进展生存率达68.4%,中位无进展生存期为5.63个月,中位总生存期为12.33个月[1]。在随机对照的ⅡB期研究中(ALTER 0203),与安慰剂相比,安罗替尼可以显著延长患者无进展生存期,降低疾病进展风险(6.27个月 vs. 1.47个月,HR=0.33,P<0.000 1)。亚组分析显示,安罗替尼能显著延长滑膜肉瘤(5.73个月 vs. 1.43个月,P<0.000 1)、平滑肌肉瘤(5.83个月 vs. 1.43个月,P<0.000 1)及腺泡状软组织肉瘤(18.23个月 vs. 3个月,P<0.000 1)等多种亚型患者的PFS[2]。安罗替尼除了常规监测血压外,还需要注意定期监测甲状腺功能。

4 培唑帕尼是一种特异性靶向肿瘤血管生成和肿瘤细胞增殖相关受体的小分子酪氨酸激酶抑制剂。2012年4月26日美国FDA批准培唑帕尼用于化疗失败的除脂肪肉瘤以外转移性软组织肉瘤的二线治疗。一项随机对照的Ⅲ期研究(PALETTE)入组了369例经标准化疗失败且未曾接受血管生成抑制剂治疗的转移性软组织肉瘤患者。与安慰剂相比,培唑帕尼能显著延长患者的无进展生存期(4.6个月 vs. 1.6个月,HR=0.35,P<0.000 1)。两者的总生存期差异无统计学意义(12.5个月 vs. 11个月,P=0.25)[3]。

一项在中国STS人群中的临床研究,收集了培唑帕尼治疗的不同亚型STS成人患者40例。结果表明,ORR为37.5%(15/40),疾病控制率(DCR)为80.0%(32/40),中位无进展生存期(mPFS)为5.3个月[4]。

培唑帕尼在STS患者中的最常见不良事件为疲乏、腹泻、恶心、皮肤毛发色素脱失、体重减轻和高血压。临床应用中要注意监测患者的肝功能,一旦出现肝功能异常应及时处理。对于基线存在中度肝损伤患者,可减量至200mg/d;严重肝损伤患者不建议使用。

5 在一项安慰剂对照的随机Ⅱ期临床试验(REGOSARC)中,瑞戈非尼可以显著提高多柔比星治疗失败的非脂肪肉瘤组STS患者的mPFS(4.0个月 vs. 1.0个月,P<0.000 1);而mOS没有显著获益,分别为13.4个月和9个月(P=0.059)。除了脂肪肉瘤亚组以外,滑膜肉瘤、平滑肌肉瘤和其他肉瘤患者中,瑞戈非尼治疗均有mPFS获益[5]。

5.1.2 特殊病理亚型晚期或不可切除软组织肉瘤的靶向治疗

病理亚型	Ⅰ级推荐	Ⅱ级推荐	Ⅲ级推荐
腹膜后高分化/去分化脂肪肉瘤			• 哌柏西利(3类) • 阿贝西利(3类)
腺泡状软组织肉瘤	安罗替尼(2A类)		• 培唑帕尼(3类) • 舒尼替尼(3类)
透明细胞肉瘤	安罗替尼(2A类)		
*ALK*融合的炎性肌纤维母细胞瘤			• 克唑替尼(3类) • 塞瑞替尼(3类)
恶性孤立性纤维瘤			• 索拉非尼(3类) • 舒尼替尼(3类) • 培唑帕尼(3类) • 贝伐珠单抗+替莫唑胺(3类)
隆突性皮肤纤维肉瘤	• 伊马替尼(3类)		
恶性血管周上皮样细胞瘤		• 白蛋白结合型西罗莫司(2B类)	• 依维莫司(3类) • 西罗莫司(3类) • 替西罗莫司(3类)
上皮样肉瘤		• 他泽司他(2B类)	
*NTRK*融合的肉瘤	• 拉罗替尼(3类) • 恩曲替尼(3类)		
*RET*融合的肉瘤			• 塞普替尼(3类)

骨与软组织肿瘤

【注释】

1 通常情况下，靶向治疗用于不可切除或晚期软组织肉瘤的二线治疗。但在一些特殊病理亚型由于缺乏标准、有效的一线化疗方案，所以特定的靶向药物可以考虑用于特定类型不可切除或晚期软组织肉瘤的一线治疗，如CDK4抑制剂哌柏西利、阿贝西利可以用于高分化/去分化脂肪肉瘤的一线治疗；安罗替尼、培唑帕尼和舒尼替尼可以用于腺泡状软组织肉瘤的一线治疗；克唑替尼和塞瑞替尼用于*ALK*融合的炎性肌纤维母细胞瘤的一线治疗；白蛋白结合型西罗莫司、依维莫司和西罗莫司用于恶性血管周上皮样细胞瘤的一线治疗；伊马替尼可以用于隆突性皮肤纤维肉瘤的一线治疗。

2 在基因检测方面，CDK4抑制剂哌柏西利、阿贝西利用于高分化/去分化脂肪肉瘤的治疗建议检测*CDK4*基因扩增；伊马替尼用于隆突性皮肤纤维肉瘤的治疗建议进行*COLIA1*::*PDGFB*融合基因的检测；克唑替尼和塞瑞替尼用于炎性肌纤维母细胞瘤的治疗，需要检测*ALK*融合基因，特别需要注意的是，与肺癌*EML4*::*ALK*融合基因不同，炎性肌纤维母细胞瘤的*ALK*融合基因为*PM3*::*ALK*、*TPM4*::*ALK*、*CLTC*::*ALK*、*RANBP2*::*ALK*、*CARS*::*ALK*和*ATIC*::*ALK*，需要特殊的分子诊断检测。

3 脂肪肉瘤有以下几个亚型：高分化脂肪肉瘤（WDLPS）、去分化脂肪肉瘤（DDLPS）、黏液样脂肪肉瘤、多形性脂肪肉瘤和黏液样多形性脂肪肉瘤。黏液样脂肪肉瘤对化疗较为敏感，可以考虑含多柔比星为主的化疗。对于局部晚期或转移性的WDLPS和DDLPS患者仍然缺乏效果较好的治疗方法。90%的WDLPS和DDLPS患者存在*CDK4*基因扩增，提示该部分患者有可能从CDK4抑制剂中获益。哌柏西利（palbociclib）是一种选择性的CDK4抑制剂。在一项开放性Ⅱ期研究中，哌柏西利治疗*CDK4*扩增的晚期WD/DDLPS患者30例，29例可评估疗效。结果显示，12周的PFS率为66%，超过了预设的主要终点（40%）。中位PFS为18周，1例患者部分缓解（PR）。3/4级AE包括贫血（17%）、血小板减少（30%）、中性粒细胞减少（50%）和发热性中性粒细胞减少（3%）[1]。在该项研究的扩展队列中，CDK4抑制剂哌柏西利治疗WD/DDLPS 60例，其中WDLPS 13例，DDLPS 47例。全组可评价的患者59例，12周PFS率为57.2%，中位PFS为17.9周，哌柏西利显示一定的疗效[2]。阿贝西利（abemaciclib）也是一种选择性的CDK4抑制剂，在一项Ⅱ期临床研究中，阿贝西利治疗复发或转移性DDLPS患者30例，可评估疗效者29例，12周PFS率为75.9%（22/29），mPFS为30周，ORR为6.9%（2/29）[3-4]。

4 腺泡状软组织肉瘤（ASPS）是一种罕见的、对化疗极不敏感的软组织肉瘤。一项安罗替尼和安慰剂随机对照、双盲、多中心Ⅱb期临床研究中，亚组分析显示，安罗替尼治疗ASPS患者（n=56）较安慰剂组的mPFS显著延长，分别为18.23个月和3个月（P<0.000 1）；透明细胞肉瘤和上皮样肉瘤患者（n=17）的mPFS有延长的趋势（9.07个月 vs. 4.3个月，P=0.82）[5]。一项回顾性研究中，30例接受培唑帕尼治疗的ASPS患者，可评估患者29例，1例CR，7例PR，17例SD，ORR为27.6%，DCR为86.2%。中位随访19个月，mPFS为13.6个月，1年PFS率为59%，mOS未达到。结果显示，培唑帕尼在ASPS患者中取得了一定疗效[6]。2011年报道的一项回顾性分析中，在9例ASPS患者中对舒尼替尼的疗效进行评价，其中5例PR，3例SD，1例PD，mPFS为17个月。在另一项舒尼替尼和西地尼布（cediranib）治疗ASPS的小样本随机对照Ⅱ期研究中，两组的ORR分别为7.1%（1/14）和6.7%（1/15），DCR分别为78.6%（11/14）和86.7%（13/15）。舒尼替尼可能通过PDGFR和RET等相关机制在ASPS中产生抗肿瘤活性[7-8]。

5 炎性肌纤维母细胞瘤（inflammatory myofibroblastic tumor，IMT）的组织学特征是炎性浸润的梭形细胞增生，具有局部侵袭性。IMT是低度恶性软组织肉瘤，手术切除是治疗IMT的主要手段，少数病例用塞来昔布等非甾体抗炎药物治疗有效。大约一半的IMT患者伴有*ALK*基因融合，导致ALK表达异常。一项ALK抑制剂克唑替尼单药治疗晚期、不能手术的IMT患者的多中心、前瞻性Ⅱ期临床试验中，50%（6/12）ALK阳性患者和14%（1/7）ALK阴性患者达到客观缓解（ORR）[9]。在一项多中心、开放标签、Ⅰ期剂量爬坡和扩展研究中，塞瑞替尼治疗ALK阳性复发难治性IMT患者10例，ORR为70%[10]。

6 恶性孤立性纤维瘤（solitary fibrous tumor，SFT）/血管外皮瘤是一种罕见的软组织肉瘤亚型，通常是低度恶性肿瘤，但在20%的病例中仍可能表现出转移潜能。在转移性或不可切除的情况下，蒽环类药物为基础的化疗效果较差。索拉非尼治疗SFT患者有一定的效果。一项来自法国的Ⅱ期临床研究中，亚组分析显示，5例进展期SFT患者经过索拉非尼治疗，有2例获得9个月的疾病控制[11]。2012年，一项单中心回顾性研究中，分析了舒尼替尼治疗的进展性晚期SFT患者35例。按照RECIST标准，可评估患者31例，PR 2例，SD 16例，PD 13例，ORR为6.5%，DCR为58.0%，mPFS 6个月；按照Choi标准，可评估患者29例，PR 4例，ORR为13.8%[12]。一项欧洲的多中心、单臂、Ⅱ期试验评价了培唑帕尼在恶性SFT和去分化SFT患者中的疗效和安全性。2014年6月至2016年11月共纳入36例患者（恶性SFT 34例，去分化SFT 2例）。根据Choi标准，可评价患者35例，PR 18例（51.4%），SD 9例

(25.7%)。由于 2 例去分化 SFT 患者出现早期快速进展,停止入组该类患者。无治疗相关死亡。3 级以上 AE 包括高血压 31%(11/36)、中性粒细胞减少 11%(4/36)和 ALT 升高 11%(4/36)等[13]。一项回顾性研究中,贝伐珠单抗联合替莫唑胺治疗局部晚期、复发、转移性恶性 SFT 患者 14 例。结果显示,根据 Choi 标准,11 例 PR(79%),2 例 SD(14%),1 例 PD(7%)。中位至反应时间为 2.5 个月,中位 PFS 为 9.7 个月,6 个月 PFS 率为 78.6%。常见 AE 为骨髓抑制[14]。

7 90% 以上的隆突性皮肤纤维肉瘤(dermatofibrosarcoma protuberans,DFSP)患者伴有 17 号染色体 *COL1A1* 和 22 号染色体的 *PDGFB* 基因融合,从而导致 PDGFR 通路的过度活化,提示隆突性皮肤纤维肉瘤患者有可能从相应的靶向治疗中获益。Rutkowski 等[15]对 EORTC 和 SWOG 的两项伊马替尼治疗局部晚期或转移性 DFSP 患者的Ⅱ期临床试验进行汇总分析,结果显示,24 例患者中,PR 11 例(45.8%),SD 6 例(25%),PD 4 例(16.7%),中位至进展时间为 1.7 年,1 年 OS 率为 87.5%。目前,伊马替尼获批用于治疗不能切除的复发或转移性 DFSP 患者。

8 恶性血管周上皮样细胞瘤(perivascular epithelioid cell tumor,PEComa)是一种极为罕见的间充质肿瘤,最常见于内脏(尤其是胃肠道和子宫)、腹膜后、腹壁和盆腔等部位。对于晚期疾病患者而言,mTOR 信号传导通路异常活化为靶向治疗提供了理论依据。在一项前瞻性、单臂的Ⅱ期临床研究中,探讨 mTOR 抑制剂白蛋白结合型西罗莫司(100mg/m^2,静脉注射,d1、d8,每 3 周 1 次)治疗恶性 PEComa 的疗效和安全性。34 例患者接受治疗,31 例可评估疗效。总有效率为 39%,2 例 CR 和 10 例 PR,16 例 SD(52%),3 例 PD(10%)。中位缓解持续时间为 2.5 年。9 例 *TSC2* 突变患者中有 8 例(89%)获得缓解,16 例无 *TSC2* 突变患者中有 2 例(13%)获得缓解。mPFS 10.6 个月,mOS 40.8 个月。大多数治疗相关不良事件为 1 级或 2 级,未发生 ≥4 级治疗相关不良事件[16]。2021 年 11 月,FDA 批准白蛋白结合型西罗莫司用于进展期不可切除或转移性 PEComa 的治疗。2010 年,一项病例报道了西罗莫司治疗转移性恶性 PEComa 患者 3 例,均观察到肿瘤对西罗莫司的反应[17]。2014 年,一项回顾性研究报道了西罗莫司或替西罗莫司治疗的恶性 PEComa 患者 10 例,其中 9 例接受西罗莫司,1 例接受替西罗莫司。按照 RECIST 标准,5 例 PR(50%),1 例 SD(10%),1 例 PD(10%)[18]。

9 90% 的上皮样肉瘤具有 *INI1* 表达缺失,导致依赖于转录抑制子 EZH2(组蛋白甲基转移酶)的恶性转化和肿瘤发生。他泽司他(tazemetostat)是一种选择性的口服 EZH2 抑制剂,属于表观遗传学药物。在一项多中心、开放标签的Ⅱ期篮子研究中,>16 岁的上皮样肉瘤患者 62 例,口服他泽司他 800mg/ 次,一日两次。研究结果显示,mPFS 为 5.5 个月,mOS 为 19 个月,ORR 为 15%(9/62),DCR 为 71%。>3 级的毒性反应包括贫血(6%)和体重下降(3%)。2020 年 1 月,美国 FDA 批准他泽司他上市,用于治疗不适合手术的转移性或局部晚期上皮样肉瘤患者[19]。

10 一项拉罗替尼(larotrectinib)治疗标准治疗失败的不能手术或转移性 *NTRK* 融合实体瘤患者的Ⅰ/Ⅱ期临床试验,纳入 4 个月至 76 岁的患者 55 例,软组织肉瘤 21 例,其中 7 例为婴儿型纤维肉瘤。*NTRK* 融合软组织肉瘤患者的客观缓解率 ORR 为 95%,而且缓解持续时间较长。55 例患者中,1 年后,71% 的患者持续缓解。到临床研究截止时,中位的缓解时间和无进展时间尚未达到。拉罗替尼不良反应较轻微,大部分是 1 级,5% 的患者有 3~4 级不良反应,没有患者因不良反应而中断治疗。拉罗替尼对具有 *NTRK* 融合的软组织肉瘤具有显著而持久的疗效[20]。2018 年 11 月美国 FDA 批准拉罗替尼上市,用于治疗 *NTRK* 融合基因阳性的实体瘤患者。在一项恩曲替尼(entrectinib)治疗 *NTRK* 融合阳性实体瘤患者的Ⅱ期临床研究中,共纳入软组织肉瘤患者 26 例,占全组患者的 21.5%(26/121)。结果显示,STS 患者的 ORR 为 57.7%(15/26),中位缓解持续时间为 15.0 个月,中位 PFS 为 10.1 个月,中位 OS 为 18.7 个月。恩曲替尼在 *NTRK1*(26/48,54.2%)或 *NTRK3*(47/67,70.1%)基因融合患者中产生了相似的应答率。6 例 *NTRK2* 基因融合患者中有 1 例(16.7%)肿瘤减少。总的来说,没有观察到恩曲替尼应答和融合伴侣之间的关系。安全性分析显示,TRAE 大多为 1~3 级,最常见的是味觉障碍、腹泻、疲劳和体重增加。大多数 TRAE 是可逆的,并在剂量调整后得到缓解[21-22]。

11 在一项多中心、开放标签、多队列试验中,入组 41 例 *RET* 融合阳性实体瘤患者(非小细胞肺癌和甲状腺癌除外)。大多数患者(95%)具有转移性疾病。90% 的患者之前接受过全身性治疗。在所有患者都接受塞普替尼治疗,ORR 为 44%,其中 CR 率为 4.9%。中位缓解持续时间(DOR)为 24.5 个月,67% 的患者缓解持续时间至少 6 个月。获得缓解的肿瘤类型包括了软组织肉瘤[23]。

12 软组织肉瘤的大型Ⅲ期临床研究较少,Ⅱ期、小样本或回顾性研究较多。本章节所列相关靶向治疗药物,因国内外相关临床研究显示出一定的治疗效果,可作为患者个体化治疗选择参考。

5.2 免疫治疗

特殊病理亚型晚期或不可切除软组织肉瘤的免疫治疗

病理亚型	Ⅰ级推荐	Ⅱ级推荐	Ⅲ级推荐
腺泡状软组织肉瘤		• 阿特珠单抗（3 类） • 帕博利珠单抗（3 类） • 帕博利珠单抗联合阿昔替尼（3 类）	• 其他获批上市的免疫检查点抑制剂
任何亚型：TMB-H、dMMR/MSI-H		• 帕博利珠单抗（3 类） • 纳武利尤单抗 +/– 伊匹单抗（3 类）	• 其他获批上市的免疫检查点抑制剂
未分化多形性肉瘤 皮肤血管肉瘤 经典型卡波西肉瘤 黏液纤维肉瘤		• 帕博利珠单抗（3 类） • 纳武利尤单抗 +/– 伊匹单抗（3 类）	• 其他获批上市的免疫检查点抑制剂
去分化脂肪肉瘤			• 帕博利珠单抗（3 类） • 其他获批上市的免疫检查点抑制剂

【注释】

1 基于免疫检查点抑制剂 PD-1/PD-L1 抗体的免疫治疗在多种肿瘤中表现出的有效性，其在软组织肉瘤治疗中的效果也受到了特别的关注。

2 在一项多中心、单臂、开放标签的Ⅱ期研究（SARC-028）[1]中，探索了帕博利珠单抗（pembrolizumab）对于治疗晚期软组织肉瘤或骨肉瘤患者的有效性和安全性。研究纳入了 40 例软组织肉瘤、40 例骨肉瘤患者。在软组织肉瘤队列中分别包括了未分化多形性肉瘤（UPS）10 例、去分化脂肪肉瘤（DDLPS）10 例、平滑肌肉瘤（LMS）10 例、滑膜肉瘤（SS）10 例。UPS 组中 4 例有效（ORR 40%），DDLPS 组中 2 例 PR（ORR 20%）。2019 年 ASCO 上进一步报道了 UPS 和 DDLPS 组的队列扩展试验结果，分别入组 40 例和 39 例患者。在 UPS 组中，总体 ORR 为 23%，中位 PFS 为 12 周，而 DDLPS 组总体 ORR 为 10%，中位 PFS 为 8 周[2]。

3 2017 年发表的一项针对晚期软组织肉瘤免疫治疗的单中心、Ⅰ期篮式试验发现[3]，帕博利珠单抗对腺泡状软组织肉瘤（ASPS）的疗效较好，4 例 ASPS 患者中 2 例达到 PR，2 例 SD。NCI 发起了另一项阿特珠单抗（atezolizumab）治疗转移性 ASPS 的单臂、Ⅱ期研究，中期分析显示，19 例可评价患者中，8 例获得 PR，ORR 为 42%[4]。这项研究的入组人群中包含了阿特珠单抗作为姑息一线治疗的转移性 ASPS 患者。

4 在一项单中心、单臂、Ⅱ期研究[5]中，探索了阿昔替尼联合帕博利珠单抗在既往至少一线治疗失败的进展期或转移性软组织肉瘤中的疗效。研究共入组了 33 例患者，其中包括 12 例 ASPS。所有可评价患者总体的 ORR 为 26.7%，中位 PFS 为 4.7 个月。亚组分析显示，非 ASPS 患者组的中位 PFS 为 3.0 个月，ASPS 亚组的 ORR 为 54.5%，中位 PFS 为 12.4 个月。阿昔替尼联合帕博利珠单抗对于 ASPS 的作用更为突出。

5 Saerens 等[6]在一项荟萃分析中，纳入了 2017 年至 2020 年发表的 27 项软组织肉瘤免疫治疗临床研究，其中Ⅰ期研究 3 项，Ⅰ/Ⅱ期研究 2 项，Ⅱ期研究 22 项。总共包括软组织肉瘤患者 1 012 例，中位年龄为 37（6~85）岁，涵盖 25 种病理亚型，其中 UPS 157 例（16.5%），LPS 137 例（14.4%），LMS 120 例（12.6%）。总有效率为 14%，疾病控制率为 55%，中位 PFS 为 1.8~11.5 个月，中位 OS 为 6.1~34.7 个月。PD-1 单抗单药治疗的 ORR 为 14%，PD-1 单抗 +CTLA-4 单抗治疗的 ORR 为 16%，PD-1 单抗 + 酪氨酸激酶抑制剂治疗的 ORR 为 20%，PD-1 单抗 + 化疗的 ORR 为 20%，PD-1 单抗 + 免疫调节剂治疗的 ORR 为 8%。新辅助治疗的 ORR 为 9%，晚期一线治疗的 ORR 为 23%，晚期二线以上治疗的 ORR 为 13%。有效率较高的是经典型卡波西肉瘤（CKS）、腺泡状软组织肉瘤（ASPS）和未分化多形性肉瘤（UPS），ORR 分别为 69%（22/32）、35%（38/109）和 20%（32/158）。其次是血管肉瘤 26%（6/23）、黏液纤维肉瘤 22%（2/9）、骨外软骨肉瘤 20%（5/25）和上皮样肉瘤 18%（3/17）等。子宫平滑肌肉瘤（ORR 6%）、平滑肌肉瘤（ORR 10%）和脂肪肉瘤（ORR 11%）的疗效有限。

6 一项前瞻性、开放标签、多中心Ⅱ期临床试验[7]，使用伊匹木单抗（1mg/kg 静脉注射每 6 周）和纳武利尤单抗（240mg 静脉注射每 2 周）治疗转移性或不可切除的血管肉瘤。主要终点为 RECIST 1.1 的客观有效率（ORR）。次要终点包括无进展生存期（PFS）和总生存期，以及毒性。采用两阶段设计。共有 16 例可评估患者。中位年龄 68 岁（25~81

岁）；既往治疗的中位线数为 2 线。9 例为皮肤血管肉瘤，7 例为非皮肤肿瘤。ORR 为 25%（4/16）。60% 的原发性皮肤头皮或面部血管肉瘤患者（3/5）获得了确认的反应。6 个月 PFS 率为 38%。75% 的患者经历了不良事件，25% 为 3~4 级不良事件；免疫相关不良反应（irAE）为 68.8%，其中 3 级或 4 级 irAE 为谷丙转氨酶 / 谷草转氨酶升高和腹泻。研究同时发现，评估肿瘤突变负荷（TMB）的 7 例患者中有 1 例显示高 TMB（24 个突变 /mb）；该患者实现了部分缓解（PR）。3 例 PD-L1 免疫组化患者中有 2 例 PD-L1 高表达；一例取得了 PR。结果显示伊匹木单抗联合纳武利尤单抗治疗血管肉瘤的疗效可，尤其头皮或面部皮肤血管肉瘤反应佳，不良反应与其他双免研究相似，值得进一步研究。

（二）韧带样纤维瘤病

1. 诊断

1.1 自然病程

韧带样纤维瘤病（desmoid fibromatosis，DF），又称侵袭性纤维瘤病（aggressive fibromatosis，AF）、硬纤维瘤（desmoid tumor，DT），是一种罕见的、起源于软组织的纤维母 / 肌纤维母细胞克隆性增生性疾病，局部呈侵袭性、浸润性生长，易复发，无远处转移潜能，属于交界性软组织肿瘤[1]。

据报道，韧带样纤维瘤病的年发病率约为 0.4/10 万，可发生于任何年龄，最常见于 30~40 岁，育龄期女性较为多见[2]。在家族性腺瘤性息肉病（familial adenomatous polyposis，FAP）患者中，5%~10% 会发生 DF，其中大多数是肠系膜纤维瘤病[3]，又称 Gardner 综合征。

韧带样纤维瘤病可发生于身体的任何部位。根据发生部位不同，可分为腹壁外纤维瘤病（extra-abdominal aggressive fibromatosis）、腹壁纤维瘤病（abdominal aggressive fibromatosis）、腹腔内和肠系膜纤维瘤病（intra-abdominal and mesenteric fibromatosis）[4]。其中，发生于腹壁占 16%，肢体占 32%，腹腔内 / 腹膜后为 11%，其他部位为 41%[5]。

韧带样纤维瘤病的发病机制尚不明确，与遗传和环境等多种因素有关。可能的诱发因素包括外伤、手术、妊娠和口服避孕药等。大多数散发性 DF 伴有 *CTNNB1* 基因突变，激活 Wnt 通路，导致 β-catenin 的过度积聚，促进肿瘤的发生、发展[6]。FAP 相关的 DT 与 *APC* 基因缺失有关，*APC* 基因功能性失活同样会导致细胞内 β-catenin 的过度积聚，从而引起 *CCND1* 和 *MYC* 等基因的过度激活，导致肿瘤细胞的增殖。随着基因检测技术的进步，发现了一些其他的基因改变，其中包括 *AKT1*（G311S/D 和 T312I）、*ALK*（R806H 和 G924S）、*AR*（A159T）、*EGFR*（P848L）、*ERBB2*（H174Y）、*IDH2*（H354Y）、*KIT*（V559D）、*RET*（T1038A）、*SDHA*（R325M）和 *SDHD*（R115W）等[7]。

Notch 和 Wnt 信号通路之间存在交互作用，Wnt 通路失调也可以进一步激活 Notch 通路，在 DF 的发生发展中起到关键作用[8]。

韧带样纤维瘤病的生物学行为具有高度异质性，自然病程多变，难以预料。一般情况下，肿瘤生长缓慢，局部呈侵袭性生长，不会发生远隔转移，有时可能出现自然退缩，但有时也会迅速进展，甚至发生危及生命的并发症。

韧带样纤维瘤病的临床表现与病变部位、肿瘤大小和发展速度直接相关。位于肢体近端或腹壁的 DF 常表现为局限性、固定的、质硬肿块。发生于神经附近的肿瘤浸润生长时，会产生感觉异常、疼痛或多发性神经病变[9]。腹腔内的肿瘤早期一般没有症状，随着肿瘤体积逐渐增大，可引起肠梗阻、缺血，甚至穿孔或出血等[10-11]。

Salas 等[12]回顾性分析了欧洲 24 家癌症中心的 300 多例 DF 患者的临床资料，5 年和 10 年 PFS 率分别为 35.0% 和 22.8%，mPFS 为 41 个月。不良预后因素包括年龄（小于 37 岁）、肿瘤大小（大于 7cm）以及肿瘤部位（原发腹部外）等。

1.2 影像学检查策略

	Ⅰ级推荐	Ⅱ级推荐	Ⅲ级推荐
基线检查	• MRI 或 CT（平扫 + 增强） （根据患者情况选择）		• 超声 • X 线平片

【注释】

1 韧带样纤维瘤病局部呈侵袭性生长，不会发生区域淋巴结转移和远处转移，个别患者在同一肢体或身体部位可以表现为多灶性病变。

2 DF 的主要影像学检查手段是原发部位的 MRI 或 CT（平扫 + 增强），用于诊断、随访和疗效评估[1-4]。CT 检查对于腹腔内 DF 的诊断更有帮助，而且能发现一些并发症，如肠梗阻、肠缺血和肾积水等。MRI 对于腹外 DF（肢体、头颈部、胸腹壁）更为有用，尤其是不适合 CT 增强检查的碘过敏患者，还有需要减少放射线暴露的年轻患者。

3 软组织内 DF 可采用超声作为初筛的检查手段之一[5]。发生于肢端或骨旁的 DF，会侵及骨或刺激邻近骨质增生，可行 X 线平片检查。

4 FDG-PET/CT 对于 DF 的诊断价值以及疗效评估和预后判断价值尚不明确，目前不做推荐。

1.3 病理学诊断策略

标本类别	Ⅰ级推荐	Ⅱ级推荐	Ⅲ级推荐
活检标本	• 组织学镜下观察 免疫组化检测	• Sanger 测序	• NGS
手术标本	• 组织学镜下观察 免疫组化检测	• Sanger 测序	• NGS

【注释】

1 韧带样纤维瘤病的病理诊断需要结合病史、症状、体征、影像学检查、组织学形态、免疫表型以及基因检测，由有经验的软组织肿瘤病理学专家确定。

2 组织学上，DF 表现为均一的纤维母 / 肌纤维母细胞样的梭形细胞增生，向周围软组织浸润性生长，通常伴有不同程度的胶原纤维背景[1]。梭形细胞核染色质较稀疏，可见个别小核仁，核分裂象罕见。腹腔内 DF 较易出现致密的嗜酸性韧带样胶原，而肠系膜 DF 常见大量黏液样基质。免疫组化方面，约 80% 的病例肿瘤细胞具有特征性的 β-catenin 核染色表达。此外，不同程度的表达 SMA、MSA 和 desmin，不表达 S-100、CD34 和 CD117 等[2]。一般结合组织学形态特点及免疫组化结果可做出 DF 诊断（Ⅰ级推荐）。

3 90%~95% 的散发型 DT 伴有 *CTNNB1* 基因突变，常见突变类型包括 T41A、S45F 和 S45P 等，其他少见突变类型包括 T41I、G34A 和 S33T 等[3]。如果 β-catenin 核染色阴性，推荐使用 Sanger 测序法进一步协助诊断和鉴别诊断（Ⅱ级推荐）。*CTNNB1* 野生型 DF 需要排除 FAP。*APC* 基因胚系突变有助于 Gardner 综合征的遗传学筛查[4]。

4 NGS（next generation sequencing）检测有助于发现新的基因异常和突变位点[5-7]。

2. 治疗

韧带样纤维瘤病是一种少见的特殊类型软组织肿瘤，自然病程具有高度异质性，治疗方法和药物选择多种多样，孰优孰劣争议颇多，缺乏高级别循证医学证据支持。通常需要多学科诊疗团队（multidisciplinary team，MDT）的讨论，对患者的病情进行全面评估，根据患者的年龄、性别、有无相关症状、身体机能状况；肿瘤的部位、大小、对功能的影响、有无并发症；治疗可能带来的不良反应；患者的治疗意愿等综合因素，特别要观察病程中肿瘤生长的动态变化，制订合理的个体化治疗方案，以期达到最佳治疗效果，改善症状、延长生存期，并尽可能减少治疗相关不良反应[1-5]。

韧带样纤维瘤病的治疗策略

原发部位	分层	Ⅰ级推荐	Ⅱ级推荐	Ⅲ级推荐
腹壁	无症状 无功能受损	• 主动观察		
	症状轻 功能轻度受损	• 主动观察	• 手术	• 药物治疗 • 放射治疗
	持续增大 或症状明显	• 手术	• 药物治疗	• 放射治疗
腹腔内 / 腹膜后 / 盆腔	无症状 无功能受损	• 主动观察		
	症状轻 功能轻度受损	• 主动观察	• 药物治疗	
	症状明显 或功能受损严重 或伴有并发症	• 药物治疗 • 手术	• 放疗 • 手术 + 放疗	

续表

原发部位	分层	Ⅰ级推荐	Ⅱ级推荐	Ⅲ级推荐
头颈部 / 胸腔内胸壁 / 躯干 / 四肢	无症状 无功能受损	• 主动观察		
	症状轻 或功能轻度受损	• 主动观察	• 药物治疗	• 手术和 / 或放疗
	症状明显 或功能受损严重	• 药物治疗	• 手术和 / 或放疗	

2.1　主动观察

主动观察（active surveillance）是韧带样纤维瘤病的重要策略。

一般情况下，韧带样纤维瘤病的肿瘤生长缓慢，如果肿瘤无明显症状、且肿瘤增大不会引起严重功能障碍的情况下，则推荐主动观察[1-6]。

无症状的 DF 患者在观察期间，5 年的 PFS 率为 50% 左右，甚至 20%~30% 的患者在观察过程中肿瘤会出现自然退缩。肿瘤退缩可发生在身体任何部位，其中以腹部纤维瘤病较为多见[6-8]。

Bonvalot 等回顾性分析 DF 患者 142 例，72 例患者采取主动观察，另外 45 例患者采用药物治疗。结果显示，两组患者的 3 年 PFS 率无显著差异（65% vs. 68%，P>0.05）[9]。

在主动观察期间，应当进行定期监测，包括症状、体征和影像学检查等。无症状患者，通常建议每 3~6 个月检查一次，如果病情稳定，可以逐渐延长间隔时间。原发于头颈部和肠系膜等部位者，应适当缩短随访间隔时间。一旦出现症状加重、功能受损或出现并发症等情况，应当随时进行相关检查。

主动观察期间，如果患者出现相关症状并且持续性加重；肿瘤持续性增大；出现功能受损或并发症等情况，可以考虑选择系统治疗、手术和 / 或放疗等积极治疗手段。治疗目标是缓解症状，并且获得肿瘤的长期控制。

2.2　外科治疗

外科治疗是可切除韧带样纤维瘤病的治疗手段之一[1-3]。

韧带样纤维瘤病的肿瘤生长缓慢，局部呈侵袭性生长，与正常组织没有明确的边界，即使广泛切除术后，仍有较高的局部复发风险，术后 5 年的局部复发率为 50%~70%。术后复发的相关因素包括肿瘤部位、肿瘤大小、患者年龄以及手术切缘等[4-6]。

手术治疗前需要结合肿瘤的部位、大小、症状、功能受损情况、患者的体能状况，考虑手术可能出现的并发症，权衡手术和其他治疗方法的利弊，经过 MDT 讨论，制订个体化的治疗方案。

当患者需要进行治疗时，在预期手术创伤对功能的影响可接受的前提下，R0 手术是治疗的首要目标，尤其是腹壁原发的 DF。R0 术后，建议定期随访。如果 R0 切除可能造成功能损伤或外形毁损时，R1 切除也是可以接受的。腹腔内、腹膜后和盆腔等部位 R1 术后，建议定期随访；其他部位也推荐定期随访，慎重考虑放疗和再次手术。当无法获得完整切除或不可切除时，可考虑其他非手术的替代治疗。

2.3　放射治疗

放射治疗（radiation therapy）是韧带样纤维瘤病的局部治疗选择之一。根据放疗的目的可分为单纯放疗、术后辅助放疗。

单纯放疗适用于不能手术切除的 DF 患者。Keus 等[1]开展了不可切除 DF 行单纯放疗的前瞻性Ⅱ期临床研究，入组 44 例不可切除 DF 患者（排除腹腔内靠近小肠的大肿块病灶），放疗剂量为 56Gy/28F，中位随访期为 4.8 年，结果显示 3 年局控率为 81.5%，前 3 年最佳总体反应的 DCR 达 90.9%（CR 率 13.6%、PR 率 36.4%，SD 率 40.9%）。Seidensaa L 等[2]报道海德堡大学医学院单中心 2009 年 8 月—2018 年 12 月收治 40 例行放疗的 DF 患者，其中 31 例放疗前有肉眼可见的病灶，行中位放疗剂量 54Gy 后，ORR 达 51.6%（CR 率 12.9%，PR 率 38.7%）；该报道也指出腹盆腔 DF 特别是合并 FAP 的患者放疗后可能导致严重并发症如瘘管、穿孔、脓肿等。

但单纯放疗不常规推荐用于儿童、年轻患者，一般也不推荐对腹膜后或腹腔原发的韧带样纤维瘤病患者进行放疗。

不可切除的 DF 患者行单纯放疗的推荐剂量为 56Gy/28F[1]，剂量>56Gy 不能提高疗效反而明显增加放疗晚期并发症[3]。

术后辅助放疗的价值存在争议。一些研究认为术后放疗可以提高局部控制率，延长 DFS，推荐用于局部复发风险高的 DF 患者，尤其是复发性 DF。一项关于手术切缘和辅助放射治疗对散发性韧带样型纤维瘤病术后局部复发影响的荟萃分析包括 16 项研究，1 295 例患者，其中原发性 DF 患者 1 053 例（81.3%），单纯手术 1 005 例（77.6%），手术 + 放疗 290 例（22.4%）[3]。中位随访 25~135 个月，肿瘤复发 376 例，单纯手术组 297 例，手术 + 放疗组 79 例。单纯接受手术的患者中，镜下切缘阳性的患者，局部复发率几乎比切缘阴性患者的高 2 倍（*RR*=1.78，95% *CI* 1.40~2.26）。在获得阴性切缘的患者中，辅助放疗未显示进一步获益。相反，对于切除不完整的患者，无论是原发性 DF 还是复发性 DF，辅助放疗均明显降低了复发风险。进一步亚组分析显示，放疗能明显降低 R2 切除患者的复发风险，也能降低复发患者再次 R1 切除的复发风险，但不能降低初次手术 R1 切除的复发风险。

也有研究认为术后放疗并没有降低复发风险。据 Gluck 等报道，95 例 DF 患者分别进行手术（54 例）、放疗（13 例）和手术 + 放疗（28 例），中位随访 38 个月，3 年局部控制率分别为 84.6%、92.3% 和 69%，三种治疗模式之间差异无统计学意义（*P*=0.3）；与复发相关的危险因素是肿瘤部位（头颈部）和既往手术复发者，而不是放疗和切缘状态[4]。Ma 等[5]报道 47 例胸部韧带样纤维瘤病患者，其中 19 例包括切缘阳性（R1、R2）和复发患者 R0 切除的患者行术后辅助放疗，结果发现术后放疗并没有减少复发风险。

2.4 系统治疗

韧带样纤维瘤病的系统治疗适用于主动观察期间肿瘤持续增大、伴有明显症状和功能受损等，尤其是不可手术切除或不宜手术的患者。

系统治疗药物包括靶向药物、化疗药物和 NSAIDs 等。由于缺乏大型随机对照临床研究和荟萃分析等高级别循证医学证据支持，目前无法明确提出全身治疗药物的优选方案。关于现有药物治疗选择的优先顺序，本指南推荐可参考以下几点综合考虑：证据水平；总有效率；无进展生存率；药物使用的便利性；药物的不良反应等。一般来说，首选采用疗效明确、毒性较小的药物，然后逐步使用毒性较大的药物。如果疾病进展快、症状明显、有可能发生严重并发症、甚至危及生命的情况下，例如肠系膜 DF，建议采用更为积极的治疗方案。

DF 好发于育龄期女性，尤其是妊娠期、产后和口服雌激素类避孕药时发病风险较高，而部分患者在绝经后或抗雌激素治疗后出现肿瘤消退。因此，雌激素可能参与 DF 的调控。一项回顾性的荟萃分析显示，不同抗雌激素药物单药或联合 NSAIDs 的 ORR 约为 51%（*n*=168）。但是，证据级别有限，都是一些回顾性、小样本的单臂研究，缺乏随机对照研究支持，难以明确抗雌激素治疗的疗效。因此，目前不常规推荐抗雌激素治疗[1-3]。

韧带样纤维瘤病的系统治疗推荐

Ⅰ级推荐	Ⅱ级推荐	Ⅲ级推荐
• 索拉非尼（2A）	• 培唑帕尼（2B 类） • 伊马替尼（2B 类） • 甲氨蝶呤 + 长春碱 / 长春瑞滨（2B 类） • 多柔比星为基础的方案（2B 类）	• 非甾体抗炎药（3 类）（用于止痛） • 临床试验

【注释】

1 索拉非尼[4]

在一项随机、双盲、安慰剂对照的Ⅲ期研究中，87 例进展性、症状性或复发性 DF 患者被随机分配，分别接受索拉非尼（400mg，每日 1 次）或安慰剂治疗。安慰剂组患者疾病进展后，允许转入索拉非尼组。主要终点为研究者评估的无进展生存期。次要终点是客观缓解率和不良事件。中位随访 27.2 个月，索拉非尼组 2 年无进展生存率为 81%，安慰剂组为 36%（*HR*=0.13，*P*<0.001）。交叉入组前，索拉非尼组的客观缓解率为 33%，安慰剂组为 20%。索拉非尼组达到客观缓解的中位时间为 9.6 个月，安慰剂组为 13.3 个月。在接受索拉非尼治疗的患者中，最常见的不良事件为 1 级或 2 级皮疹、疲劳、高血压和腹泻。研究表明，在进展性、难治性或症状性 DF 患者中，索拉非尼显著延长无进展生存率。

2 培唑帕尼[5]

DESMOPAZ 是一项非比较、随机、开放标签的Ⅱ期临床试验，在法国肉瘤组的 12 个中心进行。该研究招募进展性 DF 成人患者（≥18 岁），随机分配（2∶1）口服培唑帕尼 800mg/d，持续 1 年；或静脉注射长春碱（5mg/m^2）和甲氨蝶呤（30mg/m^2），每周给药一次，连续 6 个月，然后每隔一周给药一次，连续 6 个月。共纳入 72 例患者，随机分配，培唑帕尼组 48 例，甲氨蝶呤 + 长春碱组 24 例。中位随访时间为 23.4 个月。可评估患者 66 例，其中培唑帕尼组 46 例，甲氨蝶呤 + 长春碱组 20 例。培唑帕尼组可评估主要终点的前 43 例患者中，6 个月无进展的比例为 86.7%。

甲氨蝶呤 + 长春碱治疗的患者中,6 个月无进展的比例为 45.0%。培唑帕尼组中最常见的 3 级或 4 级不良事件是高血压和腹泻,甲氨蝶呤 + 长春碱组中最常见的 3 级或 4 级不良事件是中性粒细胞减少和转氨酶升高。

3 伊马替尼[6-9]

伊马替尼是第一个用于不可手术切除的进展期韧带样纤维瘤病的酪氨酸激酶抑制剂。肉瘤合作研究联盟(Sarcoma Alliance for Research through Collaboration,SARC)的一项前瞻性Ⅱ期试验中,纳入 10 岁以上的进展期 DF 患者,均为不能手术切除或者根治性手术可能导致功能严重受损。治疗方案:伊马替尼 300mg/ 次,每日两次(BSA ≥ 1.5m^2);200mg/ 次,每日两次(BSA=1.00~1.49m^2);100mg/ 次每日两次(BSA<1.0m^2)。主要终点是 2 个月和 4 个月的无进展生存率。结果:入组患者 51 例,根据 Kaplan-Meier 估算,2 个月和 4 个月无进展生存率分别为 94% 和 88%,1 年无进展生存率为 66%,客观有效率为 6%(3/51)。

在一项法国肉瘤研究组(FNCLCC/French Sarcoma Group)的Ⅱ期研究中,入组不可切除且症状持续进展的 DF 患者 40 例,女性 28 例、男性 12 例,平均年龄为 41 岁。腹部外 DF 24 例,家族性腺瘤性息肉病 6 例。主要终点为 3 个月的 PFS 率。患者口服伊马替尼 400mg/d,持续 1 年,直至疾病进展或毒性反应不能耐受;如疾病进展,剂量可上调至 400mg,每日 2 次;如出现 G2/G3 不良反应可减量。中位随访时间为 34 个月,35 例可评价患者中,1 例 CR,3 例 PR,28 例 SD。中位 PFS 为 25 个月,3 个月、6 个月、12 个月的 PFS 率分别为 91%、80% 和 67%,2 年 PFS 率和总生存率分别为 55% 和 95%。2 例肠系膜 DF 患者死于疾病进展。伊马替尼的耐受性良好,无 4 级不良反应发生,18 例患者出现 3 级不良反应,发生率为 45%。

一项来自德国跨学科肉瘤组(German Interdisciplinary Sarcoma Group,GISG)的多中心Ⅱ期研究中,评估伊马替尼在进展性、无法接受 R0 手术切除或伴有不可接受的功能受损的 DF 患者中的疗效。38 例患者,中位年龄 44 岁(19~80 岁),女性占 68%,90% 的患者 ECOG PS 为 0 分,接受每日伊马替尼 800mg 治疗,为期 2 年。主要终点是 6 个月的进展停滞率(progression arrest rate,PAR)。伊马替尼治疗疾病进展的患者可口服尼罗替尼 800mg/d。2010 年 7 月,在 GISG 的四个中心开始入组,2013 年 9 月入组结束。在可评估的患者中,主要终点 6 个月的 PAR 为 65%,9、12、15、18、21、24 个月的 PAR 分别为 65%、59%、53%、53%、50% 和 45%。在研究观察期内,没有死亡患者。7 例部分缓解,总有效率为 19%。8 例接受尼罗替尼治疗的患者,3 个月的 PAR 为 88%(7/8),直至研究结束,未发生疾病进展。总体而言,伊马替尼不良事件均为轻度至中度。

4 甲氨蝶呤 + 长春瑞滨 / 长春碱[10-13]

一项系统综述旨在评价低剂量甲氨蝶呤 + 长春碱治疗腹部外纤维瘤病的疗效。检索 1990 年 1 月至 2017 年 8 月的相关研究 40 项,经过质量评估,纳入 9 项研究,共 183 例患者,其中有 3 个前瞻性病例系列研究,但没有随机对照和病例对照研究。治疗方案为低剂量甲氨蝶呤 + 长春碱类。其中 7 项研究方案为甲氨蝶呤 30mg/m^2 和长春碱 5~6mg/m^2,每周一次;另外 2 项研究方案为甲氨蝶呤 50mg/m^2 和长春碱 3~6mg/m^2 或 10mg/m^2,每周一次;此外,还包括甲氨蝶呤 50mg/d 和长春瑞滨 20mg/m^2,每周一次。根据 RECIST 标准,总体缓解率为 36%,临床获益率为 85%。G3 或 G4 不良事件发生率为 31%。研究显示,经过化疗后,87.5% 的患者疼痛得到改善。也有研究显示,MTX+VBL 化疗两周给药与每周给药相比,耐受性良好,疗效相当。

5 多柔比星为基础的方案[14-15]

Gega 等[14]报道了一项前瞻性研究,评估多柔比星(DOX)和达卡巴嗪(DTIC)方案治疗不能手术的 FAP 相关性 DF 患者的疗效。在初始组的 120 例 FAP 患者中,11 例属于症状性、不可切除的 DF 患者,而且对常规内分泌治疗无反应,其中的 7 例患者被纳入本研究。化疗方案包括 DOX(20mg/m^2,d1~4)+ DTIC(150mg/m^2,d1~4),每 28d 为 1 个周期,4 或 5 个周期后使用环氧合酶 -2 抑制剂美洛昔康(10mg/m^2)。主要终点为无复发生存期。次要终点包括毒性、临床改善和 CT 显示的肿瘤消退。结果:7 例患者均有明显的肿瘤消退。3 例患者完全缓解。平均无进展生存期为 74.0 个月。3 例患者出现 3 级不良事件,无治疗相关死亡。所有 7 例患者都存活,肿瘤没有进展。研究结果显示,DOX+DTIC 方案序贯美洛昔康治疗 FAP 相关性 DF 患者是一种安全有效的治疗方案。对于常规药物治疗无反应的有症状的 DF 患者,应考虑将这种方案作为一线化疗。

一项系统综述纳入 5 项非随机对照研究,比较多柔比星为基础和多柔比星脂质体治疗 DF 患者的疗效。结果显示,两组有效率分别为 44% 和 33.3%。另外,有两项研究显示,多柔比星为基础方案的 ORR 优于非多柔比星方案,分别为 54% vs. 12% 和 40% vs. 11%。3~4 级不良反应发生率分别为 28% 和 13%,包括中性粒细胞减少和心脏毒性。

6 非甾体抗炎药[16-17]

非甾体抗炎药环氧合酶 2(COX2)抑制剂治疗韧带样纤维瘤病的疗效和安全性尚不清楚。Emori 等[17]系统回顾相关文献，评估 COX2 抑制剂治疗 DF 的疗效和安全性。检索 1999 年 1 月至 2017 年 8 月的相关文献，选择的关键结局是 COX2 抑制剂的疗效和不良反应。当患者表现出完全缓解、部分缓解和疾病稳定时，根据临床获益来评估疗效。检索了 6 项研究，包括 3 项病例报告，共纳入 36 例患者，分别口服塞来昔布（200mg/d）、美洛昔康（10mg/d）和依托度酸（200mg/d）。临床获益率为 64%。从 6 项研究提取的记录中确定了 3 种不良反应：胃炎、腹泻和潮热。对于 DF 患者，尤其是主动观察期间，伴有疼痛的 DF 患者，推荐使用副作用小的 COX2 抑制剂，但推荐级别低。

7 临床试验

一些临床试验数据表明，Nirogacestat 和 AL102 等 γ 分泌酶抑制剂（γ-secretase inhibitor，GSI）在 DF 患者中具有较好的抗肿瘤活性和安全性，进一步研究正在进行中，结果值得期待[18-19]。

四、未分化小圆细胞肉瘤

1. 诊断与分期

1.1 自然病程

未分化小圆细胞肉瘤（undifferentiated small round cell sarcomas）是一组不断被认识的、具有高度侵袭性、预后较差的间充质恶性肿瘤，好发于儿童、青少年及年轻成人。虽组织形态具有相似性，但实际上包含了多种具有不同分子特征、发病机制、自然病程、治疗反应的病理亚型。

未分化小圆细胞肉瘤包括尤因肉瘤（Ewing sarcoma）、*EWSR1*- 非 ETS 家族基因融合圆细胞肉瘤（round cell sarcoma with *EWSR1*-Non-ETS fusions；主要是 *EWSR1*::*NFATC2* 和 *FUS*::*NFATC2*）、*CIC* 重排肉瘤（*CIC* Rearranged sarcoma；主要是 *CIC*::*DUX4*）、具有 *BCOR* 遗传学改变肉瘤（sarcomas with *BCOR* genetic alterations；主要是 *BCOR*::*CCNB3*）等[1-2]。近年来的研究发现，在既往被误诊为尤因肉瘤及其他类型小圆细胞肿瘤的患者中，3%~5% 为非尤因肉瘤的未分化小圆细胞肉瘤[3]。

尤因肉瘤多见于儿童和青少年，高峰发病年龄为 15 岁，男女比例约为 3∶2[4]，在亚裔人群中，尤因肉瘤的发病率约为 0.08/10 万（儿童）和 0.02/10 万（青少年）[5]。尤因肉瘤约占儿童恶性肿瘤的 2%，也是儿童第二常见的骨恶性肿瘤[3]。尤因肉瘤可发生于人体任何部位，80% 原发于骨，以骨盆、脊柱、肋骨和四肢长骨常见；骨外尤因肉瘤约占 20%，以成人更常见，最常见于脊椎旁及胸壁软组织[6]，少数病例可发生于实质脏器内。尤因肉瘤常见的转移部位包括肺、骨和骨髓。

EWSR1- 非 ETS 家族基因融合圆细胞肉瘤，发病率约为 0.02/10 万[1]，其中最典型的 *EWSR1*::*NFATC2* 融合的未分化小圆细胞肉瘤的好发年龄为 30~40 岁，男女比例为（5~7）∶1。该类型未分化小圆细胞肉瘤主要发生于长骨的干骺端或者骨干，较少发生于软组织［骨与软组织比例为（4~5）∶1］，常见的转移部位为肺和软组织[7]。

CIC 重排肉瘤发病率约为 0.004/10 万[8]，好发年龄为 30~50 岁，男女比例接近，约为 1.2∶1[3,9]。该类型未分化小圆细胞肉瘤主要发生于躯体软组织（四肢、躯干、头颈，约占 85%）和内脏（约占 10%），常见转移部位包括肺、腹膜和肝脏[1]。

具有 *BCOR* 遗传学改变肉瘤年发病率约为 0.003/10 万[8]，其中 *BCOR* 基因重排，主要为 *BCOR*::*CCNB3* 融合的肉瘤，好发年龄为 10~20 岁，高峰发病年龄为 15 岁，男女比例悬殊，约为（6~9）∶1[1,10]。该类型未分化小圆细胞肉瘤相对常见于骨（例如骨盆、下肢、脊柱），约有 5% 的患者在诊断时即发现转移[1,11]。

未分化小圆细胞肉瘤的症状缺乏特异性，起病症状主要与病灶部位相关。发生于骨的未分化小圆细胞肉瘤，早期症状多表现为局部疼痛[12]，起初为间断性疼痛，夜间或者活动后加重，由于疼痛往往轻微，常被误认为是外伤。疼痛可伴有局部肿胀，表现为骨端近关节处肿大，硬度不一，有压痛，局部皮温高，静脉曲张，有时可触及搏动，10%~15% 的尤因肉瘤患者可发生病理骨折[13]。部分患者起病时并无疼痛，仅表现为偶然触及的局部包块[14]。发生于软组织的未分化小圆细胞肉瘤则主要表现为逐渐生长的包块，病程可从几天至数月，当肿瘤逐渐增大压迫神经或血管时，可出现疼痛、麻木，甚至肢体水肿，但症状往往缺少特异性。有研究发现，*CIC* 重排肉瘤更易表现为迅速生长的无痛性浅表包块[15]。总体而言，未分化小圆细胞肉瘤患者出现 B 症状（低热、夜间盗汗、食欲降低）的比例不高，且多见于转移患者[1]。由于早期症状缺乏特异性且不明显，尤因肉瘤的中位诊断时间为 3~9 个月[16]，但诊断时间与疾病结局并无显著相关性[17-18]。

在未分化小圆细胞肉瘤中，尤因肉瘤的预后相对更好，总体 5 年生存率 70% 左右。尤因肉瘤最重要的预后因子是诊断时是否存在远处转移。诊断时不存在远处转移的患者，5 年生存率高于 70%，而诊断时合并转移的患者，5 年生存率不足 30%。对于转移性尤因肉瘤，转移灶局限于肺部的患者预后相对较好。对于诊断时未发生转移的尤因肉瘤，最重要的预后因素是原发病灶的部位，病灶位于中轴部位（骨盆、脊柱）者的预后较肢体更差。其他的不良预后因素包括诊断时的肿瘤体积大（>100ml）、大于 18 岁及乳酸脱氢酶升高[19-21]。

其他未分化小圆细胞肉瘤的预后相关数据相对较少，其中，具有 *BCOR* 遗传学改变肉瘤 5 年生存率约 75%，与尤因肉瘤类似；*CIC* 重排肉瘤 5 年生存率约 40%，预后明显更差。与尤因肉瘤相似，诊断时的临床分期是其他未分化小圆细胞肉瘤最重要的预后因素。此外，由于多数非尤因未分化小圆细胞肉瘤的化疗敏感性低于尤因肉瘤，诊断时可手术切除的患者预后更好，特别是 *CIC* 重排肉瘤。关于 *EWSR1*- 非 ETS 家族基因融合圆细胞肉瘤，预后相关报道很少，有报道显示，*EWSR1*::*PATZ1* 融合未分化小圆细胞肉瘤预后较差，推测与其携带高比例的 *CDKN2A* 与 *CDKN2B* 缺失突变相关[22]。

1.2 影像学诊断与分期

未分化小圆细胞肉瘤的分期检查策略

分期检查		Ⅰ级推荐	Ⅱ级推荐	Ⅲ级推荐
尤因肉瘤	原发病灶	• MRI（平扫 + 增强）和 / 或 CT（平扫 ± 增强）	• X 线平片（骨原发）	
	全身检查	• 胸部 CT 扫描（平扫 ± 增强） • 全腹部 CT 和 / 或 MRI（平扫 + 增强） • 全身骨扫描 • 骨髓穿刺活检	• PET/CT	PET/MRI
非尤因未分化小圆细胞肉瘤	原发病灶	• 参照骨肉瘤（原发于骨）或软组织肉瘤（原发于软组织）的分期检查		
	全身检查	参照尤因肉瘤的分期检查		

【注释】

1 所有疑似尤因肉瘤的患者，在完成病理诊断前，应进行影像学诊断及分期检查。除原发肿瘤部位的增强 MRI ± 增强 CT 外，由于尤因肉瘤有较高的全身转移潜能，需要进行系统评估。影像学检查应包括胸部 CT（增强 ± 平扫）[1]、全腹部增强 CT ± MRI、骨扫描。对于伴有骨转移，或 PET 提示骨髓 FDG 代谢增高的患者，建议行骨髓穿刺活检[1-2]。

2 建议有条件的情况下，进行 PET/CT 或 PET-MRI 检查[3]，扫描的范围应尽可能包含从头顶至足尖。考虑到目前国内只有较大规模医院配备 PET/CT，少数医院配备 PET/MRI，因此上述检查分别作为Ⅱ级和Ⅲ级推荐。

3 非尤因未分化小圆细胞肉瘤既可发生于骨，也可发生于骨外软组织[4]。原发于骨的未分化小圆细胞肉瘤的影像学诊断，原发灶的检查可参照经典型骨肉瘤部分；原发于软组织的未分化小圆细胞肉瘤的影像学诊断，原发灶的检查可参照软组织肉瘤部分。小圆细胞未分化肉瘤属于高度恶性的肉瘤亚型，转移潜能高，但由于发病率低，对其临床经过的了解仍不足。因此，建议可参考尤因肉瘤的系统分期检查策略。

4 目前，未分化小圆细胞肉瘤暂无单独的分期系统。原发于骨的未分化小圆细胞肉瘤可参照经典型骨肉瘤的分期；原发于软组织的未分化小圆细胞肉瘤可参照软组织肉瘤的分期。

1.3 病理学检查

1.3.1 病理学诊断策略

	Ⅰ级推荐	Ⅱ级推荐	Ⅲ级推荐
未分化小圆细胞肉瘤	组织学镜下观察 免疫组化 FISH（断裂 / 分离探针）a RNA-seqb 数字 PCRc	RT-PCR FISH（融合探针）	新辅助治疗后组织学（坏死率）评估

a. FISH 主要用于检测尤因肉瘤和 *CIC* 重排肉瘤。

b. RNA-seq 主要用于检测 *EWSR1*- 非 ETS 融合的圆细胞肉瘤和 *BCOR* 重排肉瘤。

c. 数字 PCR 主要用于检测 *BCOR*-ITD。

【注释】

对于组织学形态呈现小圆细胞恶性肿瘤的病例，通过组织学镜下观察及完成套餐形式的免疫组化排除淋巴造血系统肿瘤、上皮源性肿瘤及黑色素瘤后，方可使用以下诊断策略。

1 尤因肉瘤的基本诊断需结合镜下形态、免疫组化和 FISH 检测。经典型尤因肉瘤（classic Ewing sarcoma）由形态一致的小圆细胞组成，核呈圆形，染色质均匀细腻，核仁不明显，胞质稀少透亮状或嗜伊红色，胞界不清，部分病例可见 Homer-Wright 菊形团[1]。经典尤因肉瘤免疫组化标记显示弥漫表达 CD99 和 NKX2.2，涉及 *ERG* 伴侣基因者可表达 ERG。Fli1 标记不特异，不建议使用。少数病例可表达 CK 或 desmin 等标记[2-4]。临床工作中常采用 FISH（*EWSR1* 断裂 / 分离探针）检测明确尤因肉瘤的诊断，确有必要时采用 RT-PCR、FISH（融合探针）和 NGS（RNA-seq）检测相关融合基因的具体类型。对包括尤因肉瘤在内的小圆细胞肉瘤的新辅助治疗后病理学评估尚缺乏统一意见，EORTC-STBSG 推荐肉瘤治疗后病理组织学评估分为 5 组，以残留的"可染色的肿瘤细胞"所占比例 0、1%、10%、50% 作为分界值[5]。新辅助治疗后组织学评估报告中应注明肿瘤坏死的比例[6]。

2 *EWSR1*- 非 ETS 融合圆细胞肉瘤包括：① *EWSR1/FUS*::*NFATC2* 肉瘤，主要发生于骨内，由小至中等大圆形细胞和或梭形细胞组成，胞质较少，嗜伊红色或透亮状，瘤细胞呈条索状、小巢状、梁状或假腺泡状排列，间质呈纤维样或纤维黏液样。部分病例内细胞核可显示有多形性。核分裂象和坏死多少不等。半数病例弥漫性表达 CD99，可表达 PAX7、NKX2.2 和 NKX3.1[7,9]；② *EWSR1*::*PATZ1* 肉瘤，主要发生于深部软组织，包括胸壁、腹壁、四肢和头颈部，部分病例可发生于中枢神经系统。镜下形态由成片或成巢的小圆细胞或梭形细胞组成，染色质细腻，核仁小或不明显，胞质中等量，间质呈纤维样，瘤细胞间可有毛细血管网。免疫组化标记常显示为多表型性分化，除可部分或灶性表达 CD99 外，可表达 desmin、myogenin、MyoD1、S100 蛋白、SOX10、CD34、GFAP、PAX7 和 AE1/AE3 等[8]；③ *EWSR1*::*SMARCA5* 肉瘤和 *EWSR1*::*SP3* 肉瘤均较少见。*EWSR1*- 非 ETS 融合圆细胞肉瘤的诊断由于免疫组化不特异，主要依靠 RNA-seq 检测相应的融合基因。

3 *CIC* 重排肉瘤镜下形态与尤因肉瘤相似，主要由分叶状或片状分布的小圆细胞组成，部分病例可含有梭形细胞成分。与尤因肉瘤相比，瘤细胞核形不规则，可有多形性，核染色质粗，可见核仁，胞质淡嗜伊红色至透亮状，肿瘤内常见地图状坏死，部分病例内间质可伴有黏液样变性。CD99 标记常呈斑驳状阳性，瘤细胞常弥漫表达 WT1 和 DUX4，不表达 NKX2.2[10-12]。涉及 *NUMT1* 重排者还可表达 NUT 蛋白[13]。常采用 FISH 检测（断裂 / 分离探针）确诊 *CIC* 重排肉瘤，必要时采用 RNA-seq 方法检测相关融合基因。

4 *BCOR* 遗传学改变肉瘤包括 2 组肿瘤类型：① *BCOR* 基因重排，主要为 *BCOR*::*CCNB3* 肉瘤，好发于骨，也可发生于软组织，后者包括盆腔、下肢和椎旁，少数病例位于头颈部、肺和肾。镜下由成片分布的小圆形、卵圆形至胖梭形细胞组成，瘤细胞间为丰富的毛细血管网。部分病例可由短条束状排列的胖梭形至梭形细胞组成。核染色质均匀，核仁不明显，核分裂象多少不等。间质可显示程度不等的黏液样变性[14]；② *BCOR*-ITD（*BCOR*- 内部串联重复）肿瘤，包括婴儿未分化圆细胞肉瘤（infantile undifferentiated round cell sarcoma，IURCS）和婴儿原始黏液样间叶性肿瘤（primitive myxoid mesenchymal tumor of infancy，PMMTI），多发生于躯干、腹膜后和头颈部软组织，少见于四肢。IURCS 主要由实性片状分布的原始小圆形细胞、卵圆形细胞或短梭形细胞组成，核分裂象易见，间质可呈黏液样。PMMTI 瘤细胞密度低，主要由轻度异型的短梭形或胖梭形细胞组成，间质常呈黏液样，可有囊变，并富含毛细血管网。免疫组化标志物显示，伴有 *BCOR* 遗传学改变的肿瘤常弥漫表达 BCOR、cyclinD1、SATB2 和 TLE1，其中 *BCOR*::*CCNB3* 肉瘤还可表达 CCNB3（其他 *BCOR*-ITD 肿瘤不表达）[15-16]。*BCOR* 遗传学改变肉瘤的诊断主要依靠分子检测，采用 RNA-seq 检测 *BCOR* 基因重排及其融合基因和数字 PCR 等方法检测 *BCOR*-ITD。

1.3.2 分子诊断

病理类型及分子改变	Ⅰ级推荐	Ⅱ级推荐	Ⅲ级推荐
尤因肉瘤 *EWSR1* :: *FLI1* *EWSR1* :: *ERG* *EWSR1* :: *ETV1* *EWSR1* :: *ETV4* *EWSR1* :: *FEV* *FUS*:: *ERG* *FUS*:: *FEV*	FISH（*EWSR1* 断裂 / 分离探针）	RNA-seq FISH（融合探针） RT-PCR	

续表

病理类型及分子改变	Ⅰ级推荐	Ⅱ级推荐	Ⅲ级推荐
EWSR1- 非 ETS 融合圆细胞肉瘤 *EWSR1* :: *NFATC2* *FUS* :: *NFATC2* *EWSR1* :: *PAZT1* *EWSR1* :: *SMARCA5* *EWSR1* :: *SP3* *EWSR1* :: *POU5F1*	RNA-seq	RT-PCR	FISH(融合探针)
CIC 重排肉瘤 *CIC*:: *DUX4* *CIC*:: *DUX4L* *CIC*:: *FOXO4* *CIC*:: *NUTM1* *CIC*:: *NUTM2A* *CIC*:: *LEUTX*	FISH(*CIC* 断裂 / 分离探针)	RNA-seq RT-PCR	FISH(融合探针)
BCOR 遗传学改变肉瘤 *BCOR* 重排肉瘤 *BCOR*:: *CCNB3* *BCOR*:: *MAML3* *ZC3H7B*:: *BCOR* *BCOR*-ITD 肿瘤 婴幼儿未分化小圆细胞肉瘤 婴幼儿原始黏液样间叶性肿瘤	RNA-seq 数字 PCR	RT-PCR FISH(分离探针) 靶向 RNA-seq	FISH(融合探针)

【注释】

病理科或病理检验机构常规工作中所使用的福尔马林固定、石蜡包埋(formalin-fixed paraffin-embedded,FFPE)的组织适用于未分化小圆细胞肉瘤的分子诊断,但需注意:①分子病理诊断实验室的建设和管理应符合相关规定;②标本前处理:新鲜标本离体后(热缺血时间)需在 30min 内放置于适量的福尔马林固定液中,最小体积比推荐:福尔马林∶组织 =10∶1;对于体积较大的活检样本必须尽快剖开固定;③标本固定时间:活检样本 6~24h,手术大标本切开固定 12~48h;④骨标本推荐以 EDTA 为基础的脱钙液,建议将待脱钙样本切薄片后再放到脱钙液中;⑤尽可能采用 3 年内(常温、干燥、避光保存)的 FFPE 蜡块;⑥ FFPE 白片厚度推荐[(3~4) ± 1]μm,已经切好的白片在常温下保存不应超过 4 周,如需保存更长时间,可保存在 -20℃冰箱;⑦液体标本如外周血等应在收到样本后 2h 内处理[1-3]。

1 尤因肉瘤的诊断常需结合镜下形态、免疫组化(CD99、NKX2.2 等)和 FISH(*EWSR1* 断裂 / 分离探针)检测[4-6]。少数病例镜下形态和免疫组化均符合尤因肉瘤但 FISH 检测 *EWSR1* 为阴性,此时可采用 RNA-seq 等方法检测具体的融合类型以明确诊断[7-8]。

2 *EWSR1*- 非 ETS 融合圆细胞肉瘤根据镜下形态、免疫组化或 *EWSR1* 断裂 / 分离探针 FISH 检测均难以做出明确诊断,确诊需要检测相应的融合基因[9-11]。

3 对 CD99 灶性阳性、NKX2.2 阴性但 WT1 呈弥漫阳性的小圆细胞未分化肉瘤需考虑 *CIC* 重排肉瘤,采用 *CIC* 断裂分离探针的 FISH 检测常可帮助明确诊断。如需了解具体的融合类型,则可采用 RNA-seq[12-13]。

4 免疫组化标记 BCOR、CCNB3、cyclinD1、SATB2 和 TLE1 对 *BCOR* 遗传学改变肉瘤的诊断有提示作用,但确诊需要分子检测[14-17]。因 *BCOR* 遗传学改变肉瘤涉及 *BCOR* 重排和 *BCOR*-ITD 两种类型的分子改变,故在实际工作中常需分别采用 RNA-seq 和数字 PCR 检测[18-20]。

2. 化学治疗

2.1 未分化小圆细胞肉瘤的围手术期化疗

病理亚型	Ⅰ级推荐	Ⅱ级推荐	Ⅲ级推荐
尤因肉瘤	• VDC/IE 交替(长春新碱 + 多柔比星 + 环磷酰胺 / 异环磷酰胺 + 依托泊苷)(1A 类) • VDC(长春新碱 + 多柔比星 + 环磷酰胺)(1A 类) • VIDE(长春新碱 + 异环磷酰胺 + 多柔比星 + 依托泊苷)(1A 类) • VAI(长春新碱 + 放线菌素 D+ 异环磷酰胺)(1A 类) • VAIA(长春新碱 + 放线菌素 D+ 异环磷酰胺 + 多柔比星)(1A 类) • EVAIA(依托泊苷 + 长春新碱 + 放线菌素 D+ 异环磷酰胺 + 多柔比星)(1A 类) • VACA(长春新碱 + 放线菌素 D+ 环磷酰胺 + 多柔比星)(1A 类)		
伴有 *EWSR1*- 非 *ETS* 家族基因融合圆细胞肉瘤	参照尤因肉瘤围手术期化疗策略(3 类)	• 可切除者,可考虑直接手术	• 临床试验
CIC 重排肉瘤	参照尤因肉瘤围手术期化疗策略(3 类)	• 可切除者,可考虑直接手术 • AI 方案(3 类)	• 临床试验
伴有 *BCOR* 遗传学改变肉瘤	参照尤因肉瘤围手术期化疗方案(2B 类)	• 骨肉瘤的化疗方案(3 类) • AI 方案(3 类)	• 临床试验

【注释】

1 尤因肉瘤对化疗高度敏感,关于尤因肉瘤的众多研究都明确指出化疗的重要性。尤因肉瘤在局部治疗(手术或者放疗)之前,推荐应接受至少 9 周的多药联合化疗(Ⅰ级推荐)。对于初诊时伴有转移且化疗有效的患者,可以延长局部治疗前的化疗时间。对于手术(扩大切除或者截肢)后的尤因肉瘤患者,无论切缘情况如何,都推荐进行 28~49 周的化疗(具体时长取决于化疗方案)。

2 在 INT-0091 研究中,尤因肉瘤患者随机分为 VDC/IE 交替方案化疗组和 VDC 方案化疗组,术前化疗 4 周期,后进行局部治疗(手术和 / 或放疗),术后化疗 13 周期,围手术期共 17 周期。结果显示:无转移患者,交替治疗组 5 年 EFS 率为 69% ± 3%,标准治疗组为 54% ± 4%(P=0.005),5 年 OS 率分别为 72% ± 3.4% 和 61% ± 3.6%(P=0.01);而转移患者 EFS 无明显差异。对于诊断时无转移的尤因肉瘤,采用密集型 VDC/IE 交替方案(每 2 周为一周期)比每 3 周为一周期更有效(5 年 EFS 率由 65% 提升至 73%,P=0.048),且不良反应并未增加[1-4]。

3 在 Euro-Ewing 99 研究中,281 例尤因肉瘤患者接受 6 周期 VIDE 方案化疗,1 周期 VAI 方案化疗,局部治疗(手术和 / 或放疗),以及高剂量化疗联合干细胞移植,中位随访 3.8 年。结果显示,EFS 率为 27% ± 3%,3 年 OS 率为 34% ± 4%[5-7]。

4 EICESS-92 研究评价了在标准风险尤因肉瘤(肿瘤体积<100ml)患者中,VAIA 与 EVAIA 方案化疗的疗效。结果表明,高危(肿瘤体积 ≥ 100ml)伴转移的患者采用更大强度的 EVAIA 方案并不优于 VAIA 方案,不伴转移患者术前采用 EVAIA 方案疗效优于 VAIA 方案。因此非高危患者(肿瘤体积<100ml)推荐术前采用 EVAIA 方案化疗[8-9]。

5 Euro-EWING99-R1 研究是基于 EICESS-92 方案的大型、国际、随机、非劣效试验,对接受 VIDE 方案强化诱导化疗的标准风险尤因肉瘤患者(肿瘤未发生转移、体积<100ml),采用双平行分组设计,分别给予 7 个 VAC 疗程(试验组)

和 7 个 VAI 疗程(对照组)的巩固治疗。中位随访 5.9 年,3 年 EFS 率与 OS 率差异均无统计学意义[10]。

6 EICESS-86 研究中,将尤因肉瘤分为高危组(肿瘤体积>100ml 和 / 或肿瘤原发于中轴部位)及标准风险(肿瘤原发于肢体且肿瘤体积较小)。标准风险组接受 12 周期 VAC 交替 VACA 方案化疗;高危组采用 VAIA 方案化疗。结果显示,两组间无事件生存率分别为 52% 和 51%(P=0.92)。肿瘤体积>200ml、对诱导化疗的组织学反应情况是影响 EFS 的主要因素[9]。EICESS-92 研究中,标准风险组患者分别接受 VAIA 方案或 VACA 方案化疗,中位随访 8.5 年,EFS 和 OS 的风险比(VACA vs. VAIA)分别为 0.91 和 1.08。VACA 组血液学毒性发生率较高。提示环磷酰胺对 SR 患者的 EFS 和 OS 的影响与异环磷酰胺相似,但毒性增加[9]。

7 目前缺乏针对非尤因未分化小圆细胞肉瘤的临床研究,化疗方案可参考尤因肉瘤,但预后、疗效均存在不同,需要更多的循证医学证据或更多的研究报道来认识这类患者的生物学行为及治疗方案。现有研究表明,伴有 *EWSR1*-non-ETS 融合圆细胞肉瘤和 *CIC* 重排肉瘤对化疗的敏感性和预后比尤因肉瘤差,伴有 *BCOR* 遗传学改变肉瘤的预后好于 *CIC* 重排肉瘤,对化疗的反应也更好[11]。

8 关于 *EWSR1*- 非 ETS 家族基因融合圆细胞肉瘤,现有的报道集中于 *EWSR1*::*NFATC2* 融合肉瘤,多采用尤因肉瘤的方案,其中最多的是 VDC/IE 方案[12-13]。Diaz-Perez 等[13]分析了 43 例 *EWSR1/FUS*::*NFATC2* 融合肉瘤,有 13 例采用了尤因肉瘤的化疗方案,但仅有 1 例有较好的疗效。在一些小样本的报道中,*EWSR1*::*NFATC2* 融合肉瘤,术前接受 VAC/IE 方案、VIDE 方案或骨肉瘤方案,化疗后手术切除原发肿瘤。临床、影像学或组织学反应均不佳[12]。

9 Antonescu 等[14]回顾性分析了 115 例 *CIC*::*DUX4* 融合肉瘤,其中 22 例接受了新辅助化疗,29 例在确诊后进行手术(术后有 22 例接受了辅助化疗)。绝大多数患者采用了尤因肉瘤的化疗方案。接受新辅助化疗的患者中,有 10 例可分析病理反应率,其中 3 例患者为Ⅲ级化疗反应(肿瘤纤维化>90%),其余 7 例均未达到该标准。此外,确诊后先进行手术的患者,生存期较接受新辅助化疗的患者更长(需要注意的是两组患者肿瘤基线情况不同)。在另一项针对 18 例该类型肉瘤的回顾性分析中显示,这类肉瘤不仅对于化疗的敏感性低,也较少从术前化疗中获益,部分患者还因为延迟手术而发生了肿瘤远处转移[15]。2021 年 ESMO 会议报道了一项关于 64 例 *CIC*::*DUX4* 融合肉瘤患者的系列研究的初步报告。在这项研究中,对于非转移的 *CIC*::*DUX4* 融合肉瘤,采用类似于尤因肉瘤的多药化疗方案作为术前化疗方案,与采用成人软组织肉瘤的化疗方案(多柔比星单药或者 AI 方案)相比,并未提高患者的 OS。因此,对于该类型的未分化小圆细胞肉瘤,更应强调局部控制[16]。

10 2023 年,Palmerini 等[17]发表了全球性回顾性研究,分析了 1983—2019 年共 33 例分子检测明确的 *BCOR*::*CCNB3* 融合肉瘤,其中 15 例患者接受了新辅助化疗,10 例采用尤因肉瘤的方案(ORR 70%),4 例采用骨肉瘤的方案(ORR 50%),1 例采用 AI 联合方案(ORR 100%)。Kao 等[18]回顾性分析了 10 例 *BCOR*::*CCNB3* 融合肉瘤,其中 9 例采用了尤因肉瘤的术前方案,这些患者中的 7 例,手术标本中均检测到病理反应(60%~100% 的肿瘤坏死或者纤维化)。Puls 等[19]回顾性分析了 6 例 *BCOR*::*CCNB3* 融合肉瘤,在经过一线化疗后手术,其中 4 例达到病理 CR。

11 所有患者在开始接受化疗前均建议进行生育功能的知情同意(附录 8)。

2.2 未分化小圆细胞肉瘤晚期患者的化疗

肿瘤类型	线数	Ⅰ级推荐	Ⅱ级推荐	Ⅲ级推荐
尤因肉瘤	一线	• VDC(1A 类) • VDC/IE 交替(1A 类) • VAIA(1A 类) • VIDE(1A 类)	• EVAIA(1A 类)	
	二线	• 伊立替康 + 替莫唑胺(2A 类) • VIT(长春新碱 + 伊立替康 + 替莫唑胺)(2A 类) • 托泊替康 + 环磷酰胺(2A 类) • 临床试验	• 依托泊苷 + 卡铂 / 顺铂(2B 类) • 异环磷酰胺 + 依托泊苷 + 卡铂 / 顺铂(3 类) • 环磷酰胺 + 依托泊苷 + 卡铂(3 类) • 大剂量异环磷酰胺(2B 类)	• 吉西他滨 + 多西他赛(3 类) • HDC+HSCT(2B 类) • 最佳支持治疗

续表

肿瘤类型	线数	Ⅰ级推荐	Ⅱ级推荐	Ⅲ级推荐
EWSR1- 非 ETS 家族基因融合圆细胞肉瘤	一线	临床试验	可参照尤因肉瘤的治疗策略（2B 类）	
	二线	临床试验		
CIC 重排肉瘤	一线	临床试验	• 可参照尤因肉瘤的一线治疗（2B 类） • 非特殊类型软组织肉瘤方案（2B 类） • 临床试验（2B 类）	
	二线	临床试验		
BCOR 遗传学改变肉瘤	一线	参照尤因肉瘤的一线治疗（2B 类）	• 骨肉瘤方案（2B 类） • 非特殊类型软组织肉瘤方案（1A 类） • 临床试验（2B 类）	
	二线	临床试验		

【注释】

1 对于初诊时即伴有转移的尤因肉瘤，一线化疗仍参照围手术期化疗方案（详见 4.1）。如在完成围手术期化疗后出现不可切除或复发转移的情况，后续化疗方案的选择需根据一线化疗的疗效、化疗停止至复发的时间、药物的累积剂量、不良反应以及患者的耐受情况等因素综合判断。通常，对于一线化疗完成后 6 个月内复发的患者，考虑采用二线化疗方案；一线化疗结束后 6 个月以上复发的患者，可以再次尝试一线化疗方案。总体而言，尤因肉瘤的二线及以上治疗尚缺乏高级别循证证据，且客观疗效总体不理想，因此，指南同时推荐该类患者积极参与临床试验（Ⅰ级推荐）。

2 INT-0091 研究显示，对于无远处转移的尤因肉瘤患者，VDC/IE 交替的多药方案化疗提高了患者的 5 年 EFS 和 OS 率。对于 120 例确诊时即存在转移的患者，VDC/IE 组与 VDC 组的 5 年 OS 率分别为 34% 和 35%[1]，8 年 EFS 率均为 20%，8 年 OS 率分别为 20% 和 29%[2]。VDC/IE 方案化疗较 VDC 方案化疗未使转移性尤因肉瘤患者有进一步的生存获益。EICESS-92 研究显示，对于伴有转移的尤因肉瘤患者，VAIA 方案化疗基础上联合依托泊苷（EVAIA 方案）并未进一步改善 OS[3]。考虑到多药联合方案具有较高的客观缓解率，对于疗效好且潜在可切除的转移性患者，仍建议多药联合方案化疗。

3 EURO EWING 2012（EE2012）研究 1∶1 纳入了 640 例尤因肉瘤患者，比较 VDC/IE 交替方案化疗与 VIDE 方案化疗对尤因肉瘤一线治疗的疗效。结果显示，对于新诊断的尤因肉瘤，无论是否伴有转移，剂量强化的 VDC/IE 方案化疗组患者，不仅有更好的 EFS 获益，且不良反应更低、治疗时间更短[4]。

4 尤因肉瘤的二线化疗中，作为Ⅰ级推荐的化疗方案包括了伊立替康 + 替莫唑胺、VIT（长春新碱 + 伊立替康 + 替莫唑胺）及托泊替康 + 环磷酰胺，上述三个化疗方案大多基于大样本回顾性研究或者较小样本的前瞻 / 回顾性研究，显示出较好的疗效。Wang 等[5]回顾性分析了 6 项研究中共 184 例复发、难治性尤因肉瘤患者接受伊立替康 + 替莫唑胺方案化疗的疗效。发现总体的 ORR 为 44%，DCR 为 66%。Raciborska 等[6]对 22 例复发、难治性尤因肉瘤患者采用 VIT 方案化疗，ORR 为 54.5%，DCR 为 68%。Xu 等[7]比较了不同给药模式 VIT 方案（短程较高剂量：伊立替康 $50mg/m^2$，d1~5 vs. 长程较低剂量：伊立替康 $20mg/m^2$ d1~5，d8~12）对于复发、难治性尤因肉瘤的疗效。研究共入组 46 例患者，结果显示，短程较高剂量组的 12 周 ORR 低于长程较低剂量组（20.8% vs. 54.5%，P=0.019），但两种给药模式的 PFS（2.3 个月 vs. 4.3 个月）和 OS（14.8 个月 vs. 12.8 个月）相当。2 项Ⅱ期研究分别评估了环磷酰胺 + 托泊替康方案化疗治疗复发、难治性尤因肉瘤患者的疗效，可评估患者分别为 17 例、49 例，ORR 分别为 35.3% 和 32.6%[8-9]。

5 尤因肉瘤的二线化疗方案中，作为Ⅱ级推荐的化疗方案包括了依托泊苷联合卡铂或顺铂方案以及大剂量异环磷酰胺方案。一项回顾性研究分析了 1980—2012 年在欧洲 6 个主要的肉瘤中心接受依托泊苷联合卡铂或顺铂方案治疗的复发、难治性尤因肉瘤患者 107 例（61 例卡铂，46 例顺铂）。依托泊苷联合卡铂治疗组的 mPFS 为 14.5 个月，5 年 OS 率为 24.5%；依托泊苷联合顺铂治疗组的 mPFS 为 6.3 个月，5 年 OS 率为 20%[9]。2022 年 ASCO 大会报道了一项前瞻性随机对照研究，对比托泊替康 + 环磷酰胺、伊立替康 + 替莫唑胺、吉西他滨 + 多西他赛、高剂量异环磷

骨与软组织肿瘤

酰胺 4 个方案对于复发、难治性尤因肉瘤的疗效。结果提示，高剂量 IFO 在延长 EFS 和 OS 方面更有效，且在儿童中的获益更加明显。由于该研究目前仅以会议摘要形式报道，故在本指南中作为Ⅱ级推荐[10-11]。

6 尤因肉瘤的二线化疗中，Ⅲ级推荐的化疗方案包括了吉西他滨 + 多西他赛，HDC+HSCT（大剂量化疗联合自体干细胞移植），最佳支持治疗。一项Ⅱ期研究中，入组复发性尤因肉瘤、骨肉瘤、软骨肉瘤的患者，采用吉西他滨 + 多西他赛方案治疗，14 例尤因肉瘤患者中 2 例达 PR[12]。对于 HDC+HSCT，EURO-EWING99 研究中，采用 HDC+HSCT 获得 CR 或者 PR 的患者，其 3 年 EFS 率分别为 57% 和 25%，但该研究未能比较采用或者不采用 HDC+HSCT 的疗效[13]。Whelan 等[7]将 EURO-EWING99 与 Ewing-2008 两个研究进行了合并分析，发现采用 HDC（白消安 + 美法仑）+HSCT 的患者对比采用 VAI 方案进行巩固性化疗的患者具有更高的 3 年及 8 年 EFS 率，但出现了更严重的毒性和更多的治疗相关死亡。由于上述结果存在一定争议，指南将 HDC+HSCT 作为Ⅲ级推荐。

7 对于晚期非尤因未分化小圆细胞肉瘤的化疗，目前相关循证证据少，特别是对于化疗相对不敏感的 *EWSR1*- 非 ETS 家族基因融合圆细胞肉瘤和 *CIC* 重排肉瘤，指南Ⅰ级推荐为加入临床研究。

8 关于 *EWSR1*- 非 ETS 家族基因融合圆细胞肉瘤，治疗相关报道少。采用尤因肉瘤化疗方案大多疗效有限[14-15]。

9 2023 年，Palmerini 等[16]发表了一项全球性的回顾性研究，88 例 *CIC* 重排肉瘤，晚期转移患者 OS 明显低于局限期可切除的患者（P=0.000 2）。60 例患者接受了尤因肉瘤的方案化疗，16 例接受了非特殊类型软组织肉瘤方案化疗，两组间 ORR 差异无统计学意义。2021 年 ESMO 会议报道 64 例 *CIC*::*DUX4* 融合肉瘤患者，发现转移性 *CIC* 重排肉瘤患者似乎受益于类似于尤因肉瘤方案的强化、多药联合方案[17]。Connolly 等[18]总结了 15 例仅接受全身治疗的 *CIC* 重排肉瘤患者，治疗方案包括 VDC/IE（4/15）、VID、阿霉素单药、吉西他滨 + 多西他赛、依托泊苷等。多数患者疗效为 PD，但 4 例接受 VDC/IE 方案的患者，1 例 CR，1 例 PR，1 例 PR/SD，另外 1 例 PR 为接受 VID 方案的患者。

10 从新辅助化疗的数据看，*BCOR* 遗传学改变肉瘤总体对于化疗的敏感性高于 *CIC* 重排肉瘤。Kao 等[19]回顾性分析 10 例接受术前化疗的 *BCOR*::*CCNB3* 融合肉瘤，9 例采用尤因肉瘤的术前方案，其中 7 例手术标本中检测到病理反应，提示该类型患者对于尤因肉瘤的化疗方案有较好的反应。一项全球性回顾性研究共纳入 33 例 *BCOR*::*CCNB3* 融合肉瘤患者，分别接受了尤因肉瘤的方案化疗、骨肉瘤的方案化疗、表柔比星联合异环磷酰胺等不同化疗方案，均显示出一定的疗效[16]。

3. 外科治疗

未分化小圆细胞肉瘤的治疗是以化疗、外科治疗及放疗为主的综合治疗[1]。成功的外科局部控制是建立在良好的化疗反应上。新辅助化疗的应用，保证了肿瘤能够得到更好的控制，以及保肢手术能获得更好的局部安全性和功能[2]。

骨与软组织未分化小圆细胞肉瘤的外科治疗可分别参照本指南经典型骨肉瘤的外科治疗部分和软组织肉瘤的外科治疗部分。建议外科手术有周密的术前设计，术中按计划严格实施，术后准确评估外科边界，这一系列术前设计 - 术中实施 - 术后评估系统是保证手术成功的关键[3]。

合并转移灶的患者，为保证生活质量，必要时可以考虑原发灶姑息手术[4-5]。骨盆、骶骨和脊柱未分化小圆细胞肉瘤需术前化疗有效方可获得满意切除边界，如化疗无效且不能达到安全的外科边界，不建议手术治疗，系统治疗和放疗为主[6-9]。骨盆、骶骨、脊柱及其他部位的未分化小圆细胞肉瘤发病率低，其治疗结果差于肢体未分化小圆细胞肉瘤[10]。

4. 放射治疗

尤因肉瘤对放射治疗非常敏感，放射治疗是其重要的局部治疗手段；其他未分化小圆细胞肉瘤因发病率较低，放疗相关研究证据较少，可参考尤因肉瘤的放疗原则。

局限期尤因肉瘤放射治疗策略

放疗适应证	Ⅰ级推荐	Ⅱ级推荐	Ⅲ级推荐
化疗后可切除		术前放疗（原发骨盆）+ 手术（3 类）	根治性放疗（2B 类）
化疗后潜在可切除	手术 + 术后放疗（3 类）	根治性放疗（2B 类）	
化疗后不可切除	根治性放疗（2B 类）		
术后切缘阳性	术后放疗（3 类）		
术后切缘阴性（原发骨盆或术前化疗反应差）		术后放疗（3 类）	

转移性尤因肉瘤放射治疗策略

放疗适应证	Ⅰ级推荐	Ⅱ级推荐	Ⅲ级推荐
合并寡转移	立体定向放疗(3 类)		
肺转移化疗后稳定或部分缓解			全肺放疗 + 残留病灶推量(3 类)
肺转移化疗后完全缓解			全肺放疗(3 类)
胸壁原发肿瘤			半胸放疗(3 类)
合并广泛转移	姑息性放疗(3 类)		

4.1 术前放疗

一项回顾性研究分析了放疗时机对原发骨盆的尤因肉瘤患者预后的影响,共纳入 49 例患者,其中 27 例接受术前非选择性放疗加手术,22 例根据手术情况选择性进行术后放疗(单纯手术 11 例,手术 + 术后放疗 11 例)。放疗靶区为化疗后的肿瘤或者术后瘤床外放 2cm,剂量为(44.8~54.4)Gy/(28~30)F。术前放疗组的局部无复发生存率为 88.0%,高于对照组的 66.5%(*P*=0.028),两组患者无转移生存率分别为 60.0% 和 54.5%(*P*=0.728),总生存率分别为 57.7% 和 63.6%(*P*=0.893)[1]。

4.2 根治性放疗

由于原发骨盆和椎体的未分化小圆细胞肉瘤单纯接受手术往往难以达到安全边界,放疗可代替手术作为根治性的局部治疗手段。

法国的回顾性研究探索了不同局部治疗方式下脊柱尤因肿瘤的局部控制率。研究共纳入 75 例脊柱尤因肉瘤患者,分为手术 + 放疗(*n*=50)、单纯放疗(*n*=19)和单纯手术(*n*=6)三组,80% 接受手术治疗的患者未达到 R0 切除。手术 + 放疗组和单纯放疗组的 5 年局部控制率分别是 83% 和 74%,均优于单纯手术组的 50%[2]。另一研究回顾性分析了 Euro-EWING99 研究中骨盆尤因肉瘤的局部控制率。研究中未转移的骨盆尤因肉瘤患者 180 例,其中原发骶骨患者行根治性放疗的 5 年局部复发率和生存率分别是 17% 和 73%,手术联合放疗的 5 年局部复发率和生存率分别是 0 和 78%,两者差异无统计学意义;原发非骶骨患者行手术 + 放疗的局部复发和总生存均优于单纯放疗及单纯手术[3]。但上述研究存在一定选择偏倚,仅接受放疗而不能手术的患者,往往是肿瘤累及范围广泛的人群,复发风险本身就会升高。目前放疗技术的快速发展如质子、重离子的应用,使得放疗的疗效更好、不良反应更轻,有望进一步扩展放疗的应用范围。

放疗靶区的确定原则:手术或化疗前磁共振检查所见的骨异常病变和软组织肿块作为 GTV,外放 1.5~2.0cm 并包括亚临床病灶构成 CTV,根据摆位误差形成 PTV。如果肿瘤在诊断时突入体腔,但化疗后肿瘤缩小使正常组织恢复到原来位置者,GTV 可不包括化疗前突入体腔的肿瘤。

放疗剂量推荐:目前推荐原发椎体肿瘤的根治性放疗剂量为 45Gy/25F(受限于脊髓耐受剂量),原发其他部位为 55.8Gy/31F。但 2022 年一项关于尤因肉瘤根治性放疗的Ⅲ期随机对照临床研究比较了 55.8Gy/31F 和 70.2Gy/39F 在局控率上的差别,共纳入 95 例患者,1∶1 随机分为两组,高剂量组的 5 年局部控制率明显优于标准剂量组(76.4% vs. 49.4%),所有≥3 级的急性放疗不良反应除了放射性皮肤损伤高于标准剂量组外,其他不良反应差别无统计学意义。而且两组患者均没有骨折发生,美国骨骼肌肉系统肿瘤协会保肢手术疗效评分得分均为 29 分[4]。提示在危及器官可耐受的前提下,可提高根治性放疗剂量以提高局部控制率。

4.3 术后放疗

对于手术切除不彻底、切缘阳性或近切缘的肿瘤,放疗可以降低局部复发率[2];对于原发骨盆或术前化疗反应差的尤因肉瘤患者,即使术后切缘阴性,辅助放疗也可以降低局部复发率。

一项回顾性研究分析了 EE99-R1 研究中术后辅助放疗对尤因肉瘤局部复发的影响[5]。1999—2009 年纳入 599 例患者,其中 142 例(24%)患者接受了术后辅助放疗(中位剂量 45Gy)。中位随访期为 6.2 年,与单纯手术相比,接受术后辅助放疗患者的局部复发率显著降低(*HR*=0.43,95% *CI* 0.21~0.88,*P*=0.02)。

波兰一项回顾性研究显示,原发肢体尤因肉瘤的 5 年 OS 率和 5 年 PFS 率分别为 71.0% 和 59.4%,原发中轴骨的 5 年 OS 率和 5 年 PFS 率分别为 44.4% 和 34.9%,两者差异有明显统计学意义(*P*=0.001 2);而中轴骨中原发部位为骨盆和非骨盆的预后无明显差别[6]。有研究回顾性分析了 7 项临床研究中术后放疗对骨盆尤因肉瘤 5 年 OS 率的影响,这 7 项研究中术后放疗的比例为 9%~61%,结果显示放疗比例越高的研究中患者 5 年 OS 率越接近全体人群[7]。因此对于原发骨盆的尤

骨与软组织肿瘤

因肉瘤可考虑行术后放疗。

上述报道还分析了（EI）CESS研究中化疗反应对行肿瘤广泛切除患者局部复发率的影响，结果显示化疗反应良好且接受单纯手术治疗的局部复发率仅仅只有1%（1/101），化疗反应不良且接受单纯手术治疗的局部复发率上升到了12%（3/25），而化疗反应不良的患者如果接受手术及术后放化疗，局部复发率则可降低到6%（3/59）[7]。

放疗剂量推荐：原发椎体肿瘤的放疗剂量为45Gy/25F，其余部位R2切除者为55.8Gy/31F，R1切除者为50.4Gy/28F。

4.4 姑息性放疗

对于肿瘤转移灶引起的疼痛或脊髓压迫等症状，可通过20Gy/5F或30Gy/10F方案的放疗缓解症状。随着放疗技术的进步，目前认为，对于转移灶负荷相对较小的寡转移病变，行SBRT治疗相对安全，且能有效缓解症状并提高局部控制[8]。

4.5 肺转移患者的全肺放疗

对于存在肺转移且化疗有效的患者，无论化疗后肺部病灶是否完全缓解，全肺放疗均可改善患者的预后，对于肺部明显残留的病灶还可以进行局部放疗加量。一项回顾性研究分析了全肺放疗在尤因肉瘤肺转移中的作用，研究筛选了1 270例患者中，114例存在肺转移，其中100例患者可供分析[9]。75例接受15~18Gy的全肺放疗，25例没有接受全肺放疗，两组发生肺/胸膜复发率为20%和40%（卡方检验，P=0.046），5年EFS率分别为38%（95% CI 25%~51%）和27%（95% CI 9%~45%，P=0.002 2）。75例接受全肺放疗的患者中，有3例发生急性肺炎，7例诊断为限制性通气障碍。另外一项研究回顾性分析了171例肺/胸膜转移的患者，其中39例接受全肺放疗且可用于分析，另外选择20例未接受全肺放疗的患者进行对照，4年的EFS分别为40%和19%（P=0.047 3）[10]。全肺放疗推荐剂量：14岁和≥14岁患者接受放疗剂量分别为15Gy/1.5Gy和18Gy/1.5Gy。

4.6 原发胸壁尤因肉瘤的半胸放疗

一项回顾性研究分析了1985—1996年138例胸壁非转移性尤因肿瘤患者接受半胸放疗的预后[11]。其中42例患者接受半胸放疗，86例患者未行半胸放疗，<14岁和≥14岁患者接受放疗剂量分别为15Gy和20Gy，单次剂量为1.5Gy，每日1次或者1.25Gy，每日2次，然后向原发肿瘤区域加量30Gy，结果显示两组患者7年无事件生存率分别为63%和46%（P>0.05），肺转移发生率分别为7.3%和20.9%。由于胸壁肿瘤容易发生胸膜转移，因此建议对于原发胸壁肿瘤特别是合并恶性胸腔积液的患者术后需行半胸照射。

5. 靶向/免疫治疗

1 目前，靶向及免疫治疗在未分化小圆细胞肉瘤中的研究尚处于起步阶段，相关临床研究较少，证据级别低。

2 一项多中心、单臂、Ⅱ期临床试验研究了卡博替尼（cabozantinib）对晚期尤因肉瘤患者（入组前接受全身治疗的线数没有限制）的疗效。在39例可评估疗效的尤因肉瘤患者中，10例有效（均为PR），疗效维持时间为6个月[1]。还有一些包含尤因肉瘤的Ⅰ期临床研究以及小样本研究提示，部分靶向药物联合化疗可能对于尤因肉瘤有一定疗效。例如mTOR抑制剂替西罗莫司（temsirolimus）联合替莫唑胺和伊立替康[2]，PARP抑制剂他拉唑帕尼（talazoparib）联合伊立替康或伊立替康+替莫唑胺[3]等。此外，新型靶向药物TK216[4]，IGF-1R单克隆抗体[5-6]等也处于临床研究阶段。

3 一般认为未分化小圆细胞肉瘤是“免疫荒漠型肿瘤”/“冷肿瘤”[7-8]，单药免疫检查点抑制剂治疗的效果极有限。SARC028研究是一项探索帕博利珠单抗对于多种骨与软组织肉瘤疗效的多队列、Ⅱ期研究，共入组了13例尤因肉瘤患者，ORR为0，SD 2例，PD 11例[9]。目前，关于PD-1+CTLA-4单抗（NCT02304458）、PD-1单抗联合靶向药物（NCT03190174、NCT02636725）用于尤因肉瘤的临床研究正在开展[10]。

五、附录

附录1 第5版骨与软组织肿瘤WHO分类（2020）和ICD编码*

名称	ICD-O
骨肿瘤	
经典型骨肉瘤	9180/3
骨巨细胞瘤	9250/1
恶性骨巨细胞瘤	9250/3

续表

名称	ICD-O
脂肪细胞肿瘤	
非典型性脂肪瘤样肿瘤	8850/1
高分化脂肪肉瘤	8851/3
去分化脂肪肉瘤	8858/3
黏液样脂肪肉瘤	8852/3
多形性脂肪肉瘤	8854/3
黏液样多形性脂肪肉瘤	8859/3
纤维母细胞 / 肌纤维母细胞肿瘤	
隆突性皮肤纤维肉瘤	8832/1
纤维肉瘤型隆突性皮肤纤维肉瘤	8832/3
色素性隆突性皮肤纤维肉瘤	8833/1
孤立性纤维性肿瘤	8815/1
恶性孤立性纤维性肿瘤	8815/3
炎性肌纤维母细胞瘤	8825/1
低度恶性肌纤维母细胞肉瘤	8825/3
黏液炎性纤维母细胞性肉瘤	8811/1
婴儿型纤维肉瘤	8814/3
成人型纤维肉瘤	8810/3
黏液纤维肉瘤	8811/3
低度恶性纤维黏液样肉瘤	8840/3
硬化性上皮样纤维肉瘤	8840/3
所谓的纤维组织细胞性肿瘤	
恶性腱鞘滑膜巨细胞瘤	9252/3
脉管肿瘤	
卡波西肉瘤	9140/3
上皮样血管内皮瘤	9133/3
血管肉瘤	9120/3
血管周皮细胞(血管周)肿瘤	
恶性血管球瘤	8711/3
平滑肌肿瘤	
炎性平滑肌肉瘤	8890/3
平滑肌肉瘤	8890/3
骨骼肌肿瘤	
胚胎性横纹肌肉瘤	8910/3
腺泡状横纹肌肉瘤	8920/3
多形性横纹肌肉瘤	8901/3
梭形细胞 / 硬化性横纹肌肉瘤	8912/3
外胚层间叶瘤	8921/3
软骨 - 骨肿瘤	
骨外骨肉瘤	9180/3

续表

名称	ICD-O
周围神经鞘膜肿瘤	
恶性周围神经鞘膜瘤	9540/3
上皮样恶性周围神经鞘膜瘤	9542/3
恶性蝾螈瘤	
恶性色素性神经鞘膜瘤	9540/3
恶性颗粒细胞瘤	9580/3
恶性神经束膜瘤	9571/3
分化不确定的肿瘤	
恶性混合瘤	8940/3
肌上皮癌	8982/3
恶性磷酸盐尿性间叶性肿瘤	8990/3
NTRK 重排梭形细胞间叶性肿瘤	
滑膜肉瘤,非特指性	9040/3
滑膜肉瘤,梭形细胞型	9041/3
滑膜肉瘤,双向型	9043/3
滑膜肉瘤,差分化型	9043/3
上皮样肉瘤	8804/3
腺泡状软组织肉瘤	9581/3
软组织透明细胞肉瘤	9044/3
骨外黏液样软骨肉瘤	9231/3
促结缔组织增生性小圆细胞肿瘤	8806/3
恶性肾外横纹肌样瘤	8963/3
恶性血管周上皮样细胞分化的肿瘤(PEComa)	8714/3
(动脉)内膜肉瘤	9137/3
恶性骨化性纤维黏液瘤	8842/3
未分化肉瘤	8805/3
未分化梭形细胞肉瘤	8801/3
未分化多形性肉瘤	8802/3
未分化圆细胞肉瘤	8803/3
韧带样型纤维瘤病	8821/1
骨和软组织未分化小圆细胞肉瘤	
尤因肉瘤	9364/3
伴有 *EWSR1*- 非 ETS 家族融合基因的未分化肉瘤	9366/3
CIC 重排肉瘤	9367/3
伴有 *BCOR* 遗传学改变的肉瘤	9368/3

注:仅列本指南涉及的骨与软组织肿瘤亚型。

附录 2 软组织肉瘤病理规范化报告

参数	内容
标本类型	活检标本:FNA,CNB,开发性活检 手术标本:病灶内切除,边缘性切除,扩大切除,间室切除,根治性切除,截肢,盆腔廓清术,其他(非特指),+ 区域淋巴结清扫

续表

参数	内容
肿瘤解剖部位	头颈部，躯干，四肢，盆腔 / 腹膜后，纵隔，关节内，其他
肿瘤深度	浅表　真皮内，皮下，深部　筋膜下，肌肉内，骨旁，深部体腔，其他
镜下肿瘤境界	境界清楚，或有假包膜；境界不清，或呈浸润性
组织学类型	第 5 版 WHO 软组织和骨肿瘤分类(2020)，其他
组织学分级	FNCLCC，不能分级[a]，不能评价，其他评估系统[b]
疾病编码	ICD-O，ICD-11
肿瘤数目	孤立性；多发性，具体数目
肿瘤大小	长径 × 横径 × 纵径(cm)，或直径范围
核分裂象	$2mm^2$(10HPF)，不作评估(不能分级者)，不能评估
坏死评估	无；有，≤ 50%，> 50%
脉管和神经侵犯情况	有，无
其他病理形态特征	间质改变，等
切缘情况	假包膜；≥ 2cm；< 2cm，注明哪一侧并测量(mm)； 紧邻，注明哪一侧；累及，注明哪一侧
淋巴结	无转移；转移，具体数目
免疫组化	标记结果
分子检测	FISH，或 DNA 测序，或 NGS，或 RT-PCR
新辅助放 / 化疗后组织学评估	存活肿瘤细胞所占比例

【注释】

a 腺泡状软组织肉瘤、血管肉瘤、骨外黏液样软骨肉瘤、软组织透明细胞肉瘤和恶性颗粒细胞瘤等不作分级。

b 胃肠道间质瘤、上皮样血管内皮瘤、孤立性纤维性肿瘤和 PEComa 有着各自的危险度评估或分级系统。

附录 3　骨与软组织肿瘤的分子检测 *

组织学类型	细胞遗传学异常	分子检测
经典型骨肉瘤	复杂核型改变	无特异分子事件
骨巨细胞瘤	1q42.12 异常	*H3F3A* 突变 (H3.3G34W，H3.3G34R，H3.3G34V，H3.3G34L，H3.3G34M)
非典型脂肪瘤样肿瘤 / 高分化脂肪肉瘤 去分化脂肪肉瘤	amp(12)(q13-15)	*MDM2*，*CDK4*，*HMGA2*，*YEATS4*，*CPM*，*FRS2*，*GLI* 基因扩增
黏液样脂肪肉瘤	t(12；16)(q13；p11) t(12；22)(q13；q12)	*FUS*::*DDIT3* *EWSR1*::*DDIT3*
孤立性纤维性肿瘤	inv(12)(q13q13)	*NAB2*::*STAT6*

续表

组织学类型	细胞遗传学异常	分子检测
炎性成肌纤维细胞瘤	t(1;2)(q22;p23) t(2;19)(p23;p13) t(2;17)(p23;q23) t(2;2)(p23;q13) inv(2)(p23;q35) t(2;11)(p23;p15) t(2;4)(p23;q21) t(2;12)(p23;p11) t(6;3)(q22;q12) t(6;17)(q22;p13) inv(2)(p23;q35)	*TPM3*::*ALK* *TPM4*::*ALK* *CLTC*::*ALK* *RANBP2*::*ALK* *ATIC*::*ALK* *CARS*::*ALK* *SEC31L1*::*ALK* *PPFIBP1*::*ALK* *TFG*::*ROS1* *YWHAE*::*ROS1* *ATIC*::*ALK*
隆突性皮肤纤维肉瘤/巨细胞成纤维细胞瘤	r(17;22) t(17;22)(q21;q13)	*COL1A1*::*PDGFB*
婴儿型纤维肉瘤	t(12;15)(p13;q25)	*ETV6*::*NTRK3*
低级别纤维黏液样肉瘤	t(7;16)(q33;p11) t(11;16)(p13;p11)	*FUS*::*CREB3L2* *FUS*::*CREB3L1*
硬化性上皮样纤维肉瘤	t(11;22)(p11;q12) t(11;16)(p11;p11) t(7;16)(p21;q11)	*EWSR1*::*CREB3L1* *FUS*::*CREB3L1* *FUS*::*CREB3L2*
腱鞘巨细胞瘤	t(1;2)(p13;q37)	*CSF1*::*COL6A3*
上皮样血管内皮瘤	t(1;3)(p36;q23-25) t(X;11)(p11;q22)	*WWTR1*::*CAMTA1* *YAP1*::*TFE3*
血管肉瘤(放疗后和慢性肢体水肿相关性)	8q24	*MYC* 基因扩增
腺泡状横纹肌肉瘤	t(2;13)(q35;q14) t(1;13)(p36;q14) t(X;2)(q13;q35) t(2;2)(q35;p23) t(2;8)(q35;q13) t(8;13)(p12;q13)	*PAX3*::*FOXO1* *PAX7*::*FOXO1* *PAX3*::*FOXO4* *PAX3*::*NCOA1* *PAX3*::*NCOA2* *FOXO1*::*FGFR1*
梭形细胞/硬化性横纹肌肉瘤：先天性/婴儿梭形细胞横纹肌肉瘤	8q13	*SRF*::*NCOA2* *TEAD1*::*NCOA2* *VGLL2/NCOA2* *VGLL2*::*CITED2*
梭形细胞/硬化性横纹肌肉瘤：成人梭形细胞/硬化性横纹肌肉瘤		*MYOD1* 基因突变 (*MYOD1 p.L122R*)
间叶性软骨肉瘤	del(8)(q13;q21)/t(8;8)(q21;q13)	*HEY1*::*NCOA2*
恶性周围神经鞘膜瘤	17q11.2 9p21.3 11q14.2,17q11.2	*NF1* *CDNK2A/B* *PRC2*(*EED* 或 *SUZ12*)
恶性色素性神经鞘膜肿瘤	17q22-24	*PRKAR1A* 基因突变

续表

组织学类型	细胞遗传学异常	分子检测
软组织肌上皮肿瘤	t(6;22)(p21;q12) t(1;22)(q23;q12) t(1;16)(p34;p11) t(9;22)(q33;q21) t(19;22)(q13;q12)	*EWSR1*::*POU5F1* *EWSR1*::*PBX1* *FUS*::*KLF17* *EWSR1*::*PBX3* *EWSR1*::*ZNF444*
NTRK 重排梭形细胞肿瘤		*LMNA*::*NTRK1* *TPR*::*NTRK1* *TPM3*::*NTRK1* *NTRK2*/*NTRK3* 重排
滑膜肉瘤	t(X;18)(p11;q11)	*SS18*::*SSX1*,*SS18*::*SSX2* 或 *SS18*::*SSX4*
上皮样肉瘤	22q11.2 异常 +8q 常为 i(8)(q10)	*SMARCB1*(*INI1*)失活,缺失或突变
腺泡状软组织肉瘤	t(X;17)(p11;q25)	*ASPSCR1*::*TFE3*
软组织透明细胞肉瘤/胃肠道透明细胞肉瘤样肿瘤	t(12;22)(q13;q12) t(2;22)(q33;q12)	*EWSR1*::*ATF1* *EWSR1*::*CREB1*
骨外黏液样软骨肉瘤	t(9;22)(q22;q12) t(9;17)(q22;q11) t(9;15)(q22;q21) t(3;9)(q11;q22)	*EWSR1*::*NR4A3* *TAF2N*::*NR4A3* *TCF12*::*NR4A3* *TFG*::*NR4A3*
促结缔组织增生性小圆细胞肿瘤	t(11;22)(p13;q12)	*EWSR1*::*WT1*
肾外横纹肌样瘤	22q11.2 异常	*SMARCB1*(*INI1*)失活
内膜肉瘤	Gain or amp(12)(q12-15)和 4q12	*MDM2*,*CDK4*,*TSPAN31*,*GLI* 基因扩增
PEComa	16p13.3 t(X;17)(p11;p13)	*TSC2* 基因突变 *DVL2*::*TFE3*
韧带样纤维瘤病	3p22.1 异常 5q21 异常	*CTNNB1* 突变(T41A,S45F,S45P 等) *APC* 突变
尤因肉瘤	t(11;22)(q24;q12) t(21;22)(q22;q12) t(2;22)(q33;q12) t(7;22)(p22;q12) t(17;22)(q12;q12) inv(22)(q12;q12) t(16;21)(p11;q22) t(2;16)(q35;p11)	*EWSR1*::*FLI1* *EWSR1*::*ERG* *EWSR1*::*FEV* *EWSR1*::*ETV1* *EWSR1*::*ETV4* *EWSR1*::*ZSG* *FUS*::*ERG* *FUS*::*FEV*
CIC 重排肉瘤	t(4;19)(q35;q13) t(10;19)(q26;q13) t(x;19)(q13;q13.3) t(15;19)(q14;q13.2) t(10;19)(q23.3;q13)	*CIC*::*DUX4* *CIC*::*DUX4* *CIC*::*FOXO4* *CIC*::*NUTM1* *CIC*::*NUTM2B*

续表

组织学类型		细胞遗传学异常	分子检测
伴 *BCOR* 遗传学改变的肉瘤	*BCOR* 重排肉瘤	inv(x)(p11.4;p11.22) t(x;4)(p1.4;q31.1) t(x;22)(p11;q13.2)	*BCOR*::*CCNB3* *BCOR*::*MAML* *ZC3H7B*::*BCOR*
	婴幼儿未分化圆细胞肉瘤 / 婴幼儿原始黏液样间叶性肿瘤	*BCOR*-ITD t(10;17)(q23.3;p13.3)	*BCOR*::ITD *YWHAE1*::*NUTM2B*
EWSR1- 非 ETS 融合的圆细胞肉瘤		t(20;22)(q13;q12) t(1;22)(q36.1;q12) t(2;22)(q31;q12) t(6;22)(p21;q12) t(4;22)(q31;q12) t(20;16)(q13.2;p11.2)	*EWSR1*::*NFATC2* *EWSR1*::*PATZ1* *EWSR1*::*SP3* *EWSR1*::*POU5F1* *EWSR1*::*SMARCA5* *FUS*::*NFATC2*

注:仅列本指南涉及的骨与软组织肿瘤亚型。

附录 4　Huvos 评级系统

Huvos 评级系统的具体标准
Ⅰ级:几乎未见化疗所致的肿瘤坏死
Ⅱ级:化疗轻度有效,肿瘤组织坏死率>50% 且≤ 90%,尚存有活的肿瘤组织
Ⅲ级:化疗部分有效,肿瘤组织坏死率>90%,部分组织切片上可见残留的存活的肿瘤组织
Ⅳ级:所有组织切片未见活的肿瘤组织

附录 5　美国癌症联合委员会(AJCC)骨肿瘤分期系统(第八版)(不包括淋巴瘤和骨髓瘤)

原发肿瘤(T)包括四肢、躯干、头面骨

T 分期	定义
T_x	原发肿瘤无法评估
T_0	无原发肿瘤
T_1	肿瘤最大径为≤8cm
T_2	肿瘤最大径>8cm
T_3	原发部位的不连续肿瘤

原发肿瘤(T)脊柱

T 分期	定义
T_x	原发肿瘤无法评估
T_0	无原发肿瘤
T_1	肿瘤局限于一个椎体或 2 个相邻椎体
T_2	肿瘤局限于 3 个相邻椎体
T_3	肿瘤累及 4 个或 4 个以上相邻椎体或任意不相邻椎体
T_4	肿瘤累及椎管或大血管
T_{4a}	肿瘤累及椎管
T_{4b}	肿瘤侵犯血管或有大血管瘤栓证据

原发肿瘤(T)骨盆

T 分期	定义
T_x	原发肿瘤无法评估
T_0	无原发肿瘤
T_1	肿瘤局限于骨盆一个区,同时没有骨外受累
T_{1a}	肿瘤最大径≤8cm
T_{1b}	肿瘤最大径>8cm
T_2	肿瘤局限于骨盆一个区伴骨外受累,或者肿瘤累及骨盆两个区同时没有骨外受累
T_{2a}	肿瘤最大径≤8cm
T_{2b}	肿瘤最大径>8cm
T_3	肿瘤累及于骨盆两个区,同时伴有骨外受累
T_{3a}	肿瘤最大径≤8cm
T_{3b}	肿瘤最大径>8cm
T_4	肿瘤累及骨盆三个区或跨越骶髂关节
T_{4a}	肿瘤累及骶髂关节和达到骶神经孔内侧
T_{4b}	肿瘤累及髂外血管或主要盆腔大血管有瘤栓

注:AJCC 预后分期组不包括脊柱和骨盆。

区域淋巴结(N)

区域淋巴结(N)	定义
N_x	区域淋巴结无法评估
N_0	无区域淋巴结转移
N_1	有区域淋巴结转移

注:由于肉瘤的淋巴结转移很罕见,当没有淋巴结浸润的临床证据时,采用上述 N_x 可能不合适,应使用 N_0 表示。

远处转移(M)

远处转移(M)	定义
M_0	无远处转移
M_1	有远处转移
M_{1a}	肺转移
M_{1b}	骨或其他远处转移

组织学级别(G)

组织学级别(G)	定义
G_x	无法评定级别
G_1	高分化 - 低级别
G_2	中分化 - 低级别
G_3	低分化 - 高级别

- 美国癌症联合委员会(AJCC)骨肿瘤分期系统(第八版)(不包括淋巴瘤和骨髓瘤)

ⅠA期	T_1	N_0	M_0	G_1,G_x
ⅠB期	T_2/T_3	N_0	M_0	G_1,G_x
ⅡA期	T_1	N_0	M_0	G_2,G_3
ⅡB期	T_2	N_0	M_0	G_2,G_3
Ⅲ期	T_3	N_0	M_0	G_2,G_3
ⅣA期	任何T	N_0	M_{1a}	任何G
ⅣB期	任何T	N_1	任何M	任何G
	任何T	任何N	M_{1b}	任何G

附录6 骨及软组织肿瘤外科分期系统(SSS分期)

分期	分级	部位	转移
ⅠA	G_1	T_1	M_0
ⅠB	G_1	T_2	M_0
ⅡA	G_2	T_1	M_0
ⅡB	G_2	T_2	M_0
Ⅲ	$G_{1\sim2}$	$T_{1\sim2}$	M_1

附录7 美国癌症联合委员会(AJCC)软组织肉瘤分期系统(第八版,2017年)

AJCC四肢/躯干软组织肉瘤分期

- TNM分期

ⅠA期	T_1	N_0	M_0	G_1,G_x
ⅠB期	T_2/T_3/T_4	N_0	M_0	G_1,G_x
Ⅱ期	T_1	N_0	M_0	G_2,G_3
ⅢA期	T_2	N_0	M_0	G_2,G_3
ⅢB期	T_3/T_4	N_0	M_0	G_2,G_3
Ⅳ期	任何T	N_1	M_0	任何G
	任何T	任何N	M_1	任何G

- TNM定义

原发肿瘤(T)

T_x 原发肿瘤无法评价

T_0 无原发肿瘤证据

T_1 肿瘤最大径≤5cm

T_2 肿瘤最大径>5cm,≤10cm

T_3 肿瘤最大径>10cm,≤15cm

T_4 肿瘤最大径>15cm

区域淋巴结(N)

N_0 无区域淋巴结转移或淋巴结状态未知

N_1 区域淋巴结转移

远处转移(M)

M_0 无远处转移

M_1 有远处转移

组织学分级（G）采用 FNCLCC 分级系统

A. 肿瘤分化
1 分　类似成人正常间叶组织的肉瘤（如低级别平滑肌肉瘤）
2 分　组织学分型明确的肉瘤（如黏液样脂肪肉瘤）
3 分　胚胎性或未分化肉瘤，类型不明确的肉瘤（如滑膜肉瘤、软组织骨肉瘤、尤因肉瘤）

B. 核分裂计数
1 分　0~9/10HPF
2 分　10~19/10HPF
3 分　≥20/10HPF

C. 肿瘤坏死
0 分　无坏死
1 分　<50% 肿瘤坏死
2 分　≥50% 肿瘤坏死

组织学分级
1 级　2、3 分
2 级　4、5 分
3 级　6、7、8 分

AJCC 腹膜后软组织肉瘤分期

• TNM 分期

ⅠA 期	T_1	N_0	M_0	G_1，G_x
ⅠB 期	$T_2/T_3/T_4$	N_0	M_0	G_1，G_x
Ⅱ期	T_1	N_0	M_0	G_2，G_3
ⅢA 期	T_2	N_0	M_0	G_2，G_3
ⅢB 期	T_3/T_4	N_0	M_0	G_2，G_3
	任何 T	N_1	M_0	任何 G
Ⅳ期	任何 T	任何 N	M_1	任何 G

• TNM 定义

原发肿瘤（T）
T_x　原发肿瘤无法评价
T_0　无原发肿瘤证据
T_1　肿瘤最大径≤5cm
T_2　肿瘤最大径>5cm，≤10cm
T_3　肿瘤最大径>10cm，≤15cm
T_4　肿瘤最大径>15cm

区域淋巴结（N）
N_0　无区域淋巴结转移或淋巴结状态未知
N_1　区域淋巴结转移

远处转移（M）
M_0　无远处转移
M_1　有远处转移

AJCC 头颈部软组织肉瘤分期

- TNM 定义

原发肿瘤(T)	
T_x	原发肿瘤无法评价
T_1	肿瘤≤2cm
T_2	肿瘤>2cm，≤4cm
T_3	肿瘤>4cm
T_4	肿瘤侵及邻近结构
T_{4a}	肿瘤侵及眼眶、颅底 / 硬脑膜、中央腔室脏器、面骨或翼状肌
T_{4b}	肿瘤侵及脑实质、颈动脉包绕、椎前肌受累或经神经周围扩散累及中枢神经系统
区域淋巴结(N)	
N_0	无区域淋巴结转移或淋巴结状态未知
N_1	区域淋巴结转移
远处转移(M)	
M_0	无远处转移
M_1	有远处转移

AJCC 腹腔 / 胸腔内脏器软组织肉瘤分期

- TNM 定义

原发肿瘤(T)	
T_x	原发肿瘤无法评价
T_1	肿瘤局限于器官
T_2	肿瘤累及器官外组织
T_{2a}	肿瘤侵及浆膜或脏层腹膜
T_{2b}	肿瘤侵及浆膜外(肠系膜)
T_3	肿瘤侵及其他器官
T_4	多部位受累
T_{4a}	2 个部位受累
T_{4b}	3~5 个部位受累
T_{4c}	>5 个部位受累
区域淋巴结(N)	
N_0	无区域淋巴结转移或淋巴结状态未知
N_1	区域淋巴结转移
远处转移(M)	
M_0	无远处转移
M_1	有远处转移

附录 8　生育功能相关知情同意

对还有生育要求的生育期患者和未成年人来说，保存生育功能是保证肿瘤治疗后生活质量的重要组成部分。无论是成人患者还是儿童患者，接诊医生都应在放化疗开始前尽早强调不孕不育可能，对明确希望保留生育功能及犹豫不决的患者，应转诊至妇产科或泌尿外科专家，尽可能地满足患者要求，在治疗开始前尽早与其讨论保留生育功能的方案，减轻患者焦虑、改善其生活质量；随访期间有生育需求，也需再次沟通并进行转诊。

对于男性：精子冻存是有效的保留生育功能方案，强烈建议开始治疗前收集精液，治疗即使仅仅一次，精子遗传学损伤的风险也较高。其他如睾丸组织冻存及再植、人类睾丸组织移植等仅在临床试验中应用。

对于女性：胚胎冻存是确实有效的生育能力保留方案，未受精卵母细胞冻存是女性生育能力保留方案之一，应在专业的中心进行。盆腔放疗时进行的卵巢移位不能确保成功，无法确保卵巢得到了保护，卵巢有再复位可能，这一方案应接近放疗时进行。卵巢组织冻存用于后期移植时，无须卵巢刺激，且可立即进行。对于进入青春期的儿童患者：建议采取明确有效的保留生育能力方案（如精子冻存、卵母细胞冻存），并取得患者知情同意、父母或监护人的知情同意。未进入青春期的儿童，唯一的保留生育能力方案是卵巢或睾丸组织冻存，目前尚处于研究阶段。

附录 9　横纹肌肉瘤治疗前 TNM 临床分期标准

分期	原发部位	肿瘤浸润	肿瘤最大径（cm）	淋巴结	远处转移
1	预后良好的位置	T_1 或 T_2	≤5 或>5	N_0、N_1、N_x	M_0
2	预后不良的位置	T_1 或 T_2	≤5	N_0、N_x	M_0
3	预后不良的位置	T_1 或 T_2	≤5	N_1	M_0
			或>5	N_0、N_1、N_x	
4	预后良好和不良的位置	T_1 或 T_2	≤5 或>5	N_0、N_1	M_1

位置：预后良好：眼眶、头颈（除外脑膜旁区域）、肝脏、胆道、非膀胱和前列腺区泌尿生殖道。

预后不良：膀胱和前列腺、肢体、脑膜，背部腹膜后、盆腔、会阴部及肛周、胃肠道。

T 分期：T_1：肿瘤局限于原发解剖部位；T_2：肿瘤超出原发解剖部位，侵犯邻近器官或组织。

N 分期：N_0：无区域淋巴结转移；N_1：有区域淋巴结转移；N_x：区域淋巴结转移不详。

M 分期：M_0：无远处转移；M_1：有远处转移。

附录 10　美国横纹肌肉瘤研究组（IRS）术后 - 病理分期系统

分组	临床特征
Ⅰ	局限性病变，肿瘤完全切除，且病理证实已完全切除，无区域淋巴结转移（除头颈部病灶外，需要淋巴结活检或切除以证实无区域淋巴结受累） Ⅰa 肿瘤局限于原发肌肉或原发器官 Ⅰb 肿瘤侵犯至原发肌肉或器官以外的邻近组织，如穿过筋膜层
Ⅱ	肉眼所见肿瘤完全切除，肿瘤具有局部浸润或区域淋巴结转移 Ⅱa 肉眼所见肿瘤完全切除，但镜下有残留，区域淋巴结无转移 Ⅱb 肉眼所见肿瘤完全切除，镜下无残留，但区域淋巴结转移 Ⅱc 肉眼所见肿瘤完全切除，镜下有残留，区域淋巴结有转移肿瘤
Ⅲ	肿瘤未完全切除或仅活检取样，肉眼有明显残留肿瘤 Ⅲa 仅做活检取样 Ⅲb 肉眼所见肿瘤大部分被切除，但肉瘤有明显残留肿瘤
Ⅳ	有远处转移：肺、肝、骨、骨髓、脑、远处肌肉或淋巴结转移（脑脊液细胞学检查阳性，胸腔积液或腹腔积液，以及胸膜或腹膜有瘤灶种植）

附录 11　胚胎型和腺泡型横纹肌肉瘤危险分度

胚胎型和腺泡型横纹肌肉瘤依据病理类型、TNM 分期和 IRS 分组可进行危险分度。

危险组	病理亚型	TNM 分期	IRS 分组
低危	胚胎型	1	Ⅰ~Ⅲ
低危	胚胎型	2~3	Ⅰ~Ⅱ
中危	胚胎型	2~3	Ⅲ
中危	腺泡型	1~3	Ⅰ~Ⅲ
高危	胚胎型、腺泡型	4	Ⅳ
中枢侵犯组	胚胎型、腺泡型	同时伴有颅内转移扩散、脑脊液阳性、颅底侵犯或者颅神经麻痹中任意一项	

在上述基础上，推荐有条件的单位对腺泡型横纹肌肉瘤常规进行 *FOXO1* 融合基因检测，并结合年龄进行危险分度。

危险组	*FOXO1* 融合基因及年龄	TNM 分期	IRS 分组
低危	融合基因阴性	1~2	Ⅰ~Ⅱ
		1（仅眼眶）	Ⅲ
中危	融合基因阳性	1~3	Ⅰ~Ⅲ
	融合基因阴性	3	Ⅰ~Ⅱ
		1~3（1 期眼眶除外）	Ⅲ
	融合基因阴性且<10 岁	4	Ⅳ
高危	融合基因阴性且>10 岁	4	Ⅳ
	融合基因阳性	4	Ⅳ
中枢侵犯	任何基因状态及年龄	同时伴有颅内转移扩散、脑脊液阳性、颅底侵犯或者颅神经麻痹中任意一项	

中国临床肿瘤学会（CSCO）
宫颈癌诊疗指南 2023

组　长　吴令英　李　力

副组长（以姓氏汉语拼音为序）

黄曼妮　李贵玲　娄　阁　吴小华　张师前　周　琦

专家组成员（以姓氏汉语拼音为序）（*为执笔人）

安菊生*　中国医学科学院肿瘤医院妇瘤科
陈建国　广东省人民医院妇产科
范江涛　广西医科大学第一附属医院妇产科
高　琨　广西医科大学附属肿瘤医院妇科
哈春芳　宁夏医科大学总医院妇科
胡爱民　江西省肿瘤医院妇瘤科
黄曼妮*　中国医学科学院肿瘤医院妇瘤科
黄向华　河北医科大学第二医院妇科
江　萍　北京大学第三医院放疗科
居杏珠　复旦大学附属肿瘤医院妇瘤科
李　力　广西医科大学附属肿瘤医院妇科
李　莉　新疆医科大学附属肿瘤医院妇外一科
李东红　陕西省肿瘤医院妇瘤科
李贵玲*　华中科技大学同济医学院附属协和医院肿瘤中心
李魁秀　河北医科大学第四医院妇瘤科
李艳芳　中山大学肿瘤防治中心妇科
林　安　福建省肿瘤医院妇科
刘开江　上海交通大学医学院附属仁济医院妇瘤科
刘乃富　山东第一医科大学附属肿瘤医院妇科
娄　阁*　哈尔滨医科大学附属肿瘤医院妇科
宋　艳*　中国医学科学院肿瘤医院病理科
孙志华　江苏省肿瘤医院妇瘤科
王　珂　天津医科大学肿瘤医院妇瘤科
王建东　中华医学会北京分会
王永军　北京大学第四临床医学院妇产科
吴　强　江苏省肿瘤医院妇瘤科
吴令英*　中国医学科学院肿瘤医院妇瘤科
吴小华*　复旦大学附属肿瘤医院妇科
邢艳霞　青海省第五人民医院（青海省肿瘤医院）妇科
熊慧华　华中科技大学同济医学院附属同济医院肿瘤科
阳志军*　广西医科大学附属肿瘤医院妇科
杨兴升*　山东大学齐鲁医院妇产科
袁光文*　中国医学科学院肿瘤医院妇瘤科
袁建林　新疆医科大学附属肿瘤医院妇外三科
张红平　云南省肿瘤医院妇科
张师前*　山东大学齐鲁医院妇产科
张云艳*　哈尔滨医科大学附属肿瘤医院放疗科
郑爱文　浙江省肿瘤医院妇瘤科
周　琦*　重庆大学附属肿瘤医院妇瘤科
朱　红　中南大学湘雅医院肿瘤科
朱根海　海南省人民医院妇产科
朱笕青　浙江省肿瘤医院妇瘤科
邹　文　中南大学湘雅二医院肿瘤中心
邹冬玲　重庆大学附属肿瘤医院妇瘤科

协助编写（以姓氏汉语拼音为序）

李晓琦　复旦大学附属肿瘤医院妇科
赵羽西　中国医学科学院肿瘤医院妇瘤科
于　浩　山东第一医科大学附属肿瘤医院妇科

1 宫颈癌概述

宫颈癌发病率居妇科三大恶性肿瘤之首,是导致女性癌症死亡的第四大原因。2020 年全世界约有 60.4 万例宫颈癌新发病例和 34.2 万例死亡病例,其中我国新发病例 10.97 万例,死亡病例 5.9 万例。因此,规范宫颈癌的预防、诊断和治疗是提高我国女性身体健康水平的关键。人乳头瘤病毒(HPV)是宫颈癌的主要致病因素,规范化宫颈癌筛查至关重要。病理是诊断宫颈癌的“金标准”,盆腔磁共振成像(MRI)可用于评估局部病灶,复发转移宫颈癌推荐进行分子病理诊断。对于初治宫颈癌,以手术和放疗为主,辅以化疗、靶向治疗、免疫治疗等。随着“早期低危”宫颈癌的概念出现及相关研究进展,在保留生育的患者中可考虑采用保守性手术治疗。早期宫颈癌术后辅助放疗根据病理类型不同,放疗标准不一。放疗适用于各期宫颈癌,特别是局部晚期宫颈癌。复发转移宫颈癌以局部治疗、系统性治疗和免疫治疗为主。近年来,免疫检查点抑制剂在宫颈癌治疗中效果显著并且应用前移。宫颈癌治疗后的随诊和规范化的检查也是必不可少的。本指南参考美国国家综合癌症网络(National Comprehensive Cancer Network,NCCN)指南、国际妇产科联盟(International Federation of Gynecology and Obstetrics,FIGO)指南、欧洲肿瘤内科学会(European Society for Medical Oncology,ESMO)指南,依据最新国内外临床研究结果及国内诊治共识,结合我国国情,为临床实践提供有价值的参考。

2 宫颈癌诊断及检查

2.1 宫颈癌诊断基本原则

		Ⅰ级推荐	Ⅱ级推荐	Ⅲ级推荐
临床诊断		体格检查 妇科检查 a		
病理诊断		宫颈细胞学 b 子宫颈活检	宫颈锥切 c	穿刺细胞学 d
实验室诊断		SCC、CEA、CA125、CA19-9 和 NSE 等肿瘤标志物 e HPV 检测		
影像诊断	宫颈肿瘤	盆腔 MRI f		盆腔 CT
	转移病灶	颈胸腹盆腔 CT,必要时 PET/CT g	颈胸 CT + 盆腹腔 MRI	其他相关检查 h

【注释】

a 包括双合诊与三合诊检查,推荐 2 名及以上高年资医师进行妇科检查;必要时在麻醉状态下检查;分期判断有分歧时,推荐较早分期。

b 需注意子宫颈腺癌存在细胞学假阴性可能[1]。

c 子宫颈活检无法判断有无浸润、微小浸润癌,需明确浸润深度时,推荐诊断性宫颈锥切。如宫颈及阴道细胞学检查(TCT)结果与阴道镜下活检病理不符,如多次结果为高级别鳞状上皮内病变(high-grade squamous intraepithelial lesion,HSIL),而阴道镜活检病理学检查未予支持时,也推荐诊断性宫颈锥切。

d 腹股沟或颈部淋巴结可疑转移时,推荐活检或细针穿刺细胞学明确。

e 子宫颈鳞癌推荐检测 SCC[2],子宫颈腺癌推荐检测 CA125[3],子宫颈胃型腺癌推荐检测 CEA、CA19-9[4],子宫颈小细胞神经内分泌癌推荐检测 NSE[5]。

f 推荐盆腔 MRI 作为评估子宫颈局部肿瘤首选方法。MRI 存在禁忌证时选择盆腔 CT[6-7]。

g 建议 Ⅰ B1 期以上有条件者行 PET/CT 检查[8]。

h 可疑有骨转移时,推荐骨扫描检查;可疑有膀胱和 / 或直肠受累时,推荐膀胱镜和 / 或肠镜检查。

2.2 宫颈癌病理学诊断

	Ⅰ级推荐		Ⅱ级推荐	Ⅲ级推荐
标本类型 [a]	大体检查	镜下检查	免疫组化	生物标志物
活检标本	标本部位 标本数目 标本大小 标本性状	组织学分型 [b] 组织学分级 [c] 淋巴脉管间隙浸润	鉴别诊断免疫组织化学相关指标 [g]	PD-L1 [h] MMR 或 MSI [h] TMB [h] NTRK [h]
锥切标本	标本描述 标本完整性 标本数目 标本大小 标本性状	组织学分型 [b] 组织学分级 [c] 浸润深度 [d,e] 淋巴脉管间隙浸润 切缘情况 伴发病变 [f]	鉴别诊断免疫组织化学相关指标 [g]	
手术标本	宫颈肿瘤 部位 大小 性状 区域淋巴结 部位 数目 其他器官：宫旁、阴道、宫体、附件、网膜和腹膜等	组织学分型 [b] 组织学分级 [c] 浸润深度 [d,e] 淋巴脉管间隙浸润 宫旁侵犯 阴道侵犯 淋巴结侵犯 其他器官	鉴别诊断免疫组织化学相关指标 [g]	

【注释】

a 标本离体后应尽快(1h 内)以 3.7% 甲醛溶液固定，固定液体积应为送检样本体积的 4~10 倍。不同标本需遵循相应取材规范[1]。

活检标本：描述标本数目、大小、性状，分别取材、全部包埋，如果标本最大径超过 5mm，应垂直于黏膜面对剖、立埋。

锥切标本：测量记录长度(锥高)、宫颈外口(锥底)切缘最大径以及宫颈管内口直径。以锥顶为中心，垂直于管腔黏膜面间隔约 3mm、纵向连续切取管壁全层组织，确保每片组织均含有从宫颈内口至外口的全部黏膜。

手术标本：记录病变部位、外观、切面、浸润间质深度、是否累及阴道壁，测量距阴道壁切缘的最短距离。肿瘤区域以 3mm 间隔连续全层切开宫颈，测量肿瘤浸润的最大深度以及该部位宫颈管壁的厚度。垂直于宫颈管壁纵向切取两侧宫旁组织(含切缘)及附着的部分宫颈管壁组织各 1~2 块。淋巴结应全部取材并标注。

b 组织学分型参考 2020 版 WHO 女性生殖系统肿瘤分类[2](见病理学部分)。

c 组织学分级见病理学部分。

d 早期浸润癌(ⅠA 期)应注明肿瘤间质浸润深度，测量值以 mm 计；ⅠB 期及以上浸润癌，应描述肿瘤浸润深度占宫颈管壁厚度的三分比，如浸润深度达管壁内 1/3 层、中 1/3 层或者外 1/3 层[1]。

e 早期子宫颈腺癌深度判断存在争议。Silva 分型以组织形态学为基础，采用“浸润方式”取代“传统的浸润深度”对宫颈腺癌进行分类[3-5](见病理学部分)。

f 伴发病变包括炎症性疾病、囊肿、良性肿瘤和子宫内膜异位症等。需警惕同时存在鳞状上皮和腺上皮病变的可能。

g 生物学标志只具有辅助诊断意义。子宫颈上皮内瘤变分级常用指标 p16 和 Ki67。子宫颈鳞癌和腺癌分为 HPV 相关型和非 HPV 相关型。p16 基本可代替 PCR 检测、HPV DNA 原位杂交、HPV mRNA 原位杂交等技术。其他常用免疫组织化学标志物如 CK7、CK20、CEA、ER、PR、MUC6、CD56 和 CgA 等[1]。

h 复发、转移或持续性宫颈癌基于生物标志物为指导的全身治疗[6]。宫颈癌免疫检查点抑制剂应用相关指标包括 PD-L1、MMR 或 MSI[7]和 TMB[8]。子宫颈肉瘤建议 *NTRK* 基因融合检测[9]。

3 宫颈癌临床病理分期

宫颈癌分期系统包括国际抗癌联盟和美国癌症联合委员会（UICC/AJCC）的肿瘤、淋巴结、转移（TNM）系统（2021 年第 9 版）[1]和国际妇产科学联盟（FIGO）系统（2018 年更新版）[2-3]。

TNM 分期	FIGO 分期	分期标准
T_x		原发肿瘤无法评估
T_0		无原发性肿瘤证据
T_1	Ⅰ	肿瘤局限于子宫颈（忽略向子宫体的侵犯）
T_{1a}	ⅠA	显微镜下诊断的浸润癌，最大间质浸润深度≤5mm
T_{1a1}	ⅠA1	间质浸润深度≤3mm
T_{1a2}	ⅠA2	间质浸润深度>3mm，≤5mm
T_{1b}	ⅠB	镜下最大间质浸润深度>5mm；肿瘤局限于子宫颈，测量肿瘤最大径
T_{1b1}	ⅠB1	间质浸润深度>5mm，最大径≤2cm
T_{1b2}	ⅠB2	最大径>2cm，≤4cm
T_{1b3}	ⅠB3	最大径>4cm
T_2	Ⅱ	肿瘤侵犯超出子宫，但未达阴道下 1/3 或盆壁
T_{2a}	ⅡA	累及阴道上 2/3，无宫旁浸润
T_{2a1}	ⅡA1	最大径≤4cm
T_{2a2}	ⅡA2	最大径>4cm
T_{2b}	ⅡB	有宫旁浸润，但未达骨盆壁
T_3	Ⅲ	肿瘤累及阴道下 1/3，和/或扩散至盆壁，和/或导致肾积水或肾无功能
T_{3a}	ⅢA	肿瘤累及阴道下 1/3，未扩散至盆壁
T_{3b}	ⅢB	肿瘤扩散至盆壁，和/或导致肾盂积水或肾无功能（除外其他原因所致）
T_4	ⅣA	肿瘤侵犯膀胱黏膜或直肠黏膜（活检证实），疱样水肿不属于ⅣA 期
N_x		区域淋巴结无法评估
N_0		无区域淋巴结转移
$N_{0(i+)}$		区域淋巴结的孤立肿瘤细胞（ITC）
N_1	ⅢC1	区域淋巴结转移：局限于盆腔淋巴结
N_{1mi}	ⅢC1	盆腔区域淋巴结转移，最大径>0.2mm，≤2mm
N_{1a}	ⅢC1	盆腔区域淋巴结转移，最大径>2mm
N_2	ⅢC2	区域淋巴结转移：腹主动脉旁淋巴结转移
N_{2mi}	ⅢC2	腹主动脉旁淋巴结转移，最大径>0.2mm，≤2mm
N_{2a}	ⅢC2	腹主动脉旁淋巴结转移，最大径>2mm
M_0		无远处转移
cM_1	ⅣB	临床诊断的远处转移（包括转移至腹股沟淋巴结、腹膜、肺、肝、骨等，不包括盆腔和腹主动脉旁淋巴结、阴道的转移）
pM_1	ⅣB	病理确诊的远处转移（包括转移至腹股沟淋巴结、腹膜、肺、肝、骨等，不包括盆腔和腹主动脉旁淋巴结、阴道的转移）

【注释】

a 在获取所有影像学及病理学资料后确定最终分期,此后不再更改,例如肿瘤治疗或复发后分期不变。规定所有影像学检查手段(包括超声、CT、MRI、PET/CT 等)均可用于分期,病理学检查对肿瘤大小的测量较妇科检查和影像学检查准确。细针抽吸、粗针穿刺、组织活检、组织切除检查、手术标本等病理学方法均可用于 N、M 分期。

b 淋巴脉管间隙浸润(LVSI)不改变肿瘤分期,镜下浸润宽度不再作为分期标准。

c 病理学对淋巴结转移的评估包括以下 3 个层面。①孤立肿瘤细胞(ITC):淋巴结内肿瘤病灶直径<0.2mm,或单个淋巴结内的单个肿瘤细胞,或≤200 个成簇细胞。②微转移:淋巴结内肿瘤病灶最大径为 0.2~2mm。③宏转移:淋巴结内肿瘤病灶最大径>2mm。ITC 不影响分期,在 TNM 分期中可记录为 $N_{0(i+)}$,采用 FIGO 分期时也应记录其存在。微转移(N_{mi})和宏转移(N_a)被认为淋巴结受累,TNM 分期中盆腔淋巴结受累为 N_1,腹主动脉旁淋巴结受累为 N_2;FIGO 分期中则分别为ⅢC1 和ⅢC2。对用于诊断 FIGO ⅢC 期的证据,需注明所采用的方法是 r(影像学)还是 p(病理学)。例如,若影像学显示盆腔淋巴结转移,分期为ⅢC1r;若经病理学证实,分期为ⅢC1p。需记录所采用的影像学方法及病理学技术类型。若分期存在争议,应归于更早的期别。

d TNM 分期系统中的前缀,c 是临床分期,p 是病理分期,如 cN 为临床诊断的淋巴结转移,pN 为病理确诊的淋巴结转移,cM 为临床诊断的远处转移,pM 为病理确诊的远处转移。对确诊所用的病理学技术方法进行标注,如 N(f)是指淋巴结转移通过细针抽吸或粗针穿刺确诊,N(sn)是指淋巴结转移是通过前哨淋巴结活检确诊。

4 宫颈癌病理分类

2020 版 WHO 肿瘤病理分类将宫颈鳞状细胞癌分为与 HPV 相关型与 HPV 不相关型两类(表 4-1)。两者无法单独根据形态学标准区分,必须进行 p16 免疫染色或 HPV 检测。在没有条件区分 HPV 是否感染的情况下,可以不进行区分。目前尚未发现明确的 HPV 不相关型癌前病变,所以癌前病变鳞状上皮内病变(squamous intraepithelial lesion,SIL)被归为 HPV 相关的类别,仍分为 HSIL(CIN3 及 CIN2)及 LSIL(CIN1),需要强调的是,p16 的染色不代表任何病变级别,仅在 CIN2 形态学鉴别困难时作为参考指征[1]。

WHO 分类中宫颈腺癌及癌前病变也相应分为 HPV 相关性腺癌及原位癌、HPV 非相关性腺癌及原位癌。HPV 相关性腺癌主要包括普通型腺癌、大部分黏液腺癌[非特异黏液腺癌、肠型黏液腺癌、印戒细胞癌、宫颈浸润性复层产黏液的癌(iSMC)],宫颈 HPV 相关型腺癌,最常见的亚型为普通型;根据形态学及镜下特点,HPV 相关型普通型腺癌可进行 Silva 分类。Silva A 型:边界清楚,预后相对较好;Silva B 型:边界清楚,小灶浸润型生长;Silva C 型:弥漫浸润型生长,预后相对较差。HPV 非相关性腺癌包括胃型黏液腺癌、透明细胞癌和中肾管腺癌等。

对于宫颈腺癌,HPV 非相关型相对预后较差。但在宫颈鳞癌中,HPV 对于预后的意义,有待进一步研究。需要强调的是无论宫颈腺癌或鳞癌,分期仍是最重要的临床预后因素[2-5]。

宫颈神经内分泌肿瘤,分为神经内分泌瘤(NET:NET1/2)及神经内分泌癌(大细胞神经内分泌癌及小细胞神经内分泌癌)。宫颈中神经内分泌瘤非常罕见,宫颈常见的神经内分泌肿瘤多为神经内分泌癌。无论大细胞神经内分泌癌还是小细胞神经内分泌癌,均具有高度侵袭性,就诊时远处转移很常见。即使在早期诊断的患者中,死亡率也很高。在宫颈、子宫内膜和卵巢中,神经内分泌癌经常与其他肿瘤一起发生。

表 4-1 WHO 宫颈癌及癌前病变分类(第 5 版,2020 年)

鳞状细胞癌及癌前病变
SIL
鳞状细胞癌,HPV 相关
鳞状细胞癌,HPV 非相关
鳞状细胞癌,NOS
腺癌及癌前病变
原位腺癌,HPV 相关
原位腺癌,HPV 非相关
腺癌,HPV 相关
普通型
黏液腺癌,NOS

宫颈癌

续表

黏液腺癌，肠型
黏液腺癌，印戒细胞型
iSMC(浸润性复层产黏液的腺癌)
绒毛管状腺癌
腺癌，HPV 非相关，胃型
腺癌，HPV 非相关，透明细胞型
腺癌，HPV 非相关，中肾管型
其他类型腺癌
其他上皮肿瘤
癌肉瘤
腺鳞癌和黏液表皮样癌
腺样基底细胞癌
无法分类的子宫颈癌
神经内分泌肿瘤
NET1/2
神经内分泌癌
大细胞神经内分泌
小细胞神经内分泌

5 宫颈癌治疗原则

宫颈癌的治疗手段包括手术、放疗、系统性治疗(包括化疗、免疫治疗和靶向治疗)。早期宫颈癌患者(ⅠA~ⅠB2 Ⅰ期以及ⅡA1 期)可选择根治性手术治疗，然后根据术后病理是否存在危险因素来决定术后的辅助治疗；也可以选择直接行根治性放疗或个体化选择同步放化疗。早期宫颈癌的手术与根治性放疗两者的疗效相当，5 年生存率、死亡率、并发症发生率相似。由于放疗可能导致相关并发症，对于未绝经患者，特别是年龄小于 45 岁且无手术禁忌证的患者可选择手术治疗。另外对于符合条件，有保留生育功能要求的患者采用保留生育功能的手术方式。对于局部晚期宫颈癌(ⅠB3 期和ⅡA2 期)首选同步放化疗，在放疗资源匮乏地区也可选择手术治疗。对于ⅡB 期~ⅣA 期宫颈癌，治疗方式首选同步放化疗。对于ⅣB 期宫颈癌一般以系统性治疗为主，部分患者可联合个体化放疗。

6 早期宫颈癌治疗(无保留生育要求)

分层	Ⅰ级推荐	Ⅱ级推荐	Ⅲ级推荐
ⅠA1 期 [a,b] 且不伴淋巴脉管间隙浸润	A 型子宫切除 [c] [1-2] 宫颈锥切术 [a]		
ⅠA1 期伴淋巴脉管间隙浸润	B 型子宫切除 [c]+ 盆腔淋巴结切除术 根治性放疗(体外放疗 + 阴道近距离放疗)		
ⅠA2 期	B 型子宫切除 [c,h] + 盆腔淋巴结切除术 [22] 根治性放疗(体外放疗 + 阴道近距离放疗)	B 型子宫切除 [c,h]+ 前哨淋巴结显影技术 [5-16]	

续表

分层	Ⅰ级推荐	Ⅱ级推荐	Ⅲ级推荐
ⅠB1 期、 ⅠB2 期、 ⅡA1 期	C 型子宫切除 c,h + 盆腔淋巴结切除术（1 类）d,e 根治性放疗（体外放疗 + 阴道近距离放疗）± 铂类为基础的同步化疗[21]	C 型子宫切除 c,h + 盆腔淋巴结切除术 + 腹主动脉旁淋巴结切除术 d,e,f	C 型子宫切除 c,h + 前哨淋巴结显影技术 d
ⅠB3 期、 ⅡA2 期 g	根治性放疗（体外放疗 + 阴道近距离放疗）± 铂类为基础的同步化疗（1 类）	C 型子宫切除 c+ 盆腔淋巴结切除术 + 腹主动脉旁淋巴结切除术 d,e,f	根治性放疗（体外放疗 + 阴道近距离放疗）± 铂类为基础的同步化疗 + 全子宫切除腹主动脉旁 ± 盆腔淋巴结分期手术[17-19]+ 根治性放疗（体外放疗 + 阴道近距离放疗）± 铂类为基础的同步化疗

【注释】

a 分期按照 FIGO 2018 版分期标准。

b ⅠA 期需经宫颈锥切组织的病理方能确诊，不能单纯由宫颈活检组织病理来确诊。

c 子宫切除范围参照 Q-M 手术分型（表 6-1）。

d 对于 C 型子宫切除的手术方式首选为剖腹手术[3-4,20]。

e 盆腔淋巴结切除范围包括髂总淋巴结、髂外淋巴结、髂内淋巴结以及闭孔淋巴结。

f 腹主动脉旁淋巴结切除范围一般达肠系膜下动脉水平即可，但也可结合影像学以及术中冰冻病理结果个体化扩大切除范围。

g 对于ⅠB3 期、ⅡA2 期宫颈癌采用新辅助化疗加手术的治疗模式还存在争议，一般仅建议用于放疗不可及区域或者临床研究。

h 近年有两项前瞻性、随机分组的Ⅲ期临床研究结果显示，对于早期低危宫颈癌（即满足所有以下条件的患者：FIGO 分期ⅠA2~ⅠB1 期（基于锥切病理分期）、无脉管瘤栓、锥切切缘阴性、鳞状细胞癌（任何组织分级）或普通型腺癌（组分学分级 1 级或 2 级）、肿瘤最大径≤ 2cm、浸润深度≤ 10mm 以及影像学检查未发现远处转移），采用单纯子宫切除与采用根治性子宫切除，生存结果相当。这一结论尚有待更长时间的随访结果来验证[23-25]。

表 6-1 宫颈癌子宫切除的 Q-M 分型

分型	对应术式	输尿管处理	子宫动脉处理	侧方宫旁组织切除	腹侧宫旁组织切除	背侧宫旁组织切除	阴道切除
A	介于筋膜外子宫切除术和改良根治术之间	识别但不游离	于输尿管内侧切断	输尿管与宫颈之间	最小切除	最小切除	<1cm
B1	改良根治术	“隧道”顶部打开与侧推	输尿管正上方切断	输尿管水平	部分切除膀胱宫颈韧带	子宫骶韧带在子宫直肠腹膜反折处切除	切除 1cm
B2	B1+ 宫旁淋巴结切除	同 B1	同 B1	同 B1，再切除宫旁淋巴结	同 B1	同 B1	同 B1
C1	NSRH	完全游离	髂内动脉	髂血管内侧水平（保留盆腔内脏神经）	膀胱水平（保留神经膀胱支）	直肠水平（保留腹下神经）	切除 2cm（或根据实际需要）

续表

分型	对应术式	输尿管处理	子宫动脉处理	侧方宫旁组织切除	腹侧宫旁组织切除	背侧宫旁组织切除	阴道切除
C2	经典的宫颈癌根治术	同 C1	同 C1	髂血管内侧水平(不保留盆腔内脏神经)	膀胱水平(不保留膀胱支)	骶骨水平(不保留腹下神经)	同 C1
D1	侧盆扩大根治术	完全游离	连同髂内血管切除	盆壁血管切除	膀胱水平	骶骨水平	根据需要
D2	侧盆廓清术	同 D1	同 D1	盆壁肌肉筋膜切除	根据情况	根据情况	根据需要

注:NSRH. C1 型广泛性子宫切除术,又称保留神经的广泛性子宫切除术(nerve-sparing radical hysterectomy,NSRH)。

7 宫颈癌保留生育功能手术

7.1 适应证[1-4]

项目	Ⅰ级推荐	Ⅱ级推荐
FIGO 分期	ⅠA1~ⅠB2 期	
病理类型	宫颈鳞癌、腺癌和腺鳞癌,排除神经内分泌癌、胃型腺癌	透明细胞癌[5-6],腺肉瘤,胚胎横纹肌肉瘤 a[7]
影像评估	肿瘤局限于宫颈,病灶未侵犯宫颈内口,无淋巴结转移及远处转移	
生育力评估	年龄≤45 岁 有强烈的生育愿望,无明确生育功能障碍	

【注释】

a 复旦大学附属肿瘤医院于 2006—2019 年共对 15 例宫颈腺肉瘤或胚胎横纹肌肉瘤的患者实施了腹式根治性宫颈切除术或宫颈锥切术,患者年龄中位数为 19(11~36)岁,肿瘤大小中位数为 5(1.5~20)cm。所有患者肿瘤均局限于宫颈,截至 2023 年 5 月,随访时间中位数为 141(47~201)个月,仅 1 例复发且死亡。

7.2 诊断及术前评估

目的	Ⅰ级推荐	Ⅱ级推荐
诊断	妇科检查 + 宫颈活检	
分期诊断	胸部 CT+ 腹部增强 CT+ 盆腔增强 MRI[1-2]或 PET/CT[3-4]	胸部、腹部、盆腔 CT
生育能力评估	抗米勒管激素(AMH)或窦卵泡计数(AFC)a	年龄≤45 岁 性激素检查 b

【注释】

a 为了更好地评估患者术前卵巢储备功能,建议在月经周期任意时期进行血抗米勒管激素(AMH)检查,或月经第 1~3 天通过超声检查双侧卵巢窦卵泡计数(AFC)。

b 性激素检查包括卵泡刺激素、黄体生成素、雌二醇、孕酮、睾酮以及泌乳素,可于月经期第 1~3 天(卵泡期)抽血检查。

宫颈癌

7.3 治疗[1-5]

分期	Ⅰ级推荐	Ⅱ级推荐	Ⅲ级推荐
ⅠA1，LVSI（-）	宫颈锥切或 LEEP 刀[a]		
ⅠA1，LVSI（+） ⅠA2	根治性宫颈切除术[b,e]+ 盆腔淋巴结切除术（前哨淋巴结活检术）， 或宫颈锥切术[a]+ 盆腔淋巴结切除术（前哨淋巴结活检术[6-10]）		
ⅠB1	腹式或阴式根治性宫颈切除术[b,f]+ 盆腔淋巴结切除术（前哨淋巴结活检术）	腹腔镜或机器人根治性宫颈切除术[b,d,f]+ 盆腔淋巴结切除术（前哨淋巴结活检术）[11-12]	宫颈锥切术 + 盆腔淋巴结切除术（前哨淋巴结活检术）[h][13-15]
ⅠB2	腹式根治性宫颈切除术[c,g]+ 盆腔淋巴结切除术		新辅助化疗 + 根治性宫颈切除术或宫颈锥切术[h,i][16]

注：LVSI. 淋巴脉管间隙浸润（lymphovascular space invasion）。

【注释】

a 至少保证 3mm 阴性宫颈切缘。

b 至少保证 5~8mm 阴性宫颈切缘。

c 至少保证 8~10mm 阴性宫颈切缘。

d 经过锥切且切缘阴性需要补充手术的患者，实施腹腔镜或机器人根治性宫颈切除术更为安全[10-11]。

e 相当于 Q-M B 型根治术的切除范围。

f 相当于 Q-M B 型或 C1 型根治术的切除范围。

g 相当于 Q-M C1-C2 型根治术的切除范围。

h 适用于部分早期低危宫颈癌，如肿瘤直径 ≤ 2cm，肌层浸润深度 ≤ 10mm 或<50%，伴随 / 不伴随 LVSI。

i 盆腔淋巴结切除可在新辅助化疗前或新辅助化疗后实施，需确保盆腔淋巴结病理阴性才可实施保留生育功能治疗。

8 中晚期宫颈癌的放（化）疗

临床分期[a]	分期	分层	Ⅰ级推荐	Ⅱ级推荐	Ⅲ级推荐
ⅡB 期 ⅢA 期 ⅢB 期			盆腔 EBRT[d]+ 近距离放疗[e]+ 同步含铂化疗[f]（1 类）[g]	盆腔 EBRT[d]+ 近距离放疗[e]	
ⅢC 期	ⅢC1 期	影像学检查[b]	盆腔 ± 腹主动脉旁 EBRT[d]+ 近距离放疗[e]+ 同步含铂化疗[f]	盆腔 ± 腹主动脉旁 EBRT[d]+ 近距离放疗[e]	新辅助化疗[h] 盆腔 ± 腹主动脉旁 EBRT[c]+ 近距离放疗[d]+ 同步含铂化疗[e]
		病理细胞学[c]	盆腔 EBRT[d]+ 近距离放疗[e]+ 同步含铂化疗[f]	盆腔 EBRT[d]+ 近距离放疗[e]	新辅助化疗[h] 盆腔 ± 腹主动脉旁 EBRT[c]+ 近距离放疗[d]+ 同步含铂化疗[e]

续表

临床分期 a	分期	分层	Ⅰ级推荐	Ⅱ级推荐	Ⅲ级推荐
ⅢC 期	ⅢC2 期	影像学检查 b 或病理细胞学 c	盆腔 + 腹主动脉旁 EBRT d+ 近距离放疗 e+ 同步含铂化疗 f	盆腔 + 腹主动脉旁 EBRT+ 近距离放疗 e	新辅助化疗 h 盆腔 ± 腹主动脉旁 EBRT c+ 近距离放疗 d+ 同步含铂化疗 e
ⅣA 期	无淋巴结肿大		盆腔 EBRT d+ 近距离放疗 e+ 同步含铂化疗 f	盆腔 EBRT d+ 近距离放疗 e	新辅助化疗 h 盆腔 ± 腹主动脉旁 EBRT c+ 近距离放疗 d+ 同步含铂化疗 e
	淋巴结肿大	影像学检查 b 或病理细胞学 c	盆腔 ± 腹主动脉旁 EBRT d+ 近距离放疗 e+ 同步含铂化疗 f	盆腔 ± 腹主动脉旁 EBRT d+ 近距离放疗 e	新辅助化疗 h 盆腔 ± 腹主动脉旁 EBRT c+ 近距离放疗 d+ 同步含铂化疗 e
ⅣB 期	系统性治疗 ± 针对肿瘤局部放疗或同步放化疗 i				

【注释】

a 临床分期:2018 年 FIGO 分期。

b 影像检查(r):推荐 MR、CT 或 PET/CT。

c 病理细胞学(p):对可疑的影像学结果,可以考虑对异常病灶行穿刺活检,或选择手术分期(即腹膜外或腹腔镜淋巴结切除术)(3 类)[1-2]。由于穿刺活检或手术带来的损伤,专家组反对意见较多。

d 体外放射治疗(EBRT):推荐以影像引导(CT 或 MR)为基础的适形调强放疗技术[3-5]。放疗范围包括已知及可疑的肿瘤侵犯部位,EBRT 靶区为盆腔 ± 腹主动脉旁区域[6]。剂量 45(40~50)Gy。不可切除的淋巴结可以通过高度适形的放疗技术,给予同步加量或后程推量 10~15Gy。对于图像引导的 EBRT,高剂量区域必须注意避开正常组织或严格限制正常组织的照射剂量。

e 近距离放疗:近距离放疗是所有不适合手术的初治宫颈癌根治性放疗的关键部分。通常采用宫腔管和阴道施源器。对于局部肿瘤巨大而且不对称的患者或者肿瘤退缩不足的患者,组织间插植可以提高靶区剂量并且最大限度减小正常组织剂量。推荐近距离放疗前或放疗中行 MRI 检查,有助于勾画残留肿瘤。A 点或高危 CTV(HR-CTV)D_{90} 的处方剂量为(5~7)Gy×(4~6)次,总量 20~35Gy。联合 EBRT,A 点或高危 CTV(HR-CTV)D_{90} 的 EDQ_2 需达 80~85Gy;对于肿瘤体积大或退缩不佳的病灶,A 点或高危 CTV(HR-CTV)D_{90} 的 $EDQ_2 \geqslant 87Gy$。正常组织的限定剂量:直肠 $D_{2cc} \leqslant 65~75Gy$;乙状结肠 $D_{2cc} \leqslant 70~75Gy$;膀胱 $D_{2cc} \leqslant 80~90Gy$。如果达不到这些参数要求,应该考虑使用组织间插植技术作为补充[7-10]。

f 同步化疗:同步放化疗可降低宫颈癌患者复发风险和死亡风险。通过充分评估无远处转移者,推荐盆腔 ± 腹主动脉旁 EBRT 联合同步含顺铂化疗和近距离放疗(1 类)[11-17]。同步放化疗,通常在盆腔 EBRT 时进行化疗。

g 同步化疗方案推荐:顺铂周疗(DDP 40mg/m^2,每周一次,4~6 次);如果不能耐受顺铂者,选择卡铂(AUC=2,每周一次,4~6 次)或含铂双药增敏化疗。

h 放疗前新辅助化疗在既往的研究中不获益,近期有少量文献报道,淋巴结转移者放疗前化疗可以获益。专家组意见不一,建议根据各个医院和患者具体情况慎重选择,推荐放疗前化疗方案紫杉醇 + 顺铂或紫杉醇 + 卡铂,少于 2 周期[18]。

i 参见复发转移性宫颈癌治疗。

9 早期宫颈癌根治术后辅助治疗

术后病理	分层	Ⅰ级推荐	Ⅱ级推荐	Ⅲ级推荐
腹主动脉淋巴结阴性	高危因素 a	盆腔体外放疗 c+ 含铂同步化疗 ± 近距离放疗 d	序贯放化疗 e	
	中危因素 b	盆腔体外放疗 ± 近距离放疗		盆腔体外放疗 + 含铂同步化疗 ± 近距离放疗
腹主动脉淋巴结阳性	无远处转移	影像学或活检提示阴性者行延伸野放疗 + 含铂同步化疗 ± 近距离放疗		
	有远处转移	影像学或活检提示阳性者进行系统治疗加个体化外放疗		

【注释】

a 早期宫颈癌接受根治手术者术后辅助治疗取决于手术发现及病理分期。“高危因素”包括淋巴结阳性、切缘阳性和宫旁浸润。具备任何一个“高危因素”均推荐进一步影像学检查，以了解其他部位转移情况，如无腹主动脉旁淋巴结和其他部位转移，需补充盆腔体外放疗 + 含铂同期化疗（证据等级Ⅰ）± 阴道近距离放疗。同步放化疗一般采用顺铂单药，顺铂不良反应不耐受可用卡铂替换。

b 病理类型为鳞癌的患者中危因素（肿瘤大小、间质浸润、淋巴脉管间隙浸润）可参考“Sedlis 标准”[1]（表 9-1）。其他可能影响预后的因素还有病理类型（如腺癌和腺鳞癌），但目前仅有回顾性研究结果，尚无前瞻性研究支持将其纳入术后辅助治疗的危险因素中[2-4]。浸润深度是鳞癌复发的重要危险因素。肿瘤大小是腺癌复发的重要危险因素，并且这种风险随着 LVSI 的存在而增加[5]。

表 9-1 Sedlis 标准

LVSI	间质浸润	肿瘤大小（cm）
+	外 1/3	任何大小
+	中 1/3	≥2
+	内 1/3	≥5
–	中或外 1/3	≥4

c 推荐调强放疗等放疗技术，放射野至少需包括阴道断端及上段阴道、宫旁组织和直接的淋巴结引流区（如髂内、髂外淋巴结区、闭孔和骶前）。如确定有淋巴结转移时，放射野的上界还需要相应延伸。通常建议常规分割的剂量 45~50Gy，对于未切除的大淋巴结应该用高度适形的体外放疗推量 10~20Gy。建议在术后 4~6 周内开始放疗。

d 某些患者特别是阴道切缘阳性或近切缘者，应增加后装近距离治疗作为剂量加量，降低阴道残端复发风险。推荐柱状施源器阴道黏膜下 0.5cm，5.5Gy × 2 次或阴道黏膜面 6.0Gy × 3 次。

e 我国一项Ⅲ期研究——STARS 研究，将ⅠB1~ⅡA2 期宫颈癌根治术后存在病理高危因素的患者随机分为 3 组：单纯放射治疗组、同步放化疗组和序贯放化疗组。结果显示前两组 3~4 级不良反应发生率相似，而序贯放化疗组有较高的 3 年无病生存（disease-free survival，DFS）率并能降低死亡风险，可用于放疗资源紧张的地区[6-7]。

10 意外发现宫颈癌的处理

分期	分层	Ⅰ级推荐	Ⅱ级推荐	Ⅲ级推荐
ⅠA1	无淋巴脉管间隙浸润	随访观察		
	伴淋巴脉管间隙浸润	宫旁广泛切除加阴道上段切除 + 盆腔淋巴结切除 b 盆腔体外放疗 + 近距离放疗 ± 含铂同期化疗		

宫颈癌

续表

分期	分层	Ⅰ级推荐	Ⅱ级推荐	Ⅲ级推荐
ⅠA2、ⅠB1 或以上	切缘及影像学检查均阴性者	宫旁广泛切除加阴道上段切除 + 盆腔淋巴结切除 b 或 盆腔体外放疗 + 近距离放疗 ± 含铂同期化疗		宫旁广泛切除加阴道上段切除 + 盆腔淋巴结切除 + 主动脉旁淋巴结取样
	切缘为阳性，存在肉眼残留病灶、影像学检查阳性或符合 Sedlis 标准者	盆腔体外放疗(若髂总和 / 或腹主动脉旁淋巴结阳性加腹主动脉旁区放疗) + 含铂同期化疗 + 近距离放疗		

【注释】

a 意外发现宫颈癌是指因良性疾病进行单纯子宫切除术后病理学检查证实的子宫颈浸润癌(仅包括鳞癌、腺癌、腺鳞癌和子宫颈神经内分泌癌)。对这一类患者首先需明确病理学诊断，确定分期、是否有 LVSI 阳性、切缘阳性等。其次，需进行全面检查评估，包括手术范围、查体、血生化检查和影像学检查。根据病理学、影像学检查结果，结合当地技术条件及患者具体情况选择最佳的治疗方案[1-2]。

b 二次手术治疗的选择需考虑手术后病理学检查结果、患者对再次手术的耐受能力和当地医疗水平。二次手术适于部分早期年轻患者[9-14]，手术后无须辅助放疗，可保留卵巢功能和阴道功能。对评估术后放疗概率大的病例，不推荐手术和放疗方式的叠加，建议选择盆腔放疗 + 同期化疗[3-8]。

11 复发宫颈癌的治疗

11.1 局部或区域复发宫颈癌的治疗

局部或区域复发(分层因素)	Ⅰ级推荐	Ⅱ级推荐	Ⅲ级推荐
既往未接受过放疗或在既往放疗野之外复发	手术切除(充分评估可手术切除) ± 术后个体化 EBRT ± 近距离放疗 a ± 系统治疗 b 或 个体化 EBRT ± 近距离放疗 a ± 系统治疗 b	系统治疗 b ± 营养与支持治疗、姑息性治疗 e	
既往接受过放疗或者复发于放疗野内			
中心性复发	手术治疗(盆腔廓清术) c	系统治疗 b ± 营养与支持治疗、姑息性治疗 e	术中放疗(IORT) d
	病灶直径<2.0cm 并经仔细评估者： 根治性子宫切除术 近距离放疗 a	系统治疗 b ± 营养与支持、姑息性治疗 e	营养与支持治疗、姑息性治疗 e
非中心性复发	系统治疗 b ± 营养与支持治疗、姑息性治疗 e	系统治疗 b ± 个体化 EBRT a (可考虑 SBRT f)	手术切除 ± IORT d

宫颈癌

【注释】

a 放疗原则可参见“中晚期宫颈癌的放(化)疗中放疗”部分。放疗后复发而再次放疗时,放疗方式及放疗剂量需谨慎设计。如首次放疗后2年以上者,可以根据具体情况酌情给以全量放疗。但对首次放疗后短时间内复发者,再次常规放疗治愈肿瘤可能小,且有严重的放疗并发症,应防止盲目高剂量放疗。

b 不适合手术或放疗者,可首选系统性治疗,具体参见复发转移宫颈癌的系统治疗。

c 放疗后盆腔中心复发或未控制的患者,盆腔廓清术是一种治疗的选择。需要术前评估,明确是否存在远处转移(术前PET/CT或胸腹盆MRI或CT检查)。如果复发限于盆腔,可进行手术探查。术中肿瘤未侵犯盆壁及淋巴结者可行盆腔脏器切除。根据肿瘤的位置,选择前、后或全盆腔廓清术。若肿瘤部位可以保证足够的手术切缘,可保留盆底和肛门括约肌(表11-1)。建议在具有较高廓清术水平的医疗中心进行。需要指出的是,这类手术(之前没有盆腔放疗)很少用于初始治疗,仅用于不适合盆腔放疗或既往接受过盆腔放疗后局部进展且不适合进一步放疗的患者。

d 术中放疗(IORT)是指在剖腹手术时对有肿瘤残留风险的瘤床或无法切除的孤立残留病灶进行单次大剂量放疗。尤其适合放疗后复发的病例。IORT时,可将高危区域内的正常组织移开(如肠道或其他内脏)。通常使用电子线、近距离放疗或微型X射线源,可选择不同大小的施源器(与手术定义的高危区域匹配)来限制放疗的面积和深度,避免周围正常组织接受。

e 难治性复发肿瘤患者需要根据个体情况,采取综合的治疗方法,包括临终关怀、疼痛咨询、情绪和精神支持。

f 立体定向放疗(SBRT)是一种允许实施少分次、高剂量分割的聚焦式EBRT的放疗方式,可用于某些孤立的转移灶,也可以考虑用于治疗再放疗区域内的局限性病变。

表11-1 无远处转移的局部复发宫颈癌切除术分类[1]

	肛提肌下型盆腔廓清除术类型比较			肛提肌上型盆腔廓清除术类型比较	
	前盆腔	后盆腔	全盆腔	后盆腔	全盆腔
适应证	盆腔中心复发 适用于部分经过筛选的不适合初始行放疗的FIGO ⅣA期患者				
目的	根治				
子宫、输卵管、卵巢	如果仍然存在则切除	如果仍然存在则切除	如果仍然存在则切除	如果仍然存在则切除	如果仍然存在则切除
阴道	切除	切除	切除	切除	切除
膀胱和尿道	切除	切除	切除	切除	切除
直肠	切除	切除	切除	切除	切除
肛门括约肌	切除	切除	切除	保留,如果可以,与结肠吻合	保留,如果可以,与结肠吻合
泌尿系统重建方案	回肠代膀胱术或可控性尿流改道术	不适用	结肠双腔湿性造口术[2-3]、回肠膀胱术或可控性尿流改道术	不适用	结肠双腔湿性造口术[2-3]、回肠膀胱术或可控性尿流改道术
胃肠系统重建方案	不适用	结肠末端造瘘术	结肠双腔湿性造口术[2]或结肠末端造瘘术	结肠末端造瘘术或吻合术,联合暂时性回肠造口术	结肠双腔湿性造口术[2-3]、结肠末端造瘘术,或吻合术联合暂时性回肠造口术
阴道重建方案	肌皮瓣(腹直肌、股薄肌),或带网膜J-形瓣的中厚皮片移植				

11.2 远处转移宫颈癌的治疗

远处转移（分层因素）	Ⅰ级推荐	Ⅱ级推荐	Ⅲ级推荐
可考虑局部治疗 a			系统治疗 d± 营养与支持治疗、姑息性治疗 e
评估局部可手术切除	局部手术切除 ±EBRT c+ 系统治疗 d	局部个体化 EBRT [6-7] ± 近距离放疗 c+ 系统治疗 d	
不可局部切除	局部个体化 EBRT [6-7] ± 近距离放疗 c+ 系统治疗 d		
不适宜局部治疗 b	系统治疗 b,d± 营养与支持治疗、姑息性治疗 e	系统治疗（二线治疗）b,d 或参加临床研究 f± 营养与支持治疗、姑息性治疗 e	营养与支持治疗、姑息性治疗 e

【注释】

a 无论患者是初治还是复发时出现远处转移，都很难治愈。对于经过高度选择的、具有可局部治疗的孤立性远处转移的患者，采用局部方案的放疗或消融治疗，可能改善生存，例如淋巴结、肺、肝或骨寡转移可能受益于局部治疗。在局部治疗后，可以考虑联合系统治疗。

b 对于出现盆腔外复发或转移的患者，不适宜放疗或廓清术，推荐化疗或最佳支持治疗。对化疗有效的患者，其疼痛和其他症状可明显缓解。但是，对化疗的反应通常持续时间短，生存很少得到改善。

c 放疗原则可参见“中晚期宫颈癌的放（化）疗”及“局部或区域复发中放疗”相关注释。

d 见复发转移宫颈癌的系统治疗。

e 难治性转移性肿瘤患者需要根据个体情况，采取综合的治疗方法，包括临终关怀、疼痛咨询、情绪和精神支持。

f 经过一线系统治疗后失败的患者，无论手术或放疗，预后均不佳。这些患者可以接受系统治疗或最佳支持治疗，鼓励参与临床试验。

11.3 复发或转移性宫颈癌的系统治疗

11.3.1 复发或转移性宫颈癌的系统治疗选择

系统治疗	Ⅰ级推荐	Ⅱ级推荐	Ⅲ级推荐
一线	顺铂 + 紫杉醇 + 贝伐珠单抗 a [9] 或 卡铂 + 紫杉醇 + 贝伐珠单抗 a 或 顺铂 + 紫杉醇 a 或 卡铂 + 紫杉醇（先前用过顺铂）b	帕博利珠单抗 + 顺铂 + 紫杉醇 ± 贝伐珠单抗（适用于 PD-L1 阳性肿瘤）c 帕博利珠单抗 + 卡铂 + 紫杉醇 ± 贝伐珠单抗（适用于 PD-L1 阳性肿瘤）c 拓扑替康（托泊替康）+ 紫杉醇 + 贝伐珠单抗 b 拓扑替康 + 紫杉醇 a 顺铂 + 拓扑替康 a	顺铂 a 卡铂 a 紫杉醇 a
二线		白蛋白结合型紫杉醇 d 多西他赛 d 吉西他滨 d 培美曲塞 d 拓扑替康 d 帕博利珠单抗（适用于 PD-L1 阳性或 TMB-H 或 MSI-H/dMMR 的肿瘤）k,m,o [4-5,8,18-19] 卡度尼利单抗 e,o（含铂化疗治疗失败的复发或转移性宫颈癌） 赛帕利单抗 j,o 参加临床研究 i	异环磷酰胺 d 丝裂霉素 d 氟尿嘧啶 d 长春瑞滨 d 伊立替康 d 斯鲁利单抗 f,o（MSI-H 实体瘤） 替雷利珠单抗 g,o（MSI-H 或 dMMR 实体瘤） 恩沃利单抗 h,o（MSI-H 或 dMMR 实体瘤） 普特利单抗 r,o（MSI-H 或 dMMR 实体瘤） Tisotumab vedotin-tftv p [20] 纳武利尤单抗（适用于 PD-L1 阳性的肿瘤）l

续表

系统治疗	Ⅰ级推荐	Ⅱ级推荐	Ⅲ级推荐
其他			塞尔帕替尼(selpercatinib)用于治疗转移性 RET 融合阳性肿瘤[q] Larotrectinib 或 Entrectinib(适用于 *NTRK* 基因融合的肿瘤)[n]

【注释】

a 顺铂+紫杉醇及卡铂+紫杉醇是转移性或复发性宫颈癌应用较广泛的化疗方案。GOG-240 研究比较了贝伐珠单抗联合两种化疗方案(顺铂+紫杉醇+贝伐珠单抗或拓扑替康+紫杉醇+贝伐珠单抗),结果显示接受贝伐珠单抗的患者总生存期有改善。根据此研究结果,2015 年美国食品药品监督管理局(FDA)批准贝伐珠单抗作为紫杉醇和顺铂或拓扑替康联合紫杉醇用于治疗持续性、复发性或转移性宫颈癌。对于不能使用紫杉醇的患者,可采用顺铂+拓扑替康替代。无铂方案拓扑替康联合紫杉醇可作为无法耐受铂类化疗的患者的选择。不耐受联合化疗者也可考虑单药化疗。

b 基于 GOG240 和 JGOG0505 研究的结果,卡铂+紫杉醇+贝伐珠单抗作为复发和转移性宫颈癌的另一治疗推荐方案。卡铂+紫杉醇作为接受过顺铂治疗的患者首选,而既往未使用过顺铂的患者推荐顺铂联合紫杉醇。

c 2021 年 Keynote-826(NCT03635567)的结果发现在一线治疗的 PD-L1 阳性宫颈癌患者中,与化疗 ± 贝伐珠单抗相比,帕博利珠单抗联合化疗 ± 贝伐珠单抗将患者死亡风险降低了 36%,显著延长总生存期(OS)和 PFS。基于此,美国 FDA 批准了帕博利珠单抗+化疗 ± 贝伐珠单抗在 PD-L1 阳性(CPS ≥ 1)的复发或转移性宫颈癌的一线治疗。

d 单药治疗有一定缓解率或可以延长 PFS、可以用作二线治疗的药物。

e 国家药品监督管理局(NMPA)批准用于含铂化疗治疗失败的复发或转移性宫颈癌患者。

f NMPA 批准用于既往经治局部晚期不可切除或转移性高度微卫星不稳定型(MSI-H)或错配修复缺陷型(dMMR)实体瘤成人患者。

g NMPA 批准用于经标准治疗失败后、不可切除、转移性高度微卫星不稳定型(MSI-H)实体瘤患者。

h NMPA 批准用于标准治疗失败的 MSI-H 或 dMMR 晚期结直肠癌、胃癌及其他实体瘤。

i 经过一线系统治疗后失败的患者,再次系统治疗缓解率低。这些患者可以接受系统治疗或最佳支持治疗,还可参与临床试验。鼓励癌症患者参加正规临床试验。

j 赛帕利单抗在Ⅱ期临床研究第一阶段中,41 例复发转移宫颈癌患者的 ORR 达到 26.83%,结果公布于 2020 年 ASCO 及 IGCS 会议,2023 年 NMPA 批准用于既往接受含铂化疗治疗失败的复发或转移性且 PD-L1 表达阳性(CPS≥1)的宫颈癌。

k 基于研究 Keynote-158 宫颈癌队列结果,PD-L1 阳性患者 ORR 为 14.6%,2018 年美国 FDA 批准了帕博利珠单抗在 PD-L1 阳性(CPS ≥ 1)的复发或转移性宫颈癌的治疗。

l Checkmate-358 研究中,纳武利尤单抗单药在 PD-L1 阳性(CPS ≥ 1)的 20 例复发或转移性宫颈癌患者中取得 20% 的 ORR。

m 适用于患有不可切除或转移性、高肿瘤突变负荷(TMB-H,≥ 10mut/Mb)(采用一种经验证的和/或美国 FDA 批准的方法检测)的肿瘤,既往治疗后疾病进展且无其他合适的治疗选择的患者。

n 复发或转移性宫颈肉瘤可考虑进行 *NTRK* 基因融合检测。

o 目前国内针对宫颈癌靶向药物及免疫检查点抑制剂有多项临床研究探索中,缺乏相关高级别研究数据,仍在不断探索。临床实际应用时,须结合患者的一般状况及耐受情况,对化疗及靶向、免疫治疗药物剂量进行适当调整。选择合适的治疗方案时应慎重考虑费用和不良反应。

p 基于一项关键的复发转移宫颈癌Ⅱ期临床试验,tisotumab vedotin 获得了 24% 的客观缓解率(ORR),缓解持续时间(DOR)中位数为 8.3 个月,且安全可控。美国 FDA 已加速批准 tisotumab vedotin-tftv 用于治疗在化疗中或化疗后疾病进展的复发性或转移性宫颈癌成人患者。目前在全球开展宫颈癌二线治疗的Ⅲ期临床研究,中国有多家医院参加。

q 2020 年 5 月获得美国 FDA 批准,2022 年 11 月获 NMPA 批准,用于治疗晚期 *RET* 基因融合阳性甲状腺癌和非小细胞肺癌(NSCLC)成年患者。

r　2022 年 7 月 22 日,普特利单抗注射液正式获 NMPA 批准上市,适应证:用于既往接受一线及以上系统治疗失败的高度微卫星不稳定型(MSI-H)或错配修复缺陷型(dMMR)的晚期实体瘤患者的治疗。

11.3.2 常用晚期、复发转移宫颈癌化疗方案

DDP+ 紫杉醇[11-13,17]

紫杉醇 175mg/m^2,静脉滴注 3h,第 1 天
DDP 50mg/m^2,静脉滴注,第 1 天
每 3 周重复

拓扑替康 + 紫杉醇[10]

紫杉醇 175mg/m^2,静脉滴注 3h,第 1 天
拓扑替康 0.75mg/m^2,静脉滴注,第 1~3 天
每 3 周重复

卡铂 + 紫杉醇[12-13,15-16]

紫杉醇 175mg/m^2,静脉滴注 3h,第 1 天
卡铂 AUC=5~6,静脉滴注 1-3h,第 1 天
每 3 周重复

顺铂 + 拓扑替康[10,14]

DDP 50mg/m^2,静脉滴注,第 1 天
拓扑替康 0.75mg/m^2,静脉滴注,第 1~3 天
每 3 周重复

注:常用的联合化疗方案如上,NCCN 推荐的一线系统治疗还包括化疗联合靶向治疗,GOG240 研究中贝伐珠单抗联合化疗时采用的是 15mg/kg,每 3 周一次,静脉给药。值得注意的是,目前尚无国内数据。临床实际应用时,须结合患者的一般状况及耐受情况,对化疗及靶向药物剂量进行适当调整。

12 宫颈癌随访

<table>
<tr><th colspan="2" rowspan="2">期别</th><th colspan="2">Ⅰ级推荐</th><th>Ⅱ级推荐</th><th rowspan="2">Ⅲ级推荐</th></tr>
<tr><th>频次[a]</th><th>随访内容</th><th>随访内容及频次</th></tr>
<tr><td rowspan="2">FIGO Ⅰ期 ($T_1N_{0\sim1}M_0$)</td><td>保留生育功能</td><td rowspan="2">治疗结束后 2 年内每 3~6 个月一次,3~5 年每 6~12 个月一次,5 年后每年一次。</td><td>1. 病史询问、体格检查、血液学检测[b]、健康宣教[c]
2. 在手术后 6 个月进行一次盆腔 MRI[d] 检查,然后每年一次盆腔 MRI 检查持续 2~3 年;根据复发转移的相关临床症状及体征选择其他影像学检查</td><td rowspan="2">1. 宫颈及阴道细胞学检查(TCT):每年一次
2. 既往高危 HPV 阳性者复诊时行 HPV 检测
3. 宫颈和/或阴道细胞学异常,或 HPV16(+)和/或 HPV18(+)者行阴道镜检查+活检
4. 治疗前 SCC-Ag、细胞角蛋白、CA199、CEA、CA125、NSE 等肿瘤标志物升高者复诊时复查</td><td></td></tr>
<tr><td>不保留生育功能</td><td>1. 病史询问、体格检查、血液学检测[b]、健康宣教[c]
2. 根据复发转移相关的临床症状及体征选择影像学检查
3. FIGO ⅠB3 患者或因高危因素需行术后放疗或同步放化疗的 FIGO Ⅰ患者,可以在治疗结束后 3~6 个月内进行一次胸、腹、盆腔 CT/必要时 PET/CT 检查</td><td></td></tr>
</table>

续表

期别	Ⅰ级推荐		Ⅱ级推荐	Ⅲ级推荐
	频次 a	随访内容	随访内容及频次	
FIGO Ⅱ～ⅣA（$T_{2\sim4a}N_{0\sim1}M_{0\sim1}$）		1. 病史询问、体格检查、血液学检测 b、健康宣教 c 2. 治疗结束后 3~6 个月内进行一次胸、腹、盆腔 CT/ 必要时 PET/CT ± 盆腔 MRI 3. 根据复发转移的相关临床症状及体征选择其他影像学检查	5. 超声检查：双下肢肿胀者可行双下肢静脉超声检查排除静脉血栓 6. 复查结果异常者可增加复查频次	
FIGO ⅣB（$T_{4b}N_{0\sim1}M_1$）或复发患者		1. 病史询问、体格检查、血液学检测 b、健康宣教 c 2. 根据病情可选择 CT/MRI/ 必要时 PET/CT 评估治疗疗效或决定进一步治疗方案 3. 可疑复发或转移：PET/CT ± 盆腔 MRI		
小细胞神经内分泌癌		1. 病史询问、体格检查、血液学检测 b、健康宣教 c 2. 胸、腹、盆腔 CT 检查 ± 头颅 MRI，或 PET/CT ± 头颅 MRI		

【注释】[1-9]

a 随访的频率基于患者的复发风险及个人意愿，治疗结束后 2 年内：高风险患者每 3 个月一次，低风险患者每 6 个月一次。风险因素包括淋巴结阳性、切缘阳性、宫旁阳性及 LSVI、肿瘤大小、宫颈间质浸润深度达到建议盆腔体外放疗的 Sedlis 标准。

b 血液学检查：全血细胞学检测、肝肾功能等。

c 健康宣教：疾病可能复发的症状体征（异常阴道出血，消瘦，食欲下降，盆腔、臀部、腰、背、腿痛，持续咳嗽等症状，盆腔、腹部新增包块，异常增大淋巴结等体征），定期自我检查，健康生活方式，减肥，戒烟，营养咨询，体育锻炼，治疗后潜在远期并发症，性健康（阴道扩张器使用，阴道润滑剂，激素替代治疗）。

d 有条件者建议行增强 MRI、CT 检查。

中国临床肿瘤学会(CSCO)

子宫内膜癌诊疗指南 2023

组　长　吴令英　李　力

副组长（以姓氏汉语拼音为序）

曹冬焱　郭瑞霞　刘继红　王　静　王丹波　杨宏英

专家组成员（以姓氏汉语拼音为序）（* 为执笔人）

安菊生　中国医学科学院肿瘤医院妇瘤科
安瑞芳*　西安交通大学第一附属医院妇产科
卞丽红　中国人民解放军总医院第五医学中心妇产科
曹冬焱*　北京协和医院妇产科
岑　尧　内蒙古自治区人民医院妇产科
程淑霞*　河南省肿瘤医院妇瘤科
程晓东　浙江大学医学院附属妇产科医院妇瘤科
崔竹梅　青岛大学附属医院妇科
冯　梅　福建省肿瘤医院妇科
郭红燕*　北京大学第三医院妇产科
郭瑞霞*　郑州大学第一附属医院妇产科
侯晓荣　北京协和医院放疗科
胡金龙　河南省人民医院肿瘤中心
李　力*　广西医科大学附属肿瘤医院妇科
李　宁　中国医学科学院肿瘤医院妇瘤科
李伟宏　海南医学院第一附属医院妇科
李玉芝　蚌埠医学院第一附属医院肿瘤妇科
林小娟　四川大学华西第二医院妇产科
刘继红　中山大学肿瘤防治中心妇科
罗艳林　河南省肿瘤医院妇科
吕秋波　北京医院妇产科
潘　玫　江西省妇幼保健院肿瘤科
曲芃芃　天津市中心妇产科医院妇瘤科
宋　艳*　中国医学科学院肿瘤医院病理科
孙　阳　福建省肿瘤医院妇科
唐　洁*　湖南省肿瘤医院妇瘤科
王　静　湖南省肿瘤医院妇瘤科
王　悦　河南省人民医院妇科
王丹波*　辽宁省肿瘤医院妇科
王国庆*　陕西省肿瘤医院妇瘤科
王建六　北京大学人民医院妇产科
王武亮　郑州大学第二附属医院妇科
王志莲　山西医科大学第二医院妇产科
吴令英　中国医学科学院肿瘤医院妇瘤科
熊慧华*　华中科技大学同济医学院附属同济医院肿瘤科
杨宏英　云南省肿瘤医院妇科
杨慧娟　复旦大学附属肿瘤医院妇瘤科
杨谢兰　云南省肿瘤医院妇科
杨英捷　贵州省肿瘤医院妇瘤外科
杨永秀　兰州大学第一医院妇科
袁　勇　吉林省肿瘤医院妇瘤科
张　新　辽宁省肿瘤医院妇科
张承敏　内蒙古自治区肿瘤医院妇瘤科
张慧峰　湖北省肿瘤医院妇瘤科
赵红琴　温州医科大学附属第一医院妇科
赵迎超　华中科技大学同济医学院附属协和医院肿瘤中心
郑　虹*　北京大学肿瘤医院妇科
佐　晶*　中国医学科学院肿瘤医院妇瘤科

特邀专家

应建明* 中国医学科学院肿瘤医院病理科

协助编写（以姓氏汉语拼音为序）

董　林　中国医学科学院肿瘤医院病理科

李丽红　中国医学科学院肿瘤医院病理科

许园园　河南省肿瘤医院妇瘤科

杨　卓　辽宁省肿瘤医院妇科

袁　华　中国医学科学院肿瘤医院妇瘤科

1 子宫内膜癌概述

子宫内膜癌又称子宫体癌，是发生于子宫内膜的一组上皮性恶性肿瘤，为发达国家和我国部分发达城市女性生殖系统最常见的恶性肿瘤。20 世纪 90 年代后期以来，随着人口平均寿命和肥胖率的增加，子宫内膜癌的发病率持续上升或趋于稳定，且有向年轻化发展的趋势，尤其在南非和部分亚洲国家增长最快[1-2]。2017 年子宫内膜癌发病率为 10.06/10 万，占女性全部癌症发病的 3.8%，占妇科恶性肿瘤的 27.8%，死亡率为 2.44/10 万，占女性全部癌症死亡的 1.9%，占妇科恶性肿瘤的 20.24%[3-4]。

子宫内膜癌多发生于围绝经期及绝经后妇女，发病高峰为 50~54 岁[4]，其发生机制至今尚不完全清楚。约 70% 的子宫内膜癌发现时肿瘤局限于子宫体，属临床早期，预后较好，5 年生存率可达 95%。但仍有 10%~20% 的子宫内膜癌患者诊断时已发生远处转移，其 5 年生存率<20%[2,5]。研究表明：低级别子宫内膜样癌、高级别子宫内膜样癌、浆液性癌、癌肉瘤、透明细胞癌诊断时晚期患者占比分别为 8.8%、38.9%、48.2%、44.3%、33.1%[5]。因此，通过有效的筛查方法来实现子宫内膜癌的早期诊断与治疗至关重要。

子宫内膜癌的治疗是以手术治疗为主，放射治疗（放疗）、化学治疗（化疗）、激素和免疫靶向治疗等为辅的综合治疗。2013 年，癌症基因组图谱根据全基因组测序基因特征将子宫内膜癌进行分子分型，以指导临床诊疗[6]。这一基于分子遗传特征的个体化精准治疗，革新了子宫内膜癌的治疗模式，为免疫靶向药物的选择提供指引。中国临床肿瘤学会通过结合国内外指南及研究结果，制定子宫内膜癌诊疗指南，为临床诊治提供依据。

2 子宫内膜癌诊断和检查

2.1 无症状人群的子宫内膜癌筛查 a

临床评估	Ⅰ级推荐	Ⅱ级推荐	Ⅲ级推荐
风险增加人群[1-4,6-9] 1. 肥胖，BMI ≥ 30kg/m^2 [11] 2. 多囊卵巢综合征 3. 无孕激素拮抗的雌激素使用史[12-13] 4. 55 岁以后绝经 5. 长期未育或原发不孕 6. 长期服用他莫昔芬[14] 7. 长期糖尿病病史[15]	建议每年进行经阴道超声检查以监测子宫内膜厚度 b	如超声提示增殖期子宫内膜厚度>11mm（或绝经后>5mm）或血管增多、子宫内膜不均质、肿物、绝经后有透声差的宫腔积液等，建议进行子宫内膜细胞学检查或子宫内膜微量组织病理检查[10]	盆腔磁共振 e
高风险人群 1. Lynch 综合征患者 2. 一至三级亲属中有 Lynch 综合征患者但本人未行基因检测 3. 有子宫内膜癌或结肠癌家族史	Lynch 综合征患者建议 35 岁后每年进行子宫内膜癌筛查 c[16-18,21]	建议先行基因检测。确定为 Lynch 综合征者，按高风险人群进行筛查 d；其余按一般风险人群进行筛查	

【注释】

a 普通人群（即无上述风险的人群）不推荐进行常规的子宫内膜癌筛查。

b 在绝经后女性中，经阴道超声（内膜厚度 ≤ 4mm）对子宫内膜癌的阴性预测值高达 99% 以上。但在绝经前女性中经阴道超声预测价值较低，不建议单独用于子宫内膜癌的筛查[5,19-20]。

c 推荐进行经阴道超声联合脱落细胞学或微量组织病理检查的联合筛查方案。

d 确诊 Lynch 综合征的女性建议进行遗传咨询，采取必要的措施降低发生恶性肿瘤的概率，包括进行预防性子宫 + 双侧附件切除术等。

e 当超声发现子宫内膜异常时，建议行盆腔磁共振成像（MRI）检查进一步评估。

2.2 诊断及检查原则

部位	Ⅰ级推荐	Ⅱ级推荐	Ⅲ级推荐
原发肿瘤部位	体格检查（包括妇科检查）[a] CA125、HE4 等血清肿瘤标志物检查 [b] 超声 [c] 盆腔 MRI 或 CT [d] 诊断性刮宫或分段取内膜 [e] 宫腔镜下子宫内膜活检 [f]	TCT、HPV [g]	
区域和全身评估	体格检查 [a] 超声 [c] 颈胸腹盆腔 CT [h] 组织活检或胸 / 腹水脱落细胞学检查 [i] 血常规、肝肾功能等重要脏器功能评价 营养状况评价	PET/CT（必要时） 骨扫描（必要时） 胃肠镜（必要时）	

【注释】

a 包括妇科双合诊及三合诊检查，如无性生活，可进行腹部 - 直肠诊，必要时可与患者沟通，行阴道内诊。

b 目前子宫内膜癌并无特异性肿瘤标志物。CA125、HE4 对于子宫内膜癌的诊断、治疗效果有一定的提示作用。

c 超声（尤其是经阴道彩超）能够对子宫肿瘤的大小、位置、血流情况进行准确判断，但难以评估肿瘤转移的范围。

d 首选盆腔 MRI（平扫 + 增强），因其对软组织的分辨率高，更有助于评估子宫肌层浸润深度和范围、子宫颈间质受累情况。

e 需分段诊刮，可初步区分宫颈管受累可能，并排除宫颈癌向上累及宫腔的情况。如影像学检查等提示子宫腔肿物明显，可分段取内膜活检。

f 早期患者可行宫腔镜下子宫内膜定位活检，其较诊断性刮宫更为准确。现有数据显示：宫腔镜检查时膨宫液沿输卵管进入腹腔，有增加腹水细胞学阳性率的风险，但对患者预后无影响。

g 建议同时行 TCT、HPV 检查，尤其局部肿瘤位于子宫下段或有宫颈受累，可区分有无宫颈癌可能。

h 胸部影像学检查首选 CT 平扫。

i 考虑远处转移时可行（超声 /CT 引导下）组织活检或胸腔穿刺收集胸腔积液中的脱落细胞，获取病理学证据。特殊患者不能进行诊断性刮宫、宫腔镜下活检的患者，也可考虑（超声 /CT 引导下）穿刺活检或腹腔穿刺收集腹水中的脱落细胞，获取病理学证据，指导后续治疗。

2.3 病理诊断原则[1-2,4,8,10]

标本类型	Ⅰ级推荐		Ⅱ级推荐	Ⅲ级推荐
	大体	镜下	免疫组织化学 / 分子标志物	分子标志物
诊断性刮宫 / 宫腔镜下内膜活检 / 穿刺活检 a [3,16]	• 组织样本大小和数目	• 明确病变性质和类型[5-6,9] 肿瘤 / 非肿瘤 良性 / 恶性 组织学类型 c 组织学分级	• 用于鉴别诊断、分子分型等的免疫组化标志物检测	• 用于分子分型的基因检测 e,f Lynch 综合征的筛查[14-15]
子宫内膜癌分期 / 减瘤手术 a,b	• 肿瘤部位 • 肿瘤大小 • 肿瘤切面，有无坏死 • 双侧附件大小，切面是否正常 • 淋巴结检出数目、大小和分组	• 组织学类型 c [5-6,9] • 组织学分级 • 肌层浸润深度 • 宫颈间质是否受累 • 双附件是否受累 • 其他累及部位 • 淋巴结转移数和总数 • 癌结节数目 • 脉管瘤栓	• 用于鉴别诊断、分子分型等的免疫组织化学标志物检测	• 用于分子分型的基因检测 e,f Lynch 综合征的筛查

【注释】

a 所有标本应及时固定(离体 30min 内固定最佳),使用新鲜的 3.7% 中性缓冲甲醛固定液,固定液的量应为组织的 10 倍,固定时间 8~48h。

b 子宫内膜癌采用手术病理分期,目前最常用的是 FIGO 分期(2009 版),详见子宫内膜癌分期部分[7]。

c 子宫内膜癌组织学分型参考 WHO 肿瘤分类 2020 版,详见子宫内膜癌组织病理、分子分型及遗传咨询[9]。

d 建议所有子宫内膜癌患者进行分子分型[11-13]。

e 分子分型具体见病理诊断部分。

f 目前分子分型的作用主要是预后评估。

3 子宫内膜癌组织病理、分子分型及遗传咨询

3.1 子宫内膜癌组织病理

子宫内膜癌的常见病理亚型是子宫内膜样癌,其他亚型如浆液性癌及透明细胞癌、混合型癌、未分化 / 去分化癌等(表 3-1)。常见的子宫内膜癌病理特点见表 3-2。2020 版 WHO 分类中内膜癌增加了四种"其他类型":中肾管腺癌、中肾管样腺癌、非特异鳞癌以及胃肠型黏液癌。中肾管腺癌及中肾管样腺癌通常表现出多种组织学形态,腔内嗜酸性胶体样物质的小腺体和小管占主导地位,免疫组织化学 ER 和 PR 通常阴性表达,p53 呈野生型表达,GATA3 弥漫表达,CD10 呈腔面特征性阳性染色,目前倾向认为这类肿瘤具有更高的侵袭性。非特异鳞癌是仅由具有鳞状细胞分化的细胞组成的癌,诊断时需排除低分化内膜样癌。内膜原发性胃(胃肠道)型黏液癌是具有黏液性胃 / 胃肠道特征的癌,可有特征性杯状细胞的出现[1-4]。

表 3-1 WHO 子宫体肿瘤分类(第 5 版,2020)

癌前病变
• 子宫内膜不典型增生 / 子宫内膜上皮内瘤变(EIN)
子宫内膜癌亚型
• 子宫内膜样癌 • 浆液性癌 • 透明细胞癌 • 未分化癌 • 去分化癌 • 混合癌 • 癌肉瘤 • 其他子宫内膜癌(中肾管癌、胃型腺癌等)

表 3-2 常见子宫内膜癌的病理及免疫组织化学表达特点

	病理特点	免疫组织化学表达特点
子宫内膜样癌	以组织结构作为分级标准: FIGO 1 级:实性生长模式占比<5% FIGO 2 级:实性生长模式占比 6%~<50% FIGO 3 级:实性生长模式占比 ≥ 50% 如 ≥ 50% 有显著的细胞核异型性,肿瘤的 FIGO 分级在原基础上提高 1 级	典型表现为 ER/PR 弥漫性强阳性和 p16 斑片状阳性,p53 野生型表达
浆液性癌	细胞学分级高,核多形性明显,核仁大,有丝分裂活动明显。有时可见瘤巨细胞和砂粒状钙化	p16 强阳性表达,p53 蛋白突变型表达模式(强阳性、阴性或胞浆表达)
透明细胞癌	由富含透明细胞质的细胞组成,有几种不同的结构模式:乳头状、腺体状、管囊状及弥漫性,可形成"靴钉"样结构	通常 ER 及 WT-1 阴性,HNF1 及 Napsin A 阳性

续表

	病理特点	免疫组织化学表达特点
去分化 / 未分化癌	未分化癌是没有明显细胞谱系分化的恶性上皮肿瘤 去分化癌由未分化癌和分化成分(通常为 FIGO 1 级或 2 级子宫内膜样癌)组成	未分化癌 EMA 通常微弱局灶表达,AE1/AE3 不会弥漫强染色。不表达 ER、PR、PAX8
混合细胞癌	多为子宫内膜样和高级别非子宫内膜样表现(通常为浆液性)的混合性癌	表达相应的不同类型的癌组织的免疫组织化学标志
癌肉瘤	既含恶性上皮(癌)成分,又含恶性间质(肉瘤)成分。子宫癌肉瘤最初被归类为肉瘤,但根据分子生物学证据表明肿瘤细胞表达上皮 - 间质转化特征,因此,新版 WHO 分类中,癌肉瘤被视为一种子宫内膜癌,而不是混合性肿瘤	表达相应的癌或肉瘤的免疫组织化学标志

3.2 子宫内膜癌相关遗传易感基因筛检和基因诊断原则

临床评估	Ⅰ级推荐	Ⅱ级推荐	Ⅲ级推荐
Lynch 综合征筛查[1-3]	对所有子宫内膜癌患者通过免疫组化(IHC)检测错配修复蛋白(MLH1、PMS2、MSH2、MSH6)表达情况和 / 或微卫星不稳定性(MSI)检测,进行 Lynch 综合征初筛 a[4-5]。 对于初筛发现错配修复缺陷(dMMR)和 / 或微卫星高度不稳定(MSI-H)的患者,建议有条件的医院按照 Lynch 综合征基因筛查流程(图 3-1)完成 MMR 基因(*MLH1*、*PMS2*、*MSH2* 和 *MSH6*)和 *EPCAM* 基因 b 胚系突变检测 建议 MMR 基因检测患者的临床和病理特征[6]: ① PMS2(MLH1 正常)、MSH2 或 MSH6 蛋白中任一蛋白表达缺失者; ② MLH1 蛋白表达缺失,且 *MLH1* 基因启动子未见高甲基化者 c[7]; ③ MSI-H; ④临床高度怀疑 Lynch 综合征时[8]:无论 MMR 状态如何 e,本人有同时或异时发生 Lynch 综合征相关肿瘤个人史,或有子宫内膜癌、结直肠癌或其他 Lynch 综合征相关肿瘤 f 家族史的患者; ⑤有血缘关系的家族成员确诊为 Lynch 综合征者	对于年龄<50 岁的子宫内膜癌患者和有明显子宫内膜和 / 或结直肠癌家族史的患者,应考虑进行基因检测和咨询[9]	
Lynch 综合征筛查后的管理策略[10]	建议对明确为 Lynch 综合征的患者进行遗传咨询和遗传管理,需强调进行 Lynch 综合征相关恶性肿瘤的筛查及随访,同时推荐对与其有血缘关系的亲属尽早进行遗传咨询及基因检测,以便制订相应的遗传管理措施[3,11] 1. Lynch 综合征胚系突变携带者[12-13] ① *MLH1* 或 *MSH2* 突变携带者:20~25 岁开始每 1~2 年行结肠镜检查;*MSH6* 或 *PMS2* 突变携带者:25~30 岁开始每 1~2 年行结肠镜检查; ②从 30~35 岁开始每 1~2 年进行胃十二指肠镜检查; ③在确诊 Lynch 综合征但无子宫内膜癌的女性中,已生育的可考虑子宫和双附件预防性切除术[14];未行预防性手术者,当无临床症状时,建议每 1~2 年行子宫内膜活检以排除子宫内膜癌的风险,定期经阴道子宫双附件超声及血清 CA125 检测等排除卵巢癌风险 2. 对于已明确致病性胚系突变的家系,突变携带者参照以上方案进行随访,非突变携带者可按一般人群筛查 3. 不能明确胚系基因突变的家系,建议根据家族史和临床表现,由医生与患者商议决定复查随访策略		

【注释】

a 利用 MMR 蛋白免疫组化[15]和 / 或微卫星不稳定性（MSI）筛查肿瘤有无 DNA 错配修复缺陷，用于确定哪些患者应接受 Lynch 综合征的基因突变检测[16-17]。

b *EPCAM* 基因的 3' 末端外显子缺失导致 *MSH2* 基因启动子高甲基化，从而使 *MSH2* 转录功能失活，病理往往表现为肿瘤细胞核 MSH2（-）和 MSH6（-）[18]。

c MMR 基因检测需要筛查点突变和基因大片段重排（大片段缺失和大片段扩增）[19]。

d *BRAF* V600E 突变常见于 *MLH1* 基因启动子甲基化引起的散发性结直肠癌患者；子宫内膜癌患者 *BRAF* 基因突变频率极低，且与 *MLH1* 基因启动子甲基化不相关，因此在子宫内膜癌中筛查 Lynch 综合征时无须检测 *BRAF* V600E 突变[20]。

e 有部分 Lynch 综合征患者肿瘤病理表现为功能缺陷性 MMR 蛋白表达，针对这部分患者需要结合个人史、肿瘤家族史和 / 或 MSI 状态推荐 MMR 基因检测。

f Lynch 综合征相关肿瘤包括结直肠癌、子宫内膜癌、胃癌、卵巢癌、胰腺癌、尿路上皮癌、脑肿瘤（通常是恶性胶质瘤）、胆管癌、小肠肿瘤、皮脂腺瘤。

子宫内膜癌相关 Lynch 综合征遗传筛查方案

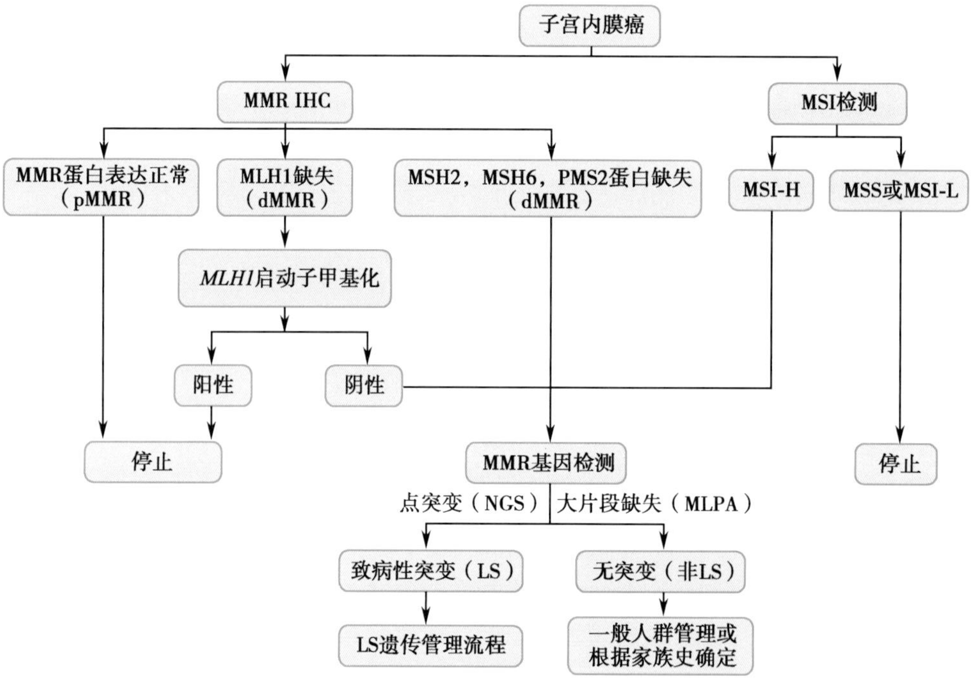

3.3 子宫内膜癌分子分型

临床评估	Ⅰ级推荐	Ⅱ级推荐	Ⅲ级推荐
子宫内膜癌分子分型检测策略[1-2]a		对确诊子宫内膜癌的患者用肿瘤样本进行分子分型，可使用手术切除标本、活检标本或刮宫标本	
分子分型检测方案[3-13]		检测 *POLE* 基因突变、MMR（错配修复）状态、p53 蛋白表达或 *TP53* 基因突变状态。结果判断需要遵循一定顺序 b	
POLE 基因突变检测[3-11]		检测 *POLE* 核酸外切酶结构域热点突变 c	检测 *POLE* 核酸外切酶结构域致病突变，覆盖 *POLE* 基因 9~14 号外显子区域

续表

临床评估	Ⅰ级推荐	Ⅱ级推荐	Ⅲ级推荐
MMR 状态检测[3]		免疫组织化学法检测 MMR 蛋白,包括 MLH1、MSH2、MSH6 和 PMS2[d] 检测 MSI 状态[e]	
p53 状态检测[f][3]		免疫组织化学法检测 p53 蛋白表达	检测 *TP53* 基因突变状态

【注释】

a 2013 年肿瘤基因图谱计划(The Tumor Genome Atlas,TCGA)[1]通过全基因组测序,将子宫内膜癌分为 4 类分子亚型。此后,不同的组织机构提出了不同的分组命名方案,本指南采用 TCGA 的命名方案:*POLE* 突变型(*POLE* ultramutated)、高度微卫星不稳定型(microsatellite instability high,MSI-H)、低拷贝型(copy-number low)、高拷贝型(copy-number high)。

b 3%~6% 的子宫内膜癌存在多种分子分型特征[4-6,9,11],称为多重分子亚型(multiple classifier)。一些文献表明同时有 *POLE* 致病突变及 dMMR(错配修复缺陷)的子宫内膜癌应归为 *POLE* 突变型,同时有 dMMR 以及 p53 状态异常的肿瘤应归为高度微卫星不稳定型[7,12-13]。因此,分子分型的判读需要遵循一定判读顺序(图 1)[4-7,9,11-13]。

c *POLE* 基因常见且已确认致病能力的热点突变包括 P286R、V411L、S297F、A456P 和 S459F[7,9-11]。

d MMR 状态的判读是根据 MLH1、MSH2、MSH6 和 PMS2 蛋白的免疫组织化学表达决定,4 个蛋白的细胞核均表达完整或正常时为 pMMR(错配修复功能完整),一个或多个蛋白表达缺失或异常为 dMMR。

e PCR+ 毛细管电泳法是 MSI 状态检测的金标准,也可采用二代测序检测,但因为缺乏统一标准,所以有条件的单位可考虑经过验证的二代测序 MSI 检测。MSI 状态检测结果分为 MSI-H(微卫星高度不稳定)、MSI-L(微卫星低度不稳定)及 MSS(微卫星稳定),MSI-L 和 MSS 均认定为 MSS[14]。MSI 状态及 MMR 蛋白检测结果高度一致,但在少数子宫内膜癌病例中肿瘤组织具有异质性[15-17],可能会导致 MMR 蛋白检测与 MSI 状态检测结果不一致,MMR 蛋白免疫组织化学检测可以更直观地观察到异质性[8]。

f p53 蛋白免疫组织化学表达呈完全阴性、细胞核弥漫强阳性或细胞质表达时,为 p53 蛋白表达异常。p53 蛋白表达呈现细胞核散在阳性时,为 p53 蛋白表达正常。*TP53* 基因突变检测建议覆盖 *TP53* 基因所有外显子区及邻近剪切位点。

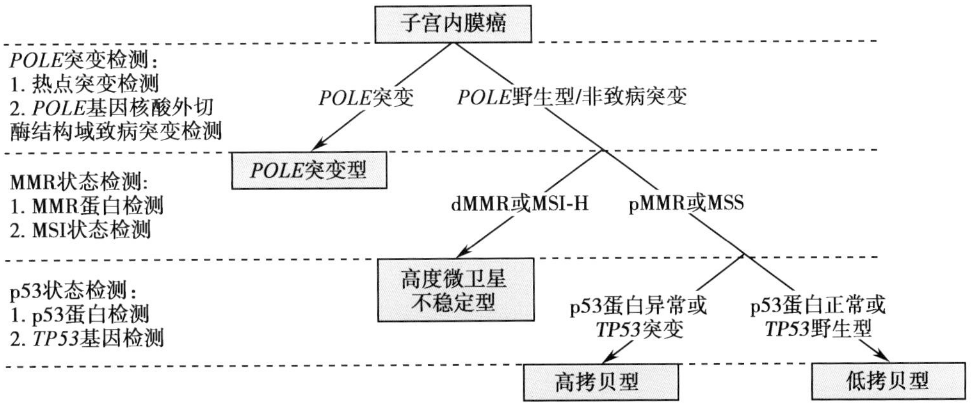

图 1 子宫内膜癌分子分型判读流程[18]

子宫内膜癌分子分型判读流程:①首先判断 *POLE* 基因是否存在致病突变,具有致病性 *POLE* 突变时,则为 *POLE* 突变型;②当确定 *POLE* 基因不存在致病突变时,判断 MMR/MSI 状态,若表现为 dMMR 或 MSI-H 状态,则为高度微卫星不稳定型;③当 MMR/MSI 状态表现为 pMMR 或 MSS 时,判断 p53 状态,若表现为 p53 蛋白表达异常或 *TP53* 基因突变时,则为高拷贝型;若 p53 蛋白表达正常或 *TP53* 基因为野生型,则为低拷贝型。

4 子宫内膜癌手术病理分期

采用国际妇产科联合会(FIGO)子宫内膜癌手术分期系统(2023 版),适用于子宫体癌和癌肉瘤。

FIGO 分期		分期标准
Ⅰ		肿瘤局限于子宫体和卵巢
ⅠA		肿瘤局限于子宫内膜,或非侵袭性组织类型[c]侵犯肌层<1/2,无或局灶性 LVSI[a],或预后良好
	ⅠA1	肿瘤局限于子宫内膜息肉或局限于子宫内膜
	ⅠA2	非侵袭性组织类侵犯肌层<1/2,无或局灶性 LVSI[a]
	ⅠA3	局限于子宫和卵巢的低级别子宫内膜样癌
ⅠB		非侵袭性组织类型[c]侵犯肌层>1/2,无或局灶性 LVSI[a]
ⅠC		侵袭性组织类型[d]局限于子宫内膜息肉,或局限于子宫内膜
Ⅱ		肿瘤侵犯子宫颈间质但无子宫体外扩散或大量 LVSI[a,c],或侵袭性组织类型侵犯子宫肌层
ⅡA		非侵袭性组织类型[c]侵犯宫颈间质
ⅡB		非侵袭性组织类型[c]伴大量 LVSI[a,c]
ⅡC		侵袭性组织类型[d]侵犯子宫肌层
Ⅲ		任何组织类型伴局部和/或区域性扩散
ⅢA		肿瘤累及子宫浆膜面和/或附件
	ⅢA1	扩散到卵巢或输卵管,符合ⅠA3 期标准的除外
	ⅢA2	肿瘤侵犯子宫浆膜或通过子宫浆膜向外扩散
ⅢB		肿瘤转移或直接蔓延到阴道和/或宫旁、或盆腔腹膜
	ⅢB1	肿瘤转移或直接蔓延到阴道和/或宫旁
	ⅢB2	肿瘤转移到盆腔腹膜
ⅢC		肿瘤转移至盆腔和/或腹主动脉淋巴结
	ⅢC1	转移到盆腔淋巴结
	ⅢC1 i	微转移(转移灶直径 0.2~2.0mm 和/或>200 个细胞)
	ⅢC1 ii	大转移(转移灶直径>2.0mm)
	ⅢC2	转移至腹主动脉旁淋巴结(上界最高至肾血管水平),有或无盆腔淋巴结转移
	ⅢC2 i	微转移(转移灶直径 0.2~2.0mm 和/或>200 个细胞)
	ⅢC2 ii	大转移(转移灶直径>2.0mm)
Ⅳ		肿瘤侵犯膀胱和/或侵犯直肠黏膜和/或远处转移
ⅣA		肿瘤侵犯膀胱黏膜和/或肠黏膜
ⅣB		肿瘤转移到腹腔/盆腔外腹腔腹膜
ⅣC		远处转移,包括肾血管水平以上的腹腔内或腹腔外淋巴结转移,肺、肝或骨转移

【注释】

a LVSI 指淋巴脉管间隙浸润。

b 低级别宫内膜样癌侵犯子宫内膜和卵巢具有较好的预后，但必须与子宫内膜癌转移到卵巢（ⅢA2 期）区分开来，如果病变满足下列所有条件，则不推荐进行辅助治疗：①无肌层侵犯或肌层侵犯<1/2；②无大量淋巴脉管间隙浸润；③无其他部位转移；④卵巢肿瘤为单侧，并局限于卵巢内，无表面侵犯或破裂。

c 大量脉管瘤栓，指≥ 5 个淋巴脉管浸润。

d 非侵袭性组织类型包括低级别（G_1 和 G_2）子宫内膜样癌。

e 侵袭性子宫内膜样癌包括高级别子宫内膜样癌（G_3）、浆液性癌、透明细胞癌、未分化癌、混合性癌、中肾管样癌、胃肠型黏液腺癌和癌肉瘤。

在条件允许的情况下，鼓励所有子宫内膜癌患者进行分子分型检测（POLEmut、MMRd、NSMP、p53abn），便于预后危险分层，并作为决定辅助治疗和系统性治疗的影响因素。分子分型检测可以用活检组织进行，并可以不用在子宫切除标本中重复。如果进行了分子分型检测，应该在所有分期中记录。

子宫内膜癌结合分子分型结果的 FIGO 分期

FIGO 分期	FIGO 分子分型分期	分期标准
Ⅰ、Ⅱ	Ⅰ $Am_{POLEmut}$[c]	*POLE* 突变型，局限于子宫体或宫颈间质，无论考虑 LVSI[a] 范围和组织学分级
Ⅰ、Ⅱ	Ⅱ Cm_{p53abn}[c]	*p53* 突变型，局限于子宫体（无论肌层侵犯深度），伴或不伴宫颈间质受累，无论考虑 LVSI[a] 范围和组织学分级

【注释】

a LVSI 指淋巴脉管间隙浸润。

b 预后良好：*POLE* 突变型；预后中等：dMMR 型和 NSMP 型；预后差：p53 异常型。

c 基于手术组织病理分期为 FIGO Ⅰ期和Ⅱ期，如果分子分型检测结果为 *POLE* 突变型或者 p53 异常型，FIGO 分期需要进行修改，在 FIGO 分期后标记“m”表示分子分型，分别下标 POLEmut 或 p53abn。MMRd 型和 NSMP 型则不会修改 FIGO 分期，只需要在原 FIGO 分期后增加标记即可，如Ⅰm_{NSMP} 和Ⅱm_{MMRd}。

d 基于手术组织病理分期为 FIGO Ⅲ期和Ⅳ期，分期并不会由于分子分型结果而改变，只需要在原 FIGO 分期后增加标记即可，如Ⅲm_{p53abn} 和Ⅳm_{p53abn}。

5 子宫内膜癌治疗原则

子宫内膜癌的治疗以手术治疗为主，辅以放疗、化疗、激素和免疫靶向治疗等综合治疗。治疗方案应根据病理类型、病变范围、患者年龄、全身状况、生育要求、有无手术禁忌证以及内科合并症等综合评估，制订个体化治疗方案，在初始评估时可考虑进行分子分型，作为指导治疗的参考。

手术是子宫内膜癌的主要治疗手段，除不能耐受手术或晚期无法手术的患者外，均应积极进行全面的分期手术，对于早期低危子宫内膜癌患者，推荐实施前哨淋巴结切除术替代目前常规的系统淋巴结切除术。对于伴有严重内科并发症、高龄等不宜手术的各期子宫内膜癌患者，可采用放疗和药物治疗，包括化疗药物、激素药物、免疫检查点抑制剂类药物等。严格遵循各种治疗方法的适应证，避免过度治疗或者治疗不足，应进行有计划、合理的综合治疗，并重视制订个体化治疗方案。

全面分期手术后需根据手术病理分期、有无高危因素、浸润肌层深度和组织学分级等制订后续辅助治疗方案。对于不全手术分期或术后意外发现子宫内膜癌的患者，则应根据高危因素结合影像学检查决定是否进行补充治疗或需再次行分期手术，术后辅助治疗方案选择与完全手术分期后相同。

特殊病理类型的子宫内膜癌（浆液性癌、透明细胞癌、未分化 / 去分化癌、癌肉瘤）治疗遵循卵巢癌的手术原则和方式。早期行全面分期手术，如为晚期，则行肿瘤细胞减灭术，根据术后病理明确手术病理分期及辅助治疗方案，如系统治疗、放疗等。初始手术无法满意切除者，可先期化疗 ± 放疗后再次评估是否可以手术治疗。

复发子宫内膜癌要结合复发病灶位置、大小、分布情况、与周围器官关系、既往接受治疗情况，特别是是否接受过放疗等进行综合评价，选择合适的综合治疗方案，多需要多学科的协作，也应鼓励患者参加临床试验。

6 子宫内膜癌手术治疗

6.1 初次手术原则

临床分期	分层	Ⅰ级推荐	Ⅱ级推荐	Ⅲ级推荐
ⅠA 期	要求保留卵巢 b[2]	筋膜外全子宫切除 + 双侧输卵管切除 + 盆腔 ± 腹主动脉旁淋巴结切除术 a,c,d,e	筋膜外全子宫切除 + 双侧输卵管切除 + 前哨淋巴结显影技术 a,e[3]	
	不保留卵巢	筋膜外全子宫切除 + 双侧卵巢及输卵管切除 + 盆腔 ± 腹主动脉旁淋巴结切除术 a,c,d,e	筋膜外全子宫切除 + 双侧卵巢及输卵管切除 + 前哨淋巴结显影技术 a,e	
ⅠB 期		筋膜外全子宫切除 + 双侧卵巢及输卵管切除 + 盆腔及腹主动脉旁淋巴结切除术 a,c,d,e	筋膜外全子宫切除 + 双侧卵巢及输卵管切除 + 前哨淋巴结显影技术 a,e	
Ⅱ期		筋膜外全子宫切除 + 双侧卵巢及输卵管切除 + 盆腔及腹主动脉旁淋巴结切除术 a,c,d,e 或广泛子宫切除 + 双侧卵巢及输卵管切除 + 盆腔及腹主动脉旁淋巴结切除术 a,c,d,e		
Ⅲ、Ⅳ[10]期	可耐受手术且可能满意减瘤	行全子宫 + 双附件切除 + 手术分期 / 减瘤术 f,g(2A 类)		
	无法耐受手术或无法满意减瘤	无法耐受手术者行系统性治疗 ± 放疗(2A 类)	评估初次手术达不到理想减瘤者,行新辅助治疗后评估是否可行手术	

【注释】

a 筋膜外全子宫:子宫在有腹膜覆盖的部位,包括子宫峡部和宫颈的前后都有较清楚的筋膜,而在其两侧由于有子宫血管的走行和主骶韧带的附着与筋膜交错,切除的界限为介于子宫主要血管和主骶韧带与宫颈之间的间隙。因此,在切断子宫动静脉和主骶韧带时就要掌握切割的深度和层次,过于靠近宫颈就会因为保留部分宫颈组织而达不到手术的要求,而过于远离宫颈又容易损伤输尿管("输尿管膝部")。应在子宫峡部分别充分游离左侧和右侧子宫血管周围的结缔组织,尽可能裸化子宫血管再切断,充分切除完整的子宫峡部和宫颈部,达到筋膜外的效果。建议术前评估卵巢功能。

b 低危患者可保留卵巢,要求同时满足以下条件:肿瘤侵犯肌层<1/2,肿瘤直径<2cm,和组织分化程度为 G_1、G_2,卵巢外观正常,无卵巢癌及乳腺癌家族史,无 *BRCA1/2* 胚系突变及 Lynch 综合征,年龄小于 45 岁[1-2,9,12-14]。

c 盆腔淋巴结切除包括髂总、髂外、髂内及闭孔区域淋巴结。

d 腹主动脉旁淋巴结切除范围至肠系膜下动脉水平或至肾静脉水平。

e 可采用微创手术[4,6-8,11],但需严格遵循无瘤原则,避免肿瘤扩散。

f 推荐采用剖腹手术[5],推荐采用纵切口完成手术。

g 全子宫切除 + 双侧附件切除 ± 盆腹腔转移病灶切除 ± 大网膜组织切除。

6.2 未全面分期手术或手术不充分后的处理

临床分期	分层	Ⅰ级推荐	Ⅱ级推荐	Ⅲ级推荐
ⅠA 期	$G_{1\sim2}$、LVSI(-)且年龄<60 岁	观察		
	G_3、LVSI(-)、无肌层浸润且年龄<60 岁	观察		
	G_3、LVSI(-)且年龄≥60 岁	阴道近距离放疗		
	$G_{1\sim3}$,LVSI(+)	补充全面分期手术+辅助治疗	直接辅助治疗 a,b	
ⅠB 期	$G_{1\sim2}$、LVSI(-)且年龄≥60 岁	阴道近距离放疗		
	$G_{1\sim2}$ 且 LVSI(+)或 G_3	补充全面分期手术+辅助治疗	直接辅助治疗 a,b	
Ⅱ期		补充全面分期手术+辅助治疗	直接辅助治疗 a,b	
至少为ⅢA 期	无残存肿瘤	直接辅助治疗 b		
	有残存肿瘤	补充减瘤手术+辅助治疗	评估初次手术达不到理想减瘤者,行全身新辅助治疗后评估是否可行手术	

【注释】

a 经充分影像学评估未见明显肿瘤残存时,可考虑选择不再行补充分期手术[1]。

b 辅助治疗选择参见子宫内膜癌术后辅助治疗部分[2-9]。

7 子宫内膜癌术后辅助治疗

7.1 子宫内膜样腺癌完全手术分期后的辅助治疗

分期	分层	Ⅰ级推荐	Ⅱ级推荐	Ⅲ级推荐
ⅠA期	$G_{1\sim2}$,无危险因素 a	观察 b		
	$G_{1\sim2}$,伴有危险因素	观察 b	阴道近距离放疗 c	
	G_3	阴道近距离放疗 d	盆腔体外放疗 e	观察 d
ⅠB 期	$G_{1\sim2}$,无危险因素	阴道近距离放疗 f		观察 f
	$G_{1\sim2}$,有危险因素	阴道近距离放疗 f	盆腔体外放疗 f	
	G_3	盆腔体外放疗 g		盆腔体外放疗+系统治疗 g,h
Ⅱ期	无	盆腔体外放疗 i ± 阴道近距离放疗	阴道近距离放疗 i	盆腔体外放疗+系统治疗 h,i
Ⅲ期	无	系统治疗 ± 体外放疗 ± 阴道近距离放疗 j	系统治疗	
Ⅳ期	无	系统治疗	系统治疗 ± 体外放疗 ± 阴道近距离放疗 k	

7.2 基于分子分型的子宫内膜癌术后辅助治疗 l

子宫内膜癌的分子分型有助于预测患者预后和复发风险,其中*POLE*超突变型预后很好,Ⅰ期和Ⅱ期*POLE*超突变患者术后可考虑随访观察,但还有待前瞻性研究证实 h。高度微卫星不稳定型预后中等,对免疫检查点抑制剂的治疗比较敏感,但目前仅限于晚期和复发患者使用的证据。高拷贝型预后最差,可能需要系统性治疗。

目前针对不同分子分型来指导术后辅助治疗尚缺乏一致意见,尚有待更多的前瞻性研究验证。推荐有条件的中心对子宫内膜癌患者进行分子分型,结合子宫内膜癌临床病理特征,作为术后辅助治疗方案选择的参考。

7.3 子宫内膜癌术后辅助系统治疗方案

治疗类型	Ⅰ级推荐	Ⅱ级推荐	Ⅲ级推荐
子宫内膜样癌 m	紫杉醇 + 卡铂 n	紫杉醇 + 卡铂 + 帕博利珠单抗(Ⅲ ~ Ⅳ期,癌肉瘤除外)p	顺铂同步放疗,序贯紫杉醇 / 卡铂 o

【注释】

a 危险因素:淋巴脉管浸润(LVSI),年龄 ≥ 60 岁[1-4]。

b 对组织分化良好(G_{1-2})的ⅠA 期患者首选的术后治疗策略是观察[2-3,5-7]。

c 对组织分化良好(G_{1-2})的ⅠA 期患者,LVSI 阳性和 / 或患者年龄 ≥ 60 岁,建议阴道近距离治疗[2-4]。术后辅助阴道近距离治疗,待阴道残端愈合后应尽快开始,一般于术后 6~8 周后,不迟于 12 周。具体参照子宫内膜癌术后辅助放疗原则。

d ⅠA 期组织分化差(G_3),术后首选阴道近距离治疗,如无肌层侵犯且无其他危险因素,可考虑观察[6-7]。

e ⅠA 期组织分化差(G_3),年龄 ≥ 70 岁或 LVSI 阳性,特别是没有进行淋巴结手术分期的情况下,考虑盆腔体外放疗[8-9]。

f ⅠB 期组织分化良好(G_{1-2})首选的术后治疗策略是阴道近距离治疗[6-7],无危险因素(年龄、LVSI、肿瘤体积、下段子宫受累等)可考虑观察,伴有危险因素(广泛 LVSI,年龄 ≥ 60 岁)可以考虑盆腔体外放疗[1,8-10]。

g ⅠB 期组织分化差(G_3)术后首选盆腔体外放疗,伴高危组织类型(浆液性癌、透明细胞癌、癌肉瘤、混合组织学癌、去分化癌或未分化癌),或以下至少 1 项因素:年龄>60 岁、广泛 LVSI,考虑盆腔体外放疗 + 系统化疗[1-2,9,11-21]。

h *POLE* 突变型和错配修复缺陷型的子宫内膜癌患者,不推荐化疗[22-23]。

i Ⅱ期术后首选盆腔体外放疗,G_{1-2}、≤ 50% 肌层侵犯、无 LVSI、仅镜下提示宫颈侵犯的患者,可考虑单纯阴道近距离治疗,还可考虑联合化疗[20-21,24-25]。

j Ⅲ期子宫内膜癌首选治疗为化疗,评估局部复发风险选择性考虑体外放疗(子宫内膜样腺癌,G3)[25-27]。体外放疗包括盆腔区域和 / 或腹主动脉区域,具体参照子宫内膜癌术后辅助放疗原则。

k 适用于减瘤术后无或仅有微小残留者。

l 推荐分子分型,用于风险分层,明确与预后的关系[28-29]。欧洲妇科肿瘤学会(ESGO)、欧洲放射肿瘤学会(ESTRO)和欧洲病理学会(ESP)联合发布指南对子宫内膜癌基于分子分型给予辅助治疗建议[30]。但是目前,国内关于分子分型的检测和临床应用还处于起步阶段,检测方法有待规范,对预后预测或辅助治疗选择的临床价值也需进一步讨论。

m 系统化疗主要适用于病变局限于子宫的高危组织病理类型、晚期(FIGO 分期为Ⅲ~ Ⅳ期)或复发转移的患者[31]。癌肉瘤按照高级别癌类型治疗。

n 对于病灶局限于子宫的高危病理类型患者首选方案是卡铂 + 紫杉醇,该方案对于癌肉瘤为 1 类证据[31-33]。

o 对于病灶超出子宫的高危子宫内膜癌患者可选择化疗同步放疗后序贯联合化疗方案(2A 类证据)[34-36]。

p 对于子宫内膜癌Ⅲ~Ⅳa 期有可测量病灶或Ⅳb 期患者[37]。

[附 1]常用的子宫内膜癌系统化疗方案

[紫杉醇 / 卡铂静脉 3 周化疗方案]

紫杉醇 175mg/m^2,静脉滴注,至少 3h

卡铂 AUC 5~6,静脉滴注,至少 1h

每 3 周重复

[**同步放化疗方案**]放疗在手术后4~6周内开始，但不迟于8周

同步化疗方案：顺铂50mg/m^2，在放疗第1周和第4周。

放疗后化疗方案：紫杉醇175mg/m^2+卡铂AUC 5，在放疗结束3周内开始，每3周重复，连续4周期。

[附2]子宫内膜癌术后辅助放射治疗原则

(1)阴道近距离放疗

术后辅助阴道近距离放疗待阴道残端愈合后尽快开始，一般于术后6~8周后，不迟于12周。

放疗靶区一般为阴道上段，对于广泛脉管侵犯、切缘阳性，阴道放疗范围可酌情延长。根据放疗靶区选择施源器。

单纯阴道近距离放疗常用放疗剂量7Gy×3F或5.5Gy×4F(参考点：阴道黏膜下0.5cm)，6Gy×5F(参考点：阴道黏膜表面)。

如术后病理学检查显示阴道切缘阳性或肿瘤近阴道切缘，阴道近距离放疗将作为盆腔体外放疗的补充推量，(4~6)Gy×(2~3)F(参考点：阴道黏膜下0.5cm)。

(2)体外放疗

术后辅助体外放疗包括盆腔区域和/或腹主动脉区域。

盆腔体外放疗靶区应包括髂总淋巴、髂外淋巴结、髂内淋巴结、闭孔淋巴结、宫旁组织、上段阴道，宫颈受侵时包括骶前淋巴结。

如术后病理学或影像学检查结果显示髂总或腹主动脉旁区域淋巴结阳性，延伸照射野应包括盆腔区、整个髂总和腹主动脉旁淋巴结区。延伸野的上界取决于临床情况，但至少应到达肾静脉水平。

应用三维精确放疗技术，如调强放疗(Intensity modulated radiation therapy，IMRT)或三维适形放疗(3D-CRT)，应考虑肠管和膀胱充盈的影响，临床靶体积(clinical target volume，CTV)应完全覆盖器官运动和变形范围的内靶区(internal target volume，ITV)。建议有条件时采用图像引导。

放疗剂量(45~50.4)Gy/(25~28)次，单次剂量1.8~2.0Gy。

对于不可切除的肿瘤，如果技术上可行，在周围正常组织可以耐受的前提下，放疗剂量可以局部加量至60~65Gy。

8 子宫内膜癌患者保留生育功能的治疗

8.1 子宫内膜癌保留生育功能的多学科(MDT)诊疗模式[a]

	Ⅰ级推荐	Ⅱ级推荐	Ⅲ级推荐
MDT学科组成[b]	妇科肿瘤 生殖内分泌 妇科肿瘤病理 放射诊断	超声诊断 内分泌科	健康医学 心理医学 遗传咨询
MDT讨论内容[c,d]	适应证 治疗方案 生殖评估	合并症的处理 复发患者处理 生育后管理	指南外方案尝试或推荐进入临床试验

【注释】

a 子宫内膜癌保留生育功能的治疗应在至少有妇科肿瘤、分子病理及影像诊断等专业的较强综合实力的妇产科专科医院、综合医院或肿瘤专科医院开展。

b 子宫内膜癌保留生育功能的治疗理应由多学科团队(multidisciplinary team，MDT)合作进行评估、诊疗和管理。

c MDT诊疗的目的及内容包括但不限于：疾病程度的评估、适应证判断、治疗方案的确定、疗效评估、生殖助孕、生育后管理及长期随访等，还包括合并症处理、健康宣教、遗传咨询等全身心和全生命周期的监测和管理。

d 特殊病例及指南适应证未涵盖者，如特殊分子分型、治疗后复发、传统孕激素治疗失败、合并重度肥胖等合并症、双原发癌等，更应该纳入MDT诊疗，必要时可转上级医院或开展跨医院跨地区的MDT诊疗。

8.2 子宫内膜癌保留生育功能的适应证

(1)年龄≤40岁。

(2)有强烈的生育要求,无妊娠禁忌证。

(3)组织学类型为子宫内膜样腺癌[a]。

(4)组织分化类型为高分化。

(5)病变局限于子宫内膜,无子宫肌层浸润,无子宫外扩散,无淋巴结受累。

(6)无治疗药物相关禁忌(适用于孕激素治疗者)。

(7)患者经充分知情能顺应治疗[b]和随诊[c]。

【注释】

a 推荐有条件的单位开展分子病理检测,根据分子分型结果个体化指导子宫内膜癌患者保留生育功能的治疗。

b 符合保留生育功能治疗的子宫内膜癌患者在接受治疗前需签署书面知情同意书,内容包括但不限于治疗的目的、方法、流程、治疗获益、不良反应及治疗风险等。

c 子宫内膜癌的标准治疗是切除子宫,保留生育功能治疗过程中及治疗后都需要长期严密随诊,治疗无效或复发均需及时进行标准治疗。

8.3 子宫内膜癌患者保留生育功能治疗前评估

内容	Ⅰ级推荐	Ⅱ级推荐	Ⅲ级推荐
病史	月经婚育史[a] 肿瘤家族史采集[c]	既往治疗及反应 合并症[b]	既往其他疾病、手术、创伤史
查体及全身状况[d] 一般查体 专科查体 脏器功能	身高、体重、BMI 盆腔检查 血常规、肝肾功能	体脂等身体成分 三合诊 血脂、血糖	PCOS体征 浅表淋巴结触诊 胸部X线检查、心电图 TED相关
肿瘤标志物		血清CA125	
病理复核[e]	组织病理诊断 免疫组织化学[f]	分子病理[g]	基因检测
疾病程度评估[h]	盆腔MRI	盆腔超声 增强CT	PET/CT 腹腔镜探查
MDT诊疗	生殖评估	肿瘤遗传性评估	

【注释】

a 详细的月经婚育史,应包括初潮年龄、月经异常的时间、经量、周期等。

b 合并症采集,如PCOS、子宫内膜异位症、不孕、糖尿病、高脂血症等。

c 肿瘤家族史的采集,尤其是卵巢癌、乳腺癌、结直肠癌等。

d 全身状况评估应包括但不限于身高、体重;实验室检查包括全血细胞计数、血生化、出凝血功能;心电图;胸部X线(胸片或CT)检查除外肺部转移、胸腔积液、肺结核、肺癌;肥胖等有血栓栓塞疾病高危因素者可选择下肢血管及髂血管彩超等方法进行筛查。

e 组织病理复核:由资深妇科肿瘤病理医师进行审核,病理报告应包括组织学类型为子宫内膜样腺癌、分化程度为高分化。

f 应常规做免疫组织化学染色,了解ER、PR、P53、MMR等表达情况。

g 建议有条件单位开展分子分型检测,必要时个别病例进行基因检测和遗传咨询。

h 疾病程度评估:推荐通过增强盆腔磁共振扫描(MRI)除外子宫肌层的浸润,有MRI检查禁忌者行经阴道超声检查;必要时行PET/CT筛查远处转移;必要时腹腔镜检查加活检明确有无卵巢占位,以及除外腹膜后淋巴结受累。

8.4 子宫内膜癌保留生育功能治疗方案

治疗	Ⅰ级推荐	Ⅱ级推荐	Ⅲ级推荐
口服高效孕激素[1-4,6-7,11,13-14]	甲羟孕酮片持续口服 250~500mg/d 或甲地孕酮片持续口服 160~320mg/d		
基于 GnRH-a 的非口服孕激素方案 a[5-6,8-10,12]		GnRH-a[b] 联合左炔诺酮宫内释放系统 b 或 GnRH-a[b] 联合来曲唑 b	二甲双胍
全身治疗 c	健康生活方式	体重管理 控制血糖	

【注释】

a 非口服高效孕激素保守治疗子宫内膜癌往往用于不适合孕激素治疗的患者，如肥胖症、肝功能异常、高凝血栓倾向等，或孕激素治疗失败、孕激素治疗后复发的患者。

b 非口服孕激素保守治疗多采用联合方案，推荐方案：①促性腺激素激动剂 GnRH-a，皮下注射，每月一次；同时放置左炔诺酮宫内释放系统（LNG-IUS）；②促性腺激素释放激素激动剂 GnRH-a，皮下注射，每月一次；同时口服芳香化酶抑制剂如来曲唑 2.5~5mg/d；③ LNG-IUS、二甲双胍可联合口服高效孕激素或联合 GnRH-a 方案。

c 全身治疗包括合并症的治疗及健康综合管理，对提高治疗反应率、减少心脑血管远期并发症、改善生存具有重要意义。内容包括但不限于：①健康宣教，提高防病治病意识；②减重降脂，推荐专科医师指导下进行饮食控制和运动指导；③积极诊断和治疗糖尿病、高脂血症、胰岛素抵抗等基础疾病。

8.5 治疗期间不良反应监测和疗效评估

（1）不良反应监测

1）监测内容及随访间隔：指导患者观察症状、监测体重，每月随诊进行体重测量、肝肾功能测定和经阴道超声检查测量内膜厚度，观察卵巢、盆腔等子宫外情况。

2）可能出现的不良反应：①体重增加；②不规则阴道出血；③肝功能异常；④食欲减退、恶心呕吐；⑤皮疹；⑥血栓栓塞性疾病；⑦绝经期综合征（使用 GnRH-a 者）；⑧乳房胀痛。

3）不良反应的处理：出现严重不良反应需停药观察，经治疗不良反应得到纠正后，仍符合保留生育者可考虑更改治疗方案。

（2）疗效评估

1）评估间隔及内容：连续药物治疗 3~4 个月为一个疗程，常规行盆腔的经阴道彩色多普勒超声评估子宫大小、内膜厚度及有无肌层浸润情况，同时了解盆腹腔卵巢等其他脏器情况。治疗无效或可疑疾病进展，需重新行 MRI 检查进行全面评估。

2）疗效评估的方法：宫腔镜[15-16]检查下获取内膜组织，送组织病理检查。

3）疗效评估判定标准：①完全反应（complete response，CR），治疗后子宫内膜腺体完全萎缩，间质蜕膜样变，未见任何子宫内膜增生或癌变；②部分反应（partial response，PR），子宫内膜病变降低级别，或有残余内膜癌灶，伴腺体退化萎缩；③无反应 / 病情稳定（stable disease，SD），治疗后子宫内膜无变化，残余癌灶及内膜无退化和萎缩现象；④疾病进展（progress of disease，PD），子宫内膜癌患者出现明确肌层浸润或子宫外病变。

4）终止药物治疗的时机：①有确切证据证实子宫肌层浸润或子宫外病变，即疾病进展；②患者不再要求保留生育功能；③疗效评估已达完全缓解，转为维持治疗（每周期 12~14d 的周期性孕激素，或口服短效避孕药或放置左炔诺酮宫内释放系统）或助孕；④出现严重不良反应无法继续治疗；⑤持续治疗 6~12 个月，内膜病变无反应者。

8.6 内膜完全缓解后随诊、后续治疗及健康管理

（1）迫切要求生育者：积极鼓励受孕，建议转诊生殖中心专科医生，评估内膜、监测排卵，积极助孕。根据患者有无不孕病史、月经及内膜恢复情况、有无排卵等个体化安排监测、检查及治疗。

（2）暂无生育要求者：因未婚、离异或其他原因暂时无生育要求者也应密切随诊，观察月经情况，多数患者后续仍需基于孕激素的治疗以维持规律月经周期、防止复发（每周期 12~14d 的周期性孕激素，或口服短效避孕药，或放置左炔诺酮宫内释放系统）。有自然月经者，观察、测量基础体温。无自然月经或基础体温提示无排卵可采用的治疗方法：①口服孕激素 ≥ 12d/ 周期撤退出血；②口服短效避孕药每月定期撤退出血；③宫内置入左炔诺酮宫内释放系统（LNG-IUS）。

（3）已完成生育者：无再次生育要求，建议尽早择期手术切除子宫，可保留双侧卵巢，在完成切除子宫的手术前，应给予维持治疗避免复发。有再次生育要求者可在严密监测下按照（1）处理，尽早获得妊娠。

（4）肿瘤的随访和监测：每3~6个月定期随访，全身查体、观察月经情况、盆腔超声检查子宫内膜情况；如有异常阴道出血、超声提示内膜异常增厚或占位，应行宫腔镜了解宫腔情况并取内膜行组织病理检查。

（5）长期健康管理：对保留生育的年轻子宫内膜癌患者来说，无论是否生育、子宫是否切除，均应推荐进行长期健康管理，以达到控制体重、改善代谢异常、预防远期心脑血管并发症、促进全身健康的目的。对患者进行宣教并督促保持健康生活方式、科学饮食、规律运动，维持正常定期体检，规律随访并积极治疗糖尿病、高血压等基础疾病。

9 特殊类型子宫内膜癌治疗原则

9.1 手术治疗（浆液性癌、透明细胞癌、癌肉瘤）

病灶转移情况	Ⅰ级推荐	Ⅱ级推荐	Ⅲ级推荐
疾病局限于子宫	全面手术分期[a]+大网膜活检/切除		
可疑宫外疾病	全面手术分期/减瘤术[b]+大网膜活检/切除 不适合手术者，行综合治疗[c]后再次评估行手术切除或放疗		

【注释】

a 分期术包括留取腹腔冲洗液、全子宫+双附件切除+系统性盆腔淋巴结（髂外、髂内、闭孔、髂总淋巴结）切除、肠系膜下和肾血管下方的腹主动脉旁淋巴结切除；对于Ⅱ期患者，只有在需要获得阴性切缘时才应进行广泛或次广泛子宫切除术[1]。技术上可行时，可选择微创手术，一定要注意无瘤原则[2-7]，术中应避免肿瘤组织进入腹腔。即使是疾病早期也可能有远处转移，因此不建议行保留生育功能的手术；对于初次手术未进行完全分期术的患者，如果分期术的结果可能影响到辅助治疗，则应考虑行再分期术。

b 切除盆腔或腹主动脉旁可疑或增大的淋巴结对于除外淋巴结转移很重要；术中发现盆腔淋巴结受累，则不需再行系统性盆腔淋巴结切除术，只需切除肿大或可疑肿瘤转移淋巴结以达到减瘤目的，但需进行系统性腹主动脉旁淋巴结切除术。

c 包括系统治疗 ± 盆腔体外放疗 ± 阴道近距离放疗。

9.2 术后辅助治疗（浆液性癌、透明细胞癌、癌肉瘤）

9.2.1 术后辅助治疗（浆液性癌、透明细胞癌）

分期	分层	Ⅰ级推荐	Ⅱ级推荐	Ⅲ级推荐
Ⅰ期	病理无肿瘤残留	观察		
	ⅠA期（无肌层浸润）且腹腔冲洗液（-）		阴道近距离放疗或观察[a]	
	ⅠA期（无肌层浸润）且腹腔冲洗液（+）		系统治疗 ± 阴道近距离放疗	
	ⅠA期（肌层浸润）、ⅠB期	系统治疗 ± 体外放疗 ± 阴道近距离放疗[b,c,d]	体外放疗 ± 阴道近距离放疗[d]	
Ⅱ期		系统治疗 ± 体外放疗 ± 阴道近距离放疗[b,e]	体外放疗 ± 阴道近距离放疗[d]	
Ⅲ~ⅣA期	手术无残余病灶	系统治疗 ± 体外放疗 ± 阴道近距离放疗[e]	系统治疗[f]	
ⅣB期或手术有残余病灶		个体化的综合治疗[g]		

【注释】

a PORTEC2 研究[1]显示阴道近距离放疗应作为早期高 / 中风险病例的标准治疗方式。PORTEC2 研究中并没有纳入浆液性癌和透明细胞癌,但此两类特殊病理类型不伴肌层浸润的ⅠA 期为中风险病例,因此推荐术后阴道近距离放疗。由于有关不伴肌层浸润的 *P53* 异常型非子宫内膜样癌使用辅助治疗是否获益的研究少,多为个案报道,且结论不一致,故此类患者术后也可考虑观察。

b PORTEC3 研究[2]Ⅰ~Ⅲ期浆液性癌及透明细胞癌使用同步放化疗 + 系统治疗生存获益优于体外放疗组。同步放化疗 + 系统治疗方案:体外放疗(第 1 和第 4 周分别联合顺铂 $50mg/m^2$ 静脉化疗)+ 紫杉醇联合卡铂 4 疗程静脉化疗(紫杉醇 $175mg/m^2$,卡铂 AUC=5,每 21d 一次)。体外放疗联合同步化疗因不良反应重,国内医生很少采用。

c NSGO-EC-9501/EORTC-55991 研究[3]显示与单纯盆腔体外放疗相比,盆腔体外放疗 + 系统治疗可提高Ⅰ期高危患者的无进展生存期。

d GOG249 研究[4]显示对于Ⅰ~Ⅱ期腹腔冲洗液阴性的浆液性癌、透明细胞癌,阴道近距离放疗 + 系统治疗(方案:紫杉醇联合卡铂 3 疗程静脉化疗)与体外放疗 + 阴道近距离放疗相比,复发率和总生存期相近。

e PORTEC3 研究[2]建议有宫颈管间质浸润的患者,可考虑同步放化疗联合阴道近距离放疗。

f GOG258 研究[5]显示Ⅲ~ⅣA 期浆液性癌、透明细胞癌患者,使用同步放化疗 + 系统治疗(方案同 PORTEC3)与单纯系统治疗(紫杉醇联合卡铂 6 疗程静脉化疗)相比,并未延长患者的无复发生存期。但亚组分析显示,相对于子宫内膜样癌,透明细胞癌和浆液性癌可能从同步放化疗 + 系统治疗中获益更显著。

g 针对盆腔残留病灶(切缘阳性、累及阴道和盆腔侧壁)及远处转移不可切除的病灶,放疗可以控制局部病灶,化疗不仅作为全身系统治疗方式,还可降低远处转移风险。可以考虑个体化放疗联合系统治疗的方式。对于Ⅲ~Ⅳ期 HER2 阳性的浆液性癌患者,可选择紫杉醇 + 卡铂 + 曲妥珠单抗作为系统治疗[6]。NRG-GY018 研究[7]显示在Ⅲ~ⅣA 期有残留病灶、ⅣB 期有或无残留病灶的浆液性癌、透明细胞癌患者中,帕博利珠单抗(200mg)+ 紫杉醇($175mg/m^2$)+ 卡铂(AUC 5)每 21d 一次,共 6 疗程,此后帕博利珠单抗(400mg,每 6 周一次)维持 14 周期相比紫杉醇 + 卡铂治疗,可显著延长无进展生存期。

9.2.2 术后辅助治疗(癌肉瘤)

分期	Ⅰ级推荐	Ⅱ级推荐	Ⅲ级推荐
Ⅰ~Ⅳ期	系统治疗 a ± 体外放疗 ± 阴道近距离放疗 b		

【注释】

a GOG150 研究[1]显示Ⅰ~Ⅳ期癌肉瘤患者术后辅助异环磷酰胺 + 顺铂化疗与全腹放疗相比,疾病复发率和总生存率有延长趋势但差异均无统计学意义。GOG261 研究[2]显示Ⅰ~Ⅳ期子宫癌肉瘤患者使用紫杉醇联合卡铂化疗对比异环磷酰胺联合紫杉醇方案,可延长患者的无进展生存期,而两组在总生存期无差异。Ⅲ~Ⅳ期 HER2 阳性的癌肉瘤患者可选择紫杉醇 + 卡铂 + 曲妥珠单抗作为系统治疗[3]。

b Reed 等[4]进行了Ⅰ~Ⅱ期子宫肉瘤患者术后辅助体外放疗对比术后观察的Ⅲ期随机对照研究,亚组分析显示与术后观察相比,接受体外放疗的 91 例癌肉瘤患者,局部复发率降低,但在无进展生存期及总生存期上无显著获益。

9.3 复发治疗(浆液性癌、透明细胞癌、癌肉瘤)

处理原则同复发子宫内膜样癌。

(1)对于Ⅲ/Ⅳ期或复发性 HER2 阳性的浆液性癌患者,可选择紫杉醇 + 卡铂 + 曲妥珠单抗作为系统治疗[1]。

(2)子宫癌肉瘤复发一线治疗时,如既往无系统治疗首选方案是紫杉醇 + 卡铂[2];如既往有系统治疗,HER2 阳性的癌肉瘤患者,可选择紫杉醇 + 卡铂 + 曲妥珠单抗治疗[1],其他可选择的方案包括紫杉醇 + 卡铂、异环磷酰胺、异环磷酰胺 + 紫杉醇、异环磷酰胺 + 顺铂等。有两项针对晚期癌肉瘤的Ⅲ期随机对照研究表明,与异环磷酰胺单药相比,使用异环磷酰胺为基础的双药联合方案可以显著降低疾病进展和死亡风险,但不良反应更重[3-4]。

10 复发和转移性子宫内膜癌的治疗

10.1 复发和转移性子宫内膜癌可供选择放疗方案

复发状态	Ⅰ级推荐	Ⅱ级推荐	Ⅲ级推荐
局部复发 (既往未接受放疗)	体外放疗 [a] ± 阴道近距离放疗 ± 系统治疗 针对预期可以完全切除的复发病灶,可考虑手术治疗 ± 术中放疗(intraoperative radiotherapy,IORT) [b] 部分患者可补充术后放疗 [c]	姑息性治疗	
局部复发 (既往接受过放疗)	既往仅接受过阴道近距离放疗,处理可参考初治未接受过放疗的患者,但是需评价危及器官的剂量 [d] 既往接受过体外放疗,对放疗野内孤立可切除的复发病灶,可选择手术切除 ± 系统治疗	再程放疗 [e] 姑息性治疗	
远处转移(寡转移病灶) [f]	局部手术或放射治疗 [f]+ 系统治疗	姑息性治疗	
广泛转移	系统治疗 [g]		局部姑息放疗 [h]

【注释】

a 放疗通常是未接受过放疗的患者局部复发的首选治疗方法[1-3]。

b 如盆侧壁病灶或包膜外受累的转移淋巴结切除后,可给予针对瘤床的 IORT[4]。

c 术后治疗:①病变局限在阴道或者阴道旁,术后给予体外放疗 ± 阴道近距离放疗 ± 系统治疗;②病变局限在盆腔或腹主动脉旁淋巴结,术后给予体外放疗 ± 系统治疗;③复发到达上腹部和/或腹膜,病灶术后无肉眼可见的残留,给予系统治疗;④上腹部病灶术后有肉眼可见的残留者,应给予系统治疗,必要时酌情给予局部放疗。上腹部体外放疗应慎重选择。

d 评价如直肠、膀胱、粘连在阴道顶端的肠管等曾接受过的放疗剂量,计算剩余剂量空间。

e 再程放疗需十分谨慎,应根据复发病灶部位,以前的靶区和剂量、距离以前放疗的时间、患者的心理预期等进行个体化治疗。较多的再程放疗是采用组织间插植近距离放疗或 IORT,特别是对局限在阴道残端或盆侧壁的病灶。对于采取体外放疗的再程放疗,需充分评估后,合理选择方式方法,如立体定向放疗、质子或重离子治疗等。特别是盆侧壁或淋巴结转移病灶,通常都需要联合系统治疗。

f 寡转移是指数量和分布有限的远处转移性疾病状态。寡转移定义为 1~5 个转移/复发病灶,且原发病灶得到控制,可以通过局部措施(手术、放疗等)治疗这些转移灶[5-7],联合系统治疗。如果不适合采用局部治疗或多次复发,可参照广泛转移的治疗方式。

g 参见复发和转移性子宫内膜癌系统性治疗方案部分。

h 缓解疼痛或出血。

10.2 复发和转移性子宫内膜癌激素治疗方案

首选方案	其他推荐方案
醋酸甲地孕酮/他莫昔芬(交替) [a] 依维莫司/来曲唑 [b]	孕激素类单药: 醋酸甲地孕酮 [a] 醋酸甲羟孕酮 [a]
	芳香化酶抑制剂: 他莫昔芬 [a] 氟维司群 [a]

【注释】

a 适用于对于低级别肿瘤或 ER/PR 阳性的患者[1-2]。

b 适用于子宫内膜样癌患者[1-2]。

10.3 复发和转移性子宫内膜癌系统性治疗方案

	Ⅰ级推荐	Ⅱ级推荐	Ⅲ级推荐
一线治疗	卡铂 + 紫杉醇 a（适用于子宫内膜癌及子宫癌肉瘤）	卡铂 + 紫杉醇 + 帕博利珠单抗 b（除外癌肉瘤） 卡铂 + 紫杉醇 + 曲妥珠单抗 c（适用于 HER-2 阳性的子宫浆液性腺癌） 卡铂 + 紫杉醇 + 贝伐珠单抗 e 卡铂 + 多西他赛 f 先前使用过系统性治疗（化疗 ± 免疫检查点抑制剂），可选择以下方案：帕博利珠单抗 + 仑伐替尼 g［适用于不存在错配修复缺陷型（pMMR）的子宫内膜癌］ 帕博利珠单抗 h,i［适用于存在高度微卫星不稳定（MSI-H）/存在错配修复缺陷型（dMMR）或 TMB-H 的实体瘤］	卡铂 + 紫杉醇 + 曲妥珠单抗 d（适用于Ⅲ～Ⅳ期，HER-2 阳性的子宫癌肉瘤）
二线及后线系统治疗		帕博利珠单抗 + 仑伐替尼 g［适用于不存在错配修复缺陷型（pMMR）的子宫内膜癌］ 帕博利珠单抗 h,i（适用于 MSI-H/dMMR 或 TMB-H 的实体瘤） 替雷利珠单抗 k（适用于 MSI-H/dMMR 的实体瘤） 恩沃利单抗 k（适用于 MSI-H/dMMR 的实体瘤） 斯鲁利单抗 l（适用于 MSI-H 的实体瘤） 异环磷酰胺 + 紫杉醇 j（适用于子宫癌肉瘤） 顺铂 + 异环磷酰胺 j（适用于子宫癌肉瘤）	顺铂 + 多柔比星 m 顺铂 + 多柔比星 + 紫杉醇 m 卡铂 + 多柔比星脂质体 m 多柔比星 异环磷酰胺 j（适用于子宫癌肉瘤） 顺铂 n 卡铂 n 紫杉醇 n 贝伐珠单抗 o 多柔比星脂质体 n 拓扑替康 n 白蛋白结合型紫杉醇 p 普特利单抗 k（适用于 MSI-H/dMMR 的实体瘤）

【注释】

a 适用于子宫内膜癌及子宫癌肉瘤[1-2]。

b 适用于Ⅲ～Ⅳ期子宫内膜癌，除外癌肉瘤[3]。

c 适用于 HER-2 阳性的子宫浆液性腺癌[4]。

d 适用于 HER-2 阳性的子宫癌肉瘤[4]。

e 适用于不可切除的转移性的子宫内膜癌[5-6]。

f 多西他赛适用于对紫杉醇存在禁忌的患者[7]。

g 适用于不可切除或转移性的，不存在错配修复缺陷型（pMMR）的子宫内膜癌患者的治疗[8]。

h 适用于不可切除或转移性的，微卫星高度不稳定（MSI-H）或错配修复基因缺陷型（dMMR）的成人晚期子宫内膜癌患者的治疗[9]。

i 适用于不可切除或转移性的，具有高组织肿瘤突变负荷（TMB-H，定义为 TMB ≥ 10Muts/Mb）的实体瘤患者的治疗[10]。

j 适用于子宫癌肉瘤[11-12]。

k 适用于不可切除或转移性的，微卫星高度不稳定（MSI-H）或错配修复基因缺陷型（dMMR）的成人晚期实体瘤患者的治疗[13-15]。

l 适用于不可切除或转移性的，微卫星高度不稳定（MSI-H）的成人晚期实体瘤患者的治疗[16]。

m 适用于子宫内膜癌患者的治疗，但由于担心毒性，顺铂 / 多柔比星 / 紫杉醇方案未被广泛应用[17-19]。

n 适用于复发或转移性子宫内膜癌患者的后线治疗[20-24]。

o 可考虑用于细胞毒化学治疗后进展的患者的治疗[25]。

p 适用于对紫杉醇存在过敏但紫杉醇皮试阴性的患者。

[附 1] 常用的子宫内膜癌系统化疗方案

紫杉醇 / 卡铂静脉 3 周化疗方案：

紫杉醇 175mg/m^2，静脉滴注，至少 3h

卡铂 AUC 5，静脉滴注，至少 1h

每 3 周重复

紫杉醇 / 卡铂 / 曲妥珠单抗 3 周化疗方案：

紫杉醇 175mg/m^2，静脉滴注，至少 3h

卡铂 AUC 5，静脉滴注，至少 1h

曲妥珠单抗第 1 周期 8mg/kg，之后的周期 6mg/kg，静脉滴注，首次输注时间约为 90min，若耐受量好，后续输注可改为 30min

每 3 周重复

紫杉醇 / 卡铂 / 帕博利珠单抗 3 周化疗方案：

紫杉醇 175mg/m^2，静脉滴注，至少 3h

卡铂 AUC 5，静脉滴注，至少 1h

帕博利珠单抗 200mg，30min 静脉输注联合化疗，

每 3 周重复

6 个周期之后帕博利珠单抗 400mg，每 6 周 1 次，最多 14 个周期

紫杉醇 / 卡铂 / 贝伐珠单抗 3 周化疗方案：

紫杉醇 175mg/m^2，静脉滴注，至少 3h

卡铂 AUC 5，静脉滴注，至少 1h

贝伐珠单抗 15mg/kg，静脉滴注

既往盆腔放疗的患者接受紫杉醇 135mg/m^2 和卡铂 AUC 5

每 3 周重复

顺铂 / 多柔比星静脉 3 周化疗方案：

多柔比星 60mg/m^2，静脉滴注，至少 1h

顺铂 50mg/m^2，静脉滴注，

每 3 周重复

卡铂 / 多西他赛 3 周化疗方案：

多西他赛 60~75mg/m^2，静脉滴注，至少 1h

卡铂 AUC 5，静脉滴注，至少 1h

每 3 周重复

11 子宫内膜癌的随访

目的[a]	Ⅰ级推荐	Ⅱ级推荐	Ⅲ级推荐
随访项目	随访频率： 在治疗结束后的 2~3 年内，应每 3~6 个月复查 1 次，之后每半年 1 次，5 年后每年 1 次[b] 随访内容： 一般症状询问：可能复发的症状体征包括但不限于阴道出血或血性分泌物、腹部或盆腔包块、血尿、血便、持续性疼痛（尤其是腹部或盆腔区域）、腹胀、食欲减退、咳嗽、呼吸困难、下肢水肿、体重减轻等[c] 体格检查：每次复查时应特别注意进行妇科检查和全身浅表淋巴结检查，阴道穹隆细胞学检查可用于检测阴道残端复发[d] 肿瘤标志物检查：CA125、CA19-9、HE4 检测[e] 影像学检查：可选择超声（腹部、盆部）、增强 CT（胸部、腹部、盆部）或 MRI 检查，必要时行全身 PET/CT 检查[f] 健康教育： 向患者宣教健康生活方式，指导饮食营养、运动、戒烟、性健康等，鼓励适当的性生活（包括阴道扩张器、润滑剂的使用），评估其他合并疾病如糖尿病、高血压等情况，注意治疗的远期不良反应处理等	较Ⅰ级推荐更频繁的随访频率	PET/CT

【注释】

a 随访 / 监测的主要目的是发现可以接受潜在根治为目的的治疗的转移复发，暂没有高级别循证医学证据支持什么样的随访 / 监测策略是最佳的。

b 绝大多数患者复发发生在治疗后 3 年内[1]，建议患者治疗后 3~5 年内专科随访，5 年后可于全科门诊继续复查。

c 当出现以上可疑症状时应高度警惕及时进一步检查明确原因[2]，对于接受放疗的患者应注意放疗相关的不良反应，包括直肠、膀胱、阴道、皮肤、皮下组织、骨骼和其他部位的并发症。

d 早期患者无症状阴道复发率较低，术后无症状患者不推荐常规阴道细胞学检查[3]。

e CA125、CA19-9、HE-4 可作为血清肿瘤标志物监测在治疗后的随访中考虑，初始治疗时肿瘤标志物升高则监测意义更大[4-6]。

f 影像学检查应根据疾病分期、病理学分级、患者症状、风险评估和临床怀疑疾病复发或转移进行选择；Ⅲ/Ⅳ期患者在初始治疗后 3 年内推荐每 6 个月行胸、腹、盆腔 CT 一次，之后每 6~12 个月 1 次至 5 年，5 年之后每 1~2 年 1 次；或根据具体情况个体化时间间隔检查，经选择的怀疑疾病复发转移的某些患者可行 PET/CT 检查。

中国临床肿瘤学会(CSCO)
卵巢癌诊疗指南 2023

组　长　吴令英　李　力

副组长(以姓氏汉语拼音为序)

高雨农　李俊东　王　静　王　莉　杨宏英　尹如铁

专家组成员(以姓氏汉语拼音为序)(*为执笔人)

蔡红兵　武汉大学中南医院妇瘤科
程静新　上海市东方医院妇产科
符　淳　中南大学湘雅二医院妇产科
高春英　吉林省肿瘤医院妇瘤科
高庆蕾*　华中科技大学同济医学院附属同济医院妇产科
何　勉　中山大学附属第一医院妇产科
黄　奕　湖北省肿瘤医院妇瘤科
蒋　葵　大连医科大学附属第二医院肿瘤内科
金　滢　北京协和医院妇产科
李　宁*　中国医学科学院肿瘤医院妇瘤科
李庆水　山东省肿瘤医院妇瘤科
李晓光　中国医学科学院肿瘤医院妇瘤科
林　安　福建省肿瘤医院妇瘤科
刘子玲　吉林大学第一医院肿瘤中心
鹿　欣*　复旦大学附属妇产科医院肿瘤科
沈　杨　东南大学附属中大医院妇产科
宋　艳*　中国医学科学院肿瘤医院病理科
孙　力*　中国医学科学院肿瘤医院深圳医院妇科
孙立新　山西省肿瘤医院妇瘤科
王　冬　重庆大学附属肿瘤医院妇科肿瘤中心
王纯雁　辽宁省肿瘤医院妇瘤科
袁光文*　中国医学科学院肿瘤医院妇瘤科
张　辉　河北医科大学第四医院妇科
张　蓉　中国医学科学院肿瘤医院妇瘤科
张　颐　中国医科大学附属第一医院妇科
张　瑜　中南大学湘雅医院妇产科
张克强　湖南省肿瘤医院妇瘤科
张友忠　山东大学齐鲁医院妇产科

协助整理(以姓氏汉语拼音为序)

孟一帆　中山大学肿瘤防治中心妇科
罗素娟　中国医学科学院肿瘤医院深圳医院妇科
雷呈志　中国医学科学院肿瘤医院妇瘤科
李一帆　中国医学科学院肿瘤医院妇瘤科
孙阳春　中国医学科学院肿瘤医院妇瘤科
张　磊　云南省肿瘤医院妇瘤科
曾　靖　四川大学华西第二医院肿瘤放化疗科

特邀专家(以姓氏汉语拼音为序)

潘凌亚　北京协和医院妇产科
应建明　中国医学科学院肿瘤医院病理科

1 卵巢上皮癌 / 输卵管癌 / 原发腹膜癌概述

在妇科三大恶性肿瘤中，卵巢癌的病死率位居首位，严重威胁女性的健康。根据我国 2016 年恶性肿瘤流行情况分析，卵巢癌发病率为 8.47/10 万，死亡率为 4.04/10 万。卵巢癌病因尚不明确，可能与遗传、生育、生殖内分泌等多种因素有关。虽然可以通过阴道超声与血清肿瘤标志物进行联合检查，但尚未找到早期发现卵巢癌的有效方法，临床确诊时多为晚期。手术联合化疗是卵巢恶性肿瘤的主要治疗方式。近年来，抗血管生成靶向药物、PARP 抑制剂应用于上皮性卵巢癌，取得显著进展，可望提高卵巢癌生存率。卵巢恶性肿瘤中上皮性癌最为常见，占 80%~90%，总的 5 年生存率为 40%~50%，中、晚期的生存率约 30%。卵巢恶性肿瘤的发病率随着年龄的增长而增加，上皮性卵巢癌好发于 50~70 岁女性，中位诊断年龄为 63 岁。本指南针对卵巢恶性肿瘤及交界性肿瘤的诊治，综合目前国际及国内研究结果，既体现目前诊治水平的先进性，也结合我国国情，为临床实践提供有价值的参考。

上皮性输卵管癌和原发腹膜癌均属于发病率非常低的妇科肿瘤，其生物学行为及治疗原则均同卵巢上皮癌。

2 卵巢上皮癌诊断及检查

2.1 诊断及检查原则

部位	Ⅰ级推荐	Ⅱ级推荐	Ⅲ级推荐
原发肿瘤部位	• 体格检查(包括妇科三合诊检查)a • CA125、CEA、CA199(黏液性癌)等血清肿瘤标志物检查 b • 超声 c • CT d 或 MRI e 检查(平扫 + 增强)		
区域和全身评估	• 体格检查 a • CA125、CEA、CA199(黏液性癌)等血清肿瘤标志物检查 b • 超声 c • CT d 或 MRI e 检查(平扫 + 增强) • 组织活检或胸腔积液、腹水细胞学检查 f • 血常规、肝肾功能等重要器官功能评价 • ECOG/PS 评估 • 营养状况评价	• PET/CT(必要时)g • 全身骨扫描(必要时) • 胃肠镜(必要时) • 生殖内分泌及不孕评估(必要时)	

【注释】

早期上皮性卵巢患者临床癌症状常不明显，往往是体检发现盆腔包块。晚期患者多因腹胀、食欲减退等症状就诊，可伴有乏力、消瘦等症状。如合并胸腔积液，还可能出现气短、不能平卧等症状。

a 上皮性卵巢癌多为双侧、囊实性或实性，常与周围粘连。妇科检查时可触及盆腔内包块。如果肿瘤扩散转移，可于相应部位扪及转移结节，如位于子宫直肠窝的盆底结节、腹股沟或锁骨上肿大的转移淋巴结等。

b 血清肿瘤标志物测定：最常用的血清肿瘤标志物包括 CA125、CA199、HE4、CEA 等。CA125 在 80%~90% 的上皮癌，尤其在浆液性腺癌中升高明显，且常随病情的进展或好转而出现升高或降低。因此，临床上常将 CA125 作为卵巢癌诊断、病情监测和判断疗效的一个指标。CEA、CA199 升高可见于卵巢黏液性癌、未成熟畸胎瘤等，但 CEA、CA199 升高也常见于肠道、胰腺恶性肿瘤，因此需鉴别诊断，必要时行胃肠镜等检查。

c 超声对腹盆腔实质脏器和组织有较好的分辨能力，对于肿物的大小、囊实性、位置、肿物的血流情况等有较好的诊断价值，具有简便、安全、无创等优点。超声的缺点是难以全面评估肿瘤转移的范围，另外，存在肠道气体等的干扰，并受机器型号、超声医师的诊断水平等限制。

d 原发灶在 CT 检查中多表现为盆腔内或下腹部的囊实性不规则肿瘤。可呈结节状突起，囊腔内可见菜花状、乳头状突起，可呈多房囊性肿瘤。囊壁薄厚不一，间隔有不规则增厚。腹水及网膜转移在 CT 上可表现为横结肠与前腹壁间呈扁平样如饼状或蜂窝状的软组织肿块，密度不均，边缘不规则。腹腔种植性转移者于壁层腹膜或脏器浆膜层播散,CT 上可表现为肠管边缘模糊不清,腹腔内或肝、脾表面可见不规则软组织结节、肿块等。拟行手术前应行胸部、腹部及盆腔 CT 检查。

e MRI 软组织分辨率高,其多参数、动态增强扫描可显示病变组织的成分和血流动力学特点,对观察含有脂肪、合并出血等情况的肿瘤有特殊优势,有助于确定盆腔肿物的起源和性质,可辅助 CT 进行卵巢肿瘤的鉴别诊断和术前分期。

f 肿瘤组织病理学诊断是确诊卵巢癌的金标准。临床可疑为早期癌患者应避免穿刺活检;临床考虑为晚期且经评估能满意减瘤者先行手术治疗,同时明确病理诊断和分期。经评估不能满意减瘤,拟行新辅助化疗者,须先行组织活检(在超声 /CT 引导下行肿瘤组织细针穿刺、微创技术等活检),或腹水或胸腔积液细胞学检查,结合 CA125 等临床资料,明确诊断。

g PET/CT 的优势在于 CT 或 MRI 难以通过影像特点判断肿物性质时,可由检测肿物的代谢水平,协助判断肿物的良恶性,同时可全面评价肿瘤的播散范围。但是一些炎症、结核等良性病变亦会导致 ^{18}F-FDG 的浓聚,因而可能产生假阳性结果,需仔细判断。

2.2 病理学诊断

标本类型	Ⅰ级推荐			Ⅱ级推荐	Ⅲ级推荐
	大体	镜下	免疫组化 / 分子标志物	免疫组化 / 分子标志物	分子标志物
肿物穿刺活检	• 组织样本大小和数目	• 明确病变性质和类型 肿瘤 / 非肿瘤 良性 / 恶性 • 组织学类型 • 组织学分级		用于鉴别诊断的免疫组化标志物检测	
卵巢癌分期 / 减瘤术标本	• 肿瘤部位 • 肿瘤大小 • 肿瘤切面,有无坏死 • 双侧附件大小、切面是否正常,表面受累情况 • 淋巴结检出数目、大小和分组	• 组织学类型 • 组织学分级 • 脉管侵犯 • 神经侵犯 • 双侧附件区是否受累 其他累及部位 • 淋巴结转移数和总数 癌结节数目 • TNM 分期 • 肿瘤化疗反应程度	胚系 / 体细胞 *BRCA1/2* 等同源重组修复通路基因突变检测	用于鉴别诊断的免疫组化标志物检测 同源重组修复缺陷(HRD)	微卫星不稳定(MSI)或错配修复缺陷(dMMR) Lynch 遗传综合征的筛查 肿瘤突变负荷(TMB) BRAF、FRα、RET、NTRK、HER2(复发时)

所有标本应及时固定(离体 30min 内固定最佳),固定液的量应为组织的 10 倍,固定时间 8~48h。

根据组织病理学、免疫组织化学和分子遗传学分析,上皮性卵巢癌、输卵管癌和腹膜癌的 5 个主要亚型和其所占比例如下:

- 高级别浆液性癌(high-grade serous carcinoma,HGSC):70%~80%。
- 宫内膜样癌:10%。
- 透明细胞癌:10%。
- 黏液性癌:3%。
- 低级别浆液性癌(low-grade serous carcinoma,LGSC):<5%。

HGSC 是卵巢癌、输卵管癌和腹膜癌最常见的类型。HGSC 的关键特征是明显的细胞异型性,伴突出的核分裂活性。异型性的细胞核呈深染,且大小变为原来的 3 倍或更多倍,常见肿瘤巨细胞。核分裂率通常很高,阈值界定为每 10 个高倍镜视野(high powered field,HPF)的核分裂象 ≥ 12;如果核分裂象少,则必须考虑 LGSC 或其他诊断。分子学证据提示移行细胞癌不再是单独的病理类型,而是 HGSC 的一个亚型,其上皮在形态学上类似于恶性尿路上皮。癌肉瘤及未分化癌被认为是卵巢癌的罕见亚型,其内上皮成分常为高级别浆液性癌,恶性程度高。

LGSC 与 HGSC 的生物学行为不同,它们生长缓慢、肿瘤呈惰性,且对以铂类为基础的化疗相对不敏感。LGSC 可以是实质性的或囊性的,囊内或表面可有许多易碎的乳头状赘生物。LGSC 由小乳头组成,被覆的肿瘤细胞核大小均一,尺寸变化程度不到 3 倍。细胞核大小均一是鉴别 LGSC 与 HGSC 的特征之一,已被证明具有高度可重复性。LGSC 另一个显著特点是其核分裂活性远远低于 HGSC,界定 LGSC 的阈值为 12/10HPF。LGSC 通常伴随非浸润性浆液性交界性成分。交界性浆液性肿瘤比 LGSC 更常见,LGSC 最可能反映浆液性交界性肿瘤的进展。

卵巢宫内膜样癌多为低级别,易被早期发现,并且对铂类化疗相对敏感。这些因素使其预后通常优于浆液性癌。卵巢宫内膜样癌的肉眼表现多样,可能是囊性或实性的。组织学上,卵巢的宫内膜样癌类似于宫内膜癌的低级别宫内膜样腺癌。大多数卵巢宫内膜样癌具有复杂的腺状、筛状和 / 或绒毛腺状结构,呈背靠背生长、细长形或圆形腺体,管腔光滑。在这些病例中,必须明确原发灶是在卵巢还是在子宫,或者是双原发肿瘤。卵巢宫内膜样癌和透明细胞癌都与卵巢子宫内膜异位症和腺纤维瘤有关。

卵巢原发性黏液性癌少见,通常发生于单侧卵巢,年轻女性较常见,多数病例为早期,通常不引起腹膜假黏液瘤。其他卵巢黏液性肿瘤占所有卵巢肿瘤的 10%~15%,包括良性黏液性囊腺瘤、黏液性交界性肿瘤和转移性肿瘤。累及双侧卵巢、侵及表面并且不局限于卵巢的黏液性肿瘤几乎都是转移性病变,通常来自胃肠道。

恶性 Brenner 肿瘤罕见,常发生在 50 岁以上的女性,具有尿路上皮分化的恶性肿瘤,背景中可见良性或交界 Brenner 肿瘤成分。不同的组织学亚型,其免疫组织化学、分子生物学和预后也各不相同。HGSC 通常具有 *TP53* 和 *BRCA* 突变。LGSC 经常携带 *KRAS* 和 *BRAF* 突变。不同组织学亚型常见的免疫组织化学表现和基因突变见下表。

常见卵巢癌病理类型及相关免疫组化及基因改变特点

	常见免疫组化表达	常见基因改变
高级别浆液性癌	p53 突变型表达(包含无义突变) WT1+ Pax8+ Ki67 高表达	*TP53* 突变 *BRCA1/2* 突变
低级别浆液性癌	WT1+ Pax8+ p53 野生型表达 Ki67 低表达	*BRAF* 突变 *KRAS* 突变
宫内膜样癌	Estrogen receptor(ER)+ Pax8+ Vimentin+ WT1- p53 野生型表达	*PTEN* 突变 *CTNNB-1*(*beta-catenin*)突变 *ARID1A* 突变
透明细胞癌	HNF beta+ WT1- ER-	*ARID1A* 突变 *PTEN* 突变 *PIK3CA* 突变
黏液性癌	CK20+ CDX2+ CK7+ ER- WT1-	*KRAS* 突变 *CDKN2A* 突变,*TP53* 突变
恶性 Brenner 瘤	WT1- ER 和 PR 阴性或弱 + p16 局灶 + p53 野生型表达	*PIK3CA* 突变 *MDM2* 扩增

3 手术病理分期(卵巢癌、输卵管癌及腹膜癌分期 FIGO 2018)

Ⅰ	肿瘤局限在一侧或双侧卵巢 / 输卵管
ⅠA	肿瘤局限在一侧卵巢 / 输卵管 包膜完整、卵巢和输卵管表面无肿瘤 腹水或腹腔冲洗液无肿瘤细胞
ⅠB	肿瘤局限在双侧卵巢 / 输卵管 包膜完整、卵巢和输卵管表面无肿瘤 腹水或腹腔冲洗液无肿瘤细胞
ⅠC	肿瘤局限在一侧或双侧卵巢 / 输卵管,合并以下特征
ⅠC1	肿瘤术中破裂
ⅠC2	肿瘤术前破裂或卵巢或输卵管表面有肿瘤
ⅠC3	腹水或腹腔冲洗液有恶性肿瘤细胞
Ⅱ	一侧或双侧卵巢 / 输卵管癌或原发腹膜癌伴有盆腔内肿瘤侵犯(骨盆缘以下)或腹膜癌
ⅡA	肿瘤侵及或种植于子宫 / 输卵管 / 卵巢
ⅡB	肿瘤侵及或种植于其他盆腔脏器
Ⅲ	肿瘤侵犯一侧或两侧卵巢或输卵管或原发腹膜癌,伴细胞学或组织学证实的盆腔外腹腔播散和 / 或腹膜后(盆腔和 / 或腹主动脉旁)淋巴结转移
ⅢA	
ⅢA1	仅有腹膜后淋巴结转移(细胞学或组织学证实)
ⅢA1i	转移灶最大径不超过 10mm(≤10mm)
ⅢA1ii	转移灶最大径超过 10mm(>10mm)
ⅢA2	镜下可见的盆腔外腹膜转移(骨盆边缘以上),伴或不伴腹膜后淋巴结转移
ⅢB	肉眼可见最大径不超过 2cm 的盆腔外腹腔转移,伴或不伴腹膜后淋巴结转移
ⅢC	肉眼可见最大径超过 2cm 的盆腔外腹腔转移,伴或不伴腹膜后淋巴结转移(包括未累及实质的肝、脾被膜转移)
Ⅳ	远处转移,不包括腹膜转移
ⅣA	伴有细胞学阳性的胸腔积液
ⅣB	肝、脾实质转移 腹腔外脏器转移(包括腹股沟淋巴结和超出腹腔的淋巴结) 肿瘤侵透肠壁全层

4 卵巢上皮癌治疗原则

卵巢上皮癌起病隐匿,约 70% 的患者确诊即为晚期。手术、化疗及靶向治疗是主要的治疗方式。早期可手术切除者需行全面分期手术,术后根据病理进行分期和组织学分级,确定是否需要术后辅助化疗。对于晚期患者,应综合患者一般状况、CT 等所见首先评估能否实现满意减瘤术,如有可能满意减瘤,则先行手术,术后辅助化疗。如术前评估难以满意减瘤或不能耐受手术者,可先行新辅助化疗,通常化疗 2~3 周期后再次评价,能满意减瘤者行中间减瘤术,术后继续化疗,化疗 6~8 周期。化疗结束后评价获得完全缓解或部分缓解者,可考虑靶向药物维持治疗(具体见一线维持治疗部分)。如新辅助化疗后肿瘤进展,按耐药复发卵巢上皮癌治疗。即使经过手术联合化疗的初始治疗,大部分患者仍会出现复发。根据末次化疗至复发的时间间隔,将复发患者分为两类:铂敏感复发和铂耐药复发。铂敏感复发患者,如果评价肿瘤可满意切除者,可考虑再次减瘤术,术后辅以含铂为基础的二线化疗及靶向维持治疗。铂耐药复发者预后较差,缺少有效的治疗方法,这部分患者的化疗以非铂单药为主,可联合抗血管药物。另外,根据基因检测结果可考虑 PARP 抑制剂、免疫治疗等。鼓励所有卵巢癌患者参加临床研究。

5 手术治疗原则

5.1 初次手术原则[1-15]

临床分期	分层	Ⅰ级推荐	Ⅱ级推荐	Ⅲ级推荐
ⅠA、ⅠC(单侧肿瘤)期	要求保留生育功能	保留生育功能的全面分期术[a,b,c,d]		ⅠA 期透明细胞癌保留生育功能[e](3 类)
	不保留生育功能	全面分期术[f,b,c,d]		
ⅠB 期	要求保留生育功能	双附件切除 + 全面分期术[g,b,c,d]		保留子宫[h](3 类)
	不保留生育功能	全面分期术[f,b,c,d]		
Ⅱ期	不保留生育功能	全面分期术[f,b,c,d]		
Ⅲ、Ⅳ期	可耐受手术且可能满意减瘤[i]	肿瘤细胞减灭术[j,k,l]		
	无法耐受手术或无法满意减瘤[g]	新辅助化疗[m]后再评价,决定是否进行减瘤术		

注:除特殊标注,上述证据类别均为 2A 类。

【注释】

a 腹水细胞学 / 腹腔冲洗液检查,患侧附件切除、大网膜切除、盆腔淋巴结清扫、腹主动脉旁淋巴结清扫至少达肠系膜下动脉水平(必要时至肾静脉水平),腹膜多点活检及可疑转移部位的活检或切除。

b 推荐采用开腹纵切口完成手术。

c 对于早期卵巢上皮癌,有经验的医生可尝试微创手术,一定要遵循无瘤原则,务必将肿瘤完整切除,避免术中肿瘤破裂,标本应置于标本袋中取出。如无法在微创下完成手术,应改为开腹手术。对于早期卵巢癌,若首次手术时已完整切除肿瘤,影像学检查阴性者,可经腹腔镜行再次全面分期手术。经严格选择的间歇性减瘤术,经严格选择通过腹腔镜手术。如无法在微创下完成手术或减瘤术不理想者,应改为开腹手术。

d 术中快速病理证实为黏液癌,临床评估无可疑淋巴结转移患者可考虑不行系统性淋巴结清扫术。由于卵巢原发黏液性癌并不常见,所以卵巢黏液性肿瘤患者必须对消化道,包括阑尾进行全面评估,以排除消化道来源的可能。

e 目前有病例报道Ⅰ期透明细胞癌保留生育功能,但缺乏高水平的证据支持,且卵巢透明细胞癌预后差,ⅠA 期保留生育功能需慎重,ⅠC 期不建议保留生育功能。

f 腹水细胞学 / 腹腔冲洗液检查,全子宫切除、双侧附件切除、大网膜切除、盆腔淋巴结清扫、腹主动脉旁淋巴结清扫至少达肠系膜下动脉水平(必要时至肾静脉水平),腹膜多点活检及可疑转移部位的活检或切除。

g 腹水细胞学 / 腹腔冲洗液检查,双侧附件切除,大网膜切除,盆腔淋巴结清扫、腹主动脉旁淋巴结清扫至少达肠系膜下动脉水平(必要时至肾静脉水平),腹膜多点活检。可保留子宫,将来有可能行辅助生殖。

h 有强烈保留生育功能要求者,可保留子宫,将来有可能行辅助生殖。

i 微创手术可用于评估晚期卵巢上皮癌可否满意减瘤。

j 全子宫切除,双侧附件切除,大网膜切除,尽可能切除转移病灶达到满意减瘤(残存肿瘤直径<1cm;肉眼无残存肿瘤患者预后更佳),术中探查阑尾外观正常可不切除阑尾。

k 如有肿瘤累及或侵犯相应部位,为达到满意减瘤,可采取的手术方式包括肠切除、阑尾切除、膈肌腹膜剥脱、脾切除、胆囊切除、部分胃切除等。

l 对于腹腔肿瘤小于 2cm 的患者(考虑为ⅢB 期),应行盆腔淋巴结清扫、腹主动脉旁淋巴结清扫,必要时至肾静脉水平。ⅢC 期及以上患者切除可疑转移和 / 或肿大的盆腹腔淋巴结,临床评价无肿大或可疑转移淋巴结时,可不行盆腹腔淋巴结清扫术。

m 经细胞学、病理学证实后可考虑新辅助化疗,同时可考虑联合贝伐珠单抗,但手术前至少 6 周内不能应用贝伐珠单抗。

5.2 前次手术不充分和 / 或未全面分期后的处理 [a]

临床分期	分层	Ⅰ级推荐	Ⅱ级推荐	Ⅲ级推荐
Ⅰ期	无可疑残存病灶 [b]	补充全面分期手术 [c] 或化疗		
	可疑残存病灶	补充全面分期手术 [c] ± 化疗 [d]		
Ⅱ、Ⅲ、Ⅳ期	无可疑残存病灶	化疗或补充全面分期手术 [c] + 化疗 [e]		
	残存病灶可切除	肿瘤细胞减灭术 + 化疗		
	残存病灶不可切除	化疗,化疗 2~3 周期后评估中间减瘤术可行性 [f]		

注:除特殊标注,上述证据类别均为 2A 类。

【注释】

a 应评估家族史、遗传风险、复核病理诊断、胸部 CT、腹盆超声 /CT/MRI 和 / 或 PET/CT(可选)、CA125 或其他肿瘤标志物。

b 可能不需辅助化疗患者,建议补充全面分期手术,明确手术病理分期;可能需要辅助化疗患者,可直接化疗或先行全面分期手术后再化疗。

c 包括子宫、附件、大网膜、未切除的淋巴结、可切除的残存病灶等。

d 根据补充分期手术后的病理结果决定是否需要辅助化疗。

e 临床判断可能为Ⅱ期、ⅢA 期、ⅢB 期可行全面分期手术后化疗。

f 推荐在 2~3 周期化疗后补充手术;基于妇科肿瘤医师的判断,也可在 4~6 周期化疗后行补充手术。

5.3 降低癌症发病风险的预防性双侧卵巢输卵管切除手术 [1-7]

a 推荐 *BRCA1/2* 胚系突变携带者或一至三级亲属有卵巢癌和 / 或乳腺癌等恶性肿瘤者进行遗传咨询,结合突变携带者的年龄、家族中癌症患者的发病年龄、突变位点、生育要求等,综合评估患癌风险,充分知情告知,考虑实施降低癌症风险的预防性双侧卵巢输卵管切除术。实施 RRSO 前,应告知患者医源性绝经的常见并发症,包括潮热、出汗等血管舒缩症状、骨质疏松症、性欲下降、阴道萎缩干涩和心血管疾病风险相对升高等,同时也需告知相应补救措施的利益与风险。

b 常规取盆腹腔冲洗液送细胞学检查。

c 充分探查盆腹腔,在腹膜异常处取活检。

d 术中切除双附件,切除 2cm 的骨盆漏斗韧带,切除至子宫角的全部输卵管,切除卵巢及输卵管表面的腹膜,特别应切除附件和盆壁粘连处的腹膜。

e 如果采用腹腔镜手术,切除的标本应置于标本袋中。

f 所有卵巢和输卵管组织依次切片并送检。不同于常规的输卵管病理检测方法,需平行于输卵管长轴依次切片,输卵管的伞端部分以连续横截面取材切片,全部送检进行显微镜下观察。在切片和 / 或操作之前固定 1~2h 可能有助于防止上皮脱落。这样详细检查与常规取材相比可将隐匿性癌的检出率提高约 4 倍。

g 对于 *BRCA* 胚系突变携带者,预防性单纯输卵管切除对于降低卵巢癌发病风险的作用有待进一步证实。

6 术后辅助治疗

部分Ⅰ期以及全部Ⅱ~Ⅳ期卵巢上皮癌患者术后需接受辅助治疗。术后辅助治疗主要包括以铂为基础的化疗 ± 抗血管药物或聚腺苷二磷酸核糖聚合酶(PARP)抑制剂的维持治疗。

6.1 术后辅助化疗(一线化疗)

6.1.1 高级别浆液性癌

手术病理分期	Ⅰ级推荐	Ⅱ级推荐	Ⅲ级推荐
Ⅰ~Ⅱ期	含铂方案静脉化疗 6 周期		
Ⅲ~Ⅳ期	含铂方案化疗 6~8 周期		

注:除特殊标注,上述证据类别均为 2A 类。
化疗方案详见 6.1.4 一线化疗方案。

6.1.2 宫内膜样癌

手术病理分期	分级	Ⅰ级推荐	Ⅱ级推荐	Ⅲ级推荐
ⅠA/ⅠB 期	G_1	观察		
	G_2	观察或含铂方案静脉化疗 3~6 周期		
	G_3	含铂方案静脉化疗 3~6 周期		
ⅠC 期	G_1	含铂方案静脉化疗 3~6 周期		观察(2B 类)或 内分泌治疗[a](2B 类)
	G_2、G_3	含铂方案静脉化疗 3~6 周期		
Ⅱ~Ⅳ期	G_1	含铂方案静脉化疗 6 周期		内分泌治疗[a](2B 类)
	$G_{2\sim3}$	含铂方案静脉化疗 6 周期		

注:除特殊标注,上述证据类别均为 2A 类。

【注释】

a 内分泌治疗方案:芳香化酶抑制剂(来曲唑、阿那曲唑、依西美坦)、醋酸亮丙瑞林、他莫昔芬。

6.1.3 其他少见病理类型

病理类型	手术病理分期	Ⅰ级推荐	Ⅱ级推荐	Ⅲ级推荐
癌肉瘤	Ⅰ~Ⅳ期	紫杉醇 + 卡铂 或多柔比星脂质体 + 卡铂 或多西他赛 + 卡铂	顺铂 + 异环磷酰胺或卡铂 + 异环磷酰胺	紫杉醇 + 异环磷酰胺(2B 类)
透明细胞癌	ⅠA 期	含铂方案静脉化疗 3~6 周期 或观察[a]		
	ⅠB/ⅠC 期	含铂方案静脉化疗 3~6 周期		
	Ⅱ~Ⅳ期	同高级别浆液性癌	Ⅲ/Ⅳ期患者化疗期间联合贝伐珠单抗及贝伐珠单抗维持[c]	

续表

病理类型	手术病理分期	Ⅰ级推荐	Ⅱ级推荐	Ⅲ级推荐
黏液性癌	ⅠA/ⅠB 期	观察		
	ⅠC 期	紫杉醇 + 卡铂静脉化疗 3~6 周期 或 5-FU + 甲酰四氢叶酸 + 草酸铂 或卡培他滨 + 草酸铂化疗 3~6 周期	多柔比星脂质体或多西他赛 + 卡铂静脉化疗 3~6 周期	多西他赛 + 奥沙利铂 + 贝伐珠单抗，贝伐珠单抗维持治疗（2B 类）
	Ⅱ~Ⅳ期	紫杉醇 + 卡铂 或 5-FU + 甲酰四氢叶酸 + 奥沙利铂 或卡培他滨 + 奥沙利铂化疗 6 周期		5-FU + 甲酰四氢叶酸 + 奥沙利铂 + 贝伐珠单抗，贝伐珠单抗维持治疗（2B 类） 或 卡培他滨 + 奥沙利铂 + 贝伐珠单抗，贝伐珠单抗维持治疗（2B 类） 多西他赛 + 奥沙利铂 + 贝伐珠单抗，贝伐珠单抗维持治疗（2B 类）
低级别浆液性癌	ⅠA/ⅠB	观察		
	ⅠC	含铂方案静脉化疗 3~6 周期		直接内分泌治疗 [b] 或观察（2B 类）或 化疗后内分泌维持治疗 [b]（2B 类）
	Ⅱ~Ⅳ期	含铂方案化疗 6 周期		直接内分泌治疗 [b]（2B 类） 或 化疗后内分泌维持治疗 [b]（2B 类）

注：除特殊标注，上述证据类别均为 2A 类。

【注释】

a 回顾性研究结果提示ⅠA 期卵巢透明细胞癌术后辅助化疗与观察相比并不改善患者的无瘤生存及总生存期，故术后可观察，但透明细胞癌预后相对较差，这一结论有待进一步探讨。

b 内分泌治疗方案：芳香化酶抑制剂（来曲唑、阿那曲唑、依西美坦）、醋酸亮丙瑞林、他莫昔芬。

c 透明细胞癌发病率较低，目前仅有回顾性研究结果提示化疗基础上联合贝伐珠单抗有助于改善Ⅲ/Ⅳ期患者的 PFS 和 OS。

6.1.4 一线化疗方案 [a] [1-15]

Ⅰ期

紫杉醇 175mg/m^2 静脉滴注 3h，d1

随后卡铂 AUC 5~6 静脉滴注 1h，d1

每 3 周重复 [b]

卡铂 AUC 5 静脉滴注 1h，d1
多柔比星脂质体 30mg/m^2 静脉滴注，d1
每 4 周重复[b]

多西他赛 60~75mg/m^2 静脉滴注 1h，d1
随后卡铂 AUC 5~6 静脉滴注 1h，d1
每 3 周重复[b]

Ⅱ～Ⅳ期

静脉方案：
紫杉醇 175mg/m^2 静脉滴注 3h，d1
随后卡铂 AUC 5~6 静脉滴注 1h，d1
每 3 周重复，共 6 周期（必要时可化疗 8 周期）

多西他赛 60~75mg/m^2 静脉滴注 1h，d1
随后卡铂 AUC 5~6 静脉滴注 1h，d1
每 3 周重复，共 6 周期（必要时可化疗 8 周期）

卡铂 AUC 5 静脉滴注 1h，d1
多柔比星脂质体 30mg/m^2 静脉滴注，d1
每 4 周重复，共 6 周期

紫杉醇 175mg/m^2 静脉滴注 3h，d1
随后卡铂 AUC 5~6 静脉滴注 1h，d1
贝伐珠单抗 7.5mg/kg 静脉滴注 30~90min，d1
每 3 周重复，共 6 周期，之后贝伐珠单抗单药，每 3 周重复维持 12 周期

紫杉醇 175mg/m^2 静脉滴注 3h，d1
随后卡铂 AUC 5~6 静脉滴注 1h，d1
每 3 周重复，共 6 周期
第 2 周期贝伐珠单抗 15mg/kg 静脉滴注 30~90min，d1，每 3 周重复，共 22 周期

腹腔 / 静脉方案[c,d]
紫杉醇 135mg/m^2 静脉滴注 24h，d1[e]
顺铂 75mg/m^2 腹腔给药，d2
紫杉醇 60mg/m^2 腹腔给药，d8
每 3 周重复，共 6 周期

周疗方案[f]
紫杉醇 60mg/m^2 静脉滴注 1h
卡铂 AUC 2 静脉滴注 30min
每周一次，共 18 周

多西他赛（75mg/m^2）＋ 奥沙利铂（85mg/m^2）＋ 贝伐珠单抗（15mg/kg）
每 3 周 1 次
共 6 疗程后用贝伐珠单抗（15mg/kg，每 3 周 1 次）单药维持 1 年

【注释】

a 对于卡铂过敏或严重骨髓抑制等副作用无法耐受的患者,可考虑选择奈达铂 80mg/m^2 或顺铂替代卡铂,同时仍需关注其他铂类是否发生过敏反应。

b Ⅰ期高级别浆液性癌患者推荐接受 6 周期化疗,其余病理类型Ⅰ期患者推荐 3~6 周期化疗。

c 腹腔 / 静脉方案适用于满意减瘤术后的Ⅱ~Ⅲ期患者(即残存肿瘤小于 1cm 者)。

d 静脉 / 腹腔方案白细胞计数减少、感染、乏力、肾毒性、腹痛和神经毒性更常见,级别更高。

e 一项单臂前瞻性研究结果提示紫杉醇 135mg/m^2 静脉滴注 3h 更方便、耐受性较好,但是缺乏研究证实 3h 给药与 24h 给药的疗效和安全性相当。

f 紫杉醇和卡铂周疗方案与 3 周方案相比,疗效相当,不良反应相对减轻,适合于年老、体弱或有其他合并症的患者。

6.2 一线维持治疗[a][1-10]

分层[b]			Ⅰ级推荐	Ⅱ级推荐	Ⅲ级推荐
一线化疗中联合贝伐珠单抗	化疗后评价为 CR/PR	*BRCA1/2* 突变	奥拉帕利或尼拉帕利维持治疗[c,d]	奥拉帕利 + 贝伐珠单抗维持治疗(1 类)[c,d]	
		HRD[e]	尼拉帕利维持治疗[c,d]或 奥拉帕利 + 贝伐珠单抗维持治疗		
		HRP[e]	尼拉帕利或贝伐珠单抗维持治疗		
	化疗后评价为 SD/PD		见耐药复发卵巢上皮癌的治疗		
一线化疗中未联合贝伐珠单抗	化疗后评价为 CR	*BRCA1/2* 突变	奥拉帕利或尼拉帕利维持治疗(1 类)[c,d]		
		无 *BRCA1/2* 突变	尼拉帕利维持治疗[c,d,e]	观察	
	化疗后评价为 PR	*BRCA1/2* 突变	奥拉帕利或尼拉帕利维持治疗(1 类)[c,d]		按复发卵巢癌治疗
		无 *BRCA1/2* 突变	尼拉帕利维持治疗[c,d,e]		按复发卵巢癌治疗
	化疗后评价为 SD/PD		见耐药复发卵巢上皮癌的治疗		

注:除特殊标注,上述证据类别均为 2A 类。

【注释】

a 上述建议适用于Ⅲ~Ⅳ期卵巢癌、输卵管癌及原发腹膜癌,不推荐Ⅰ期患者将 PARP 抑制剂作为初始治疗后的维持治疗。目前Ⅱ期患者一线维持治疗证据不足,临床可根据患者情况个体化应用。

b 患者在完成既定周期的化疗后,建议复查胸、腹、盆腔增强 CT,评价化疗疗效(有其他远处转移者,酌情评价该处转移灶)。

c PARP 抑制剂的维持治疗可待患者化疗后骨髓等器官功能恢复,于化疗后 4~12 周开始。当患者体重<77kg 或血小板计数<150×10^9/L 时,尼拉帕利起始剂量为 200mg、1 次 /d;当患者体重≥77kg 且血小板计数≥150×10^9/L 时,推荐尼拉帕利起始剂量为 300mg、1 次 /d。

d PARP 抑制剂维持治疗主要适用于高级别浆液性癌和 G_2、G_3 宫内膜样癌(如有 *BRCA1/2* 突变,则不限制组织学类型)。

e 对于 *BRCA1/2* 突变阴性的患者，在 HRD 检测可及的情况下，可以参照 HRD 结果选择维持治疗药物。在 HRD 检测不可及的情况下，可参照 2022 年 CSCO 卵巢癌诊疗指南的推荐：尼拉帕利或贝伐珠单抗的维持治疗为Ⅰ级推荐；奥拉帕利或尼拉帕利联合贝伐珠单抗的双药联合方案为Ⅲ级推荐。PAOLA-1 研究显示 HRP 患者一线维持治疗中，奥拉帕利联合贝伐珠单抗，与贝伐珠单抗单药维持治疗相比未能改善 PFS 及 OS；HRD 患者(不包括 BRCAm)一线维持治疗中奥拉帕利联合贝伐珠单抗较贝伐珠单抗单药维持治疗显著改善 PFS 及 OS(中位 PFS：28.1 个月 vs. 16.6 个月，中位 OS：NR vs. 52 个月，5 年 OS 率：54.7% vs. 44.2%)。OVARIO 研究显示，一线化疗联合贝伐珠单抗达 CR/PR 后，尼拉帕利联合贝伐珠单抗维持治疗 HRD(*BRCA* 野生型)患者 mPFS 为 28.3 个月，HRP 患者 mPFS 为 14.2 个月。PRIMA 研究和 PRIME 研究结果显示，一线化疗获得 CR/PR 后尼拉帕利维持治疗对于 HRD/*BRCA* 无突变者(PRIMA 研究中位 PFS：19.6 个月 vs. 8.2 个月；PRIME 研究中位 PFS：24.8 个月 vs. 11.1 个月)和 HRP 者(PRIMA 研究中位 PFS：8.1 个月 vs. 5.4 个月；PRIME 研究中位 PFS：16.6 个月 vs. 5.5 个月)均有不同程度 PFS 获益。

7 新辅助化疗 + 中间肿瘤细胞减灭术[1-9]

分层	Ⅰ级推荐	Ⅱ级推荐	Ⅲ级推荐
新辅助化疗后评价为有效[a,b,c]	中间肿瘤细胞减灭术[d]		
新辅助化疗后评价为稳定[a,b,c]	中间肿瘤细胞减灭术[d]或继续化疗后再次评价疗效		
新辅助化疗后评价为进展[a,b,c]	见耐药复发卵巢上皮癌的治疗		

注：除特殊标注，上述证据类别均为 2A 类。

【注释】

a 新辅助化疗适用于病理学或细胞学诊断明确且评估无法满意减瘤或无法耐受肿瘤细胞减灭术的患者。

b 术后辅助静脉化疗方案均可用于新辅助化疗，化疗 2~3 周期后评估可否行满意中间肿瘤细胞减灭术。

c 贝伐珠单抗用于新辅助化疗需谨慎。在中间肿瘤细胞减灭术前应停用贝伐珠单抗至少 6 周。

d 中间肿瘤细胞减灭术手术原则同初次肿瘤细胞减灭术。初诊时肿大的淋巴结即使新辅助化疗后缩小，在中间肿瘤细胞减灭术时也应予以切除。

8 复发卵巢上皮癌的治疗

8.1 铂敏感复发卵巢上皮癌的治疗[a][1-31]

分层	Ⅰ级推荐	Ⅱ级推荐	Ⅲ级推荐
生化复发[b]	延迟治疗，直至临床发现肿瘤复发证据	立即治疗(2B 类)[c]	内分泌治疗(2B 类，参见表 8.1.1)
评估可手术切除达到满意减瘤[h]	二次减瘤手术 + 铂类为基础的联合化疗 ± 维持治疗 或铂类为基础的联合化疗 ± 维持治疗[i](1 类)		*BRCA1/2*突变者：PARP 抑制剂治疗[d] 无 *BRCA1/2* 突变者： 尼拉帕利 + 贝伐珠单抗[g] 非铂类药物化疗[e] 免疫检查点抑制剂[f]
评估无法手术切除达到满意减瘤[h]	铂类为基础的联合化疗 ± 维持治疗[i](1 类)		*BRCA1/2*突变者：PARP 抑制剂治疗[d] 无 *BRCA1/2* 突变者： 尼拉帕利 + 贝伐珠单抗[g] 非铂类药物化疗[e] 免疫检查点抑制剂[f]

注：鼓励复发卵巢癌患者参加临床研究。

除特殊标注，上述证据类别均为 2A 类。

【注释】

a 铂敏感复发是指发现肿瘤复发时间与既往末次化疗时间之间的间隔 ≥ 6 个月。

b 生化复发:CA125 升高而影像学检查未见肿瘤复发证据。

c 如生化复发,而 CA125 持续上升,且排除了其他非肿瘤因素,如炎症等良性疾病,可考虑抗肿瘤治疗。

d PARP 抑制剂可用于既往接受 3 线及以上化疗、携带 *BRCA* 基因突变、且既往未接受过 PARP 抑制剂的患者。可选择氟唑帕利、帕米帕利、奥拉帕利和尼拉帕利,其中氟唑帕利和帕米帕利为医保适应证内药物。各种 PARP 抑制剂的用法及剂量调整见“12 PARP 抑制剂不良反应及管理”。

e 对于铂敏感复发卵巢上皮癌患者的化疗首先推荐选择铂类为基础的化疗方案,如果铂类过敏,或者因为不良反应无法耐受时,可考虑选择非铂类药物化疗。

f 帕博利珠单抗可用于 MSI-H、dMMR 或 TMB ≥ 10 突变 /Mb 的晚期实体瘤;替雷利珠单抗及恩沃利单抗可用于 MSI-H、dMMR 的晚期实体瘤;斯鲁利单抗可用于 MSI-H 的晚期实体瘤。

g 参考 NSGO-AVANOVA2 研究结果。

h 二次减瘤术的适应证目前仍缺乏统一标准,一般而言,通常在体能状态良好、无腹水、复发灶孤立的患者中考虑。术前影像和腹腔镜探查可能有助于满意的二次减瘤术患者的筛选。具体可参考 AGO 评分系统或改良的 iMODEL 评分系统进行判断。

i 如铂类为基础的联合化疗后疗效评价为完全缓解或部分缓解,则考虑进行维持治疗;如疗效评价为疾病稳定或进展,则参考铂耐药复发卵巢癌进一步治疗。

8.1.1 可选择的治疗方案和药物

铂类为基础的化疗方案	非铂类药物化疗 [d]	其他药物
卡铂 + 紫杉醇 ± 贝伐珠单抗 3 周方案(1A 类) 卡铂 + 多柔比星脂质体 ± 贝伐珠单抗(1A 类) 卡铂 + 吉西他滨 ± 贝伐珠单抗(1A 类) 顺铂 + 吉西他滨(1A 类) 卡铂 + 紫杉醇周疗(1A 类) 卡铂 + 多西他赛(1A 类) 5-FU+ 甲酰四氢叶酸 + 奥沙利铂 ± 贝伐珠单抗 [a](联合贝伐珠单抗为 2B 类) 卡培他滨 + 奥沙利铂方案 ± 贝伐珠单抗 [a](联合贝伐珠单抗为 2B 类) 伊立替康 + 顺铂 [b] 紫杉醇 + 奈达铂 [c](2B 类)	白蛋白结合型紫杉醇(2B 类) 六甲蜜胺(2B 类) 卡培他滨(2B 类) 环磷酰胺(2B 类) 多柔比星脂质体(2B 类) 异环磷酰胺(2B 类) 伊立替康(2B 类) 奥沙利铂(2B 类) 紫杉醇(2B 类) 培美曲塞(2B 类) 长春瑞滨(2B 类)	PARP 抑制剂(参见表 8.1 注释 d) 内分泌药物:芳香化酶抑制剂(阿那曲唑、依西美坦、来曲唑)(2B 类) 醋酸亮丙瑞林(2B 类) 醋酸甲地孕酮(2B 类) 他莫昔芬(2B 类) 氟维司群(低级别浆液性癌)(2B 类) 拉罗替尼、恩曲替尼(*NTRK* 基因融合者)(2B 类) 曲美替尼(低级别浆液性癌)(2B 类) 免疫检查点抑制剂 [e](2B 类) 达拉非尼 + 曲美替尼(*BRAF* V600E 阳性) 塞尔帕替尼(*RET* 基因融合阳性肿瘤) 比美替尼(低级别浆液性癌)

注:除特殊标注,上述证据类别均为 2A 类。

【注释】

a 适用于黏液性癌。

b 适用于透明细胞癌。

c 奈达铂可用于卡铂过敏或因其他不良反应不能应用卡铂的患者。

d 对于铂敏感复发卵巢上皮癌患者的化疗首先推荐选择铂类为基础的化疗方案,如果铂类过敏,或者因为不良反应无法耐受时,可考虑选择非铂类药物化疗。

e 帕博利珠单抗可用于 MSI-H、dMMR 或 TMB ≥ 10 突变 /Mb 的晚期实体瘤;替雷利珠单抗及恩沃利单抗可用于 MSI-H、dMMR 的晚期实体瘤;斯鲁利单抗可用于 MSI-H 的晚期实体瘤。多塔利单抗可用于 dMMR/MSI-H 的复发或者晚期肿瘤。

8.1.2 化疗方案[a,b]

铂类为基础的化疗方案：

卡铂 + 紫杉醇 ± 贝伐珠单抗[c]：

紫杉醇 175mg/m² 静脉滴注 3h，d1

随后卡铂 AUC 5 静脉滴注 1h，d1

贝伐珠单抗 15mg/kg 静脉滴注 30~90min，d1

每 3 周重复，共 6 周期，之后贝伐珠单抗单药，每 3 周重复维持直至进展或不可接受的不良反应

卡铂 + 多柔比星脂质体 ± 贝伐珠单抗[c]：

卡铂 AUC 5 静脉滴注 1h，d1

多柔比星脂质体 30mg/m² 静脉滴注 1h，d1

贝伐珠单抗 15mg/kg 静脉滴注 30~90min，d1

每 4 周重复，共 6 周期，之后贝伐珠单抗单药，每 3 周重复维持直至进展或不可接受的不良反应

卡铂 + 吉西他滨 ± 贝伐珠单抗[c]：

卡铂 AUC 4 静脉滴注，1h，d1

吉西他滨 1 000mg/m² 静脉滴注，d1、d8

贝伐珠单抗 15mg/kg 静脉滴注 30~90min，d1

每 3 周重复，共 6 周期，之后贝伐珠单抗单药，每 3 周重复维持直至进展或不可接受的不良反应

顺铂 + 吉西他滨：

顺铂 75~100mg/m² 静脉滴注，d1

吉西他滨 1 000mg/m² 静脉滴注，d1、d8

每 3 周重复，最多 6 周期

卡铂 + 多西他赛：

多西他赛 75mg/m² 静脉滴注 1h，d1

卡铂 AUC 5 静脉滴注 1h，d1

每 3 周重复，共 6 周期

或

多西他赛 35mg/m² 静脉滴注 1h，d1、d8、d15

卡铂 AUC 2 静脉滴注 30min，d1、d8、d15

每 4 周重复

5-FU+ 甲酰四氢叶酸 + 奥沙利铂 ± 贝伐珠单抗[c,d]（联合贝伐珠单抗为 2B 类）：

奥沙利铂 85mg/m² 静脉滴注 2h，d1

5-FU 370mg/m² 静脉滴注 2h，d1、d8

甲酰四氢叶酸 30mg 静脉滴注 2h，d1、d8

每 2 周重复，最多 12 周期

贝伐珠单抗 15mg/kg 静脉滴注 30~90min，d1

每 3 周重复，共 6 周期，之后贝伐珠单抗单药，每 3 周重复维持直至进展或不可接受的不良反应

卡培他滨 + 奥沙利铂方案 ± 贝伐珠单抗[c,d]（联合贝伐珠单抗为 2B 类）：

奥沙利铂 130mg/m² 静脉滴注 2h，d1

卡培他滨 850mg/m² 口服，每日 2 次，d1~14

贝伐珠单抗 15mg/kg 静脉滴注 30~90min，d1

每 3 周重复，共 6 周期，之后贝伐珠单抗单药，每 3 周重复维持直至进展或不可接受的不良反应

伊立替康 + 顺铂[e]：

伊立替康 60mg/m² 静脉滴注，d1、d8、d15

顺铂 60mg/m² 静脉滴注，d1

每 4 周重复，共 6 周期

紫杉醇 + 奈达铂 c（2B 类）：

紫杉醇 175mg/m² 静脉滴注 3h，d1

奈达铂 80mg/m² 静脉滴注 2h，d1

每 3 周重复，共 6 周期

【注释】

a 主管医师应依据本中心和患者的具体情况选择合适的化疗方案。同时,主管医师应熟悉所选药物的代谢特点和可能的不良反应,以便进行预处理和应对。

b 对于铂敏感复发卵巢上皮癌患者的化疗首先推荐选择铂类为基础的化疗方案,如果铂类过敏,或者因为不良反应无法耐受时,可考虑选择非铂类药物化疗。

c 医生在使用贝伐珠单抗联合方案前应充分意识到并告知患者可能出现的消化道穿孔风险。

d 适用于黏液性癌。

e 适用于透明细胞癌。

f 早期以生化复发为标准的研究发现他莫昔芬和其他内分泌治疗方案在复发性卵巢癌中能够获得部分应答,基于这些 2B 类证据,内分泌治疗方案尤其推荐在生化复发的卵巢癌患者中应用。

8.1.3 化疗后的维持治疗方案

治疗方案	分层	Ⅰ级推荐	Ⅱ级推荐	Ⅲ级推荐
化疗中联合贝伐珠单抗	化疗后评价为 CR/PR	*BRCA1/2* 突变者 PARP 抑制剂维持治疗[a,b] 无 *BRCA1/2* 突变者 PARP 抑制剂维持治疗[a,b]	化疗后评价为 CR 者可观察 无 *BRCA1/2* 突变者贝伐珠单抗维持治疗	
	化疗后评价为稳定	观察 或见耐药复发卵巢上皮癌的治疗		
	化疗后评价为进展	见耐药复发卵巢上皮癌的治疗		
化疗未联合贝伐珠单抗	化疗后评价为 CR/PR	PARP 抑制剂维持治疗[a,b]	化疗后评价为 CR 患者可观察	
	化疗后评价为稳定	观察 或见耐药复发卵巢上皮癌的治疗		
	化疗后评价为进展	见耐药复发卵巢上皮癌的治疗		

【注释】

a 根据 FZOCUS-2、NORA、SOLO2、NOVA 等研究结果,既往未使用过 PARP 抑制剂,在铂敏感复发含铂化疗达完全或部分缓解者,PARP 抑制剂维持治疗可选择氟唑帕利、尼拉帕利和奥拉帕利。

b 对于 *BRCA1/2* 突变阴性的患者,在 HRD 检测可及的情况下,可以参照 HRD 结果选择维持治疗药物。NOVA 研究结果显示铂敏感复发卵巢上皮癌化疗获得 CR/PR 后尼拉帕利维持治疗对于 HRD/*BRCA* 无突变者(中位 PFS:9.3 个月 vs. 3.9 个月)和 HRP 者(中位 PFS:6.9 个月 vs. 3.8 个月)均有不同程度 PFS 获益。NORA 研究的结果显示铂敏感复发卵巢上皮癌化疗获得 CR/PR 后尼拉帕利维持治疗对于非 *gBRCA* 突变者能够改善 PFS(中位 PFS:11.1 个月 vs. 3.9 个月)。FZOCUS-2 研究结果显示,铂敏感复发卵巢癌化疗有效后氟唑帕利维持治疗在全人群中显著降低疾病进展或死亡风险(*HR*=0.25,95%*CI* 3.8~5.6),氟唑帕利组和安慰剂组的中位 PFS 分别为 12.9 个月和 5.5 个月。Ⅲb 期 OPINION 研究结果显示铂敏感复发患者化疗 CR/PR 后奥拉帕利维持治疗对于 HRD(包括体细胞 *BRCA* 突变)患者中位 PFS 为 11.1(95%*CI* 9.2~14.6)个月,HRD(不包括体细胞 *BRCA* 突变)患者中位 PFS 为 9.7(95%*CI* 8.1~13.6)个月,HRP 患者中位 PFS 为 7.3(95%*CI* 5.5~9.0)个月。

8.2 铂耐药复发卵巢上皮癌的治疗[a][1-27]

Ⅰ级推荐	Ⅱ级推荐	Ⅲ级推荐
多柔比星脂质体 ± 贝伐珠单抗 紫杉醇周疗 ± 贝伐珠单抗 托泊替康 ± 贝伐珠单抗 多西他赛 口服 VP-16 吉西他滨 ± 贝伐珠单抗	多柔比星脂质体 + 阿帕替尼[e] 对于无铂治疗间隔在 3~6 个月的铂耐药复发患者(非铂难治),可考虑铂为基础的方案(单药或联合):卡铂 / 脂质体阿霉素 ± 贝伐珠单抗、卡铂 / 紫杉醇 ± 贝伐珠单抗、卡铂、卡铂 / 多西他赛、卡铂 / 紫杉醇(周疗,适用于 >70 岁)、卡铂 / 吉西他滨 ± 贝伐珠单抗、吉西他滨 / 顺铂、卡铂 / 白蛋白紫杉醇(白蛋白结合型)	口服 CTX+ 贝伐珠单抗(2B 类) 白蛋白结合型紫杉醇(2B 类) 奈达铂(2B 类) PARP 抑制剂[c](2B 类) 六甲蜜胺(2B 类) 卡培他滨(2B 类) 环磷酰胺(2B 类) 多柔比星(2B 类) 异环磷酰胺(2B 类) 伊立替康(2B 类) 奥沙利铂(2B 类) 紫杉醇(2B 类) 培美曲塞(2B 类) 长春瑞滨(2B 类) 内分泌治疗[b](2B 类) 贝伐珠单抗(2B 类) 免疫检查点抑制剂[d](2B 类) 索拉非尼 + 拓扑替康(2B 类) 达拉非尼 + 曲美替尼(*BRAF* V600E 阳性) 塞尔帕替尼(*RET* 基因融合阳性肿瘤) 比美替尼(低级别浆液性癌) Mirvetuximab Soravtansine ± 贝伐珠单抗(叶酸受体 α 阳性肿瘤)[f]

注:鼓励复发卵巢癌患者参加临床研究。
除特殊标注,上述证据类别均为 2A 类。

【注释】

a 铂耐药型复发是指发现肿瘤复发时间与既往含铂方案末次化疗时间之间的间隔<6 个月或者肿瘤在初始治疗或复发治疗过程中进展。

b 内分泌治疗可选择的药物参考铂敏感复发卵巢上皮癌可选择的内分泌治疗药物。

c PARP 抑制剂适用于携带 *BRCA* 基因突变且既往未用过 PARP 抑制剂的患者。

d 帕博利珠单抗可用于 MSI-H、dMMR 或 TMB ≥ 10 突变 /Mb 的晚期实体瘤;替雷利珠单抗及恩沃利单抗可用于 MSI-H、dMMR 的晚期实体瘤;斯鲁利单抗可用于 MSI-H 的晚期实体瘤。

e 多柔比星脂质体 40mg/m^2 静脉滴注,d1;阿帕替尼 250mg 口服,每日 1 次,d1~28。每 4 周重复。根据不良反应,可适当下调药物剂量。

f 铂耐药复发卵巢癌,叶酸受体 α 高表达的患者可以考虑使用靶向该受体的抗体偶联药物 Mirvetuximab Soravtansine。

非铂类药物化疗方案

多柔比星脂质体(2B 类):

多柔比星脂质体 40mg/m^2 静脉滴注,d1,每 4 周重复
(可联合贝伐珠单抗 10mg/kg 静脉滴注,每 2 周重复)

紫杉醇(2B 类):

紫杉醇 80mg/m^2 静脉滴注,d1、d8、d15、d22,每 4 周重复
(可联合贝伐珠单抗 10mg/kg 静脉滴注,每 2 周重复)

托泊替康(2B 类):
托泊替康 1.25mg/m^2 静脉滴注,d1~5,每 3 周重复
(可联合贝伐珠单抗 15mg/kg 静脉滴注,每 3 周重复)

吉西他滨(2B 类):
吉西他滨 1 000mg/m^2 静脉滴注,d1、d8,每 3 周重复

白蛋白结合型紫杉醇(2B 类):
白蛋白结合型紫杉醇 260mg/m^2 静脉滴注,d1,每 3 周重复

依托泊苷(VP16)(2B 类):
50mg 口服 2 次 /d,d1~10,每 3 周重复

贝伐珠单抗 15mg/kg + 吉西他滨 1 000mg/m^2 静脉注射,d1
吉西他滨 1 000mg/m^2 静脉注射,d8
每 3 周重复,直至疾病进展或出现不可接受的不良反应

六甲蜜胺(2B 类):
六甲蜜胺 260mg/m^2/d 口服,d1~14,每 4 周重复,共 6 周期

卡培他滨(2B 类):
卡培他滨 1 000mg/m^2 口服,每日 2 次,d1~14,每 3 周重复

环磷酰胺(2B 类):
环磷酰胺 75mg/m^2 静脉滴注,d1,每 3 周重复,共 6 周期

异环磷酰胺(2B 类):
异环磷酰胺 1.0g/(m^2·d) 静脉滴注 1h,d1~5,每 4 周重复,最多 6 周期

伊立替康(2B 类):
伊立替康 100mg/m^2 静脉滴注 90min,d1、d8、d15,每 4 周重复,最多 6 周期

培美曲塞(2B 类):
培美曲塞 900mg/m^2 静脉滴注,d1,每 3 周重复

长春瑞滨(2B 类):
长春瑞滨 30mg/m^2 静脉滴注,d1、d8,每 3 周重复

内分泌治疗方案
芳香化酶抑制剂:
阿那曲唑(2B 类):
阿那曲唑 1mg/d 持续口服直至进展或不可耐受
依西美坦(2B 类):
依西美坦 25mg/d 持续口服直至进展或不可耐受
来曲唑(2B 类):
来曲唑 2.5mg/d 持续口服直至进展或不可耐受
醋酸亮丙瑞林(2B 类):
醋酸亮丙瑞林 1mg/d 皮下注射

或
醋酸亮丙瑞林 3.75mg 皮下或肌内注射,每月一次
或
醋酸亮丙瑞林 11.25mg 皮下注射,每 3 个月一次

醋酸甲地孕酮(2B 类):
一般剂量型:醋酸甲地孕酮 160mg/d 口服,或
高剂量型:醋酸甲地孕酮 800mg/d 口服,持续 4 周后,转为 400mg/d 口服,直至疾病进展

他莫昔芬(2B 类):
他莫昔芬 20~40mg/d 口服,持续口服直至进展或不可耐受

氟维司群(2B 类):
氟维司群 500mg 臀部肌内注射,d1,250mg 臀部肌内注射,d15、d29,之后 250mg 臀部肌内注射,每 4 周一次直至疾病进展或不耐受。

9 卵巢恶性生殖细胞肿瘤

9.1 卵巢恶性生殖细胞肿瘤概述[1-5]

卵巢恶性生殖细胞肿瘤是一种少见的卵巢恶性肿瘤,占所有卵巢恶性肿瘤的 2%~3%,但在亚洲人群中占到 15%。好发于儿童、青少年和年轻女性,中位诊断年龄是 16~20 岁,特殊部位的恶性生殖细胞肿瘤常发生于初潮前的幼女。病理类型包括无性细胞瘤、未成熟畸胎瘤、胚胎癌、卵黄囊瘤和与妊娠无关的绒癌等,主要根据形态特点进行诊断。多数患者以发现盆腔包块为首诊症状,常有血清肿瘤标志物的异常升高,卵黄囊瘤和未成熟畸胎瘤多有血清 AFP 的明显升高,而胚胎性癌和卵巢绒癌多有 β-HCG 升高。大部分患者诊断时为早期,以Ⅰ期患者较为常见。由于恶性生殖细胞肿瘤患者多为有生育要求的年轻女性,其治疗理念,是在追求肿瘤治愈的同时尽量保留生育功能,主要治疗手段包括手术和化疗,大部分患者预后较好,5 年生存率超过 85%。

9.2 卵巢恶性生殖细胞肿瘤的诊断及检查

9.2.1 诊断及检查原则

部位	Ⅰ级推荐	Ⅱ级推荐	Ⅲ级推荐
原发肿瘤部位	• 体格检查(包括妇科三合诊检查) • AFP [a]、CA199、CA125、β-HCG [b]、SCC [c]、NSE [d] 等血清肿瘤标志物检查,乳酸脱氢酶(LDH [e]),性激素 • 超声 • CT 或 MRI 检查(平扫 + 增强)		
区域或全身评估	• 体格检查(包括妇科三合诊检查) • AFP、CA199、CA125、β-HCG、SCC、NSE 等血清肿瘤标志物检查,LDH,性激素 • 超声 • CT 或 MRI 检查(平扫 + 增强) • 血常规、肝肾功等重要器官功能评价 • 营养状况评价 • 组织活检或腹水、胸腔积液细胞学检查 • 生殖内分泌评估及不孕评估(必要时)	• PET/CT (必要时) • 全身骨扫描 (必要时) • 胃肠镜 (必要时)	

【注释】

a AFP 升高多见于卵黄囊瘤和未成熟畸胎瘤，但未成熟畸胎瘤患者血清 AFP 水平一般比卵黄囊瘤低。

b β-HCG 升高多见于卵巢原发绒癌，向滋养层细胞分化胚胎癌和含孤立合体或朗格汉斯巨细胞的无性细胞瘤患者可有 β-HCG 的低水平升高。

c SCC 升高常见于成熟性畸胎瘤鳞癌变，升高水平与肿瘤扩散和转移有关。

d 未成熟畸胎瘤亦可出现 NSE（神经元特异性烯醇化酶）的升高。

e LDH 升高常见于无性细胞瘤。

9.2.2 病理学分类[a]

分类		病理类型	性质
生殖细胞肿瘤		• 成熟性畸胎瘤	良性
		• 无性细胞瘤 • 卵黄囊瘤 • 胚胎性癌 • 非妊娠性绒癌 • 未成熟畸胎瘤 • 混合性生殖细胞肿瘤	恶性
	单胚层畸胎瘤和起源于畸胎瘤囊肿的体细胞型肿瘤	• 良性卵巢甲状腺肿 • 良性囊性畸胎瘤	良性
		• 甲状腺肿类癌	交界性
		• 畸胎瘤伴恶性转化 • 起源于畸胎瘤的神经外胚层恶性肿瘤	恶性
		• 富细胞性纤维瘤	交界性
		• 恶性类固醇细胞瘤 • 纤维肉瘤	恶性
生殖细胞 - 性索间质肿瘤		• 性腺母细胞瘤 • 混合性生殖细胞 - 性索间质肿瘤，非特指	交界性[b]

【注释】

a 病理学分类来源于 2020 年世界卫生组织（World Health Organization，WHO）卵巢肿瘤组织病理学分类第 5 版。

b 混合性生殖细胞 - 性索间质肿瘤罕见，肿瘤性质需根据具体肿瘤成分确定。

9.3 手术病理分期（卵巢癌、输卵管癌及腹膜癌分期 FIGO 2018）

卵巢生殖细胞肿瘤的手术病理分期参考 FIGO 上皮性癌的分期系统。

9.4 卵巢恶性生殖细胞肿瘤的治疗[1-17]

初始治疗时规范化的手术和化疗是影响卵巢恶性生殖细胞肿瘤患者预后的关键因素。由于恶性生殖细胞肿瘤多发于儿童、青少年和年轻女性，制定手术计划时应考虑保留患者生育功能，强调多学科联合，与生殖遗传医生共同评估患者生育能力。手术是恶性生殖细胞肿瘤诊治中首要治疗方法，主要目的是尽可能彻底切除肿瘤。化疗是卵巢恶性生殖细胞肿瘤治疗的重要组成部分，大部分患者对化疗敏感，但足量、足疗程的规范化疗，是其疗效的保证。鉴于化疗药物不同的不良反应，需要化疗期间和化疗间期给予恰当的辅助支持治疗，如使用止吐、水化、粒细胞集落刺激因子（G-CSF）和 NSAID（非甾体抗炎药）等处理。

9.4.1 初次手术治疗原则

对于没有生育要求的患者，手术可参照上皮性卵巢恶性肿瘤。对于年轻、有生育要求的女性，无论肿瘤期别，均可考虑行保留生育功能的手术。研究显示,是否行全面分期手术对患者的预后影响不大。因此,手术不强调全面分期,但要追求肿瘤切除干净,没有肿瘤残留,特别强调手术过程中将肿瘤完整取出,避免医源性肿瘤破裂。

临床诊断	分层	Ⅰ级推荐	Ⅱ级推荐	Ⅲ级推荐
生殖细胞肿瘤(无论肿瘤分期)	不保留生育功能	全面分期术[a]		
	要求保留生育功能	保留生育功能手术[b] ± 全面分期术		

【注释】

a 全面分期手术范围包括:全子宫、双附件、大网膜切除 + 盆腔淋巴结切除 + 腹主动脉旁淋巴结切除 + 腹盆腔腹膜多点活检,主要目的是排除更高期别的疾病。

b 保留生育功能的手术:若肿瘤为单侧,完整切除受累卵巢(不做穿刺抽液),输卵管无受累可保留 / 行患侧附件切除,保留子宫和健侧附件;若肿瘤为双侧,谨慎评估后,可考虑行肿瘤剥除术,或者行双附件切除,仅保留子宫;若肿瘤累及子宫表面,可谨慎考虑在切净肿瘤后保留子宫,推荐生殖遗传医生进行评估并给出临床指导。在生殖细胞肿瘤中,晚期或双侧肿瘤并不常见,切除患侧附件的保留生育功能手术是相对安全的。对于早期的儿童、青少年和年轻女性恶性生殖细胞肿瘤,可以不做系统性淋巴结切除术,仅对影像学和术中探查可疑的淋巴结进行活检;检查对侧卵巢,仅对可疑者活检;检查大网膜,仅对可疑处进行活检。

9.4.2 前次手术不充分和 / 或未全面分期后的处理

病理类型	分层	Ⅰ级推荐	Ⅱ级推荐	Ⅲ级推荐
Ⅰ期无性细胞瘤 Ⅰ期未成熟畸胎瘤 G_1	影像学(+)[a] 肿瘤标志物(+)[b]	有生育要求:保留生育功能手术 + 全面分期术 无生育要求:全面分期术		
	影像学(–)[c] 肿瘤标志物(+)		观察,密切检测肿瘤标志物直到正常	
	影像学(–) 肿瘤标志物(–)[d]		观察	
Ⅱ期及以上无性细胞瘤 Ⅱ期及以上未成熟畸胎瘤 G_1 胚胎癌 卵黄囊瘤 未成熟畸胎瘤 $G_{2\sim3}$ 非妊娠性绒癌 混合组织学类型	影像学(+) 肿瘤标志物(+)	有生育要求:保留生育功能手术 + 全面分期术 无生育要求:包括减瘤术的全面分期术或化疗	化疗后评价为CR患者可观察	
	影像学(–) 肿瘤标志物(+/–)	化疗		

【注释】

a 影像学(+)表示影像学检查发现有可测量病灶。

b 肿瘤标志物(+)表示血清肿瘤标志物异常升高,例如 AFP 升高多见于卵黄囊瘤和未成熟畸胎瘤,β-HCG 升高多见于卵巢原发绒癌和胚胎性癌,SCC 升高见于成熟性畸胎瘤鳞癌变,LDH 升高常见于无性细胞瘤。

c 影像学(–)表示影像学检查没有发现可测量病灶。

d 肿瘤标志物(–)表示血清肿瘤标志物正常。

9.4.3 术后辅助治疗

恶性生殖细胞肿瘤中,Ⅰ期的无性细胞瘤和Ⅰ期 G_1 的未成熟畸胎瘤可以考虑观察,其他类型和期别的患者在术后均需要辅助化疗。

诊断	Ⅰ级推荐	Ⅱ级推荐	Ⅲ级推荐
ⅠA 期无性细胞瘤 ⅠA 期 G_1 未成熟畸胎瘤	观察		
任何期别的胚胎癌 任何期别的卵黄囊瘤 ⅠB~Ⅳ期的无性细胞瘤 Ⅰ期 $G_{2\sim3}$ 的未成熟畸胎瘤 任何期别的非妊娠绒癌	BEP 方案化疗 3~4 周期[a]		

【注释】

a BEP 方案：博来霉素 30mg 肌内注射每周一次，连续 12 周 + 依托泊苷 100mg/m² 静脉滴注 d1~5 + 顺铂 20mg/m² 静脉滴注 d1~5，每 3 周重复，Ⅰ期推荐 3 周期，Ⅱ期及以上推荐 4 周期。具体化疗周期数，还应结合患者术前肿瘤负荷及手术情况，对于手术后有残留病灶者，应在肿瘤标志物正常后至少再加 2 周期化疗。当博来霉素达到终身剂量时即停药，后续化疗改为 EP。

注意博来霉素的终身累积剂量为 250mg/m²，一般不超过 360mg。由于博来霉素对儿童 / 青少年患者影响较大，化疗过程中可考虑减量，将博来霉素改为每周期 1 次或者去除博来霉素化疗。因此，儿童 / 青少年患者的 BEP 方案：① 3 天方案：博来霉素 15mg/m² 肌内注射 d1 + 依托泊苷 167mg/m² 静脉滴注 d1~3 + 顺铂 33mg/m² 静脉滴注 d1~3，每 3 周重复；② 5 天方案：博来霉素 15mg/m² 肌内注射 d1/ 去除 + 依托泊苷 100mg/m² 静脉滴注 d1~5+ 顺铂 20mg/m² 静脉滴注 d1~5，每 3 周重复。

9.4.4 术后辅助化疗(一线化疗)

病理类型	Ⅰ级推荐	Ⅱ级推荐	Ⅲ级推荐
恶性生殖细胞肿瘤	BEP 方案化疗 3~4 周期[a]		依托泊苷 + 卡铂[b] 3 周期

【注释】

a 同 9.4.3 注释 a。

b 依托泊苷 + 卡铂适用于亟需减轻化疗反应的ⅠB~Ⅲ期无性细胞瘤患者。依托泊苷 120mg/m² 静脉滴注 d1~3 + 卡铂 400mg/m² 静脉滴注 d1，每 28d 重复，予 3 周期化疗。

9.4.5 一线治疗结束后处理

病理类型	分层	Ⅰ级推荐	Ⅱ级推荐	Ⅲ级推荐
恶性生殖细胞瘤	完全临床缓解	观察		
	肿瘤标志物正常 影像学有残留病灶	手术切除[a] 观察		
	肿瘤标志物持续升高 且有明确残留病灶	TIP(紫杉醇 / 异环磷酰胺 / 顺铂)[b]		

【注释】

a 手术切除病灶病理学检查为坏死组织，则转入随访观察；病理学检查为良性畸胎瘤，行全身 CT 或 MR 影像学评估无病灶，可转入随访观察；病理学检查为残留的恶性组织，考虑辅助以铂为基础的化疗 2 个疗程，之后行全身 CT 或 MR 影像学评估无病灶，可转入随访观察。

b TIP 方案：紫杉醇 250mg/m² 静脉滴注 d1 + 异环磷酰胺 1 500mg/m² d2~5 + 顺铂 25mg/m² 静脉滴注 d2~5，每 3 周重复，予 4 周期化疗。试用期间，注意美司钠在异环磷酰胺给药前 15min、给药后 4h 和 8h 使用，剂量为异环磷酰胺使用量的 20%，用法为静脉推注。

9.4.6 复发后治疗

恶性生殖细胞肿瘤出现复发后应评价再次手术的意义，能否达到满意减瘤以及能否耐受手术，如能满意减瘤则首选手术，术后辅助化疗。没有手术机会者参考下述化疗方案。

病理类型	Ⅰ级推荐	Ⅱ级推荐	Ⅲ级推荐
恶性生殖细胞肿瘤	TIP	BEP(博来霉素累积剂量未达 360mg 可考虑选用) EP(依托泊苷 / 顺铂)(既往未使用过) 多西他赛 多西他赛 / 卡铂 依托泊苷(口服) VIP(依托泊苷 / 异环磷酰胺 / 顺铂) 吉西他滨 / 紫杉醇 / 奥沙利铂 吉西他滨 / 奥沙利铂 紫杉醇 紫杉醇 / 卡铂 紫杉醇 / 吉西他滨 紫杉醇 / 异环磷酰胺 帕博利珠单抗(MSI-H/dMMR 或 TMB-H) VeIP(长春新碱 / 异环磷酰胺 / 顺铂) VAC(长春新碱 / 放线菌素 / 环磷酰胺) 单纯支持治疗 大剂量化疗 + 骨髓移植	

【注释】

a NCCN 指南推荐大剂量化疗 + 骨髓移植用于复发性生殖细胞恶性肿瘤，该方案为：依托泊苷 750mg/m^2 静脉滴注 d1~3 + 卡铂 700mg/m^2 静脉滴注 d1~3，第 5 天常规进行骨髓移植。对于复发患者，该方案仍有治愈可能，但强烈推荐在有经验的医院进行。

10 卵巢性索间质肿瘤

10.1 卵巢性索间质肿瘤概述[1-2]

卵巢性索间质肿瘤约占卵巢恶性肿瘤的 5%，是卵巢肿瘤主要亚型中最少见的一种。大多数卵巢性索间质肿瘤局限于一侧卵巢，具有低度恶性潜能。其年龄标准化发生率(0.20/10 万女性)远低于上皮性卵巢癌(15.48/10 万女性)和卵巢恶性生殖细胞肿瘤(0.41/10 万女性)。与上皮性卵巢癌和卵巢恶性生殖细胞肿瘤相比，卵巢性索间质肿瘤可发生在各个年龄段。例如，幼年型颗粒细胞瘤、支持 - 间质细胞肿瘤和硬化间质肿瘤主要发生在青春期前期的女孩和 30 岁以内的妇女，而成人型颗粒细胞瘤通常发生在 50~55 岁的中老年妇女。卵巢性索间质肿瘤病因尚不明，没有明确的高危因素，目前也没有发现卵巢性索间质肿瘤的发生具有遗传倾向。

卵巢性索间质肿瘤常具有分泌甾体激素的功能，导致患者表现出雌激素或雄激素异常升高相关的临床症状与体征，故又称功能性卵巢肿瘤。卵巢性索间质肿瘤大部分为良性，仅有部分为低度恶性。即使为恶性，由于该类肿瘤进展缓慢，发现时通常为早期，预后较好。本指南主要针对卵巢性索间质肿瘤的诊治，综合目前国际及国内研究结果，既体现目前诊治水平的先进性，也结合我国国情，为临床实践提供有价值的参考。

10.2 卵巢性索间质肿瘤病理学分类 a [1-2]

2020 年 WHO 第 5 版卵巢肿瘤组织学分类 - 卵巢性索间质肿瘤

分类		病理类型	性质
性索间质肿瘤	单纯间质肿瘤	• 纤维瘤 • 卵泡膜细胞瘤 • 硬化性腹膜炎相关的黄素化卵泡膜细胞瘤 • 硬化间质瘤 • 微囊性间质瘤 • 印戒细胞间质瘤 • 卵巢 Leydig 细胞瘤 • 类固醇细胞瘤	良性
		• 富细胞性纤维瘤	交界性
		• 恶性类固醇细胞瘤 • 纤维肉瘤	恶性
	单纯性索肿瘤	• 幼年型颗粒细胞瘤 • Sertoli 细胞瘤 • 环状小管性索瘤	交界性
		• 成年型颗粒细胞瘤	恶性
	混合性索间质肿瘤	• Sertoli-Leydig 细胞瘤　高分化	良性
		• Sertoli-Leydig 细胞瘤　中分化 • Sertoli-Leydig 细胞瘤　网状型 • 性索肿瘤,非特指 • 两性母细胞瘤	交界性
		• Sertoli-Leydig 细胞瘤　低分化	恶性
生殖细胞 - 性索间质肿瘤		• 性腺母细胞瘤 • 混合性生殖细胞 - 性索间质肿瘤,非特指	交界性 b

【注释】

a 病理学分类来源于 2020 年世界卫生组织(World Health Organization,WHO)卵巢肿瘤组织病理学分类第 5 版。

b 混合性生殖细胞 - 性索间质肿瘤罕见,肿瘤性质需根据具体肿瘤成分确定。

性索间质肿瘤以形态学诊断为基础,分子检测有助于鉴别诊断。粒层细胞肿瘤中,成年型(AGCT)和幼年型粒层细胞瘤(JGCT)的生物学行为不同,已知 90% 以上的 AGCT 病例中含有体细胞 *FOXL2* 突变,在 60% 和 30% 的 JGCT 中检测到 *AKT1* 和 *GNAS* 的激活改变(gsp 突变)。Sertoli-Leydig 细胞肿瘤中分为三个不同的亚型:*DICER1* 突变型(患者年龄较小,中低分化的肿瘤,网状或异源性成分)、*FOXL2* 突变型(绝经后患者,中 - 低分化肿瘤,无网状或异源性成分)和 *DICER1*/*FOXL2* 野生型(患者年龄中等,无网状或异源性成分,一般分化良好)。另外,微囊性间质瘤含有 *CTNNB1* 或较少见的 *APC* 突变,并可能偶尔是家族性腺瘤性息肉病的结肠外表现。诊断困难时,相关的分子检测有助于精确分类。

10.3 卵巢性索间质肿瘤诊断及检查 [1-6]

10.3.1 诊断及检查原则

肿瘤类型	Ⅰ级推荐	Ⅱ级推荐	Ⅲ级推荐
纤维瘤	体格检查 CA125 等肿瘤标志物检测 超声 a CT 或 MRI 检查(平扫 + 增强)		

续表

肿瘤类型	Ⅰ级推荐	Ⅱ级推荐	Ⅲ级推荐
卵泡膜细胞瘤	体格检查[b] 肿瘤标志物检测 性激素检测[b] 超声[c] CT 或 MRI 检查（平扫 + 增强） 分段诊刮[d]		
纤维肉瘤	体格检查 肿瘤标志物检测 超声[e] CT 或 MRI 检查（平扫 + 增强）		
黄素化卵泡膜细胞瘤	体格检查 肿瘤标志物检测 超声[f] CT 或 MRI 检查（平扫 + 增强）		
颗粒细胞瘤	体格检查[g] 抑制素[h]，AMH，CA125 等肿瘤标志物检测 性激素[g]检测 超声[i] CT 或 MRI 检查（平扫 + 增强）		
Sertoli-Leydig 细胞瘤	体格检查[j] 抑制素[h]，AFP，CA125 等肿瘤标志物检测 性激素[j]检测 超声[k] CT 或 MRI 检查（平扫 + 增强）		
环管状性索瘤	体格检查[l] 肿瘤标志物检测 性激素检测[l] 超声[m] CT 或 MRI 检查（平扫 + 增强）		
支持细胞瘤	体格检查[n] 肿瘤标志物检测 超声[o] CT 或 MRI 检查（平扫 + 增强）		肾素检测

【注释】

a 通常为单侧高回声或低回声肿块，偶见钙化或囊性变性。10%~15% 病例伴有腹水。

b 通常伴有雌激素过多症状，包括异常子宫出血、子宫内膜癌变或儿童性早熟。

c 单侧实性肿物，直径最大可达 40cm，腹水少见。

d 约 15% 病例伴有子宫内膜增生，20% 病例伴有子宫内膜癌变。

e 单侧实性肿物，可伴有出血和坏死区域。

f 双侧实性肿物，常伴大量腹水。

g 超过一半的患者出现雌激素过多症状。男性化体征少见。

h 包括抑制素 A 和抑制素 B 的水平。

i 通常是单侧的、有回声的、分隔的囊性或实性肿块。

j 超过 1/3 的患者伴有血清雄激素升高,出现男性化体征,包括多毛症、痤疮、脱发(男性型脱发)、月经异常(月经稀发、闭经)、阴蒂肥大和声音低沉等。不到 1/3 的患者伴有雌激素过多相关症状。

k 肿物体积较大,多为单侧,实性,可伴紧密排列的小囊肿区域。

l 绝大多数患者伴有雌激素过多相关症状。

m 散发型常为单侧巨大肿物,无钙化;Peutz-Jeghers 综合征相关型通常为双侧多灶性小肿物,伴钙化。

n 约 50% 可产生功能性激素,常见雌激素过多相关症状。

o 单侧实性肿物,可伴有数个囊性区域。

10.3.2 相关标志物及性激素变化

肿瘤类型	AFP	β-hCG	LDH	E2	Inhibin	T	A4	DHEA	AMH
纤维瘤	–	–	–	–	–	–	–	–	–
卵泡膜细胞瘤	–	–	–	±	±	–	–	–	–
颗粒细胞瘤	–	–	–	±	+	±	–	–	+
环管状性索瘤	–	–	–	+	–	–	–	–	–
Sertoli-Leydig 细胞瘤	±	–	–	±	±	±	±	±	–
支持细胞瘤	–	–	–	–	±	±	–	–	–

注:– 表示正常;+ 表示升高;± 表示可有升高,也可在正常范围内。

AFP:甲胎蛋白;β-hCG:人绒毛膜促性腺激素;LDH:乳酸脱氢酶;E2:雌二醇;T:睾酮;A4:雄烯二酮;DHEA:脱氢表雄烯二酮;AMH:抗米勒管激素。

【注释】

卵巢性索间质肿瘤患者通常因为肿块导致腹部或盆腔症状而就诊,或者通过体格检查或影像学偶然发现附件肿块,其诊断和检查原则大致同卵巢上皮癌(详见卵巢上皮癌相关章节)。对于合并附件肿块和内分泌效应的患者,通常应考虑性索间质肿瘤,因为大多数附件肿块极少有内分泌效应。此时,诊断性检查应包括相应的激素实验室检查。例如,有男性化表现时检测总睾酮;存在过量雌激素的体征时检测雌二醇;可能还需检测性索间质肿瘤标志物,如抑制素 A、抑制素 B、AFP 等(如上表)。

10.4 手术病理分期及风险评估[1-2]

恶性卵巢性索间质肿瘤的分期一般采用最初由国际妇产科联合会(FIGO)制定的上皮性卵巢癌的分期系统(卵巢癌、输卵管癌及腹膜癌分期 FIGO 2018,详见上皮性卵巢癌相关章节)。FIGO 分期和肿瘤是否破裂与预后密切相关,年龄(>50 岁)及肿瘤大小(>5cm)与卵巢性索间质肿瘤预后无明确相关性。

10.5 恶性卵巢性索间质肿瘤手术治疗原则[1-6]

分期[a,b]	分层	Ⅰ级推荐	Ⅱ级推荐	Ⅲ级推荐
临床Ⅰ期 (肿瘤局限于卵巢)	要求保留生育功能的年轻患者	保留生育能力的全面分期术[c,d,e](2A 类)	术后需进行随访监测	
	不保留生育功能	全面分期术[f](2A 类)		
临床Ⅱ、Ⅲ、Ⅳ期	不保留生育功能	全面分期术或肿瘤细胞减灭术[f](2A 类)		

【注释】

a 对于良性性索间质肿瘤,应按照良性卵巢肿瘤原则处理。单侧肿瘤应行卵巢肿瘤剔除术或患侧附件切除术,双侧肿瘤者应行双侧卵巢肿瘤剔除术。绝经后妇女可考虑行全子宫及双侧附件切除术。

b 恶性卵巢性索间质肿瘤手术治疗原则依据组织类型、分期及年龄而有所不同。

c 腹水细胞学 / 腹腔冲洗液检查，患侧附件切除、大网膜切除、探查对侧卵巢、腹膜和任何可疑病变多点活检或切除、可不行系统性淋巴清扫。

d ⅠC 期幼年型颗粒细胞瘤患者是否可保留生育功能仍有争议。

e 颗粒细胞瘤患者术前需行诊断性刮宫术，以排除合并子宫内膜癌的风险。

f 腹水细胞学 / 腹腔冲洗液检查，全子宫切除、双侧附件切除、大网膜切除、腹膜和任何可疑病变多点活检或切除，可不行系统性淋巴清扫。

10.6 恶性卵巢性索间质肿瘤术后辅助治疗[1-3]

分期 [a,b]	分层	Ⅰ级推荐	Ⅱ级推荐	Ⅲ级推荐
Ⅰ期	低危组	密切随访，不需术后辅助治疗 [a](2A 类)		
	中危组(存在异源性成分)	观察或考虑铂类为基础的辅助化疗方案 [b,c](2A 类)		
	高危组(ⅠC 期肿瘤破裂或低分化肿瘤)			
Ⅱ、Ⅲ、Ⅳ期	范围局限的肿瘤	铂类为基础的辅助化疗方案 [b,c](2A 类)	放疗(2A 类)	
	其他	铂类为基础的辅助化疗方案 [b,c](2A 类)		

【注释】

a 对于颗粒细胞瘤患者，可随访抗米勒管激素和抑制素水平。

b 常用化疗方案包括："BEP 方案(博来霉素 + 依托泊苷 + 顺铂)" "TC 方案(紫杉醇 + 卡铂)" "EP 方案(依托泊苷 + 顺铂)" "CAP 方案(环磷酰胺 + 多柔比星 + 顺铂)"，及单一铂类化疗。具体用药剂量请参考卵巢上皮癌或生殖细胞肿瘤相关章节。

c 化疗选择应注意：博来霉素慎用于年龄 70 岁以上或先前存在肺基础疾病的患者。

10.7 复发性恶性性索间质肿瘤的治疗[1-3]

分层	Ⅰ级推荐	Ⅱ级推荐	Ⅲ级推荐
评估可达到满意减瘤手术	二次减瘤手术 + 铂类为基础的联合化疗 [a](2A 类)		
评估无法达到满意减瘤手术	铂类为基础的化疗方案 [a](2A 类)		贝伐珠单抗(3 类); 芳香酶抑制剂; 他莫昔芬; 盐酸亮丙瑞林(适用于颗粒细胞肿瘤，2B 类)

【注释】

a 常用化疗方案包括："TC 方案(紫杉醇 + 卡铂)" "BEP 方案(博来霉素 + 依托泊苷 + 顺铂)" (初次治疗未使用该方案)、"EP 方案(依托泊苷 + 顺铂)" (初次治疗未使用该方案)、紫杉醇 + 异环磷酰胺、多西他赛、紫杉醇等。具体用药剂量请参考卵巢上皮癌或生殖细胞肿瘤相关章节。

11 卵巢上皮性交界性肿瘤

11.1 卵巢上皮性交界性肿瘤概述

卵巢上皮性交界性肿瘤(borderline ovarian tumours，BOT)简称卵巢交界瘤，是指在病理形态学特征、生物学行为及预后介于良性和恶性之间的一组低度恶性潜能的卵巢肿瘤,占卵巢上皮性肿瘤的 14%~20%。卵巢交界瘤好发于年轻女性,中位发病年龄为 30~40 岁,较上皮性浸润癌患者早 10 岁以上。病灶常局限于卵巢,病情进展缓慢,约 75% 患者初诊时为Ⅰ期,浆液性交界瘤可伴有卵巢外病灶,黏液性交界瘤卵巢外病灶罕见,手术是主要治疗手段。总体预后良好,5 年生存率Ⅰ期患者为 95%~97%,Ⅱ~Ⅳ期为 65%~87%。但有少数患者反复复发,浆液性交界瘤复发与浸润性种植有关。卵巢交界瘤发病率较低,目前缺乏高级别循证医学证据支持其诊治方法。本指南主要针对卵巢交界瘤的诊治,综合目前国际及国内研究结果,既体现目前诊治水平的先进性,也结合我国国情,为临床实践提供有价值的参考。

11.2 卵巢上皮性交界性肿瘤诊断及检查

部位	Ⅰ级推荐	Ⅱ级推荐	Ⅲ级推荐
原发肿瘤部分	• 体格检查(包括妇科三合诊检查)[a] • CA125、CEA、CA199 等血清肿瘤标志物检查[b] • 超声[c] • MR[d] 或 CT 检查(平扫 + 增强)		
区域和全身评估	• 体格检查[a] • CA125、CEA、CA199 等血清肿瘤标志物检查[b] • 超声[c] • MR[d] 或 CT 检查(平扫 + 增强) • 血常规、肝肾功能等重要器官功能评价		

注:除特殊标注,上述证据类别均为 2A 类。

11.2.1 诊断及检查原则

【注释】

a 可触及盆腔或腹部肿块,多为单侧。

b 40%~65% 的卵巢交界瘤患者血清 CA125 升高,常见于浆液性交界瘤;约 28% 的患者血清 CA199 升高,常见于黏液性交界瘤。升高程度介于良性与恶性肿瘤之间,缺乏特异性。

c 特征性表现为盆腔囊实性包块,内有分隔或乳头样突起及血流信号。其中浆液性卵巢交界瘤一般为单房,内壁上有乳头单个或多个,包膜完整;黏液性卵巢交界瘤则一般较大,多房隔,非纯囊性,有房隔密集区、房隔增厚或有乳头,包膜完整。除肿瘤包膜可测到血流信号外,内部乳头上、增厚的隔上能测定到血流信号。

d MR 是目前最好的影像学检查方法,灵敏度为 45.5%,特异度为 96.1%。蜂窝状子房、囊壁厚(≥ 5mm)、有突起是卵巢交界瘤三征象。

11.2.2 病理学诊断[1]

根据《WHO 肿瘤分类》(第 5 版),卵巢交界瘤组织学分类包括浆液性交界瘤、黏液性交界瘤、子宫内膜样交界瘤、透明细胞交界瘤、交界性 Brenner 瘤和浆黏液性交界瘤。其中浆液性交界瘤、黏液性交界瘤占 90% 以上,其余类型少见。

卵巢浆液性交界瘤是一种非浸润性、低级别、增殖性浆液性上皮性肿瘤。肿瘤直径一般>5cm,可能位于囊内(表现为赘生物)和 / 或外生性伴表面累及,大约 1/3 病例为双侧性肿瘤。浆液性交界瘤的病理特征:伴有多级分支状乳头或微乳头 / 筛状模式,低级别细胞学特点,增殖占比 10% 以上,无间质浸润。浆液性交界瘤有一个亚型即浆液性交界瘤微乳头亚型。若存在单灶浸润最大径<5mm 的浸润灶,应诊断为浆液性交界瘤伴微浸润。种植病灶是指浆液性交界瘤的卵巢外病灶,种植病灶可分为浸润性和非浸润性。如存在浸润性种植,预后与低级别浆液性癌相似。浆液性交界瘤可累及淋巴结,特征类似于非浸润性上皮性种植,并不等同于转移癌,但淋巴结分期为 N_1。浆液性交界瘤与 *KRAS* 和 *BRAF* 体系突变有关,是低级别浆液性癌的前驱病变。

卵巢黏液性交界瘤是一种具有胃肠型上皮分化的结构复杂的非浸润性黏液性肿瘤。肿瘤大小平均约 20cm,最大可达 50cm,几乎总是单侧发生。肿瘤外表面光滑,多房。囊内壁光滑,囊内含有黏液,但也可能有实性区。肿瘤的囊壁被覆胃肠型黏液上皮,具有不同程度的上皮复层化、细胞簇和绒毛状或细长丝状乳头,至少占肿瘤的 10%;低级别核异型性;无间质浸润。局灶出现显著细胞异型性,且伴有核分裂象活跃,应考虑上皮内癌的诊断。存在小于 5mm 的浸润灶,应诊断为黏

卵巢癌

液性交界瘤伴微浸润，微浸润伴显著细胞异型性应诊断微浸润癌。黏液性交界瘤有时与 Brenner 瘤或成熟性囊性畸胎瘤并发。卵巢黏液性交界瘤合并腹膜病灶少见，且腹膜病灶大多来源于其他部位（阑尾等）的原发性黏液性肿瘤，卵巢黏液性交界瘤本身罕见累及腹膜。黏液性交界瘤与黏液性癌具有相同的免疫组化表达谱。黏液性交界瘤起源于黏液性囊腺瘤，并可发展为黏液性癌，也可合并皮样囊肿和 Brenner 瘤。30%~75% 的黏液性交界瘤可发现 *KRAS* 突变。

11.3 手术病理分期（卵巢癌、输卵管癌及腹膜癌分期 FIGO 2018）

参照卵巢上皮癌分期。

11.4 卵巢上皮性交界性肿瘤治疗原则

卵巢交界瘤以手术治疗为主，手术范围的选择应根据患者有无生育要求、组织病理学类型、肿瘤期别、初治或复发等进行综合评估。浆液性交界瘤存在浸润性种植（低级别浆液性癌）时建议行化疗、内分泌治疗等辅助治疗。黏液性交界瘤术后处理以随访观察为主。

11.5 手术治疗原则

11.5.1 初次手术原则[1-8]

临床分期	分层	Ⅰ级推荐	Ⅱ级推荐	Ⅲ级推荐
Ⅰ ~ Ⅱ期	不保留生育功能	全面分期术 b,c,d		
	保留生育功能 a	保留生育功能的全面分期术 c,d,e		
Ⅲ ~ Ⅳ期	不保留生育功能	肿瘤细胞减灭术 f		
	保留生育功能 a	保留生育功能的肿瘤细胞减灭术 e		

注：除特殊标注，上述证据类别均为 2A 类。

【注释】

a 保留生育功能适用于任何分期的交界性肿瘤患者。

b 包括全面的盆腹腔探查、腹腔冲洗液细胞学检查、全子宫及双侧附件切除、大网膜切除、腹膜多点活检、阑尾切除（黏液性肿瘤）。

c 不推荐常规行淋巴结清扫。浆液性交界瘤微乳头亚型、存在浸润性种植、淋巴结肿大时推荐行淋巴结切除。

d 开腹纵切口手术是可疑卵巢癌的标准入路。术中需遵守无瘤原则，务必完整切除肿瘤，避免术中肿瘤破裂。局限于卵巢的、年轻的交界瘤患者，可由经验丰富的肿瘤科医生行腹腔镜手术，术中应避免肿瘤破裂。

e 单侧肿瘤推荐行患侧附件切除术，保留子宫及对侧附件，术中仔细检查对侧卵巢，外观无异常者不推荐行活检或部分切除。双侧肿瘤推荐行双侧肿瘤剔除，保留子宫。余切除范围同全面分期术 / 肿瘤细胞减灭术。

f 包括全面的盆腹腔探查、全子宫及双侧附件切除、大网膜切除、所有肉眼可见病灶切除、阑尾切除（黏液性肿瘤）。

11.5.2 前次手术不充分和 / 或未全面分期后的处理[1-3]

分层		Ⅰ级推荐	Ⅱ级推荐	Ⅲ级推荐
有病灶残留 a 或 有病理危险因素 b	不保留生育	全面分期术或 肿瘤细胞减灭术 c		
	保留生育	保留生育功能的全面分期术或 肿瘤细胞减灭术 c		
无病灶残留 a 且 无病理危险因素 b		观察		

注：除特殊标注，上述证据类别均为 2A 类。

【注释】

a 根据初次手术情况及胸腹盆腔 CT(平扫 + 增强)确定,若既往未行 CT 检查,建议补充。

b 浆液性交界瘤的病理危险因素包括浸润性种植、浆液性交界瘤微乳头型、伴微浸润;黏液性交界瘤的病理危险因素包括合并上皮内癌、微浸润癌。

c 同初次手术原则。

11.6 术后辅助治疗[1-8]

病理类型	分层	Ⅰ级推荐	Ⅱ级推荐	Ⅲ级推荐
浆液性	无浸润性种植	观察		
	有浸润性种植(低级别浆液性癌)	参照低级别浆液性癌[a]		
黏液性		观察[b]		

注:除特殊标注,上述证据类别均为 2A 类。

【注释】

a 卵巢浆液性交界瘤如存在浸润性种植,建议参照低级别浆液性癌进行辅助治疗。

b 卵巢黏液性交界瘤合并腹膜病灶少见,且腹膜病灶大多来源于其他部位(阑尾等)的原发性黏液性肿瘤,卵巢黏液性交界瘤本身罕见累及腹膜。因此,卵巢黏液性交界瘤术后处理以随访观察为主。

11.7 复发性卵巢上皮性交界性肿瘤[1-4]

卵巢交界瘤初始治疗结束后需密切随访,随访时间不少于 10 年。5 年以内每 3~6 个月复查,5 年以后每年复查,复查内容包括妇科查体、肿瘤标志物(若初始治疗前升高)、影像学检查(超声、增强 CT、增强 MR)。

卵巢交界肿瘤复发绝大多数仍是交界性肿瘤,浆液性交界瘤进展为浸润性癌的风险仅为 2%~3%,黏液性交界瘤进展为浸润癌的风险不足 1%。复发性卵巢交界瘤建议行肿瘤细胞减灭术,术后辅助治疗原则见 11.6,如进展为浸润癌,需按复发性卵巢上皮癌进行治疗。复发性卵巢交界性肿瘤手术无法满意切除者,可根据其 *KRAS*、*BRAF* 突变的分子特征,如有可及的靶向药物者,予以靶向治疗。

12 PARP 抑制剂不良反应及管理

PARP 抑制剂治疗相关不良反应与药物的在靶效应(on-target effect)及脱靶效应(off-target effect)相关,主要特点:①不同 PARP 抑制剂的不良反应特征相似,但不同药物之间具有一定差异,包括类效应毒性的发生率以及独有的非类效应毒性。绝大多数药物相关的不良反应处理可遵循相同的处理原则,但某些药物独有的不良反应采取相应的处置措施。②轻度或中度不良反应,即不良反应通用术语标准(common terminology criteria for adverse events,CTCAE)1~2 级更为多见。③不良反应具有明显的剂量相关性,大部分可通过暂停用药、减量、对症治疗等方法得到恢复或改善。④大部分不良反应出现在开始服药的前 3 个月,之后毒性症状逐渐缓解。⑤血液学、胃肠道不良反应以及疲劳最常见。血液学毒性是导致暂停用药、减量和终止用药的最主要原因。通过严格、积极管理,大部分患者可长期安全服药。

12.1 PARP 抑制剂毒性分级管理原则

分级[a,b]	严重程度
1 级	轻度;无症状或轻度症状;仅临床检查或诊断发现;无须治疗
2 级	中度;需要最小的,局部的或非侵入性治疗;年龄相关的日常生活活动受限
3 级	重度或重要医学意义,但不会立即危及生命;需要住院治疗或延长住院时间;自理性日常生活活动(如洗澡、穿衣和脱衣、进食、如厕等)受限
4 级	危及生命,需紧急治疗
5 级	不良事件导致死亡

【注释】

a 在开始治疗前，医生需向所有患者告知 PARP 抑制剂治疗的潜在毒性。治疗期间，患者应及时向医护人员报告可疑症状，并及时就诊，接受评估、检查、诊断，以便医护人员及时采取措施预防发生严重不良反应。

b 按分级原则进行诊断。按照美国国立卫生研究院癌症研究所制定的《常见不良反应术语评定标准(CTCAE 5.0)》对不良反应的术语和严重程度进行分级。

12.2 PARP 抑制剂减量 / 停药方案

药物	起始剂量	第 1 次减量	第 2 次减量	第 3 次减量
奥拉帕利 [a]	300mg，2 次 /d	250mg，2 次 /d	200mg，2 次 /d	停药
尼拉帕利 [b] (体重<77kg 或基线血小板计数<150×10^9/L)	200mg，1 次 /d	100mg，1 次 /d	停药	
尼拉帕利 [b] (体重≥77kg 且基线血小板计数≥150×10^9/L)	300mg，1 次 /d	200mg，1 次 /d	100mg，1 次 /d	停药
氟唑帕利 [c]	150mg，2 次 /d	100mg，2 次 /d	50mg，2 次 /d	停药
帕米帕利 [d]	60mg，2 次 /d	40mg，2 次 /d	20mg，2 次 /d	停药

【注释】

a 轻度肾功能损害，无须调整剂量；中度肾功能损害(肌酐清除率 31~50ml/min)的患者，奥拉帕利的推荐剂量为 200mg，2 次 /d；重度肾功能损害或终末期肾病患者不推荐使用。轻度或中度肝功能损害，无须调整剂量；重度肝功能损害不推荐使用。

b 轻中度肾功能损害的患者，尼拉帕利无须调整剂量；重度肾功能损害或终末期肾病患者不推荐使用。轻度或中度肝功能损害，无须调整剂量；重度肝功能损害不推荐使用。

c 轻度肾功能损害，氟唑帕利无须调整剂量；中重度肾功能损害患者不推荐使用。轻度肝功能损害，无须调整剂量；中或重度肝功能损害不推荐使用。

d 轻中度肾功能损害，帕米帕利无须调整剂量；重度肾功能损害或终末期肾病患者不推荐使用。轻度肝功能损害，无须调整剂量；中或重度肝功能损害不推荐使用。

12.3 PARP 抑制剂治疗相关血液学不良反应及管理

血液学毒性是 PARP 抑制剂临床应用中常见的毒性反应之一，不同 PARP 抑制剂引起的血液学毒性特征有所不同。临床上，对于使用 PARP 抑制剂的患者要定期监测血液学指标，按照 CTCAE5.0 及不同 PARP 抑制剂的药物减量 / 停药原则进行处理。如果连续停药 28d 或剂量已减至最低，血液学毒性仍未恢复，应咨询血液科医生并进一步检查，并考虑终止 PARP 抑制剂治疗。骨髓增生异常综合征(MDS)或急性髓系白血病(AML)为偶见的严重不良反应，一经确诊，需永久停止 PARP 抑制剂治疗并转诊至血液科医生处进行进一步治疗。

【注释】

a 化疗后骨髓毒性恢复至 1 级及正常时开始 PARP 抑制剂治疗。

b 奥拉帕利治疗最初 12 个月内，推荐在基线以及以后每月进行一次全血细胞计数检测，之后定期监测治疗期间可能出现的具有临床意义的参数变化。

c 尼拉帕利治疗第 1 个月内，每周检测一次全血细胞计数，在接下来的 10 个月治疗中每月检测一次，之后，定期监测治疗期间出现的可能具有临床意义的参数变化。

d 氟唑帕利治疗的前 3 个月内，推荐在基线以及随后每 2 周检测一次全血细胞计数，之后定期监测治疗期间可能出现的具有临床意义的参数变化。

e 帕米帕利治疗的前 3 个月内每周检测一次全血细胞计数，之后定期监测治疗期间可能出现的具有临床意义的参数变化。

卵巢癌

f 如果中断治疗 28d 血液学毒性仍未恢复,应考虑转诊血液科进行骨髓分析。

g PARP 抑制剂维持治疗时长超过 2 年,应谨慎继续使用 PARP 抑制剂。

12.3.1 PARP 抑制剂治疗相关贫血及管理

贫血大多是 1~2 级,通常出现在治疗的前 3 个月,总体发生率为 24%~69%,3 级以上发生率为 15%~35%。1~2 级贫血可通过调整饮食,补充富含铁元素食物如绿色食品、肉类、鱼等。药物治疗可通过补充叶酸、维生素 B_{12} 等。重复出现贫血应按不同 PARP 抑制剂减量 / 停药的原则进行,避免严重贫血及多次输血。

分级	描述	Ⅰ级推荐	Ⅱ级推荐	Ⅲ级推荐
1 级	100g/L ≤ 血红蛋白(Hb)<正常值下限	监测,继续治疗	暂停治疗,并补充铁剂或叶酸和维生素 B_{12} 等	
2 级	80g/L ≤ Hb<100g/L	监测,继续治疗 [a]	同 1 级	
3 级	Hb<80g/L	暂停治疗 [b],根据贫血的类型选择对应的支持性治疗,同时每周监测血细胞计数,待恢复至 1~2 级水平,减量恢复 PARP 抑制剂治疗 [c]	若常规治疗无效,建议转至血液科治疗或组织多学科诊疗(MDT)	
4 级	危及生命,需要紧急治疗	暂停治疗最多 28d,按药物减量 / 停药方案处理继续 PARP 抑制剂治疗,其余同 3 级	可考虑输血,其余同 3 级	

【注释】

a 帕米帕利如首次发生 Hb<90g/L,需暂停给药并直至 Hb 恢复至 ≥ 90g/L,恢复用药时下调一个剂量水平。

b 奥拉帕利、尼拉帕利如首次发生 3 级贫血,需暂停给药并对症处理,待血红蛋白恢复至 ≥ 90g/L 后,恢复用药时下调一个剂量水平;氟唑帕利如首次发生 3 级贫血,需暂停给药并对症处理,待血红蛋白恢复至 ≥ 80g/L 后,恢复用药时下调一个剂量水平。

c 如果贫血没有在中断治疗 28d 以内得到恢复,停用 PARP 抑制剂,并且转诊至血液科医生处进行进一步评估。

12.3.2 PARP 抑制剂治疗相关血小板减少及管理

PARP 抑制剂所致的血小板减少发生率为 11%~61%,3 级以上发生率为 1%~34%。血小板减少通常出现在治疗的第 1 个月,之后逐渐恢复。血小板计数 $<100 \times 10^9$/L,如果有活动性出血或需接受侵入性手术,则需输注血小板或注射重组人白细胞介素 11(rhIL-11)、重组人血小板生成素(rhTPO)和 / 或口服血小板生成素受体激动剂(TPO-RA)。

分级	描述	Ⅰ级推荐	Ⅱ级推荐	Ⅲ级推荐
1 级	75.0×10^9/L ≤ 血小板计数<正常值下限	继续治疗 [a],密切观察血小板计数及出血情况		
2 级	50.0×10^9/L ≤ 血小板计数<75.0×10^9/L	同 1 级	TPO-RA	咖啡酸片
3 级	25.0×10^9/L ≤ 血小板计数<50.0×10^9/L	暂停治疗 [b],考虑使用 rhTPO 或 rhIL-11,同时每周观察血小板计数,待恢复至 1~2 级水平,减量 / 停止 PARP 抑制剂治疗 [c]	TPO-RA 有出血风险,考虑输注血小板 如同时在使用抗凝药物和抗血小板药物,需减量 常规治疗无效,建议转至血液科治疗或组织多学科诊疗(MDT)	
4 级	血小板计数<25.0×10^9/L	血小板计数<10.0×10^9/L 或有出血风险时,输注血小板 + rhTPO 或 rhIL-11	TPO-RA 考虑中断抗凝药物和抗血小板药物 常规治疗无效,建议转至血液科治疗或组织多学科诊疗(MDT)	

【注释】

a 尼拉帕利首次发生 1~2 级血小板减少时,应暂停给药,最长 28d,同时监测血细胞计数直到血小板计数恢复至 ≥ 100.0×10^9/L,恢复用药时需按规定减量或维持原剂量。

b 当首次发生 3 级血小板减少时,奥拉帕利、帕米帕利需暂停用药并对症处理,每周观察血细胞计数直到血小板计数恢复至 ≥ 75.0×10^9/L,分别按照规定减量 / 停药;氟唑帕利需暂停给药并对症处理,观察血细胞计数直到血小板计数恢复至 ≥ 50.0×10^9/L,按照规定减量 / 停药。

c 如果血小板减少没有在中断治疗 28d 以内得到恢复,停用 PARP 抑制剂,并转诊至血液科医生处进行进一步评估。

12.3.3 PARP 抑制剂治疗相关中性粒细胞减少及管理

PARP 抑制剂所导致的中性粒细胞减少总体发生率为 14%~59%,3 级以上发生率为 4%~27%,通常出现在治疗的前 3 个月。

分级	描述	Ⅰ级推荐	Ⅱ级推荐	Ⅲ级推荐
1 级	1.5×10^9/L ≤ 中性粒细胞计数 <正常值下限	监测,继续治疗		
2 级	1.0×10^9/L ≤ 中性粒细胞计数 <1.5×10^9/L	同 1 级		
3 级	0.5×10^9/L ≤ 中性粒细胞计数 <1.0×10^9/L	暂停治疗,考虑使用粒细胞集落刺激因子治疗,同时密切监测中性粒细胞计数,待恢复至 1.5×10^9/L[a],减量 / 恢复治疗[b]	常规治疗无效建议转至血液科治疗或组织多学科诊疗(MDT)	
4 级	中性粒细胞计数<0.5×10^9/L	同 3 级	同 3 级	

【注释】

a 若首次发生 3~4 级不伴发热中性粒细胞减少,需暂停给药并对症处理,等待中性粒细胞计数恢复到 ≥ 1.0×10^9/L 后,原剂量恢复用药;如果伴发热或合并血小板计数<75.0×10^9/L,首次发生需暂停用药,对症处理,待中性粒细胞计数恢复到 ≥ 1.0×10^9/L 后,且发热消退后足够时间(如 48~72h),恢复用药且需按规定下调一个剂量水平。

b 如果中性粒细胞减少没有在中断治疗 28d 以内得到恢复,停用 PARP 抑制剂,并且转诊至血液科医生处进行进一步评估。

12.4 PARP 抑制剂治疗相关的非血液学不良反应及管理[1-18]

PARP 抑制剂非血液学不良反应包括胃肠道毒性、神经系统毒性、心血管毒性等。此类不良反应一般发生在开始治疗的前 4~8 周,绝大部分患者可以通过症状管理而无须暂停给药或减量。常规治疗无效建议转至相关科室治疗或 MDT。PARP 抑制剂非血液学不良反应及处理原则如下。

分级	处理原则
1 级	继续治疗,必要时对症处理
2 级	继续治疗;如果经对症或预防性处理后不良反应未得到控制,考虑中断治疗
3~4 级	暂停治疗,直至降到 1 级以下;如果不良反应是恶心、呕吐或腹泻在药物对症治疗下缓解 / 恢复,可继续 PARP 抑制剂的治疗;如果因不良反应导致治疗中断,在恢复治疗时应按规则减量(特别是在因同一不良反应,第二次发生给药中断后);如果已经减到最低有效治疗剂量且 3/4 级毒性仍持续超过 28d,应按规则终止 PARP 抑制剂治疗,可以考虑更换具有不同不良反应特征的 PARP 抑制剂

12.4.1 胃肠道不良反应

恶心呕吐是 PARP 抑制剂常见的消化系统不良反应,常发生在治疗的早期,恶心发生率为 53%~70%,呕吐发生率为 22%~40%,3 级以上发生率低于 4%。急性恶心呕吐发生在给予药物治疗 24h 内,一般为给药后的数分钟至数小时,并在给药后 5~6h 到达高峰,但多在 24h 内缓解;延迟性恶心呕吐发生在给予药物 24h 后,用药后 48~72h 达到最高峰,可持续

6~7d。腹泻、便秘也是 PARP 抑制剂常见的不良反应,发生率为 19%~34%,随着时间推移而减少。

12.4.1.1 恶心

指南推荐	治疗建议
1 级:食欲降低,不伴进食习惯改变 2 级:经口摄食减少不伴明显的体重下降,脱水或营养不良 3 级:经口摄入能量和水分不足;需要鼻饲,全肠外营养或者住院 4 级:完全无法经口摄入能量和水分;需要住院进行治疗,鼻饲及全肠外营养支持	1 级:加强用药前教育,监测,继续 PARP 抑制剂治疗 2 级:药物治疗,例如促胃动力药、5-HT_3 受体拮抗剂 3~4 级:药物治疗甲氧氯普胺、地塞米松、奥氮平、氟哌啶醇或氯硝西泮等。并且停止 PARP 抑制剂治疗,待症状恢复至≤1 级时,重新开始原剂量或减量治疗

12.4.1.2 呕吐

指南推荐	治疗建议
NCCN 指南,2022	高度:奥氮平 +NK1 受体拮抗剂 +5-HT_3 受体拮抗剂 + 地塞米松 / 地塞米松 + 阿瑞匹坦 + 奥氮平[a](第 2~4 天)
高度(呕吐频率>90%)	中度:5-HT_3 受体拮抗剂 + 地塞米松 / 地塞米松或 5-HT_3 受体拮抗剂(第 2~3 天)
中度(呕吐频率>30%~90%)	轻中度:地塞米松或甲氧氯普胺或丙氯拉嗪或 5-HT_3 受体拮抗剂
轻中度(呕吐频率 10%~30%)	轻度:不常规预防
轻度(呕吐频率<10%)	

【注释】

a 阿瑞匹坦为 CYP3A 抑制剂,故服用奥拉帕利及氟唑帕利的患者不推荐使用联合阿瑞匹坦的止吐方案。

12.4.2 神经系统毒性

12.4.2.1 失眠

失眠是 PARP 抑制剂类效应之一,总体发生率为 14%~29%,3 级以上罕见,低于 1%。失眠应针对病因治疗,尽可能对症状进行处理。

指南推荐	治疗建议
1 级:轻度睡眠困难,保持睡眠状态或早醒 2 级:中度睡眠困难,保持睡眠状态或早醒 3 级:重度睡眠困难,保持睡眠状态或早醒	1 级:加强用药前教育,监测,继续 PARP 抑制剂治疗 2 级:非药物治疗,睡眠教育,松弛疗法 3 级:药物治疗,镇静催眠药物苯二氮䓬类药物,如阿普唑仑、艾司唑仑;和非苯二氮䓬类药物,如唑吡坦、佐匹克隆等 如果症状持续存在,减量或停服 PARP 抑制剂

12.4.2.2 头痛

头痛是 PARP 抑制剂类效应之一,总体发生率为 18%~26%,3 级以上罕见,低于 1%。

指南推荐	治疗建议
1 级:轻度疼痛 2 级:中度疼痛,影响日常生活活动 3 级:重度疼痛,个人自理能力受限	1 级:加强用药前教育,监测,继续 PARP 抑制剂治疗 2 级:非药物治疗 3 级:镇痛药物治疗 如果症状持续存在,减量或停用 PARP 抑制剂治疗

12.4.3 心血管毒性

高血压是尼拉帕利独有不良反应,总体发生率为 6%~19%,3 级以上发生率 6%~9%,如必用药前两个月内至少每周监测一次血压和心率,然后第一年内每月一次,此后定期监测。

指南推荐	治疗建议
1 级：收缩压 120~139mmHg，舒张压 80~89mmHg 2 级：收缩压 140~159mmHg，舒张压 90~99mmHg，如果既往在正常范围内，相比基线血压水平变化需要医学干预；反复或持续（≥ 24h）症状性收缩期血压升高 > 20mmHg 或 > 140/90mmHg；需要给予单药治疗 3 级：收缩压 ≥ 160mmHg，舒张压 ≥ 100mmHg；需要医学干预，需要多种药物治疗或更强化的治疗 4 级：危及生命 5 级：死亡	1 级：加强用药前教育，监测，继续 PARP 抑制剂治疗 如用药前已存在高血压，应充分控制，再开始 PARP 抑制剂治疗 2 级：服用降压药如噻嗪类、血管紧张素转换酶抑制剂等，必要时减量 3 级：减量或停用 PARP 抑制剂治疗 4~5 级：停用 PARP 抑制剂治疗

12.4.4 其他少见毒性

PARP 抑制剂可能诱发严重的 MDS/AML，发生率 0.2%~2.1%，中位潜伏期 17.8 个月，如果患者出现持续性的全血细胞减少或在停药 28d 内没有恢复或在剂量下调后出现持续的血细胞减少，应转诊至血液科医生处进行骨髓分析以及进一步的治疗。由于 PAPR 抑制剂停药后的第 1 年内仍有发生 MDS/AML 的风险，应继续定期进行血液学相关指标监测。其他不良反应还包括皮肤毒性、背痛、关节痛、呼吸道毒性等，应予关注。

中国临床肿瘤学会（CSCO）
淋巴瘤诊疗指南 2023

组　长　马　军　朱　军　沈志祥

副组长　高子芬　黄慧强　李小秋　李晔雄　邱录贵　赵维莅　张清媛

秘书组　宋玉琴　赵东陆　刘卫平　张　岩　郭　晔　李志铭

专家组成员（以姓氏汉语拼音为序）（* 为执笔人）

白　鸥*　吉林大学白求恩第一医院血液肿瘤科
鲍慧铮　吉林省肿瘤医院淋巴血液科
蔡清清*　中山大学肿瘤防治中心内科
曹军宁*　复旦大学附属肿瘤医院肿瘤内科
高子芬　北京大学基础医学院病理学系
贡铁军　哈尔滨血液病肿瘤研究所血液内科
郭　晔*　同济大学附属东方医院肿瘤科
黄慧强*　中山大学肿瘤防治中心内科
李小秋*　复旦大学附属肿瘤医院病理科
李晔雄　中国医学科学院肿瘤医院放疗科
李增军　山东省肿瘤医院淋巴血液科
李志铭*　中山大学肿瘤防治中心内科
林宁晶*　北京大学肿瘤医院淋巴肿瘤内科
刘卫平*　北京大学肿瘤医院淋巴肿瘤内科
刘元波　首都医科大学附属北京天坛医院血液内科
马　军　哈尔滨血液病肿瘤研究所血液内科
马洪兵　四川大学华西医院血液内科
牛　挺*　四川大学华西医院血液内科
亓姝楠*　中国医学科学院肿瘤医院放疗科
邱录贵　中国医学科学院血液病医院（血液学研究所）淋巴瘤诊疗中心
宋玉琴*　北京大学肿瘤医院淋巴肿瘤内科
孙秀华*　大连医科大学附属第二医院淋巴瘤及头颈部肿瘤科
涂梅峰*　北京大学肿瘤医院淋巴瘤科
王　欣　山东省立医院血液科
王晓波*　大连医科大学附属第二医院血液科淋巴瘤骨髓瘤亚专科
王雪鹃*　北京大学肿瘤医院核医学科
谢　彦*　北京大学肿瘤医院淋巴瘤科
邢晓静*　辽宁省肿瘤医院血液乳腺内科
徐　兵　厦门大学附属第一医院血液科
许彭鹏　上海交通大学医学院附属瑞金医院血液科
杨海燕*　中国科学院大学附属肿瘤医院淋巴瘤科
应志涛*　中国医学科学院肿瘤医院肿瘤内科
张　薇*　中国医学科学院北京协和医院血液科
张会来*　天津医科大学肿瘤医院淋巴瘤内科
张明智　郑州大学第一附属医院肿瘤科
张清媛　哈尔滨医科大学附属肿瘤医院内科
张延清　哈尔滨医科大学附属第二医院血液科
赵东陆*　哈尔滨血液病肿瘤研究所淋巴瘤科
赵培起*　天津医科大学肿瘤医院淋巴瘤内科
赵维莅*　上海交通大学医学院附属瑞金医院血液科
周　辉　湖南省肿瘤医院淋巴瘤血液内科
朱　军　北京大学肿瘤医院淋巴瘤科
邹德慧*　中国医学科学院血液病医院（血液学研究所）淋巴瘤诊疗中心
邹立群*　四川大学华西医院肿瘤中心

总则

淋巴瘤是我国常见的恶性肿瘤，每年发病人数约为 10.15 万，发病率为 5.56/10 万，死亡人数为 4.70 万，死亡率为 2.47/10 万，而且地域之间、城乡之间的差异明显[1-2]。鉴于淋巴瘤的病理类型繁杂、治疗方法多样、预后转归迥异，因此在诊断和治疗过程中需要重视多学科团队（multidisciplinary team，MDT）的作用。

1 治疗前评估

(1)病史采集(包括发热、盗汗、体重减轻等 B 症状)、体格检查(尤其注意浅表淋巴结、韦氏环、肝、脾等部位)、体力状况评分。

(2)实验室检查：血尿便常规、生化全项、红细胞沉降率、β_2 微球蛋白、乳酸脱氢酶(LDH)、感染筛查(乙肝病毒 + 丙肝病毒 + 人类免疫缺陷病毒 + 梅毒，如果 HBsAg 阳性或 HBaAb 阳性，需完善 HBV DNA 检测；HBsAg 或 HBV DNA 阳性患者在接受抗肿瘤治疗时需要预防性抗病毒治疗)。对于存在中枢神经系统受侵危险因素的患者应进行腰穿，检查脑脊液常规、生化和细胞学。

(3)影像学检查：全身 CT、正电子发射计算机断层显像(PET/CT)、磁共振(MRI)、内镜、心电图检查、超声心动图、肺功能。

注：①内镜适用于胃肠道可疑受侵等情况；②中枢神经系统可疑受侵者进行受累部位的 MRI 检查；③心血管基础病、高龄或拟应用蒽环类药物者行超声心动图；④拟使用博来霉素或者有肺基础病变者推荐肺功能检查。

(4)骨髓检查：骨髓涂片、流式细胞学和骨髓活检。注意：霍奇金淋巴瘤进行骨髓检查时不需要检查骨髓流式细胞学。

(5)育龄期患者需要注意在治疗前与患者讨论生育力保留的问题。

2 分期

大多数类型淋巴瘤的分期参照 2014 年 Lugano 分期标准[3](附录 1)。此外，慢性淋巴细胞白血病(CLL)采用 Rai 分期[4]或 Binet 分期[5]，皮肤蕈样霉菌病 / 塞扎里(Sézary)综合征采用 EORTC 的 TNMB 分期[6]，其他原发皮肤淋巴瘤分期采用 EORTC 的 TNM 分期标准[7]。

3 治疗

侵袭性淋巴瘤的治疗，通常选择以化疗为基础的综合治疗模式；惰性淋巴瘤的治疗，则需要根据治疗指征来决定开始治疗的时机。因此，结合患者的年龄、体力状况、淋巴瘤病理类型、分期及预后因素，在规范化治疗的原则下制订个体化的诊疗方案尤为重要。

我国药物研发和制备水平逐渐与国际接轨，国产的创新药及生物类似药与原研药在疗效和毒性方面均具有可比性，是制订临床治疗策略时的重要选择。例如，B 细胞淋巴瘤的治疗方案通常选择利妥昔单抗联合化疗，国家药品监督管理局批准的利妥昔单抗生物类似药无论是在前瞻性临床研究还是在真实世界研究里面均表现出良好的疗效和安全性，可以作为原研药的合适替代药物。

4 疗效评价

采用 2014 年 Lugano 会议修订标准[3]，分为影像学缓解(CT/MRI 评效)和代谢缓解(PET/CT 评效)，见附录 2。采用免疫检查点抑制剂等免疫治疗时，需要采用免疫调节治疗相关疗效标准进行评价[8]。

治疗期间：每 2~4 周期进行影像学检查和疗效评价。

治疗后评效：如采用 CT 或 MRI，建议全部治疗结束后 4 周；如采用 PET/CT 检查，建议末次化疗后 6~8 周，或放疗结束后 8~12 周。

5 预后评估

大多数情况下，临床分期不是决定淋巴瘤患者预后的最关键因素，病理类型的预后价值更重要。此外，同一病理类型还可依据多项基线数据进一步判断预后，如国际预后指数评分(IPI)为侵袭性淋巴瘤最常用预后评估体系(附录 3)。部分病理类型尚有特有的评分体系，如滤泡性淋巴瘤、套细胞淋巴瘤等，详见相应章节。

6 随访

参照 2014 年 Lugano 会议的推荐标准[3]。随访内容包括病史、体格检查、常规实验室检查、影像学检查。随访超过 1

年的患者,尽量减少 CT 或 MRI 检查,而以胸片和超声代替。通常不推荐 PET/CT 作为随访检查手段。

随访频率:①可治愈的类型(如弥漫性大 B 细胞淋巴瘤、霍奇金淋巴瘤):治疗结束后的前 2 年,每 3 个月复查 1 次,以后每 6 个月复查 1 次至 5 年。此后每年复查 1 次。②不可治愈的类型(如滤泡性淋巴瘤、套细胞淋巴瘤):建议每 3~6 个月复查 1 次。

淋巴瘤病理学诊断

1 淋巴瘤的分类与诊断原则

目前,淋巴瘤的类型区分和诊断标准主要是依据 WHO 制定的造血和淋巴组织肿瘤分类[1](附录 4)。WHO 分类认为不同类型或亚型的淋巴瘤在其形态、免疫表型、遗传学以及临床表现等方面各自具备独特的特征。对这些疾病的识别,也相应建立于对上述参数全面评估、综合判断的基础之上。淋巴瘤病理诊断整合了组织形态、免疫组织化学染色、流式细胞分析、细胞遗传学以及分子生物学等多种辅助检测技术。迄今为止,组织病理学检查仍然是绝大部分淋巴瘤病例的确诊方法,而免疫组织化学染色则是判断肿瘤免疫表型以及检测部分遗传学异常的重要手段。所以,几乎所有淋巴瘤病例均需接受包括免疫组化在内的组织病理学检查之后方能确诊,部分病例的诊断和鉴别,还需辅以其他必要的检测技术。

独特的临床特点也是某些类型淋巴瘤确诊的重要依据,申请病理检查的临床医师有义务通过填写病理检查申请单提供必要的信息(包括患者的年龄、性别、活检部位等一般信息及临床表现、影像学、内镜和其他实验室检查的主要阳性发现、既往诊断、治疗史等)。病理医师也可通过查阅电子病历、直接与临床医师沟通或参加多学科讨论等多种形式获得相关信息。

2 活检与制片

2.1 标本获得

淋巴瘤首次病理诊断必须依据切除或切取活检(包括钳取、空芯针穿刺等)所获得的组织标本做出。足量、合格的诊断性组织是对淋巴瘤进行形态观察及开展免疫表型和遗传学研究的物质基础。对于不适合做组织学评估(例如:严重的器械性损伤或大量坏死而导致诊断性组织过少)的标本,应建议重复活检。淋巴结或某些结外病灶的完整切除标本,有助于病理医师对整个病变进行全面评估,且有足量的组织用于辅助检查,是诊断淋巴瘤最为理想的标本。如有多个解剖区域的淋巴结病灶,一般宜选择颈部病灶。手术时应注意选择最有代表性的淋巴结予以完整切除。手术动作宜轻柔,尽可能避免组织因牵拉、钳夹等造成机械性损伤。对于难以完整切除的病灶,可通过开放手术、内镜下活检或空芯针穿刺等方法获得小块组织样本供病理学检查,多数也能满足诊断需要。空芯针穿刺也是胸、腹腔等深部病灶活检最常用的方法。一般而言,细针吸取细胞学检查不能作为淋巴瘤的首诊依据,但可用于淋巴瘤疑似病例的初筛以及部分确诊病例可疑或复发病灶的确认,在某些特定情形下(例如:非实体性淋巴肿瘤、体液标本或获得病变组织较为困难时),细胞学检查亦可用于疾病诊断,但通常需辅以细胞块制作、免疫组化、流式细胞或细胞遗传学分析等辅助检查。

2.2 组织处理

原则上,所有淋巴结或体积较大的淋巴瘤组织标本均应在新鲜、湿润状态下尽快(离体 30 分钟以内)送到病理科进行处理,不能及时送检的标本可用生理盐水湿纱布包裹后放置 4℃冰箱短暂保存。病理科在接收标本后应予尽快处理。较大的淋巴结标本应垂直其长轴做平行切分(每片组织厚度 0.3~0.5cm),小于 1cm 的淋巴结可沿淋巴结长轴最大面对剖。可先行快速病理检查(冷冻切片或印片)以初步判断是否淋巴造血组织肿瘤,对于疑似淋巴瘤的病例,应选择 1~2 片最大的组织标本浸于 4% 中性甲醛溶液固定,固定时间通常为 12~24 小时。及时和适当时间的固定是制作高质量淋巴瘤组织切片的重要前提,不但有利于形态观察,还能较好地保存各种蛋白抗原和核酸物质,从而有利于后期免疫组化和分子生物学检测工作的开展。剩余的组织可分别用于生物样本库存档、流式细胞分析、细胞遗传学检查、病原微生物检测等。对于非淋巴瘤或疑似感染性病变的标本,应尽快将所有组织固定。对于体积较小的切取、钳取或穿刺活检标本,则应先行固定,然后再送病理科检查。对于骨髓活检标本,还应在固定后进行脱钙处理。标本组织在固定后还需进行脱水、透明、浸蜡、包埋等程序化加工才能制作切片,上述组织处理步骤目前多在自动组织处理仪中完成。

2.3 切片制作

高质量的常规苏木精 - 伊红(HE)染色切片是淋巴瘤病理诊断的重要依据。实践中,许多“疑难”病例之所以诊断困难,实际是因为制片质量不佳所导致。HE 染色切片质量优劣与否,取决于组织处理、切片、染色、封固等诸多技术环节的质量控制。其中，及时而充分的固定、浸蜡前彻底脱水以及封片前透明这些步骤尤为关键。需强调的是，二甲苯透明的步骤切不可用风干操作（包括电吹风）代替，因为后者会导致细胞收缩而影响形态观察。切片厚度以 2~4μm 为宜。一般而言，小细胞性病变切片宜薄，大细胞性病变切片不妨略厚些；观察细胞形态切片宜薄，而观察组织结构切片不妨略厚些。概括而言，一张高质量的切片应该达到组织固定良好、组织平整、无刀痕或气泡、染色鲜艳、组织及细胞结构清晰、封固良好等技术要求。

术中冷冻切片检查对于初步区分淋巴瘤与非淋巴造血组织肿瘤有一定价值，但通常不足以确诊淋巴瘤。通过冷冻切片检查还能及早发现标本组织有严重变性、坏死、钙化等可能会影响诊断的因素，从而确保活检标本适用并足以作出明确诊断。淋巴瘤印片检查是组织切片检查的有益补充，以其方法简便、操作快捷而常被用于淋巴瘤的快速筛查。

3 组织病理学检查

3.1 组织学形态分析

基于常规 HE 染色切片的组织形态分析尤为重要。一方面，特征性的形态改变本身就对某些类型淋巴瘤的诊断有着决定性的提示作用；另一方面，相当多的辅助检查（例如：免疫表型分析、分子遗传学检测等）都必须在形态分析的基础上合理选择和使用。不但如此，这些辅助检查的结果，也只有结合形态正确解读才具有诊断价值。概括而言，淋巴瘤组织形态分析的基本原则和其他实体肿瘤相似，不外乎从肿瘤细胞的生长方式、肿瘤细胞的形态及间质反应这几个方面对肿瘤的特点予以观察、比较和总结。恶性肿瘤的一些共同特性，例如瘤细胞的异型性和破坏性生长等，在各种淋巴瘤中也有相应的表现，且通常是淋巴瘤和反应性病变鉴别的重要依据[2-3]。需要指出的是，淋巴瘤的形态分析通常离不开免疫组化染色的帮助。

3.2 免疫组化检查

3.2.1 免疫组化的作用

免疫组化检查对于淋巴瘤诊断与鉴别诊断的作用主要体现在以下几个方面：①判断肿瘤的细胞系（例如：B 细胞或 T、NK 细胞淋巴瘤）；②判断肿瘤性免疫细胞的分化阶段和成熟程度（例如：淋巴母细胞淋巴瘤与外周 B/T 细胞淋巴瘤、滤泡性淋巴瘤与边缘区淋巴瘤等）；③检测某些遗传学改变（例如：*CCND1*、*ALK* 等基因易位所导致的蛋白异常表达）；④鉴别良、恶性疾病（例如：通过检测免疫球蛋白轻链有否限制性表达来判断 B 细胞 / 浆细胞是否克隆性增生）；⑤检测病原微生物（例如：EBV、HHV8、幽门螺杆菌等）；⑥为临床免疫或靶向治疗提供依据（例如：CD20、CD30、CD19、CD79b、CD38、PD-L1、ALK、BCL2 等靶点的检测）；⑦提示疾病预后（例如：通过检测 CD10、BCL6、MUM1 等指标来区分弥漫性大 B 细胞淋巴瘤的 COO 分型；通过检测 MYC 与 BCL2 蛋白表达水平来甄别“双表达”淋巴瘤）[3]。

3.2.2 常用标志物

可应用于淋巴瘤石蜡包埋组织免疫染色的常用标志物包括以下几个大类：①白细胞共同抗原（CD45/LCA）；②B 细胞相关标记物，例如 CD20、CD79a、CD79b、CD19、PAX5、Oct-2、BOB.1、κ、λ、IgG、IgG4、IgM、IgA、IgD、CD38、CD138、CD23 等；③T 细胞 /NK 细胞相关标记物，例如 CD3、CD2、CD5、CD7、CD4、CD8、CD43、CD45RO、CD56、CD57、细胞毒性分子（包括 TIA-1、颗粒酶 B、穿孔素）、T 细胞受体蛋白（例如 βF1、TCRG）等；④淋巴细胞活化 / 分化相关标记物，例如 CD30、TdT、CD99、CD10、BCL6、MUM1 等；⑤肿瘤基因和增殖相关标记物，例如 ALK、BCL2、BCL10、cyclin D1、MYC、TP53、Ki-67 等；⑥组织细胞、树突细胞及髓系相关标记物，例如 CD68（KP1、PGM1）、CD163、溶菌酶、髓过氧化物酶（MPO）、CD15、CD33、CD34、CD61、CD235a、CD123、CD117、CD21、CD35、S-100、CD1a、CD207/langerin 等；⑦微生物标志物，例如 EB 病毒（EBV）-LMP1、HHV8 等；⑧其他，例如 EMA、细胞角蛋白、LEF1、MNDA、PD1、PD-L1、CXCL13 等[3]。

3.2.3 免疫组化诊断注意事项

①免疫组化检查首先应确保染色质量，一定要从组织处理、制片、抗原修复、抗体选择、染色程序等诸多环节加强监控，并通过设置合理的阳性对照作平行染色，以确保染色质量稳定保持在较高水平。②要熟悉各类淋巴瘤组织学形态和免疫表型，在形态分析基础上，有所针对地选择必要的抗体组合来证实诊断或帮助鉴别，不应使用抗体“大套餐”做过度检测。③应学会正确判读免疫组化染色结果。这就要求病理医师做到：a. 熟悉各种抗体的预期染色结果，并通过适当内、外对照来判断染色成功与否；b. 在形态分析基础上正确判断何种细胞成分表达何种抗原；c. 熟悉各种抗体的反应谱系和适用范围，避免片面或错误解读阳性结果。

3.2.4 常用标志物组合的选择

①对于需做免疫组化检查的淋巴组织增生性病变而言，几乎所有病例需要检测 CD20、CD3 和 Ki-67。这一组合能够凸显淋巴组织的免疫结构，有助于良、恶性病变的鉴别，并能提示淋巴瘤的细胞系起源。②对于呈滤泡 / 结节状生长模式的病变，可选择 CD10、BCL6、CD21、Ki-67 等指标来显示结节和淋巴滤泡的关系，初级滤泡样结构不表达 CD10、BCL6，但 IgD

阳性。③对于疑似小 B 细胞肿瘤性病变（包括低级别滤泡性淋巴瘤、慢性淋巴细胞性白血病 / 小淋巴细胞性淋巴瘤、套细胞淋巴瘤、边缘区淋巴瘤等），可选用 CD10、BCL6、BCL2、CD5、CD23、cyclin D1、SOX11、LEF1 和 MNDA 这一组指标予以鉴别诊断。④对于富含浆细胞的病变，可检测免疫球蛋白轻链（κ/λ）有无限制性表达以区分良、恶性。⑤对于疑似高侵袭性成熟 B 细胞肿瘤的病变（包括绝大部分弥漫性大 B 细胞淋巴瘤、伯基特淋巴瘤及具有前两者中间特征的 B 细胞淋巴瘤（BCLU）或高级别 B 细胞淋巴瘤（HGBL）、高级别滤泡性淋巴瘤等），选用 CD10、BCL6、BCL2、MUM1、MYC 这一组指标（并结合细胞遗传学检查）有助确诊并区分亚型；CD30、EBV-LMP1、CD5 和 TP53 的检测对于弥漫性大 B 细胞淋巴瘤有预后意义或治疗价值。⑥对于疑似 T 细胞或 NK 细胞肿瘤的病变，可选择性检测 CD2、CD5、CD7、CD4、CD8、CD10、CD30、CD56、ALK、CXCL13、PD1、T 细胞受体蛋白、细胞毒性分子等标志物并行 EBER 原位杂交来帮助判断肿瘤类型。⑦对于经典型霍奇金淋巴瘤或类似病变（例如：具有经典型霍奇金淋巴瘤和弥漫性大 B 细胞淋巴瘤中间特征的灰区淋巴瘤、结节性淋巴细胞为主型霍奇金淋巴瘤、富于 T 细胞 / 组织细胞的大 B 细胞淋巴瘤等），可选用 CD20、PAX5、Oct-2、BOB.1、CD30、CD15、EBV-LMP1（或 EBER）、EMA、PD1 等指标组合，此外，还应注意部分外周 T 细胞淋巴瘤也可伴有霍奇金样异型大 B 细胞浸润，增生的 T 细胞有无异型性、是否克隆性增生是鉴别诊断的关键。⑧富于细胞的经典型霍奇金淋巴瘤与 ALK 阴性的间变性大细胞淋巴瘤有时不易区分，检测 B、T 细胞系标志物，细胞毒分子并结合 *IG*、*TCR* 基因重排检测会有帮助。⑨对于混合 B、T 细胞增生性病变，应结合形态分析正确区分肿瘤细胞和反应性成分。少数情况下，也不排除组合表型的淋巴瘤可能，但诊断后者应有充分的病理学和分子遗传学证据。⑩对于形态高度疑似淋巴造血组织肿瘤、但 CD20 和 CD3 均不表达的病变，通常需要检测部分“二线”细胞系标志物（如 CD79a、PAX5、CD19、Oct-2、BOB.1、浆细胞相关抗原、CD3 以外的全 T 细胞抗原及 CD43、CD68、MPO 等髓细胞标志物等）来帮助判别细胞系[3]。

4 流式细胞术分析

基于流式细胞技术的免疫表型分析也是淋巴瘤诊断和分型的重要手段，有技术条件的病理实验室应积极开展。相比免疫组化，流式细胞术具有敏感度高、特异性强、检测周期短等特点，特别是对于判断 B、T 细胞的克隆性增生，抗原表达水平以及小 B 细胞类肿瘤鉴别诊断等方面具有独特的优势，其弱点在于不能结合组织学形态分析（免疫组化可以在原位标记抗原）、不适合检测部分定位于细胞核或细胞质内的抗原（如 BCL6、MUM1、cyclin D1、Ki-67、BCL2 等）、对于霍奇金淋巴瘤等肿瘤细胞较少的病变以及 T 细胞或 NK 细胞肿瘤的甄别能力不如免疫组化强。此外，流式细胞分析需要细胞悬液或由新鲜组织制备的单细胞悬液标本，不常规留用新鲜组织标本的单位无法开展这项技术，细胞悬液标本也不像组织块可以长期保存，故而流式细胞不能用于回顾性研究。

5 遗传学与分子病理检测

淋巴瘤中抗原受体基因（*IG*、*TCR*）的克隆性基因重排、非随机、类型相关性染色体及基因异常、特定病原微生物感染等不仅对于研究肿瘤的发生、发展机制具有重要意义，也是精确诊断疾病、指导规范治疗以及预测预后必不可少的工具。常用的淋巴瘤遗传与分子病理检测方法包括聚合酶链反应（PCR，包括 RT-PCR、RQ-PCR 等）和 Sanger 测序技术、荧光原位杂交（FISH）、原位杂交（ISH）、核型分析（包括 G 显带、M-FISH、SKY 等）及基因表达谱（GEP）、二代测序（NGS）等高通量检测技术。

5.1 克隆性 *IG* 和 *TCR* 基因重排检测

5.1.1 方法

多数实验室采用 PCR 法并应用 BIOMED-2 引物组检测，以毛细管电泳基因扫描分析结果（或 PAGE 电泳异源双链分析）。

5.1.2 适用范围

绝大部分淋巴组织增生性病变根据形态特征并结合免疫组化检查和临床特点便能确诊，无须开展这项检测。仅在少数情形下，克隆性 *IG* 和 *TCR* 基因重排检测对于淋巴瘤的诊断与鉴别、肿瘤细胞系确定以及克隆相关性分析具有一定价值：①良、恶性较难鉴别的病变，例如，淋巴瘤局限或隐匿性累犯、形态异常不显著或缺乏特征性免疫表型的淋巴瘤（如在某些炎性疾病基础上发生瘤变的早期 MALT 型边缘区淋巴瘤、EBV 相关淋巴瘤等）、小细胞性皮肤淋巴瘤早期病变等；②疑似淋巴瘤，但标本组织较小、较少，例如，不理想的穿刺活检或内镜活检标本、体液标本等；③某些特定病种的诊断与鉴别，例如，儿童型滤泡性淋巴瘤、淋巴瘤样丘疹病、水疱 - 痘疮样淋巴瘤等；④细胞构成较复杂或免疫标记难以区分细胞系的肿瘤，例如，肿瘤细胞异常表达 CD20 的外周 T 细胞淋巴瘤、伴有 B 细胞成分旺炽增生的外周 T 细胞淋巴瘤或 B、T 细胞组合性淋巴瘤等；⑤肿瘤克隆相关性分析，例如，判断弥漫性大 B 细胞淋巴瘤是否由之前滤泡性淋巴瘤转化而来；⑥微小残留病灶评估。

5.1.3 判读结果注意事项

IG 和 *TCR* 基因克隆性重排检测结果，一定要在组织病理学检查的背景下解读才有意义，如与形态或免疫组化证据不符，一般更倾向于组织学检查结论。判读基因重排结果，应注意以下事项：①克隆性不一定等于淋巴瘤，部分良性病变也可有淋巴细胞克隆性增生。②部分 B 或 T 细胞淋巴瘤（特别是淋巴母细胞性肿瘤、血管免疫母细胞性 T 细胞淋巴瘤等）*IG* 和 *TCR* 基因重排检测结果存在谱系交叉，不足以判断肿瘤细胞系起源。此外，*TCRB* 和 *TCRG* 基因重排也并不代表就是 αβ 和 γδT 细胞来源的肿瘤。③假克隆和寡克隆，由于 PCR 技术的高敏性，标本组织中较少的细胞成分有时会产生假克隆或寡克隆，需与真性克隆性病变鉴别。④某些技术因素也会导致假阳性或假阴性结果。

5.2 FISH 法检测非随机性染色体和基因异常

部分 B 细胞非霍奇金淋巴瘤亚型和少数 T 细胞淋巴瘤具有特征性的、非随机性染色体异常（例如：染色体易位、缺失等），并导致相关基因异常，检测这些遗传学异常有助于病理诊断或评估预后。目前，FISH 是临床检测这些染色体 / 基因异常最常用的方法，也有多种针对染色体易位断裂区和基因缺失（或扩增）的商品化探针供应，针对易位的探针又包括融合探针和分离探针两种，分别是针对不同基因或同一基因断裂位点两侧序列而设计，前者例如 t(14；18)（*IgH/BCL2*）、t(11；14)（*IgH/CCND1*）等，后者例如 t(18q21)（*BCL2*）、t(3q27)（*BCL6*）、t(8q24)（*MYC*）、t(14q32)（*IgH*）、t(18q21.31)/*MALT1* 等。需要指出的是，部分染色体易位 / 基因重排可以通过更为简易、经济的免疫组化方法予以间接提示，例如，套细胞淋巴瘤相关的 t(11；14) 和间变性大细胞淋巴瘤相关的 t(2p23) 就分别可以通过 cyclin D1 和 ALK 的免疫组化染色来加以显示，在这些情形下，FISH 检测就并非必需。但对于那些蛋白表达并不一定对应于基因异常的情形（例如：弥漫性大 B 细胞淋巴瘤中 *BCL2* 和 / 或 *BCL6* 与 *MYC* 基因重排检测、有 *BCL2* 基因易位但免疫组化结果阴性的滤泡性淋巴瘤等）而言，FISH 检测就是必要的方法。此外，部分遗传学异常对应于肿瘤的生物学异质性，例如，伴有 t(2p23)（*ALK*）、t(6p25)（*DUSP22-IRF4*）和 t(3q28)（*TP63*）的间变性大细胞淋巴瘤以及伴有 del(17p)、del(11q)、del(13q)、+12 等异常的慢性淋巴细胞性白血病 / 小淋巴细胞性淋巴瘤就有着不同的生物学行为，通过 FISH 检测这些遗传学异常，能提示疾病预后，并指导治疗。

5.3 EBER 原位杂交检测

EBV 感染与多种良、恶性淋巴组织增生性疾病（后者包括多种 B 细胞和 T 细胞 /NK 细胞淋巴瘤以及部分经典型霍奇金淋巴瘤等）相关。EBER-1/2 是 EBV 编码的两个小分子量早期核糖核酸，常高水平地表达于病毒感染的细胞核中。利用 EBER 探针作原位杂交可以敏感地在原位显示病毒感染，如结合细胞系标志物免疫染色作双重标记，则还能显示病毒阳性细胞的表型。通过免疫组化检测 EBV 编码的部分蛋白抗原（如 LMP1、LMP2A、EBNA 等）虽也能显示病毒存在，但这些抗原的表达情况在病毒不同感染模式中有所不同（如 EBV 阳性的经典型霍奇金淋巴瘤通常表达 LMP1，而 EBV 阳性的伯基特淋巴瘤则通常 LMP1 阴性），而 EBER 却是恒定表达的，且免疫组化检测灵敏度也往往不如原位杂交，因此，EBER 原位杂交技术通常被视作组织内原位检测 EBV 的“金标准”。

5.4 二代测序、基因表达谱等高通量技术检测

随着分子生物学研究的深入，一些重现性基因突变（或其他异常）被发现在特定类型的淋巴瘤中高频发生，提示这些异常可能参与了肿瘤的发生、发展机制。其中，有不少特定的基因突变已被应用于淋巴瘤的诊断、分型、预测预后，乃至辅助临床作治疗决策。近年来，Sanger 测序、二代测序等技术被越来越多地使用到淋巴瘤的分子病理诊断当中，特别是高通量的二代测序技术具有单次实验能够检测多个基因变化以及多种遗传学异常（基因突变、易位、缺失等）的优势，大有替代其他测序技术的趋势。就淋巴瘤相关基因二代测序在临床应用而言，建议优先选择一组与诊断、预后判断和治疗选择密切相关的基因进行检测。基因表达谱是指一次同时定量检测特定组织中成千上万个基因的表达，再根据基因表达种类和丰度信息，构建出基因表达的数据表或谱型（或称指纹）。在淋巴瘤领域，弥漫性大 B 细胞淋巴瘤是第一种通过基因表达谱信息进行分子分型的肿瘤[4]。此外，Nanostring 公司推出的 nCounter 技术也能高度灵敏地定量检测多种样品类型（纯化总 RNA、细胞和组织裂解液、石蜡包埋组织提取的 RNA 等）中的基因表达，该技术应用分子条形码和单分子成像来检测并计数单个反应中的几百个转录本，而不需要逆转录或扩增反应，直接数字化读出每一种 mRNA 的相对丰度。利用 Nanostring 平台的 20 基因检测（Lymph2Cx）研究已表明该项技术可以对弥漫性大 B 细胞淋巴瘤石蜡包埋标本进行准确的分子分型[5]。

弥漫性大 B 细胞淋巴瘤

1 治疗前评估

	Ⅰ级推荐	Ⅱ级推荐	Ⅲ级推荐
病史采集和体格检查	完整的病史采集(包括发热、盗汗、体重减轻等 B 症状) 体格检查(尤其注意浅表淋巴结、韦氏环、肝、脾等部位) 体能状态评分		
实验室检查	血尿便常规、生化全项、红细胞沉降率、β_2 微球蛋白、乳酸脱氢酶、感染筛查(乙肝病毒 + 丙肝病毒 + 人类免疫缺陷病毒 +EB 病毒 + 梅毒,异常者需完善病毒载量或行确证实验) 脑脊液检查 育龄妇女须行妊娠试验		
影像学检查	PET/CT 全身增强 CT 心电图、心脏超声 中枢神经系统受累行 MRI 胃肠道受累行胃肠内镜检查		浅表淋巴结和腹部超声
骨髓检查	骨髓穿刺和活检(骨髓活检样本至少应在 1.6cm 以上)		

【注释】

对于高危患者应行诊断性腰椎穿刺术检查。流式细胞术可以提高脑脊液中淋巴瘤细胞的检测率。

2 病理诊断

	Ⅰ级推荐	Ⅱ级推荐	Ⅲ级推荐
IHC	CD20、CD19、CD79B、CD3、CD5、CD10、BCL2、BCL6、Ki-67、IRF4/MUM1、MYC	Cyclin D1、κ/λ、CD30、CD23、PAX5、CD138、ALK、HHV8、SOX11、P53	
流式细胞术	κ/λ、CD45、CD3、CD5、CD20、CD19、CD10		
基因	利用 FISH 技术检测 *MYC*、*BCL2*、*BCL6* 重排确定高级别 B 细胞淋巴瘤伴 *MYC*、*BCL2* 和 / 或 *BCL6* 重排,EBER-ISH	利用 PCR 技术检测 *IG* 重排 利用基因表达谱或 NanoString 检测判断肿瘤的“细胞起源(COO)”分型	

【注释】

弥漫性大 B 细胞淋巴瘤(DLBCL)依靠组织病理学和免疫组化分析明确诊断。$CD20^+$、$CD3^-$ 是 DLBCL 的典型免疫表型,其他免疫组化指标用于 DLBCL 亚型的分类[1]。

对 DLBCL 亚型的诊断应遵循第 5 版 WHO 分类。WHO 根据基因表达谱不同,将 DLBCL 的 COO 分为 3 类:生发中心 B 细胞样(germinal center B-cell-like,GCB)、活化 B 细胞样(activated B-cell-like,ABC)和第三型 DLBCL(Type 3 DLBCL),是影响 DLBCL 预后的重要因素[2]。目前最为常用的是 HANS 模型分类,通过检测生发中心 B 细胞标志(CD10、BCL6)和非生发中心 B 细胞标志(IRF4/MUM1),将 DLBCL 分为 GCB 样亚型和非 GCB 样亚型。有条件的机构可根据基因表达谱或利用 NanoString 检测来判断 DLBCL 的 COO 亚型。对怀疑有病变的淋巴结或结外病灶实施切除或切取活检(或内镜下活检)是明确诊断的最佳途径。在特定情况下,无法对可疑淋巴结进行切除活检时,亦可行空芯针穿刺活检,联合其他辅助检查技术(免疫组化、流式细胞术、PCR 技术扩增检测有无克隆性免疫球蛋白基因(*IG*)和 T 细胞受体(*TCR*)基因重排、FISH 和基因突变检测等对淋巴瘤进行诊断。

初发和治疗后复发的 DLBCL 均推荐 FISH 技术检测 *MYC*、*BCL2* 和 *BCL6* 重排。5%~15% 的 DLBCL 具有 *MYC* 重排，可与 *BCL2* 重排同时发生，也可与 *BCL6* 重排同时发生，称作“双打击”或“三打击”淋巴瘤，WHO 分类中被单独列为“高级别 B 细胞淋巴瘤伴 *MYC*、*BCL2* 和 / 或 *BCL6* 重排”，预后不良，目前尚无有效的治疗措施。30%~35% DLBCL 表达 MYC 蛋白，20%~35% 同时表达 BCL2，但多数不携带 *MYC/BCL2* 基因异常，称“双表达淋巴瘤”，提示预后不良。

3 分期

参照 2014 年 Lugano 分期标准（附录 1）。

4 治疗

4.1 初治患者：基于年龄和预后的分层治疗

分组	分层	Ⅰ级推荐	Ⅱ级推荐	Ⅲ级推荐
年龄≤60 岁	低危（aaIPI=0 分）且无大肿块	3R-CHOP21+ 受累部位 / 受累淋巴结放疗 或 6R-CHOP21 ± 受累部位 / 受累淋巴结放疗 或 4R-CHOP21+2R ± 受累部位 / 受累淋巴结放疗（1A 类）		
	低危（aaIPI=0 分）伴有大肿块或中低危（aaIPI=1 分）	6R-CHOP21+ 受累部位 / 受累淋巴结放疗（1A 类） 中低危（aaIPI=1 分）： 6Pola-R-CHP+2R（1A 类）		
	中高危（aaIPI=2 分）	临床试验 8R+6~8CHOP21 ± 受累部位 / 受累淋巴结放疗（1A 类） 8R+6CHOP14 ± 受累部位 / 受累淋巴结放疗（1A 类） 6Pola-R-CHP+2R（1A 类）	6R-CHOEP14（2A 类）	6DA-EPOCH-R（2A 类）
	高危（aaIPI=3 分）	临床试验 8R+6~8CHOP21 ± 受累部位 / 受累淋巴结放疗（1A 类） 8R+6CHOP14 ± 受累部位 / 受累淋巴结放疗（1A 类） 6Pola-R-CHP+2R（1A 类）	6R-CHOEP（2A 类） 自体造血干细胞移植（2A 类）	6-DA-EPOCH-R（2A 类）
年龄 60~80 岁	无心功能不全	8R+6~8CHOP21（IPI 低危：8R+6CHOP21）（1A 类） 8R+6CHOP14 ± 受累部位 / 受累淋巴结放疗（大肿块：8R+6CHOP14+ 受累部位 / 受累淋巴结放疗）（1A 类）	6Pola-R-CHP+2R（1A 类）	6DA-EPOCH-R（2A 类）
	伴心功能不全	多柔比星替换为脂质体多柔比星、依托泊苷、吉西他滨（2A 类）		
年龄 >80 岁	无心功能不全	剂量减量：6R-miniCHOP21（2A 类）		
	伴心功能不全	多柔比星替换为脂质体多柔比星、依托泊苷、吉西他滨（2A 类）		

【注释】

应根据患者年龄、IPI/aaIPI 评分以及剂量增加方案的可行性进行分层治疗。若条件允许,推荐进入临床试验[3]。

对于年轻高危或中高危患者,目前尚无标准治疗方案,应首选进入临床试验。最常用的治疗为 8R 联合 6~8 个疗程 CHOP21 方案。R-CEOP70(70mg/m^2 表柔比星)与 R-CHOP50(50mg/m^2 多柔比星)疗效相当,年轻患者采用蒽环类加量的化疗方案 R-CEOP90(90mg/m^2 表柔比星)可使 PFS 获益[4-5]。6 个周期与 8 个周期的 CHOP-21 对于 DLBCL 疗效相当。年轻、预后良好的患者可进一步减少 2 个周期化疗,预后无显著差别,因而对于初治患者,根据其危险分层,可考虑适当减少化疗周期。Pola-R-CHP 使 IPI 2~5 分患者 PFS 获益。来那度胺 +R-CHOP 可改善 IPI 非低危患者的生存,其作用可能不取决于 ABC 亚型;BTK 抑制剂联合 R-CHOP 可能改善部分亚型患者的生存(如 MCD、N1、non-GCB、双表达淋巴瘤等);DA-EPOCH-R 可改善 IPI 3~5 分患者的生存。此外,BCL-2 抑制剂、PD-1 单抗、表观遗传药物(地西他滨、西达本胺等)[6-7]联合 R-CHOP 均显示出疗效和可控的安全性。对于 70 岁以上或一般状态差的老年患者,可考虑 R-GemOx[8]或利妥昔单抗、BTK 抑制剂及来那度胺联合的无化疗方案[9]。瑞帕妥单抗和泽贝妥单抗是新型 CD20 单抗,可联合 CHOP 方案治疗 DLBCL。60~80 岁初治患者经 R-CHOP 方案治疗后 CR 或 PR,采用来那度胺维持可使 PFS 获益。

化疗前大肿块(≥ 7.5cm)或结外器官受侵、化疗后未达 CR 是放疗适应证。局限期患者短程化疗后联合放疗可取得与长程单纯化疗相同的疗效,足量化疗后联合放疗可进一步提高疗效。化疗 CR 后推荐放疗剂量为 30~36Gy,化疗 PR 或 SD 后剂量为 30~40Gy,而化疗后进展行挽救放疗时应给予更高剂量 40~50Gy。自体造血干细胞移植作为一线治疗可应用于高危患者,但仍需进一步试验。

对于原发纵隔、原发乳腺、原发睾丸弥漫性大 B 细胞淋巴瘤和高级别 B 细胞淋巴瘤伴 *MYC*、*BCL2* 和 / 或 *BCL6* 重排或 NOS 患者,分别参照各章节进行治疗。对于高肿瘤负荷的患者,应采取措施预防肿瘤溶解综合征。存在 CNS 复发风险的患者应进行 CNS 预防。由 IPI 中的 5 个危险因素和肾脏 / 肾上腺累及组成的 CNS-IPI,将患者分为低危(0~1 分)、中危(2~3 分)、高危(4~6 分),建议对 CNS-IPI 高危、HIV 感染、高级别 B 细胞淋巴瘤伴 *MYC*、*BCL2* 和 / 或 *BCL6* 重排、睾丸淋巴瘤的患者进行 CNS 预防。此外,回顾性研究普遍认为,乳腺、子宫、副鼻窦、硬膜外、骨、骨髓的累及也是附加危险因素。推荐这些患者进行鞘内注射甲氨蝶呤(MTX) ± 阿糖胞苷(Ara-C)或 HD-MTX(≥ 3.0g/m^2)静脉滴注作为预防;若患者同时存在 CNS 实质受累,应考虑将 HD-MTX(≥ 3.0g/m^2)加入治疗方案。

4.2 复发 / 难治患者(适用于初发时接受足量利妥昔单抗和蒽环类化疗的患者)

	分层	Ⅰ级推荐	Ⅱ级推荐	Ⅲ级推荐
初次复发 / 进展	符合移植条件	(DHAP ± R、ICE ± R、GDP ± R 等)+ 自体造血干细胞移植(1A 类) CAR-T(原发难治或 12 个月内复发患者推荐,1A 类)	临床试验	异基因造血干细胞移植
	不符合移植条件	DHAP ± R、ESHAP ± R、ICE ± R、GDP ± R、DA-EPOCH ± R、GemOx ± R、MINE ± R 等(2A 类) 临床试验	R2 ± BTK 抑制剂、BTK 抑制剂、Pola-BR、BR、tafasitamab、CAR-T 等(2A 类)	
≥ 2 次复发 / 进展	符合移植条件	异基因造血干细胞移植 临床试验 CAR-T(2A 类)		
	不符合移植条件	DHAP ± R、ESHAP ± R、ICE ± R、GDP ± R、DA-EPOCH ± R、GemOx ± R、MINE ± R 等(2A 类) 临床试验 CAR-T 等(2A 类)	R2 ± BTK 抑制剂、BTK 抑制剂、Pola-BR、BR、塞利尼索、tafasitamab*、loncastuximab*、维布妥昔单抗(CD30 阳性)	

注:*. 国内未上市,可在自贸区内使用。

【注释】

复发 / 难治患者推荐选择其他与 CHOP 无交叉耐药的药物即二线方案化疗或个体化方案[10]。嵌合抗原受体（CAR）-T 细胞（如阿基仑赛、瑞基奥仑赛等）治疗及西达本胺、伊布替尼、泽布替尼、奥布替尼、维布妥昔单抗、PD-1 单抗、塞利尼索、BCL-2 抑制剂、PI3K 抑制剂、维泊妥珠单抗、Tafasitamab、Loncastuximab、Glofitamab 等新药单用或联合治疗亦体现出初步疗效。与标准二线治疗相比，阿基仑赛治疗显著延长了早期复发或难治性 DLBCL 患者的 EFS 和 PFS。如有条件，推荐患者进入临床试验。如患者具备移植条件且达 CR 或 PR，则行造血干细胞移植；如患者不具备移植条件或治疗后仍为 SD 或 PD，则进入临床试验、CAR-T 或最佳支持治疗。

细胞因子释放综合征（CRS）和神经毒性是 CAR-T 治疗中发生频率最高的危及生命的毒副反应。抗白细胞介素 -6 受体单抗托珠单抗对于控制 CRS 有效，对 CAR-T 治疗疗效没有影响。糖皮质激素也是 CRS 重要的辅助治疗，可以和托珠单抗协同使用，并用于 CRS 伴神经毒性的管理。详见 CAR-T 细胞免疫治疗相关章节。

4.3 附：治疗方案汇总

一线治疗方案
[R-CHOP]利妥昔单抗 + 环磷酰胺 + 多柔比星 / 表柔比星 + 长春新碱 + 泼尼松
[R-CHOEP]利妥昔单抗 + 环磷酰胺 + 多柔比星 / 表柔比星 + 长春新碱 + 依托泊苷 + 泼尼松
[R-miniCHOP]利妥昔单抗 + 减剂量的 CHOP（剂量减为标准剂量的 1/2 至 1/3）
[DA-EPOCH-R]利妥昔单抗 + 依托泊苷 + 泼尼松 + 长春新碱 + 环磷酰胺 + 多柔比星
[Pola-R-CHP]利妥昔单抗 + 维泊妥珠单抗 + 环磷酰胺 + 多柔比星 + 泼尼松

【注释】

R-CHOP 方案

利妥昔单抗 375mg/m^2，d0

环磷酰胺 750mg/m^2，d1

多柔比星 40~50mg/m^2，d1

长春新碱 1.4mg/m^2，d1（最大剂量 2mg）

泼尼松 100mg，d1~5

每 21 天重复。

R-CHOEP 方案

利妥昔单抗 375mg/m^2，d0

环磷酰胺 750mg/m^2，d1

长春新碱 1.4mg/m^2，d1

多柔比星 40~50mg/m^2，d1

依托泊苷 100mg/m^2，d1~3

泼尼松 100mg，d1~5

每 21 天重复。

R-miniCHOP 方案

利妥昔单抗 375mg/m^2，d0

环磷酰胺 400mg/m^2，d1

多柔比星 25mg/m^2，d1

长春新碱 1mg，d1

泼尼松 40mg/m^2，d1~5

每 21 天重复。

DA-EPOCH-R 方案

利妥昔单抗 375mg/m^2，d0

依托泊苷 50mg/（m^2·d），d1~4，96 小时连续输注

长春新碱 0.4mg/(m^2·d),d1~4,96 小时连续输注
多柔比星 10mg/(m^2·d),d1~4,96 小时连续输注
环磷酰胺 750mg/m^2,d5
泼尼松 60mg/(m^2·d),d1~5
每 21 天重复。

DA-EPOCH 剂量调整原则:

• 每次化疗后都需预防性使用粒细胞集落刺激因子。

• 如果上周期化疗后中性粒细胞减少未达Ⅳ度,可以在上一周期化疗剂量基础上将依托泊苷、多柔比星和环磷酰胺的剂量上调 20%。

• 如果上周期化疗后中性粒细胞减少达Ⅳ度,但在 1 周内恢复,保持原剂量不变。

• 如果上周期化疗后中性粒细胞减少达Ⅳ度,且持续时间超过 1 周,或血小板下降达Ⅳ度,在上一周期化疗剂量基础上将依托泊苷、多柔比星和环磷酰胺的剂量下调 20%。

• 剂量调整如果是在起始剂量以上,则上调时依托泊苷、多柔比星和环磷酰胺一起上调;剂量调整如果是在起始剂量以下,则下调时仅下调环磷酰胺。

Pola-R-CHP 方案

利妥昔单抗 375mg/m^2,d1
维泊妥珠单抗 1.8mg/kg,d1
环磷酰胺 750mg/m^2,d1
多柔比星 50mg/m^2,d1
泼尼松 100mg,d1~5
每 21 天重复。

二线治疗方案
[R-DHAP]利妥昔单抗 + 顺铂 + 阿糖胞苷 + 地塞米松
[R-ICE]利妥昔单抗 + 异环磷酰胺 + 卡铂 + 依托泊苷
[R-GDP]利妥昔单抗 + 吉西他滨 + 顺铂 + 地塞米松
[R-ESHAP]利妥昔单抗 + 依托泊苷 + 甲泼尼龙 + 顺铂 + 阿糖胞苷
[DA-EPOCH-R]利妥昔单抗 + 依托泊苷 + 泼尼松 + 长春新碱 + 环磷酰胺 + 多柔比星
[R-GemOx]利妥昔单抗 + 吉西他滨 + 奥沙利铂
[R-MINE]利妥昔单抗 + 美司钠 + 异环磷酰胺 + 米托蒽醌 + 依托泊苷
[R^2]利妥昔单抗 + 来那度胺
[iR2]伊布替尼、来那度胺、利妥昔单抗

【注释】

R-DHAP 方案

利妥昔单抗 375mg/m^2,d0
地塞米松 40mg/d,d1~4(原方案为该剂量,各中心可酌情调整)
顺铂 100mg/m^2,24 小时连续输注,d1
阿糖胞苷 2g/m^2,q.12h. d2
每 21 天重复。

R-ICE 方案

利妥昔单抗 375mg/m^2,d0
异环磷酰胺 5g/m^2,d2(100% 剂量美司钠解救)
卡铂(按照 AUC=5 计算,单次剂量 ≤ 800mg),d2
依托泊苷 100mg/m^2,d1~3

每 21 天重复。

R-GDP 方案

利妥昔单抗 375mg/m^2,d0

吉西他滨 1 000mg/m^2,d1,d8

顺铂 75mg/m^2,d1

地塞米松 40mg,d1~4

每 21 天重复。

R-ESHAP 方案

利妥昔单抗 375mg/m^2,d0

依托泊苷 60mg/m^2,d1~4

甲泼尼龙 500mg,d1~4

顺铂 25mg/m^2,q.6h. 连续输注,d1~4

阿糖胞苷 2g/m^2,d5

每 21 天重复。

R-GemOx 方案

利妥昔单抗 375mg/m^2,d0

吉西他滨 1 000mg/m^2,d1

奥沙利铂 100mg/m^2,d1

每 14 天重复。

R-MINE 方案

利妥昔单抗 375mg/m^2,d0

异环磷酰胺 1.33g/m^2,d1~3(100% 剂量美司钠解救)

米托蒽醌 8mg/m^2,d1

依托泊苷 65mg/m^2,d1~3

每 21 天重复。

R^2 方案

利妥昔单抗 375mg/m^2,d0

来那度胺 20~25mg,d1~21

每 28 天重复。

iR2 方案

伊布替尼 560mg,d1~21

利妥昔单抗 375mg/m^2,d0

来那度胺 25mg,d1~21

每 28 天重复。

Pola-BR 方案

利妥昔单抗 375mg/m^2,d1

维泊妥珠单抗 1.8mg/kg,d1

苯达莫司汀 90mg/m^2,d1~2

每 21 天重复。

BR 方案

利妥昔单抗 375mg/m^2,d1

苯达莫司汀 90mg/m^2,d1~2

每 21 天重复。

Tafasitamab + 来那度胺方案

Tafasitamab 12mg/kg

- 第 1 个周期:d1、d4、d8、d15、d22
- 第 2 和第 3 个周期:d1、d8、d15、d22

- 第 4 个周期及后续每个周期:d1、d15

来那度胺 25mg,d1~21

每 28 天重复。

Loncastuximab 方案

第 1~2 个周期:0.15mg/kg,d1

第 3 个周期及后续每个周期:0.075mg/kg,d1

每 21 天重复。

高级别 B 细胞淋巴瘤

1 治疗前评估

	Ⅰ级推荐	Ⅱ级推荐	Ⅲ级推荐
病史采集和体格检查	完整的病史采集(包括发热、盗汗、体重减轻等 B 症状); 体格检查(尤其注意浅表淋巴结、韦氏环、肝脾等部位); 体能状态评分		
实验室检查	血尿便常规、生化全项、红细胞沉降率、$β_2$ 微球蛋白、乳酸脱氢酶(LDH)、感染筛查(乙肝 + 丙肝 + 艾滋病毒 + EB 病毒 + 梅毒,异常者需完善病毒载量或行确证实验) 脑脊液检查 育龄妇女须行妊娠试验		
影像学检查	^{18}F-FDG PET/CT 全身增强 CT 心电图、心脏超声 中枢神经系统(CNS)受累行颅脑增强 MRI 胃肠道受累行胃肠内镜检查	中枢神经系统(CNS)受累行颅脑平扫 MRI(造影剂过敏患者)	浅表淋巴结和腹部超声
骨髓检查	骨髓穿刺和活检(骨髓活检样本至少应在 1.6cm 以上)		

【注释】

高级别 B 细胞淋巴瘤常伴有 LDH 升高、高 IPI 评分以及骨髓和中枢侵犯。

2 病理诊断

	Ⅰ级推荐	Ⅱ级推荐	Ⅲ级推荐
基因	利用 FISH 技术检测 *MYC*、*BCL2*、*BCL6* 基因重排确定“双打击”或“三打击” 淋巴瘤	EBER-ISH;利用 PCR 技术检测 *IG* 基因重排;利用基因表达谱或 NanoString 检测判断肿瘤的“细胞起源(COO)”分型	
IHC	CD20、CD19、CD79a、CD3、CD5、CD21、CD10、BCL6、MUM-1、BCL2、MYC、TP53、TdT、Cyclin D1、Ki-67	CD30	
流式细胞术	Kappa/lambda,CD45,CD3,CD5,CD19,CD10,CD20		

【注释】

2016 年 WHO 造血淋巴组织肿瘤分类(修订第 4 版)将高级别 B 细胞淋巴瘤(HGBL)分为:①伴有 *MYC* 和 *BCL2* 和 / 或 *BCL6* 重排的 HGBL,FISH 或标准细胞遗传学检测伴有 *MYC* 和 *BCL2* 或 *BCL6* 重排的 HGBL 定义为“双打击”淋巴瘤,三者均出现重排被定义为“三打击”淋巴瘤。绝大多数是生发中心 B 细胞样表型。②高级别 B 细胞淋巴瘤,非特指性(HGBL,NOS):形态为母细胞样或介于 DLBCL 与伯基特淋巴瘤之间,但缺乏 *MYC* 和 *BCL2* 和 / 或 *BCL6* 共同重排(可以有 *MYC* 或 *BCL2* 单个基因重排)的病例,强调需排除“双打击”/“三打击”淋巴瘤以及确诊 DLBCL 的患者。

在 2022 年 WHO 造血淋巴组织肿瘤分类(第 5 版)中,HGBL 限指呈淋巴母细胞样形态或介于伯基特淋巴瘤与弥漫性大 B 细胞淋巴瘤之间的高侵袭性 B 细胞非霍奇金淋巴瘤,且必须排除淋巴母细胞肿瘤、伯基特淋巴瘤及母细胞样套细胞淋巴瘤,并进一步根据其遗传学异常分为以下三类:①伴有 *MYC* 和 *BCL2* 重排(也可同时伴有 *BCL6* 重排,即“三打击”淋巴瘤)的 HGBL;②伴有 11q 异常的 HGBL(伴有 11q 获得 / 缺失,形态、表型及基因表达谱类似于伯基特淋巴瘤或其他 HGBL,但没有 *MYC* 重排,且基因突变特征不同于伯基特淋巴瘤);③ HGBL,NOS。需要注意的是,仅伴有 *MYC* 和 *BCL6* 重排(但没有 *BCL2* 重排)的双打击淋巴瘤在新分类中不再归入伴有 *MYC* 和 *BCL2* 重排的 HGBL,而是归入 HGBL,NOS 或弥漫性大 B 细胞淋巴瘤,NOS。而形态学符合弥漫性大 B 细胞淋巴瘤,NOS 的“双打击”/“三打击”淋巴瘤在新分类中不再命名为 HGBL,使用“伴有 *MYC* 和 *BCL2* 重排的弥漫性大 B 细胞淋巴瘤”这一术语。

FISH 检测为 HGBL 诊断金标准。对于初治和复发的 DLBCL 均推荐 FISH 技术检测 *MYC*、*BCL2* 和 *BCL6* 重排。5%~15% DLBCL 具有 *MYC* 重排,可与 *BCL2* 重排同时发生,也可与 *BCL6* 重排同时发生,提示预后不良,目前尚无有效的治疗措施[1-2]。对于形态疑似 HGBL(介于 DLBCL 和伯基特淋巴瘤之间或母细胞样)的病例,FISH 为必需检测。由于 HGBL 多系生发中心 B 细胞样表型,COO 分型是筛选 HGBL 相对较好的初筛标准,特别是伴有 MYC/BCL2 蛋白过表达的病例尤为如此,但依旧存在缺陷[3]。

3 分期

参照 2014 年 Lugano 分期标准,见附录 1。

4 治疗

4.1 高级别 B 细胞淋巴瘤,伴有 MYC 和 BCL2 易位

状态	Ⅰ级推荐	Ⅱ级推荐	Ⅲ级推荐
初治	入组临床试验	剂量调整的 EPOCH 方案 + 利妥昔单抗(2A 类) RCHOP 方案(2A 类) (对于 IPI 评分低危的患者可考虑) RminiCHOP 方案(2A 类) (对于老年 / 体弱的患者可考虑) HyperCVAD/MA 方案 + 利妥昔单抗(2A 类) CODOX-M 与 IVAC 交替方案 + 利妥昔单抗(2A 类)	早期患者可局部放疗作为巩固治疗(2B 类) 自体造血干细胞支持下的大剂量化疗作为巩固治疗(2B 类)
复发 / 难治	按照复发 / 难治 DLBCL 治疗		

4.2 高级别 B 细胞淋巴瘤,非特指

状态	Ⅰ级推荐	Ⅱ级推荐	Ⅲ级推荐
初治	入组临床试验	RCHOP 方案(2A 类) RminiCHOP 方案(2A 类) (对于老年 / 体弱的患者可考虑) 剂量调整的 EPOCH 方案 + 利妥昔单抗(2A 类) HyperCVAD/MA 方案 + 利妥昔单抗(2A 类) CODOX-M 与 IVAC 交替方案 + 利妥昔单抗(2A 类)	早期患者可局部放疗作为巩固治疗(2B 类) 自体造血干细胞支持下的大剂量化疗作为巩固治疗(2B 类)
复发 / 难治	按照复发 / 难治 DLBCL 治疗		

【注释】

对于高级别 B 细胞淋巴瘤伴有 *MYC* 和 *BCL2* 和 / 或 *BCL6* 易位(双打击 / 三打击淋巴瘤),目前国内外尚未建立标准的治疗方案。选择具体治疗方案时应考虑患者的体能状态和合并症的情况。回顾性研究表明,高强度的免疫化疗方案可能改善双打击 / 三打击淋巴瘤患者的预后,而采用 RCHOP 方案可能预后较差[4-5]。在对 106 例双打击 / 三打击淋巴瘤的多中心回顾性分析中,采用高强度免疫化疗方案(如 R-DA-EPOCH,R-HyperCVAD 或 R-CODOX-M/IVAC)相比 RCHOP 可改善 CR 率及 PFS[4]。Howlett 等发表的 meta 分析表明,在双打击淋巴瘤患者的一线治疗中,采用 R-CHOP,R-DA-EPOCH 及其他剂量密集型方案的中位 PFS 分别为 12 个月、22 个月和 19 个月;相比 RCHOP 方案,R-DA-EPOCH 显著降低了进展风险,但各组间的 OS 未见显著差异[6]。一项关于 R-DA-EPOCH 联合 BCL2 抑制剂 venetoclax 治疗 DHL 患者的Ⅱ/ Ⅲ期临床试验结果公布,与 R-DA-EPOCH 单独治疗相比,联合方案组 PFS 无显著获益且不良反应增加,故对于双打击淋巴瘤患者,不推荐 R-DA-EPOCH 联合 BCL2 抑制剂[7]。尽管尚无明确证据提示自体造血干细胞移植巩固对获得首次完全缓解的 DHL 患者的生存获益,但由于缺乏随机对照研究以及更有效方案,自体造血干细胞移植仍然是部分国内外医疗机构可选方案。针对高级别 B 细胞淋巴瘤非特指型,国际上亦无统一的标准治疗方案,不同于双打击 / 三打击淋巴瘤的是,RCHOP 方案可作为其治疗选择之一。对于老年高级别 B 细胞淋巴瘤,非特指型患者,推荐在老年医学评估的情况下,使用剂量减弱的 R-mini-CHOP[8]。

由于高级别 B 细胞淋巴瘤患者发生 CNS 侵犯的风险较高[4-5],建议此类患者常规进行 CNS 预防。推荐患者采用鞘内注射 MTX ± Ara-C 4~8 剂和 / 或静脉滴注 HD-MTX($3.0\sim3.5g/m^2$)2~4 周期作为预防。若为局限期疾病,在化疗达到 CR 后推荐进行受累野的巩固性放疗,可能改善患者的 PFS[9]。对于疾病达到缓解的患者,可考虑进行自体造血干细胞移植作为巩固治疗;尽管其地位尚未完全明确,但仍被国际上部分中心所采纳。

复发 / 难治的高级别 B 细胞淋巴瘤应遵循复发 / 难治 DLBCL 的治疗推荐。然而,复发 / 难治的双打击 / 三打击淋巴瘤患者接受自体 / 异基因造血干细胞移植的预后尚不明确[10-11]。CAR-T 细胞疗法可用于二线治疗后复发或难治性高级别 B 细胞淋巴瘤[12]。CD19 抗体 - 药物偶联物(ADC)Loncastuximab tesirine(Lonca)已被 FDA 批准用于治疗复发 / 难治的高级别 B 细胞淋巴瘤患者。LOTIS-2 研究显示出 Lonca 单药治疗复发 / 难治的高级别 B 细胞淋巴瘤患者,ORR 为 45.5%[13]。

原发纵隔(胸腺)大 B 细胞淋巴瘤[1-9]

1 治疗前评估

	Ⅰ级推荐	Ⅱ级推荐	Ⅲ级推荐
常规检查	完整的病史采集 体格检查:一般状况、浅表淋巴结、口咽环、肝、脾触诊、上腔静脉综合征相关体征 B 症状评估 体能状态评估(ECOG 体能评分)	与有经验生殖专家讨论生育问题	
实验室检查	全血细胞计数和分类、尿常规、便常规 血生化:肝肾功能、凝血功能、LDH、β_2 微球蛋白 乙肝五项、HBV-DNA、HCV 及 HIV 筛查 妊娠试验(必要时)		
影像学检查	颈部、胸部、腹部、盆腔增强 CT PET/CT 心电图、心脏超声 中枢神经系统受累行增强 MRI		浅表淋巴结及腹部超声
骨髓检查	骨髓穿刺和活检		
临床分期	Lugano 分期		

2 病理诊断

	Ⅰ级推荐	Ⅱ级推荐	Ⅲ级推荐
获取组织的方式	纵隔肿块空芯针穿刺或切取活检;可疑淋巴结切除或切取活检		
IHC	CD20,PAX5,CD3,CD5,CD15,CD23,CD30,CD10,BCL2,BCL6,IRF4/MUM1,PD-L1,Ki-67	BOB.1,Oct-2,MAL	
流式细胞术		CD45/LCA,κ/λ,CD20,CD3,CD5,CD19,CD10,CD22,CD23,CD15	
遗传学及基因检测		*EBER-ISH*,*PD-L1/2* 及 *JAK/STAT* 基因异常检测	

【注释】

原发纵隔(胸腺)大B细胞淋巴瘤(PMBCL)是弥漫性大B细胞淋巴瘤(DLBCL)的特殊亚型之一,约占DLBCL的10%。病变起源于胸腺髓质B细胞,以纵隔占位和大肿块为临床特征。常伴有上腔静脉综合征、胸腔或心包积液。PMBCL好发于年轻女性,男性∶女性为1∶2,中位年龄为35岁。临床分期以Ⅰ~Ⅱ期为主,约占80%。

PMBCL的基因表达谱不同于非特指型DLBCL,而与经典型霍奇金淋巴瘤(CHL)有部分重叠。应注意与介于PMBCL和CHL之间而被称作灰区淋巴瘤(GZL)进行鉴别。PMBCL的免疫表型与非特指型DLBCL相似,但更常见CD23阳性,弱表达CD30,且多有PD-L1/2表达水平升高。分子遗传学异常包括NF-κB、JAK/STAT通路异常活化,PD-L1/2扩增或9P24.1获得,以及MHC Ⅱ相关分子缺陷。确诊PMBCL需要结合病理特征和临床表现而综合判断。

PET/CT检查对PMBCL病灶范围确定和治疗后疗效判断有明确的价值。PMBCL治疗后在CT图像中经常存在纵隔肿块残留,PET/CT检查可判断是否达到肿瘤代谢缓解,以指导后续治疗策略。伴中枢神经系统侵犯风险时(参见DLBCL)行腰椎穿刺和鞘内注射化疗。

3 分期

参照2014年Lugano分期标准(附录1)。

4 治疗

4.1 初治患者

Ⅰ级推荐	Ⅱ级推荐	Ⅲ级推荐
R-CHOP×6周期+累及部位放疗(2A类) DA-EPOCH-R×6周期 ± 累及部位放疗(2A类)		

4.2 复发/难治患者

分层	Ⅰ级推荐	Ⅱ级推荐	Ⅲ级推荐
适合大剂量化疗	参加临床试验 挽救化疗:ICE±R、R-DHAP±R、MINE±R、ESHAP±R(2A类) 加纵隔放疗(既往未放疗);接受移植患者可在移植后放疗(2A类)	联合自体造血干细胞移植(2A类)	
不适合大剂量化疗	参加临床试验 姑息化疗:GDP±R、GEMOX±R等	姑息放疗	

淋巴瘤

续表

分层	Ⅰ级推荐	Ⅱ级推荐	Ⅲ级推荐
≥2次复发/进展	参加临床试验	抗PD-1单抗 卡瑞利珠单抗+GVD	具备开展CAR-T治疗条件的指定医院可进行抗CD19 CAR-T细胞治疗

【注释】

PMBCL的一线治疗推荐包含利妥昔单抗和蒽环类药物的联合方案，如R-CHOP，或强化方案DA-EPOCH-R（建议在有经验的医院使用）等。因缺乏随机对照临床试验，目前尚无国际公认的一线治疗标准方案。标准剂量化疗后推荐使用PET/CT进行疗效评估，并进一步决定是否放疗以及放疗剂量的选择，具体如下：CR，ISRT 30~36Gy（尤其在非R-DA-EPOCH方案化疗后）或观察（R-DA-EPOCH方案化疗后）；PR，ISRT 36~50Gy；SD或局限PD，ISRT/IFRT 40~55Gy。根据小样本的Ⅱ期临床试验结果，接受DA-EPOCH-R治疗后获得PET/CT完全代谢缓解（CMR）的患者，可以免除放疗。减少放疗，可以降低该患者人群的远期不良反应（心脏疾病和乳腺癌）风险，但该结果有待Ⅲ期随机临床试验验证。PMBCL接受R-CHOP样化疗±放疗后获得CR患者的预后良好，不推荐对CR患者进行大剂量化疗+自体造血干细胞移植的巩固治疗。PMBCL患者治疗后，采用Deauville 5分法进行PET/CT评估。FDG摄取阳性的患者应除外假阳性，如治疗后炎性反应、胸腺增生等。建议完成免疫化疗后4~6周，或者放疗后2~3个月行PET/CT检查。

复发/难治PMBCL的治疗策略同复发/难治DLBCL，鼓励患者参加临床试验，其他包括非交叉耐药的联合化疗+自体造血干细胞移植巩固。挽救方案包括ICE、DHAP、MINE、ESHAP等，根据耐药情况加或不加利妥昔单抗。先前未接受过放疗的患者可在移植后补充纵隔放疗。一线治疗未接受过放疗，单纯纵隔复发的患者，可选择纵隔放疗作为挽救治疗。挽救治疗失败的患者可选择新的治疗方法。帕博利珠单抗（抗PD-1单抗）已被FDA批准用于治疗复发/难治的PMBCL。国外也开展了抗PD-1单抗联合维布妥昔单抗的临床研究。FDA已批准了抗CD19 CAR-T细胞治疗复发/难治B细胞淋巴瘤，其中包括PMBCL患者。

PMBCL复发出现较早，大多治疗中进展或12个月内复发，超过18个月复发少见。治疗后缓解的患者，第一年每3个月随访一次，第二年每6个月随访一次。需要提醒患者关注远期不良反应，如心脏疾病和第二原发肿瘤。

原发乳腺弥漫性大B细胞淋巴瘤

1 治疗前评估

	Ⅰ级推荐	Ⅱ级推荐	Ⅲ级推荐
常规检查	完整的病史采集（注意询问有无淋巴瘤病史，乳腺假体植入史） B症状评估 体格检查（注意浅表淋巴结和乳房） 体能状态评估（ECOG体能评分）		
实验室检查	全血细胞计数、尿常规、便常规 血生化全项 乙肝五项、HBV-DNA、HCV、EBV及HIV	育龄期妇女须行妊娠试验 脑脊液检查（若存在CNS相关症状）	
影像学检查	心电图 心脏超声 ^{18}F-FDG PET/CT 颈部、胸部、腹部、盆腔增强CT	头颅增强MRI（若存在CNS相关症状） 脊髓增强MRI（若存在CSF异常或相关症状） 颈部、胸部、腹部、盆腔平扫CT（造影剂过敏患者）	浅表淋巴结、乳腺和腹部盆腔超声
骨髓检查	骨髓穿刺和活检		

【注释】

原发乳腺弥漫性大B细胞淋巴瘤(primary breast-diffuse large B cell lymphoma, PB-DLBCL)呈侵袭性表现,主要表现为单侧乳房无痛性肿块,多见于右侧乳腺,可伴有同侧引流区域淋巴结的增大[1]。判定是否为原发乳腺淋巴瘤主要基于1972年Wiseman和Liao提出的四项标准[2]:临床表现的部位位于乳腺,乳腺组织与淋巴瘤组织在解剖学位置上需要紧密相接;没有既往的乳腺外淋巴瘤病史,诊断时不伴有同时存在的广泛播散的淋巴瘤病灶;除区域淋巴结(同侧腋窝淋巴结和锁骨上淋巴结)受累外,无其他部位受累;需要足够的标本进行组织病理学检查。由于PB-DLBCL有中枢神经系统受累的风险,对于有中枢症状的患者建议行颅脑增强MRI及脑脊液检查,若有造影剂过敏,建议行平扫头颅MRI。

2 病理诊断

	Ⅰ级推荐	Ⅱ级推荐	Ⅲ级推荐
获取组织的方式	乳房肿块切取/空芯针穿刺活检; 可疑淋巴结完整切除或切取活检	空芯针穿刺活检	
IHC	CD20,CD3,CD5,CD10,BCL2,BCL6,MYC,IRF4/MUM1,Ki-67	CyclinD1,κ/λ,CD30,PAX5,CD138,P53	
流式细胞术		κ/λ,CD45,CD20,CD3,CD5,CD19,CD10,TdT	

3 分期

在临床实践中,Wiseman-Liao的定义将PB-DLBCL分为ⅠE或ⅡE期(区域淋巴结受累)。双侧乳腺受累的PB-DLBCL少见,且分期存在争议。基于其预后较差,也有研究将PB-DLBCL定义为Ⅳ期。

4 治疗

4.1 初治患者

分层	Ⅰ级推荐	Ⅱ级推荐	Ⅲ级推荐
低危(ⅠE期,aaIPI=0分,肿瘤直径<4~5cm)	R-CHOP21×4~6周期+受累部位放疗(2A类)		
高危(ⅡE期或aaIPI>0分或肿瘤直径>4~5cm)	R-CHOP21×6~8周期+中枢预防±受累淋巴结/受累部位放疗(2A类)		DA-EPOCH-R或R-Hyper-CVAD/R-MA(双侧乳腺受累)(3类)

【注释】

由于PB-DLBCL发病率较低,治疗策略缺乏高级别循证医学证据。目前不提倡大范围的乳房根治术,手术只需要满足病理确诊即可,乳房切除术会延误治疗时间。目前PB-DLBCL化疗多采用蒽环类药物为主的化疗方案如CHOP方案[3]。利妥昔单抗在PB-DLBCL中的治疗效果缺乏大型的随机对照研究,但大多数研究表明利妥昔单抗能延长PB-DLBCL患者的生存,并有效降低CNS复发率[3-4]。尚无数据表明更强的治疗方案能改善患者的预后。

放疗可以巩固全身化疗的效果,放化疗联合治疗可以减少乳腺局部复发[5]。Aviles等[6]报道了6周期CHOP方案化疗联合同侧乳腺及淋巴结的放疗与单化疗或单放疗相比可改善预后。对于PB-DLBCL的巩固性放疗剂量常参考DLBCL一般剂量原则,对于化疗后CR为30~36Gy,PR为36~50Gy,SD或局限PD推荐40~55Gy;照射野推荐累及部位照射,即同侧的全乳房照射,未受累时淋巴引流区不做预防照射。

对于PB-DLBCL是否常规进行中枢预防,现在仍存在争议。一些研究表明CNS复发的风险因素包括:双侧乳腺受累、肿物大于5cm、IPI评分高、LDH升高、体质评分差,因此,选择合适的人群进行中枢预防尤为关键[7]。对于无危险因素的ⅠE期PB-DLBCL患者不推荐常规接受中枢预防化疗。而对于需要中枢预防的患者,甲氨蝶呤鞘内注射或大剂量甲氨蝶呤静脉注射都是合理的。

4.2 复发 / 难治患者

复发 / 难治 PB-DLBCL 患者可参考复发 / 难治弥漫性大 B 细胞淋巴瘤的治疗策略。

5 预后评估

目前无专门针对 PB-DLBCL 的预后评分系统,可参考 DLBCL 的预后评估模型。Hosein 等[8]发现基于分期调整的 IPI 可以预测 PB-DLBCL 的预后。其他的预后不良因素包括肿瘤直径>4~5cm;Ann-Arbor 分期>ⅠE;体能状态差;血清 LDH 水平>正常;基线肿瘤代谢总体积>90cm^3 等[9]。

原发睾丸弥漫性大 B 细胞淋巴瘤

1 治疗前评估

	Ⅰ级推荐	Ⅱ级推荐	Ⅲ级推荐
常规检查	采集病史: 体格检查:一般状况、全身皮肤、浅表淋巴结、肝脾、腹部及阴囊肿块 B 症状评估 体能状态评估(ECOG 体能评分)		
实验室检查	血尿便常规 血生化全项 乙肝五项、丙肝抗体、HIV,若 HBsAg 或 HBcAb + 进一步查 HBV-DNA;若抗 HCV+,查 HCV-RNA 腰椎穿刺(脑脊液常规、生化、流式细胞学分析)		
影像学检查	颈、胸、腹、盆腔增强 CT ^{18}F-FDG PET/CT 心电图、心脏超声 睾丸超声 头颅增强 MRI	颈、胸、腹、盆腔 CT 平扫(造影剂过敏患者) 头颅 MRI 平扫(造影剂过敏患者)	浅表淋巴结和腹部超声
骨髓检查	涂片、流式细胞分析、活检(免疫病理)		

【注释】

原发睾丸淋巴瘤,以弥漫性大 B 细胞淋巴瘤为主(80%~90%),称为原发睾丸弥漫性大 B 细胞淋巴瘤(primary testicular diffuse large B-cell lymphoma,PTDLBCL)。80% 发病时局限于单侧,中枢神经系统、对侧睾丸是最常见的复发部位,其他结外和淋巴结复发也有报道。重点强调头颅 MRI、脑脊液流式细胞分析及对侧睾丸超声。

2 病理诊断

	Ⅰ级推荐	Ⅱ级推荐	Ⅲ级推荐
获取组织方式	睾丸完整切除		
IHC	CD20,CD3,CD5,CD10,PAX5,BCL2,BCL6,Ki-67,IRF4/MUM1,MYC,P53	CD30,Cyclin D1	PD-1,PD-L1/2
流式细胞术		κ/λ,CD45,CD20,CD3,CD5,CD19,CD10	
遗传学及基因检测		*MYD88*、*CD79B* 等基因突变(二代或 Sanger 测序)	*BCL6*、*PDL1/2* 重排

【注释】

由于 *MYD88* 和 *CD79B* 突变在 PTDLBCL 的发生率较高,对常规治疗反应不佳的患者提供了治疗靶点,因此,专家建议有条件的单位可在初诊时采用二代(或一代)测序检测 *MYD88* 和 *CD79B* 突变。此外,PTDLBCL 很少有双打击或 EBV 感染,故可不常规做 *BCL2*、*BCL6* 和 *MYC* 的基因重排及 EBER-ISH。基于 *BCL6*、*PDL1/2* 重排对 CNS 复发的预测价值,作Ⅲ级推荐[1]。

3 分期

参照 2014 年 Lugano 分期标准,见附录 1。

4 治疗

分期	Ⅰ级推荐	Ⅱ级推荐	Ⅲ级推荐
ⅠE/ⅡE 期	根治性睾丸切除术[2-5](2A 类) R-CHOP[2-5](2A 类) 对侧阴囊预防性放疗 (25~30Gy)[4-7](2A 类)	CNS 预防: ①鞘内注射:甲氨蝶呤 ± 阿糖胞苷[3-5] (2B 类); ②大剂量甲氨蝶呤化疗 (2 个疗程)(2B 类)	
Ⅲ/Ⅳ期	同:普通 DLBCL	同:ⅠE 或ⅡE 期	
复发/难治	临床试验 二线方案:同 DLBCL,非特指型	BTKi、来那度胺(3 类)[8]	PD-1 单抗,CAR-T、自体造血干细胞移植(3 类)[9-10]

【注释】

PTDLBCL 发病率较低,以老年人为主,目前的证据主要基于回顾性研究和专家观点。

推荐一线治疗方案:根治性睾丸切除术 +R-CHOP × 6~8 疗程 + 对侧阴囊预防性放疗(25~30Gy)。根治性睾丸切除术是重要的诊治手段,可获取病理及去除血睾屏障。来自 MD Anderson 的数据表明,联合 R-CHOP 较单纯化疗能明显改善预后,5 年 PFS 分别为 56% vs. 36%,OS 分别为 68% vs. 48%,具有显著性差异[5]。联合对侧阴囊预防性放疗可显著降低睾丸复发率(由 42% 降至 8%,P = 0.001),改善 5 年 PFS(70% vs. 36%,P = 0.000 01)和 OS(66% vs. 38%,P = 0.000 01)[1,4]。一项前瞻性临床研究入组 53 例 PTDLBCL,接受根治性睾丸切除术 +R-CHOP 化疗;47 例行对侧阴囊预防性放疗(25~30Gy),50 例 CNS 预防(鞘注甲氨蝶呤),5 年 PFS 及 OS 分别为 74% 和 85%[2]。

不能行睾丸切除病例,系统治疗后推荐行累及野放疗;ⅡE 期有腹盆腔淋巴结累及时,淋巴结放疗存在一定争议,对于化疗后 PET/CT 评价已完全缓解的,可以考虑不做照射。

CNS 预防的证据不完全一致。IELSG-30 的结果表明,在目前标准治疗的基础上增加 2 个疗程中剂量 MTX 和 4 次脂质体阿糖胞苷鞘内注射,5 年 CNS 复发率为 0,IELSG-10 的 CNS 复发率为 6%。基于 CNS 高复发的倾向,虽然证据等级不高,专家建议进行预防治疗,作为Ⅱ级推荐,包括鞘内注射甲氨蝶呤 ± 阿糖胞苷和大剂量甲氨蝶呤($3 \sim 3.5g/m^2$)化疗,>60 岁的患者可考虑使用甲氨蝶呤 $1.5g/m^2$。

复发/难治 PTDLBCL:可根据二代测序结果选择相应的靶向药物如 BTK 抑制剂、来那度胺、PD-1 单抗或联合用药,化疗反应良好的可考虑自体造血干细胞移植。

原发中枢神经系统淋巴瘤

1 治疗前评估

Ⅰ级推荐	Ⅱ级推荐	Ⅲ级推荐
病史和体格检查、体能状态	颅脑增强 CT #	
全血细胞计数、血生化(包括乳酸脱氢酶)	颅脑常规 MRI #	
感染指标(HBV/HCV/HIV/EBV)	颅脑 PET/CT #	躯干 PET/CT

续表

Ⅰ级推荐	Ⅱ级推荐	Ⅲ级推荐
颅脑增强 MRI	HBV-DNA*	颅脑 PET-MRI
腰椎穿刺(脑脊液常规、生化、细胞学检查、脑脊液流式细胞分析)		脑脊液基因重排 脑脊液炎症因子测定
颈、胸、腹、盆腔增强 CT	MMSE 量表	
眼科检查(包括裂隙灯)	骨髓穿刺 + 活检	
脊柱 MRI(若存在 CSF 异常或相关症状)	睾丸超声 **	

注:#. 当存在禁忌,无法行颅脑增强 MRI 时,可采用以上检查替代。

*. 当 HBsAg 阳性,必须测定 HBV-DNA 水平。

**. 60 岁以上患者,推荐常规检查;但当 PET/CT 阴性时,可不必重复睾丸超声。

【注释】

原发中枢神经系统淋巴瘤(primary central nerves system lymphoma,PCNSL)是少见部位的非霍奇金淋巴瘤,好发于老年人,95% 以上患者的病理类型为弥漫性大 B 细胞淋巴瘤。主要临床表现为颅内占位,引起头痛、运动障碍、神志异常等症状,少部分患者表现为脊髓及神经根病变。对于仅累及视网膜、玻璃体等眼部结构的类型,称为原发眼内淋巴瘤,也属于 PCNSL。2016 年修订第 4 版 WHO 造血淋巴组织肿瘤分类将原发性 CNS 弥漫性大 B 细胞淋巴瘤定义为弥漫性大 B 细胞淋巴瘤的一个独特亚型。2022 年第 5 版 WHO 分类将无免疫缺陷背景、原发于 CNS、眼玻璃体 / 视网膜以及睾丸部位的弥漫性大 B 细胞淋巴瘤统称为原发性免疫赦免部位的大 B 细胞淋巴瘤,此组肿瘤有着相似的发病机制和分子特征。PCNSL 治疗前需要对患者进行全面评估。主要评估内容:①病史和体格检查,特别是神经系统查体,应关注是否存在实体脏器或造血干细胞移植病史。②体能状态,ECOG 和 / 或 KPS 评分。③完善高级智能评估,如 MMSE 量表。④血常规检测,包括白细胞计数及分类、血小板计数、血红蛋白等。⑤血清生化检测,包括肝肾功能、电解质、LDH、免疫球蛋白。⑥颅脑增强 MRI 是目前 PCNSL 评价的金标准,并且病变位置与预后相关,应在治疗前尽量完善。无法使用造影剂患者,可用常规 MRI 替代。无法完成 MRI 患者,可使用颅脑增强 CT 或颅脑 PET/CT 代替。⑦腰椎穿刺,腰椎穿刺完善,评估脑脊液常规细胞计数,细胞分类及脑脊液蛋白、葡萄糖、流式细胞学分析测定,必要时完善脑脊液基因重排。⑧感染筛查:HBV、HCV、HIV、EBV 检测。⑨眼科检查,15%~25% 患者存在眼部受累,应完善包括裂隙灯在内的眼科检查。⑩全身增强 CT 或躯干 PET/CT,排除系统性淋巴瘤累及中枢。特殊情况下,颅脑 PET/CT 可获得肿瘤的代谢活性数据,但对于 PCNSL 患者的诊断及随访价值尚有待进一步明确,对于无法完成头部增强 MRI 患者或某些特殊临床情况,可选择颅脑 PET/CT 替代。对于 HBsAg 阳性患者,应完成 HBV-DNA 以判断病毒复制情况。

2 病理诊断

	Ⅰ级推荐	Ⅱ级推荐	Ⅲ级推荐
IHC	CD20、CD3、CD10、BCL2、BCL6、Ki-67、IRF4/MUM1、MYC、PD1、PDL1	Cyclin D1、CD5、P53	
流式细胞术		CD45、κ/λ、CD19、CD20、CD10、CD3、CD138	
遗传学与基因检测	EBER-ISH	*IG* 基因和 / 或 *TCR* 基因重排	采用 NGS 测定 *MYD88*、*CD79B*、*CDKN2A*、*PIM1* 等基因突变,*MYC*、*BCL2* 及 *BCL6* 重排检测

【注释】

PCNSL 依靠组织病理学和免疫组化分析明确诊断。CD20+、CD3- 是其典型免疫表型。立体定向导航脑组织穿刺活检是最为常用的诊断途径。对于仅脑膜受累或穿刺组织不足以明确诊断的患者,联合其他辅助检查技术,如脑脊液流式细胞术、PCR 技术扩增检测有无克隆性免疫球蛋白基因(*IG*)和 T 细胞受体(*TCR*)基因重排、炎症因子测定(白细胞介素 10 等)和基因突变检测等对淋巴瘤诊断有帮助。因糖皮质激素对 PCNSL 诊断影响大,若病情允许,在取得病理组织前应尽量避免使用糖皮质激素。

PCNSL 表达成熟 B 细胞的免疫标记,包括 PAX5,CD19、CD20、CD22、CD79a,sIgM/IgD 等,具有轻链限制性表达的特点。BCL2、BCL6 和 IRF4/MUM1 表达阳性率高。CD10 多数情况下是阴性的,若患者 CD10 阳性,应重点排查系统性淋巴瘤累及中枢。

PCNSL 存在多种遗传学异常,比如 *9p24.1* 拷贝数异常 / 易位、*BCL6* 易位、*6p21* 缺失等,但 *MYC* 及 *BCL2* 易位很少见;近期发现了多种基因突变,常见包括:*MYD88*、*CD79B*、*CDKN2A*、*PIM1* 等,其中 *MYD88*L265P 是常见的突变位点。尚未有明确研究显示这些突变可提供预后相关的信息。

3 分期

传统意义上的 Ann Arbor 分期不适用于 PCNSL 患者,目前尚无针对 PCNSL 的分期系统。

4 治疗

4.1 初治患者

分层 1	治疗阶段	Ⅰ级推荐	Ⅱ级推荐	Ⅲ级推荐
身体一般状况良好,能够耐受全身治疗	诱导缓解	含大剂量甲氨蝶呤的全身化疗(1A 类)*	对于存在脊髓病变或脑脊液阳性发现的患者,可在系统治疗基础上联合鞘内注射 **(2A 类) 参加临床研究(2A 类)	大剂量甲氨蝶呤联合靶向药物(3 类)
	巩固治疗	获得缓解患者: • 含塞替派预处理方案,自体造血干细胞移植(2A 类) • 全颅脑放疗 ***(2A 类)	获得缓解患者: • 大剂量阿糖胞苷 ± 依托泊苷,序贯自体造血干细胞移植(2B 类)	
	维持治疗			低剂量来那度胺(3 类) 替莫唑胺(2B 类) BTK 抑制剂(3 类)
身体状况差,无法耐受全身化疗	诱导缓解	全颅脑放疗(2A 类)	参加临床研究(2A 类)	
	维持治疗			来那度胺,替莫唑胺(2B 类) BTK 抑制剂(3 类)

注:*. 大剂量甲氨蝶呤输注时间应在 4~6 小时。甲氨蝶呤的剂量调整、解救方案,请参阅《大剂量甲氨蝶呤 - 亚叶酸钙解救疗法治疗恶性肿瘤指南》(CSCO 2019)。

**. 鞘内注射药物包括甲氨蝶呤、阿糖胞苷、地塞米松。

***. 考虑到放疗的远期神经毒性,经过初始诱导获得完全缓解的 60 岁以上患者,后续巩固治疗选择全脑放疗应谨慎。

【注释】

大剂量甲氨蝶呤 ± 利妥昔单抗方案

甲氨蝶呤 5.0~8.0g/m^2,d1 持续静脉滴注 4 小时

利妥昔单抗 375mg/m^2,d0

每 14 天重复。

MA ± R

甲氨蝶呤 3.5g/m^2,d1

阿糖胞苷 2.0g/m^2,q.12h. d2、d3

利妥昔单抗 375mg/m^2,d0

每 21 天重复。

MATRix 方案[2]

R-MA 基础上增加塞替派 30mg/m^2，d4

每 21 天重复。

R-MPV 方案[3]

利妥昔单抗 500mg/m^2，d1

甲氨蝶呤 3.5g/m^2，d2

长春新碱 1.4mg/m^2，d2

丙卡巴肼 100mg/m^2，d2~8，奇数疗程给药

每 14 天重复。

MT ± R 方案

甲氨蝶呤 3.5g/m^2，d1

替莫唑胺 150mg/m^2，d1~5

利妥昔单抗 375mg/m^2，d0

每 21 天重复。

EA 方案

依托泊苷 40mg/kg 连续输注，q.6h.

阿糖胞苷 2.0g/m^2 q.12h.，输注长于 2 小时，d1~4

序贯自体造血干细胞支持

每 28 天重复。

含塞替派的预处理方案

BCNU+TT 方案：卡莫司汀 400mg/m^2，d6；塞替派 5mg/kg，q.12h.，d5、d4

TBC 方案：塞替派 250mg/m^2，d9、d8、d7；白消安 3.2mg/kg，d6、d5、d4；环磷酰胺，60mg/kg d3、d2

维持治疗方案

替莫唑胺 150mg/m^2，d1~5，每 28 天重复或来那度胺 5~10mg，d1~14

每 21 天重复。

4.2 复发 / 难治患者

分层 1	分层 2	Ⅰ级推荐	Ⅱ级推荐	Ⅲ级推荐
既往接受全颅脑放疗		临床试验(2A 类) 全身化疗 ± 自体造血干细胞移植(2B 类) 姑息治疗(2A 类)	BTK 抑制剂 ± 化疗(2B 类) 来那度胺 ± 化疗(2B 类)	PD-1/PD-L1 单抗(3 类)
既往接受大剂量甲氨蝶呤全身化疗，无放疗史	缓解时间 ≥ 12 个月	临床试验(2A 类) 其他方案化疗 ± 自体造血干细胞移植(2B 类) 姑息治疗(2A 类)	BTK 抑制剂 ± 化疗(2B 类) 重复大剂量 MTX 方案化疗(2B 类) 全脑放疗(2A 类) 来那度胺 ± 化疗(2B 类)	PD-1/PD-L1 单抗(3 类)
	缓解时间 <12 个月	临床试验(2A 类) 全颅脑或局部放疗 ± 其他方案化疗(2B 类) 其他方案化疗 ± 自体造血干细胞移植(2B 类) 姑息治疗(2A 类)	BTK 抑制剂 ± 化疗(2B 类) 来那度胺 ± 化疗(2B 类)	PD-1/PD-L1 单抗(3 类)

【注释】

来那度胺 + 利妥昔单抗方案

利妥昔单抗 375mg/m^2,d1

来那度胺第 1 周期 20mg,d1~21,后续 25mg,d1~21

每 28 天重复。

BTK 抑制剂

伊布替尼 560mg,口服,每日一次

泽布替尼 160mg,口服,每日两次

奥布替尼 150mg,口服,每日一次

TEDDi-R 方案[4]

替莫唑胺 100mg/m^2,d2~4

依托泊苷 50mg/m^2,d2~5

脂质体多柔比星 50mg/m^2,d2

地塞米松 10mg/m^2,d1~5

伊布替尼 560mg/d

利妥昔单抗 375mg/m^2,d1~2

每 21 天为 1 个疗程。

阿糖胞苷 + 依托泊苷

阿糖胞苷 2g/(m^2·d),3 小时输注,d2~5;阿糖胞苷 50mg/m^2,12 小时输注,d1~5

依托泊苷 200mg/m^2,2 小时输注,d2~5

每 28 天重复。

阿糖胞苷 + 塞替派

阿糖胞苷 3g/m^2,d1~2

塞替派 40mg/m^2,d2

每 21 天重复。

替莫唑胺:150~200mg/m^2,d1~5,每 28 天为 1 个疗程。

PCNSL 一经诊断应尽快治疗。糖皮质激素可以迅速缓解症状,减轻水肿,但会影响诊断效率。手术切除病灶会延误化疗时机并且引起手术相关并发症,手术切除病灶不作为常规推荐,立体定向活检是最为常用的诊断方法[5]。

在历史上,全颅脑放疗曾是 PCNSL 的标准疗法,总反应率达 80% 以上;但多数患者复发迅速,总生存期仅为 12~17 个月。目前 WBRT 已不再作为一线治疗选择。对于无法耐受全身化疗的患者,可通过全颅脑放疗控制疾病,推荐放疗剂量为 45Gy。诱导化疗后眼部病变无缓解的患者可进行球内注射或眼受累野放疗。

因本病的罕见性,高质量的研究相对缺乏。大剂量甲氨蝶呤(3.5g/m^2 及以上)可以有效通过血脑屏障,是治疗 PCNSL 最为有效的药物。肾功能不全严重影响甲氨蝶呤排泄,在肾功能不全患者,应谨慎使用或适当下调剂量。含有大剂量甲氨蝶呤的联合化疗方案是目前 PCNSL 治疗的一线选择,可以联合的药物包括利妥昔单抗、阿糖胞苷、丙卡巴肼、替莫唑胺、长春新碱、来那度胺、伊布替尼、培美曲塞等。相比大剂量甲氨蝶呤单药,联合用药的缓解率、无进展生存、总生存等均有提高,但增加了血液学毒性。IELSG20 研究显示阿糖胞苷联合甲氨蝶呤(MA)方案优于单药甲氨蝶呤(总反应率 69% vs. 40%,3 年无复发生存 38% vs. 21%);随后的 IELSG32 研究进一步证实,MATRix(甲氨蝶呤、阿糖胞苷、塞替派、利妥昔单抗)方案较 MA 方案进一步提高疗效。因含有阿糖胞苷方案的血液学毒性大,甲氨蝶呤联合甲基苄肼或替莫唑胺组合在老年患者应用广泛。研究显示 MVP(甲氨蝶呤、长春新碱、甲基苄肼)方案或 MT(甲氨蝶呤、替莫唑胺)方案在老年患者中耐受良好,诱导完全缓解率分别为 82% 和 71%。虽然多数回顾性研究提示加入利妥昔单抗可改善预后,但两项随机对照研究并没有发现添加利妥昔单抗的获益[6-7]。大剂量 MTX 联合来那度胺、伊布替尼等新药的Ⅱ期临床研究也显出较高的疾病缓解率。

诱导化疗后获得 CR 或 CRu 的患者,可通过自体造血干细胞移植、全颅脑放疗等方式进行巩固治疗。因血脑屏障的存在,BEAM(白消安、依托泊苷、阿糖胞苷、美法仑)等自体造血干细胞移植的传统预处理方案对 PCNSL 疾病控制并不满意,含有塞替派的预处理方案已经成为 PCNSL 自体移植标准方案。2021 年一项大型回顾性研究显示,诱导获得缓解的患者,序贯含有塞替派预处理方案的自体造血干细胞移植,如塞替派 + 卡莫司汀(TT+BCNU)、塞替派 + 白消安 + 环磷酰胺(TBC)等,3 年 PFS 优于 BEAM 方案。Alliance 50202 研究在利妥昔单抗 + 甲氨蝶呤 + 替莫唑胺诱导缓解后,序贯大剂量阿糖胞苷 + 依托泊苷联合自体造血干细胞支持,耐受良好,4 年总生存率为 65%,也可作为巩固治疗的选择。诱导缓解后 WBRT 作为巩固治疗曾广泛应用,中位生存期延长到 37 个月至 7 年。两项随机对照研究(IELSG32 研究和 ANOCEF-GOELAMS 研究)比较了大剂量 MTX 治疗达到缓解的患者,后续进行 IELSG 全颅脑放疗与自体造血干细胞移植巩固的疗效差别;结果显示,两种疗法均可取得很好的疾病控制,ANOCEF-GOELAMS 研究显示出 ASCT 在无疾病进展方面具有一定优势,而 IELSG32 研究发现全脑放疗的远期神经毒性更为明显[2,8]。减低剂量的全脑放疗(45Gy 减量至 23.4Gy)可减少神经毒性发生。因放疗远期神经毒性与年龄正相关,对于诱导治疗后获得完全缓解的>60 岁患者,在选择 WBRT 作为巩固治疗时,应充分权衡利弊。对于某些老年患者或无法进行造血干细胞移植患者,采用替莫唑胺或来那度胺维持,也可以延长无进展生存期。限于原发眼内淋巴瘤的罕见性,治疗方面缺少共识,局部治疗(眼内注射甲氨蝶呤、眼部放疗)以及全身治疗(大剂量甲氨蝶呤为基础的化疗)均有应用。但近期的研究倾向于全身强化治疗策略。复发 / 难治 PCNSL 患者可根据初始治疗方案及复发时间决定后续治疗选择,但尚无最佳方案推荐。一线使用甲氨蝶呤方案,且疗效维持 1 年以上,可再次使用大剂量甲氨蝶呤;若为早期复发,应转换为全颅脑放疗或其他二线方案。如能获得缓解,自体造血干细胞移植亦可作为巩固治疗。免疫治疗、信号通路阻断等多种疗法用于复发 / 难治性 PCNSL 挽救治疗。近年多项研究发现 *MYD88* 等突变在 PCNSL 以较高频率存在,Bruton 激酶(BTK)抑制剂显示出对复发 / 难治性 PCNSL 较好的疗效。伊布替尼单药在复发 / 难治性 PCNSL 患者中总反应率为 50%~60%。另外一种 BTK 抑制剂 Tirabrutinib 已经在日本获批用于复发 / 难治性 PCNSL 的治疗。我国两种原研 BTK 抑制剂——泽布替尼、奥布替尼显示出良好的血脑屏障透过作用(游离药物的血脑屏障透过率分别为 42.7% 和 32.3%),并显示出一定疗效。同时,基于 BTK 抑制剂的联合化疗方案也逐渐涌现。2017 年 Lionakis 等[4]报道,TEDDi-R 方案完全缓解率高达 93%,但继发真菌感染风险高。来那度胺、泊马度胺等免疫调节剂显示出抗肿瘤效果。2019 年来自法国的多中心临床研究显示,来那度胺联合利妥昔单抗在复发 / 难治性 PCNSL 患者的总反应率为 36.5%[9]。亦有小宗个案报道展示了嵌合抗原 T 细胞治疗(CAR-T)、免疫检查点抑制剂—PD-1 单抗在复发 / 难治性 PCNSL 患者的疗效。需要强调,各种新兴疗法的整体生存并不满意,多数中位 PFS 未超过 1 年,同时并没有一种方案被证实优于其他方案。

5 预后评估

目前主要采用国际结外淋巴瘤工作组(IELSG)和 MSKCC 推荐的预后评分进行综合预后评估。

IELSG 预后指数

危险因素	得分	积分	危险分层
年龄大于 60 岁	1	0~1	低危
LDH 升高	1	2~3	中危
ECOG ≥ 2	1	4~5	高危
脑脊液蛋白升高	1		
颅内深部病变 *	1		

注:*. 深部病变:侧脑室旁、基底核、脑干、小脑等。

Memorial Sloan-Kettering Cancer Center 预后模型

危险因素	危险分层
年龄 ≤ 50 岁	低危
年龄>50 岁 + KPS ≥ 70	中危
年龄>50 岁 + KPS<70	高危

滤泡性淋巴瘤

1 治疗前评估

	Ⅰ级推荐	Ⅱ级推荐	Ⅲ级推荐
常规检查	体格检查：浅表淋巴结、韦氏环、肝、脾等 体能状态评分 B 症状		
实验室检查	全血细胞计数 LDH 肝肾功能 HBV 检测（表面抗原、核心抗体、e 抗原和 HBV DNA）	β_2 微球蛋白（β_2-MG）针对 FLIPI 2 预后评分是必需的 尿酸 血清蛋白电泳和 / 或免疫球蛋白定量 HCV 检测	
影像学检查	颈部、胸部、腹部、盆腔增强 CT ^{18}F-FDG PET/CT	颈部、胸部、腹部、盆腔平扫 CT（造影剂过敏患者） 超声心动图或 MUGA 扫描（蒽环类或蒽醌类药物治疗相关心脏毒性）	浅表淋巴结和腹部盆腔超声
骨髓检查	骨髓穿刺和活检（骨髓活检样本至少应在 1.6cm 以上）		

【注释】

（1）颈、胸、腹、盆腔增强 CT 是目前的标准影像学检查，用以评估初始病变状态、监测治疗期 间疾病缓解程度和评估疗效[1]。

（2）^{18}F-FDG PET/CT 可使疾病分期更准确，从而使治疗计划更有针对性，而且基线总代谢体积可能与预后有比较密切的关系，因此不论 FL 病理级别，^{18}F-FDG PET/CT 检查均为Ⅰ级推荐。

2 病理诊断

	Ⅰ级推荐	Ⅱ级推荐	Ⅲ级推荐
获取组织的方式	可疑淋巴结（或结外病灶）切除或切取活检，腔道器官的肿瘤可经内镜活检 [a]	空芯针穿刺活检	
IHC	CD20、CD3、CD5、CD10、CD21、MYC BCL2、BCL6、CD23、Ki-67	MUM1 [b]、Cyclin D1、LMO2	
流式细胞		CD45、κ/λ、CD19、CD20、CD5、CD23、CD10	
遗传学和基因检测		*IG* 基因重排；t（14；18）[c]；*BCL2*、*BCL6* 重排 [d] 和 *IRF4/MUM1* 重排 [b]、1p36 异常 [e]、*MYC* 重排、*STAT6* 突变	

【注释】

a 滤泡性淋巴瘤（follicular lymphoma，FL）是起源于滤泡生发中心 B 细胞的一种淋巴瘤。依靠组织病理学和免疫组化分析明确诊断。$CD20^+$、$CD3^-$、$CD10^+$、$BCL\text{-}6^+$、$BCL\text{-}2^+$ 是 FL 的典型免疫表型。病理诊断应行淋巴结（肿物）切除或切取活检，较深部位（例如：腹膜后、纵隔）病灶亦可考虑在超声 /CT 引导下空芯针穿刺活检，细针吸取活检不能作为诊断依据。如所取材料不能明确诊断，建议重新活检。联合其他辅助检查技术［免疫组化、流式细胞术、PCR 技术扩增克隆性免疫球蛋白（*IG*）和 T 细胞受体（*TCR*）基因重排、FISH 检测等］对淋巴瘤进行诊断。

b 伴有 *IRF4/MUM1* 重排的大 B 细胞淋巴瘤，好发于咽淋巴环和 / 或颈部淋巴结，临床多为早期，形态学类似于 FL3b 或 DLBCL，*BCL2* 重排阴性，局部侵袭但疗效好[1]。

c FL 最常见遗传学异常为 t(14;18),累及 *BCL2* 基因和 *IgH* 基因,发生率为 70%~95%,可以用 FISH 方法检测。

d 如果年轻患者且为局灶性病变,并且无 *BCL2* 的表达或者无 t(14;18),则有必要鉴别儿童型 FL(PTFL)[1],通常有特征性形态,Ki-67 较高,几乎所有 PTFL 病例呈局限型,多为男性,除了手术切除外不需要治疗,如不能手术切除,则受累部位放疗(ISRT)或 R-CHOP 方案化疗。

e 弥漫性 FL 特殊亚型:常伴 1p36 缺失和 *STAT6* 突变,低级别,多发于腹股沟,大的局限性肿块,预后较好。

组织病理分级

分级	定义
1~2 级(低级别)	0~15 个中心母细胞 / 高倍视野 [a]
1 级	0~5 个中心母细胞 / 高倍视野
2 级	6~15 个中心母细胞 / 高倍视野
3 级	>15 个中心母细胞 / 高倍视野
3a	仍存在中心细胞
3b	中心母细胞成片浸润,无中心细胞
滤泡和弥漫的比例	**滤泡的比例**
滤泡为主型	>75%
滤泡 - 弥漫型	25%~75%
局部滤泡型	<25%
弥漫为主型	0

【注释】

a 分级使用 18mm 目镜计数。

FL 是起源于滤泡中心 B 细胞(中心细胞及中心母细胞)的一种淋巴瘤,形态学上至少有部分滤泡存在。根据中心母细胞数量将其分为 3 个组织学级别:FL1、FL2 和 FL3(又进一步分为 3a 和 3b)。由于 FL1 和 FL2 的临床均为惰性,在临床表现、治疗和预后上没有差别,故认为可将两者合并在一起。建议在病理报告中应注明滤泡区和弥漫区的所占的比例。

3 分期

参照 2014 年 Lugano 分期标准,见附录 1。

4 治疗

4.1 FL1~3a 级一线治疗基本原则

分期	分层	Ⅰ级推荐	Ⅱ级推荐	Ⅲ级推荐
Ⅰ / Ⅱ期	Ⅰ期 / 局限侵犯的Ⅱ期	受累部位放疗 ISRT(2A 类)	观察(2A 类) ISRT + 利妥昔单抗或奥妥珠单抗 ± 化疗(2A 类) 利妥昔单抗或奥妥珠单抗 ± 化疗 +ISRT(腹腔大包块或者肠系膜病变的Ⅰ期患者)(2A 类)	
	非局限的Ⅱ期	利妥昔单抗或奥妥珠单抗 ± 化疗 + ISRT(2A 类)	观察(2A 类)	
Ⅲ / Ⅳ期	无治疗指征	等待观察(1A 类)	临床试验(2A 类)	
	有治疗指征	化疗 ± 利妥昔单抗或奥妥珠单抗(2A 类)	临床试验(2A 类) 局部放疗(缓解局部症状)(2A 类)	

【注释】

FL1~2 级为惰性淋巴瘤，病程进展缓慢，但是除极少数病灶非常局限的患者经放疗 ± 化疗有望得到治愈外，绝大部分患者不能治愈，因此治疗原则因临床分期不同而定。FL3b 级(ICC)/ 滤泡性大 B 细胞淋巴瘤(FLBCL WHO)按照 DLBCL 进行治疗。而 FL3a 级是按照滤泡性淋巴瘤还是按照弥漫性大 B 细胞淋巴瘤进行治疗，目前还存在争议。本指南推荐 FL1~3a 级按照滤泡性淋巴瘤进行治疗。

FL1~3a 级的基本治疗原则：

Ⅰ~Ⅱ期：以积极治疗为主，患者有望得到长期疾病控制。放疗是早期患者的标准治疗。Ⅰ期或者病灶局限的Ⅱ期患者，可选择单纯受累部位放射治疗，首程放疗疗效优于首程治疗为全身治疗[2]。放疗基础上加入全身治疗，能够提高无失败和无进展生存，但不能提高总生存。推荐放疗采用受累部位照射，剂量为 24~30Gy。当化疗或者受累部位局部放疗的毒性超过可能的临床获益时，观察也是合适的选择。早期年轻患者应考虑放疗 ± 化疗，不适于观察。病灶较广泛的Ⅱ期，则利妥昔单抗或奥妥珠单抗 ± 化疗 + ISRT 是常用的治疗模式。

Ⅲ~Ⅳ期：属不可治愈性疾病，由于病变进展缓慢，因此无治疗指征者(无症状和低肿瘤负荷)可观察等待；有治疗指征者可选择治疗，如化疗 / 免疫治疗(单药或联合治疗)/ 参加临床试验 / 局部放疗(缓解局部症状)。治疗指征：①有适合的临床试验；②有任何不适症状，影响正常工作和生活；③终末器官功能受损；④淋巴瘤侵及骨髓继发的血细胞减少症；⑤巨块型病变(参照 GELF 标准)；⑥病情持续或快速进展。GELF 高瘤负荷标准(符合其中一项即可视为肿瘤负荷较高，该标准在较大程度上与治疗指征一致)，见预后评估部分。解除局部症状可采用姑息放疗，推荐剂量 4~24Gy。

4.2 FL1~3a 级一线免疫化疗方案

分层	Ⅰ级推荐	Ⅱ级推荐	Ⅲ级推荐
一线治疗	R/ 奥妥珠单抗 a-CHOP(1 类) R/ 奥妥珠单抗 a-CVP(1 类) 苯达莫司汀 + 利妥昔单抗 / 奥妥珠单抗 a (1 类) 来那度胺 + 利妥昔单抗(2A 类)	利妥昔单抗 b (低肿瘤负荷)(2A 类)	来那度胺 + 奥妥珠单抗 (2B 类)
老年或体弱患者的一线治疗	利妥昔单抗 b(优选)(2A 类) 来那度胺 + 利妥昔单抗(2A 类)	烷化剂单药 c± 利妥昔单抗 (2A 类)	
一线维持或巩固治疗	利妥昔单抗 d(1 类) (初诊时表现为高肿瘤负荷) 奥妥珠单抗 e(1 类)	利妥昔单抗 f(2A 类)	

【注释】

a 奥妥珠单抗的推荐剂量为静脉给予 1 000mg/ 次，第 1 周期的第 1、8 和 15 天给药，第 2~6 或 2~8 个周期每周期的第 1 天给药：6 个周期，每个周期 28 天，与苯达莫司汀联合给药；6 个周期，每个周期 21 天，与 CHOP 联合给药，然后增加 2 个周期的奥妥珠单抗单药治疗；8 个周期，每个周期 21 天，与 CVP 联合给药。

b 利妥昔单抗($375mg/m^2$，每周 1 次，连用 4 次，低肿瘤负荷)。

c 烷化剂单药：苯丁酸氮芥 $6mg/m^2$ 或环磷酰胺 $100mg/m^2$。

d 利妥昔单抗：$375mg/m^2$，每 8~12 周 1 次，持续 2 年维持治疗。

e 经过最初 6 或 8 个周期奥妥珠单抗与化疗的联合治疗，达到完全或部分缓解的患者应继续接受奥妥珠单抗(1 000mg)单药维持治疗，每 2~3 个月 1 次，直至疾病进展或最长达 2 年。单药维持治疗在诱导治疗期最后一次奥妥珠单抗给药后大约 2 个月开始。

f 如果初始治疗为单药利妥昔单抗，则予利妥昔单抗 $375mg/m^2$，每 8 周 1 次，使用 4 次巩固治疗。

R-CHOP 方案

利妥昔单抗 $375mg/m^2$，d0

环磷酰胺 $750mg/m^2$，d1

多柔比星 $50mg/m^2$，d1

长春新碱 1.4mg/m^2，d1（最大剂量 2mg）
泼尼松 100mg，d1~5
每 21 天重复。

R-CVP 方案

利妥昔单抗 375mg/m^2，d0
环磷酰胺 750mg/m^2，d1
长春新碱 1.4mg/m^2，d1（最大剂量 2mg）
泼尼松 40mg/m^2，d1~5
每 21 天重复。

苯达莫司汀 + 利妥昔单抗方案

利妥昔单抗 375mg/m^2，d0
苯达莫司汀 90mg/m^2，d1~2
每 28 天重复。

来那度胺 + 利妥昔单抗方案

利妥昔单抗 375mg/m^2，d1，每 28 天重复
来那度胺 20mg，d1~21，每 28 天重复。

免疫化疗是目前国内外最常选择的治疗模式，利妥昔单抗联合化疗已经成为国内外初治 FL 的首选标准方案。无论是 CHOP 还是 CVP 联合利妥昔单抗，均明显改善了患者的近期和远期疗效包括总生存期[3]。因此对于体质好，相对年轻患者建议常规剂量联合化疗加利妥昔单抗。研究发现苯达莫司汀联合利妥昔单抗（BR）较 RCHOP，延长了 PFS，而中性粒细胞减少及脱发等副作用更小[4]。来那度胺 + 利妥昔单抗联合方案高效低毒，疗效与免疫化疗类似，也是 FL 的治疗选择之一[5]。奥妥珠单抗是一种糖基化新型 CD20 单抗，在初治 FL 患者中，奥妥珠单抗联合化疗与利妥昔单抗联合化疗相比，延长了 PFS，而 3~5 级不良事件也增多[6]。由于 FL 难以治愈，因此初诊时表现为高肿瘤负荷或 FLIPI 中高危的患者，接受 R-CHOP 或 R-CVP 等免疫化疗后可选择利妥昔单抗维持治疗：375mg/m^2，每 8~12 周 1 次，持续 2 年，以延长缓解期[7]。而初始治疗为单药利妥昔单抗（375mg/m^2，每周 1 次，连用 4 次），再接受利妥昔单抗每 8 周 1 次，共 4 次巩固治疗，可以明显延长 PFS 和反应持续时间。由于 FL 属于不可治愈性疾病，绝大多数将多次复发进展，因此任何治疗方案的选择均应以保护患者骨髓功能、保障后续治疗的长期可行作为前提，尽量避免应用对骨髓造血干细胞造成损伤的药物。

4.3 复发 / 难治 FL（FL1~3a 级）的治疗

	Ⅰ级推荐	Ⅱ级推荐	Ⅲ级推荐
二线、三线或后续治疗	R/ 奥妥珠单抗 -CHOP（2A 类） R/ 奥妥珠单抗 -CVP（2A 类） 苯达莫司汀 + 利妥昔单抗 / 奥妥珠单抗（既往使用过苯达莫司汀患者不推荐再使用）（2A 类） 来那度胺 + 利妥昔单抗（2A 类） 参照弥漫性大 B 细胞淋巴瘤的二线治疗方案（2A 类） 临床试验（2A 类）	Copanlisib [a*]（2A 类） 利妥昔单抗（2A 类） 来那度胺（2A 类） 来那度胺 + 奥妥珠单抗（2A 类） 奥妥珠单抗（2A 类） 林普利塞 [b]（2A 类） 度维利塞 [c]（2A 类） 瑞基奥仑赛 [d]（2A 类）	他泽司他 [e*]（3 类）
老年或体弱患者的二线治疗	利妥昔单抗（优选）（2A 类）	烷化剂单药 ± 利妥昔单抗（2A 类）	
二线巩固和维持治疗	利妥昔单抗 [f]（1 类） 奥妥珠单抗 [g]（2A 类）	自体造血干细胞移植 [h]（2A 类）	

注：*. 该药在国外已批准上市，国内尚未批准上市。
a~e 一般为三线或后续用药。

【注释】

a Copanlisib[8]能抑制 PI3K-α 和 PI3K-δ 两种激酶亚型，接受过二线治疗的复发或难治患者中可选用。

b 林普利塞是选择性 PI3Kδ 抑制剂，推荐给药剂量为 80mg/ 次，每日服药 1 次，每 28 天为一个治疗周期，直至疾病进展或出现不可耐受的毒性。

c 度维利塞是 PI3K-δ 和 PI3K-γ 双重抑制剂，25mg/ 次，每日两次口服，每 28 天为一个治疗周期。

d 嵌合抗原受体(CAR)-T 细胞(瑞基奥仑赛)适用于经过二线或以上系统性治疗的难治性或 24 个月内复发的滤泡性淋巴瘤。

e Tazemetostat(EZH2 抑制剂)针对 *EZH2* 突变阳性，或 *EZH2* 野生型或未知的复发 / 难治性疾病，患者没有其他令人满意的替代治疗方案。

f 利妥昔单抗[9]375mg/m^2，每 12 周 1 次，持续 2 年维持治疗。

g 奥妥珠单抗(1 000mg)维持治疗，每 2~3 个月 1 次，直至疾病进展或最长达 2 年。

h 自体造血干细胞移植(ASCT)：首次复发后再次缓解的患者，酌情考虑，不作常规推荐；≥2 次复发且复发间隔时间短者或高滤泡性淋巴瘤国际预后指数(FLIPI)的患者考虑；异基因造血干细胞移植主要限于自体造血干细胞移植后复发，但是目前倾向认为异基因造血干细胞移植是唯一有望治愈滤泡性淋巴瘤的方法。

复发、难治性 FL 患者的标准治疗目前尚未完全统一，挽救治疗方案的选择取决于既往方案的疗效、缓解时间、患者年龄、身体状态、复发时的病理类型及治疗目标。对于一线治疗后长期缓解且无转化的复发患者，可重新使用原方案(但要注意蒽环类药物的剂量限制性毒性)或选用其他一线方案。对于早期(<12 个月)复发的患者，可选用非交叉耐药的方案治疗，还可选择弥漫性大 B 细胞淋巴瘤的二线治疗方案，也可以考虑新药临床试验。在利妥昔单抗难治的 FL 患者中，奥妥珠单抗联合苯达莫司汀之后奥妥珠单抗维持治疗与苯达莫司汀单药相比，延长了 PFS[10]，因此，奥妥珠单抗联合化疗也是治疗选择。部分年轻高危多次复发后化疗仍然敏感者，可酌情选用 ASCT。复发、难治患者在诱导化疗结束，获得 CR 或部分缓解(PR)后，建议每 3 个月采用利妥昔单抗单药维持治疗 1 次，共计 2 年时间，能够显著改善 PFS[9]。林普利塞和度维利塞是 PI3K 抑制剂，均适用于既往接受过至少两种系统性治疗的复发或难治滤泡性淋巴瘤患者，均获得了不错的疗效。在接受林普利塞或度维利塞治疗期间和治疗结束后，应预防肺孢子菌肺炎(PJP)，直至 CD4$^+$ T 淋巴细胞绝对计数大于 200 个细胞 /μl。瑞基奥仑赛适用于经过二线或以上系统性治疗的难治性或 24 个月内复发的滤泡性淋巴瘤。

FL 有转化倾向，怀疑有转化的患者应重新活检。对于 FL 转化为 DLBCL 患者，如果既往只接受过单纯 ISRT 或温和化疗(单药治疗 1 个疗程)或未接受过化疗的患者，可选择含蒽环类或蒽醌类药物为基础的联合化疗(参照 DLBCL 一线治疗方案)+ 利妥昔单抗 ±ISRT［局部病变、大肿块和 / 或局限性骨病］。如果患者既往已接受多种(≥2 种)免疫化疗方案反复强烈治疗，则考虑临床试验 / 免疫化疗(参照 DLBCL 二线治疗方案)±ISRT/ISRT/ 最佳支持治疗。这部分患者预后很差，如果化疗敏感，再次缓解后应积极考虑给予造血干细胞移植，特别是 ASCT，部分患者可选择嵌合抗原受体(CAR)-T 细胞(如阿基仑赛、瑞基奥仑赛等)治疗，少数高选择的患者可尝试异基因造血干细胞移植(allo-HSCT)。

5 预后评估

5.1 GELF 高瘤负荷标准

受累淋巴结区≥3 个，直径≥3cm
任何淋巴结或者结外瘤块直径≥7cm
B 症状
脾大
胸腔积液、腹水
白细胞计数<1.0×10^9/L 和 / 或血小板计数<100×10^9/L
白血病(恶性细胞计数>5.0×10^9/L)

5.2 滤泡性淋巴瘤国际预后指数（FLIPI）

项目	0分	1分
年龄	<60 岁	≥60 岁
LDH	正常	高于正常
Ann Arbor 分期	Ⅰ～Ⅱ期	Ⅲ～Ⅳ期
血红蛋白水平	≥120g/L	<120g/L
淋巴结区	<5 处	≥5 处

5.3 滤泡性淋巴瘤国际预后指数 2（FLIPI-2）

项目	0分	1分
年龄	<60 岁	≥60 岁
血红蛋白水平	≥120g/L	<120g/L
β_2 微球蛋白	正常	高于正常
骨髓侵犯	无	有
最大淋巴结的最大直径	<6cm	>6cm

【注释】

FLIPI 是利妥昔单抗前时代的预后指数，是回顾性研究得出的结论。FLIPI-2 是利妥昔单抗时代的预后指数，系前瞻性研究获得，但是由于使用时间短、病例数少，还需要进一步临床验证。通常 FLIPI 用于判断 OS 更佳，而 FLIPI-2 更适用于 PFS 分析。

套细胞淋巴瘤

1 治疗前评估

	Ⅰ级推荐	Ⅱ级推荐	Ⅲ级推荐
常规检查	完整的病史采集： B 症状（发热：体温超过 38℃，连续 3 天以上；体重减轻：6 个月内超过 10%；盗汗：夜间为主） 体格检查：一般状况、全身皮肤、浅表淋巴结（特别是韦氏环）、肝脾和腹部肿块 体能状态评估（ECOG 体能评分）		
实验室检查	全血细胞计数、尿常规、便常规 肝、肾功能，乳酸脱氢酶（LDH），β_2 微球蛋白，尿酸 HBV 表面抗原 / 抗体和核心抗体、HBV DNA 及 HIV	脑脊液（母细胞亚型或有中枢症状）	
影像学检查	全身增强 CT 或 PET/CT 心电图，心脏超声 中枢神经系统（CNS）受累行 MRI 胃肠道受累行胃肠内镜检查		
骨髓检查	骨髓穿刺和活检（骨髓活检样本至少应在 1.6cm 以上）		

2 病理诊断

内容	Ⅰ级推荐	Ⅱ级推荐	Ⅲ级推荐
免疫组化	CD20，CD3，CD5，Cyclin D1，CD10，CD21，CD23，BCL2，BCL6，Ki-67	SOX11，LEF1	
流式细胞术	CD45，CD19，CD20，CD5，CD23，CD10，κ/λ	CD200	
基因检测		t（11；14）和 *CCND1/BCL1* 基因重排，*CCND2* 和 *CCND3* 基因重排，*IGHV* 基因超突变，*TP53* 突变	

【注释】

套细胞淋巴瘤（mantle cell lymphoma，MCL）主要依据典型的组织形态学特征、免疫表型和 / 或 t(11：14)/CCND1 异常来诊断。典型的免疫表型为 CD5^{+}，CD20^{+}，CD23^{-}，Cyclin D1^{+}，CD10$^{-/+}$。目前 MCL 主要分为以下几型：①经典型套细胞淋巴瘤，对应于生发中心前阶段的 B 细胞，通常不伴免疫球蛋白重链可变区（*IGHV*）基因超突变，SOX11 阳性。②白血病性非淋巴结型套细胞淋巴瘤，肿瘤细胞表现为非复杂核型，伴有 *IGHV* 基因突变，不表达或低表达 SOX11，无 *TP53* 基因突变或缺失。临床上常侵犯外周血、骨髓和脾，病情发展缓慢，但如果出现 *TP53* 异常，则可以进展为侵袭性较高的疾病。③原位套细胞瘤变（ISMCN），指 Cyclin D1 阳性的 B 细胞局限于滤泡套区的内层，并未达到 MCL 的诊断标准。ISMCN 常常偶然被发现，有时与其他淋巴瘤共存，可呈播散性表现，但很少出现进展。

3 分期

参照 2014 年 Lugano 分期标准（附录 1）。

4 治疗

4.1 初治 MCL 的治疗

是否适合移植	治疗	Ⅰ级推荐	Ⅱ级推荐	Ⅲ级推荐
适合移植	诱导治疗	临床试验 利妥昔单抗联合 大剂量阿糖胞苷化疗（如 R-CHOP/R-DHAP、R- 大剂量 CHOP/R- 大剂量阿糖胞苷等）（1B 类）	R- 苯达莫司汀 联合 R- 大剂量 阿糖胞苷、R-HyperCVAD（2A 类）	R- 苯达莫司汀（2B 类）
	巩固治疗	自体造血干细胞移植（1B 类）		
	维持治疗	利妥昔单抗（1A 类）		
不适合移植	诱导治疗	临床试验 利妥昔单抗联合化疗（如 R-CHOP、R- 苯达莫司汀、VR-CAP 等）（1A 类）	利妥昔单抗联合来那度胺 RBAC500 （利妥昔单抗、苯达莫司汀、阿糖胞苷） RB+ 伊布替尼（2A 类）	
	巩固治疗			
	维持治疗	利妥昔单抗（R-CHOP 后为 1A 类）	利妥昔单抗（RB 后） 利妥昔单抗 + 伊布替尼 （RB+ 伊布替尼后）（2A 类）	

【注释】

- R-CHOP/R-DHAP 方案

［R-CHOP 方案］

利妥昔单抗 375mg/m^2，d0

环磷酰胺 750mg/m^2，d1

多柔比星 50mg/m^2，d1

长春新碱 1.4mg/m^2，d1（最大剂量 2mg）

泼尼松 40mg/m^2，d1~5

每 21 天重复。

［R-DHAP 方案］

利妥昔单抗 375mg/m^2，d0

地塞米松 40mg/d，d1~4（原方案为该剂量，各中心可酌情调整）

顺铂 100mg/m^2，24 小时连续输注，d1

阿糖胞苷 2g/m^2，q.12h.，d2

每 21 天重复。

- R- 大剂量 CHOP/R- 大剂量阿糖胞苷方案

［R- 大剂量 CHOP 方案］

利妥昔单抗 375mg/m^2，d0

环磷酰胺 1 200mg/m^2，d1

多柔比星 75mg/m^2，d1

长春新碱 2mg，d1

泼尼松 100mg，d1~5

每 21 天重复。

［R- 大剂量阿糖胞苷方案］

利妥昔单抗 375mg/m^2，d0

阿糖胞苷 3g/m^2，q12h，d1~2（备注：年龄大于 60 岁时，剂量调整为 2g/m^2）

- R-HyperCVAD 方案

［A 方案］

利妥昔单抗 375mg/m^2，d1

环磷酰胺 300mg/m^2，q12h，静脉注射（持续 2 小时以上），d2~4

美司钠 600mg/（m^2·d），CTX 用药前 1 小时至最后 1 次 CTX 后 12 小时

多柔比星 16.6mg/（m^2·d），连续输注 72 小时，d5~7

地塞米松 40mg/d，d2~5，d12~15

长春新碱 1.4mg/m^2，最大 2mg，d5，d12

［B 方案］

利妥昔单抗 375mg/m^2，d1

甲氨蝶呤 1g/m^2，d2（亚叶酸钙解救）

阿糖胞苷 3g/m^2，q.12h.，d3~4（备注：鉴于阿糖胞苷骨髓抑制毒性较重，尤其是对血小板的抑制较重，可导致化疗延迟甚至中止，因此各中心可根据患者年龄、体力情况、淋巴瘤病情等综合判断，酌情调整剂量）

- R- 苯达莫司汀 /R- 大剂量阿糖胞苷方案

R- 苯达莫司汀方案

利妥昔单抗 375mg/m^2，d1

苯达莫司汀 90mg/m^2，d1~2

R- 大剂量阿糖胞苷方案

利妥昔单抗 375mg/m^2，d1

阿糖胞苷 3g/m^2，q.12h.，d1~2（备注：年龄大于 60 岁时，剂量调整为 2g/m^2）

R-苯达莫司汀方案每28天重复,R-大剂量阿糖胞苷方案每21天重复,两个方案可以交替进行,共6周期,也可以先用3周期R-苯达莫司汀方案再给与3周期R-大剂量阿糖胞苷方案。

- **R-苯达莫司汀方案**

  利妥昔单抗 375mg/m^2,d0

  苯达莫司汀 90mg/m^2,d1~2

  每28天重复。

- **VR-CAP 方案**

  硼替佐米 1.3mg/m^2,d1、d4、d8、d11

  利妥昔单抗 375mg/m^2,d1

  环磷酰胺 750mg/m^2,d1

  多柔比星 50mg/m^2,d1

  泼尼松 100mg,d1~5

  每21天重复。

- **利妥昔单抗联合来那度胺方案**

  利妥昔单抗 375mg/m^2,d0

  来那度胺 15~25mg,d1~21

  每28天重复。

- **RBAC500 方案**

  利妥昔单抗 375mg/m^2,d1

  苯达莫司汀 70mg/m^2,d2~3

  阿糖胞苷 500mg/m^2,d2~4

  每28天重复,老年体弱患者需注意其骨髓毒性,可酌情减低剂量。

- **利妥昔单抗维持治疗**

  利妥昔单抗 375mg/m^2,每8~12周重复。

- **RB+伊布替尼治疗**

  利妥昔单抗 375mg/m^2,d1

  苯达莫司汀 90mg/m^2,d2~3

  伊布替尼 560mg 口服,每天一次,d1~28

  每28天重复。

- **R+伊布替尼维持治疗(仅在 RB+伊布替尼诱导治疗后)**

  利妥昔单抗 375mg/m^2,每8周重复

  伊布替尼 560mg 口服,每天一次,直至病情进展或不能耐受。

4.2 复发/难治 MCL 的治疗

治疗	Ⅰ级推荐	Ⅱ级推荐	Ⅲ级推荐
挽救治疗	临床试验 BTK 抑制剂、来那度胺 ± 利妥昔单抗(2A 类) 或者之前未使用过的化疗方案如苯达莫司汀 ± 利妥昔单抗等(2A 类)	GEMOX+利妥昔单抗 硼替佐米 ± 利妥昔单抗(2B 类)	伊布替尼+维奈克拉 CAR-T 细胞治疗(2B 类)
巩固治疗	减低预处理剂量的异基因造血干细胞移植(1B 类)		

【注释】

伊布替尼+利妥昔单抗方案

伊布替尼 560mg 口服,每日1次

利妥昔单抗 375mg/m^2,每周1次,连用4周,此后第3~8周期第1天用药,随后每2周期用药1次,最长2年

每28天重复。

硼替佐米 ± 利妥昔单抗方案

硼替佐米 1.3~1.5mg/m²,d1、d4、d8、d11

利妥昔单抗 375mg/m²,d1,d8

泽布替尼方案

泽布替尼 160mg 口服,每日 2 次,直至病情进展或不能耐受。

奥布替尼方案

奥布替尼 150mg 口服,每日 1 次,直至病情进展或不能耐受。

阿可替尼方案

阿可替尼 100mg 口服,每日 2 次,直至病情进展或不能耐受。

白血病样非淋巴结性套细胞淋巴瘤和原位套细胞淋巴瘤由于病情进展缓慢且不可治愈,参照惰性淋巴瘤的治疗原则,可能不需要马上开始治疗,而只在有治疗指征如患者有症状或病情快速进展或肿瘤负荷非常大等时才需要治疗。

对于需要治疗的初治患者,Ⅰ/Ⅱ期的患者(极罕见)可以考虑局部放疗或免疫化疗联合局部放疗。而对于Ⅱ期伴有大包块或Ⅲ/Ⅳ期患者,根据患者的年龄(通常为 65 岁)及体力状况等将患者分为可以移植组和不可移植组,再给予相应的诱导治疗。对于不可移植组患者,常规推荐的方案为利妥昔单抗联合化疗,如 R-CHOP、R- 苯达莫司汀(RB)和 VR-CAP 等方案[1-3]。在 Rummel 教授的研究里,RB 组较 R-CHOP 组的病情进展率要低,且血液学毒性及脱发更少[2]。在另一项随机对照研究中,硼替佐米联合 R-CAP 组较 R-CHOP 组中位 PFS 明显延长,但需注意其血液学毒性和神经毒性[3]。另外,SHINE 研究显示 RB+ 伊布替尼组与 RB 组比较,PFS 显著延长[4]。对于可以移植的患者,均推荐在诱导治疗达到缓解后行自体造血干细胞移植巩固。而移植前选择什么诱导化疗方案到目前为止仍然未达到统一。但数个研究都提示诱导方案使用含有大剂量阿糖胞苷的方案可能更好,如 R-CHOP 与 R-DHAP 交替、R- 大剂量 CHOP 与大剂量阿糖胞苷交替或 RB 与大剂量阿糖胞苷交替[5-7]。由于苯达莫司汀可能会影响自体造血干细胞采集,准备一线选择自体干细胞移植的时候要注意。对于一线治疗达到缓解的患者,无论能否行自体造血干细胞移植,均可以考虑利妥昔单抗维持[8-9]。伴有 *TP53* 基因突变的患者,即使接受移植后预后仍较差,因此无论能否移植,首选考虑推荐参加临床试验。

由于传统的挽救化疗在复发 / 难治的 MCL 患者中疗效有限,临床医生自然会更多地关注一些新的靶向治疗药物。如硼替佐米、来那度胺、维奈克拉或 BTK 抑制剂如伊布替尼、泽布替尼、奥布替尼、阿可替尼,或这些药物的联合应用。目前认为有效率最高的为 BTK 抑制剂。还可以选择之前未使用过的无交叉耐药的化疗方案如苯达莫司汀或 GEMOX 方案。如果是年轻患者,也可以考虑减低预处理剂量的异基因造血干细胞移植[10]等。对于免疫化疗及 BTK 抑制剂治疗后复发 / 难治患者,还可以考虑 CAR-T 细胞治疗。

5 预后评估

简易套细胞淋巴瘤国际预后评分系统(MIPI):低危组:0~3 分;中危组:4~5 分;高危组:6~11 分。

分数	年龄(岁)	ECOG 评分(分)	LDH 值 / 正常值	WBC($\times 10^9$/L)
0	<50	0~1	<0.67	<6.70
1	50~59		0.67~0.99	6.70~9.99
2	60~69	2~4	1.00~1.49	10.00~14.99
3	≥70		≥1.50	≥15.00

【注释】

在应用 IPI 来评价 MCL 患者的预后时,并不能很好地区分这部分患者的预后。因此,欧洲 MCL 工作组提出了 MIPI,主要包括年龄、ECOG 评分、LDH 及白细胞这几项指标。根据评分可以将所有患者分为 3 个组,但这个评分系统较复杂,后来又提出了简化的 MIPI,便于临床操作。还有研究将 Ki-67(阳性标准为>30%)联合 MIPI 将患者进行危险分层,能更好地预测患者预后,也值得推荐。

边缘区淋巴瘤

1 治疗前评估

原发	分层	Ⅰ级推荐	Ⅱ级推荐	Ⅲ级推荐
结外	原发胃	胃镜和病灶活检 Hp 检测（活检标本染色或尿素呼气试验） 体格检查（包括 PS 评分） 常规血液和生化检查 HBV 和 HCV 检测 全身增强 CT	超声胃镜和多点活检 骨髓活检和 / 或穿刺 全身 PET/CT 血清蛋白电泳	
	非原发胃	体格检查（包括 PS 评分） 常规血液和生化检查 HBV 和 HCV 检测 全身增强 CT	骨髓活检和 / 或穿刺 全身 PET/CT 血清蛋白电泳	
结内		体格检查（包括 PS 评分） 常规血液和生化检查 HBV 和 HCV 检测 骨髓活检和 / 或穿刺 全身增强 CT	全身 PET/CT 血清蛋白电泳	浅表淋巴结和腹部超声
脾		体格检查（包括 PS 评分） 常规血液和生化检查 HBV 和 HCV 检测 骨髓活检和 / 或穿刺 全身增强 CT	全身 PET/CT 血清蛋白电泳	腹部超声

【注释】

边缘区淋巴瘤（marginal zone lymphoma，MZL）是一组 B 细胞淋巴瘤，起源于淋巴滤泡的边缘区，可以发生于脾、淋巴结和黏膜淋巴组织。MZL 包括 3 种类型，分别是黏膜相关淋巴组织（mucosa-associated lymphoid tissue，MALT）结外 MZL、结内 MZL 和脾 MZL。MZL 约占所有 NHL 的 10%，其中 MALT 型结外 MZL 所占比例最高，而原发胃的 MZL 最为常见。MZL 的病因与某些炎症抗原的慢性免疫刺激有关，比如幽门螺杆菌（helicobacter pylori，Hp）导致胃 MALT 淋巴瘤，其他病原体包括鹦鹉热衣原体、伯氏疏螺旋体和空肠弯曲杆菌等。此外，HCV 也被发现和某些脾 MZL 和非胃 MZL 有关。原发于皮肤的边缘区淋巴瘤由于其独特的临床和遗传学特点，在 2022 版 WHO 分类中被单独列为“原发性皮肤边缘区淋巴瘤”新亚型。此外，在新分类中，儿童型边缘区淋巴瘤也从淋巴结边缘区淋巴瘤中独立出来，作为一个新的亚型列出，其生物学特点和儿童型滤泡性淋巴瘤有一定重叠，临床表现都相对低危。

MZL 的治疗前评估除了淋巴瘤常规的体格检查、血液和生化检查、全身增强 CT 以外，结内和脾 MZL 需要接受骨髓活检和穿刺以明确分期，部分患者可以考虑进行全身 PET/CT 检查。对于胃 MZL，需要常规接受胃镜检查及病灶部位的活检以明确病理和 Hp 结果。欧洲胃肠淋巴瘤研究组推荐所有胃 MZL 患者接受超声胃镜检查，有助于评价淋巴瘤浸润胃壁的深度，从而准确分期，同时进行多部位活检。尿素呼气试验能够快速检测是否具有 Hp 感染，同时有助于重复评估抗 Hp 的治疗效果。HCV 检测不但有助于部分 MZL 的诊断，同时也可能作为治疗靶点。作为一种 B 细胞淋巴瘤，利妥昔单抗可用于 MZL 的治疗，因此 HBV 检测也是常规的项目。

在预后因素[1]方面，Ⅲ～Ⅳ期、年龄>70 岁和乳酸脱氢酶>正常值上限是原发结外 MALT 淋巴瘤 3 个不利的预后因素，由此组成的 MALT-IPI 将 MALT 淋巴瘤分为低、中、高 3 个危险分组，适用于原发胃和非原发胃的患者。

2 病理诊断

原发	内容	分层	Ⅰ级推荐	Ⅱ级推荐	Ⅲ级推荐
结外	IHC	原发胃	CD20,CD79a,CD3,CD5,CD10,BCL2,κ/λ,CD 21,CD23,cyclin D1,BCL6	MNDA	
	流式细胞术			κ/λ,CD19,CD20,CD5,CD23,CD10	
	基因检测			克隆性 *IG* 基因重排;t(11;18)	
	IHC	非原发胃	CD20,CD79a,CD3,CD5,CD10,BCL2,κ/λ,CD 21,CD23,cyclin D1,BCL6	MNDA	
	流式细胞术			κ/λ,CD19,CD20,CD5,CD23,CD10	
	基因检测			克隆性 *IG* 基因重排;t(11;18),t(14;18),t(3;14),t(1;14)	
结内	IHC		CD20,CD79a,CD3,CD5,CD10,BCL2,κ/λ,CD21,CD23,cyclin D1,BCL6	MNDA	
	流式细胞术			κ/λ,CD19,CD20,CD5,CD23,CD10	
	基因检测			克隆性 *IG* 基因重排	
脾	IHC		CD20,CD79a,CD3,CD5,CD10,BCL2,κ/λ,CD 21,CD23,cyclin D1,BCL6,IgD,CD43,annexin A1,CD103		
	流式细胞术			κ/λ,CD19,CD20,CD5,CD23,CD10,CD43,CD103	
	基因检测			克隆性 *IG* 基因重排;Del7q,+3q,*NOTCH2* 及 *KLF2* 突变	

【注释】

MZL 的病理学诊断应在有经验的病理实验室进行,标准应参照 2022 版的 WHO 淋巴肿瘤分类。所有病理标本应常规进行免疫组织化学(IHC)的检测,MZL 的典型免疫表型是 CD5−,CD10−,CD20+,CD21−/+,CD23−/+,CD43−/+,cyclin D1−和 MNDA+/−,伴有显著浆细胞性分化的病例有 κ/λ 限制性表达,有条件的单位可以进行流式细胞的检测。部分 MALT 淋巴瘤可以出现 t(11;18),特别是 Hp 阴性的胃 MZL,常常预示疾病晚期和抗 Hp 疗效欠佳。t(11;18)可以通过 PCR 或 FISH 的方法进行检测,有条件还可以进行 t(3;14)、t(1;14)和 t(14;18)的检测。对于脾 MZL,可检测 −7q+、3q 等染色体异常或 *NOTCH2*、*KLF2* 等基因突变,此外,还可以通过检测 *MYD88* 突变和淋巴浆细胞淋巴瘤 / 华氏巨球蛋白血症(LPL/WM)鉴别,以及检测 *BRAF* 突变与毛细胞白血病进行鉴别。

3 分期

目前淋巴瘤标准的分期系统是 Lugano 分期,但对于 MZL 通常适用于非胃或结内 MZL。胃肠 MZL 通常采用 Ann Arbor 分期系统的 Lugano 改良版或胃肠淋巴瘤的 TNM 分期(巴黎分期),而脾 MZL 通常为脾单发,通过脾切除进行诊断和分期[2]。

分期	Ann Arbor 分期系统的 Lugano 改良版		TNM 分期	肿瘤浸润
Ⅰ期	局限于胃肠道(非连续性单个或多个病灶)			
	ⅠE	黏膜、黏膜下	$T_1N_0M_0$	黏膜、黏膜下
	ⅠE	固有肌层、浆膜	$T_2N_0M_0$	固有肌层
	ⅠE		$T_3N_0M_0$	浆膜
Ⅱ期	扩展到腹部			
	ⅡE	区域淋巴结累及	$T_{1\sim3}N_1M_0$	胃周淋巴结
	ⅡE	远处淋巴结累及	$T_{1\sim3}N_2M_0$	远处区域淋巴结
ⅡE期	ⅡE	穿透浆膜累及邻近器官和组织	$T_4N_0M_0$	侵犯邻近结构
Ⅳ期		广泛结外累及或合并膈上淋巴结累及	$T_{1\sim4}N_3M_0$	淋巴结侵犯横膈两侧/远处转移(骨髓或其他结外部位)
	Ⅳ		$T_{1\sim4}N_{0\sim3}M_1$	

4 治疗

分期	分层 1	分层 2	Ⅰ级推荐	Ⅱ级推荐	Ⅲ级推荐
Ⅰ/Ⅱ期	结外	原发胃	抗 Hp 治疗(2A 类) 放疗(2A 类)		
		非原发胃	放疗(2A 类)	利妥昔单抗(2A 类)	
	结内		放疗(2A 类)	利妥昔单抗(2A 类)	
	脾	HCV 阳性	抗 HCV 治疗(2A 类)		
		HCV 阴性	利妥昔单抗(2A 类) 脾切除术(2A 类)		
Ⅲ/Ⅳ期	无症状		等待观察(2A 类)	临床试验(2A 类)	
	有症状	一线方案	利妥昔单抗+苯丁酸氮芥(1B 类) 利妥昔单抗+苯达莫司汀(2A 类) R-CHOP(2A 类) R-CVP(2A 类) 利妥昔单抗+来那度胺(2A 类)	临床试验(2A 类) 利妥昔单抗+化疗→利妥昔单抗维持(2A 类) 利妥昔单抗+氟达拉滨(2A 类)	利妥昔单抗(3 类)
		二线方案	利妥昔单抗/奥妥珠单抗+苯达莫司汀(2A 类) R-CHOP(2A 类) R-CVP(2A 类) 利妥昔单抗+来那度胺(2A 类)	伊布替尼(2A 类) 泽布替尼(2A 类) 奥布替尼(2A 类)	

【注释】

MZL 的治疗策略应参考原发部位和疾病分期。对于局限期的 MZL 患者，如果幽门螺杆菌(Hp)阳性，强烈推荐抗 Hp 治疗。抗 Hp 治疗后 3 个月应复查 Hp 状态和胃镜，如果 Hp 转阴并且达到完全缓解(疗效评估采用 GELA 标准[3])，则后续每 6~12 个月复查胃镜直至 5 年。抗 Hp 治疗后肿瘤缓解或残留，如果肿瘤没有合并出血等症状，则后续每 3~6 个月复查胃镜直至达到完全缓解。对于Ⅱ期、大包块和具有 t(11；18)的 Hp 阳性患者，研究表明抗 Hp 的疗效欠佳，如治疗后复查提示肿瘤缩小不明显应尽早给予放疗。对于 Hp 阴性的胃 MZL，meta 分析显示仍有一定比例的患者对于抗 Hp 治疗有效，这可能与假阴性或感染其他细菌所致，但治疗中需要密切观察以防短期内疾病进展。对于抗 Hp 治疗后肿瘤持续残留或者合并出血等症状，放疗是常用的挽救治疗模式。其他结外 MZL 也可能与一些特定病原体感染有关，如眼附属器淋巴瘤与鹦鹉热衣原体有关，采用多西环素治疗具有很好的疗效。此外，原发皮肤和小肠结外边缘区淋巴瘤分别与伯氏疏螺旋体和空肠弯曲杆菌感染有关，但抗感染治疗的证据十分有限。总之，对于原发胃以外部位的Ⅰ/Ⅱ期结外 MZL，放疗仍然是常用的治疗手段，部分不适合的患者可以考虑利妥昔单抗单药治疗。

对于Ⅰ/Ⅱ期结内 MZL，放疗是常用的治疗手段，部分不适合的患者可以考虑利妥昔单抗单药治疗。大样本资料显示，首程未接受放疗患者有较高的淋巴瘤相关病死率，显著高于放疗患者。对于脾 MZL，脾切除术既是诊断也是治疗手段。对于未经脾切除术的 MZL 患者，如果 HCV 阳性，可以考虑行抗 HCV 治疗。如果 HCV 阴性且患者具有脾肿大导致的血细胞下降或不适症状，利妥昔单抗单药是首选的治疗手段，而脾切除术可作为挽救治疗手段。

放疗照射野采用受累部位照射(ISRT)，不做预防照射，根据受侵器官，临床靶区(CTV)通常需要包括整个器官，如眼、腮腺和全胃照射，放疗可以保存器官功能。根治性照射剂量 24~30Gy，每次 1.5~2.0Gy。姑息性放疗的照射剂量为 2×2Gy 或其他剂量分割模式。

对于Ⅲ/Ⅳ期或者经局部放疗失败的边缘区淋巴瘤，如果没有 B 症状、出血、血细胞下降、大包块或肿瘤快速进展等情况，可以参照惰性淋巴瘤的治疗原则给予等待观察。如果有上述情况，利妥昔单抗联合化疗是常用的治疗模式，但目前缺乏最佳的治疗方案。在一项名为 IELSG-19 的Ⅲ期随机对照研究中，与单药苯丁酸氮芥和利妥昔单抗相比，利妥昔单抗联合苯丁酸氮芥获得较高的完全缓解率、无事件生存和无进展生存，但总生存 3 组没有差别[4]。在另一项针对惰性淋巴瘤的Ⅲ期随机对照研究中，利妥昔单抗联合苯达莫司汀优于传统的 R-CHOP 方案，但在 MZL 的亚组分析中没有差别[5]。在其他单独针对 MZL 的Ⅱ期研究中，利妥昔单抗分别联合苯达莫司汀、CHOP、CVP、来那度胺和氟达拉滨也获得了很好的治疗效果，但联合氟达拉滨的毒性较大[6-7]。对于一线治疗后肿瘤缓解的患者，可以考虑利妥昔单抗每 2 个月一次为期 2 年的维持治疗。

对于既往含利妥昔单抗方案治疗失败的边缘区淋巴瘤，如果既往治疗有效且缓解期超过 2 年可以考虑使用原方案治疗(蒽环类药物除外)。对于二线方案治疗失败或一线方案缓解期短的患者，可以换用其他的化疗组合联合抗 CD20 单抗，而 BTK 抑制剂包括伊布替尼和泽布替尼也是合理的选择，均被美国 FDA 获批治疗 MZL[8-10]。其他有效的靶向药物包括 PI3K 抑制剂，但目前均未在国内批准上市。总体而言，鉴于Ⅲ/Ⅳ期边缘区淋巴瘤缺乏 1 类证据的治疗方案，推荐患者参加临床试验也是合理的选择。

常用Ⅲ/Ⅳ期边缘区淋巴瘤的化疗方案

化疗方案	剂量	用药时间	时间及周期
利妥昔单抗 + 苯丁酸氮芥	利妥昔单抗 375mg/m^2	第 1、8、15、22 天(第 1~8 周)	28 天为一个周期
	苯丁酸氮芥 6mg/m^2	第 1 天(第 9、13、17、21 周) 第 1~8 周连续服药 6 周，停药 2 周第 9~24 周服药 2 周，停药 2 周	
利妥昔单抗 + 苯达莫司汀	利妥昔单抗 375mg/m^2	第 1 天	28 天为一个周期
	苯达莫司汀 90mg/m^2	第 1~2 天	
奥妥珠单抗 + 苯达莫司汀	奥妥珠单抗 1 000	第 1 天(第 1 周期为第 1、8、15 天给药)	28 天为一个周期
	苯达莫司汀 90mg/m^2	第 1~2 天	

续表

化疗方案	剂量	用药时间	时间及周期
R-CHOP	利妥昔单抗 375mg/m^2	第 1 天	21 天为一个周期
	环磷酰胺 750mg/m^2	第 1 天	
	长春新碱 1.4mg/m^2（最大 2mg）	第 1 天	
	多柔比星 50mg/m^2	第 1 天	
	泼尼松 100mg	第 1~5 天	
R-CVP	利妥昔单抗 375mg/m^2	第 1 天	21 天为一个周期
	环磷酰胺 750mg/m^2	第 1 天	
	长春新碱 1.4mg/m^2（最大 2mg）	第 1 天	
	泼尼松 100mg	第 1~5 天	
利妥昔单抗 + 来那度胺	利妥昔单抗 375mg/m^2	第 1 天	28 天为一个周期
	来那度胺 20mg	第 1~21 天	
利妥昔单抗 + 氟达拉滨	利妥昔单抗 375mg/m^2	第 1 天	28 天为一个周期
	氟达拉滨 25mg/m^2	第 1~5 天	
伊布替尼	560mg q.d.		至疾病进展或不可耐受毒性
泽布替尼	160mg b.i.d.		至疾病进展或不可耐受毒性

外周 T 细胞淋巴瘤

1 治疗前评估

	Ⅰ级推荐	Ⅱ级推荐	Ⅲ级推荐
病史采集和体格检查	完整的病史采集（包括发热，盗汗，体重减轻等 B 症状） 体格检查：浅表淋巴结，韦氏环，肝脾等部位 体能状态评分		
实验室检查	血尿便常规，生化全项 红细胞沉降率，β_2 微球蛋白，感染筛查（乙肝、丙肝、梅毒、HIV）		
影像学检查	^{18}F-FDG PET/CT 全身增强 CT 中枢神经系统（CNS）受累行头颅 MRI 胃肠道受累行胃肠内镜检查 心脏超声检查（如果化疗方案包括蒽环类药物）	中枢神经系统（CNS）受累行头颅平扫 MRI（造影剂过敏）	浅表淋巴结和腹部盆腔超声
骨髓检查	骨髓活检和 / 或穿刺（骨髓活检样本至少应在 1.6cm 以上）		

注：预防性腰穿 + 鞘注在外周 T 细胞淋巴瘤（PTCL）中的意义仍不明确。

2 病理诊断

内容	Ⅰ级推荐	Ⅱ级推荐	Ⅲ级推荐
IHC	CD20,CD2,CD3,CD4,CD5,CD7,CD8,CD10,CD30,CD56,PD1/CD279,CXCL13、ALK,细胞毒性分子,CD21,Ki-67	ICOS,κ/λ,BCL6,TCRbeta,TCRgamma	
流式细胞术		κ/λ,CD45,CD3,CD5,CD19,CD10,CD20,CD30,CD4,CD8,CD7,CD2;TCRα,TCRβ,TCRγ	
基因检测	EBER-ISH	PCR 检测 *TCR* 重排;如为间变淋巴瘤激酶(ALK)阴性间变大细胞淋巴瘤(ALCL),检测 *DUSP22/IRF4* 或 *TP63* 重排;血管免疫母细胞性 T 细胞淋巴瘤(AITL)检测 *IDH2*、*TET2*、*DNMT3A*、*RHOA* 突变 高危人群检测血清 HTLV-1	

【注释】

外周 T 细胞淋巴瘤(PTCL)是一组起源于胸腺后成熟 T 细胞的异质性疾病,亚洲国家更多见,约占所有淋巴瘤的 21.4%。依靠组织病理学和免疫组化分析明确诊断,对 PTCL 亚型的诊断应遵循 2022 版 WHO 分类。病理检查需要注意:① T 细胞受体(*TCR*)克隆基因重排也可见于反应性 / 炎症性疾病过程,因此不能用作诊断 T 细胞淋巴瘤的唯一依据。② AITL 偶会与弥漫性大 B 细胞淋巴瘤(DLBCL)并存,需要进行免疫组化及基因重排检测加以识别。本章节所指 PTCL 亚型包括:外周 T 细胞淋巴瘤非特指型(PTCL-NOS)、血管免疫母细胞性 T 细胞淋巴瘤(AITL)(或广泛意义上淋巴结滤泡辅助 T 细胞淋巴瘤(包括经典 AITL 以及具有滤泡辅助 T 细胞表型的非特指型或滤泡型 PTCL)、ALK 阳性 ALCL、ALK 阴性 ALCL 等 AITL、ALK 阳性 ALCL、ALK 阴性 ALCL 等。

淋巴瘤

3 分期

参照 2014 年 Lugano 分期标准(附录 1)。

4 治疗

4.1 初治患者的治疗

分层	分期	Ⅰ级推荐	Ⅱ级推荐	Ⅲ级推荐
ALK 阳性 ALCL	Ⅰ ~ Ⅱ期	维布妥昔单抗 +CHP(2A 类) CHOEP±ISRT(1A 类) CHOP±ISRT(2A 类) DA-EPOCH(2A 类)		
	Ⅲ ~ Ⅳ期	维布妥昔单抗 +CHP(1A 类) CHOEP(1A 类) CHOP(2A 类) DA-EPOCH(2A 类)	自体造血干细胞移植(ASCT)巩固(高危 IPI 患者)(2A 类)	
除外 ALK 阳性 ALCL	Ⅰ ~ Ⅳ期	临床试验 维布妥昔单抗 +CHP(ALK 阴性 ALCL)(1A 类) CHOEP±ISRT(1A 类) CHOP±ISRT(2A 类) DA-EPOCH(2A 类) ASCT 巩固(2A 类)	维布妥昔单抗 +CHP(除外系统性 ALCL 的 CD30 阳性 PTCL)(2A 类)	Hyper CVAD/MA(3 类)

【注释】

CHOP 方案

环磷酰胺 750mg/m²,d1

多柔比星 40~50mg/m²,d1

长春新碱 1.4mg/m²,d1(最大剂量 2mg)

泼尼松 100mg,d1~5

每 21 天重复。

CHOEP 方案

环磷酰胺 750mg/m²,d1

长春新碱 1.4mg/m²,d1(最大剂量 2mg)

多柔比星 40~50mg/m²,d1

依托泊苷 100mg/m²,d1~3

泼尼松 100mg,d1~5

每 21 天重复。

DA-EPOCH 方案

依托泊苷 50mg/(m²·d),d1~4,q.6h.,连续输注

长春新碱 0.4mg/(m²·d),d1~4,q.6h.,连续输注

多柔比星 10mg/(m²·d),d1~4,q.6h.,连续输注

环磷酰胺 750mg/m²,d5

泼尼松 60mg/(m²·d),d1~5

每 21 天重复。

DA-EPOCH 剂量调整原则

(1)每次化疗后都需预防性使用粒细胞集落刺激因子。

(2)如果上周期化疗后中性粒细胞减少未达Ⅳ度,可以在上一周期化疗剂量基础上将依托泊苷、多柔比星和环磷酰胺的剂量上调 20%。

(3)如果上周期化疗后中性粒细胞减少达Ⅳ度,但在 1 周内恢复,保持原剂量不变。

(4)如果上周期化疗后中性粒细胞减少达Ⅳ度,且持续时间超过 1 周,或血小板下降达Ⅳ度,在上一周期化疗剂量基础上将依托泊苷、多柔比星和环磷酰胺的剂量下调 20%。

(5)剂量调整如果是在起始剂量以上,则上调时依托泊苷、多柔比星和环磷酰胺一起上调;剂量调整如果是在起始剂量以下,则下调时仅下调环磷酰胺。

维布妥昔单抗 + CHP 方案

维布妥昔单抗 1.8mg/kg,d1

环磷酰胺 750mg/m²,d1

多柔比星 40~50mg/m²,d1

泼尼松 100mg,d1~5

每 21 天重复。

Hyper CVAD/MA 方案

[A 方案]

环磷酰胺 300mg/m²,q12h,静脉滴注(持续 2 小时以上),d1~3

美司钠 600mg/(m²·d),CTX 用药前 1 小时至最后 1 次 CTX 后 12 小时

多柔比星 16.6mg/(m²·d),连续输注 72 小时,d4~6

地塞米松 40mg/d,d1~4,d11~14

长春新碱 1.4mg/m²,最大 2mg,d4,d11

[B 方案]

甲氨蝶呤 1g/m²,d1(亚叶酸钙解救)

阿糖胞苷 3g/m²,q.12h.,d2~3(备注:鉴于阿糖胞苷骨髓抑制毒性较重,尤其是对血小板的抑制较重,可导致化疗延迟甚至中止,因此各中心可根据患者年龄、体力情况、淋巴瘤病情等综合判断,酌情调整剂量)

ALK 阳性 ALCL 较其他类型 PTCL 预后好。经过含蒽环类药物的方案治疗后,ALK 阳性 ALCL 的 5 年无失败生存率和总生存率分别为 60% 和 70%,明显优于其他类型 PTCL。推荐 Ⅰ~Ⅱ期患者接受 6 周期化疗(CHOEP,CHOP-21 或 DA-EPOCH)联合或不联合受累部位放疗(ISRT;30~40Gy),或者 3~4 周期化疗联合 ISRT(30~40Gy)。Ⅲ~Ⅳ期 ALK 阳性 ALCL 患者接受 6 周期化疗(CHOEP,CHOP-21 或 DA-EPOCH)。高危国际预后指数(IPI)患者可以接受大剂量化疗联合 ASCT 巩固,但目前无前瞻性大样本量研究证实该结论。伴 *DUSP22* 重排的 ALK 阴性 ALCL 的预后与 ALK 阳性患者相似,治疗可以依据 ALK 阳性 ALCL 治疗原则。

与 ALK 阳性 ALCL 相比,其他类型 PTCL 预后不佳。CHOEP 能够提高年轻 PTCL 患者(<60 岁)的无事件生存(EFS)。但由于 CHOEP 的毒性较强,年龄大于等于 60 岁患者,建议采用 CHOP-21 方案。而高危患者(除外 ALK 阳性 ALCL)接受 CHOP 或者 CHOEP 方案预后较差。一项小样本量前瞻性研究发现 DA-EPOCH 方案能够改善患者的 EFS 和总生存(OS)[1]。在一项前瞻性大样本量研究(除外 ALK 阳性 ALCL)中,CHOEP 联合自体造血干细胞移植巩固可以提高 PTCL 患者的无进展生存(PFS)和 OS[2]。在一项国内Ⅱ期,多中心,随机对照临床研究中,CEOP/IVE/GDP 交替方案较标准 CEOP 方案可能改善 IPI 4~5 分高危 PTCL 患者的生存[3]。一项随机对照 3 期临床研究中,维布妥昔单抗联合 CHP 较 CHOP 方案能够改善 CD30 阳性(免疫组化表达超过 10%)PTCL 患者的生存,尤其是系统性 ALCL 患者获益最多[4]。国内小样本量临床研究显示一线治疗中联合使用西达本胺或一线治疗后采用西达本胺维持治疗,可能改善患者生存,但这需要更多数据证实。由于患者预后较差,推荐这部分患者首选参加临床试验。如无合适的试验,推荐接受 6 个周期化疗联合或者不联合 ISRT(30~40Gy)。化疗方案包括:CHOEP,CHOP-14,CHOP-21,DA-EPOCH。有条件患者可在一线治疗缓解后接受大剂量化疗联合 ASCT 巩固。部分 PTCL(如肝脾 T 细胞淋巴瘤)预后极差,可以选择一线异基因造血干细胞移植(allo-SCT)巩固,但也缺乏大样本量研究数据支持。

4.2 复发 / 难治患者的治疗

分层	Ⅰ级推荐	Ⅱ级推荐	Ⅲ级推荐
符合移植条件	临床试验 西达本胺(1A 类) 维布妥昔单抗(系统性 ALCL)(1A 类) 克唑替尼(ALK+ ALCL)(2A 类) 普拉曲沙(2A 类) 苯达莫司汀(2A 类) 吉西他滨(2A 类) DHAP(2A 类) ESHAP(2A 类) GDP(2A 类) GemOx(2A 类) ICE(2A 类)	维布妥昔单抗(除外系统性 ALCL 的 CD30 阳性 PTCL)(2A 类) 盐酸米托蒽醌脂质体(2A 类) allo-SCT(2A 类) ASCT(2A 类)	来那度胺(3 类) 硼替佐米(3 类) 度维利塞(3 类) 林普利塞(3 类) 芦可替尼(3 类) 阿来替尼(ALK+ALCL)(3 类)
不符合移植条件	临床试验 西达本胺(1A 类) 维布妥昔单抗(系统性 ALCL)(1A 类) 克唑替尼(ALK+ ALCL)(2A 类) 普拉曲沙(2A 类) 苯达莫司汀(2A 类) 吉西他滨(2A 类)	维布妥昔单抗(除外系统性 ALCL 的 CD30 阳性 PTCL)(2A 类) 盐酸米托蒽醌脂质体(2A 类) 姑息放疗(2A 类) 最佳支持治疗(2A 类)	来那度胺(3 类) 硼替佐米(3 类) 度维利塞(3 类) 林普利塞(3 类) 芦可替尼(3 类) 阿来替尼(ALK+ ALCL)(3 类)

【注释】

西达本胺方案

西达本胺 30mg,口服,每周 2 次。

维布妥昔单抗方案

维布妥昔单抗 1.8mg/kg,每 21 天重复。

吉西他滨方案

吉西他滨 1 200mg/m^2,d1、d8、d15,每 28 天重复。

DHAP 方案

地塞米松 40mg/d,d1~4(原方案为该剂量,各中心可酌情调整)

顺铂 100mg/m^2,24 小时连续输注,d1

阿糖胞苷 2g/m^2,q.12h.,d2

每 21 天重复。

ESHAP 方案

依托泊苷 60mg/m^2,d1~4

甲泼尼龙 500mg,d1~4

顺铂 25mg/m^2,q.6h.,连续输注,d1~4

阿糖胞苷 2g/m^2,d5

每 21 天重复。

GDP 方案

吉西他滨 1 000mg/m^2,d1,d8

顺铂 75mg/m^2,d1

地塞米松 40mg,d1~4

每 21 天重复。

GemOx 方案

吉西他滨 1 000mg/m^2,d1

奥沙利铂 100mg/m^2,d1

每 14 天重复。

ICE 方案

异环磷酰胺 5g/m^2,d2(100% 剂量美司钠解救),24 小时连续输注

卡铂(按照 AUC=5 计算,单次剂量 ≤ 800mg),d2

依托泊苷 100mg/m^2,d1~3

每 21 天重复。

来那度胺方案

来那度胺 25mg,口服,d1~21,每 28 天重复。

硼替佐米方案

硼替佐米 1.3mg/m^2,d1、d4、d8、d11,每 21 天重复。

盐酸米托蒽醌脂质体方案

盐酸米托蒽醌脂质体 20mg/m^2,每 28 天重复。严密监测毒副反应,根据不良反应调整剂量或停止用药。

度维利塞方案

25mg/ 次,口服,每日 2 次,每 28 天为一周期。

林普利塞方案

80mg/ 次,口服,每日 1 次,每 28 天为一周期。

芦可替尼方案

20mg/ 次,口服,每日 2 次,每 28 天为一周期。

阿来替尼方案

300mg/ 次,口服,每日 2 次;体重<35kg 者,150mg/ 次,口服,每日 2 次。每 21 天为一周期。

复发 / 难治患者应尽量再取活检病理证实(尤其是 AITL 患者,可能复发时伴发 DLBCL)。复发 / 难治患者首选参加临床试验。多个研究证实部分挽救化疗方案在复发 / 难治 PTCL 患者中的作用,但没有前瞻性对照研究证实哪种方案更优[5-9]。对于不符合移植条件的患者,根据患者身体条件选择是否给予强烈方案化疗(如 DHAP,ESHAP,GDP,GemOx,ICE 等)。一些新药的出现为这部分患者带来希望。西达本胺是一种新型口服组蛋白去乙酰化酶抑制剂,研究结果显示其可改善复发 / 难治 PTCL 患者的生存。维布妥昔单抗(Brentuximab Vedotin,BV)是 CD30 单克隆抗体与 MMAE 结合的抗体耦合药物,长

期随访结果证实 BV 在复发 / 难治系统性 ALCL 中可维持疗效，并且在复发 / 难治 CD30 阳性 T 细胞淋巴瘤中也有效[5]。普拉曲沙通过抗叶酸发挥抗肿瘤作用，Ⅱ期研究结果显示能够改善既往接受多种化疗方案治疗患者的生存。另外一项前瞻性Ⅱ期研究证实烷化剂苯达莫司汀也对部分复发 / 难治 PTCL 患者有效。免疫调节剂来那度胺在复发 / 难治 PTCL 中也显示初步疗效。小样本量研究证实 ALK 抑制剂克唑替尼能够有效治疗 ALK 阳性淋巴瘤。阿来替尼是第 2 代 ALK 抑制剂，一项小样本量研究显示阿来替尼对于复发 / 难治 ALK+ ALCL 有效，且该药能够穿透中枢，治疗中枢神经系统病变。另外一项小样本量研究认为蛋白酶体抑制剂硼替佐米可能对复发 / 难治 PTCL 患者有效。盐酸米托蒽醌脂质体在复发 / 难治 PTCL 患者中展现出一定疗效，但尤其需要注意治疗相关毒性。在关键Ⅱ期，多中心临床研究中，严重血液学毒性发生率为 60.2%，严重肺炎发生率为 10.2%。因此，临床应用时应严密监测毒副反应，根据不良反应调整剂量或停止用药。度维利塞和林普利塞是 PI3K 抑制剂，临床研究显示对于复发或难治 PTCL 患者，均获得一定疗效。在接受度维利塞或林普利塞治疗期间和治疗结束后，应预防肺孢子菌肺炎（PJP），直至 $CD4^+$T 淋巴细胞绝对计数大于 200 个细胞 /μl。芦可替尼是一种 JAK1/2 抑制剂，一项 2 期研究显示该药对于复发 / 难治 PTCL 显示出一定疗效。对于敏感复发 / 进展患者，若有合适供者，推荐选择 allo-SCT。若无合适供者，可选择 ASCT。

结外 NK/T 细胞淋巴瘤，鼻型

1 治疗前评估

	Ⅰ级推荐	Ⅱ级推荐	Ⅲ级推荐
常规检查	完整病史采集 B 症状(发热：体温超过 38℃，连续 3 天以上；体重减轻：6 个月内超过 10%；盗汗：夜间为主) 体格检查 体能状态评估(ECOG 体能评分)	间接鼻咽镜和 / 或喉镜	
实验室检查	全血细胞计数，肝肾功能、乳酸脱氢酶，血浆 EB 病毒 DNA，血清 β_2 微球蛋白，HBV，HIV，育龄妇女须行妊娠试验	止凝血功能，血清铁蛋白，NK 细胞活性、可溶性 CD25 检测	
影像学检查	上呼吸消化道内镜 头颈部增强 MRI(鼻腔和鼻咽等原发部位) 颈部、胸部、腹部、盆腔增强 CT ^{18}F-FDG PET/CT 头颅增强 MRI	颈部、胸部、腹部、盆腔平扫 CT(造影剂过敏患者) 头颅 + 头颈部平扫 MRI(造影剂过敏患者)	鼻腔增强 CT 浅表淋巴结和腹部超声
骨髓检查	骨髓活检和 / 或穿刺，骨髓活检的病理学检查应增加 EBER 原位杂交检测(骨髓活检样本长度至少应在 1.6cm 以上)	骨髓流式细胞术检测	
其他	12 导联心电图 心脏彩超(左室射血分数)或多门控探测(MUGA)扫描 胃肠内镜检测(消化道侵犯)		

【注释】

结外 NK/T 细胞淋巴瘤，鼻型（NKTCL）最常见的发病部位是鼻腔。主要表现为鼻或面中线进行性的破坏性病变，鼻腔、鼻咽及颚部最为常见，其次为口咽、喉咽、扁桃体。鼻腔肿块引起的鼻塞、鼻腔分泌物和鼻出血是常见的首发症状。初诊时，70%~90% 的患者为Ⅰ~Ⅱ期，10%~30% 为Ⅲ~Ⅳ期。病程为侵袭性，疾病可迅速扩散到其他结外部位，主要为皮肤、胃肠道和睾丸等，但很少累及淋巴结，晚期病变常出现肝脏、脾脏肿大。对于初诊患者，应当对上述部位进行仔细的体格检查。

血浆 EBV-DNA 检测。全血并不是最佳的检测介质，全血中白细胞计数，记忆 B 细胞数量和白细胞 DNA 都有可能导致定量聚合酶链反应（PCR）检测误差。血浆检测优于全血。血浆 EBV-DNA 定量在诊断时可间接测定淋巴瘤负荷。治疗过程中，还能提示淋巴瘤对治疗反应的动态变化。在治疗结束时，EBV-DNA 对微小残留病灶做出估计，对预后有重要意义。

2 病理诊断

	Ⅰ级推荐	Ⅱ级推荐	Ⅲ级推荐
组织学检查	切取(咬取)活检或经内镜活检，典型形态表现为弥漫性异型淋巴细胞浸润和血管中心性、破坏性生长，并导致组织坏死，以及黏膜、皮肤等部位溃疡	空芯针穿刺活检	
IHC	CD20，CD3，CD56，细胞毒分子(颗粒酶 B，穿孔素，TIA-1)，Ki-67，MYC，D30，PD-L1	CD2，CD4，CD5，CD7，CD8	
基因检测	EBER-ISH	*TCR* 基因重排检测有助于判断肿瘤细胞系表型，或和其他 T 细胞淋巴瘤鉴别；*DDX3X*，*ECSIT V140A*	

【注释】

随着近年来二代测序技术的应用，有研究发现部分基因与预后相关。调控 RNA 的一个重要基因 -RNA 解旋酶 *DDX3X* 基因在 NKTCL 中存在高频突变，是患者预后不良的分子标志。最新研究发现 NKTCL 患者中，*ECSIT*(evolutionarily conserved signaling intermediate in Toll pathways)基因 V140A［第 140 位缬氨酸(Val)突变为丙氨酸(Ala)］的突变，容易诱发临床噬血细胞综合征。近期，国内学者根据 NKTCL 生物学特征定义了 TSIM、MB 和 HEA 三种分子亚型，并证实了其与临床预后密切相关，对未来治疗选择有一定参考价值[1]。

3 分期和风险分层

结外鼻型 NKTCL 仍以 Ann Arbor 分期为主要原则，参照 Lugano 分期修正原则(附录 1)，Ⅰ期指原发于结外部位，无区域或远处淋巴结转移；Ⅱ期指原发结外部位伴横膈同侧区域淋巴结转移；Ⅲ期指原发结外部位伴横膈两侧淋巴结转移；Ⅳ期指伴远处结外器官转移。原发结外部位广泛受侵是局部肿瘤负荷指标，是影响预后的重要因素。近年来也有学者建立了 TNM 分期，中国南方肿瘤临床研究协会(CSWOG)和亚洲淋巴瘤协作组(ALSG)提出了 CA 分期，均对 NKTCL 的治疗有一定指导作用。NKTCL 根据原发病灶不同的解剖部位，分为上呼吸消化道原发 NKTCL(upper aerodigestive tract，UAT-NKTCL)和非上呼吸消化道原发 NKTCL(non-upper aerodigestive tract，NUAT-NKTCL)两种临床亚组。前者临床常见，占 NKTCL 的 80% 以上，好发于面部中线部位，以鼻腔最常见，韦氏环(包括鼻咽、口腔及口咽)次之；NUAT-NKTCL 仅占 NKTCL 的 10%~20%，常侵犯皮肤、胃肠道、睾丸、肺脏和肝脏等，恶性程度更高，晚期患者比例高，预后差。

根据临床和生物预后因素对结外鼻型 NKTCL 进行风险分层，指导治疗和预后判断。目前，针对结外鼻型 NKTCL 风险分层的模型主要有三个：NRI、PINK 和单核苷酸多态性(signal nucleotide polymorphism，SNP)分子标签[2]，都是以现代非蒽环类化疗方案为基础，且经过大样本验证。列线图简化风险指数(nomogram-revised risk index，NRI)模型可以更好地将早期 NKTCL 分为早期低危、中低危、中高危和高危四个组，指导早期患者的风险分层治疗。局部超腔侵犯(PTI)定义为肿瘤超出原发部位，侵犯至邻近解剖结构。SNP 分子标签可降低肿瘤异质性及活检取材部位的偏差，有一定的预后及预测价值[2]。

NKTCL 预后模型

预后模型	危险因素	风险指数	风险分组
NRI	年龄 > 60 岁(vs. ≤ 60 岁)	1	0 = 低危
	Ⅱ期(vs. Ⅰ期)	1	1 = 中低危
	Ⅲ ~ Ⅳ期(vs. Ⅰ期)	2	2 = 中高危
	ECOG 评分 ≥ 2(vs. 0~1)	1	3 = 高危
	LDH 增高(vs. 正常)	1	≥ 4 = 极高危
	PTI(vs. 无)	1	

续表

预后模型	危险因素	风险指数	风险分组
早期调整 NRI	年龄>60 岁(vs. ≤60 岁)	1	0 = 低危
	Ⅱ期(vs. Ⅰ期)	1	1 = 中低危
	ECOG 评分≥2(vs. 0~1)	1	2 = 中高危
	LDH 增高(vs. 正常)	1	≥3 = 高危
	PTI(vs. 无)	1	
PINK	年龄>60 岁(vs. ≤60 岁)	1	0 = 低危
	Ⅲ~Ⅳ期(vs. Ⅰ~Ⅱ期)	1	1 = 中危
	远处淋巴结受侵(vs. 无)	1	≥2 = 高危
	非鼻腔(vs. 鼻腔)	1	
PINK-E	年龄>60 岁(vs. ≤60 岁)	1	0~1 = 低危
	Ⅲ~Ⅳ期(vs. Ⅰ~Ⅱ期)	1	2 = 中危
	远处淋巴结受侵(vs. 无)	1	≥3 = 高危
	非鼻腔(vs. 鼻腔)	1	
	血浆 EBV-DNA 阳性(vs. 阴性)	1	

4 治疗

NKTCL 早期和晚期治疗原则完全不同，早期以放疗和化疗综合治疗为主，而晚期以化疗为主。早期结外鼻型 NKTCL 的治疗建议进行风险分层治疗。

4.1 初治Ⅰ~Ⅱ期 NKTCL 治疗策略

分期	风险分层		Ⅰ级推荐	Ⅱ级推荐	Ⅲ级推荐
ⅠE 期	早期低危：无任何危险因素*		受累部位放疗[3-4](2B 类)	受累部位放疗 ± 含门冬酰胺酶方案化疗(3 类)	
ⅠE 期或ⅡE 期	早期中危和高危：≥1 个危险因素	适合化疗	受累部位放疗序贯含门冬酰胺酶方案化疗(2A 类) 或含门冬酰胺酶方案诱导化疗序贯受累部位放疗(2A 类)[5] 或夹心放化疗(含门冬酰胺酶方案，非 SMILE 方案，2A 类)	含 SMILE 方案夹心化放疗(2A 类) 同期放化疗(含门冬酰胺酶方案，2B 类) 临床试验	
		不适合化疗	受累部位放疗(2B 类)	临床试验	

注：*. 早期 NKTCL 风险分层的危险因素根据早期调整 NRI 标准决定，包括：年龄>60 岁，LDH 增高，PTI，ECOG 评分≥2，Ⅱ期。

【注释】

P-GemOx 方案

培门冬酶 2 000~2 500IU/m^2，d1(建议最大单次剂量不超过 3 750IU)

吉西他滨 1 000mg/m^2，d1、d8

奥沙利铂 130mg/m^2，d1

每 21 天重复。

COEP-L 方案

CTX 750mg/m^2,d1

VCR 1.4mg/m^2,d1(最大 2mg)

VP-16 60mg/m^2,d1~3

PDN 100mg,d1~5

培门冬酶 2 500IU/m^2,d2

每 21 天重复。

LOP 方案

培门冬酶 2 500IU/m^2,d1

VCR 1.4mg/m^2,d1(最大 2mg)

PDN 100mg,d1~5

每 14~21 天重复。

改良 SMILE 方案

甲氨蝶呤 2g/m^2,连续输注 6 小时,d1

亚叶酸钙 15mg × 4 次,d2~4

异环磷酰胺 1 500mg/m^2,d2~4

美司钠 300mg/m^2 × 3 次,d2~4

地塞米松 40mg/d,d2~4

依托泊苷 100mg/m^2,d2~4

左旋门冬酰胺酶 6 000U/m^2,d8、d10、d12、d14、d16、d18、d20

每 28 天重复。

第 6 天开始给予粒细胞集落刺激因子直至白细胞 >5 × 10^9/L。

早期 NKTCL 需要进行风险分层治疗,Ⅰ期无危险因素(年龄<60 岁,ECOG 0~1 分,LDH 正常,Ⅰ期无原发肿瘤局部广泛侵犯),单纯放疗即可取得较好的效果,和综合治疗结果相似;单纯放疗、放疗后化疗和化疗后放疗的 5 年生存率分别为 88.8%、86.9% 和 86.3%(P = 0.972)。Ⅰ期伴有危险因素及Ⅱ期,放疗和化疗综合治疗是标准治疗,单纯放疗或单纯化疗都存在高的进展和复发风险。早期 NKTCL 即使诱导化疗达到完全缓解(CR),仍有很高的复发率,总生存率较综合治疗组低,因此,不推荐单纯化疗。早期 NKTCL 接受综合治疗时,有诱导化疗序贯放疗、夹心放化疗或放疗后序贯辅助化疗等,目前诱导化疗序贯放疗是临床最多选择的模式[5];同期放化疗在日本和韩国常见,但其他国家少见,口腔黏膜炎较高。有研究认为同期放化疗与序贯化放疗疗效相当,同时有研究显示,化疗后早放疗优于延迟放疗。晚期 NKTCL 以化疗为主,残存病灶可考虑局部加放疗。

放疗照射野和照射剂量是早期 NKTCL 治疗成败的关键,与肿瘤局部区域控制率和预后密切相关,早期患者推荐受累野照射和 50Gy 根治剂量[3-4]。鼻腔原发 NKTCL 局限于一侧鼻腔,未侵犯邻近器官或组织结构,临床靶区(CTV)包括双侧鼻腔、双侧前组筛窦、硬腭和同侧上颌窦内壁。肿瘤超出鼻腔时,靶区应扩大至受累的邻近器官和结构。合并上颌窦内壁受侵时,照射受侵侧整个上颌窦,前组筛窦受侵时,应包括同侧后组筛窦。如果肿瘤邻近后鼻孔或侵犯鼻咽,靶区应扩展至鼻咽。Ⅰ期鼻腔 NKTCL 不做颈预防照射,Ⅱ期需同时做双颈照射或照射中上颈淋巴结。韦氏环包括鼻咽、口咽、扁桃体和舌根,韦氏环 NKTCL 的 CTV 应包括整个韦氏环和后鼻孔,Ⅰ期可以考虑做颈淋巴结预防照射,Ⅱ期做治疗性照射[4]。推荐应用调强放射治疗技术。

含天冬酰胺酶的联合化疗是 NKTCL 最有效的全身化疗方案[5]。

4.2 初治Ⅲ~Ⅳ期及复发 / 难治 NKTCL 治疗策略

分期	Ⅰ级推荐	Ⅱ级推荐	Ⅲ级推荐
初治Ⅲ~Ⅳ期	SMILE、P-GemOx、DDGP[6]、COEP-L[7] 或 AspaMetDex 方案联合自体造血干细胞移植(2B 类)	临床试验 异基因造血干细胞移植(3 类) 姑息性放疗	

续表

分期	Ⅰ级推荐	Ⅱ级推荐	Ⅲ级推荐
复发/难治	SMILE、P-GemOx、DDGP、LOP 或 AspaMetDex 等含左旋门冬酰胺酶（天冬酰胺酶）方案[8] 临床试验 化疗后局部进展（难治）或复发的患者推荐以放疗为主的综合挽救治疗	自体造血干细胞移植（敏感复发）（2B 类，有合适供者的前提下可考虑） 异基因造血干细胞移植（3 类） 临床试验 姑息性放疗	西达本胺（2B 类） 盐酸米托蒽醌脂质体（2B 类） 免疫检查点抑制剂[9-10]

【注释】

P-GemOx 方案

培门冬酶 2 000-2 500IU/m^2，d1（建议最大单次剂量不超过 3 750IU）

吉西他滨 1 000mg/m^2，d1、d8

奥沙利铂 130mg/m^2，d1

每 21 天重复。

DDGP 方案

地塞米松 15mg/m^2，d1~5

顺铂 20mg/m^2，d1~4

吉西他滨 800mg/m^2，d1、d8

培门冬酶 2 500IU/m^2，d1

每 21 天重复。

AspaMetDex 方案

左旋天冬酰胺酶 6 000U/m^2，d2、d4、d6、d8

甲氨蝶呤 3g/m^2，d1

地塞米松 40mg/d，d1~4

每 21 天重复。

如果年龄>70 岁，甲氨蝶呤减量至 2g/m^2，地塞米松减量至 20mg。

SMILE 方案在初治Ⅲ~Ⅳ期及难治复发 NKTCL 中的疗效显著，ORR 达到 67%~77%，CR 率达 50%~66%，预计 5 年 OS 为 52.3%，4 年无病生存率为 68.2%；但该方案骨髓抑制明显，92% 患者出现 4 级中性粒细胞减少，60% 出现了 3 度及以上感染，治疗相关死亡率可高达 10%。另外一个明显的非血液学毒性是肾功能损害。因此，临床应用该方案时应有足够的支持措施，需慎重使用。调整剂量的 SMILE 方案安全性较高。AspaMetDex 方案治疗复发患者，疗效与 SMILE 相当，安全性较好。P-GemOx 方案在初治Ⅲ~Ⅳ期 NKTCL 疗效与 AspaMetDex 方案相当，但不良反应更轻，使用更简单。近年来，DDGP、COEP-L 以及 PD-1 单抗联合 P-GemOx 也取得了不错的疗效[6,7,9,10]，为Ⅲ~Ⅳ期 NKTCL 提供了治疗选择。PD-L1 单抗舒格利单抗在难治复发 NKTCL 也展现出一定的抗肿瘤效果，ORR 达到 46.2%，CR 率达到 37.2%。

对于复发和难治性 NKTCL，单纯常规化疗预后差，尽管自体造血干细胞移植的确切价值仍存在争议，但多个回顾性研究表面，晚期或敏感复发患者，获高质量缓解后，可以从自体移植获益。异基因移植目前处于探索的阶段，因其治疗相关风险较大，可尝试治疗自体移植后复发的难治患者。

5 预后评估

基于中国大样本数据的 NKTCL 列线图（Nomogram）模型和列线图简化风险指数（NRI）模型，危险因素包括：年龄>60 岁、Ann Arbor Ⅱ期和Ⅲ~Ⅳ期、原发肿瘤侵犯（primary tumor invasion，PTI）、ECOG 评分>2 和 LDH 升高。列线图可以更好地个体化预测患者的总生存率，在含左旋门冬酰胺酶化疗时代，NRI 模型预测能力优于其他预后模型，特别是可以对早期 NKTCL 进行风险分层，并指导治疗。PINK 预后模型分别从年龄是否>60 岁、分期、是否鼻型、是否累及远处淋巴结 4 个方面评分，同时包含血浆 EBV-DNA 水平形成 PINK-E 模型。SNP 分子标签结合了分子 - 临床指标，也具有一定的预测价值[2]。国际淋巴瘤预后指数（international prognostic index，IPI）主要应用于弥漫性大 B 细胞淋巴瘤，预测 NKTCL 的预后尚不够理想。

伯基特淋巴瘤

1 治疗前评估

	Ⅰ级推荐	Ⅱ级推荐	Ⅲ级推荐
常规检查	完整的病史采集 体格检查：一般状况、全身皮肤、浅表淋巴结、肝、脾和腹部肿块 B 症状评估 体能状态评估（ECOG 体能评分）		
实验室检查	全血细胞计数、尿常规、便常规 血生化全项 乙肝五项、HBV DNA 及 HIV	脑脊液检查	
影像学检查	颈部、胸部、腹部、盆腔增强 CT PET/CT 心电图、心脏超声 中枢神经系统（CNS）受累行 MRI		浅表淋巴结和腹部盆腔超声
骨髓检查	骨髓穿刺和活检	腰椎穿刺	
分期	Lugano 分期	儿童患者可采用 St.Jude/Murphy 分期系统	

2 病理诊断

	Ⅰ级推荐	Ⅱ级推荐	Ⅲ级推荐
获取组织的方式	可疑淋巴结或结外病灶完整切除或切取活检 骨髓穿刺及活检	空芯针穿刺活检	
IHC	CD20，CD3，CD10，Ki-67，BCL2，BCL6，MYC，IRF4/MUM1 TP53	TdT	
流式细胞术		κ/λ，CD45，CD20，CD3，CD5，CD19，CD10，TdT	
遗传学及基因检测	t(8；14)(q24；q32)； FISH 检测 *MYC* 基因重排	*BCL2*、*BCL6* 基因重排检测、EBER-ISH，11q 异常检测	

【注释】

伯基特（Burkitt）淋巴瘤（BL）是高度侵袭性的非霍奇金淋巴瘤（NHL），常发生在结外部位或表现为急性白血病。BL 恶性程度极高，细胞倍增周期很短，生长迅速，若不及时治疗，患者可在数个月内死亡。病变可累及全身各组织器官，中枢神经系统是 BL 常继发累及的部位。确诊必须依赖活检病理、临床特点、细胞形态学、免疫表型和遗传学改变综合判断。

最近发表的成人 BL-IPI 包含了 4 个独立不良预后因素：年龄≥40 岁，ECOG 评分≥2 分，LDH 水平>3×ULN 和 CNS 受累。低风险组（0 个危险因素）、中风险组（1 个危险因素）和高风险组（≥2 个危险因素）。3 个不同风险组患者的 3 年 PFS 率分别为 92%、72% 和 53%（*P*<0.000 1）；3 年 OS 率分别为 96%、76% 和 59%（*P*<0.000 1）。

3 分期

参照 2014 年 Lugano 分期标准（附录 1）。

4 治疗

分层	Ⅰ级推荐	Ⅱ级推荐	Ⅲ级推荐
低危 LDH 正常;Ⅰ期且腹部病灶完全切除,或者单个腹外病灶直径<10cm	剂量调整的 EPOCH 方案 (需甲氨蝶呤鞘内注射)+利妥昔单抗(2A 类) CODOX-M+利妥昔单抗[1-4](2A 类) Hyper CVAD/MA 方案+利妥昔单抗[5-7](2A 类)		
高危 Ⅰ期合并腹部大肿块,或者单个腹外病灶直径>10cm,或Ⅱ~Ⅳ期	剂量调整的 EPOCH 方案(需甲氨蝶呤鞘内注射)+利妥昔单抗(2A 类) CODOX-M 与 IVAC 交替方案+利妥昔单抗(2A 类) Hyper CVAD/MA 方案+利妥昔单抗(2A 类)		
未达到完全缓解或复发	二线方案:R-EPOCH; R-ICE[8-9];R-IVAC;R-GDP(2A 类)	联合自体或异基因造血干细胞移植 最佳支持治疗(2A 类) 姑息治疗(2A 类)	

【注释】

成人 BL 采用常规的 R-CHOP 方案疗效欠佳,目前常使用短期、多药物、剂量强化的化疗联合方案联合中枢神经系统治疗(参考成人或儿童急性淋巴细胞白血病方案),获得了非常好的疗效,大部分患者可以长期生存,使得治愈成为可能。鉴于 BL 的高增殖性,化疗的同时需给予积极的支持治疗(调整化疗剂量,充分的水化、碱化),以预防肿瘤溶解综合征。自体造血干细胞移植可延长患者的生存期。放疗在伯基特淋巴瘤中的作用有限。

常用化疗方案:

CODOX-M 与 IVAC 交替方案+利妥昔单抗

利妥昔单抗 375mg/m² 第 0 天。

A 方案:CODOX-M			
环磷酰胺	800mg/m² 200mg/m²	i.v. i.v.	第 1 天 第 2~5 天
长春新碱	1.5mg/m² 最大 2mg	i.v.	第 1、8 天
多柔比星	40mg/m²	i.v.	第 1 天
泼尼松	60mg/(m²·d)	p.o.	第 1~7 天
甲氨蝶呤	1 200mg/m² 240mg/(m²·h)	i.v. i.v.	第 10 天,1 小时内 第 10 天,第 2~24 小时

注:甲氨蝶呤需四氢叶酸钙解救;需 G-CSF 支持。

CNS 预防			
阿糖胞苷	70mg	i.t.	第 1,3 天
甲氨蝶呤	12mg	i.t.	第 15 天
B 方案:IVAC			
异环磷酰胺	1 500mg/m²	i.v.	第 1~5 天
依托泊苷	60mg/m²	i.v.	第 1~5 天
阿糖胞苷	2 000mg/m²	q.12h. i.v.	第 1、2 天(共 4 次)

注:需 G-CSF 支持,异环磷酰胺需美司钠解救。

CNS 预防			
甲氨蝶呤	12mg	i.t.	第 5 天

注：低危组使用 A 方案 3 个周期，高危组 A，B 方案交替共 4 个周期。

Hyper CVAD 方案 + 利妥昔单抗

利妥昔单抗 375mg/m^2 第 0 天。

A 方案：第 1，3，5，7 疗程			
环磷酰胺	300mg/m^2	i.v. 3h q.12h.	第 1~3 天
长春新碱	1.5mg/m^2 最大 2mg	i.v.	第 4、11 天
多柔比星	50mg/m^2	i.v.	第 4 天
地塞米松	40mg	i.v. 或 p.o.	第 1~4 天 第 11~14 天

注：环磷酰胺需美司钠解救。需 G-CSF 支持。

B 方案：第 2，4，6，8 疗程			
甲氨蝶呤	1 000mg/m^2	i.v.	第 1 天（持续 24 小时）
阿糖胞苷	3 000mg/m^2	q.12h. i.v.	第 1、2 天（共 4 次）

注：需 G-CSF 支持。

CNS 预防：每疗程第 2 天给予鞘内治疗：甲氨蝶呤 12mg；第 7 天阿糖胞苷 40mg，共 16 次。

CNS 治疗：CNS 侵犯的患者每周鞘内化疗 2 次，直至脑脊液恢复正常，此后每周 1 次，连用 4 周。

剂量调整的 EPOCH 方案 + 利妥昔单抗

利妥昔单抗 375mg/m^2 第 0 天

每疗程 21 天，共 6~8 疗程			
长春新碱	0.4mg/m^2	i.v. 持续 24 小时	第 1~4 天
多柔比星	10mg/m^2	i.v. 持续 24 小时	第 1~4 天
依托泊苷	50mg/m^2	i.v. 持续 24 小时	第 1~4 天
环磷酰胺	750mg/m^2	i.v.	第 5 天
泼尼松	60mg/m^2	p.o.	第 1~5 天

注：第 6 天开始，给予 G-CSF 支持治疗直至中性粒细胞 $\geqslant 5.0 \times 10^9$/L。

［**剂量调整方案**］每周监测血常规 2 次。每疗程后中性粒细胞 $\geqslant 0.5 \times 10^9$/L，下一疗程环磷酰胺，多柔比星和依托泊苷剂量提高 20%，每疗程 1~2 次中性粒细胞计数 $<0.5 \times 10^9$/L，下一疗程维持原剂量。每疗程 3 次或 3 次以上 $<0.5 \times 10^9$/L，下一疗程上述 3 种药物的剂量减少 20%，每疗程 1 次或以上血小板计数 $<25 \times 10^9$/L，下一疗程上述 3 种药物的剂量减少 20%。

霍奇金淋巴瘤

1 治疗前评估

	Ⅰ级推荐	Ⅱ级推荐	Ⅲ级推荐
常规检查	病史：B 症状(发热、夜间盗汗、体重 6 个月减轻超过 10%)，疾病相关症状(疲乏、瘙痒、饮酒后疼痛) 体格检查(包括 PS 评分)		
实验室检查	全血细胞计数、血沉(ESR) 肝功能、肾功能、乳酸脱氢酶(LDH)、 C 反应蛋白(CRP)、碱性磷酸酶(ALP) HBV 表面抗原 / 抗体和核心抗体、HBV-DNA 及 HCV、HIV		
影像学检查	PET/CT 全身增强 CT 心电图、心脏超声、肺功能检查		浅表淋巴结和腹部超声
骨髓检查		骨髓穿刺和活检(若行 PET/CT 检查可不选择)	

2 病理诊断

	Ⅰ级推荐	Ⅱ级推荐	Ⅲ级推荐
活检方式	病变淋巴结或结外病灶切除或切取活检；骨髓穿刺及活检	淋巴结或结外病灶空芯针穿刺活检	
组织形态学	初步区分经典型和结节性淋巴细胞为主型，并注意和富于 T 细胞与组织细胞的大 B 细胞淋巴瘤、间变性大细胞淋巴瘤、外周 T 细胞淋巴瘤等类型鉴别		
IHC	经典型霍奇金淋巴瘤(CHL)： CD45，CD20，PAX5，BOB.1，Oct-2，CD3，CD30，CD15，EBV-LMP1 或 EBER-ISH，Ki-67 [a] 结节性淋巴细胞为主型霍奇金淋巴瘤(NLPHL)： CD45，CD20，PAX5，BOB.1，Oct-2，CD3，CD30，CD15，EBV-LMP1 或 EBER-ISH700，EMA，IgD，Ki-67 [a]		

【注释】

a CHL 典型表型：$CD45^-$，$CD20^-$(或异质性阳性)、PAX5(弱阳性)、BOB.1 和 Oct-2 至少一个失表达，$CD30^+$，$CD15^{+/-}$，$LMP1^{+/-}$ 或 $EBER^{+/-}$；NLPHL 典型表型：$CD45^+$，$CD20^+$，$PAX5^+$，BOB.1 和 Oct-2 均阳性，$EMA^{+/-}$，$IgD^{+/-}$，$CD30^-$，$CD15^-$，$LMP1^-$ 或 $EBER^-$。

3 分期

参照 2014 年 Lugano 分期标准，见附录 1。

4 治疗

4.1 经典型霍奇金淋巴瘤

Ⅰ~Ⅱ期经典型霍奇金淋巴瘤根据有无不良预后因素，分为预后良好及预后不良组，不良因素见预后评估。Ⅲ~Ⅳ期国际预后评分(international prognostic score，IPS)的不良预后因素见预后评估。

分期	分层	Ⅰ级推荐	Ⅱ级推荐	Ⅲ级推荐
Ⅰ~Ⅱ期	预后良好	ABVD×2~4 周期 + RT(20Gy)(1A 类)或 ABVD×2 周期 + 增强剂量 BEACOPP×2 周期 +RT(30Gy)(1A 类)		
	预后不良	ABVD×4 周期 + RT(30Gy)(1A 类)或 ABVD×2 周期 + 增强剂量 BEACOPP×2 周期 + RT(30Gy)(1A 类)	增强剂量 BEACOPP ×2 周期 + ABVD×2 周期 ± RT(30Gy)(≤60 岁)(1B 类)	
Ⅲ~Ⅳ期		ABVD×6 周期 ± RT(1A 类) 或增强剂量 BEACOPP×4~6 周期 ± RT(1A 类) 或 ABVD×2 周期 + AVD×4 周期(1A 类)或 A(维布妥昔单抗)+AVD×6 周期 ±RT(1A 类)	ABVD×2 周期 + 增强剂量 BEACOPP×4 周期 ± RT(2B 类)	

【注释】

经典型霍奇金淋巴瘤依据分期及有无预后不良因素进行分层治疗。Ⅰ~Ⅱ期霍奇金淋巴瘤的治疗原则是以化疗联合放疗为主的综合治疗,单纯化疗的整体预后仍较好,但疗效未能证实不劣于联合治疗,故适用于放疗长期毒性风险超过疾病短期控制获益的患者。根据有无不良预后因素,分为预后良好组和预后不良组。预后良好组:2~4 个周期 ABVD 方案化疗联合放疗是标准治疗。2 个周期 ABVD 方案化疗后序贯 20Gy 放疗为合适的治疗选择。基于 PET/CT 中期疗效评价,2 个周期 ABVD 方案化疗后 PET/CT 阴性者,继续给予 ABVD 方案 1~2 个周期后行放疗 20Gy,而 PET/CT 阳性者行增强剂量的 BEACOPP 方案化疗 2 个周期及 30Gy 放疗。预后不良组:4 个周期 ABVD 方案化疗联合 30Gy 放疗是标准治疗。若 2 个周期 ABVD 方案化疗后进行中期 PET/CT 评价,则 PET/CT 阴性者,再继续 ABVD 方案化疗 2 个周期后行放疗(30Gy),而 PET/CT 阳性者,改为增强剂量的 BEACOPP 方案化疗 2 个周期及放疗(30Gy)。HD17 研究结果证实,对于新诊断的、早期、预后不良的霍奇金淋巴瘤患者(≤60 岁),接受 2 个周期增强剂量 BEACOPP 和 2 个周期 ABVD 方案后,若 PET/CT 为阴性,可省略巩固放疗,而无相关的疗效降低[1]。

Ⅲ~Ⅳ期经典型霍奇金淋巴瘤的治疗原则通常为化疗,局部放疗仅限于化疗后残存病灶超过 2.5cm 以上者。小于 60 岁的年轻患者可给予 ABVD 方案化疗 6 个周期,或增强剂量的 BEACOPP 方案 4~6 个周期,可联合或不联合局部放疗。ABVD 方案化疗后中期 PET/CT 检查推荐在化疗 2 个周期后进行,若检查结果为阴性,则后续 4 个周期可采用 AVD 方案进行化疗,尤其适用于老年及应用博来霉素肺毒性风险明显增加的患者[2]。若检查结果为阳性,可行 ABVD 或增强剂量 BEACOPP 方案化疗 4 个周期,但有研究结果证实更换为增强剂量 BEACOPP 方案的预后优于 ABVD 方案。ECHELON-1 研究显示 6 个周期 A(维布妥昔单抗)-AVD 方案与标准 ABVD 方案相比,改善了 2 年的 PFS,减少了肺毒性[3],故对于老年及肺功能不良的患者可作为治疗选择。增强剂量 BEACOPP 方案化疗后中期 PET/CT 检查推荐在化疗 2 个周期后进行,若检查结果为阴性,则继续 BEACOPP 方案化疗 2 个周期(共 4 个周期),若检查结果为阳性,则再进行 BEACOPP 方案化疗 4 个周期(共 6 个周期)。若一线治疗疗效未达到 CR 者,适合行自体造血干细胞移植挽救治疗。增强剂量的 BEACOPP 方案对于年龄超过 60 岁的老年患者增加了治疗相关死亡,因此推荐 ABVD 方案为老年患者的标准治疗方案。

值得注意的是,在 ABVD 方案中,由于目前国内没有长春花碱,我们一般用长春新碱来替代。但是我们应该避免将维布妥昔单抗和长春新碱联用以免加重周围神经病变。

常用化疗方案:

ABVD 方案(每 28 天重复)

药物	剂量	用法	时间
多柔比星(ADM)	$25mg/m^2$	i.v.	d1、d15
博来霉素(BLM)	$10mg/m^2$	i.v.	d1、d15
长春花碱(VLB)	$6mg/m^2$	i.v.	d1、d15
达卡巴嗪(DTIC)	$375mg/m^2$	i.v.	d1、d15

淋巴瘤

A+AVD 方案(每 28 天重复)

药物	剂量	用法	时间
维布妥昔单抗(BV)	1.2mg/kg	i.v.	d1、d15
多柔比星(ADM)	25mg/m^2	i.v.	d1、d15
长春花碱(VLB)	6mg/m^2	i.v.	d1、d15
达卡巴嗪(DTIC)	375mg/m^2	i.v.	d1、d15

增强剂量 BEACOPP 方案(每 21 天重复)

药物	剂量	用法	时间
博来霉素(BLM)	10mg/m^2	i.v.	d8
依托泊苷(VP-16)	200mg/m^2	i.v.	d1~3
多柔比星(ADM)	35mg/m^2	i.v.	d1
环磷酰胺(CTX)	1 250mg/m^2	i.v.	d1
长春新碱(VCR)	1.4mg/m^2(最大 2mg)	i.v.	d8
丙卡巴肼(PCB)	100mg/m^2	p.o.	d1~7
泼尼松(PDN)	40mg/m^2	p.o.	d1~14

第 8 天起应用 G-CSF 支持治疗。

4.2 复发 / 难治性经典型霍奇金淋巴瘤

分层	Ⅰ级推荐	Ⅱ级推荐	Ⅲ级推荐
符合移植条件	二线挽救化疗 + 大剂量化疗联合自体造血干细胞移植(1A 类)	信迪利单抗、替雷利珠单抗、卡瑞利珠单抗、纳武利尤单抗、帕博利珠单抗、赛帕利单抗、派安普利单抗(3 类) 或维布妥昔单抗(2B 类)	卡瑞利珠单抗 + 地西他滨(3 类)或维布妥昔单抗 + 纳武利尤单抗(3 类)或 PD-1 单抗 + 二线挽救化疗(3 类)或维布妥昔单抗 + 二线挽救化疗(3 类)
不符合移植条件	二线挽救化疗(2A 类)或 信迪利单抗、替雷利珠单抗、卡瑞利珠单抗、赛帕利单抗、派安普利单抗(2B 类)或 维布妥昔单抗(2B 类)	纳武利尤单抗、帕博利珠单抗(3 类)	苯达莫司汀(3 类)、来那度胺(3 类)、依维莫司(3 类)、卡瑞利珠单抗 + 地西他滨(3 类)或维布妥昔单抗 + 纳武利尤单抗(3 类)或 PD-1 单抗 + 二线挽救化疗(3 类)或维布妥昔单抗 + 二线挽救化疗(3 类) 临床试验(3 类)

【注释】

复发 / 难治性经典型霍奇金淋巴瘤的治疗首选二线挽救方案化疗后进行大剂量化疗联合自体造血干细胞移植。对于接受自体造血干细胞移植且移植后复发风险较高的患者(原发难治性霍奇金淋巴瘤;一线治疗后 12 个月内复发或存在结外病变等),维布妥昔单抗维持治疗可以延长患者 PFS。免疫检查点抑制剂通常被推荐用于:基于合并症或首次挽救化疗失败的不适合移植的复发 / 难治性经典型霍奇金淋巴瘤患者,以及大剂量化疗联合自体造血干细胞移植后复发的患者[4-5]。KEYNOTE-204 研究证实,在复发 / 难治性经典型霍奇金淋巴瘤患者中,帕博利珠单抗疗效优于维布妥昔单抗,所有亚组的 PFS 均显示出具有临床意义的显著改善[6]。卡瑞利珠单抗联合地西他滨治疗复发 / 难治性经典型霍奇金淋巴瘤的 CR 为 71%,即使对于 PD-1 抗体单药治疗进展的患者,卡瑞利珠单抗联合地西他滨后也获得了较好的缓解[7]。此外,小样本的研究证实 PD-1 单抗或维布妥昔单抗联合二线挽救化疗(如 GVD,ICE,DHAP 等)治疗复发 / 难治性经典型霍奇金淋巴瘤能够获得更高的完全缓解率，使得更多的患者过渡到自体造血干细胞移植，从而改善预后，但仍需更长时间的随访确定疾病缓解的持续性及联合治疗后的安全性[8]。一项Ⅰ/Ⅱ期临床研究揭示了抗CD30 CAR-T细胞治疗复发/难治性霍奇金淋巴瘤的疗效，在31例接受氟达拉滨为基础的预处理的患者中ORR 72%，CR率59%，1年PFS为36%，1年OS率为94%[9]。自体造血干细胞移植后复发且仍对化疗敏感的年轻患者，可考虑行异基因造血干细胞移植治疗。

4.3 结节性淋巴细胞为主型霍奇金淋巴瘤

结节性淋巴细胞为主型霍奇金淋巴瘤的治疗，除无临床不良预后因素的ⅠA期患者可采用单纯放疗(30Gy)外，其余各期的治疗均参照经典型霍奇金淋巴瘤的治疗原则，由于该类型肿瘤细胞CD20表达阳性，因此可采用化疗 ± 利妥昔单抗 ± 放疗治疗，化疗方案可选择ABVD、CHOP、CVP方案。对疑似复发者推荐重新进行活检以排除转化为侵袭性淋巴瘤的可能，复发时病变局限者可应用利妥昔单抗单药治疗，病灶广泛者可选择利妥昔单抗联合二线挽救方案治疗。转化为弥漫性大B细胞淋巴瘤患者的治疗参考相应章节。

4.4 老年经典型霍奇金淋巴瘤

老年经典型霍奇金淋巴瘤患者常伴有合并症，通常无法耐受强治疗方案，且临床试验数据有限，目前治疗策略需要兼顾疗效及安全性。由于ABVD方案可能会导致较高的治疗相关毒性发生率以及死亡率，只在部分或选择的患者中应用；肺部基础疾病的老年患者应尽量避免使用博来霉素来降低肺毒性的发生。

5 疗效评价

霍奇金淋巴瘤的疗效评价主要依据2014年Lugano疗效评价标准(附录2)，推荐PET/CT或者全身增强CT扫描检查评估。PET/CT采用Deauville评分系统进行评估，Deauville 1~2分为PET阴性，4~5分为PET阳性，在一些情况下3分视为阴性，但在基于中期PET/CT评价进行降级治疗时3分应判定为阳性。对于PET/CT的中期评价，Ⅰ~Ⅳ期均建议在ABVD方案或增强剂量的BEACOPP方案化疗2个周期后进行，其意义在于及时、准确地评价预后，特别是在疾病治疗早期，能够识别出那些治疗敏感的患者(PET/CT阴性)，以减少化疗周期及强度，减轻不良反应。

AHL2011研究结果表明，对于早期治疗反应良好的患者，治疗过程中可根据PET结果将BEACOPP escalated方案减剂量为ABVD方案，减轻了不良反应，而不影响治疗效果[10]。Ⅲ~Ⅳ期患者建议化疗结束后再次行PET/CT检查确认疗效，若PET/CT为阴性，则进入观察随访期，若PET/CT显示残存肿瘤超过2.5cm，则建议行局部放疗。

6 预后评估

6.1 Ⅰ~Ⅱ期霍奇金淋巴瘤不良预后因素

预后因素	EORTC	GHSG	NCCN
年龄	≥50岁		
ESR和B症状	>50mm/h且无B症状； >30mm/h且有B症状	>50mm/h且无B症状； >30mm/h且有B症状	≥50mm/h或有B症状
纵隔大肿块	MTR>0.35	MMR>0.33	MMR>0.33
受累淋巴结区数	>3	>2	>3
结外病灶		有	
大肿块直径			>10cm

注：EORTC.欧洲癌症研究与治疗组织；GHSG.德国霍奇金淋巴瘤研究组；NCCN.美国国立综合癌症网络；MMR.肿块最大径/胸腔最大径；MTR.肿块最大径/胸腔T5/6水平横径。

6.2 Ⅲ~Ⅳ期霍奇金淋巴瘤国际预后评分(International Prognostic Score，IPS)

白蛋白<40g/L；血红蛋白<105g/L；男性；年龄≥45岁；Ⅳ期病变；白细胞≥15×10^9/L；淋巴细胞占白细胞比例<8%和/或计数<0.6×10^9/L。

慢性淋巴细胞性白血病

1 治疗前评估

Ⅰ级推荐	Ⅱ级推荐	Ⅲ级推荐
病史和体格检查、体能状态	网织红细胞计数	
全血细胞计数和血细胞分类	胆红素、Coombs 试验	
外周血淋巴细胞免疫分型	骨髓穿刺 + 活检	
血生化(包括 LDH,肝肾功、电解质)	常规染色体核型分析(CpG + IL2 刺激)	
血清 β_2 微球蛋白	血清免疫球蛋白(IgG,IgM,IgA)	
外周血淋巴细胞分子遗传学(FISH)检查	颈胸腹盆增强 CT	
TP53 突变状态	PET/CT	
IGHV 突变状态	心电图,超声心动图	
感染指标(HBV/HCV/HIV)		

【注释】

慢性淋巴细胞性白血病(chronic lymphocytic leukemia,CLL)是主要发生在中老年人群的一种成熟 B 淋巴细胞克隆增殖性肿瘤,以淋巴细胞在外周血、骨髓、脾脏和淋巴结聚集为特征。WHO 对造血系统肿瘤的分类中,将 CLL 定义为白血病样的淋巴细胞肿瘤,其白血病表现是唯一与小淋巴细胞淋巴瘤(small lymphocytic lymphoma,SLL)的不同之处。根据上述定义,CLL 均为 B 细胞来源,而以前的所谓 T-CLL 现在被称为 T- 幼淋巴细胞淋巴瘤(T-PLL)。

CLL 治疗前必须对患者进行全面评估。评估的内容如下。①病史和体格检查:特别是淋巴结(包括咽淋巴环和肝、脾大小);②体能状态:ECOG 和 / 或疾病累积评分表(CIRS)评分;③ B 症状:盗汗、发热、体重减轻;④血常规和外周血形态分析:包括白细胞计数及分类、血小板计数、血红蛋白等,贫血时加做网织红细胞计数;注意外周血形态分析中幼淋细胞的比例;⑤外周血免疫分型:用于 CLL 的诊断;⑥血清生化检测,包括肝肾功能、电解质、LDH、β_2-MG、免疫球蛋白,有溶血时加做 Coombs 试验、胆红素;⑦ FISH 检测 17p–,条件允许可检测 11q–,+12,13q– 与套细胞淋巴瘤鉴别时需 FISH 检测 t(11;14);⑧ *TP53* 测序,*IgHV* 突变检测;⑨常规染色体核型分析(CpG 刺激);⑩骨髓活检 ± 涂片:并非诊断 CLL/SLL 所必需,推荐在非典型病例的诊断,或鉴别血细胞减少原因时进行;感染筛查:HBV、HCV、HIV、梅毒检测;颈、胸、腹、盆腔增强 CT 检查、PET/CT 等。PET/CT 有助于判断是否发生组织学转化并指导活检部位(摄取最高部位);心电图、超声心动图检查(拟采用 BTKi 或蒽环类或蒽醌类药物治疗时)。

2 诊断

	Ⅰ级推荐	Ⅱ级推荐	Ⅲ级推荐
血常规	外周血单克隆 B 淋巴细胞 ≥ 5×10^9/L		
外周血免疫分型	CD19$^+$、CD5$^+$、CD23$^+$、CD200$^+$、CD10$^-$、FMC7$^-$、Cyclin D1$^-$、CD43$^{+/-}$;表面免疫球蛋白(sIg)、CD20 及 CD79b 弱表达(dim)		
外周血涂片	小的、形态成熟的淋巴细胞显著增多,涂抹细胞易见		
FISH 检测		t(11;14)鉴别套细胞淋巴瘤	
骨髓 / 淋巴结活检	免疫组化检测 CD20、PAX5、CD10、Cyclin D1,SOX11,CD3、CD5、CD23、LEF1、Ki-67		

【注释】

达到以下 3 项标准可以诊断 CLL：①外周血单克隆 B 淋巴细胞（$CD19^+$ 细胞）计数≥5×10^9/L，且持续至少 3 个月。②外周血涂片中特征性的表现为小的、形态成熟的淋巴细胞显著增多，其细胞质少、核致密、核仁不明显、染色质部分聚集。③典型的免疫表型：$CD19^+$、$CD5^+$、$CD23^+$、$CD43^{+/-}$、$CD10^-$、Cyclin $D1^-$、$CD200^+$；表面免疫球蛋白（sIg）、CD20 及 CD79b 弱表达（dim）。流式细胞学确认 B 细胞的克隆性，即 B 细胞表面限制性表达 κ 或 l 轻链或>25% 的 B 细胞 sIg 不表达。对于骨髓侵犯造成血细胞减少，但外周血单克隆 B 淋巴细胞<5×10^9/L 的患者，2018 年更新的国际 CLL 工作组标准仍诊断为 CLL[1]。国内绝大多数专家也认为这种情况在排除其他原因导致的血细胞减少后，其临床意义及治疗同 CLL，因此应诊断为 CLL。

单克隆 B 淋巴细胞增多症（MBL）：是指健康个体外周血长期存在低水平的单克隆 B 淋巴细胞。诊断标准：① B 细胞克隆性异常持续存在 3 个月以上；②外周血单克隆 B 淋巴细胞<5×10^9/L；③无肝、脾、淋巴结肿大（所有淋巴结长径均<1.5cm）；④无贫血及血小板减少；⑤无慢性淋巴增殖性疾病（CLPD）的其他临床症状。每年 1%~2% 的 MBL 进展为需要治疗的 CLL。

分子生物学标志物的检测可提供患者预后相关的信息：如 *IGHV* 野生型、*TP53* 基因缺失或突变均提示预后不良。CLL 患者需进行 FISH 检测 del（13q）、+12、del（11q）、del（17p），以及 *TP53*、*IGHV* 以帮助判断预后和指导治疗，条件允许时可进一步完善 *NOTCH1*、*SF3B1*、*BIRC3* 等基因突变。

3 分期

临床上对于 CLL 广泛应用 Rai 和 Binet 两种临床分期系统。这两种分期均仅依赖体格检查和简单实验室检查，不需要进行超声、CT 或 MRI 扫描等影像学检查。

分期	定义
Binet 分期	
Binet A	HGB≥100g/L，PLT≥100×10^9/L，<3 个淋巴区域
Binet B	HGB≥100g/L，PLT≥100×10^9/L，≥3 个淋巴区域
Binet C	HGB<100g/L 和 / 或 PLT<100×10^9/L
Rai 分期	
低危	
Rai 0	仅 MBC≥5×10^9/L
中危	
Rai Ⅰ	MBC≥5×10^9/L+ 淋巴结肿大
Rai Ⅱ	MBC≥5×10^9/L+ 肝和 / 或脾肿大 ± 淋巴结肿大
高危	
Rai Ⅲ	MBC≥5×10^9/L+HGB<110g/L ± 淋巴结 / 肝 / 脾肿大
Rai Ⅳ	MBC≥5×10^9/L+PLT<100×10^9/L ± 淋巴结 / 肝 / 脾肿大

注：淋巴区域（共计 5 个区域）：头颈及韦氏环、腋下（单侧或双侧均计为 1 个区域）、腹股沟（单侧或双侧均计为 1 个区域）、肝、脾。MBC. 单克隆 B 淋巴细胞计数。免疫性血细胞减少不作为分期的标准。

SLL 采用 Lugano 分期(Lungano 改良的 Ann Arbor 分期)

分期	受累部位	结外受累
局限期		
Ⅰ期	1 个淋巴结或 1 组邻近淋巴结	单个结外器官受累,且不伴淋巴结受累
Ⅱ期	横膈同侧≥2 组淋巴结受累	Ⅰ或Ⅱ期伴局限邻近结外器官受累
Ⅱ期伴巨块	Ⅱ期伴巨块	NA
广泛期		
Ⅲ期	横膈两侧淋巴结受累	NA
	横膈以上淋巴结受累伴脾受累	
Ⅳ期	非邻近器官受累	NA

注:NA. 不适用。

4 治疗

4.1 初治患者

分层 1	分层 2	分层 3	Ⅰ级推荐	Ⅱ级推荐	Ⅲ级推荐
无治疗指征			观察等待,每 2~6 个月随访 1 次		
有治疗指征	无 del(17p)/ *p53* 基因突变	≥65 岁或存在严重伴随疾病(CIRS 评分>6 分或 CrCl<70ml/min)的<65 岁患者	泽布替尼(1 类)△ 阿可替尼△ ± 奥妥珠单抗(1 类) 伊布替尼(1 类) 维奈克拉 + 奥妥珠单抗(1 类)	奥布替尼(2B 类) 伊布替尼 + 奥妥珠单抗(2B 类) 苯丁酸氮芥 + 奥妥珠单抗(2A 类) 奥妥珠单抗(2A 类) 苯达莫司汀 ($70mg/m^2$ 起始,若能耐受,下一疗程增加至 $90mg/m^2$)+ 利妥昔单抗 / 奥妥珠单抗 (2A 类,不用于衰弱患者) 伊布替尼 + 维奈克拉(2B 类) 甲泼尼龙冲击 + 利妥昔单抗(2B 类)	苯丁酸氮芥(3 类)
		<65 岁且无严重伴随疾病(CIRS 评分≤6 分)	氟达拉滨 + 环磷酰胺 + 利妥昔单抗(仅推荐应用于 IgHV 突变阳性且 *TP53* 未突变的患者)(1 类) 泽布替尼(1 类)△ 阿可替尼△ ± 奥妥珠单抗(1 类) 伊布替尼*(1 类) 维奈克拉 + 奥妥珠单抗(1 类)	奥布替尼(2B 类) 苯达莫司汀 + 利妥昔单抗 / 奥妥珠单抗(2A 类) 伊布替尼 + 利妥昔单抗(2B 类) 伊布替尼 + 维奈克拉(2B 类)	甲泼尼龙冲击 + 利妥昔单抗 (3 类)

续表

分层 1	分层 2	分层 3	Ⅰ级推荐	Ⅱ级推荐	Ⅲ级推荐
有治疗指征	有 del(17p)/*p53* 基因突变		泽布替尼(2A 类)△ 伊布替尼(2A 类) 阿可替尼△ ± 奥妥珠单抗(2A 类) 维奈克拉 + 奥妥珠单抗(2A 类)	甲泼尼龙冲击 + 利妥昔单抗(2A 类) 奥妥珠单抗(2A 类) 奥布替尼(2B 类) 伊布替尼 + 维奈克拉(2B 类)	

注:*. 伊布替尼出于不良反应考量,使用前需完善基线心脏评估。

△. 阿可替尼、泽布替尼、奥布替尼在伴有 *BTK* C481S 突变的伊布替尼耐药患者中同样效果不佳。伊布替尼不耐受的患者中换为阿可替尼、泽布替尼或奥布替尼可以避免出现类似副作用。

【注释】

伊布替尼方案

伊布替尼 420mg,口服,每日 1 次。

维奈克拉 + 奥妥珠单抗方案

维奈克拉:从第 1 程 d22 开始口服,经过 5 周剂量爬坡后(20、50、100、200、400mg/d 各 1 周),持续 400mg/d 口服 12 个疗程。

奥妥珠单抗:第 1 程:100mg d1,900mg d2,1 000mg d8、d15;第 2~6 程:1 000mg d1。

每 28 天一个疗程,共 6 程。

泽布替尼方案

泽布替尼:160mg,口服,每日 2 次。

伊布替尼 + 奥妥珠单抗方案

伊布替尼:420mg,口服,每日 1 次。

奥妥珠单抗:第 1 程:100mg d1,900mg d2,1 000mg d8、d15;第 2~6 程:1 000mg d1。28 天一个疗程,共 6 程。

每 28 天 1 个疗程。

奥布替尼方案

奥布替尼:150mg,口服,每日 1 次。

阿可替尼 + 奥妥珠单抗方案

阿可替尼:100mg 口服,每日 2 次。

奥妥珠单抗:第 1 程:100mg d1,900mg d2,1 000mg d8、d15;第 2~6 程:1 000mg d1。

每 28 天一个疗程,共 6 程。

苯丁酸氮芥 + 奥妥珠单抗方案

苯丁酸氮芥:0.5mg/kg d1~15,第 1~6 程。

奥妥珠单抗:第 1 程:100mg d1,900mg d2,1 000mg d8、d15;第 2~6 程:1 000mg d1。

每 28 天一个疗程,共 6 程。

奥妥珠单抗方案

第 1 程:100mg d1,900mg d2,1 000mg d8、d15;第 2~8 程:1 000mg d1。

每 28 天一个疗程,共 8 程。

苯达莫司汀 + 抗 CD20 单抗方案

苯达莫司汀 70~90mg/m^2,d1~2。

利妥昔单抗 375mg/m^2,d0,第 1 周期;此后 500mg/m^2

或

奥妥珠单抗 1 000mg,第 1 周期 d1、d8、d15,第 2~6 周期 d1。

每 28 天重复。

甲泼尼龙冲击 + 利妥昔单抗方案

甲泼尼龙 1g/m^2,d1~5。

利妥昔单抗 375mg/m^2,每周 1 次,连用 4 周。

每 28 天重复。

氟达拉滨 + 环磷酰胺 + 利妥昔单抗方案

氟达拉滨 25mg/m^2,d1~3。

环磷酰胺 250mg/m^2,d1~3。

利妥昔单抗 375mg/m^2,d0,第 1 周期;此后 500mg/m^2。

每 28 天重复。

氟达拉滨 + 利妥昔单抗方案

氟达拉滨 25mg/m^2,d1~5。

利妥昔单抗 375mg/m^2,每周 1 次,连用 4 周。

每 28 天重复。

4.2 复发 / 难治患者

分层	Ⅰ级推荐	Ⅱ级推荐	Ⅲ级推荐
无 del(17p)/ *TP53* 基因突变	泽布替尼(1 类)△ 阿可替尼(1 类)△ 伊布替尼(1 类)* 维奈克拉 + 利妥昔单抗(1 类)	奥布替尼(2B 类) 维奈克拉(2A 类)	以下仅用于 BTK 抑制剂和维奈克拉治疗后复发 / 难治的患者: • 度维利塞(2A 类) • 来那度胺 ± 利妥昔单抗(2A 类) • 苯达莫司汀 + 利妥昔单抗(2B 类,用于 ≥65 岁患者或<65 岁但有合并症的患者,不用于衰弱的患者) • 氟达拉滨 + 环磷酰胺 + 利妥昔单抗(2A 类)(推荐用于<65 岁无合并症者) • 奥妥珠单抗(2A 类) • 甲泼尼龙冲击 + 利妥昔单抗(2B 类)
伴 del(17p)/ *TP53* 基因突变	泽布替尼(1 类)△ 阿可替尼(1 类)△ 伊布替尼(1 类)* 维奈克拉 + 利妥昔单抗(1 类) 维奈克拉(2A 类)	度维利塞(2A 类) 甲泼尼龙冲击 + 利妥昔单抗(2A 类) 来那度胺 ± 利妥昔单抗(2A 类)	

注:*. 伊布替尼出于不良反应考量,使用前需完善基线心脏评估。

△. 阿可替尼、泽布替尼、奥布替尼在伴有 *BTK* C481S 突变的伊布替尼耐药患者中同样效果不佳。伊布替尼不耐受的患者中换为阿可替尼、泽布替尼或奥布替尼可以避免出现类似副作用。

【注释】

来那度胺 + 利妥昔单抗方案

来那度胺 10mg/m^2,d9 开始口服

利妥昔单抗 375mg/m^2,每周 1 次,连用 4 周,第 1 周期;第 3~12 周期第 1 天给药

每 28 天重复。

维奈克拉 + 利妥昔单抗方案

维奈克拉:剂量爬坡阶段:20、50、100、200、400mg/d 各 1 周,共 5 周,此后 400mg/d,口服 2 年

利妥昔单抗:第 1 程:375mg/m^2,d1(维奈克拉完成剂量爬坡次日为第 1 程 d1);第 2~6 程:500mg/m^2,d1

28 天 1 个疗程,共 6 程

度维利塞方案

度维利塞:25mg 口服,每日两次

CLL 的治疗指征包括以下几项，只有具备以下至少 1 项时方可开始治疗：①进行性骨髓衰竭的证据：表现为血红蛋白和 / 或血小板进行性减少。②巨脾(如左肋缘下>6cm)或进行性或有症状的脾肿大。③巨块型淋巴结肿大(如最长直径>10cm)或进行性或有症状的淋巴结肿大。④自身免疫性溶血性贫血(AIHA)和 / 或免疫性血小板减少症(ITP)对皮质类固醇或其他标准治疗反应不佳。⑤至少存在下列一种疾病相关症状：a)在以前 6 个月内无明显原因的体重下降 ≥ 10%；b)严重疲乏(如 ECOG 体能状态 ≥ 2；不能进行常规活动)；c)无感染证据，体温>38.0℃，≥ 2 周；d)无感染证据，夜间盗汗>1 个月。⑥临床试验：符合所参加临床试验的入组条件。不符合上述治疗指征的患者，每 2~6 个月随访 1 次，随访内容包括临床症状及体征、肝、脾、淋巴结肿大情况和血常规等。

CLL 的一线治疗根据 FISH 结果[del(17p) 和 del(11q)]、年龄及身体状态进行分层治疗。患者的体能状态和实际年龄均为重要的参考因素；治疗前评估患者的伴发疾病和身体适应性极其重要。体能状态良好的患者建议选择一线标准治疗，其他患者则使用减低剂量化疗或支持治疗。对于 *del(17p)* 或 *TP53* 基因突变的患者，常规化疗方案疗效不佳，建议参加临床试验或选择 BTK 抑制剂治疗。在一项包括 35 例初治的伴有 *TP53* 基因缺失或突变的 CLL 患者的Ⅱ期临床试验中，伊布替尼单药的客观有效率达 97%，5 年 PFS 为 74.4%，OS 为 85.3%，显示出较好的疗效[2]，另外，针对几项Ⅲ期随机对照临床研究(Resonate-2，Illuminate，E1912)和关键性研究 PCYC-1122e 的整合分析也证实，一线使用伊布替尼可以改善 *TP53* 异常患者的预后，ORR 94%，CRR 39%，4 年 PFS 79%，OS 88%[3]。因此，一线使用伊布替尼可明显改善此类患者的预后。除此之外，一项针对 432 例有合并症的 CLL 患者的Ⅲ期随机对照研究发现，相较于苯丁酸氮芥 + 奥妥珠单抗，维奈克拉 + 奥妥珠单抗方案显著提高 2 年 PFS(88.2% vs. 64.1%)。这一优势同样存在于具有高危遗传学异常的患者[4]。因此，对于不能耐受常规化疗，或具有 17p- 或 *TP53* 突变的患者，如有条件，可选择维奈克拉 + 奥妥珠单抗方案。

对于年龄<65 岁，无 *TP53* 异常的年轻患者，FCR 是标准一线方案。然而，E1912 研究证实，对于年轻患者群体(年龄 ≤ 70 岁)，一线使用含伊布替尼的方案可显著改善 3 年 PFS(89.4% vs. 72.9%，P<0.001) 和 OS(98.8% vs. 91.5%，P<0.001)，故伊布替尼也可以作为年轻患者的一线选择[5]。当然，考虑到 FCR 为固定疗程治疗，且部分患者可获得 MRD 阴性，因此，从卫生经济学角度考虑，我们仍然推荐无 *TP53* 异常的年轻患者首选 FCR 方案。

对于复发 / 难治的 CLL 患者，RESONATE 研究证实了伊布替尼的疗效和安全性。在该项研究中，接受伊布替尼作为二线治疗的患者的 ORR、PFS 和 OS 较对照组(接受 ofatumumab 单抗治疗)均有显著改善(3 年 PFS，59% vs. 3%，3 年 OS，91% vs. 74%)，大部分 3 度及以上不良事件的发生率均低于 10%。基于上述研究结果，伊布替尼可作为复发 / 难治 CLL 患者的优先治疗选择。MURANO 研究则显示，维奈克拉 + 抗 CD20 单抗方案较苯达莫司汀 + 抗 CD20 单抗显著提高 4 年 PFS(57.3% vs. 4.6%，P<0.000 1)和 OS(85.3% vs. 66.8%，P<0.000 1)[6]。故该方案推荐用于复发 / 难治 CLL 患者。

近年来，多种新型高选择性 BTK 抑制剂问世。ELEVATE TN 研究显示，与苯丁酸氮芥联合奥妥珠单抗相比，阿可替尼 ± 奥妥珠单抗可为初治 CLL 患者带来更优的 PFS[7-8]。ASCEND 研究显示，对于有 del(17p)/*TP53* 突变的复发 / 难治患者，阿可替尼组较对照组(接受 idelalisib+ 利妥昔单抗或 BR 治疗)的 PFS 有显著改善(1 年 PFS 88% vs. 68%，P<0.000 1；3 年 PFS 63% vs. 21%，P<0.000 1)。

作为中国自主原研的新型 BTK 抑制剂，泽布替尼和奥布替尼靶点抑制更精准，脱靶效应更低。SEQUOIA 研究 A/B 组，对比了泽布替尼和苯达莫司汀联合利妥昔单抗对于无 17p- 的初治 CLL 的疗效，结果显示泽布替尼治疗组 24 月 PFS 显著优于对照(85.5% vs. 69.55%，P<0.000 1)。SEQUOIA 研究的 C 组探索了泽布替尼对于初治有 *del(17p)* 的 CLL/SLL 患者(年龄 ≥ 65 岁或不能耐受标准 FCR 方案)的疗效和安全性，总有效率高达 94.5%，预测 18 个月 PFS 88.6%，OS 95.1%，安全性良好。ALPINE 研究显示，对于难治复发 CLL/SLL 患者，泽布替尼在 ORR、PFS 方面优于伊布替尼。因此泽布替尼可作为初治有 del(17p) 的 CLL/SLL 及难治复发患者的治疗选择。

奥布替尼对于难治复发 CLL/SLL 患者的疗效也获得了Ⅱ期临床研究的支持，该研究中，80 例难治复发 CLL/SLL 患者接受奥布替尼单药治疗，中位随访 33.1 个月数据，ORR 为 93.8%，CR/CRi 率达到 26.3%，中位起效时间为 1.84 个月，中位 DOR 和 PFS 未达到，预估 30 个月 DOR 和 PFS 分别为 67.2% 和 69.7%。在同样的随访时间内，奥布替尼的 CR/CRi 率高于其他 BTKi。研究中未观察到房颤，≥ 3 级高血压和腹泻发生率仅为 1.3%。

对于临床上疑有转化的患者，应尽可能进行淋巴结切除活检明确诊断。组织学转化在病理学上分为弥漫性大 B 细胞淋巴瘤(DLBCL)与经典型霍奇金淋巴瘤(cHL)。对于前者，有条件的单位可进行 CLL 和转化后组织的 *IGHV* 基因测序，以明确两者是否为同一克隆起源。对于克隆无关的 DLBCL，参照 DLBCL 的治疗方案进行治疗。对于克隆相关的 DLBCL 或不明克隆起源，可选用 R-CHOP、R-DA-EPOCH、R-HyperCVAD(A 方案)等方案，如取得缓解，尽可能进行异基因造血干细胞移植，否则参照难治复发 DLBCL 治疗方案。对于 cHL，参考 cHL 的治疗方案治疗。

自体造血干细胞移植有可能改善患者的无进展生存(PFS)，但并不延长总生存(OS)期，不推荐采用。异基因造血干细胞移植(allo-HSCT)目前仍是 CLL 的唯一治愈手段，但由于 CLL 主要为老年患者，仅少数适合移植，主要适应证：①一线治疗难治或持续缓解<2~3 年的复发患者或伴 del(17p)/*TP53* 基因突变 CLL 患者;② Richter 转化患者。

5 预后评估

目前推荐使用 CLL 国际预后指数(CLL-IPI)进行综合预后评估。慢性淋巴细胞性白血病国际预后指数(CLL-IPI)如下。

危险因素	积分	CLL-IPI 积分	危险分层
TP53 缺失或突变	4	0~1	低危
IGHV 基因野生型(无突变)	2	2~3	中危
β_2 微球蛋白>3.5mg/L	2	4~6	高危
Rai 分期Ⅰ~Ⅳ期或 Binet 分期 B~C 期	1	7~10	极高危
年龄>65 岁	1		

注:IGHV. 免疫球蛋白重链可变区。

Castleman 病[1-12]

1 治疗前评估

	Ⅰ级推荐	Ⅱ级推荐	Ⅲ级推荐
病史采集和体格检查	完整的病史采集 体格检查:一般状况、全身皮肤、浅表淋巴结、肝脾和腹部肿块 B 症状评估 体能状态评估(ECOG 体能评分)		
实验室检查	全血细胞计数、尿常规、便常规 血生化全项;β_2-MG,CRP,ESR 乙肝五项、丙肝、HBV-DNA 及 HIV HHV-8 DNA,EBV DNA 血清免疫固定电泳和尿免疫固定电泳,血清轻链,免疫球蛋白定量	sIL-6、sIL10、VEGF、IgG4、尿酸、铁蛋白	
影像学检查	颈部、胸部、腹部、盆腔增强 CT 心电图、心脏超声	PET/CT	浅表淋巴结和腹部盆腔超声
骨髓检查		骨髓穿刺和活检	

2 病理诊断

	Ⅰ级推荐	Ⅱ级推荐	Ⅲ级推荐
获取组织的方式	可疑淋巴结完整切除或切取活检	空芯针穿刺活检	
IHC	CD20、CD79a、PAX5、CD3、CD5、CD138、κ/λ、IgG4、HHV-8(LANA-1)、CD21 或 CD23	Ig 重链、CD10、BCL2、BCL6、IgD、Cyclin D1、CD38、IRF4/MUM-1	
流式细胞术		κ/λ、CD19、CD20、CD5、CD23、CD10(外周血和/或活检样本)	
基因检测	EBER-ISH	*IG* 和 *TCR* 基因重排	

3 分型

单中心型(UCD)	单个淋巴结区域内,1 个或多个淋巴结肿大
多中心型(MCD)	超过 1 个淋巴结区域肿大,通常>5 个区域,伴细胞因子驱动的全身炎症 • HHV-8 相关性 MCD • 特发性 MCD(idiopathic MCD,iMCD) iMCD-TAFRO iMCD-NOS

注:病理类型通常分为透明血管型(HV 型)、浆细胞型(PC 型)和混合型(Mix 型)。HV 型多见于 UCD 患者,PC 型多见于 MCD 患者,混合型较少。

TAFRO 综合征是 CD 的特殊亚型,临床上相关症状更为严重,以血小板减少、全身水肿、骨髓纤维化、肾功能不全、肝脾肿大为特征性表现。少数患者还伴有肝脾肿大、内分泌疾病、皮肤变化等类似 POEMS 综合征表现,但无浆细胞克隆和周围神经病变。

4 治疗

4.1 UCD 的治疗

分层	Ⅰ级推荐	Ⅱ级推荐	Ⅲ级推荐
可手术切除	完整切除后观察,如复发需再次评估手术切除可行性		
	部分切除 无症状:观察,直至复发再次评估手术可行性 有症状:参考下方“不可手术切除”治疗原则		
不可手术切除	**放疗:** 利妥昔单抗 ± 强的松 ± 环磷酰胺 血管栓塞 **如经治后可手术切除:** • 完整切除后观察 • 部分切除后使用此前未使用过的一线治疗 如经治后不可手术切除: • 此前未使用过的一线治疗		

注:UCD 复发患者需要可酌情选择手术、放疗或介入等局部治疗,或者选择利妥昔单抗 ± 强的松 ± 环磷酰胺等全身治疗,HIV(-)HHV-8(-)患者可考虑使用司妥昔单抗或托珠单抗。

4.2 MCD 的治疗

分层 1	分层 2	Ⅰ级推荐	Ⅱ级推荐
满足活动性病变标准,但无器官衰竭	特发性 MCD HIV-1(-)/HHV-8(-)	司妥昔单抗	利妥昔单抗 ± 强的松 沙利度胺 + 环磷酰胺 + 泼尼松(透明血管型)
	HIV-1(+)/HHV-8(+) 或 HIV-1(-)/HHV-8(+)	利妥昔单抗(首选) ± 脂质体多柔比星 ± 强的松 或 齐多夫定 + 更昔洛韦 / 缬更昔洛韦	

续表

分层 1	分层 2	Ⅰ级推荐	Ⅱ级推荐
暴发性 HHV8(+)±器官衰竭		联合治疗(CHOP,CVAD,CVP,脂质体多柔比星)±利妥昔单抗 利妥昔单抗单药(如不适合联合治疗)	

【注释】

特发性 MCD,司妥昔单抗治疗有效,用到疾病进展。利妥昔单抗治疗有效后停药。

活动性病变标准:发热;血清 C 反应蛋白水平升高>20mg/L 且排除其他原因;下列其他 MCD 相关症状中的至少三个:外周淋巴结肿大、脾大、水肿、胸腔积液、腹腔积液、咳嗽、鼻塞、口干、皮疹、中枢神经系统症状、黄疸、自身免疫性溶血性贫血。

4.3 难治性或进展性 CD

分层	Ⅰ级推荐	Ⅱ级推荐	Ⅲ级推荐
无症状且无器官衰竭	单药治疗 • 依托泊苷 • 长春花碱 • 脂质体多柔比星 如 HHV-8(+),可考虑联合更昔洛韦 / 缬更昔洛韦		司妥昔单抗
暴发性疾病及器官衰竭	联合治疗(CHOP,CVAD,CVP,脂质体多柔比星)± 利妥昔单抗		

【注释】

如为复发 / 难治性疾病,建议再次活检排除向 DLBCL 转化或共存其他恶性肿瘤或机会性感染。所有 HIV 阳性患者均应接受联合抗逆转录病毒治疗(cART)。

原发性皮肤淋巴瘤

1 治疗前评估

	Ⅰ级推荐	Ⅱ级推荐	Ⅲ级推荐
病史采集和体格检查	B 症状 皮肤检查[a] 浅表淋巴结触诊,腹部触诊 体能状态		皮肤照片
实验室检查	全血细胞计数;肝肾功能电解质;血糖;LDH;妊娠检查(育龄妇女);HBV、HCV 抗体及核酸定量;HIV 抗体	外周血流式细胞学检查[c] 免疫球蛋白定量及免疫固定电泳[d] ESR;CRP;HTLV 外周血涂片(红皮病)	
影像学检查	胸腹盆腔增强 CT	PET/CT	浅表淋巴结超声和腹盆腔超声
骨髓检查	骨髓活检[b]		

【注释】

a 皮肤检查:累及占体表面积%(一掌范围≈1%BSA);皮肤病变(红斑,肿物,斑块等)。
b 无法解释的血细胞异常或侵袭性类型。
c 淋巴细胞增多。
d PCMZL。

2 病理诊断

原发性皮肤淋巴瘤(primary cutaneous lymphomas),指确诊时病变仅累及皮肤的非霍奇金淋巴瘤。主要包括:原发性皮肤T细胞淋巴瘤(primary cutaneous T-cell lymphoma,PC-TCL);原发性皮肤B细胞淋巴瘤(primary cutaneous B-cell lymphoma,PC-BCL)。PC-TCL为主,占75%~80%。临床最常见蕈样霉菌病(MF)、Sézery综合征(SS)。

PC-BCLs 病理诊断:

	Ⅰ级推荐	Ⅱ级推荐	Ⅲ级推荐
IHC	CD20,CD3,CD10,BCL2,BCL6,IRF4/MUM1,Ki-67,CD5,CD43,CD21,CD23,Cyclin D1,κ/λ,EBER-ISH	IgA,IgG,IgE,IgM,IgD,FOXP1	
基因检测	t(14;18),*IgH*重排,*TCR*重排		

PC-TCLs 病理诊断:

	Ⅰ级推荐	Ⅱ级推荐	Ⅲ级推荐
IHC	CD2,CD3,CD4,CD5,CD7,CD8,CD20,CD30,EBER-ISH	CD25,CD56,TIA1,grazymeB,TCRβ,TCRδ,CXCL13,ICOS,PD-1,CCR4	
细胞形态	外周血细胞涂片		
流式细胞术		T细胞亚群(CD4,CD8,CD7,CD26)	
基因检测	*TCR*重排		

3 分型

皮肤淋巴瘤分型主要参考WHO淋巴肿物分类及EORTC皮肤淋巴瘤分类,2022年最新(WHO-EORTC)皮肤淋巴瘤分类:

皮肤B细胞淋巴瘤
原发皮肤滤泡中心淋巴瘤
血管内大B细胞淋巴瘤
原发皮肤弥漫性大B细胞淋巴瘤,腿型
EBV阳性皮肤黏膜溃疡
原发皮肤边缘区淋巴瘤
皮肤T细胞淋巴瘤
蕈样霉菌病
蕈样霉菌病(变异型)
毛细血管扩张型MF
Paget样网状组织增生
肉芽肿性皮肤松弛

续表

Sézary 综合征
成人 T 细胞白血病 / 淋巴瘤
原发皮肤 CD30 阳性淋巴组织增殖性疾病
淋巴瘤样丘疹病
原发皮肤间变性大细胞淋巴瘤
皮下脂膜炎样 T 细胞淋巴瘤
结外 NK/T 细胞淋巴瘤
系统性慢性活动性 EBV 疾病
原发皮肤外周 T 细胞淋巴瘤，罕见亚型
原发皮肤 γ/δT 细胞淋巴瘤
原发皮肤 CD8 阳性侵袭性表皮细胞毒性 T 细胞淋巴瘤
原发皮肤 CD4 阳性小 / 中等 T 细胞淋巴增殖性疾病
原发皮肤肢端 CD8 阳性淋巴增殖性疾病
原发皮肤外周 T 细胞淋巴瘤，非特殊类型

4 分期

MF/SS TNMB 分期

皮肤(T)	T_0 临床无皮肤病变 T_1 局限性斑块[a]，丘疹[b]，和 / 或皮肤受累范围＜10% 体表面积 　T_{1a} 仅有斑块(patch only lesions) 　T_{1b} 丘疹 +/- 斑块(plaque/papule ± patch lesions) T_2 斑块，丘疹，和 / 或皮肤受累范围 ≥ 10% 体表面积 　T_{2a} 仅有斑块 　T_{2b} 斑块 ± 丘疹 T_3 任何肿块[c] T_4 皮肤红斑 ≥ 80% 体表面积
淋巴结(N)[d]	N_0 无淋巴结累及 N_1 异常淋巴结：Dutch Gr1 或 NCI LN 0~2 　N_{1a} 无法确定单克隆性 　N_{1b} 克隆性与皮肤病变一致 N_2 异常淋巴结：Dutch Gr2 或 NCI LN 3 　N_{2a} 无法确定单克隆性 　N_{2b} 克隆性与皮肤病变一致 N_3 异常淋巴结：Dutch Gr3~4 或 NCI LN 4 　N_{3a} 无法确定单克隆性 　N_{3b} 克隆性与皮肤病变一致 N_x 异常淋巴结　无组织学特征

续表

脏器(M)	M_0 无脏器受累 M_{1a} 仅骨髓受累 M_{1b} 非骨髓脏器受累脏器累及 M_x 脏器病变(无病理证实)
血液(B)	B_0 无血液累及:Sézery 细胞 ≤5% 外周血淋巴细胞,或 Sézery 细胞<250/ml,或 $CD4^+/CD26^-$、$CD4^+/CD7^-$ 细胞 ≤15% B_{0a} 无法确定单克隆性 B_{0b} 克隆性与皮肤病变一致 B_1 低负荷累及:外周血 Sézery cell>5%,或 $CD4^+CD26^-$、$CD4^+CD7^-$ 细胞>15%,且不符合 B_0、B_2 标准 B_{1a} 无法确定单克隆性 B_{1b} 克隆性与皮肤病变一致 B_2 高负荷累及:外周血 Sézery 细胞 ≥1 000/ml,或 $CD4^+CD26^-$、$CD4^+CD7^-$ 细胞 ≥1 000/μL,或 $CD4^+/CD26^-$ 细胞 ≥30%、$CD4^+/CD7^-$ 细胞 ≥40% B_{2a} 无法确定单克隆性 B_{2b} 克隆性与皮肤病变一致 B_x 无法评估

【注释】

a 斑块:任何大小皮损,无隆起或硬结(注意皮下色素沉着、脱屑、结痂和/或皮肤异色)。

b 丘疹:任何大小皮损,隆起或硬结(注意脱屑、结痂和/或皮肤异色、溃疡)。

c 肿块:一个以上直径>1cm 的实性或结节性病变,有向深部生长的迹象(注意病变总数、总体积、最大病变面积、病变累及部位)。

d 淋巴结(N)。

NCI-VA 标准	Dutch 标准
LN_0:无异型淋巴细胞	Grade1:皮肤病性淋巴结病
LN_1:偶见异型淋巴细胞(不成簇)	Grade2:MF 早期侵犯(可见脑回样细胞)
LN_2:异型淋巴细胞易见或 3~6 个细胞成簇	Grade3:淋巴结结构部分消失(许多脑回样细胞)
LN_3:异型淋巴细胞聚集	Grade4:淋巴结结构完全消失
LN_4:淋巴结结构部分/完全消失(异型淋巴细胞浸润)	

MF/SS 临床分期

分期	T	N	M	B
ⅠA	T_1	N_0	M_0	B_0/B_1
ⅠB	T_2	N_0	M_0	B_0/B_1
ⅡA	$T_{1\sim2}$	$N_{1\sim2}$	M_0	B_0/B_1
ⅡB	T_3	$N_{0\sim2}$	M_0	B_0/B_1
ⅢA	T_4	$N_{0\sim2}$	M_0	B_0
ⅢB	T_4	$N_{0\sim2}$	M_0	B_1
ⅣA1	$T_{1\sim4}$	$N_{0\sim2}$	M_0	B_2
ⅣA2	$T_{1\sim4}$	N_3	M_0	$B_0/B_1/B_2$
ⅣB	$T_{1\sim4}$	$N_{0\sim3}$	M_1	$B_0/B_1/B_2$
大细胞转化[a]				

【注释】

a 大细胞转化是组织学特征，与临床分期无关，常提示侵袭性增强并需要系统治疗。

非 MF/SS TNM 分期

T	T_1	孤立皮肤病变
		T_{1a}：单一孤立病变且直径<5cm
		T_{1b}：单一孤立病变且直径>5cm
	T_2	区域皮肤受累[a]：多个病变局限于 1 个区域或 2 个连续区域
		T_{2a}：所有病变总体直径范围<15cm
		T_{2b}：所有病变总体直径范围>15cm 但<30cm
		T_{2c}：所有病变总体直径范围>30cm
	T_3	广泛皮肤累及
		T_{3a}：多处病变但局限于 2 个连续区域内
		T_{3b}：多处病变累及 ≥3 个区域
N	N_0	无淋巴结累及
	N_1	累及 1 个淋巴结区（皮肤病变引流区）：病理学证实
	N_2	累及 ≥2 个淋巴结区或累及任何非皮肤病变引流区淋巴结：病理学证实
	N_3	累及中枢淋巴结区：病理学证实
	N_x	有临床异常淋巴结但无病理证据
M	M_0	无皮肤以外非淋巴结的部位受累
	M_1	皮肤以外任何非淋巴结的部位受累
	M_x	有皮肤以外任何非淋巴结的部位病变（无病理证实）

【注释】

a 区域皮肤受累及对应体表面积

躯体分区

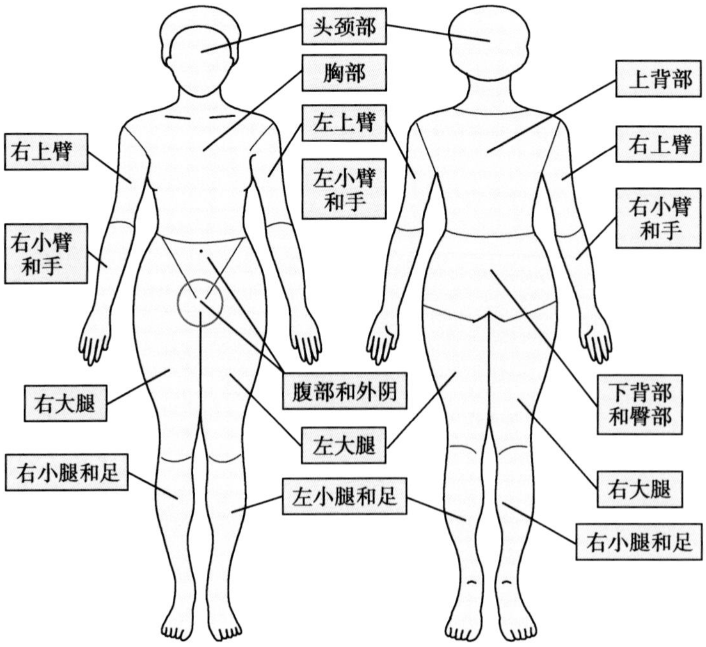

躯体分区	占体表面积(%BSA)	躯体分区	占体表面积(%BSA)
头	7	左上臂 / 右上臂	4
颈	2	左小臂 / 右小臂	3
前胸	13	左手 / 右手	2.5
背部	13	左大腿 / 右大腿	9.5
会阴	1	左小腿 / 右小腿	7
臀	5	左足 / 右足	3.5

计算方法:

病变 %BSA= 病变占所属分区 %× 分区占全身体表面积 %。

如患者左颈部斑块约占颈部皮肤面积 10%,那么该斑块占全身体表面积计算公式:10%×2%(颈部所占全身体表面积)=0.2%,得出该斑块占全身体表面积 0.2%。

5 治疗

基于分期的治疗原则(惰性 PC-BCLs)

病理类型	分期	Ⅰ级推荐	Ⅱ级推荐	Ⅲ级推荐
PCMZL/PCFCL	T_1~T_2	ISRT[a] 或手术		观察 / 局部 咪喹莫特、氮芥类药和 贝沙罗汀、糖皮质激素
	T_3 (仅累及皮肤)	观察(无症状者)/ISRT[a]/ 利妥昔单抗	参考 FL	局部 咪喹莫特、氮芥类药和 贝沙罗汀、糖皮质激素
	$N_{1\sim3}/M_1$	参考 MZL/FL		

【注释】

PC-BCLs 缺乏多中心随机对照研究。整体原则:侵袭性应用系统免疫化疗方案 ± 局部治疗(如 R-CHOP+ISRT);惰性应用局部治疗(局限皮肤病变),全身治疗(病变累及超越皮肤范围)。

a 初始治疗。

基于分期的治疗原则(MF/SS)

分期	分层	Ⅰ级推荐	Ⅱ级推荐	Ⅲ级推荐
ⅠA	B0	皮肤局部病变治疗 [a]	局部卡莫司汀	
	B1		参考Ⅲ期	
ⅠB/ⅡA	低中负荷 [b]	同ⅠA B0		
	高负荷	皮肤广泛病变治疗 [c] ± 系统治疗 A [d]		
	B1		参考Ⅲ期	
ⅡB	局限肿块	局部放疗 ± 皮肤局部病变治疗 / 系统治疗 A		
	广泛肿块	TSEBT 或 系统治疗 A/B [e] ± 皮肤广泛病变治疗或 联合治疗 [f] ± 皮肤广泛病变治疗		
Ⅲ(红皮病)	低中负荷	系统治疗 A/B ± 皮肤广泛病变治疗	CD52 单抗,PD-1 单抗[1]	

续表

分期	分层	Ⅰ级推荐	Ⅱ级推荐	Ⅲ级推荐
Ⅳ	SS(Ⅳ A1/A2)	低中负荷同上;高负荷:组蛋白去乙酰化酶抑制剂 ± 皮肤广泛病变治疗或系统治疗 A/B	Mogamulizumab g ± 皮肤广泛病变治疗	
	非 SS(Ⅳ A2)或Ⅳ B	系统治疗 B 或组蛋白去乙酰化酶抑制剂或参考 PTCL NOS ± 放疗		
LCT	局部皮肤	转化部位放疗		
	广泛病变	系统治疗 B 或组蛋白去乙酰化酶抑制剂 ± 基于皮肤广泛病变治疗		

【注释】

a 皮肤局部病变治疗:毛囊性 MF 局部治疗疗效差。ISRT(8~12Gy,单一病灶 24~30Gy);UVB(浅斑块);PUVA(深斑块或肿块)。局部用药包括糖皮质激素、咪喹莫特、氮芥类药、维 A 酸。

b 低中负荷:Sézery 细胞绝对值<5 000/mm^3;高负荷:Sézery 细胞绝对值>5 000/mm^3。

c 皮肤广泛病变治疗:紫外线,局部糖皮质激素,氮芥类药,TSEBT(12~36Gy)。

d 系统治疗 A:维布妥昔单抗 / 干扰素 / 甲氨蝶呤 / 组蛋白去乙酰化酶抑制剂。

e 系统治疗 B:维布妥昔单抗 / 吉西他滨 / 脂质体多柔比星。

f 联合治疗[2-6]:紫外线 + 体外光学疗法 / 干扰素 / 维 A 酸,TSEBT+ 体外光学疗法。

g CCR4 单抗(我国尚不可及)。

复发 / 难治 MF/SS:首选临床试验;或既往皮肤局部治疗或增强为系统治疗(仍为Ⅰ期);≥ⅡB 期:参考大细胞转化方案;并考虑异基因造血干细胞移植[7-10]。其他方案:CD52 单抗,环磷酰胺,依托泊苷,PD-1 单抗,替莫唑胺(中枢累及),硼替佐米(Ⅱ级推荐),或参考 PTCL NOS。

6 危险分层

MF/SS 的 CLIPi(Cuaneous Lymphoma International Prognostic index),依据 TNMB 分期系统,早期为ⅠA,ⅠB,ⅡA,其余为晚期。

早期 MF/SS CLIPi[8]

	OS(%)		PFS(%)	
	5 年	10 年	5 年	10 年
低危(0~1 分)	96.0	90.3	92.7	84.5
中危(2 分)	87.6	76.2	81.7	68.8
高危(3~5 分)	73.5	48.3	73.5	54.5

【注释】

危险因素:>60 岁;男性;皮肤斑块;毛囊性 MF;N_1/N_x。

晚期 MF/SS CLIPi[9]

	5 年 OS/%
低危组(0~1 分)	67.8
中危组(2 分)	43.5
高危组(3~4 分)	27.6

【注释】

危险因素包括:Ⅳ期;>60 岁;大细胞转化(LCT);LDH 增高。

免疫检查点抑制剂在淋巴瘤中的应用

1 治疗前评估[a]

	Ⅰ级推荐	Ⅱ级推荐	Ⅲ级推荐
一般情况	完整病史采集，包括自身免疫性疾病、内分泌疾病及感染性疾病(乙肝、丙肝、HIV、结核)等合并症；抗肿瘤治疗史及相关的不良反应；吸烟史；家族史 排便习惯(频率、性状) 体格检查需要包括皮肤和神经系统检查		
实验室检查	血常规、尿常规、粪便常规＋隐血[b] 生化(包括肝肾功能、血糖、血脂、心肌酶谱等) 感染筛查(HBV、HCV 及 HIV 筛查，如果 HBV 表面抗原或核心抗体阳性，需要检测 HBV DNA) 甲状腺功能(TSH，FT_3，FT_4)[c]	自身抗体检测	
影像学检查[d]	全身增强 CT 心电图，心脏超声	PET/CT	浅表淋巴结和腹部盆腔超声

【注释】

a 在开始治疗前，应做好患者宣传教育，告知患者免疫治疗潜在的不良事件，使用中严密监测，一旦发生可疑症状，需及时就诊。PD-L1 的高表达与 cHL 患者的 ORR 及 PFS 相关，但是 PD-L1 低表达的患者亦有获益的可能，cHL 患者临床应用前并没有要求常规进行 PD-L1 的检测。

b 卡瑞利珠单抗(camrelizumab)用药后可能出现反应性皮肤毛细血管增生症(reactive cutaneous capillary endothelial proliferation，RCCEP)，在复发/难治 cHL 的Ⅱ期注册研究中，75 例受试者的发生率是 97.3%，未见内脏出血的报道[1]。在其他实体瘤中，卡瑞利珠单抗联合化疗或阿帕替尼后 RCCEP 的发生率降低。但是由于研究样本量小，治疗中仍建议监测血红蛋白及便隐血。

c 基线甲状腺功能及治疗中的定期监测有助于判断是否发生甲状腺的免疫相关不良事件(immune-related adverse effect，IRAE)。

d 影像学检查可以明确治疗前肿瘤的情况，同时有助于治疗中判断 IRAE(如肺、甲状腺、垂体、胰腺等)；对于治疗前行 PET/CT 者，建议基线检查增加胸部平扫 CT，有助于治疗中出现肺毒性时的对比和判定。

2 治疗

淋巴瘤亚型	适应证	Ⅰ级推荐	Ⅱ级推荐	Ⅲ级推荐
复发/难治的经典型霍奇金淋巴瘤(cHL)	一线治疗失败			维布妥昔单抗联合纳武利尤单抗(3 类)[2]、或者 PD-1 单抗联合二线挽救化疗(3 类)
	自体造血干细胞移植(ASCT)失败；≥二线系统化疗失败	信迪利单抗[3] 卡瑞利珠单抗[1] 替雷利珠单抗[4] 赛帕利单抗[5] 派安普利单抗[6] (2B 类)	纳武利尤单抗 帕博利珠单抗(3 类)	卡瑞利珠单抗＋地西他滨[7] (3 类)

续表

淋巴瘤亚型	适应证	Ⅰ级推荐	Ⅱ级推荐	Ⅲ级推荐
复发/难治的纵隔大B细胞淋巴瘤（PMBL）	ASCT 失败；≥二线化疗失败		帕博利珠单抗（3类）	纳武利尤单抗联合维布妥昔单抗（3类）[8]
复发/难治的结外NK/T细胞淋巴瘤	含天冬酰胺酶的化疗失败		信迪利单抗[9]、帕博利珠单抗[10]（3类）	

【注释】

免疫检查点抑制剂（immune checkpoint inhibitor，ICPi）包括 PD1/PD-L1 单抗和 CTLA-4 单抗。目前仅有 PD-1 单抗获批用于自体造血干细胞移植失败（ASCT）或≥二线系统化疗失败的经典型霍奇金淋巴瘤（cHL）和纵隔大 B 细胞淋巴瘤（PMBL）。其他 ICPi（PD-L1 单抗及 CTLA4 单抗）在淋巴瘤中的应用、PD-1 单抗适应证的扩展等都处于探索阶段。PD-1 单抗在≥二线化疗失败的 cHL 的疗效显著[1,3-6]，ORR 可达 71%~90.6%，CR 为 21%~63%。但是，目前多数研究没有入组异基因造血干细胞移植（Allo-HSCT）失败的 cHL 患者，对这一部分患者的使用经验有限；由于 ICPi 可能增加 Allo-HSCT 后 GVHD 及其他免疫并发症的可能，因此 Allo-HSCT 前建议权衡风险及获益，并谨慎使用 ICPi。

PD-1 单抗在 PMBL 中的数据较少，入组患者均为 ASCT 失败或≥二线化疗失败且不适合 ASCT。KEYNOTE-170 研究入组 53 例复治 PMBL，帕博利珠单抗的 ORR 为 41.5%，CR 为 20.8%，中位随访 48.7 个月，中位 PFS 为 4.3 个月，中位 OS 为 22.3 个月。CheckMate 436 研究[8]中 30 例复治 PMBL，纳武利尤单抗联合维布妥昔单抗的 ORR 73%，CR 37%，中位随访 33.7 个月，中位 DOR 31.6 个月，中位 PFS 26 个月，24 个月 OS 为 76%。

使用方法：

各种 PD-1 单抗产品在使用中应该根据安全性和患者的耐受性进行个体化治疗，治疗过程中可能需要暂停给药或停药，但不建议增加或减少剂量。

- 信迪利单抗（sintilimab）：

200mg i.v. 30~60 分钟，每 3 周一次，直至出现疾病进展或出现不可耐受的毒性，最长治疗时间为 24 个月。

- 卡瑞利珠单抗（camrelizumab）：

200mg i.v. 30~60 分钟，每 2 周一次，直至疾病进展或出现不可耐受的毒性。

- 替雷利珠单抗（tislelizumab）：

200mg i.v. 首次输注≥60 分钟，以后≥30 分钟，每 3 周一次，直至疾病进展或出现不可耐受的毒性。

- 纳武利尤单抗（Nivolumab）：

3mg/kg i.v. 60 分钟，每 2 周一次，直至疾病进展或出现不能耐受的毒性。

- 帕博利珠单抗（Pembrolizumab）：

200mg i.v. ≥30 分钟，每 3 周一次，直至疾病进展或出现不能耐受的毒性，最长用药期为 2 年。

- 卡瑞利珠单抗 + 地西他滨：

卡瑞利珠单抗 200mg i.v. d8+ 地西他滨 10mg/d，d1~5，每 3 周一次。

- 纳武利尤单抗 + 维布妥昔单抗：cHL 的一线挽救：

纳武利尤单抗 3mg/kg i.v. 60 分钟（C1D8，C2-4D1）+ 维布妥昔单抗 1.8mg/kg i.v.30 分钟，d1，每 3 周一次，≤4 周期。

- 纳武利尤单抗 + 维布妥昔单抗：复发/难治 PMBL：

纳武利尤单抗 240mg i.v. 60 分钟（C1D8，C2 及后续周期 D1）+ 维布妥昔单抗 1.8mg/kg i.v.30 分钟，d1，每 3 周一次，直至疾病进展或者出现不能耐受的毒性。

3 疗效评价

ICPi 治疗后的疗效评价主要依据 2014 Lugano 疗效评估标准（附录 2），亦可采用 LYRIC 标准进行评估。由于免疫细胞浸润和其他机制，可能会出现假性进展，表现为肿瘤体积暂时增大、或 PET/CT 病灶的代谢活性暂时升高或出现新的病灶，随后肿瘤缩小或代谢活性降低。如果怀疑假性进展，且患者临床症状稳定或持续减轻，体力状况无明显下降，基于总体临床获益的判断，可以考虑继续应用 ICPi 治疗，直至证实疾病进展。

反应分类	免疫治疗疗效评估 LYRIC 标准
完全缓解(CR)	同 Lugano 标准
部分缓解(PR)	同 Lugano 标准
疾病复发或进展(PD)	同 Lugano 标准,但需除外以下情况 未确定的缓解(indeterminate response,IR): IR(1):在前 12 周内,病灶 SPD 增加≥50%(基于 6 个可测量病灶的 SPD),且临床无恶化; IR(2):在治疗后任何时间点 SPD 增加<50%,但伴有: a. 出现新病灶;或 b. 治疗中一个或多个病灶 PPD 增大≥50%(基于 6 个可测量病灶的 SPD),病灶数量未增多; IR(3):病灶 FDG 摄取增高,病灶本身并未增大或增多

4 不良反应的管理

由于 ICPi 作用于机体的免疫系统,IRAE 可以发生于各个器官或组织,发生率约为 70%,最常累及皮肤、内分泌系统、肝脏、胃肠道、肺脏及肾脏,其他组织器官虽然少见,但有可能相对更严重,甚至危及生命,如中枢神经系统及心脏等。大多数 IRAE 为Ⅰ~Ⅱ级,Ⅲ~Ⅳ级罕见,≤2%;多发生于用药 1~6 个月内,少数可发生于用药 1 年后。

IRAE 的诊断需要依据临床表现、实验室检查及影像学检查,排除可能的其他原因,必要时进行病理活检,并重视多学科的合作。具体管理参见《中国临床肿瘤学会(CSCO)免疫检查点抑制剂相关的毒性管理指南 2022》。

淋巴瘤临床试验

1 概述

临床试验(clinical trial)指以人体(患者或健康受试者)为对象的试验,意在发现或验证某种试验药物的临床医学、药理学,以及其他药效学作用、不良反应,或者试验药物的吸收、分布、代谢和排泄,以确定药物的疗效与安全性的系统性试验。所有临床试验必须符合《世界医学协会赫尔辛基宣言》原则及相关伦理要求,并按照国家药品监督管理局公布的《药物临床试验质量管理规范》等相关法律法规进行全流程标准管理,包括方案设计、组织实施、监查、稽查、记录、分析、总结和报告[1]。抗肿瘤药物的研发,从确定研发方向,到开展临床试验,都应贯彻以临床需求为导向的理念,开展以患者为核心的药物研发,从而实现新药研发的根本价值——解决临床需求,实现患者获益的最大化,尽量减少同质化的研究。

2 分类

按照研发阶段,临床试验分为Ⅰ、Ⅱ、Ⅲ、Ⅳ期临床试验;按研究目的,临床试验分为临床药理学研究、探索性临床试验、确证性临床试验、上市后研究[2]。两种分类方法都有一定的局限性,可以互相补充。一般情况下,Ⅰ期临床试验包括初步临床药理学研究、人体安全性评价试验及药代动力学试验。Ⅱ期临床试验多为探索性临床试验,主要为初步评价试验药物对目标适应证患者的有效性和安全性。Ⅲ期临床试验多为确诊性临床试验,其目的是进一步验证药物的治疗作用和安全性,为药物注册申请的审查提供充分的依据。Ⅳ期临床试验多为上市后研究,目的是考察在广泛使用条件下的药物疗效和不良反应、评价在普通或者特殊人群中使用的利益与风险关系以及改进给药剂量等。

试验阶段	目的	方法	常用参数	样本量
Ⅰ期	确定新药的最大耐受剂量,明确药物的药代动力学及药效学特征,明确可预期的不良反应的性质	开放,单剂量或多剂量,剂量递增试验	MTD,不良事件(AE,SAE 等),PK,PD 等	一般 20~30 例
Ⅱ期	初步探索药物的有效性和安全性,为Ⅲ期临床试验的研究设计、研究终点、方法学等提供基础	单臂或随机化试验	有效性终点指标如客观缓解率等,安全性指标如不良事件(AE,SAE 等)	需经过统计学计算,一般几十到一百多例

续表

试验阶段	目的	方法	常用参数	样本量
Ⅲ期	在较大样本中确证药物的安全性和有效性	随机化试验,通常使用盲法和对照设计	有效性终点指标如总生存期、无病生存期等,安全性指标如不良事件(AE,SAE 等)	需经过统计学计算,一般几百例
Ⅳ期	进一步考察新药的安全有效性	开放,一般不设对照组	药物的疗效、不良反应	一般几千例

抗肿瘤新药是目前临床试验的研发热点领域,创新药物众多,临床证据链日趋复杂,涌现出了复杂的终点指标和研究设计——包括替代终点、中间临床终点和其他创新终点;并出现共同终点平行检验、复合终点序贯检验等复杂设计。传统的Ⅰ、Ⅱ、Ⅲ期临床试验也有部分交叉,需要根据具体情况具体分析。

按照发起者的不同临床试验还可以分为注册临床试验(investigated new drug,IND),发起者是药企,通常以上市为目的,必须经过国家药品监督管理局批准才能开展;以及研究者发起的临床试验(investigator initiated trail,IIT),发起者是医院的研究者(医生),不以上市为目的,只需要研究者所在医院的临床研究管理委员会和伦理委员会批准,并严禁违规向受试者或研究对象收取与研究相关的费用[3]。

3 受试者保护

在药物临床试验的过程中,受试者的权益和安全是考虑的首要因素,优先于对科学和社会的获益。伦理审查与知情同意是保障受试者权益的重要措施。为确保临床试验中受试者的权益,须成立独立的伦理委员会,并向国家药品监督管理局备案。伦理委员会应当对临床试验的科学性和伦理性进行审查。临床试验方案、知情同意书、招募广告等需经伦理委员会审议同意并签署批准意见后方可实施。在试验进行期间,试验方案的任何修改均应经伦理委员会批准;试验中发生可疑且非预期严重不良反应、方案违背等应及时向伦理委员会报告;应及时上报年度报告,在伦理委员会批准后才可以继续临床试验。研究者或指定研究人员应当充分告知受试者有关临床试验的所有相关事宜,并获得受试者或其监护人签署的知情同意书后方可进行试验。

4 单个临床试验的考虑

在计划临床试验的目的、设计、实施、分析以及撰写报告时,应遵循以下原则。在研究开始实施前,每一部分应明确写入临床试验方案中,试验方案通常包括基本信息、研究背景资料、试验目的、试验设计、实施方式(方法、内容、步骤)等内容。

(1)应清晰地阐述临床试验目的。临床试验目的可以是评价药代动力学参数,可以是评价药物的药理、生理和生化效应,也可以是探索或确证研究药物的有效性或安全性。

(2)合理的临床试验设计是获得有价值结论的前提。临床试验设计包括平行对照、成组序贯、交叉、析因、适应性设计等,一般建议采用平行对照设计。为达到临床试验目的,应合理选择受试者及对照人群,明确主要和次要终点,提供样本量估算依据,并利用随机或盲法等控制试验中可能发生的偏倚。根据临床症状、体征和实验室检查指标评价安全性的方法亦应描述。设计方案中还应说明对提前终止试验的受试者的随访程序,SAE 上报程序,保密法则等。

(3)研究者在临床试验过程中应当遵守试验方案,凡涉及医学判断或临床决策应当由临床医生做出。如果试验方案需要修改,必须提供试验方案附件以阐明修改的合理性并及时送伦理委员会报批。在研发中必须及时向相关监管机构快速报告安全性数据。

(4)临床试验数据的分析应与试验方案中预先设定的计划相一致,任何与计划的偏离都应在报告中阐明。

5 淋巴瘤临床试验的特殊考虑

(1)新药注册研究中复发 / 难治性 $CD20^+$ B 细胞非霍奇金淋巴瘤定义[4]:复发指经充分治疗达缓解后疾病进展,至少有一种方案含利妥昔单抗。利妥昔单抗难治指经含利妥昔单抗方案(联合化疗或单药)充分治疗未获缓解,或治疗期间 / 充分治疗结束 6 个月内疾病进展。不对其他药物难治的定义提出建议。

其中“含利妥昔单抗方案充分治疗”指按病理类型和疾病分期要求完成利妥昔单抗联合化疗足周期治疗,或利妥昔单抗单药治疗按 375mg/m^2 每周 1 次,注射至少 4 次。“治疗期间进展”要求:若诱导治疗期间进展则利妥昔单抗联合化疗治疗或单药治疗至少完成了 1 个周期;若维持治疗期间进展则至少完成了一剂注射。“缓解”包括完全缓解和部分缓解。

(2)免疫细胞治疗[5]:免疫细胞治疗是利用患者自身或供者来源的免疫细胞,经过体外培养扩增、活化或基因修饰、基因编辑等操作,再回输到患者体内,激发或增强机体的免疫功能,从而达到控制疾病的治疗方法。近年来,按照药品进行研发并申报临床试验的免疫细胞治疗产品大量涌现,如嵌合抗原受体T细胞(CAR-T)治疗。由于CAR-T细胞治疗属于非常前沿的产品,尚未制定出成熟的技术标准,国家药品监督管理局药品审评中心(CDE)建议:应选择在前期进行过规范治疗但目前缺乏有效治疗手段的复发性或难治性患者中开展;早期探索性试验设计要考虑不同于其他药品的临床安全性问题(短期安全性如CRS、ICANS,长期或迟发性不良反应,外源基因随机整合到细胞基因组形成插入突变,导致成瘤性和恶性转化等)。还需对产品活性进行初步评估,如细胞在体内的增殖存活和生物分布(如药代动力学)、药效学活性(如产品回输后的细胞因子水平)、免疫原性、有效性如肿瘤缓解或其他类型的临床改善等,用以改善后续临床研究计划;在关键的确证性临床试验中鼓励采用随机对照设计(RCT),如果RCT不可行,申请人可以在确证性临床试验中采用单臂试验。在这种情况下,申请人应解释无法开展RCT试验的理由并提供相应研究证据,并有必要利用回顾性数据、前瞻性真实世界研究、meta分析或流行病学调查等数据及探索性研究结果,对受试人群、主要终点和预期临床疗效等研究要素进行合理说明;主要短期疗效评估指标可采用ORR,评价时间不应短于3个月。其他疗效指标应包括缓解持续时间(DOR)、无进展生存时间(PFS)和总生存时间(OS)等。由于CART细胞产品的长期存活及持久性作用,申请人应对临床试验期间接受治疗的所有受试者进行适当的长期随访,关注受试者生存、新发或继发癌症、感染、免疫功能变化及迟发性不良反应等安全性风险,以及非临床或临床数据提示需要关注的潜在风险,并观察产品在体内的持续存在时间、转基因表达时间(如有)、是否有致瘤性、免疫原性等。由于CAR-T细胞经过基因编辑改造,有潜在的致瘤性风险,在缺乏充足的长期随访数据前,应对受试者的致瘤性进行终身随访或至少持续15年。

(3)生物类似药[6]:生物类似药是指在质量、安全性和有效性方面与已获准注册的参照药具有相似性的治疗用生物制品,如目前国内研究较多的利妥昔单抗生物类似药。候选药物的氨基酸序列原则上应与参照药相同。生物类似药研发应采用逐步递进的顺序,分阶段开展药学、非临床、临床比对试验。临床试验阶段应先进行PK比对研究,经初步评估具有PK等效性后,再开展头对头的疗效和安全性比对研究。参照药应选择在国内上市销售的原研药,研发过程中各阶段所使用的参照药,应尽可能使用相同产地来源的产品。在所有临床试验(包括人体PK或PD研究)中应收集全部受试者免疫原性的数据。临床试验常用的统计方法为非劣效方法,等效性界值一般基于原研产品疗效的置信区间进行估算,并结合临床意义进行确定。参照药已在国内获批多个适应证的情况下,如果生物类似药申请的全部证据至少可以直接支持其与参照药在一种适应证中的临床相似性,那么就有可能通过数据和信息来科学的证明其他未经直接研究的适应证,但是,生物类似药不能自动外推参照药的全部适应证,外推需要根据所有证据进行科学证明。

附录

附录1 2014版Lugano分期标准

局限期	
Ⅰ期	仅侵及单一淋巴结区域(Ⅰ),或侵及单一结外器官不伴有淋巴结受累(ⅠE)
Ⅱ期	侵及≥2个淋巴结区域,但均在膈肌同侧(Ⅱ),可伴有同侧淋巴结引流区域的局限性结外器官受累(ⅡE)(例如:甲状腺受累伴颈部淋巴结受累,或纵隔淋巴结受累直接延伸至肺脏受累)
Ⅱ期大包块*	Ⅱ期伴有大包块者
进展期	
Ⅲ期	侵及膈肌上下淋巴结区域,或侵及膈上淋巴结+脾受累(ⅢS)
Ⅳ期	侵及淋巴结引流区域之外的结外器官(Ⅳ)

说明:CT、MRI或PET/CT作为分期检查方法。

1. *:根据2014年Lugano标准,不再对淋巴瘤的大包块(bulky)病灶进行具体的数据限定,只需在病例中明确记载最大病灶的最大径即可;Ⅱ期伴有大肿块的患者,应根据病理类型及疾病不良预后因素而酌情选择治疗原则,如伴有大包块的惰性淋巴瘤患者可选择局限期治疗模式,但是伴有大包块的侵袭性淋巴瘤患者,则应选择进展期治疗模式。

2. 淋巴结分布区域

(1)膈上(共12个区域,由于不能被一个放射野涵盖,因此左右各为一个区域):韦氏环(Waldeyer环)(鼻咽及口咽部的淋巴组织环,包括腭扁桃体、咽后壁腺样体、舌扁桃体及其他该部位淋巴组织为一个区域)、左 / 右颈部(单侧耳前、枕部、颌下、颏下、颈内、锁骨上为一个区域)、左 / 右锁骨下、左 / 右腋窝(含胸部及内乳)、左 / 右滑车上(含肘窝)、纵隔(含气管旁、胸腺区域)、左 / 右肺门。

(2) 膈下(共 9 个区域):脾脏、上腹部(脾门、肝门、腹腔)、下腹部(腹主动脉旁、腹膜后、肠系膜周围、腹部其他非特指淋巴结为一个区域)、左 / 右髂血管旁、左 / 右腹股沟(含股部)、左 / 右腘窝。

3. B 症状指不明原因体重下降 10%(诊断前 6 个月内),发热>38℃并排除其他原因发热,盗汗(夜间大量出汗,需要更换衣服及被褥)。建议在病例中记录 B 症状。

4. 扁桃体、韦氏环、脾脏视为淋巴结组织。

附录 2 2014 版 Lugano 评效标准

备注:疗效评价采用 2014 版 Lugano 会议修订的标准,分为影像学缓解(CT/MRI 评效)和代谢缓解(PET/CT 评效)。

	病灶区域	PET/CT 评效	CT 评效
CR	淋巴结及结外受累部位	5PS 评分 1,2,3* 分,伴或不伴有残余病灶;注:韦氏环、结外高代谢摄取器官如脾脏或 G-CSF 刺激后的骨髓,代谢可能高于纵隔 / 肝血池,此时评判 CR 应与本底水平相比	靶病灶(淋巴结)长径(Ldi)≤1.5cm
			无结外病灶
	不可测病灶	不适用	消失
	器官增大	不适用	退至正常
	新发病灶	无	无
	骨髓	无骨髓 FDG 敏感疾病证据	形态学正常,若不确定需行 IHC 阴性
PR	淋巴结及结外受累部位	5PS 评分 4~5 分,伴摄取较基线减低,残余病灶可为任意大小	最多 6 个靶病灶 PPD(Ldi× 垂直于 Ldi 的短径)总和,即 SPD 缩小≥50%
		中期评估,上述情况提示治疗有效	当病灶小至无法测量:5mm×5mm
		终末期评估,上述情况提示疾病尚有残留	当病灶消失
	不可测病灶	不适用	消失 / 正常,残余病灶 / 病灶未增大
	器官增大	不适用	脾脏长径缩小>原长径增大值的 50%;常默认脾脏正常大小 13cm,若原为 15cm,判 PR 需长径<14cm
	新发病灶	无	无
	骨髓	残余摄取高于正常骨髓组织但较基线减低;如果骨髓持续存在结节性局部异常改变,需 MRI 或活检或中期评估来进一步诊断	不适用
SD	靶病灶(淋巴结 / 结节性肿块、结外病灶)	无代谢反应:中期 / 终末期评效 5PS 评分 4~5 分、代谢较基线相比无明显改变	最多 6 个靶病灶 SPD 增大<50%,无 PD 证据
	不可测病灶	不适用	未达 PD
	器官增大	不适用	未达 PD
	新发病灶	无	无
	骨髓	同基线	不适用

续表

	病灶区域	PET/CT 评效	CT 评效
PD	单独的靶病灶(淋巴结 / 结节性肿块、结外病灶)	5PS 评分 4~5 分伴摄取较基线增加,和 / 或中期或终末期评效时出现新发摄取增高	至少 1 个病灶进展即可诊断,淋巴结 / 结外病灶需同时符合下述要求:Ldi>1.5cm PPD 增加≥50%(较最小状态) Ldi 或 Sdi 较最小状态增加 0.5cm(≤2cm 病灶)或 1.0cm(>2cm 病灶)
	单独的靶病灶(淋巴结 / 结节性肿块、结外病灶)		脾脏长径增长>原长径增大值的 50%,常默认脾脏正常大小 13cm,若原为 15cm,判 PD 需长径>16cm 若基线无脾大,长径需在基线基础上至少增加 2cm 新出现或复发的脾大
	不可测病灶	无	新发病灶或原有非可测病灶明确进展
	新发病灶	出现淋巴瘤相关新发高代谢灶(排除感染、炎症等),若未明确性质需行活检或中期评估	原已缓解病灶再次增大
			新发淋巴结任意径线>1.5cm
			新发结外病灶任意径线>1.0cm,若直径<1.0cm 需明确该病灶是否与淋巴瘤相关
			明确与淋巴瘤相关的任意大小的病灶
	骨髓	新出现或复发的高代谢摄取	新发或复发的骨髓受累

Deauville 的 PET 评效 5 分法:

1 分:摄取≤本底。

2 分:摄取≤纵隔血池。

3 分:纵隔血池<病灶摄取≤肝血池。

4 分:摄取>肝血池(轻度)。

5 分:摄取>肝血池(显著,SUVmax>2 倍肝血池)或新发病灶。

X 分:新发摄取异常,考虑与淋巴瘤无关。

*5PS 评分为 3 分:在多数患者中提示标准治疗下预后较好,特别对于中期评估患者。但是,在某些降阶梯治疗的临床试验中,评分为 3 分被认为治疗效果不佳,需要避免治疗不足。

可测量病灶:

最多 6 个显著的淋巴结 / 淋巴结融合肿块、结外病灶,且 2 个径线均易被测量。

(1)淋巴结(nodes):淋巴结需按照区域划分;如果有纵隔及腹膜后淋巴结肿大,则应该包括这些病灶;可测淋巴结需长径>1.5cm。

(2)非淋巴结病灶(non-nodal lesions):包括实体器官(如肝、脾、肾、肺等)、消化道、皮肤或触诊可及标注部分,可测结外病灶需长径>1.0cm。

不可测量病灶:

任何无法作为可测量 / 可评估的显著病灶均被认为不可测量病灶。包括:

(1)任何淋巴结 / 淋巴结融合肿块、结外病灶,即所有未能被选择为显著的,或可测量的,或未达到可测量标准但依然认为是病灶的部分。

(2)考虑为疾病受累但难以量化测量的,如胸腔积液、腹水、骨转移、软脑膜受累、腹部肿块病灶等。

(3)其他未确诊需要影像学随访病灶。

韦氏环以及结外病灶(extranodal sites)(如消化道、肝、骨髓):评判 CR 时 FDG 摄取可能高于纵隔池,但不应高于周围本底水平(例如骨髓因化疗或应用 G-CSF 代谢活性普遍升高)。

附录 3　IPI 评分

项目	0 分	1 分
年龄	≤60 岁	>60 岁
分期	Ⅰ～Ⅱ期	Ⅲ～Ⅳ期
ECOG 评分	0~1 分	≥2 分
结外病变	0~1 个	≥2 个
LDH	正常	高于正常

注：0~1 分为低危，2 分为低中危，3 分为高中危，4~5 分为高危。

附录 4　2022 年第 5 版 WHO 淋巴组织增生及肿瘤分类

B 细胞为主的瘤样病变	B 细胞为主的瘤样病变	类似于淋巴瘤、富于 B 细胞的反应性淋巴组织增生 IgG4 相关疾病 单中心性卡斯特曼病 特发性多中心性卡斯特曼病 KSHV/HHV8 相关多中心性卡斯特曼病
前体 B 细胞肿瘤	B 淋巴母细胞性白血病 / 淋巴瘤	B 淋巴母细胞性白血病 / 淋巴瘤，NOS 伴有高超二倍体的 B 淋巴母细胞性白血病 / 淋巴瘤 伴有亚二倍体的 B 淋巴母细胞性白血病 / 淋巴瘤 伴有 iAMP21 的 B 淋巴母细胞性白血病 / 淋巴瘤 伴有 *BCR*::*ABL1* 融合的 B 淋巴母细胞性白血病 / 淋巴瘤 伴有 *BCR*::*ABL1* 样特征的 B 淋巴母细胞性白血病 / 淋巴瘤 伴有 *KMT2A* 重排的 B 淋巴母细胞性白血病 / 淋巴瘤 伴有 *ETV6*::*RUNX1* 融合的 B 淋巴母细胞性白血病 / 淋巴瘤 伴有 *ETV6*::*RUNX1* 样特征的 B 淋巴母细胞性白血病 / 淋巴瘤 伴有 *TCF3*::*PBX1* 融合的 B 淋巴母细胞性白血病 / 淋巴瘤 伴有 *IGH*::*IL3* 融合的 B 淋巴母细胞性白血病 / 淋巴瘤 伴有 *TCF3*::*HLF* 融合的 B 淋巴母细胞性白血病 / 淋巴瘤 伴有其他明确定义遗传学异常的 B 淋巴母细胞性白血病 / 淋巴瘤
成熟 B 细胞肿瘤	瘤前及肿瘤性小淋巴细胞性增生	单克隆性 B 细胞淋巴细胞增多症 慢性淋巴细胞性白血病 / 小淋巴细胞性淋巴瘤
	脾 B 细胞淋巴瘤及白血病	毛细胞白血病 脾边缘区淋巴瘤 脾弥漫性红髓小 B 细胞淋巴瘤 伴有明显核仁的脾 B 细胞淋巴瘤 / 白血病
	淋巴浆细胞性淋巴瘤	淋巴浆细胞性淋巴瘤
	边缘区淋巴瘤	黏膜相关淋巴组织结外边缘区淋巴瘤 原发性皮肤边缘区淋巴瘤 淋巴结边缘区淋巴瘤 儿童淋巴结边缘区淋巴瘤

续表

成熟B细胞肿瘤	滤泡性淋巴瘤	原位滤泡性B细胞肿瘤 滤泡性淋巴瘤 儿童型滤泡性淋巴瘤 十二指肠型滤泡性淋巴瘤
	皮肤滤泡中心淋巴瘤	原发性皮肤滤泡中心淋巴瘤
	套细胞淋巴瘤	原位套细胞肿瘤 套细胞淋巴瘤 白血病性非淋巴结型套细胞淋巴瘤
	惰性B细胞淋巴瘤转化	惰性B细胞淋巴瘤转化
	大B细胞淋巴瘤	弥漫性大B细胞淋巴瘤,NOS 富于T细胞/组织细胞的大B细胞淋巴瘤 伴有*MYC*和*BCL2*重排的弥漫性大B细胞淋巴瘤/高级别B细胞淋巴瘤 ALK阳性大B细胞淋巴瘤 伴有*IRF4*重排的大B细胞淋巴瘤 伴有11q异常的高级别B细胞淋巴瘤 淋巴瘤样肉芽肿病 EBV阳性弥漫性大B细胞淋巴瘤 慢性炎症相关性弥漫性大B细胞淋巴瘤 纤维素相关性大B细胞淋巴瘤 体液过载相关性大B细胞淋巴瘤 浆母细胞性淋巴瘤 原发性免疫赦免部位大B细胞淋巴瘤 原发性皮肤弥漫性大B细胞淋巴瘤,腿型 血管内大B细胞淋巴瘤 原发性纵隔大B细胞淋巴瘤 纵隔灰区淋巴瘤 高级别B细胞淋巴瘤,NOS
	伯基特淋巴瘤	伯基特淋巴瘤
	KSHV/HHV8相关性B细胞淋巴组织增生及淋巴瘤	原发性渗液淋巴瘤 KSHV/HHV8阳性弥漫性大B细胞淋巴瘤 KSHV/HHV8阳性嗜生发中心淋巴组织增生性疾病
	免疫缺陷及失调相关性淋巴组织增生及淋巴瘤	发生于免疫缺陷/失调的增生 发生于免疫缺陷/失调的多形性淋巴组织增生性疾病 EBV阳性黏膜皮肤溃疡 发生于免疫缺陷/失调的淋巴瘤 免疫相关淋巴组织增生及淋巴瘤性先天性缺陷
	霍奇金淋巴瘤	经典型霍奇金淋巴瘤 结节性淋巴细胞为主型霍奇金淋巴瘤

续表

浆细胞肿瘤及其他伴有副蛋白的疾病	单克隆性丙种球蛋白血症	冷凝结素病 意义不明的 IgM 型单克隆性丙种球蛋白血症 意义不明的非 IgM 型单克隆性丙种球蛋白血症 有肾脏意义的单克隆性丙种球蛋白血症
	伴有单克隆免疫球蛋白沉积的疾病	免疫球蛋白相关性(AL)淀粉样变性 单克隆性免疫球蛋白沉积症
	重链病	μ 重链病 γ 重链病 α 重链病
	浆细胞肿瘤	浆细胞瘤 浆细胞骨髓瘤 伴有相关副肿瘤综合征的浆细胞肿瘤 -POEMS 综合征 -TEMPI 综合征 -AESOP 综合征
T 细胞为主的瘤样病变	T 细胞为主的瘤样病变	菊池 - 藤本病 惰性 T 淋巴母细胞性增生 自身免疫性淋巴组织增生综合征
前体 T 细胞肿瘤	T 淋巴母细胞性淋巴瘤 / 白血病	T 淋巴母细胞性淋巴瘤 / 白血病,NOS 早期 T 前体淋巴母细胞性淋巴瘤 / 白血病
成熟 T 细胞及 NK 细胞肿瘤	成熟 T 细胞及 NK 细胞白血病	T 幼淋巴细胞性白血病 T 大颗粒淋巴细胞性白血病 NK 大颗粒淋巴细胞性白血病 成人 T 细胞白血病 / 淋巴瘤 塞扎里综合征 侵袭性 NK 细胞白血病
	原发性皮肤 T 细胞淋巴瘤	原发性皮肤 CD4 阳性小或中 T 细胞淋巴组织增生性疾病 原发性皮肤肢端 CD8 阳性淋巴组织增生性疾病 蕈样肉芽肿 原发性皮肤 CD30 阳性 T 细胞淋巴组织增生性疾病:淋巴瘤样丘疹病 原发性皮肤 CD30 阳性 T 细胞淋巴组织增生性疾病:原发性皮肤间变性大细胞淋巴瘤 皮下脂膜炎样 T 细胞淋巴瘤 原发性皮肤 γ/δT 细胞淋巴瘤 原发性皮肤 CD8 阳性侵袭性嗜表皮性细胞毒性 T 细胞淋巴瘤 原发性皮肤外周 T 细胞淋巴瘤,NOS

续表

成熟 T 细胞及 NK 细胞肿瘤	肠道 T 细胞及 NK 细胞淋巴组织增生及淋巴瘤	胃肠道惰性 T 细胞淋巴瘤 胃肠道惰性 NK 细胞淋巴组织增生性疾病 肠病相关 T 细胞淋巴瘤 单形性嗜上皮性肠道 T 细胞淋巴瘤 肠道 T 细胞淋巴瘤,NOS
	肝脾 T 细胞淋巴瘤	肝脾 T 细胞淋巴瘤
	间变性大细胞淋巴瘤	ALK 阳性间变性大细胞淋巴瘤 ALK 阴性间变性大细胞淋巴瘤 乳腺植入物相关性间变性大细胞淋巴瘤
	淋巴结滤泡辅助 T(TFH)细胞淋巴瘤	淋巴结 TFH 细胞淋巴瘤,血管免疫母细胞型 淋巴结 TFH 细胞淋巴瘤,滤泡型 淋巴结 TFH 细胞淋巴瘤,NOS
	其他外周 T 细胞淋巴瘤	外周 T 细胞淋巴瘤,NOS
	EBV 阳性 NK 细胞及 T 细胞淋巴瘤	EBV 阳性淋巴结 T 细胞及 NK 细胞淋巴瘤 结外 NK/T 细胞淋巴瘤
	儿童 EBV 阳性 T 细胞及 NK 细胞淋巴组织增生及淋巴瘤	严重蚊虫叮咬过敏 水疱 - 痘疮淋巴组织增生性疾病 系统性慢性活动性 EBV 疾病 儿童系统性 EBV 阳性 T 细胞淋巴瘤
淋巴组织间质源性肿瘤	间叶树突细胞肿瘤	滤泡树突细胞肉瘤 EBV 阳性炎性滤泡树突细胞肉瘤 纤维母细胞性网状细胞肿瘤
	肌纤维母细胞性肿瘤	淋巴结内栅栏状肌纤维母细胞瘤
	脾特异性血管 - 间质肿瘤	窦岸细胞血管瘤 脾错构瘤 脾硬化性血管瘤样结节性转化
树突细胞及组织细胞肿瘤	浆细胞样树突细胞肿瘤	与髓细胞肿瘤相关的成熟浆细胞样树突细胞增生 母细胞性浆细胞样树突细胞肿瘤
	朗格汉斯细胞及其他树突细胞肿瘤	朗格汉斯细胞肿瘤 朗格汉斯细胞组织细胞增生症 朗格汉斯细胞肉瘤 其他树突细胞肿瘤 未确定树突细胞肿瘤 交指树突细胞肉瘤
	组织细胞 / 巨噬细胞肿瘤	幼年性黄色肉芽肿 埃尔德海姆 - 切斯特病 罗赛 - 多夫曼病 ALK 阳性组织细胞增生症 组织细胞肉瘤

中国临床肿瘤学会（CSCO）
恶性血液病诊疗指南 2023

组　长　马　军　王建祥　黄晓军　吴德沛　胡　豫

主　审　沈志祥　朱　军　刘　霆

秘书组　贡铁军　张　岩

专家组成员（以姓氏汉语拼音为序）（* 为执笔人）

蔡　真*　浙江大学医学院附属第一医院
常春康*　上海市第六人民医院
陈文明*　首都医科大学附属北京朝阳医院
段明辉*　北京协和医院
付　蓉　天津医科大学总医院
高素君　吉林大学第一医院
贡铁军*　哈尔滨血液病肿瘤研究所
贺鹏程　西安交通大学第一附属医院
胡　豫　华中科技大学同济医学院附属协和医院
胡建达　福建医科大学附属协和医院
黄晓军　北京大学人民医院
纪春岩　山东大学齐鲁医院
江　明　新疆医科大学第一附属医院
江　倩*　北京大学人民医院
姜中兴　郑州大学第一附属医院
金　洁*　浙江大学医学院附属第一医院
靳凤艳*　吉林大学第一医院
孔德胜　哈尔滨医科大学第四附属医院
李　娟*　中山大学附属第一医院
李建勇　南京医科大学第一附属医院 / 江苏省人民医院
李军民*　上海交通大学医学院附属瑞金医院
刘　霆*　四川大学华西医院
刘卓刚　中国医科大学附属第一医院
路　瑾　北京大学人民医院
马　军　哈尔滨血液病肿瘤研究所
钱文斌*　浙江大学医学院附属第一医院
邱　林　哈尔滨血液病肿瘤研究所
邱录贵　中国医学科学院血液学研究所 / 血液病医院
沈志祥　上海交通大学医学院附属瑞金医院
唐庆华　哈尔滨血液病肿瘤研究所
佟红艳*　浙江大学医学院附属第一医院
王建祥　中国医学科学院血液学研究所 / 血液病医院
魏　辉*　中国医学科学院血液学研究所 / 血液病医院
魏旭东　河南省肿瘤医院
吴德沛　苏州大学附属第一医院
肖志坚*　中国医学科学院血液学研究所 / 血液病医院
徐　卫*　南京医科大学第一附属医院 / 江苏省人民医院
阎　骅*　上海交通大学医学院附属瑞金医院
颜晓菁　中国医科大学附属第一医院
易树华*　中国医学科学院血液学研究所 / 血液病医院
张苏江*　上海交通大学医学院附属瑞金医院
张晓辉　北京大学人民医院
张延清　哈尔滨医科大学附属第二医院
赵东陆　哈尔滨血液病肿瘤研究所
赵洪国　青岛大学附属医院
朱　军　北京大学肿瘤医院
朱小玉　中国科学技术大学第一附属医院
主鸿鹄*　浙江大学医学院附属第一医院

1 成人急性淋巴细胞白血病[1-23]

急性淋巴细胞白血病（ALL）是一类异质性很大的血液恶性疾病，特征是骨髓、外周血和其他器官中未成熟淋巴细胞异常增殖、浸润。ALL 占成人急性白血病的 20%~30%，包括 B-ALL，T-ALL。“Burkitt 淋巴瘤 / 白血病”已归入成熟 B 淋巴细胞肿瘤，请参照相关指南。

1.1 治疗前评估

	Ⅰ级推荐	Ⅱ级推荐	Ⅲ级推荐
病史和体格检查	病史：发病症状、既往放、化疗史；白血病家族史；其他 体格检查：肝、脾、淋巴结、胸骨压痛、神经系统、睾丸		
实验室检查	血常规、外周血涂片细胞形态学分析，尿常规、便常规、生化全项，DIC 筛查全项、感染筛查	脑脊液检测 a	
骨髓形态学检查	骨髓穿刺涂片，骨髓活检，组织活检 b		
免疫学检查	白血病细胞多参数流式细胞术（MPFC）免疫表型分析 c		
细胞遗传学检查	骨髓细胞 G 带染色体核型分析	FISH 染色体微阵列分析 d	
分子生物学检查	RT-PCR 检测 ALL 相关融合基因 e HLA 配型 f	NGS 检测 g RNAseq h	
影像学检查	CT/MRI i 浅表淋巴结超声，腹部超声，心电图、心脏超声检查	PET/CT j	

【注释】

a 高度怀疑中枢神经系统侵犯的患者须接受脑脊液的检测，包括细胞、生化、流式细胞分析。

b 如患者出现髓外浸润，需取组织活检进行相关检测。

c 选用的 MPFC panel 必须足以区分 AML、T-ALL 和 B-ALL。

d 患者需接受全面的细胞遗传学分析，包括染色体核型分析，必要时荧光原位杂交（FISH）检查。有非整倍体异常或核型分析失败的情况下，建议行染色体微阵列（CMA）/ 阵列 cGH 检测。

e RT-PCR 仅能检测已知的常见融合基因异常，如 *BCR*::*ABL1* 及某些 Ph-like ALL 的融合基因、*KMT2A*（MLL）基因重排等。

f 考虑造血干细胞移植的患者应进行 HLA 配型。

g 推荐患者接受 NGS 检测，以帮助其诊断、预后分析及治疗方案的选择。

h *BCR*::*ABL* 阴性的 B-ALL 患者，有条件者建议行 RNAseq 检测，筛查其他 Ph 阴性 ALL 亚型及 Ph-likeALL 转录组基因异常。

i 患者伴神经系统症状，可行头部 CT/MRI 检测。

j 患者伴淋巴结或髓外组织受累，可行 PET/CT 检查。

1.2 诊断

急性淋巴细胞白血病依据骨髓细胞形态学和多参数流式细胞术（MPFC）免疫表型分析可明确诊断。骨髓形态学最低诊断标准为骨髓中原始 / 幼稚淋巴细胞比例 ≥ 20%。MPFC 免疫表型最低诊断标准参考 1995 年欧洲白血病免疫学分型协作组（EGIL）标准。ALL 各亚型及混合表型急性白血病的确定参照 WHO 2016 年版造血及淋巴组织肿瘤分类标准。

1.3 预后

ALL 诊断确立后，应根据具体分型、预后分组采用规范化的分层治疗策略。非遗传学因素预后分组参考 Gökbuget 标准，细胞遗传学分组参考 NCCN Version 1.2022. 标准。

成人 ALL 预后危险度分组(非遗传学因素)

	预后好	预后差	
		B-ALL	T-ALL
诊断时白细胞 /($\times 10^9 \cdot L^{-1}$)	<30	>30	>100
免疫表型	胸腺 T	早期前 B($CD10^-$) 前体 B($CD10^-$)	早期前 T($CD1a^-$,$sCD3^-$) 成熟 T($CD1a^-$,$sCD3^+$)
治疗达 CR 时间	早期	较晚(>3~4 周)	
CR 后 MRD	阴性<10^{-4}	阳性>10^{-4}	
年龄	<35 岁	≥35 岁	
其他因素	依从性,耐受性及多药耐药,药物代谢多态性等		

NCCN 2022 年 B-ALL 预后危险度分组(细胞遗传学因素)

危险度分组	细胞遗传学
低危	超二倍体(51~65 条染色体)
	伴 4、10 或 17 号染色体三体的患者有较好的预后
	t(12;21)(p13;q22):ETV6::RUNX1
高危	亚二倍体(<44 条染色体)
	KMT2A 重排:t(4;11)或其他
	t(v;14q32)/IgH
	t(9;22)(q34;q11.2):*BCR*::*ABL1*(在 TKI 前时代定义为高危)
	复杂染色体核型异常(>5 种染色体核型异常)
	BCR::*ABL1* 样(Ph 样)ALL JAK-STAT(*CRLF2r*,*EPORr*,*JAK1/2/3r*,*TYK2r*;*SH2B3*,*IL7R*,*JAK1/2/3* 突变) *ABL* 类基因重排:*ABL1*、*ABL2*、*PDGFRA*、*PDGFRB*、*FGFR* 其他(*NTRKr*,*FLT3r*,*LYNr*,*PTL2Br*)
	21 号染色体内部扩增(iAMP21)
	t(17;19):*TCF3*::*HLF* 融合基因阳性
	IKZF1 基因大片段缺失突变

1.4 治疗

急性淋巴细胞白血病的治疗包括诱导治疗、缓解后治疗(巩固强化治疗和维持治疗、造血干细胞移植)、难治/复发 ALL 的治疗、中枢神经系统白血病的防治。近年来,随着对 ALL 分子遗传学和发病机制更深入的认识,根据疾病危险度分层治疗,监测微小残留病(MRD)指导治疗,以及靶向药物、免疫治疗的问世,ALL 患者的疗效、生存结果和治愈率已显著提高。

1.4.1 费城染色体阴性急性淋巴细胞白血病

1.4.1.1 诱导治疗

分型	分层	Ⅰ级推荐	Ⅱ级推荐	Ⅲ级推荐
B-ALL	年龄<40 岁	多药联合化疗方案 (优先选择儿童特点方案)	多药联合化疗(VDP/VDCP/VDLP/VDCLP)方案 (CD20 阳性者可联合抗 CD20 单抗)	参加临床研究
	年龄≥40 岁,<65 岁	多药联合化疗方案 (CD20 阳性者可联合抗 CD20 单抗)	参加临床研究	
	年龄≥65 岁	VDP/VP 方案 (CD20 阳性者可联合抗 CD20 单抗)	参加临床研究	奥加伊妥珠单抗 + Mini-CVD 方案
T-ALL	non-ETP 型	Hyper-CVAD/MA 方案	VDP/VDCP/VDLP/VDCLP 方案	参加临床研究
	ETP 型	VDCP/VDCLP 方案	参加临床研究	

【注释】

(1)儿童特点方案(pediatric-inspired regimens)指成人 ALL 患者采用儿童 ALL 的临床治疗方案和模式,其特点是化疗强度和周期的加强以及门冬酰胺酶足量的使用,用于 40 岁以下成人 ALL 患者。

(2)多药联合化疗(VDP/VDCP/VDLP/VDCLP/)方案

长春新碱(VCR):2mg,静脉滴注,d1、d8、d15、d22。

柔红霉素(DNR):30~45mg/(m^2·d)或去甲氧柔红霉素(IDA)6~10mg/(m^2·d),或

米托蒽醌(MIT):6~10mg/(m^2·d),d1、d8、d15、d22;也可以连续 3 天,第 1、3 周或仅第 1 周用药。

泼尼松(Pred):60mg/(m^2·d),口服,d1~28。

VDP 方案构成 ALL 基本诱导治疗方案,在此基础上加入门冬酰胺酶(或培门冬酶)和/或环磷酰胺组成 VDLP, VDCP, VDCLP 方案。

L-门冬酰胺酶(*L*-ASP):6 000IU/m^2,d12、d15、d18、d21、d24、d27。

环磷酰胺(CTX):600mg/m^2,静脉滴注,d1、d15。

(3)Hyper-CVAD/MA 方案,该方案分为 A、B 两个阶段。

方案 A(第 1、3、5、7 疗程)

环磷酰胺(CTX):300mg/m^2,静脉滴注,q.12h.,d1、d2、d3。

长春新碱(VCR):2mg,静脉滴注,d4、d11。

阿霉素(ADM):50mg/m^2,静脉滴注,d4。

地塞米松(DEX):40mg/d,静脉滴注或口服,d1~4,d11~14。

甲氨蝶呤(MTX):12mg,鞘内注射,d2。

阿糖胞苷(Ara-C):70mg,鞘内注射,d7。

方案 B(第 2、4、6、8 疗程)

甲氨蝶呤(MTX):1g/m^2,d1,持续静脉滴注 24 小时。

四氢叶酸钙:25mg/m^2,静脉滴注,q.6h.,MTX 用药后 12 小时开始解救,至血药浓度水平低于 0.1Mm。

阿糖胞苷(Ara-C):3g/m^2,持续静脉滴注 2 小时,q.12h.,d2、d3。

G-CSF 5μg/kg,皮下,q.12h.,化疗完成后 24 小时开始使用。

(4)CD20 表达阳性的 B-ALL,加入抗 CD20 单抗可提高疗效。常用利妥昔单抗 375mg/m^2,整合入 Hyper-CVAD 或其他多药联合化疗方案前 1 天。也可使用其他抗 CD20 的单抗。

(5)白细胞计数≥30×10^9/L,或者肝脾、淋巴结肿大明显;或有发生肿瘤溶解特征的患者应进行预治疗,以防止肿瘤溶解综合征的发生。常用糖皮质激素(如泼尼松或地塞米松),按泼尼松 1mg/(kg·d)口服或静脉使用,也可以联合环磷酰

胺[200mg/(m²·d)]静脉滴注,连续3~5天。

(6)疗程第28天复查骨髓,评估疗效。

(7)成人急性淋巴细胞白血病是一个异质性很强的疾病群,随着分子生物学诊断技术的发展,疾病亚群分型更加细化,分子靶向药物和免疫治疗药物也不断问世,治疗方法不断改进,故对有条件和意愿的患者,鼓励参加临床研究。

1.4.1.2 缓解后治疗

强调按照疾病分子和细胞遗传学异常危险度和微小残留病(MRD)检测结果分层治疗,包括巩固治疗、维持治疗。

分型	分层	Ⅰ级推荐	Ⅱ级推荐	Ⅲ级推荐
低危组,MRD持续阴性	年龄<65岁	多药联合化疗方案巩固治疗后进入维持治疗	异基因造血干细胞移植(有合适供者)	自体造血干细胞移植(巩固治疗后)
	年龄≥65岁	多药联合化疗方案巩固治疗后进入维持治疗	参加临床研究	
高危组,或MRD阳性	年龄<65岁	异基因造血干细胞移植(HLA相合供者或替代供者) 或贝林妥欧单抗清除残留治疗后桥接异基因造血干细胞移植	参加临床研究	
	年龄≥65岁	多药联合化疗方案巩固治疗后进入维持治疗 或贝林妥欧单抗清除残留治疗后进入维持治疗	参加临床研究	

【注释】

(1)成人ALL危险度分层强调依据治疗前分子和细胞遗传学异常划分。

(2)缓解后应定期(至少每3个月1次)进行微小残留病(MRD)监测,用于指导治疗。方法有实时定量聚合酶链反应(RQ-PCR)测定免疫球蛋白(Ig)基因、T细胞受体(TCR)基因重排;逆转录酶定量PCR(RT-qPCR)测定融合基因(如*BCR*::*ABL1*);和NGS测序检测*Ig*和*TCR*基因座中的融合基因或克隆重排(不需要特异性引物);流式细胞术MRD分析。

(3)缓解后强化巩固治疗给予多药联合多疗程化疗,药物组合应包括诱导治疗使用的药物。通常用1~2个疗程的再诱导方案,2~4个疗程的HD-MTX,以及含Ara-C、*L*-ASP的方案。缓解后6个月参考诱导治疗方案予再诱导强化一次。

(4)HD-MTX方案:MTX 1~3.0g/m²(用于B-ALL、T-ALL可用到5g/m²)。应用HD-MTX时应使用甲酰四氢叶酸钙解救,争取进行血清MTX浓度监测,至血清MTX浓度<0.1μmol/L或低于0.25μmol/L。

(5)含Ara-C为基础的方案:Ara-C可以为标准剂量分段联合应用(如CTX、Ara-C、6-巯嘌呤为基础的方案)或中大剂量Ara-C为基础的方案。

(6)含L-ASP的方案:包括大肠杆菌或欧文氏菌来源的门冬酰胺酶或培门冬酰胺酶。

(7)年龄<40岁的患者,应参考儿童ALL缓解后治疗方案的设计。

(8)造血干细胞移植:有异基因造血干细胞移植(Allo-SCT)适应证和供体的患者在一定的巩固强化治疗后应尽快移植(特别是高危组患者),建议在移植前进行清除MRD治疗,尽可能达到MRD阴性。无合适供体的低危组患者(MRD阴性)可以考虑在充分巩固强化治疗后进行自体干细胞移植(Auto-SCT),Auto-SCT后的患者应继续给予一定的维持治疗。

(9)贝林妥欧单抗:28μg/d,持续静脉输注28天。每疗程之间歇2周,最大5疗程。尽管贝林妥欧抗体治疗后长期缓解是可能的,但建议行异基因造血干细胞移植作为巩固治疗。

(10)维持治疗的基本方案:6-巯基嘌呤(6-MP)60~75mg/m²,每日一次,MTX 15~20mg/m²,每周一次。可以用硫鸟嘌呤(6-TG)替代6-MP。维持治疗既可以在完成巩固强化治疗之后单独连续使用,也可与强化巩固方案交替序贯进行。自取得CR后总的治疗周期至少3年。建议使用基因组DNA确定患者*TPMT*基因型,以优化6-MP给药,尤其是在标准剂量下经历骨髓抑制的患者。

1.4.2 费城染色体阳性急性淋巴细胞白血病

诱导缓解治疗

分层	Ⅰ级推荐	Ⅱ级推荐	Ⅲ级推荐
年龄<65 岁	TKI 抑制剂 +VDP/VP 方案	TKI 抑制剂 +Hyper-CVAD 方案	TKI 抑制剂 + 贝林妥欧单抗 参加临床研究
年龄≥65 岁，或有严重合并症	TKI 抑制剂 +VP 方案 TKI 抑制剂 + 泼尼松	TKI 抑制剂 + 贝林妥欧单抗 参加临床研究	

【注释】

(1)Ph+ALL 诱导化疗治疗基础方案为 VDP,可以不再应用 L-ASP。自确诊之日起应考虑联合应用酪氨酸激酶抑制剂(TKIs),最常用的 TKI 药物推荐:伊马替尼(IM)400~600mg/d;或达沙替尼(DAS)100~140mg/d;也可使用尼罗替尼(NE)400mg,每日两次;或氟马替尼(FM)400~600mg/d,或泊那替尼(PN)30~45mg/d,奥雷巴替尼(OL)40mg,q.o.d.。北美常用 TKIs 联合 Hyper-CVAD 化疗,多用于年轻患者。何种 TKIs 一线治疗最优尚无定论,但 2 代、3 代 TKIs 可能获得更好和更深的分子生物学缓解。

(2)TKIs 应持续服用。若粒细胞缺乏(中性粒细胞绝对值$<0.2 \times 10^9$/L)持续时间超过 1 周,出现感染、发热等并发症时,可以临时停用 TKIs。

(3)随着免疫治疗药物的问世,Ph+ALL“无化疗”治疗模式正在兴起,鼓励参加临床研究。

(4)诱导治疗第 28 天复查骨髓,评估疗效。包括骨髓形态学、*BCR*::*ABL* 融合基因定量、流式细胞学检测微小残留病。

缓解后治疗:

定期(至少每 3 个月 1 次)监测骨髓形态学、*BCR*::*ABL* 融合基因定量、流式细胞 MRD 分析。按照患者年龄、疾病分子遗传学异常危险度和微小残留病(MRD)检测结果分层。

分型	分层	Ⅰ级推荐	Ⅱ级推荐	Ⅲ级推荐
MRD 持续阴性	年龄<65 岁	异基因造血干细胞移植(有合适供者)	自体造血干细胞移植(巩固治疗后)	参加临床研究
	年龄≥65 岁	TKI 抑制剂联合化疗方案巩固治疗后进入维持治疗	参加临床研究	
MRD 阳性	年龄<65 岁	贝林妥欧单抗清除残留治疗后桥接异基因造血干细胞移植 (HLA 相合供者或替代供者)	参加临床研究	
	年龄≥65 岁	TKI 抑制剂联合化疗方案巩固治疗后进入维持治疗	贝林妥欧单抗治疗后进入维持治疗	参加临床研究

【注释】

(1)根据分子生物学背景,Ph+ALL 是一类预后差、高危的疾病亚型,异基因造血干细胞移植是缓解后治疗的首选。有合适供者的患者可选择异基因造血干细胞移植,移植后可以用 TKI 维持。

(2)无合适供者、*BCR*::*ABL* 融合基因转阴性者(尤其是 3~6 个月内转阴性者),可以考虑自体造血干细胞移植,移植后予 TKI 维持。

(3)无合适供者,继续 TKI 为基础的维持治疗(可以联合 VCR、糖皮质激素,或 6- 巯基嘌呤、甲氨蝶呤和干扰素 α),至 CR 后至少 3 年。

(4)有供者,但 MRD 阳性患者,可用贝林妥欧单抗治疗使 MRD 转阴后桥接异基因造血干细胞移植。

(5)新一代 TKIs(特别是 3 代)可能获得更深层分子生物学缓解,免疫抗体药物贝林妥欧单抗对 MRD 转阴有明显的作用,Ph+ALL“无化疗”治疗模式值得探索,鼓励参加临床研究。

1.4.3 中枢神经系统白血病的诊断、预防和治疗

中枢神经系统白血病(CNSL)是急性淋巴细胞白血病复发的主要根源之一，严重影响白血病的疗效。CNS 预防和治疗的目的是清除“庇护所”内的白血病细胞，预防中枢神经系统疾病复发。

CNSL 诊断标准	脑脊液白细胞计数＞0.005 × 10^9/L(5 个 /ml)
	脑脊液流式细胞分析检测在 CNSL 中的诊断意义尚无一致意见，但出现阳性应按 CNSL 对待
CNSL 状态分类	CNS-1：白细胞分类无原始淋巴细胞(不考虑脑脊液白细胞计数)
	CNS-2：脑脊液白细胞计数＜5 个 /ml，可见原始淋巴细胞
	CNS-3：脑脊液白细胞计数 ≥ 5 个 /ml，可见原始淋巴细胞

【注释】

(1)CNSL 的预防：任何类型的成人 ALL 均应强调 CNSL 的早期预防，并贯穿于 ALL 整体治疗的全过程。预防措施：①鞘内化疗；②放射治疗；③大剂量全身化疗。

鞘内化疗应注意掌握时机，可以在外周血已没有原始细胞、血细胞计数安全水平后行腰穿。鞘内注射常用药物为 MTX 10~15mg/ 次或 MTX+Ara-C 30~50mg/ 次 + 地塞米松三联(或两联)用药。鞘注次数一般应达 6 次以上，高危组患者可达 12 次以上。鞘注频率一般不超过 2 次 / 周。18 岁以上的高危组患者或 35 岁以上的患者可进行预防性头颅放疗，放疗一般在缓解后巩固化疗期或维持治疗时进行。预防性照射部位为单纯头颅，总剂量 1.8~2.0Gy，分次完成。

(2)CNSL 的治疗：确诊 CNSL 的患者，先行鞘内注射化疗，MTX 10~15mg/ 次 +AraC 30~50mg/ 次 + 地塞米松三联(或两联)鞘内注射，2 次 / 周，直至脑脊液正常；以后每周 1 次，4~6 周。也可以在鞘内注射化疗至脑脊液白细胞数正常、症状体征好转后再行放疗(头颅 + 脊髓放疗)。头颅放疗剂量 2.0~2.4Gy、脊髓放疗剂量 1.8~2.0Gy，分次完成。进行过预防性头颅放疗的患者原则上不进行二次放疗。

1.4.4 复发难治急性淋巴细胞白血病

分型	分层	Ⅰ级推荐	Ⅱ级推荐	Ⅲ级推荐
Ph−ALL	B-ALL 分子突变特征检测	参加临床研究 联合免疫靶向治疗 贝林妥欧单抗 奥加伊妥珠单抗 获得缓解后桥接异基因造血干细胞移植	联合分子靶向治疗(Ph-like ALL) 嵌合抗原受体 T 细胞(CAR-T)	
	T-ALL 分子突变特征检测	参加临床研究 获得缓解后桥接异基因造血干细胞移植	奈拉滨 联合分子靶向治疗(ETP-ALL)	
Ph+ALL	ABL 激酶突变状况	调整 TKI 药物达沙替尼、尼罗替尼、氟马替尼、泊那替尼、奥雷巴替尼 获得缓解后桥接异基因造血干细胞移植	参加临床研究 联合分子靶向治疗 联合免疫靶向治疗 贝林妥欧单抗 奥加伊妥珠单抗 嵌合抗原受体 T 细胞(CAR-T)	

【注释】

(1)成人难治复发 ALL 的治疗目前无统一意见，鼓励患者参加临床试验。

(2)既往化疗强度较弱者，可选用强化的 Hyper-CVAD 方案。

(3)non-ETP-ALL 可以采用奈拉滨(Nelarabine)治疗。

(4)检测分子生物学异常的突变，在 Ph-like ALL、ETP-ALL 可能从联合分子靶向药物获益，如：TKIs，JAK 抑制剂，HDACi，FLT3 抑制剂，等。ETP-ALL 还可试用 CD38 单抗，维奈克拉(BCL2 抑制剂)。

(5)检测 Ph+ALL 的 ABL 激酶区突变，指导 TKI 抑制剂的调整，如 Y253H、E255K/V、359V/C/I 突变可选达沙替尼；F317L/V/I/C、T315A、V299L 突变对尼罗替尼敏感；E255K/V、F317L/V/I/C、F359V/C/I、T315A、Y253H 可用泊舒替尼；T315I

只能用泊那替尼、奥雷巴替尼。

（6）靶向 CD22、CD19 抗原的单克隆免疫抗体治疗，如奥加伊妥珠单抗、贝林妥欧单抗。在难治复发的 B-ALL，已取得较好疗效。

（7）针对难治复发的 B-ALL 的多个靶向 CD19、CD22 的嵌合抗原受体 T 细胞已进入临床试验。B-ALL 国外已批准上市两个产品：tisagenlecleucel（诺华 Kymriah）用于年龄<26 岁，疾病难治或 ≥2 次复发，或 2 种 TKI 治疗失败的 B-ALL 患者，国内还没有上市。国内批准上市的两个产品：阿基仑赛（axicabtageneciloleucel，奕凯达，复星凯特）是 brexucabtagene autoleucel 的同类产品，国外用于 AYA 和成人 R/R B-ALL 患者。瑞基奥仑赛（relmacabtagene autoleucel，倍诺达，药明巨诺），国内批准的适应证都是淋巴瘤。

（8）无论是 Ph 阴性 ALL，还是 Ph 阳性 ALL，在挽救治疗取得完全缓解后尽快考虑异基因造血干细胞移植。

1.5 急性淋巴细胞白血病治疗反应的定义

定义	标准
完全缓解（CR）	1. 外周血无原始细胞，无髓外白血病 2. 骨髓三系造血恢复，原始细胞<5% 3. 中性粒细胞绝对计数（ANC）>1.0×10^9/L 4. 血小板计数>100×10^9/L 5. 4 周内无复发
CR 伴血细胞不完全恢复（CRi）	血小板计数<100×10^9/L 和 / 或 ANC<1.0×10^9/L。其他满足 CR 的标准
难治性疾病	诱导治疗结束未能取得 CR
疾病进展（PD）	外周血或骨髓原始细胞绝对数增加 25%，或出现髓外疾病
疾病复发	已取得 CR 的患者外周血或骨髓又出现原始细胞（比例>5%），或出现髓外疾病

注：总反应率（ORR）= CR+CRi。

2 成人（<60 岁）急性髓系白血病（非 APL）[1-15]

2.1 治疗前评估

	Ⅰ级推荐	Ⅱ级推荐	Ⅲ级推荐
病史采集和体格检查	病史采集及重要体征（包括年龄、既往疾病史及治疗情况、特别是血液病史或者肿瘤史、有无重要脏器功能不全、有无髓外浸润、有无家族史、特别是血液病或者肿瘤、有无遗传代谢性疾病病史）		
实验室检查	血常规、尿常规、便常规、血涂片、生化全项、DIC	感染筛查	
影像学检查	心电图、心脏彩超、肺 CT、腹部超声、CNSL 受累行 MRI		

2.2 病理诊断及分型

	Ⅰ级推荐	Ⅱ级推荐	Ⅲ级推荐
诊断	骨髓穿刺形态学	骨髓活检	
分型	免疫分型	细胞化学染色	免疫组化
预后分层	染色体核型 分子学检测：*PML*::*RARa*、*RUNX1*::*RUNX1T1*、*CBFB*::*MYH11*、*BCR*::*ABL1*、*MLL* 重排、*C-KIT*、*FLT3*、*NPM1*、*CEBPA*、*TP53*、*RUNX1*（*AML1*）、*ASXL1*、*IDH1*、*IDH2*、*DNMT3A*、*SF3B1*、*U2AF1*、*SRSF2*、*ZRSR2*、*EZH2*、*BCOR*、*STAG2* 基因突变	荧光原位杂交（FISH） 分子学检测：*TET2* 突变 NGS	
HLA 配型	有意愿行异基因造血干细胞移植的患者		

2.3 诊断、分类

急性髓系白血病(AML)的诊断标准参照 WHO 2016 造血和淋巴组织肿瘤分类标准,诊断 AML 的外周血或骨髓原始细胞下限为 20%。当患者被证实有克隆性重现性细胞遗传学异常 t(8;21)(q22;q22)、inv(16)(p13;q22)或 t(16;16)(p13;q22)及 t(15;17)(q22;q12)时,即使原始细胞<20%,也应诊断为 AML。

2.4 预后和分层因素

2.4.1 AML 不良预后因素

年龄≥60 岁;此前有 MDS 或 MPN 病史;治疗相关性 / 继发性 AML;高白细胞(≥100×10^9/L);合并 CNSL;合并髓外浸润(除外肝、脾、淋巴结受累)。

2.4.2 细胞遗传学 / 分子遗传学指标危险度分级

预后等级	细胞遗传学	分子遗传学
预后良好	inv(16)(p13;q22)或 t(16;16)(p13;q22) t(8;21)(q22;q22)	NPM1 突变但不伴有,或者伴有低等位基因比(low allelic ratio) *FLT3-ITD* 突变 [#a] *CEBPA bZIP* 框内突变 [$]
预后中等	正常核型 t(9;11)(p22;q23) 其他异常	inv(16)(p13;q22)或 t(16;16)(p13;q22)伴有 *C-KIT* 突变 [&] t(8;21)(q22;q22)伴有 *C-KIT* 突变 [&] *NPM1* 突变同时伴有高等位基因比(high allelic ratio) *FLT3*-ITD 突变 [#a]
预后不良	单体核型 复杂核型(≥3 种)[b],不伴有 t(8;21)(q22;q22)、inv(16)(p13;q22)或 t(16;16)(p13;q22)或 t(15;17)(q22;q12) -5 -7 5q- -17 或 abn(17p) 11q23 染色体易位,除外 t(9;11) inv(3)(q21;q26.2)或 t(3;3)(q21;q26.2) t(6;9)(p23;q34) t(9;22)(q34.1;q11.2) t(7;11)(p15;p15) t(8;16)(p11;p13) t(3q26.2;v)	*TP53* 突变 *RUNX1*(*AML1*)、*ASXL1*、*BCOR*、*EZH2*、*SF3B1*、*SRSF2*、*STAG2*、*U2AF1*、*ZRSR2* 突变 [*] 高等位基因比(high allelic ratio) *FLT3*-ITD 突变 [#*]

【注释】

a 不良细胞遗传学异常 AML 伴 *NMP1* 突变归类为不良风险组。

& C-kit D816 对 *RUNX1*::*RUNX1T1* 和 *CBFB*::*MYH11* 白血病具有预后影响,其他的突变位点对预后没有影响,仍归入预后良好组。

低等位基因比为<0.5,高等位基因比为≥0.5。如没有进行 *FLT3* 等位基因比检测,*FLT3*-ITD 阳性应该按照高等位基因比对待。

* 这些异常如果发生于 *RUNX1*::*RUNX1T1* 和 *CBFB*::*MYH11* 白血病时,不应作为不良预后标志。

$ AML 伴 *CEBPA* 基因 BZIP 结构框内突变,单基因或双等位基因突变。

单体核型:两个或两个以上常染色体单体,或一个常染色体单体合并至少一个染色体结构异常。

b 复杂核型：≥3 个不相关的染色体异常，且不存在其他类型定义的重现性遗传学异常；不包括具有三倍体以上但无结构异常的超二倍体核型。

2.5 治疗

2.5.1 诱导缓解治疗

所有急性髓系白血病患者，可以参加临床研究的情况下，均建议首选参加临床研究。在没有临床研究的情况下，可以参照下述建议进行治疗。本部分为年龄<60 岁成人患者。

	Ⅰ级推荐	Ⅱ级推荐	Ⅲ级推荐
诱导缓解方案	去甲氧柔红霉素（IDA）12mg/m^2，d1~3，阿糖胞苷（Ara-C）100~200mg/m^2，d1~7	高三尖杉酯碱（HHT）2~2.5mg/m^2，d1~7 或 4mg/m^2 d1~3，阿克拉霉素（Acla）20mg，d1~7，阿糖胞苷（Ara-C）100~200mg/m^2，d1~7	去甲氧柔红霉素（IDA）10mg/m^2，d1~3，阿糖胞苷（Ara-C）100~200mg/m^2，d1~7
			柔红霉素（DNR）45mg/m^2，d1~3，阿糖胞苷（Ara-C）100~200mg/m^2，d1~7
	柔红霉素（DNR）60~90mg/m^2，d1~3，阿糖胞苷（Ara-C）100~200mg/m^2，d1~7		高三尖杉酯碱 2~2.5mg/m^2，d1~7，阿糖胞苷（Ara-C）100~200mg/m^2，d1~7
	高三尖杉酯碱（HHT）2mg/m^2，d1~7，DNR 40mg/m^2 d1~3，Ara-C 100mg/m^2，d1~4，Ara-C 1g/m^2，q12h，d5、d6、d7	高三尖杉酯碱（HHT）2~2.5mg/m^2，d1~7 或 4mg/m^2 d1~3，柔红霉素（DNR）40mg/m^2，d1~3，阿糖胞苷（Ara-C）100~200mg/m^2，d1~7	

2.5.2 诱导治疗后监测

诱导治疗过程中，建议在标准剂量 Ara-C 诱导后骨髓抑制期（停化疗后第 7~14 天）、恢复期（停化疗后第 21~28 天）复查骨髓；中大剂量 Ara-C 方案的诱导后，恢复期（停化疗后第 21~28 天）复查骨髓，根据骨髓抑制期、血象恢复期的骨髓情况进行治疗调整。

（1）标准剂量 Ara-C 诱导治疗后监测

停化疗后时间	骨髓涂片	Ⅰ级推荐	Ⅱ级推荐	Ⅲ级推荐
第 7~14 天复查骨髓	残留白血病细胞≥10%	双诱导治疗：标准剂量 Ara-C+ 蒽环或蒽醌类等药物［IDA 或 DNR、米托蒽醌（Mitox）等］；含 G-CSF 的预激方案（如 CAG 方案：G-CSF+Ara-C+Acla）	等待恢复（尤其是骨髓增生低下的情况下）	
	残留白血病细胞<10%，但无增生低下	等待恢复	可给予双诱导治疗，采用标准剂量 Ara-C+IDA 或 DNR、Mitox 等	
	残留白血病细胞<10%，增生低下	等待恢复		

续表

停化疗后时间	骨髓涂片	Ⅰ级推荐	Ⅱ级推荐	Ⅲ级推荐
第 21~28 天(骨髓恢复)复查骨髓、血象	完全缓解	进入缓解后治疗		
	白血病细胞比例下降不足 60%	按诱导失败对待		
	未取得完全缓解,但白血病细胞比例下降超过 60% 的患者	可重复原方案 1 个疗程,也可换二线方案		
	增生低下,残留白血病细胞<10%	等待恢复		
	增生低下,残留白血病细胞≥10%	可考虑下一步治疗(参考双诱导治疗的方案或按诱导治疗失败的患者选择治疗方案)		

(2)含中大剂量 Ara-C 方案的诱导后治疗监测

停化疗后时间	骨髓涂片	Ⅰ级推荐	Ⅱ级推荐	Ⅲ级推荐
第 21~28 天(骨髓恢复)复查骨髓、血象	完全缓解	进入缓解后治疗		
	骨髓已恢复,但达不到完全缓解标准	按诱导失败对待		
	增生低下,残留白血病细胞<10%	等待恢复		
	增生低下,残留白血病细胞≥10%	按治疗失败对待		

2.5.3 AML 完全缓解后治疗的选择

按预后危险度分组治疗

	Ⅰ级推荐	Ⅱ级推荐	Ⅲ级推荐
根据 MRD 进行动态调整危险度分组	MRD 持续阳性,或 MRD 阴转阳,尤其是巩固治疗完成后 MRD 阳性者,虽然遗传学分层属预后中低危组,仍然建议行造血干细胞移植[&]		
预后良好组	多疗程的大剂量 Ara-C:大剂量 Ara-C(3g/m^2,q.12h.,6 个剂量),3~4 个疗程,单药应用	中大剂量 Ara-C(1~2g/m^2,q.12h.,6 个剂量)为基础的方案:与蒽环/蒽醌类、氟达拉滨等联合应用,2~3 个疗程后行标准剂量化疗,总的缓解后化疗周期≥4 疗程 2~3 个疗程中大剂量 Ara-C 为基础的方案巩固,继而行自体造血干细胞移植	标准剂量化疗巩固(Ara-C 联合蒽环/蒽醌类、HHT、鬼臼类等)≥6 个疗程或标准剂量化疗巩固 3~4 个疗程后行自体造血干细胞移植

续表

	Ⅰ级推荐	Ⅱ级推荐	Ⅲ级推荐
预后中等组	异基因造血干细胞移植。寻找供者期间行1~2个疗程的中大剂量Ara-C为基础的化疗或标准剂量化疗	中大剂量Ara-C（1~2g/m^2，q.12h.，6个剂量）为基础的方案：与蒽环/蒽醌类等药物联合应用，2~3个疗程后行标准剂量化疗，总的缓解后化疗周期≥4个疗程	标准剂量化疗（Ara-C联合蒽环/蒽醌类、HHT、鬼臼类等）≥6个疗程或标准剂量化疗巩固3~4个疗程后行自体造血干细胞移植
	大剂量Ara-C（3g/m^2，q.12h.，6个剂量），3~4个疗程，单药应用		
	2~3个疗程中大剂量阿糖胞苷为基础的巩固治疗后，行自体造血干细胞移植		
预后不良组	尽早行异基因造血干细胞移植。寻找供者期间行1~2个疗程的中大剂量Ara-C为基础的化疗或标准剂量化疗	无条件移植者予大剂量Ara-C（3g/m^2，q.12h.，6个剂量），3~4个疗程，单药应用	标准剂量化疗巩固（≥6个疗程）
		2~3个疗程的中大剂量Ara-C为基础的化疗，或标准剂量化疗巩固，继而行自体造血干细胞移植	
未进行染色体核型等检查、无法进行危险度分组者	参考预后中等细胞遗传学或分子异常组患者治疗。若诊断时白细胞数≥100×10^9/L，则按预后不良组治疗		
异基因造血干细胞移植后	*FLT3*-ITD阳性患者可以选择FLT3抑制剂进行维持，其他患者可以选择去甲基化药物维持治疗		

注：&. MRD检测方法包括定量PCR检测融合基因、多参数流式及定量PCR检测*WT1*基因，NGS在MRD检测中的应用近年也越来越受到重视。

2.6 AML患者中枢神经系统白血病（CNSL）的诊断、预防和治疗

AML患者CNSL的发生率远低于急性淋巴细胞白血病（ALL），一般不到3%。在诊断时对无症状的患者不建议行腰穿检查。有头痛、精神混乱、感觉改变的患者应先行放射学检查（CT/MRI），排除神经系统出血或肿块。这些症状也可能是由于白细胞淤滞引起，可通过白细胞分离等降低白细胞计数的措施解决。若体征不清楚、无颅内出血的证据，可在纠正出凝血紊乱和血小板支持的情况下行腰穿。脑脊液中发现白血病细胞者，应在全身化疗的同时鞘内注射Ara-C（40~50mg/次）和/或甲氨蝶呤（MTX，5~15mg/次）+地塞米松（5~10mg/次）。若症状持续存在，脑脊液无异常，应复查。

有神经系统症状，行CT/MRI	无颅内/脊髓肿块者行腰穿	脑脊液正常者	观察；若症状持续存在，可再次腰穿
		脑脊液发现白血病细胞	鞘注化疗药物（2次/周）直至脑脊液正常，以后每周1次×4~6周
	有颅内/脊髓肿块或颅压增高	先行放疗；然后鞘注药物（2次/周）直至脑脊液正常，以后每周1次×4~6周	
无神经系统症状	CR1后腰穿发现白血病细胞	2次/周鞘注化疗药物直至脑脊液正常，以后每周1次×4~6周。若患者接受HD-AraC治疗，治疗完成后复查脑脊液。也可以配合腰穿、鞘注，至脑脊液恢复正常	
	CR1后腰穿正常	已达CR者，行腰穿、鞘注，以进行CNSL的筛查。无CNSL建议4次鞘注治疗。尤其是治疗前白细胞计数≥40×10^9/L或单核细胞白血病（M4和M5）、t（8；21）/*RUNX1*::*RUNX1T1*、inv（16）白血病患者	

2.7 特别说明

近年来,国内外开展了一系列急性髓系白血病治疗的新药临床试验,并且国内外也有一系列治疗急性髓系白血病的新药上市。在国外已经上市、国内没有上市的新药还有 FLT3 抑制剂 midostaurin、IDH2 抑制剂 enasidenib、GO 单抗等,这些新药的应用未来有望提高急性髓系白血病的疗效,降低治疗不良反应。在 AML 的整个治疗过程中,应特别注意化疗药物的心脏毒性问题,注意监测心功能(包括心电图、心肌酶、超声心动图等)。DNR 的最大累积剂量 550mg/m^2,活动性或隐匿性心血管疾病、目前或既往接受过纵隔 / 心脏周围区域的放疗、既往采用其他蒽环类或蒽二酮类药物治疗、同时使用其他抑制心肌收缩功能的药物或具有心脏毒性的药物,如曲妥珠单抗等情况,累积剂量一般不超过 400mg/m^2。IDA 的最大累积剂量 290mg/m^2,Mitox 的累积剂量 160mg/m^2。计算累积剂量时,还应考虑整个治疗周期的持续时间、类似药物的使用情况。

3 成人(≥60 岁)急性髓系白血病(非 APL)[1-14]

3.1 治疗前评估

	Ⅰ级推荐	Ⅱ级推荐	Ⅲ级推荐
病史采集和体格检查	病史采集及重要体征[包括年龄、此前有无血液病史(包括 MDS 或 MPN)、有无肿瘤史及放化疗史等,有无重要脏器功能不全、有无髓外浸润]		
实验室检查	血常规、尿常规、便常规、血涂片、生化全项、DIC	感染筛查	
影像学检查	心电图、心脏彩超、肺 CT、腹部超声、CNS 受累行 MRI		

3.2 病理诊断及分型

	Ⅰ级推荐	Ⅱ级推荐	Ⅲ级推荐
诊断	骨髓穿刺形态学	骨髓活检	
分型	免疫分型		免疫组化
预后分层	染色体核型 分子学检测:*PML*::*RARa*、*AML1*::*ETO*、*CBFb*::*MYH11*、*MLL* 重排、*BCR*::*ABL1*,*C-KIT*、*FLT3-ITD*、*NPM1*、*CEBPA*、*TP 53*、*RUNX 1*(*AML1*)、*A SXL1*、*IDH 1*、*IDH 2*、*DNMT 3 A*、*TET 2*、*SF3B1*、*JAK2*、*MPL*、*CALR* 基因突变	荧光原位杂交(FISH)分子学检测:*U2AF1*、*SRSF2*、*ZRSR2*、*EZH2*、*BCOR*、*STAG2* 突变	NGS
HLA 配型		65 岁以下 Fit 患者	

3.3 诊断、分类

急性髓系白血病(AML)的诊断标准参照 WHO 2016 造血和淋巴组织肿瘤分类标准,诊断 AML 的外周血或骨髓原始细胞下限为 20%。当患者被证实有克隆性重现性细胞遗传学异常 t(8;21)(q22;q22)、inv(16)(p13;q22)或 t(16;16)(p13;q22)以及 t(15;17)(q22;q12)时,即使原始细胞<20%,也应诊断为 AML。

3.4 预后和分层因素

细胞遗传学 / 分子遗传学指标危险度分级参见成人急性髓系白血病(非 APL)<60 岁。

老年综合评估包括体能评估(ECOG、ADL、Karnofsky、SPPB 等量表),认知功能评估(MMSE、3MS 量表),合并症评估(HCT-CI、CCI 量表),危险分层(ELN、NCCN 指南,参照非老年 AML),可利用网络综合评分系统。

Frail	ECOG≥3
	CCI>1
	ADL<100

续表

Un-fit	ECOG<3 且无主要伴随疾病
	认知能力损伤(MMSE<28)
	生活能力损伤(SPPB<9)
Fit	ECOG<3 且无主要伴随疾病且 MMSE、SPPB 均达标

3.5 治疗

所有急性髓系白血病患者,可以参加临床研究的情况下,均建议首选参加临床研究。在没有临床研究的情况下,可以参照下述建议进行治疗。本部分为年龄>60 岁成人患者。

3.5.1 诱导缓解治疗

	Ⅰ级推荐	Ⅱ级推荐	Ⅲ级推荐
Fit 患者(包括无预后不良遗传学异常;无前期血液病病史;非治疗相关 AML)	去甲氧柔红霉素(IDA)8~12mg/m^2,d1~3,阿糖胞苷(Ara-C)100mg/m^2,d1~7 柔红霉素(DNR)40~60mg/m^2,d1~3,阿糖胞苷(Ara-C)100mg/m^2,d1~7	小剂量化疗 ±G-CSF(如小剂量 Ara-C 为基础的 CAG、CHG、CMG 等方案,C:Ara-C;A:Acla;H:HHT;M:Mitox);地西他滨联合小剂量化疗等	支持治疗
Fit 患者(包括预后不良遗传学异常;无前期血液病病史;非治疗相关 AML)	维奈克拉[c](100mg d1,200mg d2,400mg d3~28)+阿扎胞苷(75mg/m^2 d1~7) 维奈克拉(100mg d1,200mg d2,400mg d3~28)+地西他滨(20mg/m^2 d1~5) 维奈克拉(100mg d1,200mg d2,400mg d3,600mg d4~28)+小剂量阿糖胞苷(LDAC)20mg/(m^2·d)(d1~10) 米托蒽醌 6~8mg/m^2,d1~3,(Ara-C)100mg/m^2,d1~7		
Unfit 患者	维奈克拉(100mg d1,200mg d2,400mg d3~28)+阿扎胞苷(75mg/m^2 d1~7); 维奈克拉(100mg d1,200mg d2,400mg d3~28)+地西他滨(20mg/m^2 d1~5); 维奈克拉(100mg d1,200mg d2,400mg d3,600mg d4~28)+小剂量阿糖胞苷(LDAC)20mg/(m^2·d)(d1~10); 地西他滨(20mg/m^2,d1~5 或 d1~10);阿扎胞苷(75mg/m^2,d1~7d);小剂量化疗 ±G-CSF(如小剂量 Ara-C 为基础的 CAG、CHG、CMG 等方案,C:Ara-C;A:Acla;H:HHT;M:Mitox);地西他滨联合小剂量化疗等	支持治疗; CD33$^+$ 的患者: 吉妥单抗 6mg/m^2 d1,3mg/m^2 d8	去甲氧柔红霉素(IDA)8~12mg/m^2 d1~3,阿糖胞苷(Ara-C)100mg/m^2 d1~7。 柔红霉素(DNR)40~60mg/m^2 d1~3,阿糖胞苷(Ara-C)100mg/m^2 d1~7。 米托蒽醌 6~8mg/m^2 d1~3,阿糖胞苷(Ara-C)100mg/m^2 d1~7

续表

	Ⅰ级推荐	Ⅱ级推荐	Ⅲ级推荐
Unfit 患者(包括特定基因突变)	IDH1/IDH2 突变：维奈克拉 +AZA/DAC(AZA 优先);ivosidenib(IDH1);enasidenib(IDH2); *FLT3* 突变：优先 VEN+AZA;VEN+DAC;AZA/DAC+ 索拉非尼; VEN+LDAC		
Frail 患者	支持治疗	地西他滨(20mg/m², d1, 5~10d); 阿扎胞苷(75mg/m², d1, 7d);小剂量化疗 ±G-CSF(如小剂量 Ara-C 为基础的 CAG、CHG、CMG 等方案, C:Ara-C;A:Acla;H:HHT;M:Mitox);地西他滨联合小剂量化疗等	维奈克拉(100mg d1, 200mg d2, 400mg d3~28)+阿扎胞苷(75mg/m² d1~7); 维奈克拉(100mg d1, 200mg d2, 400mg d3~28)+地西他滨(20mg/m² d1~5); 维奈克拉(100mg d1, 200mg d2, 400mg d3, 600mg d4~28)+小剂量阿糖胞苷(LDAC)20mg/(m²·d)(d1~10)

【注释】

(1)对于获得临床疗效(CR/CRi)并考虑后续行骨髓移植的患者,可继续行此方案化疗。

(2)在经历过 AZA 或 DAC 等去甲基化药物治疗(HMA)后的 MDS 患者,在其转化为 AML 时,相比无 HMA 治疗史的患者,继续行 HMA 治疗可能无法使这部分患者临床获益,应考虑其他的治疗方法。

(3)维奈克拉联合 HMA 或 LDAC 治疗 AML 的用药原则:

1)一般治疗原则:①目前对于方案应用的最大周期数未知,患者若能耐受且治疗有效,可继续治疗。②特别当出现严重的骨髓抑制血象难以恢复时,可以考虑缩短 HMA 及 LDAC 或维奈克拉的治疗时长。③建议参考药物说明,并咨询药剂师潜在的药物相互作用(例如,CYP3A4 或 CYP2D6 抑制剂)。④不建议在组合中添加第三种药物(临床试验除外)。

2)对于初发 AML 患者的治疗原则:

a. 治疗前:①如有必要,可利用羟基脲使白细胞计数<25 000/mcl。②若有预防真菌治疗指征,可相应减少维奈克拉剂量。

b. 第一疗程注意事项:

• 肿瘤溶解综合征(tumor lysis syndrome,TLS):①强烈建议在治疗的第一个疗程进行住院治疗,尤其是在剂量爬坡阶段。②维奈克拉同 HMA 联用,患者在住院期间的剂量递增,第 1~3 天为 100mg/d,200mg/d 和 400mg/d。③维奈克拉同 LDAC 联用,患者在住院期间的剂量递增,第 1~4 天为 100mg/d,200mg/d,400mg/d 和 600mg/d。④建议用别嘌醇或其他降尿酸治疗直到没有进一步的 TLS 风险。⑤起始后每 6 小时监测一次血液化学直到没有进一步的 TLS 风险。⑥积极监测电解质,维持电解质平衡。

• 必要时输血支持,建议治疗结束后再使用生长因子促进血象恢复。

• 在治疗 d21~28 行骨髓评估:若无形态学缓解但有有效证据,应直接进入第 2 个周期,以达到形态学缓解的目的,并在该周期的第 21~28 天进行骨穿评估。

• 若骨髓原始细胞<5%,考虑采取以下措施:①若有临床应用指征可使用生长因子促进血象恢复。②血细胞计数至少 14 天,若如果血象已明显恢复(理想情况下为 CR 或 CRi 状态),可重新开始下一疗程;若骨髓抑制较重,可考虑再次行骨穿,如已发生形态学缓解,可暂时保持当前治疗状态,或在下一周期中调整 HMA/LDAC 的用药剂量或时长。

c. 第二疗程及后续治疗注意事项

• 如果在第一疗程后无疾病证据,若血象未见异常变化,每 3~6 个月重复进行一次骨穿评估。

• 如果在第一疗程后缓解,则继续进行下一疗程治疗,每个疗程之间至多中断 14 天,以保证血象恢复。

• 如果出现持续性的骨髓抑制,应骨穿排除复发可能。若提示正在发生形态学缓解,应考虑减少维奈克拉和 / 或 HMA/

LDAC 的剂量 / 用药时长。

- 如果考虑复发应及时行骨穿评估。
- 如果第二疗程未获得形态学缓解，建议患者参加临床试验（如果有）。在没有可用的临床试验的情况下，若毒性反应可控，调整治疗至患者耐受。

3）对于复发难治的患者的治疗原则：①若有指征，推荐预防真菌感染治疗。②参看“第一疗程注意事项”中所述的 TLS 和剂量递增方案、骨穿评估以及如何减轻骨髓抑制。

3.5.2 诱导治疗后检测

诱导治疗过程中，建议在骨髓抑制期（停化疗后第 7~14 天）、恢复期（停化疗后第 21~28 天）复查骨髓。根据骨髓抑制期、血象恢复期的骨髓情况进行治疗调整。

停化疗后第 7~14 天复查骨髓	存在明显的残留白血病细胞（≥ 10%）	等待恢复；或按诱导失败处理
	残留白血病细胞＜10%，但无增生低下	等待恢复
	增生低下，残留白血病细胞＜10%	等待恢复
停化疗后第 21~28 天（骨髓恢复）复查骨髓、血象	完全缓解	缓解后治疗
	白血病细胞比例下降不足 60% 的患者	按诱导失败处理
	未取得完全缓解，但白血病细胞比例下降超过 60% 的患者	可重复原方案 1 个疗程，也可换二线方案
	增生低下，残留白血病细胞＜10%	等待恢复
	增生低下，残留白血病细胞 ≥ 10%	按诱导失败处理

3.5.3 缓解后治疗的选择

（1）标准剂量 Ara-C［75~100mg/（m^2·d）×（5~7）d］为基础的方案巩固强化。可与蒽环或蒽醌类（IDA、DNR 或 Mitox 等）、HHT、鬼臼类等联合。总的缓解后化疗周期 4~6 个疗程。

（2）年龄＜70 岁，一般状况良好、肾功能正常（肌酐清除率 ≥ 70ml/min）、预后良好核型或伴有良好分子遗传学异常的正常核型患者可接受 Ara-C 1.0~1.5g/（m^2·d）×（4~6）个剂量，1~2 个疗程。后改为标准剂量方案治疗，总的缓解后治疗周期 4~6 个疗程。

（3）年龄＜70 岁，一般状况良好、重要脏器功能基本正常、伴有预后不良因素、有合适供者的患者，可进行非清髓预处理的 allo-HSCT。

（4）去甲基化药物（如地西他滨或阿扎胞苷）治疗，直至疾病进展。

3.6 AML 患者中枢神经系统白血病的诊断、预防和治疗

同成人（<60 岁）急性髓系白血病（非 APL）。

3.7 新药

参见成人（<60 岁）急性髓系白血病（非 APL）。

4 复发难治性急性髓系白血病（非 APL）[1-23]

4.1 诊断标准

复发性 AML
完全缓解（CR）后外周血再次出现白血病细胞或骨髓中原始细胞＞5%（除外巩固化疗后骨髓再生等其他原因）或髓外出现白血病细胞浸润
难治性 AML
经过标准方案治疗 2 个疗程无效的初治病例；CR 后经过巩固强化治疗，12 个月内复发者；12 个月后复发但经过常规化疗无效者；2 次或多次复发者；髓外白血病持续存在者。

4.2 年轻复发 AML 预后评估

对于 15~60 岁复发的 AML(除外 M3),欧洲白血病网(ELN)推出根据患者年龄、缓解至复发的时间、细胞遗传学以及是否接受过造血干细胞移植积分系统进行预后评估,可供临床参考。

年轻复发 AML 积分系统

积分	0	1	2	3	5
缓解至复发时间	大于 18 个月			7~18 个月	6 个月及以下
初发时细胞遗传学	inv(16)或 t(16;16)			t(8;21)	其他
是否进行过造血干细胞移植	否		是		
复发时年龄 / 岁	≤35	36~45	>45		

注:分数相加,0~6 分为低危;7~9 分为中危;10~14 分为高危。

4.3 复发难治 AML 的治疗策略

总体而言,复发难治白血病使用目前治疗方案的预后仍较差。难治性 AML 的主要原因是白血病细胞对化疗药物产生耐药。白血病细胞耐药分为原发耐药(化疗前即存在)和继发耐药(反复化疗诱导白血病细胞对化疗药物产生耐药)。

难治性白血病的治疗原则

(1)使用无交叉耐药的新药组成联合化疗方案。

(2)中、大剂量的阿糖胞苷(Ara-C)组成的联合方案。

(3)造血干细胞移植(HSCT)。

(4)新的靶向治疗药物。

4.4 复发难治 AML 治疗选择

在化疗方案选择时,应综合考虑患者细胞遗传学,免疫表型,复发时间,患者个体因素(如年龄,体能状况,合并症,早期治疗方案)等因素,以及患者的治疗意愿。另外,建议对复发难治患者完善二代基因测序(NGS)的检测(包括 *FLT3*、*IDH1/2* 突变)以帮助患者选择合适的临床试验。

4.4.1 复发的治疗选择要按照复发时间和年龄来分层

		Ⅰ级推荐	Ⅱ级推荐	Ⅲ级推荐
早期复发者(<12 个月)	年龄<60 岁 年龄≥60 岁	1. 临床试验 2. 挽救化疗,继之 HLA 配型相合同胞或无关供体或单倍体造血干细胞移植 [a] 3. 靶向治疗(后续可行异基因造血干细胞移植) • *FLT3*-ITD 突变 AML:吉瑞替尼(gilteritinib) • *FLT3*-TKD 突变 AML:吉瑞替尼	1. 靶向治疗(后续可行异基因造血干细胞移植) • *FLT3-ITD* 突变 AML:去甲基化药物(阿扎胞苷 / 地西他滨)+ 索拉非尼 • *IDH1* 突变 AML:ivosidenib 2. 化疗(后续可行异基因造血干细胞移植) 2.1 强烈化疗方案: • CLAG ± M/I 方案 • 高剂量阿糖胞苷(如果既往未使用过)± 蒽环类药物 • FLAG ± IDA 方案 • EA ± Mitox 方案 • HAA(HAD)方案 • CAG 预激方案	• BCL-2 抑制剂(维奈克拉)+ 强化疗(包括 FLAG ± IDA+ 维奈克拉,CLAG ± IDA+ 维奈克拉)≥60 岁患者 FLAG±IDA、CLAG ± IDA 剂量减少 • *IDH2* 突变 AML:enasidenib CD33 阳性 AML:gemtuzumabozo gamicin • 最佳支持治疗:≥60 岁患者可选择

续表

		Ⅰ级推荐	Ⅱ级推荐	Ⅲ级推荐
早期复发者（<12个月）			2.2 非强烈化疗方案： • 去甲基化药物（阿扎胞苷 / 地西他滨） • 低剂量阿糖胞苷 • BCL-2 抑制剂（维奈克拉）+ 去甲基化药物 / 低剂量阿糖胞苷 3. 异基因造血干细胞移植	
晚期复发者（>12个月）	年龄<60岁 年龄≥60岁	1. 临床试验 2. 重复之前用过的诱导化疗方案，继之 HLA 配型相合同胞或无关供体或单倍体造血干细胞移植[a] 3. 挽救化疗，继之 HLA 配型相合同胞或无关供体或单倍体造血干细胞移植[a] 4. 靶向治疗（后续可行异基因造血干细胞移植） • *FLT3*-ITD 突变 AML：吉瑞替尼 • *FLT3*-TKD 突变 AML：吉瑞替尼	1. 靶向治疗（后续可行异基因造血干细胞移植） • *FLT3*-ITD 突变 AML：去甲基化药物（阿扎胞苷 / 地西他滨）+ 索拉非尼 • *IDH1* 突变 AML：ivosidenib 2. 化疗（后续可行异基因造血干细胞移植） 2.1 强烈化疗方案： • CLAG ± M/I 方案 • 高剂量阿糖胞苷（如果既往未使用过）± IDA/DNR/Mitox • FLAG ± IDA 方案 • EA ± Mitox 方案 • HAA（HAD）方案 • CAG 预激方案 2.2 非强烈化疗方案： • 去甲基化药物（阿扎胞苷 / 地西他滨） • 低剂量阿糖胞苷 • 维奈克拉 + 去甲基化药物 / 低剂量阿糖胞苷	1. BCL-2 抑制剂（维奈克拉）+ 强化疗（包括 FLAG ± IDA+ 维奈克拉，CLAG ± IDA+ 维奈克拉） ≥60 岁患者 FLAG ± IDA、CLAG ± IDA 剂量减少 2. *IDH2* 突变 AML：enasidenib CD33 阳性 AML：gemtuzumabozo-gamicin 3. 最佳支持治疗：≥60 岁患者可选择

注：a. 具体参考中国造血干细胞移植专家共识。

【注释】

强烈化疗方案

对于一般情况好，耐受性好的患者可选择：

CLAG ± M/I 方案

克拉屈滨（Cla）5mg/m^2，d1~5；阿糖胞苷（Ara-C）1~2g/m^2，d1~5；G-CSF 300μg/m^2，d0~5；加或不加米托蒽醌（Mitox）10mg/m^2，d1~3 或去甲氧柔红霉素（IDA）10~12mg/m^2，d1~3；G-CSF 300μg/m^2，d0~5。

高剂量阿糖胞苷（如果既往未使用过）± 蒽环类药

Ara-C 1~2g/m^2，q.12h.，d1、d3、d5；联合 DNR 45mg/m^2 或 IDA 10mg/m^2，d2、d4、d6 或 Mitox 或 VP16。

或 Ara-C 3g/m^2，q.12h.，d1、d3、d5 或 d1~3。

FLAG ± IDA 方案

氟达拉滨（Flu）30mg/m^2，d1~5；Ara-C 1~2g/m^2，Flu 用后 4h 使用，d1~5，静脉滴注 3h；G-CSF 300μg/m^2，d0~5。

HAA（HAD）方案

高三尖杉酯碱：HHT 2mg/m^2，d1~7（或 HHT 2mg/m^2，q.12h.，d1~3）；Ara-C 100~200mg/m^2，d1~7；Acla 20mg/d，d1~7（或 DNR 40mg/m^2，d1~7）（初治时未用过 HHT 的患者首先推荐该方案）。

CAG 预激方案

G-CSF 150μg/m^2，q.12h.，d0~14；阿克拉霉素（Acla）20mg/d，d1~4；Ara-C 20mg/m^2，分两次皮下注射，d1~14。

EA ± Mitox 方案

依托泊苷(VP16)100mg/m², d1~5;Ara-c 100~150mg/m², d1~7;

加或不加 Mitox 10mg/m², d1~5。

地西他滨 +HHA 方案

地西他滨 20mg/m², d1~5, HHT 2mg/m², d4~10;Ara-C 100~200mg/m², d4~10;Acla 20mg/d, d4~10。

Flu(30mg/m²) d2~6, Ara-C(1.5~2g/m² i.v.) d2~6, IDA(6mg/m² d4~5), G-CSF(5μg/kg d1~7)。维奈克拉(Ven) d1~14(100mg d1、200mg d2、400mg d3~14)。

非强烈化疗方案

对于耐受较差的患者可选择

低剂量阿糖胞苷

阿糖胞苷 10mg/m², 皮下, q.12h., d1~14

去甲基化药物

地西他滨 20mg/m², d1~5, 28 天一周期, 直至患者出现疾病恶化或严重不良反应

或阿扎胞苷 75mg/m², d1~7, 28 天一周期, 直至患者出现疾病恶化或严重不良反应

4.4.2 干细胞移植

干细胞移植可作为复发、难治白血病患者 CR2 后的挽救治疗,部分复发难治患者可以直接进行异基因造血干细胞移植,具体参考中国造血干细胞移植专家共识。

4.4.3 复发难治性 AML 的靶向药物治疗

(1)伴有 *FLT3* 突变的复发难治 AML:吉瑞替尼(gilteritinib)是一种新型、强效、高选择性、Ⅰ型口服 FLT3/AXL 抑制剂,与Ⅱ型抑制剂的不同在于吉瑞替尼通常不受激活环中突变(例如 D835 点突变)的影响,能够结合 *FLT3* 突变的活性构象和非活性构象。吉瑞替尼治疗剂量为 120mg/d, CR/CRh 率为 34%,中位 OS 为 9.3 个月,比其他挽救性治疗疗效明显提高。

(2)BCL-2 抑制剂:维奈克拉是一种选择性的 BCL-2 抑制剂,可特异性结合于抗凋亡蛋白 BCL-2 的 BH3 结构域,从而解除 BCL-2 对前凋亡蛋白的抑制作用,最终促进白血病细胞的凋亡。复发难治 AML 可以采取维奈克拉联合去甲基化药物治疗,有效率为 30%~50%。如体能状况良好,建议维奈克拉联合 CLAG-IDA 或 FLAG-IDA 治疗,维奈克拉剂量不变,治疗时间缩短至 14 天(100mg 第 1 天, 200mg 第 2 天, 400mg 第 3~14 天),也可以酌情减量。

(3)IDH1 抑制剂:艾伏尼布是针对异柠檬酸脱氢酶 -1(IDH1)突变的靶向口服抑制剂,单药治疗复发难治伴 *IDH1* 突变的 AML 缓解率为 30%~40%。2018 年 7 月 20 日美国 FDA 批准艾伏尼布(ivosidenib) 500mg q.d. 用于伴 *IDH1* 突变的复发 / 难治性 AML 患者的治疗。中国国家药品监督管理局于 2022 年 2 月 9 日批准该药上市用于伴 *IDH1* 突变的复发 / 难治性 AML。

(4)IDH2 抑制剂:目前在中国尚未上市。

5 急性早幼粒细胞白血病[1-25]

5.1 治疗前评估

	Ⅰ级推荐	Ⅱ级推荐	Ⅲ级推荐
病史采集和体格检查	病史采集(包括出血、贫血、感染等症状) 体格检查(出血、面色、胸骨压痛、心脏和肺部)体能状态评分		
实验室检查	血常规、尿常规、便常规、血涂片、生化全项、DIC、感染筛查(乙肝 + 丙肝 + 艾滋病病毒 + 梅毒,异常者需完善病毒载量或行确证试验)		
影像学检查	心电图、心脏彩超、胸部 X 线片, CNS 受累行 MRI	CT	腹部超声
骨髓检查	骨髓穿刺(形态、流式、染色体、基因)		

5.2 病理诊断

骨髓	Ⅰ级推荐	Ⅱ级推荐	Ⅲ级推荐
形态学	以异常的颗粒增多的早幼粒细胞增生为主，且细胞形态较一致，可见内外浆，胞质中有大小不均的颗粒，常见呈柴捆状的 Auer 小体。细胞化学：过氧化酶强阳性、糖原染色呈阴性或弱阳性		
免疫分型	表达 CD13、CD33、CD117 和 MPO，不表达或弱表达 CD34、HLA-DR、CD11b、CD14、CD64、CD56		
染色体	典型为 t(15；17)(q22；q12)；变异型罕见(见注释)	FISH	
基因	典型为 *PML*::*RARa*；变异型罕见(见注释)		二代测序

【注释】

16 种变异型 APL 染色体和基因异常

RARA-重排	染色体异常
ZBTB16::*RARA*	t(11；17)(11q23；q12)
NPM::*RARA*	t(5；17)(5q35；q12)
NuMA::*RARA*	t(11；17)(q13；q21)
STAT5b::*RARA*	der(17)
PRKAR1A::*RARA*	t(17；17)(q24；q12)
FIP1L1::*RARA*	t(4；17)(q12；q21)
BCOR::*RARA*	t(X;17)(p11；q21)
OBFC2A::*RARA*	t(2；17)(q32；q21)
TBLR1::*RARA*	t(3；17)(q26；q21)
GTF2I::*RARA*	t(7；17)(q11；q21)
IRF2BP2::*RARA*	t(1；17)(q42；q21)
STAT3::*RARA*	t(17；17)(17q21；q12)
FNDC3B::*RARA*	t(1；17)(q42；q21)
NUP98::*RARA*	t(11；17)(p15；q21)
TFG::*RARA*	t(3；14；17)(q12；q11；q21)
TNRC18::*RARA*	t(7；17)(p22；q21)

注：5% 的 APL 患者核型正常。常规染色体检测有时还可发现除 t(15；17)以外的附加染色体异常。

5.3 预后分层

(1)低危：初诊白细胞 ≤ 10×10^9/L。

(2)高危：初诊白细胞计数 > 10×10^9/L。

5.4 初治典型 t(15;17)急性早幼粒细胞白血病的治疗

5.4.1 基于预后分层治疗

	Ⅰ级推荐	Ⅱ级推荐	Ⅲ级推荐
低危	ATRA+ 砷剂(无化疗)方案[首选](方案 1)		ATRA+ 化疗方案 [砷剂不耐受或无砷剂药品] [备选](方案 2)
高危	ATRA+ 砷剂 + 化疗诱导、化疗巩固 3 个疗程、ATRA/ 砷剂维持 2 年(方案 3) 或者 ATRA+ATO+ 化疗诱导、ATRA+ATO+ 化疗巩固 2 个疗程 /ATRA+ATO 巩固第 3 个疗程、ATRA → ATO → ATO → MTX 维持 20 个月(5 个周期)(方案 4)	ATRA+ 砷剂 + 化疗诱导、ATRA/ 砷剂巩固 7 个月(方案 5) ATRA+ 砷剂 + 化疗诱导、ATRA+ 砷剂巩固 2 个疗程、ATRA/6-MP/MTX 维持 2 年(方案 6)	

5.4.2 复发(包括分子复发)患者(接受上述含砷剂的一线治疗患者)

	Ⅰ级推荐	Ⅱ级推荐	Ⅲ级推荐
复发		ATRA+ 砷剂 ± 化疗方案 腰穿筛查 CNSL。分子转阴行自体移植。分子不转阴行异体移植(方案 7)	临床试验、异体移植

5.4.3 附录:治疗方案汇总

(1)方案 1

1)诱导治疗:ATRA[25mg/(m^2·d)]+ 亚砷酸[0.16mg/(kg·d)]或者复方黄黛片[60mg/(kg·d)]直到 CR,总计约 1 个月[治疗前白细胞(4~10)×10^9/L,羟基脲 1.0g,t.i.d.,p.o.,d1~7;治疗前白细胞计数<4×10^9/L,待治疗中白细胞计数>4×10^9/L 时加羟基脲 1.0g,t.i.d.,p.o.,d1~7;治疗中白细胞计数>10×10^9/L 时,酌情加用蒽环类药物或阿糖胞苷]。

2)巩固治疗:ATRA[25mg/(m^2·d)]×2 周,间歇 2 周,为 1 个疗程,共 7 个疗程。亚砷酸[0.16mg/(kg·d)]或者复方黄黛片[60mg/(kg·d)]×4 周,间歇 4 周,为 1 个疗程,共 4 个疗程。总计约 7 个月。

(2)方案 2

1)诱导治疗:ATRA 25mg/(m^2·d)直到 CR,柔红霉素(DNR)[45mg/(m^2·d)静脉注射]或去甲氧柔红霉素[IDA 8mg/(m^2·d)静脉注射],d2、d4、d6。

2)巩固治疗(2 个疗程):ATRA 25mg/(m^2·d)×14 天 + 柔红霉素(DNR)[45mg/(m^2·d)静脉注射]或去甲氧柔红霉素[IDA 8mg/(m^2·d)静脉注射]×3 天,休 28 天,为 1 个疗程,共 2 个疗程。

3)维持治疗:每 3 个月为 1 个周期。ATRA 25mg/(m^2·d),d1~14,6-MP 50~90mg/(m^2·d),d15~90,MTX 5~15mg/(m^2·周)。共 8 个周期,总计维持期 2 年余。

4)CNSL 预防 6 次。

(3)方案 3

1)诱导治疗:ATRA[25mg/(m^2·d)]+ 亚砷酸[0.16mg/(kg·d)]或者复方黄黛片[60mg/(kg·d)],直到 CR;蒽环类或者蒽醌类药物控制白细胞增高。

2)巩固治疗(3 个疗程):可选方案

① HA 方案:HHT 2mg/(m^2·d),d1~7,Ara-C 100mg/(m^2·d),d1~5。

② MA 方案:MIT 6~8mg/(m^2·d),d1~3,Ara-C 100mg/(m^2·d),d1~5。

③ DA 方案:DNR 40mg/(m^2·d),d1~3,Ara-C 100mg/(m^2·d),d1~5。

④ IA 方案:IDA8mg/(m^2·d),d1~3,Ara-C 100mg/(m^2·d),d1~5。

若第三次巩固化疗后未达到分子学转阴,可加用去甲氧柔红霉素[8mg/(m^2·d),d1~3)]和阿糖胞苷(1.0g/m^2,q.12h., d1~3)。必须达到分子学转阴后方可开始维持治疗。

3)维持治疗：每 3 个月为 1 个周期。第 1 个月：ATRA 25mg/(m^2·d)×14 天，间歇 14 天；第 2 个月和第 3 个月：亚砷酸 0.16mg/(kg·d)或口服复方黄黛片 60mg/(kg·d)×14 天，间歇 14 天。完成 8 个周期，总计约 2 年维持期。

4)CNSL 预防至少 2 次。

(4)方案 4

1)诱导治疗：ATRA［25mg/(m^2·d)］，d1~28；亚砷酸［0.16mg/(kg·d)］，d1~28，IDA［8mg/(m^2·d)或 DNR 45mg/(m^2·d)］，静脉注射，d2、d4、d6。

2)巩固治疗(3 个疗程)

第 1 次巩固：ATRA 25mg/(m^2·d)，d1~14+ 亚砷酸 0.16mg/(kg·d)，d1~14+IDA［8mg/(m^2·d)或 DNR 45mg/(m^2·d)，d1~3］。

第 2 次巩固：ATRA 25mg/(m^2·d)，d1~14+ 亚砷酸 0.16mg/(kg·d)，d1~14+IDA［8mg/(m^2·d)或 DNR 45mg/(m^2·d)，d1~3］。

第 3 次巩固：ATRA 25mg/(m^2·d)，d1~14+ 亚砷酸 0.16mg/(kg·d)，d1~14。

3)维持治疗：每 4 个月为 1 个周期，共 5 个周期。第 1 个月：ATRA 25mg/(m^2·d)×14 天，间歇 14 天；第 2 个月和第 3 个月：亚砷酸 0.16mg/(kg·d)×14 天，间歇 14 天。第 4 个月：MTX 15mg/(m^2·周)×28 天，总计维持期约 20 个月。

(5)方案 5

1)诱导治疗：ATRA［25mg/(m^2·d)］+ 复方黄黛片［60mg/(kg·d)］+ 短程小剂量化疗(Ara-C 200mg/d+ 羟基脲 3g/d，直到白细胞下降到 10×10^9/L，或者 +DNR 40mg/d，d2、d3)，直到 CR，总计约 1 个月。

2)巩固治疗：ATRA［25mg/(m^2·d)］×2 周，间歇 2 周，为 1 个疗程，共 7 个疗程。亚砷酸［0.16mg/(kg·d)］或者复方黄黛片［60mg/(kg·d)］×4 周，间歇 4 周，为 1 个疗程，共 4 个疗程。总计约 7 个月。

3)CNSL 预防至少 2 次。

(6)方案 6

1)诱导治疗：ATRA［25mg/(m^2·d)］，d1~36；亚砷酸［0.16mg/(kg·d)］，d9~36，IDA［6~12mg/(m^2·d)］，静脉注射，d2、d4、d6、d8。

2)巩固治疗(2 个疗程)

ATRA 25mg/(m^2·d)，d1~28+ 亚砷酸 0.16mg/(kg·d)，d1~28。

ATRA 25mg/(m^2·d)，d1~7，d15~21，d29~35+ 亚砷酸 0.16mg/(kg·d)，d1~5，d8~12，d15~ 19，d22~26，d29~33。

3)维持治疗(2 年)：每 3 个月为 1 个周期。ATRA 25mg/(m^2·d)，d1~14，6-MP 50~90mg/(m^2·d)，d15~90，MTX 5~15mg/(m^2·周)。共 8 个周期，总计维持期 2 年。

(7)方案 7

一般采用亚砷酸 +ATRA ± 蒽环类化疗进行再次诱导治疗。诱导缓解后必须进行鞘内注射，预防中枢神经系统白血病(CNSL)。达再次 CR 者进行 *PML*::*RARα* 融合基因检测，融合基因转阴性者行自体造血干细胞移植或亚砷酸 + 维 A 酸巩固治疗(不适合移植者)6 个疗程，融合基因仍为阳性者进入临床研究或行异基因造血干细胞移植。再诱导未缓解者，可加入临床研究或行异基因造血干细胞移植。

5.5 初诊变异型急性早幼粒细胞白血病的治疗

RARA 重排	易位	报道病例数	ATRA 敏感性	ATO 敏感性
ZBTB16::*RARA*	t(11；17)(q23；q21)	>30	反应差	反应差
NPM::*RARA*	t(5；17)(q35；q21)	?	敏感	未检测
NuMA::*RARA*	t(11；17)(q13；q21)	1	敏感	未检测
STAT5b::*RARA*	der(17)	9	反应差	反应差
PRKAR1A::*RARA*	t(17；17)(q21；q24)or del(17)(q21；q24)	1	敏感	敏感
FIP1L1::*RARA*	t(4；17)(q12；q21)	2	1 例敏感	未检测
BCoR::*RARA*	t(X;17)(p11；q21)	2	2 例敏感	1 例不敏感

续表

RARA 重排	易位	报道病例数	ATRA 敏感性	ATO 敏感性
OBFC2A::*RARA*	t(2;17)(q32;q21)	1	2 例病例 1 例体外敏感	未检测
TBLR1::*RARA*	t(3;17)(q26;q21)	1	不敏感	未检测
GTF2I::*RARA*	t(7;17)(q11;q21)	1	敏感	敏感
IRF2BP2::*RARA*	t(1;17)(q42;q21)	3	敏感	敏感
FNDC3B::*RARA*	t(1;17)(q42;q21)	1	敏感	敏感
NUP98::*RARA*	t(11;17)(p15;q21)	1	敏感	未检测
TFG::*RARA*	t(3;14;17)(q12;q11;q21)	1	敏感	未检测
TNRC18::*RARA*	t(7;17)(p22;q21)	1	不敏感	不敏感

5.6 诊治流程和支持治疗

	Ⅰ级推荐	Ⅱ级推荐	Ⅲ级推荐
诊断流程			
			一旦怀疑 APL，按照急诊处理
			到有经验的综合医院的血液病中心，快速启动治疗
		确诊靠 PML::RARA(或变异型)分子检测	
		除了FISH，其他RT-PCR，RQ-PCR 或者 PML-抗体免疫荧光可以辅助快速诊断	
凝血异常的处理			
	一旦怀疑 APL，立刻用维 A 酸		
		输注单采血小板，以维持血小板计数 ≥(30~50) × 10^9/L；输注纤维蛋白原、冷沉淀、凝血酶原复合物和冰冻血浆，维持 Fg>1 500mg/L 及 PT 和 APTT 接近正常	
		每日监测 DIC 相关指标，直至凝血功能正常。如有纤溶异常，应快速给予 ATRA。如有器官大出血，可应用活化重组Ⅶ因子	
			肝素、止血环酸、抗凝和抗纤溶药物不建议常规应用
			PICC、腰穿、气管镜等在诱导期避免进行
			APL 诱导治疗期间不主张应用 G-CSF
治疗前高白细胞的处理			
		立刻降细胞处理，羟基脲、阿糖胞苷、柔红霉素、去甲氧柔红霉素。避免常规剂量或大剂量化疗	
		高白细胞 APL 患者的治疗：不推荐白细胞分离术。可给予水化及化疗药物	
			糖皮质激素预防分化综合征

5.7 分化综合征、心脏毒性、中枢神经系统白血病的处理

5.7.1 APL 分化综合征

临床有以下 7 个表现：不明原因发热、呼吸困难、胸腔或心包积液、肺部浸润、肾衰竭、低血压、体重增加 5kg。符合 2~3 个者，属于轻度分化综合征；符合 4 个或更多者，属于重度分化综合征。分化综合征的发生通常发生于初诊或复发患者，白细胞计数>10×10^9/L 并持续增长者，应考虑停用 ATRA 或亚砷酸或者减量，并密切关注体液容量负荷和肺功能状态，尽早使用地塞米松(10mg，静脉注射，每日 2 次)，直至低氧血症解除。

5.7.2 砷剂不良反应监测

治疗前进行心电图(评估有无 QT 间期延长)检查，外周血的肝功能和肾功能相关检查，同时要注意口服砷剂患者的消化道反应。

5.7.3 中枢神经系统白血病(CNSL)的预防和治疗

低危 APL 患者，ATRA 联合砷剂作为一线治疗方案中不建议预防性鞘内治疗；高危 APL 或复发患者，因发生 CNSL 的风险增加，对这些患者应进行至少 2~6 次预防性鞘内治疗。对于已诊断 CNSL 患者，按照 CNSL 常规鞘内方案执行。

5.8 疗效评价和监测

5.8.1 诱导阶段评估

ATRA 的诱导分化作用可以维持较长时间，在诱导治疗后较早行骨髓评价可能不能反映实际情况。因此，骨髓形态学评价一般在第 4~6 周、血细胞计数恢复后进行，此时细胞遗传学一般正常，而 *PML*::*RARa* 转录本在多数患者仍为阳性。完全缓解标准同其他 AML。

5.8.2 微小残留病(MRD)监测

建议采用定量 PCR 监测骨髓 *PML*::*RARa* 转录本水平，治疗期间建议 2~3 个月进行一次分子学反应评估，持续监测 2~3 年。上述融合基因持续阴性者继续维持治疗，融合基因转阳性者 4 周内复查。复查阴性者继续维持治疗，确实阳性者按复发处理。流式细胞术因对于 APL 的 MRD 敏感性显著小于定量 PCR，因此不建议单纯采用流式细胞术对 APL 进行 MRD 监测。

6 慢性淋巴细胞白血病[1-11]

6.1 治疗前评估

Ⅰ级推荐	Ⅱ级推荐	Ⅲ级推荐
病史和体格检查	骨髓涂片及活检 + 免疫组化	二代测序检测基因突变
体能状态	网织红细胞计数	
B 症状	直接抗人球试验	
全血细胞计数和血细胞分类	血清免疫球蛋白(IgG、IgA、IgM)	
外周血涂片	MRI、PET/CT	
流式细胞术淋巴细胞免疫分型	浅表及腹部超声	
血清生化，包括肝肾功能、电解质、乳酸脱氢酶(LDH)、尿酸等	心电图、超声心动图	
常规染色体核型分析(CpG+IL2 刺激)	病毒感染指标(CMV/EBV)	
细胞分子遗传学(FISH)检测		

恶性血液病

续表

Ⅰ级推荐	Ⅱ级推荐	Ⅲ级推荐
TP53 突变状态		
IGHV 突变状态		
血清 β_2 微球蛋白(β_2-MG)		
增强 CT(颈、胸、腹、盆腔)		
病毒感染指标(HBV/HCV/HIV)		

【注释】

慢性淋巴细胞白血病(chronic lymphocytic leukemia,CLL)是主要发生在中老年人群的一种成熟 B 淋巴细胞克隆增殖性肿瘤,以淋巴细胞在外周血、骨髓、脾和淋巴结聚集为特征。

CLL 治疗前必须对患者进行全面评估。评估的内容如下。

(1)病史和体格检查:特别是淋巴结(包括咽淋巴环和肝、脾大小)。

(2)体能状态:ECOG 和 / 或疾病累积评分表(CIRS)评分。

(3)B 症状:盗汗、发热、体重减轻、疲乏。

(4)血常规检测:包括白细胞计数及分类、血小板计数、血红蛋白水平等。

(5)外周血涂片、流式细胞术淋巴细胞免疫分型用于 CLL 诊断。

(6)血清生化检测,包括肝肾功能、电解质、LDH、尿酸。

(7)常规染色体核型分析(CpG+IL2 刺激)。

(8)FISH 检测 del(13q)、+12、del(11q)、del(17p)。

(9)*TP53* 突变状态、*IGHV* 突变状态。

(10)血清 β_2-MG。

(11)骨髓穿刺及活检:治疗前、疗效评估及鉴别血细胞减少原因时进行,典型病例的诊断、常规随访无需骨髓检查。

(12)网织红细胞计数和直接抗人球蛋白试验(怀疑有溶血时必做)。

(13)感染筛查:HBV、HCV、HIV、CMV、EBV 检测。

(14)特殊情况下检测:免疫球蛋白(IgG、IgA、IgM)定量。

(15)心电图、超声心动图检查(拟采用 BTK 抑制剂、蒽环类或蒽醌类药物治疗时)。

(16)颈、胸、腹、盆腔增强 CT 检查、PET/CT 等。PET/CT 有助于判断是否发生组织学转化并指导活检部位(摄取最高部位)。

(17)因 *TP53* 等基因的亚克隆突变可能具有预后意义,故在有条件的单位,可开展 NGS 检测基因突变,以帮助判断预后和指导治疗。

6.2 诊断

	Ⅰ级推荐	Ⅱ级推荐	Ⅲ级推荐
血常规	外周血单克隆 B 淋巴细胞计数 ≥ 5×10^9/L,且持续 ≥ 3 个月(如有典型 CLL 免疫表型、形态学等特征,时间长短对 CLL 的诊断意义不大)		
外周血流式	$CD19^+$、$CD5^+$、$CD23^+$、$CD200^+$、$CD10^-$、$FMC7^-$、$CD43^{+/-}$;表面免疫球蛋白(sIg)、CD20、CD22 及 CD79b 弱表达(dim)。流式细胞术免疫表型确认 B 细胞的克隆性,即 B 细胞表面限制性表达 κ 或 λ 轻链(κ : λ>3 : 1 或<0.3 : 1)或 25% 的 B 细胞 sIg 不表达	CD148	

续表

	Ⅰ级推荐	Ⅱ级推荐	Ⅲ级推荐
外周血涂片	小的、形态成熟的淋巴细胞显著增多，其细胞质少、核致密、核仁不明显、染色质部分聚集，易见涂抹细胞		
FISH 检测		t(11；14)，鉴别套细胞淋巴瘤	
骨髓活检		免疫组化检测 CCND1、SOX11、LEF1 鉴别套细胞淋巴瘤	

【注释】

CLL 诊断要求：①外周血单克隆性 B 淋巴细胞计数 ≥ 5×10^9/L，且持续 ≥ 3 个月（如具有典型的 CLL 免疫表型、形态学等特征，时间长短对 CLL 的诊断意义不大）。②外周血单克隆性 B 淋巴细胞必须经流式细胞术检查确认为克隆性，即细胞表面限制性表达免疫球蛋白的或轻链（κ：λ>3：1 或<0.3：1）；另外，如 sIg 阴性 CD19 细胞>25% 也支持克隆性；典型的流式细胞学免疫表型：$CD19^+$、$CD5^+$、$CD23^+$、$CD200^+$、$CD10^-$、$FMC7^-$、$CD43^{+/-}$；sIg、CD20 及 CD79b 弱表达（dim）。③外周血涂片的形态学特征为成熟样小淋巴细胞（观察 CLL 细胞形态学外周血涂片优于骨髓涂片），幼淋细胞比例增高者预后不佳，同时需结合其他指标确认是否转化，特别是进行性增高时。

2017 版 WHO 有关造血与淋巴组织肿瘤分类中提出外周血单克隆 B 淋巴细胞计数<5×10^9/L，如无髓外病变，即使出现血细胞少或疾病相关症状，也不能诊断 CLL。但 2018 年更新的国际 CLL 工作组标准仍将此种情况诊断为 CLL。国内绝大多数专家也认为这种情况在排除其他原因导致的血细胞减少后，其临床意义及治疗同 CLL，因此应诊断为 CLL。

根据 CLL 免疫表型积分系统（$CD5^+$、$CD23^+$、$FMC7^-$、sIg^{dim}、$CD22/CD79b^{dim/-}$ 各积 1 分），CLL 积分为 4~5 分，其他 B 淋巴细胞淋巴增殖性疾病为 0~2 分。积分 ≤ 3 分的患者需要结合淋巴结、脾脏、骨髓组织细胞学及遗传学、分子生物学检查等进行鉴别诊断，特别是套细胞淋巴瘤（MCL）、白血病期的边缘区淋巴瘤（MZL）（尤其是脾边缘区淋巴瘤（SMZL）、淋巴浆细胞淋巴瘤（LPL），它们也可表达 CD5，但大多不表达 CD23（特别是 MZL）。

大多数 CLL 细胞表达 CD5（表达强度低于 T 细胞，临床上需注意假阴性可能）和 B 细胞抗原 CD19、CD20 和 CD23。典型的 CLL 免疫表型为 $CD5^+$、$CD23^+$、$CD200^+$、$CD43^{+/-}$、$CD10^-$、$CD19^+$、$CD20^{dim}$（dim：弱表达）、sIg^{dim} 和 $CCND1^-$（此抗原需通过免疫组织化学检测）；部分患者可能表现为 sIg^{bright}（bright：强表达）、$CD23^{-/dim}$、FMC7 弱阳性，由于同样是 $CD5^+$ 的 MCL 或 $FMC7^+$、$CD23^-$、sIg 及 CD20 表达强于 CLL 等与 CLL 有类似的免疫表型，因此对于免疫表型不典型的 CLL（$CD23^{dim}$ 或阴性、$CD20^{bright}$、sIg^{bright} 或 $FMC\text{-}7^+$ 等），需要采用免疫组织化学染色检测 CCND1、SOX11、LEF1 等（CLL 表达 LEF1，MCL 表达 CCND1 及 SOX11）以及 FISH 检测 t(11；14)，以便与 MCL 鉴别。

对于外周血存在克隆性 B 细胞，但 B 淋巴细胞绝对计数<5×10^9/L，同时不伴有淋巴结（所有淋巴结<1.5cm）、肝、脾肿大，无贫血及血小板减少，无淋巴增殖性疾病相关症状的患者，应诊断为单克隆 B 淋巴细胞增多症（MBL）；MBL 大多 $CD5^+$，且呈典型的 CLL 表型，也可 $CD5^-$；CLL 表型的 MBL，根据外周血克隆性 B 淋巴细胞绝对计数分为低计数 MBL（<0.5×10^9/L）及高计数 MBL（≥ 0.5×10^9/L），前者进展为 CLL 的风险很小，无需常规随访，后者每年 1%~2% 进展为需要治疗的 CLL，所以处理原则同早期 CLL。几乎所有的 CLL 来自 CLL 表型的 MBL，所以确诊的 CLL 患者，应尽可能追溯既往血细胞变化，可以初步了解疾病进展速度。对于非 CLL 表型的 MBL，应进行包括影像学在内的系统检查，以排除其他外周血受累的非霍奇金淋巴瘤。

小淋巴细胞淋巴瘤（SLL）与 CLL 是同一种疾病的不同表现，约 20% 的 SLL 进展为 CLL。淋巴组织具有 CLL 的细胞形态与免疫表型特征。确诊必须依赖病理组织学及免疫组化检查。临床特征：①淋巴结和/或脾、肝大；②无血细胞减少；③外周血单克隆 B 淋巴细胞<5×10^9/L。CLL 与 SLL 的主要区别在于前者主要累及外周血和骨髓，而后者则主要累及淋巴结和骨髓（此特征很重要，对骨髓受累 SLL 患者可以利用骨髓标本进行流式细胞术免疫分型、染色体核型分析、基因突变等检测）。Lugano Ⅰ期 SLL 可局部放疗，其他 SLL 的治疗指征和治疗选择同 CLL，以下均称为 CLL。

6.3 分期及预后

分期	定义
Binet 分期	
Binet A	MBC ≥ 5 × 10^9/L，Hb ≥ 100g/L，PLT ≥ 100 × 10^9/L，<3 个淋巴区域
Binet B	MBC ≥ 5 × 10^9/L，Hb ≥ 100g/L，PLT ≥ 100 × 10^9/L，≥ 3 个淋巴区域
Binet C	MBC ≥ 5 × 10^9/L，Hb < 100g/L 和 / 或 PLT < 100 × 10^9/L
Rai 分期	
低危	
Rai 0	仅 MBC ≥ 5 × 10^9/L
中危	
Rai Ⅰ	MBC ≥ 5 × 10^9/L+ 淋巴结肿大
Rai Ⅱ	MBC ≥ 5 × 10^9/L+ 肝和 / 或脾大 ± 淋巴结肿大
高危	
Rai Ⅲ	MBC ≥ 5 × 10^9/L+Hb < 110g/L ± 淋巴结 / 肝 / 脾大
Rai Ⅳ	MBC ≥ 5 × 10^9/L+PLT < 100 × 10^9/L ± 淋巴结 / 肝 / 脾大

注:5 个淋巴区域包括颈、腋下、腹股沟(单侧或双侧均计为 1 个区域)、肝和脾。MBC. 单克隆 B 淋巴细胞计数。免疫性血细胞减少不作为分期的标准。

慢性淋巴细胞白血病国际预后指数(CLL-IPI)

参数	不良预后因素	积分	CLL-IPI 积分 / 分	危险分层	5 年生存率 /%
TP53 异常	缺失或突变	4	0~1	低危	93.2
IGHV 突变状态	无突变	2	2~3	中危	79.4
β_2-MG	>3.5mg/L	2	4~6	高危	63.6
临床分期	Rai Ⅰ ~ Ⅳ或 Binet B~C	1	7~10	极高危	23.3
年龄	>65 岁	1			

【注释】

CLL 患者的中位生存期约 10 年，但不同患者的预后呈高度异质性。性别、年龄、体能状态、伴随疾病、外周血淋巴细胞计数及倍增时间，以及 LDH、β_2-MG、胸苷激酶 1(TK1)等临床和实验指标是重要的传统预后因素。临床上对于 CLL 广泛应用 Rai 和 Binet 两种临床分期系统。这两种分期均仅依赖简单的体格检查和血常规检查，不需要进行超声、CT 或 MRI 扫描等影像学检查。

这两种临床分期系统存在以下缺陷：①处于同一分期的患者，其疾病发展过程存在异质性；②不能预测早期患者疾病是否进展以及进展的速度，而目前大多患者诊断时处于疾病早期。目前预后意义比较明确的生物学标志有：IGHV 突变状态及片段使用，染色体异常[推荐 CpG+IL2 刺激的染色体核型分析，FISH 检测 del(13q)、+12、del(11q)(*ATM* 基因缺失)、del(17p)(*TP53* 基因缺失)等，基因突变推荐 NGS 检测 *TP53*、*NOTCH1*(含非编码区)、*SF3B1*、*BIRC3* 等基因，流式细胞术检测 CD38、ZAP70 及 CD49d 表达等。*IGHV* 无突变状态的 CLL 患者预后较差；使用 VH3-21 片段的患者，如属于 B 细胞受体(BCR)同型模式 2 亚群，无论 IGHV 的突变状态，其预后均较差。具有染色体复杂核型异常、del(17p)和 / 或 *TP53* 基因突变的患者预后最差，*TP53* 基因或其他基因的亚克隆突变的预后价值有待进一步探讨，del(11q)是另一个预后不良标志。推荐应用 CLL-IPI 进行综合预后评估。CLL-IPI 通过纳入 *TP53* 缺失和 / 或突变、*IGHV* 突变状态、β_2-MG、临床分期、年龄，将 CLL 患者分为低危、中危、高危与极高危组。上述预后因素主要由接受化疗或化学免疫治疗患者获得，新药或新的治疗策略可能克服或部分克服上述不良预后。

6.4 治疗

初治患者

分层 1	分层 2	分层 3	Ⅰ级推荐	Ⅱ级推荐	Ⅲ级推荐
无治疗指征			观察等待,每 2~6 个月随访 1 次		
有治疗指征	无 del(17p)/*TP53* 基因突变	存在严重伴随疾病(CIRS 评分>6 分)	伊布替尼 泽布替尼	奥布替尼 阿可替尼 ± 奥妥珠单抗 维奈克拉 ± 利妥昔单抗 / 奥妥珠单抗 苯丁酸氮芥 + 利妥昔单抗 / 奥妥珠单抗 参加临床试验	苯丁酸氮芥 利妥昔单抗 奥妥珠单抗
		无严重伴随疾病(CIRS 评分≤6 分)	伊布替尼 泽布替尼	奥布替尼 阿可替尼 ± 奥妥珠单抗 维奈克拉 ± 利妥昔单抗 / 奥妥珠单抗 氟达拉滨 + 环磷酰胺 + 利妥昔单抗,用于 *IGHV* 有突变,且小于 65 岁 苯达莫司汀 + 利妥昔单抗,用于 *IGHV* 有突变,且 65 岁及以上 参加临床试验	氟达拉滨 + 环磷酰胺 + 利妥昔单抗 + BTK 抑制剂 苯达莫司汀 + 利妥昔单抗 + BTK 抑制剂 氟达拉滨 + 环磷酰胺
	有 del(17p)/*TP53* 基因突变		伊布替尼 泽布替尼 维奈克拉 + 利妥昔单抗 / 奥妥珠单抗 参加临床试验	奥布替尼 阿可替尼奥 ± 奥妥珠单抗	大剂量甲泼尼龙 + 利妥昔单抗 / 奥妥珠单抗

复发难治患者

分层 1	分层 2	分层 3	Ⅰ级推荐	Ⅱ级推荐	Ⅲ级推荐
无治疗指征			观察等待,每 2~6 个月随访 1 次		
有治疗指征	无 del(17p)/*TP53* 基因突变	存在严重伴随疾病(CIRS 评分>6 分)	伊布替尼 泽布替尼 奥布替尼 阿可替尼 ± 奥妥珠单抗 维奈克拉 ± 利妥昔单抗 / 奥妥珠单抗(BTK 抑制剂耐药 / 不耐受) 参加临床试验	苯丁酸氮芥 + 利妥昔单抗 / 奥妥珠单抗 PI3K 抑制剂(BTK 抑制剂、BCL2 抑制剂耐药 / 不耐受)	大剂量甲泼尼龙 + 利妥昔单抗 / 奥妥珠单抗 来那度胺 ± 利妥昔单抗 / 奥妥珠单抗
		无严重伴随疾病(CIRS 评分≤6 分)	伊布替尼 泽布替尼 奥布替尼 阿可替尼 ± 奥妥珠单抗 维奈克拉 ± 利妥昔单抗 / 奥妥珠单抗(BTK 抑制剂耐药 / 不耐受) 参加临床试验	苯达莫司汀 + 利妥昔单抗 ± BTK 抑制剂 氟达拉滨 + 环磷酰胺 + 利妥昔单抗 ±BTK 抑制剂 PI3K 抑制剂(BTK 抑制剂、BCL2 抑制剂耐药 / 不耐受)	大剂量甲泼尼龙 + 利妥昔单抗 / 奥妥珠单抗 来那度胺 ± 利妥昔单抗 / 奥妥珠单抗

续表

分层1	分层2	分层3	Ⅰ级推荐	Ⅱ级推荐	Ⅲ级推荐
有治疗指征	有 del(17p)/*TP53* 基因突变		伊布替尼 泽布替尼 奥布替尼 阿可替尼 ± 奥妥珠单抗 维奈克拉 ± 利妥昔单抗/奥妥珠单抗（BTK 抑制剂耐药/不耐受） 参加临床试验	大剂量甲泼尼龙 + 利妥昔单抗/奥妥珠单抗 PI3K 抑制剂（BTK 抑制剂、BCL2 抑制剂耐药/不耐受）	来那度胺 ± 利妥昔单抗

【注释】

a 伊布替尼方案
伊布替尼 420mg，口服，每日 1 次

b 泽布替尼方案
泽布替尼 160mg，口服，每日 2 次

c 奥布替尼方案
奥布替尼 150mg，口服，每日 1 次

d 阿可替尼方案
阿可替尼 100mg，口服，每日 2 次

e 维奈克拉 + 利妥昔单抗/奥妥珠单抗方案
维奈克拉 20~400mg（5 周剂量爬坡），400mg，口服，每日 1 次
利妥昔单抗 375mg/m^2，第 1 周期；500mg/m^2，第 2~6 周期，每 28 天重复
或
奥妥珠单抗 1 000mg，第 1~6 周期，每 28 天重复

f 苯丁酸氮芥 + 利妥昔单抗/奥妥珠单抗方案
苯丁酸氮芥 0.5mg/kg，d1、d15；
利妥昔单抗 375mg/m^2，第 1 周期；500mg/m^2，第 2~6 周期，每 28 天重复
或
奥妥珠单抗 1 000mg，第 1 周期 d1、d8 和 d15，第 2~6 周期 d1，每 28 天重复

g 氟达拉滨 + 环磷酰胺 + 利妥昔单抗 ± 伊布替尼方案
氟达拉滨 25mg/m^2，d1~3；
环磷酰胺 250mg/m^2，d1~3
利妥昔单抗 375mg/m^2，d0，第 1 周期；500mg/m^2，第 2~6 周期，每 28 天重复
伊布替尼 420mg，口服，每日 1 次

h 苯达莫司汀 + 利妥昔单抗 ± 伊布替尼方案
苯达莫司汀 90mg/m^2，d1、d2
利妥昔单抗 375mg/m^2，d0，第 1 周期；500mg/m^2，第 2~6 周期，每 28 天重复
伊布替尼 420mg，口服，每日 1 次

i 奥妥珠单抗 1 000mg，第 1 周期 d1、d8 和 d15，第 2~6 周期 d1，每 28 天重复

j 氟达拉滨 + 利妥昔单抗方案
氟达拉滨 25mg/m^2，d1~5
利妥昔单抗 375mg/m^2，d0，第 1 周期；500mg/m^2，第 2~6 周期，每 28 天重复

k 氟达拉滨 + 环磷酰胺方案
氟达拉滨 25mg/m^2，d1~3
环磷酰胺 250mg/m^2，d1~3，每 28 天重复

l 大剂量甲泼尼龙 + 利妥昔单抗方案

甲泼尼龙 $1g/m^2$,d1~5

利妥昔单抗 $375mg/m^2$,d0,第 1 周期;$500mg/m^2$,第 2~6 周期,每 28 天重复

m 来那度胺 ± 利妥昔单抗方案

来那度胺 $10mg/m^2$,d9 开始口服

利妥昔单抗 $375mg/m^2$,第 1 周期,每周 1 次,连用 4 周;第 3~12 周期,第 1 天给药,每 28 天重复

不是所有 CLL 都需要治疗,具备以下至少 1 项时方可开始治疗。

(1)进行性骨髓衰竭的证据:表现为血红蛋白和 / 或血小板进行性减少。

(2)进行性脾大(左肋缘下>6cm)或有症状的脾大。

(3)进行性淋巴结肿大(最长直径>10cm)或有症状的淋巴结肿大。

(4)进行性淋巴细胞增多,如 2 个月内淋巴细胞增多>50%,或淋巴细胞倍增时间(LDT)<6 个月。淋巴细胞>$30 \times 10^9/L$ 开始计算 LDT。

(5)自身免疫性溶血性贫血(AIHA)和 / 或免疫性血小板减少症(ITP)对皮质类固醇治疗反应不佳。

(6)CLL/SLL 所致的有症状的脏器功能异常(如:皮肤、肾、肺等)。

(7)至少存在下列一种疾病相关症状:①在以前 6 个月内无明显原因的体重下降 ≥ 10%。②严重疲乏(如 ECOG 体能状态 ≥ 2;不能进行常规活动)。③无感染证据,体温>38.0℃,≥ 2 周。④无感染证据,夜间盗汗>1 个月。

(8)临床试验:符合所参加临床试验的入组条件。不符合上述治疗指征的患者,每 2~6 个月随访 1 次,随访内容包括临床症状及体征,肝、脾、淋巴结肿大情况和血常规等。

对于临床上疑有转化的患者,应尽可能进行淋巴结切除活检明确诊断,当无法切除活检时,可行粗针穿刺,结合免疫组化、流式细胞学等辅助检查明确诊断。PET-CT 检查可用于指导活检部位(摄取最高部位)。组织学转化在病理学上分为弥漫大 B 细胞淋巴瘤(DLBCL)与经典型霍奇金淋巴瘤(cHL)。对于前者,应进行 CLL 和转化后组织的 IGHV 基因测序,以明确两者是否为同一克隆起源。对于克隆无关的 DLBCL,参照 DLBCL 的治疗方案进行治疗。对于克隆相关的 DLBCL 或不明克隆起源,可选用[R-DA-EPOCH、R-HyperCVAD(A 方案)、R-CHOP]± 维奈克拉或 BTK 抑制剂、PD-1 单抗 ±BTK 抑制剂、参加临床试验等方案,如取得缓解,尽可能进行异基因造血干细胞移植,否则参照难治复发 DLBCL 治疗方案。

组织学进展包括:①加速期 CLL:增殖中心扩张或融合(大于 20 倍高倍视野)且 Ki-67>40% 或每个增殖中心>2.4 个有丝分裂象;② CLL 伴幼淋细胞增多(CLL/PL)。CLL/PL 或加速期 CLL 不同于 Richter 综合征,但预后较差,迄今为止最佳的治疗方案尚不明确。临床实践中,参照 CLL 治疗方案。

异基因造血干细胞移植目前仍是 CLL 的唯一治愈手段,但由于 CLL 主要为老年患者,仅少数适合移植,近年来随着 BTK 抑制剂、BCL-2 抑制剂等小分子靶向药物的使用,异基因造血干细胞移植的地位和使用时机有所变化。适应证仅为难治患者和 CLL 克隆相关 Richter 转化患者。

由于大多数 CLL 患者发病年龄较大,存在体液免疫缺陷且治疗方案大多含有免疫抑制剂,因此 CLL 患者存在较大的各种病原体(细菌、病毒)感染的风险。对于机体免疫球蛋白偏低的患者,建议输注丙种球蛋白至 IgG 在 5~7g/L 以上,以提高机体非特异性免疫力。对于使用嘌呤类似物治疗的患者,由于感染风险很高,必须密切监测各种病毒指标。对于需要输注血制品的患者,推荐所有血制品进行辐照,以防止输血相关 GVHD 的发生。氟达拉滨可能引起自身免疫性溶血性贫血(AIHA),对治疗前已存在 AIHA 或治疗中出现 AIHA,应禁止单用氟达拉滨治疗。对肌酐清除率<30ml/min 者,禁用氟达拉滨,30~70ml/min 者则剂量减半。推荐治疗前预防接种,如肺炎球菌、流感病毒、带状疱疹病毒、新冠病毒等疫苗。

对于肿瘤溶解综合征(TLS)发生风险较高的患者,应密切监测相关血液指标(钾、尿酸、钙、磷及 LDH 等),同时进行充足的水化碱化。尤其采用维奈克拉治疗的患者应进行 TLS 危险分级并予以相应的预防措施。

由于 BTK 抑制剂需要长期治疗至疾病进展或不能耐受,因此患者在 BTK 抑制剂治疗期间应定期进行随访,包括每 1~3 个月血细胞计数,肝、脾、淋巴结触诊,以及 BTK 抑制剂相关不良反应监测等。

6.5 疗效评估

iwCLL2008 疗效标准

参数	CR	PR	PR-L	PD
A 组：用于评价肿瘤负荷				
淋巴结肿大	无>1.5cm	缩小≥50%	缩小≥50%	增大≥50%
肝大	无	缩小≥50%	缩小≥50%	增大≥50%
脾大	无	缩小≥50%	缩小≥50%	增大≥50%
骨髓	增生正常，淋巴细胞比例<30%，无B细胞性淋巴小结；骨髓增生低下则为CR伴骨髓造血不完全恢复	骨髓浸润较基线降低≥50%，或出现B细胞性淋巴小结	骨髓浸润较基线降低≥50%，或出现B细胞性淋巴小结	
ALC	$<4\times10^9$/L	较基线降低≥50%	淋巴细胞升高或较基线下降≥50%	较基线升高≥50%
B 组：评价骨髓造血功能				
PLT（不使用生长因子）	$>100\times10^9$/L	$>100\times10^9$/L 或较基线升高≥50%	$>100\times10^9$/L 或较基线升高≥50%	由于CLL本病下降≥50%
Hb（无输血、不使用生长因子）	>110g/L	>110g/L 或较基线升高≥50%	>110g/L 或较基线升高≥50%	由于CLL本病下降>20g/L
ANC（不使用生长因子）	$>1.5\times10^9$/L	$>1.5\times10^9$/L 或较基线升高>50%	$>1.5\times10^9$/L 或较基线升高>50%	

注：ALC. 外周血淋巴细胞绝对值；ANC. 外周血中性粒细胞绝对值；CR. 完全缓解；PR. 部分缓解；PR-L. 伴有淋巴细胞增高的PR；PD. 疾病进展。

【注释】

CR：达到所有标准，无疾病相关症状。

骨髓未恢复的CR（CRi）：除骨髓未恢复正常外，其他符合CR标准。PR：至少达到2个A组标准+1个B组标准。

疾病稳定（SD）：疾病无进展同时不能达到PR。

PD：达到任何1个A组或B组标准。

复发：患者达到CR或PR，≥6个月后PD。

难治：治疗失败（未获CR或PR）或最后1次化疗后<6个月PD。

伴有淋巴细胞增高的PR（PR-L）：B细胞受体（BCR）信号通路的小分子抑制剂（如BTK抑制剂和PI3Kd抑制剂）治疗后出现短暂淋巴细胞增高，淋巴结、脾缩小，淋巴细胞增高在最初几周出现，并会持续数月，此时单纯的淋巴细胞增高不作为疾病进展。

骨髓检查时机：化疗或化学免疫治疗方案结束后治疗2个月；BTK抑制剂等需要持续治疗的患者，应在患者达到最佳反应至少2个月后。骨髓活检作为确认CR的必需检查，对于其他条件符合CR而免疫组织化学显示CLL细胞组成的淋巴小结的患者，评估为结节性部分缓解（nPR）。MRD阴性指多色流式细胞学检测残存白血病细胞$<1\times10^{-4}$。

7 慢性髓系白血病[1-7]

7.1 治疗前评估

	Ⅰ级推荐	Ⅱ级推荐
病史、体格检查、体能状态	采集完整的病史(包括心脑血管、肺、肝、肾病等),体格检查强调脾脏触诊(肋下,单位 cm)	
化验检查	• 全血细胞计数和血细胞分类 • 血清生化 • 尿常规	肝炎病毒筛查(HBV 和 HCV)
骨髓穿刺检查	• 骨髓形态学 • 染色体核型(显带法) • 免疫分型(如果以急变期起病)	原位杂交(FISH),采用骨髓或外周血,仅用于骨髓干抽或 Ph 染色体阴性而 *BCR*::*ABL* 阳性时
外周血分子学检查	*BCR*::*ABL* 融合基因定性或定量检测	
功能影像学检查	心电图,超声心动图	腹部超声

【注释】

1. 疑诊慢性髓系白血病(chronic myeloid leukemia,CML)时应完善评估,这是诊断、分期、疾病危险度分层和选择一线酪氨酸激酶抑制剂(TKI)治疗药物所必需的。

2. *BCR*::*ABL* 融合基因,在治疗前采用 RT-PCR 检测定性或定量均可,在 TKI 治疗中,必须采用定量检测,以国际标准化(IS)表示,以利分子学反应评估。

7.2 诊断

Ph 染色体和/或 *BCR*::*ABL* 融合基因阳性可确诊该病。

若 *BCR*::*ABL* 和 Ph 染色体均为阴性,应鉴别 *BCR*::*ABL* 阴性的骨髓增殖性肿瘤。

7.3 分期和危险分层

7.3.1 分期

CML 分为慢性期(CP)、加速期(AP)和急变期(BP)。疾病分期有 MD 安德森癌症中心标准、欧洲白血病网(ELN)标准和 WHO 2022 版标准。

慢性髓系白血病分期标准

分期	MD 安德森标准 /ELN 标准	WHO 标准(2022)
慢性期(CP)	未达加速期指标	未达急变期指标
加速期(AP)	符合至少一项下列指标: • 外周血或骨髓中原始细胞占 15%~29% • 外周血或骨髓中原始细胞 + 早幼粒细胞百分比 >30% 且原始细胞百分比<30% • 外周血嗜碱性粒细胞百分比 ≥ 20% 与治疗无关的持续血小板计数降低 (<100×10^9/L) • Ph 阳性细胞中的克隆染色体异常(CCA/Ph+)*	无

续表

分期	MD 安德森标准 /ELN 标准	WHO 标准(2022)
急变期(BP)	符合至少一项下列指标:	
	外周血或骨髓中原始细胞百分比≥30% 髓外原始细胞浸润	外周血或骨髓中髓系原始细胞百分比≥20% 髓外原始细胞浸润 外周血或骨髓中原始淋巴细胞增多 #

注:*. ELN 标准中,CCA/Ph+ 强调是治疗中出现的主要途径的异常,包括 +8,+Ph [+der(22) t(9 ;22) (q34 ;q11)], isochromosome 17 [i(17) (q10)],+19, ider(22) (q10) t(9 ;22) (q34 ;q11)。

#. 具体阈值及低水平原始 B 细胞的意义有待进一步研究。

7.3.2 危险分层

针对慢性期患者的疾病危险度分层,包括 Sokal 积分、Hasford 积分、EUTOS 积分和 ELTS 积分等,其中,ELTS 积分被更多认可和使用,Sokal 积分不适于二代 TKI 作为一线治疗的疾病预后分层。

初诊慢性期患者疾病危险度计算公式

危险度评分	计算方法	低危	中危	高危
Sokal	Exp [0.011 6 × (年龄 –43.4)]+0.034 5 × (脾脏大小 –7.51) +0.188 × [(血小板 /700)^2–0.563]+ 0.088 7 × (原始细胞 –2.1)	<0.8	0.8~1.2	>1.2
Hasford	0.666 × (年龄<50 岁为 0,≥50 岁为 1) + 0.042 0 × 脾脏大小 + 0.058 4 × 原始细胞 + 0.041 3 × 嗜酸性粒细胞 + 0.203 9 ×(嗜碱性粒细胞<3% 为 0,≥3% 为 1) +1.095 6 × (血小板计数<1 500 × 10^9/L 为 0,≥1 500 × 10^9/L 为 1) × 1 000	≤780	780~1 480	>1 480
EUTOS	7 × 嗜碱性粒细胞 +4 × 脾脏大小	≤87	–	>87
ELTS	0.002 5 × (年龄 /10)^3+ 0.061 5 × 脾脏大小 +0.105 2 × 原始细胞 + 0.410 4 × (血小板 /1 000)$^{-0.5}$	<1.568 0	1.568 0~2.218 5	>2.218 5

注:血小板单位为 × 10^9/L,年龄单位为岁,脾脏大小指肋下厘米数,原始细胞指外周血分类百分数,所有数据应在任何 CML 相关治疗开始前获得。

【注释】

1. MD 安德森标准和 ELN 标准被广泛认可并应用于多项 TKI 临床试验中,WHO 标准较少被采纳。
2. 出现任意比例的淋系原始细胞增加时,均应诊断为急变期。
3. 髓外浸润指除脾脏以外的组织器官。
4. 疾病危险度分层适用于未接受任何治疗(包括羟基脲)的慢性期患者,是预测治疗反应和生存期以及选择 TKI 的重要依据。

7.4 治疗

慢性髓系白血病慢性期患者一线、二线和后续治疗推荐

	Ⅰ级推荐	Ⅱ级推荐
一线	低危患者:伊马替尼 尼洛替尼 氟马替尼 中高危患者:尼洛替尼 伊马替尼 氟马替尼	中高危患者:达沙替尼

续表

	Ⅰ级推荐	Ⅱ级推荐
二线，对首个 TKI 不耐受	其他任何获批的一 / 二代 TKI	
二线，伊马替尼一线治疗失败	尼洛替尼 达沙替尼	临床试验 干扰素 考虑异基因造血干细胞移植
二线，尼洛替尼一线治疗失败	达沙替尼	临床试验 干扰素 考虑异基因造血干细胞移植
二线，达沙替尼一线治疗失败	尼洛替尼	临床试验 干扰素 考虑异基因造血干细胞移植
三线，对 ≥ 2 种 TKI 不耐受或 / 且治疗失败	其余任何一种获批的 TKI 临床试验	考虑异基因造血干细胞移植 干扰素
任何线，T315I 突变	奥雷巴替尼 临床试验	普纳替尼 考虑异基因造血干细胞移植 干扰素

慢性髓系白血病进展期患者治疗推荐

	Ⅰ级推荐	Ⅱ级推荐	Ⅲ级推荐
新诊断 AP，未曾服用 TKI 患者	伊马替尼	尼洛替尼 达沙替尼	
新诊断 BP，未曾服用 TKI 患者	伊马替尼 ± 化疗 准备接受异基因造血干细胞移植	达沙替尼 ± 化疗 临床试验	尼洛替尼 ± 化疗
从 CP 进展为 AP，既往接受过 TKI 治疗的患者	达沙替尼 尼洛替尼	临床试验 考虑异基因造血干细胞移植	奥雷巴替尼
从 CP 或 AP 进展为 BP，既往接受过 TKI 治疗的患者	达沙替尼 ± 化疗 准备接受异基因造血干细胞移植	临床试验	尼洛替尼 ± 化疗 奥雷巴替尼 ± 化疗 普纳替尼 ± 化疗
AP 伴 T315I 突变	奥雷巴替尼	临床试验	

【注释】

1. 应充分考虑患者因素（疾病分期和危险度、共存疾病和合并用药、治疗追求、经济承受能力等）和药物因素（有效性、安全性、药价等），平衡受益和风险。

2. 对于低危 CP、老年人或有共存疾病的患者，伊马替尼是首选药物。

3. 对于中高危或有停药追求的 CP 患者以及进展期（AP 或 BP）患者，二代 TKI 是更好的选择。

4. 对于新诊断为进展期患者，如果选择伊马替尼，建议采用高剂量。

5. 各种 TKI 的具体用量推荐

1）伊马替尼：适用于各期患者，推荐用量：CP 400mg/d，AP 400~600mg/d，BP 600~800mg/d。最低剂量为 300mg/d，在进展至加速或急变期的患者中推荐更换为二代 TKI。在肾小球滤过率下降的患者中应严密监测器官毒性。

2）尼洛替尼：适用于有停药追求的年轻 CP 患者、中高危 CP 和 AP 患者的一线治疗，以及伊马替尼不耐受或治疗失败的 CP 或进展期患者。有心脑血管病史、糖脂代谢、肝功能异常、周围动脉闭塞性疾病或胰腺炎患者，不宜首选尼洛替尼。推荐剂量：新诊断患者 600mg/d，分 2 次；因治疗失败而转换治疗患者 600~800mg/d，分 2 次。作为二线以上治疗，对于老年人、有心脑血管病史、糖脂代谢或肝功能异常，可在有效管理基础疾病和严密监测下使用≤600mg/d，上述情况以及血细胞严重减少的患者也可考虑减量用药（如300~450mg/d）。

3）达沙替尼：适用于伊马替尼不耐受或治疗失败的各期患者，中高危CP和进展期患者一线也可考虑应用。呼吸衰竭、胸膜肺或心包疾病的患者，不宜首选达沙替尼。推荐用量：CP 100mg/d，AP和BP 100~140mg/d，对于老年人、血细胞严重减少或具有心肺部等共存疾病的患者也可考虑初始减低剂量（如50~80mg/d），待血象改善或可以耐受后提高剂量，老年人最低剂量为20mg/d。

4）氟马替尼：适用于慢性期患者。一线治疗，推荐用量：600mg/d。伊马替尼耐药或不耐受患者，400~600mg/d。

5）奥雷巴替尼：适用于伴有T315I的慢性期和加速期患者。推荐用量：40mg，隔天一次；最低剂量为30mg，隔天一次。

6. TKI耐药患者，应根据*BCR*::*ABL*突变状态选择后续治疗。

根据*BCR*::*ABL*突变状态选择后续治疗

突变状态	治疗推荐
T315I	奥雷巴替尼，普纳替尼，临床试验，接受异基因造血干细胞移植
F317L/V/I/C、V299L、T315A	尼洛替尼，奥雷巴替尼
Y253H、E255K/V、F359C/V/I	达沙替尼，奥雷巴替尼
无突变	尼洛替尼或达沙替尼，奥雷巴替尼

7.5 疗效评价

血液学、细胞遗传学和分子学反应评估标准

反应	标准	
血液学*		
	完全血液学反应（CHR）	白细胞计数＜10×10^9/L 血小板计数＜450×10^9/L 外周血无髓系不成熟细胞 外周血嗜碱性粒细胞百分比＜5% 无髓外浸润的症状/体征，脾脏不可触及
细胞遗传学		
	主要细胞遗传学反应（MCyR）	Ph+细胞≤35%
	完全细胞遗传学反应（CCyR）	Ph+细胞=0
分子学（以IS表示）		
	分子学反应2.0（MR2.0）	*BCR*::*ABL*≤1%
	主要分子学反应（MMR）	*BCR*::*ABL*≤0.1% （*ABL*转录本＞10 000）
	分子学反应4.0（MR4.0）	*BCR*::*ABL*≤0.01% （*ABL*转录本＞10 000）
	分子学反应4.5（MR4.5）	*BCR*::*ABL*≤0.003 2% （*ABL*转录本＞32 000）
	分子学反应5.0（MR5.0）	*BCR*::*ABL*≤0.001% （*ABL*转录本＞100 000）

注：*. 血液学反应达到标准须持续≥4周。

TKI 治疗反应里程碑评价标准（ELN2020 版）

	最佳	警告	失败
基线	NA	高危 ACAs，ELTS 高危	NA
3 个月	≤10%	>10%	>10%（若在后续 1~3 个月内仍未改善）
6 个月	≤1%	>1%~10%	>10%
12 个月	≤0.1%	>0.1%~1%	>1%
之后任何时间点	≤0.1%	>0.1%~1% 丧失 MMR（≤0.1%）*	>1%， 出现耐药突变，高危 ACAs

*. TKI 停药中丧失 MMR（*BCR*::*ABL*>0.1%）意味着失败。

注：表中所有数值均为国际标准化（IS）值。

以无治疗缓解（TFR）为治疗目标的患者，其最佳治疗反应应至少达到 MR4（≤0.01%）。

接受 TKI 治疗 36~48 个月后仍未达 MMR 的患者可考虑更换 TKI 治疗。

NA. 不适用；ACAs. 附加染色体异常；ELTS. EUTOS 长期生存评分。

TKI 治疗反应监测推荐

	血液学反应	细胞遗传学反应	分子学反应	ABL 激酶区突变检测
监测频率	每 1~2 周进行一次，直至确认达到 CHR； 随后每 3 个月进行一次	初诊、TKI 治疗 3、6、12 个月进行一次，直至获得 CCyR；出现 TKI 治疗失败、疾病进展时	每 3 个月进行一次，达到稳定 MMR 后推荐 3~6 个月一次	TKI 治疗失败、疾病进展时
监测方法	全血细胞计数和外周血分类	传统染色体显带（G 显带或 R 显带）技术、荧光原位杂交技术（FISH）	定量聚合酶链反应（qPCR）	Sanger 测序

注：CHR. 完全血液学反应；CCyR. 完全细胞遗传学反应；MMR. 主要分子学反应即 $BCR::ABL^{IS}$ ≤0.1%。

【注释】

1. 以上标准及定义适用于所有分期的 CML 患者，也适用于各线 TKI 治疗的患者。

2. 特定时间点的界值用于定义疗效。由于界值是主观确定且会存在波动，对于细胞遗传学或分子学检测数值接近界值时，推荐重复检测，尤其是外周血分子学检测。

3. 获得 CCyR 患者，当怀疑发生治疗失败（如疗效丧失或疾病进展）、不明原因血细胞减少或无法进行标准化的分子学检测时，需要进行骨髓形态学和细胞遗传学检测。

4. 对于具有 CCA/Ph-（尤其是 -7 或 7q-）患者，推荐定期进行骨髓形态学和细胞遗传学检测。

5. 当疗效为“警告”或“治疗失败”时，应进行 *BCR*::*ABL* 突变检测。进展期患者未获得“最佳疗效”时，推荐定期监测 *BCR*::*ABL* 突变监测。

7.6 停药

近年来，随着 TKI 的应用为 CML 患者的长期生存提供了可能，停药追求无治疗缓解（treatment-free remission，TFR）成为 CML。

停止 TKI 治疗的条件

必要条件	初发 CP 患者有停止 TKI 治疗意愿，充分沟通 可进行国际标准化定量且能快速回报 *BCR*::*ABL* 结果的实验室 患者能接受更频繁的监测，即停止 TKI 治疗后的前 12 个月每月 1 次，此后每 2~3 个月 1 次

续表

最低条件(允许尝试停药)	一线 TKI 治疗,或仅因为不耐受调整为二线 TKI 治疗 *BCR*::*ABL* 转录本类型为 e13a2 或 e14a2 TKI 治疗时间>5 年(二代 TKI,治疗时间>4 年) DMR 持续时间>2 年 既往无治疗失败
最佳条件(可考虑停药)	TKI 治疗时间>5 年 DMR 持续时间>3 年(MR4)或>2 年(MR4.5)

注:DMR. 深层分子学反应,至少 MR4。

【注释】

1. TKI 治疗使 CML 患者的生存期显著延长,无治疗缓解(TFR)正逐渐成为患者新的追求目标之一。全球范围内的多项临床研究结果显示,在严格满足停药条件的前提下,停止 TKI 治疗后半数能维持分子学反应,多数复发发生于停药后的 6 个月内,也有部分患者停药数年后发生晚期复发,甚至有个例患者急变。因此,停药后需终身监测。强调长期 TKI 治疗并稳定获得 DMR 是停药的基本前提,规律、及时、准确的分子学监测是及早发现复发的保证。建议,在有高质量监测条件的中心和专业的慢粒专家的指导下,对于有强烈停药意愿的患者,可开展停药研究。

2. 在未达 DMR 但有强烈追求停止 TKI 治疗的特定人群中(如低中危年轻患者、女性备孕患者),可考虑将一代 TKI 调整为二代 TKI,以提高治疗反应的深度,有望追求 TFR。

7.7 生育

恶性血液病

生育问题是我国 CML 患者不可避免的话题。对于男性 CML 患者,现有证据显示,服用 TKI 不增加其配偶生育畸形胎儿的发生率,专家建议针对男性患者,应充分告知目前的结论是基于多个较小样本的临床研究结果,患者应充分了解相关证据的局限性。女性 CML 患者面临的妊娠问题则较为复杂,主要包括妊娠期诊断 CML、TKI 治疗期间意外妊娠和 TKI 治疗期间疾病稳定情况下的计划妊娠。针对不同的临床场景,应具体分析处理原则,需要强调的是,女性 CML 患者孕期 TKI 暴露后胎儿致畸的风险显著增高。

TKI 治疗期间的妊娠管理

	女性患者	男性患者
计划妊娠	TKI 治疗前可考虑卵子冻存 TKI 治疗期间避免备孕和妊娠 建议喂养初乳,TKI 治疗期间避免哺乳 满足停药标准的患者可停用 TKI 后,在密切监测下进行计划妊娠	TKI 治疗前可考虑精子冻存 备孕期间无需停用 TKI
TKI 治疗过程中意外妊娠	确定胎儿孕周及 TKI 暴露时间,告知患者流产和畸形风险 若患者希望继续妊娠,应立即停用 TKI: 孕早期:白细胞分离术,直至孕中晚期 孕中晚期:白细胞分离术和 / 或干扰素 α	
妊娠合并 CML	BP:尽快终止妊娠,开始 TKI 为基础的治疗 AP:个体化决策 CP:避免 TKI 和化疗药物 孕早期:白细胞分离术,直至孕中晚期 孕中晚期:白细胞分离术和 / 或干扰素 α	

注:CP. 慢性期;AP. 加速期;BP. 急变期。

【注释】

a 目前尚缺乏男性 CML 患者在其配偶妊娠期间能否继续服用奥雷巴替尼和普纳替尼的经验。

b 目前仅有极少 TKI 可能影响精子质量的报道,有条件的患者可考虑治疗前精子冻存。

c 由于流产率增高和畸形的可能,女性在妊娠期间应停止 TKI 治疗,因此,未获 MMR 的女性患者应避免计划妊娠。

d TKI 治疗过程中意外妊娠,需充分权衡药物对胎儿的潜在风险和停药对母亲疾病的不利影响。若选择保留胎儿,应立即停止 TKI 治疗。如果血象稳定,妊娠期间可能无需接受 TKI 治疗,但需密切监测。当白细胞计数 $>100\times10^9/L$,可予白细胞分离术和 / 或干扰素 α 治疗。当血小板计数 $>500\times10^9/L$ 或不能有效控制时,可予阿司匹林或低分子肝素抗凝 / 抗栓治疗。

e 满足停药标准的女性患者可停药后妊娠,也可在服用 TKI 的同时计划妊娠,但需在孕 5 周内停药。后续治疗取决于是否丧失 MMR 和妊娠状态。若丧失 MMR 时处于妊娠状态,密切监测疾病状态,若疾病稳定,无需立即开始 TKI 再治疗;若丧失 MMR 时尚未妊娠,需立即重启 TKI 治疗。

f 对于有强烈妊娠意愿但未达 MMR 的女性患者,可考虑以干扰素素 α 替代 TKI 治疗。

g TKI 可经乳汁分泌,故女性患者应避免哺乳,但考虑到初乳对于婴儿免疫系统发育的有益作用,对于疾病状态稳定的患者,可以考虑产后至少 2~10 天哺乳。若持续处于 MMR,可延长哺乳时间至重启 TKI 治疗。

h 建议有经验的慢粒专家和产科专家合作,共同指导 CML 患者妊娠期间的治疗。

7.8 老年

CML 的发病率随年龄增长而升高,我国 CML 中位发病年龄为 40~50 岁,较西方国家年轻 15~20 岁。随着人口老龄化和 TKI 在 CML 患者的普遍应用,CML 患者的生存期显著延长。因此,老年 CML 患者(≥60 岁)是被关注人群。

1. 老年 CML 患者应充分考虑患者因素(疾病分期和危险度、合并症和合并用药、治疗目标、经济能力等)和药物因素(有效性、安全性、价格等),选择最合适的一线 TKI:首选药物是伊马替尼 400mg/d;对于具有心脑血管疾病、有心脑血管病史、糖脂代谢、肝功能异常、周围动脉闭塞性疾病或胰腺炎患者由医生决定,慎用尼洛替尼;对于呼吸衰竭、胸膜肺或心包疾病的患者,慎用达沙替尼。因 TKI 疗效不理想或不耐受需要更换药物时,应根据 ABL 突变类型、患者合并症和各种 TKI 的常见不良反应,谨慎选择二代或三代 TKI,可考虑推荐酌情减量。

2. 老年 CML 患者 TKI 相关的严重血液学和非血液学不良反应发生率高,导致 TKI 减量、中断或持续停药的患者比例也显著增加。因此,在获得良好的治疗反应后可考虑 TKI 减量。

3. 老年 CML 患者多伴有合并症,后者可导致非 CML 相关死亡。在 TKI 治疗过程中,应关注合并症的管理以及合并用药与 TKI 的药物相互作用。

恶性血液病

8 多发性骨髓瘤[1-13]

8.1 治疗前评估

	Ⅰ级推荐	Ⅱ级推荐	Ⅲ级推荐
病史采集和体格检查	完整的病史采集(包括发热、骨痛、乏力等) 体格检查 体能状态评估(GA 评分 - 年龄大于 65 岁)		
实验室检查	血常规,网织红细胞计数,白细胞手工分类(特别注意浆细胞比例) 尿常规,尿沉渣流式分析 24 小时尿轻链定量;24 小时尿总蛋白及 24 小时尿白蛋白定量;尿蛋白电泳 血清免疫球蛋白定量;血免疫固定电泳;血清蛋白电泳;M 蛋白定量 血清游离轻链(FLC)定量 血生化(至少应该包括白蛋白、球蛋白;乳酸脱氢酶、碱性磷酸酶;血肌酐及钙;血氨基末端脑钠尿肽(NT-proBNP),心肌肌钙蛋白 I(cTnI)	乙型肝炎标志物及 DNA 尿固定电泳(2 类)	血重轻链(hevylite)(3 类)

续表

	Ⅰ级推荐	Ⅱ级推荐	Ⅲ级推荐
骨骼检查	X 线主要用于四肢长骨、头颅及骨盆骨病变的检查 CT 适用于肋骨病变的检查，不建议行增强 CT 检测 MRI 适用于颈椎、胸椎、腰椎及骨盆骨病变检查，不建议行增强 MRI 检查 PET/CT 有助于了解全身骨病变及是否有浆细胞瘤（3 类）	全身低剂量 CT 可用于全身骨病变检查	弥散 MRI（DWI-MRI）有助于评估疾病活动状态 PET-MRI
骨髓穿刺	形态学分析；骨髓活检病理学分析		
流式细胞免疫表型分析	以 $CD45^{-/dim}CD38^{+}$ 细胞设门，同时应该包括 CD138、CD56、CD19、CD27、CD20、CD81、CD117 及胞质 κ 和 λ，及 CD269（BCMA）	EURO-FLOW 技术用于微小残留病（MRD）的检测	常规多参数流式检测 MRD
细胞遗传学（$CD138^{+}$ 富集）	G 带染色 FISH 检查：至少应该包括 1q21 扩增、17p 缺失、t（4；14）、t（11；14）、t（14；16），有条件者可以加做 1p 缺失 t（6；14）、t（14；20）	IgH 及 IgL V区 VDJ 重排谱系检测（新诊断时、达到缓解后检测 MRD）	NGS 基因表达谱检测
其他影像学检查	心电图，心脏、肝、肾超声		

8.2 诊断标准

参照国际骨髓瘤工作组（IMWG2014）MM 诊断标准制定。

诊断	标准	备注
冒烟性（无症状性）骨髓瘤（SMM）	①骨髓克隆性浆细胞 ≥ 10%	须满足第③条及第①、②条中 1 或 2 条
	②血单克隆 IgG 或 IgA ≥ 30g/L 或 24 小时尿轻链 ≥ 500mg	
	③无 SLiMCRAB	
活动性（症状性）多发性骨髓瘤（MM）	①骨髓克隆性浆细胞 ≥ 10% 或活检证实为浆细胞瘤	简称：SLiMCRAB。 须满足第①条及②～⑧中的 1 条或多条
	②骨髓中克隆性骨髓浆细胞 ≥ 60%（S）	
	③血清游离轻链比值 ≥ 100（Li）且受累游离轻链 ≥ 100mg/L	
	④ MRI 显示 1 处以上局灶性病变（M）	
	⑤高钙血症（C）：血钙超过正常值上限 0.25mmol/L 或 10mg/L；或者血钙 > 2.75mmol/L 或 110mg/L	
	⑥肾功能不全（R）：肌酐清除率 < 40ml/min；或血肌酐 > 177mol/L 或 20mg/L	
	⑦贫血（A）：血红蛋白低于正常值下线 20g/L 或者 < 100g/L	
	⑧骨病（B）：通过 X 线、CT 或 PET/CT 发现一处或多处溶骨性骨损害	

【注释】

IgD 型 MM：血固定电泳 IgD 克隆蛋白阳性及 24 小时尿轻链（≥ 500mg）以及骨髓克隆性浆细胞 ≥ 10%。

非分泌型 MM：需要骨髓克隆性浆细胞 ≥ 10% 伴有 SLiMCRAB，并排除其他疾病。

巨灶型骨髓瘤（macrofocal myeloma）：影像学检测有单个溶骨性骨破坏（≥ 5cm）或者多个溶骨性骨破坏，伴或者不伴骨髓克隆性浆细胞（但浆细胞比例 < 10%），或者 M 蛋白（但血、尿 M 蛋白达不到 MM 诊断标准）

IgM 型 MM：血 IgM > 30g/L 并流式检测为浆细胞表型，且无 *MYD88* 突变。

如果伴有低白蛋白血症，血钙需要通过以下公式校正：

校正血清钙（mmol/L）= 血清总钙（mmol/L）- 0.025 × 血清白蛋白浓度（g/L）+ 1.0（mmol/L）

校正血清钙（mg/dl）= 血清总钙（mg/dl）- 血清白蛋白浓度（g/L）+ 4.0（mg/dl）

肌酐清除率：

$$Ccr =（140 - 年龄）\times 体质重（kg）/72 \times Scr（mg/dl）$$

$$Ccr =（140 - 年龄）\times 体质重（kg）/［0.818 \times Scr（\mu mol/L）］$$

女性均按照计算结果 ×0.8。

8.3 分期

8.3.1 ISS 标准

分期	标准
Ⅰ期	血 β_2-MG＜3.5mg/L 和白蛋白 ≥ 35g/L
Ⅱ期	不符合Ⅰ和Ⅲ期的标准
Ⅲ期	血 β_2-MG ≥ 5.5mg/L

8.3.2 R-ISS 标准

分期	标准
Ⅰ期	ISS Ⅰ期和标危细胞遗传学同时 LDH 正常水平
Ⅱ期	不符合 R-ISS Ⅰ和Ⅲ期的标准
Ⅲ期	ISS Ⅲ期伴有高危细胞遗传学或者 LDH 高于正常水平

注：本标准中高危细胞遗传学是指间期 FISH 检出 del（17p）、t（4；14）、t（14；16）中的一个或多个异常；孤立性浆细胞瘤直径大于 5cm，化疗及放疗；多发浆细胞瘤及巨灶型骨髓瘤按照多发性骨髓瘤治疗（2A 类）。

8.4 预后评估

8.4.1 IMWG 的预后评估体系

危险度	标准	中位生存期（OS）
低危	ISS Ⅰ / Ⅱ期且没有 t（4；14）、17p13- 和 1q21+，患者＜55 岁	＞10 年
标危	不符合低危及高危标准者	7 年
高危	ISS Ⅱ / Ⅲ和 t（4；14）或 17p13-	2 年

8.4.2 R^2-ISS 标准

危险因子	积分 / 分
ISS Ⅱ	1
ISS Ⅲ	1.5
Del（17p）	1
高 LDH	1
T（4；14）	1
1q+	0.5

分组	积分 / 分
低危	0
中低危	0.5~1
中高危	1.5~2.5
高危	3~5

8.4.3 MASS 标准

危险因子	积分 / 分	总分 / 分	分区	PFS/ 个月	OS/ 年
高危 IgH 易位	+1	0	MASS Ⅰ	63.1	11
1q gain/ 扩增	+1				
17p-	+1	1	MASS Ⅱ	44	7.0
ISS Ⅲ	+1				
高 LDH	+1	2+	MASS Ⅲ	28.6	4.5

8.5 新诊断多发性骨髓瘤治疗

分类	是否适合移植	治疗	Ⅰ级推荐	Ⅱ级推荐	Ⅲ级推荐
无症状骨髓瘤（冒烟性骨髓瘤）			观察等待，每 3~6 个月随访 1 次（1 类）	新药临床试验（2A 类）	
孤立性浆细胞瘤			骨相关和软组织孤立性浆细胞瘤均首选对受累野放疗（≥45Gy），软组织浆细胞瘤考虑手术治疗（1 类）	直径大于 5cm，化疗及放疗；多发浆细胞瘤按照多发性骨髓瘤治疗（2A 类）	
多发性骨髓瘤（活动性骨髓瘤）	适合移植	诱导治疗	硼替佐米 + 来那度胺 + 地塞米松（1 类） 卡非佐米 *+ 来那度胺 + 地塞米松（1 类） 达雷妥尤单抗 + 硼替佐米 + 来那度胺 + 地塞米松（1 类） 达雷妥尤单抗 + 卡非佐米 + 来那度胺 + 地塞米松（1 类） 达雷妥尤单抗 + 硼替佐米 + 沙利度胺 + 地塞米松（1 类） 硼替佐米 + 环磷酰胺 + 地塞米松（1 类） 硼替佐米 + 多柔比星 + 地塞米松（1 类） 硼替佐米 + 地塞米松（2 类） 硼替佐米 + 沙利度胺 + 地塞米松（1 类） 来那度胺 + 地塞米松（2 类）	卡非佐米 + 来那度胺 + 地塞米松（2B 类） 来那度胺 + 环磷酰胺 + 地塞米松（2A 类） 硼替佐米 + 地塞米松（2 类） 来那度胺 + 地塞米松（2 类）	硼替佐米 + 地塞米松 + 沙利度胺 + 顺铂 + 多柔比星 + 环磷酰胺 + 依托泊苷（VTD-PACE）（3 类）

续表

分类	是否适合移植	治疗	Ⅰ级推荐	Ⅱ级推荐	Ⅲ级推荐
多发性骨髓瘤(活动性骨髓瘤)	不适合移植	诱导治疗	硼替佐米 + 来那度胺 + 地塞米松(1 类) 硼替佐米 + 美法仑 + 地塞米松(1 类) 达雷妥尤单抗 + 来那度胺 + 地塞米松(1 类) 达雷妥尤单抗 + 硼替佐米 + 美法仑(马法兰)+ 醋酸泼尼松(1 类) 沙利度胺 + 美法仑 + 地塞米松(1 类) 来那度胺 + 地塞米松(1 类) 硼替佐米 + 环磷酰胺 + 地塞米松(1 类) 硼替佐米 + 地塞米松(1 类) 苯达莫司汀 + 醋酸泼尼松(1 类)	卡非佐米 + 来那度胺 + 地塞米松(2A 类) 卡非佐米 + 美法仑 + 地塞米松(2A 类) 卡非佐米 + 环磷酰胺 + 地塞米松(2A 类) 伊沙佐米 + 来那度胺 + 地塞米松(2A 类) 美法仑 + 地塞米松(2 类)	来那度胺 + 环磷酰胺 + 地塞米松(3 类)

多发性骨髓瘤患者治疗前应根据体能状态及并发症评估是否适合大剂量化疗及移植，移植候选患者应尽量避免使用或者少用含干细胞毒性药物的方案。

无论患者是否行自体造血干细胞移植，三药联合方案是首选的标准治疗方案，四药联合方案可进一步改善疗效及生存；高龄 / 体弱患者如无法耐受三药联合方案，可选用两药联合方案，病情改善后，可添加第三种药物。

对于适合移植患者，常规推荐以硼替佐米为基础的三药联合方案，其中，硼替佐米 / 来那度胺 / 地塞米松联合方案为首选方案，硼替佐米 / 环磷酰胺 / 地塞米松联合方案为肾功能不全患者的首选方案，来那度胺会损伤造血干细胞，建议在前 4 周期治疗内采集外周血造血干细胞。有条件者，可以在此基础上加用达雷妥尤单抗。对于不适合移植患者，可选用适合移植患者的方案，同时，由于其高龄、体弱患者较多，选择治疗方案时需应用评分系统，权衡疗效及耐受性。

苯达莫司汀联合泼尼松被欧洲批准，用于不适合自体干细胞移植且在诊断时有神经病变而无法使用含沙利度胺或硼替佐米治疗的 65 岁以上多发性骨髓瘤(Durie-Salmon Ⅱ期进展或Ⅲ期)患者的一线治疗。

8.6 干细胞动员和干细胞移植、巩固治疗

		Ⅰ级推荐	Ⅱ级推荐	Ⅲ级推荐
适合移植 MM 患者	新诊断 MM	自体造血干细胞移植(1A 类) 预处理：美法仑 200mg/m^2(1A 类)	序贯二次自体造血干细胞移植，第 1 次移植未取得 VGPR 或高危患者可选择(1B 类)	序贯自体 - 异基因造血干细胞移植，年轻、高危患者(2B 类) 异基因造血干细胞移植，年轻、高危患者(3 类)
	复发 / 难治 MM		挽救性自体干细胞移植(2B 类)，既往移植有效且 PFS 超过 18 个月	异基因造血干细胞移植作为年轻高危早期复发后的挽救治疗(2B 类)
干细胞动员	动员方案	依托泊苷 +G-CSF(1 类) 环磷酰胺 +G-CSF(1A 类) G-CSF+ 普乐沙福(1 类)	G-CSF(2A 类) 环磷酰胺 +G-CSF+ 普乐沙福(2 类) E-CHOP+G-CSF(2B 类)	

巩固治疗：干细胞移植后 3 个月左右，适用于诱导治疗药物、剂量相同或相似的方案治疗 2~4 疗程。

自体造血干细胞移植目前仍是适合移植 MM 患者的一线选择，对于适合移植的新诊断 MM 患者，进行 ASCT 的观点目前在国内外仍高度统一，即使在新药时代自体造血干细胞移植的地位仍不可替代。对于 MM 患者的移植年龄，原则上 ≤ 65 岁，但更重要的是评估体能、器官功能和伴随疾病，年龄和肾功能不全都不是移植的绝对禁忌。美法仑 200mg/m^2 是标准的预处理方案，年龄>65 岁或伴有肾功能不全者，美法仑可以适当减量，但不应小于 140mg/m^2。

Tandem(双次)自体造血干细胞移植目前的地位并不明确，目前较为统一的观点是对于第 1 次移植未能达到 VGPR 以上疗效，或者具有高危因素的 MM 患者，Tandem 移植可能具有一定的价值。挽救性移植目前的研究并不多，多为回顾性研究，可作为移植后复发患者的一种治疗选择，但建议适用于既往移植有效，且 PFS 超过 24 个月的患者。异基因造血干细胞

移植主要基于其移植相关病死率高,目前不作为 MM 患者的一线推荐,除非在年轻高危患者的临床试验中应用。移植后巩固治疗的地位并不确定,目前没有很强的证据证实其价值。

8.7 维持治疗

维持治疗	来那度胺(1 类) 硼替佐米 伊沙佐米	沙利度胺 来那度胺 + 硼替佐米(2A 类) 来那度胺 + 伊沙佐米(2A 类) 达雷妥尤单抗(2A 类) 卡非佐米 + 来那度胺(2A 类)	达雷妥尤单抗 + 来那度胺(3 类)

常用硼替佐米、伊沙佐米、来那度胺、沙利度胺单药或联合地塞米松维持治疗。硼替佐米(伊沙佐米)联合来那度胺或沙利度胺维持治疗推荐用于伴有高危细胞遗传学异常的患者。达雷妥尤单抗以及卡非佐米 + 来那度胺也可用于高危患者的维持治疗。维持治疗的时间至少 2 年,建议维持治疗至疾病复发、进展。

8.8 复发难治骨髓瘤治疗

定义	指标
疾病进展	血清 M 蛋白较缓解最低值增加 25%,并且绝对增加 ≥ 0.5g/dl
	尿 M 蛋白缓解最低值增加 25%,并且绝对增加 ≥ 200mg/24h
	对于无法测得 M 蛋白水平的患者,骨髓浆细胞百分比(绝对增加至少 10%)
	血 FLC>100 或<0.01(异常 FLC 绝对值>10mg/dl)
	当发现新的骨或软组织病变(如浆细胞瘤)或既往病变增大超过 50%
	其他原因无法解释的血清钙>11.5mg/dl
难治性骨髓瘤	原发难治:在标准治疗下未获得微小缓解(MR)的骨髓瘤
	复发难治:指患者在获得初始疗效(MR 及以上疗效)后,对挽救治疗无应答;在末次治疗 60 天内进展的骨髓瘤;在标准方案治疗中发生疾病进展

8.8.1 启动治疗的时机

伴有"Slim-CRAB"的临床复发 / 侵袭性复发患者,需启动治疗。侵袭性复发定义为:发生轻链逃逸、出现新的细胞遗传学异常、免疫球蛋白类型转化(移植患者需排除克隆重建)、骨外软组织浆细胞瘤等情况,可能不伴有"Slim-CRAB",此类患者应该积极治疗。

对于无症状的生化复发患者,仅需观察,建议至少每 3 个月随访 1 次,如单克隆蛋白增速加快,≤3 个月 M 蛋白增加 1 倍,应进行治疗;也有对早期生化复发患者进行治疗的临床试验。

8.8.2 复发骨髓瘤的治疗选择

	Ⅰ级推荐	Ⅱ级推荐	Ⅲ级推荐
临床试验	鼓励参加合适的临床试验(CAR-T 临床试验或者研究者发起的研究)		
来那度胺敏感	卡非佐米 + 来那度胺 + 地塞米松(1 类) 达雷妥尤单抗 + 来那度胺 + 地塞米松(1 类) 硼替佐米 + 泊马度胺 + 地塞米松(1 类) 伊沙佐米 + 来那度胺 + 地塞米松(1 类) 达雷妥尤单抗 + 卡非佐米 + 地塞米松(1 类) 塞利尼索 + 硼替佐米 + 地塞米松(SBD)(1 类)	卡非佐米 + 泊马度胺 + 地塞米松(2 类) 硼替佐米 + 苯达莫司汀 + 地塞米松(BBD)(2 类)	

	Ⅰ级推荐	Ⅱ级推荐	Ⅲ级推荐
来那度胺耐药	硼替佐米＋泊马度胺＋地塞米松（1类） 达雷妥尤单抗＋卡非佐米＋地塞米松（1类） 塞利尼索＋硼替佐米＋地塞米松（SBD）（1类） 卡非佐米＋泊马度胺＋地塞米松（1类）	塞利尼索＋泊马度胺＋地塞米松（2类） 硼替佐米＋苯达莫司汀＋地塞米松（BBD）（2类）	
硼替佐米敏感	卡非佐米＋来那度胺＋地塞米松（KRd）（1类） 达雷妥尤单抗＋来那度胺＋地塞米松（DRD）（1类） 卡非佐米＋泊马度胺＋地塞米松（KPD）（1类） 达雷妥尤单抗＋卡非佐米＋地塞米松（DKD）（1类） 伊沙佐米＋来那度胺＋地塞米松（IRd）（1类） 塞利尼索＋硼替佐米＋地塞米松（SBD）（1类）	硼替佐米＋来那度胺＋地塞米松（BRd）（2类） 硼替佐米＋泊马度胺＋地塞米松（BPD）（2类） 硼替佐米＋苯达莫司汀＋地塞米松（BBD）（2类）	
硼替佐米耐药	达雷妥尤单抗＋来那度胺＋地塞米松（DRD）（1类） 卡非佐米＋泊马度胺＋地塞米松（KPD）（1类） 达雷妥尤单抗＋卡非佐米＋地塞米松（DKD）（1类）	卡非佐米＋来那度胺＋地塞米松（KRd）（2类）	
硼替佐米＋来那度胺耐药	卡非佐米＋泊马度胺＋地塞米松（KPD）（1类） 达雷妥尤单抗＋卡非佐米＋地塞米松（DKD）（1类）	塞利尼索＋泊马度胺＋地塞米松（SPD）（2类） CAR-T临床试验（2类） 双抗（2类） 地塞米松/环磷酰胺/依托泊苷/顺铂（DCEP）（2类）	抗BCMA-CD3双抗（3类）

首次复发治疗目标是获得最大程度的缓解，延长无进展生存期。尽可能选用含蛋白酶体抑制剂、免疫调节剂、达雷妥尤单抗以及核输出蛋白抑制剂等的3~4药联合化疗。再次获得缓解且有冻存自体干细胞者，可进行挽救性ASCT。

多线复发的治疗目标是提高患者的生活质量，在此基础上尽可能获得最大程度缓解。应考虑使用新药联合细胞毒药物（如苯达莫司汀）等的2~4药联合化疗。

复发后再诱导治疗建议换用不同作用机制的药物、或者新一代药物联合化疗。临床上应根据患者对来那度胺或硼替佐米的耐药性选择合适的联合化疗方案。对于伴有浆细胞瘤的复发患者，使用含细胞毒药物的多药联合方案。

8.9 支持治疗

支持治疗	Ⅰ级推荐	Ⅱ级推荐	Ⅲ级推荐
骨病[a]	有症状患者建议双膦酸盐治疗；地舒单抗	外科手术治疗	放疗
肾功能不全[b]	水化、碱化，地舒单抗抗骨病	高截量透析（高血清游离轻链）	血浆置换（高血清游离轻链）
感染[c]	阿昔洛韦或伐昔洛韦预防带状疱疹病毒	乙肝病毒携带者应预防性使用抑制病毒复制药物	静脉输注免疫球蛋白（低丙种球蛋白血症）
	复方磺胺甲唑预防卡氏肺孢子菌肺炎	G-CSF（粒细胞减少或缺乏） 长效G-CSF（粒细胞减少或缺乏）	
凝血/血栓	使用免疫调节剂治疗，建议抗栓治疗	血浆置换（高黏综合征）	
	存在血栓高危因素患者应预防性抗凝治疗		
贫血[d]	排除其他原因引起贫血，建议促红细胞生成素治疗	在使用达雷妥尤单抗之前，应对患者进行血型鉴定和抗体筛查	

【注释】

a 双膦酸盐适用于所有需要治疗的有症状 MM 患者，无症状 MM 不建议使用双膦酸盐治疗。推荐唑来膦酸、地舒单抗或者帕米膦酸，前两年每个月 1 次，两年后每 3 个月 1 次。若出现新的骨相关事件，则重新开始治疗。治疗中，应定期监测肾功能，根据肾小球滤过率进行剂量调整。双膦酸盐均有可能引起下颌骨坏死的报道，尤以唑来膦酸及地舒单抗居多，治疗中应定期行口腔检查。如需进行口腔侵入操作，建议前后停用双膦酸盐或地舒单抗 3 个月。对于脊柱压缩性骨折造成脊髓压迫或脊柱不稳定患者，应考虑外科手术干预治疗。

对伴有肾功能不全的骨病患者，建议使用地舒单抗，其对肾功能不全患者是安全有效的，且不需要根据肾功能调整剂量。双膦酸盐对肾功能不全患者需要调整剂量甚至停用。

b 应充分水化、碱化，避免静脉造影剂、非甾体抗炎药等肾毒性药物，推荐含硼替佐米、泊马度胺、达雷妥尤单抗方案诱导治疗（1B 类）。

c 使用蛋白酶体抑制剂和 CD38 单抗药物，建议使用阿昔洛韦或伐昔洛韦预防带状疱疹病毒。使用大剂量地塞米松治疗（28d 内地塞米松剂量达到 480mg），建议复方磺胺甲噁唑预防卡氏肺孢子菌肺炎。反复发生危及生命的严重感染，建议定期补充静脉免疫球蛋白。

使用免疫调节剂治疗患者，无其他高危因素建议阿司匹林抗栓治疗，合并其他高危因素（使用多柔比星、大剂量地塞米松、制动卧床）建议低分子肝素或华法林抗凝治疗。

d 贫血（Hb<100g/L），排除常见原因后，给予促红细胞生成素，目标 Hb 120g/L 左右，维持 Hb<140g/L，以避免静脉血栓事件发生。

9 原发性浆细胞白血病[1-15]

9.1 治疗前评估

	Ⅰ级推荐	Ⅱ级推荐	Ⅲ级推荐
病史采集和体格检查	完整的病史采集（包括骨痛、乏力、发热等） 体格检查（包括皮下包块、肝、脾、淋巴结肿大、神经系统症状等） 体能状态评估 年龄≥65 岁；依据国际骨髓瘤工作组的老年评分系统进行衰弱评分		
实验室检查	血常规，网织红细胞计数，白细胞手工分类；计数外周血循环浆细胞数 尿常规、尿沉渣流式分析 尿蛋白定量：24 小时尿蛋白、24 小时尿白蛋白定量，24 小时尿轻链定量 血清及尿蛋白电泳：M 蛋白定量 血、尿免疫固定电泳 血清免疫球蛋白定量 血清游离轻链（FLC）定量 β_2 微球蛋白 血生化：至少包括白蛋白、球蛋白、肝功能、碱性磷酸酶、乳酸脱氢酶、血肌酐及血钙；血氨 基末端脑钠尿肽（NT-proBNP）、心肌肌钙蛋白 I（cTnI） 乙型肝炎标志物及 DNA 定量		
骨骼检查	局部或全身低剂量 CT 局部或全身 MRI（包括颈椎、腰椎、腰骶椎、头颅）	PET/CT	
骨髓穿刺	形态学分析，骨髓活检病理学分析		
流式细胞免疫表型分析	骨髓和外周血，以 $CD45^-$/dim$CD38^+$ 细胞设门，同时应包括 CD138、CD56、CD19、CD27、CD20、CD81、CD117、HLA-DR 及胞质 κ 和 λ		

续表

	Ⅰ级推荐	Ⅱ级推荐	Ⅲ级推荐
细胞遗传（$CD38^+$ 富集）	包括 G 带染色和荧光原位杂交（FISH） FISH 检查：至少应该包括 1q21 扩增、17p 缺失、13q 缺失、t(11；14)、t(4；14)、t(14；16)	有条件者可以加做 1p 缺失、t(14；20)、t(6；14)	
其他影像学检查	心电图，心脏超声、腹部超声、胸部 CT		

注：CD20（表达）、CD56（低表达）、CD117（低表达）及 HLA-DR（低表达）有助于与多发性骨髓瘤鉴别和随访。pPCL 常见的细胞遗传学改变包括复杂染色体核型、t(11；14)、1q+ 和 del(17p)。

9.2 诊断标准

诊断	标准
原发性浆细胞白血病	外周血循环浆细胞比例 ≥ 5%，无明确多发性骨髓瘤病史

注：外周血涂片计数至少 100~200 个有核细胞，建议应用流式细胞术鉴定外周血浆细胞的克隆性。

9.3 预后评估

采用 MM 预后评估体系

2016 年 IMWG 的遗传学预后评估系统

危险分层	标准
高危	FISH：t(4；14)、t(14；16)、t(14；20)、del(17/17p)、gain(1q) 非超二倍体核型 del(13)核型 GEP：高危标志
标危	所有其他，包括：t(11；14)、t(6；14)

注：pPCL 为侵袭性肿瘤，多伴有复杂的遗传学异常，预后差（与高危 MM 相似，中位 OS 2 年左右），目前没有统一的预后评估系统。

9.4 分期

目前无 pPCL 的分期系统，可以参照 MM 分期系统

9.4.1 DS 分期

分期	标准
Ⅰ期	满足以下所有条件： 血红蛋白 > 100g/L；血清钙 ≤ 2.65mmol/L（11.5mg/dl）；骨骼 X 线片：骨骼结构正常或独立性骨浆细胞瘤；血清或尿骨髓瘤蛋白产生率低：① IgG < 50g/L；② IgA < 30g/L；③本周蛋白 < 4g/24h
Ⅱ期	不符合Ⅰ和Ⅲ期的标准
Ⅲ期	满足以下 1 个或多个条件： 血红蛋白 < 85g/L；血清钙 > 2.65mmol/L（11.5mg/dl）；骨骼检查中溶骨病变大于 3 处；血清或尿骨髓瘤蛋白产生率高：① IgG > 70g/L；② IgA > 50g/L；③本周蛋白 > 12g/24h

亚型：

A 亚型：肾功能正常［肌酐清除率>40ml/min 或血清肌酐水平<177μmol/L（2.0mg/dl）］

B 亚型：肾功能不全［肌酐清除率≤40ml/min 或血清肌酐水平≥177μmol/L（2.0mg/dl）］

9.4.2 ISS 分期

分期	标准
Ⅰ期	血 β_2-MG<3.5mg/L 和白蛋白≥35g/L
Ⅱ期	不符合Ⅰ和Ⅲ期的标准
Ⅲ期	血 β_2-MG≥5.5mg/L

9.4.3 R-ISS 分期

分期	标准
Ⅰ期	ISS Ⅰ期和非高危细胞遗传学，同时 LDH 水平正常
Ⅱ期	不符合 R-ISS Ⅰ和Ⅲ期的标准
Ⅲ期	ISS Ⅲ期伴有高危细胞遗传学或者 LDH 高于正常值上限

注：高危细胞遗传学是指间期 FISH 检出 del（17p）、t（4；14）、t（14；16）中一个或多个。

9.5 治疗

9.5.1 新诊断原发性浆细胞白血病（pPCL）治疗

（1）诱导治疗

分类	是否适合移植	治疗	Ⅰ级推荐	Ⅱ级推荐	Ⅲ级推荐
新诊断 pPCL	适合移植	诱导治疗	Fit：参加临床试验 以蛋白酶体抑制剂联合免疫调节剂为基础的三药方案（1B 类） 硼替佐米 / 伊沙佐米 + 来那度胺 + 地塞米松（V/IRD） 伴肾功能不全：硼替佐米 / 伊沙佐米 + 泊马度胺（或沙利度胺）+ 地塞米松（V/IP/TD）	环磷酰胺 + 长春新碱 + 阿霉素 + 硼替佐米 + 地塞米松（HyperCVAD-VD） 卡非佐米 + 来那度胺 + 地塞米松（KRD） 达雷妥尤单抗联合方案	
			Fit、年轻、高肿瘤负荷： 以蛋白酶体抑制剂联合免疫调节剂三药基础上联合细胞毒性药物 V/IRD-DECP［硼替佐米 / 伊沙佐米 + 来那度胺 + 地塞米松 + 顺铂 + 环磷酰胺 + 依托泊苷（足叶乙甙）］ 硼替佐米 / 伊沙佐米 + 地塞米松 + 顺铂 + 多柔比星 + 环磷酰胺 + 依托泊苷 +/– 沙利度胺 / 来那度胺（V/ID-PACE+/–T/R）		

续表

分类	是否适合移植	治疗	Ⅰ级推荐	Ⅱ级推荐	Ⅲ级推荐
新诊断 pPCL	不适合移植	诱导治疗	Fit：参加临床试验 以蛋白酶体抑制剂(硼替佐米 / 伊沙佐米)联合免疫调节剂(来那度胺 / 泊马度胺 / 沙利度胺)为基础的三药方案(1B 类) 硼替佐米 / 伊沙佐米 + 来那度胺 + 地塞米松(V/IRD) 伴肾功能不全：硼替佐米 / 伊沙佐米 + 泊马度胺(或沙利度胺)+ 地塞米松(B/IP/TD) Unfit/frail 或>75 岁：个体化治疗 参加临床试验 来那度胺、地塞米松(Rd) 硼替佐米 / 伊沙佐米、地塞米松(V/ID)	达雷妥尤单抗联合方案 达雷妥尤单抗联合 Rd 达雷妥尤单抗联合 V/Id	

由于 PCL 的高度侵袭性，需要快速控制疾病以防发生疾病相关的并发症以及早期死亡。因为缺乏随机前瞻性研究，治疗推荐仅基于小型前瞻性及回顾性研究，以及 MM 的研究数据。如果有合适的临床研究，首先推荐参加临床研究，特别是包含单克隆抗体或者其他靶向新药(如维奈克拉)的临床研究。诱导治疗考虑多药联合(包含一种蛋白酶体抑制剂，一种免疫调节剂，以及单克隆抗体)PCL 前瞻性临床试验非常少见，治疗证据多数来源于回顾性研究以及个案报道。目前尚无标准的 pPCL 治疗方案，推荐参加首选以硼替佐米(或伊沙佐米)+IMiD 为基础的多药联合方案，如患者合并肾功能不全，则推荐首选 B/ICD 联合方案。对于肿瘤负荷较大且年轻健康者，推荐选用较强治疗方案，如 VRT/VDT-PACE、HyperCVAD-VD；而疾病发展缓慢、高龄(>75 岁)、虚弱或合并周围神经病变者，无法耐受多药联合方案，可根据药物疗效及耐受性采取个体化治疗(如 Rd、VD ± 达雷妥尤单抗)。

对于不适合移植患者，初始诱导方案除可选用上述适合移植患者的方案外，还可应用包含干细胞毒性药物的治疗方案(如 MPV)。

(2) 巩固治疗

分类	是否适合移植	治疗	年龄分层及是否有供体	Ⅰ级推荐	Ⅱ级推荐	Ⅲ级推荐
新诊断 pPCL	适合移植	巩固治疗	<50 岁，有合适供体	双次 ASCT(1B 类) 清髓性 allo-HSCT(1B 类)或 ASCT 序贯减低强度非清髓 allo-HSCT(1B 类)		
			>50 岁，有合适供体	双次 ASCT(1B 类) ASCT 序贯减低强度非清髓性 allo-HSCT(1B 类)		
			>50 岁，无合适供体	双次 ASCT(1B 类)		

诱导治疗后，推荐所有适合移植的患者进入双次 ASCT、巩固和维持治疗；对于年轻、高危、诱导治疗获良好缓解，有合适供者推荐一线清髓性 allo-HSCT，或 ASCT 序贯减低强度非清髓性 allo-HSCT。

按照多发性骨髓瘤 ASCT 适合移植的标准，原则上要求年龄 ≤ 65 岁，对于>65 岁推荐评估患者体能和伴随状况，年龄和肾功能不全均不是移植绝对禁忌。

(3) 维持治疗

推荐硼替佐米 / 伊沙佐米 ± 来那度胺为基础的维持治疗。

对于不适合 ASCT 患者，推荐持续治疗，直至疾病复发或出现明显毒性反应。

9.5.2 复发 / 难治性 pPCL 治疗

(1) 诱导治疗

对于复发 / 难治性 pPCL 患者,目前尚无标准治疗方案,首先推荐进入适合的临床试验(如 CAR-T 临床试验)。

对于年龄≥75 岁及衰弱老年患者,推荐个体化治疗。

对于年龄<75 岁且体健者,需结合患者初始诱导治疗方案、疗效及复发时间,推荐联合未应用过的药物(如达雷妥尤单抗、泊马度胺、卡非佐米、伊沙佐米等)治疗。

(2) 巩固、维持治疗

对于挽救性治疗反应较差(<PR)患者,目前尚无明确治疗方案,推荐进入临床试验。

对于挽救性治疗敏感且符合移植条件的患者,推荐异基因造血干细胞移植(造血干细胞移植原则与新诊断 pPCL 一致)(1B 类)。

造血干细胞移植后序贯巩固和维持治疗

不适合移植患者,建议持续治疗直至疾病复发或不可耐受。维持治疗用药原则与新诊断 pPCL 一致。

【注释】

(1) 伴有 t(11;14) 的 pPCL 患者,推荐联合 BCL-2 抑制剂(维奈克拉)治疗。

(2) 中枢神经系统浸润高危(如白细胞计数增高)患者,推荐鞘内预防治疗。

(3) 接受 IMiD 治疗的患者,推荐预防性抗血栓治疗。

(4) 骨破坏患者,推荐双膦酸盐治疗。

(5) 诱导治疗需密切关注肿瘤溶解综合征,并避免使用增加基因组不稳定药物(烷化剂或蒽环类药物)。

(6) 接受蛋白酶体抑制剂,推荐预防性抗单纯疱疹病毒治疗。

9.6 疗效评价

标准	骨髓	外周血	血清[a]	其他
严格的完全缓解(sCR)	骨髓浆细胞<5% 且流式检测无克隆性浆细胞	外周血无克隆性浆细胞(流式)	血清游离轻链比值(sFLCR)正常(0.26~1.65) 血、尿免疫固定电泳阴性	无髓外疾病
完全缓解(CR)	骨髓浆细胞<5%	外周血无浆细胞	血、尿免疫固定电泳阴性[b]	无髓外疾病
非常好的部分缓解(VGPR)	骨髓浆细胞<5%	外周血无浆细胞	血 M 蛋白下降≥90%,且 24h 尿 M 蛋白<100mg[c]	无髓外疾病
部分缓解(PR)	骨髓浆细胞 5%~25%	外周血中浆细胞 1%~5%	血 M 蛋白下降≥50%,且 24h 尿 M 蛋白下降≥90% 和<200mg/24h[d]	若初诊伴可测量髓外病灶,则要求病灶大小[e]减少≥50%
疾病稳定(SD)				不符合 sCR、CR、VGPR、PR 或 PD
疾病进展(PD)	骨髓浆细胞增加>25% 或绝对值增加≥10%	外周血浆细胞绝对值增加>5%	血 M 蛋白增加>25%,且绝对值增加≥5g/L; 24h 尿轻链增加>25%,且绝对值增加≥200mg/24h	高钙血症;或溶骨性病灶增加;或髓外病灶的大小或数量增加
CR 后复发	骨髓浆细胞增加>10%	外周血中浆细胞由阴转阳	血和 / 或尿中 M 蛋白由阴转阳	新发髓外疾病

注:a. 至少持续 6 周;若不可测或不一致时,按骨髓标准评估。

b. 若血、尿的 M 蛋白不可测,则要求血清游离轻链比值(sFLCR)正常。

c. 若血、尿的 M 蛋白不可测,则要求血清游离轻链差值减少≥90%。

d. 若血、尿的 M 蛋白不可测,则要求血清游离轻链差值减少≥50%。

e. 所有被测病灶最长径乘以与之垂直的最长径乘积的总和。

10 原发性系统性淀粉样变性[1-12]

10.1 治疗前评估

	Ⅰ级推荐	Ⅱ级推荐	Ⅲ级推荐
病史采集和体格检查	完整的病史采集 体格检查 体能状态评估		
实验室检查	血常规,网织红细胞计数,尿常规;24 小时尿总蛋白定量;24 小时尿白蛋白定量;24 小时尿轻链定量;尿蛋白电泳及 M 蛋白测定 血清免疫球蛋白定量;免疫固定电泳;血清蛋白电泳 M 蛋白定量 血清游离轻链:血清游离轻链(FLC)定量及差值 血生化[至少应该包括白蛋白、球蛋白;乳酸脱氢酶、碱性磷酸酶;血肌酐及钙;血氨基末端脑钠肽前体(NT-proBNP),心肌肌钙蛋白Ⅰ(cTnI)或肌钙蛋白 T(TnT)] 凝血功能检查(PT、APTT、TT、Fbg、X 因子)	甲状腺功能 肺功能 肾上腺功能 尿固定电泳	
骨骼检查	常规 X 线;CT;全身低剂量 CT;MRI	PET/CT	DWI-MRI
骨髓穿刺	形态学分析;骨髓活检病理学分析 + 刚果红染色		
流式细胞免疫表型分析	以 $CD45^{-/dim}CD38^{+}$ 细胞设门,同时应该包括 CD138、CD56、CD19、CD27、CD20、CD81、CD117 及胞质 κ 和 λ,以及 CD269		
细胞遗传学	包括 G 带染色 FISH 检查:至少应该包括 1q21 扩增、17p 缺失、t(4;14)、t(11;14)		
影像学检查	心脏:心电图、超声、MRI 肝:超声及 CT 肾:超声 肺:高分辨 CT 胃肠道:胃镜、肠镜	心肌活检 + 刚果红染色 肾穿刺活检 + 刚果红染色 穿刺活检组织轻链免疫荧光分析、电镜分析	穿刺活检组织质谱分析
组织活检	腹部脂肪、肥大舌、受累组织或器官 活检、刚果红染色、轻链免疫荧光分析、电镜分析		

10.2 AL 淀粉样变性及器官受累的诊断

AL 淀粉样变性诊断	骨髓可以找到(光镜或流式)克隆性浆细胞
	血或尿存在 M 蛋白,并除外多发性骨髓瘤、华氏巨球蛋白血症或其他淋巴浆细胞增殖性疾病
	组织病理学活检:刚果红染色阳性或电镜证实存在淀粉样变性
	活检组织免疫荧光或者质谱为克隆性轻链或重链
受累器官或组织标准	
肾	24 小时尿蛋白 ≥ 0.5g,主要为白蛋白

续表

心脏	NT-proBNP＞332ng/L(无肾功能不全或心房颤动)，或心脏彩超上舒张期平均室壁厚度＞12mm 而无其他致病原因
肝	无心力衰竭时肝＞15cm 或碱性磷酸酶＞正常上限的 1.5 倍
神经系统	周围神经：对称性下肢感觉运动周围神经病 自主神经：与器官直接浸润无关的胃排空异常，假性梗阻，排便异常
消化道	有症状患者直接组织活检证实
肺	有症状患者直接组织活检证实 肺间质的影像学表现
软组织	舌肥大、关节病、跛行(推测为血管淀粉样变性)、皮损、肌病(通过活检证实或假性肥大)、淋巴结(可能是局部的)，腕管综合征

10.3 分期与疗效评估

10.3.1 分期

分期系统	指标	分期及预后
Mayo2012	游离轻链差值≥180mg/L TnI≥0.08mg/L(TnT≥0.025mg/L) NT-proBNP≥1 800ng/L(BNP＞400ng/L)	Ⅰ期：0 个危险因素；中位生存期 964 个月 Ⅱ期：1 个危险因素；中位生存期 40 个月 Ⅲ期：2 个危险因素；中位生存期 14 个月 Ⅳ期：3 个危险因素；中位生存期 6 个月
Mayo2004	cTnI≥0.1mg/L(cTnT≥0.035mg/L) NT-proBNP≥332ng/L(BNP＞81ng/L)	Ⅰ期：0 个危险因素；中位生存期 26.4 个月 Ⅱ期：1 个危险因素；中位生存期 10.5 个月 Ⅲ期：2 个危险因素；中位生存期 3.5 个月
心脏受累严重程度	收缩压≤100mmHg NT-proBNP≥8 500ng/L	Ⅲa：0 个危险因素；中位生存期 26 个月 Ⅲb：1 个危险因素；中位生存期 16 个月 Ⅲc：2 个危险因素；中位生存期 3 个月

2023 NCCN 指南轻链型淀粉样变性预后分期系统

预后变量	数值	预后变量分值
cTnT	≥0.05U/L 或 hs-cTnT≥40pg/ml	1
cTnI	≥0.1U/L	
NT-proBNP	≥1 800ng/L	1
BNP	≥400ng/L	
FLC 差值	≥180mg/L	1

根据以上 3 个危险积分修订的分期系统

总预后积分	分期
0	Ⅰ期
1	Ⅱ期
2	Ⅲ期
3	Ⅳ期

10.3.2 血液学缓解标准

缓解定义	标准
严格意义的完全缓解（sCR）	血/尿免疫固定电泳阴性，并且受累血清游离轻链（iFLC）≤20mg/L 和 dFLC≤10mg/L
完全缓解（CR）	血/尿免疫固定电泳阴性，并且血清游离轻链比值正常
非常好的部分缓解（VGPR）	dFLC 下降至<40mg/L
部分缓解（PR）	dFLC>50mg/L 的患者：dFLC 下降>50% dFLC 在 20~50mg/L 的患者：dFLC<10mg/L
疾病稳定（SD）	未达到 PR 和 PD 标准
疾病进展（PD）	(1) 若达到 CR，可检测到 M 蛋白或轻链比值异常（iFLC 水平必须翻倍） (2) 若达到 PR，血 M 蛋白增加≥50% 并>5g/L；或尿 M 蛋白增加≥50% 并>200mg/d (3) iFLC 水平增加≥50% 并大于 100mg/L

10.3.3 器官缓解和进展标准

器官	缓解	进展
心脏	NT-proBNP 下降（对于基线≥650ng/L 的患者，下降>30% 且>300ng/L），或 NYHA 分级改善（基线 NYHA 分级为 3 级或 4 级的患者，分级下降≥2 个级别）	NT-proBNP 升高（>30% 且>300ng/L）或肌钙蛋白升高（≥33%）或射血分数下降（≥10%）
肾脏	尿蛋白定量下降达 50%（至少 0.5g/d）（治疗前尿蛋白定量需>0.5g/d）。肌酐和肌酐清除率相较于基线恶化<25%	尿蛋白定量增加 50%（至少 1g/d）或肌酐或肌酐清除率相较于基线恶化>25%
肝脏	碱性磷酸酶下降 50% 以上和/或肝脏体积减小≥2cm	碱性磷酸酶升高 50% 以上
外周神经	肌电图提示神经传导速率改善	肌电图或神经传导速率提示病变进展

10.3.4 疗效监测

对于 AL 型淀粉样变，应该每疗程进行游离轻链差值的监测，如果治疗有效，通常情况下发生于早期，如果 2 个疗程未达到部分缓解（PR）疗效的患者，应该及时进行治疗方案的调整。

10.4 新诊断的治疗

	是否适合移植	Ⅰ级推荐	Ⅱ级推荐	Ⅲ级推荐
初诊	适合移植	硼替佐米＋环磷酰胺＋地塞米松（1A 类） 达雷妥尤单抗＋硼替佐米＋环磷酰胺＋地塞米松（1A 类） 达雷妥尤单抗＋硼替佐米＋地塞米松（1A 类）	硼替佐米＋地塞米松（2A 类） 伊沙佐米＋地塞米松（2A 类）	沙利度胺＋环磷酰胺＋地塞米松（3 类） 沙利度胺＋地塞米松（3 类） 伊沙佐米＋来那度胺＋地塞米松（3 类）
	不适合移植	硼替佐米＋美法仑＋地塞米松（1A 类） 美法仑＋地塞米松（1 类） 达雷妥尤单抗＋地塞米松（1 类）	达雷妥尤单抗＋硼替佐米＋地塞米松（2 类） 硼替佐米＋环磷酰胺＋地塞米松（2A 类） 硼替佐米＋地塞米松（2A 类）	沙利度胺＋环磷酰胺＋地塞米松（3 类） 伊沙佐米＋来那度胺＋地塞米松（3 类） 硼替佐米＋来那度胺＋地塞米松（3 类）

系统性轻链型淀粉样变性的治疗目的是快速清除作为淀粉样蛋白来源的单克隆免疫球蛋白轻链以恢复器官功能。核心治疗主要是针对克隆性浆细胞的治疗。

对于初治的患者,需要评估是否适合行自体干细胞移植;符合条件的患者可以将自体干细胞移植作为一线治疗,也可以选择先采集干细胞,并将自体干细胞移植作为后线治疗的选择。

使用硼替佐米的患者建议每周 1 次皮下注射以减少不良反应,但对于全身水肿的患者,可使用静脉注射。在使用硼替佐米的过程中,注意预防带状疱疹感染。

使用免疫调节剂为基础的治疗方案需密切监测药物毒性;沙利度胺的起始剂量推荐 50mg 开始,如能耐受,再缓慢加量;梅奥分期Ⅲ期的患者应当避免使用免疫调节剂。

10.5 移植和巩固治疗

	Ⅰ级推荐	Ⅱ级推荐	Ⅲ级推荐
适合移植的患者(需严格评估)	自体造血干细胞移植(1 类)		心脏移植(3 类) 肾脏移植(3 类)

中国淀粉样变指南推荐移植患者需符合以下条件:年龄≤65 岁,ECOG≤2 分,梅奥 2004 分期Ⅰ期或Ⅱ期,纽约心脏病协会(NYHA)心功能分级Ⅰ~Ⅳ级,左心室射血分数>50%,收缩压>90mmHg,eGFR>30ml/min,无大量胸腔积液。

在适合移植的患者中,若初诊时肿瘤负荷非常低,可以不需要诱导治疗,直接行自体干细胞移植;若初诊时患者不适合移植,可在 2~4 个周期的全身治疗后重新评估是否适合移植。

自体干细胞移植的预处理方案建议使用 200mg/m^2 的美法仑静脉注射,美法仑的剂量可以根据年龄、是否有心脏受累、肌酐清除率和所累及器官的数量等因素调整 140~200mg/m^2。

对于移植后是否进行巩固治疗,目前没有确切的结论,梅奥中心和中国指南推荐移植后 3 个月评价血液学疗效,如果达到非常好的部分缓解(VGPR)或 VGPR 以上疗效,可以观察随诊,如果未达到,应给予进一步的巩固治疗。

异基因移植基于其移植相关病死率高,目前不推荐在临床试验外应用。

10.6 复发治疗

	Ⅰ级推荐	Ⅱ级推荐	Ⅲ级推荐
复发	达雷妥尤单抗 + 硼替佐米 + 地塞米松(1A 类) 硼替佐米 + 美法仑 + 地塞米松(1 类) 卡非佐米 + 地塞米松(1 类)	伊沙佐米 + 来那度胺 + 地塞米松(2A 类) 达雷妥尤单抗 - 地塞米松(2A 类) Bcl-2 抑制剂 - 地塞米松(2A 类) 泊马度胺 + 地塞米松(2B 类) 大剂量美法仑 + 自体干细胞移植(2A 类) 美法仑 + 地塞米松(2 类)	来那度胺 + 环磷酰胺 + 地塞米松(3 类)

治疗的首要目标仍然是游离轻链差值水平<40mg/L,即≥VGPR(非常好的部分缓解),因为只有达到≥VGPR 的疗效,才会出现后续受累器官功能的缓解。

复发难治的患者目前尚无标准的治疗方案,符合条件的患者首先推荐参加临床试验;建议使用与初治方案不同机制的药物;对于既往治疗取得过较好缓解,且持续时间>12 个月的患者,可以采用既往方案的再治疗。

无明显移植禁忌证及心脏受累较轻的患者,可以进行自体造血干细胞移植。对于尚不满足标准的患者,若后续治疗后符合要求,也应该考虑进行自体移植。美法仑剂量推荐 140~200mg/m^2。

以 CD38 单抗为基础的治疗(如达雷妥尤单抗)对于复发的患者显示有效的治疗效果,可以单用或者联合治疗,包括联合地塞米松,或者联合硼替佐米及地塞米松、来那度胺及地塞米松。

免疫调节剂来那度胺 / 泊马度胺、烷化剂美法仑、Bcl-2 抑制剂维奈克拉是可以选择的治疗药物。

10.7 支持治疗

心功能不全	建议使用利尿药控制症状,避免使用 β 受体阻滞剂 合并心房颤动建议使用胺碘酮,禁用地高辛 单纯心脏受累,可考虑心脏移植
肾功能不全	终末期肾病建议血液透析;单纯肾受累,可考虑肾移植
外周神经病变	可用阿米替林、加巴喷丁、普瑞巴林或度洛西汀缓解症状

AL 型淀粉样变性心脏受累患者常具有典型的心脏舒张功能障碍的表现。此类患者极易发生恶性心律失常、甚至猝死,应尽量避免或者减少心脏毒性药物的使用,并保证电解质平衡。

对于合并室性心动过速、心室颤动等恶性心律失常的患者,尚无确切方法可以预防猝死。

终末期肾病患者往往因为血压低而不能耐受透析,透析前使用米多君可以改善低血压症状。

11 华氏巨球蛋白血症

11.1 治疗前评估

	Ⅰ级推荐	Ⅱ级推荐	Ⅲ级推荐
病史采集和体格检查	病史(包括详细的既往病史和家族史,B 症状:盗汗、发热、体重减轻) 体格检查(特别是淋巴结和脾脏大小,有无外周神经病表现) 体能状态评估		
实验室检查	血常规 + 手工分类,网织红细胞计数;尿液分析 免疫学检测:①免疫球蛋白定量:至少包括 IgM、IgA、IgG 水平;②血清蛋白电泳;③血免疫固定电泳;④ 24 小时尿蛋白定量;⑤ HBV、HCV、HIV 检测 血生化[肝功能、肾功能、电解质(血钙)、血 LDH、β_2 微球蛋白等]	直接抗人球蛋白实验(怀疑有溶血时必做)和冷凝集素检测	
影像学检查	颈、胸、全腹部 CT 检查		
病理检查	淋巴结病理 + 免疫组化 + 流式细胞术分析 骨髓活检 + 涂片 + 免疫组化 + 流式细胞术分析		
基因及细胞遗传学	骨髓液或肿瘤组织进行 *MYD88* L265P 突变检测 遗传学异常(17p-/*TP53* 缺失,6q-/*MYB*)	NGS 检测,包括 *MYD88*、*CXCR4*、*TP53*、*ATM*、*ARID1A*、*TBL1XR1*、*TRRAP* 等	
其他检查	眼底检查、神经功能相关检查(怀疑外周神经病时可查抗 MAG 抗体和抗 GM1 抗体)		

11.2 诊断标准[1]

(1)血清中检测到单克隆性的 IgM(不论数量)。

(2)骨髓中浆细胞样或浆细胞分化的小淋巴细胞呈小梁间隙侵犯(不论数量)。

(3)免疫表型:$CD19^+$,$CD20^+$,$sIgM^+$,$CD5^{+/-}$,$CD10^-$,$CD22^+$,$CD23^-$,$CD25^+$,$CD27^+$,$FMC7^+$,通常 CD38 和/或 $CD138^+$,而 $CD103^-$。10%~20% 的患者可表达 CD5、CD10 或 CD23。

(4)除外其他已知类型的淋巴瘤。

(5)90% 以上 WM 发生 *MYD88* L265P 突变,但 *MYD88* L265P 突变也可见于其他小 B 细胞淋巴瘤、弥漫性大 B 细胞淋巴瘤等。

注:LPL/WM 无特异的形态学、免疫表型及遗传学改变,故 LPL/WM 的诊断是一个排他性诊断,需要紧密结合临床表现及病理学等检查结果进行综合诊断。虽然通过骨髓检查可诊断 LPL/WM,但如有淋巴结肿大,仍建议尽可能获得淋巴结等其他组织标本进行病理学检查,除外其他类型淋巴瘤可能。

11.3 分期和预后

WM 的国际预后指数(ISSWM)是目前 WM 较公认的预后判断系统[2],另外 *TP53* 缺失/突变是 WM 重要的不良预测因素[3-5]。

11.3.1 WM 国际预后评分系统

因素	数值
年龄 / 岁	>65
血红蛋白 /($g \cdot L^{-1}$)	≤115
血小板计数 /($\times 10^9 \cdot L^{-1}$)	≤100
β_2 微球蛋白 /($mg \cdot L^{-1}$)	>3
血清 IgM 水平 /($g \cdot dl^{-1}$)	>7

11.3.2 危险度与生存

危险度	分值	中位生存 / 个月
低危	0 或 1 分且年龄≤65 岁	142.5
中危	2 分或年龄>65 岁	98.6
高危	>2 分	43.5

11.3.3 修订的国际 WM 预后积分系统(rIPSSWM)

因素	分值 / 分
年龄≤65 岁	0
年龄 66~75 岁	1
年龄>75 岁	2
β_2 微球蛋白>4mg/L	1
LDH>250IU/L	1
血清白蛋白<35g/L	1

分期	分值 / 分	占比	3 年 WM 相关性死亡率	5 年 OS	10 年 OS
极低危组	0	13%	0%	95%	84%
低危组	1	33.5%	10%	86%	59%
中危组	2	25.5%	14%	78%	37%
高危组	3	16%	38%	47%	19%
极高危组	4~5	12%	48%	36%	9%

11.4 治疗

11.4.1 治疗指征

无症状 WM 患者不需要治疗。WM 治疗指征:明显乏力、B 症状、症状性高黏滞血症;WM 相关的外周神经病变;淀粉样变;冷凝集素病;冷球蛋白血症;疾病相关的血细胞减少(Hb≤100g/L、PLT<100×10^9/L);髓外病变,特别是中枢神经系统病变(Bing-Neel 综合征);症状性淋巴结肿大或器官肿大;巨大淋巴结(最大直径≥5cm);或有证据表明疾病转化时。单纯血清 IgM 水平升高不是本病的治疗指征。若血细胞减少考虑是自身免疫性因素所致,首选糖皮质激素治疗,若糖皮质激素治疗无效,则针对原发病治疗。

11.4.2 一线治疗选择

对于有治疗指征患者，首先推荐纳入设计良好临床试验研究。伴有症状性高黏滞血症、冷球蛋白血症的患者，建议先行血浆置换 2~3 次，后续以化疗，并避免直接应用利妥昔单抗(R)化疗。方案推荐如下[8-20]。

Ⅰ级推荐	Ⅱ级推荐
① BR：苯达莫司汀 + 利妥昔单抗(R)[2] ② BDR：硼替佐米 + 地塞米松 +R[3-4] ③ 伊布替尼单药或伊布替尼 +R[5-6] ④ RCD：R+ 环磷酰胺 + 地塞米松[7] ⑤ 泽布替尼单药	苯达莫司汀 硼替佐米 ±R 硼替佐米 + 地塞米松 卡非佐米 +R+ 地塞米松 克拉屈滨 ±R 苯丁酸氮芥 ±R 氟达拉滨 ±R FCR：氟达拉滨 + 环磷酰胺 +R IRD：伊沙佐米 +R+ 地塞米松 RCP：R+ 环磷酰胺 + 泼尼松 R 单药

11.5 疗效标准

WM 的疗效判断标准参照第六届国际 WM 工作组的推荐[21]。

华氏巨球蛋白血症(WM)疗效评价标准[22]

疗效分组	判断标准
完全缓解(CR)	免疫固定电泳阴性并再次确认，IgM 定量在正常范围；无骨髓侵犯；原有的髓外病灶消失，如肿大的淋巴结或脾；WM 相关的临床症状及体征消失
非常好的部分缓解(VGPR)	血清蛋白电泳示 M 蛋白下降 ≥ 90%；原有的髓外病灶缩小，如肿大的淋巴结或脾；无新的疾病活动的症状或体征
部分缓解(PR)	血清蛋白电泳示 M 蛋白下降 50%~90%；原有髓外病灶缩小，如肿大的淋巴结或脾；无新的疾病活动的症状或体征
微小反应(MR)	血清蛋白电泳示 M 蛋白下降 ≥ 25% 但<50%；无新的疾病活动的症状或体征
疾病稳定(SD)	血清蛋白电泳示 M 蛋白增加或减少<25%；淋巴结肿大、脏器肿大、WM 相关的贫血、临床症状及体征无进展
疾病进展(PD)	血清蛋白电泳示 M 蛋白增加 ≥ 25% 并需再次证实；或者由疾病本身导致的临床表现(如贫血、血小板减少、白细胞减少、淋巴结或脏器肿大等)或体征(如盗汗、不能解释的反复体温 ≥ 38.4℃、体重减轻 ≥ 10%、高黏滞血症、神经病变、症状性冷球蛋白血症、淀粉样变性等)加重

12 骨髓增生异常综合征

12.1 治疗前评估

	Ⅰ级推荐	Ⅱ级推荐	Ⅲ级推荐
病史询问	病史：三系血细胞减少[1]相应症状及体征；化疗 / 放射线、化学毒物接触史；MDS/AML 家族史，其他慢性病史；输血史记录(建议监测红细胞输注数量) 体格检查：肝、脾、淋巴结		

续表

	Ⅰ级推荐	Ⅱ级推荐	Ⅲ级推荐
实验室检查	外周血细胞计数,网织红细胞计数,外周血涂片细胞形态学分析,瑞-吉(Wright-Giemsa)染色 血清促红细胞生成素、血清叶酸、维生素 B_{12}、血清铁、总铁结合力(TIBC)、血清铁蛋白水平测定、促甲状腺激素(TSH)、乳酸脱氢酶(LDH)	考虑对胃肠吸收不良、严重营养不良、胃旁路手术、补锌治疗中的患者进行铜缺乏评估 如临床有提示则进行人类免疫缺陷病毒(HIV)检测 对需要慢性红细胞输注的患者,应定期检测相关的器官功能障碍(心脏、肝脏和胰腺)的实验室指标	对巨细胞病毒(CMV)阴性的移植候选患者的血制品进行 CMV 检测或去白细胞处理
影像学检查		对需要慢性红细胞输注的患者,应定期检测 T_2*WI 磁共振成像(MRI),心、肝和胰腺脏器铁含量的定量评估	
骨髓形态学检查	骨髓穿刺涂片,包括瑞-吉(Wright-Giemsa)染色、普鲁士蓝(Perls')染色(铁染色)[a] 骨髓活检,包括苏木精-伊红(H&E)和 Gomori 银浸渍染色[b]	骨髓穿刺涂片有核红细胞糖原(PAS)、中性粒细胞碱性磷酸酶(AKP)等细胞化学染色,CD42b 巨核细胞免疫细胞化学染色 骨髓活检切片标准常规染色包括有核红细胞糖原 (PAS)染色和氯乙酸 AS-D 萘酚酯酶染色(CAE)和普鲁士蓝(铁染色)染色等细胞化学染色;CD34、CD117/Kit、CD42b 等免疫组织化学染色	
免疫学检查	骨髓细胞流式细胞术(FCM)免疫表型分析[c]	FCM 评估大颗粒淋巴细胞白血病(LGLL)[d]及阵发性睡眠性血红蛋白尿(PNH)克隆	
细胞遗传学检查	G 带或 R 带染色体核型分析	MDS 相关的荧光原位杂交(FISH)[e]	染色体微阵列(CMA)[f]
分子学检查	MDS 相关基因体细胞突变的检测[g] 对造血干细胞移植候选患者考虑人类白细胞表面抗原(HLA)配型[h]	考虑对可遗传的血液恶性肿瘤倾向的部分患者尤其是年轻患者(<50 岁)建议进行附加的分子和遗传学检测[i] 考虑慢性粒单核细胞白血病(CMML)评估 5q31-33 易位和/或 PDGFRβ 基因重排	

【注释】

a 具有代表性、准备适当和染色良好的 BM 和 PB 涂片的形态学评估仍是怀疑 MDS 的基本诊断方法,在 BM 涂片中应至少计数 500 个有核细胞。

b 即使在制备良好的 BM 涂片中,巨核细胞的数量仍可能太低而无法确定发育不良细胞的百分比,因此,巨核细胞发育不良通常在 BM 活检切片中被定义。此外,包括骨髓纤维化、低增生 MDS 或伴随肥大细胞增多及排除其他疾病如胶质转化、感染、转移性骨髓肿瘤,均需考虑 BM 活检切片进行彻底调查。

c 不能用流式细胞术获得的 $CD34^+$ 细胞百分比替代形态学(骨髓穿刺涂片)评估骨髓原始细胞百分比用于 MDS 的分型诊断,流式细胞分析对疑难病例是有价值的辅助诊断技术。

d 如外周血发现 LGL 细胞,需进行骨髓或外周血 FCM 检测和 T 细胞受体(TCR)基因重排检测,*STAT3* 突变常能 NK-LGLL 发现[2]。

通过荧光标记的嗜水气单胞菌溶素变异体(FLAER)方法和至少检测一种 GPI 锚蛋白方法用 FCM 分析外周血粒细胞和单核细胞评估是否存在 PNH 克隆[3]。

e 如果因各种原因不能获得标准的细胞遗传学结果(≥20 个分裂象),需进行染色体微阵列分析[(CMA),也称染色体基因组阵列测试(CGAT)]或 MDS 相关的荧光原位杂交(FISH)探针组合作为补充,FISH 分析至少应涵盖以下区域:5q31、cep7、7q31、20q、cep8、cepY 和 p53。

f 如果核型分析正常,可考虑进行染色体微阵列分析筛查拷贝数变异(CNV),如染色体微小缺失、重复,但注意对检测平衡易位、倒位等非整倍体异位有局限性。

g 骨髓或外周血细胞进行 MDS 相关基因的检测,推荐包括的相关基因见下表,这些基因突变可以确立存在克隆性造血,从而有助于除外未达形态学诊断标准的良性原因所导致血细胞减少,但是未达临床诊断标准 MDS 诊断不能仅依靠基因检测确立。

h 供体需对 HLA-A、-B、-C、-DR、-DQ 进行高分辨率等位基因配型。所有同胞供者要优先于无关供者进行 HLA 配型评估。

i 可遗传的血液恶性肿瘤倾向综合征(如 GATA2 缺陷综合征、Shwachman-Diamond 综合征、端粒生物疾病等)的一些患者会出现 MDS 或非 MDS 的血细胞减少,通过相应功能学实验室和先天性(胚系)突变检测有助于这些综合征的诊断。年龄<40 岁的怀疑为环状铁粒幼红细胞贫血(MDS-RS)患者需考虑与先天性环状铁幼粒细胞性贫血(CSA)相鉴别。

MDS 发育异常的形态学各标准细化

标准类型	红系	粒 - 单核系	巨核系
FAB	**骨髓:** 红系比例过多(>60%)或过少(<15%);多核红细胞、奇数核、核碎裂、核凹陷及核分叶过多;核浆发育不平衡,巨幼样变;成熟红细胞大小、染色不均,有点彩和多嗜性;RARS 环状铁幼粒细胞≥15% **外周血:** 可出现有核红细胞、巨大红细胞	**骨髓:** 原幼细胞比例增高;核分叶过多或过少,可见 Pelger-Huet 样畸形;核质发育不平衡;粒系细胞颗粒过多或过少 **外周血:** 出现幼稚粒细胞及与骨髓中同样异常改变	**骨髓:** 小巨核细胞、大单圆核巨核细胞,多核巨核细胞;胞质中颗粒加大或形状异常 **外周血:** 小巨核细胞、巨大血小板
WHO*	**核异常:** 核出芽、核间桥、核碎裂、多核红细胞、巨幼样变 **胞质:** 环状铁幼粒细胞、空泡、PAS 阳性	胞体过小或异常增大,假性 Pelger-Huet 样畸形,核分叶过多,胞质颗粒过少或无颗粒,假性 Chediak-Higashi 颗粒,杜勒小体,Auer 小体	微巨核细胞、低分叶巨核细胞(无论细胞大小)、多核巨核细胞
MDS 形态学工作组 *#	多核、不对称核、核间桥及环状铁粒幼细胞	假性 Pelger-Huet 异常及无颗粒的中性粒细胞	小巨核、单圆核、双圆核及多圆核巨核细胞

注:*. 所有病例均需做血涂片检查,报告粒细胞的形态学特征,如假性 Pelger-Huet 表现、少颗粒的中性粒细胞或其他,并做分类计数;#. 与 MDS 高度相关的形态学改变。

骨髓组织学和免疫组织化学(IHC)在 MDS 应用推荐

指导 - 鉴别诊断	重要(IHC)标记
诊断低增生 MDS	细胞成分、CD34
诊断 MDS-U	无
当涂片制片质量差或血液稀释用于鉴别 AML	CD34(CD117/KIT)[a]
鉴别低增生性 AML	CD34(CD117/KIT)[a]、细胞成分
鉴别再生障碍性贫血	细胞成分、CD34
鉴别淋巴增殖性疾病	T、B 细胞标记
诊断伴随或原发的肥大细胞增多	KIT、类胰蛋白酶
祖细胞多灶性聚集	CD34

续表

指导 - 鉴别诊断	重要(IHC)标记
祖细胞异常分布 / 定位 [b]	CD34(CD117/KITa)
巨核细胞异常聚集和形态学(发育异常) [c]	CD42b、CD61、CD31
证明骨髓纤维化	Gomori 银浸染色
证明血管生成增加	CD31、CD34

【注释】

a IHC 证实 $CD34^+$ 细胞的增加可助于 MDS 中祖细胞(原始细胞)细胞组成的定量监测。但如果 BM 原始细胞缺乏 CD34 的表达,CD117/KIT 作为不成熟前体细胞可视化和计数的替代染色。

b 先前使用的"不成熟前体细胞异常定位(ALIP)"定义已过时不应再使用。

c 在许多 MDS 患者中,只有通过对 BM 的组织学和 IHC 调查,才能证明巨核细胞发育不良。注意未成熟巨核细胞(原巨核细胞)只能通过 IHC 检测。

流式细胞仪检测 MDS 的重现性免疫表型异常

$CD34^+$ 祖细胞

- $CD34^+$ 细胞增加
- $CD34^+/CD10^+$ 或 $CD34^+/CD19^+$ 细胞绝对和相对数(较所有 $CD34^+$ 细胞)增加
- 异常表达 CD45,CD34 或 CD117
- 异常颗粒度(侧向散射)
- 过表达或缺失表达 CD13、CD33 或 HLA-DR
- 表达"淋系"抗原:CD5、CD7、CD19 或 CD56
- 表达 CD11b 和 / 或过表达 CD15

成熟中性粒细胞

- 颗粒减少(侧向散射)
- 未成熟和成熟细胞亚群异常分布
- 缺乏或异常表达 CD11b、CD13 或 CD33
- 延迟表达 CD16 或缺乏 CD10
- 表达 CD56

单核细胞

- 缺失或异常表达 CD13、CD14、CD16 或 CD33
- 异常表达 CD11b 或 HLA-DR
- 过表达 CD56
- 异常颗粒或未成熟和成熟细胞亚群分布

红系前体细胞

- 减少或异质表达 CD36 和 CD71
- 红系前体细胞 $CD117^+$ 异常频次
- 红系前体细胞 $CD105^+$ 异常频次
  - $CD105^+$ 异常荧光强度

MDS 中染色体异常及其比例

异常	MDS	t-MDS
非平衡性		
+8*	10%	
-7/7q-	10%	50%
-5/5q-	10%	40%
20q-*	5%~8%	
-Y*	5%	
Inv(17q)/t(17p)	3%~5%	
-13/13q-	3%	
11q-	3%	
12p-/t(12p)	3%	
9q-	1%~2%	
Idic(X)(q13)	1%~2%	
平衡性		
t(11;16)(q23;p13.3)		3%
t(3;21)(q26.2;q22.1)	1%	2%
t(1;3)(p36.3;q21.2)	1%	
t(2;11)(p21;q23)	1%	
inv(3)(q21;q26.2)	1%	
t(6;9)(p23;q34)		

注:*.形态学未达到标准,只伴有以上细胞遗传学异常不能作为诊断 MDS 的确切证据,如果同时伴有持续性血细胞减少,只能考虑拟诊 MDS。

MDS 中常见的基因突变类型 a[4]

突变基因 b	典型 MDS 相关体细胞突变类型及定位举例 c	总体发生率	临床意义
TET2	无义突变、移码突变或剪接位点突变错义突变:密码子 1134-1444 或 1842-1921 任一位点	20%~25%	与正常核型相关;CMML 中更常见(40%~60%);CHIP 和 CCUS 中常见
DNMT3A	无义突变、移码突变或剪接位点突变错义突变:密码子 G543、R635、A741、R736、H739、S770、M880、R882、W893、P904、A910	12%~18%	AML 中更常见,尤其是 R882;CHIP 和 CCUS 中常见
ASXL1	无义或移码突变	15%~25%	MDS 和 CMML 中与预后不良独立相关;CMML 中更常见(40%~50%);CHIP 和 CCUS 中常见
EZH2	无义或移码突变	5%~10%	MDS 和 MDS/MPN 中与预后不良独立相关;CMML 中更常见(12%)
SF3B1	错义突变:E622、Y623、R625、N626、H662、T663、K666、K700E、I704、G740、G742、D781	20%~30%	与环形铁粒幼红细胞强相关、在 MDS-RS 中更常见(80%);与预后良好独立相关
SRSF2	错义突变或码内缺失:累及密码子 P95	10%~15%	CMML 中更常见(40%)、与预后不良相关
U2AF1	错义突变:S34、Q157	8%~12%	与预后不良相关
ZRSR2	无义或移码突变	5%~10%	与预后不良相关

续表

突变基因[b]	典型 MDS 相关体细胞突变类型及定位举例[c]	总体发生率	临床意义
RUNX1[d]	无义或移码突变	10%~15%	MDS 中与预后不良独立相关
TP53[d]	无义突变、移码突变或剪接位点突变错义突变：除外 P47S 和 P72R 的任一密码子	8%~12%	MDS 中与预后不良独立相关；更常见于伴复杂核型(50%)和 del(5q)(15%~20%)；可预测来那度胺耐药或复发
STAG2	无义突变、移码突变或剪接位点突变	5%~10%	与预后不良相关
NRAS[d]	错义突变：G12、G13、Q61	5%~10%	与预后不良相关，尤其是在较低危组 MDS；CMML 和 JMML 中更常见(15%)
CBL[d]	错义突变：密码子 366-420 任一位点	<5%	CMML 和 JMML 中更常见(分别为 10%~20% 和 15%)
NF1[d]	无义突变、移码突变或剪接位点突变	<5%	CMML 和 JMML 中更常见(分别为 5%~10% 和 30%)、且常为胚系变异
JAK2	错义突变：V617F	<5%	MDS/MPN-RS-T 中更常见(50%)，可与 SF3B1 突变同时发生
CALR	移码突变：密码子 352 后	<5%	MDS/MPN-RS-T 中可见，可与 SF3B1 突变同时发生
MPL	错义突变：W515L/K	<5%	MDS/MPN-RS-T 中可见，可与 SF3B1 突变同时发生
ETV6[d]	无义突变、移码突变	<5%	与预后不良独立相关
GATA2[d]	无义突变、移码突变或剪接位点突变错义突变：密码子 349-398		与预后不良独立相关
DDX41[d]	无义突变、移码突变或剪接位点突变错义突变：密码子 R525H		可发生先天性(胚系)突变
IDH1	错义突变：R132	<5%	AML 中更常见
IDH2	错义突变：R140Q、R172	<5%	AML 中更常见；与预后不良相关
SETBP1	错义突变：E858、T864、I865、D868、S869、G870	<5%	与疾病进展相关；aCML、CMML 和 JMML 中更常见(分别为 24%、5%~ 10% 和 7%)
PHF6	无义突变、移码突变或剪接位点突变	<5%	原始细胞增多患者更常见，但与生存无关
BCOR	无义突变、移码突变或剪接位点突变	<5%	与预后不良相关；CMML 中更常见(5%~10%)
FLT3	内部串联重复(ITD) 错义突变：密码子 D835		与预后不良相关
WT1	无义突变、移码突变或剪接位点突变		与预后不良相关
NPM1	移码突变：W288fs*12		与预后不良相关
STAT3	错义突变：密码子 584-674 任一位点	<5%	见于 MDS 相关的大颗粒淋巴细胞白血病(LGLL)；与免疫性骨髓衰竭相关

续表

突变基因 b	典型 MDS 相关体细胞突变类型及定位举例 c	总体发生率	临床意义
PPM1D	无义突变或移码突变	约 5%	与治疗相关 MDS 相关,但独立于 TP53 突变与预后不良并无相关;CHIP 和 CCUS 中常见
UBA1	无义突变:外显子 3　M41T、M41V、M41L	约 5%	VEXAS 综合征(空泡、E1 酶、X- 连锁、自身炎症、体细胞)与全身性自身炎症和血液病相关,主要是 MDS。

【注释】

附录列举了可能是体细胞(即获得性、非先天性)突变且与疾病相关、能作为推定 MDS 证据的基因突变。这些基因附录中未列举的其他突变类型也可发生于 MDS,其中某些突变可能发生于衰老的背景下,不能单独据此建立 MDS 诊断,也不能因缺乏这些基因的突变而排出正确的临床背景下诊断的 MDS。

a 表中所列基因突变如在肿瘤标本中检出可能为体细胞性,同时需要在非血液组织中证实为阴性,才能明确其为获得性。在人群中常见的已知基因多态性应该被排除在 DNA 测序结果之外,因为它们可能是胚系变异,而不是克隆造血的证据。

b 多个 MDS 相关基因(如 *TET2*、*DNMT3A* 和 *TP53*)的体细胞突变也可发生于非疾病状态,没有 MDS 特异诊断意义的基因突变。多个基因突变可发生于非 MDS 的肿瘤,包括淋巴系肿瘤如 CLL 和 ALL。当 MDS 诊断标准尚未达到时,突变不能用作 MDS 的推定证据。

c 突变类型定义:①无义突变,突变使氨基酸密码子变为提前出现的终止密码子;②移码突变,DNA 碱基序列插入或缺失使氨基酸阅读框发生改变;③错义突变,突变使一个氨基酸密码子变为另一个[如 K700E 为 700 位密码子编码的赖氨酸(K)突变为谷氨酸(E)];如果表中没有为密码子指定新的氨基酸,那么它可能突变为几种可能的氨基酸之一[例如,R882 表明在 882 位置的精氨酸(R)可以发生不止一种方式的突变];剪接位点突变使外显子前或后紧邻的第一个或第二个碱基发生改变。

d 这些基因可发生先天性(胚系)突变并引起血液相关表型;MDS 中常需要对非造血组织进行 DNA 测序,以区分先天性突变和体细胞突变。

12.2 诊断

12.2.1 MDS 的最低诊断标准

参照 MDS 国际工作组 2016 年修订的维也纳 MDS 最低诊断标准[5-6]。

2016 年修订的维也纳 MDS 最低诊断标准 a

1. 必要条件(两项均需符合) (1)持续(≥4 个月)外周血一系或多系血细胞减少 b 包括红细胞、中性粒细胞和血小板减少;但如存在原始细胞增多或存在 MDS 相关细胞遗传学异常,不需等待即可诊断 MDS (2)排除作为主要原因导致血细胞减少或发育异常的其他造血及非造血系统疾患 c
2. MDS 相关标准(主要标准,必须至少符合 1 项) (1)骨髓涂片中以下至少任一系发育异常细胞占该系所有细胞比例≥10%:红细胞系、粒细胞系、巨核细胞系 d (2)环状铁粒幼红细胞(RS)(铁染色)≥15% 或 SF3B1 突变阳性时 RS 占比≥5% (3)原始细胞:骨髓涂片中 5%~19% 或外周血涂片中 2%~19%(无急性白血病特异基因重排存在) (4)典型染色体核型异常(常规核型分析或 FISH)e

续表

3. 辅助标准（用于符合 1 而不符合 2 标准，但表现其他方面的典型临床特征的患者，如输血依赖的大细胞性贫血；至少符合 2 项时考虑暂定诊断 MDS）
（1）骨髓活检和 / 或免疫组化存在支持 MDS 的异常发现[f]
（2）流式细胞术检出骨髓细胞免疫表型异常，具有多个 MDS 相关的表型异常，提示红系和 / 或髓系存在单克隆细胞群
（3）分子（测序）研究发现 MDS 相关基因突变，提示存在克隆性髓系细胞

【注释】

a 当满足必要条件和至少一项主要标准时，可以确定 MDS 的诊断。如果没有达到主要标准，但仍可能是髓系克隆性疾病患者，应用辅助标准可有助于诊断，患者可能为 MDS 样髓系肿瘤或将会发展为 MDS。需要通过在随访期间反复复查骨髓最终得出 MDS 的诊断。

b 血细胞减少定义为低于基于不同年龄、性别、种族和海拔标准设置的本地实验室参考值。

c 在罕见的情况下，存在可能同时导致血细胞减少的共患病，MDS 也可能被诊断。

d 如幼稚前体细胞异常定位（ALIP）成簇分布、$CD34^+$ 原始细胞成簇分布、免疫组化发现发育异常的微小巨核细胞（≥10% 发育异常巨核细胞）。

e 典型的染色体异常是指重现的和通常在 MDS 患者中发现（例如 5q–，–7），即使在没有形态学标准的情况下，WHO 也将其视为 MDS。

f 检测到的多个在 MDS 中出现的突变（如 SF3B1）增加罹患 MDS 或发展为 MDS 的可能性。

12.2.2 可能发展为 MDS 的前驱疾病（pre-MDS）

MDS 诊断的确立需要鉴别和除外下列因不满足 MDS 最低诊断标准而衍生的包括意义未明的特发性血细胞减少（ICUS）、意义未明的特发性发育异常（IDUS）、潜质未定的克隆性造血（CHIP）及意义不明的克隆性细胞减少症（CCUS）在内的可能发展为 MDS 的前驱疾病（pre-MDS）。其临床特征及鉴别标准如下。

特征、诊断	ICUS	IDUS	CHIP	CCUS	低风险 MDS	高风险 MDS	sAML/ AML-MRC
发育异常[a]	–	+	–	–	+	+	+
血细胞减少[b]	+	–	–	+	+	+	+
骨髓原始细胞	<5%	<5%	<5%	<5%	<5%	<20%	≥20%
流式异常	+/–	+/–	+/–	+/–	++	+++	+++
细胞遗传学异常	–	–	+/–	–	+	++	++
分子学异常[c]	–	–	+	+	++	+++	+++
单克隆 VAF	–	–	≤9%	10%~50%	30%~50%	40%~50%	40%~50%

注：sAML. 继发性急性髓系白血病；AML-MRC. 骨髓增生异常相关改变的 AML；VAF. 等位基因突变率。

【注释】

a 在给定的谱系（红系、中性粒细胞或巨核细胞系）中，至少 10% 的细胞发育不良。

b 持续细胞减少至少 4 个月。

c 分子异常由 MDS 相关突变和等位基因突变率（VAF）≥2% 来定义。pre-MDS 的定义为 VAF≥ 2% 的等位基因负荷，而 MDS 的辅助标准最小等位基因负荷应该更高（如 VAF≥10%）。要注意高等位基因负荷并不排除 CHIP 或 CCUS 的存在。在大多数 MDS 患者中，通常可发现多个基因突变。当 MDS 的几个辅助标准存在时，可以在没有发育不良的诊断条件下建立 MDS 的诊断。

12.3 分期和分组

12.3.1 MDS 的 1982 年法美英协作组（FAB）分型[7-8]

FAB 类型	骨髓原始细胞 /%	外周血原始细胞 /%	Auer 小体	单核细胞绝对值 >1×10^9/L	骨髓环形铁粒幼红细胞 >15%
RA	<5	<1	–	–	–
RARS	<5	<1	–	–	+
RAEB	5~20	<5	–	–	–/+
RAEB-t	21~30	或≥5	或 +	–/+	–/+
CMML	≤20	<5	–	+	–/+

12.3.2 世界卫生组织（WHO）2016 修订分型[9]

WHO 类型	发育不良系列	血细胞减少系列	骨髓红系中 RS 比例	PB 及 BM 原始细胞比例	细胞遗传学
MDS-SLD	1 系	1~2 系	<15%/<5%*	BM<5%，PB<1%，无 Auer 小体	除外满足 MDS 伴有单纯 5q– 分型标准的任何细胞遗传学异常
MDS-MLD	2 或 3 系	1~3 系	<15%/<5%*	BM<5%，PB<1%，无 Auer 小体	除外满足 MDS 伴有单纯 5q– 分型标准的任何细胞遗传学异常
MDS-RS					
MDS-RS-SLD	1 系	1~2 系	≥15%/≥5%*	BM<5%，PB<1%，无 Auer 小体	除外满足 MDS 伴有单纯 5q– 分型标准的任何细胞遗传学异常
MDS-RS-MLD	2 或 3 系	1~3 系	≥15%/≥5%*	BM<5%，PB<1%，无 Auer 小体	除外满足 MDS 伴有单纯 5q– 分型标准的任何细胞遗传学异常
MDS 伴有单纯 5q–	1~3 系	1~2 系	任何比例	BM<5%，PB<1%，无 Auer 小体	del（5q）±1 项其他染色体异常［除外 –7 及 del（7q）］
MDS-EB					
MDS-EB-1	0~3 系	1~3 系	任何比例	BM 5%~9% 或 PB 2%~4% 无 Auer 小体	任意细胞遗传学
MDS-EB-2	0~3 系	1~3 系	任何比例	BM 10%~19% 或 PB 5%~19% 或 Auer 小体	任意细胞遗传学
MDS-U					
PB 1% 原始细胞	1~3 系	1~3 系	任何比例	BM<5%，PB=1%# 无 Auer 小体	任意细胞遗传学

恶性血液病

续表

WHO 类型	发育不良系列	血细胞减少系列	骨髓红系中 RS 比例	PB 及 BM 原始细胞比例	细胞遗传学
单系病态造血及全血细胞减少	1 系	3 系	任何比例	BM＜5%，PB＜1%，无 Auer 小体	任意细胞遗传学
基于典型细胞遗传学异常	0	1~3 系	＜15%**	BM＜5%，PB＜1%，无 Auer 小体	MDS 相关的细胞遗传学异常
RCC	1~3 系	1~3 系	无	BM<5%，PB<2%	任意细胞遗传学

注：PB. 外周血；BM. 骨髓；RS. 环状铁粒幼红细胞；MDS-SLD. MDS 伴单系发育异常；MDS-MLD. MDS 伴多系发育异常；MDS-EB. MDS 伴原始细胞增多；MDS-U. MDS 未分型；RCC. 儿童难治性血细胞减少症。*. 若存在 SF3B1 突变；#. 2 次以上的外周血涂片检查见 1% 原始细胞；**. 环状铁粒幼红细胞 ≥ 15% 且有显著红系发育异常者应归于 MDS-RS-SLD。

【注释】

外周血细胞减少定义为血红蛋白<100g/L，血小板计数<100 × 10^9/L，中性粒细胞计数<1.8 × 10^9/L；少数情况下，MDS 可以是高于上述数值的轻度贫血或血小板减少。外周血单核细胞必须<1.0 × 10^9/L。

12.3.3 WHO 2022 修订分型[10]

	原始细胞	细胞遗传学	突变
MDS，遗传学定义			
低原始细胞和 5q 缺失 MDS（MDS-5q）	BM<5% 和 PB<2%	单独 5q 缺失，或合并除 -7 或 7q 缺失外的其他 1 个异常	-
低原始细胞和 SF3B1 突变 MDS[a]（MDS-SF3B1）	BM<5% 和 PB<2%	没有 5q 缺失，7 号单体，或复杂核型	SF3B1
双等位基因 *TP53* 失活 MDS（MDS-biTP53）	BM 和 PB<20%	通常为复杂核型	两个或两个以上的 *TP53* 突变，或 1 个有 *TP53* 拷贝数丢失或 cnLOH 证据的突变
MDS，形态学定义			
MDS 低原始细胞型（MDS-LB）	BM<5% 和 PB<2%	-	-
MDS 低增生型[b]（MDS-h）	BM<5% 和 PB<2%	-	-
原始细胞增多 MDS（MDS-IB）			
MDS 原始细胞增多 1 型（MDS-IB1）	BM5%~9% 和 PB2%~4%	-	-
MDS 原始细胞增多 2 型（MDS-IB2）	BM10%~19% 和 PB5%~19% 或 Auer 小体	-	-
MDS 骨髓纤维化（MDS-f）	BM5%~19% 和 PB2%~19%	-	-

注：PB. 外周血；BM. 骨髓；cnLOH. 拷贝中性杂合性缺失。

a. 检测到 ≥ 15% 的环状铁粒幼红细胞可以替代 SF3B1 突变。可接受相关术语：低原始细胞和环状铁粒幼红细胞的 MDS。

b. 根据定义 ≤ 25% 的骨髓细胞数（经年龄调整）。

12.4 治疗

12.4.1 基于预后(危险度)分层治疗

预后(危险度)分层	Ⅰ级推荐	Ⅱ级推荐	Ⅲ级推荐
较低危组[a]			
无临床症状、骨髓原始细胞<5%、无不良预后核型异常	观察随访	临床试验	
症状性贫血	支持治疗	祛铁治疗	雄激素、传统中医药
del(5q)±1个非7号染色体异常	来那度胺	人促红细胞生成素(EPO)	阿扎胞苷 地西他滨 临床试验 选择合适患者进行 allo-HSCT[b]
无 del(5q)± 其他细胞遗传学异常伴 RS 细胞<15%(RS 细胞 <5% 伴 *SF3B1* 突变)			
血清 EPO 浓度≤500IU/L	EPO	来那度胺 EPO ± G-CSF	阿扎胞苷 地西他滨 临床试验 选择合适患者进行 allo-HSCT[b]
血清 EPO 浓度>500IU/L	抗胸腺球蛋白 ± 环孢素[c]	阿扎胞苷 地西他滨 来那度胺	临床试验 选择合适患者进行 allo-HSCT[b]
无 del(5q)± 其他细胞遗传学异常伴 RS 细胞≥15%(RS 细胞>5% 伴 *SF3B1* 突变)			
血清 EPO 浓度≤500IU/L	EPO+G-CSF	罗特西普	抗胸腺球蛋白 ± 环孢素 阿扎胞苷 地西他滨 来那度胺 临床试验 选择合适患者进行 allo-HSCT[b]
血清 EPO 浓度>500IU/L	罗特西普	来那度胺	抗胸腺球蛋白 ± 环孢素 阿扎胞苷 地西他滨 临床试验 选择合适患者进行 allo-HSCT[b]
有症状血小板减少或粒细胞减少	临床试验 免疫抑制治疗[c] 阿扎胞苷 地西他滨	艾曲泊帕 罗米司亭	临床试验 选择合适患者进行 allo-HSCT[b]
较高危组[d]			

恶性血液病

续表

预后(危险度)分层	Ⅰ级推荐	Ⅱ级推荐	Ⅲ级推荐
合适的移植候选患者[e]及合适供者	异基因造血干细胞移植 allo-HSCT[f] 阿扎胞苷序贯 allo-HSCT[g] 地西他滨序贯 allo-HSCT 高剂量化疗序贯 allo-HSCT[h]	移植前祛铁治疗	
不适合骨髓移植或无合适供者	临床试验 阿扎胞苷 地西他滨	预激化疗 (CAG、HAG)	
复发、进展或无反应	移植后复发考虑二次移植或供者淋巴细胞输注 阿扎胞苷 + 维奈克拉 低剂量阿糖胞苷 + 维奈克拉 阿扎胞苷 +IDH1/2 抑制剂 化疗联合去甲基药物[j] 临床试验	AML 样化疗[i](阿糖胞苷 + 蒽环类、阿糖胞苷 + 氟达拉滨)	

【注释】

a 较低危组:IPSS-R 极低危组、低危组和中危组(≤3.5 分)。

b 进行 HSCT 候选患者:IPSS 中危 -1 组、IPSS-R 中危组和 WPSS 中危组患者存在严重的血细胞减少(同胞相合、无关供者或有可供选择的半相合、脐血供者并考虑标准或减低强度的预处理方案)。

c 可能对免疫抑制治疗有反应的条件包括:年龄通常≤60 岁、骨髓原始细胞≤5%、低增生性骨髓、PNH 克隆阳性或细胞毒性 T 细胞克隆存在 *STAT3* 突变。IST 包括 ATG± 环孢素 ± 艾曲泊帕。此外,对于严重的血小板减少症,可以考虑单独使用艾曲泊帕。

d 较高危组:IPSS-R 中危组(>3.5 分)、高危组和极高危组。

e 移植候选患者评估需基于年龄、体能状态、主要并发症、社会心理学状态、患者的选择、看护者可用性。

f 移植前减负治疗为了减少骨髓原始细胞<5%,目的是减少移植后复发,虽然最佳策略(阿扎胞苷、地西他滨,化疗)还没有被确定。减少移植前的疾病负荷对于接受减低强度预处理方案的患者尤为重要。在一些移植中心,桥接治疗后未能达原始细胞<5% 的患者不应排除继续进行移植,因为这些患者仍从移植中得到生存获益。针对有 *TP53* 突变的患者,特别是双等位基因,即使是移植,预后也很差,患者应尽可能参加临床试验。

g 阿扎胞苷、地西他滨或其他治疗都可用于等待供者进行移植前的桥接治疗,但这些药物不应使用于延迟移植。

h 调查研究性质的临床试验(优先的);无研究方案情况下或作为移植桥接治疗则选择标准诱导方案

i 对于部分 MDS-EB2 患者,可以考虑 AML 样治疗,特别是在较年轻的患者。此外,在有某些 AML 细胞遗传学异常的患者中,AML 的诊断可能低于 20%(见急性髓系白血病指南)。

j 去甲基药物首选推荐:阿扎胞苷,其他推荐:地西他滨。

12.4.2 附录:治疗方案汇总

(1)支持治疗

1)输血治疗[11]:有症状的贫血推荐 CMV 安全的红细胞输注,血小板减少出血推荐血小板输注,但不能对没有出血的血小板减少患者常规输血小板,除非血小板计数<10×10^9/L。辐照的血制品推荐于移植候选者。

2)抗感染治疗:抗生素推荐用于细菌感染,但不推荐常规预防性应用,但在患者开始治疗时可考虑预防,根据当地医院的指南。

3)氨基乙酸或其他抗纤溶药物可考虑用于难治性出血导致的血小板输注或严重的血小板减少患者。

4)祛铁治疗:如已接受>20~30 单位红细胞输注患者考虑日常的皮下去铁胺或口服地拉罗司降低铁过载[12-13],特别是较低危组或潜在移植候选者(低危 / 中危 -1)。对血清铁蛋白水平>2 500ng/ml 者,目标是降低铁蛋白水平至<1 000ng/ml。对于肌酐清除率较低(<40ml/min)者,避免地拉罗司及去铁胺治疗。去铁胺(DFO)剂量

20~60mg/(kg·d),由静脉输注持续 8~12 小时;地拉罗司,剂量每天 20~30mg/kg,每日一次,口服。

5)细胞因子治疗:

促红细胞生成素治疗(ESAs):推荐剂量为 40 000~60 000U,每周分次皮下注射,治疗目标血红蛋白范围为 100~120g/L,而不超过 120g/L[14]。对 ESAs 疗效评价无反应是指血红蛋白治疗 6~8 周后未达 15g/L 的升高或未降低红细胞的输注需求,同时若判断为治疗无反应,前提需保证充分的铁储备。

6)粒系集落刺激因子(G-CSF):不推荐常规用于预防感染。考虑用于中性粒细胞减少症伴有反复或难治性感染。推荐用于难治性贫血患者,联合 EPO 治疗,1~2mg/kg,每周分次皮下注射。

血小板受体激动剂(TPO-RA):对于较低危 MDS 存在严重或致命的血小板减少考虑应用[15-16]包括:艾曲泊帕、海曲泊帕等。

(2)免疫调节剂治疗:沙利度胺现通常采用小剂量,50~100mg/d,临床疗效以红系改善为主,约 10%,长期应用耐受性差,目前多数指南已不再提及。来那度胺起始推荐剂量:10mg/d × 21 天,每 28 天为 1 个疗程,2~4 个月后评估治疗反应[17-18]。注意对于低血小板和中性粒细胞计数患者($PLT<50\times10^9/L$,$ANC<0.5\times10^9/L$),考虑要调整来那度胺剂量,有反应继续并减少至耐受剂量。对伴有 -7 核型异常及 *TP53* 基因突变的患者不适用来那度胺,应按较高危预后组方案治疗。对来那度胺治疗疗效评价无反应是指血红蛋白治疗 3~6 个月后未达 15g/L 的升高或未降低红细胞的输注需求。

(3)免疫抑制治疗:环孢素(CSA)3~6mg/(kg·d),空腹血药浓度维持在 100~300ng/ml。ATG[19]包括马、兔、猪、羊等异种动物免疫后从血清中分离纯化的多克隆 IgG,目前应用较多的是马 ATG(包括 lymphoglobulin、atgam)和兔 ATG(thymoglobulin、ATG-fresenius)。没有临床试验比较这些 ATG 的优劣和最佳剂量,因此应该视为不同药物、在选择使用时应严加小心。根据既往的临床报道,lymphoglobuline 的剂量为 15mg/(kg·d),连续 5 天,atgam 剂量为 40mg/(kg·d),连续 4 天,thymoglobulin 和 ATG-fresenius 的剂量为 2.5~3.5mg/(kg·d),连续 4 天,使用前要进行皮试或小剂量静脉试验观察有无过敏,使用时要应用退热药、糖皮质激素和 / 或抗组胺药物预防输液反应,使用后要观察超敏反应或血清病反应的临床表现并进行治疗。以下患者反应率高:年龄通常 ≤ 60 岁骨髓原始细胞 ≤ 5%、低增生性骨髓、PNH 克隆阳性或细胞毒 T 细胞克隆存在 *STAT3* 突变。

(4)罗特西普:推荐用法:起始剂量为 1.0mg/kg,每 3 周一次,皮下注射,每 2 个连续剂量(6 周)评估无红细胞输血依赖改善,依次增加剂量至 1.33mg/kg 及 1.75mg/kg,连续 3 个 1.75mg/kg 连续剂量(9 周)后未减少红细胞输注量,提示无效中断治疗。每次治疗前血红蛋白 ≥ 115g/L(无红细胞输注)暂停治疗,当 Hb<110g/L 再次启动,每 3 周评估,血红蛋白相对增高>20g/L(无红细胞输注),按 1.75 → 1.33 → 1.0 → 0.8 → 0.6mg/kg 减量维持直至血液学缓解而停止。

(5)去甲基化治疗:常用药物包括阿扎胞苷[20]和地西他滨[21]。

1)阿扎胞苷:推荐用法为 $75mg/m^2\times7$ 天,皮下注射,28 天为 1 个疗程。

2)地西他滨:推荐剂量 $20mg/m^2\times5$ 天,静脉滴注。每 4 周为 1 个疗程,地西他滨最佳剂量及疗程仍在优化中。尽管两药治疗反应率相似,但一项Ⅲ期随机临床试验[22]报道阿扎胞苷而非地西他滨显示生存获益,阿扎胞苷或地西他滨应当持续治疗 4~6 个疗程后评估这类药物的治疗反应,临床获益的患者去甲基化药物作为维持治疗药物继续治疗。

(6)化疗:可采用 AML 标准 3+7 诱导方案或预激方案[23]。预激方案:小剂量阿糖胞苷($10mg/m^2$,每 12 小时 1 次,皮下注射,14 天)加 G-CSF,联合阿克拉霉素或高三尖杉酯碱或去甲氧柔红霉素。对老年或体能差的患者,预激方案耐受性优于 AML 标准方案,预激方案也可与去甲基化药物联合应用。

(7)异基因造血干细胞移植:allo-HSCT 是目前唯一根治 MDS 的方法,包括同胞全相合供者、非亲缘供者和单倍体供者[24]。建议有合适的供者(HLA 全相合同胞或非亲缘供体,HLA 半相合家族成员或脐带血)的异基因 HSCT 候选者早期转诊进行移植评估,以便有效地进行移植。

(8)小分子靶向药物:一些新数据显示了维奈克拉和 IDH1/2 抑制剂对患有 HMA 难治性疾病的高危 MDS 患者的疗效。目前维奈克拉与阿扎胞苷联合治疗 MDS 的Ⅲ期临床研究(Verona)中,维奈克拉推荐用法为 400mg × 14 天,口服,28 天为 1 个疗程,但最佳剂量及疗程仍在优化中。

12.5 预后评估

12.5.1 MDS 国际预后积分系统（IPSS）[25]

预后变量	标准	积分 / 分
骨髓原始细胞	<5%	0
	5%~10%	0.5
	11%~20%	1.5
	21%~30%[a]	2.0
染色体核型	好［正常，-Y，del（5q），del（20q）］	0
	中度［其余所有异常，需除外包括 t（8；21）、inv（16）及 t（15；17）等 AML 异常］	0.5
	差［复杂（≥3 个异常）或 7 号染色体异常］	1.0
血细胞减少[b]	无或一系	0
	两系或三系	0.5

【注释】

a WHO 分型将此组归入 AML。

b 血细胞减少定义：Hb<100g/L，中性粒细胞（ANC）计数<1.8×10^9/L，血小板计数<100×10^9/L。

IPSS 风险分类（%IPSS 人群）	总积分	未治疗的中位生存期 / 年	未治疗的 25%AML 转化率 / 年
低危（33）	0	5.7	9.4
中危 -1（38）	0.5~1.0	3.5	3.3
中危 -2（22）	1.5~2.0	1.1	1.1
高危（7）	≥2.5	0.4	0.2

【注释】

同一危险分组中<60 岁者较 60 岁以上者生存期长。IPSS 积分系统中细胞遗传学分型是 MDS 患者进行异基因造血干细胞移植的一个独立的预后指标。

12.5.2 WHO 分型预后积分系统（WPSS）[26]

预后变量	标准	积分 / 分
WHO 分型	RCUD、RARs，MDS 伴有单纯 5q-	0
	RCMD	1
	RAEB-1	2
	RAEB-2	3
染色体核型	好［正常，-Y，del（5q），del（20q）］	0
	中度（其余所有异常，需除外包括 t（8；21）、inv（16）及 t（15；17）等 AML 异常）	1
	差［复杂（≥3 个异常）或 7 号染色体异常］	2
贫血（男性<90g/L，女性<80g/L）	无	0
	有	1

注：极低危组，0；低危组，1；中危组，2；高危组，3~4；极高危组，5~6。IPSS 适用于作为治疗起始时的预后参考，而 WPSS 适用于作为病程演变中动态的预后评估。

恶性血液病

12.5.3 国际预后积分系统修订版(IPSS-R)[27]

预后变量	0	0.5	1.0	1.5	2	3	4
染色体核型	极好	–	好	–	中等	差	极差
骨髓原始细胞 /%	≤2	–	2~5	–	5~10	>10	–
血红蛋白 /(g·L^{-1})	≥100	–	80~100	<80	–	–	–
血小板 /(×10^{9}·L^{-1})	≥100	50~100	<50	–	–	–	–
ANC/(×10^{9}·L^{-1})	≥0.8	<0.8	–	–	–	–	–

IPSS-R 细胞遗传学危险分组

细胞遗传学预后分组	细胞遗传学异常
极好	-Y,11q-
好	常核型,单纯 del(5q),单纯 del(12p),单纯 del(20q),含 del(5q)的双克隆异常
中等	单纯 del(7q),+8,+19,i(17q),其他 1 个或 2 个独立克隆异常
差	7,inv(3)/t(3q)/del(3q),含 -7/del(7q)的双克隆,复杂异常(3 种核型异常)
极差	复杂异常(>3 种核型异常)

IPSS-R 预后极低危组:≤1.5;低危组:1.5~3;中危组:3~4.5;高危组:4.5~6;极高危组:>6;中位生存期:8.8 年、5.3 年、3.0 年、1.6 年、0.8 年,中位 25%AML 转化时间:未达到、10.8 年、3.2 年、1.4 年、0.73 年。IPSS-R 主要适用于年龄<70 岁的 MDS 患者,其他年龄患者的积分根据下列公式调整:(年龄 -70)×[0.05-(IPSS 积分 ×0.005)]。

12.5.4 分子国际预后积分系统(IPSS-M)[28]

IPSS-M	极低危(VL)	低危(L)	中低危(ML)	中高危(MH)	高危(H)	极高危(VH)
人群 % (*n*=2 701)	14(381)	33(889)	11(302)	11(281)	14(379)	17(469)
风险评分	≤-1.5	>-1.5 至 -0.5	>-1.5 至 0	>0 至 0.5	>0.5 至 1.5	>1.5
危险比率 (95% *CI*)	0.51 (0.39~0.67)	1.0 (参考)	1.5 (1.2~1.8)	2.5 (2.1~3.1)	3.7 (3.1~4.4)	7.1 (6.0~8.3)
中位 LFS, 25%~75% 范围 / 年	9.7 (5.0~17.4)	5.9 (2.6~12.0)	4.5 (1.6~6.9)	2.3 (0.91~4.7)	1.5 (0.80~2.8)	0.76 (0.33~1.5)
中位 OS, 25%~75% OS 范围 / 年	10.6 (5.1~7.4)	6.0 (3.0~12.8)	4.6 (2.0~7.4)	2.8 (1.2~5.5)	1.7 (1.0~3.4)	1.0 (0.5~1.8)
AML-t/% 1 年 2 年 4 年	 0.0 1.2 2.8	 1.7 3.4 5.1	 4.9 8.8 11.4	 9.5 14.0 18.9	 14.3 21.2 29.2	 28.2 38.6 42.8
无白血病死亡 /% 1 年 2 年 3 年	 2.2 7.0 15.9	 8.5 16.2 29.5	 12.0 19.8 33.6	 18.0 31.1 51.1	 19.3 39.8 54.2	 30.6 45.6 51.3

注:LFS. 无白血病生存;OS. 总生存期;AML-t. 白血病转化。

恶性血液病

分子国际预后评分系统(IPSS-M)的预后因素

分类	预后因素	附加说明
临床因素	骨髓原始细胞比例 血小板计数 血红蛋白	连续观察的指标
IPSS-R 细胞遗传学风险类别	低危 中危 高危	积分与 IPSS-R 相同
基因突变	16 种预后基因突变	每个个体变量权重
	15 种其他基因突变	该组突变的数量特征
	16 种预后基因:*TP53*[multi]、*MLL*[PTD]、*FLT3*[ITD+TKD]、*SF3B1*[5q]、*NPM1*、*RUNX1*、*NRAS*、*ETV6*、*IDH2*、*CBL*、*EZH2*、*U2AF1*、*SRSF2*、*DNMT3A*、*ASXL1*、*KRAS*、*SF3B1*[a]	
	15 种其他基因突变:*BCOR*、*BCORL1*、*CEBPA*、*ETNK1*、*GATA2*、*GNB1*、*IDH1*、*NF1*、*PHF6*、*PPM1D*、*PRPF8*、*PTPN11*、*SETBP1*、*STAG2*、*WT1*	

注:*SF3B1*[5q]. *SF3B1* 突变具有单独的 del(5q)或有一个额外的畸变,不包括 -7/del(7q)。*SF3B1*[a]. 在 *BCOR*、*BCORL1*、*RUNX1*、*NRAS*、*STAG2*、*SRSF2* 或 del(5q)中无共突变的 *SF3B1* 突变。

【注释】

IPSS-M 通过登录国际 MDS 预后工作组(IWG-PM)建立的网络计算器(http://mds-risk-model.com),输入个体患者的上述变量,自动生成上文风险分层组,同时参比数据集直观的获得个体患者的中位无白血病生存期、中位总生存期、年白血病转化率等各项临床预后。

12.6 疗效评价

参考 MDS 国际工作组提出的疗效评价标准(IWG2006 修订版)

(一)改变疾病自然病程

1. 完全缓解(CR)疗效须维持 ≥ 4 周[a]

(1)骨髓评定标准

1)各系血细胞成熟正常,可允许继续存在发育异常,但要加以注明

2)原始细胞比例 ≤ 5%(红系细胞比例若低于 50%,原始细胞比例按全部有核细胞计算;红系细胞比例若超过 50%,原始细胞比例按非红系细胞计算,即红系除外不计)

(2)外周血评定标准

1)血红蛋白 ≥ 110g/L(不输血,患者不用 EPO)

2)中性粒细胞绝对值 ≥ 1.0×10^9/L(不用粒系集落刺激因子)

3)血小板计数 ≥ 100×10^9/L(不用促血小板生长制剂)

4)原始细胞 0%

5)可继续存在发育异常

2. 部分缓解(PR)疗效须维持 ≥ 4 周

满足完全缓解血常规标准;骨髓原始细胞比例较治疗前至少降低 ≥ 50%,但仍 > 5%,不考虑有核细胞增生程度和发育不良

3. 骨髓完全缓解(mCR)

原始细胞 ≤ 5%/ 较治疗前至少降低 ≥ 50%,但外周血血细胞减少未恢复,如果外周血达到下述 HI 标准,须加以注明

续表

4. 稳定(SD)

未达到 PR 的最低标准,但至少 8 周以上无病情进展(PD)证据

5. 治疗失败(failure)

治疗期间死亡或病情进展:患者表现为血细胞减少加重、原始细胞增高或进展为较治疗前更晚期的 FAB 亚型

6. CR 或 PR 后复发　符合下列≥1 项

(1)骨髓原始细胞百分比升至治疗前水平

(2)中性粒细胞或血小板较缓解 / 有效时的最高水平下降≥50%

(3)血红蛋白浓度降低 15g/L 或有输血依赖性

7. 疾病进展

(1)骨髓

1)骨髓原始细胞<5% 的患者:原始细胞增长≥50% 或原始细胞比例>5%

2)骨髓原始细胞为 5%~10% 的患者:原始细胞增长≥50% 或原始细胞比例>10%

3)骨髓原始细胞为 10%~20% 的患者:原始细胞增长≥50% 或原始细胞比例>20%

4)骨髓原始细胞为 20%~30% 的患者:原始细胞增长≥50% 或原始细胞比例>30%

(2)外周血满足以下任一条

1)中性粒细胞或血小板较缓解 / 有效时的最高值较少≥50%

2)血红蛋白降低≥20g/L

3)输血依赖

8. 疾病转化　转化为急性髓系白血病(原始细胞比例≥30%)

9. 生存　时间的计算

(1)总生存时间(OS):从进入治疗试验到任何原因的死亡

(2)无事件生存期(EFS):从进入治疗试验到治疗失败或任何原因死亡

(3)无进展生存期(PFS):从进入治疗试验到疾病进展(PD)或因 MDS 死亡

(4)无病生存期(DFS):从完全缓解(CR)到病情进展(PD)复发

(5)特定原因死亡(CSD):MDS 相关死亡

(二)细胞遗传学反应[b]

1. 主要反应(major CyR)　原有的染色体异常消失,且未出现新的异常

2. 轻微反应(minor CyR)　原有的染色体异常减少≥50%

(三)健康相关生活质量(QOL)

使用各种问卷或 WHO 体能积分

(四)血液学指标改善标准(HI)(以下标准需在持续≥8 周)[c]

1. 红系反应(HI-E)　治疗前血红蛋白<110g/L,治疗后血红蛋白上升≥15g/L;输血减少:与治疗前 8 周相比,治疗后 8 周内输注红细胞单位数减少≥4 个(只用于治疗前血红蛋白≤90g/L 的依赖输血者)

2. 血小板反应(HI-P)　治疗前血小板计数<100×10^9/L,血小板计数>20×10^9/L 者,治疗后绝对值上升≥30×10^9/L;治疗前血小板计数<20×10^9/L 者。治疗后血小板计数>20×10^9/L,且增幅≥100%

3. 中性粒细胞反应(HI-N)　治疗前中性粒细胞绝对值<1.0×10^9/L,治疗后增加>0.5×10^9/L,且增幅≥100%

4. 血液学指标改善(HI)后复发或进展　满足下列条件之一(除外急性感染,重复化疗疗程,脏器出血,溶血等其他原因)

(1)中性粒细胞或血小板从治疗后最高水平下降≥50%

(2)血红蛋白下降≥15g/L

(3)恢复输血依赖

【注释】

a 在某些情况下的治疗方案(例如,巩固、维持)可能需要满足在维持疗效 4 周前开始进一步的治疗。这些患者不必强调疗效反应持续时间,可以被评价纳入其在治疗开始时相应的反应类别。患者重复治疗过程中只要能恢复到前一个疗程血细胞改善的计数水平,其短暂性血细胞减少不应认为是疗效反应持续时间的中断。

b 20 个中期分裂相是确定细胞遗传学反应程度的最佳选者(但不是必要的)。也可接受 FISH 来评估某些特定的细胞遗传学异常的变化。

c 血细胞减少的治疗前基线测量要求治疗前至少 1 周内至少 2 次测量(不受输血影响,即至少 1 周不输注红细胞,至少 3 天不输注血小板)的平均值。

HI 反应与低危 MDS 和长期血细胞减少的患者特别相关。主要和轻微的 HI 必须至少持续 8 周。

13 真性红细胞增多症

13.1 治疗前评估

	Ⅰ级推荐	Ⅱ级推荐	Ⅲ级推荐
病史采集和体格检查	完整的病史采集(重点是体质性症状、血栓相关因素、血栓和出血病史) 体检(尤其注意脾脏肋下最大长径)		
症状评分	MPN10 评分		
实验室检查	血常规和血涂片、肝肾功、乳酸脱氢酶、血脂、尿酸、血清铁蛋白、维生素 B_{12}、CRP、红细胞沉降率和 EPO 水平 乙肝、丙肝、HIV、巨细胞病毒等检查 有出血表现者,行获得性血管性血友病的实验室评估	动脉血气 呼吸睡眠检测	
影像学检查	超声、CT 或 MRI 计算脾脏容积	超声心动图	
骨髓检查	含涂片、活检(长度 1.5cm 以上,需要按照 WHO 分级标准确定纤维化程度)	免疫分型(尤其怀疑急性淋巴细胞白血病转化时)	
细胞遗传学	G 带或 R 带染色体核型分析	怀疑慢性粒细胞性白血病时可加做 FISH	
分子学检查	*BCR*::*ABL* 融合基因 *JAK2* V617F、*MPL* 和 *CALR* 基因突变 *ASXL1*、*TET2*、*DNMT3a*、*SRSF2*、*U2AF1*、*EZH2*、*IDH1/2*、*SF3B1*、*TP53* 和 *CBL* 等非驱动基因检测 上述突变基因建议优先用二代测序技术检测	有红细胞增多症家族病史者筛查 *EPOR*、*VHL*、*EGLN1/PHD2*、*EPAS1/HIF2*、*HGBB*、*HGBA* 和 *BPGM* 等基因突变	对造血干细胞移植候选患者考虑人类白细胞表面抗原(HLA)配型

13.2 PV 诊断标准(WHO 2016[1])

主要标准	①血红蛋白>165g/L(男性),>160g/L(女性)或者 HCT>49%(男性),>48%(女性)或者其他红细胞容积增加的证据 ②骨髓活检示与年龄不符的细胞过多伴三系增生(全骨髓增生),包括红系、粒系、巨核系显著增生并伴有多形性成熟巨核细胞(细胞大小不等) ③ *JAK2* V617F 或者 *JAK2* 外显子 12 突变
次要标准	血清 EPO 水平低于正常下限

注:诊断需满足 3 项主要标准或前 2 项主要标准加次要标准

恶性血液病

真红后骨髓纤维化(PPV-MF)诊断标准[2]

主要标准	①此前按WHO诊断标准确诊为PV ②骨髓活检显示纤维组织分级为MF 2/3级
次要标准	①贫血或不需持续静脉放血(在未进行降细胞治疗情况下)或降细胞治疗来控制红细胞增多 ②外周血出现幼稚粒细胞、幼稚红细胞 ③进行性脾脏肿大(此前有脾脏肿大者超过左肋缘下5cm或新出现可触及的脾脏肿大) ④以下3项体质性症状中至少出现1项:过去6个月内体重下降>10%,盗汗,不能解释的发热(>37.5℃)
注:诊断需满足2项主要标准和至少2项次要标准	

【注释】

真性红细胞增多症(PV)是*BCR*::*ABL*阴性经典型骨髓增殖性肿瘤(MPN)中的一种[3]。诊断基于血红蛋白定量、红细胞比积(HCT)、骨髓活检、驱动基因检测以及促红细胞生成素等综合判断。考虑到非驱动基因和骨髓染色体均对预后、靶向治疗有显著影响,因此建议所有疑诊患者加做全套二代测序基因和骨髓染色体检查[4],含排除慢性粒细胞性白血病的相关染色体和基因检查。原则上,优先选择外周血进行基因检查,极少数*JAK2*突变阴性的PV患者存在*CALR*或*LNK*基因突变,故一次性完善全套基因检测是合理的[5-6]。隐匿性PV(masked-PV,mPV)指具有PV的典型*JAK2*突变,骨髓表现与PV一致,EPO水平降低,但是血红蛋白和HCT水平达不到诊断标准的患者,这类患者的最终预后甚至比确诊PV还差,其识别和治疗值得关注[7]。

13.3 危险分层

	危险因素	分值	危险度	中位生存/年
ELN推荐血栓评分[8]	年龄≥60岁	1	低危:0 高危≥1	
	血栓历史	1		
IPSS(生存预测)[9]	年龄≥67岁	5	低危:0 中危:1~2 高危≥3	28 19 11
	年龄57~66岁	2		
	白细胞计数≥15×10^9/L	1		
	静脉血栓历史	1		
MIPSS(生存预测)[10]	白细胞计数≥15×10^9/L	1	低危:0~1 中危:2~3 高危:4~7	24 13.1 3.2
	血栓历史	1		
	年龄>67岁	2		
	*SRSF2*突变	3		

注释:

PV患者需要关注两方面临床危险,一方面是血栓风险,目前采用ELN评分进行评估。另外一方面是寿命预测危险评分,按照IPSS进行评估。由于PV自然病程无法改变,所以治疗策略通常按照血栓风险来分层安排。MIPSS,Mutation-Enhanced International Prognostic Scoring System。

13.4 治疗

一线分层治疗（按照 ELN 血栓风险评分）

	Ⅰ级推荐	Ⅱ级推荐	Ⅲ级推荐
所有患者	小剂量阿司匹林	氯吡格雷	
低危	放血治疗 / 红细胞单采 聚乙二醇脯氨酸干扰素 α	（聚乙二醇）干扰素 α 羟基脲 芦可替尼	
高危	聚乙二醇脯氨酸干扰素 α 放血治疗 / 红细胞单采	（聚乙二醇）干扰素 α 羟基脲 芦可替尼	
PV 后纤维化	参考 PMF		
急变	参考 PMF 急变期		

注：PMF. 原发性骨髓纤维化。

二线治疗

难治复发	羟基脲和干扰素 α 可以互换 芦可替尼 （可以联合治疗）	临床试验	^{32}P 静脉注射 白消安（马利兰）可以作为老年患者的选择[11]

【注释】

PV 的治疗目标是避免初发或复发的血栓形成，控制疾病相关症状，预防 PPV-MF 和 / 或急性白血病转化。所有 PV 患者治疗目标为 HCT<45%[12]，早期可以通过放血达标，有研究认为应该在 45 天内达标，然后进入维持治疗。近年来研究发现 *JAK2* 拷贝数、白细胞和血小板增多可能也是独立的预后不良因素，因此，治疗目标有可能进一步提高到血液学完全缓解，也可以争取分子生物学缓解（参考骨髓纤维化的疗效标准）。

小剂量阿司匹林应该长期服用，除非有禁忌证，血小板计数>1 500 × 10⁹/L 时患者易有出血倾向，需慎用阿司匹林。所有患者需积极控制可逆的血栓形成危险因素，包括戒烟、控制血压、降血脂、减重和运动等。

如果出现以下情况，应当考虑使用降细胞药物：①年龄>60 岁；②不能耐受放血治疗（例如有心功能不全等）；③既往血栓病史；④血小板计数>1 500 × 10^9/L；⑤白细胞计数>15 × 10^9/L；⑥症状性或者进行性脾大；⑦不能或者拒绝放血治疗者；⑧严重的疾病相关症状。

基于近年的前瞻性研究结果，首选降细胞药物为聚乙二醇脯氨酸干扰素 α[13-15]，聚乙二醇干扰素 α 可能具有类似效果。其他降细胞药物包括干扰素 α 和羟基脲，但年轻患者应慎用羟基脲，妊娠期禁用羟基脲，可以选择干扰素 α[8,16]。

羟基脲 / 干扰素 α 耐药、无效和出现严重 PV 相关症状（如严重瘙痒）者可以考虑备选降细胞药物治疗，例如芦可替尼[17-18]、白消安（马利兰）[11]等。芦可替尼注意事项参考原发性骨髓纤维化章节。如果单药效果不理想，上述降细胞药物可以酌情联合使用。

PV 患者羟基脲耐药或者不耐受的定义[19]

耐药：羟基脲 2g/d 以上剂量治疗 3 个月
1. 依然需要放血维持 HCT<45% 2. 未能控制骨髓增殖情况（例如血小板计数>400 × 10^9/L 和白细胞计数>10 × 10^9/L） 3. 脾缩小未达>50%。
不耐受
1. 在使疾病达到完全或部分临床血液学反应所需的羟基脲最小剂量下，出现中性粒细胞绝对值<1.0 × 10^9/L 或血小板计数<100 × 10^9/L 或血红蛋白<100g/L 2. 任何剂量羟基脲治疗时，出现下肢溃疡或者其他难以耐受的非血液学毒性，例如皮肤黏膜表现、消化道症状、肺炎、发热等

妊娠准备期间，应该考虑多科室会诊，评估妊娠期间危险度。低危患者需要全程低剂量阿司匹林治疗，同时控制 HCT 低于 45%，疗程直至产后 6 周。预计生产前 2 周左右停用阿司匹林并用低分子肝素替代，生产前 12~24 小时停用低分子肝素。如果没有出血或血栓并发症，产后继续应用低分子肝素预防 2 周，然后可以恢复阿司匹林预防至产后 6 周以上。高危或者接受剖腹产患者产后预防时间应适当延长。高危患者在阿司匹林基础上，建议全程增加低分子肝素预防。妊娠期间，如果需要降细胞治疗，可以考虑干扰素 α(仅在获益确定超过风险时考虑，并且需要与患者充分沟通)。妊娠期和哺乳期均应该避免使用羟基脲[20]。

围手术期建议多科会诊，紧急手术应该密切关注围手术期血栓事件和出血风险，择期手术前则需要全面检查和治疗以减少血栓和出血风险。手术前尽可能通过治疗使血常规指标接近于正常，但是要避免过度的骨髓抑制导致血细胞减少。血栓高危或者需要长期制动的手术患者(如骨科手术)，应该考虑降细胞治疗的同时联合抗凝预防。血管手术后，需要考虑阿司匹林预防。对于择期手术患者，术前 HCT 控制良好应该超过 3 个月，且血细胞接近于正常，必要时考虑放血处理。阿司匹林术前一周需要停用，如果出血风险可控，术后 24 小时重启阿司匹林治疗。抗凝治疗术前依据相应的药物半衰期停用，术后依据出血风险评估尽早重新启用。围手术期降细胞治疗措施需要继续，除非手术团队认为有明确的禁忌证[20]。

主要治疗具体用法如下：

(1)放血起始剂量可以从每 2~4 天 400~500ml 开始，最终维持量应该按照 HCT 目标确定。

(2)小剂量阿司匹林 75~100mg/d。血管运动症状顽固者可以酌情增加剂量。

(3)羟基脲推荐从 30mg/(kg·d)开始，1 周后改为 5~20mg/(kg·d)，按照血液指标逐渐调整剂量直至理想疗效后长期维持。

(4)干扰素 α:(9~25)× 10^6U/周(分 3 次皮下注射)。

(5)聚乙二醇干扰素 α[13]：从每周 90μg 皮下注射开始，2 周后依据不良反应和疗效逐渐增加剂量，直至每周 135μg 或者 180μg。

(6)聚乙二醇脯氨酸干扰素 α：从 250μg/次开始，第二次为 350μg，第三次开始达到目标剂量，目标剂量为 500μg/次，皮下注射，每 2 周用药一次。

(7)芦可替尼，20mg/d 开始，具体调整参考 PMF 章节。

(8)白消安(马利兰)2~4mg/d，口服，然后根据血液指标随时调整剂量。白消安(马利兰)可以引起严重骨髓抑制，因此用量不宜超过 4mg/d。

(9)^{32}P 静脉注射：^{32}P 2~4mCi 治疗 1 次常可使疾病得到很好的控制，间隔 6~8 周后可依首剂疗效再次给予。

13.5 疗效标准[21]

疗效标准	定义
完全缓解(CR)	以下 4 条必须全部符合： ①包括可触及的肝、脾肿大等疾病相关体征持续(≥ 12 周)消失，症状显著改善(MPN10 积分下降 ≥ 10 分) ②外周血细胞计数持续(≥ 12 周)缓解，未行静脉放血情况下 HCT<45%、PLT ≤ 400 × 10^9/L、WBC<10 × 10^9/L ③无疾病进展，无任何出血或血栓事件 ④骨髓组织学缓解，按年龄校正后的骨髓增生程度正常，三系高度增生消失，和无>1 级的网状纤维(欧洲分级标准)
部分缓解(PR)	以下 4 条必须全部符合： ①包括可触及的肝、脾肿大等疾病相关体征持续(≥ 12 周)消失，症状显著改善(MPN10 积分下降 ≥ 10 分) ②外周血细胞计数持续(≥ 12 周)缓解，未行静脉放血情况下 HCT<45%、PLT ≤ 400 × 10^9/L、WBC<10 × 10^9/L ③无疾病进展和任何出血或血栓事件 ④未达到骨髓组织学缓解，存在三系高度增生
无效(NR)	疗效未达到 PR
疾病进展(PD)	演进为真性红细胞增多症后骨髓纤维化(PPV-MF)、骨髓增生异常综合征或急性白血病

14 原发性血小板增多症

14.1 治疗前评估

	Ⅰ级推荐	Ⅱ级推荐	Ⅲ级推荐
病史采集和体格检查	完整的病史采集(重点是体质性症状、血栓相关因素、血栓和出血病史) 体检(尤其注意脾脏肋下最大长径)		
症状评分	MPN10 评分		
实验室检查	血常规和血涂片、肝肾功、乳酸脱氢酶、血脂、尿酸、血清铁蛋白、维生素 B_{12}、CRP、红细胞沉降率和 EPO 水平 乙肝、丙肝、HIV、巨细胞病毒等检查 有出血表现者,行获得性血管性血友病的实验室评估	动脉血气 呼吸睡眠检测	
影像学检查	超声或者 MRI 计算脾脏体积	超声心动图	
骨髓检查	含涂片、活检(长度 1.5cm 以上,需要按照 WHO 分级标准确定纤维化程度)	免疫分型(尤其怀疑急性淋巴细胞白血病转化时)	
细胞遗传学	G 带或 R 带染色体核型分析	怀疑慢性粒细胞性白血病时可加做 FISH	
分子生物学	*BCR*::*ABL* 融合基因 *JAK2 V617F*、*MPL* 和 *CALR* 基因突变 *ASXL1*、*TET2*、*DNMT3a*、*SRSF2*、*U2AF1*、*EZH2*、*IDH1/2*、*SF3B1*、*TP53* 和 *CBL* 等非驱动基因检测 上述突变基因建议优先用二代测序技术检测	有红细胞增多症家族病史者筛查 *EPOR*、*VHL*、*EGLN1/PHD2*、*EPAS1/HIF2*、*HGBB*、*HGBA* 和 *BPGM* 等基因突变	对造血干细胞移植候选患者考虑人类白细胞表面抗原(HLA)配型

14.2 诊断标准(WHO 2016[1])

主要标准	①血小板计数(PLT)≥450×10^9/L ②骨髓活检示巨核细胞高度增生,胞体大、核过分叶的成熟巨核细胞数量增多,粒系、红系无显著增生或左移,且网状纤维极少轻度(1 级)增多 ③不能满足 *BCR*::*ABL* 阳性慢性髓系白血病、真性红细胞增多症(PV)、原发性骨髓纤维化(PMF)、骨髓增生异常综合征和其他髓系肿瘤的 WHO 诊断标准 ④有 *JAK2*、*CALR* 或 *MPL* 基因突变
次要标准	有克隆性标志或无反应性血小板增多的证据

注:符合 4 条主要标准或前 3 条主要标准和次要标准。

ET 后骨髓纤维化(PET-MF)诊断标准[2]

主要标准	①此前按 WHO 诊断标准确诊为 ET ②骨髓活检示纤维组织分级为 2/3 级(按 0~3 级标准)或 3/4 级(按 0~4 级标准)
次要标准	①贫血或血红蛋白含量较基线水平下降 20g/L ②外周血出现幼稚粒细胞、幼稚红细胞 ③进行性脾脏肿大(超过左肋缘下 5cm 或新出现可触及的脾脏肿大) ④以下 3 项体质性症状中至少出现 1 项:过去 6 个月内体重下降>10%,盗汗,不能解释的发热(>37.5℃)

注:诊断需满足 2 项主要标准和至少 2 项次要标准。

【注释】

原发性血小板增多症（ET）是 *BCR*::*ABL* 阴性经典型骨髓增殖性肿瘤（MPN）中的一种[3]。诊断基于血小板数目、骨髓活检、驱动基因检测等综合判断。考虑到非驱动基因和骨髓染色体均对预后、靶向治疗有显著影响，因此建议所有疑诊患者加做全套二代测序基因和骨髓染色体检查[4]，含排除慢性粒细胞性白血病的相关染色体和基因检查。对于骨髓抽取困难的患者，可以选择外周血进行基因检查[5-6]。ET 需要与原发性骨髓纤维化前期（pre-PMF）相鉴别，骨髓活检则是主要鉴别依据。

14.3 危险分层

	危险因素	分值 / 分	危险度	中位生存 / 年
血管并发症传统预测[7]	年龄 ≥ 60 岁	1	低危：0 高危 ≥ 1	
	血栓或者大出血史	1		
	血小板计数 ≥ 1 500 × 10^9/L	1		
IPSET- 血栓预测[8]	年龄 ≥ 60 岁	1	低危：0~1 中危：2 高危 ≥ 3	
	心血管危险	1		
	血栓史	2		
	JAK2 V617F 阳性	2		
修订版 IPSET- 血栓预测[9]	血栓史		极低危：无任何一个因素 低危：仅 *JAK2* V617F 阳性 中危：仅年龄 >60 岁 高危：有血栓史或者年龄 >60 岁且 *JAK2* V617F 阳性	
	年龄 >60 岁			
	JAK2 V617F 阳性			
IPSET- 生存预后[10]	年龄 ≥ 60 岁	2	低危：0 中危：1~2 高危：3~4	未达到 24.5 13.8
	血栓史	1		
	白细胞计数 >11 × 10^9/L	1		
MIPSS[11]	男性	1	低危：0~1 中危：2~5 高危：6~8	34.3 14.1 7.9
	白细胞计数 ≥ 11 × 10^9/L	1		
	年龄 >60 岁	4		
	SRSF2，*SF3B1*，*U2AF1*，*TP53* 突变	2		

注：MIPSS. Mutation-Enhanced International Prognostic Scoring System。

14.4 治疗

一线治疗（按照修订版 IPSET- 血栓预测分层治疗）

	Ⅰ级推荐	Ⅱ级推荐	Ⅲ级推荐
极低危	控制心血管危险因素 小剂量阿司匹林（有症状者）		
低中危	控制心血管危险因素 小剂量阿司匹林 降细胞治疗（有指征时）		

续表

	Ⅰ级推荐	Ⅱ级推荐	Ⅲ级推荐
高危	控制心血管危险因素 小剂量阿司匹林 降细胞治疗		
ET 后纤维化	参考 PMF		
急变	参考 PMF 急变期		

二线治疗

二线治疗	羟基脲和干扰素 α 可以互换 芦可替尼 (可以联合治疗)	临床试验	白消安(马利兰)可以作为老年患者的选择

【注释】

ET 的治疗目标是预防和治疗血栓并发症,因此,治疗选择主要依据患者血栓风险分组来决定。所有患者均需控制血管事件危险因素(如吸烟、高血压、高脂血症、肥胖)。除极低危患者外,都需要坚持长期小剂量阿司匹林治疗,如果阿司匹林不耐受,可以考虑氯吡格雷类替代。血小板计数>1 500 × 10^9/L 者出血风险增加,可以推迟使用阿司匹林,先降低血小板数目后再加用阿司匹林。合并获得性 VWD 者,使用阿司匹林需要非常慎重。

低 / 中危患者有下列指征者需要考虑降细胞治疗:新发生血栓、活动性 VWD 和 / 或大出血;脾大;进行性血小板增多和 / 或白细胞增多;疾病相关症状(如瘙痒、盗汗、乏力);阿司匹林无效的血管运动障碍症状(如头痛、胸痛、红斑性肢痛症)。高危患者均需降细胞治疗,血小板计数目标值为(400~600) × 10^9/L。

降细胞药物选择:干扰素 α(含聚乙二醇脯氨酸干扰素 α 和聚乙二醇干扰素 α)和羟基脲均可选择,但年轻患者应慎用羟基脲,妊娠期禁用羟基脲,可以选择干扰素 α[12-13]。羟基脲 / 干扰素 α 耐药、不能耐受者可以考虑之前没有用过的药物互换或者芦可替尼,也可以酌情联合使用上述药物。白消安(马利兰)、双溴丙哌嗪和 ^{32}P 等药物可以作为老年患者的备选治疗。阿那格雷可以良好控制血小板数目,但是患者总生存和无纤维化时间有可能缩短,因此,应该慎用阿那格雷[14]。PET-MF 或者急变患者参考 PMF 及急变患者的治疗。

妊娠期和围手术期处理请参考真性红细胞增多症章节。

主要治疗包括小剂量阿司匹林、羟基脲、干扰素 α、聚乙二醇脯氨酸干扰素 α、聚乙二醇干扰素 α、芦可替尼、白消安(马利兰)、^{32}P 静脉注射,具体用法参见 PV 章节。芦可替尼用于 ET 的起始剂量为 20mg b.i.d.。

ET 患者羟基脲耐药或者不耐受的定义[15]

1. 羟基脲 2g/d 以上剂量治疗 3 个月(体重>80kg 者剂量 2.5g/d)血小板>600 × 10^9/L 或者
2. 羟基脲任何剂量下血小板计数>400 × 10^9/L 且白细胞计数<2.5 × 10^9/L 或者
3. 羟基脲任何剂量下血小板计数>400 × 10^9/L 且血红蛋白计数<100g/L 或者
4. 羟基脲任何剂量下出现下肢溃疡或者其他难以耐受的皮肤黏膜表现或者
5. 羟基脲相关发热

14.5 疗效标准[16]

疗效标准	定义
完全缓解(CR)	以下 4 条必须全部符合: ①包括可触及的肝脾肿大等疾病相关体征持续(≥ 12 周)消失,症状显著改善(MPN10 积分下降 ≥ 10 分) ②外周血细胞计数持续(≥ 12 周)缓解:血小板计数 ≤ 400 × 10^9/L,白细胞计数<10 × 10^9/L,无幼粒幼红血象 ③无疾病进展,无任何出血和血栓事件 ④骨髓组织学缓解,巨核细胞高度增生消失,无>1 级的网状纤维(欧洲分级标准)

恶性血液病

续表

疗效标准	定义
部分缓解（PR）	以下4条必须全部符合： ①包括可触及的肝脾肿大等疾病相关体征持续（≥12周）消失，症状显著改善（MPN10积分下降≥10分） ②外周血细胞计数持续（≥12周）缓解：血小板计数≤400×10^9/L，白细胞计数<10× 10^9/L，无幼粒幼红血象 ③无疾病进展，无任何出血或血栓事件 ④无骨髓组织学缓解，有巨核细胞高度增生
无效（NR）	疗效未达PR
疾病进展（PD）	演进为post-ET MF、骨髓增生异常综合征或急性白血病

15 原发性骨髓纤维化

15.1 治疗前评估

	Ⅰ级推荐	Ⅱ级推荐	Ⅲ级推荐
病史采集和体格检查	完整的病史采集（重点是体质性症状、血栓相关因素、血栓和出血史） 体检（尤其注意脾脏肋下最大长径）		
症状评分	MPN10评分		
实验室检查	血常规和血涂片、肝肾功、乳酸脱氢酶、血脂、尿酸、血清铁蛋白、维生素B_{12}、CRP、红细胞沉降率和EPO水平 乙肝、丙肝、HIV、巨细胞病毒等检查有出血表现者，行获得性血管性血友病的实验室评估	动脉血气 呼吸睡眠检测	
影像学检查	超声、CT或者MRI计算脾脏容积	超声心动图	
骨髓检查	含涂片、活检（长度1.5cm以上，需要按照WHO分级标准确定纤维化程度）。	免疫分型（尤其怀疑急性淋巴细胞白血病转化时）	
细胞遗传学	G带或R带染色体核型分析	怀疑慢性粒细胞性白血病时加做FISH	
分子生物学	*BCR*::*ABL*融合基因 *JAK2* V617F、*MPL*和*CALR*基因突变 *ASXL1*、*TET2*、*DNMT3a*、*SRSF2*、*U2AF1*、*EZH2*、*IDH1/2*、*SF3B1*、*TP53*和*CBL*等非驱动基因检测 上述突变基因建议优先用二代测序技术检测	有红细胞增多症家族病史者筛查*EPOR*、*VHL*、*EGLN1*/*PHD2*、*EPAS1*/*HIF2*、*HGBB*、*HGBA*和*BPGM*等基因突变	

WHO（2016）骨髓纤维化分级标准[1]

分级	标准
MF-0	散在线性网状纤维，无交叉，相当于正常骨髓
MF-1	疏松的网状纤维，伴有很多交叉，特别是血管周围区
MF-2	弥漫且浓密的网状纤维增多，伴有广泛交叉，偶尔仅有局灶性胶原纤维和/或局灶性骨硬化
MF-3	弥漫且浓密的网状纤维增多，伴有广泛交叉，有粗胶原纤维束，常伴有显著的骨硬化

恶性血液病

【注释】

原发性骨髓纤维化(PMF)属于 *BCR*::*ABL1* 阴性经典型骨髓增殖性肿瘤(MPN)中的一种,与真性红细胞增多症和/或原发性血小板增多症后骨髓纤维化(post-PV/ET MF)一样,均以骨髓纤维化、血细胞异常和脾脏进行性增大为常见临床表现,故被统称为骨髓增殖性肿瘤相关骨髓纤维化(MPN-MF)[1-2]。*JAK2* V617F、*CALR* 和 *MPL* 等突变引起的 JAK-STAT 通路过度活化是这类疾病共同的发病机制,针对该通路的靶向药物芦可替尼对本病相关症状具有显著疗效[3-5]。

PMF 的诊断有赖于骨髓活检,为了保证病理分析准确,骨髓活检组织长度应至少 1.5cm,采用石蜡包埋,切片厚度为 3~4μm,需要按照 WHO(2016)分级确定纤维化程度。全套二代测序基因已经成为诊断、分型、治疗抉择和预后预测所必须[6-7],建议所有 MPN 患者均全面检查。骨髓纤维化患者骨髓容易干抽,可以用外周血代替进行检查。

15.2 诊断标准[1]

明显纤维化期	
主要标准	①巨核细胞增生和异型巨核细胞,网织纤维和/或胶原纤维 ≥ 2 级 ②不符合真性红细胞增多症、慢性粒细胞性白血病、骨髓增生异常综合征或其他髓细胞肿瘤的 WHO 标准 ③存在 *JAK2*、*CALR* 或 *MPL* 突变或其他克隆性标记,或者缺乏继发性骨髓纤维化的证据
次要标准	①与其他原因无关的贫血 ②白细胞计数 ≥ 11 × 10^9/L ③可触及的脾大 ④血清乳酸脱氢酶水平增高 ⑤幼粒/幼红细胞血象

注:需满足所有 3 条主要标准以及其中至少 1 条次要标准。

纤维化前/早期	
主要标准	①存在巨核细胞增生和异型性,网状纤维 ≤ 1 级,伴有年龄调整的骨髓过度增生,粒系增生活跃和红系生成减少 ②不符合真性红细胞增多症、慢性粒细胞性白血病、骨髓增生异常综合征或其他髓细胞肿瘤的 WHO 标准 ③存在 *JAK2* V617F、*CALR* 或 *MPL* 突变或其他克隆性标记,如果没有上述克隆性标记,需缺乏继发性骨髓纤维化的证据
次要标准	①与其他原因无关的贫血 ②白细胞计数 ≥ 11 × 10^9/L ③可触及的脾大 ④血清 LDH 水平增高

注:需满足所有 3 条主要标准以及其中至少 1 条次要标准。

【注释】

诊断标准建议采用 WHO 2016 版,包括明显纤维化期(overt PMF)和纤维化前/早期(pre-PMF)[1]。pre-PMF 需要与 ET 相鉴别,鉴别重点在于骨髓活检病理表现,ET 患者年龄调整后的骨髓增生程度无或轻微增高,髓系和红系造血无显著增生,巨核细胞胞质和细胞核同步增大,体积大至巨大,细胞核高度分叶(鹿角状),嗜银染色纤维化分级常为 MF-0;纤维化前/早期 PMF 患者年龄调整后的骨髓增生程度显著增高,髓系造血显著增生,红系造血减低,巨核细胞细胞核体积的增大超过胞质,体积小至巨大,成簇分布,细胞核低分叶呈云朵状,嗜银染色纤维化分级常为 MF-0 或 MF-1。

15.3 分期[8]

	外周血或骨髓原始细胞
慢性期	≤9%
加速期	10%~19%
急变期	≥20%

注：出现特征性重复性染色体异常时，如 t(8；21)、inv(16) 等，原始细胞<20% 也可以确定急变。

15.4 危险分层[6,9-12]

	危险因素	分值 / 分	危险度	中位生存 / 年
IPSS	年龄>65 岁	1	低危：0 中危 1：1 中危 2：2 高危 ≥3	11.3 7.9 4.0 2.3
	体质性症状	1		
	Hb<100g/L	1		
	白细胞计数>25×10^9/L	1		
	外周血原始细胞 ≥1%	1		
DIPSS	年龄>65 岁	1	低危：0 中危 1：1~2 中危 2：3~4 高危：5~6	未达到 14.2 4 1.5
	体质性症状	1		
	Hb<100g/L	2		
	白细胞计数>25×10^9/L	1		
	外周血原始细胞 ≥1%	1		
DIPSS-Plus	血小板计数<100×10^9/L	1	低危：0 中危 1：1 中危 2：2~3 高危：4~6	15.4 6.5 2.9 1.3
	需要红细胞输注	1		
	染色体预后不良[a]	1		
	DIPSS 中危 -1	1		
	DIPSS 中危 -2	2		
	DIPSS 高危	3		
MIPSS70	体质性症状	1	低危：0~1 中危：2~4 高危 ≥5	未达到 6.3 3.1
	Hb<100g/L	1		
	白细胞计数>25×10^9/L	2		
	血小板计数<100×10^9/L	2		
	骨髓 MF ≥2 级	1		
	外周血原始细胞>2%	1		
	CALR 非 1 型突变	1		
	HMR 突变[b]	1		
	≥2 个 *HMR* 突变	2		

续表

	危险因素	分值/分	危险度	中位生存/年
MIPSS70+ v.2	体质性症状	2	极低危:0 低危:1~2 中危:3~4 高危:5~8 极高危≥9	未达到 16.4 7.7 4.1 1.8
	外周血原始细胞>2%	1		
	中/重度贫血[c]	1/2		
	染色体预后不良[a]/非常高危(VHR)[d]	3/4		
	CALR 非1型突变	2		
	HMR 突变[b]	2		
	≥2个 *HMR* 突变	3		
GIPSS	染色体非常高危(VHR)	2	低危:0 中危1:1 中危2:2 高危≥3	26.4 8 4.2 2
	染色体预后不良	1		
	CALR 非1型突变	1		
	ASXL1 突变	1		
	SRSF2 突变	1		
	U2AF1 Q157 突变	1		

【注释】

a 染色体核型不良预后包括复杂核型、+8、−7/7q−、i(17q)、−5/5q−、12p−、inv(3)或11q23重排的单个或两个异常。

b HMR突变:*ASXL1*、*SRSF2*、*EZH2*、*IDH1*、*IDH2*,MIPSS70+ v.2中额外增加了 *U2AF1* Q157

c 严重贫血:Hb女性<80g/L,男性<90g/L;中度贫血:Hb女性<80~99g/L,男性<90~109g/L

d 染色体核型非常高危(VHR):含单一/多发−7、i(17q)、inv(3)/3q21、12p−/12p11.2、11q−/11q23的异常,或者其他常染色体三体(例如+21、+19),但不包含+8/+9。

15.5 治疗

一线分层治疗[a](基于MIPSS70+v.2预后分层)[6,13]

		Ⅰ级推荐	Ⅱ级推荐	Ⅲ级推荐
极低/低危	无症状者	观察		
低危/中危	有明显症状	芦可替尼[b]	杰克替尼、羟基脲	泼尼松
	显著脾大	芦可替尼	杰克替尼羟基脲、干扰素α、白消安、克拉屈滨、美法仑	脾脏切除 脾区照射
低危/中危	髓外造血	局部小剂量放疗100~1 000cGy,分5~10次	芦可替尼	
	肺动脉高压	全肺放疗100cGy		
	MF相关肢痛	单次小剂量放疗100~400cGy		
	门静脉高压		芦可替尼	经颈内静脉肝内门体分流术(TIPS),需要长期抗凝和抗血小板治疗

续表

		Ⅰ级推荐	Ⅱ级推荐	Ⅲ级推荐
高危 / 极高危	造血干细胞移植候选者	异基因造血干细胞移植	芦可替尼可以作为移植前桥接治疗 c 对症治疗同低中危组	移植前可以酌情切脾 d
	非造血干细胞移植候选者	临床试验 芦可替尼	对症治疗同低中危组	
支持治疗	MF 相关贫血或 / 和血小板减少	沙利度胺 / 来那度胺 达那唑 / 司坦唑醇 小剂量泼尼松 促红细胞生成素 e	临床试验	去甲基化药物
	感染	病毒预防 疫苗,尤其是切脾术前后	中性粒细胞缺乏患者可以试用 G-CSF 或者 GM-CSF,但是需要注意脾破裂等风险	
	高尿酸血症	水化和别嘌醇		
	合并症	控制吸烟、心血管病危险因素等		
	铁过载		地拉罗司[14]	
加速期或者急变期	造血干细胞移植候选者	异基因造血干细胞移植 移植前可以用强烈化疗、去甲基化药物 ± 强烈化疗或者维奈克拉 f	临床试验 芦可替尼对症治疗	
	非造血干细胞移植候选者	临床试验	去甲基化药物 ± 维奈克拉或者低强度化疗 芦可替尼对症治疗	

【注释】

a PMF 的治疗策略主要依据患者的预后分组和临床症状决定,针对相对低危的患者,由于生存期较长,且缺乏安全的根治性手段,因此多采用观察或者对症治疗措施。针对中高危患者,由于预后不良,需要考虑异体造血干细胞移植。因此,如何识别预后不良的高危人群非常关键。随着研究的深入,近年越来越强调基因组学预测指标的重要性,因此,基于基因组学 MIPSS70+ v.2 等的预后评价体系成为指导分层治疗的重要依据[13]。

b 芦可替尼是近年来针对 PMF 症状治疗的重要进展,有学者认为 MPN10 评分>44 分(或者单项评分>6 分)和脾脏肋缘下>15cm 是强烈推荐芦可替尼治疗的指征[15],但在真实世界中该指征并非绝对。

芦可替尼治疗的注意事项如下[16]。血液学毒性:芦可替尼起始剂量主要根据血小板数目确定,最终剂量按照血小板数目调整,用药后每 2~4 周需要监测血常规,直至血常规稳定后延长间隔。前 4 周不应增加剂量,调整剂量间隔至少 2 周,最大用量为每次 25mg,每日 2 次。治疗过程中血小板计数$<100 \times 10^9$/L 时应考虑减量;血小板计数$<50 \times 10^9$/L 或中性粒细胞绝对计数$<0.5 \times 10^9$/L 应停药。停药应在 7~10d 内逐渐减停,应避免突然停药,停药过程中可以加用泼尼松 20~30mg/d。中性粒细胞缺乏患者停用芦可替尼后通常可逆,贫血患者可以采用下述 MF 相关贫血的治疗,也可以输注红细胞治疗(移植候选者应输注去白红细胞),通常情况下不需要调整芦可替尼剂量。芦可替尼可能增加感染风险,慢性乙肝感染或者隐匿性感染患者,需要监测 HBV-DNA,并酌情考虑抗病毒预防或者治疗,带状疱疹感染预防也需要考虑。如果怀疑进行性白质脑病,需要停用芦可替尼。皮肤癌(非黑色素瘤)也有报道,因此需要定期皮肤检查。

c 高危和极高危患者,异基因造血干细胞移植前后均可以联合芦可替尼治疗,可以将芦可替尼作为移植物抗宿主病预防的一部分,但是具体方式目前缺乏循证医学证据[17-19]。异体移植时机的选择也缺乏循证医学证据,如果芦可替尼等药物获得理想疗效,那么,移植时机适当推迟至芦可替尼疗效开始丧失时再做可能是合适的。对于非移植候选者,可以采用中低危组患者的对症治疗措施。

d 脾切除术的指征包括:有症状的门脉高压(如静脉曲张出血、腹水),药物难治的显著脾肿大伴有疼痛或合并严重恶病质,以及依赖输血的贫血。相反,严重的血小板减少是即将发生白血病转化的标志,切脾无法改善对此类患者的预后。移植前是否需要切除脾脏存在争议,目前认为大多数患者不需要预先切脾。

e 针对 MF 相关或者芦可替尼治疗后贫血或 / 和血小板减少的患者,可以考虑雄激素、大剂量促红细胞生成素、沙利度胺或小剂量泼尼松等单独或者联合治疗[20-21]。大剂量促红素是否仅针对血清 EPO<500U/L 的患者有效,目前尚缺乏足够的研究数据。来那度胺代替沙利度胺可能有效,尤其是出现 del(5q31)染色体核型的患者,但是需要慎重评估其对中性粒细胞和血小板的不良影响。难治患者,去甲基化药物可能有效。

f 诊断时已经加速或者急变的患者,有移植机会者,应该首选诱导治疗后序贯异基因造血干细胞移植,诱导治疗包括强烈化疗、去甲基化药物 ± 强烈化疗或者维奈克拉。如果伴有显著症状及脾大,也可以同时用芦可替尼对症治疗。对于异基因造血干细胞移植的时机,有学者认为,移植前只需疾病逆转至慢性期,而不需达完全缓解。

常用药物

(1)芦可替尼起始剂量:

血小板计数<50 × 10^9/L,慎用芦可替尼。

血小板计数(50~99) × 10^9/L,5mg b.i.d. 开始。

血小板计数(100~199) × 10^9/L,15mg b.i.d. 开始。

血小板计数 ≥ 200 × 10^9/L,20mg b.i.d. 开始。

最大剂量不超过 25mg b.i.d.。

(2)沙利度胺:50mg q.n.。

(3)司坦唑醇:2mg t.i.d.(或者达那唑 0.2g t.i.d.)。

(4)泼尼松:0.5mg/(kg · d)q.d.,满一个月后逐渐减量。

(5)大剂量促红素:每周 30 000~50 000 单位,皮下注射。

(6)羟基脲推荐从 30mg/(kg·d)q.d. 开始,1 周后改为 5~20mg/(kg·d)q.d.,按照血液指标逐渐调整剂量,直至理想疗效后长期维持。

(7)干扰素 α:(9~25)× 10^6U/ 周(分 3 次皮下注射)。

(8)去甲基化药物,含地西他滨和阿扎胞苷,可以参考在 MDS 治疗中的剂量,但是 PMF 治疗中的最佳剂量依然缺乏循证医学证据。

(9)维奈克拉:需剂量递增,第 1 天 100mg,第 2 天 200mg,第 3 天后 400mg q.d.,长期维持。

(10)克拉屈滨:5mg/(m^2·d) × 5d,每次静脉输注 2h,每月 1 个疗程,重复 4~6 个月。

(11)美法仑:2.5mg/ 次,口服,每周 3 次。

(12)白消安:2~6mg/d,口服,密切监测血常规并调整剂量。

二线及进展期治疗

		Ⅰ级推荐	Ⅱ级推荐	Ⅲ级推荐
芦可替尼耐药	移植候选者	异基因造血干细胞移植		
	非移植候选者	临床试验	短期停药后重启芦可替尼 杰克替尼	去甲基化药物

【注释】

芦可替尼治疗耐药患者预后不良,需要注意复查非驱动基因,并选择合适患者进行异基因造血干细胞移植。非移植候选者,可以考虑低强度治疗,一旦无法获得完全缓解,患者预后极差[22]。芦可替尼耐药并停用的患者,可以酌情中断一段时间后再次恢复芦可替尼治疗,依然有可能获得缩小脾脏和改善症状的疗效[23]。根据中国 ZGJAK002 研究,可选用杰克替尼治疗。

15.6 疗效评价标准[24]

完全缓解（CR）	以下条件需全部符合 ①骨髓：符合年龄校准的正常增生等级，原始细胞<5%，骨髓纤维化分级 ≤ 1 级（欧洲分级标准） ②外周血：Hb ≥ 100g/L，PLT ≥ 100 × 10^9/L，ANC ≥ 1 × 10^9/L，且上述指标均不高于正常值上限；幼稚髓系细胞<2% ③临床症状、体征（包括肝、脾大）完全消失，无髓外造血的证据
部分缓解（PR）	符合以下条件之一 ①外周血：Hb ≥ 100g/L，PLT ≥ 100 × 10^9/L，ANC ≥ 1 × 10^9/L，上述指标均不高于正常值上限；幼稚髓系细胞<2%；临床症状、体征（包括肝、脾大）完全消失，无髓外造血的证据 ②骨髓：符合年龄校准的正常增生等级，原始细胞<5%，骨髓纤维化分级 ≤ 1 级；外周血：Hb（85~100）g/L，PLT（50~100）× 10^9/L，ANC ≥ 1 × 10^9/L 但低于正常值上限，幼稚髓系细胞<2%；临床症状、体征（包括肝、脾大）完全消失，无髓外造血的证据
临床改善（CI）	贫血、脾大或症状改善，无疾病进展或贫血、血小板减少、中性粒细胞减少加重 贫血疗效：非输血依赖患者 Hb 升高 ≥ 20g/L；输血依赖患者脱离输血（在治疗期间连续 12 周以上未输注红细胞且 Hb ≥ 85g/L） 脾脏疗效： ①基线时脾脏肋缘下 5~10cm 者变为肋缘下不可触及 ②基线时脾脏肋缘下>10cm 者减少 ≥ 50% ③基线时脾脏肋缘下<5cm 者不进行脾脏疗效评估 ④脾脏疗效需要通过 MRI 或 CT 证实脾脏容积减少 ≥ 35% 症状疗效：MPN10 评分减少 ≥ 50%
疾病进展（PD）	①基线脾肋缘下<5cm 者出现新的进行性脾肿大 ②基线脾肋缘下 5~10cm 者，可触及的脾长度增加 ≥ 100% ③基线脾肋缘下>10cm 者，可触及的脾长度增加>50% ④骨髓原始细胞>20%，证实为向白血病转化 ⑤外周血原始细胞 ≥ 20% 且原始细胞绝对值 ≥ 1 × 10^9/L 并持续 ≥ 2 周
疾病稳定（SD）	不符合上述任何一项
复发	符合以下条件之一： ①取得完全缓解、部分缓解或临床改善后，不再能达到至少临床改善的标准 ②失去贫血疗效持续至少 1 个月 失去脾疗效持续至少 1 个月
细胞遗传学缓解	在评价细胞遗传学疗效时至少要分析 10 个分裂中期细胞，并且要求在 6 个月内重复检测证实 ①完全缓解（CR）：治疗前存在细胞遗传学异常，治疗后消失 ②部分缓解（PR）：治疗前异常的中期分裂细胞减少 ≥ 50%（PR 限用于基线至少有 10 个异常中期分裂细胞的患者）
分子生物学缓解	分子生物学疗效评价必须分析外周血粒细胞，并且要求在 6 个月内重复检测证实 ①完全缓解（CR）：治疗前存在的分子生物学异常在治疗后消失 ②部分缓解（PR）：等位基因负荷减少 ≥ 50%（部分缓解仅用于基线等位基因负荷至少有 20% 突变的患者）
细胞遗传学 / 分子生物学复发	重复检测证实既往存在的细胞遗传学 / 分子生物学异常再次出现

注：每项符合指标需维持时间 ≥ 12 周方可判断所达疗效类型；ANC. 中性粒细胞绝对计数。

恶性血液病

16 CD19 CAR-T 治疗 B 细胞恶性肿瘤[1-25]

复发 / 难治急性 B 淋巴细胞白血病在成人通过标准化疗仅有 18%~45% 的患者能达到完全缓解，同时也是导致儿童死亡的最常见恶性肿瘤之一。而这一部分患者通过 CAR-T 治疗，完全缓解率可以达到 90% 左右。弥漫大 B 淋巴瘤中大约有 10% 为原发难治，有 30%~40% 会复发；通过大剂量化疗及自体移植，这部分复发 / 难治患者中仅有 25% 能获得长期生存，而复发难治滤泡淋巴瘤 3b 级或伴转化淋巴瘤现有治疗疗效差。而 CAR-T 细胞治疗的出现明显提高了这部分患者的疗效（约 50% CR 率）。本部分主要阐述 CAR-T 适应证、治疗前评估、治疗、治疗后监测、治疗相关不良反应等 5 个方面内容。

16.1 适应证

（1）复发 / 难治急性 B 淋巴细胞白血病（2A 类，Ⅰ级推荐）。

（2）经一线治疗后难治或一年内复发以及经二线以上治疗复发 / 难治弥漫大 B 细胞淋巴瘤（包括弥漫大 B 细胞淋巴瘤非特指型、高级别大 B 细胞淋巴瘤、原发纵隔大 B 细胞淋巴瘤）（2A 类，Ⅰ级推荐）。

（3）经二线以上治疗后复发 / 难治性滤泡淋巴瘤 3b 级或伴弥漫大 B 细胞淋巴瘤转化（2A 类，Ⅰ级推荐）。

（4）经免疫化疗及 BTK 抑制剂治疗后复发 / 难治套细胞淋巴瘤（2A 类，Ⅰ级推荐）。

（5）BTK 抑制剂治疗失败的复发难治慢性淋巴细胞白血病 / 小 B 细胞淋巴瘤或 Richter 综合征（2B 类，Ⅲ级推荐）。

（6）复发 / 难治原发 / 继发中枢神经系统（B 细胞）淋巴瘤（2B 类，Ⅲ级推荐）。

【注释】

a 赫基仑赛注射液拟获批，用于治疗 18 岁以上成人复发 / 难治急性 B 淋巴细胞白血病（r/r B-ALL）患者。

b 中枢 B 细胞淋巴瘤患者接受 CAR-T 细胞治疗，应选择合适时机谨慎进行，仍有严重中枢毒性、脑水肿风险。

16.2 治疗前评估

	Ⅰ级推荐	Ⅱ级推荐	Ⅲ级推荐
常规检查	完整的病史采集 体格检查：一般状况，全身皮肤，浅表淋巴结，肝、脾和腹部肿块 B 症状评估 体能状态评估（ECOG 体能评分）		
实验室检查	全尿便常规；凝血功能； 血生化全项；乳酸脱氢酶（LDH）；β_2 微球蛋白 感染筛查（HBV + HCV + HIV + 梅毒 +EBV，异常者需完善病毒载量确认）；脑脊液检查（包括流式检测）； 细胞因子，铁蛋白，CRP	BNP	CMV-DNA
影像学检查 1	心电图、心脏超声检查 中枢神经系统（CNS）受累行 MRI		
影像学检查 2（淋巴瘤）	PET/CT 全身增强 CT		浅表淋巴结和腹部超声
影像学检查 3（白血病）	胸部 CT		
骨髓检查 1（淋巴瘤）	骨髓穿刺和活检		
骨髓检查 2（白血病）	骨髓穿刺和活检 + 流式 + BCR :: ABL 定量（限 Ph+ 白血病）		
靶点确认	IHC 流式		
基因检查		NGS 检测	

【注释】

治疗前评估主要分为三部分内容。

(1)疾病累及部位，如是否有中枢侵犯、肺部或胃肠道侵犯等；疾病负荷高低，如是否有淋巴瘤大包块（≥ 7cm)；NGS 检测：复发难治 B 淋巴细胞肿瘤具有高危分子遗传因素的比例增加，且基于 NGS 检测结果设计探针行液体活检监测可用于淋巴瘤疾病状态及疗效评估。

(2)体能状态的评估及重要脏器功能（包括有无活动性感染）评估。

(3)CAR-T 靶点确认：流式检测给出抗原密度高低有利于帮助预测 CAR-T 疗效；CAR-T 前基线炎症因子水平。

(4)CAR-T 前炎症指标的基线水平：细胞因子、铁蛋白、C 反应蛋白。

16.3 治疗

	Ⅰ级推荐	Ⅱ级推荐	Ⅲ级推荐
桥接治疗			放疗，抗体(如 polatuzumab)，小分子靶向药，化疗等
预处理	FC：氟达拉滨 25~30mg/(m^2·d) d1~3 环磷酰胺 250~500mg/(m^2·d) d1~3	苯达莫司汀 70mg/(m^2·d) d1~3 环磷酰胺 30mg/(m^2·d) d1~3 或 苯达莫司汀 90mg/(m^2·d) d1~2	
回输	回输时机一般选择在清淋预处理结束后第 2~11 天；回输前需予以抗组胺类药物，如苯海拉明 12.5mg；回输剂量需参照每个产品特性而定（见注释）		
预防用药		左乙拉西坦 500mg/ 次，1 次 /12h	复方磺胺甲噁唑片 0.96g/ 次，1 次 /12h，2d/ 周 HBsAg 阳性或 HBV-DNA 阳性者应口服核苷类似物预防

【注释】

在淋巴瘤中，CD19 CAR-T 产品，阿基仑赛注射液：2×10^6/kg CAR-T 细胞（剂量上限 200×10^6 CAR-T 细胞)；瑞基奥仑赛注射液 100×10^6 CAR-T 细胞。

在白血病中，CD19 CAR-T 产品，如 Kymriah（tisagenlecleucel)：患者体重 ≤ 50kg 时，输注（0.2~5.0）$\times 10^6$/kg CAR-T 细胞，患者体重 > 50kg 时，输注（0.1~2.5）$\times 10^8$/kg CAR-T 细胞。

对于 CD22 CAR-T 产品（尚未上市，在 B-ALL 中有相关报道），回输 CAR-T 剂量（1~10) $\times 10^5$/kg。

预防用药在 CAR-T 产品回输当天开始服用。

慢性乙肝感染者以及 HbsAg 阴性 /HbcAb 阳性康复者，应口服核苷类似物预防，首选强效且低耐药的恩替卡韦、富马酸替诺福韦酯（TDF）或富马酸丙酚替诺福韦。

16.4 治疗后监测

	Ⅰ级推荐	Ⅱ级推荐	Ⅲ级推荐
常规检查	症状 体格检查：生命体征、体温		
CRS 期实验室检查	血常规；凝血功能； 血生化；乳酸脱氢酶（LDH)；IL-6、CRP、铁蛋白、PCT、IL2R、心电图	IL-8，IL-10，IL-15，TNF-α，IFN-γ，IL-1	

恶性血液病

续表

	Ⅰ级推荐	Ⅱ级推荐	Ⅲ级推荐
CAR-T 动力学相关检查	CAR-T 慢病毒拷贝 外周血 $CD19^+$B 流式监测 外周血 CAR-T 细胞计数流式监测		
治疗疗效评估 1(淋巴瘤)	PET/CT 全身增强 CT 骨髓受累行骨髓细胞学复查 中枢神经系统(CNS)受累行 MRI 复查		液体活检
治疗疗效评估 1(白血病)	骨髓细胞学 + 流式 + BCR::ABL 定量(限 Ph+ 白血病) 如脑脊液受累需行腰穿复查(脑脊液细胞学 + 流式)		

【注释】

(1)CAR-T 相关常见症状。

(2)回输后需要监测炎症因子情况,以判断 CRS 的严重程度。

(3)CAR-T 动力学评估有利于判断疗效及持久程度。

(4)淋巴瘤除常规影像学评估疗效外,液体活检也可以有效预测疗效。

16.5 治疗相关不良反应

16.5.1 炎症因子释放综合征(CRS)分级及处理

CRS 分级	托珠单抗	皮质类固醇
1 级:症状仅需对症处理(如发热、恶心、乏力、头痛、肌痛等)	CRS 持续超过 3 天,可考虑予以一次托珠单抗:8mg/kg 静滴超过 1 小时(最高剂量不超过 800mg)治疗	无
2 级:症状需要积极干预才能缓解;需氧量(FiO_2)<40%;对补液或低剂量的一种血管活性升压药有反应;2 级的器官毒性	托珠单抗:8mg/kg 静滴超过 1 小时(最高剂量不超过 800mg);如果低氧血症及低血压不能通过吸氧和补液而改善,可每 8 小时重复给药 1 次;每 24 小时最多给药 3 次,总共给药不超过 4 次	在开始使用托珠单抗 1~2 剂后症状无改善,可考虑使用地塞米松 10mg 每 12~24 小时使用一次
3 级:症状需要积极干预才能缓解;需氧量(FiO_2)≥40%;需要高剂量或多种血管活性升压药 3 级器官毒性或 4 级的转氨酶升高	同 2 级	地塞米松 10mg,静脉滴注,每 6 小时 1 次,如症状无好转,可按 4 级 CRS 处理
4 级:危及生命,需通气支持,连续静脉 - 静脉血液透析;4 级脏器毒性(4 级的转氨酶升高除外)	同 2 级	地塞米松 10mg,静脉滴注,每 6 小时 1 次,如症状无好转,甲泼尼龙:1g/d,连用 3d;如有所改善,则按对应的 CRS 级别处理;如症状无改善,可 12 小时用一剂 1g 甲泼尼龙

【注释】

以上内容均属于Ⅰ级推荐;FiO_2 = 21+4× 吸氧流量(L/min);低剂量血管活性升压药物定义见附录;各器官毒性的分级按 CTCAE v 5.0。对于激素及托珠单抗均难以控制的 CRS,可考虑抗 IL-6 单抗 Siltuximab、IL-1 受体拮抗剂阿那白滞素或化疗,如环磷酰胺。且需警惕 CRS 期合并巨噬细胞活化综合征 / 噬血细胞综合征(铁蛋白 >5 000ng/ml,合并血细胞减少和发热,如同时存在3级或以上转氨酶/胆红素升高或肌酐升高或肺水肿即可诊断),如出现可考虑采用0.5~1g甲泼尼龙冲击治疗,酌情考虑加用芦可替尼。

16.5.2 中枢神经毒性分级及处理

免疫效应细胞相关神经毒性综合征(ICANS)共识分级

	1级	2级	3级	4级
ICE积分[a]/分	7~9	3~6	0~2	0(不能唤醒且无法执行ICE评分)
意识水平降低[b]	可自发清醒	可唤醒	通过触觉刺激才能清醒	不可能或需要剧烈/重复的触觉刺激来唤醒;昏迷
癫痫发作			癫痫发作,可快速缓解,或通过干预解决的脑电图非惊厥性癫痫发作	持续大于5分钟危及生命的癫痫发作;反复的临床或电抽搐,发作之间没有恢复到基线
运动障碍				深部局灶性运动无力,如偏瘫或下肢瘫痪
颅内压升高/脑水肿			神经影像学上的局灶性/局部脑水肿	神经影像学上弥漫性脑水肿;去大脑强直,去皮质强直;第Ⅵ对脑神经麻痹;视盘水肿;库欣现象

【注释】

a 免疫效应细胞相关脑病(ICE)评分工具:准确描述年、月、城市、医院,4分;能够指出3个事物(如表、笔、纽扣),3分;能够执行简单的指令(如闭上眼睛或伸出两根手指),1分;能够写出完整的句子(如中国的国旗是五星红旗),1分;能够从100倒数到10,1分。

b 需排除其他导致意识问题的原因,如镇静药物。注意氟达拉滨所致神经系统毒性的鉴别。

c 如患者进入CRS期或出现神经毒性(回输后1~2周),应每日进行神经毒性评估。

中枢神经毒性的处理方法

中枢神经毒性分级	合并发生CRS时加用措施	未合并发生CRS
1级:如 嗜睡—轻度的嗜睡或睡眠紊乱;轻度定向障碍脑病—轻度日常生活活动能力受限; 言语障碍—社交能力不受影响	托珠单抗:8mg/kg静滴超过1小时(最高剂量不超过800mg)治疗	支持治疗
2级:如 嗜睡—中度; 中度定向障碍脑病—工具性日常生活活动能力受限; 言语障碍—中度影响社交能力;癫痫发作	托珠单抗的使用方式同CRS 2级	使用地塞米松10mg,每6~12小时1次,直至ICANS降至1级及以下,然后逐渐减量3天;使用非镇静、抗癫痫药物(如左乙拉西坦)用于预防癫痫发作
3级:如 嗜睡—迟钝或昏迷; 严重的定向障碍脑病—自理能力受限;言语障碍—严重的接受表达障碍,读、写、社交、理解能力受损	托珠单抗的使用方式同CRS 2级	使用地塞米松10mg,每6小时1次,直至ICANS降至1级及以下,然后逐渐减量3天;使用非镇静、抗癫痫药物(如左乙拉西坦)用于预防癫痫发作
4级:如 危及生命,需紧急干预,需要机械通气,需要排查是否有脑水肿	托珠单抗的使用方式同CRS 2级	甲泼尼龙1g,连用3天;如症状有所改善,按对应ICANS级别进行继续治疗;使用非镇静、抗癫痫药物(如左乙拉西坦)用于预防癫痫发作

【注释】

以上内容均属于Ⅰ级推荐；中枢系统毒性的分级按 CTCAE v 4.03；日常生活活动能力（ADLs）量表按 Barthel 指数评分。ICANS 为 3 级及以上，需进行头颅 CT 或 MRI 检查，如症状无改善 2~3 天复查一次。

16.5.3 其他需注意的问题

（1）严重感染：根据 FDA 已获批 YESCARTA 及 KYMRIAH 产品使用统计发现，1/4~1/3 患者会合并 3 级或 3 级以上感染；需积极关注感染相关症状和体征，寻找病源学证据，根据粒缺伴发热指南推荐使用广谱抗感染药物（Ⅰ级推荐）。

（2）低球蛋白血症：CAR-T 靶点会累及正常 B 淋巴细胞，导致 B 淋巴细胞缺陷，从而导致低球蛋白血症的产生，为了提高体液免疫，减低感染风险，可予以丙种球蛋白替代治疗（每月按 400~500mg/kg 输注丙种球蛋白）（Ⅰ级推荐）。丙种球蛋白输注指征为：血 IgG 低于 500mg/dl，且患者反复出现感染。

（3）长时间血细胞减少：超过 1/3 患者回输后 30 天仍存在不同程度的血细胞减少，可予以刺激因子及输血支持治疗（Ⅰ级推荐）。不建议使用 GM-CSF，可以使用 G-CSF。

（4）病毒的再激活：包括 HBV、HCV、HIV，需积极预防（Ⅰ级推荐）。

（5）以下两种情况需谨慎使用 CAR-T 治疗：自身免疫性疾病需要长期服用免疫抑制剂；异基因造血干细胞移植后 100 天以内，合并 GVHD，需服用免疫抑制剂控制（Ⅰ级推荐）。

（6）YESCARTA 及 KYMRIAH 产品说明中明确指出不适用于中枢累及情况，但已有临床研究提示中枢累及病例用 CAR-T 治疗安全有效；同时这两个产品仅限于自体 CAR-T 治疗，但已有半相合 CAR-T 成功先例，因此该限制仅作为Ⅲ级推荐。

高剂量升压药物（每种药物需要持续给药 ≥ 3 小时）

升压药物	剂量
去甲肾上腺素单药	≥ 20μg/min
多巴胺单药	≥ 10μg/（kg·min）
去氧肾上腺素	≥ 200μg/min
肾上腺素	≥ 10μg/min
如果血管加压素已给药	血管加压素 + 去甲肾上腺素等价 ≥ 10μg/min*
如果联合血管升压药（非血管加压素）	去甲肾上腺素等价 ≥ 20μg/min*

注：*. 血管加压素试验等效方程：去甲肾上腺素等效剂量 = 去甲肾上腺素（μg/min）+ 多巴胺 μg/（kg·min）/2 + 肾上腺素（μg/min）+ 去氧肾上腺素（μg/min）/10。

中国临床肿瘤学会(CSCO)
儿童及青少年白血病诊疗指南 2023

组 长 马 军 竺晓凡 王天有

副组长 刘玉峰 郑胡镛 陈 静

主 审 吴敏媛 汤静燕 沈志祥

秘书组 郝文鹏 赵东陆 张 岩

专家组成员(以姓氏汉语拼音为序)(* 为执笔人)

陈 静	上海交通大学医学院附属上海儿童医学中心
方建培	中山大学孙逸仙纪念医院
高 举	四川大学华西第二医院
管贤敏*	重庆医科大学附属儿童医院
韩冰虹	哈尔滨血液病肿瘤研究所
郝良纯*	中国医科大学附属盛京医院
郝文鹏*	哈尔滨血液病肿瘤研究所
胡绍燕*	苏州大学附属儿童医院
贾垂明	哈尔滨医科大学附属肿瘤医院
蒋鸣燕*	四川大学华西第二医院
金润铭	华中科技大学同济医学院附属协和医院
鞠秀丽*	山东大学齐鲁医院
李 白*	郑州大学第一附属医院
李本尚*	上海交通大学医学院附属上海儿童医学中心
刘玉峰	郑州大学第一附属医院
马 军	哈尔滨血液病肿瘤研究所
马夫天*	河北省儿童医院
沈树红*	上海交通大学医学院附属上海儿童医学中心
沈志祥	上海交通大学医学院附属瑞金医院
孙 媛	北京京都儿童医院
孙立荣	青岛大学附属医院
汤静燕	上海交通大学医学院附属上海儿童医学中心
汤燕静*	上海交通大学医学院附属上海儿童医学中心
王宁玲	安徽医科大学第二附属医院
王天有	首都医科大学附属北京儿童医院
吴敏媛	首都医科大学附属北京儿童医院
吴小艳*	华中科技大学同济医学院附属协和医院
谢志伟*	安徽医科大学第二附属医院
徐慧娟*	青岛大学附属医院
许吕宏*	中山大学孙逸仙纪念医院
杨文钰*	中国医学科学院血液病医院(血液学研究所)
于 洁*	重庆医科大学附属儿童医院
于皎乐	首都医科大学附属北京儿童医院
张瑞东	首都医科大学附属北京儿童医院
赵东陆	哈尔滨血液病肿瘤研究所
郑胡镛*	首都医科大学附属北京儿童医院
竺晓凡*	中国医学科学院血液病医院(血液学研究所)

一、总论

白血病是儿童及青少年时期占首位的恶性疾病，发病率为(3~5)/10万，亦是导致儿童及青少年时期死亡的主要疾病之一。儿童及青少年白血病90%以上为急性白血病，其中急性淋巴细胞白血病（ALL）约占75%，急性髓系白血病（AML）约占25%。17号染色体上的维A酸受体α（RARα）基因发生断裂，与15号染色体上的早幼粒细胞白血病（PML）基因发生融合，形成*PML-RARα*融合基因的急性早幼粒细胞白血病（APL）占儿童及青少年AML的5%~10%，核心结合因子相关AML（CBF-AML）约占儿童及青少年AML的30%，使得儿童及青少年AML的亚型构成明显不同于成人AML。儿童及青少年慢性髓性白血病（CML）发病率低，国内外研究报道，经典型CML的临床过程与成人CML极为相似。其他少见的儿童及青少年特有类型，如婴儿白血病、唐氏综合征伴发的白血病在预后和治疗也有各自的特点。

近半个世纪以来，根据形态学、免疫学、细胞遗传学及分子生物学的（MICM）分型和早期治疗反应评估为基础的危险度分层联合化疗，结合有效的针对致病基因靶点的新型药物纳入方案、更好的护理（深静脉置管技术的普及等）及支持治疗使儿童及青少年急性白血病的生存率及生存质量得到明显提高。由于酪氨酸激酶抑制剂的问世，改变了以往儿童及青少年CML的造血干细胞移植治疗模式。全反式维A酸及砷剂的联合应用，使儿童及青少年APL家庭模式治疗成为现实。

血液学、免疫学、分子生物学及新药研发领域（包括靶向药物）的迅猛发展，促进了新技术、新疗法的临床转化，儿童及青少年白血病的诊疗水平得到了显著提高，但规范诊疗需要普及提高，通过专家讨论，根据循证医学证据，解决实际问题是编写该指南的初心。

我国地区间儿童及青少年白血病的诊疗及管理水平尚不平衡，不同地区同质化诊疗对于儿童及青少年白血病的近、远期疗效的提高，不良反应的降低和生存质量的改善极为重要。鉴于此，CSCO儿童及青少年血液病工作组在委员会的带领和指导下编写该指南，为促进儿童及青少年白血病整体诊治水平提高尽绵薄之力。

二、儿童急性淋巴细胞白血病

1. 治疗前评估

	Ⅰ级推荐	Ⅱ级推荐	Ⅲ级推荐
病史与体格检查	主诉，现病史，既往史，家族史，生长发育史、放射线、化学毒物接触史；生命体征测量，贫血和出血表现，皮疹，浅表淋巴结、肝脾、睾丸、神经系统体征等		
实验室检查	全血细胞计数及分类，尿便常规，肝肾功能、心功能，电解质，凝血功能，铁蛋白，G6PD活性 脑脊液[a] 病原微生物筛查 妊娠测试		
影像学检查	心电图，心脏彩超，腹部超声，淋巴结超声，睾丸超声，头颅CT/MRI[b]		全身PET/CT[c]
骨髓检查	MICM分型（骨髓细胞形态学、骨髓组化染色、免疫分型[d]、染色体核型分析、FISH检查、融合基因定性及定量RT-PCR）	骨髓活检[e]，NGS，*IgH*/*TCR*重排定量PCR，RNA seq，药物基因组测定（*TPMT*及*NUDT15*）[f]	

【注释】

a 腰椎穿刺的时机应与所选择的治疗方案一致，建议腰椎穿刺与初始IT治疗同时进行。

b 对于诊断时有神经系统症状和或体征的患者，应进行适当的影像学检查。

c 怀疑淋巴母细胞淋巴瘤的患者，可选择全身PET/CT。

d 免疫分型。①幼稚淋巴细胞免疫分型标志：CD34、TdT、HLA-DR、CD10、CD1a（有时可表达CD13、CD33）；②B-ALL：表达CD19、CD79a、PAX5、CD22、CD20；③T-ALL：表达cyCD3、CD2、CD4、CD5、CD7、CD8；④早前T-ALL（ETP-

ALL):缺乏表达CD1a、CD8表达;CD5弱表达或不表达;至少有一个髓系或干细胞抗原表达(CD13、CD33、CD117、CD11b、CD34、CD65、HLA-DR等),但MPO阴性。

e 骨髓干抽或骨髓坏死的患儿应进行骨髓活检。

f 检测硫嘌呤代谢相关*TPMT*和*NUDT15*基因,有助于指导有关药物剂量的调整[1-2]。

2. 诊断

急性淋巴细胞白血病(acute lymphoblastic leukemia,ALL)的诊断主要依据:骨髓中原始及幼稚淋巴细胞≥20%。在不能获取骨髓样本时外周血原始及幼稚淋巴细胞≥20%或可代替骨髓进行诊断。按照WHO 2016诊断标准建议,骨髓细胞形态学-免疫分型-细胞遗传学-分子生物学(morphology-immunophenotype-cytogenetics-molecular biology,MICM)的综合检查分析有助于更精准诊断ALL。

中枢神经系统白血病(central nervous system leukemia,CNSL):新诊断的ALL,需通过脑脊液和影像检查对中枢神经系统(CNS)状态进行评估和分级,CNS状态对于CNSL的诊断、预防和治疗具有重要指导意义。

根据脑脊液进行ALL-CNS状态分级

分级	条件
CNS1	需要同时符合以下3项: ①脑脊液中无白血病细胞 ②无CNS异常的临床表现,即无明显的与白血病有关的脑神经麻痹 ③无CNS异常的影像学依据
CNS2	符合以下任何1项: ①腰穿无损伤,即脑脊液不混血,RBC∶WBC≤100∶1,脑脊液中WBC计数≤5个/μl,并见到明确的幼稚淋巴细胞 ②腰穿有损伤,即脑脊液混血(RBC∶WBC>100∶1),脑脊液中见到明确的幼稚淋巴细胞 ③腰穿有损伤,为血性脑脊液,如初诊外周血WBC>50×10^9/L则为CNS2
CNS3 (即CNSL)	符合以下任何1项: ①脑脊液中RBC∶WBC≤100∶1,WBC>5个/μl,离心涂片发现幼稚淋巴细胞 ②或有其他明确病因的脑神经麻痹 ③或CT/MRI显示脑或脑膜病变,并除外其他中枢神经系统疾病

睾丸白血病(testicular leukemia,TL):诊断主要根据临床体征和超声检查结果。ALL患者TL表现为睾丸单侧或双侧肿大,质地变硬或呈结节状,缺乏弹性感,透光试验阴性,超声检查可发现睾丸呈非均质性浸润。初诊患儿TL可不做活检。经过全身化疗,骨髓和睾丸病变缓解的患儿,再出现睾丸肿大者或超声提示有浸润表现,应进行活检以确定是否为睾丸白血病复发。

3. 危险分层标准

ALL诊断后需根据危险因素进行分组,原则上应综合考虑诊断时的年龄、外周血白细胞计数、髓外白血病状态、免疫分型、肿瘤细胞遗传学特征及治疗反应加以确定。危险分层依据为《儿童急性淋巴细胞白血病诊疗规范(2018年版)》及中国ALL多中心协作组CCCG 2015诊疗方案。

《儿童急性淋巴细胞白血病诊疗规范(2018版)》危险分层

分层	条件
低危组	符合以下所有条件: ①年龄≥1岁且<10岁 ② WBC<50×10^9/L ③诱导d15~d19骨髓M1(原淋+幼淋<5%);或诱导d33~d45骨髓M1 ④诱导d15~d33骨髓MRD<1%和巩固治疗前MRD<0.01%

续表

分层	条件
中危组	符合以下任一项或多项: ①年龄≥10岁 ②初诊最高 WBC≥50×10^9/L ③ CNS2、CNSL(CNS3)或/和睾丸白血病(TL) ④ T-ALL ⑤ t(1;19)/*E2A-PBX1* ⑥ Ph^+ALL ⑦ Ph样ALL ⑧ iAMP21 ⑨ d15~d19骨髓M2(5%≤原淋+幼淋<20%),且d33~d45骨髓M1 ⑩诱导治疗d15~d19:0.1%≤MRD<10%或诱导治疗后(d33~d45):0.01%≤MRD<1%或巩固治疗前MRD<0.01%
高危组	符合以下任一项或多项: ① t(4;11)(*MLL-AF4*)或其他MLL基因重排阳性 ②低二倍体(≤44)或DI指数<0.8 ③ *MEF2D*重排 ④ IKZF阳性 ⑤ *TCF3-HLF*/t(17;19)(q22;p13) ⑥ d15~19骨髓M3(原淋+幼淋≥20%) ⑦ d33~45骨髓未完全缓解M2及M3(原淋+幼淋≥5%) ⑧诱导治疗后(d33~45)评估纵隔瘤灶没有缩小到最初肿瘤体积的1/3,或巩固治疗前仍存在瘤灶者列入高危 ⑨诱导治疗d15~19 MRD≥10%,或诱导治疗后(d33~45)MRD≥1%,或巩固治疗前MRD≥0.01%

CCCG-2015-ALL诊疗方案的危险分层[4]

分层	条件
低危组	必要条件(B-ALL满足以下条件之一): ①年龄≥365天,但≤9.9岁,且WBC≤50×10^9/L ②染色体≥50或DNA指数≥1.16 ③ *ETV6-RUNX1*(*TEL-AML1*)融合基因型阳性 必须除外下列情况: ① CNS3和/或睾丸白血病 ② t(1;19),t(9;22),MLLr、染色体<44、iAMP21 ③诱导缓解d19 MRD≥1%
中危组	① T-ALL ② Ph^+ALL ③ MLLr:年龄≥6个月或WBC<300×10^9/L ④染色体数<44 ⑤其他所有不符合低危和高危组的ALL
高危组	① d46 MRD≥1% ② MLLr-ALL:年龄<6个月,且WBC≥300×10^9/L ③ *TCF3-HLF*/t(17;19)(q22;p13)

4. 治疗

急性淋巴细胞白血病的治疗是以化疗为主的整体综合治疗模式，确诊后应根据危险程度分组进行分层治疗以取得最佳治疗效果。目前儿童 ALL 的 5 年 EFS 和 OS 已分别提高至 80% 及 90% 以上，累积复发率降低至 10%~15% 以下[5-11]，仅少数高危、难治、复发 ALL 患儿需要行异基因造血干细胞移植治疗。

国际上儿童 ALL 的治疗原则相似，系统化疗的全过程包括诱导缓解治疗、缓解后巩固治疗、维持治疗，期间还包含了中枢神经系统白血病的预防和 / 或治疗。Ph^+ALL 及 Ph 样 ALL 需要联合靶向药物治疗。化疗的总疗程为 2~2.5 年。

治疗 *

	Ⅰ级推荐	Ⅱ级推荐	Ⅲ级推荐
ALL 低 / 中危组	按危险程度分层化疗		
ALL 高危组	按危险程度分层化疗 可在巩固治疗后行异基因造血干细胞移植治疗	参加临床试验，如： ① B-ALL：贝林妥欧、CAR-T、硼替佐米、单抗等 ② T-ALL：奈拉宾、硼替佐米	
Ph^+ALL 或 Ph 样 ALL	化疗联合 TKI 靶向治疗		
造血干细胞移植	①具有高危遗传学因素 ②治疗反应不好，如早期强化结束后骨髓 MRD ≥ 1×10^{-2}；高危组患者巩固治疗前骨髓 MRD ≥ 1×10^{-4}		

*. 诊疗方案出自《儿童急性淋巴细胞白血病诊疗规范(2018 年版)》及 CCCG 2015-ALL 诊疗方案。

儿童初治 ALL 化疗流程

(《儿童急性淋巴细胞白血病诊疗规范(2018 年版)》、CCCG 2015-ALL 诊疗方案)

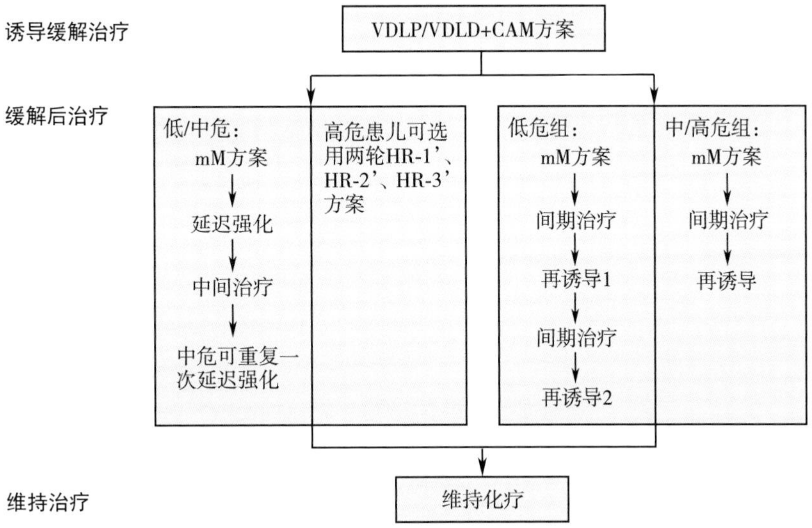

治疗反应的评估

定义	标准
完全缓解(CR)	①外周血无幼稚细胞，Hb > 90g/L，ANC > 1.0×10^9/L，PLT > 100×10^9/L ②骨髓三系造血恢复，原始幼稚细胞 < 5% ③临床和影像学评估无白血病浸润的证据，脑脊液中无白血病细胞 ④之前存在的纵隔肿块在诱导治疗结束后必须至少减少到最初肿瘤体积的 1/3 及以下

续表

定义	标准
CR 伴血细胞不完全恢复	除 ANC<1.0×10^9/L 和/或 PLT<100×10^9/L,其他满足上述 CR 的标准
难治	诱导缓解治疗结束未能达 CR
复发	已取得 CR 后再次出现骨髓原始幼稚细胞≥20%,或有证据表明髓外白血病细胞浸润(注:见复发 ALL)

治疗反应的骨髓评估标准

骨髓细胞学	M1	骨髓涂片幼稚淋巴细胞<5%
	M2	5%≤骨髓涂片幼稚淋巴细胞<20%
	M3	骨髓涂片幼稚淋巴细胞≥20%
骨髓 MRD	阴性为:流式 MRD<0.01%	

【注释】

常用方案

【方案 1】《儿童急性淋巴细胞白血病诊疗规范(2018 年版)》[3]

1. 诱导治疗

VDLP/VDLD,根据危险程度不同接受 1~2 个疗程 CAM 方案。

VDLP/VDLD 诱导方案

药物	给药计划	注意事项
激素	泼尼松(PDN)45~60mg/(m^2·d),口服,d1~d7,为泼尼松试验,可从足量的 25% 用起,根据临床反应逐渐加至足量(7 天内累积剂量>210mg/m^2);d8~28 继续 PDN 或地塞米松(Dex)6~8mg/(m^2·d),d29~35 减停	肿瘤负荷大的患者 PDN 起始剂量可 0.2~0.5mg/(kg·d),以免发生肿瘤溶解综合征;d8 外周血幼稚细胞>1.0×10^9/L 为 PDN 不敏感
长春新碱(VCR)	1.5mg/(m^2·次),静脉缓慢推注,每周 1 次,共 4 次	每次最大量不超过 2mg; 无 VCR 可用长春地辛(VDS)3mg/(m^2·次)替代
柔红霉素(DNR)	30mg/(m^2·次),静脉滴注,每周 1 次,共 2~4 次	注意心脏相关评估和不良反应
左旋天冬酰胺酶(*L*-asp)	5 000~10 000U/(m^2·次),静脉滴注,隔日 1 次,共 8~10 次	或培门冬酶(PEG-Asp)2 000~2 500U/(m^2·次),2 次(间隔 2 周),肌内注射,每次最大量不超过 3 750U
鞘内注射	甲氨蝶呤(MTX)+阿糖胞苷(Arac)+Dex 三联鞘内注射(TIT)2~5 次	根据年龄调整剂量
骨髓评估时间点:d15~19、d33~45		

CAM 方案

药物	给药计划	注意事项
环磷酰胺(CTX)	750~1 000mg/(m^2·d),静脉滴注,1 次	水化碱化、美司钠预防出血性膀胱炎
Ara-C	75~100mg/(m^2·次),7~8 天,静脉滴注或皮下注射,每天 1~2 次(如每天 1 次,Ara-C 可每周 5 天,连续两周共 10 天)	
6-巯基嘌呤(6-MP)	50~75mg/(m^2·d),7~14 天,睡前空腹口服	
或加 PEG-Asp	2 000~2 500U/(m^2·d),d2,1 次,肌内注射	每次最大量不超过 3 750U
TIT	1~2 次	根据年龄调整剂量

2. 缓解后巩固治疗

低中危应用 mM 方案,高危可选用两轮 HR-1'、HR-2'、HR-3' 方案。

mM 方案

药物	给药计划	注意事项
大剂量甲氨蝶呤(HD-MTX)	2~5g/(m^2·次),每两周 1 次,共 4 次	水化碱化
6-MP	25mg/(m^2·d),不超过 56 天	根据 WBC 调整剂量
四氢叶酸钙(CF)	15mg/(m^2·次),6 小时 1 次,3~8 次	根据 MTX 血药浓度调整剂量
TIT	使用 HD-MTX 当天	根据年龄调整剂量

HR-1' 方案

药物	给药计划	注意事项
Dex	20mg/(m^2·d),口服或静脉滴注,d1~5	
VCR	1.5mg/(m^2·次),静推,d1、d6	每次最大量不超过 2mg; 无 VCR 可用长春地辛(VDS)3mg/(m^2·次)替代
HD-MTX	5g/(m^2·次),静脉滴注,d1	水化碱化
CF	15mg/(m^2·次),6 小时 1 次,3~8 次	根据 MTX 血药浓度调整剂量
CTX	200mg/(m^2·次),12 小时 1 次,静脉滴注,d2~4,共 5 次,HD-MTX 结束后 7 小时开始	水化碱化、美司钠预防出血性膀胱炎
Ara-C	2 000mg/(m^2·次),12 小时 1 次,d5,共 2 次	同时维生素 B_6 150mg/(m^2·次),静脉滴注或口服,12 小时 1 次,d5
PEG-Asp	2 500U/(m^2·次),肌内注射,d6	每次最大量不超过 3 750U
TIT	使用 HD-MTX 当天	根据年龄调整剂量

HR-2' 方案

药物	给药计划	注意事项
Dex	20mg/(m^2·d),口服或静脉滴注,d1~5	
VDS	3mg/(m^2·次),静脉注射,d1、d6	
HD-MTX	5g/(m^2·次),静脉滴注,d1	水化碱化
CF	15mg/(m^2·次),6 小时 1 次,3~8 次	根据 MTX 血药浓度调整剂量
异环磷酰胺(IFO)	800mg/(m^2·次),静脉滴注,12 小时 1 次,d2~4,共 5 次,HD-MTX 结束后 7 小时开始	水化碱化、美司钠预防出血性膀胱炎
DNR	30mg/(m^2·次),静脉滴注,d5	
PEG-Asp	2 500U/(m^2·次),肌内注射,d6	每次最大量不超过 3 750U
TIT	使用 HD-MTX 当天	根据年龄调整剂量

HR-3' 方案

药物	给药计划	注意事项
Dex	20mg/(m²·d)，口服或静脉滴注，d1~5	
Ara-C	2 000mg/(m²·次)，静脉滴注，12 小时 1 次，d1、d2	维生素 B_6 150mg/(m²·次)，静脉滴注或口服，12 小时 1 次，d5
依托泊苷(VP-16)	100mg/(m²·次)，静脉滴注，12 小时 1 次，d3~5，共 5 次	
PEG-Asp	2 500U/(m²·次)，肌内注射，d6	每次最大量不超过 3 750U
TIT	d5	根据年龄调整剂量

3. 延迟强化治疗

VDLD/VDLA+CAM 方案。

VDLD/VDLA 方案

药物	给药计划	注意事项
VCR	1.5mg/(m²·次)，每周 1 次，共 3~4 次	每次最大量不超过 2mg；无 VCR 可用 VDS 3mg/(m²·次)替代
Dex	8~10mg/(m²·d)，d1~7，d15~21，口服	
L-asp	6 000~10 000U/(m²·次)，静脉滴注，共 4~10 次	或 PEG-Asp 2 000~2 500U/(m²·次)，2 周 1 次，共 2 次，肌内注射，最大剂量同前
DNR 或阿霉素(ADR)	25~30mg/(m²·次)，每周 1 次，静脉滴注，共 2~4 次	VDLD 方案
Ara-C	2 000mg/(m²·次)，静脉滴注，12 小时 1 次，d1~2，共 4 次	VDLA 方案

CAM 方案

药物	给药计划	注意事项
CTX	750~1 000mg/(m²·d)，静脉滴注，1 次	水化碱化、美司钠预防出血性膀胱炎
Ara-C	75~100mg/(m²·次)，7~8 天，静脉滴注或皮下注射，每天 1~2 次（如每天 1 次，Ara-C 可每周 5 天，连续两周共 10 天）	
6-MP	50~75mg/(m²·d)，7~14 天，睡前空腹口服	
或加用：PEG-Asp	2 000~2 500U/(m²·d)，d2，1 次，肌内注射	每次最大量不超过 3 750U
TIT	1 次	根据年龄调整剂量

4. 继续治疗

中间治疗：低危及中危组可选择以下两个方案进行。中危组在继续治疗 / 中间治疗后再重复一次延迟强化化疗。

(1)6-MP+MTX 方案：6-MP 50mg/(m²·d)，持续睡前空腹口服；MTX 15~30mg/(m²·次)，每周 1 次，口服或肌内注射；共 8 周。

(2)6-MP+MTX+VCR+Dex+DNR+PEG-Asp。

药物	给药计划	注意事项
VCR	1.5mg/(m^2·次),每3周1次,共3~5次	每次最大量不超过2mg;无VCR可用VDS 3mg/(m^2·次)替代
Dex	8~10mg/(m^2·d),每3周用5天,口服	与VCR同一天开始
PEG-Asp	2 000~2 500U/(m^2·次),每3周1次,共4~5次,肌内注射	VCR后2~3天;低危组不用
DNR	25~30mg/(m^2·次),每3周1次,静脉滴注,共2~4次	与VCR同一天;低危组不用
6-MP	25~50mg/(m^2·d),睡前空腹口服,共16周	根据WBC调整剂量
MTX	25mg/(m^2·d),每周一次	用VCR+Dex当周不用
TIT	3~5次	与VCR同一天

5. 维持治疗

可选择以下任一方案:

(1)6-MP+MTX 方案:6-MP 50mg/(m^2·d),持续睡前空腹口服;MTX 15~30mg/(m^2·次),每周1次,口服,持续至终止治疗,根据白细胞调整药物剂量。

(2)6-MP+MTX/VD 方案:

6-MP+MTX方案期间每4~8周插入VD:VCR 1.5mg/(m^2·次),1次,静脉注射,每次最大量不超过2mg;Dex 6~8mg/(m^2·d),d1~7,口服。

6. CNSL 的防治

初诊未合并CNSL的患儿在进行全身化疗的同时,采用三联鞘内注射预防CNSL。CNS2者在诱导早期增加1~2次腰穿及鞘内注射至少17~26次,根据危险度分组予以鞘内注射。

初诊时合并CNSL患儿在进行全身化疗的同时,采用三联鞘内注射,诱导治疗期间每周一次直至脑脊液肿瘤细胞消失,之后在不同治疗阶段继续鞘内注射。如果治疗反应良好,可不予以放疗。如需放疗,可在完成延迟强化治疗后维持治疗前进行;<2岁不建议放疗,年龄≥2岁剂量为12~18Gy。

三联鞘内注射剂量

年龄/个月	MTX/mg	Ara-C/mg	Dex/mg
<12	6	12	2
12~24	8	24	2.5
>24~36	10	30	3
>36	12	36	4

7. 睾丸白血病治疗

初诊时合并的睾丸白血病可以不放疗,如果在巩固化疗结束后超声检查仍有病灶者进行活检,若确定有白血病细胞残留者需睾丸放疗。全身化疗骨髓缓解的患者出现睾丸白血病复发,也需放疗,一般做双侧睾丸放疗,剂量为18~24Gy,在全身强化疗结束后维持治疗前进行。

【方案2】多中心CCCG ALL 2015诊疗方案[4]

1. 诱导缓解治疗

药物	分组	给药计划	注意事项
Dex(窗口期)	各组	6mg/(m^2·d),分两次口服或静脉滴注,d1~4;WBC≥50×10^9/L者,增加d0 3mg/(m^2·d)	d5查外周血幼稚细胞
PDN	非T-ALL	45mg/(m^2·d),口服,d5~28,d29~35减停	
	T-ALL	60mg/(m^2·d),口服,d5~28,d29~35减停	

续表

药物	分组	给药计划	注意事项
VCR	各组	1.5mg/（m^2·次），静脉缓慢推注，d5、d12、d19、d26	最大量 2mg
DNR	各组	25mg/（m^2·次），静滴，d5、d12	*ETV6-RUNX1* 阳性和非高二倍体患者，d12 WBC＜1.0×10^9/L 或 ANC＜0.3×10^9/L，第二剂 DNR 推迟，若 d19 仍低于此值，第二剂 DNR 可免去；其他患者第二剂 DNR 最迟在 +d19 使用
PEG-Asp*	低危组	2 000U/（m^2·次），d6，肌内注射	d19 MRD＞1% 加用 1 次同剂量 PEG-Asp，每次最大量不超过 3 750U
	中 / 高危组	2 000U/（m^2·次），d6、d26，肌内注射	每次最大量不超过 3 750U
TIT	低危组	d5、d19	CNS2 或首次腰穿损伤加 d8、d12、d15
	中危组	d5、d12、d19	T-ALL、CNS2、CNS3 或首次腰穿损伤加 d8、d15
	高危组	d5、d8、d12、d15、d19	
CTX	各组	1 000mg/（m^2·d），静脉滴注，d29	WBC＞4.0×10^9/L 且 ANC＞1.0×10^9/L 可提前到 d27；WBC＜2.0×10^9/L 或 ANC＜0.8×10^9/L 者可以延迟到 d33；若 d33 仍低于此值，可将 6-MP 和 Ara-C 减半
Ara-C		50mg/（m^2·次），皮下注射，12 小时一次，d29~35	
6-MP		60mg/（m^2·次），每晚一次，d29~35	
TIT		d29	
VCR	第 19 天 MRD≥1% 或 T-ALL	1.5mg/（m^2·次），静脉缓慢推注，d50、d57	上次 CAM 结束至少 2 周，若 WBC＜2.0×10^9/L 或 ANC＜0.8×10^9/L 或 PLT＜80×10^9/L 可以延迟 1 周，若 1 周后仍然低于此值 6-MP 和 Ara-C 减半，PEG-Asp 每次最大量不超过 3 750U
PEG-Asp		2 000U/（m^2·次），肌内注射，d50	
CTX		1 000mg/（m^2·d），静脉滴注，d50	
Ara-C		50mg/（m^2·次），皮下注射，12 小时一次，d50~56	
6-MP		60mg/（m^2·次），每晚一次，d50~56	
TIT		d50	根据年龄调整剂量

①骨髓评估时间点：d19、d46。

②d19 骨髓 MRD≥1% 者为早期治疗反应不佳。

③d46 骨髓评估须在 CAT 后且符合以下所有条件时：WBC≥1.5×10^9/L，ANC≥0.3×10^9/L，PLT≥50×10^9/L，以 CAT 开始后 21 天为标准时间，最长可延迟 10 天。

注：每一次 PEG-Asp 2 000U/m^2 可用欧文菌 Asp 10 000U/m^2 或大肠杆菌 Asp 6 000U/m^2 每周 3 次 ×2 周替换。

儿童白血病

2. 巩固治疗

药物	给药计划		注意事项
HD-MTX	低危组	3g/(m^2·次),每两周1次,共4次	①d0开始水化:3 000ml/(m^2·d)共4天 ②d1以1/10总量MTX 0.5小时内滴注;余量23.5小时内均匀滴注 ③碱化尿液:d1开始5%碳酸氢钠;5ml/kg连用3天,维持尿pH在7~8 ④44小时监测MTX浓度
	中/高危组	5g/(m^2·次),每两周1次,共4次	
6-MP	各组	25mg/(m^2·d),56天	
CF	各组	15mg/(m^2·次),MTX开始42小时起6小时1次,3次	
TIT	各组	使用HD-MTX当天	根据年龄调整剂量

MTX剂量调整:

1)HD-MTX前应检查内生肌酐清除率和/或肾图以了解患儿的确切肾功能,肾功能不全者MTX起始剂量根据内生肌酐清除率(CCr)调整。

校正CCr/(ml·min^{-1})	剂量/%
70~85	80
55~70	70
40~55	50
20~40	40

2)后续疗程的剂量根据上一疗程44小时MTX浓度的监测结果加以调整:0.5~1mol/L维持原剂量不变;<0.5mol/L,剂量增加20%(低危组不超过3g/m^2,中高危组不超过5g/m^2);>1mol/L,剂量再减少20%。

3)ANC<0.3×10^9/L或WBC<1×10^9/L或PLT<50×10^9/L或ALT>正常值5倍或TBIL>34mol/L,DBIL>24mol/L或有黏膜炎HD-MTX治疗须推迟。

4)CF四氢叶酸解救:根据MTX浓度调整解救剂量如下表。

[MTX]μmol/L(44~48小时)	[MTX]μmol/L(68~72小时)	CF(单次剂量)
≤1.0	检测低限≤[MTX]≤0.4	15mg/m^2
1.0<[MTX]≤2.0	0.4<[MTX]≤0.5	30mg/m^2
2.0<[MTX]≤3.0	0.5<[MTX]≤0.6	45mg/m^2
3.0<[MTX]≤4.0	0.6<[MTX]≤0.8	60mg/m^2
4.0<[MTX]≤5.0	0.7<[MTX]≤1.0	75mg/m^2
5.0<[MTX]≤6.0	0.8<[MTX]≤1.5	90mg/m^2
6.0<[MTX]≤7.0	1.0<[MTX]≤2.0	100mg/m^2
7.0<[MTX]≤8.0	1.5<[MTX]≤3.0	120mg/m^2
8.0<[MTX]≤9.0	2.0<[MTX]≤4.0	140mg/m^2
9.0<[MTX]≤10	3.0<[MTX]≤5.0	160mg/m^2
>10	>5	200mg/m^2+血液透析
每24小时复查至小于检测低限停止解救		

5)既往有MTX所致明显黏膜炎或任何原因的回盲部炎症者解救5次,36小时前出现明显毒性反应者,解救可以提前到36小时。

6)MTX第二天监测血Cr,异常者应增加解救次数到MTX浓度<0.1μmol/L(或实验室最低检测限),并继续每天监测血Cr直到正常。

7)期间监测血常规ANC<0.5×10^9/L或WBC<1.5×10^9/L或PLT<50×10^9/L停用6-MP。

8）44 小时 MTX 浓度为 1~5μmol/L 者，下次 MTX 基准剂量减少 20%；5.0μmol/L ≤ 44 小时 MTX 浓度 ≤ 10μmol/L 者，下次 MTX 基准剂量减少 40%，44 小时 MTX 浓度>10μmol/L 者，下次 MTX 基准剂量减少 60%；并在下次 HD-MTX 必须重新检查 CCr，如果 CCr 异常，再在基准剂量基础上按方案中规定的比例进一步减量。若下一次 44 小时 MTX 浓度小于最低检测限度可以在后续计划疗程中增加 20%。

3. 间期和再诱导治疗

周数	低危组	中 / 高危组
1	6-MP+Dex+VCR+TIT： 6-MP 50mg/（m^2·d），夜间口服，d1~7 Dex 8mg/（m^2·d），分两次口服，d1~7 VCR 1.5mg/（m^2·d），最大 2mg，d1 TIT d1	Dex+DNR+VCR+6-MP+PEG-Asp+TIT： Dex 12mg/（m^2·d），分两次口服，d1~7 DNR 25mg/（m^2·d），静脉滴注，d1 6-MP 25mg/（m^2·d），夜间口服，d1~7 PEG-Asp：2 000U/（m^2·d），肌内注射，d3 余用法同低危组
2	6-MP+MTX： 6-MP 50mg/（m^2·d），夜间口服，d1~7 MTX 25mg/（m^2·d），口服，d1	6-MP： 6-MP 25mg/（m^2·d），夜间口服，d1~7
3	同第 2 周	同第 2 周
4	同第 1 周	同第 1 周
5~6	均同第 2 周	均同第 2 周
7	再诱导 1	同第 1 周
8	再诱导 1	同第 2 周
9	再诱导 1	同第 2 周
10	同第 2 周	同第 1 周
11~12	同第 2 周	同第 2 周
13	同第 1 周	同第 1 周
14~16	同第 2 周	同第 2 周
17~19	再诱导 2	再诱导

1）ANC<0.5 × 10^9/L 或 WBC<2 × 10^9/L 或 PLT<50 × 10^9/L，停用 6-MP、MTX 及 DNR。

2）PEG-Asp 可用普通大肠杆菌 Asp 20 000U/m^2 每周一次共 3 周，或欧文菌 Asp 20 000U/m^2 每周 2 次连用 3 周代替。

3）Dex 开始后一周 WBC 和 ANC 不能比 Dex 前增一倍者 6-MP 及 MTX 剂量减 30%~50%；Dex 开始后一周 WBC 和 ANC 小于或等于 Dex 起始时数值并 WBC<4.0 × 10^9/L 或 ANC<1.0 × 10^9/L 者停用 6-MP 和 MTX ≥ 一周直到 WBC ≥ 2.0 × 10^9/L 且 ANC ≥ 0.5 × 10^9/L，后续 6-MP 及 MTX 剂量减 30%。若每一轮治疗的最后一周 WBC ≥ × 10^9/L 且 ANC ≥ 1.2 × 10^9/L，下一轮 6-MP 或 MTX 加量 25%。

4）低危组再诱导 1 和 2 化疗方案

药物	给药计划	注意事项
VCR	1.5mg/（m^2·次），每周 1 次，d1、d8、d15	每次最大量不超过 2mg；无 VCR 可用 VDS 3mg/（m^2·次）替代
Dex	8mg/（m^2·d），d1~7，d15~21，分两次口服	
L-Asp	6 000U/（m^2·次），静脉滴注，d3 开始隔日 1 次，共 10 次	或用 PEG-Asp 2 000U/m^2，肌内注射，1 次，d3，最大剂量同前
DNR	25g/（m^2·次），静脉滴注，d1	仅在再诱导 1 中使用
TIT	d1	

5）中 / 高危组再诱导化疗方案

药物	给药计划	注意事项
VCR	1.5mg/（m^2·次），每周 1 次，d1、d8、d15	每次最大量不超过 2mg；无 VCR 可用 VDS 3mg/（m^2·次）替代
Dex	8mg/（m^2·d），d1~7，d15~21，分两次口服	
PEG-Asp	2 000U/m^2，肌内注射，1 次，d3	最大剂量同前
Ara-C	2g/（m^2·次），12 小时 1 次，d1、d2	
TIT	d1	

4. **维持治疗**

周数	低危组	中 / 高危组
1	6-MP+MTX： 6-MP 50mg/（m^2·d），睡前空腹口服，d1~7 MTX 25mg/（m^2·d），口服，d8	6-MP+MTX： 剂量及用法同低危组
2	同第一周	6-MP+MTX
3	同第一周	CTX+VCR+AraC+Dex+TIT： CTX 300mg/m^2，静脉滴注，d1 VCR 1.5mg/m^2（最大 2mg），静脉推注，d1 Dex 8mg/（m^2·d），分两次口服，d1~7 Ara-C 300mg/m^2，d1 TIT d1
4	6-MP+Dex+VCR+TIT 剂量及用法同间期治疗	休疗一周
重复 5 次，低危组第 5 次重复时不做 TIT		
1~7	6-MP+MTX，剂量及用法同前	1~6 周同低危组； 7 周加强治疗：CTX+Ara-C+TIT（剂量及用法同前）
8	6-MP+MTX，剂量及用法同前，Ph^+ALL 患儿加用 VCR 及 Dex	休疗 1 周
	重复共 7 次	

1）维持治疗期间应根据血象使调整剂量使 WBC 维持在（1.8~3.0）× 10^9/L，ANC 为（0.5~ 1.2）× 10^9/L（地塞米松后的 1 周内例外），PLT ≥ 50 × 10^9/L。当 WBC<2.0 × 10^9/L 或 ANC< 0.5 × 10^9/L 或 PLT<50 × 10^9/L，则先停药 1 周后复查，直至血象许可再继续维持治疗，且剂量减少 30%；WBC>4.0 × 10^9/L（或 ANC>1.5 × 10^9/L）而且 6-MP 漏服<25%，则增加剂量 30%。WBC ≥ 2.0 × 10^9/L（或 ANC ≥ 0.5 × 10^9/L）且 PLT ≥ 50 × 10^9/L 时可以继续给全剂量。

2）维持治疗中如患者情况较好，地塞米松和长春新碱的剂量不受血象影响。若地塞米松开始后 1 周 WBC 和 ANC 不能比使用地塞米松前增一倍者 6-MP 及 MTX 剂量减 30%~50%；地塞米松开始后 1 周 WBC 和 ANC ≤ 地塞米松起始时数值并 WBC<4.0 × 10^9/L 或 ANC<1.0 × 10^9/L 者停用 6-MP 和 MTX ≥ 1 周直到 WBC ≥ 2.0 × 10^9/L 且 ANC ≥ 0.5 × 10^9/L，后续 6-MP 及 MTX 剂量减 30%。

3）维持治疗期间定期每周复查血象 1~2 次，剂量确定后每 1~2 周查血象 1 次。维持治疗期间每个月复查 1 次肝、肾功能（包括 ALT、ALB、T/DBIL、BUN、Cr）。

5. **初发 CNSL**

按治疗计划给予三联鞘内注射。连续 3 次脑脊液中幼稚细胞未消失者或 VDLP 诱导缓解结束后中枢神经系统受累的影像学证据未完全消失者为耐药性 CNSL（并不多见）。对于耐药性 CNSL 可在再诱导 2 后且年龄>3 岁后应进行 18Gy 的颅脑放疗。放疗前至少停用巯基嘌呤类和 MTX 一周以上，放疗期间的维持治疗由地塞米松（8mg/m^2，d1~7，d15~21）+ VCR（2mg/m^2，d1、d8、d15）替换。

三联鞘内注射剂量

年龄 / 个月	MTX/mg	Ara-C/mg	Dex/mg
<12	6	15	2.5
12~<36	9	25	2.5
≥36	12.5	35	5

三、儿童复发 / 难治急性淋巴细胞白血病

1. 治疗前评估

	Ⅰ级推荐	Ⅱ级推荐	Ⅲ级推荐
病史与体格检查	完整病史采集: 主诉,现病史,既往史,家族史,生长发育史,疫苗接种史 体格检查: 生命体征测量,全身浅表淋巴结、肝脾、腹部体征、专科查体		
实验室检查	血常规,血型,CRP,生化全项,凝血五项,免疫功能(体液免疫 + 细胞免疫),病毒学指标(乙肝、戊肝、梅毒、艾滋病病毒、EB 病毒、CMV、TORCH 抗体),尿便常规		
结核筛查	PPD 皮试	T-Spot 试验 胸部 CT 平扫	
影像学检查	心电图、心脏彩超,胸部 X 线正位片,腹部超声(消化道、泌尿系 + 生殖系)		
骨髓检查	骨髓涂片,白血病免疫分型、骨髓染色体核型分析、FISH 方法、融合基因定量 RT-PCR、白血病突变基因 RNA Sequencing	血液肿瘤 NGS(全外显子 + 转录组)(2A 类)	
中枢神经系统	头颅和全脊柱 MR 平扫 + 增强,脑脊液常规、生化、找肿瘤细胞	脑脊液白血病免疫分型(2A 类)	
药物代谢基因检测		地塞米松基因、巯嘌呤基因、甲氨蝶呤基因(2A 类)	
药物敏感试验			高通量药物敏感试验检测(2B 类)

注:免疫分型的分子标记如下。
① B 系:CD10、CD19、TdT、cyμ、sIgM、CD20、cyCD22、CD22、cyCD79a。
② T 系:CD1a、CD2、CD3、CD4、CD5、CD7、CD8、TCRαβ、TCRγδ、cyCD3。
③髓系:CD11b、CD13、CD14、CD15、CD33、CD41、CD61、CD64、CD65、CD71、GPA、cyMPO。
④其他:CD34、HLA-DR、CD117、CD45。

2. 诊断

2.1　儿童复发急性淋巴细胞白血病

2.1.1　根据复发部位,有以下几种。

(1)单独骨髓复发:符合以下任意一项且其他部位无白血病浸润证据:患儿骨髓中原始 / 幼稚淋巴细胞>20%(形态或流

式细胞学）；骨髓中原始 / 幼稚淋巴细胞为 5%~20%（形态或流式细胞学）且伴有分子生物学转阳证据；骨髓中原始 / 幼稚淋巴细胞为 5%~20%（形态或流式细胞学）但无分子生物学转阳证据，需至少 2 次结果，2 次结果应间隔 10~14 天且非同一实验室检测。

（2）单独髓外复发：中枢神经系统和 / 或睾丸复发，同时骨髓无复发证据。

（3）联合复发：中枢神经系统和 / 或睾丸复发，同时骨髓复发。

2.1.2 中枢神经系统复发：脑脊液评估为 CNS3 或出现相应的临床体征，如面部神经麻痹、脑 / 眼浸润、下丘脑综合征等且无法用其他疾病解释者；如仅符合 CNS2，且无临床体征，2~4 周内再次评估，连续 2 次者也可诊断。（CNS 状态分级参考“二、儿童急性淋巴细胞白血病”）

2.1.3 睾丸复发：如骨髓复发伴单侧或双侧睾丸肿大，质地变硬或呈结节状缺乏弹性感，透光试验阴性，超声检查睾丸呈非均质性浸润灶；如不伴随骨髓复发，则必须行睾丸活检来确诊。

2.2 难治急性淋巴细胞白血病[1]：诱导治疗结束后未达完全缓解（完全缓解定义参考“二、急性淋巴细胞白血病”）。

3. 危险分层标准

根据复发的时间、部位、幼稚细胞免疫分型进行评估。

根据德国 BFM 危险分层有 S1、S2、S3、S4[2]。基于 BFM 危险分层，英国 UKALL R3 危险度分组有低危、中危和高危[3]。

BFM 复发的时间

时间	距离初始诊断时间		距离完全治疗结束时间
晚			≥6 个月
早	≥18 个月	和	<6 个月
很早	<18 个月		

BFM 危险分层

	免疫分型：非 T			免疫分型：(pre-) T		
时间	单独髓外	骨髓 + 髓外	单独骨髓	单独髓外	骨髓 + 髓外	单独骨髓
很早	S2	S4	S4	S2	S4	S4
早	S2	S2	S3	S2	S4	S4
晚	S1	S2	S2	S1	S4	S4

4. 治疗

（1）儿童复发急性淋巴细胞白血病治疗计划：目前国际应用治疗儿童复发急性淋巴细胞白血病常用方案有 ALL-REZ BFM 2002、UKALL R3、COGAALL01P2、COGAALL07P1 等[4-6]。以上方案均可以选择，临床疗效相当。

ALL-REZ BFM 2002 方案的治疗流程

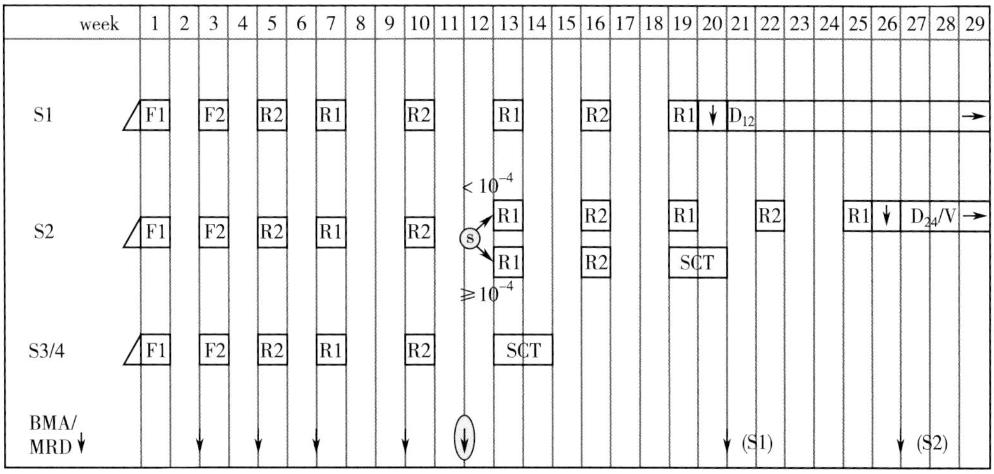

ALL-REZ BFM 2002 方案

ALL-REZ BFM 2002 方案	Ⅰ级推荐	Ⅱ级推荐	Ⅲ级推荐
S1(低危组)	诱导方案(Block F1 + Block F2) 巩固方案(R2+R1) 放疗 维持治疗(6-MP+MTX)(1A 类)		
S2(中危组)(第 12 周 MRD $<10^{-4}$)	诱导方案(Block F1 + Block F2) 巩固方案(R2-Block + R1-Block) 放疗 维持治疗(6-MP+MTX+VP16)(1A 类)		
S2(中危组)(第 12 周 MRD $\geqslant 10^{-4}$)	诱导方案(Block F1 + Block F2) 巩固方案(R2-Block + R1-Block) 造血干细胞移植(1A 类)	可选择参加正在进行的临床试验,如硼替佐米、贝林妥欧、CAR-T(2A 类)	
S3/S4(高危组)	诱导方案(Block F1 + Block F2) 巩固方案(R2+R1) 造血干细胞移植(1A 类)	可选择参加正在进行的临床试验,如硼替佐米、贝林妥欧、CAR-T 等[7-9](2A 类)	

UKALL R3 方案的治疗流程

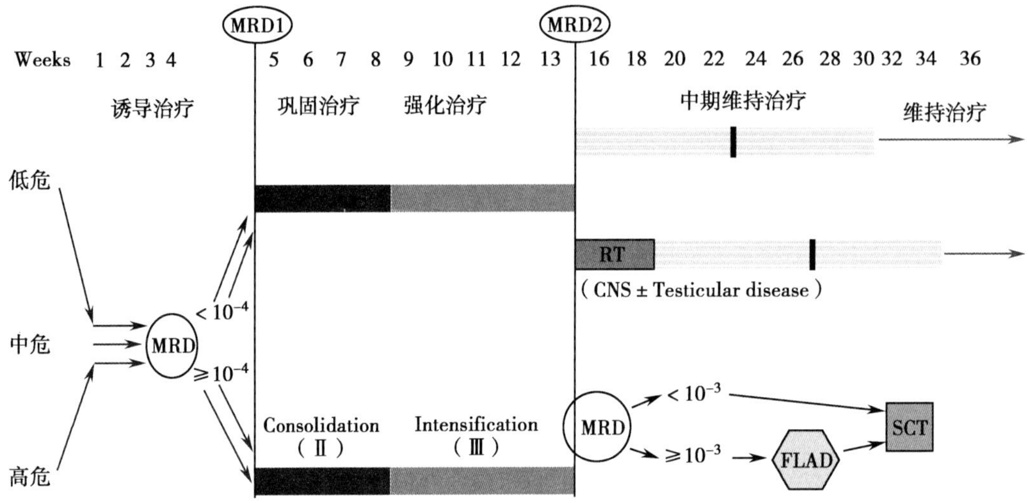

UKALL R3 治疗方案

UKALL R3 方案	Ⅰ级推荐	Ⅱ级推荐	Ⅲ级推荐
低危组	诱导治疗 巩固治疗 强化治疗 中期维持治疗 维持治疗		
中危组	诱导治疗 巩固治疗 强化治疗 放疗 中期维持治疗 维持治疗		

续表

UKALL R3 方案	Ⅰ级推荐	Ⅱ级推荐	Ⅲ级推荐
高危组	诱导治疗 巩固治疗 强化治疗 FLAD 治疗 造血干细胞移植（1A 类）	可选择参加正在进行的临床试验，如硼替佐米、贝林妥欧、CAR-T 等[7-9]（2A 类）	

注：放疗的剂量取决于患者年龄和先前放疗剂量。

CNSL 复发的放疗：CNS 复发的患儿需接受颅脑和上三个颈段的 18Gy 的放疗。如果之前的放疗剂量超过 18Gy（2 岁以下为 15Gy），则减少放疗剂量至 15Gy。如果首轮放疗的间期短于 24 个月且之前的放疗剂量超过 15Gy（2 岁以下为 12Gy），则减少放疗剂量至 15Gy。

睾丸白血病复发的放疗：双侧临床与活检均阳性者，一般作双侧睾丸放疗，剂量 20~24Gy；对于单侧受累临床与活检阳性，而对侧活检阴性者，可予病侧切除，对侧采用 15Gy 放疗；对于年龄较小的幼儿采用 15~18Gy。

（2）难治急性淋巴细胞白血病治疗：可选择参加正在进行的临床试验，如硼替佐米、贝林妥欧、CAR-T 等。

（3）常用化疗方案

ALL-REZ BFM 2002 化疗方案

药物	剂量和用法	应用时间
诱导方案 Block F1		
地塞米松	20mg/m^2，持续静脉滴注	d1~5
长春新碱	1.5mg/m^2（最大 2mg），静脉注射	d1、d6
甲氨蝶呤	1g/m^2，持续静脉滴注，持续 36 小时	d1
培门冬酶	2 500U/m^2，肌内注射	d4
三联鞘内注射	按年龄选择剂量，鞘内注射	d1
诱导方案 Block F2		
地塞米松	20mg/m^2，持续静脉滴注	d1~5
长春新碱	1.5mg/m^2（最大 2mg），静脉注射	d1
阿糖胞苷	3g/m^2，每 12 小时 1 次，持续静脉滴注，持续 3 小时	d1、d2
培门冬酶	2 500U/m^2，肌内注射（最大剂量 3 750U）	d4
三联鞘内注射	按年龄选择剂量，鞘内注射	d5
巩固方案 R2-Block		
地塞米松	20mg/m^2，持续静脉滴注	d1~5，d6 减半量
巯嘌呤	100mg/m^2，口服	d1~5
长春地辛	3mg/m^2，静脉注射	d1
甲氨蝶呤	1g/m^2，持续静脉滴注，持续 36 小时	d1
异环磷酰胺	400mg/m^2，持续静脉滴注，持续 1 小时	d1~5
柔红霉素	35mg/m^2，持续静脉滴注，持续 24 小时	d5
培门冬酶	2 500U/m^2，肌内注射	d6
三联鞘内注射	按年龄选择剂量，鞘内注射	d1

续表

药物	剂量和用法	应用时间
巩固方案 R1-Block		
地塞米松	20mg/m^2,持续静脉滴注	d1~5,d6 减半量
巯嘌呤	100mg/m^2,口服	d1~5
长春新碱	1.5mg/m^2(最大 2mg),静脉注射	d1、d6
甲氨蝶呤	1g/m^2,持续静脉滴注,持续 36 小时	d1
阿糖胞苷	2g/m^2,每 12 小时 1 次,持续静脉滴注,持续 3 小时	d5
培门冬酶	2 500U/m^2,肌内注射	d6
三联鞘内注射	按年龄选择剂量,鞘内注射	d1
维持治疗(低危组)		
巯嘌呤	50mg/m^2,口服	每天 1 次,直至 1 年
甲氨蝶呤	20mg/m^2,口服	每周 1 次,直至 1 年
维持治疗(中危组)		
巯嘌呤	50mg/m^2,口服	每天 1 次,直至 2 年
甲氨蝶呤	20mg/m^2,口服	每周 1 次,直至 2 年
依托泊苷	50mg/m^2,口服	第 8 周起,每 8 周连续应用 10 天为一个疗程,共 4 个疗程

UKALL R3 治疗方案

药物	剂量和用法	应用时间
诱导治疗		
地塞米松	20mg/m^2,持续静脉滴注	d1~5
长春新碱	1.5mg/m^2(最大 2mg),静脉注射	d3、d10、d17、d24
米托蒽醌	10mg/m^2,持续静脉滴注	d1、d2
培门冬酶	2 500U/m^2,肌内注射	d3、d17
三联鞘内注射	按年龄选择剂量,鞘内注射	d1、d8
巩固治疗		
地塞米松	6mg/m^2,持续静脉滴注	d1~5
长春新碱	1.5mg/m^2(最大 2mg),静脉注射	d3
甲氨蝶呤	1g/m^2,持续静脉滴注,持续 36 小时	d8
培门冬酶	2 500U/m^2,肌内注射(最大剂量 3 750U)	d9
环磷酰胺	440mg/m^2,持续静脉滴注	d15~19
依托泊苷	100mg/m^2,持续静脉滴注	d15~19
三联鞘内注射	按年龄选择剂量,鞘内注射	d8
强化治疗		
地塞米松	6mg/m^2,持续静脉滴注	d1~5
长春新碱	1.5mg/m^2(最大 2mg),静脉注射	d3
阿糖胞苷	3g/m^2,每 12 小时一次,持续静脉滴注	d1、d2、d8、d9
菊欧文天冬酰胺酶	10 000U/m^2,持续静脉滴注	d2、d4、d9、d11、d23
甲氨蝶呤	1g/m^2,持续静脉滴注,持续 36 小时	d22
三联鞘内注射	按年龄选择剂量,鞘内注射	d1、d22

续表

药物	剂量和用法	应用时间
中期维持治疗		
长春新碱	1.5mg/m^2(最大 2mg)，静脉注射	d3、d38
地塞米松	6mg/m^2，口服	d1~5
甲氨蝶呤	25mg/m^2，(每 6 小时 1 次，共 4 次)，口服	d22
四氢叶酸钙	10mg/m^2，1 天 2 次，口服	d24
巯嘌呤	75mg/m^2，口服	d1~42
甲氨蝶呤	20mg/m^2，口服	d10、d17、d31、d38
硫鸟嘌呤	40mg/m^2，口服	d43~49
环磷酰胺	300mg/m^2，持续静脉滴注	d43、d50
依托泊苷	150mg/m^2，持续静脉滴注	d43、d50
阿糖胞苷	50mg/m^2，持续静脉滴注或皮下注射	d44~47，d51~53
三联鞘内注射	按年龄选择剂量，鞘内注射	d1、d42
维持治疗		
长春新碱	1.5mg/m^2(最大 2mg)，静脉注射	d1、d29、d57
地塞米松	6mg/m^2，口服	d1~5，d29~33，d57~61
巯嘌呤	75mg/m^2，口服	d1~84
甲氨蝶呤	20mg/m^2，口服	d10、d17、d24、d31、d38、d45、d52、d59、d66、d73、d80
三联鞘内注射	按年龄选择剂量，鞘内注射	d15
FLAD 治疗		
氟达拉滨	25mg/m^2，持续静脉滴注	d1~5
阿糖胞苷	2g/m^2，持续静脉滴注	d1~5
柔红霉素	100mg/m^2，持续静脉滴注	d1
三联鞘内注射	按年龄选择剂量，鞘内注射	d1

硼替佐米联合治疗方案

药物	剂量和用法	应用时间
硼替佐米	1.3mg/m^2，静脉注射或皮下注射	d1、d4、d8、d11
长春新碱	1.5mg/m^2(最大 2mg)，静脉注射	d1、d8、d15、d22
地塞米松	10mg/m^2，持续静脉滴注	d1~14
多柔比星	60mg/m^2，持续静脉滴注	d1
培门冬酶	2 500U/m^2，肌内注射(最大剂量同前)	d2、d8、d15、d22
三联鞘内注射	按年龄选择剂量，鞘内注射	d1、d15

按年龄三联鞘内注射剂量

年龄 / 岁	MTX/mg	Ara-C/mg	Dex/mg
<1	6	12	2
1~<2	8	15	2
2~<3	10	25	5
≥3	12	30	4

贝林妥欧治疗方案

用法：5μg/(m²·d) × 1 周，15μg/(m²·d) × 3 周，持续静滴；输注 6~12 小时前，予地塞米松 10mg/m² 静脉输注（最大 20mg），输注 30 分钟前，予地塞米松 5mg/m² 静脉输注（最大 10mg）；对于高肿瘤负荷的患儿，应先予减瘤方案。

四、儿童 Ph 阳性急性淋巴细胞白血病[1-10]

1. 治疗前评估

	Ⅰ级推荐	Ⅱ级推荐	Ⅲ级推荐
病史采集与体格检查	完整病史采集： 主诉，现病史，既往史，家族史，生长发育史，疫苗接种史 体格检查： 生命体征测量，全身浅表淋巴结、肝脾、腹部体征、专科查体		
实验室检查	血常规，CRP，生化全项，凝血五项，免疫功能（体液免疫 + 细胞免疫），病毒学指标（乙肝、戊肝、梅毒、HIV、EB 病毒、CMV、TORCH 抗体），尿便常规		
影像学检查	心电图、心脏超声、睾丸超声、腹部超声		
骨髓检查	骨髓穿刺，骨髓细胞学检查，白血病免疫分型、微小残留标记筛选、骨髓染色体核型分析、FISH 方法、融合基因 RT-PCR	RNA 测序	
中枢神经系统	必要时头颅增强 CT 或增强磁共振		

2. 诊断

(1) 实验室诊断

	Ⅰ级推荐	Ⅱ级推荐	Ⅲ级推荐
标本获取方式	骨髓穿刺		
细胞学	油镜下的细胞形态学检查、细胞化学染色检查：POX、糖原、非特异性酯酶		
免疫分型	至少应该包括以下抗原： ①B 系：CD10、CD19、TdT、cyμ、sIgM、CD20、cyCD22、CD22、cyCD79a ②T 系：CD1a、CD2、CD3、CD4、CD5、CD7、CD8、TCRαβ、TCRγδ、cyCD3 ③髓系：CD11b、CD13、CD14、CD15、CD33、CD41、CD61、CD64、CD65、CD71、GPA、cyMPO ④其他：CD34、HLA-DR、CD117、CD45		
微小残留	①微小残留流式细胞术标记筛选 ②微小残留流式细胞术监测	融合基因定量 *IgH*/*TCR* 重排定量 PCR	*IgH*/*TCR* 重排 NGS 定量
遗传学检查	①染色体核型分析：t(9;22)(q34;q11.2)，Ph 染色体 ② FISH：*BCR*::*ABL* 融合（区分 P190 和 P210） ③ RTPCR：*BCR*::*ABL* 融合基因（区分 P190 和 P210）	RNA 测序	

(2) 中枢神经系统白血病诊断标准：

1) CNS3：脑脊液 WBC ≥ 5 个 /μl，且标本离心发现幼稚淋巴细胞。

2) 明确中枢神经系统受累症状和体征，如不能用其他原因解释的脑神经瘫痪。

3)有中枢神经系统浸润影像学证据。

CNS2：脑脊液 WBC<5 个/μl，且可见幼稚细胞或脑脊液流式发现白血病细胞。

损伤性腰穿诊断标准：腰穿时肉眼可见血性脑脊液或脑脊液 RBC ≥ 10 个/μl。

(3)睾丸侵犯的诊断：表现为单侧或双侧睾丸肿大；透光试验阴性；超声检查可发现睾丸浸润。

3. 危险分层标准

分层	定义
中危组	除外高危组的所有 Ph^+ALL
高危组	D46MRD ≥ 1%；中危患者间期维持治疗中及以后出现任意一次 MRD ≥ 0.01%，并经确认；D46 后任意一次 FISH 检查 *BCR*::*ABL1* 阳性；中危患者间期维持治疗中及以后 BCR::ABL1 定量阳性且间隔 2 周以上复查定量持续上升

4. 治疗

(1)儿童 Ph 阳性 ALL 治疗计划(CCCG-ALL2020)

CCCG-ALL2020 方案	Ⅰ级推荐	Ⅱ级推荐	Ⅲ级推荐
中危组	①所有病例一经确诊 Ph^+ALL，即应给予达沙替尼治疗(1A 类) ②达沙替尼基础上联合化疗 诱导方案Ⅰ(VDLP，CAT) 巩固方案 M(6-MP+HD-MTX×4) 再间期治疗(6-MP+VCR+Dex+PEG-ASP) 再诱导方案(HD-Ara-C+Dex+PEG-ASP) 维持治疗(Dex+VCR+CTX+Ara-C+6-MP+MTX) 总治疗时间为 2.5 年(1A 类)	*BCR*::*ABL* 激酶区 T315I 突变可选择普纳替尼、奥雷巴替尼等Ⅲ代 TKI	
高危组	在中危组治疗基础上在巩固治疗后行异基因造血干细胞移植(1A 类)		CD19/CD22 CAR-T 治疗桥接造血干细胞移植
难治	CD19/CD22 CAR-T 治疗桥接造血干细胞移植		
髓外白血病防治	①初发 CNS2 和 CNS3 需要增加诱导化疗时的鞘注次数 ②达沙替尼联合化疗下可以很好预防髓外复发，不应该常规放疗预防或治疗髓外白血病		

(2)常用化疗方案(CCCG-ALL2020)

药物	剂量和用法	应用时间
窗口期 地塞米松 达沙替尼	6mg/m^2，口服/静脉注射	d1~4

一经确诊 Ph^+ALL，即使首次柔红霉素前，也应尽可能在第 3 天开始达沙替尼治疗，一直延续到所有维持治疗结束。达沙替尼给药时若 WBC ≥ 50×10^9/L，发生肿瘤融解综合征的风险较大，应该严密监测。第 3 天 WBC ≥ 100×10^9/L 且比诊断时降低幅度<50% 者，第 3 天予长春新碱，第 4 天在拉布立海保护下开始达沙替尼及柔红霉素(若没有拉布立海，第一天的达沙替尼减半)。在诱导缓解期，除非感染未能有效控制或出现可能危及生命的并发症，尽量不停用达沙替尼。诱导缓解期血象异常不是停用达沙替尼的指征。达沙替尼用法：80mg/m^2，每日一次，不能耐受者可分两次口服。

诱导方案Ⅰ		
VDLP		
达沙替尼	80mg/m^2，口服	从窗口期开始一直到全部化疗结束
泼尼松	60mg/m^2，口服	d5~28 后 1 周内减停
长春新碱	1.5mg/m^2（最大 2mg），静脉注射	d5、d112、d219、d26
柔红霉素	25mg/m^2 静脉注射，大于 1 小时	d5、d12
培门冬酶	2 000U/m^2 肌内注射（最大剂量 3 750U）	d6、d26
		d6、d12、d19（CNS3、CNS2 及鞘注损伤加 d9、d15）
CAT	按年龄选择剂量鞘内注射	
达沙替尼	80mg/m^2，口服	从窗口期开始一直到全部化疗结束
环磷酰胺	1 000mg/m^2，静脉注射大于 1 小时	d29
美司钠	400mg/m^2，静脉注射环磷酰胺	d29
阿糖胞苷	100mg/（m^2·d），静脉注射	d29~35
巯嘌呤	60mg/m^2，口服	d29~35
三联鞘内注射	按年龄选择剂量，鞘内注射	d1

鞘内注射剂量

年龄	MTX	Ara-C	DEX	NS
＜12 个月	6mg	15mg	2.5mg	6ml
12~35 个月	9mg	25mg	2.5mg	6ml
≥36 个月	12.5mg	35mg	5.0mg	10ml

巩固方案		
HDMTX		
达沙替尼	5g/m^2，持续静脉滴注 24 小时（1/10 前半小时内快速滴注）	从窗口期开始一直到全部化疗结束 d1~56
巯嘌呤	80mg/m^2，口服	
甲氨蝶呤	25mg/m^2，口服	d1、d15、d29、d43
三联鞘内注射	按年龄选择剂量	d1、d15、d29、d43

注意事项：首次 HDMTX 前应检查内生肌酐清除率和 / 或肾图以了解患儿的确切肾功能，并根据肾功能参照表 6.3.2a 调整初始用药剂量。后续 HDMTX 剂量根据首次 HDMTX 的血药浓度监测结果调整。

根据 CCR 调整 MTX 剂量

校正 CCr/（ml·min^{-1}）	剂量 /%
70~85	80
55~70	70
＜55	不用 HDMTX

亚叶酸解救计划

[MTX]μmol/L (44~48 小时)	[MTX]μmol/L (68~72 小时)	CF (单次剂量,mg/m^2)	水化速度 [ml/(m^2·h)]
≤1.0	≥DL 和≤0.4	15	
1.0<[MTX]≤2.0	0.4<[MTX]≤0.5	30	150
2.0<[MTX]≤3.0	0.5<[MTX]≤0.6	45	150
3.0<[MTX]≤4.0	0.6<[MTX]≤0.8	60	175
4.0<[MTX]≤5.0	0.8<[MTX]≤1.0	75	175
5.0<[MTX]≤6.0	1.0<[MTX]≤1.5	90	200
6.0<[MTX]≤7.0	1.5<[MTX]≤2.0	100	200
7.0<[MTX]≤8.0	2.0<[MTX]≤3.0	120	200
8.0<[MTX]≤9.0	3.0<[MTX]≤4.0	140	200
9.0<[MTX]≤10	4.0<[MTX]≤5.0	160	200
>10	>5	200 +CRRT+PE	

每 24 小时复查至 MTX 浓度<0.1μmol/L 或检测低限（DL）即停止解救。若水化速度≥175ml/(m^2·h) 加用利尿药。推荐乙酰唑胺，不建议用呋塞米。

注意事项：

达沙替尼可引起 HDMTX 期间 MTX 清除延迟，监测 MTX 稳态浓度（20 小时）>78μmol/L 时应暂停达沙替尼，直至 MTX 清除。对于这些患者，下次 HDMTX 给药当天应暂停达沙替尼，直至 MTX 清除。若[MTX]44 小时>1μmol/L 时应暂停达沙替尼，直至 MTX 清除。这些患者，下次 HDMTX 给药第二天起应暂停达沙替尼，直至 MTX 清除。

周	间期治疗	用法
1	DEX+DNR+VCR+6-MP+PEG-ASP+Das+(Pa/b)(IT)	DEX：12mg/(m^2·d)，每日 2 次，d1~5 DNR：25mg/m^2，静脉注射，d1 UCR[i]：1.5mg/m^2(max=2.0mg)，静脉注射，d1 6-MP[i]：25mg/(m^2·d)，口服，每日 1 次，d1~21 PEG-ASP：2 000U/m^2，肌内注射 / 静脉注射 d3 Das：80mg/(m^2·d)，口服，每日 1 次，持续口服到治疗结束 IT d1
2	6-MP	
3	6-MP	
	重复 5 次，共 15 周	
周	**再诱导**	**用法**
16	DEX+VCR+HDAra-C+PEG-ASP+Das(IT)	DEX：8mg/(m^2·d)，每日 2 次，d1~7，d15~21 VCR：1.5mg/m^2(max=2mg) 静脉注射，d1、d8、d15 Ara-C：2g/m^2，静脉注射，每 12 小时一次，d1~2(4 次) PEG-ASP：2 000U/m^2，肌内注射 / 静脉注射，d3 Das：80mg/(m^2·d)，口服，每日 1 次，持续口服到治疗结束 鞘内注射 d1
17		
18		

维持治疗

周	计划	药物剂量及给药计划
1	CTX+VCR+Ara-C+Dex+Das（IT）	CTX：300mg/m²，静脉注射，d1 VCR：1.5mg/m²（max=2.0mg），静脉注射，d1 Ara-C：300mg/m²，静脉注射，d1 DEX：8mg/（m²·d），口服，每日 2 次，d1~7 鞘内注射：第 1 天 MTX：25mg/m²，口服，d15、d22 6-MP：50mg/（m²·d），口服，每日 1 次，d15~28
2	休疗 1 周	
3	MTX +6-MP+Das	
4	MTX +6-MP+Das	
	重复 5 次，共 20 周	
1	CTX+Ara-C+Das	CTX：300mg/m²，静脉注射，d1 Ara-C：300mg/m²，静脉注射，d1 MTX：25mg/m²，口服，d15、d22、d29、d36、d43、d50 6-MP：50mg/（m²·d），口服，每日 1 次，d15~56
2	休疗 1 周	
3	MTX +6-MP+Das	
4	MTX +6-MP+Das	
5	MTX +6-MP+Das	
6	MTX +6-MP+Das	
7	MTX +6-MP+Das	
8	MTX +6-MP+Das	
	重复 9 次，共 72 周	

达沙替尼剂量调整

非血液学毒性：出现严重不良反应时应暂停使用达沙替尼直到毒性反应明显缓解后减量 1/4 使用。若患者能耐受可逐渐恢复到原剂量。若患者仍不能耐受可考虑换用伊马替尼（340mg/m²，每天一次）。

血液学毒性：诱导缓解治疗期间，除非发生无法控制的感染或其他危及生命的并发症，否则不应停用 TKI。同样，诱导缓解治疗期间若无明显感染，皮质激素、VCR 和 PEG-ASP/*L*-ASP 不停药。缓解后的治疗中，同时使用 DNR、Ara-C、CTX、MTX、6-MP 等有骨髓抑制性化疗药时，若发生中度血液学毒性（ANC<0.3×10⁹/L 或 APC<0.5×10⁹/L 或 PLT<50×10⁹/L）但无发热时，应先停这些化疗药物不停达沙替尼。患者一旦发热而不能排除感染者，应停用所有化疗药物及达沙替尼。若有重度血液学毒性表现（ANC<0.1×10⁹/L 或 PLT<20×10⁹/L）应暂停包括 TKI 在内的所有化疗。持续 ANC<0.5×10⁹/L（伴有单核细胞低下）或 PLT<100×10⁹/L 者，骨髓抑制性药物（不包括 6-MP）剂量减少超过 50% 仍然不能改善者 TKI 减量 20%。维持治疗阶段骨髓抑制一般可以通过调整 6-MP 或 / 和 MTX 得到改善。如 6-MP 的剂量降低到推荐剂量的 10% 仍然存在骨髓抑制现象，可以考虑减少 TKI 剂量。

五、青少年急性淋巴细胞白血病[1-8]

1. 治疗前评估

	Ⅰ级推荐	Ⅱ级推荐	Ⅲ级推荐
病史与体格检查	完整病史采集： 主诉，现病史，既往史，家族史，生长发育史，疫苗接种史 体格检查： 生命体征测量，全身浅表淋巴结、肝脾、腹部体征、专科查体、性腺发育评估		

续表

	Ⅰ级推荐	Ⅱ级推荐	Ⅲ级推荐
实验室检查	血常规,CRP,生化全项,凝血五项,免疫功能(体液免疫+细胞免疫),病毒学指标(乙肝、戊肝、梅毒、HIV、EB病毒、CMV、TORCH抗体)、尿便常规、性激素、G-6-PD酶活性(主要用于尿酸氧化酶使用前的筛查)		
影像学检查	心电图、心脏彩超、胸部CT、腹部CT、超声(腹部、睾丸或子宫卵巢)、骨龄		PET/CT
骨髓检查	骨穿:MICM分型(骨髓细胞形态学、骨髓组化染色、免疫分型、染色体核型分析、FISH检查、融合基因定性及定量RT-PCR	*IgH*/*TCR*重排检测、NGS方法、全转录组测序(RNA Sequencing)	
中枢神经系统	头部CT、头颅磁共振,脑脊液常规、生化、找肿瘤细胞	脑脊液白血病免疫分型,脊髓增强磁共振	
内分泌、性腺评估	Tanner分期:进行乳腺(女性)、睾丸(男性)查体 完善骨龄、子宫卵巢超声(女性)、睾丸超声(男性) 其他:性激素、皮质醇测定、促肾上腺皮质激素测定、甲功五项、糖化血红蛋白、c肽胰岛素测定、胰岛素自身抗体、胰岛素样生长因子IGF-1及胰岛素水平测定等检查(根据患儿在初诊评估情况,后续随访时予相应内分泌及性腺评估)		

注:①幼稚淋巴细胞免疫分型标志,CD34、TdT、HLA-DR、CD10、CD1a(有时可表达CD13、CD33)。②B-ALL,表达CD19、CD79a、PAX5、CD22、CD20。③T-ALL,表达cyCD3、CD2、CD4、CD5、CD7、CD8。④早前T-ALL(ETP-ALL),缺乏CD1a、CD8表达;CD5弱表达或不表达;至少有一个髓系或干细胞抗原表达(CD13、CD33、CD117、CD11b、CD34、CD65、HLA-DR等),但MPO阴性。

2. 诊断

(1)根据患者病史、体格检查、血常规、骨髓MICM分型进行诊断。需要注意入院前血象白细胞水平、治疗过程(特别是有无激素及化疗药物使用的时间、剂量)。入院专科查体注意皮肤黏膜、浅表淋巴结、心、肺、肝、脾、神经系统及四肢关节。男性需注意观察睾丸情况。

(2)中枢神经系统白血病(CNSL)的诊断与分级

1)诊断

• 诊断时或治疗过程中以及停药后脑脊液中白细胞(WBC)计数≥5个/μl,同时在脑脊液离心涂片标本中以白血病细胞为主,或白血病细胞所占比例高于外周血幼稚细胞百分比。有脑神经麻痹症状。

• 有影像学检查(CT/MRI)显示脑或脑膜病变。

• 除其他病因引起的中枢神经系统病变。

2)脑脊液的分级

• CNS1:需要同时符合以下3项。①脑脊液中无白血病细胞;②无CNS异常的临床表现,即无明显的与白血病有关的脑神经麻痹;③无CNS异常的影像学依据。

• CNS2:符合以下任何1项。①腰穿无损伤即脑脊液不混血,RBC:WBC≤100:1时,脑脊液中WBC计数≤5个/μl,并见到明确的白血病细胞;②腰穿有损伤即脑脊液混血(RBC:WBC>100:1),CSF中见到明确的白血病细胞;③腰穿有损伤并为血性CSF,如初诊WBC>50×10^9/L则归为CNS2。

• CNS3(即CNSL):① CSF中RBC:WBC≤100:1,WBC>5个/μl,并以白血病细胞为主,或白血病细胞所占比例高于外周血幼稚细胞百分比;②或有无其他明确病因的脑神经麻痹;③或CT/MRI显示脑或脑膜病变,并除外其他中枢神经系统疾病。

(3)睾丸白血病的诊断

1)ALL患者表现为睾丸单侧或双侧肿大,质地变硬或呈结节状缺乏弹性感,透光试验阴性,超声检查可发现睾丸呈非均质性浸润灶。

2)初诊患者可不予活检。

3)在全身化疗骨髓缓解的患者出现睾丸肿大者,应进行活检以确定是否睾丸白血病复发。

3. 危险分层标准

分层	定义
中危组	除高危以外的患者
高危组	符合以下任何 1 项或多项: • t(4;11)(*MLL-AF4*)或其他 *MLL* 基因重排阳性 • 染色体数目≤44 或 DI 指数<0.8 • *MEF2D* 重排 • *TCF3-HLF*/t(17;19)(q22;p13) • d15 骨髓 M3(原淋 + 幼淋 ≥20%);d33 骨髓未完全缓解 M2 及 M3(原淋 + 幼淋 ≥5%)(仅适用于无法监测 MRD 者) • *IKZF1* 缺失阳性者:诱导治疗 d15 MRD≥1×10^{-1},或 d33 MRD≥1×10^{-4},或巩固治疗前 MRD≥1×10^{-4} • 符合 MRD 的 HR 标准(*IKZF1* 缺失者除外):诱导治疗 d15 MRD≥1×10^{-1},或诱导治疗后 d33 MRD≥1×10^{-2},或巩固治疗前 MRD≥1×10^{-4} • 诱导治疗后(d33~45)评估瘤灶没有缩小到最初肿瘤体积的 1/3,评为高危,巩固治疗前仍存在瘤灶者列入高危

4. 治疗

治疗框架[儿童急性淋巴细胞白血病诊疗规范(2018 年版)及 CCLG-ALL2018 方案]

	Ⅰ级推荐	Ⅱ级推荐	Ⅲ级推荐
中危组 B-ALL	诱导方案(VDLP,CAML×2) 巩固方案(6-MP/VD+HD-MTX×4) 延迟强化(VDLD,CAML×2) 维持治疗(VD+6-MP+MTX) 总治疗时间:女 2 年,男 2.5 年		
中危组 T-ALL	诱导方案(VDLD,CAML×2) 巩固方案(6-MP/VD+HD-MTX×4) 延迟强化Ⅰ[VDLD,CAML(小)×2] 中间维持(6-MP+MTX) 延迟强化Ⅱ[VDLD,CAML(小)×2] 维持治疗(VD+6-MP+MTX) 总治疗时间:女 2 年,男 2.5 年		
高危组	诱导方案(VDLP/VDLD,CAML×2) 巩固方案(HR-1'、HR-2'、HR-3')×2 延迟强化(VDLD,CAML×2) 维持治疗(VD+6-MP+MTX) 总治疗时间:2.5 年		
Ph^+ ALL 的治疗	早期(诱导 d15 开始)加用 TKI 治疗,治疗时间至少应用至维持治疗结束		

续表

	Ⅰ级推荐	Ⅱ级推荐	Ⅲ级推荐
造血干细胞移植指征	符合以下指征之一： • 诱导缓解治疗失败(d33 骨髓形态未达到缓解，即原淋 + 幼淋 ≥ 20%) • 早期强化 CAML1 方案结束后骨髓评估 MRD ≥ 1×10^{-2} • 伴有 t(9；22)/*BCR*::*ABL1*、*MLL* 重排、*EPT*::*ALL*、iAMP21 高危组患者，12 周(巩固治疗前)MRD ≥ 1×10^{-4} • HR 组患者在 HR-1' 方案治疗后，HR-2' 治疗前 MRD ≥ 1×10^{-4}	移植前挽救化疗可选择参加正在进行的临床试验： (1)B-ALL：blinatumomab、CAR-T、硼替佐米等； (2)T-ALL：可选择奈拉宾、硼替佐米、CAR-T 等	
贝林妥欧单抗治疗		免疫分型为 B 前体淋巴细胞表型患者，如果存在不耐受化疗，或诱导治疗不缓解，或治疗后 MRD 持续阳性，或转阴后再次 MRD 转阳甚至形态学复发，可予以贝林妥欧单抗(blinatumomab)治疗	

常用化疗方案[儿童 ALL 诊疗规范(2018 年版)及 CCLG-ALL2018 方案]

药物	剂量	时间及用法
减积治疗	泼尼松(Pred)：60mg/(m^2·d) (可从 25% 量递增)	口服，每日 3 次(或每日 2 次)，d1~7
诱导治疗 VDLP 或 VDLD(T-ALL)	泼尼松(Pred)：60mg/(m^2·d) 或地塞米松：6mg/(m^2·d)	口服，每日 3 次(或每日 2 次)， d8~28，d29 开始减停
	柔红霉素(DNR)：30mg/(m^2·d)	静脉注射，d8、d15、d22、d29，共 4 次，每次缓慢输注 1 小时
	长春新碱(VCR)：1.5mg/(m^2·次)	静脉注射，d8、d15、d22、d29 (共 4 次)，最大剂量 2mg
	培门冬酰胺酶(PEG)：2 000U/(m^2·次)	d9、d23，共 2 次，肌内注射，最大剂量 3 750U/ 次
	鞘内注射：MTX 12mg，Ara-C 36mg，Dex 4mg	d1、d15、d33， d1 为 MTX 单联鞘内注射
早期强化治疗 CAML × 2 轮	环磷酰胺(CTX)：1 000mg/(m^2·次)	静脉注射，1 小时以上，d1； 水化、碱化共 3 天
	美司钠：400mg/(m^2·次)	于环磷酰胺开始后 0、4、8 小时
	培门冬酶(PEG)：2 000U/(m^2·次)	肌内注射，d2， 最大剂量 3 750U/ 次
	阿糖胞苷(Ara-C)：75mg/(m^2·次)	静脉注射，d3~6，d10~13
	6- 巯嘌呤(6-MP)：50mg/(m^2·d)	每晚口服，d1~14
	三联鞘注：MTX 12mg，Ara-C 36mg，Dex 4mg	CNS2：d3、d10 CNS1、CNS3：d3

续表

药物	剂量		时间及用法
巩固治疗 （中危组）	选择其一： VD 或 6-MP	VCR：1.5mg/（m²·次）	静脉注射，d1、d15、d29、d43（共4次）
		Dex：6mg/（m²·d）	分3次口服，d1~5，d15~19；d29~33；d43~47
		6-MP：25mg/（m²·d）	每晚口服，d1~56（共8周）
	HD-MTX：5g/（m²·次） ［可根据患者耐受情况，调整HD-MTX剂量为3~5g/（m²·次）］		静脉滴注24小时（1/10量于30分钟内给入，9/10量持续23.5小时）； d1、d15、d29、d43同时每两周MTX鞘内注射1次（共4次）；FH4-Ca解救
巩固治疗 （高危组）×2轮	HR-1'	Dex：20mg/（m²·d）	口服，d1~5
		VCR：1.5mg/（m²·次）	静脉滴注，d1、d6
		HD-MTX：5g/（m²·次）	d1静脉滴注24小时（1/10量于30分钟内给入，9/10量持续静脉滴注23.5小时） FH4-Ca解救
		CTX：200mg/（m²·次）	d2~4，静脉滴注1小时； 每12小时一次，共5次 水化、碱化共3天
		美司钠：70mg/（m²·次）	于环磷酰胺开始后0、4、8小时
		HD-Ara-C：2 000mg/m²	d5，静脉滴注3小时以上，每12小时一次，共2次
		PEG：2 000U/（m²·次）	肌内注射，d6，最大剂量3 750U/次
		三联鞘内注射：MTX 12mg，Ara-C 36mg，Dex 4mg	d1，MTX后2小时三联鞘内注射1次
	HR-2'	Dex：20mg/（m²·d）	每日3次口服，d1~5
		VDS：3mg/（m²·次）	静脉注射，d1、d6；最大剂量5mg
		HD-MTX：5g/（m²·次）	d1静脉滴注24小时（1/10量于30分钟内给入，9/10量持续静脉滴注23.5小时）； FH4-Ca解救
		IFO：800mg/（m²·次）	d2~4，静脉滴注1小时； 每12小时1次，共5次 水化、碱化共3天
		美司钠： 300mg/（m²·次）	于IFO开始后0、4、8小时
		DNR：30mg/m²	d5，静脉滴注24小时
		PEG-ASP： 2 000U/（m²·次）	肌内注射，d6，最大剂量3 750U/次
		三联鞘内注射：MTX 12mg，Ara-C 36mg，Dex 4mg	d1，MTX后2小时三联鞘内注射1次
	HR-3'	Dex：20mg/（m²·d）	每日3次口服，d1~5
		HD-Ara-C：2 000mg/m²	d1~2，静脉滴注3小时，每12小时1次，共4次

续表

药物	剂量		时间及用法
巩固治疗 （高危组）×2 轮	HR-3'	VP16：100mg/（m^2·次）	d3~5； 静脉注射，1 小时以上；每 12 小时 1 次共 5 次
		PEG：2 000U/（m^2·次）	肌内注射，d6，最大剂量 3 750U/ 次
		三联鞘内注射：MTX 12mg，Ara-C 36mg，Dex 4mg	d5
延迟强化治疗：VDLD+CAML（分两种情况）	①除外中危 T-ALL 延迟强化 VDLD	Dex：10mg/（m^2·d）	口服每日 3 次，d1~7，d15~21
		VDS：3mg/（m^2·d）	静脉注射，d1、d8、d15、d22 （中危 B-ALL 共 4 次，其他 3 次）
	②中危 T-ALL 延迟强化(Ⅰ)：VDLD	Dex：10mg/（m^2·d）	口服每日 3 次，d1~7，d15~ 21
		VDS：3mg/（m^2·d）	静脉注射，d1、d8、d15
维持治疗	6MP：50~75mg/（m^2·d）		d8~28，d36~56，每晚口服（根据血象情况调整剂量）
	MTX：20mg/m^2		d1、d8、d15、d22、d29、d36、d43、d50 肌内注射
	Dex：6mg/（m^2·d）		d1~5、d29~33
	VCR：1.5mg/（m^2·d）		d1、d29
	三联鞘内注射：MTX 12mg，Ara-C 36mg，Dex 4mg		中危 B-ALL 每 8 周一次三联鞘内注射；其余每 4 周一次三联鞘内注射
CNSL 预防	初诊未合并 CNSL 的患者无须放疗，在进行全身化疗的同时，采用三联鞘注。CNS2 者在诱导治疗及早期强化治疗阶段各增加 2 次三联鞘注。 腰穿及鞘内注射总次数： • CNS1（B-ALL-IR）17 次，CNS2（B-ALL-IR）21 次 • CNS1（B-ALL-HR）23 次，CNS2（B-ALL-HR）27 次 • CNS1（T-ALL）23 次，CNS2（T-ALL）27 次 注：除了首次 MTX 单联鞘内注射外，以后均为三联鞘注，具体药物剂量： Ara-C 36mg，MTX 12mg，Dex 4mg		

（1）脑膜白血病治疗：初诊合并中枢神经系统白血病可以不放疗，在全身化疗骨髓缓解的患者出现脑膜白血病，在完成延迟强化治疗后、维持治疗前接受颅脑放疗，剂量为 12Gy。

（2）睾丸白血病治疗：初诊时合并睾丸白血病可以不放疗，但在全身化疗的巩固治疗结束后 B 超检查仍有病灶者进行活检，若确定白血病细胞残留者需睾丸放疗。或在全身化疗骨髓缓解的患者出现睾丸白血病复发，也需放疗，一般作双侧睾丸放疗，剂量为 18~24Gy。在全身强化疗结束维持治疗前进行。

（3）贝林妥欧单抗（Blinatumomab）治疗：≥45kg，d1~28 28μg/（m^2·d），24 小时静脉输注；<45kg，d1~28 15μg/（m^2·d），24 小时静脉输注。用药 d21 和 / 或 d28 进行骨髓缓解状态 +MRD 评估，以 d28 为最后评估点。如 d21 达到完全缓解，可不进行 d28 评估。根据患者治疗反应，贝林妥欧单抗治疗后或接强化疗，或移植继续治疗。

六、唐氏综合征相关急性淋巴细胞白血病[1-10]

唐氏综合征（Down syndrome，DS）也称 21- 三体综合征，是临床最常见的染色体数目异常的遗传病。DS 的临床表现包括先天性认知障碍、神经源性痴呆、肌张力低下、颅面骨发育异常、先天性心脏畸形和其他系统严重的多发畸形、内分泌功能异常、先天性免疫缺陷等。DS 的造血系统异常表现为大红细胞血症、血小板数量异常和易发白血病。发生白血病的机会是常人的 10~20 倍。

唐氏综合征相关急性淋巴细胞白血病（acute lymphoblastic leukemia in children with Down syndrome，ALL-DS）占儿童 ALL 的 1.5%~3.1%，临床表现不具特殊性，Pre-B 类型多见，T 细胞类型少见，常见 *CRLF2* 的畸变表达和 *JAK2* 突变。异质性明显，缺乏特异性的细胞遗传学改变。基于遗传性健康状态和免疫系统异常，诱导缓解期间感染发生率高而且严重，细胞毒性药物的不良反应是常见，治疗应当注意个体化选择。预后比较差，治疗相关性病死率高，容易骨髓复发。长期存活者的后遗症包括白内障、听力缺失、甲状腺功能障碍和严重的多种疾病。

1. 治疗前评估

评估项目	Ⅰ级推荐	Ⅱ级推荐	Ⅲ级推荐
病史与体格检查	病史、体格检查 母孕年龄 家族遗传病史（1A 类）	辅助生殖病史（1B 类）	
内环境	血常规、血型（ABO、Rh） 尿常规、便常规（包括隐血，需要隐血饮食） 凝血功能（D- 二聚体）、肝功能、肾功能（尿酸）、心肌酶谱（LDH） 病原体：HIV、MP、CMV、EBV、HBV、Tb 等（1A 类）		骨骼密度（2B 类）
浸润评估	胸部 X 线正、侧位 DR 片，腹部超声（肝、胆、脾及淋巴结） 睾丸超声（1A 类）	如果存在呼吸道症状，HR-CT 检查 如果存在中枢神经系统症状或者体征，头部 CT 或 MRI、EEG（2B 类）	骨骼 ECT（3 类）
免疫状态	IgG、IgA、IgM 细胞免疫功能 自身免疫指标（1A 类）		
骨髓象	初检全部 MICM 项目，必要时的二代基因测序（1A 类）	必要时做骨髓、淋巴结或浸润灶活检 NGS 检查（1B 类）	
药物代谢基因组	甲氨蝶呤、巯嘌呤、环磷酰胺、门冬酰胺酶、阿糖胞苷、长春新碱、肾上腺糖皮质激素（1A 类）		
遗传性健康状态	心脏超声评估功能和结构、甲状腺功能、眼科相关检查（1A 类）		
染色体分析	高分辨染色体核型（1A 类）		

2. 诊断

评估项目	Ⅰ级推荐	Ⅱ级推荐	Ⅲ级推荐
骨髓	MICM 分类 原始 + 幼稚淋巴细胞 ≥ 20% 流式细胞术 融合基因组学（1A 类）	二代测序 NGS 检查（1B 类）	
染色体	高分辨分析 21- 三体核型（1A 类）		
浸润评估	如果考虑中枢神经系统白血病，做脑脊液常规、生化、体液细胞学和流式细胞术，同时三联鞘内注射 如果初诊时考虑睾丸白血病，不推荐做睾丸病理活检术，完全缓解后，如果存在睾丸异常，需要（1A 类）	中枢神经系统影像 睾丸彩色超声（1B 类）	

ALL-DS 治疗评估的基本策略（1A 类）：分层次、分阶段，个体化量身定做的精准医学治疗模式

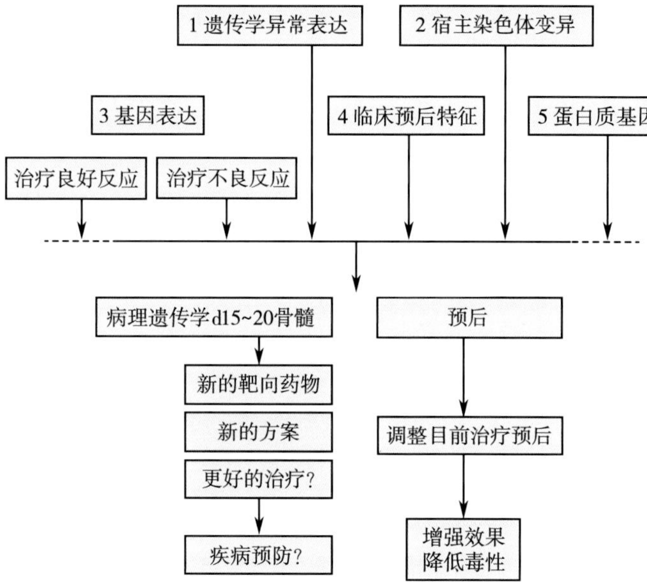

化疗前精准检测项目（1A 类）

药物	基因组	不良反应
6-MP	*TPMT*、*NUDT15*	严重骨髓抑制
VCR	*CEP72*	周围神经炎
MTX	*SLCO1B1*、*DHFR*、*miR-1206*	黏膜炎
糖皮质激素	*BMP7*、*PROX1-Antisense RNA1*	骨骼坏死

3. 危险分层标准*

ALL-DS 危险分层	评估标准
1. 标准危险组（SR）	①年龄 ≥ 1 岁并且 < 10 岁 ②初诊时 WBC < 50 × 10^9/L ③非 Tc 型或成熟 Bc 型 ④非 MR/HR 组细胞遗传学、分子生物学特征改变 ⑤非 CNSL2，CNSL3 或 / 和 TL ⑥诱导化疗 d20 骨髓象呈 M1 化，MRD 在 d20 < 0.1%、诱导缓解结束，MRD ≤ 0.01%，之后一直阴性，达到 CR 者
2. 中度危险组（MR）	①年龄 < 1 岁或者 ≥ 10 岁 ②初诊时 WBC ≥ 50 × 10^9/L ③t（9；22），BCR-ABL（+）的 Ph^-ALL 及其 Ph 样 ALL ④< 45 条染色体的低 2 倍体；或其他异常例如 t（1；19），*E2A-PBX1*（+） ⑤*ZNF358* 重排、*IZKF* 阳性 ⑥iAMP21 ⑦T-ALL ⑧初诊时发生 CNSL 和 TL ⑨诱导治疗 d20 骨髓象呈 M2 化（MRD 0.1%~10%）者 ⑩诱导治疗结束 MRD ≥ 0.01%，并且 < 1%

*. 证据类别为 1A 类。

续表

ALL-DS 危险分层	评估标准
3. 高度危险组(HR)	①<3 个月的婴儿 ②初诊时 WBC ≥ 100 × 10^9/L ③染色体核型为 t(4;11),*MLL-AF4*(+)或者其他的 *MLL* 重排阳性 ④低二倍体(≤44)或者 DI 指数<0.8 ⑤ *TGF3-HLF*/t(17;19)(q22;p13) ⑥ *EVT1* 阳性 ⑦ *MEF2D* 重排 ⑧新发现的,特殊的高度危险核型 ⑨4~6 周骨髓象不能 CR 者 ⑩MR 诱导化疗 d20 骨髓象呈 M2 或 M3(≥10%)者 ⑪诱导治疗结束 MRD ≥ 1%,或者髓外防治之前(第 9~14 周)≥ 0.01% ⑫髓外评估:髓外防治之前仍然存在肿瘤病灶者;诱导缓解结束肿瘤病灶没有缩小到最初体积的 1/3 者

治疗之后基于骨髓 MRD 的危险度评估(1A)

危险度评估时间	SR	MR	HR
d15~20	<0.1%	0.1%~10%	≥10%
d33~40	<0.01%	0.01%~1%	≥1%
W 9~14(髓外防治之前)	<0.01%	<0.01%	≥0.01%

注:

①即使形态学提示有良好预后,但是没有良好 MICM 综合结果的亦不能进入标危组。

②微小残留病灶(MRD)的改变比形态学更重要,取消以形态学判断预后,进而调整危险度。

③危险度需要随着治疗反应结局予以调整,结合治疗反应的综合评估特别重要。

④对于 ALL-DS,诱导缓解就达到 CR 者,原有的危险度不升级。

⑤特殊强调 d15~20、d30~40 骨髓的 MRD 结局。

⑥融合基因的表达,比较 MRD 流式细胞计量术更加敏感、重要。

⑦升级到高危组,治疗按照难治性 ALL 再诱导方案进行治疗(salvage treatment for refractory ALL)。

ALL-DS 治疗后根据骨髓不同时间点 MRD 评估危险度流程(1A 类)

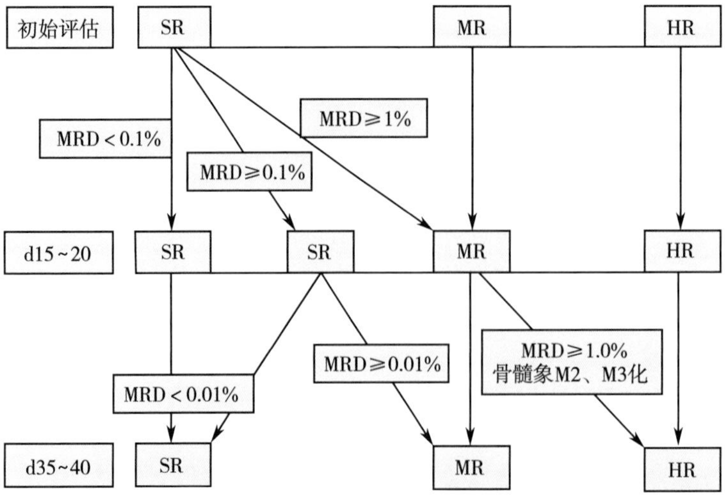

4. 治疗

治疗方案	Ⅰ级推荐	Ⅱ级推荐	Ⅲ级推荐
诱导缓解	VLD（VCR/VDS、*L*-asp/Peg-Asp、Dexa）(1A 类)	VDLD VILD VMLD（1B 类）+ 贝林妥欧	
巩固	CAM（CTX、Ara-C、6-MP/6-TG）(1A 类)		C-HDAra-C-M
髓外防治	HDMTX-CF，剂量开始 2 000mg/（m^2·次），之后依据第 1 次的 MTX 代谢状态调整剂量，并且适当延长 CF 解救时间，以防止严重的黏膜毒性（1B 类）	剂量开始 500mg/（m^2·次）， (2A 类）	
再诱导缓解	VLD（1A 类）	VDLD VILD VMLD（1B 类）	
延迟强化	CAM（CTX、Ara-C、6-MP/6-TG）(1A 类）		
维持治疗	VD-MTX+6-MP（VCR/VDS、Dexa/Pred；MTX、6-MP）剂量需要根据代谢酶活性给予个体化调整（1A 类）	新的靶向药物（2A 类）	细胞免疫治疗： CAR-T（2A 类）
复发	CAR-T，异基因造血干细胞移植（1B 类）	新的靶向药物（2A 类） 贝林妥欧单抗	试验治疗（2B 类） 奥加伊妥珠欧单抗
监测	进入维持期，每 3~6 个月复查骨髓形态学；MRD 停止治疗之后，每 6 个月复查骨髓形态学（1B 类）		

注：①长春新碱，VCR；长春地辛，VDS；②柔红霉素，DNR；去甲氧基柔红霉素，IDA；③左旋天冬酰胺酶，*L*-Asp；培门冬酶，Peg-Asp；④地塞米松，Dexa；泼尼松，Pred；⑤环磷酰胺，CTX；⑥阿糖胞苷，Ara-C；大剂量阿糖胞苷，HDAra-C；⑦甲氨蝶呤，MTX；大剂量甲氨蝶呤，HDMTX；⑧米托蒽醌，Mito；⑨巯嘌呤，6-MP；鸟嘌呤，6-TG；⑩药物剂量参考 ALL 治疗方案，适当降低剂量，防止发生严重感染和治疗相关性死亡。

ALL-DS 诱导缓解注意事项

（1）对于高白细胞血症（WBC ≥ 100 × 10^9/L）者，予水化、碱化并注意 TLS、DIC、ICH、RDS、ARF 等并发症。首先给予泼尼松试验（d1~7），对于肿瘤负荷大者，自 0.2~0.5mg/（kg·d）开始，逐渐增加至足量 60mg/（m^2·d），口服至 WBC<20 × 10^9/L 后开始正规化疗，注射 VDS/VCR，如果白细胞没有降低的趋势，提前注射 VDS/VCR 或者 Ara-C、DNR/IDA。（1B 类）

（2）常规情况下 DNR 推迟到 WBC<20 × 10^9/L 时开始应用，需要慎重采用。（2B 类）

（3）防止高尿酸血症：别嘌醇 7~10mg/（kg·d），连续 7~10 天，直到 WBC<4.0 × 10^9/L 时。（2B 类）

（4）低增生型和婴儿的剂量可略降低 1/4（标准剂量 × 0.75）。（2B 类）

（5）应重视围化疗期处理，第 1 周调整内环境至稳态。如果存在感染，可以适当推迟化疗。（2A 类）整个诱导缓解期间需要特殊性注意治疗相关性黏膜炎、惊厥和感染，特别是脓毒症的发生，需要强力控制感染，以降低治疗相关性病死率。（1A 类）

（6）髓外防治：一般在外周血幼稚细胞消失之后，同步进行预防性鞘内注射。第 1 次鞘内注射的脑脊液送检流式细胞术。（1A 类）第 1 次 HDMTX-CF 的剂量需要降低。（2B 类）

（7）特别重视早期治疗反应评估，依据 MRD 结果调整危险度、治疗强度。①泼尼松试验（d1~7）；②d15~20 的 MRD；③d33~40 的 MRD；④MRD 的动态性变化。（1A 类）

（8）也可用其他蒽环类药物如去甲氧基柔红霉素（IDA）10~12mg/（m^2·次），米托蒽醌（Mito，NVT）10mg/（m^2·次）代替 DNR。Ph^1 染色体阳性者加用甲磺酸伊马替尼，或者达沙替尼，如果出现耐药时，可更换应用氟马替尼、尼洛替尼，TKI 比常规性化疗重要。（2A 类）

（9）可适当降低 L-ASP 应用剂量。年龄 ≥ 10 岁者，更易发生过敏、出血性胰腺炎、高血糖、凝血紊乱、肝损害等副作用。年龄 ≥ 10 岁者应当在诱导缓解期首选 PEG-ASP，以免在注射普通门冬酰胺酶之后产生抗体，导致之后应用困难。如果对大肠杆菌天冬酰胺酶过敏,可以更换应用菊欧文天冬酰胺酶。应特别注意个体化剂量、安全性,每用 1~2 次必须复查肝功能、凝血功能、脂肪酶、血清及尿淀粉酶、血糖。(1B 类)

(10)应用 Dexa 期间,若副作用大,可服 1 周,停 1 周,再服 1 周,停 1 周,或改为 Pred。年龄>10 岁者应用泼尼松。应注意肝功能损害、高血糖、骨缺血坏死、真菌感染。(3 类)

(11)及时而恰当的成分输血支持、细胞因子(G-CSF、艾曲波帕、海曲泊帕、阿伐曲泊帕、TPO、IL-11)的应用对保证化疗的连续性和安全性至关重要。(3 类)

ALL-DS 维持治疗期间的注意事项

(1)特别警惕长期应用肾上腺皮质激素导致的股骨头坏死,目前没有准确的方法可以早期预测股骨头的血液供应。(2B 类)

(2)全面环境保护,防止各种感染。(2B 类)

(3)适当地降低 MTX 的剂量,调整加强巯嘌呤治疗强度,可能进一步提高长期存活率。(2B 类)

(4)骨髓的定期检测,主要目的:是否存在残留病灶,复发的可能性如何。(1A 类)

(5)考虑化疗对于骨髓的长期影响,骨髓的耐受性和潜能,维持期间的加强化疗需要特别慎重。(2A 类)

(6)进行巯嘌呤的个体化剂量调整。(1A 类)

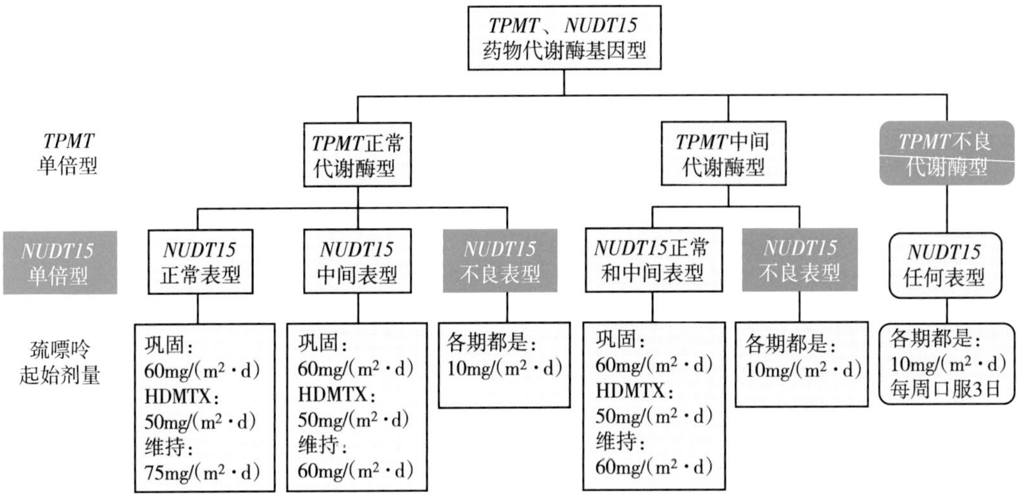

七、儿童急性髓系白血病(不包括急性早幼粒细胞白血病)[1-13]

1. 治疗前评估

	Ⅰ级推荐	Ⅱ级推荐	Ⅲ级推荐
病史与体格检查	人口统计资料: 年龄、性别、民族等 完整的病史采集: 特别是现病史,家族史,生长发育史 体格检查: 生命体征测量,全身皮肤、巩膜、全身浅表淋巴结、肝脾、专科查体	医疗保险类型(农保、城镇医保、商保,各自报销比例)、家庭为单元的年收入	
实验室检查	血常规,外周血涂片,CRP,生化全项,凝血五项,血型、免疫功能(体液免疫 + 细胞免疫),乙肝、丙肝、戊肝、梅毒、HIV、EB 病毒、CMV、水痘 - 带状疱疹病毒,支原体、尿便常规		

续表

	Ⅰ级推荐	Ⅱ级推荐	Ⅲ级推荐
心脏	心电图、心脏彩超		
影像学检查	腹部 + 盆腔 + 睾丸超声、胸部 + 腹部 + 盆腔 CT，头颅磁共振		脾三维超声
骨髓检查	骨穿，骨髓形态，白血病免疫分型、骨髓染色体核型分析、FISH 方法、融合基因筛查、定量 RT-PCR、急性髓细胞白血病相关基因突变、全转录组测序	骨髓活检(干抽、低增生)、靶向 RT-PCR、NGS 的 MRD	
脑脊液	脑脊液常规、生化、找肿瘤细胞	脑脊液白血病免疫分型及 MRD	
髓系肉瘤	详见髓系肉瘤部分		

2. 诊断

	Ⅰ级推荐	Ⅱ级推荐	Ⅲ级推荐
获取组织的方式	骨髓穿刺、活检、AML 细胞浸润部位的组织	干抽时，可以用外周血代替；阳性有意义，阴性不排除。	骨髓冻存细胞、甲醛固定组织、非脱钙石蜡包埋组织、没有染色的外周血涂片和骨髓涂片、AML 细胞浸润部位的组织，生物标本库
由异常遗传学定义的急性髓系白血病分类	APL 伴 *PML*::*RARA* [a] AML 伴 *RUNX1*::*RUNX1T1* [a] AML 伴 *CBFB*::*MYH11* [a] AML 伴 *DEK*::*NUP214* [a] AML 伴 *RBM15*::*MRTFA* AML 伴 *BCR*::*ABL1* AML 伴 *KMT2A* 重排 [a,b] AML 伴 *MECOM*(*EVI1*) [a,c] AML 伴 *NUP98* 重排 [a] AML 伴 *NPM1* 突变 [a] AML 伴 *CEBPA* 突变 [d] AML，MDS 相关 [e] AML 伴其他的明确的遗传学改变 [f]		
由细胞分化定义的急性髓系白血病的分类	急性髓系白血病微分化型 急性髓系白血病不成熟型 急性髓系白血病成熟型 急性嗜碱性白血病 急性粒 - 单核细胞白血病 急性单核细胞白血病 急性红血病 急性巨核细胞白血病		
髓系肉瘤	详见髓系肉瘤部分		
睾丸白血病	透光实验、睾丸超声、睾丸活检		

续表

	Ⅰ级推荐	Ⅱ级推荐	Ⅲ级推荐
中枢神经系统白血病	CNS1(脑脊液中没有白血病细胞) CNS2(脑脊液中有白血病细胞,白细胞数<5 个 /μl) CNS3(脑脊液中有白血病细胞,白细胞数>5 个 /μl)	脑脊液免疫分型	
复发	形态学复发:白血病细胞>20%,或外周血中再次出现白血病细胞,或出现白血病细胞的髓外浸润者;分子学复发[#]:连续 2 次骨髓和 / 或外周血检测 MRD 转阳性,且 4 周后 MRD 的水平是 4 周前的 10 倍以上。诊断分子学复发需要至少 2 次检测,2 次检测间隔 4 周。		
随访 #	治疗结束后每 3~6 个月骨穿查 MRD,直至 2 年	外周血 2~3 个月评估一次(*RUNX1*::*RUNX1T1*,*CBFB*::*MYH11*)	

注:[#]MRD 包括流式细胞术、qRT-PCR、FISH 等方法对白血病细胞进行定量检测。其中流式细胞术监测 MRD 建议使用 8 色流式细胞仪,MRD<1×10^{-3} 认为阴性。qRT-PCR 的检测水平达到 10^{-5},FISH 检测水平达到 10^{-3}。分子水平复发是指 MRD 阴性转阳性,且连续 2 次检测(间隔 4 周)流式或者 qRT-PCR MRD 水平升高 10 倍以上。*RUNX1*::*RUNX1T1* 或者 *CBFB*::*MYH11* 阳性患者完全缓解后基因可以持续低表达(阳性),但是如果连续两次检测(间隔 4 周),基因拷贝数超过 10 倍以上,需要再次复测,基因拷贝数继续升高者,也考虑分子水平复发。

【注释】

a 标记“a”的重现性染色体易位(突变)的 AML 的诊断不再以是否存在白血病细胞作为诊断依据;没有标记“a”的其他重现性异位(突变)则以幼稚细胞≥20% 作为诊断 AML 的依据。

b 涉及 *KMT2A* 的其他融合基因包括 t(4;11)(q21.3;q23.3)/*AFF1*::*KMT2A*;t(6;11)(q27;q23.3)/*AFDN*::*KMT2A*;t(10;11)(p12.3;q23.3)/*MLLT10*::*KMT2A*;t(10;11)(q21.3;q23.3)/*TET1*::*KMT2A*;t(11;19)(q23.3;p13.1)/*KMT2A*::*ELL*;t(11;19)(q23.3;p13.3)/*KMT2A*::*MLLT1*(婴儿和儿童常见)。

c 累及 *MECOM* 重排的其他融合基因包括:t(2;3)(p11~23;q26.2)/*MECOM*::;t(3;8)(q26.2;q24.2)/*MYC*::*MECOM*;t(3;12)(q26.2;q13.2)/*ETV6*::*MECOM*;t(3;21)(q26.2;q22.1)/*MECOM*::*RUNX1*。

d 包括双等位基因(bi*CEBPA*)以及位于该基因的碱性亮氨酸拉链(bZIP)区域的单个突变(smbZIP-*CEBPA*)。

e 包括明确的细胞遗传学异常,如复杂核型、5q- 或者 -5,-7 或者 7q-,+8,11q-,12p- 或者 -12p,-13 或者 13q-,17p- 或者 -17p,等臂染色体 17q,-20,或者 idic(X)(q13)等;以及 MDS 相关基因突变(*ASXL1*,*BCOR*,*EZH2*,*RUNX1*,*SF3B1*,*SRSF2*,*STAG2*,*U2AF1*,*ZRSR2*)等。

f 目前,本标题下的亚型包括具有罕见基因融合的 AML。

3. 危险分层标准

分层	Ⅰ级推荐	Ⅱ级推荐	Ⅲ级推荐
低危组	AML 伴 *RUNX1*::*RUNX1T1* 不伴 *KIT17* 外显子突变[*] AML 伴 *CBFB*::*MYH11* 不伴 *KIT17* 外显子突变[*] AML 伴 *KMTA*::*MLLT11* *NPM1* 突变,无 *FLT3-ITD* *CEBPA* 双突变		
中危组	AML 伴 *FLT3-ITD*、AML 伴 *KMTA*::*MLLT3*,以及其他不能归入低危和高危的所有患者		

续表

分层	Ⅰ级推荐	Ⅱ级推荐	Ⅲ级推荐
高危组	11q23 染色体易位，除外 t（9；11）和 t（1；11）； *MECOM* 受累者； *NUP98* 受累的融合基因； -5 或者 del（5q） *NUP214* 受累者 *ETV6* 受累者 -7 *BCR*::*ABL1* abn（12p） -17 或者 abn（17p） *CBFA2T3*::*GLIS2* 复杂核型 *FLT3-ITD* 没有 *NPM1* 突变 *RUNX1* 突变 *ASXL1* 突变 *TP53* 突变（VAF＞10%）		

注：*.C-KIT D816 对 *RUNX1*::*RUNX1T1* 和 *CBFB*::*MYH11* 白血病具有预后影响，其他的突变位点对预后没有影响，仍归入预后良好组。

4. 治疗（包括髓外白血病预防）

方案	Ⅰ级推荐	Ⅱ级推荐	Ⅲ级推荐
诱导 1	基本骨架：阿糖胞苷 + 蒽环类药物，联合高三尖杉酯碱或者依托泊苷 + 腰穿鞘注	*FLT3-ITD/TKD*， 吉瑞替尼（Ⅱ a 推荐） *IDH1* 突变 艾伏尼布（Ⅱ a 推荐） *KIT* 建议 TKI 治疗	减低剂量阿糖胞苷加蒽环类药物加 G-CSF#+ 鞘内注射
诱导 2	基本骨架：阿糖胞苷 + 蒽环类药物，联合高三尖杉酯碱或者依托泊苷 + 靶向药物 *+ 腰穿鞘注	*FLT3-ITD/TKD*， 吉瑞替尼（Ⅱ a 推荐） *IDH1* 突变 艾伏尼布（Ⅱ a 推荐） *KIT* 建议 TKI 治疗	减低剂量阿糖胞苷加蒽环类药物加 G-CSF#+ 靶向药物 *+ 鞘内注射
巩固 1	高剂量阿糖胞苷做骨架 + 鞘内注射	*FLT3-ITD/TKD*， 吉瑞替尼（Ⅱ a 推荐） *IDH1* 突变 艾伏尼布（Ⅱ a 推荐） *KIT* 建议 TKI 治疗	
巩固 2	高剂量阿糖胞苷做骨架 + 鞘内注射	*FLT3-ITD/TKD*， 吉瑞替尼（Ⅱ a 推荐） *IDH1* 突变 艾伏尼布（Ⅱ a 推荐） *KIT* 建议 TKI 治疗	

续表

方案	Ⅰ级推荐	Ⅱ级推荐	Ⅲ级推荐
巩固 3*		高剂量阿糖胞苷做骨架：+ 鞘内注射◎	
HSCT	高危患者及部分中危患者在巩固 1 或者 2 后开始		
髓外白血病预防	三联鞘内注射		
难治复发 AML	福达拉宾 / 克拉曲滨 + 阿糖胞苷 + G-CSF	地西他滨 / 阿扎胞苷 / 克拉屈滨联合减低剂量阿糖胞苷加蒽环类药物加合 G-CSF 和 / 或维纳托克	吉奥替尼(GO)、靶向 CD33 和 CLL1(CLEC12A) 的免疫治疗、维奈克拉联合地西他滨 / 阿扎胞苷

注：*. 文献报道巩固治疗使用 2 个高剂量阿糖胞苷为骨架的方案与 3 个疗程对长期生存没有差异，是否维持治疗也对生存没有影响。

#. 年龄小、病情重、家里经济条件差、父母治疗意愿不强等情况下，建议使用低剂量诱导缓解治疗方案。

◎. AML 常规做 4 次腰穿和鞘注，合并 CNSL 时治疗见 CNSL 部分。

常用治疗方案

药物	剂量和用法	应用时间
诱导方案 #		
IAH		
Ara-C ①	100mg/(m^2·次)	d1~7，每 12 小时一次静脉注射，共 14 剂
IDA ②	10mg/(m^2·d)	d1、d3、d5，每次静脉滴注 6 小时，共 3 次
HHT	3mg/(m^2·d)	d1~5，每日一次静脉滴注，共 5 剂
DAE		
DNR ②	50mg/(m^2·d)	d2、d4、d6，每次静脉滴注大于 2 小时
Ara-C	100mg/(m^2·次)	d1~7，每 12 小时一次静脉注射，共 14 剂
VP16	100mg/(m^2·d)	d1~5，每日一次静脉滴注，共 5 剂
IAG ③		
IDA	5mg/(m^2·d)	d1、d3、d5，每次静脉滴注 6 小时，共 3 次
Ara-C	100mg/(m^2·次)	d1~10，每 12 小时一次静脉注射，共 20 剂
G-CSF	5μg/(kg·d)	d1~10，每日皮下注射 1 次，共 10 剂
吉瑞替尼④	2mg/(kg·d) (6 岁以下者)，最大量 40mg/d 1.73mg/(kg·d) (7~14 岁)，最大量 80mg/d	*FLT3-ITD*/*TKD* 和 *IDH1* 突变发现之日起，口服，28 天一疗程
艾伏尼布	250mg/d	
巩固治疗⑤		
Ara-C	1~3g/(m^2·次)	d1、d2、d3，每 12 小时一次，每次 3 小时，共 6 次
HHT ⑥	3mg/(m^2·d)	d1~5，每日一次静脉滴注，共 5 剂
HSCT ⑦	中危患儿推荐 HLA 全相合的供体移植 高危患儿任何类型的移植均可行	巩固 1 或者 2 后进行

续表

药物	剂量和用法	应用时间
难治复发 AML 诱导治疗		
FLAG/CLAG		
FlU/Cla		
Ara-C	30mg/(m^2·d)[5mg/(m^2·d)]	d1~5,每日一次静脉滴注,共 5 剂
G-CSF	2g/(m^2·d)	d1~5,每日一次静脉滴注,共 5 剂
Dec/Cla+IAG/HAG ⑧	5μg/(kg·d)	d0~4,皮下注射,共 5 剂
Dec/Cla		
IDA/HHT	20mg/(m^2·d)[5mg/(m^2·d)]	d1~5,每日一次静脉滴注,共 5 剂
	5mg/(m^2·d)[1mg/(m^2·d)]	d1、d3、d5,每次静脉滴注 6 小时,共 3 次 / d6~12,每日一次静脉滴注,共 7 剂
Ara-C	100mg/(m^2·次)	d1~10,每 12 小时 1 次,静脉注射,共 20 剂
G-CSF	5μg/(kg·d)	d1~10,每日皮下注射 1 次,共 10 剂
维奈克拉	120mg/m^2,d1 240mg/m^2,d2~28	d1~28,口服,28 天一疗程
阿扎胞苷 / 地西他滨	75mg/(m^2·d)[20mg/(m^2·d)]	d1~7,每日一次静脉注射,共 7 剂 /d1~5,
阿伐替尼 avapritinib	300mg/m^2	口服,每日一次
HSCT	任何类型供体均可以	每日一次静脉注射,共 5 剂
支持治疗		
粒细胞缺乏伴发热⑨	在取送各种培养后,须立即给予初始经验性治疗,待病原体明确后,再进行针对性治疗	
急性肿瘤溶解综合征	水化、别嘌醇、尿酸氧化酶、纠正电解质紊乱	
DIC	补充血小板和凝血因子,必要时加用抗纤溶药物	
心脏毒性预防	右丙亚胺	
肝肾功能异常	对症处理	
CNSL 预防⑩	每个疗程开始前进行腰穿和鞘内注射治疗	

注:Ara-C. 阿糖胞苷;IDA. 去甲氧柔红霉素;HHT. 高三尖杉酯碱;DNR. 柔红霉素;VP-16. 依托泊苷;*L*-ASP. 左旋门冬酰胺酶;G-CSF. 粒细胞集落刺激因子;Flu. 福达拉滨;Cla. 克拉曲滨;Dec. 地西他滨;HSCT. 造血干细胞移植;DIC. 弥漫性血管内凝血;CNSL. 中枢神经系统白血病。

#. 高白细胞白血病:WBC ≥ 100 × 10^9/L,或出现系统性高黏滞血症,根据患儿的一般状况,可以进行白细胞清除术,或者阿糖胞苷(100mg/m^2,每 12 小时 1 次)3~5 天,直至 WBC<50 × 10^9/L,方可进行化疗。阿糖胞苷使用前加甲泼尼龙或者地塞米松可以有效预防瘤溶解综合征发生。

① Ara-C 也有使用 10 天的治疗方案。② Mit 10mg/(m^2·d),静脉滴注 6 小时代替。③疗程也可以延长到 14 天(预激方案)。④ FLT3 抑制剂——吉瑞替尼:AML 合并 *FLT3-ITD* 或者 *FLT3-TKD*,明确突变后,立即开始口服吉瑞替尼,注意检测方法的正确性。⑤巩固治疗 2~3 个疗程。⑥ VP-16 150mg/(m^2·d),d1~3、Mit 10mg/(m^2·d),d1~2、*L*-ASP 6 000U/(m^2·d),第 4 剂 Ara-C 后 3 小时肌内注射,共 1 次。⑦髓系肉瘤:按照 AML 高危组治疗,除非有低危组的生物学标记物,因为常规化疗复发率高、建议缓解后行 HSCT。⑧ HHR 1mg/(m^2·d),d1~14,Ara-C 10mg/(m^2·d),每 12 小时 1 次,d1~14 皮下注射,G-CSF 200μg/(m^2·d)(最大量:300μg/d),d1~14 皮下注射,WBC ≥ 20 × 10^9/L 停用。⑨严重感染时可以加用 G-CSF。G-CSF 能够增加某些亚型 AML 白血病细胞的增殖,休疗期间不推荐预防性使用。⑩第一次腰穿和鞘注,建议外周血 WBC<50 × 10^9/L 或者第一疗程诱导结束后进行,避免医源性损伤。阿伐替尼:避免本品与强效或中效 CYP3A 抑制剂合用。如果无法避免与中效 CYP3A 抑制剂合用,则将本品的起始剂量从 300mg 每日一次降低至 100mg 每日一次。

最近被美国 FDA 批准治疗 AML 的药物

药物	靶点	批准时间	适应证
midostaurin 米哚妥林	FLT3	2017-04-01	初诊 *FLT3* 阳性的 AML，且年龄<60 岁 7+3+ 米哚妥林
enasidenib 恩西地平	IDH2	2017-08-01	难治 / 复发 AML 合并 *IDH2* 突变
vyxeos（CPX351） 柔红霉素阿糖胞苷脂质体	脂质体柔红霉素阿糖胞苷	2017-08-01	MDS 转化的 AML 和治疗相关的 AML
mylotarg 吉妥珠单抗	CD33	2017-09-01	2 岁以上 CD33 阳性难治复发 AML CD33 阳性新发 AML
ivosidenib* 艾伏尼布	IDH1	2018-06-01	难治 / 复发 AML 合并 *IDH1* 突变
gilteritinib* 吉瑞替尼	*FLT3-ITD*, *FLT3-TKD*	2018-11-28	难治 / 复发 AML 合并 *FLT3* 突变
venetoclax* 维奈克拉	BCL2	2018-11-21	年龄>75 岁不适合 7+3 标准方案治疗的 AML，联合去甲基化药物
glasdegib 格拉吉布	SMO 受体	2018-11-21	年龄>75 岁 AML，联合低剂量阿糖胞苷
oral azacitidine 阿扎胞苷口服剂型	DNA 甲基转移酶	2020-09-01	AML 缓解后（CR/CRi）维持治疗
avapritinib* 阿伐替尼	*KIT* D816V	2021-03-31	AML 合并 *KIT* D816V 突变者

注：*. 国内批准上市的新药。

按照年龄三联鞘内注射预防 CNSL

年龄 / 岁	MTX/mg	Ara-C/mg	Dex/mg
<1	6	18	2
1~<2	8	24	2.5
2~<3	10	30	3
≥3	12	36	4

八、急性早幼粒细胞白血病[1-12]

1. 治疗前评估

	Ⅰ级推荐	Ⅱ级推荐	Ⅲ级推荐
病史与体格检查	完整病史采集： 主诉，现病史，既往史，家族史，生长发育史，疫苗接种史 体格检查： 生命体征测量，全身浅表淋巴结、肝脾、出血相关体征、专科查体		

续表

	Ⅰ级推荐	Ⅱ级推荐	Ⅲ级推荐
实验室检查	血常规、血型、外周血涂片、生化全项、DIC相关指标检查、输血前有关传染性病原学检查、尿便常规		
影像学检查	心电图、心脏彩超、头部CT、腹部超声	胸部+腹部CT、头部MRI	
骨髓检查	骨髓形态,骨髓和/或外周血白血病免疫分型、骨髓染色体核型分析、融合基因定量RT-PCR、FISH		
中枢神经系统	如CNSL受累行MRI检查,初诊患者不建议腰椎穿刺	如必要脊髓增强核磁	如必要,脑脊液常规、生化、找肿瘤细胞,脑脊液白血病免疫分型

2. 诊断

病理诊断

	Ⅰ级推荐	Ⅱ级推荐	Ⅲ级推荐
获取组织的方式	骨髓穿刺	必要时,可采集外周血进行遗传学及分子生物学检查	如必要,骨髓活检
形态学	以异常的颗粒增多的早幼粒细胞为主,且细胞形态较一致,胞质中有大小不均的颗粒,常见Auer小体。细胞组化:过氧化物酶强阳性、糖原染色呈阴性或弱阳性		
流式细胞	①B系:CD10、CD19、TdT、cyμ、sIgM、CD20、cyCD22、CD22、cyCD79a ②T系:CD1a、CD2、CD3、CD4、CD5、CD7、CD8、TCRαβ、TCRγδ、cyCD3 ③髓系:CD11b、CD13、CD14、CD15、CD33、CD41、CD61、CD64、CD65、CD71、GPA、cyMPO ④其他:CD34、HLA-DR、CD117、CD45 ⑤APL典型表现:表达CD13、CD33、CD117和MPO,不表达或弱表达CD34、HLA-DR、CD11b、CD14、CD64、CD56		
细胞遗传学检测	典型为t(15;17)(q22;q12)。变异型罕见(见注释)		
分子生物学检测	*PML*::*RARA*融合基因:98%以上的APL患者存在*PML*::*RARA*融合基因,另有低于2%的APL患者为其他类型融合基因	NGS方法	

16种变异型APL染色体和基因异常

RARA-重排	染色体异常
NPM::*RARA*	t(5;17)(5q35;q12)
NUMA::*RARA*	t(11;17)(q13;q21)
STAT5B::*RARA*	der(17)
PRKAR1A::*RARA*	t(17;17)(q24;q12)
FIP1L1::*RARA*	t(4;17)(q12;q21)
BCOR::*RARA*	t(X;17)(p11;q21)

续表

RARA- 重排	染色体异常
OBFC2A∷*RARA*	t(2；17)(q32；q21)
TBLR1∷*RARA*	t(3；17)(q26；q21)
GTF2I∷*RARA*	t(7；17)(q11；q21)
IRF2BP2∷*RARA*	t(1；17)(q42；q21)
STAT3∷*RARA*	t(17；17)(17q21；q12)
FNDC3B∷*RARA*	t(1；17)(q42；q21)
ZBTB16∷*RARA*	t(11；17)(11q23；q12)
NUP98∷*RARA*	t(11；17)(p15；q21)
TFG∷*RARA*	t(3；14；17)(q12；q11；q21)
TNRC18∷*RARA*	t(7；17)(p22；q21)

注：① 5% 的 APL 患者核型正常。常规染色体检测有时还可发现除 t(15；17)以外的附加染色体异常。②实时定量 PCR（RQ-PCR）可在 99% 的典型 APL 患者中检出 *PML*∷*RARA* 融合基因，但仍有 1% 的 APL 患者可出现假阴性。

诊断预后分层

诊断要点	内容
1	FAB 分型为 AML-M3
2	WHO 2016 年分型为伴重现性遗传学异常急性髓系白血病亚型下的 APL 伴 *PML*∷*RARA* 阳性
3	*PML*∷*RARA* 融合基因阳性或染色体 /FISH 证实 t(15；17)(q22；q12)时可确诊
4	变异型 APL 的诊断标准：具有 APL 的临床特征、细胞形态学表现，细胞遗传学或分子生物学检测发现（病理分型见注释）

3. 危险分层标准

分层	内容
低危组	初诊 WBC＜10×10^9/L
高危组	初诊 WBC ≥ 10×10^9/L 或低危组维持治疗前未达到分子生物学缓解

4. 治疗

初治典型 t(15；17)APL 患者

	Ⅰ级推荐	Ⅱ级推荐	Ⅲ级推荐
低危组	ATRA+ 砷剂（无化疗）方案（首选）方案 1（1A 类）		ATRA+ 化疗方案（砷剂不耐受或无砷剂药品）方案 2（备选）(3 类)
高危组	ATRA+ 砷剂 + 化疗诱导、化疗巩固 3 个疗程、ATRA/ 砷剂维持 2 年（方案 3）(1A 类)	ATRA+ 砷剂 + 化疗诱导、ATRA+ 砷剂巩固 2 个疗程、ATRA/6-MP/MTX 维持 2 年（方案 4）(2A 类)	ATRA+ 砷剂 + 化疗诱导、ATRA/ 砷剂巩固 7 个月（方案 5）(3 类)
难治及复发（包括分子学复发）治疗		ATRA+ 砷剂 ± 化疗诱导、腰穿筛查 CNSL。分子转阴行自体移植，分子不转阴行异基因移植（方案 6）(2B 类)	临床试验、异基因移植（3 类）

常用化疗方案 1

药物	剂量和用法	应用时间
诱导方案		
全反式维 A 酸 +	15~25mg/m^2,口服	
亚砷酸 或	0.15mg/m^2(最大 10mg),持续静脉滴注	约 30 天
复方黄黛片	50~60mg/m^2,口服	
羟基脲	治疗前 WBC(4~10)×10^9/L,10~40mg/(m^2·d),2~3 次 /d,口服	d1~7
治疗中 WBC>10×10^9/L 时,酌情加用蒽环类药物或阿糖胞苷		
巩固 + 维持方案		
全反式维 A 酸 +	15~25mg/m^2,口服	2 周 + 间歇 2 周为一疗程,共 7 个疗程
亚砷酸 或	0.15mg/m^2(最大 10mg)静脉注射	4 周 + 间歇 4 周为一疗程,共 4 个疗程
复方黄黛片	50~60mg/m^2,口服	

常用化疗方案 2

药物	剂量和用法	应用时间
诱导方案		
全反式维 A 酸 +	15~25mg/m^2,口服	直至 CR
柔红霉素 或	40mg/(m^2·d),持续静脉滴注	d2、d4、d6
去甲氧柔红霉素	10mg/(m^2·d),持续静脉滴注	
治疗中 WBC>10×10^9/L 时,酌情加用蒽环类药物或阿糖胞苷		
巩固方案		
全反式维 A 酸 +	15~25mg/m^2,口服	2 周
柔红霉素 或	40mg/(m^2·d),持续静脉滴注	1~3 天
去甲氧柔红霉素	8~10mg/(m^2·d),持续静脉滴注	之后休息 28 天,以上为一个疗程,共 2 个疗程
维持方案		
全反式维 A 酸 +	15~25mg/(m^2·d)	d1~14
6- 巯嘌呤	50~90mg/(m^2·d)	d15~90
甲氨蝶呤	5~15mg/(m^2·周)	共 11 次
CNSL 预防 6 次		

常用化疗方案 3

药物	剂量和用法	应用时间
诱导方案		
全反式维 A 酸 + 亚砷酸 或复方黄黛片 蒽环类或者蒽醌类药物控制白细胞计数增高	15~25mg/m^2,口服 0.15mg/m^2(最大 10mg),静脉注射 50~60mg/m^2,口服	30 天
巩固方案(方案可选,共 3 个疗程)		
HA 方案 高三尖杉酯碱 阿糖胞苷	 1~2mg/(m^2·d) 100mg/(m^2·d)	 d1~7 d1~5
MA 方案 米托蒽醌 阿糖胞苷	 6~8mg/(m^2·d) 100mg/(m^2·d)	 d1~3 d1~5
DA 方案 柔红霉素 阿糖胞苷	 40mg/(m^2·d) 100mg/(m^2·d)	 d1~3 d1~5
IA 方案 去甲氧柔红霉素 阿糖胞苷	 8mg/(m^2·d) 100mg/(m^2·d)	 d1~3 d1~5
维持方案		
全反式维 A 酸 + 亚砷酸 或 复方黄黛片	15~25mg/m^2,口服 0.15mg/m^2(最大 10mg),静脉注射 50~60mg/m^2,口服	14 天,休 14 天(第 1 个月) 14 天,休 14 天(第 2、3 个月) 以上为一个疗程,完成 8 个疗程,总计约 2 年维持期

注:若第 3 次巩固化疗后未达到分子学转阴,可加用去甲氧柔红霉素[8mg/(m^2·d),d1~3]和阿糖胞苷(1.0/m^2,每 12 小时 1 次,d1~3),必须达到分子学转阴后方可开始维持治疗。

常用化疗方案 4

药物	剂量和用法	应用时间
诱导方案		
全反式维 A 酸 + 亚砷酸 去甲氧柔红霉素 治疗中 WBC>10×10^9/L 时,酌情加用蒽环类药物或阿糖胞苷	15~25mg/m^2,口服 0.15mg/m^2(最大 10mg),静脉注射 8mg/(m^2·d),持续静脉滴注	d1~36 d9~36 d2、d4、d6、d8

续表

药物	剂量和用法	应用时间
巩固方案(2 疗程)		
全反式维 A 酸 + 亚砷酸	15~25mg/m^2,口服 0.15mg/m^2(最大 10mg),静脉注射	4 周 + 间歇 2 周为一疗程,共 7 个疗程 4 周 + 间歇 4 周为一疗程,共 4 个疗程
第 2 疗程 全反式维 A 酸	15~25mg/m^2,口服	d1~7,d15~21,d29~35
亚砷酸	0.15mg/m^2(最大 10mg),静脉注射	d1~5,d8~12,d15~9,d22~26,d29~33
维持治疗		
全反式维 A 酸 + 6- 巯嘌呤	15~25mg/(m^2·d) 50~90mg/(m^2·d)	d1~14 d15~90
甲氨蝶呤	5~15mg/(m^2·周)	共 11 次 每 3 个月一个疗程,共 8 个疗程,总计维持期 2 年

常用化疗方案 5

药物	剂量和用法	应用时间
诱导方案		
全反式维 A 酸 + 复方黄黛片 + 短程小剂量化疗 阿糖胞苷 + 羟基脲 或 + 柔红霉素	15~25mg/m^2,口服 50~60mg/m^2,口服 40~100mg/(m^2·d) 10~40mg/(m^2·d)分 2~3 次口服 40mg/(m^2·d)	总计约 30 天 直到 WBC 降至 10×10^9/L d2、d3
巩固方案		
全反式维 A 酸	15~25mg/m^2,口服	2 周 + 间歇 2 周为一疗程,共 7 个疗程
亚砷酸 或复方黄黛片 CNSL 预防 IT:2 次	0.15mg/m^2(最大 10mg),静脉注射 50~60mg/m^2,口服	4 周 + 间歇 4 周为一疗程,共 4 个疗程

常用化疗方案 6

一般采用亚砷酸 + 全反式维 A 酸 ± 蒽环类化疗进行再次诱导治疗。诱导缓解后必须进行鞘内注射,预防中枢神经系统白血病(CNSL)。达再次 CR 者进行 *PML*::*RARA* 融合基因检测,融合基因转阴性者行自体造血干细胞移植或亚砷酸 + 维 A 酸巩固治疗(不适合移植者)6 个疗程,融合基因仍为阳性者进入临床研究或行异基因造血干细胞移植。再诱导未缓解者可加入临床研究或行异基因造血干细胞移植。

初诊变异型 APL 的治疗

RARA- 重排	染色体异常	报道病例数	ATRA 敏感性	ATO 敏感性
NPM::*RARA*	t(5;17)(5q35;q12)	?	敏感	未检测
NUMA::*RARA*	t(11;17)(q13;q21)	1	敏感	未检测
STAT5b::*RARA*	der(17)	9	反应差	反应差

儿童白血病

续表

RARA-重排	染色体异常	报道病例数	ATRA 敏感性	ATO 敏感性
PRKAR1A::*RARA*	t(17;17)(q24;q12)	1	敏感	敏感
FIP1L1::*RARA*	t(4;17)(q12;q21)	2	1 例敏感	未检测
BCOR::*RARA*	t(X;17)(p11;q21)	2	2 例敏感	未检测
OBFC2A::*RARA*	t(2;17)(q32;q21)	1	1 例体外敏感	未检测
TBLR1::*RARA*	t(3;17)(q26;q21)	1	不敏感	未检测
GTF2I::*RARA*	t(7;17)(q11;q21)	1	敏感	敏感
IRF2BP2::*RARA*	t(1;17)(q42;q21)	3	敏感	敏感
FNDC3B::*RARA*	t(1;17)(q42;q21)	1	敏感	敏感
ZBTB16::*RARA*	t(11;17)(1lq23;q12)	>30	反应差	反应差
NUP98::*RARA*	t(11;17)(p15;q21)	1	敏感	未检测
TFG::*RARA*	t(3;14;17)(q12;q11;q21)	1	敏感	未检测
TNRC18::*RARA*	t(7;17)(p22;q21)	1	不敏感	不敏感

诊治流程和支持治疗

	Ⅰ级推荐	Ⅱ级推荐	Ⅲ级推荐
诊断流程		确诊靠 *PML*::*RARA*(或变异型)分子检测 除了 FISH,其他 RT-PCR,RQ-PCR 或者 PML-抗体免疫荧光可以辅助快速诊断	一旦怀疑 APL 按照急诊处理到有经验的综合医院的血液病中心、快速启动治疗
凝血异常的处理	一旦怀疑 APL 立刻用全反式维 A 酸输注单采血小板以维持 PLT ≥(30~50)×10^9/L;输注纤维蛋白原、冷沉淀、凝血酶原复合物和冰冻血浆维持 FIB>1 500mg/L 及 PT 和 APTT 值接近正常	每日监测 DIC 相关指标直至凝血功能正常。如有纤溶异常,应快速给予全反式维 A 酸	肝素、氨甲环酸、抗凝和抗纤溶药物不建议常规应用 PICC、腰穿、气管镜等在诱导期避免进行 APL 诱导治疗期间不主张应用 G-CSF
治疗前高白细胞的处理		立刻降细胞处理,羟基脲、阿糖胞苷、柔红霉素、去甲氧柔红霉素。避免常规剂量或大剂量化疗 高白细胞 APL 患者的治疗:不推荐白细胞分离术。可给予水化及化疗药物	糖皮质激素预防分化综合征

【注释】

分化综合征、心脏毒性、CNSL 的处理

(1)APL 分化综合征:临床表现有不明原因发热、呼吸困难、胸腔或心包积液、肺部浸润、肾衰竭、低血压、体重增加 5kg 或较同时段基础体重增加 10%,符合 2~3 个者属于轻度分化综合征,符合 4 个或更多个者属于重度分化综合征。分化综合征的发生通常发生于初诊或复发患者,WBC>10×10^9/L 并持续增长者,应考虑停用 ATRA 或亚砷酸减量,并密切关注体液容量负荷和肺功能状态,尽早使用地塞米松 10mg/(m^2·d)(最大量 10mg/d),分 1~2 次使用,症状好转后应减停,一般不超过 2 周。

(2)砷剂不良反应监测:治疗前进行心电图(评估有无 QT 间期延长)检查,外周血的肝功能和肾功能相关检查;同时要注意口服砷剂患者的消化道反应。

(3)中枢神经系统白血病(CNSL)的预防和治疗:低危 APL 患者,全反式维 A 酸联合砷剂作为一线治疗方案中不建议预防性鞘内治疗;高危 APL 或复发患者,因发生 CNSL 的风险增加,对这些患者应进行至少 2~6 次预防性鞘内治疗。对于已诊断 CNSL 患者,按照 CNSL 常规鞘内方案执行。

5. 疗效评价和监测

(1)诱导阶段评估:ATRA 的诱导分化作用可以维持较长时间,在诱导治疗后较早行骨髓评价可能不能反映实际情况。因此,骨髓形态学评价一般在第 4~6 周、血细胞计数恢复后进行,此时,细胞遗传学一般正常,而 *PML*::*RARA* 转录本在多数患者仍为阳性。完全缓解标准同其他 AML。

(2)微小残留病(MRD)监测:建议采用定量 PCR 监测骨髓 *PML*::*RARA* 转录本水平,治疗期间建议 2~3 个月进行一次分子学反应评估,持续监测 2~3 年。上述融合基因持续阴性者继续维持治疗,融合基因转阳性者 4 周内复查。复查阴性者继续维持治疗,确实阳性者按复发处理。流式细胞术因对于 APL 的 MRD 敏感性显著小于定量 PCR,因此不建议单纯采用流式细胞术对 APL 进行 MRD 监测。停止用药治疗后,MRD 每 6 个月评估一次。

按年龄预防治疗鞘内注射剂量

年龄 / 岁	阿糖胞苷 /mg	地塞米松 /mg
<1	15	2.5
1~3	25	2.5
>3	35	5

九、唐氏综合征相关急性髓系白血病

1. 治疗前评估

	Ⅰ级推荐	Ⅱ级推荐	Ⅲ级推荐
病史与体格检查	完整病史采集: 年龄,主诉,现病史,产前筛查史,既往史,家族史,生长发育史,疫苗接种史等 体格检查: 生命体征测量,重点关注特殊面容、生长发育、智力、心脏体征及身体畸形,全身浅表淋巴结、腹部体征		
实验室检查	血常规,外周血涂片,CRP,生化全项,凝血功能,免疫功能(体液免疫 + 细胞免疫),甲状腺功能,病毒学指标(乙肝、戊肝、梅毒、艾滋病病毒、EB 病毒、CMV、TORCH 抗体),PPD 皮试,支原体,尿便常规	T-SPOT 实验、甲肝、水痘 - 带状疱疹病毒(VZV)、单纯疱疹病毒(HSV)、人疱疹病毒 6 型(HHV6)、细小病毒 B19	
影像学检查	心电图、心脏超声、腹部超声、甲状腺超声、消化道超声、睾丸或子宫卵巢超声、胸部 CT		
骨髓检查	骨髓细胞形态学、白血病免疫分型(流式细胞学)、染色体核型分析、分子生物学检测(融合基因 RT-PCR)、急性髓细胞白血病相关基因突变(二代测序,含 *GATA1* 基因突变)[1]	细胞遗传学(FISH 方法)、骨髓活检(干抽、低增生),干抽时,可以用外周血代替	
中枢神经系统	头颅磁共振,脑脊液常规、生化、找肿瘤细胞	脑脊液白血病免疫分型,脊髓磁共振	

2. 诊断

	Ⅰ级推荐	Ⅱ级推荐	Ⅲ级推荐
	在确诊唐氏综合征前提下,根据骨髓 MICM 分型确诊 ML-DS		
形态学[1]	FAB 分型(除去 M3),一般为 M0、M6、M7 原粒细胞微分化型(M0) 原粒细胞白血病未分化型(M1) 原粒细胞白血病部分分化型(M2) 粒 - 单核细胞白血病(M4) 单核细胞白血病(M5) 红白血病(M6) 急性巨核细胞白血病(M7) 骨髓增生异常综合征(MDS)	骨髓活检	
流式细胞[1]	不表达 B 系:CD10、CD19、TdT、cyμ、sIgM、CD20、cyCD22、CD22、cyCD79a 不表达 T 系:CD1a、CD2、CD3、CD5、CD7、CD8、TCRαβ、TCRγδ、cyCD3 大多数表达:CD34、CD117、CD11b、CD13、CD14、CD15、CD33、CD36、CD56、CD41、CD42、CD61、CD64、CD65、CD71、cyMPO、CD7,CD4、CD110、IL3R,50% 病例 CD34 阴性,30% 病例 CD56、CD41 阴性	骨髓活检免疫组化用 CD41、CD42b 及 CD61 对于鉴别原始巨核细胞特别有用	
遗传及基因检测[1,2]	必须具备唐氏综合征特有的染色体核型类型: 标准型:47,XY(或 XX),+21 异位型:D/G 易位、G/G 易位 嵌合型:46,XY(或 XX)/47,XY(或 XX),+21		
	绝大多数检测到 *GATA1* 突变 6 个月 ~4 岁(含 4 岁):有或无 *GATA1* 突变 4~6 岁:有 *GATA1* 突变 还可伴有 WHO 分型中髓系肿瘤及系列不明白血病基因亚型: t(8;21)(q22;q22.1);*RUNXl*::*RUNX1T1*; inv(16)(p13;lq22)或 t(16;16)(p13.1;lq22); *CBFB*::*MYH11*; t(9;11)(p21.3;q23.3);*KMT2A*::*MLLT3*		

注:ML-DS. 唐氏综合征相关急性髓系白血病。

3. 危险分层标准

Ⅰ级推荐	Ⅱ级推荐	Ⅲ级推荐
目前国际、国内尚无明确危险度分组标准 不良预后因素: 1. 年龄>4 岁 2. 无 *GATA1* 突变 3. 第 1 个诱导化疗疗效不佳 4. 伴有 +8	只有标准型 47,XX/XY,+21 染色体核型异常 伴有 +8,-7/7q-	

注:年龄<2 岁预后好;性别、外周血高白细胞与预后无关;FAB 形态学分型与预后无关;MDS 转化的 AML 与预后无关;在 ML-DS 中细胞遗传学改变在决定预后中的作用不如非 DS-AML 明确;有无暂时性骨髓增殖失调(TMD)与预后无关[2-4,9]。

4. 治疗

日本儿科白血病 / 淋巴瘤研究组 (JPLSGAML-D05) 治疗计划[5]

	Ⅰ级推荐	Ⅱ级推荐	Ⅲ级推荐
	诱导方案 1:CET 评估后分组	诱导方案 1:DA 柔红霉素 25mg/(m^2·d),d1~3 阿糖胞苷 100mg/(m^2·d),d1~7	
低危组(完全缓解)	强化方案 1:CET 强化方案 2:CT 强化方案 3:CET 强化方案 4:CT		
高危组(未完全缓解)	诱导方案 2:cCVT 诱导方案 3:hCE 完全缓解后继续给予强化治疗 强化方案 1:cCVT 强化方案 2:hCE 强化方案 3:cCVT		

具体化疗方案(JPLSGAML-D05)

药物	剂量和用法	应用时间
诱导方案 1		
吡柔比星 阿糖胞苷 依托泊苷	25mg/(m^2·d),持续静脉滴注 1 小时 100mg/(m^2·d),持续静脉滴注 1 小时 150mg/(m^2·d),持续静脉滴注 2 小时	d1~2 d1~7 d3~5
诱导方案 2		
吡柔比星 长春新碱 阿糖胞苷	40mg/m^2,持续静脉滴注 1 小时 1mg/m^2,静脉注射 100mg/(m^2·d),持续静脉滴注 24 小时	d1 d2 d1~7
诱导方案 3		
阿糖胞苷 依托泊苷	1g/m^2,每 12 小时 1 次,持续静脉滴注 2 小时 100mg/(m^2·d),持续静脉滴注 2 小时	d1~5 d2~4
低危组		
强化方案 1 吡柔比星 阿糖胞苷 依托泊苷	 25mg/(m^2·d),持续静脉滴注 1 小时 100mg/(m^2·d),持续静脉滴注 1 小时 150mg/(m^2·d),持续静脉滴注 2 小时	 d1~2 d1~7 d3~5
强化方案 2 吡柔比星 阿糖胞苷 交替重复 1、2 方案共 4 个疗程	 25mg/(m^2·d),持续静脉滴注 1 小时 100mg/(m^2·d),持续静脉滴注 1 小时	 d1~2 d1~7

续表

药物	剂量和用法	应用时间
高危组		
强化方案 1		
吡柔比星	40mg/m²,持续静脉滴注	d1
长春新碱	1mg/m²,静脉注射	d2
阿糖胞苷	100mg/(m²·d),持续静脉滴注 24 小时	d1~7
强化方案 2		
阿糖胞苷	1g/m² 每 12 小时 1 次,持续静脉滴注 2 小时	d1~5
依托泊苷	100mg/(m²·d),持续静脉滴注 2 小时	d2~4
强化方案 3 同方案 1 共 3 个疗程		

注:方案中无鞘内注射。

复发后的治疗	一旦复发,预后差 可加用硼替佐米(BTZ)、双硫仑螯合氯化铜(DSF/Cu)联合化疗(Ⅱ级推荐) 异基因造血干细胞移植(Ⅰ级推荐)

注:唐氏综合征相关急性髓系白血病(ML-DS)包括 MDS 和 AML,20 世纪 70 年代认为预后差,应用常规的 AML 密集的强化疗方案,大部分患儿很难耐受。20 世纪 90 年代后多中心的基础与临床研究对 ML-DS 的生物学特性更透彻,普遍认为对蒽环类及阿糖胞苷敏感度远远高于非唐氏 AML,中枢神经系统白血病发病率极低,所以近些年减少化疗剂量后 5 年 OS 值>80%。但是,年龄大于 4 岁或未检测到 *GATA1* 基因突变预后不良,应按照非 DS-AML 方案化疗[2-5,7-11]。

美国儿童肿瘤协作组 (COGA2971) 治疗计划[6]

	Ⅰ级推荐	Ⅱ级推荐	Ⅲ级推荐
标准组	诱导方案(CITAD) 强化方案(HD Ara-C;*L*-Asp) 中枢巩固治疗(IT,Ara-C) 总治疗时间为半年(1A 类)		
难治及复发治疗	异基因造血干细胞移植(2A 类)		

具体化疗方案(COGA2971 方案)

药物	剂量和用法	应用时间
诱导方案(CITAD×4 循环)		
6- 巯鸟嘌呤	100mg/(m²·d),口服	d0~3
阿糖胞苷	200mg/(m²·d),持续静脉滴注	d0~3
柔红霉素	20mg/(m²·d),静脉注射	d0~3
IT	阿糖胞苷(按年龄选择剂量)	d0
强化方案		
大剂量阿糖胞苷	3g/m²,每 12 小时 1 次,静脉注射 3 小时	d0、d1、d7、d8(共 8 剂)
L-Asp	6 000U/m²,肌内注射,阿糖胞苷后 3 小时	d1、d8
中枢巩固方案		
IT 阿糖胞苷(按年龄)	20mg,0~12 个月 30mg,13~24 个月 50mg,25~35 个月 70mg,≥36 个月	(1 次 / 周,共 3 次)

注:鞘内注射药物可参照国内儿童 AML 按照年龄三联鞘内注射用量。

年龄 / 岁	MTX/mg	Ara-C/mg	Dex/mg
<1	6	18	2
1~<2	8	24	2.5
2~<3	10	30	3
≥3	12	36	4

柏林 - 法兰克福 - 明斯特（BFM）协作组（ML-DS2006）方案

	Ⅰ级推荐	Ⅱ级推荐	Ⅲ级推荐
方案	诱导方案（AIE） 强化方案（AI、HAM、HA） 中枢神经系统白血病预防治疗（IT，Ara-C） 维持化疗 1.5 年		

具体化疗方案（ML-DS2006）

药物	剂量和用法	应用时间
诱导方案		
AIE： 阿糖胞苷 去甲氧柔红霉素 依托泊苷	 100mg/（m^2·d），静脉滴注 100mg/m^2，每 12 小时 1 次，静脉滴注 8mg/（m^2·d），静脉滴注 150mg/（m^2·d），静脉滴注	 d1~2 d3~8 d3、d5、d7 d6、d7、d8
强化方案		
AI： 阿糖胞苷 去甲氧柔红霉素 HAM： 阿糖胞苷 米托蒽醌 HA： 阿糖胞苷	 500mg/（m^2·d），静脉滴注 5mg/（m^2·d），静脉注射 1g/m^2，每 12 小时 1 次，静脉滴注 7mg/（m^2·d），静脉滴注 3g/m^2，每 12 小时 1 次，静脉滴注	 d1~4 d3、d5 d1~3 d3、d4 d1~3
中枢神经系统白血病预防		
IT 阿糖胞苷（按年龄） 每组化疗前给予	20~40mg	 共 4 次
维持化疗		
6- 巯基嘌呤 阿糖胞苷	40mg/（m^2·d），口服 40mg/（m^2·d），皮下注射	q.d. d1~4，每 4 周 1 疗程

注：患者在每个治疗组开始时鞘内注射阿糖胞苷（共 4 次，每次剂量 20~40mg，按年龄）作为中枢神经系统预防。如原发性中枢神经系统受累的患者必须每周进行鞘内注射，至脑脊液正常，然后再鞘内注射 1 次，至少鞘内注射 3 次。每轮化疗基本间隔 28 天，化疗前患儿一般情况良好，没有感染、黏膜炎或发热的临床正常，血常规中性粒细胞数 $>10\times10^9$/L，血小板计数 $>80\times10^9$/L。

诱导治疗第 28 天及每轮化疗前评估骨髓缓解情况。

诱导治疗第 28 天骨髓原始细胞 <5%，为反应良好，可将后期 HA 剂量由 3g/m^2，每 12 小时 1 次，改为 1g/m^2，每 12 小时 1 次。

复发的 ML-DS 患儿应进行个体化治疗，但需考虑到毒性风险。

儿童白血病

十、髓系肉瘤

髓系肉瘤（myeloid sarcoma，MS）是由髓系原始或幼稚细胞在骨髓以外增生和浸润构成的一个或多个肿瘤性包块，曾称粒细胞肉瘤、绿色瘤、髓外白血病。分为孤立性 MS 和 MS 并白血病（白血病髓外浸润）两种类型。

1. 治疗前评估

	Ⅰ级推荐	Ⅱ级推荐	Ⅲ级推荐
病史与体格检查	完整病史采集： 主诉，现病史，既往史，家族史，生长发育史，疫苗接种史 体格检查： 生命体征测量，全身浅表淋巴结、肝脾、腹部体征、专科查体		
实验室检查	血常规，CRP，生化全套，凝血五项，免疫功能（体液免疫 + 细胞免疫），病毒学指标（乙肝、戊肝、梅毒、HIV、EB 病毒、CMV、TORCH 抗体），铁蛋白，尿便常规		
影像学检查	心电图、心脏彩超、体表肿物的超声、胸部 + 腹部 + 盆腔 CT、颅脑 MRI（1A 类）	局部 MRI，PET/CT（1B 类）	
骨髓检查	两部位骨穿、骨髓活检、骨髓白血病免疫分型、骨髓染色体核型分析、融合基因检测（1A 类）		
组织活检	病理及免疫组化	肿瘤组织的荧光原位杂交（FISH）分析（2A 类）	

2. 诊断

	Ⅰ级推荐	Ⅱ级推荐	Ⅲ级推荐
组织病理	确诊关键，典型表现为不同成熟阶段的髓细胞浸润，包括粒细胞和单核细胞，导致受累部位组织结构受损。肿瘤细胞形态多样，可呈线状或鱼群状排列。绝大多数细胞体积较小或中等，胞质轻度嗜碱性或嗜酸性，核质比较高。细胞核通常为圆形、椭圆形、肾形及分叶状。幼稚嗜酸性粒细胞在肿瘤组织内可见，其数量与肿瘤细胞分化程度相关[1]	组织学表现不典型时，找到嗜酸性粒细胞是诊断 MS 的特征性线索之一[2]	
免疫组化	MS 最常见的抗原表达包括 MPO、CD68、溶菌酶和 CD117，还有 CD34、CD45、CD56、CD11c、CD13 和 CD33。MPO 和 CD117 反映了髓系分化，CD68 和 CD163 在单核细胞中表达。应同时检测 CD20、CD79a、CD3、CD5 等 T/B 淋巴细胞的表面抗原鉴别淋巴瘤（2A 类）[1,3]		
细胞遗传学	MS 患者可出现 t（8；21）、inv（16）、11q23、t（9，11）、t（8；17）、t（8；16）、t（1；11）、del（16q）、del（5q）、del（20q）、-7、+4、+8、+11 等染色体异常[8]。其中，t（8；21）最常见。染色体 +8 更常见于皮肤 MS，染色体 inv16 更常见于腹腔 MS（2A 类）[4]		
分子生物学			*FLT3-ITD*（预后不良）、*NPM1*（预后较好）、*IDH2*、*KIT*、*NRAS* 和 *DNMT3A* 突变（2B 类）[5]

3. 治疗

	Ⅰ级推荐	Ⅱ级推荐	Ⅲ级推荐
MS 合并 AML	全身化疗:针对 AML 的全身化疗方案被认为是 MS 的一线治疗方法(具体方案详见 AML)(1A 类)	造血干细胞移植:存在预后不良因素的患者,在巩固治疗期间可行异基因造血干细胞移植[6] 放疗:只适用于对化疗反应不敏感的患者(1B 类)	
孤立性 MS		全身化疗:参照 AML 的化疗方案 放疗:化疗效果不佳的情况下推荐使用放射治疗,应根据患者的年龄、部位、骨髓肉瘤的播散程度、表现状况、细胞遗传学和分子异常来决定 造血干细胞移植:可能是一种潜在的有效治疗孤立性 MS 的方法 手术切除:为了缓解特殊部位肿瘤引起的梗阻或者压迫症状(2A 类)[7]	
复发 MS		采用与复发的 AML 相似的治疗方式:挽救性化疗,供者淋巴细胞输注,第二次异体 SCT(2A 类)[8]	去甲基化药物、靶向药物和免疫治疗等(2B 类)

注:MS 的综合治疗应基于肿瘤组织的部位和大小、肿瘤组织与周围组织关系、患者的年龄、伴随疾病、细胞遗传学及分子改变等多种预后相关因素制定个体化的治疗方案[9]。

十一、婴儿白血病[1-10]

1. 治疗前评估

		Ⅰ级推荐	Ⅱ级推荐	Ⅲ级推荐
病史与体格检查		完整病史采集: 主诉,现病史,既往史,家族史,生长发育史,疫苗接种史 体格检查: 生命体征测量,全身浅表淋巴结、肝脾、腹部体征,专科查体		
实验室检查		血常规,CRP,生化全项,凝血五项,免疫功能(体液免疫 + 细胞免疫),病毒学指标(乙肝、戊肝、梅毒、HIV、EB 病毒、CMV 病毒、TORCH 抗体)、尿便常规、G-6-PD 酶活性(主要用于尿酸氧化酶使用前的筛查)		
影像学检查		心电图、超声检查(心脏、腹部、睾丸)、CT(胸部、腹部)、头颅 CT 或磁共振		
骨髓检查	ALL	MICM 分型(骨髓细胞形态学、骨髓组化染色、免疫分型、染色体核型分析、FISH 检查、融合基因定性及定量 RT-PCR)	骨髓活检(干抽、低增生时)、*IgH*/*TCR* 重排检测、NGS、全转录组测序(RNA Sequencing)	
	AML	骨髓细胞形态学、白血病免疫分型、染色体核型分析、FISH 方法、融合基因定性及定量 RT-PCR、急性髓细胞白血病相关基因突变	骨髓活检(干抽、低增生)、靶向 RT-PCR、NGS、全转录组测序(RNA Sequencing)	
脑脊液检查		脑脊液常规、生化、离心甩片找肿瘤细胞	脑脊液白血病免疫分型	

注:婴儿白血病的细胞遗传学特征是在 11q23 号染色体上涉及组蛋白赖氨酸甲基转移酶 2A 基因(*KMT2A*,以前称为混合谱系白血病 *MLL* 基因)的平衡染色体易位,*MLL* 基因重排(*KMT2A* 基因重排)约占儿童 ALL 的 5%、儿童 AML 的 15%~20%,在婴儿 ALL 和婴儿 AML 中 *MLL* 基因重排尤为常见,发生率分别为 70%~80% 和 50%。目前已鉴定出 90 余种不同的 *KMT2A* 伴侣基因。在婴儿 ALL 中,93% 患儿 *MLL* 基因与以下 4 个伴侣基因的发生重排:*AFF1*(AF4,49%)、*MLLT1*(ENL,22%)、*MLLT3*(AF9,17%)和 *MLLT10*(AF10,5%)。在婴儿 AML 中,66% 患儿 *MLL* 基因与以下 3 个伴侣基因的发生重排:*MLLT3*(22%)、*MLLT10*(27%)和 *ELL*(17%)。

2. 诊断

	Ⅰ级推荐	Ⅱ级推荐	Ⅲ级推荐
年龄	≤12 个月		
婴儿 ALL 诊断流程	参见本指南儿童 ALL 内容		
婴儿 AML 诊断流程	参见本指南儿童 AML(非 APL)和儿童 APL 内容		
中枢神经系统白血病诊断	①诊断时或治疗过程中以及停药后脑脊液中白细胞(WBC)计数≥5 个 /μl,同时在脑脊液离心涂片标本中以白血病细胞为主,或白血病细胞所占比例高于外周血幼稚细胞百分比 ②明确中枢神经系统受累症状和体征,如有无其他明确病因的脑神经麻痹症状 ③有影像学检查(CT/MRI)显示脑或脑膜病变 ④排除其他病因引起的中枢神经系统病变		
中枢神经系统白血病分级	CNS1:需要同时符合以下 3 项:①脑脊液中无白血病细胞;②无 CNS 异常的临床表现,即无明显的与白血病有关的脑神经麻痹;③无 CNS 异常的影像学依据 CNS2:符合以下任何 1 项。①腰穿无损伤即脑脊液不混血,RBC:WBC≤100:1 时,脑脊液中 WBC 计数≤5 个 /μl,并见到明确的白血病细胞;②腰穿有损伤即脑脊液混血(RBC:WBC>100:1),CSF 中见到明确的白血病细胞;③腰穿有损伤并为血性 CSF,如初诊 WBC>50×10^9/L 则归为 CNS2 CNS3(即 CNSL):① CSF 中 RBC:WBC≤100:1,WBC>5 个 /μl,并以白血病细胞为主,或白血病细胞所占比例高于外周血幼稚细胞百分比;②或有无其他明确病因的脑神经麻痹;③或 CT/MRI 显示脑或脑膜病变,并除外其他中枢神经系统疾病		
睾丸白血病的诊断	表现为睾丸单侧或双侧肿大,质地变硬或呈结节状,缺乏弹性感,透光试验阴性,超声波检查可发现睾丸呈非均质性浸润灶,初诊患儿可不予活检		

3. 危险分层标准

婴儿 ALL 危险度分组标准

分层	Interfant-06	JPLSG MLL-10
高危组	*MLL* 重排并同时符合以下两个标准: 诊断时年龄<6 个月(<183 天) WBC≥300×10^9/L 和 / 或泼尼松反应不良#	*MLL* 重排且符合以下两个标准之一:年龄<6 个月或合并 CNSL
中危组	符合以下标准之一: *MLL* 状态未知 *MLL* 重排,年龄>6 个月 *MLL* 重排,年龄<6 个月,WBC<300×10^9/L,泼尼松反应良好	*MLL* 重排且年龄≥180 天并无 CNSL
标危组	*MLL* 重排阴性	*MLL* 重排阴性

注:①泼尼松反应判定,第 8 天时外周血幼稚细胞计数<1 000 个 /μl,则定义为反应性良好;外周血幼稚细胞计数>1 000/μl,则定义为反应较差。② COG 协作组婴儿 ALL 危险分层定义,高危组,*MLL* 重排且年龄<3 个月;中危组,*MLL* 重排且无高危因素;低危组,*MLL* 重排阴性。③国内 ALL 危险分层参见本指南第二部分儿童急性淋巴细胞白血病,《儿童急性淋巴细胞白血病诊疗规范(2018 年版)》、国内 ALL 多中心研究 CCCG 2015 诊疗方案危险度分层。

婴儿 AML 危险度分组标准

危险分层	定义
标危组	符合以下任何 1 项: M1、M2、M3、M4eo,t(15;17)/*PML*::*RARA*,t(8;21)/*AML1*::*ETO*,inv(16)/*CBFB*::*MYH1*
高危组	其他类型 AML;标危组中化疗第 15 天骨髓原始细胞>5%(M3 除外)

注:①此标准是 AML-BFM 2004 方案儿童 AML 危险度分组标准。②本指南推荐的儿童 AML 危险度分组标准参见本指南第七部分儿童 AML(非 APL)危险度分组标准内容。

4. 治疗

治疗方案

	Ⅰ级推荐	Ⅱ级推荐	Ⅲ级推荐
婴儿 ALL	JPLSG MLL-10、Interfant-06 方案、Interfant-09 方案、儿童急性淋巴细胞白血病诊疗规范(2018 年版)/CCCG-ALL2015 方案 #		
婴儿 AML	AML-BFM 2004、儿童 AML 化疗方案 *		

注:#. 儿童急性淋巴细胞白血病诊疗规范(2018 年版)/CCLG-ALL2018 方案参见本指南儿童 ALL 内容。

*. 与大龄儿童相比,婴儿 AML 的预后和治疗反应相似,通常按照与大龄儿童相同的方案进行治疗,儿童 AML 方案参见本指南儿童 AML(非 APL)内容。

婴儿 ALL Interfant-06 方案治疗计划

Interfant-06 方案	Ⅰ级推荐	Ⅱ级推荐	Ⅲ级推荐
标危组	诱导治疗 IB 方案 MARMA OCTADAD 维持治疗 总治疗时间为 104 周		
高危组	随机分为两组 ①一组方案: 诱导治疗 IB 方案 MARMA OCTADAD 维持治疗 (中危组 MRD $\geqslant 10^{-4}$、所有高危组患者在 MARMA 后有条件者可进行造血干细胞移植治疗) ②二组方案: 诱导治疗 ADE MAE MARMA OCTADA 维持治疗 (中危组 MRD $\geqslant 10^{-4}$、所有高危组患者在 MARMA 后有条件者可进行造血干细胞移植治疗)		

续表

Interfant-06 方案	Ⅰ级推荐	Ⅱ级推荐	Ⅲ级推荐
难治或复发	挽救化疗 CR 后行异基因造血干细胞移植 贝林妥欧单抗 CR 后行异基因造血干细胞移植	可选择参加正在进行的临床试验，如吉西他滨、阿扎胞苷、来他替尼、硼替佐米联合伏立诺他、CAR-T 等	
中枢神经系统白血病、睾丸白血病治疗	参见本指南儿童 ALL 内容		

婴儿 ALL JPLSG MLL-10 方案治疗计划

	Ⅰ级推荐	Ⅱ级推荐	Ⅲ级推荐
标危组	诱导治疗 A 早期强化 A 巩固治疗 A-Ⅰ 巩固治疗 A-Ⅱ 再次诱导 A 维持治疗 A		
中危组	诱导治疗 B 早期强化 B 再次诱导 B 延迟强化 B 维持治疗 B-Ⅰ 维持治疗 B-Ⅱ		
高危组	诱导治疗 B 早期强化 B 再次诱导 B 延迟强化 B 造血干细胞移植治疗		

婴儿 AML AML-BFM 2004 方案治疗计划

	Ⅰ级推荐	Ⅱ级推荐	Ⅲ级推荐
标危组	诱导治疗 1（ADxE 或 AIE） 诱导治疗 2（AI） 巩固治疗（haM） 强化治疗（HAE） 维持治疗（1 年，6-MP+Ara-C）		
高危组	诱导治疗 1（ADxE 或 AIE） 诱导治疗 2（HAM） 巩固治疗（AI/2-CDA 或 AI） 强化治疗（haM+HAE） 维持治疗（1 年，6-MP+Ara-C） （有条件移植患者 HAM 方案后行异基因造血干细胞移植）		

续表

	Ⅰ级推荐	Ⅱ级推荐	Ⅲ级推荐
难治或复发	挽救化疗（氟达拉滨 / 克拉屈滨 + 阿糖胞苷 + G-CSF）后行异基因造血干细胞移植	地西他滨 / 阿扎胞苷 / 克拉屈滨 + 减低剂量阿糖胞苷 + 蒽环类药物；维纳托克 + 减低剂量阿糖胞苷；吉妥珠单抗（GO）	
中枢神经系统白血病、睾丸白血病治疗	参见本指南儿童 AML（非 APL）内容		

常用化疗方案：Interfant-06 方案

药物	剂量和用法[a]	给药时间[b]
诱导治疗：36 天		
泼尼松	60mg/（m^2·d），口服或静脉滴注	d1~7（逐渐加至足量）
地塞米松	6mg/（m^2·d），口服或静脉滴注	d8~29，7 天内减停
长春新碱	1.5mg/（m^2·次），静脉注射	d8、d15、d22、d29
阿糖胞苷	75mg/（m^2·次），静脉滴注 30 分钟	d8~21
柔红霉素	30mg/（m^2·次），静脉滴注 1 小时	d8、d9
左旋门冬酰胺酶	5 000U/（m^2·次），静脉滴注 1 小时	d15、d18、d22、d25、d29、d33
甲氨蝶呤与泼尼松	IT	d1、d29（当中枢神经系统受累时增加 d8、d22）
阿糖胞苷与泼尼松	IT	d15
IB 方案：36~64 天		
环磷酰胺	1 000mg/（m^2·次），静脉滴注 1 小时	d36、d64
6-MP	60mg/（m^2·d），口服	d36~64
阿糖胞苷	75mg/（m^2·次），静脉滴注	d38~41、d45~48、d52~55、d59~62
甲氨蝶呤与泼尼松	IT	d59
阿糖胞苷与泼尼松	IT	d45
ADE 方案：10 天		
阿糖胞苷	100mg/（m^2·次），静脉注射	d1~10，每 12 小时 1 次
柔红霉素	50mg/（m^2·次），静脉滴注 1 小时	d1、d3、d5
依托泊苷	100mg/（m^2·次），静脉滴注 4 小时	d1~5
阿糖胞苷 / 泼尼松	IT	d1
MAE 方案：10 天		
阿糖胞苷	100mg/（m^2·次），静脉注射	d1~10，每 12 小时 1 次
米托蒽醌	12mg/（m^2·次），静脉滴注 1 小时	d1、d3、d5
依托泊苷	100mg/（m^2·次），静脉滴注 4 小时	d1~5
甲氨蝶呤与泼尼松	IT	d1

续表

药物	剂量和用法	给药时间
MARMA:29 天		
6-MP	25mg/(m^2·d),口服	d1~15
大剂量甲氨蝶呤	5g/(m^2·次),静脉滴注 24h	d1、d8
亚叶酸钙解救 甲氨蝶呤与泼尼松	15mg/(m^2·次),甲氨蝶呤开始后第 36、42、48 小时	d2~7、d9~14 d2、d9
阿糖胞苷	24h 甲氨蝶呤静脉滴注结束时	d15~16、d22~23
培门冬酶	3g/(m^2·次),静脉滴注 3h,每日 2 次,间隔 12 小时 2 500U/m^2,末次阿糖胞苷静脉滴注完成后 2~3 小时内完成	d23
OCTADA(D):50 天		
地塞米松	6mg/(m^2·d),口服或静脉滴注	d1~14,减停一周
6-TG	60mg/(m^2·d),口服	d1~29,d36~50
长春新碱	1.5mg/(m^2·次),静脉注射	d1、d8、d15、d22
柔红霉素	30mg/(m^2·次),静脉滴注 1 小时	d1、d8、d15、d22
培门冬酶	2 500U/(m^2·次),肌内注射	d1
阿糖胞苷	75mg/(m^2·次),静脉滴注	d2~5、d9~12、d16~19、d23~26、d37~40、d45~48
阿糖胞苷与泼尼松	IT	d1、d15
环磷酰胺	500mg/(m^2·次),静脉滴注	d1
维持治疗		
6-MP	50mg/(m^2·d),口服	每天
甲氨蝶呤	20mg/(m^2·次),口服	每周第一天
甲氨蝶呤与泼尼松	IT	第 1 周 d1、第 15 周 d1
阿糖胞苷与泼尼松	IT	第 8 周 d1

JPLSG MLL-10 方案:标危组治疗方案 A

药物	剂量和用法[a]	给药时间[b]
诱导治疗 A(第 1~5 周)		
泼尼松	60mg/(m^2·d),口服或鼻胃管服用	d1~7,d22~35[e]
地塞米松	10mg/(m^2·d),口服或鼻胃管服用	d8~21
长春新碱	0. 05mg/kg,静脉注射	d8、d15、d22、d29
环磷酰胺	1 200mg/m^2,静脉滴注大于 60 分钟	d9
阿霉素	25mg/m^2,静脉滴注大于 60 分钟	d10、d12
左旋天冬酰胺酶	10 000U/m^2,静脉滴注大于 4 小时	d22、d24、d26、d29、d31、d33
甲氨蝶呤与阿糖胞苷与氢化可的松	根据年龄调整剂量[d],IT	d8、d22(如果 CNS-3,增加 d15、d29)

续表

药物	剂量和用法[a]	给药时间[b]
早期强化 A(第 6 周)		
依托泊苷	100mg/m^2,静脉滴注大于 2 小时	d1~4
阿糖胞苷	500mg/m^2,静脉滴注大于 4 小时	d1~4
甲氨蝶呤与阿糖胞苷与氢化可的松	根据年龄调整剂量[d],IT	d1
巩固治疗 A-Ⅰ期(第 9~13 周)		
甲氨蝶呤	3 000mg/m^2,静脉滴注大于 24 小时[c]	d1、d15、d29
甲氨蝶呤与阿糖胞苷与氢化可的松	根据年龄调整剂量[d],IT	d1、d15、d29
泼尼松	60mg/(m^2·d),口服或鼻胃管服用	d1~3、d15~17、d29~31
环磷酰胺	500mg/m^2,静脉滴注大于 1 小时	d3、d17、d31
左旋天冬酰胺酶	10 000U/m^2,静脉滴注大于 4 小时	d3、d17、d31
巩固治疗 A-Ⅱ期(第 15~17 周)		
长春新碱	0.05mg/kg,静脉注射	d1、d8、d15
柔红霉素	25mg/m^2,静脉滴注大于 1 小时	d1、d8、d15
阿糖胞苷	60mg/m^2,静脉滴注大于 1 小时	d2~7、d9~14
6-MP	75mg/(m^2·d),口服或鼻胃管服用	d1~14
甲氨蝶呤与阿糖胞苷与氢化可的松	根据年龄调整剂量[d],IT	d1、d15
再次诱导 A(第 19~23 周)		
地塞米松	10mg/(m^2·d),口服或鼻胃管服用	d1~14
泼尼松	60mg/(m^2·d),口服或鼻胃管服用	d15~28
长春新碱	0.05mg/kg,静脉注射	d1、d8、d15、d22
环磷酰胺	1 200mg/m^2,静脉滴注大于 1 小时	d2
阿霉素	25mg/m^2,静脉滴注大于 1 小时	d3、d5
左旋天冬酰胺酶	10 000U/m^2,静脉滴注大于 4 小时	d15、d17、d19、d22、d24、d26
甲氨蝶呤与阿糖胞苷与氢化可的松	根据年龄调整剂量[d],IT	d1、d15、d29
依托泊苷	100mg/m^2,静脉滴注大于 2 小时	d29~32
阿糖胞苷	500mg/m^2,静脉滴注大于 4 小时	d29~32
维持治疗 A:疗程 1(第 26~39 周),2(第 40~53 周),3(第 54~67 周),4(第 68~80 周)		
6-MP	75mg/(m^2·d),口服或鼻胃管服用	d1~14、d29~42、d57~70
甲氨蝶呤	30mg/m^2,口服或鼻胃管服用	d1、d8、d29、d36、d57、d64
依托泊苷	150mg/m^2,静脉滴注大于 2 小时	d14、d42
阿糖胞苷	200mg/m^2,静脉滴注大于 4 小时	d14、d42

续表

药物	剂量和用法 a	给药时间 b
甲氨蝶呤与阿糖胞苷与氢化可的松	根据年龄调整剂量 d，IT	d1、d29
泼尼松	60mg/(m^2·d)，口服或鼻胃管服用	d71~84
长春新碱	0.05mg/kg，静脉注射	d71、d78、d85
甲氨蝶呤	300mg/m^2，静脉滴注大于 5 小时	d71

注：IT. 鞘内注射。

【注释】

a 2 个月以下患儿每种药的剂量减少 1/3，2~4 个月患儿每种药的剂量减少 1/4（长春新碱、泼尼松和地塞米松除外）。

b 如果临床状态及骨髓缓解不佳允许调整时间表。

c 在第 42、48 和 54 小时给予亚叶酸钙解救（每次 15mg/m^2）。当甲氨蝶呤浓度在第 48、72 和 96 小时检测值高于正常范围时给予延长解救时间及增加亚叶酸钙剂量，直至甲氨蝶呤浓度小于 0.2μmol/L。

d 鞘内注射依年龄范围而定：小于 3 个月，甲氨蝶呤 3mg，氢化可的松 10mg，阿糖胞苷 6mg；小于 1 岁，甲氨蝶呤 6mg，氢化可的松 10mg，阿糖胞苷 15mg；小于 2 岁，甲氨蝶呤 8mg，氢化可的松 15mg，阿糖胞苷 20mg；小于 3 岁，甲氨蝶呤 10mg，氢化可的松 20mg，阿糖胞苷 25mg；≥3 岁，甲氨蝶呤 12mg，氢化可的松 25mg，阿糖胞苷 30mg。

e 泼尼松在 7 天内逐渐减量。

JPLSG MLL-10 方案：中危组、高危组治疗方案 B

药物	剂量和用法 a	给药时间 b
诱导治疗 B（第 1~5 周）		
泼尼松	60mg/(m^2·d)，口服或鼻胃管服用	d1~7
地塞米松	6mg/(m^2·d)，口服或鼻胃管服用	d8~28 g
长春新碱	0.05mg/kg，静脉注射	d8、d15、d22、d29
阿糖胞苷	75mg/m^2，静脉滴注大于 30 分钟	d8~21
阿霉素	30mg/m^2，静脉滴注大于 60 分钟	d8、d9
左旋天冬酰胺酶	10 000U/m^2，静脉滴注大于 1h	d15、d18、d22、d25、d29、d32
甲氨蝶呤与阿糖胞苷与氢化可的松	根据年龄调整剂量 e，IT	d8、d29（如果 CNS-3，增加 d22）
阿糖胞苷与氢化可的松	根据年龄调整剂量 e，IT	d15
早期强化 B（第 6~11 周）		
甲氨蝶呤	4 000mg/m^2，静脉滴注大于 24 小时 c	d1、d8
甲氨蝶呤与阿糖胞苷与氢化可的松	根据年龄调整剂量 e，IT	d1、d8
依托泊苷	100mg/m^2，静脉滴注大于 2 小时	d15~19
环磷酰胺	300mg/m^2，静脉滴注大于 30 分钟	d15~19
阿糖胞苷	3 000mg/m^2，静脉滴注大于 3 小时 d	d29~31（4 次，每次间隔 12 小时）
左旋天冬酰胺酶	6 000U/m^2，肌内注射 d	d31 h

续表

药物	剂量和用法 a	给药时间 b
再次诱导 B(第 13~15 周)		
地塞米松	10mg/(m²·d),口服或鼻胃管服用	d1~7、d15~21
长春新碱	0.05mg/kg,静脉滴注	d1、d8、d15
阿霉素	根据年龄调整剂量 f,静脉滴注大于 30 分钟	d1、d2
环磷酰胺	250mg/m²,静脉滴注大于 30 分钟	d3、d4(4 次,每次间隔 12 小时)
左旋天冬酰胺酶	6 000U/m²,肌内注射	d3、d5、d8、d10、d12、d15、d17、d19
甲氨蝶呤与阿糖胞苷与氢化可的松	根据年龄调整剂量 e,IT	d1、d15
延迟强化 B(第 16~21 周)		
甲氨蝶呤	4 000mg/m²,静脉滴注大于 24 小时 c	d1、d8
甲氨蝶呤与阿糖胞苷与氢化可的松	根据年龄调整剂量 e,IT	d1
依托泊苷	100mg/m²,静脉滴注大于 2 小时	d15~19
环磷酰胺	300mg/m²,静脉滴注大于 30 分钟	d15~19
阿糖胞苷	3 000mg/m²,静脉滴注大于 3 小时 d	d29~31(4 次,每次间隔 12 小时)
左旋天冬酰胺酶	6 000U/m²,肌内注射 d	d31h
维持治疗 B-Ⅰ:疗程 2(第 27~35 周),4(第 40~48 周)		
地塞米松	6mg/(m²·d),口服或鼻胃管服用	d1~5
长春新碱	0.05mg/kg,静脉注射	d1
甲氨蝶呤与阿糖胞苷与氢化可的松	根据年龄调整剂量 e,IT	d1
6-MP	75mg/(m²·d),口服或鼻胃管服用	d8~21
甲氨蝶呤	20mg/m²,静脉注射	d8、d15
依托泊苷	100mg/m²,静脉滴注大于 2 小时	d22~26
环磷酰胺	300mg/m²,静脉滴注大于 30 分钟	d22~26
阿糖胞苷	3 000mg/m²,静脉滴注大于 3 小时	d43~45(4 次,每次间隔 12 小时)
左旋天冬酰胺酶	6 000U/m²,肌内注射	d45h
维持治疗 B-Ⅱ:疗程 1(第 53~64 周),2(第 65~76 周),3(第 77~88 周),4(第 89~100 周),5(第 101~112 周)		
地塞米松	6mg/(m²·d),口服或鼻胃管服用	d1~5、d29~33、d57~61
长春新碱	0.05mg/kg,静脉注射	d1、d29、d57
甲氨蝶呤	根据年龄调整剂量 e,IT	d1
6-MP	75mg/(m²·d),口服或鼻胃管服用	d8~28、d36~56、d64~84
甲氨蝶呤	20mg/m²,口服或鼻胃管服用	d8、d15、d22、d36、d43、d50、d64、d71、d78

注:IT. 鞘内注射。

儿童白血病

【注释】

a 2个月以下患儿每种药的剂量减少1/3，2~4个月患儿每种药的剂量减少1/4（长春新碱、泼尼松和地塞米松除外）。

b 如果临床状态及骨髓缓解不佳允许调整时间表。

c 在30分钟内输注负荷剂量的10%，剩余90%在23.5小时输完。在第42、48和54小时给予亚叶酸钙解救［15mg/(m^2·次)］。当甲氨蝶呤浓度在第48、72和96小时高的时候给予增加亚叶酸钙剂量，直至甲氨蝶呤浓度小于0.2μmol/L。

d 将大剂量阿糖胞苷和左旋门冬酰胺酶加入到原来的COG AALL0631化疗中。

e 鞘内注射依年龄范围而定：小于3个月，甲氨蝶呤3mg，氢化可的松10mg，阿糖胞苷6mg；小于1岁，甲氨蝶呤6mg，氢化可的松10mg，阿糖胞苷15mg；小于2岁，甲氨蝶呤8mg，氢化可的松15mg，阿糖胞苷20mg；小于3岁，甲氨蝶呤10mg，氢化可的松20mg，阿糖胞苷25mg；≥3岁，甲氨蝶呤12mg，氢化可的松25mg，阿糖胞苷30mg。

f 根据给药时患儿年龄调整用药剂量：小于6个月，1.7mg/kg；小于9个月，2.1mg/kg；≥9个月，2.6mg/kg。

g 地塞米松在7天内减量。

h 左旋天冬酰胺酶在最后一次阿糖胞苷输注完成后3小时内施用。

AML-BFM 2004方案

药物	剂量和用法	给药时间
ADxE		
阿糖胞苷	0.5g/m^2，静脉滴注30分钟	d1~2，q.d.，d3~8，每12小时1次
脂质体柔红霉素	80mg/(m^2·d)，静脉滴注1小时	d1~3
依托泊苷	150mg/(m^2·d)，静脉滴注1小时	d6、d7、d8
AIE		
阿糖胞苷	0.5g/m^2，静脉滴注30分钟	d1~2，q.d.，d3~8，每12小时1次
伊达比星	12mg/(m^2·d)，静脉滴注4小时	d3、d4、d5
依托泊苷	0.5g/(m^2·d)，静脉滴注1小时	d6、d7、d8
AI/2-CDA		
阿糖胞苷	0.5g/m^2，静脉滴注30分钟	d1~2，q.d.，d3~8，每12小时1次
伊达比星	7mg/(m^2·d)，静脉滴注4小时	d3、d4、d5
2-CDA	6mg/(m^2·d)，静脉滴注3小时	d1~2
HAE		
阿糖胞苷	3g/(m^2·次)，静脉滴注3小时，每12小时1次	d1、d2、d3
依托泊苷	125mg/(m^2·d)，静脉滴注1小时	d2~5
HAM		
阿糖胞苷	3g/(m^2·次)，静脉滴注3小时，每12小时1次	d1、d2、d3
米托蒽醌	10mg/(m^2·d)，4小时	d4、d5
hAM		
阿糖胞苷	1g/(m^2·次)，静脉滴注3小时，每12小时1次	d1、d2、d3
米托蒽醌	10mg/m^2，静脉滴注4小时	d4、d5
维持治疗		
6-巯嘌呤	40mg/(m^2·d)，口服	d1~28
阿糖胞苷	40mg/(m^2·d)，皮下注射	4次/月

十二、儿童慢性髓性白血病

1. 治疗前评估

	Ⅰ级推荐	Ⅱ级推荐	Ⅲ级推荐
病史与体格检查	完整的病史及体格检查: 脾脏大小(触诊)、肋缘下长度(1A类) 身高、体重、体重指数[a](1A类)		
实验室检查	CBC(IA类): 分类、原始细胞比例、外周血 *BCR*::*ABL*[IS] 代谢功能(1A类): 肝肾功能,胆固醇,血脂,电解质 内分泌功能[c](1A类): 糖化血红蛋白、甲状腺功能、甲状旁腺功能、8岁开始进行性激素监测 病毒学[d](1A类): CMV、EBV、TORCH、HIV、肝炎病毒 其他(1B类): 出凝血功能、血型、HLA、骨龄测定		DEXA骨密度[b](2B类)
影像学检查	心电图、心脏彩超[e](1A类) 胸部CT(2A类) 肝胆胰脾腹盆腔彩超(1B类)		
骨髓检查[f]	形态学(1A类) 原始细胞百分比(1A类) 嗜酸性粒细胞百分比(1A类) 染色体核型(1A类) FISH[g](1A类) *BCR*::*ABL*[IS](1A类) 酪氨酸激酶突变分析(AP/BP)(1A类)		
中枢神经系统[h]			头颅增强MRI(2B类) 脑脊液常规、生化、涂片找肿瘤细胞、脑脊液白血病免疫分型(2B类)

【注释】

a 青春期前CML儿童,开始接受TKI治疗,骨重构受损的风险增加。这可能是由于TKI脱靶作用抑制了KIT、PDGFR、血管内皮生长因子受体等,它们共同参与骨骼生长和代谢以及其他内分泌功能的途径[1-2],TKI治疗过程中出现生长发育迟缓、青春期延迟、内分泌功能代谢异常需要儿童生长发育专科治疗。

b DEXA骨密度目前无儿童数据[3]。

c TKI会影响葡萄糖代谢,引起低血糖和高血糖。甲状腺功能损害是TKI的常见不良反应。

d 已有接受TKI治疗的患者发生乙肝病毒再激活的报道。

e 由于心脏组织中ABL1的抑制,TKI具有潜在的心脏毒性。

f 初始检查时应进行骨髓评估,以提供形态学结果,并检测除Ph染色体以外的染色体异常。如果无法进行细胞遗传学评估,可以使用荧光原位杂交(FISH)。

g 采用定性RT-PCR检测发现非典型 *BCR*::*ABL1* 转录本,建议转诊至有罕见血液恶性肿瘤治疗经验的中心。

h CML-CP除非有临床症状,否则在慢性期或者疑似进展期的CML患儿中均无须进行脑脊液评估[4]。

2. 诊断

	Ⅰ级推荐	Ⅱ级推荐	Ⅲ级推荐
确诊依据	典型的临床表现 合并 Ph 染色体和 / 或 *BCR*::*ABL* 融合基因阳性即可确定诊断(1A 类)		

【注释】

1. 尽管可以从外周血中发现 CML 变化特点并结合 *BCR*::*ABL* 的阳性来诊断 CML,但仍然建议初诊时采取穿刺骨髓进行完整的核型分析和形态学检查,以确定疾病的阶段。

2. 约 95% 的 CML 病例在常规细胞遗传学分析中可见 Ph 染色体或者变异体,其余带有非典型 *BCR-ABL* 融合基因的病例可以通过荧光原位杂交(FISH)或逆转录酶聚合酶链反应(RT-PCR)进行检测。

3. 97%~98% 的 CML 病例 *BCR* 外显子 13 或外显子 14 融合 *ABL1* 外显子 2(分别为 e13a2 和 e14a2),其余 2%~3% 表达涉及 *BCR* 其他外显子(通常是 e1,e6,e8,e9)或 *ABL1*(a3)的各种非典型融合。在治疗前明确转录本类型,实现有效 TKI 药物治疗和分子监测[5]。

4. 初诊时可考虑肿瘤细胞的 RNA-seq 检查,明确 *BCR*::*ABL* 以外的新发突变。

3. 分期

CML 分期标准(1A 类)

慢性期(CP)	加速期(AP)[a] 存在以下任何一个标准	急变期(BP)[c] 存在以下任何一个标准
①外周血或骨髓的原始细胞<10% ②未达到诊断加速期或急变期的标准	①外周血或骨髓中原始细胞占 10%~19% ②外周血中嗜碱性粒细胞≥20% ③对治疗无反应或非治疗引起的持续血小板减少($<100\times10^9/L$)或增多($>1\,000\times10^9/L$) ④治疗过程中出现 Ph 染色体基础上的克隆演变[b] ⑤进行性脾脏增大或 WBC 增多	①外周血或骨髓中原始细胞≥20% ②骨髓活检原始细胞集聚 ③髓外原始细胞浸润

【注释】

a CML 分期的欧洲白血病网(ELN)标准如下。

(1) 加速期:①外周血或骨髓中原始细胞占 15%~29%,或原始 + 早幼粒细胞>30%;②外周血中嗜碱性粒细胞≥20%;③非治疗引起的持续血小板减少($<100\times10^9/L$);④治疗过程中出现 Ph 染色体基础上的主要途径克隆演变。

(2) 急变期:①外周血或骨髓中原始细胞≥30%;②髓外原始细胞浸润。

b 出现 Ph 染色体基础上的克隆演变(ACA/Ph^+;8 三体,i(17q),新的 Ph 克隆和 19 三体)可能对总生存时间(OS)产生负面影响。

c AP 或 BP 主要表现为原始细胞髓内或髓外增生,这种增生可能发生在任何部位,但最常见的部位是皮肤、淋巴结、脾脏、骨髓或者中枢神经系统。在儿童中,BP 主要是淋系原始细胞[6]。

CML 评分系统

ELTS 评分	$0.002\,5\times(\text{年龄}/10)^3+0.061\,5\times\text{spleen size}+0.105\,2\times\text{peripheral blood blasts}+0.410\,4\times(\text{platelet count}/1\,000)^{-0.5}$		低危:≤1.568 0 中危:>1.568 0 ≤2.218 5 高危:>2.218 5
评分系统[a]	Ⅰ级推荐	Ⅱ级推荐	Ⅲ级推荐
			ELTS[b] 评分(2B 类)

【注释】

a 评分系统通常用于预测和管理成人 CML,但其中大多数(Sokal,Hasford 和 EUTOS)不建议使用于儿童患者。

b 在 CML 儿童和青少年中,新设计的 EUTOS 长期生存评分系统(ELTS)评分与 CML 患儿无进展生存率相关[7],但是需要更多的儿童数据来确认 ELTS 是否适用于 CML 儿童和青少年。

4. 治疗

慢性期儿童一线治疗(1A 类)

	Ⅰ级推荐	Ⅱ级推荐	Ⅲ级推荐
CML-CP	伊马替尼 a: 280~340mg/(m^2·d),最大剂量 600mg/d	尼罗替尼 b: 460mg/(m^2·d),分两次; 单次最大剂量为 400mg 达沙替尼 c: 60mg/(m^2·d),每天一次; 最大剂量 100mg/d	干扰素 羟基脲 白细胞单采

【注释】

a 国家药品监督管理局批准第一代 TKI 伊马替尼作为 CML 的一线治疗药物,如果 6 个月未达到 EMR,可综合评价患者依从性,完善激酶突变分析,依从性良好,激酶无突变患儿可考虑伊马替尼加量或者选择二代 TKI 争取早日 MMR。

b 尼洛替尼作为第二代 TKI,已经被国家药品监督管理局批准作为一线和二线治疗药物。

c 由于缺乏中国新诊断 CML 慢性期患者达沙替尼一线治疗相关数据,CFDA 未批准达沙替尼用于 CML 慢性期患者的一线治疗,可作为二线治疗。对于儿童 CML 患者,目前没有公认的危险度评分系统,所以不建议根据危险度评分选择第二代 TKI 作为一线治疗。但是如果 CML-CP 患儿初诊时有明显的侵袭性疾病,可考虑选择第二代 TKI 作为一线治疗,以达到更深更快的早期治疗反应以及 DMR,减少疾病进展。

CML 治疗反应定义(1A 类)

治疗反应	定义
血液学反应	
完全血液学反应	PLT<450×10^9/L WBC<10×10^9/L 外周血中无髓系不成熟细胞,嗜碱性粒细胞占比<5% 无疾病的症状、体征,可触及的脾肿大已消失
细胞遗传学反应	
完全细胞遗传学反应(CCyR)	Ph^+ 细胞 0
部分细胞遗传学反应(PCyR)	Ph^+ 细胞 1%~35%
次要细胞遗传学反应(mCyR)	Ph^+ 细胞 36%~65%
微小细胞遗传学反应(miniCyR)	Ph^+ 细胞 66%~95%
无细胞遗传学反应	Ph^+ 细胞>95%
分子学反应 a	
主要分子学反应(MMR)	*BCR*::*ABL*^{IS}≤0.1%(ABL 转录本>10 000)
分子学反应 4(MR4)	*BCR*::*ABL*^{IS}≤0.01%(ABL 转录本>10 000)
分子学反应 4.5(MR4.5)	*BCR*::*ABL*^{IS}≤0.003 2%(ABL 转录本>32 000)
分子学反应 5(MR5)	*BCR*::*ABL*^{IS}≤0.001%(ABL 转录本>100 000)
分子学无法检测	在可扩增 *ABL* 转录本水平下无法检测到 *BCR*::*ABL* 转录本

【注释】

a 建议实验室在检测体系稳定后尽早获得有效的转换系数（CF）以转换 *BCR*::*ABL*，并通过定期的评估即室间质控样品比对校正来保证 CF 持续准确。此外，CF 仅适用于具有 P210 型 *BCR*::*ABL*、转换后 *BCR*::ABL^{IS} ≤ 10% CML 患者的转换。

一线酪氨酸激酶抑制剂（TKI）治疗反应评价标准（1A 类）

时间	最佳反应	警告	失败
3 个月[a]	达到 CHR 基础上 • 至少达到 PCyR（Ph^+ 细胞 ≤ 35%） • *BCR*::ABL^{IS} ≤ 10%	达到 CHR 基础上 • 未达到 PCyR（Ph^+ 细胞 36%~95%） • *BCR*::ABL^{IS} > 10%	• 未达到 CHR • 无任何 CyR（Ph+ 细胞 > 95%）
6 个月[b]	• 至少达到 CCyR，（Ph^+ 细胞 =0） • *BCR*::ABL^{IS} < 1%	• 达到 PCyR 但未达到 CCyR（Ph^+ 细胞 1%~35%） • *BCR*::ABL^{IS} 1%~10%	• 未达到 PCyR（Ph^+ 细胞 > 35%） • *BCR*::ABL^{IS} > 10%
12 个月[c]	*BCR*::ABL^{IS} ≤ 0.1%	*BCR*::ABL^{IS} > 0.1%~1%	• 未达到 CCyR（Ph+ 细胞 > 0） • *BCR*::ABL^{IS} > 1%
任何时间[d]	稳定或达到 MMR	Ph^+ 细胞 =0，出现 -7 或 7q-（CCA/Ph^-）	丧失 CHR 或 CCyR 或 MMR，出现伊马替尼或其他 TKI 耐药性突变，出现 Ph 染色体基础上其他克隆性染色体异常

注：CHR. 完全血液学缓解；CyR. 细胞遗传学反应；PCyR. 部分细胞遗传学反应；CCyR. 完全细胞遗传学反应；MMR. 主要分子学反应 .CCA/Ph^-，Ph^- 染色体的克隆性染色体异常。

【注释】

一线治疗最佳反应的几个关键评估点[8-9]

a 治疗 3 个月时达到早期的分子生物学反应（EMR）至关重要，*BCR*::ABL^{IS} ≤ 10%，与 CML 患者良好预后、实现深度分子生物学反应（DMR）、减少疾病风险、提高总生存（OS）显著相关。

b 治疗 6 个月时达到完全细胞遗传学反应（CCyR），CCyR 与 *BCR*::ABL^{IS} < 1% 相关。

c 治疗 12 个月时达到主要分子生物学反应（MMR），*BCR*::ABL^{IS} < 0.1%。

d 治疗 12 个月时达到 MMR（*BCR*::ABL^{IS} ≤ 0.1%），后续失去反应出现疾病进展的可能性非常低，后续很有可能达到深度的分子生物学反应（MMR，MR4.0；*BCR*::ABL^{IS} ≤ 0.01%），这是进行无治疗缓解（TFR）试验的先决条件。

一线酪氨酸激酶抑制剂（TKI）治疗慢性髓性白血病慢性期患者治疗调整策略（1A 类）

治疗反应	评估	治疗方案调整
警告	①评价患者依从性 ②评价药物相互作用 ③ *BCR*::*ABL* 激酶突变分析[b]	①更换其他 TKI ②继续原方案[a] ③临床试验 ④一线伊马替尼治疗者可考虑提高伊马替尼剂量
治疗失败	①评价患者依从性 ②评价药物相互作用 ③ *BCR*::*ABL* 激酶突变分析	①更换其他 TKI ②造血干细胞移植评估 ③临床试验
不耐受		①更换其他 TKI[c] ②造血干细胞移植评估 ③临床试验

【注释】

a 必须在临床背景下对反应评价标准的实现情况进行解读。较基线降低 50% 以上或至少超过临界值 10% 的患者可以继续使用达沙替尼或尼洛替尼，相同剂量再持续使用 3 个月。

b 目前以下 7 种类型突变对于达沙替尼或尼洛替尼选择具有较为明确的指导意义。① T315I：二者均耐药，有条件者可进入临床试验，或选择恰当的治疗方案。② F317L/V/I/C、V299L、T315A：采用尼洛替尼治疗更易获得临床疗效。③ Y253H、E255K/V、F359C/V/I：采用达沙替尼治疗更易获得临床疗效。

c 从伊马替尼换成第二代 TKI 可改善治疗反应，但会增加毒性。

加速期儿童治疗方案

	Ⅰ级推荐	Ⅱ级推荐	Ⅲ级推荐
CML-AP [b]	参照患者既往治疗史 [a]、基础疾病以及 *BCR*::*ABL* 激酶突变情况选择适合的 TKI，病情恢复至慢性期者，可继续 TKI 治疗（2A 类） 存在 T315I 突变或二代 TKI 不敏感突变的患者应尽早行 allo-HSCT（1A 类）	如果患者有合适的造血干细胞供者来源，可考虑行 allo-HSCT [c]（1A 类）	有条件进行新药临床试验的单位可行新药试验（2B 类）

【注释】

a 加速期，首选二代 TKI 治疗，达到更快更深的分子生物学反应。

b 出现 Ph 染色体基础上的克隆演变（ACA/Ph$^+$；8 三体，i(17q)，新的 Ph 克隆和 19 三体可能对 OS 产生负面影响。但是这些异常对儿童预后似乎影响不严重，诊断时为加速期的患儿应接受 TKI 治疗（包括一代 TKI），然后基于对治疗的反应行 allo-HSCT 评估。

c 如果在 3、6、12 个月时未达到二线治疗反应评价标准的最佳反应，考虑行 allo-HSCT 评估。

尼洛替尼或达沙替尼二线治疗慢性髓性白血病慢性期患者治疗反应评价标准（IA 类）

时间	最佳反应	警告	失败
3 个月	• 至少达到 mCyR（Ph$^+$ 细胞 ≤ 65%） • *BCR*::*ABL*^{IS} ≤ 10%	• 未达到 mCyR（Ph$^+$ 细胞 66%~95%） • *BCR*::*ABL*^{IS} > 10%	• 未达到 CHR • 无任何 CyR（Ph$^+$ 细胞 > 95%） • 新发突变
6 个月	• 至少达到 pCyR，（Ph$^+$ 细胞 ≤ 35%） • *BCR*::*ABL*^{IS} ≤ 10%	• 达到 mCyR 但未达到 pCyR（Ph$^+$ 细胞 36%~ 65%）	• 未达到 mCyR（Ph$^+$ 细胞 > 65%） • *BCR*::*ABL*^{IS} > 10% • 新发突变
12 个月	• 达到 cCyR • *BCR*::*ABL*^{IS} ≤ 1%	• *BCR*::*ABL*^{IS} 1%~10% • 达到 pCyR（Ph$^+$ 细胞 1%~35%）	• 未达到 CCyR（Ph$^+$ 细胞 > 35%） • *BCR*::*ABL*^{IS} > 10% • 新发突变
任何时间	稳定或达到 MMR	• Ph$^+$ 细胞 =0，出现 -7 或 7q-（CCA/Ph$^-$） • *BCR*::*ABL*^{IS} > 10%	丧失 CHR 或 CCyR 或 PCyR 或 MMR，新发耐药性突变，出现 Ph 染色体基础上克隆性染色体异常

急变期儿童治疗方案（ⅡA 类）

	Ⅰ级推荐	Ⅱ级推荐	Ⅲ级推荐
CML-BP	淋系急变：ALL 诱导缓解 + TKI 髓系急变：AML 诱导缓解 + TKI [a] 中枢受累 [b]：鞘内注射及 CNS 预防 缓解后尽快行 allo-HSCT		有条件进行新药临床试验的单位可行新药试验

【注释】

a 尽管没有多中心研究数据提示 TKI 联合化疗优于单独 TKI 治疗，但是使用 FLAG ± TKI 是 BSH 2020 CML 指南推荐治疗[10]。

b 对于淋系急变期或者 CNS 复发的患者，由于达沙替尼能透过血脑屏障，所以更适合与常规化疗和鞘内注射治疗联合使用控制中枢受累。

儿童 CML 患者停用 TKI 的问题

NCCN 2020 CML 指南对于停止 TKI 治疗提出明确建议。

建议临床试验外，满足下列条件尝试停药：①>18 岁、慢性期患者并且 TKI 治疗 3 年以上；②可进行国际标准化定量的 *BCR*::*ABL*(P210)转录本；③稳定 DMR 超过 2 年；既往无 TKI 耐药；④有条件接受严格规范的国际标准化的分子生物学监测，分子学结果解读正确迅速；⑤在有经验的临床医师的指导进行 TFR 尝试；⑥能够获得及时再治疗以及正确的再治疗后分子学监测。

【注释】

到目前为止，还没有研究数据显示在儿童 CML 人群中停止 TKI 的可行性。有限的数据主要来自一些非标准治疗的儿童病例报道。当前的成人 TKI 停药指南在没有适当的前瞻性临床实验的情况下无法应用于儿童和青少年 CML 患者。

慢性髓性白血病治疗反应的监测(1A 类)

治疗反应	监测频率	监测方法
血液学反应	每 1~2 周进行 1 次，直至确认达到 CHR，随后每 3 个月进行 1 次，除非有特殊要求	全血细胞计数(CBC)和外周分类
细胞遗传学反应	• 初诊、TKI 治疗 3、6、12 个月进行 1 次，获得 CCyR 后每 12~18 个月监测 1 次 • 未达到最佳疗效的患者应当增加监测频率	• 骨髓细胞遗传学分析 • 荧光原位杂交(FISH)
分子学反应(外周血)	• 每 3 个月进行 1 次，直至获得稳定 MMR 后可每 3~6 个月 1 次 • 未达到最佳疗效的患者应当增加监测频率 • 转录本水平明显升高并丧失 MMR 时应尽早复查	定量聚合酶链反应检测 *BCR*:: *ABL*^{IS}
激酶突变分析	• 进展期患者 TKI 治疗前 • 未达最佳反应或病情进展时	聚合酶链反应扩增 *BCR*:: *ABL* 转录本后测序

十三、天冬酰胺酶相关并发症[1-10]

1. 并发症种类

	Ⅰ级推荐	Ⅱ级推荐	Ⅲ级推荐
变态反应	临床变态反应： 一种暴露于天冬酰胺酶的不良局部或全身反应，表现为皮肤潮红，皮疹，荨麻疹，药物发热，呼吸困难，症状性支气管痉挛，血管性水肿，低血压	发病率为 3%~24%，与天冬酰胺酶制备、给药途径等有关(1B 类)	
		静默失活： 指天冬酰胺酶抗体的形成和天冬酰胺酶活性持续低水平，但没有明显的或公认的过敏症状的现象(1B 类)	

续表

	Ⅰ级推荐	Ⅱ级推荐	Ⅲ级推荐
胰腺炎	注射天冬酰胺酶后 4 周内出现胰腺炎相关的症状、实验室指标的异常或特征性影像学表现（至少需要满足 2 个），称为天冬酰胺酶相关性胰腺炎	发病率为 2%~18%，年龄、门冬酰胺酶累计剂量及美国原住民是天冬酰胺酶相关性胰腺炎的独立危险因素（1B 类）	
肝功能损害	用药期间出现胆红素水平的异常升高和 / 或转氨酶水平的异常升高	3~4 级转氨酶升高的发生率为 26%~50%，3~4 级高胆红素血症的发病率为 3%~10%（2A 类）	
凝血功能异常	用药期间出现凝血酶原时间延长、部分凝血活酶生成时间延长、纤维蛋白原降低等凝血纤溶异常	据报道成人出现 3~4 级凝血功能异常的发生率为 48%~51%，但总体出血风险较低（2A 类）	
血栓形成	化疗期间出现动静脉血栓形成，主要为中枢神经系统血栓形成（脑静脉血栓形成）及深静脉血栓形成，偶可发生极少见的肺栓塞	儿童血栓形成的发病率明显低于成人，儿童血栓形成的发病率为 0.4%~5.2%，年龄、留置静脉导管、伴随药物认为是血栓形成的高危因素（1B 类）	
高血糖	空腹血糖≥6.7mmol/L 或非空腹血糖≥11.1mmol/L，除外应激反应及其他医源性因素		
高脂血症	应用天冬酰胺酶过程中出现甘油三酯水平的异常升高	3~4 级高甘油三酯血症发生率为 12%~47%（2A 类）	

注：静默失活，目前我国天冬酰胺酶活性检测并未普及，静默失活的诊断标准参考欧洲联盟组织研究，定义为ⅠB 类证据，Ⅱ级推荐。

2. 诊断

	Ⅰ级推荐	Ⅱ级推荐	Ⅲ级推荐
变态反应	临床变态反应： 1 级：短暂潮红或皮疹，药物热＜38℃；不需要干预 2 级：症状未缓解需要采取抗组胺药、非甾体抗炎药、麻醉药等干预措施或中断输液 3 级：采取对症治疗后症状仍未缓解或初步改善后症状复发或出现临床后遗症如肾功能损害、肺损伤等需要住院指征 4 级：危及生命		
		静默失活： 使用培门冬酶，第 7 天天冬酰胺酶活性水平低于 0.1IU/ml 和 / 或第 14 天水平低于 LLQ 使用天冬酰胺酶，根据不同给药频次检测天冬酰胺酶活性水平从而确定是否失活。若每周 1 次给药于 7 天检测天冬酰胺酶活性水平；若每周 2 次给药于 72 小时检测天冬酰胺酶活性水平；若每周 3 次给药于 48 小时检测天冬酰胺酶活性水平，天冬酰胺酶活性低于 LLQ（1B 类）	

续表

	Ⅰ级推荐	Ⅱ级推荐	Ⅲ级推荐
胰腺炎	急性胰腺炎的诊断： 需要满足 3 个诊断标准中的至少 2 个 ①腹痛；②血清淀粉酶或脂肪酶 ≥ 正常上限的 3 倍；③胰腺炎的特征性影像学表现：超声、CT 或 MRI 1 级：轻型胰腺炎，即淀粉酶、脂肪酶超过正常上限的 3 倍及相关临床症状持续时间不超过 72 小时 2 级：重症胰腺炎，即淀粉酶、脂肪酶超过正常上限的 3 倍及相关临床症状持续时间超过 72 小时，或出现胰腺出血坏死、胰腺脓肿、假性囊肿 3 级：因胰腺炎而死亡		
肝功能异常	1 级： 胆红素水平：正常值上限 ~1.5 倍正常值上限；转氨酶水平：正常值上限 ~3 倍正常值上限 2 级： 胆红素水平：1.5 倍正常值上限 ~3 倍正常值上限；转氨酶水平：3 倍正常值上限 ~5 倍正常值上限 3 级： 胆红素水平：3 倍正常值上限 ~10 倍正常值上限；转氨酶水平：5 倍正常值上限 ~20 倍正常值上限 4 级： 胆红素水平，>10 倍正常值上限；转氨酶水平，>20 倍正常值上限		
凝血功能异常	1 级： 部分凝血活酶生成时间：> 正常值上限；纤维蛋白原水平：0.75 倍 ~<1.0 倍正常值下限或从基线起降低<25% 2 级： 部分凝血活酶生成时间：1.5 倍正常值 ~ 2 倍正常值上限；纤维蛋白原水平：0.5 倍 ~<0.75 倍正常值下限或从基线起降低 25%~50% 3 级： 部分凝血活酶生成时间延长：>2 倍正常值；纤维蛋白原水平：0.25 倍 ~<0.5 倍正常值下限或从基线起降低 50%~75% 4 级： 纤维蛋白原水平：<0.25 倍正常值下限或从基线起降低 75%，或绝对值<50mg/dl		

续表

	Ⅰ级推荐	Ⅱ级推荐	Ⅲ级推荐
血栓形成	1 级： 浅表血栓性静脉炎或无疼痛、呼吸急促症状或肢端肿胀、变色体征的中央静脉线相关深静脉血栓形成；或者只造成中心静脉功能障碍；不需要进行全身抗凝治疗 2 级：分为 2A、2B 2A：无症状血栓栓塞（包括无症状脑血栓），通常进行全身抗凝治疗（无循证医学证据） 2B：有症状性深静脉血栓形成，全身抗凝治疗 3 级： 症状性肺栓塞、无心血管损害的心壁血栓、症状性脑静脉窦血栓形成或动脉缺血性卒中；都需要全身抗凝 / 抗血小板聚集治疗 4 级： 危及生命的血栓栓塞，包括动脉功能不全，血流动力学或精神不稳定，迫切需要干预 5 级： 因血栓而死亡 注：2 级及以上需要通过影像学（超声检查，计算机断层扫描，磁共振成像）或尸检确认		
高血糖	1 级： 空腹血糖水平：正常值上限 ~8.9mmol/L 2 级： 空腹血糖水平：>8.9~13.9mmol/L 3 级： 空腹血糖水平：>13.9~27.8mmol/L，需要住院干预 4 级： 空腹血糖水平：>27.8mmol/L 或糖尿病酮症酸中毒，危及生命		
高脂血症	1 级： 甘油三酯水平：正常范围上限 ~2.5 倍正常范围上限 2 级： 甘油三酯水平：2.5~5.0 倍正常范围上限 3 级： 甘油三酯水平：5.0~10.0 倍正常范围上限 4 级： 甘油三酯水平：>10.0 倍正常范围上限		
分级：参照 CTCAE v4.03 或 PTWG 标准			

注：LLQ. 天冬酰胺酶活性检测的最低水平，一般定义为小于 0.025IU/mL；静默失活，目前我国门冬酰胺酶活性检测并未普及，静默失活的分级参考欧洲联盟组织研究的定义，定义为ⅠB 类证据，Ⅱ级推荐；CTCAE v4.03. National Cancer Institute Common Terminology Criteria for Adverse Events v4.03（不良事件通用术语标准）；PTWG. Ponte di Legno toxicity working group（Ponte di Legno 联盟成立的毒性工作组）。

3. 治疗

	Ⅰ级推荐	Ⅱ级推荐	Ⅲ级推荐
变态反应	临床变态反应： 抢救措施与处理青霉素过敏相同，应采用肾上腺素、糖皮质激素(琥珀酸氢化可的松等)、抗组织胺药物及吸氧等治疗	临床变态反应后续处置建议： 静脉或肌内注射后的1级反应和可疑反应：在7天内实时监测血清天冬酰胺酶水平确定失活，若没有检测到天冬酰胺酶活性，则应该更换天冬酰胺酶制剂；若检测到天冬酰胺酶的活性，建议在14天后再次检测天冬酰胺酶的活性以确定后续天冬酰胺酶的剂量。天冬酰胺酶活性水平<0.1IU/ml，应更换天冬酰胺酶制剂。 静脉注射或肌内注射后的2~4级反应：更换天冬酰胺酶制剂，而不需要检测天冬酰胺酶水平(1B类) 静默失活后续处置建议： 对于大肠杆菌来源的天冬酰胺酶过敏/沉默失活的患者，建议使用欧文氏菌门冬酰胺酶进行后续治疗(1B类)	
胰腺炎	按照急性胰腺炎急症处理：应用生长抑素及其类似物(奥曲肽)抑制胰腺外分泌和胰酶抑制剂(乌司他丁、加贝酯)、H_2受体拮抗剂或质子泵抑制剂等；纠正水电解质紊乱，支持治疗，防止局部和全身并发症	后续处置建议：急重症胰腺炎不推荐继续使用门冬酰胺酶治疗(1B类)	
肝功能异常	发生肝功能异常者，给予保肝对症治疗，对于用药前肝功能异常者，应进行降酶、保肝治疗，待肝功能恢复正常时再应用		
凝血功能异常	给予新鲜血浆及纤维蛋白原制剂，需要定期检测凝血指标及纤维蛋白原定量		
血栓形成	①一般发生脑血栓及深部静脉血栓应给予抗血栓治疗 ②后续处置建议：如果给予低分子肝素，临床症状已得到解决，MRI已恢复正常或至少完全稳定，则应考虑重新使用门冬酰胺酶	对于急性淋巴细胞白血病的儿童和青少年，建议进行诱导治疗期间进行血栓预防治疗，以活性为目标的抗凝血酶替代治疗及依诺肝素的使用可显著降低急性淋巴细胞白血病诱导治疗期间血栓栓塞的风险(1B类)	
高血糖	天冬酰胺酶引起的血糖升高通常对胰岛素较为敏感，仅用胰岛素4U可使血糖明显下降，合并糖尿病酮症酸中毒的诊断是在高血糖基础上如酸中毒症状及体征，血酮体>1:2，尿酮体(+)，尿糖(+++)，血pH<7.3及碱剩余下降可诊断，治疗可参考糖尿病酮症治疗指南		
高脂血症	使用降脂药物对症处理		

注：目前我国天冬酰胺酶活性检测并未普及，天冬酰胺酶变态反应后续处置建议参考欧洲联盟组织研究，定义为1B类证据，Ⅱ级推荐；关于血栓治疗期间诱导治疗的建议，目前国外已有大型随机对照的多中心研究提供的高级别证据，但是国内尚未开展，定义为1B类证据，Ⅱ级推荐。

十四、大剂量甲氨蝶呤相关并发症[1-12]

1. 并发症种类

分类	Ⅰ级推荐	Ⅱ级推荐	Ⅲ级推荐
皮肤黏膜损害	常见黏膜炎、皮疹、光敏感、脱发，偶有发生多形性红斑、中毒性表皮坏死松解症、Stevens-Johnson 综合征等严重不良反应，黏膜炎多数发生在 HDMTX 给药后 3~7 天，在第 14 天左右恢复		
消化道毒性	最多见，常见恶心、呕吐、腹泻、腹部不适、厌食等胃肠道反应，偶有发生肠穿孔、出血性肠炎等严重并发症。恶心、呕吐最早发生在 HDMTX 给药后 2~4 小时，迟发性恶心、呕吐或全消化道溃疡提示 MTX 血药浓度可能超标		
肝脏毒性	急性肝损伤通常在给药后 1~3 天出现，常见转氨酶的升高，也可见胆红素升高，停药后 1~2 周自行恢复，慢性肝损伤如肝纤维化、肝硬化在儿童少见		
肾脏毒性	肾功能损害较隐匿，主要发生于用药后 2~3 天，多数表现为血肌酐升高，2~3 周内可恢复，严重者可发生肾衰竭		
血液系统毒性	在常规水化、碱化和四氢叶酸钙（CF）解救下的 HDMTX 血液学毒性并非常见，可有骨髓抑制、全血细胞减少、粒细胞减少、血小板减少、贫血、白细胞减少的临床特征较其他化疗药物持续时间长，再生障碍性贫血、巨幼细胞性贫血少见		
感染	皮肤黏膜溃疡、粒细胞缺乏、呕吐和腹泻等会增加感染的发生，可见呼吸道感染、卡氏肺孢子虫肺炎、败血症、皮肤细菌感染、带状疱疹及机会致病菌感染等		
神经系统毒性	给药后 24 小时内可发生急性神经毒性，一般为暂时性，如头痛、头晕、意识障碍、癫痫发作、偏瘫、共济失调、颅内压增高等。治疗后数月至数年可出现进展性慢性脑白质病变，神经功能障碍及脑钙化少见		
其他	肺毒性、血栓栓塞性疾病、结膜炎少见		

2. 诊断

毒性反应评价标准参照 NCI 常见毒性分级标准（NCI-CTCAE）4.0 版。

3. 并发症的防治

	Ⅰ级推荐	Ⅱ级推荐	Ⅲ级推荐
一般措施	(1)加强个人护理，保持口腔、肛周黏膜及皮肤清洁 (2)化疗前 24 小时停用不必要药物 肾毒性药物（如两性霉素、氨基糖苷类药物、造影剂、阿昔洛韦）可降低肾小球滤过率，引起 MTX 排泄延迟 质子泵抑制剂、非甾体抗炎药物、复方新诺明、青霉素及其衍生物、丙磺舒、弱有机酸类（如袢利尿药）可直接抑制 MTX 肾脏转运、排泄 TKI、左乙拉西坦、水合氯醛会导致 MTX 排泄延迟 含有叶酸或其衍生物的维生素制品会降低 MTX 疗效 MTX 可增加茶碱浓度，密切监测药物浓度 MTX 可降低苯妥英浓度，密切监测药物浓度 谨慎联用伏立康唑，可能产生严重的光敏反应 (3)胸腔积液、腹水患者，容易导致 MTX 排泄延迟，如果可行，在 MTX 首次用药前对其进行治疗或引流		

续表

	Ⅰ级推荐	Ⅱ级推荐	Ⅲ级推荐
监测	(1)一般状况、液体出入量 (2)用药前常规监测血常规、尿常规、肝肾功能 血常规:WBC≥1.8×10^9/L 且 ANC≥0.3×10^9/L 且 PLT>75×10^9/L 化疗前 ALT>正常值 5 倍或 TBIL>34mmol/L、DBIL >24mmol/L 或有黏膜炎时应推迟 HDMTX 治疗 首次 HDMTX 用药前应根据肾功能调整初始用药剂量 (3)用药后常规监测血常规、尿常规及肝肾功,特别是发生 MTX 排泄延迟或严重毒性反应时 (4)监测 MTX 用药后 20 小时及 44 小时浓度,根据 MTX 稳态浓度及残留浓度及时调整 CF 解救方案以及下一次 MTX 用药剂量	用药前检测代谢酶基因多态性,对用药高风险的患者加强治疗药物监测与不良反应监测,也可考虑酌情减量	
水化	(1)预水化:1/4~1/2 张液,100ml/(m^2·h)12 小时以上或 200ml/(m^2·h)2~4 小时后开始 MTX (2)3 000ml/(m^2·24h),1/4~1/2 张液		
碱化	d1 将 5ml/kg 5% 碳酸氢钠用等量 5% 葡萄糖溶液稀释于 MTX 前滴注。d2 及 d3 每 1 000ml 水化液中可加入 5% 碳酸氢钠 40~50ml,维持尿 pH 在 7.0~8.0,一旦尿 pH<6.5 可以静脉推注 1~2g/m^2 5% 碳酸氢钠		
CF 解救方案	(1)不同 MTX 方案解救剂量:MTX(3g/m^2)10mg/m^2,MTX(5g/m^2)15mg/m^2 (2)时间:MTX 开始后 42 小时起每 6 小时 1 次 ×3 次 (3)既往有 MTX 所致明显黏膜炎或任何原因的回盲部炎症者可给予 5 剂解救;36 小时前出现明显毒性反应者,解救可提前到 36 小时 (4)严密监测毒性反应及 MTX 血药浓度,根据毒性反应、MTX 残留浓度调整 CF 解救方案 (5)甲酰叶酸钙(LCV)和 CF 的剂量可以等量换算,左亚叶酸钙(L-LV)等效剂量为 CF 的一半		

毒性反应及并发症的治疗

分类	Ⅰ级推荐	Ⅱ级推荐	Ⅲ级推荐
黏膜炎	(1)对于既往有严重黏膜损伤的患儿,下一次用药应适当减少 MTX 剂量,提前并加强 CF 解救,加强血药浓度检测 (2)出现 3 级以上黏膜炎时应暂停所有化疗药物,可酌情延用或加量 CF 解救 (3)加强局部黏膜护理:复方氯己定溶液联合稀释后的 CF、粒细胞集落刺激因子或重组人白细胞介素 -11 交替漱口;局部涂抹制霉菌素甘油、黏膜生长因子或喷涂复合溶菌酶;局部应用短波紫外线治疗能促进溃疡愈合,但应避免 MTX 治疗期间应用 (4)预防感染、补充液体和肠外营养支持		
胃肠道反应	(1)监测出入量及电解质 (2)化疗前可使用选择性 5-HT3 受体拮抗剂预防治疗,必要时可联合 NK1 受体拮抗剂、H2 受体拮抗剂、地塞米松等止吐治疗 (3)积极止泻、补充液体和肠外营养支持 (4)可酌情延用或加量 CF 解救		

续表

分类	Ⅰ级推荐	Ⅱ级推荐	Ⅲ级推荐
肝脏毒性	监测肝功能,发生 3 级以上肝功能损害应停用所有肝损害药物,酌情使用保肝药物		
肾脏毒性	(1)一旦发现肌酐升高,加强水化、碱化,维持尿 pH> 7.0,同时增加 CF 解救次数,密切监测肾功能 (2)发生肾衰竭后立即加大 CF 解救剂量并缩短 CF 解救间隔时间,使用连续性肾脏替代治疗(CRRT),可联合血浆置换(PE),高通量血液透析对降低 MTX 血药浓度最有效;CF 应用至 MTX 被完全清除,对于重症患者,可应用至 MTX 清除完成后 1~2 天	葡聚糖肽酶(羟肽酶 G2)可在细胞外将 MTX 分解成非活性代谢物,用之前或之后 2 小时内不用 CF	
骨髓抑制	(1)监测血常规,成分输血,预防感染,无须预防性应用 G-CSF 和 TPO 等细胞因子,仅在各系减低或有减低趋势时应用 (2)当中性粒细胞缺乏伴发 1~2 级非感染性发热或黏膜炎时,应暂停所有骨髓抑制化疗药物,直至体温和 CRP 恢复正常、黏膜炎消退、血培养阴性		
感染	(1)加强局部护理等支持治疗 (2)出现中性粒细胞缺乏伴发热时,应暂停所有化疗,完善病原学检查,参照相关指南选用敏感抗生素		
神经毒性	(1)镇静、降颅压等对症治疗 (2)停用所有具有神经毒性药物,完善颅脑 MRI 检查	氨茶碱 2.5mg/kg,持续静脉输注 60 分钟	定期进行神经心理认知评估

HDMTX 用药剂量的调整

根据内生肌酐清除率调整初始用药剂量

(Ccr 校正:Ccr 校正值(Y)计算公式为:Y=Ccr 实际报告值 ×1.73/ 实际体表面积)

校正 Ccr/(ml·min^{-1})	剂量 /%
70~85	80
55~70	70
40~55	50
20~40	40

根据上一疗程 44 小时的 MTX 浓度值

MTX 浓度 /(μmol·L^{-1})	剂量 /%
<0.5	+20%
0.5~1	维持原剂量
>1	–20%

亚叶酸解救方案调整

[MTX] μmol/L(44~48 小时)	[MTX] μmol/L(68~72 小时)	CF(单次剂量 mg/m^2)
≤1.0	≤0.4	10/15
1.0<[MTX]≤2.0	0.4<[MTX]≤0.5	30
2.0<[MTX]≤3.0	0.5<[MTX]≤0.6	45
3.0<[MTX]≤4.0	0.6<[MTX]≤0.8	60
4.0<[MTX]≤5.0	0.8<[MTX]≤1.0	75
5.0<[MTX]≤6.0	1.0<[MTX]≤1.5	90
6.0<[MTX]≤7.0	1.5<[MTX]≤2.0	100

十五、急性白血病患儿肿瘤裂解综合征

1. 治疗前评估

	Ⅰ级推荐	Ⅱ级推荐	Ⅲ级推荐
病史与体格检查	详尽病史采集: 主诉,现病史,既往史,个人史,家族史 体格检查: 生命体征,浅表淋巴结和肝脾肿大,水肿情况,腹部和其他部位包块		
实验室检查	血常规(WBC 总数、分类计数和幼稚细胞计数及比例)、肝功能(重点关注 LDH 水平)、肾功能(重点关注血肌酐)、电解质(钾、钙、磷和钠)、血尿酸、尿常规(关注尿比重)		
器械和影像学检查	心电图、心脏超声、肝胆胰脾和肾脏超声	胸腹部 CT 或 MRI、睾丸超声	PET/CT(髓肉瘤情况下可选择)
骨髓检查	骨髓穿刺、MICM 分型;骨髓穿刺困难或失败情况下,可选择骨髓活检		

2. 危险分层标准

分层	Ⅰ级推荐	Ⅱ级推荐	Ⅲ级推荐
低危(<1%)	① AML,WBC<25×10^9/L,且 LDH<2×ULN ②如存在肾功能障碍和/或白血病肾脏浸润证据,调整为中风险		
中危(1%~5%)	① AML,WBC<25×10^9/L,但 LDH<2×ULN ② AML,WBC≥25×10^9/L,但<100×10^9/L ③ ALL,WBC<100×10^9/L;且 LDH<2×ULN ④如存在肾功能障碍和/或白血病肾脏浸润证据,调整为高风险		
高危(>5%)	① AML,WBC>100×10^9/L ② ALL,WBC<100×10^9/L,但 LDH>2×ULN ③ ALL,WBC>100×10^9/L ④所有伯基特白血病		

注:AML. 急性髓细胞白血病;ALL. 急性淋巴细胞白血病;WBC. 白细胞;LDH. 乳酸脱氢酶;ULN. 正常值上限。

【注释】

1. 肿瘤裂解综合征(tumor lysis syndrome,TLS)是指肿瘤细胞大量、快速裂解,各种电解质、蛋白质和核酸代谢产物释放入血所致的急性代谢紊乱症候群。一般发生于肿瘤化疗和放疗后,少数情况下可自发性肿瘤裂解,为一种潜在致死性危急重症,是导致急性肾损害、心律失常、抽搐和治疗相关早期死亡的重要原因。儿童急性白血病为发生 TLS 的高危人群[1-2]。
2. 临床医师应高度警觉 TLS 发生风险,综合肿瘤相关危险因素(白血病类型、肿瘤负荷程度、肾脏浸润或受累状况、化疗敏感性)、器官功能状况等患者相关危险因素,以及治疗相关危险因素,合理划分和调整 TLS 危险度,相应进行分层预防和治疗,对于避免器官功能损害、降低早期死亡具有重要临床意义[1-2]。
3. 近年来,由于新型治疗措施的临床应用,尤其是成人慢性淋巴细胞白血病和复发难治 AML 维奈妥克(veletoclax)治疗后相当部分病例发生 TLS,国际上对淋巴造血肿瘤 TLS 的危险度分类进行了相应修订[3]。目前我国儿童白血病新型靶向治疗的临床应用总体上相对较少,因此,参照 2010 年儿童和成人恶性肿瘤 TLS 危险度评估和预防国际专

儿童白血病

家委员会共识意见,依据 WBC 计数和血清 LDH 水平这 2 个简单易行的指标[1],划分我国儿童白血病 TLS 危险度可能具有更好的临床实用性和可及性。

3. 诊断

LTLS 诊断标准:同一个 24 小时内存在 ≥ 2 项下列代谢异常。

	Ⅰ级推荐	Ⅱ级推荐	Ⅲ级推荐
代谢异常和临床表现			
高尿酸血症	血尿酸 ≥ 476μmol/L (8mg/dl),或较基线值升高 > 25%		
高磷血症	血磷 ≥ 2.1mmol/L (6.5mg/dl) (儿童),或 ≥ 1.45mmol/L (4.5mg/dl) (成人),或较基线值升高 ≥ 25%		
高钾血症	血钾 ≥ 6mmol/L (6mmol/L) 或较基线值升高 > 25%		
低钙血症	血钙 ≤ 1.75mmol/L (7.0mg/dl),或较基线值降低 > 25%		

注:LTLS. 实验室肿瘤裂解综合征。

CTLS 诊断标准:LTLS 基础上,存在下列任何一项临床表现。

	Ⅰ级推荐	Ⅱ级推荐	Ⅲ级推荐
急性肾损伤	定义:①血肌酐水平较基线值升高 ≥ 26.5μmol/L (0.3mg/dL),或单次测定值 ≥ 1.5 × ULN (同年龄同性别儿童);和/或②少尿[6 小时平均尿量 < 0.5ml/(kg·h)],且持续 ≥ 6 小时		
心律失常	可能或肯定由高钾血症所致; 可能或肯定由低钙血症所致		
抽搐	一般为低钙血症所致,可伴有其他神经肌肉激惹 / 不稳定相关临床表现或体征,如手足搐搦、肌肉抽动、感觉异常、缺钙束臂征阳性、面神经症阳性、腕足痉挛、喉痉挛,支气管痉挛;以及可能或肯定由低钙血症所致的低血压,心力衰竭		
猝死	通常是由于严重高钾血症或严重低钙血症所致		

注:CTLS. 临床肿瘤裂解综合征。

【注释】

1. TLS 可于化疗前 3 天至化疗后 7 天内发生。白血病相关 TLS 通常发生于化疗后,与白血病类型、肿瘤负荷、化疗强度和预防措施等多种因素密切。尽管 LTLS 相关代谢异常可于化疗后 6~24 小时即已发生,但中高风险患者 TLS 高峰发病时间一般在化疗开始后 3 天左右。高钾血症发生最早(可于化疗后 6~12 小时发生),高磷血症通常于化疗后 24~48 小时发生,而高尿酸血症一般发生于化疗后 48~72 小时[4]。了解 TLS 相关代谢紊乱发生的高峰时间,有助于临床医师关注化疗后不同时间段 TLS 预防和治疗的重点。
2. 急性肾损伤(acute kidney injury,AKI)是诊断临床肿瘤裂解综合征(clinical TLS,CTLS)的重要依据,在实验室肿瘤裂解综合征(laboratory TLS,LTLS)基础上,一旦发生 AKI 就可诊断 CTLS。TLS 相关 AKI 临床上一般表现为少尿型急性肾衰竭(oliguric acute renal failure),主要机制在于尿酸盐、磷酸钙和黄嘌呤在肾小管结晶沉积。AKI 又加重代谢紊乱和器官功能损害,为 TLS 相关死亡的独立危险因素[4-5]。因此,应高度重视儿童白血病患者化疗前白血病肾脏浸润和 / 或肾功能状况,以及血电解质和血尿酸水平。如存在血肌酐水平增高、少尿或肾脏浸润的证据,要相应调整 TLS 风险和预防治疗措施。

4. 预防和治疗

预防和治疗	CTLS 风险	Ⅰ级推荐	Ⅱ级推荐	Ⅲ级推荐
一般措施	低中高风险(尤其是中~高风险),以及 CTLS 诊断病例	①积极治疗感染、脓毒血症、DIC,纠正低血压和低血容量 ②避免使用肾毒性药物 ③建议低钾、低磷和低蛋白质饮食 ④监测:推荐 24 小时一次,血电解质、血尿酸和血肌酐水平,以及液体入量、尿量、血压和体重等 ⑤减低强度预化疗:TLS 高风险或已发生 CTLS 者,可给予减低强度预化疗		
动态监测	低中高风险	①监测内容:血电解质(钾、磷和钙)、血尿酸和血肌酐水平,以及尿量、血压和体重等,必要时心脏监护 ②推荐监测频次:低风险 24 小时一次;中风险 8~12 小时一次;高风险 6~8 小时一次,同时持续心电监护;CTLS 诊断病例 4~6 小时一次,持续心电监护,推荐转入 ICU 病房		
水化	低中高风险	①一般于化疗开始前 24~48 小时静脉充分水化,直至化疗后 48~72 小时,目的在于降低血钾、血磷和血尿酸浓度;增加肾血流量和肾小管尿液流速,保障充足尿量,防止尿酸和磷酸盐结晶沉积,促进尿酸和磷排泄 ②水化液体总量和组成:推荐 3 000~3 500ml/(m^2·d),或 125ml/(m^2·h),1/4 张力含钠液,一般情况下不含钾、钙、磷		
利尿	低中高风险	①适应证:充分水化,保障充足尿量[儿童>3~4ml/(kg·h)],促进尿酸和磷的排泄。如尿量不足,排除尿路梗阻情况下可酌情利尿 ②利尿药选择和推荐剂量:推荐袢利尿药,如呋塞米 0.5~1.0mg/(kg·次)。不推荐噻嗪类利尿药,可增高尿酸水平		
碱化尿液	低中风险	①由于尿酸氧化酶的临床应用,目前不推荐常规尿液碱化,避免促进磷酸钙和黄嘌呤结晶沉积,引起或加重 AKI ②拉布立酶预防和治疗,或基线血磷值已升高者,均不推荐尿液碱化 ③别嘌呤醇预防 TLS 情况下,尿液过度碱化应慎重,避免促进黄嘌呤结晶沉积 ④如需尿液碱化,可于水化液中加入 $NaHCO_3$ 50~100mmol/L,动态监测和维持尿 pH 为 6.0~7.5		
降低尿酸	低中高风险	①低风险:推荐别嘌醇口服,剂量 300mg/(m^2·d),每日 2 次或每日 3 次,儿童最大剂量 600mg/(m^2·d),于化疗前 1~2 天开始服用,连续服用 7 天或直至 TLS 消退 ②中风险:推荐别嘌醇或拉布立酶。血尿酸基线值已升高者,首选拉布立酶。推荐剂量 0.2mg/kg,静脉输注 30 分钟,每日 1 次,最多 5 天。于化疗前 4~24 小时给药 ③高风险和 CTLS:推荐拉布立酶,剂量和使用方法同上		

续表

预防和治疗	CTLS 风险	Ⅰ级推荐	Ⅱ级推荐	Ⅲ级推荐
高钾血症	高风险和 CTLS	①低钾饮食 ②避免静脉水化液体中补钾 ③持续心电监护 ④严重高钾血症在紧急血液透析治疗前,可先给予胰岛素 0.1U/kg,和 25% 葡萄糖 2ml/kg,促进血钾向细胞内转移。同时可给予葡萄糖酸钙,拮抗高钾血症所致心律失常发生风险 ⑤血液透析		
低钙血症	低中高风险	①无症状低钙血症一般随高磷血症的纠正而恢复,无须特殊处理 ②症状性低钙血症者,可给予 10% 葡萄糖酸钙 1~2mg/kg,目的在于缓解症状,而非完全纠正低钙血症		
高磷血症	低中高风险,CTLS	①低磷饮食 ②水化液体不含磷 ③避免尿液(过度)碱化 ④必要时血液透析治疗		

【注释】

1. 动态监测和充分水化为 TLS 最重要的预防和治疗措施,要根据监测结果及时调整预防和治疗策略和措施。此外,TLS 发生发展是一个动态变化的过程,应依据 TLS 风险,临床严密监测患者病情变化,动态监测相关实验室指标[1-2]。
2. 尿液碱化:由于尿酸氧化酶的逐渐临床应用,目前已不推荐尿液碱化,避免过度碱化促进磷酸钙和黄嘌呤结晶沉积,反而可能引起和加重 AKI。应必须动态监测尿 pH,如预防性使用拉布立酶(rasburicase)或已存在高磷血症,尿液碱化应极为慎重。此外,别嘌醇预防 TLS 情况下,也不推荐尿液碱化,避免促进黄嘌呤结晶沉积。
3. 尿酸氧化酶为一种快速强效尿酸降解酶,对肿瘤患者 TLS 相关高尿酸血症的预防和治疗产生积极影响,显著降低 TLS 及其相关急性肾损伤和死亡发生率。近年对成人和儿童肿瘤患者的临床研究结果表明,成人拉布立酶 6mg,儿童拉布立酶 0.15mg/kg 单次输注,也能快速持续降低血尿酸至正常水平,平均尿酸降低程度分别为 8.45mg/dl 和 10mg/dl,有效率分别为 90% 和 93. 6%,可有效降低药物费用,具有较高的性价比[6-9]。口服黄嘌呤氧化酶抑制剂非布索坦(febuxostat)对黄嘌呤氧化酶抑制作用强于别嘌醇,肾功能损害情况下无须调整剂量,但预防 TLS 和急性肾衰的疗效并不优于别嘌呤醇。由于存在严重变态反应风险,不推荐一线应用[10]。
4. 别嘌醇为黄嘌呤氧化酶抑制剂,降低尿酸生成,但对已生成的尿酸无效,且可能增高黄嘌呤水平,一般适用于 TLS 低风险和中风险病例的预防。由于起效慢,一般于化疗开始前 1~2 天服用。肾功能损害或血尿酸升高时,别嘌醇剂量不宜过大。

十六、幼年型粒单核细胞白血病

幼年型粒单核细胞白血病(Juvenile myelomonocytic leukemia,JMML)是发生于婴幼儿恶性血液系统疾病,年发病率为 $1.2/10^7$,占儿童白血病的 2%~3%。JMML 表型异质性较大,常见临床症状及体征有发热、面苍、淋巴结和肝脾肿大,部分患者可见非特异性皮疹。90% 以上的 JMML 患儿可检测出 *RAS* 相关基因突变。携带 *CBL* 胚系突变及少部分 *NRAS* 体细胞突变 JMML 患儿可获得自发缓解。造血干细胞移植(HSCT)是治愈 JMML 的唯一手段,但移植后仍有较高的复发率。

1. 治疗前评估

	Ⅰ级推荐	Ⅱ级推荐	Ⅲ级推荐
常规检查	完整病史采集: 主诉,现病史,既往史,家族史 生长发育史,疫苗接种史 体格检查: 生命体征测量,皮疹,浅表淋巴结,肝脾		
实验室检查	血常规及外周血分类,CRP,生化全项, 凝血功能,胎儿血红蛋白,铁蛋白, CMV-DNA,EBV-DNA,HIV,肝炎病毒 免疫功能,尿便常规		
影像学检查	心电图,心脏超声,腹部超声,泌尿系超声,胸部 CT		脾脏三维超声 [a]
骨髓检查	骨髓细胞形态学,染色体核型分析, 分子生物学检测(融合基因 *BCR*::*ABL*) 血液肿瘤基因检测(包含 *JMML* 基因突变,*PTPN11*,*NRAS*,*KRAS*,*NF1*,*CBL*) 造血干细胞培养(-GM-CSF) [b]	MDS 免疫分型 (流式细胞学) 细胞遗传学 (FISH 方法)	骨髓组织病理及 免疫组化 [d]
正常组织突变检查	*JMML* 阳性基因检测(指甲或发根) [c]		

【注释】

a 采用彩色超声诊断仪三维腹部容积探头进行脾脏容积图像收集重建三维模型明确患者脾脏大小。

b 对于 *JMML* 基因突变(*PTPN11*、*NRAS*、*KRAS*、*CBL*、*NF1*)阴性患儿进行造血干细胞培养(GM-CSF)检测。

c 通过体细胞基因检测明确体细胞或者胚系突变,建议选取指甲根部或带毛囊的发根进行检测。

d 骨髓干抽的患儿应进行骨髓活检及免疫组化。

2. 诊断标准[1-2]

	JMML WHO 诊断标准	JMML ICC 诊断标准
临床和血液学特征	①外周血单核细胞计数 ≥ 1×10^9/L ②外周血和骨髓原始细胞比例<20% ③脾大 ④ Ph 染色体(*BCR*::*ABL* 融合基因)阴性	①外周血单核细胞计数 ≥ 1×10^9/L(7% 患者不满足此条) ②脾大(3% 患者不满足此条) ③外周血和骨髓原始细胞比例<20% ④ *BCR*::*ABL* 融合基因阴性
遗传学特征(至少符合 1 条标准)	*KMT2A* 重排(–)且至少符合以下 1 条标准 ① *PTPN11* 或 *KRAS*、*NRAS* 体细胞突变 ②临床诊断为Ⅰ型纤维瘤病或 *NF1* 基因突变 ③ *CBL* 基因胚系突变或 *CBL* 基因杂合缺失	① *PTPN11*、*KRAS*、*NRAS* 或 *RRAS* 体细胞突变 ② *NF1* 胚系突变和 *NF1* 杂合缺失或临床诊断为Ⅰ型纤维瘤病 ③ *CBL* 基因胚系突变和 *CBL* 基因杂合缺失
其他	符合以下任意 2 条标准: ①血红蛋白 F(HbF)高于正常同龄儿童 ②外周血涂片发现髓系或红系前体细胞 ③造血干细胞培养 GM-CSF 高敏感性 ④ *STAT5* 高度磷酸化	

3. 预后及分层因素[3-5]

预后因素	Ⅰ类推荐	Ⅱ类推荐	Ⅲ类推荐
预后不良	*PTPN11* 体细胞突变,*NF1* 胚系突变 年龄 ≥ 2 岁 血小板 ≤ 40 × 10^9/L HbF 升高 DNA 高甲基化,≥ 2 个 *RAS* 突变 AML 样基因表达谱 *SETBP1* 或 *JAK3* 继发基因突变	女性	
预后中等	正常染色体核型	*KRAS* 体细胞突变	
预后良好	*CBL* 胚系突变,部分 *NRAS* 突变 DNA 低甲基化		

4. 治疗[6]

	Ⅰ类推荐	Ⅱ类推荐	Ⅲ类推荐
CBL 胚系突变 / 部分 *NRAS* 体细胞突变	观察等待		
PTPN11/*KRAS*/ 部分 *NRAS* 体细胞突变 *NF1* 胚系突变,7 号染色体单体 ≥ 2 个 *RAS* 通路异常基因	尽早清髓性异基因造血干细胞移植	移植前后给予去甲基化药物治疗(地西他滨或阿扎胞苷)	细胞毒药物(阿糖胞苷,氟达拉滨等)
无遗传学及分子生物学异常	根据病情严重程度及进展速度 针对性治疗,多数需造血干细胞移植	去甲基化药物治疗	

5. 评估指标[7]

评估指标	治疗前基线特征	满足 CR 标准	满足 PR 标准	满足 PD 标准
临床指标 (1)白细胞计数 (2)周血髓系及红系前体细胞 (3)血小板计数 (4)骨髓原始细胞 (5)脾脏大小 ①临床检查 ②腹部超声 (6)髓外病变	>20 × 10^9/L ≥ 5% < 100 × 10^9/L ≥ 5% 肋缘下 ≥ 2cm 脾长度 ≥ 150% 正常上限 髓外浸润	(3.0~15.0) × 10^9/L 0~1% ≥ 100 × 10^9/L < 5% 无脾大 无脾大、无浸润	比治疗前减 50% 以上,但仍>15 × 10^9/L 比治疗前减 50% 以上,但仍 ≥ 2% 基线 ≥ 20 × 10^9/L 增长量应 ≥ 20 × 10^9/L 基线<20 × 10^9/L 增长应 ≥ 100%,计数>20 × 10^9/L 比治疗前减少 50% 以上,但仍 ≥ 5% 比治疗前肋缘下缩小 50% 长度缩小>25%,仍为脾大	

儿童白血病

续表

评估指标	治疗前基线特征	满足 CR 标准	满足 PR 标准	满足 PD 标准
细胞遗传学	体细胞遗传学改变	正常核型		复发或合并新的遗传学异常
分子生物学	体细胞基因突变	无体细胞基因突变		复发或新发 JMML 特异性体细胞突变
嵌合状态（限异基因移植后患者）	移植后出现>15% 自体细胞	完全供者嵌合		自体细胞增加 50% 且>5%

疗效评估

	临床缓解状态评估		基因缓解状态评估
临床完全缓解（cCR）	满足（1）~（6）条 CR 疗效指标且持续至少 4 周	**基因完全缓解（gCR）**	染色体核型正常且无 *PTPN11*，*NF1*，*NRAS*，*KRAS*，*CBL* 突变
临床部分缓解（cPR）	不满足 cCR，满足（1）~（6）至少 1 条 PR 指标，并且不符合 PD 指标	/	/
临床疾病稳定（cSD）	不满足 cCR 和 cPR 并且不符合 PD 指标	**基因稳定（gSD）**	不满足 gCR 并且不符合遗传学及分子生物学 PD
临床疾病进展（cPD）	满足任意 1 条 PD 指标	**基因进展（gPD）**	满足任意 1 条遗传学及分子生物学 PD 指标
临床复发（cRel）	获得 cCR 或 cPR 后出现任意 1 条 PD 指标	**基因复发（gRel）**	再次出现异常染色体核型或之前无 *JMML* 基因的出现新的 *JMML* 基因突变

异基因造血干细胞移植后疗效评估

	移植后缓解状态评估
完全缓解（CR）	中性粒细胞植入且符合： 1. 外周血或骨髓完全供者嵌合 2. 既往携带的遗传学和分子生物学异常均消失 未获得完全供者嵌合且初诊时无遗传学或分子生物学异常的需满足以下全部条件： a. 初诊脾大患者，脾大消失（包括查体和超声） b. 白细胞计数<15 × 10^9/L c. 骨髓幼稚细胞<5% d. 外周血髓系 / 红系前体细胞≤1%
复发（Relapse）	1. 出现 JMML 临床症状且混合嵌合>5% 2. 骨髓幼稚细胞≥5%，外周血幼稚细胞及髓系 / 红系前体细胞合计≥5% 3. 遗传学复发：再次出现克隆性细胞遗传学异常 4. 分子生物学复发：再次出现获得性基因突变

十七、儿童慢性粒单核细胞白血病

1. 治疗前评估

	Ⅰ级推荐	Ⅱ级推荐	Ⅲ级推荐
常规检查	完整的病史: 主诉、现病史、即往史、家族史、生长发育史、疫苗接种史(1A 类) 体格检查: 脾脏大小(触诊)、肋缘下长度(1A 类)		
实验室检查	外周血细胞计数(1A 类) 外周血涂片分类计数 a(1A 类) 外周血免疫表型分析,特别是外周血单核细胞亚群分析 b(1A 类) 生化功能、凝血功能、铁蛋白、乳酸脱氢酶 CMV/EBV-DNA、HIV、肝炎病毒 免疫功能、大小便常规(1B 类)		
影像学检查	肝脏、脾脏超声或 CT 检查(1A 类) 心电图、心脏超声、泌尿系统超声 胸部 CT		头颅 MRI
骨髓检查	骨髓穿刺涂片分类 a(1A 类) 骨髓免疫表型分析,特别是外周血单核细胞亚群分析(1A 类) 骨髓活检组织切片病理细胞学分析和网状纤维(嗜银)染色 c(1A 类) 染色体核型分析 d(1A 类) 分子学检测 e(1A 类)		

【注释】

a 外周血涂片至少要分类计数 100 个白细胞,骨髓涂片应计数 200~500 个有核细胞。原始细胞包括原始粒细胞、原始单核细胞和幼稚单核细胞。单核细胞应区分成熟单核细胞和不成熟单核细胞。各系列是否发育异常,判断标准与 MDS 的判断标准相同[1]。

b CMML 外周血单核细胞免疫分型[2]

	Ⅰ级推荐			Ⅱ级推荐	Ⅲ级推荐
外周血免疫分型(ⅠA 类)	单核细胞表型分析	表型定义	比例		
	经典型(MO1)	$CD14^{bright}/CD16^{-}$	≥94%		
	中间型(MO2)	$CD14^{bright}/CD16^{+}$	<20%		
	非经典型(MO3)	$CD14^{dim}/CD16^{+}$	<5%		

c 骨髓活检必要时用 CD34、CD68、CD163 和 CD16 等抗体加做免疫组织化学染色。

d 常规染色体核型分析没有足够(20 个)中期分裂象时,应采用包括 5q31、cep7、7q31、20q、cep8、cepY 和 TP53 探针加做 FISH 检测。采用间期 FISH,*TET2*(4q24)、*NF1*(17q11)、*ETV6*(12p13)等基因隐匿性缺失检出率 2%~10%[3-4]。

	Ⅰ级推荐		Ⅱ级推荐	Ⅲ级推荐
CMML 常见遗传学异常(1A 类)	异常	检出率[%,均数(范围)]		
	常规染色体核型			
	+8	6.5(4.0~10.0)		
	-7/7q-	5.0(3.0~8.5)		
	-Y	4.5(3.0~6.0)		
	复杂核型	4.1(3.0~6.0)		
	-20/del(20q)	2.8(1.0~5.0)		
	+21	1.3(0.5~2.0)		
	间期荧光原位杂交			
	TET2 缺失	8.3(6.0~10.0)		
	NF1 缺失	5.0(4.0~6.0)		
	ETV6 缺失	3.0(2.0~4.0)		
	注:细胞遗传学危度分层:+8、-7/7q- 或复杂核型为高危组,正常核型或 -Y 为低危组,除外高危和低危所有染色体异常归为中危组			

e *BCR*::*ABL* 融合基因,伴嗜酸粒细胞增多患者还应该检测 *PDGFRA*、*PDGFRB*、*FGF1* 重排或 *PCM1*::*JAK2* 融合基因[5]。

	Ⅰ级推荐				Ⅱ级推荐	Ⅲ级推荐
典型 CMML 患者可检测到的常见突变基因(1A 类)	基因	分类和功能	相对频率	临床影响		
	ASXL1	表观遗传学调控、组蛋白修饰	40%	预后不良、CHIP/ARCH		
	EZH2	表观遗传学调控、组蛋白修饰	5%			
	TET2	表观遗传学调控、DNA 甲基化	60%	CHIP/ARCH		
	DNMT3A	表观遗传学调控、DNA 甲基化	5%	预后不良、CHIP/ARCH		
	IDH1	表观遗传学调控	1%	药物靶点		
	IDH2	表观遗传学调控	5%~10%	药物靶点		
	CBL	信号通路	15%	RAS 通路		
	NRAS	信号通路	15%	预后不良、RAS 通路		
	KRAS	信号通路	10%	RAS 通路		
	PTPN11	信号通路	5%	RAS 通路		
	FLT3	信号通路	<5%	AML 相关、药物靶点		
	SRSF2	Pre-mRNA 剪接	50%			
	SF3B1	Pre-mRNA 剪接	5%~10%			
	U2AF1	Pre-mRNA 剪接	5%~10%			
	ZRSR2	Pre-mRNA 剪接	5%			
	RUNX1	基因转录	15%	预后不良、AML 相关		
	SETBP1	基因转录	15%	预后不良		
	TP53	DNA 损伤	1%	预后不良		
	PHF6	染色体衔接	5%			

2. 诊断与鉴别诊断

典型 CMML 最低诊断标准[6]	Ⅰ级推荐	Ⅱ级推荐	Ⅲ级推荐
A 确诊依据	持续（≥3 个月）外周血单核细胞[a]增多 $\geq 1.0 \times 10^9$/L，且白细胞分类计数单核细胞比例>10%（1A 类） 排除 *BCR*::*ABL1* 阳性白血病、经典的 MPN 和所有可能导致慢性持续性单核细胞增多的骨髓肿瘤[b]（1A 类） 外周血和骨髓涂片中的原始细胞计数<20%，排除所有其他可作为 AML 证据的组织病理学、形态学、分子和细胞遗传学特征（1A 类）		
B 形态学标准	骨髓涂片中以下任意一系至少 10% 的细胞有发育异常：红系、粒系和巨核细胞系（1A 类）		
C 辅助标准	适用于符合 A 但不符合 B 的患者，以及其他表现出 CMML 典型临床特征的患者[c]（1A 类） 通过常规核型分析或 FISH 发现典型的染色体异常 骨髓活检切片的组织学和 / 或免疫组织化学异常发现支持 CMML 的诊断 流式细胞术检测骨髓和外周血细胞的异常免疫表型，表明单核和其他髓系细胞中有伴多种 CMML 相关的表型异常的异常 / 发育异常细胞群体 通过分子（测序）研究确定存在 CMML 相关突变的髓系细胞克隆细胞群体证据		

【注释】

a 寡单核细胞 CMML（0-CMML）：CMML 一个特殊类型，其最低诊断标准除外周血单核细胞绝对值为（0.5~0.9）$\times 10^9$/L 外，其他诊断条件同典型 CMML 最低诊断标准。

b 典型 CMML 需要和可能发展为 CMML 的前驱疾病鉴别，这类前驱疾病包括意义未明的特发性单核细胞增多症（IMUS）和意义未定的克隆性单核细胞增多症（CMUS）。

	Ⅰ级推荐					Ⅱ级推荐	Ⅲ级推荐
典型 CMML 前驱疾病鉴别（1A 类）	特征	IMUS	CMUS	O-CMML	CMML		
	单核细胞绝对数增多（$\geq 0.5 \times 10^9$/L）	+	+	+	+		
	单核细胞显著增多（$\geq 1.0 \times 10^9$/L）	+/–	+/–	–	+		
	单核细胞相对增多（≥10% 的白细胞）	+	+	+	+		
	发育异常	–	–	+	+		
	血细胞计数减少	–	–	+/–	+/–		
	骨髓原始细胞比例	<5%	<5%	<20%	<20%		
	免疫表型异常	–	–	++	++		
	细胞遗传学异常（≥1 个）	–	–	++	++		
	分子学异常	–	+	++	++		

c ①外周血和骨髓中的原始细胞是区分 CMML 和 AML 的界值，但是幼稚单核细胞是前体单核细胞，其特征是有大量浅灰色或者轻微嗜碱性胞浆，伴少量分散的，淡紫色细颗粒，核染色质粗糙、有显著核仁、核皱折。作为前体单核细胞，幼稚单核细胞等同于原始细胞，因此幼稚单核细胞的识别认定十分重要。可结合流式细胞术和细胞遗传学及分子学检测[7]。

②大部分 CMML 染色体核型正常，约 20% 有异常核型，与 MDS 中的常见异常类似。CMML 中常见的突变基因是 *SRSF2*、*TET2* 和 / 或 *ASXL1*。这些基因突变在 MDS 中同样存在，但两种疾病的发生频率不同。

③ MPN 的其他亚型可伴有单核细胞增多，或在疾病过程中出现单核细胞增多，与 CMML 类似（MPN-CMML like），但这种情况并不常见。有 MPN 病史、骨髓具有 MPN 特点和 / 或有 *MPN* 相关基因突变（*JAK2*、*CALR*、*MPL*）倾向诊断 MPN 伴单核细胞增多，而非 CMML。

④ JMML 和 CMML 之间临床和血液学有相似之处，如单核细胞增多、不同程度的病态造血和脾大，以及常出现的 *NRAS/KRAS* 突变。CMML 患者中，*NRAS/KRAS* 突变发生率 25%~40%，主要发生于髓系增殖表现为主而病态造血为辅的患者中。此外 40%~50% 的 JMML 患者中可以发现 *NF1* 或 *PTPN11* 突变，但在 CMML 患者 *NF1* 及 *PTPN11* 突变很少阳性。相反，影响转录因子的突变，如 *RUNX1*、*NPM1* 多见于 CMML，JMML 中少见。其他 CMML 常见突变 *JAK2*、*ASXL1*、*TET2*、*IDH1/2* 等也少见于 JMML。

3. 分型和评分标准

	Ⅰ级推荐		Ⅱ级推荐	Ⅲ级推荐
FAB 协作组 CMML 分型标准[a](1A 类)	分型	标准		
	发育异常型 CMML(MD-CMML)	WBC＜13×10^9/L		
	增殖型 CMML(MP-CMML)	WBC ≥ 13×10^9/L		
WHO(2016) CMML 分型标准[b](1A 类)	分型	标准		
	CMML-0	原始细胞：外周血＜2% 和 / 或骨髓中＜5%		
	CMML-1	原始细胞：外周血 2%~4% 和 / 或骨髓中 5%~9%		
	CMML-2	原始细胞：外周血 5%~19% 和 / 或骨髓中 10%~19%，和 / 或有 Auer 小体		

【注释】

a MD 和 MP 型在临床和分子学上有差别，MD 多见于表观遗传学调控和 Pre-mRNA 剪接分子学异常，MP 多与 RAS/MAPK 信号通路异常有关。

b 目前两种分型更多地反映了肿瘤负荷，与疾病转归有较密切的关系，但要更准确地预测预后并对临床治疗有帮助，还需要将反映疾病生物学特征的细胞遗传学和分子生物学标志纳入新的分型标准。

	Ⅰ级推荐					Ⅱ级推荐	Ⅲ级推荐
CPSS 评分(1A 类)	CMML 特异性预后积分系统(CPSS)预后参数[a]	积分 0	积分 1	积分 2			
	WHO 分型	CMML-1	CMML-2	—			
	FAB 分型	MD-CMML	MP-CMML	—			
	CMML 特定的细胞遗传学危度分层	低危	中危	高危			
	红细胞输注依赖	否	是	—			
CPSS-mol 评分[8](1A 类)	遗传学预后参数(遗传学 + 分子学累计积分)	积分 0	积分 1	积分 2			
	CPSS 细胞遗传学预后分组	低危	中危	高危			
	ASXL1	野生型	突变型				
	NRAS	野生型	突变型				
	RUNX1	野生型		突变型			
	SETBP1	野生型	突变型				
	CPSS-mol 评分[b]	积分 0	积分 1	积分 2	积分 ≥3		
	遗传学 + 分子学累计积分	低危 0	中危 1	中危 2	高危 ≥3		
	骨髓原始细胞	＜5%	≥5%				
	白细胞计数	＜13×10^9/L	＞13×10^9/L				
	红细胞输注	否	是				

【注释】

a CPSS 预后积分系统根据 WHO 分型、FAB 分型、特异性细胞遗传学异常、红细胞输注等 4 个变量，将 CMML 分为低危（0 分）、中危 1（1 分），中危 2（2 分），高危（4~5 分）。

b ELENA 等通过多因素回归分析发现，细胞遗传学异常及 *ASXL1*，*RUNX1*，*NRAS*，*SETBP1* 突变为 OS 的独立预后因素，因此在 CPSS 基础上形成了临床 + 分子 CPSS（CPSS-mol）。CPSS-mol 依据累计积分，将患者分为低危（0 分）、中危 1（1 分），中危 2（2~3 分），高危（≥4 分）。

4. 治疗

（1）CMML 治疗推荐[3,9]

	Ⅰ级推荐	Ⅱ级推荐	Ⅲ级推荐
治疗推荐	异基因造血干细胞移植 a（1A 类） 羟基脲（MP-CMML）（1B 类）	去甲基化药物 b：（1A 类） 阿扎胞苷：75mg/（m^2·d），d1~7，皮下注射，每 28 天重复一次，6 个疗程后评价疗效 地西他滨：20mg/（m^2·d），d1~5，静脉滴注，每 28 天重复一次，4 个疗程后评价疗效	JAK 抑制剂（2B 类） EPO（2B 类） 成分输血（2B 类） 维生素 C（2B 类）

（2）CMML 疗效评价

国际上尚无 CMML 共识疗效标准，可以参考成人 MDS/MPN 疗效标准和 MDS 工作组标准。

【注释】

a allo-HSCT 是目前有可能治愈 CMML 的唯一方法，较高危组患者推荐选择 allo-HSCT。较低危组患者，遗传学预后分组为较高危组、骨髓原始细胞>15% 或增长 50% 以上、有致命性血细胞减少（ANC<0.3×10^9/L，PLT<30×10^9/L，每月输注红细胞 ≥4U 且持续 6 个月以上），有 *ASXL1*，*RUNX1*，*NRAS*，*SETBP1* 突变的患者，推荐 allo-HSCT[10]。

b 去甲基化可以作为桥接治疗，但是不应延误 allo-HSCT。

十八、嵌合抗原受体 T 细胞（CAR-T）治疗复发 / 难治 B 系儿童急性淋巴细胞白血病（仅限临床试验）[1-12]

儿童急性淋巴细胞白血病（ALL）经系统规范化疗后可以获得较好的临床远期疗效，其长期无事件生存率达 80% 左右。复发、难治（R/R）儿童 ALL 患者预后欠佳，是造成疾病死亡的主要原因。近年来随着嵌合抗原受体 T 细胞（CAR-T）免疫疗法的逐步成熟，靶向 CD19 和 / 或 CD22 的 CAR-T 在复发、难治儿童 B-ALL 中取得了革命性的突破。诺华公司的 CAR-T 细胞药物 -tisagenlecleucel 的临床试验结果表明，其完全缓解率（CR）达到 81%，12 个月无事件生存率（EFS）和总生存率（OS）分别达到 50% 和 76%。国内针对 CD19 和 CD22 的多中心双靶点 CAR-T 治疗复发、难治儿童 B-ALL 的客观缓解率（CR+CRi）达到 99%，12 个月的 EFS 和 OS 分别达到 70% 和 85% 以上，极大改善了复发、难治儿童患者的预后。本部分主要阐述 CAR-T 的适应证、治疗前评估、细胞输注、治疗后监测、相关不良反应的管理和 CAR-T 后随访等内容。

作为一种创新性治疗手段，由于其技术难度高，临床风险大，当前 CAR-T 治疗只限于具有干细胞临床研究机构资质、配备高水平重症监护病房（ICU）的三级甲等医院开展。除所属医院伦理委员会审批通过外，尚需到当地卫生行政主管部门进行备案。

1. 适应证

	标准
难治	①诱导化疗两个疗程骨髓未达到完全缓解，MRD>1% ② TCF3-HLF 阳性 B-ALL
复发	化疗中复发 停药复发，再次诱导化疗未获得完全缓解（MRD>1%） 骨髓移植后复发 二次或者多次复发 单纯骨髓、单纯髓外（睾丸白血病、中枢神经系统白血病等）或者联合复发

2. 治疗前评估

	Ⅰ级推荐	Ⅱ级推荐	Ⅲ级推荐
常规检查	完整病史采集:既往诊断和治疗史(初诊 MICM、化疗经过、移植情况、贝林妥欧抗体使用等) 体格检查:生命体征、淋巴结、肝脾大小、睾丸及中枢神经系统体征等 体能状态评估:Karnofsky 或 Lansky 评分		
实验室检查	血尿粪常规,血生化全项,乳酸脱氢酶(LDH),血型,凝血功能,NT-ProBNP,cTnT,CRP,铁蛋白,细胞因子(IL-6、IFN-γ、IL-8、IL-10、IL-2等),感染筛查(HBV+HCV+HIV+ 梅毒 +EBV,异常者需完善病毒载量确认),IgG、IgA、IgM,脑脊液细胞学及免疫表型检测(FCM)	淋巴细胞精细亚群,遗传性血液病和免疫缺陷病筛查(NGS)	
影像学检查	心电图,心脏彩超,腹部超声,头胸腹盆腔 CT 或 MRI		
骨髓检查	形态学,免疫分型,MRD 筛选,RNAseq(原始 + 幼稚淋巴细胞 >20%),细胞遗传学(FISH),嵌合率(STR-PCR 或 FISH)	基因组水平基因点突变和结构变异检测(WES、WGS 等)	

【注释】

治疗前评估需要关注以下内容:

1. CAR-T 靶点确认,通过流式细胞技术(FCM)确认合适的 CAR-T 治疗靶点。
2. 肿瘤负荷评估,包括骨髓增生活跃程度,肿瘤细胞比例,是否有中枢、睾丸浸润以及其他髓外病灶等。
3. 肿瘤遗传学检测:复发、难治 B-ALL 多具有高危分子遗传学预后因素,部分遗传学变异对于 CAR-T 治疗后的继续治疗选择非常重要,且基于 NGS 检测结果设计探针行液体活检或者数字 PCR(ddPCR)可用于 CAR-T 后疾病状态和疗效评估。
4. 体能状态评估:重要脏器功能以及有无活动性感染的评估,CAR-T 前细胞因子基线水平评估。

3. CAR-T 治疗

	Ⅰ级推荐	Ⅱ级推荐	Ⅲ级推荐
桥接治疗			化疗、小分子靶向药物治疗、局部放疗,手术等
清淋预处理	氟达拉滨:30~40mg/m^2,q.d.,d1~3 环磷酰胺:500mg/m^2,q.d.,d1~2		
CAR-T 回输	回输时间一般在清淋预处理结束后 d2~11,通过外周静脉或者中央静脉回输 回输前需予以抗组胺类药物,如开瑞坦或西替利嗪等 回输剂量见注释		

【注释】

1. 输注剂量:按照临床试验设计中的推荐剂量输注。
2. 多个靶点 CAR-T 联合输注,输注细胞总剂量不宜超过 10.0 × 10^6/kg。
3. 肿瘤负荷越高,建议给予输注的 CAR-T 细胞剂量越小,以减少 3 级以上细胞因子风暴(CRS)风险。

4. 治疗中监测

监测项目	
生命体征和脏器功能	每日进行生命体征的评估，注意血常规、CRP、PCT、SpO_2、NT-proBNP、cTnT、LDH、电解质、肝肾功能、血清铁蛋白、皮质醇、血气、心脏超声等的检查
细胞因子	每日进行 IL-6、IFN-γ、IL-8、IL-10、IL-2、IL-5 等细胞因子的监测
CAR-T 细胞计数	CAR-T 输注前、后不同时间点进行 CAR-T 细胞计数监测(FCM 或者 RQ-PCR 法)
MRD 和 B 细胞重建	CAR-T 输注后定期进行 MRD 的监测(FCM、NGS 或 ddPCR)，同时监测骨髓中 B 细胞的重建情况(FCM 法)
其他	脑脊液和外周血中细胞因子水平、CAR-T 细胞计数、B 细胞重建的监测，以及脑脊液中白血病细胞的定量监测(FCM 法) 睾丸超声(睾丸白血病)、头颅 MRI(中枢神经系统白血病)和髓外受累部位 CT/MRI 等影像学监测

细胞因子释放综合征(CRS)分级

CRS 分级	1 级	2 级	3 级	4 级
发热	≥38℃	≥38℃	≥38℃	≥38℃
		和	和	和
低血压	无	无须升压药	需一种升压药 或不需要升压药	需多种升压药
		和 / 或	和 / 或	和 / 或
低氧血症	无	需低流量吸氧	需高流量吸氧	需正压通气

【注释】

1. 器官毒性：与 CRS 相关的器官毒性根据 CTCAE V5.0 分级，但不影响 CRS 分级。
2. 低流量鼻导管吸氧：以≤6L/min 的速度供氧，高流量吸氧：>6L/min 速度供氧。
3. 低血压和低血氧需排除任何其他原因。

细胞因子释放综合征(CRS)处理

CRS 分级	1 级	2 级	3 级	4 级
支持治疗	• 退热等对症治疗 • 对感染的评估(血、尿、痰等培养，胸片) • 使用广谱抗生素	• 分级 1 的处理 • 液体治疗：液体复苏以保证血压在年龄段正常范围 • 吸氧	• 分级 1、2 处理 • 血管活性药物使用 • 氧疗(高流量或者无创辅助通气) • 转重症监护室	• 进入重症监护室治疗 • 血流动力学监测 • 血管活性药物使用 • 通气支持
托珠单抗治疗	• 持续发热(>3 天)可考虑使用一剂托珠单抗治疗，静滴超过 1 小时 • 托珠单抗剂量：12mg/kg(≤30kg)、8mg/kg(<30kg)，最大剂量不超过 800mg	• 托珠单抗：根据低氧血症和 / 或低血压的纠正情况确定使用频率，每隔 8 小时可使用 1 剂，24 小时不超过 3 剂，总共给药不超过 4 剂	• 同 2 级	• 同 2 级

续表

CRS 分级	1 级	2 级	3 级	4 级
激素治疗	无	• 如果托珠单抗 1~2 剂治疗后症状没有改善或有快速恶化表现，可考虑地塞米松(0.2mg/kg，最大 10mg)	• 地塞米松[0.2mg/(kg·次)最大 10mg，q.8h.~q.12h.]或者其他等量激素，例如甲泼尼龙(每次 1mg/kg，q.8h.~ q.12h.)	• 地塞米松[0.2mg/(kg·次)，最大 10mg，q.6h.]，如临床症状无改善，考虑大剂量甲泼尼龙冲击治疗(每次 5~ 10mg/kg) • 如果症状有改善，则按对应的 CRS 级别处理

【注释】

以上内容均属于 I 级推荐。

对于激素及托珠单抗均难以控制的 CRS，可考虑抗 IL-6 单抗 Siltuximab、IL-1 受体拮抗剂阿那白滞素或化疗药物，如环磷酰胺。

注意 CRS 期合并巨噬细胞活化综合征 / 噬血细胞性淋巴组织细胞增生症(MAS/HLH)，可考虑加用芦可替尼。

免疫效应细胞相关神经毒性综合征(ICANS)分级

ICANS 分级	1 级	2 级	3 级	4 级
ICE 评分(>12 岁) CAPD 评分(≤12岁)	7~9 分 1~8 分	3~6 分 1~8 分	0~2 分 ≥9 分或无法行 CAPD 评分	0 或无法行 ICE 评分 无法行 CAPD 评分
意识水平下降	可自发清醒	声音唤醒	仅可通过触觉刺激唤醒	无法唤醒或者需要强烈或重复触觉刺激唤醒，或昏迷
癫痫发作	—	—	通过干预可快速缓解的任何临床局灶性或全身性癫痫；或经过干预可缓解的脑电图非惊厥性癫痫发作	危及生命的持续癫痫发作(>5min)；或两次发作间未恢复至基线水平的反复临床或脑电图发作
活动障碍	—	—	—	深部局灶性运动无力
颅内压增高 / 脑水肿	—	—	神经影像学检查显示局灶 / 局部水肿	神经影像学检查显示弥漫性脑水肿，去大脑或去皮质强直，或第Ⅵ颅神经麻痹，或视乳头水肿，或库欣三联征

ICE 评分表

检查		分数 / 分
方向	指向年、月、市、医院	4
命名	能指出 3 个物体的名字(如桌子、笔、枕头)	3
遵循指令	能够执行简单的指令(如闭眼、张口)	1
书写	能书写一个标准句子(如“我在医院看病”)	1
注意力	能够从 100 倒数到 10	1

CAPD 评分表

检查	总是	经常	有时	几乎不	从不
眼睛与护理者接触	0	1	2	3	4
有目的的活动	0	1	2	3	4
了解周围环境	0	1	2	3	4
坐立不安	4	3	2	1	0
伤心	4	3	2	1	0
活动不足	4	3	2	1	0
对相互作用反应缓慢	4	3	2	1	0
交流的需求与欲望	5	4	3	2	40

【注释】

1. 需排除其他导致意识问题的原因,如镇静药物,注意氟达拉滨所致神经系统毒性的鉴别。
2. 如患者进入 CRS 期时出现神经毒性,应每日进行神经毒性评估。

免疫效应细胞相关神经毒性综合征(ICANS)管理

ICANS 分级	1 级	2 级	3 级	4 级
合并 CRS	托珠单抗:使用同 1 级 CRS	托珠单抗:使用同 2 级 CRS	托珠单抗:使用同 2 级 CRS	托珠单抗:使用同 2 级 CRS
未合并 CRS	支持治疗	地塞米松(每次 0.2mg/kg,最大 10mg,q.8h.~q.12h.)或者其他等量激素,直至 ICANS 降至 1 级及以下;使用非镇静、抗癫痫药物(如左乙拉西坦)用于预防癫痫发作	地塞米松(每次 0.2mg/kg,最大 10mg,q.6h.~q.8h.)或者其他等量激素,直至 ICANS 降至 1 级及以下;使用非镇静、抗癫痫药物(如左乙拉西坦)用于预防癫痫发作	考虑甲泼尼龙冲击治疗(每次 5~10mg/kg);如症状有所改善,按对应 ICANS 级别进行继续治疗;使用非镇静、抗癫痫药物(如左乙拉西坦)用于预防癫痫发作

【注释】

除托珠单抗及皮质类固醇治疗外,其他处理:

1. 将患儿床头抬高至 30°。
2. 颅高压时保持过度通气以达到 $PaCO_2$ 目标范围 30~40mmHg。
3. 高渗液体:20% 甘露醇,初始剂量 0.5~1g/kg,维持剂量 0.25~1g/kg,每 6~8 小时 1 次;3% 生理盐水,初始剂量 5ml/kg 静脉点滴 15 分钟以上,维持剂量 1ml/kg 静脉点滴,目标血清钠水平 150~155mmol/L。

5. CAR-T 后随访

	频率	监测项目	备注
原发病状态	回输后第 1、2、3、6、9、12 个月检测,之后 1~3 年,每半年一次,3 年以后,每年一次	全血细胞计数,骨髓形态学;骨髓 MRD(FCM、ddPCR 或 NGS);脑脊液常规、生化、免疫分型;MRI、CT 或超声	MLLr 或 ZNF384r ALL、CAR-T 后早期 B 细胞重建(回输后 2 个月内骨髓 B 细胞重建)患儿,建议 CAR-T 后 3 个月左右桥接移植。监测 MRD 明确转阳的患儿,联合化疗或靶向药物治疗,或二次 CAR-T 后桥接移植

续表

	频率	监测项目	备注
CAR-T 持久度（连续两次未检测到，可终止）	回输后第 1、2、3、6、9、12 个月检测，之后 1~3 年，每半年一次，3 年以后，每年一次	CAR-T 细胞计数（FCM） CAR 基因拷贝数（PCR） 骨髓和外周血 B 细胞重建（FCM）	
免疫重建（正常后可终止）	回输后第 1、2、3、6、9、12 个月检测，之后 1~3 年，每半年一次，3 年以后，每年一次	淋巴细胞亚群、免疫球蛋白	静脉输注免疫球蛋白 0.4~0.5g/kg，每月 1 次，至当地医院儿童丙种球蛋白参考值下限以上
病原学	有临床指征时	HBV、EBV、CMV 等病毒及曲霉菌、毛霉菌等真菌感染（PCR、NGS）	预处理开始预防性使用阿昔洛韦和 SMZco

中国临床肿瘤学会(CSCO)

儿童及青少年淋巴瘤诊疗指南 2023

组　长　马　军　张翼鷟

副组长　高怡瑾　李小秋　张永红

主　审　吴敏媛　汤静燕　高子芬　朱　军

顾　问　朱雄增　竺晓凡　孙晓非　陈　静　宋玉琴

秘书组　赵东陆　黄俊廷　郝文鹏　张　岩

专家组成员(以姓氏汉语拼音为序)(* 为执笔人)

鲍慧铮　吉林省肿瘤医院
常　健　吉林大学第一医院
陈　静　上海交通大学医学院附属上海儿童医学中心
段彦龙　首都医科大学附属北京儿童医院
高怡瑾*　上海交通大学医学院附属上海儿童医学中心
高子芬　北京大学基础医学院
韩冰虹　哈尔滨血液病肿瘤研究所
郝文鹏*　哈尔滨血液病肿瘤研究所
贺湘玲　湖南省人民医院
胡绍燕　苏州大学附属儿童医院
黄　爽*　首都医科大学附属北京儿童医院
黄东生　首都医科大学附属北京同仁医院
黄俊廷*　中山大学肿瘤防治中心
贾月萍　北京大学人民医院
江　莲　河北医科大学第四医院
李小秋*　复旦大学附属肿瘤医院
刘爱春　哈尔滨医科大学附属肿瘤医院
刘卫平　北京大学肿瘤医院
罗学群　中山大学附属第一医院
马　军　哈尔滨血液病肿瘤研究所
宋玉琴　北京大学肿瘤医院
孙晓非*　中山大学肿瘤防治中心
汤静燕　上海交通大学医学院附属上海儿童医学中心
王　娟*　中山大学肿瘤防治中心
吴敏媛*　首都医科大学附属北京儿童医院
杨丽华*　南方医科大学珠江医院
张翼鷟*　中山大学肿瘤防治中心
张永红*　首都医科大学附属北京儿童医院
赵东陆*　哈尔滨血液病肿瘤研究所
周春菊　首都医科大学附属北京儿童医院
朱　军　北京大学肿瘤医院
朱雄增　复旦大学附属肿瘤医院
竺晓凡　中国医学科学院血液病医院

1 淋巴母细胞淋巴瘤[1-15]

1.1 治疗前评估

	Ⅰ级推荐	Ⅱ级推荐	Ⅲ级推荐
常规检查	**完整病史采集：**主诉、现病史、既往史、家族史、生长发育史、疫苗接种史 **体格检查：**生命体征测量，全身浅表淋巴结、肝、脾，腹部体征，专科查体		
实验室检查	血常规，CRP，生化全项，凝血五项，免疫功能(体液免疫 + 细胞免疫)，病毒学指标(乙肝病毒、戊肝病毒、梅毒螺旋体、艾滋病病毒、EB 病毒、CMV、TORCH 抗体)，尿便常规		
影像学检查	心电图、心脏彩超，胸部 + 腹部 + 盆腔增强 CT	PET/CT	超声(颈部、腹部、消化道、睾丸或子宫、卵巢、盆腔、腹股沟、腋下、纵隔、瘤灶部位)
骨髓检查	两个部位骨髓穿刺，骨髓活检，骨髓涂片，白血病免疫分型、骨髓染色体核型分析、FISH 方法、融合基因定量 RT-PCR	NGS 方法	IgH/TCR 重排检测、RAN-seq 检测
中枢神经系统	头颅 MRI，脑脊液常规、生化、找肿瘤细胞	脑脊液白血病免疫分型，脊髓增强 MRI	
分期	修订国际儿童 NHL 分期系统(IPNHLSS)		

1.2 病理诊断

	Ⅰ级推荐	Ⅱ级推荐	Ⅲ级推荐
获取组织的方式	可疑淋巴结完整切除或切取活检 骨髓白血病免疫分型及活检	空芯针穿刺活检	
IHC	①淋巴母细胞的免疫分型标志[TdT、CD99、CD34、CD10、CD1a(有时可表达 CD13、CD33)]；② T-LBL 表达(CD3、CD2、CD4、CD5、CD7、CD8)；③ B-LBL [表达 CD19、PAX5、CD22、CD79a(部分 T-LBL 也可阳性)、CD20]；④早前 T 淋巴细胞白血病 / 淋巴瘤(ETP-ALL/LBL)表达[(CD13、CD33、CD117、CD11b、CD34、CD65、HLA-DR)、CD3、CD7、CD2 等 T 细胞标志]		
流式细胞	①淋巴母细胞的免疫分型标志[TdT、CD99、CD34、CD10、CD1a(有时可表达 CD13、CD33)]；② T-LBL 表达(CD3、CD2、CD4、CD5、CD7、CD8)；③ B-LBL [表达 CD19、PAX5、CD22、CD79a(部分 T-LBL 也可阳性)、CD20]；④早前 T 淋巴细胞白血病 / 淋巴瘤(ETP-ALL/LBL)表达(CD13、CD33、CD117、CD11b、CD34、CD65、HLA-DR)、CD3、CD7、CD2 等 T 细胞标志)		
遗传及基因检测	*ETV6-RUNX1*：t(12；21)(p12；q22)，*BCR-ABL*：t(9；22)(q34；q11.2)，*MLL-AF4*：t(4；11)，*E2A-PBX1*：t(1；19)(q23；13.3) *Ph-like* 基因或突变、核型分析	NGS 方法	

【注释】

早前 T 淋巴母细胞白血病 / 淋巴瘤(ETP-ALL/LBL)表达特点：缺乏 CD1a、CD8 表达；CD5 弱表达或不表达；至少有一个髓系或干细胞抗原表达(CD13、CD33、CD117、CD11b、CD34、CD65、HLA-DR 等)，但 MPO 阴性。

1.3 分期

修订国际儿童 NHL 分期系统(IPNHLSS)

分期	肿瘤侵犯范围
Ⅰ期	单个肿瘤(淋巴结、结外骨或皮肤)，除外纵隔或腹部病变
Ⅱ期	单个结外肿瘤伴区域淋巴结侵犯 膈肌同侧 ≥ 2 个淋巴结区域侵犯 原发于胃肠道肿瘤(常在回盲部) ± 相关肠系膜淋巴结受累，肿瘤完全切除。如果伴随恶性腹水或肿瘤扩散到邻近器官应定为Ⅲ期
Ⅲ期	膈肌上和 / 或膈肌下 ≥ 2 个结外肿瘤(包括结外骨或结外皮肤) 膈肌上下 ≥ 2 个淋巴结区域侵犯 任何胸腔内肿瘤(纵隔、肺门、肺、胸膜或胸腺) 腹腔内或腹膜后病变，包括肝、脾、肾和 / 或卵巢，不考虑是否切除 任何位于脊柱旁或硬脑膜外病变，不考虑其他部位是否有病变 单个骨病灶同时伴随结外侵犯和 / 或非区域淋巴结侵犯
Ⅳ期	任何上述病变伴随中枢神经系统侵犯(Ⅳ期 CNS)，骨髓侵犯(Ⅳ期 BM)或中枢和骨髓侵犯(Ⅳ期 BM+CNS)采用常规形态学方法检测
低危组	按照修订国际儿童 NHL 分期系统，不具有高危因素的Ⅰ、Ⅱ期患者(存在早期肿瘤自发溶解或巨大瘤块的Ⅱ期患者除外)

危险分层

危险分层	定义
低危组	Ⅰ期和Ⅱ期
中危组	Ⅲ期和Ⅳ期(除外高危组)
高危组	1. 中危组患者诱导Ⅰa(VDLP)第 33 天疗效评估符合以下任意一点：①肿瘤缩小<70%；②骨髓淋巴瘤细胞>5%；③脑脊液仍找到淋巴瘤细胞；④肿瘤进展 2. 完成诱导方案后肿瘤活性残留或进展

骨髓侵犯定义：

骨髓穿刺细胞形态学：骨髓幼稚细胞或淋巴瘤细胞 ≥ 5%，适用于所有组织学亚型。

每一期、每一类型骨髓肿瘤侵犯程度和检查方法均需要特定简称描述：

BMm：骨髓形态学阳性(特指淋巴瘤细胞百分比)。

BMi：骨髓免疫表型方法阳性(免疫组织化学或流式细胞术分析：特指淋巴瘤细胞百分比)。

BMc：骨髓细胞遗传学或 FISH 分析阳性(特指淋巴瘤细胞百分比)。

BMmol：骨髓分子生物学技术阳性(PCR 基础：特指侵犯水平)。

外周血侵犯同样采用相同方式表达(PBMm，PBMi，PBMc，PBMmol)。

需要行两个部位骨髓穿刺和髂后骨髓活检进行分析定义骨髓侵犯。

中枢神经系统(CNS)侵犯定义：

影像学检查(如 CT、MRI)证实 CNS 肿瘤包块。

不能用硬膜外病变解释的脑神经瘫痪。

脑脊液细胞形态学检测到幼稚细胞。

定义 CNS 侵犯应特指:CNS 阳性 / 包块,CNS 阳性 / 瘫痪,CNS 阳性 / 幼稚细胞。

脑脊液(CSF)状况:

CSF 阳性:以脑脊液淋巴瘤细胞形态学为依据。

CSF 检测到任何数量的幼稚细胞均应考虑 CSF 阳性。

CSF 状况不明(未做,技术困难)。

与骨髓相似,尽可能描述脑脊液侵犯的检测方法:

CSFm:脑脊液形态学阳性(特指幼稚细胞数 /μl)。

CSFi:脑脊液免疫表型方法阳性(免疫组织化学或流式细胞术分析,特指淋巴瘤细胞百分比)。

CSFc:脑脊液细胞遗传学或 FISH 分析阳性(特指淋巴瘤细胞百分比)。

CSFmol:脑脊液分子生物学技术阳性(PCR 基础,特指侵犯水平)。

睾丸侵犯的诊断:表现为单侧或双侧睾丸肿大;阴囊透光试验阴性;超声检查可发现睾丸呈非均质浸润灶。

1.4 治疗(NHL-BFM-90/95 方案)

NHL-BFM-90/95 方案	Ⅰ级推荐	Ⅱ级推荐	Ⅲ级推荐
低危组	诱导方案Ⅰ(VDLP,CAM) 巩固方案 M(6-MP+HD-MTX×4) 维持治疗(6-MP+MTX) 总治疗时间为 2 年(1A 类)		
中危组	诱导方案Ⅰ(VDLP,CAM) 巩固方案 M(6-MP+HD-MTX×4) 再诱导方案Ⅱ(VDLP,CAM) 维持治疗(6-MP+MTX) 总治疗时间为 2 年(1A 类)		
高危组	诱导方案Ⅰ(VDLP,CAM) 强化巩固方案(Block1+Block2+Block3)×2 再诱导方案Ⅱ(VDLP,CAM) 选择性局部放疗 维持治疗(6-MP+MTX) 总治疗时间为 2 年 (有条件移植患者 3 个 Block 后行异基因造血干细胞移植)(1A 类)		
难治及复发治疗	T-LBL:挽救化疗 CR 后行 异基因造血干细胞移植(2A 类)	可选择参加正在进行的临床试验,如奈拉滨、达雷妥尤单抗、维奈克拉等	
	B-LBL:挽救化疗 CR 后行 异基因造血干细胞移植(2A 类)	可选择参加正在进行的临床试验,如硼替佐米、氯法拉滨、贝林妥欧单抗、奥加依妥珠单抗、维奈克拉、CAR-T 等	

注:NHL-BFM-90 方案:对所有初诊、中枢无侵犯的 T 淋巴母细胞淋巴瘤患者均需行头颅 12Gy 预防照射。但 NHL-BFM-95 方案中取消了中枢阴性患者的预防性头颅照射,中枢复发未见增加,因此,目前 T 淋巴母细胞淋巴瘤患者治疗中可采用 HD-MTX 和鞘内注射化疗药物取代头颅预防照射。对于起病时中枢神经系统侵犯的淋巴母细胞淋巴瘤患者,需要在维持化疗前行全脑放疗,2 岁以上 18Gy,1~2 岁 12Gy。各医院可根据自身情况改良。

常用化疗方案(NHL-BFM-90/95 方案)

药物	剂量和用法	应用时间
诱导方案Ⅰ		
泼尼松	60mg/m²*,p.o.	d1~28 后每 3 天减半,9 天后减停
长春新碱	1.5mg/m²(最大 2mg),i.v.	d8、d15、d22、d29
柔红霉素	30mg/m²,i.v.,大于 1h	d8、d15、d22、d29
门冬酰胺酶	5 000U/m²,i.v.,大于 1h	d12、d15、d18、d21、d24、d27、d30、d33
环磷酰胺	1 000mg/m²,i.v.,大于 1h	d36、d64
美司钠	400mg/m²,i.v.,环磷酰胺第 0、4、8h	d36、d64
阿糖胞苷	75mg/m²,i.v.	d38~41、d45~48、d52~55、d59~62
巯嘌呤	60mg/m²,p.o.	d36~63
甲氨蝶呤	按年龄选择剂量,i.t.	d1、d15、d29、d45、d59
巩固方案 M		
巯嘌呤	25mg/m²,p.o.	d1~56
甲氨蝶呤	5g/m²,持续静脉滴注(24h)	d8、d22、d36、d50
甲氨蝶呤	按年龄选择剂量,i.t.(MTX 后 2h)	d8、d22、d36、d50
强化巩固方案		
Block1		
地塞米松	20mg/m²,p.o. 或 i.v.	d1~5
长春新碱	1.5mg/m²(最大 2mg),i.v.	d1、d6
阿糖胞苷	2 000mg/m²,q12h,i.v.(3h),q12h	d5
甲氨蝶呤	5g/m²,持续静脉滴注(24h)	d1
环磷酰胺	200mg/m²,i.v.(1h)	从 d2 下午开始,q.12h.×5 次 d2~4
门冬酰胺酶	25 000IU/m²,i.v.(2h)	d6、d11
三联鞘内注射	按年龄选择剂量 i.t.(甲氨蝶呤后 1h)	d1
Block2		
地塞米松	20mg/m²,p.o. 或 i.v.	d1~5
长春地辛	3mg/m²(最大 5mg),i.v.	d1、d6
多柔比星(阿霉素)	30mg/m²,i.v.(24h)	d5
甲氨蝶呤	5g/m²,持续静脉滴注(24h)	d1
异环磷酰胺	800mg/m²,i.v.(1h)	从 d2 下午开始,q.12h.×5 次,d2~4
门冬酰胺酶	25 000IU/m²,i.v.(2h)	d6、d11
三联鞘内注射	按年龄选择剂量 i.t.(甲氨蝶呤后 1h)	d1
Block3		
地塞米松	20mg/m²,p.o. 或 i.v.	d1~5
阿糖胞苷	2 000mg/m²,i.v.(3h),q.12h.	d1~2
依托泊苷	100mg/m²,i.v.(1h)	从 d3 下午开始,q.12h.×5 次
左旋门冬酰胺酶	25 000IU/m²,i.v.(2h)	d6、d11
三联鞘内注射	按年龄选择剂量,i.t.	d5

续表

药物	剂量和用法	应用时间
再诱导方案Ⅱ		
地塞米松	10mg/m², p.o.	d1~21 后每 3 天减半, 9 天后减停
长春新碱	1.5mg/m²(最大 2mg), i.v.	d8、d15、d22、d29
柔红霉素	30mg/m², i.v., 大于 1h	d8、d15、d22、d29
门冬酰胺酶	10 000U/m², i.v., 大于 1h	d8、d11、d15、d18
环磷酰胺	1 000mg/m², i.v., 大于 1h	d36
美司钠	400mg/m², i.v., 环磷酰胺第 0、4、8h	d36
阿糖胞苷	75mg/m², i.v.	d38~41、d45~48
巯嘌呤	60mg/m², p.o.	d36~49
甲氨蝶呤	按年龄选择剂量, i.t.	d38、d45
维持治疗		
巯嘌呤	50mg/m², p.o.	每日 1 次, 直至 2 年
甲氨蝶呤	20mg/m², p.o.	每周 1 次, 直至 2 年

注: p.o., 口服; i.v., 静脉注射; i.t., 鞘内注射; q.12h., 每 12h 一次。

按年龄三联鞘内注射剂量

年龄 / 岁	MTX/mg	Ara-C/mg	Dex/mg
< 1	6	18	2
1~2	8	24	2.5
2~3	10	30	3
≥ 3	12	36	4

2 霍奇金淋巴瘤

2.1 治疗前评估

	Ⅰ级推荐	Ⅱ级推荐	Ⅲ级推荐
病史	B 症状(发热、盗汗、体重减轻), 既往感染、潜在免疫缺陷和家族史		
体格检查	身高, 体重, 浅表肿大淋巴结的大小和部位, 韦氏环, 肝、脾、皮肤、心脏、肺和神经系统体征		
实验室检查	全血细胞计数, 红细胞沉降率, 肝、肾功能检查, 乳酸脱氢酶, 肝炎和艾滋病等传染病检查		
影像学检查	PET/CT 颈部、胸部、腹部、盆腔增强 CT/MRI 心脏彩超 心电图和胸部 X 线片		
骨髓检查	骨髓穿刺和活检		

2.2 病理诊断

	Ⅰ级推荐	Ⅱ级推荐	Ⅲ级推荐
活检方式	病变淋巴结或结外病灶切除或切取活检; 骨髓穿刺及活检	淋巴结或结外病灶空芯针穿刺活检	
组织形态学	初步区分经典型和结节性淋巴细胞为主型,并注意和富于T细胞与组织细胞的大B细胞淋巴瘤、间变性大细胞淋巴瘤、外周T细胞淋巴瘤等类型鉴别		
IHC	经典型霍奇金淋巴瘤(CHL): CD45,CD20,PAX5,BOB.1,Oct-2,CD3,CD30,CD15,EBV-LMP1或EBER-ISH,Ki67 结节性淋巴细胞为主型霍奇金淋巴瘤(NLPHL): CD45,CD20,PAX5,BOB.1,Oct-2,CD3,CD30,CD15,EBV-LMP1或EBER-ISH,EMA,IgD,Ki67		

【注释】

a CHL典型表型:CD45–,CD20–(或异质性阳性)、PAX5(弱阳性)、BOB.1和Oct-2至少一个失表达,CD30+,CD15+/–,LMP1+/–或EBER+–;NLPHL典型表型:CD45+,CD20+、PAX5+、BOB.1和Oct-2均阳性,EMA+/–,IgD+/–,CD30–,CD15–,LMP–或EBER–。

b 儿童霍奇金淋巴瘤诊断同成人:①对亚型而言,NLPHL相对少见,CHL中LDCHL相对少见;②肿瘤细胞EBV阳性且伴有CD20表达的CHL病例需注意和EBV阳性的弥漫性大B细胞淋巴瘤鉴别。

2.3 分期

目前儿童和成人的分期都采用2014年Lugano分期标准来确定。

危险分层

低危	ⅠA或ⅡA期无伴大肿块
中危	ⅠB或ⅡB期病变;ⅠA或ⅡA期伴大肿块;无论是否伴大肿块的ⅠAE或ⅡAE期、ⅢA期或ⅣA期病变
高危	ⅢB或ⅣB期病变

【注释】

a 儿童霍奇金淋巴瘤不同协作组危险分层各不相同,本危险分层参考了COG的AHOD0431临床研究[1-4]。

b 外周淋巴结大肿块定义:单个或多个互相融合淋巴结直径>6cm[1-4]。

c 纵隔大肿块定义:CT提示纵隔肿瘤直径 ≥ 10cm或胸部X线片提示大于胸廓内径的1/3[5]。

[附] 霍奇金淋巴瘤2014年Lugano分期标准

分期	受累部位
Ⅰ	侵及单一淋巴结区或淋巴样结构,如脾、甲状腺、韦氏环等或其他结外器官/部位(ⅠE)
Ⅱ	在横膈一侧,侵及两个或更多淋巴结区,或外加局限侵犯1个结外器官/部位(ⅡE)
Ⅲ	受侵犯的淋巴结区在横膈的两侧(Ⅲ),或外加局限侵犯1个结外器官/部位(ⅢE)或脾(ⅢS)或二者均有受累(ⅢSE)
Ⅲ1	有或无脾门、腹腔或门脉区淋巴结受累
Ⅲ2	有主动脉旁、髂部、肠系膜淋巴结受累
Ⅳ	弥漫性或播散性侵犯1个或更多的结外器官,同时伴或不伴淋巴结受累
A	无症状
B	发热(体温超过38℃)、夜间盗汗、6个月内不明原因的体重下降10%以上
E	单一结外部位受累,病变累及淋巴结/淋巴组织直接相连或邻近的器官/组织
S	脾受累

2.4 治疗

2.4.1 初治方案

经典型霍奇金淋巴瘤

危险分层	Ⅰ级推荐	Ⅱ级推荐	Ⅲ级推荐
低危	AV-PC×3 个疗程 ±IFRT(21Gy)(2A 类)或 ABVD×4 个疗程 ±IFRT(21Gy)(2B 类)		
中危	ABVE-PC×4 个疗程 ±IFRT(21Gy)(1A 类)或 COPP/ABV×6 个疗程 ±IFRT(21Gy)(1A 类)	ABVD×6 个疗程 + IFRT(21Gy)(2B 类)	
高危	ABVE-PC×2 个疗程后评估 快反应:ABVE-PC×2 个疗程 +RT(起病时大肿块区域)(21Gy) 慢反应:IFO+VNB(IV)×2 个疗程 +ABVE-PC×2 个疗程 +RT(2 个疗程后 PET/CT 阳性区域和任何 > 2.5cm 病灶)(21Gy)(1A 类)		

【注释】

a 其他可选方案包括德国 GPOH-HD95 研究对男孩和女孩采用 OEPA-COPDAC(男孩)或 OPPA-COPP(女孩)方案[6-9],St. Jude 低危采用 VAMP 方案[10],也都取得了很好的疗效,应注意不同方案对应的危险度分层方法略有不同,应按该方案设计进行调整。

b 低危组:目前推荐 VAMP、AV-PC 和 ABVD 等方案 3~4 个疗程 ± 放疗是标准选择。St. Jude 研究显示儿童低危 HL 采用 VAMP 方案化疗 CR 后不做放疗[10],不影响 EFS 和 OS。GPOH-HD95 研究提示对于经 OEPA 或 OPPA 方案初始治疗后 CT 或 MRI 显示获得 CR 的早期 HL 患儿,去除放疗不影响生存率[6]。AIEOP MH'96 研究提示低危患者经过 ABVD 化疗后 CR 不放疗的 15 年 OS 和 EFS 为 100% 和 84.5%[11-12]。COG-AHOD0431 研究提示 AV-PC 方案虽然不放疗 OS 可达到 100%,但是 1 个疗程后 PET 阳性,治疗结束时获得 CR 没有进行放疗的患者,其 2 年 EFS 仅为 65%[3]。

c 中危组:不少研究探讨中危患者化疗 CR 后取消放疗。GPOH-HD 95 方案采用 OEPA/OPPA×2 +COPP×2 治疗儿童 HL,中危患者 CR 后不做放疗,5 年 EFS 低于放疗组,但是 OS 无差别[7]。COG-0942 研究采用 COPP/ABV ± RT (21Gy),CR 后不放疗 EFS 低于放疗。而 COG AHOD0031 随机试验结果提示,2 个疗程 ABVE-PC 治疗后 CT 扫描显示快反应(淋巴结直径缩小 ≥ 60%),继续行 2 个疗程 ABVE-PC 后 PET 结果阴性且实现 CR 的患者,放疗与不放疗 EFS 差别无统计学意义,但进一步分析提示本组中诊断时伴有贫血或Ⅰ~Ⅱ期巨大肿块未放疗者预后差[13-14]。

d 高危组:高强度化疗 +RT 是标准选择。COGAHOD0831 高危儿童 HL 临床试验中采用 ABVE-PC×2 个疗程后进行 CT 或 PET/CT 评估。快反应定义:2 个疗程化疗后 CR 或者 PET/CT 阴性(多维尔评分为 1 或 2 分),否则为慢反应。快反应患者继续 2 个疗程 ABVE-PC 方案。如为慢反应则增加 2 个疗程异环磷酰胺 + 长春瑞滨(IV)和 2 个疗程 ABVE-PC 方案化疗。大肿块和慢反应患者均需要放疗。4 年 EFS 和 OS 分别为 80.3% 和 96.5%[2]。COG-59704 评估增强剂量的 BEACOPP 方案治疗高危儿童 HL,5 年 EFS 94%。然而,治疗期间严重感染、远期不育和继发第二肿瘤风险妨碍了此方案作为儿童高危 HL 的最佳选择[15]。近年来,维布妥昔单抗在成人大型随机对照临床试验中已被证实在一线治疗中能取得良好的疗效,一项德国的研究显示维布妥昔单抗应用在 OEPA/COPDac 中取代长春新碱,生存得到了极大提升,3 年 EFS 率和 OS 率分别为 97.4% 和 98.7%,并可能减少放疗的使用,具有较好的前景[16]。

结节性淋巴细胞为主型 HL(NLPHL)[17-21]

危险分层	Ⅰ级推荐	Ⅱ级推荐	Ⅲ级推荐
低危	AV-PC×3 个疗程(2A 类)或 COPP/ABV×4~6 个疗程 ±RT (21Gy)(2A 类)或 VAMP×4 个疗程(2A 类)	完整切除后仅观察 (2B 类)或 CVP 方案(2B 类)	
中危	同经典型 HL		
高危	同经典型 HL		

儿童淋巴瘤

2.4.2 复发或难治性 HL

危险分层	Ⅰ级推荐	Ⅱ级推荐	Ⅲ级推荐
复发时为低危且初诊治疗未行放疗	按初诊中危或高危方案挽救化疗 + RT(1A 类)	IGEV × 2~4 个疗程 + 大剂量化疗联合自体造血干细胞移植(2A 类)	
其他复发难治性 HL	挽救化疗 + 大剂量化疗联合自体干细胞移植(2A 类)	维布妥昔单抗、纳武利尤单抗、帕博利珠单抗(正在进行临床试验,患者可选择参加临床试验)	

【注释】

大部分儿童 HL 采用标准治疗可获得治愈,但仍有 10%~20% 患者复发或进展。复发 / 难治儿童 HL 采用积极挽救治疗仍然可获得较好的生存。化疗方案的选择取决于既往治疗,但通常采用非交叉耐药的联合化疗[22]。有研究显示 IGEV 方案(异环磷酰胺、吉西他滨、长春瑞滨和泼尼松龙)有效率高,总有效率(ORR)为(81.3%)。该方案在过去 5 年中被广泛使用,并具有高效低毒的干细胞动员潜力[23]。2020 年欧洲 EuroNet 协作组指南强调挽救化疗后 PET/CT 对复发 / 难治性 HL 患者的预后价值。根据 PET2(一线常规剂量挽救方案 2 程后评估)和 PET4(二线常规剂量挽救方案 2 程后评估)的疗效对儿童青少年 R/RcHL 进行危险分层和推荐挽救方案[24]。目前尚无其他标准挽救化疗方案,鼓励患者参加临床试验,包括单克隆抗体、免疫检查点抑制剂等[25-27]。其中有报道免疫检查点抑制剂 PD-1 抗体在亚洲人群霍奇金淋巴瘤儿童中能取得较好的疗效[28]。但是 PD-1 抗体在儿童的研究仍较少,应注意远期不良反应。另外,质子治疗重要器官累计剂量低,可减少儿童和青少年患者的长期副作用,适用于一线 RT 失败患者。

2.4.3 常用化疗方案

AV-PC

药物	剂量	给药途径	给药时间	给药间隔
多柔比星(阿霉素,ADM)	25mg/m^2	静脉推注	d1~2	每 3 周重复
长春新碱(VCR)	1.4mg/m^2(最大 2mg)	静脉推注	d1、d8	
泼尼松(Pred)	40mg/m^2	分 3 次口服	d1~7	
环磷酰胺(CTX)	600mg/m^2	静脉滴注	d1~2	

VAMP

药物	剂量	给药途径	给药时间	给药间隔
长春碱(VLB)	6mg/m^2	静脉推注	d1、d15	每 4 周重复
多柔比星(阿霉素,ADM)	25mg/m^2	静脉推注	d1、d15	
甲氨蝶呤(MTX)	20mg/m^2	静脉推注	d1、d15	
泼尼松(Pred)	40mg/m^2	分 3 次口服	d1~14	

ABVE-PC

药物	剂量	给药途径	给药时间	给药间隔
多柔比星(阿霉素,ADM)	25mg/m^2	静脉推注	d1~2	每 3 周重复
博来霉素(BLM)	5mg/m^2(d1) 10mg/m^2(d8)	静脉推注	d1、d8	
长春新碱(VCR)	1.4mg/m^2(最大 2mg)	静脉推注	d1、d8	
依托泊苷(VP16)	125mg/m^2	静脉滴注	d1~3	
泼尼松(Pred)	40mg/m^2	分 3 次口服	d1~7	
环磷酰胺(CTX)	600mg/m^2	静脉滴注	d1~2	

IV

药物	剂量	给药途径	给药时间	给药间隔
异环磷酰胺(IFO)	3 000mg/m^2	静脉滴注	d1~4	每 3 周重复
长春瑞滨(NVB)	25mg/m^2	静脉滴注	d1、d5	

ABVD

药物	剂量	给药途径	给药时间	给药间隔
多柔比星(阿霉素,ADM)	25mg/m^2	静脉推注	d1、d15	每 4 周重复
博来霉素(BLM)	10mg/m^2	静脉推注	d1、d15	
长春碱(VLB)	6mg/m^2	静脉推注	d1、d15	
达卡巴嗪(DTIC)	375mg/m^2	静脉滴注	d1、d15	

COPP/ABV

药物	剂量	给药途径	给药时间	给药间隔
环磷酰胺(CTX)	600mg/m^2	静脉滴注	d1	每 4 周重复
长春新碱(VCR)	1.4mg/m^2(最大 2mg)	静脉推注	d1	
丙卡巴肼(PCZ)	100mg/m^2	分 3 次口服	d1~7	
泼尼松(Pred)	40mg/m^2	分 3 次口服	d1~14	
多柔比星(阿霉素,ADM)	35mg/m^2	静脉推注	d8	
博来霉素(BLM)	10mg/m^2	静脉推注	d8	
长春碱(VLB)	6mg/m^2	静脉推注	d8	

OEPA

药物	剂量	给药途径	给药时间	给药间隔
长春新碱(VCR)	1.4mg/m^2(最大 2mg)	静脉推注	d1、d8、d15	每 4 周重复
依托泊苷(VP16)	125mg/m^2	静脉滴注	d3~6	
泼尼松(Pred)	60mg/m^2	分 3 次口服	d1~15	
多柔比星(阿霉素,ADM)	40mg/m^2	静脉推注	d1、d15	

OPPA

药物	剂量	给药途径	给药时间	给药间隔
长春新碱(VCR)	1.4mg/m^2(最大 2mg)	静脉推注	d1、d8、d15	每 4 周重复
丙卡巴肼(PCZ)	100mg/m^2	分 3 次口服	d1~15	
泼尼松(Pred)	60mg/m^2	分 3 次口服	d1~15	
多柔比星(阿霉素,ADM)	40mg/m^2	静脉推注	d1、d15	

COPDAC

药物	剂量	给药途径	给药时间	给药间隔
环磷酰胺(CTX)	650mg/m^2	静脉滴注	d1、d8	每 4 周重复
长春新碱(VCR)	1.4mg/m^2(最大 2mg)	静脉推注	d1、d8	
达卡巴嗪(DTIC)	250mg/m^2	静脉滴注	d1~3	
泼尼松(Pred)	40mg/m^2	分 3 次口服	d1~15	

APPA

药物	剂量	给药途径	给药时间	给药间隔
维布妥昔单抗（Bv）	1.2mg/kg	静脉滴注 30min	d1、d8、d15	每 4 周重复
丙卡巴肼（PCZ）	100mg/m^2	分 3 次口服	d1~15	
泼尼松（Pred）	60mg/m^2	分 3 次口服	d1~15	
多柔比星（阿霉素，ADM）	40mg/m^2	静脉推注	d1、d15	

CAPDAC

药物	剂量	给药途径	给药时间	给药间隔
环磷酰胺（CTX）	650mg/m^2	静脉滴注	d1、d8	每 4 周重复
维布妥昔单抗（Bv）	1.2mg/kg	静脉滴注 30min	d1、d8	
达卡巴嗪（DTIC）	250mg/m^2	静脉滴注	d1~3	
泼尼松（Pred）	40mg/m^2	分 3 次口服	d1~15	

COPP

药物	剂量	给药途径	给药时间	给药间隔
环磷酰胺（CTX）	650mg/m^2	静脉滴注	d1、d8	每 4 周重复
长春新碱（VCR）	1.4mg/m^2（最大 2mg）	静脉推注	d1、d8	
丙卡巴肼（PCZ）	100mg/m^2	分 3 次口服	d1~15	
泼尼松（Pred）	40mg/m^2	分 3 次口服	d1~15	

CVP

药物	剂量	给药途径	给药时间	给药间隔
环磷酰胺（CTX）	500mg/m^2	静脉滴注	d1	每 3 周重复
长春碱（VLB）	6mg/m^2	静脉推注	d1、d8	
泼尼松（Pred）	40mg/m^2	口服	d1~8	

IGEV

药物	剂量	给药途径	给药时间	给药间隔
异环磷酰胺（IFO）	2 000mg/m^2	静脉滴注	d1~4	每 3 周重复
长春瑞滨（VRB）	25mg/m^2	静脉推注	d1、d5	
吉西他滨（GEM）	800mg/m^2	静脉滴注	d1、d4	
甲泼尼龙（MP）	100mg/m^2	静脉滴注	d1~4	

3 伯基特淋巴瘤[1-8]

3.1 治疗前评估

	Ⅰ级推荐	Ⅱ级推荐	Ⅲ级推荐
常规检查	**完整病史采集：** 主诉、现病史、既往史、家族史、生长发育史、疫苗接种史 **体格检查：** 生命体征测量，全身浅表淋巴结、肝、脾、腹部体征、专科查体（瘤灶描述）		

儿童淋巴瘤

续表

	Ⅰ级推荐	Ⅱ级推荐	Ⅲ级推荐
实验室检查	血常规，CRP，生化全项（肿瘤溶解套系），凝血五项，免疫功能（体液免疫 + 细胞免疫），病毒学指标（乙肝病毒、戊肝病毒、梅毒螺旋体、艾滋病病毒、EB 病毒、CMV、TORCH 抗体），尿、便常规		NGS 筛查遗传易感基因和免疫缺陷基因
影像学检查	心电图、心脏彩超，胸部 + 腹部 + 盆腔增强 CT（瘤灶部位），CNS 瘤灶建议做 MRI（头颅、脊髓） 超声（颈部、腹部、消化道、睾丸或子宫、卵巢、盆腔、腹股沟、腋下、纵隔、瘤灶部位）	PET/CT	
骨髓检查	胸骨及髂骨两个部位骨髓穿刺，骨髓形态学及流式细胞免疫分型（包括成熟 B 细胞标记）	骨髓 *C-MYC* 基因检测（FISH 方法）	
中枢神经系统	头颅 MRI，脑脊液常规、生化、找肿瘤细胞	脑脊液白血病免疫分型、脊髓增强 MRI	
分期	IPNHLSS		

3.2 病理诊断

	Ⅰ级推荐	Ⅱ级推荐	Ⅲ级推荐
获取组织的方式	1. 肿瘤组织：可疑肿瘤完整切除或肿物穿刺活检 2. 骨髓活检 3. 胸腹水病理检查（沉渣离心包埋）		
免疫组化	CD20，CD3，CD10，Bcl-2 ，Bcl-6，MYC，MUM1，Ki-67	CD19，CD22，TdT，P53，EBER-ISH	CD163 计数，CD68 计数
流式细胞	CD45，CD20，CD10，CD3，CD5，kappa/lambda，CD19，TDT		
遗传及基因检测	t（8；14）（q24；q32）， FISH 检测 *MYC* 基因重排	FISH 检测 *BCL2*，*BCL6* 基因重排检测，*11q* 异常检测，*IRF4* 重排	肿瘤细胞 NGS 深度测序检测肿瘤癌基因突变激活及抑癌基因突变失活（*TP53*，*ID3*，*CCND3*，*ARID1A*，*TCF3*）

3.3 分期

修订国际儿童 NHL 分期系统（IPNHLSS）

分期	肿瘤侵犯范围
Ⅰ期	单个肿瘤（淋巴结、结外骨或皮肤），除外纵隔或腹部病变
Ⅱ期	单个结外肿瘤伴区域淋巴结侵犯
	膈肌同侧 ≥ 2 个淋巴结区域侵犯
	原发于胃肠道肿瘤（常在回盲部）± 相关肠系膜淋巴结受累，肿瘤完全切除。如果伴随恶性腹水或肿瘤扩散到邻近器官应定为Ⅲ期
Ⅲ期	膈肌上和 / 或膈肌下 ≥ 2 个结外肿瘤（包括结外骨或结外皮肤）
	膈肌上下 ≥ 2 个淋巴结区域侵犯
	任何胸腔内肿瘤（纵隔、肺门、肺、胸膜或胸腺）
	腹腔内或腹膜后病变，1 包括肝、脾、肾和 / 或卵巢，不考虑是否切除

续表

分期	肿瘤侵犯范围
Ⅲ期	任何位于脊柱旁或硬脑膜外病变,不考虑其他部位是否有病变
	单个骨病灶同时伴随结外侵犯和/或非区域淋巴结侵犯
Ⅳ期	任何上述病变伴随中枢神经系统侵犯(Ⅳ期 CNS),骨髓侵犯(Ⅳ期 BM)或中枢和骨髓侵犯(Ⅳ期 BM+CNS)
	采用常规形态学方法检测

骨髓侵犯定义:

详见"1.3 分期"

中枢神经系统(CNS)侵犯定义:

影像学技术证实 CNS 肿瘤包块(如 CT、MRI)不能用硬膜外病变解释的脑神经瘫痪。

脑脊液细胞形态学检测到幼稚细胞。

定义 CNS 侵犯应特指:CNS 阳性/包块、CNS 阳性/瘫痪、CNS 阳性/幼稚细胞。

脑脊液(CSF)状况:

CSF 阳性以脑脊液淋巴瘤细胞形态学为依据。

CSF 检测到任何数量的幼稚细胞均应考虑 CSF 阳性。

CSF 状况不明(未做,技术困难)。

与骨髓相似,尽可能描述脑脊液侵犯的检测方法。

CSFm:脑脊液形态学阳性(特指幼稚细胞数/μl)。

CSFi:脑脊液免疫表型方法阳性(免疫组织化学或流式细胞术分析:特指淋巴瘤细胞百分比)。

CSFc:脑脊液细胞遗传学或 FISH 分析阳性(特指淋巴瘤细胞百分比)。

CSFmol:脑脊液分子生物学技术阳性(PCR 基础:特指侵犯水平)。

3.4 治疗

儿童伯基特淋巴瘤(BL)的治疗方案,主要采用高剂量、短疗程、按不同危险因素进行的分层治疗。国际上比较有共识的方案主要包括 LMB 协作组方案和 BFM 协作组方案,随着这两组方案的应用,儿童 BL 的预后得到了大幅度的提高。

3.4.1 LMB 协作组方案

LMB 协作组方案主要以 89 方案为骨架,在此基础上又相继诞生出了 96 方案和 02 方案。研究报道 LMB89 方案的疗效 A、B、C 3 个治疗组的 5 年 EFS 分别为 98%、92% 及 84%;89 方案中 C 组患者全部接受颅脑放疗治疗,减少 CNS 的复发。而 96 方案及 02 方案均是在 89 方案的基础上进行了新的临床对照研究,包括 C 组患者取消颅脑放疗,增加 MTX 剂量,从而减少放疗的副作用;同时设对照组探讨减低化疗强度对预后的影响。最终结果显示,取消放疗、增加 MTX 剂量可以很好地预防及治疗中枢神经系统受累,但减低化疗强度的同时会减低患者的无事件生存率。因此,目前的改良方案仍以 LMB89 方案作为儿童 BL 主要的治疗方案,同时取消颅脑放疗。

改良 LMB89 方案:①首剂 HD-MTX 剂量减量(等同窗口试验),以减少初期 MTX 治疗相关死亡率。具体如下,C 组 CNS+ 患者除首次应用 MTX 为 $5g/m^2$ 外,余疗程 MTX 均为 $8g/m^2$,而 C 组 CNS- 患者首次应用 MTX 为 $3g/m^2$,余疗程均为 $5g/m^2$。取消 C 组患者的放疗。②为了适应国情,将 COPADM 巩固治疗中的蒽环类药物输注时间由 $60mg/m^2$,48h 持续输注改为每次 $30mg/m^2$,6 小时,分 2 天输注。具体方案如下。

LMB 协作组方案

	Ⅰ级推荐	Ⅱ级推荐	Ⅲ级推荐
A 组 完全切除的Ⅰ~Ⅱ期	COPAD(长春新碱、环磷酰胺、泼尼松、柔红霉素)→COPAD(1A 类)		
B 组 未完全切除的Ⅰ~Ⅱ期、无中枢神经系统侵犯并且骨髓中肿瘤细胞 ≤ 25% 的Ⅲ~Ⅳ期	COP(长春新碱、泼尼松、环磷酰胺、鞘内注射)→COPADM(长春新碱、环磷酰胺、泼尼松、柔红霉素、甲氨蝶呤、鞘内注射)→COPADM→CYM(甲氨蝶呤、阿糖胞苷、鞘内注射)→CYM→COPADM,甲氨蝶呤剂量为 $3g/m^2$(1A 类)	利妥昔单抗(2A 类)	

续表

	Ⅰ级推荐	Ⅱ级推荐	Ⅲ级推荐
C组 骨髓中肿瘤细胞>25%、存在巨大瘤灶(单个瘤灶直径>10cm或>4个器官浸润)、存在CNS和/或睾丸侵犯,以及A组和B组早期治疗反应不好(COP方案化疗第7天瘤灶缩小<25%和/或中期评估存在残留病灶)	COP→COPADM→COPADM→CYVE(小剂量阿糖胞苷、大剂量阿糖胞苷、依托泊苷)+甲氨蝶呤→CYVE→M1(长春新碱、环磷酰胺、泼尼松、柔红霉素、甲氨蝶呤、鞘内注射)→M2(阿糖胞苷、依托泊苷)→M3(长春新碱、泼尼松、柔红霉素、环磷酰胺)→M4(阿糖胞苷、依托泊苷),甲氨蝶呤剂量为5~8g/m²,联合4~6剂利妥昔单抗,375mg/m²(>3岁)(1A类)	利妥昔单抗(2A类)	
难治/复发患者	1. 若为B组患者:R+C组方案 2. 若为C组患者:R+ICR,R+EPOCH,如CR,+自体干细胞移植(预处理选择VICI) 3. 加入临床试验研究,应用免疫靶向治疗(1B类)		

【注释】

若患儿化疗前检查提示存在免疫功能缺陷或乙肝病毒感染,方案中取消利妥昔单抗的应用。

改良LMB89方案(A组)

药物/方案	剂量	治疗天数
COPAD		
CTX	500mg/m²	d1~3(分2次输注)
VCR	2mg/m²(max=2mg)	d1、d6
Pred	60mg/m²	d1~5,减量3d
DNR	30mg/m²	d1~2,6h输注

改良LMB89方案(B组/C组)

药物/方案	剂量	治疗天数
预治COP方案		
CTX	0.3g/m²	d1
VCR	2mg/m²	d1
Pred	60mg/m²	d1~7
鞘内注射	MTX+Dex	d1(B组)
	MTX+Dex+Ara-C	d1、d3、d5(C组)
COPADM1方案(d8起)		
VCR	2mg/m²	d1
HD-MTX	3g/m²(B组,C组CNS-)	d1,3h
	5g/m²(C组CNS+)	d1,4h
CFR	15mg/m²	d2~4(MTX 24h起)
DNR	30mg/m²	d2~3,6h输注
CTX	0.5g/m²	d3、d4(分2次)
Pred	60mg/m²	d1~5,减停3d

续表

药物 / 方案	剂量	治疗天数
鞘内注射	MTX+Dex	d2、d6
	MTX+Dex+Ara-C	d2、d4、d6
COPADM2 方案(除以下外同 COPADM1 方案)		
HD-MTX	3g/m²(B 组)	d1,3h
	5g/m²(CNS- 的 C 组患者)	d1,4h
	8g/m²(CNS+ 的 C 组患者)	d1,4h
CTX	1g/m²	d2、d3、d4(分 2 次)
B 组巩固治疗 CYM1/CYM2 方案(完全相同)		
HD-MTX	3g/m²	d1,3h
Ara-C	100mg/m²	d2~6,24h 持续静点
鞘内注射	MTX+Dex	d2
	Ara-C+Dex	d7
C 组巩固治疗		CYVE2 的 d1
CYVE1/CYVE2 方案(仅 CYVE1 后追加 MTX 及鞘内注射)		
Ara-C	50mg/m²	d1~5(8pm~8am)
HD-Ara-C	3g/m²	d2~5(8am~11pm)
VP16	100mg/m²	d2~5(2pm~4pm)
HD-MTX	8g/m²	CYVE1 后 d18~25
MTX+Dex+Ara-C(鞘内注射)	15mg/ 次 +4mg/ 次 +30mg/ 次	MTX 后 24h
COPADM3 方案(仅 B 组患者)(除以下外同 COPADM2 方案)		
ADR	30mg/m²	d1/d2
鞘内注射	MTX+Dex	d2
M1 方案(仅 C 组患者)(除以下外同 COPADM2 方案)		
HD-MTX	5g/m²(CNS-)	d1
	8g/m²(CNS+)	d1
CTX	1g/m²	d2、d3(分 2 次)
ADR	60mg/m²	d2、d3,6h
鞘内注射	MTX+Dex+Ara-C	d2
M3 方案(仅 C 组患者)		
VCR	2mg/m²	d1
ADR	30mg/m²	d1、d2
CTX	0.5g/m²	d1、d2
Pred	60mg/m²	d1~5,减停 3 天
M2 及 M4 方案(仅 C 组患者)		
VP16	150mg/m²	d1~3
Ara-C	100mg/m²	d1~5

注:CTX. 环磷酰胺;VCR. 长春新碱;Pred. 泼尼松;Dex. 地塞米松;MTX. 甲氨蝶呤;Ara-C. 阿糖胞苷;CFR. 四氢叶酸钙;ADR. 多柔比星(阿霉素);DNR. 柔红霉素;VP16. 依托泊苷;HD. 大剂量。

【注释】

LMB96 方案是以 89 方案为基础进行改良:①在 B 组和 C 组设置不同的随机对照组,该方案将 B 组患者分为 4 个治疗组,其中一个随机对照是将 COPADM2 方案中的环磷酰胺减半,另一个随机对照是去除 M1 方案;②将 C 组患者分成 4 个对照组,分别为标准化疗组、化疗减量组(将 CYVE 中的阿糖胞苷及依托泊苷减量,并去除了 M2-M4 方案)。疗效:A 组患者 EFS 为 98%;B 组患者 4 个随机对照组 EFS 分别为 91%、92%、93%、93%;C 组患者 CNS- 组的标准方案化疗组及化疗减量组 EFS 分别为 94%、86%;C 组 CNS+ 组的标准方案化疗组及化疗减量组 EFS 分别为 84%、72%。

3.4.2 BFM95 方案

BFM95 方案也是目前国际上常用的儿童 BL 化疗方案。该方案疗效:A 组患者 5 年 EFS 为 95%;B 组患者 R2 和 R3 组患者的 EFS 分别为 94%、85%;C 组患者的 EFS 为 81%,具体方案如下。

BFM 协作组方案

	Ⅰ级推荐	Ⅱ级推荐	Ⅲ级推荐
R1 组 Ⅰ期和Ⅱ期肿瘤完全切除	A(地塞米松、甲氨蝶呤,依托泊苷、异环磷酰胺、阿糖胞苷、鞘内注射)→B(地塞米松、甲氨蝶呤、环磷酰胺、阿糖胞苷、多柔比星、鞘内注射)(1A 类)		
R2 组 Ⅰ期和Ⅱ期肿瘤未完全切除或Ⅲ期且 LDH < 500U/L	预治疗 V(地塞米松、环磷酰胺、鞘内注射)→A(长春新碱、地塞米松、甲氨蝶呤、依托泊苷、异环磷酰胺、阿糖胞苷、鞘内注射)→B(地塞米松、甲氨蝶呤、环磷酰胺、阿糖胞苷、多柔比星、鞘内注射)→评估完全缓解→A→B(1A 类)		
R3 组 Ⅲ期且 LDH 水平 500~1 000U/L Ⅳ期 + 伯基特白血病,且无中枢侵犯,并且 LDH 水平 < 1 000U/L	V→AA(长春新碱、地塞米松、甲氨蝶呤、依托泊苷、异环磷酰胺、阿糖胞苷、鞘内注射)→BB(地塞米松、甲氨蝶呤、环磷酰胺、阿糖胞苷、多柔比星、鞘内注射)→CC(地塞米松、长春地辛、阿糖胞苷、依托泊苷)→AA→BB(1A 类)	利妥昔单抗(2A 类)	
R4 组 Ⅲ/Ⅳ期 + 伯基特白血病期,LDH ≥1 000U/L,伴或不伴有中枢侵犯	V-AA-BB-CC-AA-BB-CC(1A 类)	利妥昔单抗(2A 类)	

BFM95 方案

药物 / 方案	剂量	治疗天数
预治疗		
地塞米松	5mg/m^2,10mg/m^2	d1~2、d3~5
CTX	200mg/m^2	d1~5
鞘内注射		d1
Course A		
Dex	10mg/m^2	d1~5
VCR	1.5mg/m^2(max=2mg)	d1
IFO	800mg/m^2	d1~5
MTX(4h 输注)	1 000mg/m^2	d1
Ara-C	300mg/m^2(分 2 次)	d4~5

续表

药物/方案	剂量	治疗天数
VP-16	100mg/m^2	d4~5
鞘内注射		d1
Course B		
Dex	10mg/m^2	d1~5
VCR	1.5mg/m^2(max=2mg)	d1
CTX	200mg/m^2	d1~5
MTX(4h 输注)	1 000mg/m^2	d1
ADR	25mg/m^2	d4~5
鞘内注射		d1
Course AA 同 Course A 方案,除了		
MTX(4h 输注)	5 000mg/m^2	d1
鞘内注射		d1、d5
Course BB 同 Course B 方案,仅增加		
MTX(4h 输注)	5 000mg/m^2	d1
鞘内注射		d1、d5
Course CC		
Dex	20mg/m^2	d1~5
VDS	3mg/m^2(max=5mg)	d1
Ara-C	3g/m^2	d1~2,q.12h.
VP-16	150mg/m^2	d3~5
鞘内注射		d5

【注释】

若患儿化疗前检查提示存在免疫功能缺陷或乙肝病毒感染,方案中取消利妥昔单抗的应用。

各组方案不同危险度化疗药物累积量的对比(单位:mg/m^2)

药物	PRED/Dex	CTX/IFO	VCR	MTX	Adr	Ara-C	VP-16	IT/次数
A 组								
LMB89	720	3 000	8	0	120	0	0	0
NHL-BFM95	100 (地塞米松)	1 000/4 000	3	2 000	50	600	200	2
B 组								
LMB89	1 440	5 800	9	15 000	180	1 000	0	6
NHL-BFM95 (R2/R3)	240/340 (地塞米松)	2 400/2 400 8 000/8 000	6/6	4 000/ 20 000	100/ 100	1 200/ 13 200	400/ 900	5/10
C 组								
LMB89	1 740	6 800	11	24 000	240	2 450	2 500	10
NHL-BFM95	440 (地塞米松)	2 400/8 000	6/6	20 000	100	25 200	1 400	11

4 间变性大细胞淋巴瘤[1-27]

4.1 治疗前评估

	Ⅰ级推荐	Ⅱ级推荐	Ⅲ级推荐
常规检查	1. 完整的病史采集 2. 体格检查：一般情况（包括身高、体重、生命体征和体表面积），全身皮肤、浅表淋巴结、肝、脾和腹部肿块 3. B 症状 4. 体能状态评估：根据 WHO Lansky 体能评分（1~16 岁）和 Karnowski 评分（17 岁以上）（附录 1）		
实验室检查	1. 全血细胞计数、尿常规、便常规 2. 血生化全项（包括尿酸、LDH 和电解质） 3. 肝炎全套、梅毒及 HIV	外周血或骨髓 NPM-ALK 定量 PCR 检测	
影像学检查	1. 增强 CT 或 MRI（包括原发病灶、颈、胸、腹和盆腔） 2. 胸部 X 线片（正、侧位） 3. 心脏超声或心电图 4. 骨扫描（仅针对原发灶在骨骼的骨患者）	PET	
骨髓检查	双侧骨髓穿刺 / 活检		
脑脊液检查	1. 常规 2. 找肿瘤细胞		
分期	国际儿童非霍奇金淋巴瘤分期系统		

【注释】

儿童和青少年间变性大细胞淋巴瘤（ALCL）结外受累常见，多伴有全身症状，可以嗜血细胞综合征（HLH）起病；由于临床表现时起时伏，易诊断延迟；CNS 和骨髓受累并不常见；一部分病例可以表现为外周血白血病细胞受累，此类患者常表现为严重的呼吸衰竭；PET 在儿童 NHL 诊断和评估的价值并未完全被证实。ALCL99 多中心研究（回顾性）及 COG ANHL2P1（前瞻性）结果均显示，诊断时外周血或骨髓 NPM-ALK 阳性者（定量 PCR），预后明显差于阴性者。

4.2 病理诊断

	Ⅰ级推荐	Ⅱ级推荐	Ⅲ级推荐
获取组织的方式	可疑病灶切取或切除活检（不影响功能）	空芯针穿刺	
IHC	CD20，PAX5，CD3，CD2，CD5，CD4，CD8，CD43，CD45RO，CD30，ALK，EMA，细胞毒分子，EBER		
流式细胞			
遗传学和基因检测		克隆性 *TCR* 基因重排； t（2；5）（p23；q35）； FISH 检测 *ALK* 基因重排	

【注释】

儿童 ALCL 占儿童 NHL10%~15%，90% 以上病例具有累及 *ALK* 基因的染色体易位。其中，t（2；5）（p23；q35）占 85%，致形成 NPM/ALK 融合蛋白；其余 15% 病例为累及 *ALK* 的其他异位。罕见病例可涉及 *DUSP22.P63* 等其他基因重排。

4.3 分期

参照国际儿童非霍奇金淋巴瘤分期系统,见附录 2。

4.4 治疗

分层	Ⅰ级推荐	Ⅱ级推荐	Ⅲ级推荐
低危 完全切除的Ⅰ或Ⅱ期	NHL-BFM-90 K1 arm(1A 类) FRE-IGR-ALCL99(1A 类)		
高危 没有完全切除的Ⅰ或Ⅱ期 Ⅲ或Ⅳ期	NHL-BFM-90 K2 或 K3 arm(1A 类) FRE-IGR-ALCL99 MTX3 arm(1A 类)	FRE-IGR-ALCL99 MTX3 arm-VBL (2A 类)	
疾病治疗失败(进展 / 复发) 病灶增大 > 25% 或出现新病灶	长春碱 ICE CC 克唑替尼 阿雷替尼 维布妥昔单抗 异基因造血干细胞移植(2A 类)		长春瑞滨(3 类) 帕博利珠单抗(3 类) 纳武利尤单抗(3 类)

【注释】

儿童和青少年 ALCL 高危患者的无病生存率(DFS)为 60%~75%。目前尚无数据证实一线治疗中某个方案优于另一种治疗方案;NHL-BFM-90 被认为是 FRE-IGR-ALCL99 的前身;FRE-IGR-ALCL99 随机研究中证实,长春碱(VBL)不能最终提高 EFS,但可以推迟复发时间;COG-ANHL0131 随机研究证实,APO 方案基础上增加 VBL,只能增加不良反应发生率,不能提高生存率;FRE-IGR-ALCL99 随机研究中证实,MTX3-arm 的疗效与 MTX1-arm 相同,但不良反应较小;对于儿童和青少年 ALCL,残留病灶(<原发病灶 25%~30%)不是疾病治疗失败的表现;一线治疗失败后,进展 / 复发儿童和青少年 ALCL 的总体生存率为 40%~60%;目前并无标准二线治疗方案。总体治疗原则,高危复发患儿(复发时间<停药后 1 年,CD3 阳性或既往使用过 VBL)通过各种治疗手段使疾病缓解后进行异基因造血干细胞移植,各种手段包括强化疗,阿雷替尼、克唑替尼和维布妥昔单抗等,可以单独使用,也可以联合使用;低危复发患儿(复发时间 > 停药后 1 年,CD3 阴性且既往未曾使用过 VBL)长春碱单药治疗 24 个月(5 年无事件生存率可达 81%);病例报道中,长春瑞滨单药可使复发病儿获得缓解;抗 PD-1 单抗可使多次复发者持续缓解。

常用化疗方案

儿童和青少年 ALCL 低危组 FRE-IGR-ALCL99 方案(即 NHL-BFM-90 K1 arm 方案)

方案 / 药物	剂量	用药时间	备注
P(5d)			
地塞米松	5mg/(m^2·剂),q.d.	d1、d2	
	5mg/(m^2·剂),b.i.d.	d3~5	
环磷酰胺	200mg/m^2,1h	d1、d2	
Course A(21d)			
地塞米松	5mg/(m^2·剂),b.i.d.	d1~5	
甲氨蝶呤	0.5g/m^2,24h (总量的 10% 在 0.5h 内滴入,剩余 90% 的剂量在 23.5h 内滴入) [要求: CCr > 60ml/(min·1.73m^2);ALT < 3UNL]	d1	1. MTX 后,CF12mg/(m^2·剂),48h,54h;如 MTX 排泄延迟,持续解救到 MTX 浓度<0.3μmol/L(本院机器最低值) 2. 测 MTX 浓度,24h,48h 或每间隔 24h,直到<本院机器最低值

续表

方案 / 药物	剂量	用药时间	备注
异环磷酰胺	800mg/m^2, 1h	d1~5	MTX 前； Mesna160/(m^2·dose), 0h, 4h, 8h
阿糖胞苷	150mg/(m^2·剂), q.12h. × 2 剂	d4、d5	
依托泊苷	100mg/m^2, 2h	d4、d5	
鞘内注射		d1	1. MTX 开始滴注后 2h 2. 三联，剂量根据年龄
CourseB(21d)			
地塞米松	5mg/(m^2·剂), b.i.d.	d1~5	
甲氨蝶呤	0.5g/m^2, 24h	d1	CF 同 Course A 用法
环磷酰胺	200mg/m^2, 1h	d1~5	MTX 前
多柔比星(阿霉素)	25mg/m^2, 1h	d4、d5	
鞘内注射		d1	同 Course A

注：q.d.，每日一次；b.i.d.，每日 2 次；q.12h.，每 12h 一次。

【注释】

a P 方案后，d6 开始 A 方案；以后各疗程，在 d22 开始；共 3 个疗程(A/B/A)；每一疗程开始条件：ANC > 0.5 × 10^9/L，PLT > 50 × 10^9/L 和 ALT < 3ULN。

b 此方案如进行 6 个疗程(A/B/A/B/A/B)，即 NHL-BFM-90 K2 arm 方案，也可用于儿童和青少年 ALCL 高危组。

儿童和青少年 ALCL 高危组 FRE-IGR-ALCL99 MTX3 arm 方案

方案 / 药物	剂量	给药时间	备注
P(5d)			
地塞米松	5mg/(m^2·剂), q.d.	d1、d2	
	5mg/(m^2·剂), b.i.d.	d3~5	
环磷酰胺	200mg/m^2, 1h	d1、d2	
鞘内注射		d1	三联，剂量根据年龄
Course A(21d)			
地塞米松	5mg/(m^2·剂), b.i.d.	d1~5	
甲氨蝶呤	3g/m^2, 3h [要求： CCr > 60ml/(min·1.73m^2)； ALT < 3UNL]	d1	1. CF 15mg/(m^2·剂)，MTX 开始滴注后 24h 起，q.6h.，持续解救到 MTX 浓度 < 0.3μmol/L (本院机器最低值)； 2. 测 MTX 浓度，24h、48h 或每间隔 24h，直到 < 本院机器最低值
异环磷酰胺	800mg/m^2, 1h	d1~5	MTX 前； Mesna 160mg/(m^2·剂), 0h, 4h, 8h
阿糖胞苷	150mg/(m^2·剂), × 2 剂	d4、d5	
依托泊苷	100mg/m^2, 2h	d4、d5	

续表

方案 / 药物	剂量	给药时间	备注
Course B（21d）			
地塞米松	5mg/（m²·剂），b.i.d.	d1~5	
甲氨蝶呤	3g/m²，3h	d1	CF 同 Course A 用法
环磷酰胺	200mg/m²，1h	d1~5	MTX 前
多柔比星（阿霉素）	25mg/m²，1h	d4、d5	

【注释】

a　P 方案后，第 6 天开始 A 方案；以后各疗程，在第 22 天开始；共 6 个疗程（A/B/A/B/A/B）；每一疗程开始条件：ANC > 0.5 × 10^9/L，PLT > 50 × 10^9/L 和 ALT < 3ULN。

b　第一个 Course B 起，每疗程第 1 天加入 VBL 6mg/（m²·剂）（最大剂量 10mg）（A/BV/AV/BV/AV/BV），且全部 6 个疗程结束后第 3 周起，每周 1 剂 VBL 6mg/（m²·剂）（最大剂量 10mg），总疗程 1 年，即为 FRE-IGR-ALCL99 MTX3 arm-VBL 方案。

儿童和青少年 ALCL 高危组 NHL-BFM-90 K3 arm 方案

方案 / 药物	剂量	给药时间	备注
P（5d）			
地塞米松	5mg/（m²·剂），q.d.	d1、d2	
	5mg/（m²·剂），b.i.d.	d3~5	
环磷酰胺	200mg/m²，1h	d1、d2	
Course AA（21d）			
地塞米松	5mg/（m²·剂），b.i.d.	d1~5	
甲氨蝶呤	5g/m²，24h （总量的 10% 在 0.5h 内滴入，剩余 90% 的剂量在 23.5h 内滴入） ［要　求：CCr > 60ml/（min·1.73m²）；ALT < 3UNL］	d1	1. MTX 后，CF 30mg/（m²·剂），42h，然后 CF 15mg/（m²·剂），48h，54h；如 MTX 排泄延迟，持续解救到 MTX 浓度 < 0.3μmol/L（本院机器最低值） 2. 测 MTX 浓度，24h、48h 或每间隔 24h，直到 < 本院机器最低值
异环磷酰胺	800mg/m²，1h	d1~5	MTX 前； Mesna 160mg/（m²·剂），0h，4h，8h
长春新碱	1.5mg/m²	d1	最大剂量 2mg
阿糖胞苷	150mg/（m²·剂），q.12h. × 2 剂	d4、d5	
依托泊苷	100mg/m²，2h	d4、d5	
鞘内注射		d1	1. MTX 开始滴注后 2h 2. 三联，剂量根据年龄
Course BB（21d）			
地塞米松	5mg/（m²·剂），b.i.d.	d1~5	
甲氨蝶呤	5g/m²，24h	d1	CF 同 Course AA 用法

续表

方案 / 药物	剂量	给药时间	备注
环磷酰胺	200mg/m^2,1h	d1~5	MTX 前
长春新碱	1.5mg/m^2	d1	最大剂量 2mg
多柔比星(阿霉素)	25mg/m^2,1h	d4、d5	
鞘内注射		d1	同 Course AA
Course CC(21d)			
地塞米松	10mg/(m^2·剂),b.i.d.	d1~5	
长春地辛	3mg/m^2	d1	最大剂量 5mg
阿糖胞苷	2g/(m^2·剂),3h,q.12h.×2 剂	d1、d2	
依托泊苷	150mg/m^2,2h	d3~5	
鞘内注射		d1	三联,剂量根据年龄

【注释】

P 方案后,第 6 天开始 A 方案;以后各疗程,在第 22 天开始;共 6 个疗程(AA/BB/CC/A/A/BB/CC);每一疗程开始条件:ANC > 0.5×10^9/L,PLT > 50×10^9/L 和 ALT < 3ULN。

附录 1　体能评分

Karnowski 评分(≥ 17 岁)		Lansky(1~16 岁)	
100	正常,无不适主诉,无疾病表现	100	完全正常
90	可以正常活动,微小的疾病症状和体征	90	体力活动轻微受限
80	需要“用力”才能维持正常活动,一些疾病症状和体征	80	正常,但很容易疲劳
70	只能照顾自己,不能进行正常活动或工作	70	体力活动进一步受限,越来越不愿意活动
60	大部分时间可以自己照顾自己,偶尔需要帮助	60	很少主动活动,喜欢较为“安静”的活动
50	需要大量帮助,并需要医学照护	50	大多数时间躺着,可以有安静的主动活动
40	无法自己照顾自己;需要特别照护	40	完全卧床
30	毫无照顾自己的能力,需要住院;但不会马上死亡	30	卧床,很安静的活动也需要帮助
20	非常虚弱,需要住院;不会马上死亡	20	经常睡着,有限的被动活动
10	病情进展快,已经无法挽回,即将死亡	10	没有任何活动

附录 2　国际儿童非霍奇金淋巴瘤分期系统

Ⅰ期	单个肿块(可以是淋巴结 / 结外肿块 / 骨质 / 皮肤),除外纵隔和腹部起源
Ⅱ期	1 个淋巴结外肿块,伴有区域淋巴结浸润
	横膈同一侧的病变,≥ 2 个淋巴结区域
	可完全切除的原发于胃肠道肿块(通常在回盲部),伴或不伴相关肠系膜淋巴结累及(如有腹水或肿块延伸至相邻脏器,为Ⅲ期)

续表

Ⅲ期	横膈两侧有病变
	所有原发于胸腔的病变（纵隔、肺门、肺、胸膜或胸腺）
	所有广泛的未完全切除的腹腔病变
	所有脊柱旁或硬膜外肿瘤
	≥ 2 个结外肿块（包括 ≥ 2 个骨质受累，包括 ≥ 2 个皮肤受累）
	单个骨病变同时伴结外和 / 或非区域淋巴结受累
Ⅳ期	有中枢神经系统受累或骨髓浸润或同时受累

【注释】

a 影像学诊断基于增强 MRI/CT；骨髓或脑脊液受累诊断基于传统形态学。

b 国际儿童非霍奇金淋巴瘤分期系统是 St.Jude 儿童和青少年 NHL 分期系统的修订版。原版 St.Jude 儿童和青少年 NHL 分期系统于 1980 年被提出，当时 X 线检查是唯一的影像学诊断方法，且 ALCL 还不是一种独立的病理类型。

5 儿童和青少年淋巴瘤常见肿瘤急诊处理[1-10]

5.1 肿瘤溶解综合征

肿瘤溶解综合征（tumor lysis syndrome，TLS）分为实验室 TLS（LTLS）和临床 TLS（CTLS）。儿童和青少年伯基特白血病 / 淋巴瘤（B-AL/BL）、淋巴母细胞淋巴瘤和弥漫大 B 细胞淋巴瘤属于发生 TLS 的中高危人群。预防或治疗 TLS 的临床措施包括水化、利尿、减少尿酸形成或增加尿酸排泄以及密切监护并维持电解质出入量平衡。

值得注意的是，即使正规处理，仍有部分患者会发生严重急性肾损伤需要肾脏替代疗法，如传统血液透析或持续静脉血液透析滤过。TLS 需要肾脏替代治疗的指征与其他原因导致的急性肾损伤相同，但由于拉布立海的使用，高尿酸血症触发肾脏替代治疗风险很低，高钾血症（尤其是少尿患者）较其他患者突出。

LTLS 和 CTLS 诊断标准 #

代谢异常	LTLS 诊断标准	CTLS 诊断标准
高尿酸血症	尿酸 > 476μmol/L 或同年龄儿童正常值高限；或较基础值上升 > 25%	
高磷酸血症	磷酸 > 2.1mmol/L（儿童）或 1.45mmol/L（成人）；或较基础值上升 > 25%	
高钾血症	钾 > 6mmol/L； 或较基础值上升 > 25%	可能或肯定由高钾血症引起心律失常或猝死
低钙血症	钙 < 1.75mmol/L，离子钙 < 0.3mmol/L； 或较基础值下降 > 25%	可能或肯定由低钙血症引起： 心律失常、猝死、抽搐、神经肌肉易激惹（手足搐搦、感觉异常、肌肉抽搐、缺钙束臂征阳性、面神经征阳性、腕足痉挛、喉痉挛或支气管痉挛）、低血压或心力衰竭
急性肾损伤 &		血清肌酐上升 26.5μmol/L（或 > 各年龄段 / 性别正常值上限 1.5 倍 *）；少尿［6h 尿量 < 0.5ml/（kg·h）］

注：LTLS. 实验室肿瘤溶解综合征；CTLS. 临床肿瘤溶解综合征。

#. LTLS 需要同一 24 小时内 2 项或以上代谢异常（肿瘤治疗前 3d 至治疗后 7d）；CTLS 在 LTLS 基础上，出现肌酐升高、抽搐、心律失常或死亡中任一项。

*. 如果治疗医院无年龄 / 性别正常值上限标准，建议参照如下标准：1~12 岁，61.6μmol/L（男 / 女相同）；12~16 岁，88μmol/L（男 / 女相同）；16 岁，女 105.6μmol/L，男 114.4μmol/L。

&. 急性肾损伤一旦出现，即可诊断 CTLS。

儿童和青少年非霍奇金淋巴瘤肿瘤溶解综合征危险度分组

高风险(发生率 > 5%)	中风险(发生率 1%~5%)	低风险(发生率 < 1%)
所有 B-AL BL Ⅲ / Ⅳ期 BL Ⅰ / Ⅱ期 +LDH ≥ 2UNL	BL Ⅰ / Ⅱ期 +LDH < 2UNL	其他类型
淋巴母细胞淋巴瘤Ⅲ / Ⅳ期 淋巴母细胞淋巴瘤Ⅰ / Ⅱ期 + LDH ≥ 2UNL	淋巴母细胞瘤Ⅰ / Ⅱ期 +LDH < 2UNL	
	间变大细胞淋巴瘤Ⅲ / Ⅳ期 +LDH ≥ 2UNL	
DLBCL Ⅲ / Ⅳ期 +LDH ≥ 2UNL	DLBCL Ⅲ / Ⅳ期 +LDH < 2UNL	

注:B-AL. 伯基特白血病;BL. 伯基特淋巴瘤;DLBCL. 弥漫大 B 细胞淋巴瘤;LDH. 乳酸脱氢酶;UNL. 正常值高限。

预防或治疗儿童和青少年肿瘤溶解综合征的临床措施

一般措施	①避免或减少使用损害肾功能药物,如造影剂或影响损害肾功能的抗生素;②限制钾和磷酸盐摄入
监测	高危患者:①每 4~6h 总结出入液量;②每 4~6h 检测电解质、尿酸和肌酐;③持续心电监护
	中危患者:①每 8h 总结出入液量;②每 8h 检测电解质、尿酸和肌酐;③持续心电监护
水化	①化疗前 6~12h 开始;②通常不含钙、磷和钾;③高危患者:3 000ml/(m^2·24h)[125ml/(m^2·h)],5% 葡萄糖 1/4 张(低 NaCl 含量可以降低尿酸过饱和风险)
利尿	①呋塞米每次 0.5mg/kg(首选);②甘露醇 0.5g/kg,15min 慢推;③合适水化后,仍有少尿[尿量<2ml/(kg·h)]者,低血容量者,不需要
降低尿酸	①高危患者:首选拉布立海,推荐剂量 0.20mg/kg,静脉 30min,每日 1 次,最多 5d;使用拉布立海患者无须使用别嘌醇;②低危患者:可选用别嘌醇,300mg/(m^2·d),每日 1 次,口服
高钾血症	①聚苯乙烯磺酸钠口服(也利于预防 TLS 和急性肾损伤);②胰岛素 0.1U/kg+25% 葡萄糖 2ml/kg(暂时性措施);③血液透析前,可使用葡萄糖酸钙降低心律失常风险(剂量见下)
低钙血症	①限制磷酸盐摄入(预防低钙血症);②无症状者,无须干预;③有临床症状者,10% 葡萄糖酸钙 1~2mg/kg,以缓解症状(无须使血钙达到正常值)
碱化尿液	①通常不需要;②如果使用拉布立海均不需要(无论尿 pH);③如果未使用拉布立海,仅在尿 pH < 7 时,可能需要

5.2 上腔静脉压迫综合征 / 上纵隔压迫综合征

疾病诊断之初,儿童非霍奇金淋巴瘤(尤其是前体 T 淋巴母细胞淋巴瘤)、T 细胞急性淋巴细胞白血病和霍奇金病最易出现上腔静脉压迫综合征(superior vena cava syndrome,SVCS)和 / 或上纵隔压迫综合征(superior mediastinal syndrome,SMS)。

急诊处理的目标包括正确诊断和经验性治疗两部分。整个处理流程的关键包括:麻醉风险评估和管理、"最小侵袭性操作" 原则,以及必要的经验性治疗后落实肿块活检与预防及处理可能出现的肿瘤溶解综合征。

表现为 SVCS/SMS 且具有纵隔占位淋巴瘤患儿的麻醉风险分级

	低风险	中风险	高风险
体征	放射学检查无气道压迫 无心脏、血管压迫	轻度气管压迫,小于 70% 无支气管压迫	气管压迫 > 70% 气管横截面 < 70%,伴支气管压迫、大血管压迫 超声心动图显示有生理学改变的心脏压塞
症状	无症状	适应性体位	端坐呼吸 喘鸣或发绀

表现为 SVCS/SMS 且具有纵隔占位淋巴瘤患儿的麻醉管理

流程要素	注释
1. 保持适应性体位	最有利于自身呼吸和循环生理的患儿自主选择体位
2. 选择下肢静脉通路	
3. 以保留自主呼吸为基本策略的麻醉方式	• 尽可能使用局部麻醉或浅镇静下局部麻醉 • 中高风险患儿需接受经验性治疗后才能进入麻醉手术环节 • 当必须在全身麻醉下获取组织样本时,推荐不使用肌松剂
4. 麻醉全程监护	• 脉搏氧饱和度、心电图、血压等基本监测 • 呼气末二氧化碳分压检测 • 中高风险患儿尽可能建立持续有创动脉压监测
5. 急救设备和团队随时就位(一旦发生严重的呼吸道压迫)	• 放置适应性体位 • 放置硬式气管镜 • 快速建立体外膜肺氧合(ECMO)(应在麻醉诱导之前做好准备) • 快速正中切口手术干预

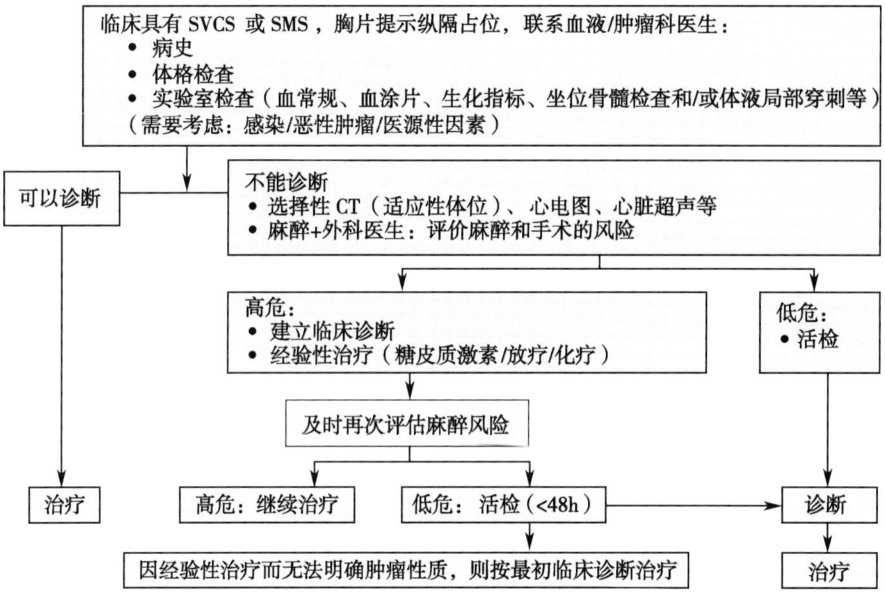

表现为上腔静脉压迫综合征（SVCS）或上纵隔压迫综合征（SMS）且具有纵隔占位患儿的诊断及处理流程

注：急诊糖皮质激素全身给药是目前的“标准经验性治疗”。

6 儿童和青少年大剂量甲氨蝶呤临床应用[1-20]

6.1 大剂量甲氨蝶呤治疗前准备

病史	1. 没有做过头颅放疗 2. 无 MTX 过敏
体格检查	1. 一般状况良好:Karnofsky(KPS)功能状态评分 > 60% 2. 无严重感染 3. 无浆膜腔积液 4. 无尿路和肠道梗阻 5. 皮肤、黏膜完整

续表

影像学检查	心脏彩超:EF ≥ 50%
实验室检查	1. 血常规:细胞呈上升趋势,WBC > 1.5 × 10^9/L 且 ANC > 0.5 × 10^9/L 且 PLT > 50 × 10^9/L 且 Hb > 70g/L 2. 肝功能:ALT 及 AST < 5 × ULN 且 TBIL < 2 × ULN 且 DBIL < 2 × ULN 3. 肾功能:血清肌酐(Scr)、内生肌酐清除率(Ccr)及预估肾小球滤过率(eGFR)在同年龄正常范围,有条件的单位尽可能做内生肌酐清除率或者肾图 (1)不同年龄的 Scr(μmol/L):< 2 岁,35~40;2~8 岁,40~60;8~18 岁,50~80。Scr 的单位换算:1mg/dl=88.4mmol/L (2)校正 $Ccr(\text{ml/min})=\dfrac{Ccr\times 1.73\text{m}^2}{\text{实际体表面积}(\text{m}^2)}$ (3) $Ccr(\text{ml/min})=\dfrac{\text{Ucr}(\mu\text{mol/L})\times 24\text{h 尿量(ml)}}{Ccr(\mu\text{mol/L})\times 24\times 60\text{min}}$ (4) $\text{eGFR}=\dfrac{K\times\text{身长(cm)}\times 88.4}{\text{Scr}(\mu\text{mol/L})}$($K$ 为常数,女孩 =0.55,男孩 =0.7) 4. 尿 pH > 7.0 5. 有条件可行 MTX 代谢关键酶相关基因多态性检测 (1)亚甲基四氢叶酸还原酶(MTHFR):A1298C/C677T/ATICC347G (2)还原性叶酸载体(RFC,SLC19A1):G80A (3)ATP 结合盒亚家族 C2(ABCC2):-24C>T 有机阴离子转运多肽 1B1(OATP1B1 或 SLCO1B1):521T>C
合并用药	1. 大剂量甲氨蝶呤(high dose methotrexate,HDMTX)前 24h 停用不必要用药 (1)阿昔洛韦(无环鸟苷):增加神经学毒性,密切观察 (2)降低磷苯妥英、苯妥英的浓度,密切监测药物浓度 (3)奥美拉唑、泮托拉唑等质子泵抑制剂通过抑制 BCRP 介导的 MTX 转运,导致 MTX 排泄延迟,尽量避免合用 (4)非甾体抗炎药(双氯芬酸、布洛芬、氟比洛芬和萘普生)抑制 MTX 尿排泄,尽量避免合用 (5)青霉素和磺胺类可增加 MTX 浓度,观察 MTX 毒性 (6)MTX 可增加茶碱浓度,密切监测茶碱浓度 (7)日光照射可引起光过敏反应,要求患者避免过度日光照射 (8)糖皮质激素可升高 MTX 血药浓度和毒性 (9)TKI 会导致 MTX 排泄延迟,避免合用 2. 联合用药的前后顺序及时间间隔 (1)给药前 24h 或后 10min 使用阿糖胞苷,可增强本药的抗癌活性 (2)用门冬酰胺酶 10d 后用 MTX 或用 MTX 后 24h 用门冬酰胺酶,可增效且减少胃肠道和骨髓的不良反应 (3)氢化可的松、博来霉素、长春碱类化疗药物等可能降低细胞对 MTX 的摄取率,合用时要间隔 24h (4)唐氏综合征患者用 HDMTX,胃肠道毒性反应较重且 MTX 排泄延迟,要适当减少剂量
静脉通路	留置 PICC 或者 CVC 或者输液港
观察表	建立 HDMTX 的毒性反应观察表及毒性反应处置表

儿童淋巴瘤

6.2 大剂量甲氨蝶呤输注方案

方案	总量(输注时间)	负荷量(输注时间)	余量(输注时间)
(LBL)NHL-BFM90	5g/m^2(24h)	0.5g/m^2(0.5h)	4.5g/m^2(23.5h)
	2g/m^2(24h)	0.2g/m^2(0.5h)	1.8g/m^2(23.5h)
(BL)NHL-BFM95	1g/m^2(4h)	0	1g/m^2(4h)
	5g/m^2(24h)	0.5g/m^2(0.5h)	4.5g/m^2(23.5h)
(BL)LMB89	8g/m^2(4h)	0	8g/m^2(4h)
	3g/m^2(3h)	0	3g/m^2(3h)
FRE-IGR-ALCL99	3g/m^2(3h)	0	3g/m^2(3h)

药物配制	**1. 有负荷量的方案** (1)静脉配置中心配药:负荷量 MTX 加至 0.9% 氯化钠注射液中,配成 30ml 药液,置入一次性 50ml 避光注射器中 (2)余量 MTX 加至 0.9% 氯化钠注射液中,配成 94ml 的药液,分置入两个一次性 50ml 避光注射器中 **2. 没有负荷量的方案:**MTX 加至 0.9% 氯化钠注射液中,配成 80ml(8g/m^2,静脉滴注 4h,20ml/h)或者 60ml(3g/m^2,静脉滴注 3h,20ml/h)的药液,分置入两个一次性 50ml 避光注射器中 根据各单位情况酌情调整配置方法
药物输注	1. 将装有药液的注射器连接一次性避光压力延长管,然后装入注射泵 2. 有负荷剂量的方案:负荷量的泵入速度为 60ml/h,余药的泵入速度为 4ml/h 3. 没有负荷剂量的方案:泵入速度为 20ml/h 4. 水化和碱化液体用输液泵,通过三通管与注射泵一同接入 PICC 5. 输注记录表:当班护士每小时观察药液输注速度是否准确、有无外渗等,并在记录表上记录、签名

6.3 大剂量甲氨蝶呤的剂量调整

根据内生肌酐清除率调整初始用药剂量

校正 Ccr/ml·min^{-1}	初始 MTX 剂量校正
> 100	100%
> 80~100	80%
> 60~80	70%
> 40~60	50%
20~40	40%

根据上一疗程 48h 的 MTX 浓度值调整后续疗程的剂量

上一疗程 48h MTX 浓度 /μmol·L^{-1}	HDMTX 剂量校正
< 0.5	+20%
0.5~1	无须调整
> 1	-20%

续表

根据药物基因组学适当调整用药剂量		
基因	多态性	影响
亚甲基四氢叶酸还原酶(MTHFR)	677C > T 1298A > C	酶活性降低,毒性增加
ATP 结合盒亚家族 C2(ABCC2)	-24C > T	转运缺陷,血药浓度高,加重骨髓抑制
ATP 结合盒亚家族 B1(ABCB1)	3435C > T	转运缺陷,血药浓度高,加重骨髓抑制
有机阴离子转运多肽 1B1(OATP1B1 或 SLCO1B1)	c.521T > C	清除率下降,血药浓度高,毒性增加
说明:目前尚无根据基因型调整大剂量甲氨蝶呤(HDMTX)剂量的指导性方案报道,仅供参考		

6.4 叶酸解救方案

不同解救药物的特性	
亚叶酸	甲酰四氢叶酸(leucovorin,LCV),叶酸在肝和骨髓转为 LCV 才能起作用,LCV 的 $t_{1/2}$ 为 6~7h
四氢叶酸钙	calcium folinate(CF),LCV 和 CF 的剂量可以等量换算
左亚叶酸钙	L-calcium levofolinate(L-LV),是四氢叶酸(THF)的 5- 甲酰衍生物的非对映异构体混合物,是 LCV 的活性形式,L-LV 向细胞的转运能力高于亚叶酸,L-LV 分布容积远高于 LCV,药效和安全性均优于 LCV。血浆 L-LV 的 $t_{1/2}$ 为 0.5h,L-LV 仅需要 LCV 的一半 LCV、CF 和 L-LV 不含防腐剂,故配制时充分注意细菌污染,配制后 24h 内使用

CF 解救方案		
MTX 方案	开始解救时间(MTX 开始输注后),首剂量	CF 解救 6h 后的剂量
5g/m^2(24h)	42h,15mg/m^2	q6h.,每次的 CF 剂量根据 MTX 血浓度进行调整
2g/m^2(24h)	42h,15mg/m^2	
1g/m^2(4h)	24h,15mg/m^2	
8g/m^2(4h)	24h,15mg/m^2	
3g/m^2(3h)	24h,15mg/m^2	
备注	严密观察患者的皮肤、黏膜、消化道、骨髓、肝肾等器官的毒性反应,并酌情追加解救剂量和次数,尤其是 Scr 超过基线的 25μmol/L 或 1.5 倍时	

6.5 MTX 血浓度监测及指导 CF 解救的方案

MTX 的血药浓度检测方法	
采样时间	HDMTX 静脉滴注结束时(了解 MTX 峰浓度或者稳态血浓度),结束后(了解 MTX 排泄情况)12h、24h、48h、72h,或根据血药浓度适当增加采样次数,至少每日监测一次 MTX 血药浓度
样品与处理	避开输液部位(最好不在输液用的肢体)采集外周血 2ml,血清(常用)或血浆样品避光送检,立即检测,若无法及时送检,应按时间点留取标本,抽血后放置在 4℃冰箱中避光保存
测定方法	荧光偏振免疫法(FPIA)、固相萃取高效液相色谱法(SPE-HPLC)最常用

续表

MTX 排泄正常时 MTX 血药浓度监测以及 CF 解救方案	
MTX_{24} < 150 μmol/L MTX_{36} < 3.0 μmol/L MTX_{42} ≤ 1.0 μmol/L MTX_{48} ≤ 0.4 μmol/L	CF 开始解救的时间和剂量遵照原始方案中的要求进行，直至 MTX ≤ 0.25μmol/L
MTX 排泄延迟时 MTX 血药浓度监测以及 CF 解救方案	
MTX_{24} ≥ 150 μmol/L	对于持续 24h 输注方案，由 MTX 开始输注后 42h 开始解救改为 36h 开始解救，15mg/m^2，q.6h.，i.v.，之后根据 MTX_{42} 调整
MTX_{36} ≥ 3.0 μmol/L	首剂 15mg/m^2，之后根据 MTX 调整，q.6h.，i.v.，直至 MTX ≤ 0.25μmol/L
MTX_{42} ≥ 5.0 μmol/L （MTX 中毒）	当 MTX_{42} ≥ 5.0μmol/L 时 （1）CF 与 MTX 竞争 RFC 介导的细胞摄取，当 MTX 血浆浓度很高时，CF 解救效果欠佳，应采用 CRRT 中的 CVVH 模式体外清除 MTX（血液透析和血液滤过容易导致 MTX 血浓度反跳），同时积极水化、碱化和 CF 解救 （2）葡聚糖酶（羧肽酶 G2）在细胞外将 MTX 分解成两个不经肾消除的非活性代谢物，在 HDMTX 输注开始后 48~60h 内使用，对细胞内的 MTX 没有作用，在 MTX 被充分清除之前，CF 解救治疗仍必需；在用葡聚糖酶之前或之后 2h 内不用 CF，因为 CF 也是葡聚糖酶的代谢底物 （3）CF（mg）= MTX 浓度（μmol/L）× 体重（kg），q.6h.，持续输注 1h，每次最大量 < 20mg/kg （4）当 MTX_{42} 1~5.0mmol/L 时，按下图调整，q.6h.，i.v.，直至 MTX ≤ 0.25μmol/L
MTX_{42}：1~5.0 μmol/L 或 MTX_{48}：≥ 0.4 μmol/L	按以下调整剂量，q.6h.，i.v.，直至 MTX ≤ 0.25μmol/L 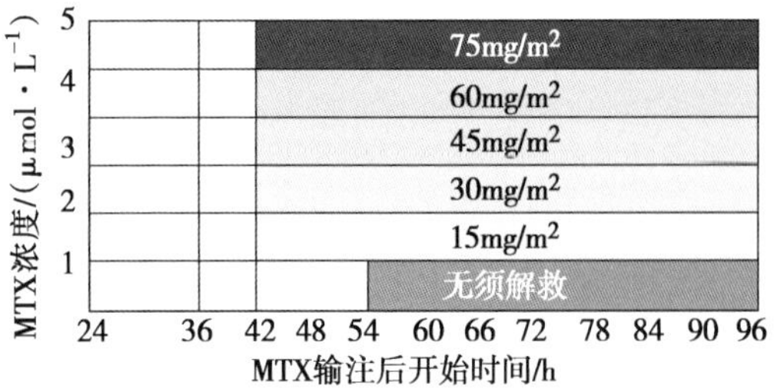

6.6 水化和碱化方案

水化

时间	剂量	配制	注意事项
MTX 输注 -4~72h	3 000ml/（m^2·24h），即 125ml/（m^2·h）持续匀速	1/2 张液体，10% 氯化钾稀释为 2‰，5% 碳酸氢钠 5ml/（kg·24h）	• 鼓励患儿饮水，占总液体的 1/4~1/3，余量匀速静脉滴注 • 每 12h 估算一次出入量，入量比出量 > 400ml/（m^2·12h），呋塞米（速尿）0.5mg/kg（单次最大量 20mg），i.v. • 若无 MTX 排泄延迟，48h 后可适当减少水化量
如果 MTX 排泄延迟，可延长水化时间	200ml/（m^2·h）		

碳酸氢钠(SB)静脉碱化

时间	方案	注意事项
MTX 输注 -4~0h	5%SB 1.25ml/(kg·h),使尿 pH 维持在 7.0~8.0	• 每次排尿均须测定尿 pH(尿常规);如果尿 pH<7,酌情静脉补充碳酸氢钠 • 儿童不主张口服乙酰唑胺或者 SB 片剂碱化尿液
MTX 输注 0~72h	同静脉水化,5%SB 5ml/(kg·24h)	

6.7 不良反应防治措施

毒性反应(ADR)评价标准参照 NCI 常见毒性分级标准(NCI-CTCAE)4.0 版

ADR 类型	3~4 级的表现	防治措施
黏膜	黏膜红斑、溃疡,影响正常进食(仅进食流质或不能进食)	监测患儿一般状况,液体出入量,血、尿常规及肝、肾功能;加强口腔护理、局部应用黏膜生长因子、利多卡因稀释后漱口止痛,稀释后的 CF 和粒细胞集落刺激因子(G-CSF)漱口,以促进口腔黏膜的修复;预防感染、补充液体和肠外营养支持;可酌情延用或加量 CF
肝功能	ALT/AST > 5×ULN 或 TBIL > 3×ULN	停用所有具有肝损害的药物,化疗过程中,清淡饮食,监测肝功能,酌情使用保肝药物
肾功能	Scr > 3×ULN	肾功能损害较隐匿,若 Scr 升高,及时加强水化和碱化,同时增加 CF 解救的次数和剂量(CF 解救方案);若发生肾衰竭或 MTX42 ≥ 5.0μmol/L,要用连续性肾脏替代治疗(CRRT)中的连续静脉 - 静脉血液透析(CVVH)模式体外清除 MTX(血液透析和血液滤过容易导致 MTX 血浓度反跳);有条件的单位可以用葡聚糖酶(羧肽酶 G2)并加强 CF 解救(MTX 中毒的处理)
消化道	呕吐 6~10 次 /24h,不能进食,排便 7~9 次 /d,或大便失禁或严重腹痛	监测液体出入量和血电解质,HD-MTX 化疗前使用 5- 羟色胺受体拮抗剂和地塞米松预防恶心、呕吐,必要时选择性使用 NK-1 受体拮抗剂;腹泻严重者,积极止泻,改流食或要素膳食,必要时禁食,肠外营养支持;呕吐和腹泻会影响 MTX 排泄,密切监测 MTX 浓度,并酌情增加 CF 解救剂量或次数
骨髓	WBC < 1.0×10^9/L 或 ANC < 0.5×10^9/L 或 PLT < 20.0×10^9/L 或 Hb < 60g/L	监测血常规,成分输血,G-CSF 和 TPO 等细胞因子,预防感染
感染	持续发热 > 3d,血液感染、复合感染或血流动力学不稳定	皮肤及黏膜破溃、呕吐和腹泻、粒细胞缺乏等,会增加感染的发生率,加强局部的护理和感染的预防等支持治疗,按相关指南选用敏感抗生素
皮肤	有症状的全身性斑疹、丘疹或疱疹、剥脱性皮炎或溃疡性皮炎	注意皮肤清洁,勤换衣被,衣物宽松;干痒明显时,可用炉甘石洗剂涂擦;加强 CF 解救,HD-MTX 治疗期间要避免强紫外线照射;发生光敏感性皮炎、多形红斑和 Steven-Johnson 综合征时,可局部甚至全身应用糖皮质激素,对症支持治疗
神经	头痛、厌食、恶心、呕吐、意识模糊、眩晕、视物模糊、失语、易激惹、嗜睡、抽搐、感知迟钝到昏迷和偏瘫等	镇静、降颅压等对症处理;氨茶碱 2.5mg/kg 持续静脉输注 45~ 60min,或 0.5mg/(kg·h)持续静脉输注 12h

中国临床肿瘤学会(CSCO)

造血干细胞移植治疗血液系统疾病指南 2023

组　长　黄晓军　吴德沛　马　军

副组长　刘启发　许兰平

秘书组　刘代红　张　曦　贡铁军

专家组成员(以姓氏汉语拼音为序)(* 为执笔人)

陈文明 *　首都医科大学附属北京朝阳医院
陈育红 *　北京大学人民医院
窦立萍　中国人民解放军总医院第五医学中心
范志平 *　南方医科大学南方医院
贡铁军　哈尔滨血液病肿瘤研究所
胡　炯 *　上海交通大学医学院附属瑞金医院
黄晓军 *　北京大学人民医院
姜尔烈　中国医学科学院血液病医院
刘代红 *　中国人民解放军总医院第五医学中心
刘启发 *　南方医科大学南方医院
马　军　哈尔滨血液病肿瘤研究所
莫晓冬 *　北京大学人民医院
唐晓文 *　苏州大学附属第一医院
王　昱 *　北京大学人民医院
王小沛 *　北京大学肿瘤医院
王志国　哈尔滨血液病肿瘤研究所
吴德沛 *　苏州大学附属第一医院
许兰平 *　北京大学人民医院
张　曦 *　中国人民解放军陆军军医大学第二附属医院(新桥医院)
张圆圆 *　北京大学人民医院

总则

异基因造血干细胞移植（allo-HSCT）是根治白血病、骨髓增生异常综合征（myelodysplastic syndrome，MDS）、多发性骨髓瘤（multiple myoloma，MM）、非霍奇金淋巴瘤（non Hodgkin lymphoma，NHL）和重症再生障碍性贫血（SAA）的有效手段，随着单倍型相合造血干细胞移植（haplo-HSCT）"北京方案"的建立及在中国广泛地应用，allo-HSCT 进入了"人人都有供者的时代"，由此我国的 HSCT 病例数量快速增长[1-3]。北京方案最早用于白血病的治疗，近年来在 SAA、MM 和 NHL 上也获得了突破性进展，haplo-HSCT 治疗 SAA 获得了和同胞全相合移植相似的疗效。国际上以人类白细胞抗原（human leukocyte antigen，HLA）配型相合同胞供者和非血缘供者 allo-HSCT 为主要证据支撑的移植指南，已经不能满足我国的临床需求，因此，由中国临床肿瘤学会（CSCO）组织，编写了《异基因造血干细胞移植治疗白血病和 MDS 指南 2021 版》，该指南参考了多个国际指南及中国异基因造血干细胞移植专家共识[4-6]，纳入了中国的临床研究成果。2022 年对 2021 版指南的部分内容进行了更新并增加了 SAA/vSAA 的内容更名为《异基因造血干细胞移植治疗血液系统疾病指南 2022 版》，2023 年在内容更新的基础上增加了异基因 HSCT 和自体 HSCT 治疗 MM 和 NHL 的内容。本指南将继续随着移植技术的进步和研究结果的丰富而更新。

异基因造血干细胞移植

1 异基因造血干细胞移植治疗血液系统疾病的适应证及移植时机

1.1 急性髓性白血病（≤ 65 岁）

疾病分类	疾病状态分层	Ⅰ级推荐	Ⅱ级推荐	Ⅲ级推荐
APL	CR1			巩固治疗中 MRD 未转阴或巩固治疗结束后分子学复发后经治疗骨髓 PML-RARa 不能持续阴性的患者（3 类）
	≥ CR2			1. 血液学复发后经治疗达 HCR 但骨髓 PML-RARaMRD 阳性（3 类） 2. ≥ CR2 患者分子学复发经治疗骨髓 PPML-RARa 不能持续转阴的患者（3 类）
	复发 / 难治患者			Allo-HSCT，个性化移植方案（3 类）
AML（Non-APL）	CR1	ELN/NCCN 指南危险度分层为高危的患者（2A 类）tAML-AML、MRC-AML 或具有前驱 MDS/CMML 的 AML（2A 类）ELN/NCCN 指南危险度分层为低危，在 MRD 指导下选择出对早期化疗分子学反应差的患者（2A 类）	ELN/NCCN 指南危险度分层中危的患者 CR1 移植（2A 类）	
	≥ CR2	Allo-HSCT（2A 类）		
	复发 / 难治	Allo-HSCT，移植前减瘤或预处理方案加强（2A 类）		

【注释】

AML 预后分层标准见附录 1。

当不移植的预期复发率达 35%~40% 以上应该考虑在第一次缓解期进行异基因造血干细胞移植。欧洲白血病网(European Leukmia Net,ELN)或美国国立综合癌症网络(National Comprehensive Cancer Network,NCCN)分层为中高危的急性髓性白血病(AML)患者第一次缓解期(CR1)移植,在回顾性病例对照研究、前瞻性研究中均获支持[1-4]。在一项针对中危 AML 前瞻性队列研究中,患者经诱导 1~2 个疗程后达 CR1,4 个月仍在 CR1 期的患者 147 例,其中 69 例继续化疗,78 例接受单倍体造血干细胞移植,移植组 3 年无病生存率(LFS)和存活率(OS)均优于化疗组(74.3% vs. 47.3%;80.8% vs. 53.5%),多因素分析显示治疗方式是影响 LFS、OS 和复发的危险因素[4]。ELN 或 NCCN 分层为低危非急性早幼粒细胞白血病(non-APL)-AML 患者,基于化疗早期微小残留病(MRD)动态变化筛选出高危患者,这些患者在 CR1 期接受 allo-HSCT 获益[5-9]。每种白血病 MRD 的变化规律与预后的关系均有研究。一项多中心 AML05 前瞻性研究分析了 116 例 t(8;21)AML 患者的资料,将 RUNX1-RUNX1 AML 患者巩固强化 2 个疗程后 RUNX1-RUNX1 转录本水平较基线下降<3 个对数级或 6 个月内失去 MMR 者定义为复发高危患者,结果显示,高危患者从移植获益,而非高危患者化疗效果预后更佳[5]。在儿童 t(8;21)AML 中将高危定义为巩固 2 个疗程后 RUNX1-RUNX1 转录本水平>0.05%,也得到类似结论[6]。另一项回顾性研究分析了 58 例 CBFB-MYH11(+)AML,25 例移植,33 例化疗,结果发现 2 次巩固化疗后 CBFB-MYH11/ABL 在任何时间曾>0.1% 患者为复发高危组,这些高危患者获益于移植(LFS 移植组 84.6%,化疗组 31.4%,$P<0.001$)[7]。一项队列研究分析 124 例新诊断的 CEBPA^{bi+} AML 患者,巩固 2 个疗程后持续 MRD 阳性和任何时间点失去 MRD 阴性状态为高危患者,这些患者获益于异基因移植(3 年累计复发率移植组 0,化疗组 52.8%;$P=0.006$;3 年 LFS 移植组 88.9%,化疗组 47.2%;$P=0.027$)[8]。一项针对 NPM1 突变患者的回顾性研究发现 2 次巩固治疗 MRD 高水平(*NPM1* 突变转录本水平下降<3 个对数级)是影响化疗后 DFS 的危险因素,具有移植指征[9]。所以在低危患者强调对化疗分子学疗效的评估,初次化疗前和每次化疗后均应定量检测 MRD。

复发 / 难治 AML 不能达到 CR 的患者造血干细胞移植尽管疗效不佳,但毕竟为患者长期存活带来希望,目前通过改进移植方案,如加强预处理强度后输注供者淋巴细胞,或以 MRD 和 GVHD 指导下的多次 DLI 等措施明显提高了患者长期存活率[10]。针对特定患者是否实施挽救性移植要结合患者一般情况进行个体化评估。鼓励患者参加临床试验。

单倍型相合供者、非血缘供者和同胞相合移植的疗效相似[1-10],所有适应证没有根据移植供者来源分层。

1.2 急性淋巴细胞白血病(≤ 65 岁)

疾病分层	年龄分层	疾病状态	Ⅰ级推荐	Ⅱ级推荐	Ⅲ级推荐
Ph+ALL	成人	CR1	Allo-HSCT(2A 类)		
		≥ CR2	Allo-HSCT(2A 类)		
		复发 / 难治	减瘤后进行挽救性 Allo-HSCT(2A 类)		
	青少年	CR1	Allo-HSCT(2A 类)		
		≥ CR2	Allo-HSCT(2A 类)		
		复发 / 难治	减瘤后进行挽救性 Allo-HSCT(2A 类)		
	儿童	CR1	Allo-HSCT,尤其对泼尼松反应不佳和治疗后 4~12 周任何时间点 MRD 阳性(2A 类)		
		≥ CR2	Allo-HSCT(2A 类)		
		复发 / 难治	减瘤后进行挽救性 Allo-HSCT(2A 类)		

续表

疾病分层	年龄分层	疾病状态	Ⅰ级推荐	Ⅱ级推荐	Ⅲ级推荐
Ph-ALL	成人	CR1	1. 成年高危 ALL 推荐 CR1 Allo-HSCT（2A 类） 2. 成年标危 ALL 推荐 CR1 Allo-HSCT（2A 类）		
		≥CR2	Allo-HSCT（2A 类）		
		复发 / 难治	B-ALL 减瘤后进行挽救性 Allo-HSCT（2A 类）		T-ALL 减瘤后挽救性移植（3 类）
	青少年	CR1	具备下列情况之一的青少年 ALL CR1 期移植： • 高危 ALL 患者在 CR1 移植（2A 类） • 标危 ALL 达到 CR 后 MRD 阳性在 CR1 移植（2A 类） • 未采用儿童方案或加强化疗的青少年在 CR1 移植（2A 类）		
		≥CR2	Allo-HSCT（2A 类）		
		复发 / 难治	B-ALL 减瘤后进行挽救性 Allo-HSCT（2A 类）		T-ALL 减瘤后挽救性移植（3 类）
	儿童	CR1	具备以下情况之一具有移植指征（2A 类） • 1 个疗程诱导化疗结束时未达血液学缓解 • 巩固化疗结束时 MRD 未转阴治疗中 MRD 转阳 • MLL 基因重排阳性		
		≥CR2	Allo-HSCT（2A 类）		
		复发 / 难治	B-ALL 减瘤后进行挽救性 Allo-HSCT（2A 类）		T-ALL 减瘤后挽救性移植（3 类）

【注释】

在酪氨酸激酶抑制剂（TKI）时代，无论成人、青少年和儿童费城染色体阳性（Ph+）的急性淋巴细胞白血病（ALL），移植仍然显示出明显的生存获益，在降低复发率、提高无病生存率上具有明显优势。[11]

成人 Ph-ALL 标危患者 CR1 期移植优于化疗，国内多个大型队列研究和病例对照研究报告均支持这个观点[12-13]。一项多中心回顾性研究对标危成人 ALL-CR1 患者移植进行预后分析，127 例为单倍体移植，144 例为同胞相合移植，77 例为非血缘移植，三组移植患者的重度 aGVHD、5 年移植相关死亡率（TRM）、5 年复发率、OS、LFS、无 GVHD 无复发存活率（GRFS）差异均无统计学意义[12]。一项多中心前瞻性Ⅲ期临床研究，年轻成人标危 ALL-CR1 患者，55 例接受了成人强化化疗方案，59 例接受了单倍体造血干细胞移植，与化疗组相比，移植组患者 2 年复发率低（12.8% vs. 46.7%）、2 年 LFS 高（80.9% vs. 51.1%）、2 年 OS 高（91.2% vs. 75.7%），差异均有统计学意义[13]。对于标危青少年采用儿童方案化疗的患者不建议在 CR1 移植。

成人 Ph-ALL 高危患者在 CR1 移植是标准治疗，移植前争取达到 MRD 阴性可以改善移植疗效，在配型相合的移植中，移植前 MRD 阴性复发率明显减低，而单倍体移植可以具有更强的 GVL 效应。

儿童 CR1 异基因移植主要用于对化疗反应不佳的患者，MRD 监测可以筛选出复发高危患者。WANG 等[14]通过对 1 126 例儿童患者的分析，发现儿童 ALL 治疗后，MRD>0.01% 作为阳性界值，可以预测患者的预后。对于儿童 Ph+ALL 患者，HSCT 同样改善了 OS 和 LFS[15]。

复发 / 难治 B-ALL 强行移植效果欠佳，如果采用新的治疗手段减瘤，甚至达到 CR 或 MRD 转阴，移植治疗疗效显著。这些新的治疗手段为抗体或细胞疗法，如 CD19-CAR-T 或 CD19/CD22CAR-T、CD19/CD3 双特异性抗体 blinatumonmab[16-17]等，鼓励患者参加临床试验。复发 / 难治 T-ALL 强行移植预后极差，鼓励患者参加临床试验，是否移植要根据患者疾病状况和身体状况进行个性化评估。

1.3 慢性髓性白血病(≤ 65 岁)

疾病分期	Ⅰ级推荐	Ⅱ级推荐	Ⅲ级推荐
慢性期(CP)	慢性期具备下列情况之一有移植指征： • 对一代和二代 TKI 都耐药(2A 类) • 对所有 TKI 都不耐受(2A 类) • 出现 *T315i* 突变(2A 类)		
加速期(AP)	加速期有移植指征，尤其是 TKI 治疗中由慢性期进展到加速期(2A 类)		
急变期(BC)	急变期均具有移植指征(2A 类) 急变期争取达到 CR 或 CP2 后移植(2A 类)		不能达到 CR 或 CP 鼓励患者加入临床试验，包括强行移植(3 类)

【注释】

靶向药物 TKI 的应用使异基因移植成为治疗慢性粒细胞白血病(CML)慢性期患者的二线选择。当患者对所有可获得的 TKIs 均耐药或不耐受，才具有在慢性期移植的指征；在发生 *T315i* 突变的慢性期患者，可以首选异基因造血干细胞移植。CML 在 TKI 治疗后的疗效反应标准见附录 2。

CML 慢性期患者移植疗效最佳，其次为加速期，最差的为急性期。所以 CML 患者服 TKI 药物期间应该定期评估效果，如病情进展到加速期应该尽早接受移植[18]，一旦进入急变期，Allo-HSCT 是唯一治愈的手段，移植前争取 CR 或达到 CP 2 期。

CML 急淋变的患者，如果 TKI 耐药，可予化疗、CAR-T 或 Blinatumonmab 治疗后进行异基因造血干细胞的移植。

1.4 骨髓增生异常综合征(≤ 65 岁)

MDS 分层	Ⅰ级推荐	Ⅱ级推荐	Ⅲ级推荐
较高危	IPSS 中危 -2 组和高危组(2A 类) IPSS-R 中危组、高危组和极高危组(2A 类) WPSS 高危和极高危组(2A 类)		
较低危	较低危组中，伴有严重血细胞减少，经其他治疗无效或伴有不良预后的遗传学异常(如 -7，3q26 重排、*TP53* 基因突变、复杂核型、单体核型)具有移植指征(2A 类)		

【注释】

MDS 的预后积分系统 IPSS、IPSS-R 和 WPSS 分别见附录 3~ 附录 5。

Allo-HSCT 是进展型 MDS 的常规治疗，也是唯一的治愈手段，推荐用于 IPSS 中危 -2 组及高危组、IPSS-R 中危组和高危组及极高危组患者、WPSS 高危和极高危组患者。对幼稚细胞增高的 MDS 患者，移植前进行化疗或去甲基化药物是否获益存在争议，更多证据支持直接移植。刘子娴等回顾性分析 165 例同胞相合异基因移植的数据，多因素分析 HCT 合并症指数是 OS 的独立影响因素，移植前化疗和去甲基化药物对预后没有影响，作者认为 MDS-RAEB 和继发白血病没有从移植前的减瘤治疗中获益[19]。孙于谦等分析了 228 例患者的资料，得出同样结论[20]。

1.5 多发性骨髓瘤

MM	Ⅰ级推荐	Ⅱ级推荐	Ⅲ级推荐
年轻高危			年轻，具有高危细胞遗传学［如 t(4；14)；t(14；16)；17p-］(2B 类)
复发 / 难治		复发 / 难治 MM，尤其是自体移植后复发，具有接受异基因移植的指征（2A 类）	
原发浆细胞白血病	原发浆细胞白血病可接受异基因造血干细胞移植（2A 类）		

【注释】

对于适合移植的新诊断的多发性骨髓瘤患者，经有效的诱导治疗后应将自体造血干细胞移植作为首选。尽管异基因移植带来移植物抗骨髓瘤效应可能获得疾病的长久控制甚至根治，但对于新诊断 MM 在诱导治疗后采用或自体移植后序贯采用异基因造血干细胞移植是否能改善患者的远期生存仍存在争议。根据 meta 分析的结果，与串联自体移植相比，在自体移植后序贯异基因造血干细胞移植虽然能获得更好的完全缓解率，但被较高的治疗相关死亡所抵消，两组患者的无事件生存和总生存均没有统计学差异[21]。

复发 / 难治的多发性骨髓瘤患者，可将异基因造血干细胞移植作为挽救治疗选择之一。

1.6 淋巴瘤

1.6.1 慢性淋巴细胞白血病 / 小淋巴细胞淋巴瘤（CLL/SLL）

CLL	Ⅰ级推荐	Ⅱ级推荐	Ⅲ级推荐
难治			难治 CLL/SLL 患者可考虑异基因造血干细胞移植（3 类）
Ritcher 转化		Ritcher 转化患者可考虑接受异基因造血干细胞移植（2A 类）	

【注释】

无明显合并症，对共价结合的 BTK 抑制剂和 BCL-2 抑制剂耐药的 CLL/SLL 患者，可考虑接受异基因造血干细胞移植。

1.6.2 其他 B 细胞淋巴瘤（≤ 65 岁）

疾病分类	疾病状态分层	Ⅰ级推荐	Ⅱ级推荐	Ⅲ级推荐
DLBCL	≥ CR2			Allo-HSCT（2B 类）
	复发 / 难治			含有利妥昔单抗的化学免疫治疗后 ≤ 12 个月内复发 / 难治患者，可以考虑接受 Allo-HSCT（2B 类）
套细胞淋巴瘤	一线治疗后 CR/PR，伴 *TP53* 突变			Allo-HSCT（2B 类）
	复发 / 难治			复发 / 难治的高危套细胞淋巴瘤，可以考虑接受 Allo-HSCT（2B 类）
伯基特淋巴瘤	≥ CR2/PR			Allo-HSCT（2B 类）
	复发 / 难治		Allo-HSCT（2A 类）	

【注释】

1. 基于一项国际登记组的回顾性研究，对于自体移植后复发的 DLBCL 患者，403 例接受 RIC 异基因造血干细胞移植（其中 54.6% 的患者移植前处于再次完全缓解状态），1 年的复发率、非复发死亡率、无病生存率和总生存率分别为 26.2%、20%、65.6% 和 53.8%，而接受 CAR-T 治疗的患者则分别为 39.5%、4.8%、73.4% 和 55.7%。对于移植前未缓解 / 未治疗的患者，移植后 1 年无进展生存率和总生存率分别为 37.6% 和 49%，接受 CAR-T 治疗的患者相应结果分别为 51.5% 和 71%。这提示异基因移植可用于复发 / 难治 DLBCL 患者[22]。

2. 基于一项回顾性研究，42 例合并 TP53 的套细胞淋巴瘤患者（仅 1 例患者移植前处于 SD/PR 状态），接受异基因造血干细胞移植后 2 年总生存率和复发率分别为 78% 和 19%，与 TP53 阴性的患者相似[23]。

3. 基于一项系统综述，对于复发 / 难治的套细胞淋巴瘤患者，异基因移植后总生存率为 43%，无事件生存 / 无进展生存率为 34%，非复发死亡率为 30%[24]。

4. 基于一项国际登记组的回顾性研究，对于伯基特淋巴瘤患者，在 CR1、≥CR2 以及没获得 CR 时接受异基因造血干细胞移植，5 年复发率分别为 27%、49% 和 54%，5 年 OS 分别为 53%、28% 和 12%，而自体移植的患者，相应的 5 年复发率分别为 18%、50% 和 67%，5 年 OS 分别为 83%、53% 和 22%[25]。

1.6.3 T 细胞淋巴瘤（≤65 岁）

疾病分类	疾病状态分层	Ⅰ级推荐	Ⅱ级推荐	Ⅲ级推荐
侵袭性外周 T 细胞淋巴瘤（不包括 ALK+ 间变大细胞淋巴瘤）	获得治疗反应		高危 T 细胞淋巴瘤患者，在获得治疗反应后接受 Allo-HSCT 治疗（2A 类）	
	复发 / 难治		Allo-HSCT（2A 类）	
ALK+ 间变大细胞淋巴瘤	复发 / 难治			Allo-HSCT（3 类）
NK/T 细胞淋巴瘤	获得治疗反应			晚期，或者 PINK 评分高危患者，可以接受 Allo-HSCT（2B 类）
	复发 / 难治		Allo-HSCT（2A 类）	

【注释】

1. 基于一项国际多中心Ⅲ期临床研究，对于有高危因素的外周 T 细胞淋巴瘤（不包含 ALK+ 间变大细胞淋巴瘤），在疾病控制及以上（CR/CRu/PR/SD）的患者，随机接受自体移植和异基因造血干细胞移植，中位随访 42 个月，异基因移植和自体移植组 3 年无事件生存分别为 43% 和 38%，3 年无进展生存分别为 43% 和 39%。对于达到 PR 以上的患者，异基因移植后无一例复发，而自体移植后 1 年累积复发率为 36%，异基因移植组和自体移植组移植后 1 年非复发死亡率分别为 23% 和 0[26]。

2. 对于复发 / 难治外周 T 细胞淋巴瘤，异基因移植后 3 年非复发死亡率、总生存率、无进展生存率分别为 32%、50% 和 42%，自体移植后 3 年非复发死亡率、总生存率、无进展生存率分别为 7%、55% 和 41%，但对于移植前未获得 CR 的患者，异基因移植的 3 年 OS 优于自体移植[27]。

1.7 重型再生障碍性贫血（≤60 岁）

年龄分层	疾病分层	Ⅰ级推荐	Ⅱ级推荐	Ⅲ级推荐
≤50 岁	新诊断 SAA/vSAA	1. 造血干细胞移植为一线治疗选择（2A 类） 2. allo-HSCT 时首选 HLA 完全相合的同胞供者（2A 类）；如果没有完全相合的同胞供者，单倍体相合移植和 10/10 相合非血缘移植均可（2A 类）		非血缘脐带血移植（3 类）
	IST 治疗失败的 SAA/vSAA 或从非 SAA 进展的 SAA/vSAA	1. 造血干细胞移植为首选（2A 类） 2. allo-HSCT 时首选 HLA 全合的同胞供者（2A 类） 3. 如果没有完全相合的同胞供者，单倍体供者移植和 10/10 相合非血缘供者移植均为可选（2A 类）		非血缘脐带血移植（3 类）

续表

年龄分层	疾病分层	Ⅰ级推荐	Ⅱ级推荐	Ⅲ级推荐
50~60 岁	新诊断 SAA/vSAA	1. allo-HSCT 为二线治疗选择(2A 类) 2. allo-HSCT 时首选同胞相合供者(2A 类) 如果没有完全相合的同胞供者,单倍体相合移植和 10/10 相合非血缘供者均为可选(2A 类)		非血缘脐血供者(3 类)
	IST 治疗失败的 SAA/vSAA 或由非 SAA 进展的 SAA/vSAA	1. allo-HSCT 为首选治疗(2A 类) 2. allo-HSCT 时首选同胞相合供者(2A 类) 如果没有完全相合的同胞供者,单倍体相合供者和 10/10 相合非血缘供者均为可选(2A 类)		非血缘脐血供者(3 类)

注:SAA/vSAA. 重症再生障碍性贫血 / 极重症再生障碍性贫血;allo-HSCT. 异基因造血干细胞移植;IST. 免疫抑制剂治疗。

【注释】

黄晓军等建立了基于 G-CSF/ATG 的非体外去 T 单倍体造血干细胞移植治疗 SAA/vSAA 的模式,并组织实施了全国多中心研究验证了该方案的疗效,长期随访研究显示 haplo-HSCT 用于免疫抑制剂治疗失败的 SAA/vSAA,在儿童和成人患者中 9 年 OS 分别达 90.1% 和 80.8%,9 年 FFS 分别达 88.7% 和 79.4%[28];用于一线治疗 SAA/vSAA,haplo-HSCT 取得了和同胞相合移植相似的疗效。

3 年 OS 率分别为 86.1% 和 91.3%,3 年 FFS 率分别为 85.0% 和 89.8%[29]。刘立民等报道一线治疗 haplo-HSCT 与一线免疫抑制剂治疗(IST)用于 SAA/vSAA,无失败存活率(FFS)和生活质量 haplo-HSCT 都明显优于 IST 组[30]。刘立民等报道从 non-SAA 进展而来的 SAA/vSAA,allo-HSCT 疗效明显优于 IST,而且配型相合同胞、全相合非血缘和单倍体移植疗效类似,所以从 non-SAA 发展来的 SAA/vSAA 患者应首先考虑移植[31]。

本指南以 50 岁年龄为界,≤50 岁 SAA 患者首选 allo-HSCT,haplo-HSCT、10/10 相合的非血缘移植与同胞相合移植疗效相似,由此,当患者没有配型相合同胞供者时,haplo-HSCT 可作为一线治疗应用。年龄超过 50 岁的患者,一般将 allo-HSCT 作为二线选择,即 IST 治疗失败后再进行移植。关于移植时机的探讨,许兰平等报道在 haplo-HSCT 治疗 SAA 时预测移植相关死亡率(TRM)的模型并在独立的患者群进行了验证,发现影响 TRM 的因素有三个,分别为移植前病程长于 12 个月、ECOG 大于 2 和造血干细胞移植合并症指数(HCT-CI)大于 1[32],所以采用 IST 治疗的患者,要适时评估疗效,不要错过最佳移植时机。

2 异基因造血干细胞移植治疗血液系统疾病的供者选择

2.1 供者来源选择

	Ⅰ级推荐	Ⅱ级推荐	Ⅲ级推荐
HLA 全相合同胞供者	大多数情况下为首选供者(2A 类)		
单倍型相合供者	无 HLA 全相合同胞供者时作为首选供者,尤其对于有复发高风险需要紧急移植的患者(2A 类)	有 HLA 全相合同胞供者时,在单倍型相合移植经验丰富的移植单位:急性白血病移植前微小残留病阳性等高复发风险患者,可优选单倍型相合供者;对于年龄>50 岁急性白血病患者,可优选子女供者(1B 类)	
非血缘自愿供者	无 HLA 全相合同胞供者且不是复发高风险需要紧急移植的患者,根据患者意愿,作为可选供者(2A 类)		
非血缘脐带血供者	无 HLA 全相合同胞供者的儿童患者,据患者意愿作为可选供者(2A 类)		

【注释】

目前，供者来源呈现多样化，移植患者可能面临多个备选供者。在没有 HLA 全相合的同胞供者时，替代供者的选择应结合患者情况（是否有复发高危风险、年龄、身体状况）、移植单位的经验及供者特异性 HLA 抗体综合考虑，还应考虑：①各供者来源的优缺点，影响预后的因素因供者来源不同而异；②各中心的优势和特色[1-4]。

在有 HLA 全相合的同胞供者时，优选单倍型相合供者的情况基于生物随机研究[5-8]，且得到基本一致的专家共识度[9-10]，尤其对于开展单倍型相合移植经验丰富的移植单位，故本指南将其作为Ⅰ B 级推荐。在基于供受者年龄、性别、血型相合为核心的供者选择积分体系中，危险积分高的 HLA 全合同胞供者移植疗效差于危险积分低的单倍型相合供者[11]。

在没有 HLA 全相合的同胞供者，且无同胞、子女、父母年迈体弱或过世或单倍型相合供者的供者特异性抗 HLA 抗体（DSA）强阳性时，非血缘志愿供者作为备选供者；反之亦然[12]。但目前尚无强有力的循证医学证据，故本指南将其作为Ⅲ级推荐。

2.2 非体外去除 T 细胞单倍型相合供者选择

	Ⅰ级推荐	Ⅱ级推荐	Ⅲ级推荐
供者特异性抗 HLA 抗体（DSA）	尽量避免 DSA 阳性供者（2A 类）	DSA 平均荧光强度（MFI）≥10 000 的患者尽量更换供者 对于无供者可更换的患者，对 DSA 进行处理可选血浆置换、静脉人血免疫球蛋白、CD20 单克隆抗体和硼替佐米等方法（2A 类）	
供者年龄	年轻优于年长供者（2A 类）		
供者性别	男性优于女性供者（2A 类）	男性患者，男性供者优于女性供者（2A 类）	
供受者亲属关系	子女或年轻同胞优于父母供者；“北京方案”中父亲优于母亲；一级亲属优于二级亲属（2A 类）	男性患者，父亲优于年长的女性同胞供者（2A 类）	
ABO 血型	ABO 血型相合优于次要不合，次要不合优于主要不合（2A 类）		
非遗传性母亲抗原（NIMA）	非遗传性母亲抗原（NIMA）不合的同胞优于非遗传性父亲抗原（NIPA）不合的同胞（2A 类）		
巨细胞病毒（CMV）血清抗体	供受者 CMV IgG 抗体阳性供阳性，阴性供阴性（2A 类）	后置环磷酰胺方案，受者 CMV IgG 抗体阳性，供者阳性、阴性均可（2A 类）	“北京方案”中受者 CMV IgG 抗体阳性，尽量选择阳性供者（2B 类）

【注释】

目前，不同中心判定 DSA 阳性的 MFI 阈值不同。常英军等发现 DSA MFI≥2 000 与植入不良密切相关，MFI≥10 000 与移植排斥密切相关。对于 DSA 阳性的患者而言，可以考虑更换供者。对于无供者可更换的患者，可以考虑应用血浆置换、静脉人血免疫球蛋白、CD20 单克隆抗体和硼替佐米等方法[13-15]。但目前尚无 DSA 阳性最佳处理方法的高级别循证医学证据，故本指南对于 DSA 阳性的处理作为Ⅱ级推荐。

由于供受者年龄、性别与供受者亲属关系间的紧密关联导致的比较分析的复杂性，结果来源于大型回顾性研究的亚组分析[16]，且在不同的疾病中结果不尽相同[17]，故本指南对于供受者性别和亲属关系的亚组作为Ⅱ级推荐。一级亲属优于二级亲属[18]、NIMA[19]供者的选择虽然仅来源于大型回顾性研究，但“北京方案”专家共识度高[20]，而杀伤免疫球蛋白受体（KIR）[21]对移植疗效的影响结果不一。

后置环磷酰胺（PTCY）模式下受者 CMV 血清学阳性时供者的选择仅来源于回顾性研究，且专家共识度稍低，故本指南将其作为Ⅱ级推荐。因我国人群 CMV 血清学阳性率在 90% 以上，“北京方案”下受者 CMV 血清学阳性时供者的选择仅来源于病例 - 对照研究，故本指南将其作为Ⅲ级推荐。

总之，非体外去 T 单倍型相合移植疗效不再依赖于 HLA 不合的程度，供者选择应考虑年龄、性别、ABO、DSA、NIMA、KIR、CMV 等（附：单倍型相合供者选择原则）。另外，还需要考虑：①影响预后的供者因素因单倍型移植模式不同而异，应考虑患者所处的移植模式；②随着移植技术的不断改进，某些供者特征可能会失去对移植预后影响的价值，而新的供者特征会被发现，因此供者选择原则会不断更新。

附：单倍型相合供者选择原则

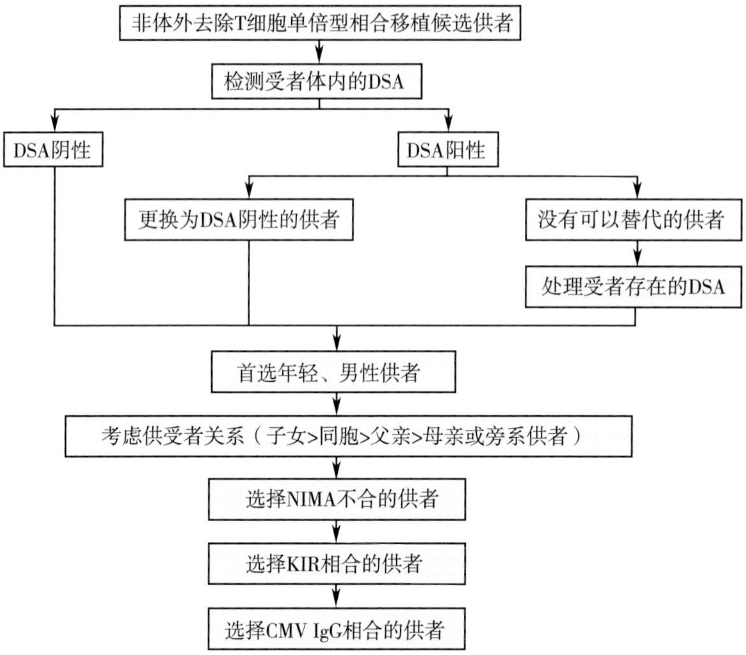

2.3　非血缘志愿者供者选择

	Ⅰ级推荐	Ⅱ级推荐	Ⅲ级推荐
HLA 配型	优选 HLA-A、-B、-C 和 -DRB1 高分辨 8/8 相合供者；次选高分辨 7/8 相合供者（2A 类）	当在几个 8/8（10/10）或 7/8（9/10）供者中选择时，考虑 HLA-DPB1 相合（12/12）或可允许错配（尤其是 TCE3 核心等位基因）的供者；尽量减少 HLA-DRB3/4/5 和 HLA-DQB1 的不匹配（2A 类）	
DSA	尽量避免 DSA 阳性供者（2A 类）	DSA 阳性患者尽量更换供者（2A 类）	
供者年龄	年轻供者优于年长供者（2A 类）		
供者性别		男性供者优于女性供者（2A 类）	
ABO 血型		ABO 血型相合优于次要不合，次要不合优于主要不合（2A 类）	
CMV 血清抗体		供受者 CMV IgG 抗体阴性供阴性，阳性供阳性（2A 类）	

【注释】

非血缘志愿者供者（URD）移植中，供受者间 HLA-A、-B、-C、-DRB1 配型是首要考虑因素。当有若干个 8/8HLA 相合的 URD 可供选择时，供者年龄是影响预后的最重要因素。在恶性疾病中，功能匹配通过识别可容许的、低风险的 HLA-DPB1 差异可以改善预后[22]（附：非血缘志愿者供者选择原则）。本指南以国家骨髓捐献者计划（NMDP）的指南中 URD 的选择为参考[23]，但在新的免疫抑制剂时代，组织相容性的作用可能会发生重大改变，因此不应视其为一成不变的。

除供者年龄之外的其他非 HLA 供者因素，多来源于回顾性研究，且由于不同研究的结论不一致，美国国家骨髓库的指南未给出具体建议，故本指南将其作为Ⅱ级推荐。KIR 在 URD 移植中的作用仍存在争议。

附：非血缘志愿者供者选择原则

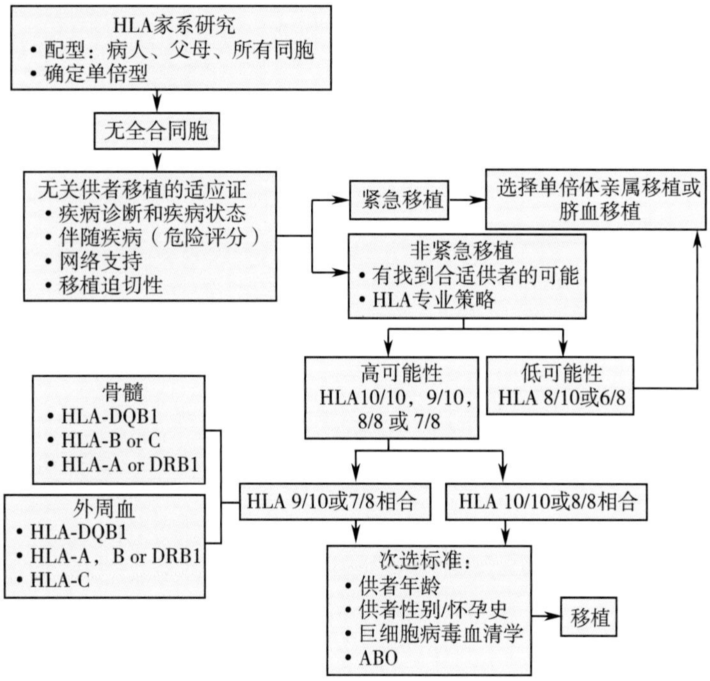

2.4 非血缘脐带血供者选择

	Ⅰ级推荐	Ⅱ级推荐	Ⅲ级推荐
HLA 配型	优选 HLA-A、-B、-C 和 -DRB1 高分辨 8/8 相合供者；次选高分辨 7/8 相合供者；三选高分辨 6/8 或 5/8 相合供者（2A 类）		
冷冻保存细胞数量	1. 单份 UCBT*：TNC 恶性病 ≥(2.5~3) × 10^7/kg，SAA ≥ 5 × 10^7/kg 和 / 或 $CD34^+$ 细胞 ≥ 1.5 × 10^5/kg；2. 双份 UCBT：每份 TNC ≥1.5 × 10^7/kg 和 / 或 $CD34^+$ 细胞 ≥ 1 × 10^5/kg；双份之和 TNC ≥3.5 × 10^7/kg 和 / 或 $CD34^+$ 细胞 ≥ 1.8 × 10^5/kg		
脐带血库认证			优先选择受认证的脐带血库（2B 类）
DSA		优先考虑 HLA 配型和细胞数量的前提下尽量避免 DSA 阳性供者（2A 类）	
ABO 血型		ABO 血型相合优于次要不合，次要不合优于主要不合（2A 类）	

注：TNC. 总有核细胞数（total number of nucleated cells）；UCB. 脐带血（umbilical cord blood）；UCBT. 脐带血移植（umbilical cord blood transplantation）。
* 如果在单份 UCBT 未能达到所需最小细胞数，需考虑双份 UCBT。

【注释】

非血缘脐带血（UCB）供者移植中，供受者间 HLA-A、-B、-C、-DRB1 配型和冻存细胞剂量是首要考虑因素，且与移植适应证即疾病类型、患者体重相关。本指南以欧洲脐血移植协作组（Eurocord）脐带血选择标准[24]（附：非血缘脐带血供者选择原则）和国家骨髓捐献者计划（NMDP）指南中 UCB 的选择为参考[23]。NMDP 建议：儿童或小体重成人，TNC ≥(2.5~3)× 10^7/kg，

CD34 ≥ 2 × 10^5/kg 时优先选择 HLA 相合度高的;成人和大体重儿童选择脐血时细胞数优先于 HLA 相合度[23]。

ABO 血型相合程度多来源于回顾性研究,且由于不同研究的结论不一致,故本指南将其作为Ⅱ级推荐。目前没有足够的数据支持 NIMA 或 KIR 的情况进行选择。

附:非血缘脐带血供者选择原则

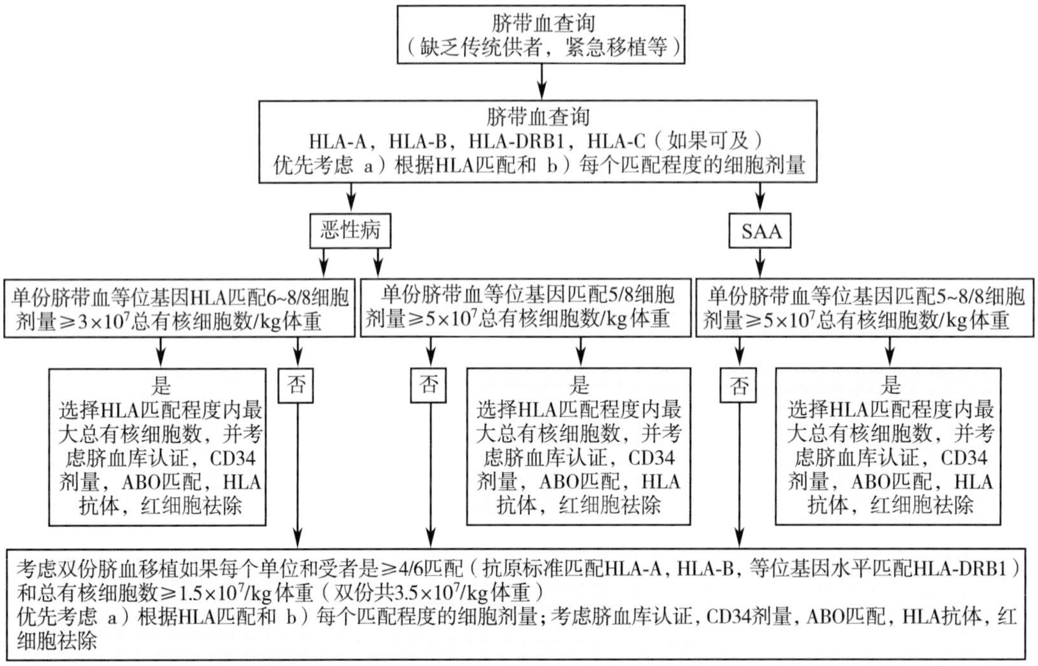

3 异基因造血干细胞移植前患者及供者评估

3.1 患者评估

	Ⅰ级推荐	Ⅱ级推荐	Ⅲ级推荐
病史采集及体格检查	• 完整的病史采集(病史、初治时诊断分层、既往治疗方案、疗效及疾病状态、过敏史、输血史等) • 体格检查 • 体能状态评分		
实验室检查	• HLA 分型 • 抗群体抗体和 DSA 筛查(HLA 单倍型相合及脐血移植供者需进行) • 血尿便常规 • ABO 及 Rh 血型、血型抗体效价(供受者 ABO 血型不合者) • 生化全项、凝血功能、红细胞沉降率、C 反应蛋白感染筛查(抗 HAV,乙肝五项检查,HBV-DNA,抗 HCV、HCV-RNA,艾滋病病毒,梅毒,抗 CMV-IgM、IgG,抗 EBV-IgM、IgG) • 血清铁蛋白(AA 患者) • 育龄妇女须进行妊娠试验	血气分析(移植前存在肺部疾病者)	
影像学检查	• 胸部 CT、腹部超声 • 心电图、心脏超声检查 • 头颅 CT 或 MRI • 淋巴瘤:PET-CT	肺功能(儿童患者不需进行)	

续表

	Ⅰ级推荐	Ⅱ级推荐	Ⅲ级推荐
专科检查	口腔科、耳鼻喉科、眼科、肛肠外科、妇科(女性患者)	心理评估(必要时) 生育咨询(必要时)	
本病评估	• 白血病和 MDS:骨髓检查包括形态、MRD 检测 • AA:骨髓形态、活检、免疫分型、染色体和 MDS 相关基因,PNH 克隆检测 • MM:乳酸脱氢酶、血清钙、β_2 微球蛋白、血清免疫球蛋白定量、血清蛋白电泳及血免疫固定电泳、NT-Pro-BNP 及 cTNI/TNI、24 小时尿总蛋白及白蛋白定量、24 小时尿轻链定量、尿免疫固定电泳、骨髓细胞形态学及 MRD 检测	染色体脆性和彗星试验(儿童或年轻 AA 患者),基因突变筛查(必要时)	
中枢神经系统白血病(CNSL)筛查	CNSL 筛查(急性白血病患者)		
造血干细胞移植合并症指数(HCT-CI)		所有受者移植前进行评估	

【注释】

移植前患者评估取决于基础疾病,在预处理前完成,评估结果可能影响移植预处理方案选择、移植供者选择和移植时机选择[1]。仔细询问和复习病史,详细了解初诊情况及对化疗的效果、初始诊断、预后分层及疗效预测,决定是否选择移植。

了解移植前疾病所处现状及 MRD 状态,完善骨髓检查(形态学、染色体分析、免疫分型、特异融合基因标志、*WT1* 基因等),AL 患者需了解 CNSL 预防及治疗情况,ALL 预防鞘内注射 4~6 次,AML 2~4 次。如确诊 CNSL 者,需要达到 CR,CML 急变患者移植前应进行 CNSL 筛查,MDS、CML-CP/AP 移植前无须进行。

淋巴瘤患者了解病理结果及疾病分期,染色体或融合基因异常情况,既往治疗及效果,是否接受放射治疗及免疫治疗,如果有放疗史,应了解放疗的累积剂量、照射野及照射时间。

AA 患者移植前需行骨髓形态、活检、免疫分型、染色体和 MDS 相关基因检查,以再次确定诊断,了解有无 PNH 克隆,既往治疗及疗效,尤其是否应用 ATG 治疗,输血史,输注血是否是辐照血。检查血清铁蛋白,了解有无血色病。对于儿童或年轻患者,应注意除外先天性贫血如范可尼贫血等,了解生长发育和智力状况,有无畸形和咖啡牛奶斑,检查染色体脆性和彗星试验,必要时进行基因突变筛查。

了解患者既往所患疾病,器官功能、既往感染或潜在感染情况评估患者耐受情况及 TRM,移植前常用造血干细胞并发症指数(HCI-CI)预测移植相关死亡率(TRM)[2-3]。移植前患者应符合条件见附录 6,HCT-CI 见附录 7。

3.2 供者移植前评估

	Ⅰ级推荐	Ⅱ级推荐	Ⅲ级推荐
实验室检查	• HLA 分型 • 血尿便常规 • ABO 及 Rh 血型、血型抗体效价(供受者 ABO 血型不合者) • 生化全项、凝血功能 • 感染筛查(抗 HAV,乙肝五项检查,HBV-DNA、抗 HCV、HCV-RNA,HIV、梅毒、抗 CMV-IgM、IgG,抗 EBV-IgM、IgG) • 育龄妇女须进行妊娠试验		
影像学检查	• 胸部 X 线或 CT • 腹部超声 • 心电图		

【注释】

供者在捐献造血干细胞前 3 个月内,要全面评估身体情况,除外血液系统疾病,是否可以耐受麻醉、骨髓采集和粒细胞集落刺激因子(G-CSF)动员,是否有心脏、肝脏、肺脏和肾脏方面的疾病。HIV 感染者、严重的心脏疾病,尤其冠心病、心功能不全及严重的呼吸系统疾病、严重的脑血管疾病,如脑梗塞、脑出血病史者、血栓病、肾脏功能受损、肿瘤或肿瘤病史、活动性自身免疫性疾病、活动性结核或肝炎、妊娠期女性、精神疾病没有控制、没有行为能力者等的供者均为捐献造血干细胞的禁忌。患有结核病供者在控制结核后可以捐献。乙型肝炎患者 HBV-DNA 转阴后可以捐献。

4 异基因造血干细胞移植预处理方案

4.1 标准清髓性(MAC)预处理

	Ⅰ级推荐	Ⅱ级推荐	Ⅲ级推荐
AML/MDS/CML	含全身放疗预处理:Cy/TBI(1A 类)		
	化疗预处理: Bu/Cy(1A 类) Flu/Bu(2A 类) 改良 Bu/Cy(2A 类)		
ALL	含全身放疗预处理: Cy/TBI(2A 类) Vp/TBI(2A 类)		
	化疗预处理: Bu/Cy(1B 类) 改良 Bu/Cy(2A 类)		
AA	Cy+ATG(2A 类)		Flu-Cy-TBI(2B 类)

注:Bu. 白消安(busulfan);Cy. 环磷酰胺(cyclophosphamide);Flu. 福达拉滨(fludarabine);TBI. 全身放疗(total body radiation);Vp. 依托泊苷(etoposide,Vp-16)。

【注释】

清髓性预处理强度(myeloablative conditioning,MAC)具有不可逆清除宿主骨髓造血功能作用,优势为抗白血病作用强,降低移植后疾病复发率[1]。在疾病风险指数(disease risk index,DRI)低中危 AML 中,MAC 预处理显著降低 AML 移植后复发率,提高无病生存率(disease-free survival,DFS)[2]。MAC 预处理中清髓剂量药物具有较强毒性,推荐用于患者年龄≤60 岁且不伴重要脏器功能受损或移植合并症指数较低(HCT-CI<3)的各类白血病患者。

AML 移植经典 MAC 预处理方案包括含全身放疗的 Cy/TBI 方案[CTX 60mg/(kg·d)×2 +TBI 10~13.5Gy]和化疗为主的 BU/Cy 方案[静脉注射 BU 剂量 3.2mg/(kg·d)×4 或口服 BU 剂量 4mg/(kg·d)×4+Cy 60mg/(kg·d)×2][3]。BU 首先推荐静脉注射制剂(iv-Bu),避免口服 BU 药代动力学个体差异大和呕吐导致给药剂量不足等问题,降低移植后肝窦阻塞综合征(SINusoidal obstruction syndrome,SOS)及相关非复发死亡(non-relapse mortality,NRM)[4]。AML 接受 Cy/TBI 和 iv-Bu/Cy 预处理无病生存期(leukemia-free survival,LFS)和总生存期(overall survival,OS)差异无统计学意义[5]。改良 Bu/Cy 方案组成为阿糖胞苷[Cytarabine,4g/(m^2·d)×2 + BU 3.2mg/(kg·d)×3 + Cy 1.8g/(m^2·d)×2]+ 司莫司汀[Semustine,250mg/(m^2·d)×1]。改良 Bu/Cy 方案在中国临床应用广泛,适用于不同供体移植包括 HLA 相合同胞供体、非血缘供体和 HLA 不相合亲缘供体[6]。Flu/Bu 方案组成为 Flu 30mg/(m^2·d)×5+Bu 3.2mg/(kg·d)×4。Flu/Bu 移植方案与 Bu/Cy 随机对照研究结果差异无统计学意义[7]。对于 40~65 岁 AML 患者,Flu/Bu 预处理较经典 Bu/Cy 的 NRM 更低[8]。

ALL 移植经典 MAC 预处理以 Cy/TBI 为主,Cy/TBI 方案与口服 Bu/Cy 比较,早期毒性反应(如 SOS)低,复发率低,显著提高 OS。在<35 岁年轻成人 ALL 移植 Cy/TBI 与 iv-Bu/Cy 比较,能显著降低复发率,尤其 CR2 期或进展期移植病例,并提高 LFS 和 OS[9]。大剂量 Vp-16(900~1 800mg/m^2)可替代 Cy 与 TBI 联合组成 Vp/TBI 方案。EBMT 数据库回顾性分析提示 Vp/TBI 显著降低 Ph-ALL 移植后复发,提高 LFS 和无复发 / 无 GVHD 生存期(GVHD and relapse free survival,GRFS)[10]。新近研究表明化疗预处理方案 iv-Bu/Cy 预处理与 Cy/TBI(9gy)差异无统计学意义,iv-Bu/Cy,推荐作为无法接受 TBI 患者的替代

方案[8,11]。改良 Bu/CY 方案则适用于 ALL,包括 Ph+ALL[6]。近年来,新型靶向治疗药物如低甲基化药物等与清髓预处理联合,有可能进一步提高标准预处理方案的疗效[12]。

4.2 减低毒性(RTC)、降低强度(RIC)或非清髓(NMA)预处理

	Ⅰ级推荐	Ⅱ级推荐	Ⅲ级推荐
RTC/RIC	含全身放疗预处理: Flu/TBI(8Gy)(2A 类)		
	化疗预处理: Flu/Bu(3d)(2A 类) Flu/Mel(2A 类)		TBF(2B 类) MBF(3 类)
NMA	含全身放疗预处理: Flu/TBI(2Gy)(2A 类)		Flu/Treo/TBI(2Gy)(3 类)
	化疗预处理: Flu/BU(1~2d)(2A 类)	Flu/Treo(ⅠB 类)	Flu/Cy(3 类)

注:TBF. 塞替派(thiothepa,T)+ 白消安(busulfan,B)+ 福达拉滨(fludarabine,F);Treo. 苏消安(treosulfan)。MBF. 美法仑(melphalan,M)+ 白消安(busulfan,B)+ 福达拉滨(fludarabine,F)

【注释】

随着对移植物抗白血病效应(graft versus leukemia,GVL)认识和研究,新型移植预处理方案不断出现,其主要特点是预处理放疗和化疗强度减低,不完全具备清除宿主骨髓造血功能作用。通过增强预处理清除宿主免疫作用保证供体细胞植入,并在移植后诱导 GVL 效应达到治愈白血病目的。放 / 化疗药物的非清髓性剂量定义为 TBI ≤ 5Gy;BU 总量 ≤ 9mg/kg;美法仑(melphalan,Mel)≤ 140mg/m^2、塞替派(thiothepa,Thio)≤ 10mg/kg。减低预处理根据清除骨髓造血强度分为非清髓移植(non-myeloablative regimen,NMA)、减低强度预处理(reduced-intensity conditioning,RIC)或减低毒性预处理(reduced toxicity conditioning,RTC),如 Flu/Bu 方案中 iv-BU 3.2mg/(kg·d)给药 1~2 天为 NMA,3 天为 RTC,目前倾向于统一称"减低强度预处理(RIC)"。

RIC 方案优势在于降低预处理强度,减轻移植预处理毒性及相关 NRM,适用于无法耐受标准 MAC 预处理的髓系白血病患者(AML/MDS/CML)如年龄>60 岁或年龄 ≤ 60 岁伴重要脏器功能受损或 HCT-CI 积分 ≥ 3。ALL 接受 RIC 预处理复发率相对较高,临床较少采用。

对于 AML 病例,CIBMTR 数据提示 DRI 高危或极高危患者 MAC 和 RIC 移植预处理疗效总体相当,DFS 和 OS 差异无统计学意义[2]。随机对照研究证实 RIC 与 MAC 方案治疗 AML 和 MDS 患者整体 NRM,复发率,DFS 和 OS 均差异无统计学意义[13-15]。

经典 RIC 方案保留中等强度 TBI 和 / 或烷化剂药物(如 BU 或 Mel)。包括含全身放疗 Flu/TBI(8)方案:Flu 30mg/(m^2·d) × 5 + TBI 8Gy[16]。化疗预处理方案包括 Flu/Bu(3)方案[Flu 50mg/(m^2·d) × 5+Bu 3.2mg/(kg·d) × 3 或在此基础上增加阿糖胞苷等抗白血病药物]和 Flu/Mel(140)方案(Flu 150mg/m^2 + Mel 40mg/m^2)。系统分析(meta analysis)多项随机对照临床研究结果提示 RIC 预处理长期疗效与清髓性预处理无显著差异。

减低剂量预处理还包括新型预处理药物如苏消安(treosulfan)和塞替派(thiotepa)。苏消安暂无清髓性强度明确定义,Flu 和苏消安为主的 Flu/Treo 方案(Flu 150mg/m^2 + Treo 36~42mg/m^2)暂时认定为 RIC 方案。随机对照研究提示在 AML/MDS 移植中 Flu/Treo 方案非劣于 / 优于经典 Flu/Bu(2)方案[17]。含塞替派的 TBF 方案[thiotepa 5mg/(kg·d) × 2 + Flu 50mg/(m^2·d) × 5+BU 130mg/(m^2·d) × (2~3)]与 Flu/Bu4 方案移植后整体疗效相当。含美法仑和白消安的双烷化剂预处理 MBF[M 50~70mg/(m^2·d) × 2 + BU 6.4mg/(kg·d) × 2+ Flu 30mg/(m^2·d) × 5]具有较低的复发率和可控的 NRM[18]。

经典 NMA 方案以含全身放疗的方案 Flu/TBI 为主[Flu 30mg/(m^2·d) × 5 + TBI 2Gy]和化疗为主的 Flu/Bu(Bu 1~2 天)。随机对照研究提示 Flu/TBI 与 Flu/Bu(2)比较,移植后早期毒性反应和 NRM 明显减低,但复发率增高,总体 OS 和 LFS 无显著差异。化疗预处理方案还包括 Flu/Cy(Flu 150mg/m^2 + Cy 120~140mg/kg)等。

4.3 增强预处理和强化疗序贯移植预处理

		Ⅰ级推荐	Ⅱ级推荐	Ⅲ级推荐
强化预处理	含全身放疗预处理			Vp/Cy/TBI（ALL，2B 类） Vp/Cy/TBI（AML，3 类）
	化疗预处理		地西他滨 -By/Cy（MDS/sAML，1B 类）	Bu/Cy/IDA（3 类）
强化疗序贯移植预处理	含全身放疗预处理			FLAMSA-Flu/TBI（2Gy）（2A 类） Flu/Treo/TBI（2Gy）（3 类）
	化疗预处理			FLAMSA-Flu/BU（2A 类） CA-Flu/Bu（3 类） Mel-Flu/Treo（3 类） TCE-Flu/Bu（3 类） FLAG-IDA/CLAGE-Flu/Bu（3 类） CLAGM-Bu/Cy（3 类）

注：IDA. 去甲氧柔红霉素（idarubicin）；FLAMSA. Flu + 阿糖胞苷（Ara-C）+ 安吖啶（amsacrine，AMSA）；CA. 氯法拉滨（clofarabine）+ 阿糖胞苷（Ara-C）；TCE. thiotepa + Cy + VP-16。

【注释】

对于高危或复发 AML/ALL，常规 MAC 预处理移植后仍有较高复发率，因此在清髓预处理基础上联合具有较强抗白血病作用药物如去甲氧柔红霉素或依托泊苷，可增强移植治疗的抗白血病作用，但也增加移植后早期毒性反应和相关 NRM。推荐用于相对年轻且不伴重要脏器受损和 HCT-CI 高风险人群。MAC 预处理 Cy-TBI 中加入中 - 大剂量依托泊苷（VP-16 30~40mg/kg）治疗高危 ALL 如第一次缓解期（CR1）骨髓微小残留白血病（measurable residual disease，MRD）阳性或伴高危细胞核型异常或第二次缓解期（CR2），显著降低移植后复发且不增加移植后 NRM[19]。新近在儿童 ALL 移植治疗的随机对照研究提示 VP-16/TBI 优于化疗预处理[20]。Bu/Cy 方案加入大剂量去甲氧柔红霉素［15mg/（m^2·d）× 3］能提高 MRD+AML/ALL 移植后疗效。对于高危 MDS 和 MDS 转化 sAML，Bu/CY 方案加入地西他滨显著降低移植后复发，未显著增加移植后 NRM，提高移植后生存[21]。

对于初治未缓解或难治性 AML 移植前给予大剂量化疗降低白血病负荷，化疗结束后间隔 3~7 天或直接序贯不同强度移植预处理，能获得较高完全缓解率，2 年 OS 和 DFS 可达 30%~50%[22-25]。FLAMSA 化疗［Flu 30mg/（m^2·d）× 5 + Ara-C 2g/（m^2·d）× 4 + AMSA 100mg/（m^2·d）× 4］间隔 3 天序贯 RIC 方案 Cy/TBI（Cy 80~120mg/kg + TBI 4Gy）方案对于初治未缓解 AML 预期 OS~60%[22]。45~65 岁 CR1/CR2 期高危成人 AML 患者，FLASMA 序贯 RIC 预处理方案同样具有较好疗效，与 Flu-Treo 为主预处理比较显著降低移植后复发，提高 RFS，但国内 AMSA 存在药物可及性问题。TCE［Thiotepa 5mg/（kg·d）× 2 + Cy 400mg/（m^2·d）× 4 + VP-16 100mg/（m^2·d）× 4］ 或 CA［Clofarabine 30mg/（m^2·d）× 5 + Ara-C 1g/（m^2·d）× 5］方案序贯降低强度 Flu/Bu 或 Bu/Cy 预处理治疗难治恶性血液病具有一定疗效。FLAG-IDA 或 CLAGM 是复发 AML 的再诱导方案，序贯 iv-Bu 为主预处理治疗难治性 AML 均获得较高缓解率，2 年 OS/DFS 达到 40%~50%[23-24]。未缓解或难治性 ALL 强烈化疗序贯预处理方案未获得较满意疗效，临床不推荐应用[25]。

4.4 重度再生障碍性贫血（SAA）移植预处理

	Ⅰ级推荐	Ⅱ级推荐	Ⅲ级推荐
不含全身放疗预处理	CTX 200mg/kg -rATG 10mg/kg		Flu 120mg/m^2 + CY 120~200mg/kg+ rATG 10mg/kg（2B 类） IV-BU 6.4mg/kg + Cy 200mg/kg + rATG 10mg/kg（2B 类）
含全身放疗预处理			rATG 4.5mg/kg + Flu 150mg/m^2 + CY 14.5mg/kg × 2 + TBI 2Gy（2B 类） Flu（120~200mg/m^2）+ Cy（120~200mg/kg）+ rATG 10mg/kg 或 ATG-F 20~30mg/kg + TBI 3Gy（2B 类）

注：rATG. 兔抗人胸腺球蛋白；ATG-F. ATG-Fresenius。

【注释】

急性重症再生障碍性贫血（severe aplastic anemia，SAA）造血干细胞移植与经典的免疫抑制治疗比较可获得持久的血液学反应和更低的复发率，尤其是同胞全合供者骨髓移植作为成人 SAA 的首选治疗。SAA 移植治疗预处理以充分的免疫抑制为主要目的，以大剂量环磷酰胺和兔抗胸腺球蛋白（rATG）为主。对于植入失败率相对较高的移植类型如非血缘供体和单倍体供者移植，则给予强化免疫抑制方案，在 Cy-ATG 基础上增加 fludarabine 或 BU 或小剂量 TBI 以保证植入[26-27]。

5 异基因造血干细胞移植供者动员、细胞采集及回输

	Ⅰ级推荐	Ⅱ级推荐	Ⅲ级推荐
动员剂	G-CSF（2A 类）		
外周血干细胞采集	采集时间：G-CSF 动员 4~5 天时采集 采集数量：CD34+ 细胞数 ≥ 2×10^6/kg a，单个核细胞数 ≥ 5×10^8/kg a	对复发高危倾向的患者，建议预先采集出后续治疗所需的细胞冻存	
骨髓血采集			采集细胞数量：有核细胞数 ≥ 2×10^8/kg a
回输	血型不合： 外周血干细胞：直接回输 b 骨髓血：供受者血型主侧不合需进行去红处理 次侧不合根据抗体效价选择去浆处理 主次侧不合选择去红去浆处理		

注：a. 为建议细胞阈值，临床实践中少于上述阈值也可能获得异体植入；b. 采集中要注意避免混入大量红细胞。

【注释】

外周血干细胞是目前异基因造血干细胞移植最常用的干细胞来源。粒细胞刺激因子（G-CSF）是被最广泛采用的干细胞动员剂，常用剂量是 5~10μg/（kg·d）。在该剂量范围内 G-CSF 的剂量与外周血 CD34$^+$ 细胞数的增长呈正相关[1-4]。更高剂量的 G-CSF（12μg/kg，2 次 /d）可以在更短的时间内获得更高的采集数量[5]，但骨痛、乏力头疼等副作用更多、费用更高，出于对供者安全考虑一般不予推荐。也有小样本的报道应用粒细胞巨噬细胞刺激因子（GM-CSF）、长效 G-CSF 和新型动员剂普乐沙福（plerixafor）进行动员取得了成功，但所有这些都缺乏足够证据证明优于 G-CSF，目前也没有在临床广泛应用，故未写入指南推荐。粒细胞数量在应用 G-CSF 后 5 天达到高峰，而 CD34$^+$ 细胞的峰值一般在动员后 4~6 天达到，所以推荐在 G-CSF 动员后 4~5 天开始采集干细胞[6]。

目前仍无法确定保证异体植入的最低干细胞阈值，一般移植中心规定的可接受的 CD34$^+$ 细胞阈值是 2×10^6/kg，静态骨髓有核细胞数是 2×10^8/kg。当然输注少于上述数值的干细胞也可能获得异体植入，但往往伴随植入延迟和 / 或植入不良。而更多的干细胞意味着更快的造血植入和更低的感染发生率，复发率以及非复发死亡率（NRM），但也有可能增加 GVHD 的风险[7-11]。因此，一般推荐 CD34+ 细胞数为（4~5）$\times10^6$/kg，不超过 8×10^6/kg[4]。

静态骨髓干细胞目前在临床应用越来越少，但在再生障碍性贫血和儿童患者移植中有优势[12-15]。随着单倍体移植的进展，部分中心采用经 G-CSF 动员的骨髓干细胞和外周血干细胞混合移植的模式[16-18]。具体选用哪种干细胞，需要各中心根据各自经验、规范和患者的疾病类型、分期阶段，以及供受者身体条件等综合决定。

6 异基因造血干细胞移植后急性移植物抗宿主病的预防、诊断及治疗

6.1 急性移植物抗宿主病预防药物推荐

		Ⅰ级推荐	Ⅱ级推荐	Ⅲ级推荐
不同供者来源移植体系aGVHD预防	同胞全合	钙调磷酸酶抑制剂联合一种抗代谢药物霉酚酸酯(MMF)或MTX(1A类)	选择他克莫司(FK506)或者环孢素(CsA),可以按照移植中心的用药经验(1B类);兔抗胸腺细胞球蛋白(rATG)(1B类)	
	无关供者	rATG(1A类)	钙调磷酸酶抑制剂联合一种抗代谢药物(MMF或MTX);选择FK506或者CsA可以按照移植中心的用药经验(1B类)	
	单倍体相合	rATG(1A类);钙调磷酸酶抑制剂联合二种抗代谢药物(MMF与MTX)	FK506或者CsA均可以按照移植中心的用药经验(1B类);在重度口腔黏膜炎患者,+11天MTX可不用(2A类)	
	脐带血		CsA联合MMF(1B类)	rATG(2B类)
不同预处理强度移植体系aGVHD预防	清髓性	推荐钙调蛋白抑制剂联合MTX(1A类)	MMF可以替代MTX用于不适合应用MTX或需要快速植入(2A类)	
	非清髓或者减毒预处理方案	推荐钙调蛋白抑制剂 (1A类)	抗代谢药物推荐使用MMF代替MTX(2A类)	
供者淋巴细胞回输(DLI)后aGVHD预防	干预性或者治疗性DLI		DLI后是否需要短程免疫抑制治疗,需根据回输时间、剂量、GVHD发生情况等因素综合考虑	DLI时将CsA调整至有效浓度。也可以单用MTX预防
	预防性DLI		DLI后是否需要短程免疫抑制治疗,需根据回输时间、剂量、GVHD发生情况等因素综合考虑	DLI时将CsA调整至有效浓度。也可以单用MTX预防

【注释】

目前ATG在异基因造血干细胞移植中得到广泛应用,单倍体相合、无关供者及同胞全合移植中,多个高质量前瞻随机对照研究均证实,ATG可以明显降低急慢性移植物抗宿主病(GVHD)的发生[1-8]。

环孢素联合MTX与FK506联合MTX相比,两者在控制GVHD及总生存方面疗效类似[8-9]。多数移植中心可能更习惯应用CsA。清髓性移植中,钙调磷酸酶抑制剂联合MTX预防GVHD的疗效已经得到证实。meta分析及回顾性研究显示,与钙调磷酸酶抑制剂联合MMF相比,钙调磷酸酶抑制剂联合MTX能够明显降低Ⅲ~Ⅳ度aGVHD的发生,Ⅱ~Ⅳ度aGVHD发生率两者类似。非清髓或者RIC方案移植中,MMF优于MTX的证据级别较低。在单倍体相合移植中,MMF推荐+1个月剂量减半,可以用到+2个月。MMF应用时间根据复发风险和GVHD情况调整,在无GVHD的高复发风险患者或病毒感染的患者,可提前停用MMF(2A类)。近年针对GVHD高危患者开展一些探索,如在haplo-HSCT中以生物标记(骨髓移植物的CD4细胞/CD8细胞比值)为指导分层短期应用低剂量糖皮质激素、在母系或旁系HID-HSCT后加用低剂量环磷酰胺,均能有效降低aGVHD发生率[2,8]。

既往脐带血造血干细胞移植多用ATG,近年有学者认为UCBT不用ATG也是可行的[10]。孙自敏等报告采用全身放疗的清髓性预处理方案进行UCBT,预防GVHD采用环孢素联合MMF,对照组为基于白消安的清髓预处理CBT,采用CsA+MMF+MTX或ATG[fresenius,7.5mg/(kg·d)×3d]预防GVHD,结果显示两组间Ⅱ~Ⅳ、Ⅲ~Ⅳ度aGVHD的发生率差异均无统计学意义,GRFS也差异无统计学意义。

DLI后是否需要短程免疫抑制治疗，需根据回输时间、剂量、GVHD发生情况等因素综合考虑。北京大学人民医院报道CsA在DLI前1天开始应用，并调整至有效浓度范围，持续时间因不同移植类型而异，建议同胞全合移植患者DLI后4~6周减停，单倍体相合移植患者DLI后6~8周减停。干预性DLI后预防GVHD也可以单用MTX，+1、+4、+8天，以后每周10mg口服，共4~6周（2B类）。

6.2 急性移植物抗宿主病预防药物用药方法推荐

	Ⅰ级推荐	Ⅱ级推荐	Ⅲ级推荐
环孢素（CsA）		CsA移植后第1周建议谷浓度200~300μg/L（2A类） 检测抽血时间建议用药后12小时（2A类），标准CsA预防同胞全合使用时长为6个月，单倍体和非血缘供者为6~9个月（2A类） 再生障碍性贫血患者至少9~12个月，减量至停用的时间至少3个月以上（2A类） 除非存在轻度皮肤aGVHD，如果存在aGVHD或者cGVHD征象，CsA一般不考虑减量。在疾病复发进展状态且没有GVHD情况下，CsA可以谨慎减量（2A类）	CsA回输前开始使用，每天两次或者24小时持续输注，建议起始剂量3mg/（kg·d）（2B类） 大部分患者移植后3个月内目标浓度100~200μg/L（2C类） 临床实际操作中，需要根据疾病复发、嵌合状态及GVHD等因素统筹考虑（2C类）
MTX		清髓性移植患者中，MTX的初始剂量为15mg/（m^2·d），移植后第1天使用 +3天、+6天、+11天继续应用MTX，剂量为10mg/（m^2·d）（2A类） 亚叶酸钙解救治疗通常在MTX使用后的24小时应用（2A类）	
MMF		静脉或者口服，10~15mg/kg，每天用2~3次，根据毒性调整剂量（2A类） 通常移植后+1天开始应用，预防方案通常在同胞全合中持续30天，无关供者移植中应用2~3个月	使用时间可以根据疾病复发风险和GVHD风险来调整，例如可以根据供受者性别和回输的T淋巴细胞来调整，如果疾病处于进展或者复发状态，MMF可以考虑提前停用（2B类）
rATG		多应用rATG，同胞全合移植中推荐用量为4.5mg/（kg·d），无关供者移植和单倍体移植推荐用量为7.5~10mg/（kg·d）；更高的剂量与高感染风险相关（2A类） 再生障碍性贫血患者推荐使用ATG，具体用量根据预处理方案中环磷酰胺、TBI是否使用等因素调整（2A类）	也可应用ATG-F或ATG-P

【注释】

aGVHD预防药物推荐的证据级别普遍较低，缺乏较好的前瞻随机对照性研究，证据主要来自专家共识和实际使用经验。回顾性研究证实，回输后1周内CsA浓度维持200~300μg/L，能够明显降低aGVHD发生[11]。临床实践中，CsA浓度调整需要根据疾病复发、嵌合体及GVHD等因素统筹考虑。

钙调磷酸酶抑制剂及MMF减量的方法也是争议比较大的地方[12-13]。有报道，标危白血病患者异基因造血干细胞移植后，CsA于移植后6个月全部减停的患者总体生存率较高，高危白血病患者钙调磷酸酶抑制剂更早时间减停（有报道2个月）也许可以改善预后[12]。因此，本指南推荐白血病标危患者同胞全合移植后6个月减停钙调磷酸酶抑制剂。减剂量预处理方案中，移植后+3天、+6天通常使用更低剂量的MTX。ATG在不同移植背景下的使用剂量、使用时长及剂型，目前还没有定论[3-5]。同胞全合移植中rATG用量2.5~5mg/kg也可以应用。再生障碍性贫血患者ATG用量范围较大，具体用量根据预处理方案中环磷酰胺、TBI是否使用、移植类型等因素调整[14-15]，例如同胞全合移植单用环磷酰胺预处理方案中rATG推荐10~20mg/kg，同胞全合移植中氟达拉滨联合环磷酰胺预处理方案rATG推荐5~20mg/kg，北京大学人民医院报道单倍体移植中rATG推荐10mg/kg。

6.3 急性移植物抗宿主病诊断及分度标准

		Ⅰ级推荐	Ⅱ级推荐	Ⅲ级推荐
诊断标准	临床诊断	皮肤、胃肠道及肝脏症状及实验室检查(1A 类)		
	病理诊断		有条件的患者可以穿刺活检,启动治疗不必等待病理结果(1A 类)	肝活检诊断 aGVHD 应权衡风险和获益谨慎采用
分度标准		MAGIC 标准、改良 Glucksberg 标准、IBMTR 标准		

【注释】

aGVHD 主要为临床诊断,需要注意排除其他可能情况,尤其在 aGVHD 表现不典型或治疗效果欠佳时,鉴别诊断尤为重要。

1. 皮肤　是 aGVHD 最多累及的靶器官,表现为斑丘疹,多始于头颈部、耳后、面部、肩膀,累及手掌足心较多,无症状或仅有轻度瘙痒或疼痛。需要与预处理毒性、药疹、病毒性皮疹等鉴别诊断(1A 类)。

2. 胃肠道　可以累及上消化道和 / 或下消化道。上消化道 aGVHD 主要表现厌食、消瘦、恶心呕吐,下消化道 aGVHD 表现为水样腹泻、腹痛、便血和 / 或肠梗阻。需要与消化性溃疡、感染(如艰难梭菌、CMV、EBV、腺病毒、轮状病毒等)、药物副作用、预处理毒性、血栓性微血管病(TMA)等鉴别诊断(1A 类)。

3. 肝脏　表现为胆汁淤积导致的高胆红素血症,伴有或不伴有肝脏酶谱增高。需要与预处理相关毒性、药物性肝损伤、肝窦阻塞综合征、脓毒症相关性胆汁淤积和病毒性肝炎等鉴别诊断(1A 类)。

目前尚无特异性的生物学标志物达到诊断 aGVHD 的级别,故本指南未推荐[16]。目前主要有三种分度标准,其中临床最常采用改良 Glucksberg 标准,近年研究中 MAGIC 分级系统应用有增多趋势(附录 8~ 附录 10)。

6.4 急性移植物抗宿主病治疗药物推荐

一线治疗

	Ⅰ级推荐	Ⅱ级推荐	Ⅲ级推荐
治疗启动时机	同胞全合移植和无关供者移植Ⅱ度 aGVHD 开始启动系统性治疗(1A 类)	单倍体移植早期发生的Ⅰ度 aGVHD 也推荐启动系统性激素治疗(1B 类)	治疗启动的时机主要取决于临床症状,推荐治疗前行活检检查,但这不是必需的(2B 类)
系统性治疗激素起始剂量	一线治疗是甲泼尼龙 1 或 2mg/(kg·d),或者泼尼松(1A 类)		
激素剂量调整原则	如果Ⅰ度 aGVHD,或者Ⅱ度 aGVHD 只累及皮肤或者只累及上消化道,可以应用更低剂量的激素,例如 1mg/(kg·d)甲泼尼龙或者泼尼松(1A 类)		
减量更换原则	治激素耐药 GVHD 患者,长期使用激素会引起多种不良反应,推荐启用二线治疗(1A 类)	治疗后达到完全缓解后或者治疗 7 天后激素减量,静脉激素可以改用口服,激素可以用到全部临床症状消失 激素减量推荐慢减,根据治疗反应调整。完全缓解患者,推荐 4 周减至初始剂量的 10%(1B 类)	
其他治疗		口服不吸收的激素,例如布地奈德或口服倍氯米松,可以考虑与系统性激素一起联用治疗胃肠道 aGVHD(1B 类)	同胞全合移植皮肤Ⅰ级 aGVHD 可以考虑局部应用激素,全身应用激素时,也可以考虑局部激素治疗(3 类)*

二线治疗

	Ⅰ级推荐	Ⅱ级推荐	Ⅲ级推荐
启动时机			激素耐药或者激素依赖,可以启动二线治疗(2B 类)
治疗方案		目前尚无标准二线治疗。目前倾向于在下列药物中选择:巴利昔单抗、JAK 抑制剂(芦可替尼,FDA 已经批准)、吗替麦考酚酯、MTX、西罗莫司,间充质干细胞(MSC)治疗,体外光化学治疗,阿仑单抗等	粪菌移植

【注释】

尽管目前 aGVHD 一线治疗推荐甲泼尼龙剂量为 1~2mg/(kg·d),实际临床操作中,各大移植中心在一线激素用量、基础免疫抑制剂应用及激素减量方法上不尽相同。二线治疗方案的最佳选择目前也尚无定论[17]。临床实践中,一线激素用量、基础免疫抑制剂应用及激素减量方法调整需要根据 GVHD 临床表现、疾病复发、脏器功能及感染等因素统筹考虑。

2017 年的一项前瞻随机对照研究证实[18],新诊断的Ⅰ度 aGVHD,接受激素治疗后,与观察组患者相比,感染发生率更高,Ⅲ~Ⅳ度 aGVHD 的发生率两组类似。故本指南推荐同胞全合及无关供者移植中,新诊断的Ⅰ度 aGVHD 可以密切观察。应用“北京方案”的单倍体移植系统下[17],早期发生的Ⅰ度 aGVHD 也推荐启动系统性激素治疗(1B 类)。一项纳入了 7 项随机对照研究的 meta 分析证实[17],aGVHD 一线治疗中,加用其他免疫抑制剂(MMF、rATG、英夫利昔单抗、巴利昔单抗等),与单用激素治疗相比,联合治疗组患者的总生存降低 14%。更高剂量的激素[如 10mg/(kg·d)],与 2mg/(kg·d)甲泼尼龙相比,并不改善生存。* 本指南新诊断 aGVHD 的一线治疗为单用激素。2022 年的一项前瞻单臂研究证实,经过临床分度和生物标志物(如基于 ST2 和 REG3α 外周血浓度的 MAGIC 评分等)判定为低危的 aGVHD,也可以考虑单用 JAK1 抑制剂 Itacitinib(3 类),28 天的总反应率可以达到 89%,对于激素使用禁忌的 aGVHD 患者,可以作为治疗的选择[19]。

在 Thomas 教授编著的《造血干细胞移植》一书中,aGVHD 疗效评估时,将一线激素治疗 3 天评估为进展(PD)、7 天评估为无反应(NR)或 14 天未达 CR 的情况,定义为激素耐药。在 2018 年欧洲骨髓移植学会(EBMT)- 美国国立综合癌症网络(NCCN)- 国际骨髓移植研究中心(NIH-CIBMTR)的标准命名中,aGVHD 疗效评估时,将一线激素开始治疗后 3~5 天内疗效评估为 PD 或治疗 5~7 天内疗效评估为 NR 或包括激素在内的免疫抑制剂治疗 28 天未达 CR 的情况定义为激素耐药。此外,将初始一线治疗激素不能减量或激素减量过程中 aGVHD 再活动定义为激素依赖。激素耐药和激素依赖均为激素治疗失败。目前争议比较大的是 aGVHD 的二线治疗[20-22]。尚无足够的数据来横向对比各种二线治疗方案的疗效。最近的 REACH 2 研究比较了芦可替尼与研究者选择的其他二线治疗的疗效[21]:28 天 CR 率,芦可替尼组为 62%,明显高于其他治疗组的 39%。治疗后 6 个月失去疗效的比例芦可替尼组 10%,其他二线治疗组为 39%。抗白细胞介素 -2 受体抗体(anti-IL-2 receptor antibody,IL-2RA)巴利昔单抗:是国内迄今最多选用的 aGVHD 二线药物。巴利昔单抗对成人激素耐药 aGvHD 的总有效率达 78.7%~86.8%,CR 率达 60.9%~69.8%;对儿童 HID-HSCT 后激素耐药 aGVHD 的总有效率达 85%,CR 率 74%[22]。

7 异基因造血干细胞移植慢性移植物抗宿主病的预防、诊断及治疗

7.1 慢性移植物抗宿主病的预防

推荐药物	Ⅰ级推荐	Ⅱ级推荐	Ⅲ级推荐
1	钙调磷酸酶抑制剂:CsA(1B 类)	钙调磷酸酶抑制剂:FK506(2A 类)	
2	ATG 适用于单倍型相合、无关供者造血干细胞移植、40~60 岁亲缘间全相合清髓性 HSCT、亲缘间全相合减低剂量与预处理 HSCT(1A 类)		
3	吗替麦考酚酯(MMF)(2A 类)		
4	MTX(2A 类)		
5	PT/CY(2A 类)		
6		MSCs(2A 类)	
7		ATG+PT/CY(2B 类)	

【注释】

1. 在造血干细胞移植中,对于 GVHD 的预防往往作为一个整体进行统筹,cGVHD 的预防一般是在 aGVHD 预防的基础上,少有专门针对 cGVHD 的预防方案,其发生率也是在现有的 GVHD 预防方案基础上统计而来。移植中不能单单只考虑 cGVHD 发生问题,应充分评估患者的疾病状态、HLA 相合情况等来进行选择[1-2]。

2. 预防 cGVHD 主要依靠药物组合进行,最基本和经典的组合是钙调磷酸酶抑制剂 CsA+ 甲氨蝶呤 MTX(CsA/MTX),有报道 PT/CY 联合短疗程 CsA(5 天开始 CsA 1.5mg/kg,静脉注射,每天两次,250~350μg/L;无 GVHD 患者在第 70 天时停止使用 CSA 而非逐渐减量),有效预防 cGVHD[3]。单倍型相合造血干细胞移植的药物组合比较复杂,"北京方案"采用 ATG+CsA/FK506+MTX+MMF 组合[4];40~60 岁标危的恶性血液病患者,接受亲缘间全相合移植,使用 ATG 4.5mg/kg,分在 –3~–1 天,联合 CsA、MTX 以及 MMF 能有效降低 GVHD,2 年 cGVHD 发生率为 27.9%,比对照组下降 24.6%[5]。也有尝试亲缘间全相合减低剂量预处理时加入低剂量 ATG(2.5mg/kg,分在 –4~–1 天),有效减低 cGVHD[6],黄晓军教授团队报道在单倍型相合移植中,"北京方案"ATG 7.5mg/kg 和 10mg/kg 均可有效预防 cGVHD,5 年中重度 cGVHD 发病率为 22.3% 与 17.7%,而 ATG 10mg/kg 可能导致 CMV/EBV 相关死亡率增加,ATG 推荐剂量为 7.5mg/kg[7]。需要强调临床中应该根据疾病状态、移植类型不同和 GVHD 评估风险进行适当增减 ATG 用量;建议儿童基于体重、第一次用药前的绝对淋巴细胞计数和干细胞来源,予个体化的 ATG 治疗(2~10mg/kg),改善移植后 $CD4^+$ 细胞重建并且不增加 GVHD 发生率[8]。

3. 应用 ATG 进行 T 细胞体内去除,同类产品有兔 ATG(rATG)和马 ATG(hATG)[9-10],国内移植中心也有使用猪 ATG(P-ATG);也有单位采用西罗莫司(sirolimus)作为 MTX/MMF 的替代用药,常搭配 CsA 或 FK506,一般从移植 -3 天开始用药,持续用药 3~6 个月,维持血药浓度在 5~15ng/ml[11];也有基于 ATG 基础上的预防方案改良:在 ATG/G-CSF 基础预处理上给予减低剂量 PT/CY(14.5mg/kg,+3、+4 天)有效预防 cGVHD(HR=0.60;P=0.047),GRFS 提高 15%[12],在氟达拉滨 / 白消安 / 阿糖胞苷(FBA)基础上予小剂量 ATG(2.5mg/kg +8 天)和减低剂量 PT/CY(40mg/kg,+3、+4 天)预防 cGVHD,2 年生存率提高 21.3%[13];在 ATG 基础上联合巴利昔单抗(20mg,0、+4 天),3 年 cGVHD 发病率 12.3%[14]。

4. 药物具体用法:rATG 总用量为 1.5~2.5mg/kg,分在 –5~–2 天使用;hATG 用量 3~5mg/kg,分在 –5~–2 天;pATG,剂量在 25~30mg/kg,分在 –5~–2 天[15];CsA 1.5~2.5mg/(kg·d)静脉注射,或者 3~5mg/(kg·d)口服,药物谷浓度控制在 150~300ng/ml;FK506 0.01~0.05mg/kg 静脉注射或 0.1~0.3mg/(kg·d)口服,药物谷浓度控制在 5~15ng/ml;MTX 于移植后 +1 天,15mg/m^2,+3、+6 天,10mg/m^2;如果是非血缘 HLA 全相合移植或 HLA 单倍体相合移植,在 +11 天需要增加一剂 MTX(10mg/m^2);MMF 口服 0.5g/ 次,2 次 /d,1~3 个月。应用 PT/CY 方案预防 GVHD,具体用法:+3、+4 天,静脉注射 CTX 50mg/kg[16];MSCs:单倍型造血干细胞移植后 +100 天起给予 MSCs 连续输注可有效预防 cGVHD 的发生[1×10^6/(kg·次),1 次 / 月,共 4 次],有效预防 cGVHD 不增加白血病复发[17]。

5. 在使用常规预防方案他克莫司 ± MTX 或 MMF 的同时,HLA 相合的供者外周血干细胞移植物中去除 naïve T 细胞可有效降低 cGVHD 发生率,接受亲缘全相合和相合无关移植的患者 3 年累计 cGVHD 发病率仅为 7% 和 6%[18]。

7.2 慢性移植物抗宿主病的诊断

	Ⅰ级推荐	Ⅱ级推荐	Ⅲ级推荐
cGVHD 诊断	基于临床表现,至少符合 1 个诊断性征象或至少 1 个高度提示 cGVHD 的区分性征象再联合同一器官或其他器官活检或辅助检查以诊断(1A 类)		

【注释】

1. 慢性移植物抗宿主病(chronicgraft-versus-host disease,cGVHD)传统定义为异基因造血干细胞移植 100 天后出现的移植物抗宿主病,发病率为 30%~70%,是造血干细胞移植的远期重要并发症。

2. cGVHD 临床表现类似自身免疫性疾病,可以累及全身的任何一个或多个器官,临床表现多样,最常累及的是皮肤、口腔、肝脏、泪腺、指甲、胃肠道、生殖道、肌肉关节等。cGVHD 的诊断主要基于临床表现,但应除外其他可能,如感染、药物毒性、第二肿瘤等。诊断性征象,区分性征象详见附录 11[19-20]。

3. cGVHD 诊断明确后需要进行临床评估,以便对患者治疗指征和生存质量、预后进行判定,同时也是疗效评估的重要依据。参照 NIH cGVHD 分级系统根据 8 大受累器官(皮肤、口腔、眼睛、胃肠道、肝脏、肺部、关节 / 筋膜和生殖道)的严重程度进行划分:0 分指没症状;1 分指没有严重的功能受损,对日常活动没有影响;2 分指对日常活动有明显影响但没残疾;3

分指对日常活动有严重影响伴有严重残疾。cGVHD 的严重程度分级见附录 12。

4. 此外，生物标志物用于 cGVHD 的精准诊断尚不成熟，检测指标包括 T 细胞亚群、细胞因子（cytokine）、趋化因子家族（CXC）、自身抗体（autoantibody）、微小核糖核酸（miRNAs）等，有待进一步研究。但生物标志物在局部器官累积方面有较明确意义，可协助诊断和评估预后，有报道 CXCL9、CCL17 分别在皮肤、肝脏 cGVHD 患者中表达增高[21-23]；IL-8，IFN-γ，CXCL9 及 CCL17 在眼部 cGVHD 患者泪液中表达增高[24]。因此生物标志物在 cGVHD 的诊断模式需要进一步探索。

7.3 慢性移植物抗宿主病的一线治疗

	Ⅰ级推荐	Ⅱ级推荐	Ⅲ级推荐
1	肾上腺皮质激素，如泼尼松（1A 类）		
2		泼尼松 +CsA/FK506（2B 类）	
3		泼尼松 + 奥法妥木单抗（2B 类）	
4		泼尼松 + 伊布替尼（ibrutinib）（2B 类）	

【注释】

1. 治疗原则　应当强调，不是所有 cGVHD 的患者都需要全身治疗。根据 NIH cGVHD 的临床评估结果，达到中、重度 cGVHD 患者需要启动全身治疗，轻度患者仅需要局部治疗或者临床观察。

2. 一线治疗　首选肾上腺皮质激素，联合或不联合钙调磷酸酶抑制剂。如果一线治疗有效，cGVHD 症状得到有效控制后，激素逐渐进行减量。激素如何减至今无统一方案，但需把握一个原则：缓慢减量、足够疗程。如果采用的是激素联合 CsA 等钙调剂治疗，建议首先减激素，其他免疫抑制剂每 2~4 周减量一次，3~9 个月减停一种，免疫抑制剂治疗的中位时间应该足够长，建议整体疗程 1~3 年[25]。

3. 药物具体用法　泼尼松剂量一般为 1mg/（kg·d），单次服用。泼尼松 +CsA/FK506；CsA 3~5mg/（kg·d）口服，血药浓度 150~200ng/ml 或 FK506 0.1~0.3mg/（kg·d）口服，0.01~0.05mg/kg 静脉注射，每 12 小时一次，血药浓度 5~15ng/ml；奥法妥木单抗的推荐剂量为 1 000mg 静脉注射，共 2 次，间隔 2 周使用，6 个月 ORR 为 62.5%[26]。伊布替尼的推荐剂量为 420mg 口服，1 次 /d[27]。

7.4 慢性移植物抗宿主病的二线治疗

	Ⅰ级推荐	Ⅱ级推荐	Ⅲ级推荐
1	MTX：每周 1 次，直至 GVHD 症状缓解或副作用不能耐受；如果患者白细胞计数<2×10^9/L，血小板计数<50×10^9/L，用量可减半。欧洲 cGVHD 诊断治疗指南中已将 MTX 列为激素耐药或激素不耐受 cGVHD 的重要的挽救治疗方案（2A 类）		
2	芦可替尼（ruxolitinib）：治疗总体有效率为 85%~100%，CR 在 50% 以上，起效时间比较短；大部分患者能够减少甚至停用激素。如果使用时间长要注意感染发生率高，特别是病毒（如 CMV）再激活的问题（2A 类），其他不良反应主要有血小板减少和贫血		
3		伊布替尼（ibrutinib）：总缓解率为 67%~79%。与糖皮质激素合用，可显著减少激素用量，延长缓解中位时间（2A 类）	

续表

	Ⅰ级推荐	Ⅱ级推荐	Ⅲ级推荐
4			利妥昔单抗(rituximab):可单用;利妥昔单抗联合MMF、FK506或西罗莫司的三联疗法,总缓解率达88%,2年存活率为82%(2B类)
5		伊马替尼(imatinib):治疗总缓解率在36%~79%,合并肠道、肺部、皮肤病变患者显示出更好的治疗效果(2A类)	
6			小剂量IL-2:有效率为52%~61%。常见不良反应包括发热、乏力和骨关节疼痛,均为Ⅰ~Ⅱ级(2B类)
7	西罗莫司(sirolimus):可单用,并且与钙调磷酸酶抑制剂类药物具有协同并降低肾毒性的优点,适合cGVHD长时间使用(2A类)		
8		MMF:常与CsA、MTX和/或ATG联用以预防GVHD,总缓解率为69%~72%,不良反应可接受(2A类)	
9		泊马度胺:具有抗纤维化作用,特别对皮肤和关节受累显示较好治疗效果(2A类)	
10		belumosudil:6个月FFS可达75%,2年的总体生存率可达82%。能够显著降低激素用量,甚至停用激素。对肺部cGVHD症状改善明显(2A类)	
11			axatilimab:总缓解率为67%~82%,对受累器官症状均有缓解作用,常见不良反应包括乏力、恶心、外周性水肿(2B类)

【注释】

1. 启动二线治疗的适应证　①既往累及的器官损伤加重;②出现新的器官受累;③正规用药1个月症状体征没有改善或进展;④泼尼松不能减量到1.0mg/(kg·d)以下或者激素依赖。符合上述指标的可以启动二线治疗[21]。

2. 更换二线治疗药物后需要给予足够的观察期,不要急于短时间换药,一般需观察8~12周,除非4周内病情明显进展才能考虑再次更换其他二线药物[28]。二线治疗目前尚无标准的优选治疗方案,患者可依据个体化状况和靶器官特点尝试选择。

3. 药物具体用法　MTX用量10mg/m^2(静脉注射),在第1、3或4天和第8天重复给药后,每周1次,直至GVHD症状缓解或副作用不能耐受[29];芦可替尼5~10mg,2次/d,口服[30-31],或根据体重:5mg,2次/d(体重<60kg),10mg,2次/d(体

造血干细胞治疗

重>60kg),国内多团队报道芦可替尼 5~10mg,2 次 /d 治疗激素耐受 cGVHD(SR-cGVHD),ORR 为 70.7%~74.3%[32-34]。伊布替尼 420~560mg 口服,直至 cGVHD 发生进展或毒性无法耐受[35],儿童伊布替尼治疗 cGVHD 推荐剂量:<12 岁,120mg/m^2 起始,1 次 /d,14 天后逐渐提升至 240mg/m^2;≥12 岁,420mg/d,24 周 ORR 为 64%[36]。西罗莫司 1~2mg/d 口服,维持治疗时间 3~6 个月,有效治疗浓度 5~15ng/ml[37];伊马替尼治疗起始剂量 100mg/d,最大量 400mg/d,也可直接给药 300mg/d,后续调整药量[38];利妥昔单抗用量 375mg/m^2,每周 1 次,连用 4 周[39-40];小剂量 IL-2:1×10^{6}IU/m^2,疗程 8~12 周[41];吗替麦考酚酯 0.5g/ 次,2 次 /d[42];间充质干细胞 1×10^6/(kg·次),1 次 /2 周,共 2~4 次,缓解率为 57.1%~73.7%[43]。泊马度胺推荐剂量 0.5mg/(次·d),口服,6 个月 ORR 达 67%[44];ROCK2 抑制剂(belumosudil)200mg,1 次 /d 和 200mg,2 次 /d 治疗 cGVHD 的最佳 ORR 是 74% 和 77%[45],也有研究推荐 400mg,1 次 /d,肺部 cGVHD 患者 ORR 为 32%[46];艾克利单抗(axatilimab)用量 1mg/kg,2 周 1 次,7 个治疗周期后 ORR 为 82%[47]。

4. 异基因造血干细胞移植后 cGVHD 发生病理机制复杂,临床表现多样,以造血干细胞移植专科医生为主导,多学科协作的诊治模式有利于 cGVHD 的诊断和治疗。此外,cGVHD 的诊治需和感染(如细菌、真菌、CMV、EB 病毒等感染)相鉴别,感染和排异往往同时存在,相互影响。同时推荐将 cGVHD 作为慢病进行管理,定期随访,逐步提高 cGVHD 患者生活质量,达到治愈目的。

8 异基因造血干细胞移植过程中真菌感染的预防及治疗

8.1 真菌感染的预防

	Ⅰ级推荐	Ⅱ级推荐	Ⅲ级推荐
适用人群	所有接受异基因移植的患者		
预防药物 a	泊沙康唑(1A 类)[1] 米卡芬净(1A 类)[2] 氟康唑 b[3] 伏立康唑(1A 类)[4] 卡泊芬净(2A 类)[5] 既往确诊或临床诊断侵袭性真菌病(IFD)患者,首选既往抗真菌治疗有效药物		
预防疗程	从接受预处理开始,无 / 轻度 GVHD 患者一般至少用至移植后 3 个月,有≥Ⅱ aGVHD 或≥中重度 cGVHD 患者疗程应延长至 GVHD 临床症状控制,免疫抑制剂基本减停为止		

注:a. 用药推荐不分先后顺序;b. 仅推荐应用于霉菌感染低危患者,如同胞相合移植,患者既往无曲霉菌感染等情况。

【注释】

研究提示当 IFD 发生率≥5% 人群可通过抗真菌预防治疗获益,IFD 发生率≥10% 的高危人群获益更显著[6]。我国异基因造血干细胞移植中 HLA 全相合亲缘供体、HLA 相合非血缘供体和亲缘半相合供体移植组确诊和临床诊断 IFD 累计发生率分别达到 4.3%、13.2% 和 12.8%[7],合并 GVHD,需要接受长期、强免疫抑制治疗的患者是 IFD 发生的高危因素[8]。因此绝大多数异基因造血干细胞移植患者可以从真菌预防治疗中获益。但在接受药物预防之外,患者还应受到全方位的保护措施,包括入住层流病房,远离施工场地、绿植和鲜花等,以减少真菌暴露机会。预防抗真菌药物的选择全球没有统一标准,原则是抗菌谱广、疗效明确且副作用少。具体药物的选择需要结合各单位真菌感染谱、患者各脏器功能、既往用药情况以及药物间作用等综合评估。预防的具体时间取决于患者免疫状态的恢复情况,一般至少移植后 3 个月。

8.2 真菌感染的治疗

	Ⅰ级推荐	Ⅱ级推荐	Ⅲ级推荐
适用人群	**经验治疗：**持续粒缺或者免疫低下人群（IFD 高危患者）发热且经广谱抗细菌药物治疗 4~7 天无效 **诊断驱动治疗：**IFD 低危患者出现影像学异常或者血清 GM/G 试验阳性等相关微生物学 IFD 诊断依据时 **目标治疗：**临床诊断和确诊 IFD 患者		
治疗药物	**经验治疗 a：** 卡泊芬净（1A 类）[9] 脂质体两性霉素 B（1B 类）[10] 两性霉素 B（1B 类）[11] 米卡芬净（2B 类）[12] 伏立康唑（1B 类）[13] **诊断驱动治疗 a：** 药物同经验治疗 **目标治疗：** 依据真菌种类、药物抗菌谱、药敏结果、患者具体情况选择用药 b		已应用广谱抗真菌药物的患者经验或者诊断驱动治疗时，建议更换为另一种类型抗真菌药物 有条件的单位建议进行伏立康唑、泊沙康唑血药浓度的检测（3 类）[14] 对于单药治疗失败或无法耐受、多部位或耐药真菌感染的高危病例，可采用两种药物进行联合治疗，一般为多烯类或唑类药物与棘白菌素联合（2B 类）[15] 对于确诊病例，建议进行菌种鉴定和药敏检测，根据菌种和药敏进行针对性治疗及管理
治疗疗程	对于经验性治疗和诊断驱动治疗患者来说，应用至体温降至正常、临床状况稳定、各项指标好转以及免疫抑制状态改善 诊断驱动治疗还应包括 IFD 相关微生物学和 / 或影像学指标恢复正常 目标治疗根据感染部位、真菌种类和患者情况而定 b		
疗效评估	需结合临床症状、体征、影像学和微生物学结果综合评估 影像学评估：临床症状和体征明显好转患者推荐治疗 14 天后复查 CT G/GM 不推荐作为疗效评估尤其是抗真菌治疗停药的唯一指标		

注：a. 用药推荐不分先后顺序。

b. 念珠菌血症：卡泊芬净和米卡芬净为初始推荐药物，其余可备选药物为氟康唑、两性霉素 B、脂质体两性霉素 B、伏立康唑。治疗应持续至临床症状和体征恢复，且确认血流病原学清除后 2 周以上。

播散性念珠菌病：临床情况稳定，无中性粒细胞缺乏者可首选用氟康唑治疗；伴中性粒细胞缺乏、治疗无效或临床情况不稳定患者，选用棘白菌素类、两性霉素 B 及其脂质体和伏立康唑。治疗持续至血培养转阴和影像学提示病灶完全吸收，常需数月。

中枢神经系统念珠菌病：两性霉素脂质体或联合氟胞嘧啶及伏立康唑为推荐药物。氟康唑可作为临床症状稳定，无粒细胞缺乏且体外药敏敏感患者的治疗。治疗持续至临床症状、体征和影像学异常完全恢复后至少 4 周。

侵袭性曲霉菌病：推荐应用伏立康唑。脂质体两性霉素 B、卡泊芬净和米卡芬净作为备选药物。根据临床严重程度、相关症状和体征恢复速度以及免疫抑制状态改善决定治疗疗程，一般 6~12 周，甚至更长时间。

中枢神经系统曲霉菌病：伏立康唑首选，脂质体两性霉素 B 备选。

毛霉菌病：脂质体两性霉素或两性霉素 B 为首选治疗；泊沙康唑或泊沙康唑联合两性霉素 B 可作为备选方案。除药物治疗外，往往需要联合外科干预或者控制患者基础疾病。

【注释】

经验治疗以持续粒细胞缺乏伴发热且广谱抗菌药物治疗无效作为启动治疗的主要标准，推荐适用于 IFD 高危患者或无条件进行 GM/G 检测的情况下，开始治疗的时间早晚与发生患者 IFD 风险大小相关，通常在发热 4 天或更长时间后开始。血液病患者 IFD 病原体中曲霉菌多见，因此经验性抗菌治疗药物一般选择覆盖曲霉菌的广谱抗真菌药物。与经验治疗比较，诊断驱动治疗不以发热为启动治疗指标，更适合于 IFD 低危患者。无论是经验治疗还是诊断驱动治疗，都应尽可能寻找完善真菌感染证据，除高分辨肺 CT、GM/G 试验外，支气管镜肺泡灌洗液检查，肺穿刺活检，中枢、腹部等其他部位影像学检查，以及真菌 PCR 或者宏基因组测序等都是可采用的技术手段。开始治疗后，需要密切评估患者临床表现和影像以及实验室指标，不断修正诊断调整治疗。可选择的药物需要临床医生根据各单位的流行病学、患者不同治疗时期不同真菌感染的概率来综合评估。IFD 目标治疗由于感染病原菌较为明确，可依据真菌种类、药物抗菌谱、患者具体情况选择用药。

为对真菌的治疗更加有针对性，对来自血和其他无菌部位（如脑脊液、胸腔积液、脑脓肿等）分离出的真菌、需要长期抗真菌治疗或抗真菌治疗效果不佳时建议进行体外药敏试验，以更好地指导临床应用药物。必须指出的是，真菌药敏试验采用“90/60 规则”，这意味着由敏感菌株引起的感染中，90% 的概率治疗有效，而由耐药菌株引起的感染 60% 病例也可能治疗成功。

在预防或治疗失败或者怀疑有药物相关副作用时可以进行伏立康唑、泊沙康唑的治疗性药物浓度监测（TDM）明确是否存在药物浓度不足或药物过量。

宿主中性粒细胞数量和功能异常以及免疫抑制状态是 IFD 危险因素，而中性粒细胞和免疫功能恢复则与 IFD 治疗预后相关。临床适当减停免疫抑制剂，粒细胞集落刺激因子应用和 / 或中性粒细胞输注有助于 IFD 治疗。此外，出现①急性咯血；②为获得组织学诊断；③预防已有累及血管的真菌病灶出血；④去除残留病灶；⑤曲霉菌感染性鼻窦炎、感染性心内膜炎、骨髓炎和关节炎等情况可考虑手术干预。

9　异基因造血干细胞移植过程中病毒感染的检测、预防及治疗

9.1　异基因造血干细胞移植中乙型病毒性肝炎管理

9.1.1　HSCT 后乙型肝炎病毒（HBV）再激活 / 感染及疾病的监测[1-4]

	Ⅰ级推荐	Ⅱ级推荐	Ⅲ级推荐
移植前检查	供受者检测 HBsAg、抗 -HBc 和抗 -HBs HBsAg 阳性或抗 -HBc 阳性时检测 HBV-DNA（1A 类）		
HBV 再激活 / 感染风险评估	高风险患者定义为具有以下条件之一者：HBsAg+ 或抗 -HBc+ 患者 HBV- 患者接受 HBsAg 阳性或抗 -HBc 阳性移植物或血制品（1A 类）		
移植后 HBV 监测	HBV 再激活高风险患者如未接受药物治疗，应密切监测有无 HBV 再激活 接受药物治疗者，在治疗期间定期监测；停药后仍需定期监测有无 HBV 再激活（2A 类）		

注：HBV，乙型肝炎病毒；HBsAg，乙肝表面抗原；抗 -HBc，乙肝核心抗体；抗 -HBs，乙肝表面抗体。

9.1.2　HBV 感染患者的 HSCT 时机[1]

	Ⅰ级推荐	Ⅱ级推荐	Ⅲ级推荐
移植时机	HBsAg 阳性或抗 -HBc 阳性，且 HBV-DNA 阴性患者 HSCT 前给予抗 HBV 药物治疗，按期移植 活动性 HBV 感染（活检证实慢性肝炎活动，或 HBsAg 阳性且 HBV-DNA 高水平）[a] 患者应尽可能推迟 HSCT，并予药物治疗。然而，HBV-DNA 阳性并非移植的绝对禁忌证（2A 类）		

注：a. 活动性 HBV 感染患者 HBV-DNA 高水平，通常是指 HBV-DNA>2×10^7IU/ml[4-5]。

9.1.3 HSCT 患者 HBV 再激活 / 感染的防治[1-4]

	Ⅰ级推荐	Ⅱ级推荐	Ⅲ级推荐
抗病毒药物治疗适应证	HBsAg 阳性或抗 -HBc 阳性患者[a](1A 类)		接受 HBsAg 阳性或抗 -HBc 阳性移植物或血制品的 HBV- 患者(3 类)
抗病毒药物选择	首选第三代抗 HBV 药物(恩替卡韦、替诺福韦) 次选第一代抗 HBV 药物(拉米夫定)(1A 类)		
抗病毒药物治疗疗程[b]			HBsAg 阳性患者:HSCT 前 1 周开始,持续至少 12 个月 抗 -HBc 阳性且 HBsAg 阴性患者:HSCT 前 1 周开始,持续至少 18 个月(3 类)
HBV 疫苗接种[c]			

【注释】

a 国外指南对于抗 -HBc 阳性且 HBsAg 阴性患者(既往感染),推荐药物预防 HBV 再激活或 HSCT 后 12 个月内坚持规律的随访,即每 3 个月监测 HBsAg 和 HBV-DNA。如果 HBV-DNA<1 000IU/ml,每月监测 1 次;出现 HBsAg 阳性或 HBV-DNA>1 000IU/ml 时立即予药物治疗[3]。然而,国内多数中心对既往感染者进行定期随访,未进行常规药物预防 HBV 再激活,鼓励有条件的单位做相关的临床研究。

b 对于药物治疗最佳持续时间仍存在争议[2]。尽管如此,对于 HBsAg 阳性患者推荐药物治疗至少在 HSCT 前 1 周开始,并持续至少 12 个月。如果 HBV-DNA 和 HBsAg 转阴的同时出现抗 -HBs 阳性,表明病毒已被清除,抗病毒治疗可停止。对于既往感染者,推荐药物治疗持续至少 18 个月。患者如合并慢性 GVHD 或持续应用免疫抑制剂建议延长抗 HBV 治疗时间。对于接受 HBsAg 阳性或抗 -HBc 阳性移植物或血制品的 HBV 阴性患者,药物治疗的维持时间尚不明确。

c 国外指南[2,6]建议接受 HSCT 的 HBV 阴性患者在预处理前均应接受 HBV 疫苗接种,并定期监测其抗 HBs 效价(Ⅰ级推荐)。移植前 HBV 阴性患者如未在移植前接种疫苗应在移植 + 6 个月后接受 HBV 疫苗接种(Ⅰ级推荐)。移植前抗 -HBc 阳性患者定期评估抗 -HBs 抗体效价;若无保护效价应接种疫苗。HBsAg 阴性且抗 -HBc 阳性供者在捐献前接种疫苗(Ⅱ级推荐)。HBV 阴性供者 HSCT 前接种疫苗(Ⅲ级推荐)。目前国内多数单位对移植供受者没有常规给予疫苗接种,鼓励进行相关的临床研究[7]。

造血干细胞移植后 HBV 感染 / 再激活的定义见附录 13;乙肝血清免疫学标志物检测内容及意义见附录 14。

9.2 造血干细胞移植中巨细胞病毒感染管理

9.2.1 HSCT 中巨细胞病毒(CMV)感染 / 激活及疾病的监测[8-12]

	Ⅰ级推荐	Ⅱ级推荐	Ⅲ级推荐
移植前 CMV 监测	移植前检测供受者外周血 CMV-IgG 抗体(2A 类)		移植前检测供受者外周血 CMV-DNA(3 类)
受者选择	CMV 血清学阴性患者应尽可能选择血清学阴性供者(1A 类)		CMV 血清学阳性患者,应选择 CMV 血清学阳性供者(2B 类) 血清学阳性或阴性的供者均适合作为供者(2B 类)
移植后 CMV 监测[a]	allo-HSCT 后定期监测患者外周血 CMV-DNA(2A 类)		

【注释】

a 外周血 CMV-DNA 监测推荐定量 PCR（qPCR）检测 CMV-DNA，标本可采用全血、血浆、血清，何种标本最佳尚无定论[9]；传统的 CMV 抗原（pp65）作为 CMV 监测现不推荐。CMV 阳性阈值目前尚无国际公认标准，需结合本单位情况制订[8]。多种指南均推荐在移植后至少 100 天内每周检测 1 次外周血 CMV-DNA，高危（移植前患者血清学阳性、替代供者移植、急性及慢性 GVHD、长期使用糖皮质激素、T 细胞重建延迟等）患者需延长监测时间到 6~12 个月[8,10-11,13]。
CMV 感染 / 再激活的诊断见附录 15，危险因素见附录 16。

9.2.2 CMV 感染 / 激活的预防治疗 a[14-19]

	Ⅰ级推荐	Ⅱ级推荐	Ⅲ级推荐
原发性 CMV 感染 / 激活的预防		对于 CMV IgG 阴性患者，为避免发生输血传播的原发性 CMV 感染，建议输注 CMV 血清学阴性或去白细胞血制品（2A 类）	
预防指征	高危患者（单倍型移植、脐血造血干细胞移植、接受 ATG 预处理等）		
预防治疗	来特莫韦（1A 类）		
预防治疗的时机	移植后 28 天内启动，持续至移植后 100 天（1A 类）		

【注释】

a 近期发表的随机对照研究显示，移植后 28~100 天使用来特莫韦进行预防能有效减少 CMV 激活，因此来特莫韦也获得国际指南的推荐[15-16]。EBMT 的问卷调查显示：欧洲约有 62% 的移植中心将来特莫韦用于高危患者（单倍型移植、脐血造血干细胞移植、接受 ATG 预处理等）的 CMV 激活预防[17]；对于高危人群，特别是急慢性 GVHD 患者，可考虑适当延长疗程或重新启动 CMV 激活预防，应用至免疫抑制剂减量[18-20]。来特莫韦在中国上市以来，越来越多的中心将来特莫韦用于高危人群的 CMV 感染 / 激活的预防治疗。

9.2.3 CMV 感染 / 激活的抢先治疗 a[8,10-12,21]

	Ⅰ级推荐	Ⅱ级推荐	Ⅲ级推荐
治疗指征	CMV-DNA 血症（1A 类）		抢先治疗的 CMV-DNA 阳性阈值应根据各单位所采用的检测技术和移植体系调整（2B 类）
一线抢先治疗	静脉注射更昔洛韦或膦甲酸钠（1A 类）	缬更昔洛韦，严重胃肠道 GVHD 患者除外（2A 类）	CMV-CTL 联合抗病毒药物（3 类）
二线抢先治疗			西多福韦（2B 类） 联合使用半量的膦甲酸钠与半量的更昔洛韦（2B 类） CMV-CTL、来氟米特、青蒿琥酯、脂质体西多福韦、maribavir（3 类） 酌情减量免疫抑制剂（3 类）

注：CMV-CTL. 巨细胞病毒特异性细胞毒性 T 细胞。

【注释】

a 预防即针对 CMV 血症给予抢先治疗[8,10-11]。目前无统一的启动抢先治疗的 CMV-DNA 阳性阈值。更昔洛韦和膦甲酸钠作为一线药物选择[22]，更昔洛韦因其骨髓抑制作用，建议白细胞计数 $<0.5\times10^9$/L 或血小板计数 $<20\times10^9$/L

的患者谨慎使用;膦甲酸钠的主要不良反应为肾毒性[22]。抢先治疗疗程至少 2 周,直至 CMV 转阴。抢先治疗前 2 周内 CMV-DNA 载量升高,无须更改药物。如果治疗 2 周后 CMV 仍不转阴,可考虑每天给予一次抗病毒治疗的维持治疗[8]。

9.2.4 CMV 疾病的治疗 a[8,10-11,23]

	Ⅰ级推荐	Ⅱ级推荐	Ⅲ级推荐
治疗药物	更昔洛韦(2A 类) 膦甲酸钠(2A 类)		西多福韦(2B 类) 联用全量的膦甲酸钠与全量的更昔洛韦(2B 类) 玻璃体内注射更昔洛韦或膦甲酸钠治疗 CMV 视网膜炎(2B 类) 缬更昔洛韦(重度胃肠道 GVHD 除外)(3 类)
IVIG 或高效价 CMV 特异性丙种球蛋白			CMV 肺炎患者推荐使用 IVIG 或高效价 CMV 特异性丙种球蛋白(3 类)
免疫抑制剂调整			酌情减量免疫抑制剂(3 类)
CMV 过继免疫治疗			allo-HSCT 后难治性 CMV 感染可使用 CML-CTL 治疗(2B 类)

【注释】

a CMV 疾病的治疗分为诱导和维持治疗,疗程尚无定论。诱导治疗是指开始治疗至症状缓解且外周血 CMV 转阴,通常需要 3~4 周;当 CMV 转阴后继续维持治疗 2~4 周[10]。CMV 疾病的一线与二线抗病毒药物选择与抢先治疗相同[8,11]。更昔洛韦联合膦甲酸钠并不能增加疗效,但往往会增加毒性。西多福韦联合更昔洛韦或膦甲酸钠可能提高疗效[23-26]。CMV 耐药较少见,若治疗 2 周后 CMV 定量增加、伴或不伴 CMV 疾病临床表现的进展,则考虑存在 CMV 耐药,需更换为二线治疗[8]。

CMV 感染治疗的常用药及用法见附录 17。

9.2.5 CMV 耐药 a[8]

	Ⅰ级推荐	Ⅱ级推荐	Ⅲ级推荐
耐药检测			临床怀疑 CMV 耐药时,应进行 CMV 耐药检测(3 类)
治疗		马立巴韦(2A 类)b	
药物调整		耐药检测结果回报前,应对病毒载量上升或疾病恶化的患者进行治疗调整(2B 类)	

【注释】

a CMV 耐药机制包括基因突变所致的耐药和缺少基因突变的临床耐药[24]。CMV 耐药定义:①难治性 CMV 感染,外周血病毒载量经至少 2 周的适当抗病毒治疗后增加超过 1 个对数级;②临床诊断难治性 CMV 感染,外周血病毒载量经至少 2 周的适当抗病毒治疗后维持原来水平或升高不超过 1 个对数级;③难治性 CMV 终末器官疾病,经至少 2 周的适当抗病毒治疗后临床症状或体征恶化,或进展为终末器官疾病[25-26];④临床诊断难治性 CMV 终末器官疾病,经至少 2 周的适当抗病毒治疗后临床症状或体征无改善;⑤抗病毒药物耐药,一个或多个基因突变所致的耐药。

b 最新的一项马立巴韦治疗难治性 CMV 感染的 3 期 RCT 研究显示:马立巴韦治疗组的 CMV 转阴率明显优于研究者指定的治疗组(IAT),且副作用较 IAT 组明显降低[27],由于马立巴韦尚未在中国上市,推荐级别为 2A 类。

9.3 异基因造血干细胞移植后 EB 病毒感染的管理

9.3.1 HSCT 后 EBV 再激活及疾病的监测[28-33]

	Ⅰ级推荐	Ⅱ级推荐	Ⅲ级推荐
移植前检查	移植前检测供受者 EBV 抗体(2A 类)		移植前检测供受者外周血 EBV-DNA(3 类)
供者选择		血清学阴性患者宜选 EBV 血清学阴性供者(2A 类)	血清学阳性患者宜选 EBV 血清学阳性供者(3 类)
EBV 再激活危险分层	高危患者定义为具有 1 个危险因素 T 细胞去除、供受者 EBV 血清学不合、替代供者、脾切除,二次移植、重度急 / 慢性 GVHD、接受强烈免疫抑制治疗的同胞全相合移植(2A 类); 替代供者移植(无关供者、单倍体供者及脐血移植)		
移植后监测	高危人群定期监测外周血 EBV-DNA^{a}(2A 类)		

【注释】

a 外周血 EBV-DNA 监测推荐定量 PCR 检测 EBV-DNA,标本可采用全血、血浆、血清,何种标本最佳尚无定论。阳性阈值目前尚无国际公认标准,需结合本单位情况制订[32]。监测开始时间不晚于 allo-HSCT 后 4 周,如患者具有多个危险因素应提前开始监测;监测频率为每周 1 次,如出现阳性推荐增加监测频率;至少需监测至 allo-HSCT 后 4 个月,对于 T 细胞重建不良的患者(重度急 / 慢性 GVHD;采用 T 细胞去除(TCD)的单倍体 HSCT;接受过 TCD 治疗;移植后早期出现 EBV 再激活患者)考虑延迟监测时间[32]。

9.3.2 EBV 再激活的预防[32,34]

	Ⅰ级推荐	Ⅱ级推荐	Ⅲ级推荐
CD20 单抗			预防性应用 CD20 单抗可能降低 EBV-DNA 血症风险,但可能导致持续性全血细胞减少及感染增加(3 类)
EBV-CTL			能有效预防 EBV-PTLD 的发生,但受到制备过程的限制(3 类)

注:EBV-CTL. EBV 特异性细胞毒性 T 细胞。
不推荐用抗病毒药物预防 EBV 再激活,也不推荐应用干扰素或 IVIG 预防。

9.3.3 EBV 血症的抢先治疗[32,35-37]

	Ⅰ级推荐	Ⅱ级推荐	Ⅲ级推荐
治疗指征	EBV-DNA 血症^{a}		
抢先治疗方案	CD20 单抗(2A 类) 减量免疫抑制剂(2A 类)		供者或第三方来源 EBV-CTL(3 类),需权衡引起 GVHD 风险

【注释】

a 目前没有公认的开始抢先治疗的外周血 EBV-DNA 阈值,如出现连续 2 次阳性且 EBV-DNA 快速升高或 EBV-DNA 持续阳性,需考虑开始抢先治疗,同时结合单位的临床经验及实验室结果判断[32]。不推荐应用抗病毒药物抢先治疗 EBV 血症。

9.3.4 EBV-PTLD/ 其他终末器官疾病的治疗[38-41]

		Ⅰ级推荐	Ⅱ级推荐	Ⅲ级推荐
EBV-PTLD	一线治疗	CD20 单抗(2A 类) 减量免疫抑制剂 + CD20 单抗(2A 类) 不推荐手术、IVIG、抗病毒药物		供者或第三方来源 EBV-CTL(3 类),需权衡引起 GVHD 风险
	二线治疗		EBV-CTL 或 DLI(2A 类)	化疗 +CD20 单抗(2B 类)
CNS-PTLD			CD20 单抗 ± 化疗(2A 类)	静注或鞘注 CD20 单抗 a(3 类) EBV-CTL(3 类),需权衡引起 GVHD 风险 放疗(3 类)
EBV 终末器官疾病		针对累及器官对症支持治疗		CD20 单抗(3 类) 减量免疫抑制剂(3 类)

注:DLI. 供者淋巴细胞输注。

【注释】

a 小样本研究显示鞘注 CD20 单抗对 CNS-PTLD 有效,但剂量和疗程尚需进一步探讨[42-43]。

EBV 疾病的诊断见附录 18。

10 异基因造血干细胞移植后白血病 / 骨髓增生异常综合征复发的监测、预防、治疗

10.1 移植后复发的监测

10.1.1 常用 MRD 检测方法

常用检测方法	Ⅰ级推荐	Ⅱ级推荐	Ⅲ级推荐
多参数流式细胞术(MFC)	检测白血病相关免疫表型(LAIP)或有别于正常的表型(different from normal,DfN),灵敏度 10^{-4}~10^{-3}(2A 类)[1]		
染色体		G 显带、R 显带和 / 或荧光原位杂交(FISH),灵敏度 10^{-2}(2A 类)	
RT-qPCR		检测特异的白血病相关基因或基因突变 证据充分靶点:*NPM1*,*CBFB-MYH11*,*RUNX1-RUNX1T1* 灵敏度 10^{-5}~10^{-4}(2A 类)	证据欠缺靶点: *KMT2A-MLLT3*(即 *MLL-AF9*),*DEK-NUP214*,*BCR-ABL1*,*WT1* 灵敏度 10^{-5}~10^{-4}
供受者嵌合状态的检测		STR-PCR 或 FISH(性别不合移植),灵敏度 1%~5%(2A 类)	
二代测序(NGS)			除胚系突变和克隆性造血突变(DAT)以外的所有的体细胞突变均具有潜在 MRD 的预后判断价值,灵敏度 10^{-4}~10^{-2}(3 类)
数字 PCR(dPCR)			特异性突变和白血病融合基因:*NPM1* 突变和(*CBF*)-*AML* 融合基因,灵敏度 10^{-4}~10^{-3}(3 类)

【注释】

1. MRD 监测的意义　MRD 的监测应该贯穿移植的前中后，并应在移植后尽早监测 MRD 来预测患者预后。多种 MRD 监测手段的联合应用可以提高对移植后复发预测的灵敏度。移植前 MRD 监测可为患者的预后及移植后复发风险评估提供依据。

2. PCR 检测的分子学标志　AML 患者 MRD 常用的靶基因包括特异分子生物学标志［*TEL-AML1*、*BCR-ABL*、*RUNX1-RUNX1T1*（*AML1-ETO*）、*CBFβ-MYH11*、*NPM1*、*MLL* 重排等］和非特异标志（*IgH* 重排、*WT1* 等）。ALL 患者 MRD 常用的靶基因包括 *BCR-ABL* 和非特异标志（IgH 重排）。

3. DAT　指 *DNMT3A*、*ASXL1* 和 *TET2* 突变，这三个基因突变都是与克隆性造血相关的突变，因此不能作为 MRD 的监测指标。

4. 监测频率　AML 和 ALL 一般建议在移植后 +1、+2、+3、+4、+6、+9、+12、+18、+24、+36、+48、+60 个月检测骨髓形态学、MRD 和嵌合状态，必要时增加检测频度。出现 MRD 时，建议 2 周内复查以明确是否有复发趋势。移植后一旦复发，应该完善骨髓形态、免疫分型、融合基因和细胞来源的检查；CML 患者融合基因检测：建议每 3 个月 1 次，共 2 年；随后每 6 个月 1 次，共 3 年。进行骨髓或外周血的 PCR 监测，达到完全细胞遗传学反应（CCyR）且融合基因检测持续阴性者按上述频率持续监测，allo-HSCT 后及早发现 BCR-ABL1 转录本有助于在出现复发之前识别可能需要抢先治疗的患者。骨髓染色体核型分析或 FISH：建议每 3 个月 1 次，共 2 年；随后每 6 个月 1 次，共 3 年。

5. HLA loss 尚无标准化监测方法，文献推荐应用 NGS 或者定量 PCR。检测 HLA Loss 的时机为患者出现血液学复发时。

10.1.2　判定 MRD 阳性的标准

检测方法	Ⅰ级推荐	Ⅱ级推荐	Ⅲ级推荐
MFC	连续 2 次阳性，且间隔 10~14 天（2A 类）		
PCR 监测		WT1 阳性阈值应根据各单位所采用的检测技术和结果进行设定，WT1 连续 2 次阳性，且间隔 10~14 天（2A 类） 对于 NPM1、RUNX1-RUNX1T1、CBFβ-MYH11、DEK-NUP214 将 MRD 阳性定为 >1%（2A 类）	
STR-PCR 或 FISH		动态监测 STR（2A 类）	
NGS	实验室 NGS 检测灵敏度及病理意义精准解读是目前阻碍 NGS-MRD 在常规诊断中实施的主要问题。目前尚无具体的推荐来保证 NGS 在不同实验室之间的标准化和可比性（1A 类）		动态监测骨髓 NGS-MRD 有助于判断移植预后：所有移植前和移植后 1 个月突变均持续阳性的 AML 患者，与移植后更高的复发率和更差的总体生存率显著相关（3 类）[2]

【注释】

1. MFC　仍然采用 ELWP 的 0.1%（AML）以及 0.01%（ALL）。

2. PCR　北京大学人民医院报道 WT1 阳性的界值为 0.6%，儿童为 1.5% 左右[3]，其他中心根据各自实验室的标准进行阈值设定。不同病种的 MRD 阳性标准如下。Ph+ALL：①移植后 *BCR-ABL* 融合基因未转阴；②连续 2 次（间隔小于 1 个月）复查的结果未降低；③移植后任何时间点高于 1% 或移植后 BCR-ABL 由阴性转为阳性。CML：①移植后 1 个月 *BCR-ABL* 融合基因比基线水平未下降 2 个对数值且连续 2 次（间隔小于 2 个月）复查的结果未降低；②移植后 3 个月未达到 MMR（比基线水平下降 3 个 log）；③移植后 BCR-ABL 连续 2 次检测（间隔 2 个月内）由阴转阳或上升 1 个 log。伴 RUNX1-RUNX1T1 白血病：①移植后 1、2、3 个月 RUNX1-RUNX1T1 较基线水平下降小于 3 个对数级；②移植后 RUNX1-

RUNX1T1 高于 0.4%。伴 CBFβ-MYH11 白血病：移植后与基线相比下降小于 3 个 log。其他类型白血病（MLL、TLS-ERG、E2A-PBX1、SIL-TAL1、ETV6-RUNX1）：检测到超过 0 则认为 MRD 阳性。

3. STR 或 FISH 显示嵌合体受者比例增加　当采用嵌合状态判定干预指征时，尚无统一意见，动态监测 STR 有助于判断疾病复发并指导免疫调节治疗的时机和疗效。系列特异性 STR 可提高检测的灵敏度。

4. *NPM1* 突变是目前监测移植后 MRD 有效的指标　在移植后采用等位基因特异性寡核苷酸聚合酶链式反应（ASO-PCR）动态检测骨髓中 NPM1 突变，移植后 NPM1 突变水平增加 10% 以上与移植后复发、不良预后相关[4]。

10.2　移植后复发的预防

10.2.1　AML 移植后复发的预防

预防策略	Ⅰ级推荐	Ⅱ级推荐	Ⅲ级推荐
供者选择		MRD 阳性的高危 AML 患者或者拥有年轻子女的老年 AML 患者优先选择单倍型移植（2A 类）	
预处理方案改进		NR 患者预处理应用低剂量 DAC 联合改良 BUCY（2A 类）	预处理加入新药（3 类）
免疫治疗	提前减停免疫抑制剂、预防性或抢先性 DLI[5]（2A 类）		加用干扰素 -α、IL-2、乌苯美司等（3 类）
靶向药物	FLT3 抑制剂索拉非尼（1A 类）		
去甲基化药物	地西他滨（DAC）联合 G-CSF[6]（1A 类）、阿扎胞苷（AZA）巩固维持[7-8]（2A 类）		

【注释】

1. 预防治疗　是指针对移植前处于复发 / 难治状态的高危患者在出现细胞遗传学 / 分子（生物）学复发前采取的措施。

2. 供体选择　针对移植前形态学缓解 MRD 阳性 AML 患者，单倍体移植与同胞全相合相比，无白血病生存率显著更高，提示对于移植前 MRD 阳性 AML 患者，单倍体移植预后更佳[9]。

3. 预处理加入新药，新药应具备更强抗肿瘤活性和 / 或更低毒性。

4. 免疫抑制剂减停　同胞 HLA 全相合移植 60 天内、非血缘脐血移植 60 天内、单倍型移植 100 天内减停免疫抑制剂需谨慎。

5. DLI 预防性治疗　①输注时机，如果移植后无 GVHD，早期应用（+30 ~ +120 天）。②输注细胞，可以采用单采的供体淋巴细胞或者改良 DLI，G-CSF 动员后的供者细胞；回输剂量根据不同移植方式，移植后时间长短，肿瘤负荷水平决定输注剂量。以剂量递增方式输注，新鲜或冻存的 MNC 均可，建议移植时冻存备用。③ DLI 相关 GVHD 预防，根据本中心的经验，决定是否预防。北京大学人民医院推荐继续原有 CsA，同胞 HLA 相合 DLI 后应用 CsA 不少于 4 周；单倍型 DLI 后 CsA 应用不少于 6 周，至少用到移植后 100 天。MTX 预防 GVHD，DLI 后 1、4、8 天各给药 1 次，以后 10mg 每周 1 次共 4~6 次。

10.2.2　ALL 移植后复发的预防

	Ⅰ级推荐	Ⅱ级推荐	Ⅲ级推荐
移植方式选择	MRD 阳性患者优先选择单倍型移植（2A 类）	①无关供者移植（推荐选择 MUD，无 MUD 的情况下可选择 MMUD）[10]（2A 类） ②脐带血干细胞移植[11]（2A 类）	
预处理方案调整	TBI 联合 CTX（2A 类）	TBI/Cy 联合 VP-16[12]（2A 类）	新药（2B 类）

续表

	Ⅰ级推荐	Ⅱ级推荐	Ⅲ级推荐
靶向药物治疗	Ph+ ALL: ①预防性应用 TKI 大于 1 年,定期监测 BCR-ABL,若为阴性或转阴则停药,继续监测,若为阳性则按抢先治疗处理(2A 类) ②血液学缓解患者,BCR-ABL 为阴性也应预防性应用 TKI(2A 类)		Ph-ALL MRD 阳性患者移植前采用贝林妥欧使 MRD 转阴(2B 类) B-ALL:奥加伊妥珠单抗治疗(2B 类)
免疫治疗	Ph-ALL:预防性应用 DLI (可选 mDLI)(2A 类)	提前减停免疫抑制剂(2A 类)	免疫调节剂治疗(3 类)
其他			MPAL:CAR-T 治疗桥接异基因造血干细胞移植[13](3 类)

【注释】

1. 预处理方案　全身照射(TBI)剂量:12Gy 分 6 次照射。

2. TKI　伊马替尼的起始剂量为 400mg/d,无效后进入抢先治疗;也可以参考移植前疗效和基因突变情况选用其他类型的 TKI。

3. 贝林妥欧单抗(blinatumomab)是一种 CD3/CD19 的双特异性抗体,可以特异性结合 B 细胞表面的 CD19 与 T 细胞表面的 CD3 受体,目前贝林妥欧单抗治疗 Ph-ALL 的疗效已得到证实,能够使患者 MRD 转阴,在深度缓解的状态下接受移植[14]。

4. 减停免疫抑制剂的说明　同胞全相合移植、非亲缘脐血移植不推荐在 60 天内减停免疫抑制剂、单倍型移植不推荐在 100 天内减停免疫抑制剂,在有活动性的 GVHD 的前提下不推荐提前减停。

5. 奥加伊妥珠单抗为靶向 CD22 的抗体偶联药物(ADC),在 CD22 低表达或不表达时不推荐使用,应用过程中需要关注肝小静脉闭塞病(VOD)的发生。

10.2.3　MDS 移植后复发的预防

	Ⅰ级推荐	Ⅱ级推荐	Ⅲ级推荐
免疫抑制剂	酌情减停(2A 类)		
化疗		减低剂量去甲基化治疗(2A 类)	
其他			
预处理方案			地西他滨 +BUCY2 强化预处理方案(3 类)

【注释】

1. 对于移植前经强化化疗或去甲基化药物治疗后未达 CR、移植前外周血原始细胞比例>3% 及有基因(*TP53*、*EZH2*、*ETV6*、*RUNX1*、*ASXL1*)突变的 MDS 患者采取维持治疗以预防复发。

2. 免疫调节治疗　在没有 GVHD 的情况下,①提前减停免疫抑制剂(+100 天前):+30 天开始减少 MMF,+60~90 天减少环孢素;②预防性 DLI 治疗:如果患者无 GVHD 发生或明显复发,可建议在 +100 天后或停用免疫抑制药 1 个月后进行预防性 DLI 治疗。

3. 减低剂量去甲基化治疗　①阿扎胞苷 32mg/m^2 × 5 天,每月一次;②地西他滨 5~10mg/m^2 × 5 天,每月一次;如果可以耐受,+60 天开始,疗程为 12~24 个月。

4. AZA 联合 DLI 是目前用于治疗移植后复发高危 MDS 的有效方案。

造血干细胞治疗

10.2.4 CML 移植后复发的预防

移植前为进展期(AP 及 BP)且移植后 *BCR/ABL1* 融合基因持续阴性的患者需 TKI 治疗至少 1 年(2A 类),治疗起始时间从移植后第 3 个月开始,TKI 药物的选择取决于移植前对 TKI 治疗反应、预期毒性以及 BCR/ABL1 激酶区突变情况。对于移植后没有干预治疗的患者,除监测融合基因外,也要进行微小残留病变的监测。

突变类型	药物选择
V299L	尼洛替尼、博纳替尼
T315A	尼洛替尼或博舒替尼、博纳替尼、伊马替尼(如果是在达沙替尼治疗中出现的)
F317L/V/I/C	尼洛替尼、博纳替尼、博舒替尼
Y253H	达沙替尼或博舒替尼、博纳替尼
E255K/V	达沙替尼或博舒替尼、博纳替尼
F359V/C/I	达沙替尼或博舒替尼、博纳替尼
T315I	博纳替尼或奥马西他辛或奥雷巴替尼以及临床试验
任意其他突变	博纳替尼、达沙替尼、尼洛替尼、博舒替尼

10.3 移植后复发的抢先治疗

10.3.1 AML 移植后复发的抢先治疗

抢先策略	Ⅰ级推荐	Ⅱ级推荐	Ⅲ级推荐
免疫抑制剂	酌情减停		
靶向药物			如 FLT3 抑制剂(3 类)
细胞免疫治疗	DLI [15](2A 类)		CAR-T(3 类)
干扰素		IFN-α [16-18]	

【注释】

1. 抢先治疗指对移植后出现细胞遗传学/分子(生物)学复发、未达血液学复发的患者采取的措施。干预时机或适用人群:参考 MRD 阳性标准即抢先治疗的指征。

2. 减停免疫抑制剂 根据移植后 MRD 发生时间和 GVHD 情况决定。+100 天内减停需谨慎。

10.3.2 ALL 移植后复发的抢先治疗

	Ⅰ级推荐	Ⅱ级推荐	Ⅲ级推荐
免疫抑制剂的调整		减停免疫抑制剂(2A 类)	
靶向药物	Ph+ALL:TKI(2A 类)	Ph-ALL:入组临床试验或者选择新的靶向药物(2A 类)	
免疫治疗	肿瘤消减治疗 +DLI(可选择 mDLI)(2A 类)		单独 DLI 治疗(3 类) blinatumomab [19](3 类) CAR-T、NK 细胞治疗等(3 类)
干扰素治疗			IFN-α-2b(2B 类)
其他			

【注释】

1. 减停免疫抑制剂　根据移植后 MRD+ 时间和 GVHD 情况决定。+100 天内减停需谨慎。

2. 靶向药物选择：若存在 ABL 激酶区突变，可根据突变位点选择合适 TKI。① *Y253H*、*E255K/V*、*F359C/V/I*：达沙替尼；② *F317L/V/I/C*、*V299L*、*T315A*：尼洛替尼；③两者均耐药，可以考虑奥雷巴替尼，目前已在国内上市，博纳替尼抑或入组临床试验，博纳替尼国外经验疗效确切，我国尚未上市。

3. 消减肿瘤治疗 +DLI(可选择 mDLI)　①消减肿瘤治疗方案根据患者的体能状态、有无合并症、白血病生物学特征、治疗靶点以及既往化疗敏感方案，选择合适的治疗方案；②输注细胞及 GVHD 的预防见预防措施。

4. DLI 前首先考虑减停免疫抑制剂，减停时机　① +2~+90 天：维持原有 CsA，予化疗 +DLI；②>+90 天：第一次 MRD(+)时即停用 CsA，观察两周，若 GVHD(-)而 MRD(+)予化疗 +DLI，若 GVHD(-)且 MRD(-)可用 IFN-α。活动性 GVHD 不推荐进行 DLI，建议在 DLI 后 1、2、3、4、5、6、7、12 个月评估 MRD，之后每 6 个月评估一次，根据 MRD 及 GVHD 状态调整治疗方案。

5. 干扰素治疗　使用 IFN-α-2b 治疗时，如果：①患者不能耐受治疗；②发生Ⅲ度或更高级别的 GVHD；③经过 1 个月以上的治疗后病情没有得到控制并有进展时，应终止治疗。

10.3.3　MDS 移植后复发的抢先治疗

治疗策略	Ⅰ级推荐	Ⅱ级推荐	Ⅲ级推荐
免疫抑制剂	停用免疫抑制剂(2A 类)		
化疗	去甲基化药物(2A 类)		
免疫治疗			干扰素(3 类)

【注释】

1. 抢先治疗　对于移植前达 CR，移植后 MRD 检测阳性或者供者嵌合度降低(与 MRD 无关)的患者进行抢先治疗。

2. 免疫调节　在没有 GVHD 的情况下，①提前减停免疫抑制剂(+100 天之前)；② +100 天后抢先 DLI 治疗。

3. 去甲基化药物　①阿扎胞苷：阿扎胞苷 $75mg/m^2 \times 7$ 天，皮下注射，每月 1 次；②地西他滨：地西他滨 $20mg/m^2 \times 5$ 天 ~10 天，每月 1 次，但会出现明显的血液学毒性；在同种异体移植后早期(<100 天)出现白细胞减少或血小板减少的情况下减低剂量。如果出现肾功能不全、Ⅳ度肝毒性或出现 GVHD 或严重恶化，应停止治疗。在 MRD 阳性或供者嵌合度降低后尽快开始治疗，根据反应如果可以耐受，应持续 12~24 个月。

4. 北京大学血液病研究所的前瞻性临床研究显示，MRD 阳性患者应用抢先干预性干扰素治疗与干预性 DLI(化疗 + DLI)疗效相当[20]。重组人干扰素 α，2~3 次 / 周，皮下注射 6 个周期，≥16 岁患者，每次 3MU(百万单位)，<16 岁每次 $3MU/m^2$(上限 3MU)。可酌情延长干扰素 α 的治疗时间，若出现严重 GVHD、严重感染、≥3 度毒性，则停用干扰素。

10.3.4　CML 移植后 MRD 阳性患者的抢先治疗

治疗策略	Ⅰ级推荐	Ⅱ级推荐	Ⅲ级推荐
免疫抑制剂	减停免疫抑制剂		
化疗		高三尖杉酯碱	
免疫治疗	DLI(2A 类)	干扰素	
靶向治疗	TKI(2A 类)		
其他		临床试验	

【注释】

1. MRD 阳性患者，应检测 ABL 激酶区是否存在突变，依照检测结果选择 TKI 治疗。同时取决于既往 TKI 治疗的反应、耐受性。

2. 奥马西他辛已经证实可以对多种 TKI 耐药的 AP-CML 患者包括携带 *T315I* 突变的患者有效[21]，其用法为 $1.25mg/m^2$，2 次 /d，皮下注射，d1~14，每 28 天为一疗程。

10.4 移植后复发的治疗

10.4.1 AML 移植后复发的治疗

治疗策略	Ⅰ级推荐	Ⅱ级推荐	Ⅲ级推荐
免疫抑制剂	停用免疫抑制剂(2A 类)*		
化疗		根据患者体能状态、合并症、肿瘤负荷、既往治疗有效方案选择相应治疗方案	
免疫治疗	建议化疗 +DLI*(2A 类)		IFN-α 活化 DLI[22]、CAR-T 治疗[23]、供者 NK 细胞治疗(3 类)CD38 CAR-T[24]、CD19 CAR-T[25]和 CLL1 CAR-T[26]治疗(3 类)
靶向治疗		FLT3 抑制剂(2A 类)	如 Bcl-2 抑制剂、临床试验(3 类)
去甲基化药物		地西他滨、阿扎胞苷联合其他治疗方案(2A 类)	
二次移植		二次移植(2A 类)	

*. 有条件的单位应在复发时先检测 HLA Loss。

【注释】

1. AML 移植后复发　如果为 HLA-loss 型复发,停用免疫抑制剂和 DLI 治疗并不能增强 GVL 效应,对复发的治疗是无效的[27]。

2. 化疗方案选择　根据原始细胞数、既往用药史选择既往有效或目前治疗单位常用的方案,如阿糖胞苷 + 阿克拉霉素(AA)或阿糖胞苷 + 高三尖杉酯碱(HA),也可选择其他新药如去甲基化药物等。DLI 方案:化疗药物停止 2~3 个半衰期后输注;北京大学血液病研究所输注 G-CSF 动员后的外周血造血干细胞有核细胞剂量为 1×10^8/kg;也可选择递增式输注等方式。

3. DLI 相关 GVHD 预防　依供者类型和既往 GVHD 情况选用 CsA 或 MTX,同胞 HLA 相合者 DLI 后应用 MTX 共 4 周,每周 1 次,每次 10mg;单倍型移植患者,如复发前无重度 GVHD,应用 CsA 3 周,之后无 GVHD 开始减量继之以 MTX 3 周,用法如上;如复发前曾有重度 GVHD,应用 CsA 6 周,4 周时无 GVHD 即开始减量,至 6 周停药。若为同胞 HLA 全相合移植,递增式 DLI 不一定常规作 GVHD 预防。

4. Bcl-2 抑制剂　venetoclax 目前常与其他药物联合应用,如去甲基化药、低剂量阿糖胞苷和挽救性化疗方案。

5. 二次移植　应根据复发时间早晚、上述治疗后 MRD 是否转阴,并结合患者身体状况、个人意愿决定是否进行。二次移植时应考虑 HLA-loss 复发的患者不能再次选择原供者,需更换其他合适的供者。

6. 髓外复发　目前无推荐方案。除上述全身治疗外,可采用局部放疗,另外采用腰椎穿刺联合鞘注的方法预防及治疗 CNSL。

10.4.2 ALL 移植后复发的治疗

治疗	Ⅰ级推荐	Ⅱ级推荐	Ⅲ级推荐
免疫调整		停用免疫抑制剂(WIS)(2A 类)	
靶向药物	Ph+ALL:TKI 治疗(2A 类) Ph-B-ALL:联合分子靶向治疗或者联合免疫靶向治疗	Ph-ALL:可入组临床试验(2A 类)	
免疫治疗	化疗 +DLI(可选择 mDLI)(2A 类) B-ALL:CD19 CAR-T 细胞治疗[28](2A 类)	B-ALL:序贯使用(CD19/CD22)CAR-T 治疗[29](2A 类) Ph+ALL:贝林妥欧单抗 ± TKI 治疗[30] Ph-ALL:贝林妥欧单抗(2A 类)	其他免疫治疗联合 mDLI(3 类) T-ALL:CD7 CAR-T 治疗[31](3 类) B-ALL:奥加伊妥珠单抗治疗[32](2B 类)

续表

治疗	Ⅰ级推荐	Ⅱ级推荐	Ⅲ级推荐
化疗	氟达拉滨 + 蒽环类药物或以氟达拉滨为基础的方案(2A 类)		
二次移植			如化疗或靶向治疗有效,可行二次移植(2B 类)
其他	临床试验		
髓外白血病复发的治疗	CNSL:鞘内注射化疗药物 / 全脑加全脊髓放疗(2A 类)		EMR(除 CNSL):全身治疗联合或不联合 DLI 或单独局部治疗(3 类)

【注释】

1. 免疫调整　移植后复发仅停用免疫抑制剂很难达到完全缓解,针对少数肿瘤负荷低、较惰性的白血病可能有效[33]。复发但未发生 GVHD 的患者可以考虑停用免疫抑制剂(WIS)。

2. 免疫治疗　化疗 +DLI(可选择 mDLI),输注时间、输注细胞及 GVHD 的预防见预防措施。

3. 靶向药物治疗　使用 TKI 治疗期间连续监测 BCR-ABL 均转阴,TKI 至少应用 1 年,若持续不转阴或转阴后再次转阳,进行 ABL 激酶区突变检查后决定是否更换 TKI(更换方案见抢先治疗)。

4. 髓外复发的治疗　局部治疗包括手术切除、鞘内注射和局部放疗,全身治疗包括化疗、DLI 和二次移植,多数研究显示,单纯局部治疗往往伴随之后包括髓内的全面复发,故推荐进行全身治疗 ± DLI 进行治疗,鞘注化疗应掌握时机,推荐在外周血没有原始细胞,血细胞计数安全后行腰椎穿刺。药物可选择 MTX 10~15mg/ 次 + 地塞米松(两联)或 MTX+Ara-C 30~50mg/ 次 + 地塞米松(三联)。鞘内注射次数一般应达 6 次以上,高危组患者应达 12 次以上。鞘内注射频率不超过 2 次 / 周,放疗一般在缓解后巩固化疗期或维持治疗时进行。头颅放疗剂量 2.0~2.4Gy,脊髓放疗剂量 1.8~2.0Gy,分次完成。此外,奥加伊妥珠单抗对 CNSL 治疗也有更好的效果[34]。

10.4.3　MDS 移植后复发的治疗

治疗策略	Ⅰ级推荐	Ⅱ级推荐	Ⅲ级推荐
二次移植	二次移植(2A 类)		
免疫治疗	化疗联合 DLI 或 DLI(2A 类)		
靶向治疗			IDH2 抑制剂 Enasidenib(3 类)

【注释】

1. 化疗联合 DLI　①治疗前应确认供受者嵌合状态是否为供者型;②化疗方案选择:阿糖胞苷 + 阿克拉霉素(AA)或阿糖胞苷 + 高三尖杉酯碱(HA);③ DLI:化疗药物停止 2~3 个半衰期后输注。

2. 二次移植　没有证据支持二次移植换用另一个供者可进一步获益。

3. 新型靶向治疗　*IDH2* 突变蛋白抑制剂 Enasidenib 可以诱导 *IDH2* 突变的 MDS 患者血液学甚至分子水平缓解。另外,APR-246 可用于治疗 *Tp53* 阳性 MDS。

10.4.4　CML 移植后复发的治疗

停用免疫抑制剂,可考虑 TKI 联合或不联合 DLI(TKI 的选择取决于先前的治疗,BCR-ABL1 突变状态以及移植后的并发症)或奥马西他辛或临床试验(2A 类)。

【注释】

达沙替尼用于治疗 allo-HSCT 后髓外复发可能有效,包括 CNSL 的复发[35]。

11 异基因造血干细胞移植后随访

移植时间	Ⅰ级推荐	Ⅱ级推荐	Ⅲ级推荐
出院至 +100 天	**频率**:+1 个月内每周评估,+1 个月后隔周直至 +2 个月,之后每月评估或直至出现症状 **内容**:①全面体检,重点关注有无 aGVHD、感染和肺部合并症表现,血常规、肝肾功能、免疫抑制剂浓度、CMV-DNA、EBV-DNA;②+1 个月评估嵌合率;③定期评估原发病		
+3 个月之后	**频率**:+1 年内每月评估或直至出现症状 **内容**:①全面体检,关注有无 GVHD 的表现;②血常规、生化全项、免疫抑制剂浓度;③定期评估原发病;④定期评估嵌合体(AA 患者);⑤ 17 岁以下患者每 3 个月测量身高、体重		
长期	**频率**:取决于随访期间的症状,若无症状每 6 个月评估至 +3 年,之后每年评估 **内容**:①全面体检,包括妇科和内分泌系统;②定期评估原发病;③定期评估嵌合率(AA 患者);④定期评估第二肿瘤		

【注释】

随着 HSCT 患者移植后存活时间延长,晚期效应成为影响患者健康状态的重要因素。晚期效应一般指移植后存活半年以上患者出现的各种器官的慢性并发症,移植后长期随访需关注晚期效应,以改善患者健康状态和生存质量[1-5]。

特异性器官长期随访评估表见附录 19。

自体造血干细胞移植

1 适应证

1.1 淋巴瘤自体移植适应证

	Ⅰ级推荐	Ⅱ级推荐	Ⅲ级推荐
B 细胞淋巴瘤	初始治疗巩固移植: 套细胞淋巴瘤; 高危弥漫大 B 细胞淋巴瘤(IPI 评分 3~5 分或 aaIPI 评分 2~3 分); 原发或继发中枢神经系统侵袭性淋巴瘤	初始治疗巩固移植: 高级别 B 细胞淋巴瘤,双打击; 高级别 B 细胞淋巴瘤,非特指型; 一线治疗强度欠充分的高危伯基特淋巴瘤	初始治疗巩固移植: 进展期(超腔)原发纵隔大 B 细胞淋巴瘤
	复发 / 难治后挽救移植: 挽救治疗敏感的复发 / 难治弥漫大 B 细胞淋巴瘤; 一线治疗后 24 个月内复发且二线治疗敏感,或多线治疗敏感的滤泡淋巴瘤; 挽救治疗敏感的伴有大细胞转化的滤泡淋巴瘤 / 边缘带细胞淋巴瘤; 挽救治疗敏感的套细胞淋巴瘤(一线未接受 auto-HSCT)	复发 / 难治后挽救移植: 挽救治疗敏感的伯基特淋巴瘤	

续表

	Ⅰ级推荐	Ⅱ级推荐	Ⅲ级推荐
NK/T细胞淋巴瘤	初始治疗巩固移植： 侵袭性外周T细胞淋巴瘤(除外局限期可放疗的NK/T细胞淋巴瘤、成年人T细胞淋巴瘤白血病、肝脾γδT细胞淋巴瘤、低危间ALK+间变大T细胞淋巴瘤)； 淋巴母细胞淋巴瘤	初始治疗巩固移植： 肝脾γδT细胞淋巴瘤； 进展期NK/T细胞淋巴瘤或局限期原发鼻外且不能行放疗的NK/T细胞淋巴瘤	
		复发/难治后挽救移植： 挽救治疗敏感且不能接受异基因造血干细胞移植的侵袭性T细胞淋巴瘤； 挽救治疗敏感且不能接受异基因造血干细胞移植的淋巴母细胞淋巴瘤	
霍奇金淋巴瘤	挽救治疗敏感的复发/难治霍奇金淋巴瘤		

【注释】

利妥昔单抗时代研究提示，年轻初治套细胞淋巴瘤一线治疗达到完全缓解者行auto-HSCT巩固治疗可改善PFS，其OS获益差异无统计学意义[1]。对于初治弥漫大B细胞淋巴瘤一线治疗达到完全缓解的患者，SWOG 9704研究提示，IPI评分为3~5分患者一线巩固auto-HSCT后，2年PFS率较未移植患者提高13%(69% vs. 56%)，两组OS差异无统计学意义；但IPI评分为4~5分患者auto-HSCT后2年OS率为82%，显著优于未移植组(2年OS率64%，P=0.01)[2]。DLCL04研究提示，auto-HSCT可延长aaIPI评分为2~3分患者的PFS时间[3]。我国一项多中心回顾性临床研究提示，对于中期疗效评价达到部分缓解或完全缓解的中高危弥漫大B细胞淋巴瘤患者，行auto-HSCT可显著改善OS及PFS[4]。

在高级别B细胞淋巴瘤双打击亚型中，auto-HSCT的一线巩固治疗地位仍有争议，有研究证实在一线治疗强度不足时(如R-CHOP方案)，联合auto-HSCT组较未移植组复发时间推迟，但当一线治疗强度充分时(如DA-EPOCH-R、R-hyper-CVAD、R-CODOX-M/IVAC等方案)，行auto-HSCT未见显著获益[5]。对于高级别B细胞淋巴瘤，非特指型或双表达大B细胞淋巴瘤，目前尚未有充分的研究证实可从auto-HSCT中获益。但考虑到高级别B细胞淋巴瘤，非特指型患者预后不佳，美国国立综合癌症网络(NCCN)指南建议部分中心可尝试对该类型患者行auto-HSCT巩固治疗。

原发中枢弥漫大B细胞淋巴瘤多项随机对照研究探索全脑放疗及auto-HSCT两种巩固治疗方案的有效性，结果显示两种巩固治疗有效性相似，全脑放疗以远期认知功能受损为主要不良反应，auto-HSCT以血液学不良反应为主要不良反应[6-7]。考虑到全脑放疗对患者远期生命质量的影响，本工作组推荐对于一线治疗有效且能耐受auto-HSCT的原发中枢弥漫大B细胞淋巴瘤患者行auto-HSCT巩固治疗。对于原发纵隔大B细胞淋巴瘤，目前尚鲜见研究探索auto-HSCT巩固治疗的价值，考虑到进展期原发纵隔大B细胞淋巴瘤预后不佳(主要是淋巴瘤侵及横膈以下)，且进入复发/难治状态挽救治疗有效率显著低于弥漫大B细胞淋巴瘤者[8]，故可考虑一线接受auto-HSCT巩固治疗。伯基特淋巴瘤是高侵袭性淋巴瘤，标准治疗为采用强化疗方案(如Hyper-CVAD、CODOX-M、DA-EOPCH)以求达到治愈，而一旦进入复发/难治状态则疾病可快速进展、危及生命，当一线治疗有效但是治疗强度不足(化疗减量或化疗延迟)时，参照高级别B细胞双打击淋巴瘤的研究经验，可考虑接受auto-HSCT巩固治疗以增加治疗强度。

侵袭性外周T细胞淋巴瘤是一组高度异质性疾病，涵盖多个病理亚型，除ALK+间变大T细胞淋巴瘤亚型外，其余亚型均预后不良，目前虽缺乏大样本量前瞻性随机对照研究证实auto-HSCT在一线巩固治疗中的地位，但单臂研究或前瞻性对照研究均提示auto-HSCT可能部分改善患者生存[9-10]。成年人T细胞淋巴瘤白血病、肝脾γδT细胞淋巴瘤因预后极差，而且侵及骨髓，推荐一旦诱导治疗有效者尽快接受异基因造血干细胞移植。进展期NK/T细胞淋巴瘤或局限期原发鼻外且不能进行放疗的NK/T细胞淋巴瘤侵袭性强，一线治疗缓解后推荐接受auto-HSCT，极高危患者可考虑接受异基因造血干细胞移植。而ALK+间变大T细胞淋巴瘤因预后较好，不同指南对其接受auto-HSCT的指征有争议，推荐采用分层管理，IPI评分高危者接受auto-HSCT，而低危者可暂不考虑auto-HSCT，其余亚型侵袭性外周T细胞淋巴瘤一线治疗有效者推荐接受auto-HSCT巩固治疗。

淋巴母细胞淋巴瘤起源于较成熟B/T细胞更早的前体淋巴细胞阶段，具有部分白血病特征，对诱导治疗达到首次缓解的淋巴母细胞淋巴瘤患者，行 auto-HSCT 或异基因造血干细胞移植巩固治疗均可改善患者 PFS，但 OS 的改善差异无统计学意义[11-13]。auto-HSCT 与异基因造血干细胞移植相比，OS 时间差异亦无统计学意义[14]。但 auto-HSCT 存在复发率高的缺点，同时考虑到异基因造血干细胞移植的治疗相关死亡率高、经济负担及对生命质量的影响，双次 auto-HSCT 可能是淋巴母细胞淋巴瘤患者新的选择。一项我国自主发起的前瞻性对照多中心临床研究结果显示，双次 auto-HSCT 可最大限度清除患者肿瘤细胞，减少复发，与异基因造血干细胞移植相比，具有安全性高、移植相关死亡率低的优点。双次、单次 auto-HSCT 患者的 3 年复发率分别为 36.5%、53.1%，双次 auto-HSCT 患者的 3 年无病生存（DFS）率及 OS 率分别为 73.5%、76.3%，显著优于单次 auto-HSCT 组。年轻（<32 岁）患者及第 1 次移植后达到完全缓解患者将更有好的生存获益[15]。对于初始骨髓侵犯比例不高且经诱导治疗快速达到全身及骨髓缓解的淋巴母细胞淋巴瘤患者，推荐行 auto-HSCT 巩固治疗。

1.2 多发性骨髓瘤自体造血干细胞移植适应证

	Ⅰ级推荐	Ⅱ级推荐	Ⅲ级推荐
年龄	ASCT 的最适宜年龄是 ≤65 岁	对于体质好，没有明显器官功能不全的患者，ASCT 的年龄延长至 70 岁	
心功能	美国纽约心脏病学会（NYHA）心功能分级 ≤2 级		
活动状态	ECOG 活动状态评分 ≤2 分		
肾功能	血 Cr ≥60ml/min 血 30ml/min ≤ Cr<60ml/min，尿量正常，应将预处理剂量减量 血 Cr<30ml/min，应权衡移植的利弊		
血压	收缩压 ≥90mmHg		
肝功能	胆红素<2mg/dl		
血氧饱和度	静息状态下 SpO_2>95%		
乙肝病毒	乙肝大三阳或 HBV-DNA 超过正常值——不适合移植		
其他	患者不能有心理疾患		

注：年龄：欧洲将 ASCT 年龄限制为 70~75 岁。在我国，如果年龄<70 岁，GA 评分为 FIT 的患者，也可以接受 ASCT。

心功能：是指移植前评估的心功能，而不是诱导治疗前的心功能。

肾功能不全：血肌酐>300μmol/L 的 MM 患者不建议 ASCT，但是如果有血液替代治疗条件的 MM 患者可以接受 ASCT 的报道。此类患者行 ASCT 副作用明显增加，移植相关死亡率达到 15%。

肝功能：如果患者为乙肝携带者（乙肝小三阳且 HBV-DNA–）在预防抗乙肝病毒基础上可以接受 ASCT；如果患者为乙肝携带者在诱导治疗期间间断出现 HBV-DNA+，不建议移植；有肝硬化或者肝脏淀粉样变性，不建议接受 ASCT。

肺功能：如果患者有慢性肺间质性疾病不建议接受 ASCT。

2 动员方案

2.1 干细胞动员方案与冻存

2.1.1 干细胞动员方案

Ⅰ类推荐	Ⅱ类推荐
依托泊苷 +G-CSF（1 类）	G-CSF（2 类）
环磷酰胺 +G-CSF（1A 类）	环磷酰胺 +G-CSF+ 普乐沙福（2 类）
G-CSF+ 普乐沙福（1 类）	E-CHOP+ G-CSF（2B 类） 疾病特异性化疗 + 粒细胞集落刺激因子（G-CSF）动员

注：对于发病时伴有浆细胞瘤或者外周血循环浆细胞者建议使用化疗动员。

对于既往接受超过 4 疗程、老年、诱导治疗造血恢复慢、使用多种对干细胞采集有影响的药物如（免疫调节剂、亚硝基脲类、烷化剂），建议使用稳态动员。

对于化疗动员效果欠佳，可以在此基础上加用普乐沙福。建议在移植前采集足够二次移植的干细胞量。

可以根据采集前外周血 $CD34^+$ 细胞比例决定是否使用普乐沙福及干细胞采集。

接受单次 ASCT 需要的干细胞量最好 $\geqslant 2\times10^6$/kg。

淋巴瘤初治患者一般在化疗 4 个周期后病情缓解（完全缓解或部分缓解）时动员采集造血干细胞。复发 / 难治患者挽救治疗 2 个周期后，如治疗有效（完全缓解或部分缓解）且骨髓未受到侵犯，应尽早考虑动员并采集造血干细胞。计划移植的患者应尽量避免选择损伤骨髓干细胞的药物，如氟达拉滨、苯达莫司汀、来那度胺等（或造血干细胞采集前来那度胺至少停药 2~4 周）。

2.1.2 干细胞冻存

干细胞冻存需要 -80℃冰箱和液氮。

注：干细胞冻存保护液为白蛋白 + 二甲基亚砜（DMSO）+ 甲基纤维素 +RPMI-1640 培养基。

-80℃冰箱冻存每年损失干细胞 5% 左右。如果是延迟移植需要冻存足够多的干细胞。

液氮冻存每年损失干细胞 1% 左右。

2.2 造血干细胞采集

2.2.1 采集时机

应用 G-CSF 3 天后开始监测外周血 $CD34^+$ 细胞绝对计数，外周血 $CD34^+$ 细胞绝对计数升高至 5~10/μl 以上时可考虑开始采集；若外周血 $CD34^+$ 细胞绝对计数<10/μl 建议联合普乐沙福（0.24mg/kg）。

单平台方法是 $CD34^+$ 细胞绝对计数的首选方法，该方法减少了室间变异和多台仪器间的系统误差。操作中需要注意：严格按照操作说明书调整细胞和抗体的最佳比；推荐采用反向抽吸法加样，以保证加入准确体积的样本和已知浓度的定量荧光微球；为避免荧光微球的丢失，在裂解细胞后不进行离心洗涤。

2.2.2 采集目标值

优质动员目标值为 $CD34^+$ 细胞 $\geqslant 5\times10^6$/kg，达标动员目标值为 $CD34^+$ 细胞 $\geqslant 2\times10^6$/kg；未达标但 $CD34^+$ 细胞 $\geqslant 1\times10^6$/kg（单个核细胞数 $\geqslant 2\times10^8$/kg）也可根据患者情况考虑行 auto-HSCT。

2.2.3 采集过程中注意事项

自体造血干细胞采集前需评估患者血管条件，可选择外周静脉（首选肘正中静脉）进行一次性静脉穿刺或选择颈内、股静脉进行双腔导管置管。采集天数通常不超过 3 天，每天采集时间不宜超过 5 小时，以免前面收集到的细胞活性下降。循环血量每次 8 000~12 000ml，也可根据患者体质量适当调节循环血量（一般不超过患者血容量的 3 倍）。适时采用手动收集，手动控制开始收集和终止收集的时间能更准确收集到白膜层。采集过程中，为预防发生低血钙（主要表现为面部、手足、四肢麻木，严重者可出现抽搐或呕吐症状），可给予静脉滴注或口服葡萄糖酸钙注射液。

3 临床应用

3.1 自体造血干细胞移植治疗多发性骨髓瘤

3.1.1 移植前评估

	Ⅰ级推荐	Ⅱ级推荐	Ⅲ级推荐
病史采集和体格检查	完整的病史采集 体格检查 体能状态评估		
实验室检查	血常规，网织红细胞计数，白细胞分类 尿常规，尿沉渣流式分析 24 小时尿轻链定量；24 小时尿总蛋白及 24 小时尿白蛋白定量 血清免疫球蛋白定量；血免疫固定电泳 血清蛋白电泳；M 蛋白定量 血清游离轻链（FLC）定量 血生化［至少应该包括肝肾功能、血钙、乳酸脱氢酶、碱性磷酸酶；血肌酐及钙；血氨基末端脑钠肽前体（NT-proBNP），心肌肌钙蛋白 I（cTNI）］	尿固定电泳	

续表

	Ⅰ级推荐	Ⅱ级推荐	Ⅲ级推荐
骨髓穿刺	形态学分析 二代流式 / 二代测序分析		
其他影像学检查	心电图,心脏、肝、肾超声 肺部高分辨 CT、肺功能 浆细胞瘤评估(如果有)		

注:新诊断时不论是否已做 FISH 及染色体,此时不必复查。

建议使用二代流式及二代测序(检查 IgH 及 IgL V 表达谱)检测 MRD,而不是 NGS 检查是否有基因突变。

不必复查骨病,除非有浆细胞瘤。

如果基线做了 PET-CT,可以复查对比 SUV 值变化。

3.1.2 干细胞移植时机

缓解深度	诱导治疗后获得部分缓解(PR)及以上疗效
移植时机的选择	早移植相比晚移植:两种方案总体疗效相似,但是推荐行早移植

注:早期 ASCT. 从诊断到移植 12 个月内;延迟 ASCT:待复发后移植。

复发后行 ASCT 是可行的,但是患者可能在复发后丧失移植时机。因此,早期 ASCT 仍是符合移植条件的初治 MM 患者的标准治疗。

3.1.3 诱导治疗

Ⅰ类推荐	Ⅱ类推荐
硼替佐米 + 来那度胺 + 地塞米松(BRD)	硼替佐米 + 地塞米松(BD)
卡非佐米 + 来那度胺 + 地塞米松(KRD)	来那度胺 + 地塞米松(RD)
硼替佐米 + 环磷酰胺 + 地塞米松(BCD)	环磷酰胺 + 来那度胺 + 地塞米松(CRD)
卡非佐米 + 环磷酰胺 + 地塞米松(KCD)	环磷酰胺 + 沙利度胺 + 地塞米松(CTD)
硼替佐米 + 多柔比星 + 地塞米松(BAD)	沙利度胺 + 多柔比星 + 地塞米松(TAD)
硼替佐米 + 沙利度胺 + 地塞米松(BTD)	
伊沙佐米 + 来那度胺 + 地塞米松(IRD)	
达雷妥尤单抗 +BRD(D-BRD)	
达雷妥尤单抗 +BTD(D-BTD)	
达雷妥尤单抗 +KRD(D-KRD)	

注:建议使用含蛋白酶体抑制剂、免疫调节剂、单克隆抗体等新药的联合化疗。

以含蛋白酶体抑制剂和免疫调节剂两类新药的方案为首选。

如果伴有浆细胞瘤或者循环浆细胞的患者,建议使用含细胞毒药物的联合治疗。

诱导治疗的疗程数为 3~6 疗程。

获得 PR 及以上疗效就可以接受自体干细胞移植,不追求移植前一定获得深度缓解。

3.1.4 预处理

Ⅰ类推荐	Ⅱ类推荐
美法仑 200mg/m^2	美法仑 + 马利兰 美法仑 + 苯达莫司汀 马利兰 + 环磷酰胺 +VP16 卡氮芥 +VP16+Ara-C+ 白消安(BEAM)

注:美法仑 200mg/m^2 是标准的预处理方案;肌酐清除率<30ml/min 的 ASCT 患者,应将美法仑预处理剂量降为 140mg/m^2。

70 岁以上的患者,如果接受 ASCT,也需要根据生理健康评分、合并症和病情的侵袭性进行综合临床判断美法仑使用剂量,美法仑最低剂量为 140mg/m^2。

在美法仑的基础上加用其他药物,可能提高疗效,但是不良反应明显增加。

在美法仑基础上加用其他药物适用于伴浆细胞瘤或者发病时有循环浆细胞。

预处理前应该请口腔科、耳鼻喉科、肛肠外科会诊,排查潜在的感染灶。

口服预防细菌、真菌及病毒感染的药物。

3.1.5 双次移植

1. 伴高危细胞遗传学异常、首次 ASCT 后尚未获得 VGPR 及以上疗效的患者,建议在首次 ASCT 后的 6 个月左右进行第二次 ASCT。
2. 首次移植复发后,再诱导治疗缓解后挽救性 ASCT。
3. 预处理:美法仑 200mg/m^2。

【注释】

序贯二次移植:第一次移植后间隔 6 个月左右进行的二次移植。

挽救性二次移植:复发后再诱导缓解后进行的移植。

非清髓或者清髓性异基因移植建议用于序贯二次移植或者挽救性二次移植。

3.1.6 巩固治疗

1. 干细胞移植后 3 个月左右进行。
2. 适用于移植后没有获得 VGPR 或 CR 患者。
3. 与诱导治疗药物、治疗强度相似的方案。
4. 2~4 疗程,根据患者耐受性决定疗程数。

3.1.7 维持治疗

Ⅰ级推荐	Ⅱ级推荐	Ⅲ级推荐
来那度胺 伊沙佐米 硼替佐米	沙利度胺 来那度胺 + 硼替佐米 来那度胺 + 伊沙佐米 达雷妥尤单抗 来那度胺 + 卡非佐米	来那度胺 + 达雷妥尤单抗 泊马度胺

【注释】

1. 细胞遗传学标危患者可用单药维持治疗。
2. 细胞遗传学高危患者,建议使用两药联合(免疫调节剂 + 蛋白酶体抑制剂或单抗)维持治疗。
3. 细胞遗传学标危患者可能从二药维持治疗中获益更多。
4. 维持治疗 2 年或更长时间。
5. 维持治疗是否加用激素根据患者耐受性决定。
6. 泊马度胺可以作为诱导治疗后的序贯治疗(维持治疗)。

3.1.8 随访复查

1. 每 3 个月一次的检查

(1)血常规、生化、肝肾功能、免疫球蛋白定量及固定电泳 M 蛋白定量;血清游离轻链定量。

(2)尿常规、24 小时尿总蛋白、白蛋白及 24 小时尿轻链定量。

2. MRD 检查　二代流式或二代测序任选。

3. 骨病或浆细胞瘤　根据需要检测,不做常规要求。

4. 骨髓穿刺　根据需要检测,不做常规要求。

3.2 自体造血干细胞移植治疗淋巴瘤

3.2.1 auto-HSCT 预处理

常用预处理方案参考剂量*

BEAM 方案			
卡莫司汀	300mg/m²	i.v.	第 -7 天
依托泊苷	200mg/m²	i.v.	第 -6~-3 天
阿糖胞苷	200mg/m²	i.v.	第 -6~-3 天
美法仑	140mg/m²	i.v.	第 -2 天

*. 各中心可根据实际情况酌情调整。

BEAC 方案			
卡莫司汀	300mg/m²	i.v.	第 -7 天
依托泊苷	200mg/m²	i.v.	第 -6~-3 天
阿糖胞苷	200mg/m²	i.v.	第 -6~-3 天
环磷酰胺	1g/m²	i.v.	第 -6~-3 天

CBV 方案			
卡莫司汀	300mg/m²	i.v.	第 -6 天
依托泊苷	200mg/m²	i.v.	第 -5~-2 天
环磷酰胺	1.2 ~ 1.8g/m²	i.v.	第 -5~-2 天

TBI/Cy 方案			
TBI	10~12Gy(总照射剂量)		第 -6~-4 天
环磷酰胺	60mg/kg	i.v.	第 -3~-2 天

注:TBI 推荐分次照射,2~3 次均可,如果条件不允许也可以单次照射,但总剂量不宜超过 8Gy。

BCNU+TT 方案			
卡莫司汀	400mg/m²	i.v.	第 -6 天
塞替派	5mg/kg q12h	i.v.	第 -5~-4 天

TEAM 方案			
塞替派	8mg/kg	i.v.	第 -7 天
依托泊苷	200mg/m²	i.v.	第 -6~-3 天
阿糖胞苷	200mg/m²	i.v.	第 -6~-3 天
美法仑	140mg/m²	i.v.	第 -2 天

注:对于既往伴有或出现肺部问题的患者也可考虑用塞替派代替卡莫司汀,以避免卡莫司汀导致的肺部不良反应。

BeEAM 方案			
苯达莫司汀	120~180mg/m^2	i.v.	第 -8~-7 天
依托泊苷	200mg/m^2	i.v.	第 -6~-3 天
阿糖胞苷	200mg/m^2	i.v.	第 -6~-3 天
美法仑	140mg/m^2	i.v.	第 -2 天

SEAM 方案			
司莫司汀	250mg/m^2	i.v.	第 -7 天
依托泊苷	200mg/m^2	i.v.	第 -6~-3 天
阿糖胞苷	200mg/m^2	i.v.	第 -6~-3 天
美法仑	140mg/m^2	i.v.	第 -2 天

【注释】

淋巴瘤 auto-HSCT 前预处理指在造血干细胞回输前对患者进行大剂量化疗和 / 或放疗，旨在进一步清除体内肿瘤细胞，并为干细胞植入创造条件。

目前常用的预处理方案分为单纯化疗方案及以全身照射（TBI）为基础的放化疗联合预处理方案，预处理方案的选择主要取决于各中心经验[16-23]。常用单纯化疗方案包括 BEAM（卡莫司汀、依托泊苷、阿糖胞苷、美法仑）[24]和 CBV（环磷酰胺、卡莫司汀、依托泊苷）[25]，以及由其衍生的 BEAC（将 BEAM 方案中美法仑替换为环磷酰胺）[26]；在卡莫司汀无法获得情况下可将其替换，如 TEAM（将 BEAM 方案中卡莫司汀替换为塞替派）[27]、BeEAM（将 BEAM 方案中卡莫司汀替换为苯达莫司汀）[28-29]、SEAM/LEAM（将 BEAM 方案中卡莫司汀替换为司莫司汀、福莫司汀或洛莫司汀）[30-31]等。此外，Bu/Cy（白消安、环磷酰胺）方案、GBM（吉西他滨、白消安、美法仑）方案等也越来越受到重视[32]。

原发中枢神经系统淋巴瘤建议选择以塞替派为基础的预处理方案，如卡莫司汀联合塞替派（BCNU+TT），白消安、环磷酰胺联合塞替派（TBC），可提高 auto-HSCT 疗效，且耐受性良好[6,33]。

含 TBI 的预处理方案中常用 TBI 总剂量为 10~12Gy，分次放疗。常联合其他化疗药物如大剂量环磷酰胺，但以 TBI 为基础的预处理方案患者第二肿瘤（尤其是骨髓增生异常综合征 / 急性髓系白血病）发生明显增加，且部分患者计划或已接受达到器官受照限量的局部放疗剂量，因而制约了 TBI 的应用[34-37]。

3.2.2　auto-HSCT 相关并发症及处理原则

接受 auto-HSCT 的患者可发生多种并发症，包括中性粒细胞减少、肺部并发症、出血及血栓相关并发症、黏膜炎、腹泻、第二肿瘤等。现对于常见并发症的处理简述如下。

1. 中性粒细胞减少伴发热　很常见，主要原因为革兰氏阴性杆菌引起的血行感染，需要通过血培养等病原学检查帮助诊断，对于高危粒细胞缺乏患者可预防性使用氟喹诺酮类药物，一线经验性抗感染治疗应选择能覆盖铜绿假单胞菌和其他严重革兰氏阴性杆菌的广谱抗菌药物，在某些特定情况下需要同时覆盖严重的革兰氏阳性球菌（具体参照《中国中性粒细胞缺乏伴发热患者抗菌药物临床应用指南》）。在抗菌药物治疗无效时，需考虑真菌、病毒和其他病原菌感染，参照相关指南和共识尽早开始抗真菌和其他病原菌的治疗。增加移植前 1~2 周肠道净化的处理。

2. 肺部并发症　主要为感染性和非感染性。非感染性肺损伤主要包括肺水肿、特发性肺炎（IPS）、放化疗相关肺损伤等。IPS 可由多种病因共同导致，包括弥漫性肺泡出血（DAH）、围植入期呼吸窘迫综合征等。间质性肺损伤常见于造血重建过程中，如出现不明原因发热需及时通过行胸部 CT 平扫、完善病原学检查等进行鉴别，对于非感染性的间质性肺损伤通常需要激素治疗及吸氧、控制液体平衡等支持治疗。

3. 出血并发症　最常见的原因是血小板减少。肠道、肺或中枢神经系统等部位出血可以是致命性的。辐照血小板输注、抗纤溶药物等为预防出血并发症的常见治疗方式，尚没有资料显示白细胞介素 11 和重组人促血小板生成素在预防出血方面有积极作用。

4. 血栓并发症　主要包括深静脉血栓栓塞、导管相关血栓形成等，需要根据血小板计数、有无活动性出血、肾小球滤过率等评估是否进行抗凝治疗。进行治疗选择时需要综合考虑出血和血栓并发症的风险权衡利弊。

5. 黏膜炎　通常出现在移植极期，处理多以抗感染、局部消毒、镇痛及补充维生素等为主要手段，如果未发展为严重感染，多在中性粒细胞恢复后缓解。

3.2.3 auto-HSCT 患者的护理

1. 病房环境准备　百级层流洁净病房或达标的简易层流设备，每月进行空气、物表、手部卫生等微生物监测；每日按照移植病房全环境保护要求清洁消毒病房；层流病房内所有物品需清洁消毒后使用；医护人员进入层流病房前严格执行手部卫生规范。

2. 移植患者护理常规　对患者既往健康情况、易感部位、症状、风险、导管、心理进行全面评估；入层流病房后给予特级护理及心电监护，详细做好各项护理记录；实施保护性隔离措施，严格遵守各项无菌操作规程；每日观察中心静脉导管及易感部位情况，密切监测患者生命体征及用药后反应，准确记录出入量。

3. 预防感染护理　患者注意手卫生，避免感染；给予滴眼液滴眼睛、药物涂鼻腔 3 次 /d；保持皮肤清洁，观察口腔黏膜情况，用软毛牙刷刷牙，漱口液漱口 4~6 次 /d。预处理化疗后，口腔护理 2 次 /d；观察肛门周围黏膜情况，坐浴 2 次 /d。

4. 自体造血干细胞回输护理　自体造血干细胞由专人复苏及回输，严格执行双人核对制度；准备符合要求的输注通路，必须取下输液接头，干细胞现复苏、现输注，注意生命体征变化及患者的不适主诉；收集干细胞做细菌培养并将储血袋按照医疗垃圾处理。

5. 饮食原则　患者饮食需微波炉高火加热 5 分钟进行消毒，禁止吃剩饭菜；移植患者饮食应清淡，采用新鲜食材，制作过程干净卫生，忌生冷辛辣及海鲜，应少油、少渣易消化、少刺激性的饮食，避免食用带刺、含骨头等坚硬的食物；口服药物后，进餐应与服药时间有间隔，避免呕吐。

6. 心理护理　提供舒适、安静、清洁、整齐的病房环境，和患者协商制订良好的作息时间；与患者建立相互信赖的关系，鼓励患者倾诉，排除患者紧张焦虑的因素，引导患者正确对待疾病，增强治愈疾病的信心。家属积极配合，探视时提供正能量，给予患者良好的心理支持。

附录

附录 1　AML(非 APL)危险分层标准*

危险分层	遗传学异常
预后好	t(8;21)(q22;q22.1);*RUNX1-RUNX1T1* inv(16)(p13.1q22) or t(16;16)(p13.1;q22);*CBFB-MYH11* Biallelic mutated *CEBPA* Mutated *NPM1* without *FLT3-ITD* or with *FLT3-ITD* ^{low}
预后中等	Mutated *NPM1* and *FLT3-ITD* ^{high} Wild-type *NPM1* without *FLT3-ITD* or with *FLT3-ITD* ^{low} (without adverse-risk genetic lesions) t(9;11)(p21.3;q23.3);*MLLT3-KMT2A* Cytogenetic abnormalities not classified as favorable or adverse
预后差	t(6;9)(p23;q34.1);*DEK-NUP214* t(v;11q23.3);*KMT2A* rearranged t(9;22)(q34.1;q11.2);*BCR-ABL1* inv(3)(q21.3q26.2) or t(3;3)(q21.3;q26.2);*GATA2*, *MECOM*(*EVI1*) -5 or del(5q);-7;-17/abn(17p) Complex karyotype, monosomal karyotype Wild-type *NPM1* and *FLT3-ITD* ^{high} Mutated *RUNX1* Mutated *ASXL1* Mutated *TP53*

注：*.NCCN 指南 2022.V3。

附录 2　CML 在 TKI 治疗后的疗效反应 *

BCR/ABL(IS)	治疗时间			
	3 个月	6 个月	12 个月	>12 个月
>10%	TKI 可能耐药	TKI 耐药		
>1%~10%	TKI 敏感		TKI 可能耐药	TKI 耐药
≤1%	TKI 敏感			

注:*.NCCN-CML 指南 2023.V1。

附录 3　MDS 的国际预后积分系统(IPSS)

预后变量	积分				
	0	0.5	1	1.5	2
骨髓原始细胞 /%	<5	5~10		11~20	21~30
染色体核型 [a]	好	中等	差		
血细胞减少系列 [b]	0~1	2~3			

注:a. 预后好核型:正常,-Y,del(5q),del(20q);预后中等核型:其余异常;预后差核型:复杂(≥3 个异常)或 7 号染色体异常。

b. 中性粒细胞绝对计数<1.8×10^9/L,Hb<100g/L,PLT<100×10^9/L。IPSS 危险度分类:低危,0 分;中危 -1,0.5~1 分;中危 -2,1.5~2 分;高危,≥2.5 分。

附录 4　MDS 修订国际预后积分系统(IPSS-R)

预后变量	积分						
	0	0.5	1	1.5	2	3	4
细胞遗传学	极好		好			差	极差
骨髓原始细胞 /%	≤2		>2~<5		5~10	>10	
血红蛋白 /($g \cdot L^{-1}$)	≥100		80~<100	<80			
血小板计数 /($\times 10^9$/L)	≥100	50~<100	<50				
中性粒细胞绝对计数 /($\times 10^9$/L)	≥0.8	<0.8					

注:极好,-Y.del(llq);好,正常核,del(5q).del(12p).del(20q).del(5q)附加另一种异常;中等,del(7q),+8,+19,i(I7q),其他 1 个或 2 个独立克隆的染色体异常;差,-7,inv(3)/t(3q)/del(3q),-7/del(7q)附加另一种异常,复杂异常(3 个);极差,复杂异常(>3 个)。IPSS-R 危险度分类:极低危,≤1.5 分;低危,>1.5~3 分;中危,>3~4.5 分;高危,>4.5~6 分;极高危,>6 分。

附录 5　MDS 的 WHO 分型预后积分系统(WPSS)

预后变量	积分			
	0	1	2	3
WHO 分类	RCUD、RARS、伴有单纯 del(5q)的 MDS	RCMD	RAEB-1	RAEB-2
染色体核型 [a]	好	中等	差	-
严重贫血 [b]	无	有		

注:RCUD. 难治性血细胞减少伴单系发育异常;RARS. 难治性贫血伴有环状铁粒幼红细胞增多;RCMD. 难治性血细胞减少伴有多系发育异常;RAEB. 难治性贫血伴有原始细胞增多。a. 预后良好核型:正常,-Y,del(5q),del(20q);预后中等核型:其余异常;预后差核型:复杂(≥3 个异常)或 7 号染色体异常。b. 男性患者血红蛋白<90g/L,女性患者血红蛋白<80g/L。WPSS 危险度分类:极低危,0 分;低危,1 分;中危,2 分;高危,3~4 分;极高危,5~6 分。

附录 6　异基因造血干细胞移植前患者应符合的条件

患者年龄 / 岁	0~65
患者体重 /IBW/%	95%~145%
心脏（EF 值）	≥45%
肺（肺功能） 用力肺活量 弥散功能	 ≥60% ≥60%
肝功能	
ALT	≤正常值上限的 2 倍
AST	≤正常值上限的 2 倍
Tbil	≤2mg/dl
肾功能	
血肌酐	≤1.5mg/dl
一般情况（Kanofsky 积分）	≥60%

附录 7　造血干细胞移植合并症指数（HSCT-CI）

合并症	具体疾病	积分 / 分
心律失常	心房颤动*	1
	心房扑动*	
	病态窦房结综合征*	
	室性心律失常*	
心血管	冠状动脉粥样硬化性心脏病*	1
	充血性心力衰竭*	
	心肌梗死*	
	射血分数<50%§	
炎症性肠病	克罗恩病*	1
	溃疡性结肠炎*	
糖尿病	需要胰岛素和 / 或口服降糖药治疗*	1
脑血管疾病	一过性脑缺血（TIA）*	1
	缺血性或出血性卒中*	
心理异常	需要心理咨询和 / 或特殊治疗§	1
肝脏疾病，轻度	慢性肝炎§	1
	胆红素：>ULN，但<1.5×ULN§	
	AST/ALT：>ULN，但<2.5×ULN§	
肥胖	BMI≥35kg/m^2（成人）§	1
	BMI≥该年龄 95% 上百分位数（儿童）§	
感染	预处理前需要持续抗生素治疗§	1
风湿免疫性疾病	需要治疗*	2

续表

合并症	具体疾病	积分 / 分
消化性溃疡	内镜证实且需要治疗*	2
肾病，中重度	血肌酐＞2mg/dl（177μmol/l）§	2
	需要血液透析§	
	前期肾移植*	
肺脏疾病，中度	血红蛋白纠正的 DLco 66%~80% 预计值§	2
	FEV_1 66%~80% 预计值§	
肺脏疾病，重度	血红蛋白纠正的 DLco ≤65% 预计值§	3
	FEV_1 ≤65% 预计值§	
心脏瓣膜病	无症状的二尖瓣脱垂除外§	3
前期实体肿瘤	需要手术、化疗和 / 或放疗（非黑色素瘤的皮肤肿瘤除外）*	3
肝病，重度	肝硬化§	3
	胆红素＞1.5×ULN§	
	AST/ALT＞2.5×ULN§	
		总分：

注：*. 在患者既往的任何时间诊断；§. 取预处理开始前最近的一次检验值或疾病情况。ULN. 正常值上限；DLco. 一氧化碳弥散率；FEV_1. 一秒用力呼气容积；AST. 天冬氨酸转氨酶；ALT. 丙氨酸转氨酶；BMI. 体重指数。危险分级（总分）：低危，0 分；中危，1~2 分；高危，3 分及以上。血红蛋白校正 DLco=DLco/［Hb（g/dl）×0.069 65］。

附录 8　改良的急性 GVHD Glucksberg 分级

	累及器官		
	皮肤	肝脏 - 胆红素血症 /（$mg \cdot dl^{-1}$）	胃肠道
分期			
1	皮疹面积＜25%[a]	2~3[b]	腹泻量＞500ml/d[c] 或持续性恶心[d]
2	皮疹面积 25%~50%	3~6	腹泻量＞1 000ml/d
3	皮疹面积＞50%，全身红斑	6~15	腹泻量＞1 500ml/d
4	全身红皮病伴大疱形成	＞15	严重腹痛和 / 或肠梗阻
分度[e]			
Ⅰ	分期 1~2	无	无
Ⅱ	分期 1~3	分期 1	分期 1
Ⅲ		分期 2~3	分期 2~4
Ⅳ[f]	分期 4	分期 4	

注：a. 使用 9 分法或烧伤图表确定皮疹程度。
b. 以总胆红素表示范围。如果已经记录了导致胆红素升高的其他原因，则将其降 1 级。
c. 腹泻量适用于成人。对于儿童患者，腹泻的量应基于体表面积。如果记录了腹泻的另一个原因，则将其降 1 级。
d. 持续恶心并有胃或十二指肠 GVHD 的组织学证据。
e. 作为授予该等级所需的最低器官受累程度的分级标准。
f. Ⅳ度也可能包括较少的器官受累，但功能状态极度下降。

附录 9 IBMTR 的急性 GVHD 严重度指数

严重度指数	累及皮肤		累及肝脏		累及胃肠道	
	最高分期	皮疹面积	最高分期	胆红素 /(μmol·L^{-1})	最高分期	腹泻量 /(ml·d^{-1})
A	1	<25%	0	<34	0	<500
B	2	25%~50%	1~2	34~102	1~2	500~1 500
C	3	>50%	3	103~255	3	>1 500
D	4	水疱	4	>255	4	严重腹痛和肠梗阻

注:基于受累器官最高级别赋予严重指数。

附录 10 MAGIC 分级标准(aGVHD 国际联盟 GVHD 分度)

分期	皮疹(仅活动性红斑)	肝脏(胆红素,mg/dL)	上消化道	下消化道(排便次数)
0	无活动性(红斑)GVHD 皮疹	<2	无或间歇性恶心、呕吐或厌食	成人:<500ml/d 或<3 次 /d 儿童:<10ml/(kg·d)或<4 次 /d
1	<25%	2~3	持续性恶心、呕吐或厌食	成人:500~999ml/d 或 3~4 次 /d 儿童:10~19.9ml/(kg·d)或 4~6 次 /d
2	25%~50%	3.1~6		成人:1 000~1 500ml/d 或 5~7 次 /d 儿童:20~30ml/(kg·d)或 7~10 次 /d
3	>50%	6.1~15		成人:>1 500ml/d 或>7 次 /d 儿童:>30ml/(kg·d)或>10 次 /d
4	全身红斑(>50%)伴水疱形成和表皮剥脱(>5%)	>15		严重腹痛伴或不伴肠梗阻或便血(无论排便量如何)

注:整体临床分级(基于最严重的靶器官受累)。

0 度:无任何器官 1~4 期。

Ⅰ度:1~2 期皮肤,无肝脏、上消化道或下消化道受累。

Ⅱ度:3 期皮疹和 / 或 1 期肝脏和 / 或 1 期上消化道和 / 或 1 期下消化道。

Ⅲ度:2~3 期肝脏和 / 或 2~3 期下消化道,0~3 期皮肤和 / 或 0~1 期上消化道。

Ⅳ度:4 期皮肤、肝脏或下消化道受累,0~1 期上消化道受累。

附录 11 慢性移植物抗宿主病的临床征象

受累器官或者部位	诊断性征象(诊断充分)	区分性征象(诊断不充分)	共同征象(急慢性 GVHD 可见)
皮肤	皮肤异色病、扁平苔藓样变、硬皮病	色素脱失	红斑、斑丘疹
指甲		病甲、甲软化、甲脱离	
头发和体毛		脱发、斑秃	
口腔	扁平苔藓样变,口腔活动受限	口干、黏液囊肿、溃疡、假膜	牙龈炎、黏膜炎、红斑
眼		角膜结膜炎、Sicca 综合征(泪腺功能障碍)	

续表

受累器官 或者部位	诊断性征象 （诊断充分）	区分性征象 （诊断不充分）	共同征象 （急慢性 GVHD 可见）
生殖系统	扁平苔藓样，阴道 / 尿道挛缩	糜烂、龟裂、溃疡	
消化道	食管网格形成，狭窄或硬化		厌食、恶心、腹泻
肝脏			混合性肝炎
肺	活检证实的支气管闭塞	经肺功能或影像学诊断的支气管闭塞	
肌肉、筋膜	筋膜炎、关节挛缩	肌炎和多发性肌炎	
造血系统			血小板减少、嗜酸性粒细胞增多、低或高丙种球蛋白血症、自身抗体形成
其他			心包积液、胸腔积液、腹水

附录 12　慢性移植物抗宿主病（cGVHD）分级评分系统

	0 分	1 分	2 分	3 分
功能评分： □ KPS □ ECOG □ LPS	□无症状，活动完全不受限（ECOG 0；KPS 或 LPS 100%）	□有症状，体力活动轻度受限（ECOG 1；KPS 或 LPS 80%~90%）	□有症状，可自理，<50% 时间卧床（ECOG 2；KPS 或 LPS 60%~70%）	□有症状，生活自理受限，>50% 时间卧床（ECOG 3~4；KPS 或 LPS<60%）
皮肤、毛发、指甲 □斑丘疹扁平苔藓样变 □丘疹鳞屑样病变或鳞癣 □色素沉着□毛周角化 □红斑□红皮病 □皮肤异色病□硬化改变 □瘙痒症□毛发受累 □指甲受累	□无体表受累 □皮肤无硬化病变	□<18% 体表面积	□ 19%~50% 体表面积 □皮肤浅层硬化，未绷紧，可捏动	□>50% 体表面积 □皮肤深层硬化 □皮肤绷紧，不可捏 □皮肤活动受限 □皮肤溃疡
□口腔 □有□无扁平苔藓样变	□无症状	□轻度症状，摄入不受限	□中度症状，摄入轻度受限	□严重症状，摄入明显受限
眼睛 □有□无干燥性结膜炎	□无症状	□轻度干眼症（需要滴眼液<3 次 /d 或无症状性干燥性角结膜炎）	□中度干眼症（滴眼液≥3 次 /d），不伴有视力受损	□严重干眼症，无法工作，视力丧失
胃肠道 □食管狭窄□吞咽困难 □恶心□呕吐□腹痛腹泻 □体重下降	□无症状	□有症状，三个月内体重减轻<5%	□中到重度症状，体重减轻 5%~15%，或中度腹泻，不妨碍日常生活	□体重减轻>15%，需要营养支持或食管扩张
肝脏	□总胆红素正常，ALT 或碱性磷酸酶<3 倍正常值上限	□总胆红素正常，ALT 在正常值上限 3~5 倍，或碱性磷酸酶>3 倍正常值上限	□总胆红素升高，但<3mg/dl（51.3μmol/L）或 ALT>5 倍上限	□总胆红素>3mg/d（51.3μmol/L）

续表

	0分	1分	2分	3分
肺	□无症状 FEV_1≥80%	□轻度症状(爬1楼气短)FEV_1 60%~79%	□中度症状(平地活动气短)FEV_1 40%~59%	□重度症状(静息气短,需吸氧)FEV_1≤39%
关节和筋膜	□无症状	□肢体轻微僵直,不影响日常生活	□四肢至少1个关节僵硬,关节挛缩重度受限	□挛缩伴严重活动受限(不能系鞋带、系纽扣、穿衣等)
生殖系统	□无症状	□轻度症状,查体时无明显不适	□中度症状,检查时轻度不适	□严重症状
总体GVHD严重程度	□非GVHD	□轻度 1个或2个器官受累,得分不超过1分,肺0分	□中度 3个或多个器官受累,得分不超过1分 或者至少有1个器官(不包括肺),得分为2分 或者肺1分	□重度 至少有1个器官,得分为3分 或肺评分为2分或3分

附录13 HSCT患者HBV感染/再激活定义

病毒学结果	定义
HBV原发感染	HBV阴性患者移植后HBsAg阳性和/或HBV-DNA阳性
HBV再激活 慢性HBV感染 既往HBV感染	HBV-DNA比基线升高≥2log(100倍),或既往HBV-DNA-者HBV-DNA升高≥3log(1 000)IU/ml,或无基线HBV-DNA结果者HBV-DNA升高≥4log(10 000)IU/ml HBV-DNA转阳,HBsAg转阳

附录14 乙肝血清免疫学标志物检测内容和临床意义

检测项目	名称	临床意义
HBsAg	乙肝病毒表面抗原	阳性提示被HBV感染过或现正在感染者
抗-HBs	乙肝病毒表面抗体	为保护性抗体,其阳性表示对HBV有免疫力,见于乙型肝炎康复及接种乙型肝炎疫苗者
HBeAg	乙肝病毒e抗原	阳性提示有传染性,往往是乙型肝炎早期或活动期的表现
抗-HBe	乙肝病毒e抗体	阳性提示乙肝病毒复制停止或缓慢
抗-HBc	乙肝病毒核心抗体	感染过HBV者,无论病毒是否被清除,此抗体多为阳性

附录 15　CMV 感染 / 再激活的诊断

感染类型	诊断标准
原发 CMV 感染	无 CMV 感染史患者检测到 CMV 抗原包括核酸或抗体
再激活的 CMV 血症	有 CMV 感染史(CMV-IgG 阳性)患者外周血检测到 CMV 抗原包括核酸
CMV 相关疾病	
CMV 综合征	在 CMV 血症的基础上出现发热、乏力、肌痛、关节痛等表现,伴有或不伴有 BM 抑制,排除其他原因引起的发热且无 CMV 终末器官疾病
CMV 肺炎	确诊:①出现呼吸困难、低氧血症、肺部间质性改变等症状或体征;②肺活检组织中检测到 CMV 核酸 临床诊断:①出现呼吸困难、低氧血症、肺部间质性改变等症状或体征;② BLAF 中检测到 CMV 拟诊:①出现呼吸困难、低氧血症、肺部间质性改变等症状或体征;②肺活检组织中经 qPCR 检测到 CMV
CMV 胃肠炎	确诊:①上消化道或下消化道的症状或体征;②内镜下肉眼可见的黏膜损伤;③消化道黏膜活检组织中检测到 CMV 核酸 临床诊断:①上消化道或下消化道的症状或体征;②消化道黏膜活检组织中检测到 CMV 核酸 拟诊:①上消化道或下消化道的症状或体征;②外周血或活检组织中经 qPCR 检测到 CMV
CMV 视网膜炎	确诊:经眼科专家判定具有典型的相关症状和体征
CMV 脑炎	确诊:①中枢神经系统(CNS)症状和体征;② CNS 活检组织中检测到 CMV 临床诊断:① CNS 症状和体征;② CSF 中检测到 CMV;③影像学或脑电图异常
CMV 肝炎、肾炎、膀胱炎、心肌炎、胰腺炎及其他终末器官疾病	均只有一个诊断等级,确诊:①相关累及器官的症状和体征;②相应活检组织中检测到 CMV

注:CMV 为双链 DNA 病毒,属于疱疹病毒科 β 亚科,其宿主具有种属特异性,感染人类的 CMV 也称人巨细胞病毒(HCMV)。HSCT 患者的 CMV 感染 / 再激活发生率可达 80%,可引起 CMV 综合征直至器官累及的系列相关性疾病,具有高的病死率。如果不进行 CMV 预防或抢先治疗,CMV 相关疾病的发生率可高达 10%~40%;尽管预防或抢先治疗已经得到广泛应用,仍有 2%~17% 的患者发生 CMV 疾病。近年一些研究结果提示:外周血与组织标本 CMV 存在分离现象,即外周血阴性而组织标本为阳性,这种情况在 CMV 肠炎中尤为常见。

附录 16　CMV 感染 / 再激活的危险因素

移植 0~29d	30~100d	>100d
CMV 感染和终末器官疾病的总体危险因素 • CMV 血清学阳性患者 • 高龄 • 移植类型(非血缘移植、单倍型移植及脐血移植) • 预处理方案(氟达拉滨、抗胸腺细胞球蛋白、阿仑单抗、TBI) **CMV 感染的临床表现** • CMV 血症 • CMV 综合征 • CMV 终末器官疾病在本阶段很少见	**CMV 感染和终末器官疾病的危险因素** 前述危险因素 + • GVHD • T 细胞重建延迟 **CMV 感染的临床表现** • CMV 感染在高危患者中非常常见 • CMV 血症 • CMV 综合征 • CMV 肺炎,该阶段最常见的终末器官疾病 • CMV 胃肠炎	**CMV 感染和终末器官疾病的危险因素** 前述危险因素 + • GVHD • T 细胞重建延迟 **CMV 感染的临床表现** • CMV 感染在高危患者中非常常见 • CMV 血症 • CMV 综合征 • CMV 肺炎,该阶段最常见的终末器官疾病 • CMV 胃肠炎

附录 17　CMV 感染治疗的常用药物及用法

药物	抢先治疗		CMV 疾病	
	剂量	疗程	剂量	疗程
更昔洛韦	5mg/kg b.i.d.	≥2 周(诱导)	5mg/kg b.i.d.	>3 周(诱导)
	5~6mg/kg q.d.	维持治疗直至 CMV 转阴	5~6mg/kg q.d.	维持治疗可考虑
缬更昔洛韦	900mg b.i.d.	≥2 周(诱导)	900mg b.i.d.	>3 周(诱导)
		维持治疗无数据		维持治疗无数据
膦甲酸钠	60mg/kg b.i.d.	≥2 周(诱导)	60mg/kg b.i.d.	>3 周(诱导)
	90mg/kg q.d.	维持治疗直至 CMV 转阴	60mg/kg b.i.d. 或 90mg/kg q.d.	可以考虑维持治疗
西多福韦[a]	5mg/(kg·周)	至少 3 剂	5mg/(kg·周)	至少 3 剂
	3~5mg/(kg·2 周)	维持治疗直至 CMV 转阴	3~5mg/(kg·2 周)	维持治疗直至 CMV 转阴

注:a. 使用西多福韦时,应予丙磺舒解救。

附录 18　EBV 疾病的诊断

感染类型	诊断标准
原发 EBV 感染	无 EBV 感染史患者检测到 EBV 核酸或抗体
再激活的 EBV 血症	有 EBV 感染史(EBV-IgG 阳性)患者外周血检测到 EBV-DNA
EBV 相关疾病	
EBV 血症伴发热	EBV 血症伴不明原因发热,无明确器官累及。又称 EB 病毒综合征
EBV-PTLD	确诊:①出现累及器官相应症状或体征;②具有相应的组织病理学特征;③组织活检标本中发现 EBV 核酸或编码蛋白 临床诊断(针对未活检患者):①淋巴结肿大、肝脾大或其他终末器官累及临床表现,排除其他可能的原因;② EBV-DNA 血症
EBV 终末器官疾病	①累及器官出现相应症状 / 体征;②累及器官活检或分泌物发现 EBV;③排除其他的原因

注:EB 病毒(Epstein-Barr virus,EBV)属 γ 疱疹病毒亚型,90% 以上的成人曾经感染过 EBV,多为隐性感染。感染后 EBV 长期潜伏于 B 淋巴细胞内,当免疫功能低下时可出现 EBV 再激活,导致发热、肺炎、脑炎、肝炎等一系列疾病,在移植包括 HSCT 患者中可引起移植后淋巴细胞增殖性疾病(PTLD)。80%~90% 的 PTLD 为 EBV 阳性 B 淋巴细胞来源,少数为 T 细胞或 NK 细胞来源。根据 WHO 分型,PTLD 分为 4 类:①非破坏性 PTLD;②多形性 PTLD;③单形性 PTLD(包括 B、T 细胞淋巴瘤);④经典霍奇金淋巴瘤型 PTLD。

附录 19 特异性器官的长期随访评估

	+6 个月	+1 年	每年	说明
眼部				
• 临床正常评估	1	1	1	当出现眼部症状时随时进行
• 视力和眼底检查	+	1	+	关注干燥综合征
预防和保护口腔、牙齿	1	1	1	戒烟 口腔 cGHVD 是发生口腔癌的高危因素，应每半年检查
• 临床评估	1	1	1	
• 牙齿检查	+	1	1	
呼吸系统				
• 临床评估	1	1	1	cGVHD 患者应进行肺功能检查
• 戒烟	1	1	1	
• 有症状时影像学检查	+	+	+	
心血管系统				
• 心血管疾病危险因素评估	+	1	1	主动控制危险因素
肝脏				
• 肝功能评估	+	1	1	HBV 或 HCV 患者监测病毒载量 当有铁过载时进行 MRI 检查
• 铁蛋白		1	+	
肾脏				
• 血压监测	1	1	1	出现高血压应检查原因并控制 避免肾毒性药物
• 尿蛋白检查	1	1	1	
• BUN/Scr 检查	1	1	1	
肌肉结缔组织				
• 体能状态	1	1	1	有 cGVHD 风险时，评估关节活动度和皮肤有无硬化
骨骼				
• 骨密度		1	+	运动、补充钙剂和维生素 D 预防骨质疏松和骨折
神经系统				
• 神经系统临床评估	+	1	1	儿童患者尤其关注认知功能
• 认知功能		1	1	
内分泌功能				
• 甲状腺功能		1	1	女性每年进行妇科检查 必要时激素替代治疗
• 儿童生长速度		1	1	
• 性腺功能评估（青春期前）	1	1	1	
• 性腺功能评估（青春期后女性）		1	+	
• 性腺功能评估（青春期后男性）		+	+	

造血干细胞治疗

续表

	+6 个月	+1 年	每年	说明
皮肤黏膜				
• 皮肤自检	1	1	1	避免无保护的紫外线照射
• 妇女妇科检查		1	1	
第二肿瘤				
• 咨询和自检		1	1	减少紫外线皮肤暴露 特殊关注第二肿瘤高危器官 接受 TBI 患者增加乳腺检查频率
• 体检		1	1	
社会心理和性功能				
• 社会心理评估	1	1	1	
• 生活质量评估	1	1	1	
• 性功能评估	1	1	1	

注：1. 有患者；+. 当新出现症状 / 体征时再次进行评估。

中国临床肿瘤学会（CSCO）

肿瘤治疗所致血小板减少症诊疗指南 2023

组　长　马　军　秦叔逵　朱　军

副组长　李　进　吴德沛　江泽飞　胡　豫　侯　明

顾　问　于金明　沈志祥

秘书组　赵东陆　张　岩

专家组成员（以姓氏汉语拼音为序）

程　颖　吉林省肿瘤医院
冯继锋　江苏省肿瘤医院
郝继辉　天津医科大学肿瘤医院
侯　明　山东大学齐鲁医院
胡　豫　华中科技大学同济医学院附属协和医院
黄慧强　中山大学肿瘤防治中心
贾垂明　哈尔滨医科大学附属肿瘤医院
江泽飞　中国人民解放军总医院肿瘤医学部
焦顺昌　中国人民解放军总医院
李　进　同济大学附属东方医院
李晓玲　辽宁省肿瘤医院
李晔雄　中国医学科学院肿瘤医院
梁　军　北京大学国际医院
刘　宇　哈尔滨血液病肿瘤研究所
刘彩刚　中国医科大学附属盛京医院
刘基巍　大连医科大学附属第一医院
刘天舒　复旦大学附属中山医院
刘晓晴　中国人民解放军总医院肿瘤医学部
卢　铀　四川大学华西医院
陆　舜　上海市胸科医院
马　军　哈尔滨血液病肿瘤研究所
秦叔逵　南京天印山医院
曲秀娟　中国医科大学附属第一医院
沈志祥　上海交通大学附属瑞金医院
宋玉琴　北京大学肿瘤医院
王　洁　中国医学科学院肿瘤医院
王　欣　山东省立医院
王杰军　中国人民解放军海军军医大学第二附属医院（上海长征医院）
吴德沛　苏州大学附属第一医院
吴令英　中国医学科学院肿瘤医院
邢晓静　辽宁省肿瘤医院
杨林花　山西医科大学第二医院
姚　阳　上海市第六人民医院
于金明　山东省肿瘤医院
于世英　华中科技大学同济医学院附属同济医院
张明智　郑州大学第一附属医院
张延清　哈尔滨医科大学附属第二医院
赵东陆　哈尔滨血液病肿瘤研究所
周彩存　上海市肺科医院
朱　军　北京大学肿瘤医院

既往被医务工作者熟知的肿瘤化疗所致的血小板减少症(chemotherapy induced thrombocytopenia)是指抗肿瘤化疗药物对骨髓产生抑制作用,尤其是对巨核系细胞产生抑制作用,导致外周血中血小板计数低于正常值的一种最常见的肿瘤治疗并发症,是临床常见的血液系统毒性反应。化疗所致血小板减少可能造成患者的化疗药物剂量降低、化疗时间延迟,甚至终止化疗,还可能增加患者的出血风险,从而危及患者生命,并影响治疗效果、增加医疗费用[1]。当血小板计数 $< 50 \times 10^9$/L 时,可引起皮肤黏膜出血,患者在承受手术和侵袭性创伤性检查中存在一定风险;当血小板计数 $< 20 \times 10^9$/L 时,有自发性出血的高危险性;当血小板计数 $< 10 \times 10^9$/L 时,则有自发性出血的极高危险性。

但是随着肿瘤靶向治疗、免疫治疗等不断取得进展并广泛应用于临床,单药和各种联合治疗方案也被不同肿瘤的诊疗指南收录。这些新近出现的治疗手段也会导致血小板减少症,近年发布的《中国乳腺癌靶向治疗药物安全性管理专家共识》《抗体药物偶联物治疗恶性肿瘤临床应用专家共识(2020 版)》《中国食管癌放射治疗指南(2020 年版)》《中国临床肿瘤学会(CSCO)免疫检查点抑制剂相关的毒性管理指南 2021》对各种肿瘤治疗手段所致血小板减少症的管理进行了推荐,这些建议大多参考了既往化疗所致血小板减少症相关的共识 / 指南。

本指南提出的肿瘤治疗所致血小板减少症(cancer therapy induced thrombocytopenia,CTIT),是指肿瘤患者在疾病治疗过程中因抗肿瘤治疗导致的血小板减少症,包括既往临床常见的化疗所致血小板减少症,也包括放疗、靶向治疗和免疫治疗所致的血小板减少症。

1 肿瘤治疗所致血小板减少症诊断原则[1]

1.1 诊断标准[2]

1. 外周血血小板计数 $<100 \times 10^9$/L。
2. 发病前应有确切的应用某种能引起血小板减少的化疗药物(或肿瘤靶向、免疫等治疗药物),且停药后血小板减少所致症状与体征逐渐减轻或血小板计数恢复正常。
3. 排除其他导致血小板减少症的原因,特别是排除所患基础病变和合并症,如再生障碍性贫血、急性白血病、放射病、免疫性血小板减少症、脾功能亢进和骨髓肿瘤细胞浸润等。
4. 排除使用能够引起血小板减少的非抗肿瘤(包括化疗、靶向、免疫治疗等)药物,如磺胺类药物等。
5. 排除乙二胺四乙酸(ethylenediaminetetraacetic acid,EDTA)抗凝剂所致的假性血小板减少症。
6. 患者伴或不伴出血倾向,如皮肤出血点、瘀斑或原因不明的鼻出血等表现,甚至出现严重的器官组织出血。
7. 重新使用同样抗肿瘤药物后血小板减少症再次出现。

【注释】

a 化疗药物引起血小板减少的主要原因是化疗药物对巨核系细胞的抑制作用所导致的血小板生成不足和 / 或免疫及非免疫因素导致的血小板过度破坏[3]。许多化疗药物和联合化疗方案均可导致不同程度的血小板减少[4],通常在化疗后 3~4 天出现。血小板计数最低点出现的时间和降低幅度视所用的化疗药物种类、剂量、是否联合用药及患者的个体差异和化疗次数而不同。即使是同一化疗方案,随着疗程的累加,对于同一个患者引起的 CTIT 会越来越严重,主要是由于化疗药物剂量的累积而造成持续骨髓抑制[5]。肿瘤患者的血小板减少症也可伴随任何感染或药物不良反应。而且,血小板减少症的诊断会增加肿瘤患者的焦虑和恐惧感[3]。

b 化疗药物对巨核系细胞产生抑制和破坏作用,从而影响巨核细胞生成和血小板释放功能,因此化疗结束初期对外周血中成熟血小板的影响并不明显。血小板的正常寿命为 8~10 天,肿瘤化疗后,血小板计数一般在化疗后第 5 天开始下降,第 14 天达到最低点,之后缓慢上升,在第 28~35 天恢复到基线水平[3]。

c 每种化疗药物引起血小板减少症原因不同:①烷化剂多影响干细胞,如白消安和卡铂这类药物对干细胞有抗有丝分裂的作用,能导致血小板生成减少和更持续更难以纠正的血小板减少症。②一些常见的细胞毒性药物,如环磷酰胺(CTX),对处于发育更晚阶段的祖细胞具有抗有丝分裂作用,引起的血小板减少症通常持续时间更短,而且是积累渐进的。③还有一些治疗会促进血小板凋亡,由此造成血小板计数降低。

靶向治疗药物引起的血小板减少症机制研究比较少。已有的研究表明,导致血小板减少症的机制因药物结构不同而不尽相同,有的是免疫因素所致,有的是骨髓抑制引起的。蛋白酶体抑制剂,如硼替佐米,其通过抑制核因子 κB 而影响成熟的巨核细胞释放血小板的能力。曲妥珠单抗 - 美坦新偶联物(T-DM1)诱导的血小板减少症很大程度上是由 DM1 诱导的巨核细胞损伤所介导的，而对成熟巨核细胞的影响较小[6]；而贝伐珠单抗则可引起急性且严重的免疫性血小板减少症[7-8]，有研究显示，由于甲泼尼龙使用后，骨髓显示巨核细胞增加，血小板计数恢复，因此推测贝伐珠单抗导致血小板减少的机制可能是免疫介导的血小板外周破坏。也存在其他导致血小板减少症的原因[8]，在使用 PARP 抑制剂的情况下，血小板减少的原因已被证明与巨核细胞增殖和成熟的可逆性减少有关[9]。

目前肿瘤免疫治疗药物导致血小板减少症的机制尚不清楚，主要可能与活化的 T 细胞与免疫检查点的潜在移除相关[10]。

d 化疗引起的血小板减少症的发生率因使用不同药物而有很大差异，其中基于吉西他滨和铂类的治疗方案发生率最高[3]。一项在对接受 62 071 种化疗方案的 43 495 例患者的分析发现：以铂类为基础的治疗方案，3 级和 4 级血小板减少症的发生率分别为 6.5% 和 4.1%；以蒽环类为基础的治疗方案 3 级和 4 级血小板减少症的发生率分别为 3.0% 和 2.2%；基于吉西他滨的治疗方案，3 级和 4 级血小板减少症的发生率分别为 7.8% 和 3.4%；以紫杉烷为基础的方案，3 级和 4 级血小板减少症的发生率分别为 1.4% 和 0.5%。在可获得数据的 10 582 种方案中，2.5% 的患者需要输注血小板（1.0% 接受铂类治疗方案，0.6% 接受蒽环类药物治疗，1.8% 接受吉西他滨治疗，0.3% 接受紫杉烷治疗）。附录 1 为不同化疗方案下，血小板减少症发生率的报告。ICE（异环磷酰胺、卡铂、依托泊苷）、AI（美司钠、多柔比星、异环磷酰胺）、MAID（美司钠、多柔比星、异环磷酰胺、达卡巴嗪）方案所致的血小板减少症，其血小板最低点出现相对较早，而卡铂、美法仑、亚硝基脲相关的血小板减少症，血小板最低点出现相对较晚[3]。

e 化疗联合放疗（包括同步放化疗）导致的血小板减少症除了化疗药物的因素之外，放射线通过电离作用使自由基增加，造成 DNA 损伤，甚至双链断裂，从而导致造血干细胞凋亡、分化、衰老及造血干细胞龛损伤而影响造血[11]。

靶向治疗合并其他肿瘤治疗方案时，血小板减少症的发生率常常会较单用靶向药治疗时增高。血液系统毒性在接受曲妥珠单抗单药治疗的转移性肿瘤患者中不常见，WHO 分级 3 级的白细胞减少症、血小板减少症和贫血发生率低于 1%。曲妥珠单抗联合紫杉醇治疗 WHO 分级 3 级或 4 级的血液系统毒性高于紫杉醇单药治疗（34% vs. 21%）。已有数据显示达沙替尼、舒尼替尼、PARP 抑制剂、T-DM-1 是较常见引起严重血小板减少症（TCP）的靶向药物。一项 meta 分析显示：抗卵巢癌药物 PARP 抑制剂（奥拉帕利和尼拉帕利）会导致血液系统毒性。研究发现在 12 个随机对照试验的 2 479 例患者（涉及卵巢癌、非小细胞肺癌、乳腺癌、黑色素瘤、胃癌、小细胞肺癌）使用 PARP 抑制剂后，有 15.9% 发生血小板减少（95%*CI* 9.5%~25.4%），32.9% 发生中性粒细胞减少（95%*CI* 20.5%~48.3%）和 9.1% 发生贫血（95%*CI* 5.1%~15.7%）[12]。在大型临床试验中 PARP 抑制剂引起血小板减少的发生率见下表[13]。

PARP 抑制剂	血小板减少	
	1~4 级	3~4 级
奥拉帕利（2 期，FDA 标签）	30%	3%
卢卡帕利（3 期）	28%	5%
尼拉帕利（3 期）	61%	34%

f 根据 2018 年美国临床肿瘤学会发表的《免疫检查点抑制剂不良事件的临床实践指南》，免疫检查点抑制剂（immune checkpoint inhibitor，ICI）治疗相关血小板减少症发生率约为 8%（1%~28%），3~4 级血小板减少症为 4.3%（3%~6%）[14]。有研究对 9 324 例患者的 meta 分析显示，ICI 引起的血小板减少症发生率为 2.8%[15]。

部分患者可能在免疫治疗一段时间后才出现血小板减少症，表现出延迟性特征[16]。有报道指出在 ICI 治疗中大多数血小板减少症的发生时间在 ICI 用药后 12 周之内，中位时间约 41 天。其引发血小板减少的具体机制尚不清楚，可能与活化的 T 细胞及免疫检查点的潜在移除相关[10]。对免疫治疗后出现血小板减少的患者，若要诊断为免疫性血小板减少症，建议进行血常规、骨髓象、自身抗体、血小板抗体、病毒或细菌检测等，同时需排除肿瘤、药物、其他自身免疫性疾病、病毒感染引起的血小板减少症和再生障碍性贫血[16]。目前临床 ICI 常与化疗联合治疗。有 meta 分析显示 ICI 联合化疗能更显著改善总生存（OS）和无进展生存（PFS），但 ICI 联合化疗较仅免疫治疗或化疗发生 G3~5 级治疗相关不良反应的风险更高[17]。

g CTIT 除了增加出血风险，还限制了肿瘤治疗药物的剂量和频率，从而影响临床治疗效果。特别是近年来，随着铂类、吉西他滨等化疗药物与其他抗肿瘤药物的联合应用增多，在疗效提高的同时，也使血小板计数降低更加严重，临床常常被迫减少化疗药物剂量或者推迟化疗时间以待骨髓造血功能恢复。一项研究调查 609 例患有 CTIT 的实体瘤和淋巴瘤患者，所有患者共进行 1 262 个化疗疗程，结果显示 30% 的化疗周期由于血小板减少症而推迟治疗或减少剂量，共 111 个（9%）化疗周期发生出血事件，22% 发生出血事件后化疗推迟或减少剂量。如何调整治疗方案取决于使用的药物和血小板减少症的严重程度。对于 1 级或 2 级 CTIT,通常推迟化疗 1 周或 2 周,而严重的 CTIT(< 50×10^9/L),还需要减少化疗剂量。化疗剂量不足会降低某些恶性肿瘤的治疗效果,乳腺癌患者的化疗剂量减低至目标剂量的 85% 以下,其总生存期和无复发生存期会显著缩短[18]。

h 即使 CTIT 无出血,也需要考虑额外增加的血小板减少相关的医疗费用:预防性输注血小板、额外的临床观察、频繁的实验室检测。发生 CTIT 的患者医疗费用增加。CTIT 治疗周期的平均费用与血小板计数水平相关,血小板计数 < 10×10^9/L 和血小板计数为 (20~50)× 10^9/L 患者的费用与血小板计数 > 50×10^9/L 者相比明显增高,费用的增加主要是使用血小板输注来预防和治疗 CTIT。

1.2 分级

	病情评估
血小板减少程度分级	1 级:75×10^9/L ≤ PLT < 100×10^9/L 2 级:50×10^9/L ≤ PLT < 75×10^9/L 3 级:25×10^9/L ≤ PLT < 50×10^9/L 4 级:PLT < 25×10^9/L 5 级:因血小板减少发生严重不良反应导致的死亡
出血严重程度分级	轻中度:无出血症状或仅有皮肤出血点 / 瘀斑 重度:有出血症状,包括皮肤黏膜出血,消化系统、呼吸系统、泌尿生殖系统及颅内出血等

【注释】

a 化疗药物引起的骨髓抑制具有以下特点:①剂量限制性;②对粒细胞影响最大,其次为血小板,而红细胞系由于半衰期长,所受影响有时不易察觉;③随着累积剂量增加,骨髓抑制也逐渐加重,多数患者在化疗过程中骨髓毒性逐渐加重,恢复时间逐渐延长,甚至无法恢复到正常。大多数联合化疗在用药后 1~2 周出现白细胞数量下降,10~14 天达到最低点,3~4 周时恢复正常,血小板的减少通常在化疗后 3~4 天出现。为保证化疗的正常进行和减少化疗的血液系统毒性,通常给予对症治疗[1]。

b 当患者血小板计数 <100×10^9/L,就需要进行判断:是否是由于 CTIT,还是非肿瘤治疗所致血小板减少。若是 CTIT 则需要进一步进行病情评估。若非 CTIT,则需要根据相应的病因进行治疗。当血小板计数 < 50×10^9/L 时,可能引起皮肤或黏膜出血,同时患者不能进行手术和侵袭性操作检查。而当血小板计数 < 20×10^9/L,就有自发性出血的可能。甚至出现内脏器官出血和脑出血等严重后果,危及生命。

c 参照美国国立癌症研究所常规毒性判定标准 5.0 版[19],同时结合我国国情,对 CTIT 进行分级和出血严重程度评估(附录 2)。

1.3 鉴别诊断

除肿瘤治疗可能会导致血小板减少症外,还应考虑相关其他原因。

	相关鉴别诊断
当血小板计数 <100×10^9/L 时,应主要考虑以下评估	1. EDTA 相关假性血小板减少症
	2. 骨髓转移癌
	3. 弥散性血管内凝血
	4. 脾功能亢进
	5. 原发免疫性血小板减少症
	6. 感染
	7. 药物所致

【注释】

a 乙二胺四乙酸(ethylene diamine tetra acetic acid,EDTA)依赖性假性血小板减少症(EDTA-dependent pseudo-thrombocytopenia,EDTA-PTCP):是一种检验假象,患者并无血小板减少;血小板减少的表象是因为血小板与抗凝剂在体外反应而聚集于抗凝管中。这种结果通过采用新鲜的样本或检查外周血涂片重复血小板计数来证实。通常情况下,重复血小板计数的样本采集管采用其他抗凝药(如枸橼酸盐),而非 EDTA,发生率为 0.07%~0.21%,患者的血小板计数是完全正常的,不用干预[20]。

b 骨髓转移癌:是肿瘤血行播散的结果,以乳腺癌、肺癌和前列腺癌等常见。骨髓微环境受到破坏可以导致幼粒细胞、幼红细胞增多。这种病症定义为外周血出现不成熟粒细胞、泪滴状红细胞和有核红细胞,虽然幼粒细胞、幼红细胞增多可能是源于造血系统恶性肿瘤,但更常见于骨髓转移。肿瘤细胞浸润骨髓,除了血小板减少外,还常伴随贫血。骨髓转移癌的确诊依靠骨髓涂片或活检见到成团的癌细胞。80% 的癌细胞浸润骨髓可以造成血细胞减少症[21]。

c 弥散性血管内凝血(disseminated intravascular coagulation,DIC):肿瘤的广泛播散和组织浸润,激活凝血系统,导致 DIC。胃腺癌、胰腺癌、卵巢癌或脑肿瘤患者容易发生慢性 DIC。急性 DIC 通常出现在有脓毒症、恶性肿瘤(特别是急性早幼粒细胞白血病)的患者中。DIC 的诊断,要求有基础疾病(肿瘤,尤其是分期较晚的肿瘤)、出血表现(常常是穿刺部位的出血、瘀斑)和实验室检查的异常(血小板减少、PT 或 APTT 延长、D- 二聚体升高等)。一项纳入 1 117 例多种实体肿瘤患者的队列研究,其中 76 例(6.8%)诊断为 DIC。发生 DIC 的重要危险因素包括年龄 >60 岁(*OR*=5.1)、男性(*OR*=4.3)、乳腺癌(*OR*=4.0)、肿瘤坏死(*OR*=3.4)和晚期疾病(*OR*=2.6)[22]。

d 脾功能亢进:同时存在脾肿大和全血细胞减少,提示脾功能亢进,即肿大的脾脏使血细胞隔离和 / 或过度破坏,所有的血细胞系都可能受累。脾脏肿大使大量的血小板在脾脏潴留、消耗,导致患者血小板减少。肿瘤患者脾功能亢进多见于肝炎后肝硬化继发肝癌的患者,也多见于血液系统恶性肿瘤患者(如淋巴瘤、毛细胞白血病)。一项病例系列研究回顾性分析 449 例脾肿大患者,并对其进行分类,评估脾肿大不同病因的相对发生率:肝脏疾病为 33%(肝硬化),血液系统恶性肿瘤为 27%(淋巴瘤),感染为 23%(获得性免疫缺陷综合征,心内膜炎)[23]。

e 免疫性血小板减少症(immune thrombocytopenia,ITP):是一种获得性血小板减少症,由抗血小板抗原的自身抗体导致。ITP 的特点是除了血小板的减少以外,白细胞、红细胞一般是正常的,即便患者的血小板计数处于比较低的水平,出血表现也往往不明显。ITP 的发病是体内产生了针对血小板的自身抗体,导致了血小板在脾脏等过多消耗,以及血小板生成不足。此外,1% 的霍奇金病患者,2%~10% 的慢性淋巴细胞白血病患者和 0.76% 非霍奇金淋巴瘤(NHLs)患者会发生继发性血小板减少症[24],这些患者对激素、血小板生成素受体激动剂、利妥昔单抗、脾切除术的疗效反应与原发性 ITP 患者相同,治疗潜在淋巴瘤可能更有效[3]。

f 感染:感染不仅可以加速血小板的清除,使血小板的寿命缩短,还可以导致消耗性凝血病,使血小板过多消耗,后者发展到一定程度即 DIC。例如,一些细菌可以释放神经氨酸酶,从而降低血小板的存活率。还有一些病毒(如巨细胞病毒感染)会抑制免疫缺陷患者的血小板在骨髓生成,此外人免疫缺陷病毒(HIV)和丙型肝炎病毒(HCV)感染都会造成血小板减少。严重感染如脓毒症,也会造成血小板减少,可能的机制为:①骨髓造血受抑制,其中包括产血小板的巨核细胞,致血小板生成障碍。②脓毒血症时,内皮细胞损伤所致外源性凝血途径、内毒素介导的内源性凝血途径启动,激活血小板参与凝血形成血栓,导致血小板被大量消耗。③激活的血小板释放各种细胞因子,激活免疫细胞,其中包括网状内皮吞噬细胞系统,参与血小板清除。④脓毒血症常合并 DIC,高凝期时血栓形成,血小板大量消耗,最后产生消耗性出血[25]。感染相关血小板减少的处理,主要是积极有效的抗感染治疗。

g 药物所致:抗生素如万古霉素、利奈唑胺、氯霉素和抗病毒药物(如更昔洛韦)通常通过直接骨髓毒性诱导血小板减少症或药物依赖性抗血小板抗体的免疫破坏。利奈唑胺是人工合成的唑烷酮类抗生素,用于治疗革兰氏阳性球菌引起的感染,包括由耐甲氧西林金黄色葡萄球菌(MRSA)引起的疑似或确诊院内获得性肺炎以及耐万古霉素肠球菌(VRE)感染。但是利奈唑胺的不良反应有骨髓抑制,包括贫血、白细胞减少和血小板减少等各类血细胞减少。氯霉素会引起不可逆的骨髓损伤、再生障碍性贫血和血小板减少。左氧氟沙星也会引起血小板减少和贫血(发生率 <0.5%)[26]。

2 肿瘤治疗所致血小板减少症治疗原则

2.1 治疗原则与流程

分组	分层	Ⅰ级推荐	Ⅱ级推荐	Ⅲ级推荐
CTIT 有出血		输注血小板或输注血小板 + rhTPO 或 rhIL-11(1A 类)	海曲泊帕(2A 类) 海曲泊帕 + rhTPO(2B 类)	阿伐曲泊帕、艾曲泊帕、芦曲泊帕、罗普司亭(2B 类)
CTIT 无出血	血小板计数 ≤ 10×10^9/L	输注血小板或输注血小板 + rhTPO 或 rhIL-11(1A 类)	海曲泊帕(2A 类) 海曲泊帕 + rhTPO(2B 类)	阿伐曲泊帕、艾曲泊帕、芦曲泊帕、罗普司亭(2B 类)

续表

分组	分层	Ⅰ级推荐	Ⅱ级推荐	Ⅲ级推荐
CTIT 无出血	10×10^9/L < 血小板计数 < 75×10^9/L	rhTPO 或 rhIL-11（1A 类）	海曲泊帕（2A 类） 海曲泊帕 + rhTPO（2B 类）	阿伐曲泊帕、艾曲泊帕、芦曲泊帕、罗普司亭（2B 类） 咖啡酸片（3 类）
	75×10^9/L ≤ 血小板计数 < 100×10^9/L	密切观察血小板及出血情况（1A 类），可根据临床情况进行干预		

【注释】

a CTIT 的治疗包括输注血小板[1]和给予促血小板生长因子。促血小板生长因子有重组人血小板生成素（recombinant human thrombopoietin，rhTPO）、重组人白介素 -11（recombinant human interleukin 11，rhIL-11）、TPO 受体激动剂（TPO-RA）罗普司亭（Romiplostim）[2]、艾曲泊帕（Eltrobopag）、阿伐曲泊帕（Avatrombopag）、海曲泊帕[3-5]和芦曲泊帕。目前，在中国只有 rhTPO 和 rhIL-11 被国家药品监督管理局批准用于治疗 CIT。证据水平根据牛津大学 EBM 中心关于文献类型的 5 级标准进行分级[6]，CTIT 治疗的流程见附录 3。

b 目前临床使用的 TPO 是中国仓鼠卵巢细胞表达的全长糖基化 rhTPO。TPO 是调节巨核细胞增殖成熟和血小板生成的内源性细胞因子，其通过与造血干细胞、巨核系祖细胞表面的特异性受体（c-mpl）结合发挥生物学作用[7]。rhTPO 在巨核细胞的生成、增殖、成熟和分化至血小板的每一个环节全程调控。

c rhIL-11 是将含人白介素 -11 融合蛋白基因的重组质粒转化大肠杆菌，使其高效表达融合蛋白而制成。IL-11 通过与 IL-11 受体和 GP130 蛋白结合激活下游通路进行一系列的级联反应，IL-11 可直接刺激造血干细胞和巨核祖细胞的增殖，诱导巨核细胞成熟从而导致血小板生成增加。

d 在放疗和化疗诱发的血小板减少的动物模型中，应用 rhTPO 和 rhIL-11 可缩短血小板减少的持续时间，提高血小板最低值。在某些情况下，中性粒细胞减少和贫血的持续时间也缩短[8]。

e TPO 受体激动剂类药临床较常用，现有临床试验的证据和真实世界的数据均显示，TPO 受体激动剂可以有效治疗抗肿瘤治疗所引起的血小板减少症。海曲泊帕是我国自主研发的新一代口服小分子非肽类促血小板生成素受体激动剂（TPO-RA），化学结构与同类产品不同，且不具有肽类 TPO-RA（如罗普司亭）的免疫原性[3]。海曲泊帕可通过与血小板生成素受体（TPO-R）的跨膜区相结合，激活 TPO-R 依赖的 STAT、PI3K 和 ERK 信号转导通路，刺激巨核细胞增殖和分化，促进血小板生成[3,9-10]。海曲泊帕在 CIT 患者中Ⅱ期注册研究[4]结果已公布，Ⅲ期临床研究正在进行中。

2.2 输注血小板的应用

血小板输注	基本原则
	血小板计数 <10×10^9/L 的输血适用于大多数患者
	在某些情况下可能适用更高的阈值（例如活动性出血、需要侵入性手术、发热、坏死性肿瘤）

手术或有侵入性操作时，血小板计数阈值为：

基本原则	血小板计数阈值
大多数其他大手术	50×10^9/L
神经外科或眼科手术	100×10^9/L
内镜检查操作	50×10^9/L 用于治疗内镜操作 20×10^9/L 适用于低风险诊断操作
支气管镜、支气管肺泡灌洗检查	$(20\sim30)\times10^9$/L
中央导管放置	20×10^9/L
腰椎穿刺	血液系统恶性肿瘤患者为 $(10\sim20)\times10^9$/L，无血液系统恶性肿瘤患者为 $(40\sim50)\times10^9$/L
硬膜外麻醉	80×10^9/L
骨髓穿刺 / 活组织检查	20×10^9/L

肿瘤致血小板减少症

【注释】

a 输注血小板是严重血小板减少症患者的最快最有效的治疗方法。对于成人白血病和多数实体瘤患者，当血小板计数≤ 10×10^9/L 时，需预防输注血小板。特别是出血高风险的肿瘤，如白血病、恶性黑色素瘤、膀胱癌、妇科肿瘤和结直肠肿瘤等。

b 从 1 单位捐献血液中分离出的 1 单位血小板含有大约 7×10^{10} 个血小板细胞，通常合并 4~6 单位这样的血小板用于输注。每单位单一供者（单采）血小板含 $(3\text{~}6)\times10^{11}$ 个血小板细胞，相当于至少 6 单位全血来源血小板。血小板在室温下贮存，其保质期只有大约 5 天[11]。

c 在血小板减少或血小板功能降低的出血患者中，血小板输注可挽救生命。接受侵入性操作的血小板减少患者也可能需要输注血小板，取决于具体操作及血小板计数[12]。例如：在进行颅脑手术时，要求血小板计数≥ 100×10^9/L；在其他侵入性操作或创伤手术时，要求血小板计数在 $(50\text{~}100)\times10^9$/L[1,13]（1 类）；支气管镜、支气管肺泡灌洗检查，血小板的阈值为 $(20\text{~}30)\times10^9$/L；腰椎穿刺在血液系统恶性肿瘤患者，血小板计数阈值为 $(10\text{~}20)\times10^9$/L，建议输注血小板后结合患者的凝血功能，由临床医生决定操作的时机。腰椎穿刺在无血液系统恶性肿瘤患者，血小板计数阈值可以到 $(40\text{~}50)\times10^9$/L；腰椎穿刺在伴有免疫性血小板减少症（ITP）的患者中，阈值更低[14]。

d 对于因骨髓抑制而导致血小板计数低于 10×10^9/L 的大多数无发热住院患者，采用预防性血小板输注以预防自发性出血。急性早幼粒白血病患者常合并有 DIC，对这些患者采用 $(30\text{~}50)\times10^9$/L 的血小板输注阈值。对发热或脓毒症患者也会使用较高的阈值（30×10^9/L）。

e 对于有血小板消耗性疾病，包括 ITP、DIC、肝脏疾病以及有血小板功能障碍的患者，通常仅在出血时输注血小板，或某些情况下针对侵入性操作输注血小板。而在血栓性血小板减少性紫癜（TTP）、肝素诱导的血小板减少症（HIT），血小板输注要慎重，仅在出现危及生命的出血时才考虑使用。

f 血小板输注是对严重血小板减少症患者最快最有效的治疗方法之一，然而血小板输注会带来感染艾滋病及丙型肝炎等获得性传染病毒疾病的潜在风险，以及包括脓毒症、输血相关的急性肺损伤（TRALI）、输血相关循环超负荷（TACO）、同种异体免疫反应、过敏性和全身过敏性输血反应、发热性非溶血性输血反应（FNHTR）、输血相关移植物抗宿主病（GVHD）及输血后紫癜（PTP）。一般而言，1 单位单采血小板可提高血小板计数 $(10\text{~}20)\times10^9$/L，然而外源性血小板的寿命通常仅能维持 3 天左右，而且反复输入后患者体内会产生抗体，造成无效血小板输注。针对 CTIT 的治疗，在规范输注血小板的前提下，有必要使用促血小板生长因子来减少血小板输注带来的相关问题[15]。

2.3 促血小板生长因子的应用

2.3.1 重组人血小板生成素的应用

类型	用法	推荐剂量	停药指征	注意事项
重组人血小板生成素（rhTPO）	• 不符合血小板输注指征的血小板减少症患者，应在血小板计数 <100×10^9/L 时应用 rhTPO，可于化疗结束后 6~24 小时皮下注射 • 对于上一个化疗周期发生过 2 级以上 CTIT 的患者或出血风险较大的患者，建议给予二级预防治疗	剂量为 300U/（kg·d），每日 1 次，连续应用 14 天	当血小板计数≥ 100×10^9/L 或血小板计数较用药前升高 50×10^9/L 时，应及时停药	使用过程中应定期检查血常规，一般 1 周 2 次，特殊患者可根据情况隔日 1 次

【注释】

a rhTPO 可以减轻肺癌、恶性淋巴瘤、乳腺癌、卵巢癌、急性白血病等肿瘤患者 CTIT 的下降程度和缩短 CTIT 的持续时间，减少血小板输注[7,16-19]，并利于按计划需要进行的下一步化疗的顺利完成。

b rhTPO 的用药方法：恶性肿瘤患者因接受化疗，其药物剂量可能引起血小板减少及诱发出血从而需要升高血小板时，对于不符合血小板输注指征的血小板减少症患者，应在血小板计数 <100×10^9/L 时应用 rhTPO，可于化疗结束后 6~24 小时皮下注射，剂量为 300U/（kg·d），每日 1 次，连续应用 14 天。最新研究显示不同级别血小板减少情况下进

行治疗，在 rhTPO 治疗天数、升血小板时间、血小板计数下降导致下一个放化疗周期延迟天数、血小板计数下降导致住院时间延长、血小板计数下降导致住院费用增加、血小板输注与否，差异均有统计学意义，应尽早治疗以便以更短的治疗时间和更低的费用尽快恢复血小板水平[20]。当化疗中伴发白细胞严重减少或出现贫血时，rhTPO 可分别与重组人粒细胞集落刺激因子(recombinant human granulocyte-colony stimulating factor，rhG-CSF)或重组人红细胞生成素(recombinant human erythropoietin，rhEPO)合并应用。对于上一个化疗周期发生过 2 级以上 CTIT 的患者或出血风险较大的患者，建议给予二级预防治疗(1B 类)。

c rhTPO 用药注意事项：根据 rhTPO 的 Ⅰ 期药代动力学研究、耐受性研究等结果显示[21-23]，rhTPO 血药浓度升高的水平与给药的累积剂量正相关，PLT 增高的最大反应和持续时间与剂量相关，呈现剂量依赖性升血小板作用，应注意予以充分的剂量以保证用药效果[24-25]。在用药前、用药中和用药后的随访中，应定期监测血小板计数和血常规[26]。使用过程中应定期检查血常规，一般 1 周 2 次，特殊患者可根据情况隔日 1 次，密切注意外周血血小板变化，当血小板计数≥ 100 × 10^9/L 或血小板计数较用药前升高 50 × 10^9/L 时，应及时停药。

d 考虑到老年肿瘤患者因为其体力状态、生理功能和器官储备功能的改变，大多合并基础疾病，且面临感染的风险，老年患者发生肿瘤治疗后骨髓抑制的风险更高，NCCN 老年肿瘤指南对于老年患者发生化疗所致血小板减少症的管理建议给予更积极的管理[27]。研究显示 rhTPO 可有效提升老年滑膜肉瘤患者化疗后的外周血血小板数量，使患者能够接受最优剂量化疗，保证化疗效果，且其不良反应较少[28]。

e 对于儿童肿瘤患者发生肿瘤治疗所致血小板减少症的防治，目前尚无统一标准，多采用调整剂量、延迟治疗或输注血小板。研究显示采用 rhTPO 对脑肿瘤化疗患儿血小板减少症进行预防，可以显著改善血小板减少的程度，且预防组患儿的总缓解率高于未预防组，不良反应表现为发热、头晕、乏力、肌肉酸痛[29]。未来对儿童人群的探索可能会进一步提供指导和规范作用。

2.3.2 重组人白介素 -11 的应用

类型	用法	推荐剂量	停药指征	注意事项
重组人白介素 11 (rhIL-11)	不符合血小板输注指征的血小板减少患者，实体瘤患者应在血小板计数(25~75) × 10^9/L 时应用	25~50μg/kg，皮下注射，每日 1 次，至少连用 7~10 天	化疗抑制作用消失并血小板计数≥ 100 × 10^9/L 或至血小板计数较用药前升高 50 × 10^9/L 以上时停药	• rhIL-11 会引起过敏或超敏反应，包括全身性变态反应 • 肾功能受损患者须减量使用。rhIL-11 主要通过肾脏排泄。严重肾功能受损、肌酐清除率 <30ml/min 者应减少剂量至 25μg/kg • 老年患者，尤其有心脏病史者慎用

【注释】

a rhIL-11：可以降低 CTIT 的严重程度，缩短 CTIT 的病程，减少血小板输注[30]，并利于按计划需要进行的下一步化疗的顺利完成。对于不符合血小板输注指征的血小板减少患者，实体瘤患者应在血小板计数(25~75) × 10^9/L 时应用 rhIL-11[8]。有白细胞减少症的患者必要时可合并应用 rhG-CSF。

b rhIL-11 的用药方法：推荐剂量为 25~50μg/kg，皮下注射，每日 1 次，至少连用 7~10 天，至化疗抑制作用消失并血小板计数≥ 100 × 10^9/L 或至血小板计数较用药前升高 50 × 10^9/L 以上时停药[31](1B 类)。

c rhIL-11 用药注意事项：①在 rhIL-11 首次给药或多次给药后，均会发生过敏或超敏反应，包括全身性变态反应。②肾功能受损患者须减量使用。rhIL-11 主要通过肾脏排泄。严重肾功能受损、肌酐清除率 < 30ml/min 者应减少剂量至 25μg/kg。③老年患者，尤其有心脏病史者慎用。rhIL-11 有增加中老年患者心房颤动发生率的可能[32]，应用 IL-11 时应密切关注体重和心、肺、肾功能。

2.3.3 血小板生成素受体激动剂的应用

目前国内 TPO-RA 类药物包括已经上市的阿伐曲泊帕、海曲泊帕、艾曲泊帕、罗普司亭，以及即将上市的芦曲泊帕。尚未被批准 CTIT 适应证。但既往研究数据仍呈现出 TPO-RA 类药物在 CIT 中的治疗潜力。阿伐曲泊帕的治疗可使 87.1% 的 CIT 患者呈现良好的治疗应答[33]。罗普司亭可以在 3 周内纠正 93% 实体瘤 CIT 患者的血小板计数，且化疗期间持续用药可使血小板计数维持在(100~200)× 10^9/L[34]。海曲泊帕全国多中心随机对照 Ⅱ 期注册临床研究[4]结果显示，与安慰剂相比，海曲泊帕(起始剂量 7.5mg/d)可显著提高实体瘤 CIT 患者的治疗有效率(60.7% vs. 12.9%;

OR=10.4，95%*CI* 2.8~36.7；*P*=0.000 1)，且耐受性良好。目前海曲泊帕在 CIT 患者中的Ⅲ期临床研究正在进行中。前期基础研究发现，海曲泊帕联合 rhTPO 可显著促进 MPL 细胞增殖，呈现促血小板生成的协同增效作用[35]。在血小板计数 ≤ 50×10^9/L 的实体瘤 CTIT 患者中，海曲泊帕 5mg/d 联合 rhTPO 治疗 7 天内应答率显著优于 rhTPO 单药(75.0% vs. 30.0%；$P < 0.05$)，且两组中位治疗时间存在显著差异(6.5 天 vs. 9.5 天；$P < 0.000\ 1$)，而不良事件发生率差异无统计学意义，提示海曲泊帕联合 rhTPO 可更快且更有效地提升血小板水平，而不增加安全性顾虑[35]。目前针对海曲泊帕在 CIT 给药人群、给药方案和疗效的临床研究可以进一步指导海曲泊帕在 CIT 中的临床应用。

阿伐曲泊帕的治疗可使 87.1% 的 CIT 患者呈现良好的治疗应答[44]，此外，与 rhTPO 相比，阿伐曲泊帕显示更佳的提升 PLT 效果，重度 CIT 患者在 rhTPO 治疗基础上加用阿伐曲泊帕可以进一步缩短血小板计数恢复时间，未增加治疗成本[45-46]。对于合并肝病或肝功能异常的肿瘤患者，若出现血小板减少症需使用升血小板药物治疗时，可优先尝试使用对肝功能影响较小的阿伐曲泊帕[47-48]。

2.3.4 咖啡酸片的应用

临床观察显示咖啡酸片可有效治疗 CIT 且有良好安全性。咖啡酸片治疗期最低血小板的升高值显著高于阴性对照期($P < 0.001$)；药物治疗期化疗后，PLT 恢复后最高值显著高于阴性对照期($P < 0.001$)；药物治疗期 PLT < 50×10^9/L 的持续天数有缩短趋势($P > 0.05$)；药物治疗期化疗后 PLT 恢复至 ≥ 75×10^9/L 和 ≥ 100×10^9/L，所需的天数较阴性对照期均明显减少($P<0.001$)[36]。

2.4 不同人群肿瘤治疗所致血小板减少症的治疗

2.4.1 化疗联合放疗患者的治疗

1. 化疗联合放疗(包括同步放化疗)，可以提高恶性肿瘤患者的生存率和生存质量。但放化疗联合使用会增加血液系统毒性反应，可能造成血小板急剧降低。有研究显示，实体瘤患者同步放化疗后血小板开始下降较早，下降至最低值的时间较单纯化疗有所提前，且血小板下降程度更明显。研究显示肿瘤放疗所致血小板减少症患者血小板计数下降至 ≤ 75×10^9/L 时开始使用 rhTPO，同步放化疗患者血小板计数恢复至 100×10^9/L 或升高 50×10^9/L 所需时间均较单纯化疗的时间更长，椎体和骨盆部位比头颈部、胸部、盆部放疗的血小板计数恢复所需时间更长[37]。有相关肿瘤相关血小板减少管理指南提示血小板计数 <100×10^9/L 时，应谨慎使用放疗和化疗，以免引起血小板减少症并增加出血风险[7]。《中国食管癌放射治疗指南(2020 年版)》建议血小板计数 <80×10^9/L 时应及时给予升血小板等相应处理[38]。

2. 由于同步化放疗，特别是长骨、扁骨(骨盆、胸骨等)接受放疗的患者属于出血高风险患者，因此可考虑预防性应用 rhTPO 或 rhIL-11，以预防治疗引起的血小板减少。

2.4.2 使用靶向治疗和免疫治疗患者的治疗

目前《中国乳腺癌靶向治疗药物安全性管理专家共识》《抗体药物偶联物治疗恶性肿瘤临床应用专家共识(2020 版)》均推荐对靶向治疗后出现的血小板减少症参考化疗后血小板减少症的治疗，当出现 ≥ 2 级血小板减少时，给予重组人血小板生成素(rhTPO)和 / 或重组人白介素 -11(rhIL-11)治疗，如果导致出现血小板减少症的是抗体药物偶联物(antibody-drug conjugate，ADC)，如 T-DM1，可对 T-DM1 停药或减量，但是对于 ≥ 3 级血小板减少症的处理，建议给予重组人血小板生成素或重组人白介素 -11 治疗[39-40]。《酪氨酸激酶抑制剂治疗胃肠间质瘤不良反应及处理共识》对于 TKI 导致的血小板减少症，1~2 级血小板减少者，不需要特殊治疗，可继续原剂量 TKI 治疗。如果出现 3 级以上的血小板减少，可给予 rhTPO 或 rhIL-11，同时暂停服用 TKI 直至血小板计数 >75×10^9/L，随后给予原剂量 TKI 治疗[41]。此外，有报道贝伐珠单抗导致的急性重度血小板减少症在输注血小板、激素和免疫球蛋白治疗无效的情况下，采用罗普司亭成功阻止了血小板计数的继续下降并逐渐恢复至正常[42]。

免疫治疗药物导致的血小板减少必须评估血小板减少症的原因，包括评估 TTP、DIC、骨髓增生异常综合征(MDS)及与免疫治疗相关的免疫介导血小板减少症。根据导致血小板减少症的原因不同，其治疗方法也不相同[43]。

在应用升血小板相关治疗药物时需注意与原有治疗(靶向治疗、免疫治疗等)药物可能存在的药物相互影响，不良反应叠加等现象的出现和处理。

3 肿瘤治疗所致血小板减少症二级预防

二级预防用药是指对于出血风险高的患者，为预防下一个化疗周期再发生严重的血小板减少，可预防性应用促血小板生长因子，以保证化疗的顺利进行。二级预防用药以预防化疗后血小板减少或保证下一次化疗能够足量、按时进行为目的。

3.1 二级预防的使用条件

分组	分层	Ⅰ级推荐	Ⅱ级推荐	Ⅲ级推荐
上一个化疗周期血小板计数最低值 $<50\times10^9/L$		下一个化疗周期二级预防：rhTPO/rhIL-11（1B 类）	下一个化疗周期二级预防：海曲泊帕（2A 类）	其他 TPO-RA
上一个化疗周期血小板计数最低值 $\geq50\times10^9/L$ 但 $<75\times10^9/L$	有出血的高风险因素*		下一个化疗周期二级预防：rhTPO/rhIL-11（1B 类）海曲泊帕（2A 类）	
	无出血高风险因素	下一个化疗周期密切监测血小板计数及是否出血		

注：*. CTIT 出血高危因素。

CTIT 出血高危因素

上一个化疗周期血小板计数最低值 $\geq50\times10^9/L$，但 $<75\times10^9/L$ 者，同时满足以下至少 1 个出血的高风险因素：
1. 既往有出血史
2. 既往接受含铂类、吉西他滨、阿糖胞苷、蒽环类、PARP 抑制剂（尼拉帕利）等药物治疗
3. 易导致血小板减少的靶向药物和易导致血小板减少的化疗药物联用
4. 肿瘤细胞骨髓浸润所造成的血小板减少
5. ECOG 体能评分 ≥ 2 分
6. 既往接受过放疗或者正在接受放疗，特别是长骨、扁骨（如骨盆、胸骨等）接受放疗

【注释】

a 促血小板生成药物 rhTPO、rhIL-11 对升高血小板都有延迟效应，所以提前进行二级预防有助于稳定血小板数量。

b 二级预防使用条件：符合下列条件之一者，可以采用二级预防。①上一个化疗周期血小板计数最低值 $<50\times10^9/L$ 者。②上一个化疗周期血小板计数最低值 $\geq50\times10^9/L$ 但 $<75\times10^9/L$ 者，同时满足以下至少 1 个出血的高风险因素，见附录 4。

c 高风险因素除上述外，可能还与患者的年龄和有放疗病史有关。2019 年一项研究显示，肿瘤患者的年龄与 CIT 的发生率之间具有统计学意义的相关性，即与成人相比，年龄越小的儿童患者和有过放疗病史的患者 CTIT 的发生率和严重程度越高[1]。

3.2 二级预防的使用方法

（1）化疗结束后 1~2 天内开始使用 rhTPO 和 / 或 rhIL-11（2B 类）。

（2）已知血小板最低值出现时间者，可在血小板最低值出现的前 10~14 天皮下注射 rhTPO，300U/（kg·次），每日或隔日 1 次，连续 7~10 天（2B 类）。

许多化疗药物导致血小板计数最低值出现的时间和降低的幅度因所用的化疗药物、剂量，是否联合用药，以及患者的个体差异和化疗次数而不同，优化用药时机可以提高 CTIT 的疗效[2-5]（2B 类）。有研究提示化疗时将给药时机提前至化疗前预防给药能显著降低 CTIT 发生率和严重程度[6-7]。

rhTPO 和 rhIL-11 均为国家药品监督管理局批准的升血小板细胞因子药物，应深刻认识并熟练掌握其用药规范，以确保更安全、有效、合理地应用。

（3）在因血小板减少导致化疗延迟 ≥ 7 天且血小板计数 $<75\times10^9/L$ 的实体瘤患者[8]中，海曲泊帕 7.5mg/d 连续口服直至完成 2 个周期化疗（可根据血小板计数进行剂量调整或暂停给药），结果显示：72% 的患者能够完成 2 个周期化疗，同时无因血小板减少导致的化疗方案调整且未使用升血小板援救治疗。一项前瞻性真实世界研究纳入计划接受含铂化疗且评估为 CIT 高风险的肺癌患者，在化疗结束后预防性口服海曲泊帕 7.5mg/d，所有患者血小板计数在第 10 天均维持正常水平（$\geq100\times10^9/L$）且整体安全性可控[9]。

4 肿瘤治疗所致血小板减少症治疗的注意事项

(1) 手术要求：需做手术者，应根据需要输注血小板或者使用促血小板生长因子，使得血小板提升到需要的水平。如血小板计数处于(75~100)× 10^9/L 且无出血者，需考虑使用 rhTPO 和 / 或 rhIL-11 提高血小板计数，以达手术要求。

(2) 血栓风险：肿瘤患者发生静脉血栓栓塞症（venous thromboembolism，VTE），包括深静脉血栓（deep venous thrombosis，DVT）和肺血栓栓塞症（pulmonary thromboembolism，PTE）的风险比非肿瘤患者高数倍。一些实体瘤（例如胰腺癌和脑肿瘤）具有较高的 VTE 发生率。尸检发现，某些特定类型肿瘤的血栓形成率甚至更高。有研究显示 30% 死于胰腺癌的患者存在血栓形成；并有超过 50% 的胰体或胰尾癌患者存在血栓形成，进展期肿瘤的 VTE 风险也更大。一些患者具有使 VTE 发生率增加的危险因素，如既往发生 VTE 病史、高龄、肥胖和遗传性易栓症[1-2]。

(3) 恶性肿瘤的高凝状态涉及多个因素的相互作用。例如，肿瘤细胞可能表达促凝活性（procoagulant activity，PCA），可直接诱导凝血酶生成；此外，正常的宿主组织可能在出现肿瘤的情况下表达促凝活性。卧床、感染、手术和药物等共病因素也可能对高凝状态具有促进作用。

(4) 对于合并有 VTE 或者具有 VTE 高风险的肿瘤患者，在进行 CTIT 治疗的过程中，需密切监测血小板计数，并参考《肿瘤相关静脉血栓栓塞症的预防与治疗指南（2020 版）》进行相关预防或者治疗。应用 rhTPO 时，血小板一旦恢复正常，应减量或停用，避免发生 VTE[3]。

(5) 对于感染过新冠病毒的肿瘤患者，参考《新型冠状病毒肺炎疫情期间实体肿瘤患者防护和诊治管理相关问题中国专家共识（2022 版）》中对于新冠病毒感染痊愈后的肿瘤患者重启抗肿瘤治疗，适当加强预防处理措施，包括对血小板减少症的预防[4]、凝血功能障碍的监测及预防等，并需考虑药物的安全性[5]。

5 肿瘤治疗所致血小板减少症的预后和转归

抗肿瘤治疗后骨髓抑制、重度血小板减少引起出血是肿瘤患者死亡的主要原因之一，这限制了抗肿瘤治疗药物的按时、足量使用，影响肿瘤的治疗和患者生活质量，故 CTIT 若能得到适当处理，可使化疗如期进行，改善抗肿瘤效果。所以提前做好 CTIT 的预防尤为重要。

血小板输注是对严重血小板减少患者最快、最有效的治疗方法之一，可减少并发症，但可能增加输血反应和感染风险（如 HIV、HCV、HBV 等），并增加医疗费用。患者可能产生血小板抗体而造成无效输注或者输注后免疫反应。

针对 CTIT 的治疗，在规范输注血小板的情况下，也可以使用升血小板因子 rhTPO，rhIL-11 或 TPO-RA 治疗和预防 CTIT。可减轻化疗诱导血小板计数下降程度，缩短血小板减少的持续时间，提高血小板下降最低值，同时减少血小板的输注，保证化疗如期进行。

附录

附录 1 不同化疗药物引起血小板减少症的发生率

方案	3 级血小板减少症发生率	4 级血小板减少症发生率
替伊莫单抗	87%	13%
硼替佐米	28%	3%
卡铂	23%	
顺铂	4%	
吉西他滨	3.4%~12%	1%~3.7%
多西他赛	1.9%	
替莫唑胺	11%	
吉西他滨 + 顺铂	2.1%~37%	

续表

方案	3 级血小板减少症发生率	4 级血小板减少症发生率
吉西他滨 + 卡铂	32%	24%
吉西他滨 + 奥沙利铂	10%	1%
培美曲塞 + 顺铂	4.1%	
培美曲塞 + 卡铂	13%	11%
R-CHOP [a]	5%~9%	
MAID [b]	34%~79%	
FOLFOX [c]	3.4%	

注：a. CHOP：环磷酰胺（cyclophosphamide）750mg/m^2，阿霉素（doxorubicin，多柔比星）50mg/m^2，利妥昔单抗（rituximab）375mg/m^2，泼尼松（prednisone）40mg/m^2。

b. MAID：异环磷酰胺（ifosfamide）2 500mg/m^2，阿霉素（doxorubicin，多柔比星）20mg/m^2，达卡巴嗪（dacarbazine）300mg/m^2。

c. FOLFOX：亚叶酸（leucovorin）400mg/m^2，5- 氟尿嘧啶（5-FU）400mg/m^2，奥沙利铂（oxaliplatin）85mg/m^2。

附录 2　肿瘤治疗所致血小板减少症的诊断和评估

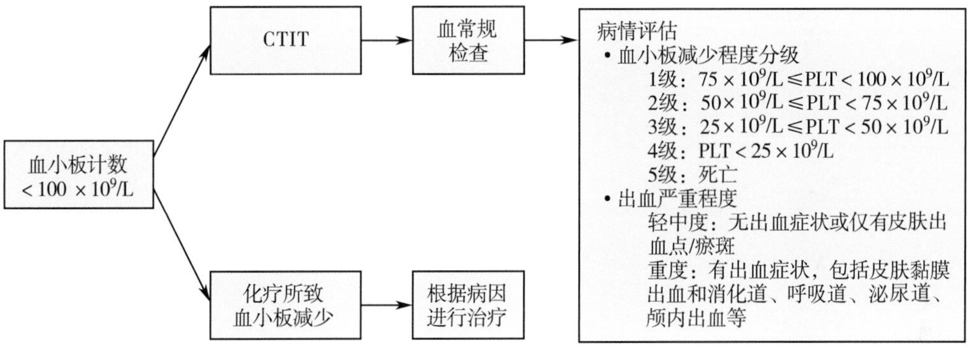

附录 3　肿瘤治疗所致血小板减少症的治疗流程

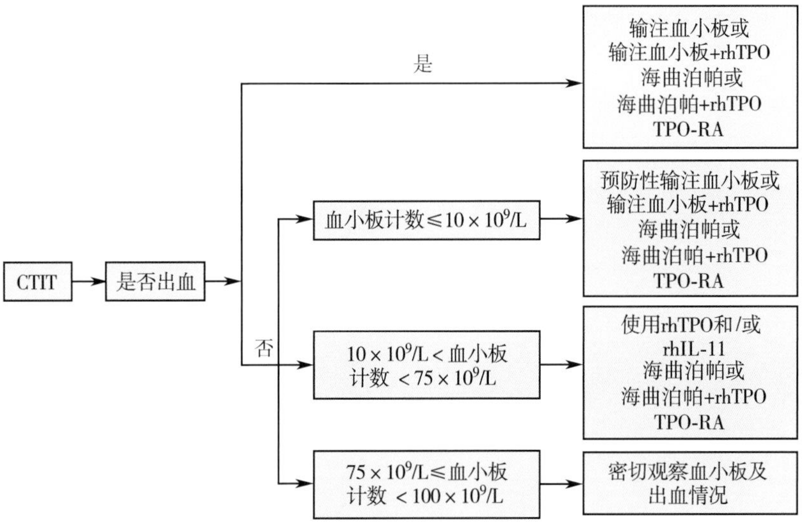

rhTPO. 重组人血小板生成素；rhIL-11. 重组人白细胞介素 11。

附录 4　肿瘤治疗所致血小板减少症二级预防的使用条件

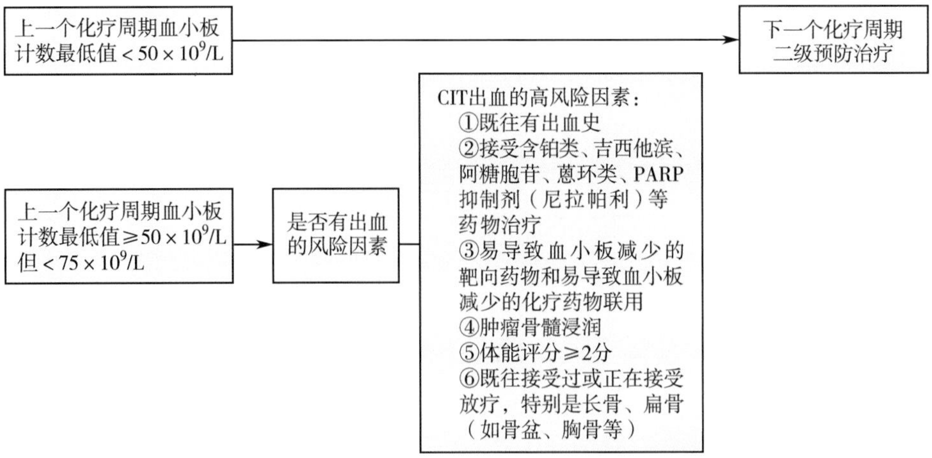

中国临床肿瘤学会（CSCO）

CAR-T 细胞治疗恶性血液病及免疫靶向治疗相关感染管理指南 2023

组　长　马　军　王建祥　李　进　朱　军　黄晓军　吴德沛

副组长　胡　豫　宋玉琴　赵维莅　梁爱斌

顾　问　于金明　沈志祥　秦叔逵

秘　书　赵东陆　应志涛　张　岩　刘卫平

专家组组员（以姓氏汉语拼音为序）

白　鸥　吉林大学第一医院
陈文明　首都医科大学附属北京朝阳医院
邓　琦　天津市第一中心医院
杜　鹃　中国人民解放军海军军医大学第二附属医院（上海长征医院）
傅卫军　中国人民解放军海军军医大学第二附属医院（上海长征医院）
胡　豫　华中科技大学同济医学院附属协和医院
黄　亮　华中科技大学同济医学院附属同济医院
黄晓军　北京大学人民医院
李　进　同济大学附属东方医院
李彩霞　苏州大学附属第一医院
梁爱斌　同济大学附属同济医院
刘代红　中国人民解放军总医院
刘卫平　北京大学肿瘤医院
马　军　哈尔滨血液病肿瘤研究所
糜坚青　上海交通大学医学院附属瑞金医院
钱文斌　浙江大学医学院附属第一医院
秦叔逵　南京天印山医院
邱录贵　中国医学科学院血液学研究所 / 血液病医院
沈志祥　上海交通大学医学院附属瑞金医院
宋玉琴　北京大学肿瘤医院
王　欣　山东省立医院
王　迎　中国医学科学院血液学研究所 / 血液病医院
王建祥　中国医学科学院血液学研究所 / 血液病医院
王志国　哈尔滨血液病肿瘤研究所
吴德沛　苏州大学附属第一医院
徐开林　徐州医科大学附属医院
应志涛　中国医学科学院肿瘤医院
于金明　山东省肿瘤医院
张　曦　中国人民解放军陆军军医大学第二附属医院（新桥医院）
张会来　天津医科大学肿瘤医院
赵东陆　哈尔滨血液病肿瘤研究所
赵维莅　上海交通大学医学院附属瑞金医院
朱　军　北京大学肿瘤医院
邹德慧　中国医学科学院血液学研究所 / 血液病医院

1 靶向 CD19 CAR-T 细胞治疗 B 细胞非霍奇金淋巴瘤

靶向 CD19 的嵌合抗原受体 T 细胞（chimeric antigen receptor T cells，CAR-T）在复发难治 B 细胞非霍奇金淋巴瘤中取得突破性进展，全球范围内已有五款产品获批用于临床。本部分主要阐述 CAR-T 细胞治疗 B 细胞非霍奇金淋巴瘤的适应证、治疗前评估、外周血单个核细胞采集、桥接治疗、淋巴细胞清除化疗、细胞回输、回输后监测、不良反应处理、长期随访 9 个方面的内容。本指南更适用于具有大样本量及较长时间随访数据的 CAR-T 细胞产品，对于正处于临床研究阶段的 CAR-T 细胞，建议参考相应的临床研究手册。

1.1 适应证

	Ⅰ级推荐	Ⅱ级推荐	Ⅲ级推荐
适应证	经过二线及以上治疗的成人大 B 细胞淋巴瘤（LBCL）（1A 类） 对标准一线治疗原发耐药或治疗后 12 个月内复发的 LBCL（1A 类）	经过二线及以上治疗的 1~3a 级滤泡性淋巴瘤（FL）（2A 类）	

【注释】

目前国内有两款获批产品，分别为阿基仑赛和瑞基奥仑赛，均针对复发难治 LBCL。由于两个产品的注册研究 ZUMA-1 [1] 和 RELIANCE [2] 纳入人群不同，两款产品获批适应证存在一些差异。

阿基仑赛适应证：弥漫大 B 细胞淋巴瘤非特指型，滤泡性淋巴瘤转化的大 B 细胞淋巴瘤，原发纵隔大 B 细胞淋巴瘤，高级别 B 细胞淋巴瘤。瑞基奥仑赛除上述适应证以外，还增加了 3b 级滤泡性淋巴瘤。

基于临床研究的结果[3]，CD19 CAR-T 细胞在经过一线标准治疗（含 CD20 单抗及蒽环类药物）后原发耐药或 12 个月内复发的 LBCL 患者中展现出良好疗效，故推荐这部分患者接受 CAR-T 细胞治疗。

小样本临床研究显示，CD19 CAR-T 在复发难治中枢神经系统 LBCL 有一定疗效，但需要更多研究数据进一步证实，且应用过程中需注意中枢神经系统不良反应[4]。

CD19 CAR-T 细胞瑞基奥仑赛治疗复发难治 FL 患者的注册临床研究结果，数据显示达到了临床研究终点，已获国家药品监督管理局批准上市，故推荐[5]。

1.2 治疗前评估

	Ⅰ级推荐	Ⅱ级推荐	Ⅲ级推荐
病史采集和体格检查	完整的病史采集 体格检查：一般情况，全身皮肤、浅表淋巴结、韦氏环、肝脾等部位；B 症状评估；体能状态评估（ECOG 评分）		
实验室检查	血尿便常规 生化全项 凝血功能 $β_2$ 微球蛋白 感染筛查（乙肝、丙肝、梅毒、HIV） 脑脊液检查（可疑中枢神经系统受累时）	BNP	
影像学检查	^{18}F-FDG PET/CT 和 / 或全身增强 CT 中枢神经系统（CNS）受累行头颅增强 MRI 胃肠道受累行胃肠内镜检查 心脏超声检查 心电图检查	CNS 受累行头颅平扫 MRI（如对造影剂过敏）	浅表淋巴结和腹部盆腔超声
骨髓检查	骨髓穿刺涂片和病理活检	骨髓流式检查	
病理检查	病理确认	CD19 靶点确认	
预计生存期	6~8 周以上		
生育检查	育龄期女性妊娠试验阴性		

CAR-T 细胞

【注释】

治疗前评估需要注意：①符合治疗适应证，为复发难治 LBCL 或 FL。早期开展的几项 CAR-T 细胞治疗 LBCL 的大样本量临床研究，入组时未检测肿瘤细胞 CD19 表达，但均观察到 CD19 阴性表达治疗后获得 CR 的患者，且与 CD19 阳性患者疗效相当[1-2,6]。这可能与免疫组化检测 CD19 的准确率相关，也有研究认为 CD19 CAR-T 可以通过非抗原依赖的方式介导肿瘤细胞杀伤[7]。②特殊人群风险评估：小样本量研究认为，中枢神经系统受累患者接受 CAR-T 细胞治疗有效，且没有明显增加不良反应[8-10]。胃肠道受累患者应进行胃肠内镜检查，充分评估治疗后出血穿孔风险。慢性乙型肝炎患者，尤其是 HBsAg 阳性，HBV DNA 阴性患者，在抗病毒治疗且密切监测 HBV DNA 及肝功能情况下，可以接受 CD19 CAR-T 细胞治疗[11]。HBV DNA 阳性患者，理论上可以在抗病毒情况下接受 CD19 CAR-T 细胞治疗，但生产制备 CAR-T 细胞产品仍然存在一定挑战。

1.3 外周血单个核细胞采集

	Ⅰ级推荐	Ⅱ级推荐	Ⅲ级推荐
一般状况评估	症状 生命体征 体能状态评估（ECOG 评分）		
实验室检查	血尿便常规 生化全项 凝血功能 感染筛查（乙肝、丙肝、梅毒、HIV） HBV DNA		
既往治疗	既往治疗药物需有一定洗脱期		

【注释】

既往治疗药物可能对细胞采集产生影响。单采分血前使用的淋巴细胞毒性药物应该有一定洗脱期，如苯达莫司汀、氟达拉滨、克拉屈滨和来那度胺等。粒细胞集落刺激因子（G-CSF）诱导干细胞动员，而白细胞分离产品中的干细胞在进行基因改造的过程中存在恶性转化的风险，因此在白细胞分离之前应停用 G-CSF。糖皮质激素会导致血液循环中的淋巴细胞数量减少，单采分血前应避免全身应用治疗剂量的激素，既往使用激素治疗的患者需洗脱 3~7 天[12]。布鲁顿酪氨酸激酶（Bruton tyrosine kinase，BTK）抑制剂伊布替尼可以选择性抑制辅助型 T 细胞 2（Th2）反应并降低 T 细胞上耗竭标志物程序性死亡受体 1（PD-1）的表达，可能增强 CAR-T 细胞功能，所以 BTK 抑制剂可以使用至细胞分离前[12-13]。

淋巴细胞采集前需要排除活动性感染，并关注外周血淋巴细胞数量，通常建议单采前淋巴细胞绝对计数（ALC）≥ 0.1×10^9/L。在 ALC>0.5×10^9/L 的个体中，达到自体淋巴细胞目标数量并成功生产 CAR-T 药品的可能性更高[12,14]。

1.4 桥接治疗

	Ⅰ级推荐	Ⅱ级推荐	Ⅲ级推荐
方案选择	化疗、靶向治疗、免疫治疗、放疗等（2A 类） 如利妥昔单抗、奥妥珠单抗、维泊妥珠单抗、来那度胺或伊布替尼等		

【注释】

桥接治疗的目的是防止疾病快速进展，降低肿瘤负荷，缓解肿瘤相关症状，保证患者能顺利接受淋巴细胞清除化疗以及细胞回输[12]。桥接治疗的指征包括：细胞制备时间长，肿瘤侵袭程度高，肿瘤负荷高，肿瘤部位特殊，压迫重要脏器，PET/CT SUV_{max} 高等[12]。桥接治疗方案选择原则：根据患者对既往治疗的反应，可以选择既往有效的药物，也可以选择新的未曾使用过可能有效的药物；桥接治疗方案不宜过强，否则不良反应可能会影响后续清淋化疗及细胞回输；桥接治疗必须与淋巴细胞清除化疗有一定时间间隔，避免毒性叠加[12]。

1.5 淋巴细胞清除化疗

1.5.1 淋巴细胞清除化疗前检查

	Ⅰ级推荐	Ⅱ级推荐	Ⅲ级推荐
CAR-T 细胞产品	已经制备成功		
一般状况评估	生命体征（体温，血压，血氧，心率） ECOG 评分		
实验室检查	血尿便常规 生化全项 凝血功能 CRP	BNP	
影像学检查	心电图	^{18}F-FDG PET/CT 和 / 或全身增强 CT，CNS 受累行头颅 MRI（细胞制备期间病情明显进展，或桥接治疗后） 心脏超声	

【注释】

在淋巴细胞清除化疗前须全面评估患者状态，确认患者能够耐受淋巴细胞清除化疗，并且化疗前必须排除或控制活动性感染[14]。

如果淋巴细胞清除化疗和 CAR-T 细胞输注间隔超过 3 周，同时白细胞计数$>1.0\times10^9$/L，可以考虑在 CAR-T 细胞输注前再次进行淋巴细胞清除化疗[14]。

1.5.2 淋巴细胞清除化疗方案

	Ⅰ级推荐	Ⅱ级推荐	Ⅲ级推荐
淋巴细胞清除化疗方案	氟达拉滨 25~30mg/（m^2·d），d1~3， 环磷酰胺 250~500mg/（m^2·d），d1~3（1A 类）	苯达莫司汀 70~90mg/（m^2·d），d1~2	

【注释】

淋巴细胞清除化疗方案具体剂量可以参考相应产品说明书。对于高龄，肌酐清除率小于<30ml/min，体能状态差或有较多合并症的患者，可以考虑酌情调整淋巴细胞清除化疗方案及剂量[6,14]。

1.6 细胞回输

1.6.1 回输前患者状态确认

	Ⅰ级推荐	Ⅱ级推荐	Ⅲ级推荐
一般状况评估	生命体征（体温，血压，血氧，心率） ECOG 评分		
实验室检查	血尿便常规 生化全项 凝血功能 CRP 铁蛋白 免疫球蛋白 G，A，M	BNP	

【注释】

CAR-T 细胞回输前需要再次综合评估患者临床状态,有无活动性感染以及器官功能异常等。活动性感染和需要升压药治疗的低血压是 CAR-T 细胞回输的禁忌证,需要延迟 CAR-T 细胞回输直到感染或低血压被完全治疗或控制[12,14]。

1.6.2 细胞回输

	Ⅰ级推荐	Ⅱ级推荐	Ⅲ级推荐
回输时机	淋巴细胞清除化疗后至少间隔 2 天		
细胞复苏	具体方式参考产品说明书		
回输前预处理	回输前 30~60 分钟使用对乙酰氨基酚衍生物和抗组胺药物例如氯苯那敏或苯海拉明		
回输剂量	参考产品说明书		
预防用药		左乙拉西坦片 500mg/ 次,1 次 /12 小时	复方磺胺甲噁唑片 0.96g/ 次,1 次 /12h,2d/ 周;HBsAg 阳性或 HBV-DNA 阳性者应口服核苷类似物预防

【注释】

粒细胞 - 巨噬细胞集落刺激因子(GM-CSF)会刺激巨噬细胞从而加重 CAR-T 细胞相关不良反应,回输期间以及回输后禁止使用 GM-CSF[15]。在患者输注前和回输后确保有至少两次处方剂量的托珠单抗和相应的急救设备可用[12]。

少部分患者由于既往治疗对体内正常淋巴细胞的数量及质量产生影响,导致不能生产出符合回输标准的 CAR-T 细胞产品,在排除产品存在安全性问题(如被病原微生物污染)的情况下,综合评估患者疾病状况及回输后获益,并在患者知情同意下,可考虑给予回输。

预防用药在 CAR-T 产品回输当天开始。

慢性乙肝感染者以及 HBsAg 阴性 /HBcAb 阳性康复者,应口服核苷类似物预防,首选强效且低耐药的恩替卡韦、富马酸替诺福韦酯(TDF)或富马酸丙酚替诺福韦。

1.7 回输后不良反应监测及疗效评价

	Ⅰ级推荐	Ⅱ级推荐	Ⅲ级推荐
常规检查	症状 生命体征(体温、血压、血氧、心率)		
实验室检查	血尿便常规 生化全项 凝血功能 CRP 铁蛋白 免疫球蛋白 G,A,M	BNP	
细胞相关检查	细胞因子 细胞扩增 外周血 CD19 阳性细胞比例		
影像学检查	^{18}F-FDG PET/CT 和 / 或全身增强 CT CNS 受累行头颅 MRI 胃肠道受累行胃肠内镜检查	CNS 受累行头颅平扫 MRI(造影剂过敏)	浅表淋巴结和腹部盆腔超声
骨髓检查	骨髓穿刺涂片和病理活检(治疗前阳性患者)	骨髓流式检查(治疗前阳性患者)	

【注释】

建议从患者回输 CAR-T 细胞开始给予持续心电监护,回输后每日至少 2 次测量生命体征,出现体征变化时增加监测次数。细胞回输后两周内发生严重反应的可能性大,建议患者细胞回输后住院观察 2 周,每周至少监测两次细胞扩增及细胞因子水平。尽管 CAR-T 细胞治疗后不良反应分级中并未纳入细胞扩增及细胞因子水平,但此两项检测可以帮助判断不良反应及用药提示。

出院后至细胞回输后 28 天内,应该居住在接受治疗医院附近,并有家属全程陪护。陪护家属应接受过 CAR-T 细胞相关不良反应培训,以及时发现问题,随时来医院就诊。细胞输注后 8 周内禁止驾驶机动车或从事高危险性工作。

细胞回输后 1 个月进行第一次疗效评价,后续每间隔 2~3 个月再行疗效评价。

1.8 不良反应处理

1.8.1 细胞因子释放综合征(cytokine release syndrome,CRS)ASTCT 分级[16]

参数	1 级	2 级	3 级	4 级
发热	体温 ≥ 38℃	体温 ≥ 38℃	体温 ≥ 38℃	体温 ≥ 38℃
低血压	无	不需要升压药	需要升压药物 ± 血管升压素	需要多种升压药物(除外血管升压素)
低氧血症	无	需要低流量鼻导管吸氧	需要高流量鼻导管、面罩或文丘里面罩吸氧	需要正压通气(如 CPAP、BiPAP、插管或机械通气)

注:CPAP. 持续气道正压通气;BiPAP. 双水平正压通气。

【注释】

目前 CRS 分级体系主要有 Lee al 2014、Penn 分级系统、MSKCC 分级系统、CARTOX 工作组分级系统和 ASTCT 分级系统,其中 ASTCT 分级系统应用最为广泛,本指南推荐使用该 CRS 分级系统。

CRS 分级由发热、低血压和低氧血症中最重的因素决定。低流量鼻导管吸氧:≤ 6L/min;高流量鼻导管吸氧:>6L/min。

1.8.2 CRS 推荐处理方法[12]

分级	症状或体征	处理
1 级	发热	• 补充液体 • 对症降温:物理降温,对乙酰氨基酚或布洛芬 • 排除感染:血尿培养,胸部影像学检查 • 如患者存在粒细胞缺乏症,给予预防性应用抗生素,G-CSF(升高白细胞) • 如果持续发热(>3 天)或者难治性发热,可予托珠单抗(8mg/kg)
2 级	低血压	• 补充液体 • 如果补液效果不佳,可给予托珠单抗(8mg/kg),并可 8 小时后重复 • 24 小时内无改善,按照 3 级处理
	低氧血症	• 低流量鼻导管吸氧 • 如果吸氧效果不佳,可以给予托珠单抗(8mg/kg),并可 8 小时后重复 • 24 小时内无改善,按照 3 级处理
3 级	低血压	• 考虑转入 ICU • 补充液体 • 如果既往未使用过托珠单抗,可以给予托珠单抗(8mg/kg) • 升压药物 • 如果补液及 2 次托珠单抗效果不佳,可以给予地塞米松(10mg,每 6 小时一次)
	低氧血症	• 考虑转入 ICU • 高流量鼻导管,或储氧面罩 • 托珠单抗及地塞米松应用原则同低血压

续表

分级	症状或体征	处理
4 级	低血压	• 转入 ICU • 补液、抗 IL-6、升压药同 3 级 • 大剂量激素治疗直至症状缓解至 1 级后减量,如甲泼尼龙 1g/d×3 天,250mg,每 12 小时一次×2 天,125mg,每 12 小时一次×2 天,60mg,每 12 小时一次×2 天
	低氧血症	• 机械通气 • 抗 IL-6,激素同低血压

【注释】

一次 CRS 发作期间,托珠单抗给药次数不应超过 4 次,单次用量 ≤800mg。不同患者,不同产品的 CRS 临床表现不同,建议各中心根据具体情况调整用药。

1.8.3 免疫效应细胞相关神经毒性综合征(immune effector cell associated neurocyanosis syndrome,ICANS)[16]

参数	1 级	2 级	3 级	4 级
ICE 评分 / 分	7~9	3~6	0~2	0(患者不能唤醒,不能进行 ICE 评分)
意识下降	自然唤醒	声音唤醒	仅可通过接触刺激唤醒	患者不能唤醒或者需要有力或反复接触刺激唤醒;或昏迷
癫痫	N/A	N/A	任何可快速缓解的局部或全身临床癫痫;或脑电图发现非惊厥性癫痫,经过干预可缓解	危及生命持续癫痫(>5 分钟);或间期反复发生临床或电生理发作
运动障碍	N/A	N/A	N/A	深度局部运动减弱如偏瘫或下肢轻瘫
颅内压增高 / 脑水肿	N/A	N/A	神经影像学检查发现局灶 / 局部水肿	神经影像学检查发现弥漫脑水肿;去脑或去皮质状态;脑神经Ⅵ麻痹;视神经盘水肿;库欣三联征

免疫效应细胞相关脑病(ICE)评分
• 定向(4 分):年,月,城市,医院 • 命名(3 分):3 个物体(如时钟、笔、纽扣) • 遵循指令(1 分):如伸出两个手指、闭眼和伸舌 • 书写(1 分):能够写标准语句(如"我们的国旗是五星红旗") • 注意力(1 分):从 100 每隔 10 个数倒数

【注释】

ICANS 分级由最严重的事件决定;ICE 评分为 0 分,如果患者能够唤醒,但为完全性失语,ICANS 分级为 3 级;ICE 评分为 0 分,患者不能唤醒,ICANS 分级为 4 级。

CAR-T 细胞

1.8.4 ICANS 推荐处理方法[12]

分级	推荐处理方法
1 级	• 如吞咽功能受影响，将口服药物及营养改为静脉输注 • 躁动患者可以给予低剂量劳拉西泮或者氟哌啶醇 • 神经科会诊 • 眼底镜检查确定是否有视神经盘水肿 • 如果患者可以配合，行颅脑影像学检查（增强 MRI 或者 CT）确定是否有局灶或局部病变，腰穿确定是否脑脊液压力升高 • 如果患者后续可能发生严重神经毒性，给予左乙拉西坦预防癫痫发作 • 如果合并 CRS，建议给予抗 IL-6 治疗（托珠单抗 8mg/kg）
2 级	• 对症处理及神经科检查同 1 级 • 如果合并 CRS，建议给予抗 IL-6 治疗（托珠单抗 8mg/kg） • 如果对抗 IL-6 治疗无效或未合并 CRS，给予地塞米松 10mg 每 6 小时一次或甲泼尼龙 1mg/kg 每 12 小时一次 • 如果合并 ≥ 2 级 CRS，建议转入 ICU
3 级	• 对症处理及神经科检查同 1 级 • 建议转入 ICU • 如果合并 CRS，且未给予过抗 IL-6 治疗，建议给予抗 IL-6 治疗（托珠单抗 8mg/kg） • 激素应用原则同 2 级，直至症状缓解至 1 级后减量 • 每 2~3 天重复影像学检查
4 级	• 对症处理及神经科检查同 1 级 • 转入 ICU，机械通气 • 抗 IL-6 治疗原则和影像学检查同 3 级 • 大剂量激素治疗直至症状缓解至 1 级后减量，如甲泼尼龙 1g/d × 3 天，250mg，每 12 小时一次 × 2 天，125mg，每 12 小时一次 × 2 天，60mg，每 12 小时一次 × 2 天

【注释】

由于托珠单抗与 IL-6R 结合后导致血清游离 IL-6 水平升高，进一步增加脑脊液中 IL-6 浓度，有可能加重神经毒性。在 ICANS 的处理过程中，糖皮质激素的使用较托珠单抗更重要。不同患者，不同产品的 ICANS 临床表现不同，建议各中心根据具体情况调整用药。

1.9 长期随访

1.9.1 血细胞减少

部分患者会发生血细胞三系下降，持续至半年甚至更久，其病理生理学机制尚不清楚。应密切关注血细胞下降期间感染风险的增加，必要时给予造血刺激因子，甚至输注血液制品，例如浓缩红细胞和血小板[12,14,17]。

1.9.2 B 淋巴细胞缺失和免疫球蛋白下降

持续的 B 淋巴细胞减少和免疫球蛋白下降会导致感染的发生率增加。对于伴有反复细菌感染的低丙种球蛋白血症患者，推荐免疫球蛋白替代治疗，丙种球蛋白输注指征为血 IgG 水平低于 500mg/dl，且患者出现反复感染。输注频率推荐为 CAR-T 细胞回输后 1 次 / 月，直至 B 细胞恢复至正常范围或 CAR-T 输注后满 6 个月；对于 IgG ≤ 400mg/dl，严重感染、持续感染或反复感染者，输注直至高危因素解除[12,18]。

1.9.3 感染

由于 B 淋巴细胞缺失及免疫球蛋白下降，患者感染率增加，包括呼吸道感染，胃肠道感染，以及泌尿系感染等。感染防控是 CAR-T 细胞治疗的重中之重，应该按照相关指南给予抗感染治疗[18-19]。另外，需要注意患者免疫球蛋白水平，必要时静脉补充免疫球蛋白。治疗期间,部分高危患者可考虑加用复方磺胺甲噁唑片预防卡氏肺孢子虫感染。

1.9.4 乙肝病毒激活

HBsAg 血清阳性以及感染已痊愈、HBsAg 血清阴性但乙肝核心抗体阳性和 / 或表面抗体阳性的患者均有发生乙肝病毒再激活的可能,再激活的风险取决于病毒复制和宿主免疫反应之间的平衡。因此,患者回输 CAR-T 细胞后应该严密监测肝脏功能及乙肝病毒 DNA 情况,对于有乙型肝炎感染史的患者,建议使用抗乙肝病毒药物进行预防;乙肝表面抗原阳性患者应规律给予抗病毒治疗[11]。

2 靶向 BCMA CAR-T 细胞治疗多发性骨髓瘤

CAR-T 细胞疗法在复发难治恶性血液肿瘤治疗领域取得突破性进展,治疗多发性骨髓瘤(multiple myeloma,MM)的靶向抗 B 细胞成熟抗原(B cell maturation antigen,BCMA)靶点的 CAR-T 细胞产品已在国外上市[1],预计国内近两年将有 2~3 个 BCMA CAR-T 细胞产品陆续上市。鉴于 CAR-T 细胞治疗 MM 的迅速发展[2],规范化管理的临床应用非常必要[3]。本指南更适用于具有较大样本量及较长时间随访数据的 BCMA CAR-T 细胞产品,对于正处于临床研究阶段的 CAR-T 细胞治疗,建议参考相应的临床研究手册。

2.1 适应证

	Ⅰ级推荐	Ⅱ级推荐	Ⅲ级推荐
适应证		适用于既往接受过 3 种及以上方案治疗的复发或难治性多发性骨髓瘤患者(2A 类)	

【注释】

2021 年 3 月 27 日在美国上市的 BCMA CAR-T 细胞产品 idecabtagene vicleucel(ide-cel)的获批适应证:既往接受过 4 种或更多种疗法(包括免疫调节剂、蛋白酶体抑制剂等)的复发 / 难治性 MM 患者。国内 BCMA CAR-T 细胞治疗复发 / 难治 MM 患者的临床试验已经完成[4-8],入组研究人群为接受过 3 线及以上治疗(包括免疫调节剂、蛋白酶体抑制剂)的患者,初步数据显示达到研究终点,预计很快获批相应适应证,故推荐这部分患者接受 CAR-T 细胞治疗。

2.2 治疗前评估

	Ⅰ级推荐	Ⅱ级推荐	Ⅲ级推荐
病史采集和体格检查	完整的病史采集及体格检查 生命体征 体能状态评估(ECOG 评分)		
实验室检验及检查	血常规和白细胞分类 尿常规 生化全项 凝血功能 β_2 微球蛋白 心肌酶谱和 BNP C 反应蛋白 感染筛查(乙肝、丙肝、梅毒、HIV、CMV、EBV) 血清蛋白电泳(包括 M 蛋白含量) 尿蛋白电泳 血和 / 或尿免疫固定电泳 24h 尿轻链和尿蛋白 血清游离轻链	血清免疫球蛋白定量(包括轻链)	

续表

	Ⅰ级推荐	Ⅱ级推荐	Ⅲ级推荐
影像学检查	^{18}F-FDG PET/CT 全身 MRI/ 全身低剂量 CT 有髓外病变者进行局部 CT/MRI 检查 心脏超声检查 心电图检查	全身 X 线平片	腹部超声
骨髓检查	骨髓细胞学涂片分类 骨髓活检 + 免疫组化	BCMA 靶点检测 骨髓流式细胞术	
病理检查	髓外病变病理检测		
预计生存期	>12 周		
生育检查	育龄期女性妊娠试验阴性		

【注释】

治疗前评估需要注意：符合治疗适应证，为复发难治 MM。早期开展的几项 CAR-T 细胞治疗 MM 的大样本量临床研究，入组时未检测肿瘤细胞 BCMA 的高表达，但均观察到 BCMA 表达<50% 并获得 CR 的患者，与 BCMA 表达>50% 的患者疗效相当。这可能与免疫组化检测 BCMA 的准确率相关，也有研究认为 BCMA CAR-T 可以通过非抗原依赖的方式介导肿瘤细胞杀伤。因此对于 BCMA 表达量不做界定。NGS 检测 MRD 的项目，由临床医生决定是否检测，不纳入指南推荐范围。

2.3 外周血单个核细胞采集

相关内容参考“靶向 CD19 CAR-T 细胞治疗 B 细胞非霍奇金淋巴瘤”部分。

2.4 桥接治疗

相关内容参考“靶向 CD19 CAR-T 细胞治疗 B 细胞非霍奇金淋巴瘤”部分。具体方案由临床医师根据具体情况决定。

2.5 淋巴细胞清除化疗

2.5.1 淋巴细胞清除化疗前检查

	Ⅰ级推荐	Ⅱ级推荐	Ⅲ级推荐
CAR-T 细胞产品	已经制备成功		
实验室检查	血常规 + 血涂片 尿常规 生化全项 凝血功能 CRP 铁蛋白 细胞因子（至少包括 IL-6、TNF-s、IL-2R、IL-10）	接受桥接治疗的患者复查疗效指标： 血清蛋白电泳和血免疫固定电泳 尿蛋白电泳和尿免疫固定电泳 骨髓穿刺	
影像学检查	心电图	接受桥接治疗、有髓外病变患者应复查病变局部 CT/MRI	
体格检查	体格检查 生命体征 ECOG 评分 免疫细胞相关性脑病评分（ICE）		

【注释】

相关注意事项参考“靶向 CD19 嵌合抗原受体 T 细胞治疗 B 细胞非霍奇金淋巴瘤”部分。淋巴细胞亚群分析及 BCMA 浓度检测由临床根据具体需要决定是否进行,不纳入指南推荐范畴。

2.5.2 淋巴细胞清除预处理方案及相关预防方案

相关内容参考“靶向 CD19 嵌合抗原受体 T 细胞治疗 B 细胞非霍奇金淋巴瘤”部分,包括 ICANS、细菌及病毒感染的预防。

2.6 细胞回输

2.6.1 回输前患者状态确认

	Ⅰ级推荐	Ⅱ级推荐	Ⅲ级推荐
一般状况评估	生命体征(体温,血压,血氧,心率) ECOG 评分		
实验室检查	血尿常规 生化全项 CRP 心肌酶谱和 BNP 凝血功能	淋巴细胞亚群比例检测 感染相关指标	

【注释】

相关注意事项参考“靶向 CD19 嵌合抗原受体 T 细胞治疗 B 细胞非霍奇金淋巴瘤”部分。

2.6.2 细胞回输

相关内容参考“靶向 CD19 嵌合抗原受体 T 细胞治疗 B 细胞非霍奇金淋巴瘤”部分。

2.7 回输后监测

	Ⅰ级推荐	Ⅱ级推荐	Ⅲ级推荐
常规检查	症状 生命体征 血氧饱和度 ICE 评分		
实验室检查	血尿便常规 生化全项 凝血功能 CRP 铁蛋白 血清蛋白电泳和血免疫固定电泳 尿蛋白电泳和尿免疫固定电泳	血、尿检测达到 CR 标准患者可进行:血清游离轻链;血清免疫球蛋白 G、A、M 乙肝五项和 HBV DNA(HBsAg 阳性或 HBsAg 阴性 /HBcAb 阳性患者)	
细胞相关检查	细胞因子(至少包括 IL-6、TNF-α、sIL-2R、IL-10)以及 CAR-T 细胞扩增情况		
影像学检查	全身 MRI/ 全身低剂量 CT 合并髓外病变患者行局部 CT/MRI	血、尿检测达到 CR 标准患者可进行 ^{18}F-FDG PET/CT	
骨髓检查	骨髓细胞学涂片分类 骨髓活检 + 免疫组化	血、尿检测达到 CR 标准患者可进行病理活检,流式 MRD	

【注释】

相关注意事项参考“靶向 CD19 嵌合抗原受体 T 细胞治疗 B 细胞非霍奇金淋巴瘤”部分。淋巴细胞亚群分析及 BCMA 浓度检测可由临床根据具体需要决定是否进行，不纳入指南推荐范围。

2.8 不良反应处理[9]

相关内容参考“靶向 CD19 嵌合抗原受体 T 细胞治疗 B 细胞非霍奇金淋巴瘤”部分

2.9 长期随访[9]

2.9.1 血细胞减少

部分患者会发生血细胞减少，其中以粒细胞减少或缺乏或血小板减少为主要表现，可持续数月以上，其病理生理学机制尚不清楚。由于血细胞下降往往发生在院外，所以需要向患者强调院外随访的重要性。粒细胞减少或缺乏，可致感染风险的增加，必要时给予粒细胞集落刺激因子。对血红蛋白水平低于 60g/L 和 / 或血小板计数低于 20×10^9/L 的患者需输注相应的血制品，并由临床医师根据具体情况选择其他相应措施干预。对于预处理方案使用氟达拉滨的患者，需输注照光红细胞悬液和血小板。

2.9.2 免疫球蛋白下降

由于 B 淋巴细胞和浆细胞的减少，可导致免疫球蛋白下降，从而会导致感染的发生率增加。对于伴有反复细菌感染的低免疫球蛋白的患者，推荐免疫球蛋白替代治疗，丙种球蛋白输注指征为血 IgG 水平低于 500mg/dl，且患者出现反复感染。但 MM 的病症与其余 CAR-T 相关适应证不同，尤其是 IgG 型 MM 的 IgG 指标不宜作为低免疫球蛋白血症的标准，不适用于上述治疗建议。目前对于该类患者的低丙种球蛋白血症的治疗管理仍有争议，多依靠临床医生的临床判断进行。

2.9.3 感染

由于 B 淋巴细胞缺失及免疫球蛋白下降，患者感染率增加，包括呼吸道感染、胃肠道感染及泌尿系感染等。现有的 CAR-T 细胞治疗 MM 的临床试验数据显示：各种类型感染发生率约为 42%，其中 ≥3 级的严重感染约为 14%。CAR-T 细胞治疗后 1 个月内感染最为突出，发生率可高达 40%，大部分为细菌感染，主要集中在细胞输注后的 2 周内。同时要注意排查有无病毒［巨细胞病毒（CMV）］、真菌（含卡氏肺孢子虫 / 耶罗氏肺孢子菌，PCP）、结核等少见感染。感染防控是 CAR-T 细胞治疗的重中之重，应该按照相关指南给予抗感染治疗。另外，需要注意患者免疫球蛋白数值，必要时静脉补充人免疫球蛋白。

2.9.4 乙肝病毒激活

HBsAg 血清阳性以及 HBsAg 血清阴性但乙肝核心抗体阳性的患者均有发生乙肝病毒再激活的可能。对 HBsAg 阳性且乙肝病毒 DNA 拷贝数<500IU/L（依据各医院检测水平正常值下限）的患者，可在预处理开始同时服用抗病毒药物（如恩替卡韦 0.5mg，1 次 /d），至少持续到细胞回输后 6 个月，之后每月定期随访检测乙肝病毒 DNA 拷贝数。对 HBsAg 血清阴性但乙肝核心抗体阳性的患者在 CAR-T 输注后需要定期随访检测乙肝病毒 DNA 拷贝数。对既往有过乙肝病毒激活的患者，需使用抗病毒药物（恩替卡韦）进行预防。

3 靶向 CD19 CAR-T 细胞治疗急性 B 淋巴细胞白血病[1-13]

复发 / 难治急性 B 淋巴细胞白血病在成人通过标准化疗仅有 18%~45% 患者能达到完全缓解，同时也是导致儿童死亡的最常见恶性肿瘤之一。而这一部分患者通过 CAR-T 细胞治疗，完全缓解率可以达到 90% 左右。正是因为 CAR-T 细胞治疗的高缓解率，已有 2 款 CD19 CAR-T 细胞产品通过美国食品药品监督管理局（FDA）批准用于治疗复发 / 难治急性 B 淋巴细胞白血病。尽管我国 CD19 CAR-T 用于复发 / 难治急性 B 淋巴细胞白血病的适应证尚未获批，但目前已有多项相关临床研究正在进行中，并已取得显著疗效。

3.1 适应证

	Ⅰ级推荐	Ⅱ级推荐	Ⅲ级推荐
适应证		复发 / 难治急性 B 淋巴细胞白血病（18~70 岁）（2A 类）	

3.2 治疗前评估

	Ⅰ级推荐	Ⅱ级推荐	Ⅲ级推荐
常规检查	完整的病史采集 体格检查：一般状况，全身皮肤，浅表淋巴结，肝、脾和腹部肿块 B 症状评估 体能状态评估（ECOG 体能评分）		
实验室检查	血尿便常规 凝血功能 血生化全项 乳酸脱氢酶（LDH） β_2 微球蛋白 感染筛查（乙肝、丙肝、梅毒、HIV、EBV，异常者需完善病毒载量确认） 脑脊液检查（包括流式检测） 细胞因子，铁蛋白，C 反应蛋白	BNP	CMV-DNA
影像学检查	心电图、心脏超声检查 胸部 CT 中枢神经系统（CNS）受累行 MRI		
骨髓检查 & 靶点确认	骨髓穿刺和活检 + 流式 +BCR-ABL 定量（限 Ph^+ 白血病）		

【注释】

治疗前评估主要分为以下几类。

（1）疾病累及部位，如是否有 CNS 侵犯，是否有其他髓外病变。

（2）体能状态的评估及重要脏器功能（包括有无活动性感染）评估。

（3）CAR-T 靶点确认：流式检测靶抗原有利于帮助预测 CAR-T 的疗效及 CAR-T 回输前基线炎症因子水平。

3.3 治疗

	Ⅰ级推荐	Ⅱ级推荐	Ⅲ级推荐
预处理	FC：氟达拉滨 25~30mg/（m^2·d），d1~3 环磷酰胺 250~500mg/（m^2·d），d1~3		
回输	回输时机一般选择在清淋预处理结束后第 2~11 天 回输前需予以抗组胺类药物，如苯海拉明 12.5mg 回输剂量需参照每个产品特性而定		
预防用药		左乙拉西坦 500mg 每 12 小时 1 次	磺胺 0.96g/ 次，1 次 /12 小时，2 天 / 周；HBsAg 阳性或 HBV-DNA 阳性者应口服核苷类似物预防

【注释】

在白血病中，CD19 CAR-T 产品，如 tisagenlecleucel，患者体重 ≤ 50kg 时，输注（0.2~5.0）× 10^6/kg CAR-T 细胞，体重 > 50kg 时，输注（0.1~2.5）× 10^8/kg CAR-T 细胞。

对于 CD22 CAR-T 产品（尚未上市，在 B-ALL 中有相关报道），回输 CAR-T 剂量（1~10）× 10^5/kg。

预防用药在 CAR-T 产品回输当天开始服用。

慢性乙肝感染者以及 HBsAg 阴性 /HBcAb 阳性康复者，应口服核苷类似物预防，首选强效且低耐药的恩替卡韦、富马

CAR-T 细胞

酸替诺福韦酯(TDF)或富马酸丙酚替诺福韦。

3.4 治疗后监测

	Ⅰ级推荐	Ⅱ级推荐	Ⅲ级推荐
常规检查	症状 体格检查:生命体征、体温		
CRS 期实验室检查	血常规 凝血功能 生化全项 乳酸脱氢酶(LDH) IL-6、CRP、铁蛋白、PCT、IL-2R、心电图	IL-8,IL-10, IL-15,TNF-α, IFN-γ,IL-1	
CAR-T 动力学相关检查	CAR-T 拷贝 外周血 $CD19^+B$ 流式监测 外周血 CAR-T 细胞计数流式监测		
疗效评估	骨髓细胞学 + 流式 + BCR-ABL 定量(限 Ph^+ 白血病) 如脑脊液受累需行腰穿复查(脑脊液细胞学 + 流式)		

【注释】

(1)CAR-T 相关常见症状。

(2)回输后需要监测炎症因子情况,以判断 CRS 的严重程度。

(3)CAR-T 动力学评估有利于判断疗效及 CAR-T 在体内存续情况。

3.5 治疗相关不良反应

参考"靶向 CD19 嵌合抗原受体 T 细胞治疗 B 细胞非霍奇金淋巴瘤"部分。但在该部分需要特别强调高级别 CRS 在 B-ALL 中发生率较 NHL 中高,需引起重视,且需警惕 CRS 合并巨噬细胞活化综合征 / 噬血细胞综合征(铁蛋白>5 000ng/ml,合并血细胞减少和发热,如同时存在 3 级或以上转氨酶 / 胆红素升高或肌酐升高或肺水肿即可诊断),如出现 CAR-T 相关 HLH/MAS,可考虑采用 0.5~1g 甲泼尼龙冲击治疗的方法处理。

3.6 需要注意的其他问题

(1)严重感染:根据美国 FDA 已获批 Brexucabtagene autoleucel 及 Tisagenlecleucel 产品使用统计发现,1/4~1/3 患者会合并 3 级或 3 级以上感染;需积极关注感染相关症状和体征,寻找病源学证据,根据粒细胞缺乏症伴发热指南推荐使用广谱抗感染药物(Ⅰ级推荐)。

(2)低球蛋白血症:CAR-T 靶点会累及正常 B 淋巴细胞,导致 B 淋巴细胞缺陷,从而导致低球蛋白血症的产生,为了提高体液免疫,降低感染风险,可予以丙种球蛋白替代治疗(每月两次,按 400~500mg/kg 输注丙种球蛋白)(Ⅰ级推荐)。丙种球蛋白输注指征为:血 IgG 水平低于 500mg/dl,且患者反复出现感染。

(3)长时间血细胞减少:超过 1/3 患者回输后 30 天仍存在不同程度的血细胞减少,可予以刺激因子及输血支持治疗(Ⅰ级推荐)。不建议使用 GM-CSF,可以使用 G-CSF。

(4)病毒的再激活:包括 HBV、HCV、HIV,需积极预防(Ⅰ级推荐)。

(5)需谨慎使用 CAR-T 细胞治疗的情况:自身免疫性疾病需要长期服用免疫抑制剂;异基因造血干细胞移植后 100 天以内,合并移植物抗宿主病(graft versus host disease,GVHD),需服用免疫抑制剂控制(Ⅰ级推荐)。

(6)CNS 受累的情况:Brexucabtagene autoleucel 及 Tisagenlecleucel 产品说明书中明确指出不适用于 CNS 累及的情况,但已有临床研究提示 CAR-T 细胞能够通过血脑屏障,并在 CNS 累及病例中观察到一定疗效,在临床实践中需高度警惕是否有中枢浸润且根据患者个体情况,进行谨慎评估 CAR-T 细胞治疗是否获益,该情况下行 CAR-T 细胞治疗仅作为Ⅲ级推荐。

［附］高剂量升压药物（每种药物需要持续给药 ≥ 3 小时）

升压药物	剂量
去甲肾上腺素单药	≥ 20μg/min
多巴胺单药	≥ 10μg/（kg·min）
去氧肾上腺素	≥ 200μg/min
肾上腺素	≥ 10μg/min
如果血管升压素已给药	血管升压素 + 去甲肾上腺素等价 ≥ 10μg/min*
如果联合血管升压药（非血管加压素）	去甲肾上腺素等价 ≥ 20μg/min*

注：*. 血管升压素试验等效方程：去甲肾上腺素等效剂量 = 去甲肾上腺素（μg/min）+ 多巴胺［μg/（kg·min）］/2 + 肾上腺素（μg/min）+ 去氧肾上腺素（μg/min）/10。

4 免疫靶向治疗相关感染管理

血液系统恶性肿瘤如白血病和淋巴瘤等患者接受联合化疗后往往会出现骨髓抑制、中性粒细胞减少，导致的合并感染是临床难题。近年来，各种新疗法包括免疫治疗和分子靶向药物等在血液肿瘤中的应用越来越普遍，这些新疗法的作用机制与传统化疗不同，虽然骨髓抑制毒性较轻，但对机体免疫细胞和免疫功能可能具有不同程度的独特影响。另外，新型冠状病毒（以下简称 COVID-19）仍在全球范围内蔓延，COVID-19 感染患者如何管理免疫治疗和分子靶向药物也值得关注。美国国家综合癌症网络（National Comprehensive Cancer Network，NCCN）和 2018 年欧洲白血病感染协作组（ECIL）针对当前应用的免疫治疗和分子靶向药物导致相关感染并发症制定了诊断与鉴别诊断、预防与治疗管理专家共识[1-2]。

本指导原则基于国际共识，结合相关研究进展和国内情况，并综合了国内 30 余位本领域的专家的意见与建议，旨在最大程度为临床一线医生判别与处理免疫及靶向药物治疗的相关性感染提供帮助[3]。

4.1 血液肿瘤单抗药物治疗相关性感染

4.1.1 感染相关事件分级

参照免疫治疗药物相关感染事件的临床研究及相关报道，本指南按严重程度根据 CTCAE（Version 5.0）对不良事件进行区分，主要事件为中性粒细胞减少、中性粒细胞减少性发热及感染。

	1 级	2 级	3 级	4 级	5 级
中性粒细胞计数（× 10^9/L）	< 正常下限 ~1.5	<1.5~1.0	<1.0~0.5	<0.5	
中性粒细胞减少性发热			绝对中性粒细胞计数（ANC）<1.0 × 10^9/L 伴有单次体温 >38.3 ℃或体温 ≥ 38.3℃持续 1h	危及生命 需要紧急治疗	死亡
感染		口服抗生素	静脉抗生素 需要侵入性治疗	危及生命 需要紧急治疗	死亡

4.1.2 感染发生的相关机制及流行病学

	免疫系统影响	代表药物	感染事件
抗 CD20 单抗	B 细胞减少相关 低丙种球蛋白血症； 中性粒细胞减少	利妥昔单抗 奥妥珠单抗	≥3 级中性粒细胞减少症发生率 4.2%~10%，感染以轻中度为主。常见的严重感染是肺炎 4%，肺结核，肺孢子菌肺炎（PcP），乙型肝炎病毒（HBV）再激活、巨细胞病毒（CMV）、水痘 - 带状疱疹病毒（VZV）、JC 病毒（JCV）感染导致的多病灶脑白质病（PML）[1]
抗 CD38 单抗	B 细胞减少相关 低丙种球蛋白血症； 中性粒细胞减少	达雷妥尤单抗	单药：<3 级的上呼吸道感染 21% 与化疗药和 / 或靶向药联合[2-3]：≥3 级中性粒细胞减少症发生率 12%~75%，≥3 级感染 23.1%~28%，上呼吸道感染 2%~26.3%，肺炎 8%~15.3%，HBV 再激活，VZV 感染
PD-1 单抗	药物没有增加感染的风险，但免疫治疗相关不良反应（irAE）需要合并使用类固醇，导致潜伏性感染再激活[4]	纳武利尤单抗 帕博利珠单抗 特瑞普利单抗 信迪利单抗 替雷利珠单抗	合并使用免疫抑制药物，致机会性感染 7.3%[4] 结核、组织胞浆菌病、李斯特菌病感染 对于静脉糖皮质激素难治型（2~3 天后无改善） 腹泻 / 结肠炎，需警惕 CMV 感染[5]
抗 CD30 单抗	影响 T 细胞亚群比例平衡 短暂的剂量依赖性中性粒细胞减少	维布妥昔单抗	单药：≥3 级中性粒细胞减少 29%[6]，联合 AVD 方案时，增至 58% 常见感染：肺炎 10%[7]、HBV 再激活、CMV 感染、单纯疱疹 / 水痘 - 带状疱疹病毒（HSV/VZV）感染 1%~10%、PcP 感染 0.1%~1%[6]，JC 病毒感染所致的 PML 需高度警惕，可诱发死亡，死亡率高达 33.3%[8]
双特异性 T 细胞（BiTE）	B 细胞减少相关低丙种球蛋白血症 中性粒细胞减少	贝林妥欧单抗	≥3 级中性粒细胞减少 18%~32%，感染发生率 45%，≥3 级 27%[9] 真菌感染罕见 长期连续输注期间（2~4 周）需关注静脉导管相关感染
抗 CD79b 单抗	中性粒细胞减少	Pola 单抗	单药：≥3 级中性粒细胞减少症 40%，肺部感染 4.4% 联合苯达莫司汀 + 利妥昔单抗：≥3 级中性粒细胞减少 46.2%，中性粒细胞减少性发热 43.6%，≥3 级感染 23.1%，致命感染 10.2%[10] 其他感染：IFD、PcP、CMV、JCV 相关 PML
抗 CD22 单抗	中性粒细胞减少	吉妥单抗	单药、中性粒细胞减少性发热 35.1%，感染 44.1% 联合化疗：中性粒细胞减少性发热 35%，感染 43%~79%，包括肺炎 8%、败血症 10%~17%、真菌感染 19%[11]

4.1.3 治疗前感染筛查

	Ⅰ级推荐	Ⅱ级推荐	Ⅲ级推荐
常规检查	病史询问：感染性疾病(真菌、肝炎、梅毒、艾滋病、结核)，其他重要的疾病史 体格检查：一般生命体征，胸腹部、神经系统查体，皮肤黏膜及导管		
实验室检查	血尿便常规、血沉、肝肾功能、电解质、免疫球蛋白、降钙素原、C 反应蛋白、IL-6		
病原学检查	丙型肝炎病毒(HCV)、HBV、HIV、梅毒(TP)、EB 病毒(EBV)、CMV、HSV/VZV、JCV、新冠病毒检测	呼吸道相关病毒[a] 真菌 *D*- 葡聚糖检测 / 曲霉菌半乳甘露聚糖检测(G/GM 试验)[b] 结核分枝杆菌[c]	
影像学检查	胸部高分辨 CT、头颅 MRI、腹部超声或 CT、超声心动图		

【注释】

a 有上呼吸道症状者，建议完成呼吸道相关病毒筛查。

b 既往有侵袭真菌感染病史，或临床合并疑是真菌感染症状，建议完成筛查。

c 结核分枝杆菌(TB)流行病学史阳性者，筛查包括结核特异性细胞免疫三项、TB-SPOT、PPD 试验等。

4.1.4 感染监测与预防

部分药物感染事件主要发生于启动治疗后的前 3~6 个月，粒细胞减少期，需重点监测。

(1)细菌预防与监测：目前尚无循证医学依据支持在免疫治疗同时予以常规细菌预防。启动免疫治疗后，根据临床情况，定期监测感染相关指标。高危粒细胞缺乏症患者，可推荐应用氟喹诺酮类药物(左氧氟沙星 500mg/ 次，1 次 /d，口服)抗细菌预防[11]。

	高危粒细胞缺乏症患者
中性粒细胞缺乏患者符合任何一项为高危组	1. 预计严重中性粒细胞缺乏(<0.1 × 10^9/L)持续>7d 2. 有以下任一种临床合并症(包括但不限于)： • 血流动力学不稳定 • 口腔或胃肠道黏膜炎，吞咽困难 • 胃肠道症状(腹痛、恶心、呕吐和腹泻) • 新发的神经系统改变或精神症状 • 血管内导管感染，尤其是导管腔道感染 • 新发的肺部浸润或低氧血症，或有潜在的慢性肺部疾病 3. 肝功能不全(转氨酶水平> 5 倍正常上限)或肾功能不全(肌酐清除率<30ml/min) 4. 合并免疫功能缺陷疾病 5. 接受分子靶向药物或免疫调节药物治疗

(2)病毒预防与监测：根据相关临床数据、国内外指南和药物说明书，对不同类型免疫治疗和靶向药物治疗后 HBV 再激活[12]、VZV、HSV、CMV、EBV 及 JCV 感染风险提出预防及监测建议(Ⅰ级推荐)。

类别	HBV[d]	HSV/VZV[e]	CMV[f]	EBV	JCV[g]
抗 CD20 单抗	推荐预防	推荐预防	推荐监测		警惕 PML 提示症状
抗 CD38 单抗	推荐预防	推荐预防			
PD-1 单抗					
抗 CD30 单抗	推荐预防	推荐预防			警惕 PML 提示症状
BiTE					
抗 CD79b 单抗		推荐预防	推荐监测		警惕 PML 提示症状

【注释】

d　HBV 预防[12]：建议 HBsAg 阳性和 / 或 HBcAb 阳性患者，可酌情在治疗开始前(最迟应在治疗前 1 周开始)服用抗病毒药物(如恩替卡韦 0.5mg，1 次 /d)，疗程建议不少于 12 个月，至少也应达到免疫化疗结束后 6 个月，治疗期间每月定期随访检测乙肝病毒 DNA 拷贝数。

e　HSV/VZV 预防：单纯疱疹 / 带状疱疹病毒学血清学检测 IgG 阳性者，在治疗开始至停药后至少 4 周建议给予预防性抗病毒药(阿昔洛韦 400mg/ 次，2 次 /d 或伐昔洛韦 300mg/ 次，2 次 /d)，特别是粒细胞减少期。

f　CMV、EBV 监测：CMV、EBV 血清学 IgG+，IgM– 患者，治疗期间应每 1~3 个月进行病毒 PCR 监测。

g　JCV 感染相关多病灶脑白质病(PML)推荐的评估包括神经科会诊、钆增强脑磁共振成像和脑脊液 JCV DNA 的聚合酶链反应分析或证实存在 JCV 后行脑活检。阴性的 JCV PCR 结果无法排除 PML。若无其他替代诊断，应保证随访和评估。一旦确诊 PML，应永久停药。医生应该特别警惕患者有可能未注意到的 PML 提示症状(如认知、神经或精神症状)。

(3)真菌感染预防与监测：根据相关临床数据、国内外指南和药物说明，对不同类型免疫治疗相关的侵袭性真菌病(IFD)及非典型真菌感染(肺孢子菌肺炎、PcP)提出预防及监测建议(Ⅰ级推荐)。

类别	IFD[h]	PcP[i]
抗 CD20 单抗	推荐监测	
抗 CD38 单抗	推荐监测	
PD-1 单抗	若糖皮质激素(泼尼松 ≥ 20mg/d)应用 ≥ 6 周，应考虑抗真菌预防	若合并糖皮质激素(泼尼松 ≥ 20mg/d)应用 ≥ 4 周，应考虑预防 PCP 治疗
抗 CD30 单抗	推荐监测	推荐监测，但不常规预防
BiTE	真菌感染罕见	
抗 CD79b 单抗	推荐监测	

【注释】

h　真菌预防：氟康唑 400mg/d 或泊沙康唑 200mg 口服 3 次 /d。

i　PcP 预防：复方新诺明 800mg/ 次，2 次 /d，每周 2 次。

(4)疫苗接种：国际文献建议应尽可能在开始抗肿瘤治疗之前给患者接种疫苗，包括水痘 - 带状疱疹、流感和肺炎疫苗等。应具体评估患者潜在的风险和收益做出选择，一般不建议接种减毒活疫苗，可以接种灭活疫苗(应答率可能下降)。肿瘤活动期通常不建议接种疫苗。新冠病毒疫苗接种按照《成人血液病患者新型冠状病毒疫苗接种中国专家共识(2023 年版)》指导[14]。优先选择灭活疫苗，亦可考虑使用重组亚单位疫苗。一般禁止使用减毒活病毒载体疫苗。接受抗 B 淋巴瘤细胞药物治疗期间，建议暂缓接种疫苗。

疫苗接种

类别	Ⅰ级推荐	Ⅱ级推荐	Ⅲ级推荐
抗 CD20 单抗		开始用药之前至少 4 周完成必须的疫苗接种	
抗 CD38 单抗			
PD-1 单抗		ESGICH 建议接受免疫检查点抑制剂(ICI)治疗的患者尽早接种所有适当的疫苗,并对生物标志物监测,来识别预测 AE 发生,并抢先治疗[13]	部分研究认为接种灭活流感疫苗可能增加 irAEs 风险,而部分研究肯定其接种的安全性,因此,应具体评估患者潜在的风险和收益
抗 CD30 单抗			
BiTE		目前不推荐患者在治疗前 2 周之内、治疗过程以及治疗后免疫功能恢复前接受活疫苗接种。可以接种灭活疫苗(应答率可能下降)	
抗 CD79b 单抗			
抗 CD22 单抗			

(5)特殊感染监测:包括结核、组织胞浆菌病、李斯特菌病和诺卡菌病等;注意病史询问,特别是在常规抗感染药物治疗无效时,需考虑此类特殊病原菌感染可能。

(6)治疗期间特殊状态下感染管理建议

粒细胞缺乏:

当中性粒细胞绝对值 ≤ 0.5×10^9/L 时,

- 可给予粒细胞集落刺激因子(G-CSF)5~10μg/(kg·d)。
- 高危粒细胞缺乏症患者,推荐应用左氧氟沙星 500mg,1 次 /d 抗细菌预防。
- 推荐应用唑类药物(氟康唑 400mg/d 或泊沙康唑 200mg/ 次,3 次 /d)初级抗真菌预防;
- 必要时停用治疗药物,待中性粒细胞绝对值恢复 ≥ 1.5×10^9/L 后,再次启动用药。

低丙种球蛋白血症:

对于 IgG ≤ 400mg/dl(低丙种球蛋白血症)且合并严重或反复感染者,推荐替代治疗:静脉人免疫球蛋白(5g × 3 天)。

合并使用免疫抑制剂:免疫治疗相关不良反应(irAE)发生后通常需要使用免疫抑制剂(参考《NCCN 免疫治疗相关毒性的管理指南》及《中国临床肿瘤学会(CSCO)免疫检查点抑制剂相关的毒性管理指南》[9,14]):

- 若糖皮质激素(泼尼松 ≥ 20mg/d)应用 ≥ 4 周,应考虑 PcP 预防(复方新诺明 800mg/ 次,2 次 /d,每周 2 次);
- 若糖皮质激素(泼尼松 ≥ 20mg/d)应用 ≥ 6 周,应考虑真菌预防(氟康唑 400mg/d 或泊沙康唑 200mg/ 次,3 次 /d)。

确诊新型冠状病毒感染患者:

一般应暂停并推迟抗肿瘤治疗,对于接受化疗联合抗 CD20 单抗治疗的患者,可考虑中断 B 细胞耗竭治疗方案,而非中断全部的抗肿瘤治疗方案[16]。推迟抗肿瘤治疗的持续时间取决于临床 COVID-19 感染严重程度、血液肿瘤的类型和状态、推迟治疗可能导致肿瘤复发和进展的风险、合并症、治疗的类型、强度以及可能出现的不良反应;若由于肿瘤无法控制而迫切需要进行抗肿瘤治疗,则应根据临床医生的判断施行治疗,具体可参考《NCCN 癌症相关感染指南》[13-16]。

治疗方案	COVID-19 感染严重程度	暂停时间(首次阳性检测结果日期开始)	重启指征
计划接受免疫治疗的肿瘤患者	无症状	暂停 10 天	持续无症状则恢复治疗
	轻中度	暂停至少 10 天	症状好转,并且在不使用退热药物的情况下退热至少 24 小时
	重度及危重症	暂停至少 20 天	症状好转,并且在不使用退热药物的情况下退热至少 24 小时

4.1.5 感染的诊断

	Ⅰ级推荐	Ⅱ级推荐	Ⅲ级推荐
常规检查	病史询问：了解既往靶向和免疫治疗药物情况、抗生素使用和定植情况，发现感染的高危和隐匿部位；根据患者危险分层、耐药危险因素、当地病原菌和耐药流行病学数据及临床表现复杂性对患者进行个体化评估		
常规检查	体格检查：一般生命体征，胸腹部、神经系统查体，皮肤黏膜及导管		
实验室检查	血尿便常规、血沉、肝肾功能、电解质、免疫球蛋白、降钙素原、C 反应蛋白、IL-6	血气分析（必要时）	
病原学检查	• 血培养 [j] • 痰培养、粪培养、尿培养 • HBV、EBV、CMV、HSV/VZV、JCV、新冠病毒检测 • G/GM 试验 • 结核分枝杆菌筛查 • 支气管镜检查，肺泡灌洗，不典型病变病灶可考虑活检 • 聚合酶链反应（PCR）和宏基因组二代测序（mNGS）	• 脑脊液 / 浆膜腔积液培养（必要时） • 呼吸道相关病毒（有上呼吸道症状者）	
影像学检查	胸部高分辨 CT、头颅 MRI、腹部超声或 CT、超声心动图		

【注释】

j 血培养：至少同时行两套血培养检查，如果存在 CVC，一套血标本从 CVC 的管腔采集，另一套从外周静脉采集。无 CVC 者，应采集不同部位静脉的两套血标本进行培养，采血量为每瓶 10ml。如果经验性抗菌药物治疗后患者仍持续发热，可以每隔 2~3 天进行 1 次重复培养。

4.2 血液肿瘤 CAR-T 细胞治疗相关性感染

CAR-T 细胞治疗（自体嵌合抗原受体修饰 T 细胞治疗，chimeric antigen receptor T cell immunotherapy）已成为难治复发淋系肿瘤，如非霍奇金淋巴瘤（NHL）、急性淋巴细胞白血病（ALL）、多发性骨髓瘤（MM）的重要治疗手段。

目前国际上已经上市的 CAR-T 疗法产品：①抗 BCMA CAR-T，idecabtagene vicleucel；②抗 CD19 CAR-T，Axicabtagene ciloleucel、Brexucabtagene autoleucel、Lisocabtagene maraleucel、Tisagenlecleucel。

目前国内获批已经上市两款抗 CD19 CAR-T 细胞产品：阿基仑赛注射液（Axicabtagene ciloleucel）和瑞基奥仑赛注射液（Lisocabtagene maraleucel）。申请上市阶段三款抗 BCMA CAR-T 细胞产品：西达基奥仑赛注射液（ciltacabtagene autoleucel）、泽沃基奥仑赛注射液（zevorcabtagene autoleucel）和伊基仑赛注射液（equecabtagene autoleucel）。

4.2.1 感染发生的相关机制及流行病学

	免疫系统影响	感染事件
抗 CD19 CAR-T	• 持久的 B 淋巴细胞消减及低丙种球蛋白血症 [1] • 治疗相关的中性粒细胞减少 [2] • 前驱免疫治疗及中度剂量预处理化疗方案致感染风险增加 • 细胞因子释放综合征（CRS）和免疫效应细胞相关神经毒性综合征（ICANS），致促炎因子风暴 [3]，合并高剂量皮质类固醇和 / 或托珠单抗治疗可能导致感染风险增加	• ≥3 级中性粒细胞减少症易见，输注后 4~8 周最为突出，随访 1 年，可下降为 9.7% [2]；持续的 B 细胞消减，输注 30 天时，88.2% 患者未检测到 B 细胞，随访 1 年可降至 57.9% [4-5] • 感染率 55%~63.3%（输注后 8 周内最为突出 [6]，可维持至治疗后 1~2 年 [5]），≥3 级严重感染 29.6%~33%；细菌感染（57.2%），≥3 级 29.6%；病毒感染 44.7%（包括呼吸道合胞病毒、HZV、CMV、HSV/VZV、HBV 再激活），IFD 8%~9%
抗 BCMA CAR-T		• 中性粒细胞减少率为 89%，≥3 级中性粒细胞减少性发热发生率为 16% • 感染率为 68%~70%，≥3 级为 22%~23%，包括细菌感染（3.9%），病毒感染（9%，可见 CMV、HBV 再激活及 JCV 相关 PML），IFD 0.8% [7-8]

4.2.2 治疗前感染筛查

	Ⅰ级推荐	Ⅱ级推荐	Ⅲ级推荐
常规检查	病史询问和体格检查,感染性疾病(IFD、肝炎、梅毒、艾滋病、结核),其他重要的疾病史		
实验室检查	血尿便常规、血沉、肝肾功能、电解质、免疫球蛋白、降钙素原、C 反应蛋白、IL-6	细胞因子检测(基线)(可选择检测):IL-1、IL-2、IL-15、TNF-α、IFN-α、IFN-γ	
病原学检查	HCV、HBV、HIV、TP、EBV、CMV、HSV/VZV、JCV、新冠病毒检测	呼吸道相关病毒、G/GM 试验、结核分枝杆菌	
影像学检查	胸部高分辨 CT、头颅 MRI、腹部 B 超或 CT、超声心动图		

4.2.3 感染监测与预防

CAR-T 细胞输注后 8 周内感染最为突出,感染发生率随时间延长而下降,可维持至治疗后 1~2 年。CRS 反应期合并感染的死亡率高,因此,感染防控是 CAR-T 细胞治疗的重中之重。

(1)细菌预防与监测:目前尚无循证医学证据支持在免疫治疗同时予以常规细菌预防。粒细胞缺乏症患者,可推荐应用氟喹诺酮类药物(左氧氟沙星 500mg/ 次,1 次 /d,口服)抗细菌预防。

(2)病毒预防与监测:筛查重点为 HBV 再激活、CMV、HSV/VZV 和 JCV 相关 PML。

- HSV/VZV 预防[9]:自清淋预处理方案开始,预防性服用抗病毒药物(如阿昔洛韦 400mg/ 次,2 次 /d 或伐昔洛韦 500mg,2 次 /d),直到 CAR-T 细胞回输后 6 个月,高危患者延长维持时间至输注后 1 年(近期异基因造血干细胞移植、类固醇 / 托昔单抗治疗)。
- HBV 预防[10]:HBV 再激活多发生在 CAR-T 细胞输注后 6 个月内,对于 HBV 慢性感染者和 HBV DNA 阳性的乙肝康复者,可酌情在预处理前 1 周给予抗病毒药物(如恩替卡韦 0.5mg,q.d.),至少持续到外周血 B 淋巴细胞恢复后 6~12 个月[4,11]。对于 HBcAb 阳性、HBsAg 和 HBV DNA 阴性的患者,可考虑每 1~3 个月监测 HBV DNA 和转氨酶替代抗乙肝病毒预防治疗。
- CMV、EBV 监测:CMV、EBV 血清学 IgG^+,IgM^- 患者,治疗期间应每 1~3 个月进行病毒 PCR 监测。
- 慢性 HCV 感染患者应与肝病专家共同管理,制定合理的管理流程。

(3)真菌预防与监测:

- 真菌预防:高危患者[a] 建议使用泊沙康唑(200mg/ 次,3 次 /d,口服),或氟康唑(400mg/d,口服)。无法耐受或禁忌使用唑类的患者可以考虑米卡芬净 50mg/d 静脉滴注。
- PcP 预防:复方新诺明 800mg/ 次,2 次 /d,每周 2 次,输注前一周开始直至 CD4 计数>200/μl[8]。对于无法耐受或禁忌使用复方新诺明患者,可以考虑喷他脒 300mg/ 次,1 次 /d,每日早晨雾化,或氨苯砜 100mg/ 次,1 次 /d,口服,或阿托伐醌 1 500mg/ 次,1 次 /d,口服。

【注释】

a 真菌感染高危(存在以下两点及两点以上)[5]:
①输注前中性粒细胞绝对值 $\leqslant 0.5\times10^9$/L。
② CAR-T 剂量>2×10^7/kg。
③ ≥4 线预处理方案。
④既往 IFD 相关感染史。
⑤因 CRS 或 ICANS 需要合并高剂量皮质类固醇和 / 或托珠单抗治疗。

(4)疫苗接种:应具体评估患者潜在的风险和收益做出选择,一般不建议接种减毒活疫苗。新冠病毒疫苗接种按照《成人血液病患者新型冠状病毒疫苗接种中国专家共识(2023 年版)》指导。优先选择灭活疫苗,亦可考虑使用重组亚单位疫苗。一般禁止使用减毒活病毒载体疫苗。根据疾病状态和造血及免疫功能恢复情况,于 CAR-T 细胞输注 3~6 个月后接种新冠疫苗。CAR-T 细胞治疗前接种过疫苗的患者，CAR-T 细胞治疗 6 个月后需适时重新接种疫苗。

类别	Ⅰ级推荐	Ⅱ级推荐	Ⅲ级推荐
抗 CD19 CAR-T			减毒活疫苗可能增加感染风险，故避免在预处理前 6 周到 CAR-T 细胞治疗后免疫重建期间接种 灭活疫苗的应用仍存在争议
抗 BCMA CAR-T			避免在预处理前 6 周到 CAR-T 细胞治疗后免疫重建期间接种活疫苗 灭活疫苗的应用仍存在争议

（5）特殊感染监测：包括结核、组织胞浆菌病、李斯特菌病和诺卡菌病等；注意病史询问，特别是在常规抗感染药物治疗无效时，需考虑此类特殊病原菌感染可能。

（6）治疗期间特殊状态下感染管理建议：

1）B 细胞缺乏症 / 低丙种球蛋白血症[11]：

B 细胞绝对值计算方法：B 细胞绝对值 = 白细胞总数 × 淋巴细胞 %×（$CD19^+$ 或 $CD20^+$）%

定义 / 范围：B 细胞绝对值<61 个细胞 /μl；IgG ≤ 400mg/dl。

处理策略：静脉滴注人免疫球蛋白（5g×3 天，静滴）替代治疗。

输注频次：

CAR-T 回输后 1 次 / 月，直至 B 细胞恢复至正常范围或 CAR-T 输注满 6 个月；

高危人群持续 1 次 / 月，直至高危因素解除。

针对 IgG ≤ 400mg/dl 伴严重感染、持续感染或反复感染的高危人群，注意定期监测血清 IgG、IgM、IgA 及外周血中 $CD19^+$ 或 $CD20^+$ B 细胞数等。

2）CRS 与感染鉴别：

参考 CAR-T 细胞治疗 NHL 不良作用临床管理路径指导原则[12]。

两者临床表现有相似之处，但目前尚无特异性的标志物将两者明确区分开来；且 CRS 合并感染的情况时有发生，因此，对两者的发生发展的预判及干预时机把握至关重要。

CRS 分级与感染程度在细胞因子水平上并未显示出明显的差异。

当 CRS 合并严重感染时，可能会出现 IL-6 水平的二次升高，并期望通过 IL-8、IL-1β、IFN-γ 三种细胞因子建立预测模型，来提高 CRS 与感染鉴别的特异性，但目前仍缺乏足够的临床数据。

若两者无法明确鉴别，以预防性抗感染联合 CRS 分级治疗为指导原则。

3）确诊新型冠状病毒感染患者：

一般应推迟 CAR-T 细胞治疗，具体可参考《NCCN 癌症相关感染指南》；若由于肿瘤无法控制迫切需要进行治疗，则应根据临床医生的判断施行治疗。

治疗方案	新型冠状病毒感染严重程度	暂停时间（首次阳性检测结果日期开始）	重启指征
计划接受 CAR-T 细胞治疗的肿瘤患者	无症状	暂停至少 14 天	持续无症状则恢复治疗
	轻中度	暂停至少 14 天	症状好转，并且在不使用退热药物的情况下退热至少 24 小时
	重度及危重症	暂停至少 20 天	症状好转，并且在不使用退热药物的情况下退热至少 24 小时

4.2.4 感染的诊断

	Ⅰ级推荐	Ⅱ级推荐	Ⅲ级推荐
病史询问	了解既往治疗情况、抗生素使用和定植情况,发现感染的高危和隐匿部位;根据患者危险分层、耐药危险因素、当地病原菌和耐药流行病学数据及临床表现复杂性对患者进行个体化评估		
实验室检查	• 血尿便常规、血沉、肝肾功能、电解质、免疫球蛋白、降钙素原、C 反应蛋白、IL-6 • 细胞因子检测(鉴别 CRS):IL-1、IL-2、IL-15、TNFα、IFN-γ、IFN-α	血气分析(必要时)	
病原学检查	• 血培养 • 痰培养、粪培养、尿培养 • HBV、EBV、CMV、HSV/VZV、JCV、新冠病毒检测 • G/GM 试验 • 结核分枝杆菌筛查 • 支气管镜检查,肺泡灌洗,不典型病变病灶可考虑活检 • PCR 和 mNGS	• 脑脊液 / 浆膜腔积液培养(必要时) • 呼吸道相关病毒(有上呼吸道症状者)	
影像学检查	胸部高分辨 CT、头颅 MRI、腹部超声或 CT、超声心动图		

4.3 血液肿瘤靶向药物治疗相关性感染

4.3.1 感染发生的相关机制及流行病学

	免疫系统影响	代表药物	感染事件
BCR-ABL 酪氨酸激酶抑制剂(TKI)	• 抑制了非靶向激酶,造成 $CD4^+$ 和 $CD8^+$T 细胞增殖受抑制 • 抑制 B 细胞功能 • 治疗相关骨髓抑制和中性粒细胞减少	伊马替尼 达沙替尼 尼洛替尼	• 伊马替尼:感染率 14%,肺炎 2%~4%,VZV 2.0%~7.0%[1] • 尼洛替尼:≥3 级中性粒细胞减少症 12%~40%,上呼吸道感染 10%~17% • 达沙替尼:感染率 51%,常见感染有:肺炎[2],PcP,结核,HBV 再激活 CMV,VZV,EBV • 氟马替尼:≥3 级的中性粒细胞减少症 17.6%,上呼吸道感染 14.3%,肺部感染 2.4% • 奥雷巴替尼:≥3 级的中性粒细胞减少症 12.7%~21.7%
蛋白酶体通路抑制剂(PI)	• 选择性耗竭 T 细胞 • 中性粒细胞减少	硼替佐米 伊沙佐米 卡非佐米	• 硼替佐米:肺炎 5%~8.8%;VZV 感染 7.1%~22.3%;流感住院率 66.7%,重症 41.6%[3] • 伊沙佐米:中性粒细胞减少率 67%,>3 级 26%;上呼吸道感染 19%,重症感染 < 1% • 卡非佐米:中性粒细胞减少率 13%~32%,>3 级 7%~21%;肺炎(12%~18%)和流感(17%),重症率 3.5% • 诺卡菌病、原藻病;PcP 罕见

续表

	免疫系统影响	代表药物	感染事件
布鲁顿酪氨酸激酶（BTK）抑制剂	• 抑制 B 细胞发育，低丙种球蛋白血症 • 抑制 Toll 样受体（TLR）介导的感染 • 调节先天免疫细胞成熟，招募及激活 • 调节 NLRP3 炎症小体激活	伊布替尼 泽布替尼 奥布替尼	• 伊布替尼：≥3 级中性粒细胞减少 23%，≥3 级感染 13%~36%（一线治疗），24%~51%（复发 / 难治）。常见严重感染为肺炎（25%）；警惕中枢真菌感染风险；6 个月内感染发生率最高，随后明显降低[4] • 泽布替尼：≥3 级感染 21.3%，最常见为肺炎 • 奥布替尼：≥3 级感染 15.4%，感染风险可随靶点特异性增加而下降；HBV 再激活；PCP；VZV；EBV
组蛋白去乙酰化酶（HDAC）抑制剂	抑制先天性免疫，特别是 TLR 介导的树突状细胞（DC）和巨噬细胞功能	西达本胺	• 均见于联合用药，感染轻中度并可控
JAK 激酶抑制剂	• 抑制树突状细胞及 CD4+ T 细胞功能，降低调节性 T 细胞数量 • 抑制 NK 细胞	芦可替尼	• 感染率 22%，≥3 级 45%（细菌感染 78%，病毒感染 11%，真菌感染 2%）[5] • HBV 再激活；PcP；VZV；CMV • 感染随治疗时间延长而增加
BCL-2 抑制剂	中性粒细胞减少（与血管紧张素浓度呈负相关）	维奈克拉	• 淋巴瘤治疗≥3 级感染（17.7%~19%） • 髓系肿瘤治疗 ≥ 3 级感染 72%~74%，侵袭性真菌感染 19%（ ≥3 级 8%）[6-7]
FLT3 抑制剂	中性粒细胞减少	吉瑞替尼 奎扎替尼	• 单药：≥3 级中性粒细胞减少性发热 40.7%，严重肺炎 1.2% • 联合治疗：≥3 级中性粒细胞减少性发热 48.7%~63.3%，严重肺炎 13.9%[8]；侵袭性真菌感染 4%~25%
磷脂酰肌醇 -3 激酶（PI3K）抑制剂	• 作用于 T 细胞和 NK 细胞，易引起免疫抑制 • 中性粒细胞减少	艾代拉里斯 Copanlisib 度维利塞	• 艾代拉里斯：≥3 级中性粒细胞减少症 25%~58%，常见肺炎，严重感染 17.2%~21% • copanlisib：≥3 级中性粒细胞减少症 24%，严重感染 19% • 度维利塞：严重感染 31% • 需警惕 CMV、PcP（0.6%~2.5%）
核输出蛋白 1（XPO1）抑制剂	中性粒细胞减少	塞利尼索	• 淋巴瘤治疗：≥3 级中性粒细胞减少症 9%，≥3 级感染 25% • 骨髓瘤治疗：≥3 级中性粒细胞减少症 12%~21%，≥3 级感染 25%~32%，肺炎 13% • 大多数感染与中性粒细胞减少症无关，而是由非机会性微生物引起
IDH1 抑制剂	无文献证实	艾伏尼布	• 感染需与严重分化综合征鉴别

4.3.2 治疗前感染筛查

	Ⅰ级推荐	Ⅱ级推荐	Ⅲ级推荐
常规检查	• 病史询问：感染性疾病（真菌、肝炎、梅毒、HIV、结核），其他重要的疾病史体格检查：一般生命体征，胸腹部、神经系统查体，皮肤黏膜及导管		
实验室检查	• 血尿便常规、血沉、肝肾功能、电解质、免疫球蛋白、降钙素原、C 反应蛋白、IL-6		
病原学检查	• HCV、HBV、HIV、TP、EBV、CMV、HSV/VZV、JCV、新冠病毒检测	• 呼吸道相关病毒 • G/GM 试验 • 结核分枝杆菌	
影像学检查	• 胸部高分辨 CT、头颅 MRI、腹部超声或 CT、超声心动图		

4.3.3 感染监测与预防

部分药物感染事件主要发生于启动治疗后的前 3~6 个月，粒细胞减少期，需重点监测。

（1）细菌预防与监测：目前尚无循证医学证据支持在免疫治疗或靶向治疗同时予以常规细菌预防。启动免疫或靶向治疗后，根据临床情况，定期监测感染相关指标。高危粒细胞缺乏症患者，可推荐应用氟喹诺酮类药物（左氧氟沙星 500mg/次，1 次 /d，口服）抗细菌预防。

（2）病毒预防与监测：根据相关临床数据、国内外指南和药物说明书，对不同类型免疫治疗和靶向药物治疗后 HBV 再激活、VZV、HSV、CMV、EBV 及 JCV 感染风险提出预防及监测建议（Ⅰ级推荐）。具体用药推荐同单抗类药物管理。

类别	HBV	HSV/VZV	CMV	EBV	JCV
TKI	推荐预防	推荐预防	推荐监测	推荐监测	
蛋白酶体抑制剂	推荐预防	推荐预防			
BTK 抑制剂	推荐预防	推荐预防	推荐监测	推荐监测	警惕 PML 提示症状
HDAC 抑制剂	推荐预防				
JAKs 抑制剂	推荐预防	推荐预防	推荐监测		警惕 PML 提示症状
BCL-2 抑制剂					
FLT3 抑制剂					
PI3K 抑制剂			推荐监测		
XPO1 抑制剂					
IDH1 抑制剂					

（3）真菌预防与监测：根据相关临床数据、国内外指南和药物说明，对不同类型免疫治疗和靶向药物治疗相关的 IFD 及非典型真菌感染（PcP）提出预防及监测建议（Ⅰ级推荐）。具体用药推荐同单抗类药物管理。

类别	IFD	PcP
TKI	真菌感染罕见	
蛋白酶体抑制剂	真菌感染罕见	
BTK 抑制剂	推荐监测，特别是中枢性感染	推荐监测，但不常规预防
HDAC 抑制剂	不良事件大多轻中度并可控	
JAKs 抑制剂	推荐监测	推荐监测，但不常规预防
BCL-2 抑制剂	推荐监测	
FLT3 抑制剂	推荐监测	
PI3K 抑制剂		治疗期间及停药后 2~6 个月常规预防[9]
XPO1 抑制剂		
IDH1 抑制剂		

（4）疫苗接种：国际文献建议应尽可能在开始抗肿瘤治疗之前给患者接种疫苗，包括水痘 - 带状疱疹、流感和肺炎疫苗等。应具体评估患者潜在的风险和收益做出选择，一般不建议接种减毒活疫苗，可以接种灭活疫苗（应答率可能下降）。肿瘤活动期通常不建议接种疫苗。新冠病毒疫苗接种按照《成人血液病患者新型冠状病毒疫苗接种中国专家共识（2023 年版）》指导。优先选择灭活疫苗，亦可考虑使用重组亚单位疫苗。一般禁止使用减毒活病毒载体疫苗。

【注释】

蛋白酶体通路抑制剂疫苗接种推荐：若患者水痘感染病史不明且未接种疫苗，建议进行 VZV 血清学检测，VZV 血清学阴性无水痘病史的患者应在 PIs 启动前至少 1 个月接种水痘减毒活疫苗。带状疱疹疫苗 HZ/su 可用于 VZV 血清阳性患者（尤其是 50 岁及以上的人）。启动 PIs 前至少 2 周予以灭活流感疫苗接种，在整个治疗过程中每年接种一次。启动 PIs 前 4~6 周（至少 2 周）完成 23 价肺炎球菌多糖疫苗（PPV23）接种，并 5 年后再复种[10]。

（5）特殊感染监测：包括结核、组织胞浆菌病、李斯特菌病和诺卡菌病等；注意病史询问，特别是在常规抗感染药物治疗无效时，需考虑此类特殊病原菌感染可能。

（6）治疗期间特殊状态下感染管理建议：粒细胞缺乏及低丙种球蛋白血症处理推荐同前。新冠病毒感染后靶向治疗的推迟持续时间可参考《NCCN 癌症相关感染指南》。

4.3.4 感染的诊断

	Ⅰ级推荐	Ⅱ级推荐	Ⅲ级推荐
常规检查	• 病史询问：了解既往靶向和免疫治疗药物情况、抗生素使用和定植情况，发现感染的高危和隐匿部位；根据患者危险分层、耐药危险因素、当地病原菌和耐药流行病学数据及临床表现复杂性对患者进行个体化评估 • 体格检查：一般生命体征，胸腹部、神经系统查体，皮肤黏膜及导管		
实验室检查	• 血尿便常规、血沉、肝肾功能、电解质、免疫球蛋白、降钙素原、C 反应蛋白、IL-6	• 血气分析（必要时）	
病原学检查	• 血培养 • 痰培养、粪培养、尿培养 • HBV、EBV、CMV、HSV/VZV、JCV、新冠核酸检测 • G/GM 试验 • 结核分枝杆菌筛查 • 支气管镜检查，肺泡灌洗，不典型病变病灶可考虑活检 • PCR 和 mNGS	• 脑脊液 / 浆膜腔积液培养（必要时） • 呼吸道相关病毒（有上呼吸道症状者）	
影像学检查	• 胸部高分辨 CT、头颅 MRI、腹部超声或 CT、超声心动图		

4.4 血液肿瘤靶向药物治疗相关性感染治疗原则

4.4.1 感染处理通用原则

考虑到免疫治疗及靶向药物治疗患者存在免疫功能抑制，故感染后应尽快启动抗菌药物初始经验治疗，而不必等微生物学的结果。根据患者危险分层、耐药危险因素、当地病原菌和耐药流行病学数据及临床表现复杂性对患者进行个体化评估，推荐抗感染治疗方案。

4.4.2 药物相关作用

部分免疫治疗和靶向药与强效 CYP3A4 抑制剂有明显相互作用，需暂时停药或者在密切监测下减量使用。

特殊药物合并使用时剂量调整建议

类别	强效 CYP3A4 抑制剂	强效 CYP3A4 诱导剂
抗 CD20 单抗		
抗 CD38 单抗		
PD-1 单抗		
抗 CD30 单抗		
BiTE	增加未结合的 MMAE AUC 45%	降低未结合的 MMAE AUC 63%
抗 CD79b 单抗		
TKI	需减少给药剂量，监测用药反应	减低药物疗效，应避免同时使用
蛋白酶体抑制剂		
BTK 抑制剂	需暂停或减少给药剂量，监测用药反应	减低药物疗效，应避免同时使用
HDAC 抑制剂		
JAKs 抑制剂	减少给药剂量约 50%	
BCL-2 抑制剂	减少给药剂量至少 75%	减低药物疗效，应避免同时使用
FLT3 抑制剂	避免同时使用，监测用药反应	减低药物疗效，应避免同时使用
PI3K 抑制剂	暂时停药或者在密切监测下减量使用	减低药物疗效，应避免同时使用
XPO1 抑制剂		
IDH1 抑制剂	避免同时使用，监测用药反应	减低药物疗效，应避免同时使用

【注释】

(1)CYP3A4 抑制剂可增加伊马替尼、达沙替尼暴露量，必须谨慎；若需使用强 CYP3A 抑制剂，对于 TKI 耐药的慢性髓系白血病患者，尼罗替尼剂量减少至 300mg/d，对于新诊断的慢性期患者，剂量降至 200mg/d。

(2)CYP3A4 抑制剂可增加伊布替尼暴露量，其中强 CYP3A4 抑制剂使伊布替尼血清水平增加 26 倍，应避免同时使用；若必须使用强 CYP3A4 抑制剂，需暂停伊布替尼或者在密切监测下减量使用[1-2]。泽布替尼与强效 CYP3A4 抑制剂同时用药时，需将剂量减少到 80mg/d，与中效 CYP3A4 抑制剂同时用药时，需将剂量减少到 80mg，每天 2 次；BTK 抑制剂类药物合并 CYP3A4 抑制剂，均需减少给药剂量，监测用药反应。

(3)芦可替尼与轻度或中度 CYP3A4 抑制剂同时用药时，无须进行剂量调整；与强 CYP3A4 抑制剂同时用药时，每日总剂量应该减少大约 50%，并严密监视。

(4)CYP3A4 抑制剂可增加维奈托克暴露量[1]，强 CYP3A4 抑制剂使维奈托克血清水平增加约 8 倍[2]；伏立康唑 / 伊曲康唑 / 泊沙康唑：维奈托克开始给药及剂量增加时，禁忌联合使用；随维奈托克剂量的增加，可以开始使用上述三唑类药物，维奈托克剂量至少应减少 75%[3](减至 70~100mg/d)；艾沙康唑 / 氟康唑：维奈托克剂量至少减少 50%[2]。

(5)吉瑞替尼治疗期间避免同时使用强 CYP3A 诱导剂；若需使用强 CYP3A 抑制剂，建议考虑替代疗法；如果不能避免同时使用强 CYP3A 抑制剂，将剂量减少到 60mg/d，并更频繁地监测患者药物治疗的不良反应。

(6) PI3K 抑制剂与强效 CYP3A4 抑制剂有明显相互作用，需暂时停药或者在密切监测下减量使用(如与强 CYP3A4 抑制剂同时用药时，Copanlisib 剂量减少至 45mg)。

(7) 艾伏尼布与强效 CYP3A4 抑制剂同时用药时，需将剂量减少到 250mg/d，注意 QT 间期延长的风险。

(8) 抗真菌治疗中，唑类抗真菌药物多为中强效 CYP3A4 抑制剂，治疗时需考虑到药物相互作用，首推棘白菌素类或艾沙康唑治疗，艾沙康唑为 CYP3A4 弱抑制剂，推荐用法为艾沙康唑硫酸酯(372mg/ 次，1 次 /8h，静脉滴注 6 剂；随后 372mg/次，1 次 /d，静脉滴注，或 372mg/ 次，1 次 /8h，口服 6 剂；随后 372mg/ 次，1 次 /d，口服)[4]。

细胞色素 P450 3A4（CYP3A4）的抑制剂和诱导剂（常见抗感染药物）

CYP3A4 相关	强度	中度	弱度
抑制剂	波西普韦、茚地那韦、洛匹那韦、奈非那韦、利托那韦、沙奎那韦、特拉匹韦、泰利霉素、克拉霉素、氯霉素、伊曲康唑、酮康唑、泊沙康唑、伏立康唑、奈玛特韦 / 利托那韦	安普那韦、阿扎那韦、达芦那韦、利托那韦、环丙沙星、红霉素、氟康唑、异烟肼	替拉那韦、艾沙康唑
诱导剂	利福平	依法韦伦、依曲韦林、萘夫西林	氨普那韦

4.4.3 感染治疗推荐

(1) 细菌感染(具体可参考《中性粒细胞缺乏伴发热患者抗菌药物临床应用指南(2020 年版)》调整具体药物[5]，治疗建议见附 1)。

1) 革兰氏阴性菌：三代头孢类或酶类抗生素(如头孢曲松、头孢哌酮舒巴坦钠、哌拉西林他唑巴坦钠等)，碳青霉烯类(如美罗培南、亚胺培南等)。

2) 革兰氏阳性菌：万古霉素、替考拉宁、利奈唑胺等。

3) 碳青霉烯类耐药非发酵菌：多黏菌素、舒巴坦及其复合制剂、替加环素。

(2) 支原体 / 衣原体感染：大环内酯类，如阿奇霉素、红霉素等(大环内酯类抗生素为强效 CYP3A4 抑制剂，注意药物相互作用)。

(3) 病毒感染：阿昔洛韦、伐昔洛韦、更昔洛韦、泛昔洛韦、膦甲酸钠；乙肝病毒感染管理请参考《淋巴瘤免疫化疗乙型肝炎病毒再激活预防和治疗中国专家共识》[6]。新冠病毒感染治疗方案，请参考《新型冠状病毒感染诊疗方案(试行第十版)》[7]及《NCCN 癌症相关感染指南》。

(4) 机会性感染

1) 真菌感染(具体可参考《血液病 / 恶性肿瘤患者侵袭性真菌病的诊断标准与治疗原则(第六次修订版)》[8]，治疗建议见附 2)：伏立康唑、卡泊芬净、泊沙康唑和艾沙康唑；卡泊芬净和米卡芬净；脂质体两性霉素 B。

2) 分枝杆菌：克拉霉素或阿奇霉素、异烟肼、乙胺丁醇、利福平、左氧氟沙星、利福布汀等(注意 CYP3A4 拮抗)。

(5) 其他不明病原感染：严密监测患者感染的情况，并及时对药物剂量做出调整。

附 1 细菌感染治疗建议

	药物推荐	疗程推荐
G-	三代头孢类或酶类抗生素(如头孢曲松 2g，1 次 /d，静脉滴注；头孢哌酮舒巴坦钠 2.0g/8h，静脉滴注；哌拉西林他唑巴坦钠 4.5g/8h，静脉滴注等)(1A 类) 碳青霉烯类(如美罗培南 1.0g/8h，静脉滴注；亚胺培南 1.0g，1 次 /8h，静脉滴注等)(1A 类)	肺炎、鼻窦炎、皮肤软组织感染：推荐疗程 7~14 天 腹部复杂感染：推荐感染证据完全消失，粒细胞缺乏恢复 深部组织感染：推荐 >4 周或至病灶愈合、症状消失 菌血症：推荐 10~14 天(复杂感染及特殊病原菌需治疗较长时间) 耐甲氧西林凝固酶阴性的葡萄球菌或肠球菌引起的血流感染：推荐体温正常后持续治疗 5~7 天 导管相关性血流感染：推荐建议拔除导管，未拔除导管者适当延长疗程
G+	万古霉素 1.0g/12h，静脉滴注；替考拉宁 400mg/12h，静脉滴注 2 剂，随后，400mg/24h，静脉滴注；利奈唑胺 600mg/12h 静脉滴注或口服等(1A 类)	

CAR-T 细胞

续表

	药物推荐	疗程推荐
碳青霉烯类耐药非发酵菌	多黏菌素 B 1.25~1.5mg/(kg·12h)，静脉滴注；多黏菌素 E 150mg/12h，静脉滴注；头孢他啶 / 阿维巴坦 2.5g/8h，静脉滴注；替加环素 100mg/12h，静脉滴注 1 剂，随后，50mg/12h，静脉滴注（2A 类） 联合治疗方案：两药联合或三药联合，如替加环素 + 碳青霉烯、多黏菌素 + 替加环素 + 碳青霉烯类等（2A 类）	

附 2　真菌感染治疗建议

		药物推荐	疗程推荐
经验治疗		卡泊芬净（70mg/d 静脉滴注 1 剂，随后 50mg/d 静脉滴注）、脂质体两性霉素 B［3mg/(kg·d)，静脉滴注］、两性霉素 B［0.5~1.5mg/(kg·d)，静脉滴注］、米卡芬净（100~150mg/d，静脉滴注）和伏立康唑［6mg/(kg·12h)，静脉滴注 2 剂；随后 4mg/(kg·12h)，静脉滴注，或 200mg，2 次 /d 口服］（1A 类） 伊曲康唑（200mg/12h，静脉滴注 4 剂，随后 200mg/d 静脉滴注）（1B 类）	疗程根据 IFD 证据而定，至少应用至体温降至正常、微生物学和 / 或影像学指标恢复正常、临床状况稳定
目标治疗	念珠菌血症	卡泊芬净（70mg/d，静脉滴注 1 剂，随后 50mg/d 静脉滴注）和米卡芬净（100mg/d 静脉滴注）均为初始治疗推荐药物；氟康唑（800mg/d 静脉滴注 1 剂，随后 400mg/d 静脉滴注）（1A 类） 脂质体两性霉素 B、伏立康唑和伊曲康唑可作为备选（2A 类）	念珠菌血症患者抗真菌治疗应持续至临床症状和体征恢复，且确认血流病原学清除后 2 周以上
	播散性念珠菌病	推荐卡泊芬净（70mg/d，静脉滴注 1 剂，随后 50mg/d，静脉滴注）和米卡芬净（100mg/d，静脉滴注）、两性霉素 B 及其脂质体、伏立康唑等（2A 类）	疗程至少持续至血培养转阴和影像学提示病灶完全吸收，常需数月。慢性播散性念珠菌病持续接受抗真菌治疗条件下可根据原发疾病治疗需要进行后续免疫或靶向治疗
	中枢神经系统念珠菌病	推荐脂质体两性霉素 B［3~5mg/(kg·d)］及伏立康唑（6mg/(kg·12h)，静脉滴注 2 剂；随后 4mg/(kg·12h)，静脉滴注）（2A 类）	中枢神经系统念珠菌病治疗持续至临床症状、体征和影像学异常完全恢复后至少 4 周
	侵袭性曲霉菌	一线推荐伏立康唑［6mg/(kg·12h)，静脉滴注 2 剂；随后 4mg/(kg·12h)，静脉滴注］ 其次为脂质体两性霉素 B［3~5mg/(kg·d)］、卡泊芬净（70mg/d，静脉滴注 1 剂，随后 50mg/d，静脉滴注）、米卡芬净（100~150mg/d，静脉滴注）（1A 类）和伊曲康唑（200mg/12h，静脉滴注 4 剂，随后 200mg/d，静脉滴注）和艾沙康唑（200mg/8h，静脉滴注 6 剂，随后 200mg/d，静脉滴注）（2B 类）	目标治疗疗程推荐 6~12 周

CAR-T 细胞

中国临床肿瘤学会（CSCO）
免疫检查点抑制剂临床应用指南 2023

组　长　王宝成　张　力

副组长（以姓氏汉语拼音为序）

郭　军　李　进　罗荣城　秦叔逵　邱文生　王　俊　叶定伟　朱　波

秘书组　王　俊　章必成

专家组成员（以姓氏汉语拼音为序）（* 为执笔人）

郭　军　北京大学肿瘤医院肾癌黑色素瘤与肉瘤内科
郭　晔*　同济大学附属东方医院肿瘤科
李　进　同济大学附属东方医院肿瘤科
李梦侠*　中国人民解放军陆军特色医学中心肿瘤科
刘秀峰*　中国人民解放军东部战区总医院秦淮医疗区全军肿瘤中心
罗荣城　南方医科大学中西医结合医院肿瘤内科
彭　智*　北京大学肿瘤医院消化肿瘤内科
秦叔逵　南京天印山医院
邱文生　青岛大学附属医院肿瘤内科
斯　璐*　北京大学肿瘤医院肾癌黑色素瘤与肉瘤内科
苏春霞*　同济大学附属上海市肺科医院肿瘤科
孙建国*　中国人民解放军陆军军医大学第二附属医院（新桥医院）肿瘤科
王　俊*　山东第一医科大学第一附属医院肿瘤内科
王宝成　中国人民解放军联勤保障部队第九六〇医院肿瘤科
杨云鹏*　中山大学肿瘤防治中心内科
杨镇洲*　重庆医科大学附属第二医院肿瘤科
叶定伟　复旦大学附属肿瘤医院泌尿外科
袁　瑛*　浙江大学医学院附属第二医院肿瘤内科
张　力　中山大学肿瘤防治中心内科
张红梅*　中国人民解放军空军军医大学西京医院肿瘤科
张小田*　北京大学肿瘤医院消化肿瘤内科
章必成*　武汉大学人民医院肿瘤中心
周彩存　同济大学附属上海市肺科医院肿瘤科
朱　波　中国人民解放军陆军军医大学第二附属医院（新桥医院）肿瘤科
朱　煜*　复旦大学附属肿瘤医院泌尿外科

一、复发或转移性头颈部鳞癌

复发或转移性头颈部鳞癌

治疗线数	分层	Ⅰ级推荐	Ⅱ级推荐	Ⅲ级推荐
一线治疗	非鼻咽癌	帕博利珠单抗 + 顺铂 / 卡铂 +5-FU(1A 类)a 帕博利珠单抗(PD-L1 CPS ≥ 1) (1A 类)a		帕博利珠单抗 + 西妥昔单抗(2A 类)b 纳武利尤单抗 + 西妥昔单抗(2A 类)b
	鼻咽癌	卡瑞利珠单抗 + 吉西他滨 + 顺铂(1A 类)c 特瑞普利单抗 + 吉西他滨 + 顺铂(1A 类)c 替雷利珠单抗 + 吉西他滨 + 顺铂(1A 类)c		
二线或挽救治疗	非鼻咽癌	纳武利尤单抗(1A 类)d	帕博利珠单抗(1A 类)e	
	鼻咽癌	特瑞普利单抗(2A 类)f # 卡瑞利珠单抗(2A 类)f		派安普利单抗(2A 类)f 纳武利尤单抗(2B 类)f 帕博利珠单抗(2B 类)f

#. 已纳入国家医保目录。

【注释】

a 基于 KEYNOTE-048 研究[1],美国食品药品监督管理局(Food and Drug Administration,FDA)于 2019 年 6 月批准帕博利珠单抗联合化疗(铂类和 5-FU)作为一线方案治疗复发或转移性头颈部鳞癌,同时批准帕博利珠单抗单药治疗肿瘤细胞表达程序性死亡受体配体 -1(programmed cell death ligand-1,PD-L1)(CPS ≥ 1)的患者。在这项Ⅲ期随机对照试验(randomized controlled trial,RCT)中,帕博利珠单抗联合化疗的中位总生存(overall survival,OS)时间为 13.0 个月,显著优于以往标准的西妥昔单抗联合化疗的 10.7 个月(*HR*=0.77 ;95% *CI* 0.63~0.93 ;*P*=0.006 7),并且在客观缓解率(objective response rate,ORR)、无进展生存(progression-free survival,PFS)和不良事件(adverse events,AEs)方面与后者没有显著差别。针对 CPS ≥ 1 的患者,帕博利珠单抗的中位 OS 为 12.3 个月,显著优于西妥昔单抗联合化疗的 10.3 个月(*HR*=0.78 ;95% *CI* 0.64~0.96 ;*P*=0.008 6),并且在安全性方面显著优于后者。2020 年 12 月,国家药品监督管理局(National Medical Products Administration,NMPA)基于该项研究结果及亚洲患者的数据,批准帕博利珠单抗单药的适应证(CPS ≥ 20),但是基于整体人群的结果,本指南仍然将帕博利珠单抗单药作为 CPS ≥ 1 人群的Ⅰ级推荐。值得注意的是,帕博利珠单抗单药组的 ORR 和 PFS 明显低于联合化疗组,因此可能并不适用于肿瘤负荷巨大或疾病快速进展的患者。

b 2021—2022 年发表的两项前瞻性Ⅱ期临床试验中,西妥昔单抗分别与帕博利珠单抗或纳武利尤单抗组成无化疗方案一线治疗复发或转移性头颈部鳞癌[2-3]。结果显示,ORR 分别为 45% 和 37%,中位 PFS 分别为 6.5 个月和 6.15 个月,中位 OS 分别为 18.4 个月和 20.2 个月。该组合在安全性上优于免疫联合化疗的标准方案,较适合于无法耐受化疗并且疾病进展(progressive disease,PD)迅速或者经含铂类药物多模式治疗 6 个月内发生 PD 的患者。但上述两项研究的结果均基于小样本的单臂临床试验,需要大样本或随机对照研究的验证,因此本指南将其列为Ⅲ级推荐。

c 基于 CAPTAIN-1st[4]、JUPITER-02[5]和 RATIONALE 309[6]等研究,NMPA 分别于 2021 年 6 月、2021 年 11 月和 2022 年 6 月相继批准卡瑞利珠单抗、特瑞普利单抗和替雷利珠单抗联合化疗(吉西他滨和顺铂)作为一线方案治疗复发或转移性鼻咽癌。在 CAPTAIN-1st 研究中,卡瑞利珠单抗联合化疗的中位 PFS 为 9.7 个月,显著优于化疗的 6.9 个月(*HR*=0.54 ;95% *CI* 0.39~0.76 ;*P*=0.000 2);在 JUPITER-02 研究中,特瑞普利单抗联合化疗同样改善了中位 PFS(11.7 个月 vs. 8.0 个月;*HR*=0.52 ;95% *CI* 0.36~0.74 ;*P*=0.000 3),并且这两项研究均显示改善 OS 的趋势。在 RATIONALE 309 研究中,替雷利珠单抗联合化疗的中位 PFS 为 9.6 个月,显著优于化疗的 7.4 个月(*HR*=0.50 ;95% *CI* 0.37~0.68 ;*P*<0.000 1),该研究采用了交叉治疗的设计,联合治疗组同时显示出包含 PD 后的整体 PFS 获益。

d 基于 CheckMate 141 研究[7]，FDA 于 2016 年 11 月批准纳武利尤单抗作为二线或挽救方案治疗以往经铂类治疗失败的复发或转移性头颈部鳞癌。在这项Ⅲ期 RCT 中，纳武利尤单抗的中位 OS 为 7.5 个月，显著优于传统的挽救治疗药物（甲氨蝶呤、多西他赛或西妥昔单抗）的 5.1 个月（*HR*=0.70；95% *CI* 0.52~0.92；*P*=0.010 1），并且在安全性和生活质量方面显著优于后者。该研究的 2 年随访结果显示，无论肿瘤细胞是否表达 PD-L1，患者均能从纳武利尤单抗治疗中获益[8]。2019 年 10 月，NMPA 批准纳武利尤单抗用于治疗肿瘤细胞 PD-L1 表达阳性的此类患者，因此本指南将该药列为Ⅰ级推荐。

e 基于 KEYNOTE-012 研究[9]，美国 FDA 于 2016 年 8 月快速批准帕博利珠单抗作为二线或挽救方案治疗以往经铂类治疗失败的复发或转移性头颈部鳞癌。在国内，帕博利珠单抗尚未获得二线治疗头颈部鳞癌的适应证，因此本指南将该药物列为Ⅱ级推荐。在后续验证性的Ⅲ期随机对照 KEYNOTE-040 研究[10]中发现，帕博利珠单抗的中位 OS 为 8.4 个月，显著优于传统的挽救治疗药物（甲氨蝶呤、多西他赛或西妥昔单抗）的 6.9 个月（*HR*=0.80；95% *CI* 0.65~0.98；*P*=0.016 1），并且在安全性方面显著优于后者。值得注意的是，该研究采用肿瘤细胞或免疫细胞的 PD-L1 表达（TPS ≥ 50% vs. ＜50%）作为分层因素之一，结果显示仅有 TPS ≥ 50% 的患者才能从帕博利珠单抗中获益，从而使欧洲药品委员会（European Medicines Agency，EMA）仅批准这部分患者的适应证。

f 基于 POLARIS-02 研究，NMPA 于 2021 年 2 月批准特瑞普利单抗三线治疗复发或转移性鼻咽癌，这是全球首个获批治疗鼻咽癌的免疫检查点抑制剂（immune checkpoint inhibitors，ICIs）。在这项大样本前瞻性Ⅱ期单臂临床试验中[11]，针对既往治疗过的复发或转移性鼻咽癌，特瑞普利单抗获得了 20.5% 的 ORR，中位 PFS 和 OS 分别为 1.9 个月和 17.5 个月。针对既往接受过至少 2 种系统治疗失败的患者，特瑞普利单抗获得了 23.9% 的 ORR，中位 PFS 和 OS 分别为 2.0 个月和 15.1 个月。随后，基于类似设计的单臂研究结果[12-13]，NMPA 于 2021 年 4 月批准卡瑞利珠单抗三线治疗复发或转移性鼻咽癌，而派安普利单抗的鼻咽癌适应证申请正在审核之中。其他针对复发或转移性鼻咽癌进行临床试验的 ICIs 包括纳武利尤单抗[14]和帕博利珠单抗[15]，同样显示出类似的治疗效果，但后者在 KEYNOTE-122 研究[16]中并没有显示出优于传统挽救化疗。

二、食管癌

食管癌

治疗线数	Ⅰ级推荐	Ⅱ级推荐	Ⅲ级推荐
晚期一线治疗	帕博利珠单抗 + 顺铂 +5-FU（1A 类）a 特瑞普利单抗 + 顺铂 + 紫杉醇（1A 类）b 信迪利单抗 + 顺铂 + 紫杉醇 /5-FU（1A 类）c 纳武利尤单抗 + 顺铂 +5-FU（1A 类）d 纳武利尤单抗 + 伊匹木单抗（1A 类）d 卡瑞利珠单抗 + 顺铂 + 紫杉醇（1A 类）e 斯鲁利单抗 + 顺铂 +5-FU（1A 类）f 替雷利珠单抗 + 顺铂 / 奥沙利铂 +5-FU/ 紫杉醇（1A 类）g		
晚期二线治疗	卡瑞利珠单抗（1A 类）h# 帕博利珠单抗（PD-L1 CPS ≥ 10）（1A 类）i 替雷利珠单抗（1A 类）j#	纳武利尤单抗（2A 类）k	
后线治疗 l			
新辅助治疗			
辅助治疗 m	纳武利尤单抗（1A 类）		

#. 已纳入国家医保目录。

【注释】

a KEYNOTE-590 研究[1]是一项全球多中心随机、双盲、Ⅲ期临床试验，旨在评估帕博利珠单抗联合化疗（顺铂和 5-FU）一线治疗局部晚期或转移性食管腺癌、食管鳞癌和胃食管连接部 Siewert Ⅰ型腺癌患者的疗效。结果显示，在意向治疗（intent-to-treat，ITT）人群中，帕博利珠单抗联合化疗组较化疗组的中位 OS（12.4 个月 vs. 9.8 个月，*HR*=0.73，95% *CI* 0.62~0.86；*P*<0.000 1）和 PFS（6.3 个月 vs. 5.8 个月；*HR*=0.65，95% *CI* 0.55~0.76；*P*<0.000 1）均有显著延长，死亡风险降低 27%，疾病进展或死亡风险降低 35%。其中，在 PD-L1 CPS ≥ 10 的人群中，研究组较化疗组的生存优势更为明显。在食管鳞癌（占 ITT 人群的 73%）人群中，研究组的中位 OS 为 12.6 个月，较化疗组（9.8 个月）显著延长（*HR*=0.72，95% *CI* 0.60~0.88；*P*=0.000 6），死亡风险降低 28%；中位 PFS 为 6.3 个月，较化疗组（5.8 个月）显著延长（*HR*=0.65，95% *CI* 0.54~0.78）。中国亚组（*n*=106）数据表明，帕博利珠单抗联合化疗组的中位 OS 为 10.5 个月，中位 PFS 为 6.2 个月，显著优于化疗组（OS=8.0 个月；PFS=4.6 个月），标志物分析显示 PD-L1 CPS ≥ 10 的患者获益更加明显（*HR*=0.33，95% *CI* 0.16~0.66）。该研究中亚洲占比 52%，证据类别为 1A 类，因此本指南将其列为Ⅰ级推荐。基于该研究，NMPA 已经批准帕博利珠单抗联合铂类和氟尿嘧啶类药物用于局部晚期不可切除或转移性食管或胃食管结合部癌患者的一线治疗。

b JUPITER-06 研究是一项国内多中心的随机对照研究，旨在比较特瑞普利单抗联合化疗（紫杉醇 + 顺铂）对比安慰剂联合化疗用于一线治疗晚期食管鳞癌的疗效[2]。在中期分析中，特瑞普利单抗联合化疗人群的 OS 时间和 PFS 时间均显著优于化疗（OS 17 个月 vs. 11 个月；*HR*=0.58；95% *CI* 0.425~0.783；*P*=0.000 36；PFS 5.7 vs. 5.5 个月，*HR*=0.58，95% *CI* 0.461~0.738；*P*<0.000 01）。亚组分析显示，CPS ≥ 1 分的人群中联合免疫治疗组的生存优势明显（*HR*=0.61，95% *CI* 0.435~0.870），但 CPS<1 分的人群则未体现这一趋势（*HR*=0.61；95% *CI* 0.297~1.247）。基于该研究，NMPA 已经批准特瑞普利单抗联合紫杉醇和顺铂用于不可切除局部晚期 / 复发或转移性食管鳞癌的一线治疗。

c ORIENT-15 研究是首个针对全球食管鳞癌的一线免疫治疗联合化疗的研究[3]，旨在评估信迪利单抗联合化疗对比化疗一线治疗晚期食管癌的疗效。研究发现，信迪利单抗联合化疗较化疗全面改善 OS（16.7 个月 vs. 12.5 个月；*HR*=0.628；95% *CI* 0.51~0.78；*P*<0.000 1）、PFS（7.2 个月 vs. 5.7 个月；*HR*=0.558，95% *CI* 0.461~0.676，*P*<0.000 1）和 ORR（66.1% vs. 45.5%；*P*<0.000 1）。亚组分析中，联合治疗组在各个人群亚组中都可以体现出生存优势，其中无论 PD-L1 表达，信迪利单抗联合化疗都显示出更优的预后（PD-L1 CPS ≥ 10 分亚组：*HR*=0.638；95% *CI* 0.48~0.85；CPS<10 分亚组：*HR*=0.617；95% *CI* 0.45~0.85）。基于该研究，NMPA 已经批准信迪利单抗联合紫杉醇和顺铂或氟尿嘧啶和顺铂用于不可切除的局部晚期、复发或转移性食管鳞癌的一线治疗。

d CheckMate 648 研究[4]是一项全球多中心的随机、Ⅲ期临床研究，旨在评估与单纯化疗（5- 氟尿嘧啶 + 顺铂）相比，纳武利尤单抗联合化疗或联合伊匹木单抗一线治疗晚期食管鳞癌的疗效。结果显示，纳武利尤单抗联合化疗与单纯化疗相比，mOS 为 13.2 个月 vs. 10.7 个月（*HR*=0.74；95% *CI* 0.58~0.96；*P*=0.002 1）。在肿瘤细胞 PD-L1 ≥ 1% 人群中，纳武利尤单抗组的 OS 获益更加显著，分别为 15.4 个月 vs. 9.1 个月（*HR*=0.54；95% *CI* 0.37~0.80；*P*<0.000 1）。在安全性方面，纳武利尤单抗组 47% 发生 3~4 级治疗相关不良事件（treatment-related adverse events，TRAEs），18% 发生严重 TRAEs；化疗组 36% 发生 3~4 级 TRAEs，18% 发生严重 TRAEs，联合疗法总体安全性良好可管理。该研究同样也探索了纳武利尤单抗联合伊匹木单抗双免疗法的疗效，双免治疗在全人群和 PD-L1 ≥ 1% 人群中较化疗组均体现出良好的生存优势（全人群 OS，12.8 个月 vs. 10.7 个月；*HR*=0.78；95% *CI* 0.65~0.98；PD-L1 ≥ 1% 人群 OS，13.7 个月 vs. 9.1 个月；*HR*=0.64；95% *CI* 0.46-0.90）。缓解持续时间（duration of remission，DoR）在全人群中分别为 11.1 个月 vs 7.1 个月，PD-L1 ≥ 1% 人群分别为 11.8 个月 vs. 5.7 个月。纳武利尤单抗联合伊匹木单抗组的 3~4 级 TRAE 发生率为 32%，低于化疗组（36%）。2023 年 ASCO-GI 会议上，CheckMate 648 研究更新了 29 个月随访时间数据，结果显示纳武利尤单抗联合方案可持续改善患者的生存获益且耐受性良好。基于 CheckMate 648 研究，NMPA 批准了纳武利尤单抗联合氟尿嘧啶类和含铂化疗用于晚期或转移性食管鳞癌患者的一线治疗。

e ESCORT-1ST 研究是全球第一个针对中国食管鳞癌一线免疫治疗的研究，旨在探索卡瑞利珠单抗联合紫杉醇 / 顺铂一线治疗晚期食管癌的疗效[5]。结果显示，相比于安慰剂联合化疗，卡瑞利珠单抗联合化疗显著延长患者生存时间（15.3 个月 vs. 12.0 个月；*HR*=0.70；95% *CI* 0.56~0.88；*P*=0.001）和无进展生存期（6.9 个月 vs. 5.6 个月；*HR*=0.56；95% *CI* 0.46~0.68；*P*<0.001）。卡瑞利珠单抗联合化疗和联合安慰剂的客观应答率分别为 72.1% 和 62.1%。基于该研究结果，卡瑞利珠单抗联合紫杉醇和顺铂已被 NMPA 批准用于不可切除局部晚期 / 复发或转移性食管鳞癌患者的一线治疗。

f ASTRUM-007 研究[6]试验结果表明，斯鲁利单抗联合化疗（顺铂 +5-FU）在一线、局部晚期 / 转移性、PD-L1 阳性食管鳞癌患者中表现出了显著的疗效和良好的安全性。斯鲁利单抗联合化疗组和安慰剂联合化疗组的中位 PFS 为 5.8 个月 vs. 5.3 个月（*HR*=0.60，*P*<0.000 1），降低了患者 40% 的疾病进展风险；OS 为 15.3 个月 vs. 11.8 个月（*HR*=0.68，*P*=0.002 0），降低了患者 32% 的死亡风险，取得了双阳性的结果。基于该试验，目前斯鲁利单抗联合化疗

用于治疗食管鳞癌的上市注册申请已获得 NMPA 受理。

g RATIONALE 306 研究[7]评估了替雷利珠单抗联合化疗对比安慰剂联合化疗一线治疗晚期或转移性食管鳞癌的疗效与安全性。试验组中位 OS 较于对照组取得了显著改善（17.2 个月 vs. 10.6 个月，*HR*=0.66，*P*<0.000 1），且无论患者 PD-L1 评分均能获益（PD-L1 评分≥10%：OS 16.6 个月 vs. 10.0 个月，*HR*=0.62；PD-L1 评分<10%：OS 16.7 个月 vs. 10.4 个月，*HR*=0.72）。试验组的 PFS 相较于对照组同样显著改善（7.3 个月 vs. 5.6 个月，*HR*=0.62，*P*<0.000 1），且肿瘤 ORR 更高、更持久（试验组：ORR 63.5%，DoR 7.1 个月；对照组 ORR 42.4%，DoR 5.7 个月）。该研究的结果支持替雷利珠单抗联合化疗作为晚期食管鳞癌患者的一线治疗选择。

h ESCORT 研究[8]评估了卡瑞利珠单抗对比研究者选择的化疗用于一线化疗失败的局部晚期或转移性食管鳞癌的疗效与安全性。主要终点为 OS，次要终点为 PFS、ORR、DoR 和安全性。结果显示，卡瑞利珠单抗组显著优于化疗组，中位 OS 达到 8.3 个月，而化疗组仅为 6.2 个月，死亡风险降低 29%，差异达到统计学意义（*HR*=0.71；95% *CI* 0.57~0.87；*P*=0.001）；12 个月的 OS 率分别为 33.7% 和 23.3%。亚组分析显示，接受卡瑞利珠单抗治疗的全部亚组患者均可获益。中位 PFS 达到 1.9 个月，降低 PD/ 死亡风险 31%，差异有统计学意义（*HR*=0.69；95% *CI* 0.56~0.86；*P*=0.000 6）；中位 DoR 达到 7.4 个月，而化疗组仅为 3.4 个月。卡瑞利珠单抗组 ORR 为 20.2%，化疗组为 6.4%。卡瑞利珠单抗组疾病控制率（disease control rate，DCR）为 44.7%，化疗组为 34.5%。该研究为目前入组中国食管鳞癌患者最多的前瞻性 RCT，故证据类别为 1A 类，本指南将其列为Ⅰ级推荐。基于该研究，NMPA 已经批准卡瑞利珠单抗用于治疗既往接受过一线标准化疗后疾病进展或不可耐受的局部晚期或转移性食管鳞癌。

i KEYNOTE-181 研究[9]比较了帕博利珠单抗与研究者选择的化疗在晚期或转移性食管鳞癌或腺癌 /Siewert Ⅰ型食管胃结合部腺癌患者二线治疗中的疗效。在 PD-L1 CPS≥10 的患者中，帕博利珠单抗组显著优于化疗组（包括紫杉醇、多西他赛或伊立替康），中位 OS 达到 9.3 个月，而化疗组仅为 6.7 个月，死亡风险降低 31%，差异达到统计学意义（*HR*=0.69；95% *CI* 0.52~0.93；*P*=0.007 4）；18 个月的 OS 率也更优，为 26%，化疗组为 11%。在食管鳞癌患者中，帕博利珠单抗组的 OS 也有临床意义上的改善，达到 8.2 个月，化疗组为 7.1 个月（*HR*=0.78；95% *CI* 0.63~0.96；*P*=0.009 5）；18 个月的 OS 率两组分别为 23% 和 12%。在 ITT 人群中，帕博利珠单抗组的 OS 较化疗组虽然差异无统计学意义（中位 OS，7.1 个月 vs. 7.1 个月；*HR*=0.89；95% *CI* 0.75~1.05；*P*=0.056 0），但有临床获益的趋势，18 个月的 OS 率分别为 18% 和 10%。在 2019 年 CSCO 和 ESMO 上，分别公布了帕博利珠单抗治疗既往接受过全身治疗的复发性局部晚期或转移性食管癌的全球多中心的Ⅲ期临床研究（KEYNOTE-181）的亚洲和中国拓展队列的分析结果[10-11]。中国人群数据分析的主要终点与整体研究一致，为 ITT 群体、食管鳞癌群体、PD-L1 CPS≥10 群体的 OS 12 个月 vs. 5.3 个月（*HR*=0.34；95% *CI* 0.17~0.69）。该研究为前瞻性 RCT，故证据类别为 1A 类，本指南将其列为Ⅰ级推荐。基于该研究，NMPA 已经批准帕博利珠单抗单药用于 PD-L1 表达（CPS≥10）的、既往一线全身治疗失败的局部晚期或转移性食管鳞癌。

j RATIONALE 302 是一项全球多中心、随机、安慰剂对照、双盲Ⅲ期临床研究，也是第一个食管鳞癌全球研究[12]，旨在探索替雷利珠单抗对比化疗用于晚期食管鳞癌二线治疗的疗效与安全性。结果显示，在 ITT 人群中，替雷利珠单抗治疗组 OS 达 8.6 个月，化疗组为 6.3 个月，差异达到统计学差异（*HR*=0.70；95% *CI* 0.57~0.85；*P*=0.000 1）。在 PD-L1 CPS≥10% 人群中，替雷利珠单抗组 OS 获益更加显著，达 10.3 个月，而化疗组仅为 6.8 个月。此外，在 ITT 人群中，替雷利珠单抗组 ORR 为 20.3%，中位 DoR 达 7.1 个月，而化疗组为 9.8% 和 4.0 个月。基于该研究，NMPA 已经批准替雷利珠单抗用于治疗既往接受过一线标准化疗后进展或不可耐受的局部晚期或转移性食管鳞癌。

k ATTRACTION-03 是一项全球性多中心、随机、开放标签研究，在对先前接受的氟尿嘧啶和含铂药物难治或不耐受的不可切除性晚期或复发性食管癌患者中开展，评估了纳武利尤单抗相对于化疗（多西他赛或紫杉醇）的疗效和安全性[13]。最终分析结果显示，与化疗组相比，纳武利尤单抗治疗组 OS 达到 10.9 个月，化疗组为 8.4 个月，死亡风险降低 23%，差异达到统计学意义（*HR*=0.77；95% *CI* 0.62~0.96；*P*=0.019）。无论肿瘤 PD-L1 表达情况（TPS 评分），均有生存获益。中位 DoR 达到 6.9 个月，而化疗组仅为 3.9 个月。纳武利尤单抗组 ORR 和 DCR 分别为 19% 和 37%，而化疗组为 22% 和 63%。3 年后该研究更新了随访数据，通过 BOR（最佳反应）对 OS 进一步做了探索性分析。结果显示，纳武利尤单抗组存活 3 年的患者主要集中在 BOR 为 SD 或 PD 的患者：14/23（60.9%）；化疗组存活 3 年的大多数患者的 BOR 为 CR 或 PR6/8（75%）。无论 BOR 如何，纳武利尤单抗组与化疗组相比，OS 持续改善（CR/PR：19.9 个月 vs. 15.4 个月；SD：17.4 个月 vs. 8.8 个月；PD：7.6 个月 vs. 4.2 个月）。

l 在特瑞普利单抗挽救治疗食管鳞癌的ⅠB/Ⅱ期开放标签研究中[14]，有 48 例食管癌患者的临床疗效可以评估，其中 1 例完全缓解（complete response，CR），8 例部分缓解（partial response，PR），ORR 为 22.9%，DCR 为 50%，初步结果显示在食管癌的临床应答与患者 PD-L1 表达水平无关。

m CheckMate 577 研究[15]是一项全球Ⅲ期、随机、安慰剂对照的双盲研究，入组Ⅱ/Ⅲ期食管癌和胃食管结合部肿瘤，包括腺癌或鳞癌患者。入组患者均接受过新辅助放化疗，并进行了 R0 手术切除，但术后标本病理学评估患者有残留肿瘤，≥ypT_1 或 ypN_1。研究共入组了 794 例患者，2∶1 随机分配至接受纳武利尤单抗 240mg，每 2 周一次 ×16 周，之后为 480mg 每 4 周一次治疗，或安慰剂治疗，总计治疗时长为 1 年。纳武利尤单抗和安慰剂组分别有 532 例和 262 例。入组人群包括欧洲(38%)、美国和加拿大(32%)、亚洲(13%)和其他地区(16%)。主要研究终点为无疾病生存期(disease-free survival，DFS)；次要终点为 OS 和 1、2、3 年 OS 率。研究结果显示：患者的中位随访时间至 32.2 个月，纳武利尤单抗对比安慰剂显著延长 DFS，疾病复发风险降低 33%，两组的中位 DFS 分别为 22.4 个月和 10.4 个月(*HR*=0.67，95% *CI* 0.55~0.81)。亚组分析显示，在预先设定的所有亚组患者中，均观察到一致的 DFS 获益。安全性分析显示，纳武利尤单抗对比安慰剂组，任意级别的 TRAEs 发生率分别为 71% vs. 47%，3~4 级 TRAEs 发生率分别为 14% vs. 6%，严重 TRAEs 发生率分别为 8% vs. 3%。该研究为全球多中心前瞻性大样本随机对照试验，故证据类别为ⅠA 类；2022 年 6 月，NMPA 批准纳武利尤单抗用于经新辅助放化疗及完全手术切除后仍有病理学残留的食管癌或胃食管连接部癌患者的辅助治疗，因此本指南将其列为Ⅰ级推荐。

三、非小细胞肺癌

无驱动基因突变的非鳞非小细胞肺癌 [a]

治疗线数	Ⅰ级推荐	Ⅱ级推荐	Ⅲ级推荐
晚期一线治疗	帕博利珠单抗(限 PD-L1 TPS ≥ 50%) (1A 类) [b] (PD-L1 TPS 1%~ 49%) (2A 类) [b] 阿替利珠单抗(限 PD-L1 TC ≥ 50% 或 IC ≥ 10%) (1A 类) [c] 帕博利珠单抗 + 培美曲塞 + 铂类(1A 类) [d] 卡瑞利珠单抗 + 培美曲塞 + 铂类(1A 类) [e#] 信迪利单抗 + 培美曲塞 + 铂类(1A 类) [f#] 替雷利珠单抗 + 培美曲塞 + 铂类(1A 类) [g#] 阿替利珠单抗 + 培美曲塞 + 卡铂(1A 类) [h] 舒格利单抗 + 培美曲塞 + 铂类(1A 类) [i] 特瑞普利单抗 + 培美曲塞 + 铂类(1A 类) [j#]	阿替利珠单抗 + 紫杉醇 + 卡铂 + 贝伐珠单抗(1A 类) [k] 阿替利珠单抗 + 白蛋白紫杉醇 + 卡铂(1A 类) [l] 纳武利尤单抗 + 伊匹木单抗(限 PD-L1 ≥ 1%) (1A 类) [m] 纳武利尤单抗 + 伊匹木单抗和 2 周期培美曲塞 + 铂类(1A 类) [n]	
晚期二线治疗	纳武利尤单抗(1A 类) [o] 替雷利珠单抗(1A 类) [p]	帕博利珠单抗(限 PD-L1 TPS ≥ 1%) (1A 类) [q] 阿替利珠单抗(1A 类) [r]	
局部晚期巩固治疗	同步化放疗后使用度伐利尤单抗(1A 类) [s] 同步或序贯放化疗后使用舒格利单抗(1A 类) [t]		
辅助治疗	ⅡA~ⅢA 期术后辅助化疗后使用阿替利珠单抗(PD-L1 TC ≥ 1%) (1A 类) [u]	ⅠB 期(T_{2a} ≥ 4cm)、Ⅱ或ⅢA 期术后铂类化疗后使用帕博利珠单抗(1A 类) [v]	
新辅助治疗	纳武利尤单抗 + 含铂化疗(1A 类) [w]		

#. 已纳入国家医保目录。

【注释】

a 依据 CSCO 指南及药物可及性，目前非小细胞肺癌(non-small cell lung cancer，NSCLC)的驱动基因主要检测 *EGFR*、*ALK* 和 *ROS1* 等。其余驱动基因突变与免疫治疗疗效的关系因研究数据有限，仅作简要叙述：IMMUNOTARGET 研究[1]对程序性细胞死亡蛋白 -1(programmed cell death protein-1，PD-1)抑制剂和驱动基因突变亚组的结果进行了报道，截至 2018 年 4 月，共纳入 551 例患者，大部分患者使用了纳武利尤单抗或帕博利珠单抗，最佳治疗反应分别

为 *KRAS* 26%,*BRAF* 24%,*ROS1* 17%,*MET* 16%,*EGFR* 12%,*HER-2* 7%,*RET* 6% 和 *ALK* 0。

b 基于Ⅲ期 KEYNOTE-024 和 KEYNOTE-042 研究,FDA 和 NMPA 已批准帕博利珠单抗作为 PD-L1 TPS ≥ 50% 或 ≥ 1% 且 *EGFR/ALK* 阴性或未知的Ⅳ期 NSCLC 患者的一线治疗,故本指南予以Ⅰ级推荐。在 KEYNOTE-024 研究[2]中,帕博利珠单抗组与化疗组相比,中位 PFS 分别为 10.3 个月 vs. 6.0 个月(*HR*=0.50 ;95% *CI* 0.37~0.68 ;*P*< 0.001),ORR 为 44.8% vs. 27.8%。同时,帕博利珠单抗组与化疗组相比,3 级以上 TRAEs 发生率更低(26.6% vs. 53.3%)。2020 年更新的 KEYNOTE-024 研究的 OS 数据显示[3]:帕博利珠单抗组和化疗组的 OS 分别为 26.3 个月 vs. 13.4 个月(*HR*=0.62 ;95% *CI* 0.48~0.81 ;*P*=0.002),5 年生存率分别为 31.9% 和 16.3%。在 KEYNOTE-042 研究[4]中,帕博利珠单抗组与化疗组相比,PD-L1 表达 ≥ 50% 的患者经帕博利珠单抗单药一线治疗的中位 OS 分别为 20.0 个月 vs. 12.2 个月(*HR*=0.69 ;95% *CI* 0.56~0.85 ;*P*=0.000 3),同时在安全性方面,帕博利珠单抗组与化疗组相比,3 级及以上 TRAEs 发生率更低(18.0% vs. 41.0%)。亚组分析显示 PD-L1 TPS 为 1%~ 49% 的人群应用帕博利珠单抗与化疗相当,中位 OS 分别为 13.4 个月 vs. 12.1 个月(*HR*=0.90 ;95% *CI* 0.77~1.06),提示对于有化疗禁忌的患者,帕博利珠单抗可作为一种选择。在 KEYNOTE-042 研究的中国亚组人群数据方面,帕博利珠单抗组与化疗组相比,PD-L1 表达在 ≥ 50% 和 ≥ 1% 的人群中均有中位 OS 获益(≥ 50%,24.5 个月 vs. 13.8 个月,*HR*=0.63 ; ≥ 1%:20.2 个月 vs. 13.5 个月,*HR*=0.67),安全性与全球研究中观察到的一致,没有新发的安全性信号。

c 基于Ⅲ期 IMpower110 研究,FDA 和 NMPA 均批准阿替利珠单抗作为 PD-L1 高表达[定义为肿瘤细胞(tumor cells,TC)≥ 50% 或肿瘤浸润免疫细胞(tumor-infiltrating immune cells,IC)≥ 10%]且 EGFR/ALK 阴性的Ⅳ期 NSCLC 患者的一线治疗。本指南予以Ⅰ级推荐。IMpower110 研究[5]PD-L1 高表达野生型人群中,阿替利珠单抗组与化疗组相比,ORR 分别为 38.3% vs. 28.6%,中位 PFS 分别为 8.1 vs. 5.0 个月(*HR*=0.63 ;95% *CI* 0.45~0.88 ;*P*< 0.000 01),中位 OS 分别为 20.2 个月和 13.1 个月(*HR*=0.59 ;95% *CI* 0.40~0.89 ;*P*=0.010 6)。同时,阿替利珠单抗组与化疗组相比,治疗相关的 3~4 级 TRAEs 发生率更低(12.9% vs. 44.1%)。研究中对 3 种 PD-L1 检测抗体(SP142,22C3 和 SP263)互用性进行了回顾探索,结果显示,不同抗体按各自判读标准筛选的 PD-L1 高表达水平人群具有较高的重叠,且 OS 获益较为一致,OS 分别为 22C3(TPS ≥ 50%):20.2 vs. 11.0 个月,SP263(TC ≥ 50%):19.5 vs. 16.1 个月。

d 基于Ⅲ期 KEYNOTE-189 研究,FDA 及 NMPA 批准帕博利珠单抗联合培美曲塞 / 卡铂(或顺铂)作为 *EGFR* 突变和 *ALK* 重排检测阴性或未知的Ⅳ期非鳞 NSCLC 的一线治疗,且不需考虑其 PD-L1 表达水平,故本指南予以Ⅰ级推荐。在 KEYNOTE-189 研究[6-7]中,帕博利珠单抗联合化疗组与单独化疗组相比,ORR 为 48.3% vs. 19.9%,中位 PFS 为 9.0 个月 vs. 4.9 个月(*HR*=0.50 ;95% *CI* 0.41~0.59 ;*P*< 0.001),中位 OS 为 22.0 个月 vs. 10.6 个月(*HR*=0.60 ;95% *CI* 0.50~0.72 ;*P*< 0.001,3 级及以上 TRAEs 发生率相似(67.2% vs. 65.8%)。

e 基于Ⅲ期 CameL 研究,NMPA 批准卡瑞利珠单抗联合培美曲塞和卡铂用于 *EGFR/ALK* 阴性的不可切除的局部晚期或转移性非鳞 NSCLC 的一线治疗,且这种联合模式已纳入我国国家医保,因此本指南做Ⅰ级推荐。在 CameL 研究[8]中,卡瑞利珠单抗联合培美曲塞 + 卡铂与单独化疗组相比,ORR 为 60.5% vs. 38.6%(*P*< 0.000 1),中位 PFS 为 11.3 个月 vs. 8.3 个月(*P*=0.000 1),中位 OS 为 27.9 个月 vs. 20.5 个月(*P*=0.011 7),3 级及以上 TRAEs 的发生率分别为 69% vs. 47%。未观察到发生率 ≥ 5% 的 3 级及以上免疫相关的不良事件(immune-related adverse events,irAEs),≥ 3 级的反应性皮肤毛细血管增生症(reactive cutaneous capillary endothelial proliferation,RCCEP)仅发生 2 例,安全性可接受。

f 基于Ⅲ期 ORIENT-11 研究,NMPA 批准信迪利单抗联合培美曲塞和铂类化疗用于 *EGFR* 基因突变阴性和 *ALK* 阴性的不可手术切除的局部晚期或转移性非鳞 NSCLC 的一线治疗,故本指南予以Ⅰ级推荐。在 ORIENT-11 研究[9]中,信迪利单抗联合化疗组与化疗组的 ORR 为 51.9% vs. 29.8%(*P*=0.000 03),中位 PFS 为 8.9 个月 vs. 5.0 个月(*HR*=0.482 ;95% *CI* 0.362~0.643 ;*P*< 0.000 01),6 个月 PFS 率 68.3% vs. 42.0%,且无论 PD-L1 表达状态,信迪利单抗联合化疗组的 PFS 均有获益。安全性方面,信迪利单抗联合化疗组与化疗组相比未显著增加整体 AEs 发生率,两组的 3 级以上 TRAEs 发生率相似(61.7% vs. 58.8%),3 级以上 irAEs 的发生率分别为 5.6% vs. 6.1%;因 AEs 导致停药的比例为 6.0% vs. 8.4%。

g 基于Ⅲ期 RATIONALE 304 研究,NMPA 批准替雷利珠单抗联合培美曲塞和铂类化疗用于 *EGFR* 基因突变阴性和 ALK 阴性、不可手术切除的局部晚期或转移性非鳞状 NSCLC 的一线治疗,不需要考虑 PD-L1 表达水平,本指南予以Ⅰ级推荐。在 RATIONALE 304 研究[10]中,替雷利珠单抗联合化疗均较单纯化疗临床获益显著,ORR 为 57.4% vs. 36.9%,中位 PFS 为 9.7 个月 vs. 7.6 个月(*HR*=0.645 ;95% *CI* 0.462~0.902 ;*P*=0.004 4)。在安全性方面,替雷利珠单抗联合化疗组与单独化疗组 ≥ 3 级治疗中出现的不良反应(treatment-emergent adverse event,TEAEs)发生率相似,分别为 67.6% 和 53.6%。

h 基于Ⅲ期 IMpower132 研究，NMPA 批准阿替利珠单抗联合培美曲塞 + 卡铂联合方案作为 EGFR/ALK 阴性的Ⅳ期非鳞 NSCLC 的一线治疗，本指南将其作为Ⅰ级推荐。尽管在Ⅳ期非鳞状 NSCLC 的一线治疗 IMpower132 研究[11]中，阿替利珠单抗 + 培美曲塞 + 卡铂（或顺铂）对比单独化疗组，其 OS 终点仅存数值差异［17.5 个月 vs. 13.6 个月；（*HR*=0.86；95% *CI* 0.71~1.06）；*P*= 0.154 6］。但是，其共同主要终点 PFS 差异具有统计学，中位 PFS 分别为 7.7 个月 vs. 5.2 个月（*HR*=0.56；95% *CI* 0.47~0.67；*P*<0.000 1）。2020 年 ESMO 亚洲年会公布的 IMpower132 研究的最终分析结果显示[12]，亚裔人群的 OS 和 PFS 获益较整体人群更加突出。其中，对于纳入研究的 101 例日本患者，阿替利珠单抗 + 培美曲塞 + 卡铂（或顺铂）组对比单独化疗组，中位 OS 分别为 30.8 vs. 22.2 个月（*HR*=0.63；95% *CI* 0.36~1.14），中位 PFS 分别为 13.3 个月 vs. 4.5 个月（*HR*=0.33；95% *CI* 0.20~0.54；*P*<0.000 1），因此，亚裔人群可能从该方案中获益更明显。

i 基于Ⅲ期 GEMSTONE-302 研究，NMPA 批准舒格利单抗联合培美曲塞和铂类化疗用于 *EGFR* 基因突变阴性和 ALK 阴性的转移性非鳞状 NSCLC 的一线治疗，不需要考虑 PD-L1 表达水平，故本指南予以Ⅰ级推荐。在 GEMSTONE-302 研究[13]中，舒格利单抗联合培美曲塞和铂类化疗相比单纯化疗有显著临床获益，中位 PFS 为 9.0 个月 vs. 4.9 个月（*HR*=0.48；95% *CI* 0.39~0.60；*P*<0.001）。同时，PFS 亚组分析显示，鳞状与非鳞状 NSCLC 的患者、PD-L1 表达≥1% 与 PD-L1 表达<1% 的患者均显示出临床获益。舒格利单抗联合化疗的安全性良好，最常见的 3~4 级 TRAEs 是中性粒细胞计数减少（33%），白细胞计数减少（14%）、贫血（13%）、血小板计数减少（10%）和中性粒细胞减少症（4%）。

j 基于Ⅲ期 CHOICE-01 研究，NMPA 已批准特瑞普利单抗联合标准化疗用于一线治疗无 EGFR 及 ALK 突变的晚期 NSCLC，故本指南将其作为Ⅰ级推荐。在 CHOICE-01 研究[14]中，最终分析显示，联合治疗组与安慰剂组的中位 PFS 分别为 8.4 vs. 5.6 个月（*HR*=0.49；95% *CI* 0.39~0.61，*P*<0.000 1），1 年 PFS 率分别为 36.7% vs. 17.2%。无论在鳞癌还是非鳞癌亚组，无论 PD-L1 表达水平，联合治疗组 PFS 均显著获益，且安全可控，两组中位 OS 数据分别为未达到和 17.1 个月（*HR*=0.69；95% *CI* 0.53~0.92，*P*=0.009 9）。

k 基于Ⅲ期 IMpower150 研究，FDA 批准阿替利珠单抗 + 贝伐珠单抗 + 紫杉醇 + 卡铂联合方案作为 *EGFR/ALK* 阴性或未知的Ⅳ期非鳞 NSCLC 的一线治疗，且不需考虑其 PD-L1 表达水平。阿替利珠单抗目前在国内已上市，但由于 NMPA 尚未批准该适应证，故本指南将其作为Ⅱ级推荐。在 IMpower150 研究[15]中，阿替利珠单抗 + 贝伐珠单抗 + 化疗组与贝伐珠单抗 + 化疗组相比，中位 PFS 为 8.3 个月 vs. 6.8 个月（*HR*=0.62；95% *CI* 0.52~0.74；*P*<0.001），中位 OS 为 19.2 个月 vs. 14.7 个月（*HR*=0.78；95% *CI* 0.64~0.96；*P*=0.02），同时在安全性方面，阿替利珠单抗 + 贝伐珠单抗 + 化疗组与贝伐珠单抗 + 化疗组的 3 级以上 TRAEs 发生率相似（58.5% vs. 50%）。2020 年更新的 IMpower150 研究中肝转移人群的数据[16]显示，阿替利珠单抗 + 贝伐珠单抗 + 化疗联合治疗与贝伐珠单抗 + 化疗组相比，中位 OS 为 13.2 个月 vs. 9.1 个月（*HR*=0.67；95% *CI* 0.45~1.02），因此，肝转移人群可能从该方案中获益更明显。同样，该研究结果还显示阿替利珠单抗 + 贝伐珠单抗 + 化疗联合治疗对高疾病负荷人群疗效明显，且安全性与 ITT 人群一致[17]。对于携带 KRAS 突变和同时发生 *STK11* 突变和 / 或 *KEAP1* 的患者，阿替利珠单抗 + 贝伐珠单抗 + 化疗联合治疗组的生存获益同样明显[18]。

l 基于Ⅲ期 IMpower130 研究，本指南Ⅱ级推荐阿替利珠单抗联合白蛋白紫杉醇 + 卡铂方案用于 *EGFR/ALK* 阴性或未知的Ⅳ期非鳞 NSCLC 的一线治疗。在 IMpower130 研究[19]的 ITT-WT 人群中，阿替利珠单抗 + 白蛋白紫杉醇 + 卡铂组和单纯化疗组相比，中位 PFS 为 7.0 个月 vs. 5.5 个月（*HR*=0.64；95% *CI* 0.54~0.77；*P*<0.000 1），中位 OS 为 18.6 个月 vs. 13.9 个月（*HR*=0.79；95% *CI* 0.64~0.98；*P*= 0.033），所有 PD-L1 水平组都观察到 PFS 和 OS 获益。另外，研究中所有预设亚组均观察到 PFS 获益，但肝转移患者除外，这组患者也没有 OS 获益。

m 基于Ⅲ期 CheckMate 227 研究 Part Ⅰa，FDA 已批准纳武利尤单抗联合伊匹木单抗用于一线治疗 PD-L1≥1% 且无 *EGFR* 及 *ALK* 突变的晚期 NSCLC，鉴于伊匹木单抗目前在国内已上市，但 NMPA 尚未批准该适应证，故本指南将其作为Ⅱ级推荐。在 CheckMate 227 研究[20]中，与化疗相比，纳武利尤单抗联合伊匹木单抗在 PD-L1≥1% 的人群中 mOS：17.2 个月 vs. 14.9 个月；3 年 OS：33% vs. 22%，且 6 个月内达到缓解的患者（CR 或 PR）中有高达 70% 可存活 3 年。在 PD-L1<1% 的人群中 mOS：17.2 个月 vs. 12.2 个月（*HR*=0.64；95% *CI* 0.51~0.81），6 个月内达到缓解的患者（CR 或 PR）中有高达 82% 可存活 3 年。在亚裔人群中同样观察到了显著的临床获益。安全性方面，纳武利尤单抗联合伊匹木单抗组与化疗组的 3~4 级 TRAEs 发生率相似（33% vs. 36%）。

n 基于Ⅲ期 CheckMate 9LA 研究，FDA 及 EMA 先后批准纳武利尤单抗联合伊匹木单抗和两周期化疗作为无 EGFR 及 ALK 突变晚期 NSCLC 的一线治疗。鉴于伊匹木单抗目前在国内已上市，但 NMPA 尚未批准该适应证，故本指南将其作为Ⅱ级推荐。在 CheckMate 9LA 研究[21]中，双免联合有限化疗组和化疗组的 OS 分别为 15.6 个月 vs.

10.9 个月（*HR*=0.66；95% *CI* 0.55~0.80）。组织学分型及 PD-L1 表达，OS 均获益。亚裔人群数据[22]显示，双免联合有限化疗组和化疗组相比，降低死亡风险 67%，安全性与全球人群一致，无新的安全性信号。

o 基于Ⅲ期 CheckMate 078 研究，NMPA 已批准纳武利尤单抗用于 *EGFR/ALK* 阴性或未知的Ⅳ期 NSCLC 二线治疗，故本指南予以Ⅰ级推荐。CheckMate 078 研究[23-24]是首个在我国开展的、以中国患者为主的 PD-1 抑制剂治疗晚期 NSCLC 的随机Ⅲ期临床研究。与多西他赛相比，纳武利尤单抗组临床获益显著，ORR 分别为 18% vs. 4%，中位 OS 分别为 11.9 个月 vs. 9.5 个月（*HR*=0.75；97.7% *CI* 0.61~0.93）。同时，在安全性方面，纳武利尤单抗组和多西他赛组总体 TRAEs 发生率为 65% 和 84%，纳武利尤单抗治疗组 3~4 级 TRAEs 的发生率低于多西他赛组，分别为 12% 和 47%。

p 基于全球多中心Ⅲ期 RATIONALE 303 研究，NMPA 批准替雷利珠单抗用于治疗 *EGFR* 基因突变阴性和 ALK 阴性、既往接受过含铂方案化疗后 PD 或不可耐受的局部晚期或转移性非鳞状 NSCLC 患者，以及 EGFR 和 ALK 阴性或未知的，既往接受过含铂方案化疗后 PD 或不可耐受的局部晚期或转移性鳞状 NSCLC 患者，且不需要检测 PD-L1 的表达水平，故本指南予以Ⅰ级推荐。在 RATIONALE 303 研究[25]中，与多西他赛相比，替雷利珠单抗用于二线或三线治疗 NSCLC 临床获益显著，ORR 为 21.9% vs. 7.1%，中位 PFS 为 4.1 个月 vs. 2.6 个月（*HR*=0.64；95% *CI* 0.533~0.758；$P<0.000\,1$），中位 OS 为 17.2 个月 vs. 11.9 个月（*HR*=0.64；95% *CI* 0.527~0.778；$P<0.000\,1$），在各个 PD-L1 表达水平亚组及各组织类型均有 OS 获益，其中非鳞癌亚组 OS *HR*=0.71（95% *CI* 0.539~0.928）。在安全性方面，与多西他赛相比，替雷利珠单抗≥3 级 TEAEs 发生率更低。

q 基于Ⅲ期 KEYNOTE-010 研究，FDA 批准帕博利珠单抗作为 PD-L1 表达水平≥1% 且 EGFR/ALK 阴性或未知的Ⅳ期 NSCLC 二线治疗，由于 NMPA 尚未批准该适应证，故本指南将其作为Ⅱ级推荐。在 KEYNOTE-010 研究[26]中，帕博利珠单抗组与多西他赛组相比，OS 为 10.4 个月 vs. 8.5 个月（*HR*=0.71；95% *CI* 0.58~0.88；*P*=0.000 8）。其中，对于 PD-L1 TPS≥50% 的患者，帕博利珠单抗组的 OS 获益更加明显，分别为 16.9 个月 vs. 8.2 个月（*HR*=0.55；95% *CI* 0.38~0.77；*P*=0.000 2）。同时在安全性方面，帕博利珠单抗组与多西他赛组相比，3 级以上 TRAEs 发生率更低（13% vs. 35%）。

r 基于Ⅲ期 OAK 研究，FDA 已批准阿替利珠单抗作为 *EGFR/ALK* 阴性或未知的Ⅳ期 NSCLC 的二线治疗，且不需检测 PD-L1 的表达水平。阿替利珠单抗在国内已上市，但由于 NMPA 尚未批准该适应证，故将其作为本指南Ⅱ级推荐。在 OAK 研究[27-28]中，阿替利珠单抗组与多西他赛组相比，主要研究终点中位 OS 为 13.8 个月 vs. 9.6 个月（*HR*=0.73；95% *CI* 0.62~0.87；*P*=0.000 3），更新的 4 年 OS 为 15.5% vs. 8.7%。亚组分析中，非鳞 NSCLC 患者中，阿替利珠单抗组和多西他赛组的中位 OS 为 15.6 个月 vs. 11.2 个月（*HR*=0.73；95% *CI* 0.6~0.89；*P*=0.001 5）。在鳞癌患者中，阿替利珠单抗组 OS 获益类似，中位 OS 分别为 8.9 个月 vs. 7.7 个月（*HR*=0.73；95% *CI* 0.54~0.98；*P*=0.038 3）。在安全性方面，阿替利珠单抗组与多西他赛组相比，3 级以上 TRAEs 发生率较低（15% vs. 43%）。

s 基于Ⅲ期 PACIFIC 研究，FDA 和 NMPA 均已批准度伐利尤单抗作为不可切除的Ⅲ期 NSCLC 同步放化疗后未进展的患者的巩固疗法，故将其作为本指南Ⅰ级推荐。在 PACIFIC 研究[29-31]中，度伐利尤单抗组与安慰剂组相比，ORR 分别为 28.4% vs. 16.0%（$P<0.001$），中位 PFS 分别为 16.8 个月 vs. 5.6 个月（*HR*=0.52；95% *CI* 0.42~0.65；$P<0.001$），中位至死亡或远处转移时间分别为 23.2 个月 vs. 14.6 个月（$P<0.001$），中位 OS 为 47.5 个月 vs. 29.1 个月（*HR*=0.71，95% *CI* 0.57~0.88），4 年 OS 分别为 49.6% vs. 36.3%。安全性方面，3~4 级 TRAEs 发生率分别为 29.9% vs. 26.1%。

t 基于Ⅲ期 GEMSTONE-301[32]研究，NMPA 已批准舒格利单抗治疗不可切除的Ⅲ期 NSCLC 同步或序贯放化疗后未进展的巩固治疗，故本指南将其作为Ⅰ级推荐。在 GEMSTONE-301 研究中，舒格利单抗组和安慰剂组由盲态独立中心审查（blinded independent central review，BICR）委员会评估的中位 PFS 为 9.0 个月 vs. 5.8 个月，舒格利单抗显著降低 PD 或死亡风险（*HR*=0.64；95% *CI* 0.48~0.85；*P*=0.002 6）。而且，无论同步还是序贯放化疗后的患者均显示出临床获益。中位 OS 数据尚未成熟，但舒格利单抗组已经显示出明显的获益趋势（未达到 vs. 24.1 个月；*HR*=0.44；95% *CI* 0.27~0.73）。

u 基于 IMpower010[33]研究，FDA 及 NMPA 均已批准阿替利珠单抗单药用于经手术切除、以铂类为基础化疗之后，肿瘤细胞 PD-L1 表达≥1% 的ⅡA~ⅢA 期 NSCLC 患者的辅助治疗。本指南将其作为Ⅰ级推荐。IMpower010 是一项全球Ⅲ期、随机、开放性临床研究，纳入ⅠB 期（肿瘤≥4cm）~ⅢA 期可切除的 NSCLC 患者。旨在评估接受含顺铂辅助化疗后，阿替利珠单抗与最佳支持治疗相比的疗效和安全性。主要研究终点为研究者评估的 DFS。在中位随访 32.8 个月后，对于 PD-L1 TC≥1% Ⅱ~ⅢA 期人群，阿替利珠单抗组的中位 DFS 明显优于最佳支持治疗（best supportive care，BSC）组（未达到 vs. 35.3 个月），显著降低了复发或死亡的风险，*HR* 为 0.66（95 *CI* 0.50~0.88；*P*=0.004）。24 个月时，阿替利珠单抗组的 DFS 率为 74.6%，高于 BSC 组的 61.0%；到 36 个月时，两组的 DFS 率分别降至 60.0% 和 48.2%。

v 基于Ⅲ期 KEYNOTE-091[34]研究，美国 FDA 已批准帕博利珠单抗用于ⅠB 期（T2a≥4cm）、Ⅱ或ⅢA 期 NSCLC 患

者切除和铂类化疗后的辅助治疗。鉴于 NMPA 尚未批准该适应证,故本指南将其作为Ⅱ级推荐。KEYNOTE-091 是一项多中心、随机、三盲、安慰剂对照的Ⅲ期试验。招募的患者未接受过新辅助放疗或化疗,随机分配(1∶1)接受 200mg 帕博利珠单抗或安慰剂,持续 1 年。结果显示对于接受辅助化疗的患者,帕博利珠单抗组的中位 DFS 为 58.7 个月(95% *CI* 39.2 个月 ~ 未达到),安慰剂组为 34.9 个月(95% *CI* 28.6 个月 ~ 未达到)(*HR*=0.73 ;95% *CI* 0.60~0.89)。

w 基于 CheckMate 816[35]研究,FDA 及 NMPA 均已批准纳武利尤单抗联合含铂化疗每三周一次共三个周期,用于新辅助阶段治疗肿瘤 ≥ 4cm 或淋巴结阳性的可手术 NSCLC 患者,无论 PD-L1 表达水平。本指南将其作为Ⅰ级推荐。CheckMate 816 是一项全球Ⅲ期、随机、开放性临床研究,纳入了ⅠB(≥4cm)~ ⅢA 期(第 7 版)可切除的 NSCLC 患者,旨在评估术前进行纳武利尤单抗联合化疗三周期治疗对比单独化疗的疗效和安全性。主要终点为独立盲法评估的无事件生存(event-free survival,EFS)和病理学完全缓解(pathological complete response,pCR)。结果显示,与单纯化疗相比,术前给予三个周期的纳武利尤单抗联合化疗,不但可以显著提高 pCR 的比例(24% vs. 2.2%;*P*<0.000 1),还可以显著提高 EFS 获益,中位 EFS 31.6 个月对比单纯化疗 20.8 个月,*HR* 为 0.63(95% *CI* 0.45~0.87 ;*P*=0.005 2),PD、复发或死亡风险降低 37%。预先设定的 OS 期中分析结果显示 *HR* 为 0.57(95% *CI* 0.38~0.87)。特瑞普利单抗肺癌围手术期治疗Ⅲ期注册研究 Neotorch 研究,于 2023 年 1 月首个公布其主要终点 EFS 达阳性,其详细结果将发布在 2023 年 ASCO monthly plenary series(4 月)。

驱动基因突变阳性的非鳞非小细胞肺癌

治疗线数	Ⅰ级推荐	Ⅱ级推荐	Ⅲ级推荐
晚期一线治疗 a			
晚期二线及以上治疗 b,c,d,e		信迪利单抗 + 贝伐珠单抗类似物 + 化疗(1A 类)f#	

#. 已纳入国家医保目录。

【注释】

a 从目前已有的研究来看,并不支持驱动基因突变阳性的晚期 NSCLC 患者一线使用免疫治疗。一项帕博利珠单抗单药治疗的Ⅱ期临床研究[36],共招募 11 例未接受靶向治疗的 *EGFR* 突变患者,其中 64% 为敏感突变(*EGFR* 19 缺失突变、L858R 突变),并有 73% 的患者为 PD-L1 表达强阳性(TPS ≥ 50%)。结果显示只有 1 例患者 PR,有效率仅为 9%(1/11);而再次检测突变状态发现,患者并无 *EGFR* 突变,也就是说对于 *EGFR* 突变患者而言,接受帕博利珠单抗一线治疗的有效率几乎为 0。同时,在研究进行的 6 个月内已有 2 例患者因 irAEs 死亡,临床数据也显示免疫治疗疗效不佳,因此该研究被提前终止。对于免疫联合靶向治疗,也因毒性增加而使其应用受到限制。Ⅰb 期 TATTON 研究[37]结果显示,奥希替尼联合度伐利尤单抗治疗 *EGFR* 突变 NSCLC 患者,间质性肺病的发病率高达 38%(13/34),其中 5 例为 3~4 级,而奥希替尼或度伐利尤单抗单药治疗时间质性肺炎发生率仅为 2.9% 和 2.0%,因此该研究被提前终止。一项使用吉非替尼联合度伐利尤单抗治疗 *EGFR* 突变 *NSCLC* 患者的Ⅰ期临床研究[38]显示,3~4 级肝酶升高的比例高达 40%~70%。因此,对于没有接受靶向治疗的 *EGFR* 突变阳性的晚期 NSCLC 患者,即使 PD-L1 高表达,仍建议将靶向治疗作为一线治疗。

b 一项 meta 分析比较了 PD-1/PD-L1 抑制剂与多西他赛治疗晚期 NSCLC 的疗效与安全性,共纳入 3 项临床试验,包括 CheckMate 057、KEYNOTE-010 和 POPLAR 研究[39]。结果显示,在 *EGFR* 敏感突变阳性人群中,多西他赛组的疗效优于 PD-1/PD-L1 抑制剂,提示 *EGFR* 突变患者后线使用免疫治疗,其获益并没有超越化疗。OAK 研究也得到类似结论[27],其亚组分析显示,*EGFR* 突变患者并未从二线阿替利珠单抗治疗中获得 OS 的显著改善。ATLANTIC 是第一个在 *EGFR/ALK* 阳性患者中评价 ICIs 疗效的前瞻性研究[40]。在队列 1 中,入组 111 例 *EGFR/ALK* 阳性患者,其中可评估的 PD-L1 ≥ 25% 的患者有 74 例,仅 9 例(12.2%)取得客观缓解。

c IMpower150 研究纳入了 124 例 *EGFR* 突变和 *ALK* 重排的非鳞 NSCLC 患者,亚组分析结果[15,41]显示,对于 *EGFR* 敏感突变患者,与贝伐珠单抗 + 化疗组相比,阿替利珠单抗 + 贝伐珠单抗 + 化疗组的生存显著获益,中位 PFS 分别为 10.3 个月 vs. 6.1 个月(*HR*=0.41 ;95% *CI* 0.23~0.75),中位 OS 分别为 29.4 vs. 18.1 个月(*HR*=0.60 ;95% *CI* 0.31~1.14)。

d CT18 研究[42]是一项评估特瑞普利单抗联合培美曲塞 + 卡铂治疗 EGFR-TKI 耐药晚期 / 复发 *EGFR* 突变 NSCLC 疗效和安全性的Ⅱ期研究,共入组 40 例一线 EGFR-TKI 治疗失败且 T790M 阴性的患者。在可评估疗效的 38 例患者中,ORR 为 50%,DCR 为 87.5%,中位 PFS 为 7.0 个月,其中 PD-L1+(TPS ≥ 1%)患者 ORR 为 60%,PFS 为 8.3 个月,合并 TP53 共突变的患者 ORR 为 62%,≥ 3 级 irAEs 发生率为 7.5%,未发现非预期 AEs,展现了免疫联合化疗在 TKI 经治疗的 *EGFR* 突变人群中良好的应用前景。基于该研究的另外一项Ⅲ期研究正在进行当中。

e BGB-A317-2001- ⅡT 研究[43]是一项评估替雷利珠单抗联合化疗治疗伴 *EGFR* 敏感突变且既往 EGFR-TKI 治疗失败的非鳞 NSCLC 疗效及安全性的前瞻、开放Ⅱ期研究。计划纳入 66 例患者接受替雷利珠单抗联合卡铂和白蛋白紫杉醇治疗，在中期分析时，可评估疗效的 32 例患者中，ORR 为 59.4%，DCR 为 90.6%，既往仅 1 线 EGFR-TKI 耐药患者 ORR 为 58.8%，既往 2 线 EGFR-TKI 耐药患者 ORR 为 60%。中位 PFS 和中位 OS 尚未成熟。在安全性方面，≥3 级 TEAEs 发生率为 32.5%，AEs 谱与免疫联合化疗一线治疗野生型患者相似，常见 AEs 为化疗相关 AEs。该研究初步显示替雷利珠单抗联合化疗治疗 EGFR-TKI 耐药非鳞 NSCLC 具有良好的抗肿瘤疗效和可耐受的安全性。该研究的扩展队列 2 评估替雷利珠单抗联合白蛋白紫杉醇和贝伐珠单抗疗效和安全性的研究正在进行中。

f 基于 ORIENT-31 研究，NMPA 已受理信迪利单抗联合贝伐珠单抗类似物 + 化疗用于 EGFR-TKI 治疗失败的 *EGFR* 突变非鳞状 NSCLC 的申请，故本指南将其作为Ⅱ级推荐。ORIENT-31 研究[44]是一项评估信迪利单抗联合或不联合达贝伐珠单抗类似物及化疗用于经 EGFR-TKI 治疗进展的 *EGFR* 突变的局部晚期或转移性非鳞 NSCLC 的有效性和安全性的随机、双盲、多中心Ⅲ期临床研究。第一次期中分析结果显示，在 ITT 人群中，基于独立影像评估委员会（independent radiological review committee，IRRC）评估，信迪利单抗联合贝伐珠单抗类似物及化疗组（试验组 A）对比化疗组（对照组 C）中位 PFS 显著延长，分别为 6.9 个月 vs. 4.3 个月（HR=0.464；95% CI 0.337~0.639；P<0.000 1）。此外，试验组 A 对比对照组 C 的关键次要疗效终点 ORR、DoR 均有提高，研究者评估的 PFS、ORR、DoR 结果与 IRRC 评估结论一致。试验组 B 对比对照组 C 的 PFS 数据尚未成熟，但也显示获益趋势。第二次期中分析结果显示[45]，在 ITT 人群中，试验组 A、信迪利单抗联合化疗组（试验组 B）和对照组 C 的 mPFS（95% CI）分别为 7.2 个月（6.6，9.3）、5.5 个月（4.5，6.1）和 4.3 个月（4.1，5.3）。本次分析中，试验组 A 对比对照组 C 的 PFS 获益与第一次期中分析一致。试验组 B 对比对照组 C 获得了显著且具有临床意义的中位 PFS 延长，HR 为 0.723（95% CI 0.552~0.948，P=0.018 1），达到预设的优效性标准。此外，试验组 B 对比对照组 C 在关键次要疗效终点 ORR 和 DoR 上也均有提高。

鳞状非小细胞肺癌

治疗线数	Ⅰ级推荐	Ⅱ级推荐	Ⅲ级推荐
晚期一线治疗	帕博利珠单抗（PD-L1 TPS≥50%）（1A 类）[a] （PD-L1 TPS 1%~49%）（2A 类）[a] 阿替利珠单抗（限 PD-L1 TC≥50% 或 IC≥10%）（1A 类）[b] 帕博利珠单抗 + 紫杉醇 / 白蛋白紫杉醇 + 铂类（1A 类）[c] 替雷利珠单抗 + 紫杉醇 / 白蛋白紫杉醇 + 卡铂（1A 类）[d#] 信迪利单抗 + 吉西他滨 + 铂类（1A 类）[e#] 卡瑞利珠单抗 + 紫杉醇 + 铂类（1A 类）[f] 舒格利单抗 + 紫杉醇 + 铂类（1A 类）[g#] 特瑞普利单抗 + 白蛋白紫杉醇 + 卡铂（1A 类）[h#]	派安普利单抗 + 紫杉醇 + 铂类（1A 类）[i] 纳武利尤单抗 + 伊匹木单抗（限 PD-L1≥1%）（1A 类）[j] 纳武利尤单抗 + 伊匹木单抗和 2 周期紫杉醇 + 铂类（1A 类）[k]	
晚期二线治疗	纳武利尤单抗（1A 类）[l] 替雷利珠单抗（1A 类）[m]	帕博利珠单抗（限 PD-L1 TPS≥1%）（1A 类）[n] 阿替利珠单抗（1A 类）[o]	
局部晚期巩固治疗	同步化放疗后使用度伐利尤单抗（1A 类）[p] 同步或序贯放化疗后使用舒格利单抗（1A 类）[q]		
辅助治疗	ⅡA~ⅢA 期术后辅助化疗后阿替利珠单抗维持治疗（PD-L1 TC≥1%）（1A 类）[r]	ⅠB 期（T_{2a}≥4cm）、Ⅱ或ⅢA 期术后铂类化疗后使用帕博利珠单抗（1A 类）[s]	
新辅助治疗	纳武利尤单抗 + 含铂化疗（1A 类）[t]		

#. 已纳入国家医保目录。

【注释】

a 基于Ⅲ期 KEYNOTE-024 和 KEYNOTE-042 研究，FDA 和 NMPA 已批准帕博利珠单抗用于 PD-L1 TPS≥50% 或≥1% 且 EGFR/ALK 阴性或未知的Ⅳ期 NSCLC 患者的一线治疗，故本指南予以Ⅰ级推荐。具体见“无驱动基因突变的非鳞 NSCLC，注释 b”。

b 基于Ⅲ期 IMpower110 研究，FDA 和 NMPA 均批准阿替利珠单抗用于 PD-L1 高表达（定义为 TC≥50% 或 IC≥10%）且 EGFR/ALK 阴性的Ⅳ期 NSCLC 患者的一线治疗。阿替利珠单抗目前在国内已上市，本指南将其作为Ⅰ级推荐。具体见“无驱动基因突变的非鳞 NSCLC，注释 c”。

c 基于Ⅲ期 KEYNOTE-407 研究，FDA 和 NMPA 均已批准帕博利珠单抗联合卡铂 / 紫杉醇（或白蛋白紫杉醇）作为Ⅳ期鳞状 NSCLC 的一线治疗，且不需考虑其 PD-L1 表达水平，故本指南将其作为Ⅰ级推荐。在 KEYNOTE-407 研究[46]中，帕博利珠单抗联合化疗组与单独化疗组相比，ORR 为 57.9% vs. 38.4%（*P*= 0.000 4），中位 PFS 为 6.4 个月 vs. 4.8 个月（*HR*=0.56；95% *CI* 0.45~0.70；*P*＜0.001），中位 OS 分别为 15.9 个月 vs. 11.3 个月（*HR*=0.64；95% *CI* 0.49~0.85；*P*＜0.001），同时帕博利珠单抗联合化疗组与单独化疗组的 3 级以上 TRAEs 发生率相似（69.8% vs. 68.2%）。

d 基于Ⅲ期 RATIONALE 307 研究，NMPA 已批准替雷利珠单抗联合紫杉醇（或白蛋白紫杉醇）及卡铂用于局部晚期或转移性鳞状 NSCLC 的一线治疗，且不需要考虑 PD-L1 表达水平，故本指南将其作为Ⅰ级推荐。在 RATIONALE 307 研究[47]中，替雷利珠单抗联合两种化疗方案，均较单纯化疗临床获益显著。替雷利珠抗联合紫杉醇 / 卡铂组对比单纯化疗组的 ORR 为 72.5% vs. 49.6%，中位 PFS 为 7.6 个月 vs. 5.5 个月（*HR*=0.524；95% *CI* 0.370~0.742；*P*=0.000 1）；替雷利珠抗联合白蛋白紫杉醇 / 卡铂组对比单纯化疗组的 ORR 分别为 74.8% vs. 49.6%，中位 PFS 分别为 7.6 个月 vs. 5.5 个月（*HR*=0.478；95% *CI* 0.336~0.679；*P*＜0.000 1）。安全性方面，替雷利珠单抗联合紫杉醇 / 卡铂组、联合白蛋白紫杉醇 / 卡铂组与单纯化疗组≥3 级 TRAEs 发生率相似，分别为 88.3%、86.4% 和 83.8%。

e 基于 ORIENT-12 研究，NMPA 已批准信迪利单抗联合吉西他滨和铂类用于不可手术切除的局部晚期或转移性鳞状 NSCLC 的一线治疗，故本指南将其作为Ⅰ级推荐。在 ORIENT-12 研究[48]中，信迪利单抗联合组和对照组 IRRC 评估的中位 PFS 分别为 5.5 个月和 4.9 个月（*HR*=0.536，95% *CI* 0.422~0.681，*P*＜0.000 01），信迪利单抗联合化疗降低 PD 或死亡风险 46%，12 个月 PFS 分别为 22.3% vs. 3.1%。OS 数据尚不成熟，信迪利单抗联合组观察到获益趋势（*HR*=0.567，*P*=0.017）。安全性方面，两组 3 级以上 TRAEs 发生率为 86.6% vs. 83.1%，3 级以上 irAEs 为 6.1% vs. 4.5%，AEs 导致信迪利单抗或安慰剂停药的比例为 10.1% vs. 8.4%。

f 基于Ⅲ期 CameL-sq 研究，NMPA 已批准卡瑞利珠单抗联合紫杉醇和卡铂一线治疗局部晚期或转移性鳞状 NSCLC 的适应证申请，故本指南将其作为Ⅰ级推荐。在 CameL-sq 研究[49]中，与化疗组相比，卡瑞利珠单抗联合紫杉醇和卡铂组临床获益显著，ORR 为 64.8% vs. 36.7%（*P*＜0.000 1），中位 PFS 为 8.5 vs. 4.9 个月（*HR*=0.37，*P*＜0.000 1），中位 OS 未达到 vs. 14.5 个月（*HR*=0.55，*P*＜0.000 1），ORR 为 64.8% vs. 36.7%（*P*＜0.000 1），3 级及以上 TRAEs 的发生率分别为 73.6% 和 71.9%。

g 基于Ⅲ期 GEMSTONE-302 研究，NMPA 批准舒格利单抗联合紫杉醇和铂类化疗用于 *EGFR* 基因突变阴性和 ALK 阴性的转移性鳞状 NSCLC 的一线治疗，不需要考虑 PD-L1 表达水平，本指南予以Ⅰ级推荐。具体见“无驱动基因突变的非鳞 NSCLC，注释 i”。

h 基于Ⅲ期 CHOICE-01 研究，NMPA 已批准特瑞普利单抗联合标准化疗用于一线治疗无 *EGFR* 及 *ALK* 突变的晚期 NSCLC，本指南将其作为Ⅱ级推荐。具体见“无驱动基因突变的非鳞 NSCLC，注释 j”。

i 基于Ⅲ期 AK105-302 研究[50]，NMPA 已受理派安普利单抗联合紫杉醇和卡铂一线治疗局部晚期或转移性鳞状 NSCLC 的适应证申请，但尚未批准，故本指南将其作为Ⅱ级推荐。在 AK105-302 研究中，与化疗组相比，派安普利单抗联合紫杉醇和卡铂组临床获益显著，IRRC 评估的 ORR 为 69.7% *vs.* 43.4%（*P*<0.000 01），IRRC 评估的中位 PFS 为 7.0 个月 *vs.* 4.2 个月（*HR*=0.40；95% *CI* 0.29~0.54；*P*<0.000 01），派安普利单抗联合化疗显著降低 PD 或死亡风险 60%。OS 数据尚未成熟。安全性方面，3 级及以上 TRAEs 的发生率为 61.8% vs. 59.4%，irAEs 发生率为 19.7% vs. 4.6%，3 级及以上 irAEs 发生率为 2.9% vs. 0.6%，TRAEs 导致停药的比例为 2.3% vs. 1.7%。

j 基于Ⅲ期 CheckMate 227 研究 PartⅠa，FDA 已批准纳武利尤单抗联合伊匹木单抗用于一线治疗 PD-L1≥1% 且无 *EGFR* 及 *ALK* 突变的晚期 NSCLC，鉴于伊匹木单抗目前在国内已上市，但 NMPA 尚未批准该适应证，故本指南将其作为Ⅱ级推荐。具体见“无驱动基因突变的非鳞 NSCLC，注释 m”。

k 基于Ⅲ期 CheckMate 9LA 研究，FDA 已批准纳武利尤单抗联合伊匹木单抗和两周期化疗用于无 EGFR 及 ALK 突变晚期 NSCLC 的一线治疗，鉴于伊匹木单抗目前在国内已上市，但 NMPA 尚未批准该适应证，故本指南将其作为Ⅱ级推荐。具体见“无驱动基因突变的非鳞 NSCLC，注释 n”。

l 基于Ⅲ期 CheckMate 078 研究，NMPA 已批准纳武利尤单抗用于 *EGFR/ALK* 阴性或未知的Ⅳ期 NSCLC 二线治疗，本指南予以Ⅰ级推荐。具体见“无驱动基因突变的非鳞 NSCLC，注释 o”。

m 基于全球多中心Ⅲ期 RATIONALE 303 研究，NMPA 批准替雷利珠单抗用于治疗 *EGFR* 基因突变阴性和 ALK 阴性、既往接受过含铂方案化疗后PD或不可耐受的局部晚期或转移性非鳞状NSCLC患者,以及EGFR和ALK阴性或未知的,既往接受过含铂方案化疗后PD或不可耐受的局部晚期或转移性鳞状NSCLC患者,且不需要检测PD-L1的表达水平,故本指南予以Ⅰ级推荐。具体见"无驱动基因突变的非鳞NSCLC,注释p"。

n 基于Ⅲ期KEYNOTE-010研究,FDA已批准帕博利珠单抗作为PD-L1表达水平≥1%且*EGFR/ALK*阴性或未知的Ⅳ期NSCLC二线治疗,由于NMPA尚未批准该适应证,故本指南将其作为Ⅱ级推荐。具体见"无驱动基因突变的非鳞NSCLC,注释q"。

o 基于Ⅲ期OAK研究,FDA已批准阿替利珠单抗用于*EGFR/ALK*阴性或未知的Ⅳ期NSCLC的二线治疗,且不需检测PD-L1的表达水平。阿替利珠单抗国内已上市,但由于NMPA尚未批准该适应证,故将其作为本指南Ⅱ级推荐。具体见"无驱动基因突变的非鳞NSCLC,注释r"。

p 基于Ⅲ期PACIFIC研究,FDA和NMPA均已批准度伐利尤单抗作为不可切除的Ⅲ期NSCLC同步放化疗后未进展的患者的巩固疗法,故将其作为本指南Ⅰ级推荐。具体见"无驱动基因突变的非鳞NSCLC,注释s"。

q 基于Ⅲ期GEMSTONE-301研究,NMPA已批准舒格利单抗治疗不可切除的Ⅲ期NSCLC同步或序贯放化疗后未进展的巩固治疗,故本指南将其作为Ⅰ级推荐。具体见"无驱动基因突变的非鳞NSCLC,注释t"。

r 基于IMpower010研究,FDA和NMPA均已批准阿替利珠单抗单药用于经手术切除、以铂类为基础化疗之后,肿瘤细胞PD-L1表达≥1%的ⅡA~ⅢA期NSCLC患者的辅助治疗。本指南将其作为Ⅱ级推荐。具体见"无驱动基因突变的非鳞NSCLC,注释u"。

s 基于KEYNOTE-091研究,FDA已批准帕博利珠单抗用于ⅠB期(T_{2a}≥4cm)、Ⅱ或ⅢA期NSCLC患者切除和铂类化疗后的辅助治疗。本指南将其作为Ⅱ级推荐。具体见"无驱动基因突变的非鳞NSCLC,注释v"。

t 基于CheckMate 816研究,FDA及NMPA均已批准纳武利尤单抗联合含铂化疗每三周一次共三个周期,用于新辅助阶段治疗肿瘤≥4cm或淋巴结阳性的可手术NSCLC患者。本指南将其作为Ⅰ级推荐。具体见"无驱动基因突变的非鳞NSCLC,注释w"。特瑞普利单抗肺癌围手术期治疗Ⅲ期注册研究Neotorch研究,于2023年1月首个公布其主要终点EFS达阳性,其详细结果将发布在2023年ASCO monthly plenary series(4月)。

四、广泛期小细胞肺癌

广泛期小细胞肺癌

治疗线数	Ⅰ级推荐	Ⅱ级推荐	Ⅲ级推荐
一线治疗	阿替利珠单抗+依托泊苷+卡铂(1A类)[a] 度伐利尤单抗+依托泊苷+卡铂或顺铂(1A类)[b] 斯鲁利单抗+依托泊苷+卡铂(1A类)[c] 阿得贝利单抗+依托泊苷+卡铂(1A类)[d]		
二线及以上治疗[e,f]			

【注释】

a 基于Ⅲ期IMpower133研究,FDA和NMPA均已批准阿替利珠单抗联合依托泊苷和卡铂用于广泛期小细胞肺癌(small cell lung cancer,SCLC)的一线治疗,故本指南将其作为Ⅰ级推荐。在IMpower133研究[1]中,阿替利珠单抗组的中位OS比单纯化疗组延长2个月(12.3个月 vs. 10.3个月;*HR*=0.70;95% *CI* 0.54~0.91;*P*=0.006 9);1年OS率阿替利珠单抗组51.7%,化疗组38.2%;阿替利珠单抗组中位PFS较化疗组延长了0.9个月(5.2个月 vs. 4.3个月;*HR*=0.77;95% *CI* 0.62~0.96;*P*=0.017);12个月PFS率(12.6% vs. 5.4%)更是提高了1倍以上;两组患者的ORR(60.2% vs. 64.4%)和中位DoR(4.2个月 vs. 3.9个月)无显著差异。更新随访数据进一步证实了阿替利珠单抗组的疗效及良好的安全性[2]:18个月OS率阿替利珠单抗组34.0%,化疗组21.0%;两组3级或4级AEs发生率相似(阿替利珠单抗组67.7%,化疗组63.3%)。

b 基于Ⅲ期CASPIAN研究,FDA和NMPA均已批准度伐利尤单抗联合依托泊苷和卡铂或顺铂用于广泛期SCLC的一线治疗,故本指南将其作为Ⅰ级推荐。2019年发表的期中分析结果显示[3],相较于单纯化疗组的OS(10.3个月),度伐利尤单抗联合化疗组的OS达到了13.0个月(*HR*=0.73,*P*=0.004 7);单纯化疗组的12个月,OS率为39.8%,而度伐利尤单抗联合化疗组为53.7%;单纯化疗组的ORR为57.6%,度伐利尤单抗联合化疗组为67.9%。另外,接受度伐利尤单抗联合化疗组和单纯化疗组 18 个月的两组患者存活的比例分别为 33.9% 和 24.7%，度伐利尤单抗联合化疗方案的安全性和耐受性与药物已知的安全性特征一致。2021 年 ESMO 年会上公布了 CASPIAN 研究更新随访的结果[4]，同样显示度伐利尤单抗联合化疗 OS 更长（12.9 个月 vs. 10.5 个月；*HR*=0.71；95% *CI* 0.60~0.86；*P*=0.000 3）；度伐利尤单抗联合化疗组 36 个月的 OS 率为 17.6%，而单纯化疗组仅为 5.8%。

c 基于Ⅲ期 ASTRUM-005 研究[5]，NMPA 批准斯鲁利单抗联合依托泊苷和卡铂用于广泛期 SCLC 的一线治疗。ASTRUM-005 是一项在既往未接受过治疗的广泛期 SCLC 中比较斯鲁利单抗联合化疗或安慰剂联合化疗的疗效及安全性的随机、双盲、国际多中心Ⅲ期临床研究。全人群的中位 OS，斯鲁利单抗组比安慰剂组延长 4.7 个月（15.8 个月 vs. 11.1 个月；*HR*=0.62；95% *CI* 0.50~0.76；*P*<0.001）；2 年 OS 率斯鲁利单抗组 31.7%，安慰剂组 18.7%；亚裔人群的中位 OS，斯鲁利单抗组比安慰剂组延长 4.8 个月（15.9 个月 vs. 11.1 个月；*HR*=0.63；95% *CI* 0.49~0.81；*P*<0.001）；斯鲁利单抗组在全人群的中位 PFS 较安慰剂组延长了 1.5 个月（5.8 个月 vs. 4.3 个月；*HR*=0.47；95% *CI* 0.38~0.58；*P*<0.001）；2 年 PFS 率（12.4% vs. 2.9%）提高了 4.27 倍；亚裔人群的中位 PFS 斯鲁利单抗组较安慰剂组延长了 1.8 个月（6.1 个月 vs. 4.3 个月；*HR*=0.47；95% *CI* 0.37~0.61；*P*<0.001）。斯鲁利单抗组的 ORR 相比安慰剂组提高 10.2%（68.9% vs. 58.7%），中位 DoR 相比安慰剂组提升 2.3 个月（6.5 个月 vs. 4.2 个月；*HR*=0.45；95% *CI* 0.35~0.59；*P*<0.001）。两组 AEs 发生率相似，3 级以上 AEs 发生率分别为 83.3% 和 81.6%。

d 基于Ⅲ期 CAPSTONE-1 研究[6]，NMPA 批准阿得贝利单抗联合依托泊苷和卡铂用于广泛期 SCLC 的一线治疗。CAPSTONE-1 研究是一项随机、双盲、Ⅲ期研究，评估了阿得贝利单抗或安慰剂联合依托泊苷和卡铂用于广泛期 SCLC 一线治疗有效性和安全性。研究结果显示阿得贝利单抗联合化疗组中位 PFS 为 5.8 个月，相较于对照组显著降低患者疾病进展风险 33%（*HR*=0.67；95% *CI* 0.54~0.83；*P*<0.000 1）；1 年 PFS 率（19.7% vs. 5.9%）提高了 3 倍多。OS 方面，阿得贝利单抗联合化疗组较对照组显著降低死亡风险 28%（15.3 个月 vs. 12.8 个月；*HR*=0.72；95% *CI* 0.58~0.90；*P*=0.001 7）；联合治疗组 2 年的 OS 率为 31.3%，而对照组为 17.2%。安全性方面，阿得贝利单抗联合化疗组 irAEs 总体发生率为 28%，3 级及以上 irAEs 发生率为 5%；联合治疗组中因治疗相关不良事件（TRAE）导致停药发生率为 5.2%，对照组为 3.9%。

e 基于 KEYNOTE-158 及 KEYNOTE-028 研究，FDA 于 2019 年 6 月批准帕博利珠单抗用于治疗≥二线的晚期 SCLC。两项研究[7-8]的数据显示，接受过 2 次以上既往治疗，但疾病持续进展的患者接受了帕博利珠单抗治疗；帕博利珠单抗的 ORR 为 19.3%，中位 PFS 为 2.0 个月，中位 OS 为 7.7 个月。随后，Ⅲ期临床研究 KEYNOTE-604 也得以开展，旨在评估帕博利珠单抗联合化疗一线治疗广泛期 SCLC 的安全性和有效性[9]。然而结果显示，虽然与化疗相比，帕博利珠单抗联合化疗可以将疾病的进展或死亡风险降低 25%（中位 PFS，4.5 个月 vs. 4.3 个月，*P*=0.002 3），但是中位 OS（10.8 个月 vs. 9.7 个月，*P*=0.016 4）未能取得统计学意义的显著区别（研究预设的具有统计学意义的 *P* 值为 0.012 8）。因此，FDA 撤回帕博利珠单抗二线或三线治疗广泛期 SCLC 的适应证，故本指南不再将其作为二线或三线治疗的推荐。

f 类似的，此前基于Ⅰ/Ⅱ期 CheckMate 032 研究，FDA 批准纳武利尤单抗用于治疗既往接受过含铂方案化疗以及至少一种其他方案化疗后 PD 的转移性 SCLC。在 CheckMate 032 研究中[10]，纳武利尤单抗治疗组的 ORR 为 12%，疗效持续的中位时间 DoR 为 17.9 个月（95% *CI* 7.9~42.1）。然而之后的 CheckMate 331 与 CheckMate 451 两项大型Ⅲ期临床相继失败，纳武利尤单抗单药与纳武利尤单抗 + 伊匹木单抗联合疗法都未能在 SCLC 适应证上展现出临床收益。因此，FDA 撤回纳武利尤单抗二线或三线治疗广泛期 SCLC 的适应证，故本指南不再将其作为二线或三线治疗的推荐。

五、晚期胸膜间皮瘤

晚期胸膜间皮瘤

治疗线数	Ⅰ级推荐	Ⅱ级推荐	Ⅲ级推荐
一线治疗 a	纳武利尤单抗 + 伊匹木单抗（1A 类）b	度伐利尤单抗 + 培美曲塞 + 顺铂（2A 类）c，d	纳武利尤单抗 + 培美曲塞 + 顺铂（3 类）e
二线治疗	纳武利尤单抗（1A 类）f		纳武利尤单抗 + 伊匹木单抗（3 类）g 度伐利尤单抗 + 替西木单抗（3 类）g 帕博利珠单抗（3 类）h
三线及以上治疗	纳武利尤单抗（1A 类）i		帕博利珠单抗（3 类）h

【注释】

a 包括无法通过手术切除的上皮型恶性胸膜间皮瘤（malignant pleural mesothelioma，MPM）和非上皮型 MPM。

b 基于 CheckMate 743 研究[1]，美国 FDA 批准纳武利尤单抗联合伊匹木单抗用于未经治疗、无法切除的 MPM。这项开放标签、多中心的随机Ⅲ期试验，旨在评估纳武利尤单抗联合伊匹木单抗对比标准化疗（培美曲塞联合顺铂或卡铂）用于既往未经治疗的 MPM 患者的疗效。结果显示，联合组中位 OS 达到 18.1 个月，而化疗组为 14.1 个月，死亡风险降低 26%（*HR*=0.74；95% *CI* 0.60~0.91；*P*=0.002）。2021 年 9 月 13 日，3 年随访数据显示，与含铂标准化疗相比，无论组织学类型如何，纳武利尤单抗联合伊匹木单抗用于不可切除的 MPM 一线治疗显示出持久的生存获益，联合组患者三年生存率为 23%，化疗组为 15%。对纳武利尤单抗联合伊匹木单抗产生应答的患者中，有 28% 在三年时仍存在应答，而在化疗组中该比例为 0%。在安全性方面，纳武利尤单抗联合伊匹木单抗组整体 1~2 级 TRAEs 发生率为 49%，3~4 级 TRAEs 发生率 30%。2022 年 ESMO 更新了 4 年随访数据，纳武利尤单抗联合伊匹木单抗组患者 4 年生存率为 17%，化疗组为 11%，无新的安全性信号出现。

c DREAM 研究是一项Ⅰ/Ⅱ期单臂临床研究，共纳入 54 例未经化疗的 MPM 患者，给予培美曲塞 + 顺铂 + 度伐利尤单抗三药联合治疗，6 个周期后以度伐利尤单抗维持，初步结果显示 6 个月的 ORR 为 61%[2]。

d PrE0505 是一项培美曲塞 + 顺铂 + 度伐利尤单抗三药联合一线治疗不可切除的 MPM 的Ⅱ期、单臂、多中心研究，纳入了既往未经治疗、不可切除的 MPM 患者 55 名。患者接受度伐利尤单抗联合培美曲塞和顺铂治疗，共 6 个周期。所有入组患者的中位 OS 为 20.5 个月（95% *CI* 13.0~28.5；80% *CI* 15.1~27.9），明显长于历史研究对照组的 12.1 个月（单侧 *P*=0.001 4）。评估 6 个月、12 个月和 24 个月的生存率分别为 87.2%、70.4% 和 44.2%。中位 PFS 为 6.7 个月（95% *CI* 6.1~8.4；80% *CI* 6.3~8.2）[3]。

e JME-001[4]是一项评估纳武利尤单抗联合培美曲塞和顺铂治疗作为 MPM 一线治疗的Ⅱ期研究，共纳入 18 例未经治疗、无法切除的 MPM 患者。14 例（77.8%）患者出现 PR，3 例患者疾病稳定（stable disease，SD），1 例患者无法评估，DCR 为 94.4%（95% *CI* 72.7%~99.9%）。10 例患者（55.6%）出现 3~4 级 TRAEs，包括代谢或营养紊乱（33.3%）、食欲减退（27.8%）、贫血（16.7%）和低钠血症（11.1%）。

f CONFIRM 研究[5]是一项评估纳武利尤单抗单药作为间皮瘤（95% 患者为 MPM）二线治疗的Ⅲ期研究，共纳入 332 例患者。研究者评估的 PFS 分别为 3.0 个月和 1.8 个月（*HR*=0.67；95% *CI* 0.53~0.85；*P*=0.001 2）；中位 OS 分别为 10.2 个月（95% *CI* 8.5~12.1 个月）vs. 6.9 个月（95% *CI* 5.0~8.0 个月）（调整的 *HR*=0.69；95% *CI* 0.52~0.91；*P*=0.009 0）。未观察到新的安全性信号。

g MAPS-2 研究[6]、NIBIT-Meso-1 研究[7]和 INITIATE 研究[8]均为在后线治疗 MPM 的Ⅱ期研究。MAPS-2 研究旨在观察纳武利尤单抗 ± 伊匹木单抗治疗培美曲塞联合铂类化疗经治的不可切除的 MPM 患者；NIBIT-Meso-1 研究旨在观察度伐利尤单抗联合替西木单抗（tremelimumab）治疗拒绝接受一线化疗或一线铂类化疗后进展的不可手术切除的 MPM 患者；INITIATE 研究旨在观察纳武利尤单抗联合伊匹木单抗治疗 ≥ 一线铂类治疗后 PD 或复发的 MPM 患者。在这 3 项研究中，双免疫联合治疗的 ORR 均为 28%，INITIATE 研究的最终中位 OS 结果尚未报告，其他两项研究的中位 OS 分别为 15.9 个月和 16.6 个月。然而，DIAMED 研究显示度伐利尤单抗单药在二线 MPM 治疗中并未显示足够疗效。

h KEYNOTE-158 研究[9]队列 H 评估帕博利珠单抗治疗标准治疗后进展或不耐受的 MPM，研究共纳入 118 例患者，结果显示无论 PD-L1 状态如何，经治晚期 MPM 患者都可以从帕博利珠单抗治疗中获益，毒性可控且缓解持续超过 1 年。77 例 PD-L1 阳性 MPM 患者中有 6 例（8%）观察到客观反应（中位 DoR 17.7 个月），31 例 PD-L1 阴性 MPM 患者中有 4 例（13%）观察到客观反应（中位 DoR 14.3 个月）。中位 OS 为 10.0 个月（95% *CI* 7.6~13.4 个月），中位 PFS 为 2.1 个月（2.1~3.9 个月）。118 例患者中有 82 例（69%）发生与治疗相关的 AEs，14 例患者（12%）发生与治疗相关的严重不良事件（seroius adverse events，SAEs）。19 例患者（16%）有 3~4 级 TRAEs，其中最常见的是结肠炎（3 例）、低钠血症（3 例）和肺炎（2 例）。1 例患者死于治疗相关的呼吸暂停。

i 未接受过 ICIs 治疗的患者。

免疫检查点抑制剂应用

六、乳腺癌

乳腺癌

治疗线数	Ⅰ级推荐	Ⅱ级推荐	Ⅲ级推荐
新辅助治疗、辅助治疗	PS 0~1 分、PD-L1 CPS ≥20,早期三阴性乳腺癌 [a],手术前 4 个周期帕博利珠单抗 + 紫杉醇 + 卡铂序贯 4 个周期帕博利珠单抗 + 多柔比星 / 表柔比星 + 环磷酰胺新辅助治疗,手术后 9 个周期帕博利珠单抗辅助治疗(1A 类)[b]		PS 0~1 分、早期三阴性乳腺癌,手术前 6 次阿替利珠单抗 +12 次白蛋白紫杉醇序贯 4 个周期阿替利珠单抗 + 多柔比星 + 环磷酰胺新辅助治疗,手术后 11 个周期阿替利珠单抗辅助治疗(2A 类)[c]
晚期一线治疗		PS 0~1 分、PD-L1(CPS ≥ 10)、晚期三阴性乳腺癌:帕博利珠单抗 + 化疗(1A 类)[d] PS 0~1 分、PD-L1(IC ≥ 1%)、不可手术局部晚期 / 转移性三阴性乳腺癌:阿替利珠单抗 + 白蛋白紫杉醇(1A 类)[e]	
晚期二线及以上治疗 [f]			

【注释】

a 三阴性乳腺癌(triple negative breast cancer,TNBC)主要是指雌激素受体、孕激素受体和 HER2(过表达或基因扩增)均表达阴性的乳腺癌,占全部乳腺癌的 15%~20%。TNBC 组织学分级高,侵袭力强,进展快,易远处转移,不能从内分泌治疗及抗 HER2 治疗中获益,因此晚期 TNBC 预后差,中位 OS 只有 8~13 个月[1]。TNBC 的组织标本中肿瘤浸润淋巴细胞和 PD-L1 均高表达,且二者存在相关性[2],因此,TNBC 可能是 ICIs 治疗的潜在受益人群。

b 2019 年 ESMO 报道的Ⅲ期 KEYNOTE-522 研究[3],针对 PS 0~1 分、早期 TNBC 患者,试验组手术前给予紫杉醇 + 卡铂 + 帕博利珠单抗序贯多柔比星 / 表柔比星 + 环磷酰胺 + 帕博利珠单抗新辅助治疗,手术后辅助治疗给予帕博利珠单抗,对照组新辅助治疗为化疗 + 安慰剂,辅助治疗为安慰剂,主要终点是 pCR 和 EFS。研究显示:pCR 为 64.8% vs. 51.2%(P<0.001),其中 PD-L1 阳性患者 pCR 提高 14.0%(68.9% vs. 54.9%),PD-L1 阴性患者 pCR 提高 18.3%(45.3% vs. 30.3%)。中位随访 39.1 个月,EFS 为 84.5% vs. 76.8%(P=0.000 31,达到 0.005 17 预设 P 值边界);3~5 级 AEs 发生率为 77.1% vs. 73.3%。该方案 2021 年获得美国 FDA 批准,NCCN 指南 2022 V4 版作为 2A 类证据优先推荐,2022 年获得 NMPA 批准用于早期高危 TNBC(PD-L1 CPS ≥ 20)患者,因此本指南将其作为 1A 类证据给予Ⅰ级推荐。

c 在Ⅲ期 IMpassion031 研究[4]中,333 例 TNBC 患者按 1∶1 比例入组,试验组手术前给予阿替利珠单抗 + 白蛋白紫杉醇,序贯阿替利珠单抗 + 多柔比星 + 环磷酰胺新辅助治疗,手术后给予阿替利珠单抗辅助治疗,对照组新辅助治疗为化疗 + 安慰剂,术后观察 1 年。主要终点是 ITT 或 PD-L1 阳性(IC ≥ 1%)患者的 pCR。ITT 人群,pCR 为 57.6% vs. 41.1%;PD-L1 阳性患者,pCR 为 68.8% vs. 49.3%;PD-L1 阴性患者,pCR 为 47.7% vs. 34.4%;EFS、DFS 和 OS 数据尚未成熟,但在试验组观察到获益趋势;≥ 3 级 TRAEs 为 63% vs. 60%。该治疗方案尚未进入 NCCN 指南,尚未获得美国 FDA 和 NMPA 批准,因此本指南将其作为 2A 类证据给予Ⅲ级推荐。

d Ⅲ期 KEYNOTE-355 研究[5],对复发或转移性 TNBC 初治患者给予帕博利珠单抗 + 化疗或者安尉剂 + 化疗(方案包括白蛋白紫杉醇、紫杉醇或吉西他滨 + 卡铂)治疗,结果显示,PD-L1 CPS≥10 患者,帕博利珠单抗 + 化疗组中位 PFS 为 9.7 个月,安慰剂 + 化疗组为 5.6 个月(HR=0.65;P=0.001 2)达到主要终点;PD-L1 CPS ≥ 1 两组间 PFS 差异无统计学意义;ITT 人群未做统计学检验。中位随访 44.1 个月,PD-L1 CPS ≥ 10 患者,帕博利珠单抗 + 化疗组中位 OS 为 23 个月,安慰剂 + 化疗组为 16.1 个月[HR=0.73;P(双侧)=0.018 5],达到了预设 P 值临界值;PD-L1

CPS ≥ 1 两组间未达到预设 *P* 值临界值；ITT 人群未进行统计学检验[6]。≥ 3 级 TRAEs：帕博利珠单抗 + 化疗组为 68%，安慰剂 + 化疗组为 67%。该方案获得 FDA 批准进入 NCCN 指南作为 Ⅰ 类推荐，虽尚未获得 NMPA 批准，但鉴于帕博利珠单抗在中国已批准晚期 NSCLC、头颈部鳞癌一线治疗等适应证，因此本指南将其作为 1A 类证据给予 Ⅱ 级推荐。

e Ⅲ 期 IMpassion130 研究[7]针对不可手术的局部晚期 / 转移性 TNBC 初治患者给予阿替利珠单抗 + 白蛋白紫杉醇或者安慰剂 + 白蛋白紫杉醇。在 ITT 人群中，阿替利珠单抗联合白蛋白紫杉醇组与对照组中位 PFS 分别为 7.2 和 5.5 个月（*HR*=0.80，*P*=0.002 5），中位 OS 分别为 21.0 和 18.7 个月（*HR*=0.87；*P*=0.077）；在 PD-L1 阳性患者中，阿替利珠单抗 + 白蛋白紫杉醇组与对照组的中位 PFS 为 7.5 和 5.0 个月（*HR*=0.62；*P*<0.000 1），中位 OS 分别为 25.4 和 17.9 个月（*HR*=0.67）。随后，IMpassion131 Ⅲ 期研究用紫杉醇替换白蛋白紫杉醇，未能验证 IMpassion130 研究结论，美国 FDA 撤回了阿替利珠在 TNBC 的适应证，但鉴于 IMpassion130 研究中 PD-L1 阳性人群 PFS 及 OS 的双重临床获益，该方案在 NCCN 指南 2022.V4 版的注释部分写入优选推荐，在 ESMO 指南 2021 版为优选方案，同时在 EMA 及全球 100 多个国家或地区批准了该治疗方案的适应证，也鉴于阿替利珠单抗在中国已获得广泛期 SCLC、晚期 NSCLC 和晚期肝细胞癌（hepatocellular carcinoma，HCC）等适应证，因此本指南将其作为 1A 类证据给予 Ⅱ 级推荐，其中 PD-L1 阳性定义为 IC ≥ 1%（SP142）。

f 目前有一些 Ⅰ ~ Ⅱ 期研究聚焦晚期乳腺癌的二线及以上治疗，但均不能作为证据予以推荐。如 NEWBEAT（WJOG9917B）研究[8]、KATE2[9]、TONIC 研究[10]、TOPACIO/KEYNOTE-162 研究[11]、PANACEA/KEYNOTE-014 研究[12]和 SWOG S1609 Ⅱ 期研究[13]等。

七、晚期胃癌

晚期胃癌

治疗线数	Ⅰ 级推荐	Ⅱ 级推荐	Ⅲ 级推荐
晚期一线治疗（*HER2* 阴性）	FOLFOX/XELOX+ 纳武利尤单抗（PD-L1 CPS ≥ 5）（1A 类）[a] XELOX+ 信迪利单抗（PD-L1 CPS ≥ 5）（1A 类）#[b] XELOX 联合替雷利珠单抗（PD-L1 评分 ≥ 5）（1A 类）[c]	FOLFOX/XELOX+ 纳武利尤单抗（PD-L1 CPS<5 或检测不可及）（1B 类）[d] XELOX/ 联合信迪利单抗（PD-L1 CPS<5 或检测不可及）（1B 类）#[b] 帕博利珠单抗（限 MSI-H/dMMR 患者）（2B 类）[e]	SOX/XELOX 联合纳武利尤单抗（2B 类）[f] 帕博利珠单抗（PD-L1 CPS ≥ 1）（2B 类）[g] 纳武利尤单抗 + 伊匹木单抗（限 MSI-H/dMMR 患者）（2B 类）[h] 帕博利珠单抗 + 顺铂 / 氟尿嘧啶（限 MSI-H/dMMR 患者）（2B 类）[g] 纳武利尤单抗 +FOLFOX/XELOX（限 MSI-H/dMMR 患者）（2B 类）[f]
晚期一线治疗（*HER2* 阳性）		帕博利珠单抗（限 MSI-H/dMMR 患者）（2B 类）[e]	帕博利珠单抗 + 曲妥珠单抗 + FP 或 XELOX（2B 类）[i] 纳武利尤单抗 + 伊匹木单抗（限 MSI-H/dMMR 患者）（2B 类）[h] 帕博利珠单抗 + 顺铂 / 氟尿嘧啶（限 MSI-H/dMMR 患者）（2B 类）[g] 纳武利尤单抗 +FOLFOX/XELOX（限 MSI-H/dMMR 患者）（2B 类）[h]
晚期二线治疗（无论 *HER2* 状态）[j]	恩沃利单抗（限 MSI-H/dMMR 患者）（2A 类）[k]	帕博利珠单抗（限 MSI-H/dMMR 患者）（2B 类）[e]	
晚期三线及以上治疗[l]	纳武利尤单抗（1A 类）[m]		

#. 已纳入国家医保目录。

【注释】

a CheckMate 649 研究[1]是一项Ⅲ期随机、全球多中心、开放标签的临床研究，旨在评估与化疗(FOLFOX 或 XELOX)相比，纳武利尤单抗联合化疗或纳武利尤单抗联合伊匹木单抗用于治疗既往未接受过治疗的 HER2 阴性、晚期或转移性胃癌、胃食管连接部癌或食管腺癌患者的疗效。主要终点为 PD-L1 表达阳性即 CPS ≥ 5 人群的 OS 和 PFS。结果显示，在 PD-L1 CPS ≥ 5 的患者中，纳武利尤单抗联合化疗组和单独化疗组的中位 OS 分别为 14.4 个月和 11.1 个月(*HR*=0.71；98.4% *CI* 0.59~0.86；*P*<0.000 1)，显著降低 29% 的死亡风险；中位 PFS 分别为 7.7 个月和 6.0 个月(*HR*=0.68；98% *CI* 0.56~0.81；*P*<0.000 1)，显著降低 32% 的 PD 或死亡风险，PFS 和 OS 均达到预设的统计学意义的改善。在 CheckMate 649 研究的预设中国亚组中，纳武利尤单抗联合化疗组和单纯化疗组共纳入 208 例患者，中国亚组结果显示：在 PD-L1 CPS ≥ 5 的患者中，纳武利尤单抗联合化疗和单独化疗组的中位 OS 分别为 15.5 个月和 9.6 个月(*HR*=0.54；95% *CI* 0.36~0.79)，死亡风险降低 46%；中位 PFS 分别为 8.5 个月和 4.3 个月(*HR*=0.52；95% *CI* 0.34~0.77)，PD 或死亡风险降低 48%，PFS 和 OS 均观察到具有临床意义的获益。基于该研究，NMPA 批准纳武利尤单抗联合含氟尿嘧啶和铂类药物化疗适用于一线治疗晚期或转移性胃癌、胃食管连接部癌或食管腺癌患者。

b 晚期胃癌一线治疗的Ⅲ期临床研究 ORIENT-16 中，纳入 650 例患者，对比信迪利单抗或安慰剂联合 XELOX 化疗，主要研究终点是 CPS ≥ 5 人群和全人群的 OS，结果显示 PD-L1 CPS ≥ 5 的患者中，联合信迪利单抗显著延长 PFS (7.7 个月 vs. 5.8 个月，*HR*=0.628，*P*=0.000 2) 和 OS(18.4 个月 vs. 12.9 个月，*HR*=0.660；*P*=0.002 3)，ORR 从 48.4% 提高至 58.2%[2]，在全人群中，PFS、OS 也得到延长，但受益小于前者，分别为 1.4 个月及 2.9 个月。基于该研究，NMPA 批准信迪利单抗联合含氟尿嘧啶类和铂类药物化疗用于不可切除的局部晚期、复发或转移性胃及胃食管交界处腺癌的一线治疗。

c RATIONALE 305 研究[3]是一项比较替雷利珠单抗联合铂类药物和氟尿嘧啶化疗与安慰剂联合铂类药物和氟尿嘧啶化疗用于一线治疗局部晚期、不可切除或转移性胃或胃食管交界处腺癌患者的疗效和安全性的随机、双盲、安慰剂对照全球Ⅲ期临床试验。结果显示，替雷利珠单抗联合化疗显著延长了 PD-L1 阳性(评分 ≥ 5%)患者的中位 OS (17.2 个月 vs. 12.6 个月，*HR*=0.74，95% *CI* 0.59~0.94)，死亡风险显著下降 26%。且无论患者年龄、ECOG 评分、性别、种族、化疗方案选择以及是否发生腹膜转移，使用替雷利珠单抗联合化疗均有长期生存获益。在 PFS 方面，替雷利珠单抗联合化疗组较对照组也有显著延长(7.2 个月 vs. 5.9 个月，*HR*=0.67；95% *CI* 0.55~0.83)，显著降低疾病进展风险 33%。因此，替雷利珠单抗联合化疗有望成为晚期 PD-L1 阳性胃癌患者一线标准治疗方案之一。

d Checkmate 649 研究在全人群中也达成了具有统计学意义的生存获益，其中 626 例为 PD-L1 CPS < 5 分的患者[1]。尽管上述两项研究均未公布 PD-L1 CPS < 5 分患者的生存受益，两项 meta 分析显示对于 PD-L1 表达阴性或低表达的晚期胃癌患者使用免疫治疗并不改善患者的生存时间[4-5]。综上，结合我国临床实践，推荐在 PD-L1 CPS<5 或检测不可及时，如患者肿瘤负荷较大，体力状况较好，需要尽快降低肿瘤负荷缓解症状，或后续二线治疗选择有限，且患者不存在 ICIs 禁忌证时，也可考虑 XELOX/FOLFOX 联合纳武利尤单抗或 XELOX 联合信迪利单抗。

e 错配修复蛋白缺失(mismatch repair deficient，dMMR)/ 微卫星高度不稳定(high-frequency microsatellite instability，MSI-H)胃癌约占晚期胃癌的 6%[6]，其分子分型特点、生物学行为、药物敏感性、肿瘤微环境、治疗模式及预后与 pMMR/MSS 患者存在巨大差异[7]，主要特点为预后好、化疗不敏感及免疫治疗获益明显。但由于发病率较低，缺乏 MSI-H/dMMR 胃癌患者的大样本高级别循证医学证据，多为前瞻性研究的非预设亚组，例如 KEYNOTE-062 及 CheckMate 649 研究分别纳入 50 例及 55 例 MSI-H/dMMR 胃癌患者，故该人群的一线治疗暂空缺Ⅰ级推荐，仍鼓励该人群积极参与临床研究[8]。

f ATTRACTION-4 研究纳入 724 例患者，比较 SOX/XELOX+ 纳武利尤单抗和 SOX/XELOX+ 安慰剂，主要终点为 PFS 和 OS，结果显示化疗联合免疫治疗组显著延长 PFS(10.45 个月 vs. 8.34 个月，*HR*=0.68，*P*=0.000 7)，但是 OS (17.45 个月 vs. 17.15 个月，*HR*=0.9，*P*=0.26) 未达到统计学差异(在标准治疗组的后续治疗中，ICIs 的使用比例为 27%，标准治疗组的 OS 比其他试验更好)，ORR 从 47.8% 提升到 57.5%[9]。

g KEYNOTE-062 研究的 MSI-H/dMMR 胃癌亚组中，分别有 14 例、17 例及 19 例接受帕博利珠单抗、帕博利珠单抗联合化疗及单纯化疗，ORR 及 24 个月生存率分别为 57.1%/71%、64.7%/65% 及 36.8%/26%[10]，提示一线治疗中免疫单药及免疫联合化疗优于单纯化疗，免疫单药的长期生存获益更为明确，可作为Ⅱ级推荐；基于我国临床实践，并考虑患者的经济依从性，国内已获批上市的其他 ICIs 亦可作为Ⅲ级推荐。免疫联合化疗(帕博利珠单抗联合 FP 或纳武利尤单抗联合 FOLFOX/XELOX)作为Ⅲ级推荐，仅在 ICIs 应用存在禁忌或不可及时，考虑单纯化疗。

h 在 CheckMate 649 研究中的 MSI-H 亚组中，双免疫治疗(纳武利尤单抗联合伊匹单抗)对比化疗，ORR 分别 70% 及

免疫检查点抑制剂应用

57%，OS 明显延长（未达到 vs. 10 个月；HR=0.28），死亡风险降低 72%；联合化疗组的 ORR 及 OS 分别为 55% 及 38.7 个月，尽管双免疫治疗组因安全性提前终止，但后续 CheckMate 142 等研究中验证了调整剂量（纳武利尤单抗 3mg/kg 联合伊匹单抗 1mg/kg）的良好安全性[8]，因此剂量调整后的双免疫治疗可作为 MSI-H/dMMR 胃癌一线治疗的Ⅲ级推荐。

i KEYNOTE-811 研究[11]纳入 692 例不可切除或转移性 HER2 阳性 G/GEJ 腺癌患者，对比帕博利珠单抗或安慰剂联合曲妥珠单抗 /FP 或 CAPOX，在第一次期中分析显示，两组的 ORR 分别为 74.4% 和 51.9%（P=0.000 06）；两组 CR 率分别为 11.3% 与 3.1%，DCR 为 96.2% 与 89.3%。由于生存获益显著，美国 FDA 批准其用于 HER2 阳性的晚期胃癌一线治疗，但由于仅为次要研究终点的初次期中分析，且我国尚未批准其适应证，目前作为Ⅲ级推荐，鼓励患者参加临床研究。

j 一项前瞻性临床研究纳入了 68 例标准治疗失败 MSI-H/dMMR 晚期恶性肿瘤，接受斯鲁利单抗治疗，ORR 为 39.7%，12 个月 DoR 率为 92.1%，12 个月 OS 率为 74.5%。其中 3 例接受过二线治疗的胃癌受试者中位随访时间为 7.16 个月，1 例获得 PR（ORR 为 33.3%），由于样本量有限，标准治疗失败的 MSI-H 胃癌患者接受斯鲁利单抗治疗尚需积累更多临床数据[12]。

k 在一项纳入标准治疗失败的 MSI-H/dMMR 晚期实体瘤患者的前瞻性多中心Ⅱ期临床研究中，共纳入 18 例二线及以上胃癌患者，33.3% 为三线以上患者，ORR，DCR，DoR ≥ 12 个月，12 个月无进展生存率，及 12 个月生存率分别为 44.4%、83.3%、100.0%、58.0% 及 83.3%，PFS 及 OS 未达到，相较于 KEYNOTE-016 研究，本项研究在中国人群内完成，胃癌样本量更大，同时安全性良好，恩沃利单抗已通过优先审评审批程序附条件批准晚期 MSI-H/dMMR 晚期实体瘤适应证，因此在既往未应用过 PD-1/PD-L1 单抗抑制剂的二线人群中，可作为Ⅰ级推荐[13]；如在一线治疗中已接受 ICIs 治疗，根据 HER-2 状态选择相应二线治疗方案。

l 默沙东宣布自愿撤回一项在美国加速批准的帕博利珠单抗适应证，用于治疗在二线及后线治疗后进展的 PD-L1 阳性局部晚期或转移性胃及胃食管交界处（GEJ）腺癌，因此将其从胃癌的三线治疗推荐中撤出。

m 基于 ATTRACTION-2 研究，纳武利尤单抗单药获批晚期胃癌三线治疗的适应证；但随着 CheckMate 649 等一线研究公布并改写胃癌一线免疫治疗的格局后，临床实践中在三线治疗中少有适用情况，只有在既往一线、二线均未经 PD-1/PD-L1 单抗治疗的患者中，通过评估患者身体状况、潜在超进展风险以及 AEs 后方可谨慎应用[14]。

八、中晚期肝细胞癌

中晚期肝细胞癌

治疗线数	分层	Ⅰ级推荐	Ⅱ级推荐	Ⅲ级推荐
中晚期一线治疗[a,b]	肝功能 Child-Pugh A 级或较好的 B 级（≤ 7 分）	阿替利珠单抗 + 贝伐珠单抗（1A 类）[c] 信迪利单抗 + 贝伐珠单抗生物类似物（1A 类）[d#] 度伐利尤单抗 + 替西木单抗（1A 类）[e] 卡瑞利珠单抗 + 阿帕替尼（1A 类）[f]	度伐利尤单抗（1A 类）[e] 替雷利珠单抗（1A 类）[g#]	奥沙利铂为主的系统化疗 + 卡瑞利珠单抗（2B 类）[h]
中晚期二线治疗	肝功能 Child-Pugh A 级或较好的 B 级（≤7分）	帕博利珠单抗（1A 类）[i] 卡瑞利珠单抗（2A 类）[j] 替雷利珠单抗（2A 类）[k#]	既往使用过索拉非尼者可考虑卡瑞利珠单抗 + FOLFOX4（2A 类）[h] 既往使用过 FOLFOX4 方案者可考虑卡瑞利珠单抗 + 阿帕替尼（2A 类）[f]	纳武利尤单抗 + 伊匹木单抗（2A 类）[l]

#. 已纳入国家医保目录。

【注释】

a 迄今为止，晚期 HCC 的治疗效果有了明显的进步，但是仍然不尽如人意，应该鼓励患者积极参加新药临床试验。

b 免疫联合抗血管生成药物相关Ⅲ期临床研究（帕博利珠单抗联合仑伐替尼、卡瑞利珠单抗联合阿帕替尼、HLX10 联合 HLX04、SCT-I10A 联合 SCT510 等）、免疫联合化疗Ⅲ期临床研究（卡瑞利珠单抗联合 FOLFOX4）以及免疫联合免疫Ⅲ期临床研究(纳武利尤单抗联合伊匹木单抗、信迪利单抗联合 IBI310)等,部分已完成入组,部分正在进行中,部分已经有初步阳性结果。

c IMbrave150 研究是一项随机对照、开放标签的国际多中心Ⅲ期临床研究[1],共纳入 501 例既往未接受过系统性治疗的不可切除的 HCC 患者,按照 2∶1 的比例随机接受阿替利珠单抗和贝伐珠单抗联合治疗或索拉非尼治疗。共同主要终点为 OS 和 PFS。2019 年 ESMO 亚洲年会上报告了第一次中期分析结果,OS 和 PFS 均达到预设的统计学界值。阿替利珠单抗联合贝伐珠单抗组 mOS 尚未达到,索拉非尼组 mOS 为 13.2 个月(10.4 个月,未达到),联合组可使死亡风险降低 42%(*HR*=0.58;95% *CI* 0.42~0.79;*P*=0.000 6);联合组的 mPFS 为 6.8 个月,索拉非尼组为 4.3 个月,PD 风险降低 41%(*HR*=0.59;95% *CI* 0.47~0.76;*P*<0.000 1)。在安全性方面,接受联合疗法的患者,36% 发生 3~4 级 TRAEs,17% 发生治疗相关性 SAEs;索拉非尼组中 46% 发生 3~4 级与 TRAEs,15% 发生 SAEs。在 2020 年初欧洲肝脏病学会(EASL)肝癌峰会上,报告了中国亚组数据[2]:共有 194 例患者(137 例来自 IMbrave150 全球研究,57 例来自中国扩展研究队列),其中联合组 133 例,索拉非尼组 61 例治疗;联合治疗组的 mOS 尚未达到,索拉非尼组 mOS 为 11.4 个月(*HR*=0.44);mPFS 是 5.7 个月 vs. 3.2 个月(*HR*=0.60)。可以看到,对于预后相对更差的中国晚期 HCC 患者,联合治疗同样能带来有临床意义的 OS 和 PFS 的改善。2020 年 10 月,阿替利珠单抗和贝伐珠单抗联合一线治疗中晚期 HCC 的适应证获得 NMPA 批准。在 2021 年 ASCO-GI 会议上,IMbrave150 研究报告了最终的 OS 更新[3-4],联合组对比索拉非尼组的 mOS 分别为 19.2 个月 vs. 13.4 个月(*HR*=0.66),中国亚组的 mOS 分别为 24.0 个月 vs. 11.4 个月(*HR*=0.53);联合组 ORR 达到 29.8%,其中 CR 25 例(8%),PR 72 例(22%);索拉非尼组 ORR 为 11.3%,其中 CR 0 例(0%),PR 17 例(11%)。

d ORIENT-32 研究[5]是一项开放标签、随机对照的Ⅲ期临床研究,共纳入 571 例未经系统治疗的不可切除的中国 HCC 患者,按照 2∶1 的比例随机接受信迪利单抗联合贝伐珠单抗生物类似物或索拉非尼单药治疗。主要终点为 OS 和 PFS。截至 2020 年 8 月 15 日,中位随访时间为 10.0 个月,联合组共 380 例,对照组 191 例患者纳入分析。mOS 分别为未达到 vs. 10.4 个月(*HR*=0.569,95% *CI* 0.431~0.751,*P*<0.000 1),死亡风险较对照组降低 43%;mPFS 分别为 4.6 个月 vs. 2.8 个月(*HR*=0.565,95% *CI* 0.455~0.701,*P*<0.000 1),PD 风险较对照组降低 43%;联合组在不同临床亚组 OS、PFS 均有获益;联合组的 ORR 为 20.5%,显著高于对照组的 4.1%(*P*<0.000 1)。整体 AEs 发生率与索拉非尼相当,而 TRAEs、3~4 级 TRAEs 发生率较索拉非尼更低(33.7% vs. 35.7%)。ORIENT-32 提供了最大规模乙型肝炎病毒(hepatitis B virus,HBV)相关 HCC 患者接受免疫联合治疗的数据,更符合中国临床实践。2021 年 6 月 25 日,该联合方案获 NMPA 批准用于不可切除或转移性 HCC 的一线治疗。

e 2021 年 10 月,阿斯利康宣布度伐利尤单抗联合替西木单抗一线治疗晚期 HCC 患者的Ⅲ期 HIMALAYA 研究中达到了主要终点 OS[6]。该研究采用随机、开放标签设计,在 16 个国家的 190 个中心入组了 1 324 例不可手术的晚期 HCC 患者,这些患者之前均未接受过系统治疗,并且也不适合接受局部疗法。患者随机分组,分别接受度伐利尤单抗单药治疗(1 500mg,每 4 周一次)、STRIDE 方案(在度伐利尤单抗基础上添加使用一剂替西木单抗 300mg)和索拉非尼治疗。结果显示与索拉非尼单药治疗相比,STRIDE 组的 mOS 得到了显著统计学意义和临床意义的改善(16.4 个月 vs. 13.8 个月,*HR*=0.78;95% *CI* 0.65~0.92;*P*=0.003 5)。此外,度伐利尤单抗单药治疗显示出了非劣于索拉非尼的 OS 获益(16.6 个月 vs. 13.8 个月;*HR*=0.86;96% *CI* 0.73~1.03),同时免疫治疗组 3~4 级和导致停药的 TRAEs 发生率均低于索拉非尼组,且未增加肝脏毒性及出血等 AEs。

f S*HR*-1210-Ⅲ-310 研究是一项随机、对照、开放、国际多中心Ⅲ期临床研究,考察卡瑞利珠单抗联合阿帕替尼对比索拉非尼一线治疗不可切除 HCC 的疗效和安全性,2022 年 ESMO 年会公布了最终结果[7]。试验组为卡瑞利珠单抗(200mg,每 2 周一次)+ 阿帕替尼(250mg,每日一次)(*n*=272),对照组为索拉非尼(400mg,每日两次)(*n*=271),主要研究终点为 PFS 和 OS。入组人群基线特征中亚洲患者占比 82.7%,HBV 阳性者占比 76.5%,前期接受局部治疗者占比 59.2%。结果显示,mPFS 分别为 5.6 个月 vs. 3.7 个月(*HR*=0.52,95% *CI* 0.41~0.65,*P*<0.000 1),mOS 分别为 22.1 个月 vs. 15.2 个月(*HR*=0.62,95% *CI* 0.49~0.80,*P*<0.000 1),ORR 分别为 25.4% vs. 5.9%,DCR 分别为 78.3% vs. 53.9%;≥ 3 级 TRAEs 发生率分别为 80.5% vs. 52%,发生率大于 20% 的≥ 3 级 AEs 主要是高血压(37.5%)和转氨酶升高(16.5%)。这是目前全球首个显示 PD-1/PD-L1 抑制剂联合小分子抗血管生成药物治疗晚期 HCC 生存获益的阳性关键性Ⅲ期临床研究。

g RATIONALE 301 研究是替雷利珠单抗对比索拉非尼一线治疗不可切除 HCC 的随机、对照、开放、国际多中心Ⅲ期临床研究,2022 年 ESMO 年会公布了最终分析结果[8]。试验组采用替雷利珠单抗 200mg,每 2 周一次(*n*=342),对照组为索拉非尼 400mg,每日 2 次(*n*=332)。结果显示,替雷利珠单抗治疗晚期不可切除 HCC 患者显示了具有临床意义的 OS 获益,达到了主要研究终点 OS 的非劣效性(mOS 15.9 个月 vs. 14.1 个月,*HR*=0.85,95% *CI* 0.712~1.019;

P=0.039 8)；与索拉非尼相比，替雷利珠单抗单药组具有较高的 ORR（14.3% vs. 5.4%）和更持久的缓解（mDoR：36.1 个月 vs. 11.0 个月）；与索拉非尼相比，替雷利珠单抗组发生 TEAEs、≥3 级 TEAEs、≥3 级治疗相关 TEAEs 以及 TEAEs 导致中断或药物剂量调整的患者更少。

h 卡瑞利珠单抗 +FOLFOX4/GEMOX 一线治疗晚期 HCC 或胆道细胞癌（biliary tract cancer，BTC）是一项正在进行中的、单臂、中国多中心、Ⅱ期研究[9]。在 34 例可评估的 HCC 患者中，确认的 ORR 为 26.5%；确认的 DCR 为 79.4%，mTTR 为 2.0 个月，6/9 例缓解者继续接受治疗，mDoR 未达到，mPFS 为 5.5 个月。85.3% 的 HCC 患者发生了 3 或 4 级 TRAEs，5.9% 发生了 3 或 4 级 irAEs（表现为脂肪酶增加）。卡瑞利珠单抗联合 FOLFOX4 比较标准治疗（索拉非尼或 FOLFOX4）一线治疗晚期 HCC 的随机、开放标签、多中心Ⅲ期研究（NCT03605706）目前正在进行中。

i KEYNOTE-224 研究是一项非随机、单臂、开放标签的国际多中心Ⅱ期临床研究[10]，纳入标准为病理学确诊的晚期 HCC、索拉非尼治疗进展或毒性无法耐受、ECOG 评分 0~1 分、脏器功能正常、Child-Pugh 分级为 A 级。主要研究终点为 ORR。共入组 104 例患者，结果显示 ORR 为 17%，包括 1 例（1%）CR 和 17 例（16%）PR，46 例（44%）SD。mTTR 为 2.1 个月，mPFS 为 4.9 个月，mOS 为 12.9 个月。76 例（73%）出现 TRAEs，其中 16 例（15%）SAEs，25 例（24%）3 级 AEs；常见的是 AST 升高（7 例，7%）、ALT 升高（4 例，4%）、乏力（4 例，4%）；仅有 1 例（1%）受试者出现 4 级治疗相关的高胆红素血症，1 例受试者因治疗相关的溃疡性食管炎死亡，3 例（3%）受试者发生免疫相关的肝炎，无病毒复燃。2018 年 11 月，美国 FDA 有条件地批准帕博利珠单抗用于肝癌二线治疗。

评估帕博利珠单抗用于 HCC 二线治疗的Ⅲ期随机临床试验 KEYNOTE-240 研究于 2019 年 ASCO 年会公布[11]，结果显示 OS 和 PFS 没有达到预设的统计学界值，帕博利珠单抗组与安慰剂组对比：OS 13.9 个月 vs. 10.6 个月，*HR*=0.781（*P*=0.023 8）；PFS 3.0 个月 vs. 2.8 个月，*HR*=0.718（*P*=0.002 2，无统计学差异）；ORR 18.3% vs. 4.4%，mDoR 为 13.8 个月；安全性与先前报道的 KEYNOTE-224 研究基本一致，包括肝炎和其他免疫相关事件的发生率，未发现 HBV/HCV 病毒复燃。亚组分析结果[12]显示，亚洲人群（帕博利珠单抗组和安慰剂组分别有 107 例和 50 例患者）接受帕博利珠单抗治疗的 OS 获益更多，*HR* 达到 0.548（95% *CI* 0.374~0.804，*P*=0.000 9），生存获益优于欧美患者。

KEYNOTE-394 研究是另一项随机、双盲、Ⅲ期临床试验[13]，评估帕博利珠单抗对此前接受索拉非尼或奥沙利铂化疗的亚洲晚期 HCC 患者的疗效，其中 80% 的患者来自中国。主要终点为 OS，次要终点为 PFS、ORR、DoR 和 DCR。由于预先改良了研究设计，KEYNOTE-394 研究达到了 OS 的主要研究终点。结果显示，帕博利珠单抗组和安慰剂组 mOS 分别为 14.6 个月和 13.0 个月（*HR*=0.79；95% *CI* 0.63~0.99，*P*=0.018 0），mPFS 分别为 2.6 个月和 2.3 个月（*HR*=0.74；95% *CI* 0.60~0.92，*P*=0.003 2），帕博利珠单抗组 ORR 明显提高（12.7% vs. 1.3%）。安全性方面，任何级别的 TRAEs 两个组的发生率分别是 66.9% 和 49.7%，3 级以上的 TRAEs 发生率分别是 14.4% 和 5.9%。

j 由我国 13 家中心共同开展的二线及以上卡瑞利珠单抗治疗 HCC 的Ⅱ期临床研究[14]，纳入既往至少一线治疗进展或不耐受的 HCC 患者，随机分组给予卡瑞利珠单抗 3mg/kg，每 2 周一次或每 3 周一次。共入组 220 例经治 HCC 患者。主要终点是 ORR 和 6 个月 OS 率，次要终点为 PFS 和 OS 等。研究表明：①对既往系统性治疗失败或不耐受的中国晚期 HCC 患者，采用卡瑞利珠单抗进行二线及以上治疗的有效性较高。即使在患者基线状态更差的情况下，卡瑞利珠单抗表现出与其他 PD-1 抑制剂可比的疗效［ORR：14.7% vs.（14.3%~18.3%）］，6 个月的生存获益［6 个月 OS 率：74.7% vs.（77.9%~82.0%）］及中位生存时间［13.8 个月 vs.（12.9~15.1）个月］，且两周给药与三周给药疗效无明显差异。至数据截止日，中位随访时间 12.5 个月，大部分获益的患者仍在持续缓解中［BICR：18/32（56.3%）］，缓解开始时间较早（BICR：中位 TTR 为 2.0 个月），显示出持久的抗肿瘤活性。②安全性分析显示，TRAEs 发生率与其他 PD-1 抑制剂相当［3~4 级：21.7% vs.（18%~25%）；5 级：0.9% vs.（0.4%~1%）；药物相关 SAEs：11.1% vs. 15%］。TRAEs 发生谱与同类药物类似，RCCEP 发生率高，但大多数患者（144 例，66.4%）为 1~2 级，只有 1 例为 3 级，RCCEP 的发生与临床客观疗效密切相关。③进展后继续使用卡瑞利珠单抗的患者仍可获益：进展后 6 个月 OS 率：74.0% vs. 54.5%。卡瑞利珠单抗已于 2020 年 3 月 4 日通过 NMPA 评审，正式获批中晚期 HCC 二线适应证。2021 年 9 月，长期随访后的生存结果公布，mOS 达到了 14.9 个月；研究还发现 PD 后继续用药的患者仍然能够取得一定的生存获益：172 例 PD 的患者有 102 例继续接受了卡瑞利珠单抗治疗，这部分患者的 mOS 可达 16.9 个月[15]。

k RATIONALE 208 研究是一项全球、多中心、单臂、开放性的Ⅱ期临床研究[16]，旨在评估替雷利珠单抗用于既往接受过至少一种全身治疗的不可切除的 HCC 患者的疗效和安全性。该研究纳入了来自亚洲和欧洲 8 个国家或地区的

249 例不可切除的 HCC 患者,接受替雷利珠单抗固定剂量(200mg,每 3 周一次)治疗;其中 49% 为中国患者。患者中位年龄为 62 岁,其中 217 例(87.1%)为男性,138 例患者接受过一种全身治疗,111 例患者接受过至少两种全身治疗。研究主要终点为经 IRC 评估的 ORR,次要终点包括 OS、DoR、PFS 和 DCR 等。研究中位随访时间为 12.4 个月,根据 RECIST v1.1 标准,IRC 评估的 ORR 为 13.3%,包括 3 例 CR;DCR 为 53.0%,mDoR 未达到,在获得 CR 或 PR 的患者中,分别有 90.4% 和 79.2% 的患者在 6 个月和 12 个月时缓解仍在持续。入组患者的 mOS 为 13.2 个月(95% *CI* 10.8~15.0 个月),mPFS 为 2.7 个月(95% *CI* 1.4~2.8 个月)。2021 年 6 月 23 日,NMPA 附条件批准了替雷利珠单抗用于治疗至少经过一种全身治疗 HCC 患者的适应证。

l 2019 年 ASCO 年会上报告了 CheckMate 040 研究的双免联合队列 4(纳武利尤单抗 + 伊匹木单抗)二线治疗晚期 HCC 的Ⅱ期研究结果[17],入组患者为索拉非尼治疗不耐受或进展的晚期 HCC,按 1∶1∶1 分为三组:A 组为纳武利尤单抗 1mg/kg+ 伊匹木单抗 3mg/kg,每 3 周一次(4 次);B 组为纳武利尤单抗 3mg/kg+ 伊匹木单抗 1mg/kg,每 3 周一次(4 次);C 组为纳武利尤单抗 3mg/kg,每 2 周一次 + 伊匹木单抗 1mg/kg,每 6 周一次;A、B 两组随后进入纳武利尤单抗 240mg,每 2 周一次固定剂量,所有患者均治疗至 PD 或毒性不可耐受。经过至少 28 个月的随访,有 33%(16/49 ;95% *CI* 20%~48%)的患者对免疫联合治疗有反应;BICR 根据 RECIST v1.1 标准评估,8%(4/49)达到 CR,24%(12/49)PR;DoR 为 4.6~30.5 个月,其中 88% 持续至少 6 个月,56% 至少持续 12 个月,31% 至少持续 24 个月。BICR 使用 mRECIST 评估的 ORR 为 35%(17/49 ;95% *CI* 22%~50%),12%(6/49)CR,22%(11/49)报告 PR。接受索拉非尼治疗半年以上的患者,纳武利尤单抗治疗的总体 OS 相对较好[18-19]。安全性方面,采用纳武利尤单抗 1mg/kg 联合伊匹木单抗 3mg/kg 治疗,59% 的患者出现了 SAEs;29% 的患者中断治疗,65% 的患者因 AEs 延迟治疗。基于上述结果,2020 年 3 月,美国 FDA 加速批准纳武利尤单抗 1mg/kg+ 伊匹木单抗 3mg/kg(每 3 周一次)用于既往接受过索拉非尼治疗的晚期 HCC 患者。2021 年 ASCO-GI 报告了该队列长期随访的结果[20],中位随访时间 46.5 个月,结果显示 A 组患者 mOS 明显长于 B、C 组(22.2 个月 vs. 12.5 个月 vs. 12.7 个月),并且 A 组患者按 AFP>400ng/ml 和<400ng/ml 分层后,mOS 差异显著(10.8 个月 vs. 46.1 个月),长期随访未发现新的不良事件。

九、晚期胆道恶性肿瘤

晚期胆道恶性肿瘤

治疗线数	分层	Ⅰ级推荐	Ⅱ级推荐	Ⅲ级推荐
晚期一线治疗	可耐受强烈化疗的患者	吉西他滨 + 顺铂 + 度伐利尤单抗(1A 类)[a]	帕博利珠单抗(仅 MSI-H/dMMR 患者)(2B 类)[b] 卡瑞利珠单抗 +GEMOX 或 FOLFOX4(2B 类)[c]	GEMOX+ 仑伐替尼 + 特瑞普利单抗(2B 类)[d]
晚期二线治疗	PS≤1 分		帕博利珠单抗(仅 MSI-H/dMMR 患者)(2A 类)[b]	纳武利尤单抗(2B 类)[e] 仑伐替尼 + 帕博利珠单抗(2B 类)[f] 安罗替尼 + 信迪利单抗(2B 类)[g]
	PS>2 分		帕博利珠单抗(仅 MSI-H/dMMR 患者)(2A 类)[b]	

【注释】

a TOPAZ-1 是一项随机、双盲、安慰剂对照、全球多中心Ⅲ期临床研究[1],共入组晚期 BTC 患者 685 例,其中试验组(*n*=341)采用度伐利尤单抗联合 GP 方案(度伐利尤单抗 1 500mg,每 3 周一次,同期联合 GP 最多 8 周期;随后采用度伐利尤单抗 1 500mg,每 4 周一次直至 PD),对照组(*n*=344)为安慰剂 + GP 方案。结果显示,中位 OS 分别为 12.9 个月 vs. 11.3 个月(*HR*=0.80,95% *CI* 0.66~0.97 ;*P*=0.021),24 个月的 OS 率分别为 24.9%(95% *CI* 17.9%~32.5%)和 10.4%(95% *CI* 4.7%~18.8%);中位 PFS 分别为 7.2 个月 vs. 5.7 个月(*HR*=0.75,95% *CI* 0.63~0.89 ;*P*=0.001),有效率分别为 26.7% vs. 18.7%;在 GP 基础上联合度伐利尤单抗没有增加额外的毒性。这是胆道肿瘤系统治疗近 10 年来首个取得阳性结果的全球Ⅲ期临床研究,得到全球各大指南作为ⅠA 类证据推荐。

b 2017年《科学》杂志公布了一项“篮子”试验，即针对MSI-H/dMMR实体肿瘤应用帕博利珠单抗的Ⅱ期研究[2]。在包含12种实体瘤的86例患者中，有4例BTC患者接受了治疗（帕博利珠单抗10mg/kg，每2周一次），结果显示ORR为25%，DCR为100%（1例CR，3例SD）。

c 在一项单臂Ⅱ期开放性临床研究中[3]，总共54例Ⅳ期BTC患者接受了卡瑞利珠单抗（3mg/kg）联合GEMOX方案化疗，其中37例可评估疗效。中位随访时间11.8个月。6个月的PFS率为50%（95% *CI* 33%~65%），ORR为54%（20/37），mPFS为6.1个月，mOS为11.8个月。最常见TRAEs为乏力和发热（73%），最常见G3以上毒性为低钾血症（19%）和乏力（16%）。同期的另一项全国多中心Ⅱ期临床研究采用卡瑞利珠单抗联合奥沙利铂为主的方案治疗晚期BTC[4]，总共入组了92例患者，其中29例患者接受卡瑞利珠单抗联合FOLFOX4方案，63例患者接受卡瑞利珠单抗联合GEMOX方案。结果显示，ORR为16.3%，DCR为75.0%，mPFS 5.3个月，mOS 12.4个月，相关毒性可以耐受。

d 抗血管生成治疗和化疗均可与免疫治疗产生协同作用。近年来有多项研究以ICIs联合化疗或ICIs+酪氨酸激酶抑制剂+化疗进行肝内胆管癌（intrahepatic cholangiocarcinoma，ICC）的治疗探索[5-6]。其中特瑞普利单抗联合仑伐替尼和GEMOX构成的“四药三联方案”治疗不可切除晚期ICC单臂、单中心、开放标签的Ⅱ期临床试验结果显示，ORR为80%，mOS为22.5个月。该研究的Ⅲ期临床试验已获我国药监部门批准开展。

e 一项单臂多中心Ⅱ期临床研究[7]探讨纳武利尤单抗用于既往至少一线以上的晚期BTC患者的疗效，共入组54例。纳武利尤单抗240mg，每2周一次，共16周，随后480mg，每4周一次，直至PD或毒性不耐受。研究者评估的ORR为22%，DCR为59%，获益患者均为dMMR；mPFS为3.68个月（95% *CI* 2.30~5.69个月），mOS为14.24个月（95% *CI* 5.98个月～未达到）；G_{3-4}级毒性最常见的是低钠血症（6%）和碱性磷酸酶升高（4%）。

f 一项单臂Ⅱ期临床研究考察了仑伐替尼联合帕博利珠单抗在2线或以上晚期BTC中的疗效和安全性，共入组32例患者[8]。结果显示，ORR为25%，DCR为78.1%，CBR为40.5%；mPFS为4.9个月（95% *CI* 4.7~5.2个月），mOS为11.0个月（95% *CI* 9.6~12.3个月）；G_3级毒性发生率为59.3%，1例患者发生了G_4级毒性（胃出血），最常见的毒性反应为乏力、高血压和转氨酶升高。

g 一项开放单臂Ⅱ期临床研究考察了信迪利单抗联合安罗替尼在晚期BTC二线治疗中的疗效和安全性，共入组患者20例[9]。结果显示，ORR为30%（95% *CI* 11.9%~54.3%），DCR为95%（95% *CI* 75.1%~99.9%）；mPFS为6.5个月（95% *CI* 4.2~8.8个月），mOS达到12.3个月（95% *CI* 10.1~14.5个月）；只有4例患者出现G_3级毒性，未出现治疗相关死亡。

十、结直肠癌

非转移性结直肠癌

治疗人群分类	Ⅰ级推荐	Ⅱ级推荐	Ⅲ级推荐
可根治切除的MSI-H/dMMR患者			PD-1/PD-L1单抗（如有器官保留或功能保护的需求者）（2B类）a
不可根治切除的MSI-H/dMMR患者（指T_{4b}、M_0的患者，即使采用联合脏器切除也无法达到根治的目的）	帕博利珠单抗（2A类）b	PD-1/PD-L1单抗（2B类）b	

【注释】

a 对于可根治切除的MSI-H/dMMR患者，目前已有数个Ⅱ期研究提示新辅助免疫治疗可带来97%~100%的主要病理学缓解（major pathological remission，MPR）和65%~88%的pCR。因此，对于有器官保留或功能保护需求的患者，可在新辅助免疫治疗后再行MDT评估手术时机和方案。关于新辅助免疫治疗的具体药物选择，可参考NICHE研究（纳武利尤单抗+伊匹木单抗）[1]和PICC研究（特瑞普利单抗 ± 塞来昔布）[2]。

b 对于部分T_{4b}、M_0的MSI-H/dMMR患者，在即使采用联合脏器切除也无法达到根治目的时，借鉴KEYNOTE-177[3]等研究结果，在转化或姑息治疗中可考虑使用PD-1/PD-L1单抗，其中帕博利珠单抗可作为优选（Ⅰ级推荐）。对于接受根治性手术后的 MSI-H/dMMR Ⅲ期患者，免疫用于辅助治疗的相关研究正在进行中。例如，阿替利珠单抗联合 FOLFOX 方案对照 FOLFOX 方案的随机对照试验[4]，但结果尚未公布。因此本指南对辅助治疗中使用 PD-1/PD-L1 单抗暂不予推荐。

转移性结直肠癌

治疗线数	Ⅰ级推荐	Ⅱ级推荐	Ⅲ级推荐
MSI-H/dMMR 晚期一线治疗	帕博利珠单抗(1A 类)[a]		纳武利尤单抗 + 伊匹木单抗(2B 类)[c]
MSI-H/dMMR 晚期二线治疗(一线未使用 ICIs，无论一线治疗方案)		PD-1/PD-L1 单抗(2A 类)[b] 纳武利尤单抗 + 伊匹木单抗(2A 类)[c]	
MSI-H/dMMR 晚期三线治疗(一、二线未使用 ICIs，无论一、二线治疗方案)		PD-1/PD-L1 单抗(2A 类)[b] 纳武利尤单抗 + 伊匹木单抗(2A 类)[c]	

【注释】

a 帕博利珠单抗用于晚期一线治疗 MSI-H/dMMR 结直肠癌患者的证据来自 KEYNOTE-177 研究[3]。这项Ⅲ期随机对照研究共入组了 307 例患者，1∶1 随机分为帕博利珠单抗单药组(n=153)和研究者选择的化疗 + 靶向治疗组(n=154)，以 PFS 和 OS 作为双主要研究终点。中位随访 32.4 个月后，得到以下主要结果：①在 PFS 方面，帕博利珠组较化疗 + 靶向组明显延长(16.5 个月 vs. 8.2 个月，HR=0.60，P=0.000 2)；12 个月 PFS 率在两组中分别为 55.3% 和 37.3%，24 个月 PFS 率分别为 48.3% 和 18.6%。② ORR 在帕博利珠组为 43.8%，在化疗 + 靶向组为 33.1%。③尽管两组 AEs 类型截然不同，但都以 3 级为界分析，两组的 ≥3 级 AEs 发生率分别为 22% 和 66%，帕博利珠组的生活质量保存更佳。基于该研究，帕博利珠单抗于 2021 年 6 月在中国获批晚期结直肠癌适应证，故本指南将其作为 MSI-H/dMMR 转移性肠癌患者的一线治疗的Ⅰ级推荐。需要特别说明的是，该药在中国的适应证为单药治疗 *KRAS*、*NRAS* 和 *BRAF* 基因均为野生型，不可切除或转移性 MSI-H 或 dMMR 结直肠癌患者的一线治疗，尽管国外指南对于患者基因状态未加以限制，CSCO 指南专家委员会基于 KEYNOTE-177 研究的 OS 亚组分析认为，对于 *KRAS* 突变的 MSI-H/dMMR 患者一线使用帕博利珠单抗单药治疗的疗效可能比 *KRAS* 野生型患者差。

b 由于多种 PD-1/PD-L1 单抗在复治的 MSI-H/dMMR 患者上都有一些研究数据，因此在二线及二线治疗以上的 MSI-H/dMMR 转移性肠癌患者中，本指南的推荐不限于某一种特指的 PD-1/PD-L1 单抗。国产已获批上市的 PD-1/PD-L1 单抗目前均无用于晚期肠癌患者的Ⅲ期随机对照临床研究数据，而基于泛瘤种Ⅱ期临床研究结果，部分国产 PD-1/PD-L1 单抗已获批 MSI-H/dMMR 实体肿瘤的后线适应证，如恩沃利单抗[5]获批适用于不可切除或转移性 MSI-H 或 dMMR 的成人晚期实体瘤患者的治疗，包括既往经过氟尿嘧啶类、奥沙利铂和伊立替康治疗后出现 PD 的晚期结直肠癌患者；斯鲁利单抗[6]获批用于治疗经标准治疗失败的、不可切除或转移性 MSI-H 实体瘤；替雷利珠单抗[7]获批适用于经治局部晚期不可切除或转移性 MSI-H 或 dMMR 实体瘤成人患者。

c 基于 CheckMate 142 研究结果，本指南推荐纳武利尤单抗单药或联合伊匹木单抗可用于 MSI-H/dMMR 晚期结直肠癌的二线及三线治疗。该研究是纳武利尤单抗单药或联合伊匹木单抗治疗复发或转移性 MSI-H 结直肠癌的Ⅱ期探索性临床研究，共有 6 个队列，其中一个队列采用纳武利尤单抗单药治疗复治患者，一个采用纳武利尤单抗联合伊匹木单抗治疗复治患者。2022 年 ASCO 年会公布 5 年随访结果[8]：纳武利尤单抗单药队列共入组 74 例患者，纳武利尤单抗联合伊匹木单抗的队列共入组 119 例患者，ORR 分别为 39% 和 65%；单药组中位 PFS 为 13.8 个月，中位 OS 为 44.2 个月；联合组 48 个月的 PFS 率为 54%，OS 率为 71%；中位 PFS 和 OS 均未达到。该研究的另外一个队列，即纳武利尤单抗联合伊匹木单抗的晚期一线治疗队列，共入组 45 例患者，ORR 高达 71%，CR 率为 20%，中位 PFS 和中位 OS 均未达到，48 个月 PFS 率和 OS 率分别为 51% 和 72%；无论 *BRAF* 或 *KRAS* 突变状态，都观察到临床获益。该队列的数据显示出纳武利尤单抗联合伊匹木单抗的高反应率，为 MSI-H/dMMR 晚期结直肠患者的一线治疗提供了一个有前景的新治疗选择。对于复治的 pMMR/MSS 或 MSI-L 的晚期结直肠癌患者，免疫治疗虽然目前有较多单臂的尝试性研究，或联合传统化疗，或联合抗血管靶向药物，均获得了一定程度的疗效，但因研究样本量小，且各研究的结果不一致，因此本指南对此类患者使用 PD-1/PD-L1 单抗暂不予推荐。

十一、肾癌

肾透明细胞癌 a

治疗线数	风险分组	Ⅰ级推荐	Ⅱ级推荐	Ⅲ级推荐
新辅助治疗				阿维鲁单抗 + 阿昔替尼(仅适用于高复发风险患者)(1A 类)b
辅助治疗		帕博利珠单抗(仅适用于高复发风险患者)(1A 类)c		
晚期一线治疗	低风险	仑伐替尼 + 帕博利珠单抗(1A 类)d 帕博利珠单抗 + 阿昔替尼(1A 类)e	阿替利珠单抗 + 贝伐珠单抗(1A 类)g 纳武利尤单抗 + 伊匹木单抗(2A 类)i	阿维鲁单抗 + 阿昔替尼(1A 类)f 纳武利尤单抗 + 卡博替尼(1B 类)h
	中高风险	帕博利珠单抗 + 阿昔替尼(1A 类)e 纳武利尤单抗 + 伊匹木单抗(1A 类)i 仑伐替尼 + 帕博利珠单抗(1A 类)d 阿替利珠单抗 + 贝伐珠单抗(1A 类)g		阿维鲁单抗 + 阿昔替尼(1A 类)f 纳武利尤单抗 + 卡博替尼(1B 类)h
晚期二线及以上治疗		纳武利尤单抗(1A 类)j,k	帕博利珠单抗 + 阿昔替尼(2B 类)e 纳武利尤单抗 + 伊匹木单抗(1A 类)l 仑伐替尼 + 帕博利珠单抗(1A 类)d	阿维鲁单抗 + 阿昔替尼(3 类)f 纳武利尤单抗 + 卡博替尼(1B 类)h 卡瑞利珠单抗 + 法米替尼(3 类)m

注:IMDC 标准旨在评估晚期肾癌患者的预后。评价指标包含以下 6 项因素:①病确诊至开始系统治疗的间隔时间不足 1 年;② KPS<80 分;③血红蛋白低于正常值下限;④血钙高于正常值上限;⑤中性粒细胞绝对值计数高于正常值上限;⑥血小板计数高于正常值上限。预后风险分级:低风险(无任何不良预后因素)、中风险(1~2 项不良预后因素)、高风险(3~6 项不良预后因素)。

高复发风险:① T_2,4 级,或伴肉瘤样分化,N_0,M_0;② $T_{3\text{-}4}$,N_0,M_0;③ N_+;④有远处转移,接受转移灶切除且术后为 NED 状态。

【注释】

a 肾透明细胞癌(clear cell renal cell carcinoma,ccRCC)约占肾细胞癌(renal cell carcinoma,RCC)的 80%,是最常见的肾癌病理类型[1]。肾癌发生的高危因素包括吸烟、肥胖和高血压等;2%~3% 的肾癌由遗传因素导致,如 von Hippel-Lindau 综合征[2]。

b 2022 年 ASCO-GU 报告阿维鲁单抗(avelumab)联合阿昔替尼新辅助治疗局部晚期高危 RCC 的Ⅱ期、单臂、单中心、开放标签临床研究结果(NeoAvAx 研究)。共纳入 40 例患者,中位年龄为 63(47~74)岁,接受阿维鲁单抗(10mg/kg,每 2 周一次)联合阿昔替尼(2mg,每日 2 次)治疗。主要终点为 ORR。结果显示 40 例患者中 12 例达到 PR(30%),原发肿瘤中位缩小 20%(+3.8%~−43.5%)。中位随访 23.5 个月,32% 的患者复发。目前该研究次要终点 DFS 及 OS 尚未达到[3]。

c 多中心、随机、双盲、安慰剂对照Ⅲ期 KEYNOTE-564 研究,对比帕博利珠单抗和安慰剂辅助治疗根治性肾癌术且具高复发风险患者的疗效。共纳入 994 例患者,496 例接受帕博利珠单抗治疗(200mg,每 3 周一次),498 例接受安慰剂(200mg,每 3 周一次)。辅助治疗持续 1 年(最多 17 个周期)。经 30 个月随访,帕博利珠单抗组和安慰剂组 24 个月的 DFS 率分别为 77.3% 和 68.1%(*HR*=0.68;95% *CI* 0.53~0.87;*P* =0.002),两组间差异有统计学意义。亚组分析提示中高危、高危以及转移灶术后无瘤的患者均能从辅助免疫治疗获益。帕博利珠单抗组、安慰剂组 3 级以上 AEs 发生率分别为 18.9%、1.2%,均未发生治疗相关死亡[4]。

d Ⅲ期 CLEAR 研究评估了三种治疗方式在晚期 ccRCC 中的应用：①帕博利珠单抗（200mg，每 3 周一次）联合仑伐替尼（20mg，每日一次）；②仑伐替尼（18mg，每日一次）联合依维莫司（5mg，每日一次）；③舒尼替尼单药（50mg，每日一次）。帕博利珠单抗组（355 例）对比舒尼替尼单药组（对照组，357 例），前者中位 PFS（23.9 个月）显著优于后者（9.2 个月；*HR*=0.39；95% *CI* 0.32~0.49；*P*<0.001），也同样优于仑伐替尼联合依维莫司组（14.7 个月）。OS 比较显示，帕博利珠单抗组优于舒尼替尼组（*HR*=0.56；95% *CI* 0.49~0.88；*P*=0.005）。在各风险人群中，帕博利珠单抗组的 ORR 均优于舒尼替尼组。在中 - 高风险人群中，两组 ORR 分别为 72.4%、28.8%；在低风险人群中，ORR 分别为 68.2%、50.8%[5]。

e 在Ⅲ期 KEYNOTE-426 研究中，861 例既往未接受过治疗的进展期 ccRCC 患者根据风险等级分层后按 1∶1 分组，分别接受阿昔替尼（5mg，每日 2 次）联合帕博利珠单抗（200mg，每 3 周一次）或舒尼替尼（50mg，每日一次，d1~28 每 6 周一次）治疗。结果显示联合治疗组 12 个月 OS 率显著优于舒尼替尼组（89.9% vs. 78.3%，*HR*=0.53，95% *CI* 0.38~0.74，*P*<0.000 1），联合治疗组中位 PFS 同样显著占优（15.4 个月 vs. 11.1 个月，*P*<0.000 1）。截至 2020 年 12 月公布的数据，帕博利珠单抗联合阿西替尼组中位 OS 显著优于舒尼替尼单药组（未达到 vs. 33.3 个月，*HR*=0.68，95% *CI* 0.55~0.85；*P*=0.000 3）。对不同风险人群进行分层后发现：中、高风险 ccRCC 联合治疗的进展风险显著低于舒尼替尼，但低风险人群两组进展风险差异不显著。在安全性方面，联合治疗组与舒尼替尼组 AEs 发生率分别为，总 AEs：96% vs. 97%；3 级以上 AEs：67% vs. 62%。对中高风险、低风险 ccRCC 患者，本指南将帕博利珠单抗联合阿昔替尼分别作为一线治疗的Ⅰ级推荐、Ⅱ级推荐[6]。

f Ⅲ期 JAVELIN Renal 101 研究对比了阿维鲁单抗联合阿昔替尼与舒尼替尼用于晚期肾癌一线治疗的疗效。886 例进展期肾癌患者 1∶1 随机接受阿维鲁单抗（10mg/kg，每 2 周一次）+ 阿昔替尼（5mg，每日 2 次；*n*=442）或舒尼替尼（50mg，每日一次，每 6 周一次；*n*=444）治疗。主要研究终点是 PD-L1 阳性患者的 PFS 和 OS，关键次要研究终点是总人群的 PFS。560 例（63.2%）患者为 PD-L1 阳性，两组的中位 PFS 分别是 13.9 个月 vs. 8.5 个月（*HR*=0.67，*P*<0.001），总人群 PFS 分别是 13.8 个月 vs. 8.4 个月（*HR*=0.69，*P*<0.001）。PD-L1 阳性患者中，ORR 为 55.2% vs. 25.5%。低、中、高危人群中位 PFS 分别为 20.7 个月 vs. 13.8 个月（*HR*=0.71；95% *CI* 0.490~1.02），12.9 个月 vs. 8.4 个月（*HR*=0.71；95% *CI* 0.578~0.866）和 8.7 个月 vs. 4.2 个月（*HR*=0.45；95% *CI* 0.304~0.678）。低危、中危和高危人群中位 OS 分别是未达到 vs. 未达到（*HR*=0.66；95% *CI* 0.356~1.22）、42.8 个月 vs. 37.8 个月（*HR*=0.84；95% *CI* 0.649~1.08）和 21.3 个月 vs. 11.0 个月（*HR*=0.60；95% *CI* 0.399~0.912）。两组 AEs 发生率是 99.5% vs. 99.3%，3 级以上 AEs 发生率分别是 71.2% vs. 71.5%[7]。但因阿维鲁单抗在国内尚未上市，本指南暂将其列为Ⅲ级推荐。

g 在Ⅲ期 IMmotion 151 研究中，既往未经治疗的 915 例肾癌患者分别接受阿替利珠单抗（1 200mg）联合贝伐珠单抗（15mg/kg，每 3 周一次）或舒尼替尼（50mg，每日一次，d1~28，每 6 周一次）治疗。362 例（40%）患者 PD-L1 表达阳性（SP142，≥1% 为阳性）。结果显示，PD-L1 阳性患者，联合治疗组 PFS 显著优于舒尼替尼组（中位 PFS：11.2 个月 vs. 7.7 个月；*HR*=0.74，95% *CI* 0.57~0.96，*P*<0.05）；在整体人群中，联合治疗组 PFS 同样占优（中位 PFS：11.2 个月 vs. 8.4 个月；*HR*=0.83，95% *CI* 0.70~0.97，*P*<0.05），各风险等级（注：此研究采用 MSKCC 风险分级模型）的患者 PFS 均可获益。两组 OS 在 PD-L1 阳性人群和整体人群中均未见显著差异。在 PD-L1 阳性患者中，联合治疗组、舒尼替尼组分别有 16 例（9%）、8 例（4%）达到 CR，60 例（34%）、56 例（30%）达到 PR；在整体人群中上述数据依次为 24 例（5%）、10 例（2%），142 例（31%）和 143 例（31%）。在 AEs 方面，91% 联合治疗患者和 96% 舒尼替尼组患者出现 AEs。联合治疗组中 3 级以上 AEs 发生率为 40%，5% 的患者因 AEs 停止治疗；舒尼替尼组该数据分别为 54% 和 8%[8]。

h Ⅲ期 CheckMate 9ER 研究[9]纳入未经治疗的晚期或转移性 ccRCC 患者，分别接受纳武利尤单抗（240mg，每 2 周一次）联合卡博替尼（40mg，每日一次）治疗或舒尼替尼（50mg，每日一次，d1~28，每 6 周一次）治疗。截至 2020 年 3 月 30 日，研究共纳入 651 例患者，其中纳武利尤单抗联合卡博替尼组 323 例，舒尼替尼组 328 例。研究主要终点为 PFS。纳武利尤单抗联合卡博替尼组中位 PFS 为 16.6 个月，舒尼替尼组为 8.3 个月（*HR*=0.51；95% *CI* 0.41~0.64；*P*<0.000 1）。亚组分析中，各风险组人群均可从纳武利尤单抗联合卡博替尼组中获益。纳武利尤单抗联合卡博替尼组的 ORR 为 55.7%，舒尼替尼组为 27.1%（*P*<0.000 1）。截至 2020 年 3 月 30 日，两组 OS 均未达到。纳武利尤单抗联合卡博替尼组 AEs 发生率为 100%，其中 3 级以上 AEs 发生率为 75%，常见为腹泻、手足皮肤反应、甲状腺功能减退和高血压等。舒尼替尼组 AEs 和 3 级以上 AEs 发生率分别为 99%、71%。

i Ⅲ期 CheckMate 214 研究比较了纳武利尤单抗联合低剂量伊匹木单抗和舒尼替尼一线治疗肾癌的效果。共纳入患者 1 096 例，1∶1 分组。结果显示，中、高风险肾癌，与口服舒尼替尼（422 例，50mg/d，d1~28，每 6 周一次）比较，联合治疗（425 例，纳武利尤单抗 3mg/kg + 伊匹木单抗 1mg/kg，每 3 周一次，4 个周期后纳武利尤单抗维持治疗，3mg/kg，每 2 周一次）的 ORR 及 CR 率均显著更优（ORR：42% vs. 27%，*P*<0.001；CR：9% vs. 1%，*P*<0.001），但联合治疗组 18 个月 OS 率和中位 PFS 未达到预设 *P*<0.009 的显著性阈值（18 个月 OS 率：75% vs. 60%；中位 PFS：11.6 个月 vs.

免疫检查点抑制剂应用

8.4 个月,P=0.03)。在 TRAEs 方面,93% 联合治疗患者及 97% 舒尼替尼患者出现 AEs,其中 3~4 级 AEs 的发生率分别为 46% 和 63%,两组各有 22% 和 12% 的患者因 AEs 中断治疗[8]。CheckMate 214 研究纳入 249 例低风险肾癌患者,125 例接受纳武利尤单抗联合伊匹木单抗治疗,124 例接受舒尼替尼治疗。结果显示,低风险患者,联合治疗 18 个月 OS 率、PFS 和 ORR 上均不及舒尼替尼(18 个月 OS 率:88% vs. 93%;ORR:29% vs. 52%,P<0.001 ;PFS:14.3 个月 vs. 25.1 个月,P<0.001),但联合治疗组 CR 率更高(11% vs. 6%)[10]。Ⅰ期 CheckMate 016 研究[11]纳入 ccRCC 患者 100 例,部分既往接受过其他治疗,其中高风险 6 例、中风险 47 例和低风险 47 例。低风险患者 21 例(44.7%)接受纳武利尤单抗 3mg/kg+ 伊匹木单抗 1mg/kg(N3I1 方案)、21 例(44.7%)接受纳武利尤单抗 1mg/kg + 伊匹木单抗 3mg/kg(N1I3 方案),共 4 个周期,21 天重复,然后均接受纳武利尤单抗维持治疗(3mg/kg,每 2 周一次)至 PD 或毒性无法耐受。在总人群中,两种治疗方案 2 年 OS 率分别为 67.3% 和 69.6%,中位随访时间 22.3 个月,ORR 均为 40.4%。安全性方面,N3I1 方案 AEs 发生率为 91.5%,N1I3 方案为 95.7%;3~4 级 AEs 发生率分别为 38.3% 和 61.7%。两种方案疗效无显著差异,由于 N3I1 方案安全性更高,本指南推荐使用 N3I1 方案。

j 在Ⅲ期 CheckMate 025 研究中,821 例既往接受过一线或多线治疗的进展期 ccRCC 患者,1∶1 分组,分别接受纳武利尤单抗(3mg/kg,每 2 周一次)或依维莫司(10mg/d)治疗。纳武利尤单抗组的 ORR 显著优于依维莫司组(25% vs. 5%,P<0.001),OS 同样占优(中位 OS:25.0 个月 vs. 19.6 个月)。纳武利尤单抗组 AEs 发生率为 79%,依维莫司组 88%;两组的 3~4 级 AEs 发生率分别为 19% 和 37%,分别导致 8% 和 13% 的患者中止治疗,其中依维莫司组有 2 例 AEs 致死病例,纳武利尤单抗组无死亡病例报道[9]。基于上述数据,FDA 已批准纳武利尤单抗作为进展期 ccRCC 的二线用药[12]。

k 一项独立研究对 CheckMate 025 研究所纳入患者按不同基线资料进行分组,包括转移情况、风险等级、治疗线数、纳武利尤单抗治疗前所接受的治疗等,研究结果表明在所有分组中纳武利尤单抗均显示出一致性的 OS 和 ORR 获益[13]。该研究中免疫治疗后 PD 的患者,首次进展后继续纳武利尤单抗治疗者 50% 出现肿瘤负荷降低,13% 的患者肿瘤负荷降低 ≥ 30%,AEs 发生率较进展前低[14]。

l CheckMate 016 研究包含既往接受过其他治疗的患者,此部分患者有 22 例使用纳武利尤单抗 3mg/kg+ 伊匹木单抗 1mg/kg(N3I1 方案)、26 例使用纳武利尤单抗 1mg/kg+ 伊匹木单抗 3mg/kg(N1I3 方案)。两组的 ORR 分别为 45.5% 和 38.5%。该研究证实了纳武利尤单抗联合伊匹木单抗治疗进展期 ccRCC 持续有效性和安全性。尽管缺少二线及以上治疗中安全性数据对比,但结合注释 g 中的整体数据,本指南推荐二线及以上治疗使用 N3I1 方案。

m 一项Ⅱ期临床研究评估了卡瑞利珠单抗联合法米替尼治疗转移性 RCC 或不可切除尿路上皮癌的疗效和安全性。肾癌队列共纳入 38 例晚期患者,84.2% 的患者既往曾接受系统治疗,中位随访 18.8 个月,ORR 达 60.5%,一线治疗及后线治疗的 ORR 分别为 84.6% 和 48%;DCR 为 89.5%,一线和后线治疗的 DCR 分别为 100% 和 84.0%;一线中位 PFS 未达到,后线治疗的 PFS 为 13.4 个月[15]。

肾非透明细胞癌 a

治疗线数	Ⅰ级推荐	Ⅱ级推荐	Ⅲ级推荐
晚期一线或二线治疗		纳武利尤单抗(2B 类) b 阿替利珠单抗 + 贝伐珠单抗(肉瘤样癌,PD-L1 ≥ 1%)(2B 类) c 纳武利尤单抗 + 卡博替尼 d	

【注释】

a 非透明细胞肾细胞癌(non-ccRCC)约占肾癌的 20%,不同 non-ccRCC 的组织、细胞及基因特征存在差异[16]。乳头状癌和嫌色细胞癌是 non-ccRCC 最常见的病理类型,约占 80%,此外还有梭形细胞癌、肉瘤样癌和肾集合管癌等[1,17-18]。由于各病理类型发病率均较低,目前针对 non-ccRCC 药物治疗的临床数据有限,有效治疗策略少。non-ccRCC 的患者大多会被排除在Ⅲ期临床研究之外,对 non-ccRCC 药物治疗的证据通常基于小规模回顾性分析,或大型临床研究的亚组分析。免疫治疗在 non-ccRCC 中的应用有待进一步前瞻性临床研究进行探索。

b 一项多中心回顾性研究分析纳武利尤单抗在转移性 non-ccRCC 中的治疗效果。研究纳入 35 例患者,至少接受过 1 次纳武利尤单抗治疗,其中 PR 7 例(20%)、SD 10 例(29%),中位 PFS 为 3.5 个月,中位随访时间 8.5 个月。AEs 发生率为 37%,主要为疲劳、发热和皮疹[19]。另一项回顾性研究纳入 43 例接受 PD-1/PD-L1 抑制剂治疗的转移性 non-ccRCC 患者,ORR 为 19%(8 例),其中 4 例仅接受 PD-1/PD-L1 抑制剂治疗[20]。考虑到 non-ccRCC 相关临床研究较少,本指南将纳武利尤单抗作为 non-ccRCC 系统性治疗的Ⅱ级推荐。

c IMmotion151 研究纳入了 86 例肾肉瘤样癌患者,在 PD-L1 ≥ 1% 的肾肉瘤样癌,阿替利珠单抗联合贝伐珠单抗治疗的 PFS 显著优于舒尼替尼组(*HR*=0.46,95% *CI* 0.28~0.78)[8]。

d 一项Ⅱ期单臂临床研究分析了纳武利尤单抗联合卡博替尼用于 non-ccRCC 患者(*n*=47)一线或二线治疗的有效性及安全性。队列 1 为乳头状、未分型、*TFE3* 基因易位肾细胞癌(*n*=40);队列 2 为嫌色肾细胞癌(*n*=7)。均接受卡博替尼 40mg/d 联合纳武利尤单抗 240mg/2 周(或 480mg/4 周)。中位随访时间为 13.1 个月,队列 1 的 ORR 为 48%,一线治疗患者 ORR 达 54%。队列 1 中位 PFS 为 38 个月(95% *CI* 16.3 个月 ~ 未达到);队列 2 的 7 例患者均达到 PR 或 CR[21]。

十二、尿路上皮癌

尿路上皮癌

治疗线数	Ⅰ级推荐	Ⅱ级推荐	Ⅲ级推荐
晚期一线治疗	帕博利珠单抗(1A 类)[a,b]		
晚期二线及以上治疗	替雷利珠单抗(1A 类)[c#] 帕博利珠单抗(1A 类)[d] 特瑞普利单抗(1A 类)[e#]		纳武利尤单抗(3 类)[f,g,h] 阿维鲁单抗(3 类)[i] 卡瑞利珠单抗(3 类)[j]
维持治疗		阿维鲁单抗(1A 类)[k]	
辅助治疗	纳武利尤单抗(1A 类)[l]		
新辅助治疗			纳武利尤单抗 + 伊匹木单抗(3 类)[m]

#. 已纳入国家医保目录。

【注释】

a 基于Ⅱ期 KEYNOTE-052 研究,FDA 批准帕博利珠单抗作为不适合接受顺铂治疗的局部晚期,以及不可切除的或转移性尿路上皮癌患者的一线治疗[1]。这项研究中共招募 374 例患者,370 例患者接受了至少一剂帕博利珠单抗。2020 年 8 月 ASCO 公布的长期随访显示,数据截止时间(2018 年 9 月 26 日),所有患者 ORR 为 28.6%,中位 DoR 为 30.1 个月(95% *CI* 18.1 个月 ~ 未达到)。DoR 超 12 个月和 24 个月的患者分别为 67% 和 52%[2]。5 年随访结果,数据截止时间(2020 年 9 月 26 日)的中位时间为 56.3 个月(51.2~65.3 个月),要终点是 ORR。最终确认的 ORR 为 28.9%(95% *CI* 24.3%~33.8%),平均 DoR 为 33.4 个月(范围:1.4+~60.7+ 个月);36 个月的 DoR 率为 44.8%[3]。Ⅲ期 KEYNOTE-361 研究用于评估一线应用帕博利珠单抗单药或联合铂类化疗用于一线治疗晚期或无法手术切除的尿路上皮癌患者的疗效和安全性,2016 年 10 月 19 日至 2018 年 6 月 29 日,研究共纳入 1 010 例患者,按 1∶1 ∶1 随机分为 3 组,分别接受帕博利珠单抗联合化疗(*n*=351)、帕博利珠单抗单药(*n*=307),以及单纯化疗(*n*=352),中位随访时间为 31.7 个月(27.7~36.0 个月),联合化疗组中位 PFS 为 8.3 个月(95% *CI* 7.5~8.5 个月)、化疗组为 7.1 个月(95% *CI* 6.4~7.9 个月)(*HR*=0.78,95% *CI* 0.65~0.93,*P*=0.033);中位 OS 分别为 17 个月(95% *CI* 14.5~19.5 个月)、14.3 个月(95% *CI* 12.3~16.7 个月)(*HR*=0.86,95% *CI* 0.72~1.02,*P*=0.007),联合化疗组对比化疗组无论 PFS 还是 OS 均无显著提高未到达主要终点。尽管该Ⅲ期临床研究未能达到预期,美国 FDA 还是于 2021 年 8 月正式批准了帕博利珠单抗用于治疗含铂化疗不耐受的局部晚期或转移性尿路上皮癌患者[4]。国家卫生健康委员会最新修订的《新型抗肿瘤药物临床应用指导原则(2022 年版)》指出,帕博利珠单抗用于不耐受铂类化疗的晚期尿路上皮癌的一线治疗适应证是基于Ⅱ期单臂临床研究 KEYNOTE-052 的研究结果,该联合方案已获得美国 FDA 批准,但目前尚未得到 NMPA 批准,可在与患者充分沟通的情况下考虑使用。故本指南将其作为Ⅰ级推荐。

b 基于Ⅱ期 IMvigor210 研究队列 1 数据,2017 年 4 月美国 FDA 加速批准阿替利珠单抗用于不适合接受顺铂治疗的局部晚期或转移性尿路上皮癌一线治疗。这项单臂、多中心研究结果显示,123 例患者中 119 例接受了一剂或多剂剂量的阿替利珠单抗,ORR 为 23%(95% *CI* 16%~31%),CR 为 9%(*n*=11),19/27 持续缓解。中位 PFS 为 2.7 个月,中位 OS 为 15.9 个月(2018 ASCO 会议更新为 16.3 个月)[5]。IMvigor130 研究是一项Ⅲ期多中心 RCT,对比阿替利珠单抗及联合铂类化疗一线治疗局部晚期,以及转移性尿路上皮癌患者的疗效。依据 2019 年 ESMO 会议公布的初步结果,研究实际入组了 1 213 例患者,联合化疗组、化疗组和单药阿替利珠单抗组分别为 451 例,400 例,以及 362 例。主要研究终点为 PFS 和 OS。2021 ASCO GU 更新的亚组分析结果显示,在 ITT 人群中,单药阿替利珠单抗组与化疗组的 OS 没有差异(*HR*=1.02 ;95% *CI* 0.83~1.24)。两组中 PD-L1 ≥ 5%(IC2/3)的患者比较也无明显生存获益(*HR*=0.68,95% *CI* 0.43~1.08)。但在顺铂不能耐受的 IC2/3 患者中,单药阿替利珠单抗组显示出更优的生存获益 OS(18.6 个月 vs. 10 个月,*HR*=0.53 ;95% *CI* 0.30~0.94)和 ORR [38%(95% *CI* 25%~53%)vs. 33%(95% *CI* 19%~49%)]。因此,2022 年 11 月,厂商主动撤回美国 FDA 批准的阿替利珠单抗用于不适合接受顺铂治疗的局部晚期或转移性尿路上皮癌一线治疗适应证。

c 基于Ⅱ期 BGB-A317-204 研究,NMPA 批准替雷利珠单抗用于既往接受过治疗的局部晚期或转移性尿路上皮癌患者,故本指南将其作为Ⅰ级推荐。这是一项单臂,多中心的Ⅱ期临床研究,用于评估替雷利珠单抗治疗既往接受过≥1 线标准化疗的局部晚期或转移性尿路上皮癌患者,主要终点为 ORR,次要终点是缓 DoR、PFS 和 OS 等。研究共纳入 113 例患者,中位治疗时间为 15 周,中位随访时间为 8 个月。2019 ESMO 发布的研究数据,在可评估的 101 例患者中,ORR 达到 24.8%,9.9% 的患者 CR,14.9% 的患者 PR,SD 占 13.9%,DCR 为 38.6%。亚组分析显示,不同基线情况患者均存在临床缓解[6]。此外,BGB-A317-310 是一项随机、双盲、安慰剂对照的Ⅲ期研究,旨在评估替雷利珠单抗联合标准化疗对比安慰剂联合标准化疗一线治疗局部晚期或转移性尿路上皮癌患者的疗效和安全性,正在入组中,目前尚无研究数据披露。

d 基于Ⅲ期 KEYNOTE-045 研究,美国 FDA 批准帕博利珠单抗用于铂化疗后病情进展或复发的局部晚期,以及不可切除的或转移性尿路上皮癌的二线治疗[7]。该研究随机分配了 542 例铂类化疗后复发或进展的晚期尿路上皮癌患者至帕博利珠单抗组(*n*=270)或化疗组(研究者决定紫杉醇、多西他赛或长春氟宁,*n*=272),数据截止时间为 2020 年 10 月,中位随访时间 62.9 个月(58.6~70.9 个月),主要终点是 PFS 和 OS。完成两年治疗患者,帕博利珠单抗组和化疗组总 OS 率分别为 16.7% 和 10.1%;PFS 率分别为 9.5% 和 2.7%。帕博利珠单抗组 DoR 为 29.7 个月(1.6+~60.5 个月),化疗组为 4.4 个月(1.4+~63.1 个月);36 个月 DoR 率分别为 44.4% 和 28.3%。国家卫生健康委员会最新修订的《新型抗肿瘤药物临床应用指导原则(2022 年版)》指出,帕博利珠单抗用于晚期尿路上皮癌的二线治疗适应证是基于全球Ⅲ期临床研究 KEYNOTE-045 的研究结果,该治疗方案已获得美国 FDA 批准,但目前尚未得到 NMPA 批准,可在与患者充分沟通的情况下考虑使用。

e 基于Ⅱ期 POLARIS-03 研究结果显示,NMPA 批准特瑞普利单抗用于含铂化疗失败包括新辅助或辅助化疗 12 个月内进展的局部晚期或转移性尿路上皮癌的治疗,故本指南将其作为Ⅰ级推荐。这是一项多中心、单臂、开放标签Ⅱ期研究临床研究,旨在评估特瑞普利单抗在先前治疗过的转移性尿路上皮癌患者中的安全性、有效性和相关生物标志物。在 ITT 患者(*n* = 151)中,TRAEs 发生率 85%,≥3 级及以上 TRAEs 20%。ORR 为 26%,DCR 为 45%。中位 DoR、PFS 和 OS 分别为 19.7 个月(95% *CI* 13.9 个月 ~ 未达到)、2.3 个月(95% *CI* 1.8~3.6 个月)和 14.4 个月(95% *CI* 9.3~23.1 个月)。PD-L1+ 和 TMB 高患者的 ORR 均优于 PD-L1- 的患者(42% vs. 17%,*P*=0.002)和 TMB 低的患者(48% vs. 22%,*P*=0.014)。TMB 高的患者比 TMB 低的有着更好的 PFS(12.9 个月 vs. 1.8 个月,*P*<0.001)和 OS(未达到 vs. 10.0 个月,*P*=0.018)[8]。

f 基于Ⅱ期 IMvigor210 队列 2 研究,FDA 加速批准阿替利珠单抗用于铂类化疗后进展的局部晚期或转移性尿路上皮癌二线治疗。这项单臂、多中心研究结果显示,310 例接受了阿替利珠单抗治疗患者中,IC 2/3 人群 ORR 为 26%(95% *CI* 18%~36%),IC 1/2/3 人群为 18%(95% *CI* 13%~24%)和所有患者为 15%(95% *CI* 11%~19%)。中位随访时间为 11.7 个月(95% *CI* 11.4~12.2 个月),38/48(84%)持续反应。IC 2/3 人群 OS 为 11.4 个月(95% *CI* 9.0 个月 ~ 未达到),IC 1/2/3 人群为 8.8 个月(95% *CI* 7.1~10.6 个月)和所有患者为 7.9 个月[9]。IMvigor211 是一项Ⅲ期多中心 RCT,用于评价阿替利珠单抗治疗铂类化疗后进展的局部晚期或转移性尿路上皮癌的疗效和安全性。931 例患者接受阿替利珠单抗(*n*=467)或二线化疗(长春氟宁、紫杉醇或 75mg/m² 多西紫杉醇,*n*=464)。在 IC 2/3 人群阿替利珠单抗组和化疗组 OS 无显著差异(11.1 个月 vs. 10.6 个月,*P*=0.41)。IC 2/3 人群 ORR 相似:阿替利珠单抗组 23%,化疗组为 22%。阿替利珠单抗组的 DoR 长于化疗组(15.9 个月 vs. 8.3 个月)。接受阿替利珠单抗治疗的患者与接受化疗的患者相比,3~4 级 TRAEs 发生率为 20%,化疗组 43%,且 AE 较少导致治疗中断事件(7% vs. 18%)[10]。由于 IMvigor211 研究中未能达到 OS 终点,2021 年 3 月,厂商宣布撤回美国 FDA 批准的阿替利珠单抗二线治疗转移性尿路上皮癌适应证。

g 基于Ⅱ期 CheckMate 275 研究,美国 FDA 与 EMA 批准将纳武利尤单抗用于铂类化疗后进展的局部晚期不可切除或转移性尿路上皮癌患者的二线治疗,由于 NMPA 尚未批准该适应证,故本指南将其作为Ⅲ级推荐[11]。这项单臂多中心临床研究显示,270 例患者接受了纳武利尤单抗,其中 265 例患者接受了疗效评估。2020 年 10 月公布的数据更新结果显示,在至少 33.7 个月的随访中,11 例患者(4.1%)仍在接受纳武利尤单抗治疗,停止治疗的主要原因是 PD(60.7%)和纳武利尤单抗无关的 AEs(14.1%)ORR 为 20.7%,CR 率为 6.7%,PD-L1<1%(*n*=146)和 PD-L1 ≥ 1%(*n*=124)的患者 ORR 分别为 16.4%(95% *CI* 10.8%~23.5%)和 25.8%(95% *CI* 18.4%~34.4%),PD-L1<5%(*n*=187)和 PD-L1 ≥ 5%(*n*=83)的患者 ORR 分别为 16.0%(95% *CI* 11.1%~22.1%)和 31.3%(95% *CI* 21.6%~42.4%)。中位 DoR 为 20.3 个月(*n*=56,95% *CI* 11.5~31.3 个月),中位 PFS 1.9 个月(95% *CI* 1.9~2.3 个月),PD-L1<1% 和 PD-L1 ≥ 1% 患者的中位 PFS 分别为 1.9 个月(95% *CI* 1.7~2.0 个月)和 3.5 个月(95% *CI* 1.9~3.7 个月)。中位 OS 8.6 个月(95% *CI* 6.1~11.3 个月),3 年 OS 率为 22.3%(95% *CI* 17.3%~27.6%),PD-L1<1% 和 PD-L1 ≥ 1% 患者的中位 OS 分别为 6.0 个月(95% *CI* 4.4~8.1 个月)和 11.9 个月(95% *CI* 9.1~19.1 个月)[12]。CheckMate 901 研究是一项随机、开放性、对照、多中心、全球Ⅲ期研究,比较纳武利尤单抗、纳武利尤单抗联合伊匹木单抗对照标准化疗用于晚期尿路上皮癌患者的一线治疗,结果显示联合治疗最终未能改善 PD-L1 表达 ≥ 1% 患者的 OS。

h 基于Ⅰ/Ⅱ期 Study 1108 研究,FDA 加速批准度伐利尤单抗用于经铂类化疗后进展的局部晚期或转移性尿路上皮癌二线治疗的适应证。研究中 191 例患者接受了治疗,中位随访时间为 5.78 个月,95.3% 接受过铂类化疗。ORR 为 17.8%(34/191;95% *CI* 12.7%~24.0%),7 例为 CR。患者在治疗早期即出现疾病缓解,TTR 为 1.41 个月(范围:1.2~7.2 个月),并且缓解能够持续,中位 DoR 未达到。PD-L1 高表达组和 PD-L1 低表达 / 阴性组中均观察到疾病缓解,ORR 分别为 27.6%(95% *CI* 19.0%~37.5%)和 5.1%(95% *CI* 1.4%~12.5%)。中位 PFS 为 1.5 个月(95% *CI* 1.4~1.9 个月),中位 OS 为 18.2 个月(95% *CI* 8.1 个月 ~ 未达到),1 年 OS 率为 55.0%(95% *CI* 43.9%~64.7%)[13]。DANUBE 是一项随机、开放性、对照、多中心、全球Ⅲ期研究,比较度伐利尤单抗、度伐利尤单抗 + 替西米单抗联合治疗对照标准化疗,用于不可切除的Ⅳ期尿路上皮癌患者的一线治疗。主要终点是比较单免疫组较化疗组在 PD-L1 高表达患者中的中位 OS,以及双免疫组较化疗组在 ITT 人群中的中位 OS。数据截至 2020 年 1 月 27 日,中位随访生存期为 41.2 个月(37.9~43.2 个月)。本研究未达到其共同主要终点。2021 年 2 月,厂商宣布撤回美国 FDA 批准的度伐利尤单抗用于经铂类化疗后进展的局部晚期或转移性尿路上皮癌二线治疗的适应证。另外,正在入组中的 NILE 研究是一项随机、开放性、对照、多中心、全球Ⅲ期研究,比较度伐利尤单抗联合标准化疗和度伐利尤单抗联合替西米单抗及标准化疗对照单用标准化疗,用于不可切除的局部晚期或转移性尿路上皮癌患者的一线治疗。该研究尚在入组中,暂无数据披露。

i 基于Ⅰ期 JAVELIN Solid Tumor 研究,FDA 批准阿维鲁单抗用于经铂类化疗后进展的局部晚期或转移性尿路上皮癌二线治疗的适应证,由于 NMPA 尚未批准该适应证,故本指南将其作为Ⅲ级推荐。249 例患者符合条件接受阿维鲁单抗治疗,中位数为 12 周(6.0~19.7 周),中位随访时间 9.9 个月(4.3~12.1 个月)。数据截至 2016 年 6 月 9 日时评估了疗效及安全性。随访至少 6 个月的 161 例患者中,ORR 为 17%(95% *CI* 11%~24%),CR、PR 率分别为 6% 和 11%[14]。

j NCT03827837 临床研究中尿路上皮癌队列,卡瑞利珠单抗联合法米替尼治疗晚期无法切除的尿路上皮癌的Ⅱ期临床研究,总共招募 36 例患者。从入组到数据截止的中位持续时间为 11.9 个月(6.1~28.5 个月),ORR 为 30.6%(95% *CI* 16.3%~48.1%),DoR 为 6.3 个月(95% *CI* 2.1 个月 ~ 未达到)。PFS 为 4.1 个月(95% *CI*:2.2~8.2 个月),OS 为 12.9 个月(95% *CI* 8.8 个月 ~ 未达到),膀胱尿路上皮癌患者(*n* = 18)ORR 为 38.9%(95% *CI* 17.3%~64.3%),中位 PFS 为 8.3 个月(95% *CI* 4.1 个月 ~ 未达到)。该亚群的中位 DoR 和 OS 未达到,DoR 和 OS 分别为 4.2 个月和 11.3 个月[15]。MA-UC-II-002 是一项卡瑞利珠单抗联合白蛋白紫杉醇治疗复发或进展的尿路上皮癌的多中心Ⅱ期临床研究,公布了中期分析结果,共入组 20 例患者,中位年龄为 65 岁,11 例患者(55%)为膀胱尿路上皮癌,患者的中位 PFS 为 5.81 个月;ORR 25%;其中 1 例患者 CR;DCR 为 75%。两例患者(10%)在 1 年内有持久反应。

k 基于 JAVELIN Bladder 100 研究,FDA 批准阿维鲁单抗用于一线维持治疗接受含铂化疗后未进展的局部晚期或转移性尿路上皮癌患者。该研究是一项随机、多中心Ⅲ期临床研究,旨在评估阿维鲁单抗联合 BSC 作为一线维持治疗在局部晚期或转移性尿路上皮癌患者中的疗效。研究纳入无法手术切除的局部晚期或转移性尿路上皮癌初治患者,予标准化疗 4~6 个周期后,700 例无 PD 的患者按照 1:1 随机给予阿维鲁单抗(10mg/kg,每 2 周一次)联合 BSC 或单纯 BSC。主要终点为 OS。次要终点包括 PFS、ORR、DoR、DCR 和安全性。数据截止日期 2019 年 10 月 21 日,阿维鲁单抗组 85 例患者(24.3%)和对照组 26 例患者(7.4%)仍在治疗,中位随访期均超 19 个月。主要终点:总人群中,*P*<0.001 中位 OS 为 21.4 个月优于对照组的 14.3 个月(*HR*=0.69,95% *CI* 0.56~0.86;*P*=0.001)。PD-L1 阳性人群中,阿维鲁单抗组相比对照组也显著延长了中位 OS,分别为未达到和 17.1 个月(*HR*=0.56;95% *CI* 0.40~0.79,*P*<0.001)。2021 ASCO GU 更新了亚组分析结果,亚组由持续时间的四分位数(Qs)定义[<Q1(<15.0 周)、Q1~Q2(15.0 至 <18.0 周)、Q2~Q3(18.0 至 <20.1 周)和 >Q3(>20.1 周)]或估计的一线化疗周期数(4、5 或 6 个)。无论一线化疗的持续时间或周期如何，亚组之间的阿维鲁单抗的安全性相似。在一线化疗持续时间不同的亚组中，观察到阿维鲁单抗加最佳支持治疗与单独最佳支持治疗相比总体生存获益（尽管差异无统计学意义）。按周期数对亚组进行分层时，接受阿维鲁单抗加最佳支持治疗的患者在所有周期中都有生存获益，接受 6 个周期化疗患者生存率显著提高（*HR*=0.66，95% *CI* 0.47~0.92）。在亚组中，阿维鲁单抗最佳支持治疗与单独最佳支持治疗相比也观察到 PFS 获益[16]。研究者报告了阿维鲁单抗一线维持治疗的患者报告结局，与单独最佳支持治疗相比，阿维鲁单抗维持治疗延长了患者的 OS，而不影响患者自身的生活质量[17]。

l 基于 CheckMate 274 研究，美国 FDA 批准纳武利尤单抗用于根治性切除术后高复发风险的尿路上皮癌患者的辅助治疗。这是一项Ⅲ期、双盲的多中心随机研究，对比纳武利尤单抗与安慰剂辅助治疗在根治术后高危肌层浸润性尿路上皮癌患者中的疗效及安全性，接受根治性手术的肌层浸润性尿路上皮癌患者按 1∶1 的比例分配接受纳武利尤单抗或安慰剂治疗。每 2 周 1 次，治疗周期 1 年。允许患者在入组前进行基于顺铂的新辅助化疗。主要终点是所有患者（ITT 人群）和 PD-L1 ≥ 1% 的患者的 DFS，次要终点为尿道外无复发生存（NUTRFS），纳武利尤单抗治疗组共有 353 例患者，安慰剂组为 356 例患者。ITT 人群的中位 DFS 为 20.8 个月（95% *CI* 16.5~27.6 个月），安慰剂组为 10.8 个月（95% *CI* 8.3~13.9 个月）。纳武利尤单抗组和安慰剂组在 6 个月时存活且无复发的患者为 74.9% 和 60.3%（*HR*=0.70；98.22% *CI* 0.55~0.90，*P*<0.001）。PD-L1 ≥ 1% 的患者中，比例分别为 74.5% 和 55.7%（*HR*=0.55；95% *CI* 0.35~0.85，*P*<0.001）。ITT 人群中，尿道外无复发的中位生存期纳武利尤单抗组为 22.9 个月（95% *CI* 19.2~33.4 个月），安慰剂组为 13.7 个月（95% *CI* 8.4~20.3 个月）。纳武利尤单抗组和安慰剂组在 6 个月时存活且无尿道外复发的患者为 77.0% 和 62.7%（*HR*=0.72；95% *CI* 0.59~0.89）。PD-L1 ≥ 1% 的患者中，比例分别为 75.3% 和 56.7%（*HR*=0.55；95% *CI* 0.39 ~0.79）[18]。2022 ASCO 会议公布了 CheckMate 274 研究中，肌层浸润性膀胱癌亚组分析数据，结果表明中位 DFS 纳武利尤单抗组 25.8 个月 vs 安慰剂组 9.4 个月（*HR*=0.61，95% *CI* 0.49~0.77），疾病复发或死亡风险降低 39%。IMvigor010 是一项Ⅲ期、开放标签的多中心随机研究，对比阿替利珠单抗辅助治疗和随访观察在根治术后高危肌层浸润性尿路上皮癌患者中的疗效及安全性。患者在 RC 术 /RUC 术 + 淋巴结清扫后 14 周内入组。入组分期：新辅助化疗患者（$ypT_{2\text{-}4a}$ 或 ypN_{+}），未行新辅助化疗（$pT_{3\text{-}4a}$ 或 pN_{+}）。将患者按 1∶1 的比例随机分配，给予阿替利珠单抗组（1 200mg，每 3 周一次）或观察组 16 个周期或 1 年，主要终点是 DFS，次要终点是 OS 和安全性。2020 ASCO 会议对最终 DFS，初次中期 OS 和安全性进行了报告。ITT 人群共 809 例患者，平均中位随访时间 21.9 个月。阿替利珠组和观察组分别有 48% 和 47% 的患者接受了新辅助化疗，其中 7% 和 6% 的原发疾病为上尿路尿路上皮癌；两组各有 48% 的患者存在淋巴结转移。两组患者 DFS（*HR*=0.89，95% *CI* 0.74~1.02；*P*=0.244 6）和 OS（*HR*=0.85，95% *CI* 0.66~1.09；*P*=0.195 1）均无统计学差异。对患者按照 PD-L1 状态进行分层后，IC 0/1 的患者（*HR*=0.81，95% *CI* 0.63~1.05），IC2/3 的患者（*HR*=1.01，95% *CI* 0.75~1.35）[19]。

m NABUCCO 是一项ⅠB 期研究，评估纳武利尤单抗和伊匹木单抗在高风险可切除尿路上皮癌患者中进行短期术前新辅助治疗的安全性和有效性，研究共纳入 24 例Ⅲ期尿路上皮癌患者术前接受两剂纳武利尤单抗和伊匹木单抗治疗，再行根治性手术切除。主要终点为治疗 12 周内根治性手术可行性。12 周内所有患者均达到终点，其中 23 例接受了手术。11 例患者（46%）为 pCR，达到了次要终点。14 例患者（58%）没有残留浸润性疾病（pCR 或 $pT_{is}N_0$/pT_aN_0）。与 PD-1/PD-L1 单药研究相比，对纳武利尤单抗和伊匹木单抗的 CR 与基线 $CD8^+$ T 细胞活性无关[20]。2020 ASCO-GU 公布了 BLASST-1 前期数据，肌肉浸润性膀胱癌患者应用纳武利尤单抗联合 GC 方案化疗进行新辅助治疗，结果显示病理学非肌层浸润率为 66%、pCR 为 49%，联合治疗并未增加毒性或死亡，且并未增加手术延迟及并发症，其长期随访仍在进行中。正在进行的 PURE-01 是一项Ⅱ期、开放标签的单臂临床研究，用于评估术前接受 3 个周期帕博利珠单抗新辅助治疗在高风险可切除尿路上皮癌患者中的安全性和有效性[21]。2022 年 SUO 年会，研究者报告了 PURE-01 研究的 3 年生存结局，155 例 ITT 人群中，143 例（92.3%）接受了根治性膀胱切除术，pT_0 率 57 例（39.9%），pT ≤ 1 率 83 例（58%），ITT 人群的 3 年 EFS 率为 74.4%（95% *CI* 67.8%~81.7%），3 年 OS 率为 83.8%（95% *CI* 77.8%~90.2%）。UC-003 研究是卡瑞利珠单抗联合 GC 方案新辅助治疗局部晚期膀胱癌的探索性临床研究，2022 ESMO 会议披露初步研究结果，19 例入组患者中，pT_0 率 11 例（58%），pT ≤ 1 率 12 例（63%）。BGB A317-2002 研究是一项在国内多中心开展的替雷利珠单抗联合顺铂和吉西他滨新辅助治疗 $cT_{2\text{-}4a}N_0M_0$ 耐受顺铂的膀胱尿路上皮癌患者的多中心临床研究，主要研究终点是 pCR 率（pT_0N_0），次要研究终点是病理降期率（≤ pT_1N_0）、EFS 率、OS 率和安全性。研究计划入组 65 例患者，现已入组完成，数据更新至 2022 年 10 月，共 48 例患者完成根治性膀胱切除术，pT_0N_0=54.2%，病理降期率 75%。

十三、宫颈癌

宫颈癌

治疗线数	Ⅰ级推荐	Ⅱ级推荐	Ⅲ级推荐
晚期一线治疗 [a]	帕博利珠单抗 + 顺铂(或卡铂)+ 紫杉醇 ± 贝伐珠单抗(PD-L1 阳性患者)(1 类)[a]		
晚期二线及以上治疗 [b]	卡度尼利单抗(2A 类)[c]	帕博利珠单抗(限 PD-L1 阳性或 MSI-H/dMMR 患者)(2A 类)[d,e] 纳武利尤单抗(限 PD-L1 阳性患者)(2A 类)[b] 卡度尼利单抗(2A 类)[e]	
局部晚期宫颈癌 [f]			

【注释】

a KEYNOTE-826 是一项大型随机对照多中心Ⅲ期试验,共纳入持续、复发或转移性宫颈癌患者 617 例,对照组的方案为含铂化疗(紫杉醇联合顺铂或卡铂) ± 贝伐珠单抗,研究组的方案为帕博利珠单抗 + 含铂化疗 ± 贝伐珠单抗。研究组显著改善 OS 和 PFS,无论在 CPS≥1、全人群还是 CPS≥10 的人群中:中位 PFS 分别为 10.4 个月 vs. 8.2 个月(*HR*=0.62)、10.4 个月 vs. 8.2 个月(*HR*=0.65)和 10.4 个月 vs. 8.1 个月(*HR*=0.58);中位 OS 分别为未达到 vs. 16.3 个月(*HR*=0.64)、24.4 个月 vs. 16.5 个月(*HR*=0.67)和未达到 vs. 16.4 个月(*HR*=0.61)[1]。

b NCT01693783 研究评估伊匹木单抗治疗复发或转移 HPV 相关宫颈癌的安全性及有效性,在 34 例可评估患者中,中位 PFS 为 2.2 个月(95% *CI* 2.1~3.2 个月),中位 OS 为 8.5 个月(95% *CI* 3.6 个月 ~ 未达到)[2]。NCT022257528(GY002)研究首次评估了纳武利尤单抗对接受过一次全身化疗的转移性或复发性宫颈癌患者疗效。在可评估疗效的 25 例患者中,只有 1 例患者 PR,RR 为 4%,但中位 OS 为 14.5 个月(95% *CI* 8.3~26.8 个月)[3]。CheckMate 358 是一项多中心、Ⅰ/Ⅱ期临床研究,评估纳武利尤单抗,以及纳武利尤单抗联合伊匹木单抗治疗 5 种病毒相关肿瘤的安全性及有效性。该研究中纳武利尤单抗单药治疗组 ORR 为 26.3%(95% *CI* 9.1%~52.2%);第一个联合组治疗包括每 2 周 3mg/kg 的纳武利尤单抗和每 6 周 1mg/kg 的伊匹木单抗,持续 2 年,在未接受过全身治疗的患者中,ORR 为 31.6%(95% *CI* 12.6%~56.6%),而接受过全身治疗的患者中,ORR 为 23.1%(95% *CI* 9.0%~43.6%);第二个联合组治疗纳武利尤单抗 1mg/kg 和伊匹木单抗 3mg/kg,每 3 周 1 次,共 4 次,随后每 2 周使用纳武利尤单抗 240mg,持续 2 年,在未接受过全身治疗的患者中,ORR 为 45.8%(95% *CI* 25.6%~67.2%),而接受过全身治疗的患者中,ORR 为 36.4%(95% *CI* 17.2%~59.3%)[4]。

c 卡度尼利单抗是一种抗 PD-1/CTLA-4 双特异性抗体,AK104-201 研究探究了该药二线治疗复发 / 转移性宫颈癌的疗效。结果显示,ORR 为 33%,CR 率为 12%,PR 率为 21%,mPFS 为 3.75 个月,mOS 为 17.51 个月。无论 PD-L1 状态、是否接受过贝伐珠单抗治疗,患者均能从卡度尼利单抗单药治疗获益[5]。基于该研究,NMPA 已经批准卡度尼利单抗用于治疗既往接受含铂化疗治疗失败的复发或转移性宫颈癌。

d 基于Ⅱ期 KEYNOTE-158 研究,FDA 批准帕博利珠单抗用于治疗化疗过程中或化疗后 PD 并且肿瘤组织 PD-L1 表达阳性的晚期或复发性宫颈癌。在这项研究中,共纳入 98 例复发或转移性宫颈癌患者,在 PD-L1 阳性患者中,ORR 为 14.6%[6]。KEYNOTE-028 研究是一个多中心、单臂的Ⅰb 期研究,评估帕博利珠单抗用于 20 多种 PD-L1 表达阳性的晚期实体瘤。该研究纳入 24 例既往接受过至少两线化疗的复发或转移宫颈癌,ORR 为 16.7%,PFS 为 2 个月,mOS 为 11 个月[6]。

e 基于Ⅱ期 NCT01876511 研究及其扩展研究,FDA 批准了帕博利珠单抗用于治疗 MSI-H 或 dMMR 不可切除的晚期实体瘤。这是首个按生物标志物而不是基于组织类型来批准的抗肿瘤药物[7]。

f NCT04221945(KEYNOTE-A18)是一项Ⅲ期、随机、安慰剂对照研究,评估帕博利珠单抗联合同步放化疗治疗局部晚期宫颈癌的疗效,此项研究还在进行中。CALLA 研究是一项随机、多中心、双盲、全球性Ⅲ期临床试验,结果表明,与单纯同步放化疗相比,度伐利尤单抗联合同步放化疗未显著改善高危局部晚期宫颈癌患者的 PFS,且基于现有的亚组分析尚不能确认免疫联合同步放化疗中获益的具体亚组人群[8]。

十四、复发或转移性子宫内膜癌

治疗线数	Ⅰ级推荐	Ⅱ级推荐	Ⅲ级推荐
一线或后线治疗		仑伐替尼 + 帕博利珠单抗(2A 类)[a] 帕博利珠单抗(限 TMB-H 或 MSI-H/dMMR 患者)(2A 类)[b,c,d] 纳武利尤单抗(限 MSI-H/dMMR 患者)(2A 类)[e]	dostarlimab-gxly(限 MSI-H/dMMR 患者)(2B 类)[f] 替雷利珠单抗(限 MSI-H/dMMR 患者)(2B 类)[g]

【注释】

a 基于 KEYNOTE-146/Study 111 研究,FDA 批准仑伐替尼 + 帕博利珠单抗联合治疗方案,用于治疗既往接受系统治疗后病情进展、但不适合根治性手术或放射治疗的非 MSI-H/dMMR 型晚期子宫内膜癌患者。该研究旨在评估仑伐替尼联合帕博利珠单抗治疗多个经选择的实体肿瘤患者的有效性。针对晚期子宫内膜癌的最终分析结果显示,24 周时 ORR 为 38.0%(95% *CI* 28.8%~47.8%);亚组分析显示,11 例 MSI-H 患者的 ORR 为 63.6%(95% *CI* 30.8%~89.1%),94 例 MSS 患者的 ORR 为 36.2%(95% *CI* 26.5%~46.7%)[1]。

b KEYNOTE-028 研究旨在评估帕博利珠单抗治疗 PD-L1 阳性晚期实体瘤患者的安全性和有效性。亚组分析显示,在 24 例 PD-L1 阳性的局部晚期或转移性子宫内膜癌患者中,3 例 PR,ORR 为 13%(95% *CI* 2.8%~33.6%),3 例 SD,13 例患者(54.2%)出现 AEs[2]。基于 KEYNOTE-158 研究[3],美国 FDA 批准帕博利珠单抗用于治疗 TMB-H(≥10 个 mut/Mb)、既往治疗后病情进展且无满意替代治疗方案的不可切除或转移性实体瘤患者。

c 子宫内膜癌患者 dMMR 发生率为 20%~30%,FDA 推荐复发转移性子宫内膜癌进行 MSI-H/dMMR 检测。基于Ⅱ期 KEYNOTE-016 研究及其扩展研究,美国 FDA 批准了帕博利珠单抗用于治疗 MSI-H 或 dMMR 不可切除的晚期实体瘤[4-5]。

d KEYNOTE-158 研究旨在评价帕博利珠单抗治疗 11 种初治或经治的晚期实体瘤患者的有效性和安全性,对其中 233 例经治晚期非结直肠伴 MSI-H/dMMR 肿瘤患者的分析表明,中位随访时间为 13.4 个月,ORR 为 34.3%(95% *CI* 28.3%~40.8%),在 49 例子宫内膜癌患者中,8 例 CR,20 例 PR,ORR 为 57.1%(95% *CI* 42.2%~71.2%)[6]。

e NCI-MATCH(EAY131)研究中 Z1D 臂共纳入 42 例 dMMR 的非结直肠癌患者,包括 13 例子宫内膜腺癌、5 例前列腺腺癌和 4 例子宫癌肉瘤等,中位随访时间为 17.3 个月,ORR 为 36%(90% *CI* 23.5%~49.5%),其中 3 例 CR、13 例 PR 和 9 例 SD[7]。

f GARNET 试验旨在评价 PD-1 单抗 dostarlimab-gxly 在经治晚期实体瘤患者的安全性和有效性。研究的主要终点是 ORR 和 DoR。结果表明,ORR 为 41.6%(95% *CI* 34.9%~48.6%),中位 DoR 为 34.7 个月(95% *CI* 2.6%~35.8%),95.4% 患者缓解时间达到或超过 6 个月。进一步分析发现,dostarlimab-gxly 对 TMB-H 和 MSI-H/dMMR 子宫内膜癌患者的抗肿瘤疗效类似;pMMR+TMB-H 患者 ORR(45.5%)与 MSI-H/dMMR+TMB-H 患者 ORR 类似;在 pMMR 子宫内膜癌患者中,TMB-H 状态与 MSI-H 或 POLE 突变状态无关[8]。

g RATIONALE 209 研究旨在评估替雷利珠单抗用于经治 MSI-H/dMMR 实体瘤患者的疗效和安全性,其中包括 13 例子宫内膜癌患者,是首个公布中国 MSI-H/dMMR 妇科肿瘤人群免疫治疗数据的研究。结果表明,替雷利珠单抗单药治疗子宫内膜癌患者 ORR 达到 46.2%(6/13),CR 率为 23.1%(3/13),DCR 为 53.8%(7/13)[9]。

十五、复发或难治性卵巢癌

复发或难治性卵巢癌

治疗线数	Ⅰ级推荐	Ⅱ级推荐	Ⅲ级推荐
一线或后线治疗[a,b]		帕博利珠单抗(限 MSI-H/dMMR 患者)(2A 类)[c]	替雷利珠单抗、恩沃利单抗或斯鲁利单抗(限 MSI-H/dMMR 患者)(2B 类)[d]

【注释】

a 目前,相关临床试验主要是 ICIs 单药或联合化疗、靶向治疗用于卵巢癌术后的一线治疗方案或复发性卵巢癌。从目前

免疫检查点抑制剂应用

的研究结果看来,PD-1/PD-L1 抗体治疗的总体效果并不理想[1-3]。例如 JAVELIN 是一项非盲、Ⅰ B 期临床研究,旨在评估阿维鲁单抗治疗复发或难治性卵巢癌的有效性及安全性,结果显示,125 例患者中有 1 例 CR、11 例 PR,ORR 为 9.6%(95% *CI* 5.1%~16.2%)[1]。Ⅲ期 JAVELIN Ovarian 200 研究旨在考察铂类化疗耐药或难治性卵巢癌患者中阿维鲁单抗单独或与聚乙二醇化多柔比星脂质体(PLD)联合应用的疗效和安全性,与单药 PLD 治疗相比,试验均未显示出阿维鲁单抗单药或联合 PLD 在无进展生存期或 OS 方面的改善[4]。

b ICIs 联合治疗较单药相比显示出一定的优势[5-7]。ACTION 研究显示安罗替尼联合 PD-L1 抑制剂 TQB2450 治疗铂耐药或难治性卵巢癌,ORR 为 47.1%,DCR 为 97.1%,中位 PFS 为 7.8 个月,且毒性可耐受[5]。NCT02853318 研究是评价帕博利珠单抗联合贝伐单抗和口服环磷酰胺治疗复发性卵巢癌的单臂、Ⅱ期临床研究,结果表明,3 例 CR,16 例 PR,ORR 为 47.5%(90% *CI* 34.9%~60.3%);38 例(95%)临床获益,10 例(25%)持久应答[7]。

c 基于Ⅱ期 NCT01876511 研究及其扩展研究,FDA 批准了帕博利珠单抗用于治疗 MSI-H 或 dMMR 的不可切除的晚期实体瘤[8-9]。

d 基于 RATIONALE 209 研究[10]、ASTRUM010 研究[11]和 KN035-CN-006 研究[12]等结果,推荐替雷利珠单抗、恩沃利单抗或斯鲁利单抗用于治疗 MSI-H 或 dMMR 的不可切除的晚期实体瘤(包括卵巢癌)。

十六、黑色素瘤

皮肤黑色素瘤

分层			Ⅰ级推荐	Ⅱ级推荐	Ⅲ级推荐
术后辅助治疗	ⅡB、ⅡC 期				帕博利珠单抗(2A 类)[a]
	Ⅲ A、Ⅲ B、ⅢC、ⅢD 期	可切除的淋巴结转移、移行转移或卫星灶		帕博利珠单抗(1A 类)[b]	特瑞普利单抗(2A 类)[c] 纳武利尤单抗(2A 类)[d] 伊匹木单抗(2B 类)[e]
	Ⅳ期	单个转移病灶或多个转移病灶可完全切除		帕博利珠单抗(1B 类)[b]	特瑞普利单抗(2B 类)[c]
晚期一线治疗	转移性或不可切除Ⅲ或Ⅳ期			帕博利珠单抗(1A 类)[f] 特瑞普利单抗(2A 类)[i]	纳武利尤单抗(2A 类)[g,h] 纳武利尤单抗 + 伊匹木单抗(2A 类)[g,h]
晚期二线治疗	转移性或不可切除Ⅲ或Ⅳ期		如果一线未使用过 PD-1 单抗,二线推荐帕博利珠单抗(1A 类)[i,j]、特瑞普利单抗(2A 类)[k#] 或普特利单抗(2A 类)[k]		纳武利尤单抗(2A 类)[g,h]

#. 已纳入国家医保目录。

肢端黑色素瘤[l,m]

分层			Ⅰ级推荐	Ⅱ级推荐	Ⅲ级推荐
术后辅助治疗	Ⅲ A、Ⅲ B、Ⅲ C、Ⅲ D 期	可切除的淋巴结转移、移行转移或卫星灶			帕博利珠单抗(2B 类)[b] 纳武利尤单抗(2B 类)[d] 伊匹木单抗(2B 类)[e] 特瑞普利单抗(2B 类)c

续表

分层			Ⅰ级推荐	Ⅱ级推荐	Ⅲ级推荐
	Ⅳ期	单个转移病灶或多个转移病灶可完全切除			
晚期一线治疗	转移性或不可切除Ⅲ或Ⅳ期				帕博利珠单抗(2B类)[f] 特瑞普利单抗(2B类)[i] 纳武利尤单抗(2B类)[g] 纳武利尤单抗+伊匹木单抗(2B类)[g,h]
晚期二线治疗	转移性或不可切除Ⅲ或Ⅳ期			帕博利珠单抗(2A类)[i,j]或特瑞普利单抗(2A类)[k]	纳武利尤单抗(2B类)[g,h]

黏膜黑色素瘤[n]

分层			Ⅰ级推荐	Ⅱ级推荐	Ⅲ级推荐
术后辅助治疗	Ⅰ~Ⅲ期				特瑞普利单抗(PD-L1阳性)[c]
晚期一线或以上治疗	任何T,任何N,M_1			特瑞普利单抗 ± 阿昔替尼(2A类)[n]	帕博利珠单抗(2B类)[o] 特瑞普利单抗(2B类)[o] 普特利单抗(2B类)[o]

【注释】

a KEYNOTE-716 研究[1]是一项大型 RCT,旨在探索帕博利珠单抗对照安慰剂辅助治疗Ⅱ期高危黑色素瘤术后的疗效。该研究显示,Ⅱ B 期及Ⅱ C 期黑色素瘤完全切除患者,辅助治疗采用帕博利珠单抗与安慰剂相比能降低 35% 的疾病复发或死亡风险,且无复发生存(relapse-free survival,RFS)显著延长;帕博利珠单抗相较于安慰剂显著延长患者 RFS(*HR*=0.65,95% *CI* 0.46~0.92,*P*=0.006 58;中位 RFS 未达到);两组患者 12 个月 RFS 率分别为 90.5% 和 83.1%。

b 2019 年 2 月,美国 FDA 批准帕博利珠单抗用于Ⅲ期高风险黑色素瘤手术完全切除患者的辅助治疗,此项批准是基于大型Ⅲ期临床研究 KEYNOTE-054 的数据[2]。该研究纳入完全切除的Ⅲ期患者(包括ⅢA、ⅢB、ⅢC 淋巴结转移 1~3 个,以及ⅢC 淋巴结转移超过 4 个),结果提示,与安慰剂相比,帕博利珠单抗辅助治疗 1 年能显著延长患者的 RFS。帕博利珠单抗组 1 年 RFS 率为 75.4%,安慰剂组为 61%,无复发风险降低 43%。研究中未明确标注是否纳入肢端黑色素瘤患者。

c 2021 年 ASCO 会议上报道了一项特瑞普利单抗对比大剂量干扰素辅助治疗的临床研究[3],结果显示,特瑞普利单抗在 PD-L1 阳性组中显示出更长的 RFS(17.3 个月 vs. 11.1 个月)及更好的安全性和耐受性。

d 2017 年 12 月,美国 FDA 批准纳武利尤单抗作为ⅢB、ⅢC 或者Ⅳ期完全切除的皮肤黑色素瘤患者术后的辅助治疗,该获批是基于 CheckMate 238 Ⅲ期 RCT[4-5]。该研究对比纳武利尤单抗(3mg/kg)与伊匹木单抗(10mg/kg)在ⅢB、ⅢC、Ⅳ期黑色素瘤患者的术后辅助治疗,12 个月的 RFS 率分别为 70.5% 和 60.8%,36 个月的 RFS 率分别为 58% 和 45%,纳武利尤单抗组复发或死亡风险较伊匹木单抗组下降 35%(*HR*=0.65,*P*<0.001);除 M_{1c} 期的患者,按 *BRAF* 基因状态、PD-L1 表达水平分层后,均看到了纳武利尤单抗组的生存获益;而纳武利尤单抗组 3~4 级 AEs 发生率仅为 14.4%。研究中纳入 33 例肢端黑色素瘤患者,但纳武利尤单抗在国内缺乏黑色素瘤适应证,因此作为Ⅲ级推荐。

e 2015 年 10 月,美国 FDA 批准伊匹木单抗用于Ⅲ期黑色素瘤术后的辅助治疗[6]。该Ⅲ期 RCT(NCT00636168)纳入Ⅲ期皮肤黑色素瘤完全切除术后的患者,随机分为伊匹木单抗组和安慰剂组,伊匹木单抗组 5 年的 RFS 率是 40.8%,安慰剂组是 30.3%。伊匹木单抗组 5 年的 OS 率是 65.4%,安慰剂组是 54.4%。亚组分析显示,伊匹木单抗组可显著延长原发灶溃疡、淋巴结微小转移合并原发灶溃疡(相当于部分ⅢA 和ⅢB 期)或大于 3 个淋巴结受累的

ⅢC 期患者的生存时间。但伊匹木单抗组 3~4 级 irAEs 的发生率是 41.6%,而安慰剂组是 2.7%。2019 年 E1609 研究结果表明伊匹木单抗 3mg/kg 组在辅助治疗中 OS 略优于干扰素,同时鉴于 10mg/kg 剂量的高毒副作用,2019 年 NCCN 并未将其纳入辅助治疗方案。研究中未明确标注是否纳入肢端黑色素瘤患者。

f KEYNOTE-006 研究是一项Ⅲ期、开放、多中心研究[7],旨在对比帕博利珠单抗与伊匹木单抗治疗既往未接受过伊匹木单抗治疗的不可切除Ⅲ期或Ⅳ期黑色素瘤的疗效。在一线初治患者中,帕博利珠单抗组 4 年 ORR 高达 47%,高于伊匹木单抗组。帕博利珠单抗对比伊匹木单抗显示出持久显著的 OS 获益,2019 年 AACR 年会公布的 5 年随访结果显示,接受免疫治疗作为一线治疗的患者,帕博利珠单抗组和伊匹木单抗组的中位 OS 分别为 38.7 个月 vs. 17.1 个月(*HR*=0.73),PFS 分别为 11.6 个月和 3.7 个月(*HR*=0.54)。在整体人群中,接受帕博利珠单抗和伊匹木单抗治疗的患者分别有 38.7% 和 31.0% 的患者仍然存活,在接受一线治疗的人群中,接受帕博利珠单抗和伊匹木单抗治疗的患者分别有 43.2% 和 33.0% 的患者仍然存活。在完成 2 年帕博利珠单抗治疗的患者(18.5%)和取得 CR(无论是否完成 2 年治疗)的患者中,疗效非常持久。完成 2 年帕博利珠单抗治疗的患者,78.3% 仍未出现 PD,93.8% 在 3 年随访时仍存活;取得 CR 的患者,大多数(85%~86%)在停药后 2 年仍未进展。KEYNOTE-001 是一项大型开放标签、多中心扩展的ⅠB 期临床研究[8],2014 年 9 月,FDA 基于该项研究批准帕博利珠单抗用于晚期黑色素瘤治疗。该研究纳入 655 例确诊为晚期黑色素瘤的患者,75% 的患者之前接受过其他治疗,包括伊匹木单抗,其余为初诊患者。2018 年 ASCO 大会上 KEYNOTE-001 研究更新了 5 年生存数据,总体有效率 34%,总体中位 PFS 为 5.6 个月,中位起效时间 2.8 个月,总人群 5 年 OS 率为 34%,初诊患者 5 年 OS 率为 41%。首次证实了 PD-1 单抗治疗黑色素瘤的长期获益。

g CheckMate 066 研究是一项随机双盲Ⅲ期研究。FDA 于 2015 年基于该研究批准了纳武利尤单抗一线治疗 *BRAF V600* 野生型不可切除性或转移性黑色素瘤。2019 年 CheckMate 066 更新了 3 年随访数据[9],在 *BRAF V600* 野生型晚期黑色素瘤患者中,与达卡巴嗪相比,纳武利尤单抗明显提高 3 年 OS 率及 PFS 率。纳武利尤单抗组随访 38.4 个月,达卡巴嗪组随访 38.5 个月,纳武利尤单抗组的中位 OS 为 37.5 个月,达卡巴嗪为 11.2 个月(*HR*=0.46;95% *CI* 0.36~0.59;$P<0.001$)。纳武利尤单抗和达卡巴嗪组的 3 年 OS 率分别为 51.2% 和 21.6%;中位 PFS 分别为 5.1 个月和 2.2 个月(*HR*=0.42;95% *CI* 0.33~0.53;$P<0.001$);3 年 PFS 率分别为 32.2% 和 2.9%。纳武利尤单抗组的客观有效率 42.9%,显著高于达卡巴嗪组 14.4%。CheckMate 067 是一项多中心随机双盲Ⅲ期研究[10-11],入组初治 *BRAF V600* 野生型或 *BRAF V600* 突变型晚期黑色素瘤,945 例患者分为 3 组:纳武利尤单抗联合伊匹木单抗组、纳武利尤单抗单药组和伊匹木单抗单药组。2019 年 ESMO 大会公布了随访 5 年的研究数据,联合组、纳武利尤单抗组和伊匹木单抗组的 5 年 OS 率分别为 52%、44% 和 26%,联合组的中位 OS 仍未达到,纳武利尤单抗组和伊匹木单抗组的 mOS 分别为 36.9 个月、19.9 个月;5 年 PFS 率分别为 36%、29% 和 8%,mPFS 分别为 11.5 个月、6.9 个月、2.9 个月。联合组的 ORR 为 58%,纳武利尤单抗组的 ORR 为 45%。

h CheckMate 069 研究是一项双盲随机Ⅱ期研究[12],在既往未接受治疗(初治)的不可切除性或转移性黑色素瘤患者中,对比纳武利尤单抗联合伊匹木单抗与伊匹木单抗单药用于一线治疗的疗效和安全性。结果显示,*BRAF V600* 野生型晚期黑色素瘤,联合组取得了更高的 ORR(61%,n=44/72),与单药组(ORR=11%,n=4/37)相比具有统计学显著差异($P<0.001$),针对 *BRAF V600* 突变型黑色素瘤,联合方案也获得相似结果,中位 PFS 显著延长(中位 PFS:8.5 个月 vs. 2.7 个月),PD 或死亡风险降低 60%。FDA 基于该项研究于 2015 年 10 月批准了纳武利尤单抗联合伊匹木单抗一线治疗 *BRAF V600* 野生型晚期黑色素瘤患者。

i KEYNOTE-002 是一项Ⅱ期 RCT[13-14],纳入 540 名伊匹木单抗治疗进展的黑色素瘤患者,随机接受帕博利珠单抗治疗(2mg/kg 或 10mg/kg,每 3 周一次)或化疗。三组 6 个月的 PFS 率分别为 34%、38% 和 16%;相比化疗,两个剂量组的帕博利珠单抗均显著改善 PFS(2mg/kg 组 *HR* 为 0.57;10mg/kg 组 *HR* 为 0.50)。三组中位 OS 时间分别是 13.4 个月、14.7 个月和 11.0 个月,2 年生存率分别是 36%、38% 和 30%。另外,无论之前接受过 0~1 次还是 > 2 次治疗,是否有内脏转移,以及 PD-L1 表达水平,所有患者的 OS 率均一致。ChectMate 037 是一项随机、对照、开放标签的Ⅲ期研究[15],纳入接受过伊匹木单抗和 / 或 BRAF 抑制剂治疗的晚期黑色素瘤患者 405 例,按 2∶1 随机分成两组,分别接受纳武利尤单抗(272 例)和化疗(133 例)。结果显示两组的 ORR 分别为 31.7%、10.6%,纳武利尤单抗显示出更长的 DoR 和更好的缓解情况。

j 基于 KEYNOTE-151 研究,帕博利珠单抗于 2018 年 7 月 25 日获 NMPA 批准在国内上市,用于不可切除或转移性黑色素瘤的二线治疗。该研究为单臂研究[16],共纳入 103 例晚期黑色素瘤患者,给予帕博利珠单抗(2mg/kg,每 3 周一次)治疗 35 次(2 年)或直至确诊 PD,或毒性无法耐受,或患者 / 研究者决定停止。全组 ORR 为 16.7%,其中 CR 1 例,PR 16 例,22 例(21.6%)患者为 SD。DCR 为 38.2%。肢端黑色素瘤亚型患者的 ORR 为 15.8%,黏膜亚型为

13.3%,*BRAF V600* 突变患者的 ORR 为 15.0%。在数据截止时,有效患者的中位 DoR 为 8.4 个月;5 例(65.6%)患者 DoR ≥ 6 个月。中位 PFS 为 2.8 个月;预计 6 个月 PFS 率为 20.4%,12 个月 PFS 率为 11.9%。中位 OS 为 12.1 个月;预计 6 个月 OS 率为 75.7%,12 个月 OS 率为 50.6%。

k 基于 CT4 研究,特瑞普利单抗于 2018 年 12 月 17 日获 NMPA 批准在国内上市。该获批是该研究为既往接受全身系统治疗失败的不可切除或转移性黑色素瘤患者[17],特瑞普利单抗在二线治疗的 ORR 为 17.3%(22/127)、DCR 为 57.5%(73/127),18 个月的 OS 率为 52.9%。肢端黑色素瘤的有效率为 14.0%,非肢端皮肤黑色素瘤患者有效率 31.3%。这项研究和 KEYNOTE-151 研究均提示肢端黑色素瘤接受 PD-1 单抗有效率低于欧美地区患者皮肤黑色素瘤的有效率。2022 年 9 月 29 日,普特利单抗获得 NMPA 批准用于既往接受全身系统治疗失败的不可切除或转移性黑色素瘤的治疗。这一决策基于一项Ⅱ期临床研究[18],共纳入 119 例既往一线治疗失败的黑色素瘤患者,均接受普特利单抗治疗,结果显示 ORR 为 20%,中位 PFS 3.3 个月,中位 OS 17.9 个月;皮肤亚型的有效率为 36.4%,肢端为 14.5%,黏膜为 8.7%。

l 一项针对韩国黑色素瘤患者回顾性分析发现[19],17 例肢端黑色素瘤与 9 例黏膜黑色素瘤患者接受 PD-1 抑制剂治疗,总体客观有效率为 11.5%。欧美学者回顾性分析了 7 个医学中心的临床研究[20],荟萃了 PD-1 抑制剂的 EAP 项目,以及多项临床研究,包括 NCT02083484、NCT01295827、NCT01295827、NCT01927419、NCT01024231,以及 NCT01721746,共纳入 35 例黏膜黑色素瘤,25 例肢端黑色素瘤。回顾性分析显示,肢端黑色素瘤接受 PD-1 抑制剂治疗 ORR 为 33%。上述结果提示,欧美患者肢端黑色素瘤与亚洲肢端黑色素瘤在基因背景及临床疗效上存在差异,仍需要大样本临床研究进行验证。

m 由于目前全球没有针对肢端黑色素瘤的系统分期,以及标准治疗,故目前肢端黑色素瘤分期参照 AJCC 皮肤黑色素瘤分期,治疗大体原则参照皮肤黑色素瘤。

n 黏膜黑色素瘤为亚洲人群黑色素瘤第二大亚型(占 22.6%),包括鼻腔 / 鼻窦 / 鼻咽、口腔、食管、直肠肛管、生殖道、泌尿道等部位来源的黑色素瘤。目前黏膜黑色素瘤的 TNM 分期正在建立中。头颈部来源(鼻腔 / 鼻窦 / 鼻咽、口腔)的黏膜黑色素瘤分期暂可参考 AJCC 分期。直肠、肛管、生殖道来源可暂按照有无肌层侵犯分为Ⅰ期和Ⅱ期,出现区域淋巴结转移为Ⅲ期,远处转移为Ⅳ期。黏膜黑色素瘤的生物学行为有别于皮肤黑色素瘤,其更易侵及血管,更易出现复发转移,术后需要辅助治疗。目前已知 PD-1 单抗免疫治疗在黏膜黑色素瘤有效率低,故目前黏膜黑色素瘤辅助治疗以全身化疗为主。黏膜黑色素瘤辅助 PD-1 单抗比较大剂量干扰素的研究正在进行中。对于不可切除的局部晚期或远处转移的黑色素瘤,PD-1 单抗联合阿昔替尼方案可获得较好疗效。特瑞普利单抗联合阿昔替尼一线治疗晚期黏膜黑色素瘤的Ⅰ B 期临床研究中[21],共入组 33 例未接受过系统性抗肿瘤治疗的晚期黏膜黑色素瘤患者。研究采用传统的 3+3 剂量递增原则。爬坡阶段接受每 2 周 1 次的 1.3mg/kg 特瑞普利单抗静脉滴注,以及阿昔替尼 5mg,b.i.d. 口服;ORR 为 48.3%,DCR 达 86.2%,mPFS 延长至 7.5 个月,mOS 未达到,总体 AEs 可耐受。

o KEYNOTE-151 研究共纳入 103 例中国晚期黑色素瘤患者[16],给予帕博利珠单抗(2mg/kg,每 3 周一次)治疗 35 个周期(2 年)或直至确诊 PD,或毒性无法耐受,或患者 / 研究者决定停止。全组 ORR 为 16.7%,黏膜黑色素瘤患者(14.6%)的 ORR 为 13.4%。CT4 研究评价了特瑞普利单抗在中国黑色素瘤患者二线治疗的有效率,总体人群 ORR 为 17.3%(22/127)、DCR 为 57.5%(73/127)。黏膜黑色素瘤的有效率为 0,DCR 为 40.9%,但是在Ⅰ期临床研究中仍有特瑞普利单抗治疗有效的黏膜黑色素瘤患者。这两项研究均提示黏膜黑色素瘤接受 PD-1 单抗有效率显著低于皮肤黑色素瘤。一项针对韩国黑色素瘤患者的回顾性分析发现,17 例肢端黑色素瘤与 9 例黏膜黑色素瘤患者接受了 PD-1 抑制剂治疗,总体客观有效率为 11.5%。一项欧美学者回顾性分析了 7 个医学中心的临床研究[19],荟萃了 PD-1 单抗的 EAP 项目,以及多项临床研究,包括 NCT02083484、NCT01295827、NCT01295827、NCT01927419、NCT01024231,以及 NCT01721746,共纳入 35 例黏膜黑色素瘤,25 例肢端黑色素瘤。回顾性分析结果显示,黏膜黑色素瘤接受 PD-1 单抗治疗有效率为 23%。欧美另一项回顾性分析,荟萃 KEYNOTE-001、002、006 三大研究中 1 567 例黑色素瘤患者,其中 84 例黏膜黑色素瘤接受帕博利珠单抗治疗,ORR 为 19%,而对于未经过伊匹木单抗治疗患者有效率为 22%。在普特利单抗用于晚期黑色素瘤的Ⅱ期临床研究中,共纳入 119 例既往一线治疗失败的黑色素瘤患者,其中黏膜型患者占 19.3%,结果显示全组客观有效率为 20%,黏膜为 8.7%;全组中位 PFS 3.3 个月,中位 OS 17.9 个月[18]。

十七、复发 / 难治性恶性淋巴瘤

复发 / 难治性恶性淋巴瘤

疾病名称	Ⅰ级推荐	Ⅱ级推荐	Ⅲ级推荐
经典型霍奇金淋巴瘤 [a]	信迪利单抗（1A 类）[b#] 卡瑞利珠单抗（1A 类）[e#] 替雷利珠单抗（1A 类）[h#] 派安普利单抗（1A 类）[i] 赛帕利单抗（1A 类）[j]	纳武利尤单抗（1A 类）[c] 帕博利珠单抗（1A 类）[f]	卡瑞利珠单抗 + 地西他滨（2B 类）[d] 纳武利尤单抗 + 维布妥昔单抗（2B 类）[g] 帕博利珠单抗 + 吉西他滨 + 长春瑞滨 + 脂质体阿霉素（2B 类）[k] 纳武利尤单抗 + 异环磷酰胺 + 依托泊苷 + 卡铂（2B 类）[l] 纳武利尤单抗 + 维布妥昔单抗 + 苯达莫司汀（2B 类）[m]
原发纵隔大 B 细胞淋巴瘤 [n]		帕博利珠单抗（1A 类）[o]	卡瑞利珠单抗 + 吉西他滨 + 长春瑞滨 + 脂质体阿霉素（2B 类）[p] 纳武利尤单抗 ± 维布妥昔单抗（2B 类）[q]
结外 NK/T 细胞淋巴瘤 [r]			信迪利单抗（3 类）[s] 帕博利珠单抗（3 类）[t] 纳武利尤单抗（3 类）[t]
复发难治的蕈样真菌病和塞扎里综合征			帕博利珠单抗（2B 类）[u]

#. 已纳入国家医保目录。

【注释】

a 霍奇金淋巴瘤（Hodgkin's lymphoma，HL）包括经典型和结节性淋巴细胞为主型两大类型。其中，经典型霍奇金淋巴瘤（classical Hodgkin lymphoma，cHL）为 HL 最常见组织学类型，约占所有 HL 的 90%。研究显示，初诊 cHL 几乎均可检测到 9p24.1 异常，包括多体性（5%）、PD-L1/PD-L2 的拷贝数增加（58%）或扩增（36%）[1]。基于 9p24.1 的高频率改变和 PD-1 配体的表达增加，PD-1/PD-L1 成为了 cHL 的独特治疗靶标。

b ORIENT-1 研究显示，信迪利单抗治疗复发 / 难治性 cHL 的 ORR 高达 80.4%，安全性良好[2]。基于此研究，2018 年 12 月，NMPA 批准信迪利单抗用于治疗难治性或三线及以上治疗后复发的 cHL。

c Ⅰ期 CheckMate 039 研究评估了纳武利尤单抗治疗 23 例复发 / 难治性 HL［维布妥昔单抗（brentuximab vedotin，BV）和自体干细胞移植（autologous stem-cell transplantation，ASCT）治疗后复发进展］的疗效，结果显示 DCR 高达 100%，其中 ORR 为 87%，CR 率为 17%[3]。后续的多中心、单臂临床Ⅱ期 CheckMate 205 研究进一步评估了纳武利尤单抗的临床疗效。该研究纳入经活检确认的自体造血干细胞移植（autologous hematopoietic cell transplantation，auto-HCT）失败后的复发 / 难治性 cHL 患者，在中位随访 18 个月时，仍有 40% 患者持续用药；ORR 为 69%，各队列的 ORR 为 65%~73%；总体 DoR 为 16.6 个月，中位 PFS 为 14.7 个月；患者耐受性良好，只有 7% 的患者因 TRAEs 而停止治疗[4]。基于 CheckMate 039 和 CheckMate 205 研究 B 队列研究的总响应率数据，美国 FDA 于 2016 年 5 月批准纳武利尤单抗用于治疗患有复发性或在 HSCT 治疗后使用 BV 出现 PD 的 cHL 患者。

d 韩为东等发起的一项卡瑞利珠单抗联合地西他滨对比卡瑞利珠单抗单药治疗复发 / 难治性 cHL 的Ⅰ/Ⅱ期临床研究结果显示，在既往未使用过 PD-1 抑制剂的患者中，联合用药的 CR 率高达 71%（单药组：32%），6 个月时的 DoR 率为 100%（单药组：76%）；在既往使用过 PD-1 抑制剂的患者中，联合用药的 CR、PR 率分别为 28% 和 24%[5]。

e 一项单臂、多中心、Ⅱ期研究采用卡瑞利珠单抗治疗复发 / 难治性 cHL，结果显示 ORR 约为 76.0%，CR 率达 28.0%，且毒性反应和副作用可控[6]。2019 年 5 月，基于此研究，NMPA 批准卡瑞利珠单抗用于复发 / 难治性 cHL 的三线治疗。

f 多中心、开放性ⅠB 期 KEYNOTE-013 研究评估了帕博利珠单抗在复发 / 难治性 cHL 患者中的安全性和有效性。

该研究招募了 31 名经 BV 治疗失败的患者,帕博利珠单抗治疗后 ORR 达 58%,中位 PFS 为 11.4 个月,6 个月和 12 个月的 PFS 率分别为 66% 和 48%;中位 OS 尚未达到,6 个月和 12 个月的 OS 率分别为 100% 和 87%[7]。之后,KEYNOTE-087 研究(单臂Ⅱ期)共纳入了 210 例复发 / 难治性 cHL 患者,结果显示,ORR 可达 69%,9 个月的 OS 率和 PFS 率分别达到 97.5% 和 63.4%[8]。2017 年 3 月,基于 KEYNOTE-087 研究,FDA 批准帕博利珠单抗用于治疗难治性或三线及以上治疗后复发的成人或儿童 cHL。2019 年 12 月,Ⅰ~Ⅱ期开放标签的 KEYNOTE-051 研究报告了帕博利珠单抗在儿童晚期黑色素瘤或 PD-L1 阳性、晚期、复发 / 难治性实体瘤、淋巴瘤的中期分析结果,其中,在 15 例复发 / 难治性 HL 患者中,2 例 CR,7 例 PR,ORR 为 60.0%(95% *CI* 32.3%~83.7%)。由此可见,与成人患者的结果一致,帕博利珠单抗治疗儿童复发 / 难治性 HL 可耐受,且显示出良好的抗肿瘤活性[9]。2020 年 10 月,基于Ⅲ期 KEYNOTE-204 研究,FDA 批准扩大了帕博利珠单抗的适应证,用于治疗复发或难治性 cHL 成人患者,以及难治性 cHL 或≥二线治疗后复发的 cHL 儿童患者。该研究入组 304 例至少经过一种多药联合方案治疗的复发或难治性 cHL 成人患者,随机接受帕博利珠单抗 200mg 或 BV1.8mg/kg,均为每 3 周一次,结果显示,帕博利珠单抗组的中位 PFS 为 13.2 个月(95% *CI* 10.9~19.4 个月),BV 组的中位 PFS 为 8.3 个月(95% *CI* 5.7~8.8 个月),*P*=0.002 7[10]。

g Ⅱ期临床试验 NCT02572167 采用 BV 联合纳武利尤单抗二线治疗复发或难治性 cHL,中期结果显示 ORR 为 83%(95% *CI* 71.5%~91.7%),CR 率为 62%(95% *CI* 48.2%~73.9%)[11]。虽然该方案尚未得到美国 FDA 批准,但次要终点的数据,包括 DoR 和 PFS,仍然令人期待。

h 基于单臂、多中心的Ⅱ期 BGB-A317-203 研究,2019 年 12 月,NMPA 批准替雷利珠单抗用于治疗至少经过二线系统化疗的复发或难治性 cHL。该研究结果显示,在 9.8 个月随访之后,ORR 为 87.1%,其中 CR 率为 62.9%[12]。

i 基于多中心、单臂、开放标签Ⅰ/Ⅱ期 AK105-201 研究,2021 年 8 月,NMPA 批准派安普利单抗用于治疗至少经过二线系统化疗的复发 / 难治性 cHL 成人患者。该研究结果显示,在 85 名可评估患者中,ORR 为 89.4%(95% *CI* 80.8%~95.0%),40 名(47.1%)达到 CR[13]。

j 基于多中心、单臂Ⅱ期 YH-S001-04 研究,2021 年 8 月,NMPA 批准赛帕利单抗用于治疗二线以上复发 / 难治性 cHL 患者。该研究结果显示,在中位随访 15.8 个月时,ORR 高达 90.6%(77/85),其中 28 例达到 CR(32.9%);12 个月 PFS 率为 78%,OS 率为 99%[14]。

k 一项Ⅱ期研究评估帕博利珠单抗联合吉西他滨、长春瑞滨和脂质体阿霉素(GVD)作为复发或难治性 cHL 的二线治疗。在 38 例可评估患者中,联合治疗的 ORR 和 CR 率分别为 100% 和 95%[15]。

l 一项Ⅱ期试验评估了纳武利尤单抗单独或联合异环磷酰胺、卡铂和依托泊苷(ICE)作为复发 / 难治性 cHL 的首次挽救治疗和自体造血细胞移植的桥接治疗。入组患者 43 例(34 例患者接受单药治疗,9 例接受联合治疗),其中 42 例可评估反应。纳武利尤单抗治疗后的 ORR 为 81%,CR 率为 71%。9 例接受联合治疗的患者全部有效,其中 8 例(89%)达到 CR。在方案治疗结束时,ORR 和 CR 率分别为 93% 和 91%[16]。

m CheckMate 744 是一项针对伴有复发 / 难治性 cHL 的Ⅱ期研究,评估了纳武利尤单抗 +BV,随后 BV+ 苯达莫司汀用于次优反应患者。患者接受 4 个纳武利尤单抗 +BV 诱导周期,无完全代谢缓解(complete metabolic response,CMR)患者接受 BV 加苯达莫司汀强化治疗。诱导或强化后的 CMR 患者继续巩固。主要终点为合并前任何时间的 CMR。44 例患者接受了治疗。在至少 15.6 个月的随访中,纳武利尤单抗 +BV 诱导后 CMR 率为 59%,巩固前任何时间(纳武利尤单抗 +BV ± BV + 苯达莫司汀)CMR 率为 94%。1 年 PFS 率 91%[17]。

n 非霍奇金淋巴瘤(non-Hodgkin lymphoma,NHL)分型众多,主要包括 B 细胞淋巴瘤(B-cell lymphoma,BCL)和 T 细胞淋巴瘤(T-cell lymphoma,TCL),不都具备对 ICIs 敏感的遗传学特征;仅少数 NHL 类型常见 9p24.1 遗传性改变,而导致 PD-L1 和 PD-L2 表达增加。原发纵隔大 B 细胞淋巴瘤(primary mediastinal large B-cell lymphoma,PMBCL)具有许多与 cHL 类似的组织学和遗传学特征,通常存在 9p24.1 染色体变异(扩增和异位)[18]。

o KEYNOTE-170 研究证实了帕博利珠单抗对既往接受过强化治疗的复发 / 难治性 PMBCL 患者的临床有效性[19]。该研究入组 53 例患者,中位随访 9.7 个月时,ORR 为 45%;在 24 例对治疗有应答的患者中,中位 DoR 尚未达到(1.1~19.2 个月),实现客观缓解的中位 DoR 为 2.8 个月(2.1~8.5 个月);安全性方面,因 AE 中断或停止帕博利珠单抗治疗比率分别为 15%、8%。2018 年 6 月,基于 KEYNOTE-170 研究的数据,FDA 批准帕博利珠单抗用于治疗难治性或既往二线及以上疗法治疗后复发的 PMBCL。

p 韩为东等发起的一项卡瑞利珠单抗联合 GVD 方案治疗复发 / 难治性 PMBCL 的Ⅱ期临床研究结果显示,在纳入 27 例可评估疗效的患者中,ORR 为 74%,其中 56% 为 CR;中位随访 24.8 个月后,中位 DoR 未达到,2 年估计 ORR 为 65%[20]。

q Ⅰ~Ⅱ期 CheckMate 436 研究采用纳武利尤单抗联合 BV 治疗复发 / 难治性 PMBCL,至中位随访时间 11.1 个月时,研究者评估 ORR 为 73%,其中 CR 率为 37%[21]。

r 结外 NK/T 细胞淋巴瘤(NK/T cell lymphoma,NKTCL)最常见的发病部位是鼻腔、鼻咽和腭部,其次为口咽、喉咽和扁桃体等。早期结外 NKTCL 以放疗为主,可酌情给予全身化疗,晚期则以含左旋天冬酰胺酶的化疗为主。对于以含左旋天冬酰胺酶的化疗失败的复发 / 难治性患者,可以考虑 ICIs 治疗。

s ORIENT-4 研究显示,信迪利单抗治疗复发 / 难治性 NKTCL 的 ORR 为 67.9%,CR 率为 7.1%,DCR 为 85.7%,1 年 OS 率为 82.1%[22]。

t 一项回顾性分析报告了 7 例复发 / 难治性男性 NKTCL,经帕博利珠单抗治疗后,5 例达 CR,2 例达 PR;中位用药 7 个周期(范围 2~3 个周期)时,5 例 CR 的患者均处于无病生存状态[23]。此外,国内亦有类似的小样本研究报道[24]。关于纳武利尤单抗[25],亦有小宗病例报告。

u 一项多中心Ⅱ期研究评估了帕博利珠单抗对晚期复发或难治性蕈样真菌病(mycosis fungoides,MF)或 Sézary 综合征(Sézary syndrome,SS)患者的疗效,共有 24 例中晚期 MF 或 SS 患者参加,ORR 为 38%,其中 2 例 CR、7 例 PR[26]。

十八、皮肤癌(非黑色素瘤)

皮肤癌(非黑色素瘤)

类别	Ⅰ级推荐	Ⅱ级推荐	Ⅲ级推荐
转移性或复发默克尔细胞癌 [a]		帕博利珠单抗(2A 类)[b]	阿维鲁单抗(2A 类)[c] 纳武利尤单抗(2B 类)[d]
皮肤鳞癌		帕博利珠单抗(2A 类)[e]	cemiplimab(2A 类)[f] 纳武利尤单抗(3 类)[g]

【注释】

a 默克尔细胞癌是一种皮肤神经内分泌肿瘤,也称为 trabecular carcinoma,非常罕见,在美国每年新诊断的病例大约为 2 488 例。默克尔细胞癌是一种侵袭性很高的皮肤癌,预后差,5 年 OS 率<20%。NCCN 指南推荐转移性默克尔细胞癌一线选择阿维鲁单抗、帕博利珠单抗或纳武利尤单抗[1]。

b 2018 年 12 月 19 日,美国 FDA 加速批准帕博利珠单抗用于治疗局部复发晚期或转移性默克尔细胞癌,此次获批是基于 KEYNOTE-017 研究。该研究是一项多中心、非随机、开放标签的Ⅱ期临床试验,共纳入了 50 例复发的局部晚期或转移性默克尔细胞癌初治患者,14%(n=7)为复发局部晚期默克尔细胞癌,86%(n=43)为远处转移默克尔细胞癌;结果显示帕博利珠单抗组的 ORR 为 56%,CR 患者占 24%,有应答的患者中,96% 应答时间> 6 个月,54% 应答时间> 12 个月;帕博利珠单抗组 2 年 PFS 率为 48.3%,mPFS 为 16.8 个月,高于化疗对照组;2 年 OS 率为 68.7%,mOS 未达到[2]。一项多中心、非对照的Ⅱ期研究纳入了 26 例晚期默克尔细胞癌初治患者,一线接受帕博利珠单抗治疗,ORR 为 56%,6 个月的 PFS 率为 67%;15% 的患者发生了 3~4 级药物相关 AEs[3]。

c 阿维鲁单抗是一种 PD-L1 单抗,于 2017 年 3 月获得 FDA 批准用于一线治疗成人和 12 岁以上儿童转移性默克尔细胞癌。该药物获批是基于一项名为 JAVELIN Merkel 200 的单臂、多中心的Ⅱ期临床研究。该研究共纳入 88 例转移性默克尔细胞癌患者,结果显示,ORR 为 33%,CR 患者占 11%,PR 患者占 22%,86% 的患者缓解时间 > 6 个月;1 年的 PFS 率和 OS 率分别为 30% 和 52%,mOS 为 12.9 个月[4]。

d CheckMate 358 是一项非比较性、多队列、开放标记的Ⅰ/Ⅱ期临床研究,该研究的初步结果提示纳武利尤单抗对默克尔细胞癌有效,晚期默克尔细胞癌患者的 ORR 为 64%[5]。

e 皮肤鳞癌是仅次于基底细胞癌的第二常见皮肤癌,95% 的患者可以通过手术切除达到治愈,对于少数转移和局部进展无法手术的患者,PD-1 单抗成为新的治疗选择。2020 年 6 月 24 日,美国 FDA 批准了帕博利珠单抗用于治疗无法进行根治性手术或放疗的复发转移性皮肤鳞癌。此次批准是基于一项名为 KEYNOTE-629 的Ⅱ期临床研究。研究数据显示,帕博利珠单抗表现出有意义的疗效和持续缓解。经治疗后患者的 ORR 为 34%,包括 4% 的 CR 和 31% 的 PR。中位随访 9.5 个月后,中位 DoR 仍未达到[6]。

f 2018 年 9 月 29 日,cemiplimab 获美国 FDA 批准用于一线治疗晚期或局部进展无法切除的皮肤鳞癌。cemiplimab 是一种高亲和力的 PD-1 单抗,一项多中心Ⅰ期临床研究入组了 26 例皮肤鳞癌患者,其中 15 例(58%)既往接受过系统治疗,ORR 为 50%,DCR 为 65%,中位反应时间 2.3 个月。拓展的Ⅱ期临床研究增加至 59 例患者,ORR 为

47%,DCR 为 61%,中位反应时间为 1.9 个月,其中 6 例患者反应持续时间 > 6 个月。AEs 主要为腹泻、乏力、恶心、便秘、皮疹[7]。

g 纳武利尤单抗用于治疗皮肤鳞癌主要基于临床经验及个案报道。据报道,帕博利珠单抗或纳武利尤单抗治疗局部复发进展的皮肤鳞癌的 ORR 约为 50%,远处转移的皮肤鳞癌 ORR 约为 17%,mPFS 约为 5.5 个月[8]。

十九、MSI-H/dMMR 和 TMB-H 实体瘤

MSI-H/dMMR 和 TMB-H 实体瘤

瘤种	治疗线数	Ⅰ级推荐	Ⅱ级推荐	Ⅲ级推荐
MSI-H/dMMR 结直肠癌 a	晚期一线治疗	帕博利珠单抗(1A 类)b		纳武利尤单抗 + 伊匹木单抗(3 类)c
	晚期二线及以上治疗	帕博利珠单抗(1A 类)d 恩沃利单抗(2A 类)e 替雷利珠单抗(2A 类)e 斯鲁利单抗(2A 类)e 普特利单抗(2A 类)e		纳武利尤单抗(3 类)c 纳武利尤单抗 + 伊匹木单抗(3 类)c
	新辅助治疗		纳武利尤单抗 + 伊匹木单抗(2A 类)f	
MSI-H/dMMR 实体瘤 a	晚期二线及以上治疗 g	恩沃利单抗(2A 类)e 帕博利珠单抗(3 类)h 替雷利珠单抗(2A 类)e 斯鲁利单抗(2A 类)e 普特利单抗(2A 类)e		
TMB-H 实体瘤	晚期二线及以上治疗 g			帕博利珠单抗(3 类)h,i,j,k

【注释】

a 目前很多研究已经证实 MSI-H/dMMR 患者能够从 ICIs 治疗中获益,各种 PD-1/PD-L1 单抗在不同瘤种的 MSI-H/dMMR 患者中都有一些研究数据。自 2021 年起,陆续有 ICIs 获得 NMPA 批准 MSI-H/dMMR 相关适应证,鉴于此,针对 MSI-H/dMMR 实体瘤,在此仅推荐已获批相关适应证的 ICIs。

b 帕博利珠单抗用于晚期一线治疗 MSI-H/dMMR 结直肠癌患者的证据来自 KEYNOTE-177 研究[1]。这项Ⅲ期随机对照研究共入组了 307 例初治的 MSI-H/dMMR 转移性结直肠癌患者,1∶1 随机分组到帕博利珠单抗单药组(n=153)和研究者选择的化疗和靶向治疗组(n=154)。主要结果如下:帕博利珠单抗较化疗和靶向组显著延长患者 PFS(16.5 个月 vs. 8.2 个月;HR=0.60;P=0.000 2);12 个月 PFS 率两组中分别为 55.3% 和 37.3%;24 个月的 PFS 率分别为 48.3% 和 18.6%;帕博利珠单抗组 ORR 为 43.8%,化疗和靶向组为 33.1%;两组的 ≥3 级 AEs 发生率分别为 22% 和 66%,帕博利珠单抗组患者的生活质量更佳。基于 KEYNOTE-177 研究的结果,NMPA 于 2021 年 6 月批准帕博利珠单抗单药一线治疗 *KRAS*、*NRAS* 和 *BRAF* 基因均为野生型,不可切除或转移性 MSI-H/dMMR 结直肠癌患者。2021 年 ASCO 大会上公布了该研究的最终 OS 数据[2],帕博利珠单抗和对照组的 ORR 分别为 45.1% 和 33.1%(CR 率分别为 13.1% 和 3.9%),中位 PFS2(从随机分组至二线治疗 PD,或任何原因死亡所需的时间)分别为 54.0 个月和 24.9 个月,中位 OS 分别是未达到和 36.7 个月,其中 12 个月 OS 率分别为 78% 和 74%,36 个月 OS 率分别为 61% 和 50%。

c CheckMate 142 研究[3-5]是一项多中心、开放的多队列Ⅱ期研究。研究纳入 dMMR 和 / 或 MSI-H 复发性或转移性结直肠癌患者。队列分布情况:二线及以上患者单药治疗队列采用纳武利尤单抗 3mg/kg,每 2 周一次;二线及以上患者双免治疗队列采用纳武利尤单抗 3mg/kg + 伊匹木单抗 1mg/kg,每 3 周一次,4 个周期治疗后序贯纳武利尤单抗 3mg/kg,每 2 周一次;一线治疗患者双免治疗队列采用纳武利尤单抗 3mg/kg,每 2 周一次 + 伊匹木单抗 1mg/kg,

每 6 周一次。一线治疗队列[3]中位随访时间 29.0 个月,ORR 和 DCR 分别为 69%(95% *CI* 53%~82%)和 84%(95% *CI* 70.5%~93.5%),CR 为 13%。尚未达到反应持续时间的中位数,74% 的应答者在数据截止时有持续应答。无论基线人口统计学特征和肿瘤特征,包括基因突变状态,均观察到临床获益。事后分析显示,在 14 名停止治疗且未接受后续治疗的患者中,10 例患者没有进展。22% 的患者发生 3~4 级 TRAEs,13% 的患者因任何与 TRAEs 而停药。根据 2021 年 ESMO 公布的数据[6],二线及以上治疗队列中位随访 50.9 个月,ORR 和 DCR 分别为 65%(95% *CI* 55%~73%)和 81%(95% *CI* 72%~87%),因 TRAEs 导致的停药率低(13%)。美国 FDA 已于 2017 年加速批准纳武利尤单抗单药或联合伊匹木单抗用于氟尿嘧啶、奥沙利铂、伊立替康治疗后 PD 的 MSI-H/dMMR 成人或儿童(≥12 岁)转移性结直肠癌患者。

d 既往未接受过 ICIs 治疗的患者。

e 基于Ⅱ期研究 NCT0367170[7]的结果,NMPA 已于 2021 年 11 月附条件批准恩沃利单抗用于 MSI-H 或 dMMR 成人晚期实体瘤患者的治疗,包括既往经氟尿嘧啶类、奥沙利铂和伊立替康治疗后出现 PD 的晚期结直肠癌患者以及既往治疗后出现 PD 且无满意替代治疗方案的其他晚期实体瘤患者。该研究共纳入 103 例患者,其中 MSI-H 结直肠癌患者共 65 例,MSI-H 胃癌患者共 18 例,dMMR 其他实体瘤患者共 20 例,初次分析的数据截止时间为 2020 年 6 月 19 日,中位随访时间为 11.5 个月。所有受试者的 ORR 为 42.7%,其中结直肠癌 ORR 为 43.1%,胃癌 ORR 为 44.4%,其他实体瘤 ORR 为 40.0%;12 个月 PFS 率为 48.5%,12 个月 OS 率为 74.6%。基于 RATIONALE 209 研究[8]的结果,NMPA 已于 2022 年 3 月附条件批准替雷利珠单抗用于 MSI-H 或 dMMR 成人晚期实体瘤患者的治疗。2021 年 ASCO 大会报道结果为纳入 74 例 MSI-H 或 dMMR 成人晚期实体瘤患者,其中结直肠癌 62.2%、子宫内膜癌 17.6%、胃 / 胃食管结合部癌 10.8%、小肠腺癌 4.1%,所有受试者 ORR 为 45.9%,DCR 为 71.6%,12 个月 PFS 率为 59.3%,OS 率为 79.3%,安全性良好。基于Ⅱ期研究 NCT03941574[9]的结果,NMPA 已于 2022 年 3 月附条件批准斯鲁利单抗用于 MSI-H 或 dMMR 成人晚期实体瘤患者的治疗。2021 年 ASCO 大会报道结果为纳入 68 例 MSI-H 或 dMMR 成人晚期实体瘤患者,其中结直肠癌 77.9%、子宫内膜癌 7.4%、胃 / 胃食管结合部癌 5.9%,所有受试者 ORR 为 38.2%,DCR 为 67.6%,12 个月 PFS 率为 61.9%,OS 率为 81.2%,安全性良好。基于黄镜教授牵头的一项Ⅱ期临床研究,2022 年 9 月,NMPA 批准普特利单抗用于治疗不可切除或转移性的 MSI-H/dMMR 晚期实体瘤经治患者。截至 2021 年 12 月,该研究共入组 100 例患者。在 ITT 人群中,ORR 为 49.0%(95% *CI* 38.86%~59.20%),9 例 CR,40 例 PR;在既往三药(氟尿嘧啶类、奥沙利铂和伊立替康)治疗失败的结直肠癌亚组中,ORR 为 50.0%(95% *CI* 31.30%~68.70%)。

f 2022 年 EMSO 大会报道的使用纳武利尤单抗 + 伊匹木单抗新辅助治疗 dMMR 局部晚期结肠癌的 NIHCE-2 研究[10],在 112 例临床分期 cT_3 以上或 N_+ 的证实为 dMMR 结肠癌患者术前使用 1 周期纳武利尤单抗 + 伊匹木单抗及 1 周期纳武利尤单抗后进行手术,其中 63% 患者为 T_{4a} 和 T_{4b}。结果提示,MPR 率为 95%,pCR 率为 67%,R0 切除率 100%,$G_{3\text{-}4}$ irAEs 发生率 4%,治疗开始至手术的中位时间为 5.4 周。值得注意的是,Lynch 综合征患者较散发型 dMMR 患者具有更高的 pCR 率(78% vs. 58%,*P*=0.056)。

g 根据不同癌种指南,定义为无标准治疗推荐。

h KEYNOTE-158[11]是一项单臂、开放标签的Ⅱ期篮子研究,前瞻性地探讨了帕博利珠单抗在初治或经治的 11 种 TMB-H(≥10 mut/Mb)实体瘤晚期患者中的抗肿瘤活性,但不包括 MSI-H 结直肠癌。790 名(75%)患者被纳入疗效分析,其中有 102 例(13%)为 tTMB-H。在 tTMB-H 患者中,观察到 30 例(29%;95% *CI* 21%~39%)获得客观缓解,在非 tTMB-H 患者中,观察到 43 例(6%;95% *CI* 5%~8%)客观缓解,该结果在不同肿瘤队列中具有较高的一致性。研究还表明,tTMB-H 的经治复发或转移性实体瘤对帕博利珠单抗单药治疗 ORR 显著更高,但 OS 获益并不显著。值得关注的是,在分析的 102 例 tTMB-H 的患者中,占比较高的癌种为 SCLC 34 例(34.3%),宫颈癌 16 例(16.2%),子宫内膜癌 15 例(15.2%),其 ORR 分别为 29.4%,31.25% 和 46.7%,为这些癌种的后线治疗带来新的选择。

i 2021 年 8 月,美国 FDA 加速批准 dostarlimab-gxly 用于 dMMR 的复发或晚期实体瘤成年患者。但 dostarlimab-gxly 在国内也并未上市,因此不做具体推荐。

j MSI-H/dMMR 检测方法:

(1) MMR 蛋白免疫组化检测:包含 MLH1,MSH2,MSH6 和 PMS2 等,如果有其中一种蛋白检测结果为阴性,可定义为 dMMR。部分地区可考虑仅检测 PMS2 和 MSH6,如果有其中一种蛋白检测结果为阴性,可定义为 dMMR;如果结果不确定,可加做 MLH1 和 / 或 MSH2 验证。

(2) 微卫星 PCR 检测:①含有 2 个单核苷酸重复(BAT-25 和 BAT-26)以及 3 个双核苷酸重复(D5S346,D2S123 和 D17S250);② 5 个多聚腺苷酸(poly-A)单核苷酸重复(BAT-25,BAT-26,NR-21,NR-24 和 NR-27);上述 panel 检

测 5 个位点中 ≥ 2 个定义为 MSI-H。

(3)NGS：部分 panel 包括 MSI 分析的 NGS 检测可用于 MSI-H 检测。值得注意的是，根据肿瘤免疫治疗临床试验结果和 Bethesda 指南，MSI-L 分型的临床表现与 MSS 一致，故考虑放弃该表型，将肿瘤定义为 MSS 和 MSI 两个分型[12]。

k TMB 检测方法：基于 KEYNOTE-158 研究的检测方法，采用 FoundationOne CDx ™ Assay(version 3.3)对肿瘤的 FFPE 标本进行检测，并将 ≥ 10 mut/Mb 定义为 tTMB-H。值得注意的是，由于目前国内可及的估测 TMB 的 NGS panel 在检测内涵和参数等方面均存在较大差异，故不推荐套用 ≥ 10 mut/Mb 作为 tTMB-H 的 cut-off 值。

附录

附录 1 免疫治疗实体瘤疗效评价标准

实体瘤疗效评价标准（**RECIST**）（略）

免疫治疗实体瘤疗效评价标准（**iRECIST**[a]）

重要参数	描述
病灶测量	单径测量(同 RECIST1.1)
基线靶病灶大小要求	≥ 10mm(淋巴结 ≥ 15mm)(同 RECIST1.1)
基线靶病灶数量限制	最多 5 个靶病灶，每个器官最多 2 个靶病灶(同 RECIST1.1)
非靶病灶	参与定义 iCR 和 iUPD
新病灶	新病灶中的靶病灶总数不超过 5 个(每个器官不超过 2 个)，计入直径求和(sum of diameter，SoD)，但不计入基线 SoD 新病灶中的非靶病灶系其他所有新病灶(含可测量或不可测量)
iCR	所有病灶消失(同 RECIST1.1 对 CR 定义)
iPR	靶病灶 SoD 缩小程度 ≥ 30%(同 RECIST1.1 对 PR 定义)
iSD	未达到 iUPD，也未达到 iPR 标准(同 RECIST1.1 对 SD 定义)
iUPD	定义 • 靶病灶 SoD 增加程度 ≥ 20%，最小 5mm(同 RECIST1.1 对 PD 定义) • 非靶病灶进展(同 RECIST1.1 对 PD 定义) • 出现新病灶(同 RECIST1.1 对 PD 定义) 所有的 iUPD 均需要在 4~8 周进行确认[b] 如果 iUPD 没有确认，需要明确原因[c] 确认后的 iUPD，只要肿瘤不是快速进展，患者存在临床获益、耐受性好、签订知情同意书后可以继续接受免疫治疗[d]
iCPD[e,f]	原 iUPD 病灶上进行的 iCPD • 原 iUPD 靶病灶基础上靶病灶 SoD 增加程度 ≥ 5mm • 原 iUPD 非靶病灶基础上出现非靶病灶进展 • 原 iUPD 新病灶基础上出现新的靶病灶、或新的非靶病灶、或伴有新病灶 SoD 增加程度 ≥ 5mm 其他 iCPD • 原 iUPD 靶病灶基础上出现非靶病灶进展，或出现新病灶 • 原 iUPD 非靶病灶基础上，靶病灶 SoD 增加程度 ≥ 5mm，或出现新病灶

【注释】

a 免疫治疗实体瘤疗效评价标准(immunotherapy response evaluation criteria in solid tumors，iRECIST)是在 irRC、 irRECIST 和 imRECIST 基础上发展的免疫治疗疗效评价标准[1-4]。

iRECIST 只是一个国际上认可的疗效评价标准共识，还不能替代 RECIST1.1 来评价真实世界中免疫治疗的疗效。一般的，在晚期临床试验中，RECIST1.1 仍然作为主要评价标准，用以获取主要研究终点，包括 ORR、PFS，而 iRECIST 是探索性评价标准；在早期临床试验中，iRECIST 可作为主要评价标准。

b 如果确认了免疫确认的进展（immune confirmed progression，iCPD），患者出现 PD 的时间是在初次评价免疫未确认的进展（immune unconfirmed progression，iUPD）时的时间[1,5]。

c 对于疑似快速进展的患者，如果免疫治疗是一线治疗，评价 iUPD 后需要 4 周后确认［肿瘤生长速度（tumor growth rate，TGR）大于以前］；如果是二线治疗，因评价 iUPD 时即可识别超进展（TGR 大于以前），因此常不需要再确认[6]。

d 参加临床试验的患者，如果没有确认 iUPD，需要明确原因[1]。

e iRECIST 可作为免疫治疗临床应用决策的参考，确认后的 iUPD 患者需要综合临床表现来决定是否继续使用免疫治疗。

f 部分患者可能经过多次 iCPD 后仍可从免疫治疗中获益。

附录 2 NMPA 批准的免疫检查点抑制剂适应证

药物	进口 / 国产	适应证
帕博利珠单抗	进口	二线治疗不可切除或转移性黑色素瘤 联合培美曲塞和铂类一线治疗 EGFR 和 ALK 阴性的转移性非鳞 NSCLC 一线单药治疗 PD-L1 ≥ 1% 的 EGFR 基因突变阴性和 ALK 阴性的局部晚期或转移性 NSCLC 联合卡铂和紫杉醇一线治疗转移性鳞状 NSCLC，无论患者 PD-L1 表达情况 单药用于 PD-L1 表达（CPS ≥ 10）的，既往一线全身治疗失败的局部晚期或转移性食管鳞癌 一线治疗肿瘤表达 PD-L1（CPS ≥ 20）的转移性或不可切除的复发性头颈部鳞状细胞癌 单药一线治疗 KRAS、NRAS 和 BRAF 基因均为野生型，不可切除或转移性 MSI-H 或 dMMR 结直肠癌 联合铂类和氟尿嘧啶类化疗药物用于局部晚期不可切除或转移性食管或胃食管结合部癌患者的一线治疗 单药用于既往接受过索拉非尼或含奥沙利铂化疗的 HCC 联合化疗新辅助治疗并在手术后继续帕博利珠单抗单药辅助治疗，用于肿瘤 PD~L1 表达（CPS ≥ 20）的早期高危 TNBC
纳武利尤单抗	进口	单药治疗 EGFR/ALK 阴性，含铂方案化疗后疾病进展或不可耐受的局部晚期或转移性的 NSCLC 接受含铂方案治疗期间或之后出现疾病进展且肿瘤 PD-L1 表达阳性的复发性或转移性头颈部鳞癌 既往接受过两种或两种以上全身性治疗方案的晚期或复发性胃或胃食管连接部腺癌 联合伊匹木单抗注射液用于不可手术切除的、初治的非上皮样 MPM 成人患者 联合含氟尿嘧啶和铂类药物化疗适用于一线治疗晚期或转移性胃癌、胃食管连接部癌或食管腺癌患者 经新辅助放化疗及完全手术切除后仍有病理学残留的食管癌或胃食管连接部癌患者的辅助治疗 联合氟尿嘧啶类和含铂化疗适用于晚期或转移性食管鳞癌患者的一线治疗
阿替利珠单抗	进口	联合卡铂和依托泊苷一线治疗广泛期 SCLC 联合贝伐珠单抗治疗既往未接受过系统治疗的不可切除 HCC 一线治疗 PD-L1 高表达（TC ≥ 50% 或 IC ≥ 10%）、EGFR/ALK 阴性晚期 NSCLC 联合培美曲塞和铂类化疗用于 EGFR 基因突变阴性和 ALK 阴性的转移性非鳞 NSCLC 的一线治疗 用于检测评估为 ≥ 1%TC PD-L1 染色阳性、经手术切除、以铂类为基础化疗之后的 Ⅱ ~ Ⅲ A 期 NSCLC 的辅助治疗

免疫检查点抑制剂应用

续表

药物	进口 / 国产	适应证
度伐利尤单抗	进口	接受铂类药物为基础的化疗同步放疗后未出现疾病进展的不可切除、Ⅲ期 NSCLC 依托泊苷 + 卡铂或顺铂联用一线治疗广泛期 SCLC 成人患者
伊匹木单抗	进口	与纳武利尤单抗注射液联合，用于不可手术切除的、初治的非上皮样 MPM 成人患者
卡瑞利珠单抗	国产	至少经过二线系统化疗的复发或难治性 cHL# 用于接受过索拉非尼治疗和 / 或含奥沙利铂系统化疗的晚期 HCC 患者的治疗# 联合培美曲塞和卡铂一线治疗 EGFR/ALK 阴性不可手术切除的局部晚期或转移性非鳞 NSCLC# 既往接受过一线标准化疗后疾病进展或不可耐受的局部晚期或转移性食管鳞癌# 既往接受过二线及以上化疗后疾病进展或不可耐受的晚期鼻咽癌# 联合顺铂和吉西他滨用于局部复发或转移性鼻咽癌一线治疗# 联合紫杉醇和顺铂用于不可切除局部晚期 / 复发或转移性食管鳞癌患者的一线治疗# 联合紫杉醇和卡铂用于局部晚期或转移性鳞状 NSCLC 患者的一线治疗# 联合阿帕替尼治疗既往未接受过系统治疗的不可切除或转移性 HCC
特瑞普利单抗	国产	既往接受全身系统治疗失败后的不可切除或转移性黑色素瘤# 既往接受过二线及以上系统治疗失败的复发 / 转移性鼻咽癌# 含铂化疗失败包括新辅助或辅助化疗 12 个月内进展的局部晚期或转移性尿路上皮癌# 联合顺铂和吉西他滨用于局部复发或转移性鼻咽癌患者的一线治疗 联合紫杉醇和顺铂适用于不可切除局部晚期 / 复发或转移性食管鳞癌的一线治疗 联合培美曲塞和铂类适用于 EGFR/ALK 阴性、不可手术切除的局部晚期或转移性非鳞状 NSCLC 的一线治疗
信迪利单抗	国产	至少经过二线系统化疗的复发或难治性 cHL# 联合培美曲塞 + 铂类化疗一线治疗 EGFR/ALK 阴性、不可手术切除的局部晚期或转移性非鳞状 NSCLC# 联合吉西他滨 + 铂类化疗一线治疗不可手术切除的转移性鳞状 NSCLC# 联合贝伐珠单抗用于既往未经系统治疗的不可切除或转移性 HCC 的一线治疗# 联合紫杉醇和顺铂或氟尿嘧啶和顺铂用于不可切除的局部晚期、复发或转移性食管鳞癌的一线治疗# 联合含氟尿嘧啶类和铂类药物化疗用于不可切除的局部晚期、复发或转移性胃及胃食管交界处腺癌的一线治疗#
替雷利珠单抗	国产	治疗至少经过二线系统化疗的复发或难治性 cHL# PD-L1 高表达的含铂化疗失败包括新辅助或辅助化疗 12 个月内进展的局部晚期或转移性尿路上皮癌患者# 联合紫杉醇 + 卡铂一线治疗局晚或转移性鳞状 NSCLC# 联合培美曲塞及铂类化疗用于 EGFR/ALK 阴性不可手术切除的局部晚期或转移性非鳞 NSCLC 一线治疗# 用于已接受至少一种系统治疗的 HCC 患者# 治疗 EGFR/ALK 阴性、既往接受过含铂方案化疗后疾病进展或不可耐受的局部晚期或转移性非鳞状 NSCLC 成人患者，以及 EGFR 和 ALK 阴性或未知的，既往接受过含铂方案化疗后疾病进展或不可耐受的局部晚期或转移性鳞状 NSCLC 成人患者# 治疗不可切除或转移性 MSI-H 或 dMMR 的成人晚期实体瘤患者# 治疗既往接受过一线标准化疗后进展或不可耐受的局部晚期或转移性食管鳞状细胞癌# 联合吉西他滨和顺铂用于复发或转移性鼻咽癌的一线治疗#

续表

药物	进口 / 国产	适应证
派安普利单抗	国产	治疗至少经过二线系统化疗复发或难治性 cHL
赛帕利单抗	国产	治疗二线以上复发或难治性 cHL
舒格利单抗	国产	联合培美曲塞和卡铂用于 *EGFR* 基因突变阴性和 ALK 阴性的转移性非鳞状 NSCLC 的一线治疗 联合紫杉醇和卡铂用于转移性鳞状 NSCLC 的一线治疗 用于在接受铂类药物为基础的同步或序贯放化疗后未发生疾病进展的不可切除的Ⅲ期 NSCLC 巩固治疗
斯鲁利单抗	国产	治疗不可切除或转移性 MSI-H 的成人晚期实体瘤 联合卡铂和白蛋白紫杉醇治疗不可手术切除的局部晚期或转移性鳞状 NSCLC 一线治疗 联合卡铂和依托泊苷用于广泛期 SCLC 的一线治疗
卡度尼利单抗	国产	治疗既往接受含铂化疗治疗失败的复发或转移性宫颈癌患者
恩沃利单抗	国产	治疗不可切除或转移性 MSI-H 或 dMMR 的成人晚期实体瘤患者
普特利单抗	国产	治疗不可切除或转移性 MSI-H 或 dMMR 的经治晚期实体瘤患者 治疗既往接受全身系统治疗失败的不可切除或转移性黑色素瘤
阿得贝利单抗	国产	联合卡铂和依托泊苷用于广泛期 SCLC 的一线治疗

#. 已纳入国家医保目录。

中国临床肿瘤学会（CSCO）

免疫检查点抑制剂相关的毒性管理指南 2023

组 长 秦叔逵 王宝成

副组长（以姓氏汉语拼音为序）

郭 军 李 进 梁 军 罗荣城 马 军 邱文生 王 俊 叶定伟 张 力 朱 波 朱 军

秘书组 王 俊 薛俊丽

专家组成员（以姓氏汉语拼音为序）（* 为执笔人）

段建春* 中国医学科学院肿瘤医院肿瘤内科
方文峰* 中山大学肿瘤防治中心内科
郭 军 北京大学肿瘤医院肾癌黑色素瘤内科
郭 晔 同济大学附属东方医院肿瘤科
李 进 同济大学附属东方医院肿瘤科
李梦侠* 中国人民解放军陆军特色医学中心肿瘤科
梁 军 北京大学肿瘤医院消化肿瘤内科
刘秀峰* 中国人民解放军东部战区总医院秦淮医疗区全军肿瘤中心
罗荣城 南方医科大学中西医结合医院肿瘤中心
马 军 哈尔滨血液病肿瘤研究所
彭 智* 北京大学肿瘤医院消化肿瘤内科
秦叔逵 南京天印山医院
邱文生 青岛大学附属医院肿瘤内科
曲秀娟* 中国医科大学附属第一医院肿瘤内科
斯 璐* 北京大学肿瘤医院肾癌黑色素瘤内科
苏春霞* 同济大学附属上海市肺科医院肿瘤科
孙建国* 中国人民解放军陆军军医大学第二附属医院（新桥医院）肿瘤科
王 锋* 中国人民解放军东部战区总医院全军肿瘤中心肿瘤内科
王 洁 中国医学科学院肿瘤医院肿瘤内科
王 俊* 山东第一医科大学第一附属医院肿瘤内科
王宝成 中国人民解放军联勤保障部队第九六〇医院肿瘤科
薛俊丽* 同济大学附属东方医院肿瘤科
杨云鹏* 中山大学肿瘤防治中心内科
叶定伟 复旦大学附属肿瘤医院泌尿外科
张 力 中山大学肿瘤防治中心内科
张小田* 北京大学肿瘤医院消化肿瘤内科
章必成* 武汉大学人民医院肿瘤中心
周彩存 同济大学附属上海市肺科医院肿瘤科
朱 波 中国人民解放军陆军军医大学第二附属医院（新桥医院）肿瘤科
朱 军 北京大学肿瘤医院淋巴肿瘤内科

一、特殊人群筛查与基线检查

特殊人群筛查

特殊人群 a	Ⅰ级推荐	Ⅱ级推荐	Ⅲ级推荐
自身免疫性疾病患者 b	可使用免疫检查点抑制剂(ICIs)		
乙型肝炎病毒(HBV)、丙型肝炎病毒(HCV)携带者 c	可使用 ICIs		
结核感染患者 d	可使用 ICIs		
接受造血干细胞或器官移植的患者 e			某些情况下可考虑使用 ICIs
妊娠期患者 f	不推荐使用 ICIs		
主要脏器功能不全及 PS 评分 ≥2 的患者 g		谨慎使用 ICIs	
老年患者 h	可使用 ICIs		
艾滋病病毒(HIV)携带者 i		某些情况下可考虑使用 ICIs	
免疫接种的患者 j	可使用 ICIs		
其他人群 k			

注:上述证据类别全部为 2A 类。

【注释】

a 免疫检查点抑制剂(immune checkpoint inhibitors,ICIs)相关的毒性包括免疫相关的不良事件(immune-related adverse effects,irAEs)和输注反应,也包括可能发生的脱靶反应。由于某些特殊人群存在潜在的 ICIs 相关毒性或其他非预期毒性风险,针对这部分人群,临床医师必须在治疗前与患者及其家属充分沟通,权衡利弊,告知潜在的毒性风险,谨慎选择 ICIs 治疗[1]。总体而言,由于注册研究往往排除了这部分特殊患者,导致 ICIs 在这些患者中的疗效及安全性缺乏高级别循证医学证据。目前证据多基于回顾性或小样本量研究。尽管如此,随着免疫治疗的不断普及,这部分患者也存在接受 ICIs 治疗的巨大需求。CSCO 免疫治疗专家委员会依据已公布的 ICIs 临床试验数据、上市后的真实世界数据和用药经验,参考国内外有关文献,制定了《免疫检查点抑制剂特殊人群应用专家共识》,具有较好的参考价值[2]。同时,特殊人群更容易发生重症、难治性 irAEs,需要多学科管理,是 irAEs 管理的重点和难点[3-4]。

b 自身免疫性疾病患者是 ICIs 治疗的潜在获益人群。然而,有自身免疫性疾病病史或正在接受治疗的患者,有可能在接受 ICIs 治疗后出现自身免疫性疾病症状恶化,或出现新的免疫相关症状,有时会危及生命(例如重症肌无力)。与程序性死亡受体 -1(programmed death protein 1,PD-1)和程序性死亡受体配体 -1(programmed death ligand 1,PD-L1)抑制剂比较,细胞毒性 T 淋巴细胞相关抗原 4(cytotoxic T lymphocyte-associated antigen-4,CTLA-4)抑制剂导致自身免疫性疾病恶化的发生率更高,且症状更加严重。但综合目前数据,60%~90% 的自身免疫性疾病患者在 ICIs 治疗后并没有出现自身免疫性疾病症状或仅出现轻度加重,无须停止 ICIs 或启动糖皮质激素治疗;即使出现了 irAEs 或 / 和自身免疫性疾病症状加剧,大部分患者的症状能够得到较好的处理。在给予 ICIs 治疗之前,需做好评估,并充分知情。需要注意的是,如果患者是神经系统自身免疫性疾病,或者自身免疫性疾病为中重度,或处于活动期且免疫抑制剂不能控制,或需要高剂量免疫抑制剂控制症状,则不推荐使用 ICIs。在患者启动 ICIs 治疗之前,尽量把泼尼松的剂量降低到目标范围(<10mg/d)。在接受 ICIs 治疗期间,需要密切监测 irAEs 或 / 和自身免疫疾病是否加剧[2]。

c 有病毒性肝炎病史的患者是 ICIs 治疗的潜在人群。感染乙型肝炎病毒(hepatitis B virus,HBV)或丙型肝炎病毒(hepatitis C virus,HCV)的肝癌患者也可以安全使用 ICIs,且疗效与未感染患者相当。在卡瑞利珠单抗治疗晚期肝癌的Ⅱ期研究中,纳入的 HBV 阳性患者占 83.9%,3~4 级治疗相关的毒性发生率为 19.4%[5]。在 CheckMate 040 研究中,HBV 或 HCV 阳性的肝癌患者接受纳武利尤单抗治疗,总体肝脏毒性发生率为 31.6%(37/117),中位发生时间为 6 周,70% 的患者经过处理后肝脏毒性缓解,中位缓解时间为 10.1 周;3~4 级肝脏毒性发生率为 14.5%(17/117),中位发生时间为 2.1 周,88% 的患者经过处理后肝脏毒性缓解,中位缓解时间为 8 周[6]。

d 临床医师应意识到在免疫治疗期间可能出现结核继发感染和复燃。韩国一项包括 6 335 例 NSCLC 患者的调查研究结果显示，在 899 例接受 ICIs 治疗的患者中，有 15 例结核感染患者；多因素分析显示，ICIs 并非结核发生的危险因素，既往的结核病史、高龄以及糖皮质激素的应用可能导致结核的发生或复燃，应考虑进行结核感染 T 细胞斑点试验或结核菌素皮肤试验，在治疗过程中也应定期复查[7]。总体来讲，ICIs 应用过程中发生结核感染的概率不高。出现疑似结核感染的，建议进行结核感染 T 细胞斑点试验；对于已发生活动性结核感染者，需要暂停 ICIs 治疗，同时严格按照指南 / 共识进行抗结核治疗直至临床痊愈。

e 接受造血干细胞或器官移植的患者也是 ICIs 治疗的潜在人群，特别是之前没有出现过移植物抗宿主病（graft versus host disease，GVHD）的患者，但除外需高剂量免疫抑制剂控制病情的患者[1]。既往接受过实体器官移植，且发生移植物排斥时有可行替代治疗方案的患者，可能是 ICIs 治疗的潜在人群（无移植排斥的证据且处于免疫抑制的维持治疗阶段）；先前接受过异基因干细胞移植者可能也是 ICIs 治疗的适应人群。然而，有报道显示，接受 ICIs 治疗会导致 GVHD 或移植器官衰竭，因此在启动 ICIs 治疗前，需要非常谨慎，充分和患者及负责移植的医师讨论这些风险[8]。

f 妊娠母体对胎儿是天然免疫耐受的，胎盘表达的 PD-L1 参与其中，因此妊娠期女性患者如果接受 ICIs 治疗，可导致流产、早产和胎儿死亡，不推荐孕妇使用。不过，已经有妊娠期恶性黑色素瘤患者接受联合 ICIs 治疗后顺利分娩早产儿的案例报道[9-11]。如果必须使用，应由产科、儿科 / 新生儿和肿瘤科医生组成多学科团队，共同参与孕妇肿瘤患者的治疗，旨在促进安全分娩、降低经胎盘转移概率，并在产后及时对母亲进行系统治疗，密切随访新生儿。

g 主要器官功能障碍不是免疫治疗的绝对禁忌，轻中度、器官功能稳定的患者是免疫治疗的潜在人群。临床医师应谨慎权衡疗效获益和治疗风险，做到治疗前全面评估及充分知情、治疗中密切监测、出现 irAEs 时及时处理。对于 PS ≥ 2 分患者，因其通常为老年、伴有其他合并症或器官功能障碍等，具有高度异质性和复杂性。PS=2 分患者或许是 ICIs 治疗的潜在获益人群，但尚无高级别循证医学证据支持，建议结合患者治疗目标，权衡利弊，谨慎使用；对 PS ≥ 3 分者，不推荐给予 ICIs 治疗[2]。

h 关于老年患者接受 ICIs 治疗的安全性及疗效，现有研究结果并非完全一致。大部分 ICIs 临床试验对年龄未作明确限制，参加临床试验的老年患者（≥ 65 岁）占总人群的 35%~50%，年龄多为 65~75 岁；但更高年龄（≥ 75 岁）的患者入组数据缺乏。在 CheckMate 171 研究中，279 名年龄 ≥ 70 岁的患者接受纳武利尤单抗治疗，3~4 级治疗相关的不良事件发生率为 3.9%，并未见明显升高[12]。但值得注意的是，2021 年更新的美国 FDA 不良事件报告系统显示，与接受 ICIs 单药治疗或联合治疗的 18~64 岁的患者相比，65 岁以上患者发生 irAEs 的概率增加[13]。疗效方面，一项纳入 4 项Ⅲ期临床试验、2 192 例 NSCLC 患者的 meta 分析显示，PD-1 抑制剂（帕博利珠单抗或纳武利尤单抗）显著延长了年轻组（<65 岁）和老年组（≥ 65 岁）患者的 OS；但在 ≥ 75 岁的患者中，与化疗相比，免疫治疗组没有观察到显著延长的 OS[14]。因此，老年肿瘤患者（65~75 岁）接受 ICIs 的有效性和安全性与年轻患者相当，但超过 75 岁的老年患者需要谨慎评估。

i 有 HIV 感染病史的患者可能是 ICIs 治疗的潜在人群。目前，仅有关于 HIV 阳性患者接受 ICIs 治疗的个案或小样本数据报道。回顾性研究显示，ICIs 会激活 $CD4^+$ 或 $CD8^+$T 细胞，但并不影响病毒 DNA 复制或增加病毒感染率，3~4 级治疗相关的毒性发生率为 7%。值得注意的是，ICIs 会增加 Castleman 疾病和 Kaposi 肉瘤相关疱疹引起的炎性细胞因子综合征的风险[15]。

j 对于肿瘤患者，需根据病情程度、治疗阶段与治疗手段等综合因素来决定是否可以接种疫苗。建议在放化疗期间、围术期、疾病进展期或晚期恶病质等情况时，不予接种疫苗。在疾病稳定期，可以接受疫苗接种（包括新型冠状病毒疫苗）。对于接受 PD-1 单抗治疗者，接种疫苗对于 irAEs 影响不显著；但对于接受双免治疗（纳武利尤单抗联合伊匹木单抗）者，有增加 irAEs 的风险。反之，ICIs 治疗并不影响，甚至可能提高疫苗接种的病毒保护效应，几乎不影响疫苗接种的安全性[2,16-17]。

k 除上述情况外，临床上还存在其他特殊人群。如胸腺瘤患者，发生威胁生命 irAEs 的风险极高，在使用 ICIs 治疗时必须特别谨慎，通常情况下，胸腺瘤患者不推荐使用 ICIs；同时使用抗生素和糖皮质激素可能会降低 ICIs 疗效。质子泵抑制剂（proton pump inhibitors，PPIs）具有潜在影响 ICIs 疗效的机制，但是现有临床研究结论存在差异，未来需要大样本、多中心临床研究进一步验证。儿童及青少年淋巴瘤患者是 ICIs 治疗的潜在获益人群，其他实体肿瘤效果不佳，安全性与成人相似，但需密切随访内分泌毒性给儿童患者带来的生长发育、青春期，甚至生育能力影响及由此引发的心理健康等问题[2]。

基线检查

检查项目[a]	Ⅰ级推荐	Ⅱ级推荐	Ⅲ级推荐
一般情况	• 体格检查（包括神经系统检查） • 全面询问患者的自身免疫性疾病、内分泌疾病、肺纤维化及感染性疾病（HBV、HCV、结核、新型冠状病毒或 HIV 等）病史 • 吸烟史、家族史、妊娠状况、既往接受抗肿瘤治疗的情况和基线用药情况 • 排便习惯（频率、形状）	特定肿瘤类型的基因突变状态（如 NSCLC）[b]	
影像学检查[c]	胸、腹和盆腔电子计算机断层扫描（CT）检查	特定部位的 CT 检查	脑磁共振（MRI）、全身骨扫描
一般血液学检查	• 血常规 • 生化（包括血糖、血脂等） • 尿常规 • 感染性疾病筛查：HBsAg、HBsAb、HBcAb，HCVAb，HIV 抗体和 HIV 抗原（p24）等[d,e]	• 巨细胞病毒（CMV）抗体，T 细胞斑点（T-Spot）检测 • 如果血糖升高，行糖化血红蛋白（HbA1c）检测 • 既往有肺部疾病，如慢性阻塞性肺疾病（COPD）、间质性肺病的患者，建议检测 C 反应蛋白（CRP）、炎症因子	HBV-DNA、HCV-RNA 检测
皮肤、黏膜	皮肤、黏膜检查，尤其针对有自身免疫性皮肤病史的患者		
胰腺	不需要行基线检查	若有症状，监测血、尿淀粉酶，并行胰腺影像学检查	
甲状腺[f]	甲状腺功能检测（TFTs），包括促甲状腺激素（TSH）、游离甲状腺素（T_3 和 T_4）等	• 如果 TSH 高，查抗甲状腺过氧化物酶抗体（TPOAb） • 如果 TSH 低，查促甲状腺激素受体抗体（TRAb）	
肾上腺、垂体[g]	• 肾上腺：早晨 8 点血浆皮质醇、促肾上腺皮质激素（ACTH）等 • 垂体：TFTs	其他：黄体生成素（LH）、卵泡刺激素（FSH）和睾酮等	
肺	• 静息或活动时血氧饱和度 • 常规胸部影像学检查	既往有肺部疾病［如慢性阻塞性肺疾病（COPD）、间质性肺病、结节病或肺纤维化等］的患者，行肺功能检查和 6 分钟步行试验（6MWT）	
心血管	• 心肌酶谱 • 心电图（ECG） • 心脏彩超（射血分数）	心肌梗死标志物（如肌钙蛋白 I 或 T 等）、脑钠肽（BNP）或氨基末端 B 型脑钠肽前体（pro-BNP）	24 小时动态 ECG 检查
类风湿性 / 骨骼肌		对既往有相关疾病的患者，酌情行关节检查 / 功能评估	根据临床情况，考虑 C 反应蛋白（CRP）、血沉（ESR）或肌酸磷酸激酶（CPK）

注：上述证据类别全部为 2A 类。

【注释】

a 在开始 ICIs 治疗之前，医师必须评估患者发生毒性的易感性，并进行 irAEs 相关的患者教育[1-2]。

b 对于表皮生长因子受体（epidermal growth factor receptor，*EGFR*）、间变性淋巴瘤激酶（anapastic lymphoma kinase，*ALK*）等驱动基因阳性的晚期 NSCLC 患者，联合靶向药物酪氨酸激酶抑制剂（tyrosine kinase inhibitor，TKI）和 ICIs 会增加毒性风险[1,3-5]。

c 基线的影像学检查对于判断甲状腺、垂体和肺等器官的毒性非常有帮助。有报道显示，影像学检查可及时发现 74% 的 irAEs[6]。

d 使用肿瘤坏死因子 -α（tumor necrosis factor-α，TNF-α）抑制剂（如英夫利西单抗）来处理 irAEs 可能增加 HBV 再激活的风险，因此在使用 TNF-α 抑制剂之前应检查 HBV 和 HCV 复制情况[1]。

e 使用 TNF-α 抑制剂可能增加结核（tuberculosis，TB）活动的风险，因此在使用 TNF-α 抑制剂之前应筛查潜伏性 / 活动性 TB[1]。

f 基线甲状腺、垂体和肾上腺功能检查十分重要，可以协助医师通过检测值的变化来判断是否发生了内分泌毒性[1]。

g 在治疗过程中，血常规、生化检查应在每次治疗之前（或至少每 4 周）进行；甲状腺、肾上腺、垂体功能应每 3~6 周进行一次。治疗结束后，在随访过程中应每 6~12 周对上述指标进行复查。

二、毒性管理

毒性分级管理原则

分级 a,b	住院级别	糖皮质激素 c-i	其他免疫抑制剂 j	ICIs 治疗
G1	无须住院	不推荐	不推荐	继续使用
G2	无须住院	局部使用糖皮质激素 k，或全身使用糖皮质激素，口服泼尼松，0.5~ 1mg/（kg·d）	不推荐	暂停使用 l
G3	住院治疗	全身糖皮质激素治疗，口服泼尼松或静脉使用 1~2mg/（kg·d）甲泼尼龙，后逐步减量	对糖皮质激素治疗 2~5 天后症状未能缓解的患者，可考虑在专科医师指导下使用	停用，基于患者的风险 / 获益比讨论是否恢复 ICIs 治疗
G4	住院治疗，考虑收入重症加强护理病房（ICU）治疗	全身糖皮质激素治疗，静脉使用甲泼尼龙，1~2mg/（kg·d），连续 3 天，若症状缓解逐渐减量至 1mg/（kg·d）维持，后逐步减量，4~6 周停药 m	对糖皮质激素治疗 2~5 天后症状未能缓解的患者，可考虑在专科医师指导下使用	永久停用

【注释】

a 在开始治疗前，所有患者都应该被告知 ICIs 治疗潜在的毒性。在出现毒性时，患者应该及时向治疗团队（医护人员）报告可疑症状，并及时就诊，在急诊、门诊或住院接受评估、检查、诊断，以便医护人员及时采取措施来防止毒性的进一步恶化。目前，随着 ICIs 的普及，肿瘤专业的医护人员认识和处理毒性的经验在逐渐提高；但小部分患者可能会在非专业机构输注药物，因此也有必要提高急诊医师、社区医师对毒性的认识。

b 临床处理毒性是按照分级原则进行的。美国国立卫生研究院癌症研究所制定的《常见不良反应术语评定标准（CTCAE_5.0）》对不良反应的术语和严重程度进行了分级。然而使用 CTCAE 来分级毒性存在一定的局限性，有时会低估或高估毒性出现的概率和严重程度[1]。本指南将毒性分为五个级别：G1，轻度毒性；G2，中度毒性；G3，重度毒性；G4，危及生命的毒性；G5，与毒性相关的死亡；基本对应于 CTCAE_5.0 的不良反应分级[2]。

c 毒性管理在很大程度上依赖于使用糖皮质激素。糖皮质激素是最常用的免疫抑制剂。临床上应该根据毒性分级、毒性对生命威胁的严重程度来判断是否使用糖皮质激素，包括剂量和剂型（详见毒性管理各论）。如对于瘙痒等对生命威胁不大的毒性，G2 时也可暂不使用糖皮质激素，在 G3 时才使用 0.5~1mg/（kg·d）的泼尼松。而对于心肌炎等对生命产生严重威胁的毒性，则强调激素的足量使用。使用糖皮质激素要及时，延迟使用（>5 天）会影响部分 ICIs 相关毒性的最终处理效果，例如腹泻 / 结肠炎[3]。为防止毒性复发，糖皮质激素减量应逐步进行（>4 周，有时需要 6~8 周或更长时间），特别是在治疗免疫相关性肺炎和肝炎之时。

d 尽管缺乏前瞻性的数据，但回顾性研究结果显示，在 irAEs 发生后使用糖皮质激素等免疫抑制剂并不会降低 ICIs 的疗效[2]。值得注意的是，虽然目前缺乏确切的临床证据，但长期、较高剂量糖皮质激素仍可对治疗有负性影响[4]。通常，不建议在 ICIs 治疗前使用糖皮质激素来预防输注反应。

e 使用糖皮质激素会产生短期（急性）和长期 AEs 风险。短期 AEs 包括感染、失眠、焦虑、糖尿病或葡萄糖耐受不良、高血压和皮肤变化等。长期使用糖皮质激素可能会增加机会性感染的风险。建议使用糖皮质激素（泼尼松>20mg/d，持续≥4 周）的患者，针对性予以预防卡氏肺孢子菌肺炎的措施。对更长时间使用糖皮质激素（泼尼松>20mg/d，持续≥6 周）的患者，还要考虑使用抗真菌药物来预防真菌性肺炎（如氟康唑）。对于既往存在带状疱疹感染的患者，需警惕其再次激活，必要时行预防性抗病毒治疗[2,5-8]。

f 使用糖皮质激素产生的长期 AEs 包括骨质流失（骨质减少和骨质疏松）、骨折、白内障或青光眼、肌病、肾上腺功能不全、精神障碍、胃溃疡或十二指肠溃疡等。使用糖皮质激素的患者，如果正在使用非甾体抗炎药（non-steroidal anti-inflammatory drugs，NSAIDs）或抗凝药物，推荐同时使用质子泵抑制剂或 H2 受体阻滞剂治疗[2,5-8]。

g 为降低糖皮质激素导致的骨质流失，推荐口服补充维生素 D_3 和钙，以及可行的负重活动。使用糖皮质激素超过 3 个月的患者推荐使用骨保护剂，如果既往存在骨质疏松症病史，则常规使用。对骨质疏松症或有骨质疏松风险但预期生存期长的患者推荐骨密度测试[2,5-8]。

h 长期使用激素也会增加上消化道出血、溃疡的风险，尤其有肝硬化、上消化道出血或溃疡病史的患者，建议充分了解这些患者的风险，提前处理，并密切监测病情。

i 需要注意的是，甲状腺功能减退和其他内分泌毒性（如糖尿病），不需要糖皮质激素治疗，但推荐替代性激素治疗[2,5-8]。

j 在糖皮质激素无效的情况下可以考虑使用其他免疫抑制剂，包括 TNF-α 抑制剂（如英夫利西单抗）、麦考酚酯、他克莫司及生物性免疫制剂如抗胸腺细胞球蛋白（anti-human thymocyte globulin，ATG）等[2,5-8]。需要注意的是，上述免疫抑制剂也有相应的不良反应（详见附录 3），推荐在专科医师的指导下使用。

k 皮疹时推荐局部短期使用强效糖皮质激素，而不是长期使用弱效糖皮质激素[2,5-8]。

l 如仅表现为皮肤或内分泌症状，可继续 ICIs 治疗[2,5-8]。

m 毒性的类型、严重程度、糖皮质激素初始剂量、患者对治疗的反应均影响糖皮质激素减逐渐量（Steroid-taper）的总时长。糖皮质激素逐渐减量应该缓慢，总时间一般 4~6 周。逐渐减量过程中要密切观察临床变化，减量过快会导致 irAEs 加重或出现新的症状。基本上，口服泼尼松每 3~7 天减量 10mg。

常见毒性管理

皮肤毒性 a-g

分级	描述	Ⅰ级推荐 h	Ⅱ级推荐	Ⅲ级推荐
斑丘疹 / 皮疹 i				
G_1	斑疹 / 丘疹区域<10% 全身体表面积（BSA），伴或不伴症状（例：瘙痒、灼痛或紧绷）	• 继续 ICIs 治疗 • 局部使用润肤剂 • 口服抗组胺药物 • 使用中等强度的糖皮质激素（局部外用）		必要时进行嗜酸性粒细胞计数、外周血涂片、肝肾功能检查
G_2	斑疹 / 丘疹区域占 10%~30% 全身 BSA，伴或不伴症状（例：瘙痒、灼痛或紧绷）；日常使用工具受限	• 局部使用润肤剂 • 口服抗组胺药 • 使用强效的糖皮质激素外用和 / 或泼尼松，0.5~1mg/（kg·d）	考虑暂停 ICIs 治疗	• 必要时进行嗜酸性粒细胞计数、外周血涂片、肝肾功能检查 • 考虑转诊至皮肤科并行皮肤活组织检查
$G_{3\sim4}$	斑疹 / 丘疹区域>30% 全身 BSA，伴或不伴症状（例：红斑、紫癜或表皮脱落），日常生活自理受限	• 暂停 ICIs 治疗 • 使用强效的糖皮质激素外用，泼尼松，0.5~1mg/（kg·d）[如无改善，剂量可增加至 2mg/（kg·d）]e • 糖皮质激素抵抗时可考虑英夫利西单抗、托珠单抗治疗	• 考虑住院治疗 • 请皮肤科急会诊 • 皮肤组织活检	必要时进行嗜酸性粒细胞计数、外周血涂片、肝肾功能检查

续表

分级	描述	Ⅰ级推荐[h]	Ⅱ级推荐	Ⅲ级推荐
瘙痒[i]				
G_1	轻微或局限	• 继续 ICIs 治疗 • 口服抗组胺药 • 使用中效的糖皮质激素外用		必要时进行血常规、肝肾功能检查
G_2	强烈或广泛；间歇性；抓挠致皮肤受损（如：水肿、丘疹、脱屑、苔癣化、渗出 / 结痂）；日常使用工具受限	• 在加强止痒治疗下可继续 ICIs 治疗 • 使用强效的糖皮质激素外用 • 口服抗组胺药 • 考虑加巴喷丁类似物（加巴喷丁、普瑞巴林） • 对难治性病例，考虑窄带 UVB 光疗	请皮肤科会诊，考虑转诊至皮肤科	必要时进行血常规、肝肾功能检查
G_3	强烈或广泛；持续性；日常生活自理明显受限或影响睡眠	• 暂停 ICIs 治疗 • 泼尼松 / 甲泼尼龙，0.5~1mg/（kg·d） • 口服抗组胺药 • 考虑加巴喷丁类似物（加巴喷丁、普瑞巴林）	• 皮肤科急会诊 • 查血清 IgE 和组胺 • 难治性瘙痒可考虑给予阿瑞吡坦、度普利尤单抗[j]、奥马珠单抗或窄带 UVB 光疗（如血 IgE 水平升高）	• 必要时进行血常规、肝肾功能检查 • 必要时取活检
大疱性皮炎 /Stevens-Johnson 综合征（SJS）/ 中毒性表皮坏死松解症（TEN）[i]				
G_1	无症状，水疱区域＜10% 全身 BSA	• 暂停 ICIs 治疗 • 使用强效糖皮质激素 • 外用	• 皮肤科急会诊 • 血常规、肝肾功能、电解质、C 反应蛋白（CRP）检查	
G_2	水疱覆盖 BSA 占 10%~30% 伴疼痛；日常使用工具受限	• 暂停 ICIs 治疗，直至毒性＜1 级 • 泼尼松 / 甲泼尼龙，0.5~1mg/（kg·d） • 如果 3 天后仍无改善，考虑加用利妥昔单抗	皮肤科急会诊	
G_3	• 水疱覆盖 BSA＞30%；日常生活自理明显受限 • SJS 或者 TEN	• 永久停用 ICIs 治疗 • 泼尼松 / 甲泼尼龙，1~2mg/（kg·d） • 考虑使用免疫球蛋白（IVIG）［1g/（kg·d），按说明书分次给药，持续给药 3~4 天］ • 需要住院治疗，有指征入住 ICU 监护或烧伤病房 • 请皮肤科、眼科、泌尿科急会诊 • 血常规、肝肾功能、电解质、CRP、补体等相关炎性因子检查		必要时皮肤活检
G_4	• 水疱覆盖 BSA＞30%；合并水、电解质紊乱 • 致死性 SJS 或者 TEN			

注：上述证据类别全部为 2A 类。

【注释】

a 皮肤不良事件是 CTLA-4 和 PD-1 抑制剂导致的最常见的不良事件，包括皮疹、瘙痒和白癜风，但白癜风最常见于恶性黑色素瘤患者[1-4]。

b 从现有临床研究结果看，在接受伊匹木单抗治疗的患者中皮疹发生率约 43%~45%[5-6]，在接受纳武利尤单抗和帕博利珠单抗患者中发生率约为 34%~40%[4,6]，但 3~4 级皮疹少见。CTLA-4 抑制剂联合 PD-1 抑制剂治疗时，皮疹发生率显著升高[7]。瘙痒症状在伊匹木单抗、PD-1 抑制剂和联合使用时的发生率分别为 25%~35%、13%~20% 和 33%，3~4 级发生率<2.5%[1,7-8]。白癜风在 PD-1 抑制剂联合伊匹木单抗使用时的总体发生率约为 8%[9-10]。

c 重症皮肤 irAEs 包括 Stevens-Johnson 综合征 / 中毒性表皮坏死松解症（Stevens-Johnson syndrome/toxic epidermal necrolysis，SJS/TEN）、伴嗜酸性粒细胞增多和系统症状的药疹（drug rash or reaction with eosinophilia and systemic symptoms，DRESS）[2-3]。

d 国内学者报道了 PD-1 抑制剂卡瑞利珠单抗单药治疗导致的反应性皮肤毛细血管增生症（reactive cutaneous capillary endothelial proliferation，RCCEP）的情况，发生率为 66.8%，形态学表现大致可分为“红痣型”“珍珠型”“桑椹型”“斑片型”和“瘤样型”5 种，以“红痣型”和“珍珠型”最为多见[11]。卡瑞利珠单抗联合化疗或阿帕替尼能够降低 RCCEP 发生率[12]。

e 皮肤毒性通常发生在治疗的早期，治疗后几天或几周后都有可能出现，也可能延迟至治疗数月后。白癜风最常见于恶性黑色素瘤患者，可能是由于正常黑色素细胞和肿瘤共有抗原 /T 细胞克隆[2,9]。其他皮肤不良事件尚无特殊报道的高危人群。

f 部分研究认为，皮肤 irAEs 预示 PD-1 抑制剂治疗可能有效；白癜风的发生通常提示恶性黑色素瘤患者可能从 PD-1 抑制剂中获益[8-9]。但除了恶性黑色素瘤以外，皮肤毒性与 ICIs 治疗其他实体瘤的疗效之间的关系尚不明确。

g 多数皮肤毒性可以通过适当的干预而不影响 ICIs 的继续使用，但这需要临床医师早期发现并及时干预。这将有利于改善整个疾病诊治的结局。如果发生 4 级皮肤毒性，如 SJS/TEN 或 DRESS 综合征，应该永久终止使用 ICIs[9]。

h 使用泼尼松治疗，应直至症状改善至毒性等级 ≤1 级，并在 4~6 周内逐步减量。对于 ≥4 周使用超过 20mg 泼尼松龙或等效剂量药物的患者，应考虑使用抗生素预防肺孢子菌肺炎。长期使用糖皮质激素时，需补充钙剂和维生素 D。使用糖皮质激素治疗时，还要注意使用质子泵抑制剂预防胃肠道反应。

i 皮肤毒性的诊断需要完善皮肤（包括黏膜）检查，排除其他致病因素。另外，若出现斑丘疹 / 皮疹类表现，需要询问有无过敏性皮肤疾病史。

j 度普利尤单抗（dupilumab，IL-4 抑制剂）可用于难治性瘙痒。

反应性皮肤毛细血管增生症（RCCEP）[a-d]

分级	描述	Ⅰ级推荐	Ⅱ级推荐	Ⅲ级推荐
G1	单个或多个皮肤和 / 或黏膜结节，最大结节直径 ≤10mm，伴或不伴局部破溃出血	• 继续 ICIs 治疗 • 易摩擦部位可用纱布或创可贴保护，避免出血 • 局部破溃出血者可采用局部压迫止血治疗		
G2	单个或多个皮肤和 / 或黏膜结节，最大结节直径>10mm，伴或不伴局部破溃出血	• 继续 ICIs 治疗 • 易摩擦部位可用纱布或创可贴保护，避免出血；局部破溃出血者可采用创可贴、压迫止血，或采取局部治疗措施，如激光或外科切除等；宜加强皮肤消毒，预防破溃处发生感染		
G3	皮肤和 / 或黏膜结节呈泛发性，可并发感染，严重者可能需要住院治疗	• 暂停 ICIs 治疗，待恢复至 ≤1 级后恢复给药 • 易摩擦部位可用纱布或创可贴保护，避免出血 • 局部破溃出血者可采用创可贴、压迫止血治疗，或采取局部治疗措施，如激光止血或外科切除等 • 并发感染者给予抗感染治疗		

注：上述证据类别全部为 2A 类。RCCEP. reactive cutaneous capillary endothelial proliferation，反应性皮肤毛细血管增生症。

【注释】

a 由于 NCI CTCAE 缺乏针对 RCCEP 的分级标准，上述分级参考了皮肤和皮下组织疾病的分级标准。迄今为止，尚无 ICIs 治疗导致 4/5 级 RCCEP 的报道[1-2]。

b RCCEP 在应用某些 PD-1 抑制剂（纳武利尤和帕博利珠单抗）治疗恶性肿瘤时已有报道，但发生率较低（2.4%）[3]，而应用卡瑞利珠单抗时常见，后者单药应用的发生率为 78.8%（834/1 059）；在临床上 RCCEP 大多为 $G_{1\sim2}$，其中 G_1 为 71.1%~82.2%，G_3 仅为 0~4.8%；大部分 RCCEP 出现在 ICIs 首次用药后的 2~4 周。卡瑞利珠单抗联合抗血管生成药物阿帕替尼时，RCCEP 的发生率降为 15.6%[1]。

c RCCEP 主要发生在颜面部和躯干的体表皮肤，大致可分为“红痣型”“珍珠型”“桑椹型”“斑片型”“瘤样型”，其中以“红痣型”“珍珠型”最为多见，病理组织学检查表现为皮肤真皮层的毛细血管内皮增生[4]。RCCEP 往往具有自限性，大多在首次用药后 3~4 个月时便不再增大，停用 ICIs 后 1~2 个月可自行萎缩、消退或坏死脱落。极少数患者可出现在口腔、鼻腔或眼睑黏膜，迄今未见发生于呼吸道和消化道黏膜以及引起内脏出血的报道[1]。

d RCCEP 可以作为预测卡瑞利珠单抗单药疗效的临床指标[4-5]。

内分泌毒性[a-c]

分级	描述	Ⅰ级推荐	Ⅱ级推荐	Ⅲ级推荐
甲状腺功能减退[d]				
G1	无症状：只需临床或诊断性检查；无须治疗	继续 ICIs 治疗	• 监测 TSH 及游离 T_4，每 4~6 周 1 次 • 如确诊为中枢性甲状腺功能减退，参照垂体炎治疗	
G2	有症状：需要行甲状腺激素替代疗法；日常使用工具受限	• 继续 ICIs 治疗 • TSH 升高（>10IU/ml），补充甲状腺素	• 监测 TSH 及游离 T_4，每 4~6 周 1 次 • 请内分泌科会诊 • 如确诊为中枢性甲状腺功能减退，参照垂体炎治疗	
G3	严重症状：个人自理能力受限；需要住院治疗			
G4	危及生命；需要紧急干预			
甲状腺功能亢进[e]				
G1	无症状：只需临床或诊断性观察；暂无须治疗	• 继续 ICIs 治疗，如果有症状，普萘洛尔、美托洛尔或者阿替洛尔口服缓解症状 • 4~6 周后复查 TFTs：如果已经缓解，不需要进一步治疗；如果 TSH 仍然低于正常值，游离 T_4/ 总 T_3 升高，建议行摄碘率以明确是否有甲状腺功能亢进	ICIs 相关甲状腺功能亢进通常会发展为甲状腺功能减退，检测血清 TSH 水平，如果 TSH>10IU/ml，则开始补充甲状腺素	
G2	有症状：需要行甲状腺激素抑制治疗；影响使用工具性日常生活活动			
G3	严重症状：个人自理能力受限；需要住院治疗			
G4	危及生命；需要紧急干预			
垂体炎[f]		• 暂停 ICIs 治疗，直至急性症状缓解 • 如果出现急性严重症状并担心垂体占位效应，可予以甲泼尼龙 / 泼尼松，1~2mg/（kg·d） • 症状消失后迅速减至生理替代剂量	• 请内分泌科会诊 • 针对继发性肾上腺功能不全或中枢性甲状腺功能减退，应给予皮质类固醇 / 甲状腺素替代治疗	激素治疗期间重视向患者宣教感染、创伤等知识

续表

分级	描述	Ⅰ级推荐	Ⅱ级推荐	Ⅲ级推荐
原发性肾上腺功能减退[g]		• 暂停 ICIs 治疗 • 在给予其他激素替代治疗之前，首先给予皮质类固醇以避免肾上腺危象 • 类固醇替代治疗：氢化可的松，20mg AM，10mg PM，然后根据症状缓慢滴定给药剂量；或泼尼松初始剂量 7.5mg 或 10mg，然后酌情减少至 5mg，1 次 /d；氟氢可的松以 0.1mg 的剂量开始给药，隔日 1 次；然后根据血压、症状、下肢水肿和实验室检查结果进行增量或减量 • 如果血流动力学不稳定，住院治疗，并开始给予高剂量 / 应激剂量的类固醇 • 症状严重（低血压）的患者可能需要大量补液（例如：生理盐水的量通常需要>2L）	• 请内分泌科会诊 • 动态评估血皮质醇、生化（包含电解质）、血清肾素水平	激素治疗期间，应重视向患者宣教感染、创伤等知识
高血糖（首选空腹血糖）[h]				
G1	空腹血糖<8.9mmol/L	• 新发高血糖（<11.1mmol/L）和 / 或 2 型糖尿病病史且不伴糖尿病酮症酸中毒（DKA），**建议**：继续 ICIs 治疗，治疗期间应动态监测血糖，调整饮食和生活方式，按相应指南给予药物治疗 • 新发空腹血糖>11.1mmol/L 或随机血糖>13.9mmol/L 或 2 型糖尿病病史伴空腹 / 随机血糖>13.9mmol/L，**建议**：①完善血 pH、基础代谢组合检查、尿或血浆酮体、β- 羟基丁酸等；②如果尿或血酮体 / 阴离子间隙阳性，查 C- 肽、抗谷氨酸脱羧酶抗体（GAD）、抗胰岛细胞抗体；③ DKA 检查阴性，处理同“新发高血糖 <11.1mmol/L”；④ DKA 检查阳性：暂停 ICIs 治疗，住院治疗，请内分泌科会诊，并按机构指南行 DKA 管理，在住院治疗团队和 / 或内分泌专家的指导下使用胰岛素	如果患者有症状和 / 或血糖持续无法控制，考虑请内分泌科会诊	
G2	空腹血糖 8.9~13.9mmol/L			
G3	空腹血糖 13.9~27.8mmol/L，需要住院治疗			
G4	空腹血糖>27.8mmol/L；危及生命			

注：上述证据类别全部为 2A 类。

【注释】

a ICIs 相关内分泌毒性包括甲状腺功能异常（主要是甲状腺功能减退、甲状腺功能亢进和甲状腺炎等）和急性垂体炎（导致垂体功能减低，包括中枢性甲状腺功能减退、中枢性肾上腺功能不足和低促性腺激素引起的性腺功能减退症等）。也有关于其他免疫相关内分泌疾病的报道，但少有发生，包括原发性肾上腺功能减退、1 型糖尿病、高钙血症和甲状旁腺功能减退等。这些并发症的报道的数据不一，可能与非特异性的首发症状及临床表现不同有关[1-5]。ICIs 引起的甲状腺功能异常很少超过 2 级，通过及时检查以及对症或替代治疗，极少引起致死性甲状腺危象。垂体炎是伊匹木单抗导致的常见内分泌毒性,但如果没有及时发现或者尽早干预,可能导致致死性的严重后果。另外,从目前临床研究看,1 型糖尿病以及原发性肾上腺皮质功能减退并不多见,但通过临床医师密切观察及对症处理,通常可以鉴别并及早干预。

b PD-1/PD-L1 抑制剂单药治疗时,甲状腺功能紊乱发生率为 5%~10%(与肿瘤类型无关),垂体炎发生率很低(约 0.4%),而原发性肾上腺皮质功能减退以及 1 型糖尿病发生率更低,分别为 0.7% 和 0.2%[4-5]。伊匹木单抗治疗时甲状腺功能紊乱的发生率为 1%~5%,垂体炎的发生率高于 PD-1 抑制剂,约 3.2%[5-8],伊匹木单抗联合 PD-1 抑制剂治疗甲状腺功能异常的发生率增加至 20%,垂体炎的发生率增加至 6.4%,而原发性肾上腺皮质功能减退同样增加至 4.2%[1,9-10]。总体来说,免疫联合治疗所致内分泌毒性显著高于单药治疗。

c 各种 ICIs 相关的内分泌毒性时间跨度较大,但通常出现较慢。PD-1 抑制剂单药相关内分泌毒性出现的时间通常发生在第 10~24 周,而伊匹木单抗治疗相关内分泌毒性,如垂体炎,最早可能出现在第 7~8 周,但联合治疗内分泌毒性显著提前,平均发生在第 12 周左右[1-3,11]。

d ICIs 治疗期间,如果患者出现无法解释的乏力、体重增加、毛发脱落、畏寒、便秘、抑郁和其他症状,需要考虑甲状腺功能减退可能;如血清诊断发现 TSH 增高、游离 T_4 降低则可确诊。诊断甲状腺功能减退需完善以下基线检查:促甲状腺激素(thyroid stimulating hormone,TSH)、FT_4、FT_3 和总甲状腺素;如怀疑中枢性甲状腺功能减退,进一步查血卵泡刺激素(follicle-stimulating hormone,FSH)、晨起皮质醇、黄体生成素(luteinizing hormone,LH)和肾上腺硫酸脱氢表雄酮等;女性加查雌二醇,男性加查睾酮;如确诊为中枢性甲状腺功能减退还需要加查垂体 MRI[2,4-5,11-12]。

e ICIs 治疗期间,如果患者出现无法解释的心悸、出汗、进食和便次增多和体重减少,需要考虑甲状腺功能亢进可能;如血清发现游离 T_4 或总 T_3 升高,合并 TSH 正常或降低则可确诊。甲状腺功能亢进也可以继发于甲状腺炎或 Graves' 病。如果患者同时服用 β- 受体阻滞剂,这些症状有可能被掩盖,因此应注意详细询问病史。诊断甲状腺功能亢进需完善以下基线检查:TSH、FT_4、FT_3 和 TTs;基线值异常不影响治疗;如果不确定,则请内分泌科会诊;如 TSH 降低,游离 T_4/ 总 T_3 升高,考虑检查甲状腺素过氧化物酶抗体(anti-thyroid peroxidase antibody,TPOAb)和促甲状腺素受体抗体(thyrotropin receptor antibody,TRAb)[2,4-5,11-12]。

f ICIs 治疗期间,如果患者出现无法解释的持续头痛和 / 或视觉障碍,需要立即评估是否合并垂体炎,但注意鉴别脑转移癌、软脑膜疾病和脑血管疾病等。脑部 MRI 主要表现为脑垂体肿胀或增大。确诊的垂体功能减退患者多数脑 MRI 检查一般有异常表现,如垂体柄增厚、鞍区上凸或腺体信号不均匀强化等。诊断垂体炎需完善以下基线检查:促肾上腺皮质激素(adreno cortico tropic hormone,ACTH)、TSH、FT_4、FT_3、TTs、LH、FSH、睾酮、泌乳素和晨起皮质醇等[2,4-5,11-12]。

g 诊断原发肾上腺功能减退需完善以下基线检查:血液电解质、ACTH 和晨起皮质醇等。

h 继发的 1 型糖尿病患者,常规有典型的多尿、口渴、体重下降、恶心和 / 或呕吐等症状,应注意排除是否合并酮症酸中毒。如有血糖升高,应检查糖化血红蛋白,必要时可请内分泌科会诊[2,4-5,11-12]。

肝脏毒性[a]

分级	描述[b]	Ⅰ级推荐[c]	Ⅱ级推荐	Ⅲ级推荐
G_1	• AST 或 ALT<3 倍正常值上限(ULN) • 总胆红素<1.5 倍 ULN	继续 ICIs 治疗	• 每周监测 1 次肝功能 • 如肝功能稳定,适当减少监测频率	
G_2	• AST 或 ALT 3~5 倍 ULN • 总胆红素 1.5~3 倍 ULN	• 暂停 ICIs 治疗 • 0.5~1mg/kg 泼尼松口服,如肝功能好转,缓慢减量,总疗程至少 4 周 • 泼尼松剂量减至≤10mg/d,且肝脏毒性≤1 级,可重新 ICIs 治疗[d]	每 3 天检测 1 次肝功能	可选择进行肝脏活检[e]

续表

分级	描述[b]	Ⅰ级推荐[c]	Ⅱ级推荐	Ⅲ级推荐
G_3	• AST 或 ALT 5~20 倍 ULN • 总胆红素 3~10 倍 ULN	• G_4：建议永久停用 ICIs 治疗 • 静脉使用甲泼尼龙，1~2mg/kg，待肝脏毒性降至 2 级后，可等效改换口服的泼尼松并继续缓慢减量，总疗程至少 4 周 • 3 天后如肝功能无好转，考虑加用麦考酚酯(500~1 000mg，2 次 /d) • 不推荐使用英夫利西单抗[f] • 考虑住院治疗	• G_3：建议停用 ICIs 泼尼松剂量减至 ≤ 10mg/d，且肝脏毒性 ≤ 1 级，可考虑重新 ICIs 治疗 • 每 1~2 天检测 1 次肝功能 • 如麦考酚酯效果仍不佳，应考虑联合免疫抑制治疗，如托珠单抗、他克莫司、硫唑嘌呤、环孢素或 ATG 等 • 请肝病专家会诊 • 进行肝脏 CT、MRCP 或超声检查[g] • 考虑肝脏活检	
G_4	• AST 或 ALT ＞20 倍 ULN • 总胆红素＞10 倍 ULN			

注：上述证据级别全部为 2A 类证据。

【注释】

a ICIs 相关肝脏毒性(ICI-induced immune related hepatotoxicity，IRH，ICIH，以下简称肝毒性)主要表现为丙氨酸转氨酶(ALT)和 / 或天冬氨酸转氨酶(AST)升高，伴或不伴有胆红素升高。一般无特征性的临床表现，有时伴有发热、疲乏、食欲下降、早饱等非特异性症状，胆红素升高时可出现皮肤巩膜黄染、茶色尿等。症状也可来自同时发生的其他脏器毒性，如结肠炎、甲状腺炎或肺炎等。

b 肝毒性可发生于首次使用 ICI 后任意时间，最常出现在首次用药后 8~12 周。接受 CTLA-4 抑制剂(联合或不联合 PD-1 抑制剂)的患者出现肝毒性的时间相对更早。肝毒性的发生率差异很大，从 0.7%~16% 不等，取决于 ICIs 的种类、剂量以及是否联合治疗。任何级别的肝毒性发生率在 PD-1 抑制剂中最低(0.7%~2.1%)，在 PD-L1 抑制剂和标准剂量 CTLA-4 抑制剂中居中(0.9%~12%)，在 CTLA-4/PD-1 抑制剂联合治疗(13%)和高剂量 CTLA-4 抑制剂(16%)治疗中最高；3/4 级肝毒性的总发生率为 0.6%~11%，高剂量 CTLA-4 抑制剂更常见[1]。ICIs 联合 TKI 相对 ICIs 单药或联合贝伐珠单抗发生肝损伤的概率和严重程度可能增加[2-3]。

在接受 ICIs 治疗的肝细胞癌(hepatocellular carcinoma，HCC)患者与其他实体肿瘤相比，ALT/AST 升高的发生率较高，但归因于 ICIs 相关的肝毒性比例相似[4]。在一项非 HCC 患者的中国人群 meta 分析中[5]，使用帕博利珠单抗、纳武利尤单抗、卡瑞利珠单抗、特瑞普利单抗、替雷利珠单抗或信迪利单抗治疗后，任何级别的肝毒性发生率为 7.4%~14.0%，其中 ICIs 单药发生率为 6.9%~13.1%，联合治疗为 12.2%~37.8%。李淑娈等[6]回顾性总结了在 112 例 ICIs 单药或联合治疗的患者中，各级别 IMH 的发生率为 26.8%，3~5 级肝毒性的发生率为 7.14%。在国人 PD-1 抑制剂单药(卡瑞利珠单抗、替雷利珠单抗和帕博利珠单抗等)治疗晚期 HCC 的临床研究中，肝毒性的发生率为 1.3%~22%[7-10]。

ICIs 相关性肝毒性主要分肝细胞型(hepatitis)、胆管炎型(cholangitis)和混合型(mixed)三种类型，其中肝细胞型大约占一半。胆管炎型及混合型由于其对类固醇治疗不敏感、预后相对较差，近年来越来越被人们所重视[11-16]。胆管炎型肝毒性通常出现碱性磷酸酶(ALP)和谷氨酰转肽酶(GGT)的升高。相比于 CTLA-4 抑制剂，PD-1/PD-L1 抑制剂更容易发生胆管炎。

肝毒性的诊断需排除活动性病毒性肝炎(HBV、HCV、CMV 等)、其他疾病导致的肝脏损伤(如脂肪肝、酒精肝等)、其他药物导致的肝损伤、自身免疫性肝炎、肝脏原发肿瘤或肝转移瘤进展、各种原因引起的胆道梗阻等。

初次 ICIs 治疗前应全面评估肝脏功能，了解排查有无基础肝脏疾病，包括病毒性肝炎、脂肪肝、酒精肝、自身免疫性肝炎等，不建议在肝移植后进行 ICIs 治疗。如果基线存在肝转移，可在相当于 2 级肝脏毒性以内的肝功能水平进行 ICIs 治疗；当发生肝毒性，ALT/AST 升高超过基线 50%，并持续 1 周以上，建议永久停止 ICIs 治疗[17]。

c 治疗应首先需减少或停用其他可能引起肝脏损伤的药物。肝细胞型预后相对较好，通常对类固醇治疗有效，较少发生肝衰竭和死亡。大多数患者在 1~3 个月恢复至基线肝功能状态[18-19]。胆管炎型和混合型预后相对较差，对糖皮质激素和免疫抑制剂治疗不敏感[20-21]。

HCC 合并病毒性肝炎(携带 HBV 或 HCV)的患者使用 ICIs,在全程管理病毒性肝炎的前提下,ICIs 相关肝脏毒性可控,疗效与未感染者无显著差别[6,22-23]。故 HBV/HCV 感染者可以安全使用 ICIs。对于合并 HBV 感染的患者,需在 HBV-DNA 低于 2 000IU/ml 后再开始 ICIs 治疗(临床试验中常常要求低于 500IU/ml)。即使 HBV-DNA 定量不高,如果 HBsAg(+)和/或 HBcAb(+),也推荐在首次 ICIs 使用前给予抗病毒治疗(推荐核苷类似物,如恩替卡韦或替诺福韦酯),并定期监测 HBV-DNA 和 HBV 表面抗原和抗体;对于合并 HCV 感染者,无须在 ICIs 治疗的同时接受 DAAs 或干扰素抗病毒治疗,但仍需定期监测 HCV-RNA 水平。

d G2 肝脏毒性的患者好转后再次启用 ICIs 治疗,大多数不再反复。G_3 及以上肝损伤患者,再次启用 ICIs 治疗发生严重肝脏损伤的概率增加。G_3 肝毒性后是否再次启用 ICIs 治疗,需由 MDT 团队讨论后决定,G_4 肝毒性则永久停用 ICIs 治疗。CTLA-4 抑制剂(单药或联合 PD-1/PD-L1 抑制剂)治疗后发生肝毒性者,选择 PD-1 抑制剂再次出现肝毒性的风险较低[24]。未完全停止类固醇治疗的患者再次启用 ICIs 治疗相对完全停用者再次发生肝毒性的风险高[25]。

e 建议对诊断不明和 ≥ G_3 的 ICIs 相关性肝毒性患者进行肝活检,特别在胆管炎型,用于了解肝损伤的特征和严重程度,同时排除其他原因引起的肝功能异常。肝细胞型病理学常见为活动性小叶性肝炎和不同部位的静脉周围炎症浸润,肉芽肿性肝炎更常见于 CTLA-4 抑制剂治疗后[26-27]。胆管炎型可见不同表现的胆管损伤,甚至胆管缺失,免疫组化可见肝胆中间表型,此类肝损伤对类固醇及免疫抑制剂治疗多不敏感,预后较差[20-21]。

f 类固醇激素难治性肝毒性加用麦考酚酯。在有经验的中心,可积极尝试包括他克莫司、脉冲式类固醇冲击、托珠单抗、ATG 或血浆置换等[2,28-33]。英夫利西单抗因其自身潜在的肝毒性,虽有案例报道对肝毒性有效,仍建议在肝毒性患者中谨慎考虑[34]。胆管炎型可联合熊去氧胆酸(UDCA)治疗[2],并且,可在初始糖皮质激素治疗的同时联合免疫抑制剂,以增强缓解率。

g 影像学表现取决于肝脏毒性的严重程度,一般情况下大多表现正常。在严重肝损伤的患者中,CT 显示类似于其他常见病因引起的急性肝炎表现,即轻度肝肿大、肝实质减弱、门脉周围水肿和门脉周围淋巴结病等。肝脏超声可见门静脉周围回声,伴或不伴有胆囊壁水肿[35-36]。胆管炎型在磁共振水成像(MRCP)及 CT 上的表现常见为胆管壁增厚、胆管扩张或狭窄[13-14]。

胃肠毒性(腹泻/结肠炎)[a]

分级	描述[b-d]	Ⅰ级推荐[e-f]	Ⅱ级推荐	Ⅲ级推荐
G_1	无症状;只需临床或诊断性观察(1 级腹泻≤4 次/d)	• 实验室检查:血常规、肝肾功能、电解质、甲状腺功能 • 粪便检查:镜检白细胞、虫卵、寄生虫、培养、病毒、艰难梭菌霉素、隐孢子虫和培养耐药病原体,以排除感染 • 一般可继续 ICIs 治疗,或者暂停 ICIs 治疗,如症状未加重继续 ICIs 治疗 • 密切随访 • 必要时口服补液、使用止泻药物对症处理 • 避免高纤维/乳糖饮食	症状持续时间较长的患者考虑结肠镜检查和活检	
G_2	腹痛;粪便黏液或带血(2 级腹泻频率 4~6 次/d)	• 实验室检查和粪便检查同上,以排除感染 • 有结肠炎体征行胃肠 X 线检查 • 急诊结肠镜检查和活检 • 暂停 ICIs 治疗 • 补液、使用止泻药物对症处理 • 无须等待结肠镜检查即可开始激素治疗 • 口服泼尼松 1mg/(kg·d),4~6 周 • 如 48~72 小时激素治疗无改善或加重:增加剂量至 2mg/(kg·d);根据肠镜检查结果考虑加用英夫利西单抗或维多珠单抗(使用单抗时,糖皮质激素使用时间可缩短) • 如果降低至 G1,糖皮质激素减量已完成,肠镜检查和组织学检查炎症明显消退(也可检查粪钙卫蛋白),可考虑重启 ICIs		

续表

分级	描述 b-d	Ⅰ级推荐 e-f	Ⅱ级推荐	Ⅲ级推荐
$G_{3\sim4}$	• G_3：剧烈腹痛；排便习惯改变；需要药物干预治疗；腹膜刺激征（3 级腹泻频率≥7 次 /d） • G_4：症状危及生命；需要紧急干预治疗	• 实验室检查和粪便检查同上，以排除感染 • 有结肠炎体征推荐腹盆腔增强 CT • 预约结肠镜检查和活检 • 每天复查血常规、肝肾功能和电解质、CRP • 饮食指导（禁食、流食、全肠外营养） • G3 暂停 ICIs 治疗；G4 永久停用 ICIs 治疗 • 补液、使用止泻药物对症处理 • 静脉甲泼尼龙 2mg/（kg·d） • 无须等待结肠镜检查即可开始激素治疗 • 如 48 小时激素治疗无改善或加重，在继续应用激素的同时考虑尽早加用英夫利西单抗或维多珠单抗（使用单抗时，糖皮质激素使用时间可缩短）		

注：上述证据类别全部为 2A 类。

【注释】

a 胃肠毒性包括结肠炎、胃炎、小肠结肠炎，主要为结肠炎，是 ICIs 治疗最常见的毒性之一，$G_{3\sim4}$ 级免疫相关胃肠道毒性是导致 ICIs 治疗中断的常见原因[1]。ICIs 导致的结肠炎发生率为 8%~27%。CTLA-4 抑制剂导致的胃肠道毒性发生风险远远高于 PD-1/PD-L1 抑制剂，最高可达到 54%，并且可发生于治疗过程中的任意时间，甚至治疗结束后数月，需要特别引起重视。PD-1/PD-L1 抑制剂的胃肠道毒性发生的中位时间为用药后 6~8 周。以上两类药物的联合使用会显著提高胃肠道毒性的发生风险，并且导致发生时间提前[2-3]。

b 大多数患者病变累及乙状结肠和直肠，上消化道改变罕见，内镜下多表现为黏膜红斑、糜烂、溃疡形成。临床主要表现为腹泻，还可发生腹痛、恶心、粪便带血和黏液、发热等症状，少部分患者还可表现为口腔溃疡、肛门病变（肛瘘、脓肿、肛裂）及关节疼痛、内分泌紊乱、皮肤病变等肠外表现。

c 发生腹痛、腹泻等症状的患者要警惕免疫相关性胃肠毒性的可能。对于严重腹泻或持续的 2 级及以上的腹泻患者推荐弯结肠镜或结肠镜检查以进一步明确诊断。ICIs 治疗引起的胃肠毒性组织学图像通常不同于炎症性肠病（inflammatory bowel disease，IBD）的表现。大多数病例表现为急性结肠炎（中性粒细胞和嗜酸性粒细胞浸润），或者是弥漫性或局灶性片状隐窝脓肿。也有病例表现为慢性 IBD 特征，例如肉芽肿、基底部浆细胞增多和片状病变（萎缩、扭曲、分枝和发芽）。上消化道症状（吞咽困难和上腹痛）和内镜下病变（食管溃疡、胃炎和十二指肠炎）也有报道。大约有一半的 CTLA-4 抑制剂介导的小肠结肠炎患者伴有胃部和十二指肠的慢性、轻度、片状炎症（腺窝扭曲、局灶性和异质性绒毛缩短、固有层嗜酸性和单核炎症细胞增多）[4]。

d 已有一些研究探索了生物标志物在诊断胃肠毒性中的作用。如钙卫蛋白（Calprotecin）[5]和乳铁蛋白（Lactoferrin）[6]，可作为肠炎诊断和监测治疗疗效的指标，但在诊断上仍需要进一步研究确证。

e 消化系统恶性肿瘤患者使用 ICIs 治疗应考虑原发病引起的消化道症状，胃肠道毒性的治疗原则尚需在临床实践中进一步探索完善。

f 大部分 ICIs 治疗引起的胃肠毒性均能够得到很好控制。胃肠毒性与 ICIs 治疗抗肿瘤预后的相关性也有报道。一些研究发现伊匹木单抗介导的小肠结肠炎和肿瘤退缩或总生存相关。在一项剂量递增研究中，CTLA-4 抑制剂治疗剂量越大，用药时间越长，$G_{3\sim4}$ 毒性发生率可能越高，但抗肿瘤的有效率并未相应提升；也有研究提示胃肠毒性与 ICIs 治疗的疗效无关。对于胃肠毒性后再次使用 ICIs 需要根据具体情况平衡风险，原则上 $G_{2\sim3}$ 暂停，毒性缓解后可以考虑再次尝试；G_4 永久停用[7]。

胰腺毒性[a-c]

分级	描述	Ⅰ级推荐	Ⅱ级推荐	Ⅲ级推荐
无症状性淀粉酶 / 脂肪酶升高[d]				
G_1	• 无急性胰腺炎相关症状 • 淀粉酶 ≤ 3 倍正常上限（ULN）和 / 或 • 脂肪酶 ≤ 3 倍 ULN	**评估：** • 有无急性胰腺炎（包括临床症状评估、胰腺薄层增强 CT 扫描、胰腺 MRCP 扫描[e]） • 排除其他原因引起的淀粉酶 / 脂肪酶升高，如炎性肠病、肠易激综合征、肠梗阻、胃轻瘫、恶心 / 呕吐、糖尿病等 **治疗：** • 无急性胰腺炎证据，继续免疫治疗 • 有急性胰腺炎证据，按照胰腺炎诊治原则处理		
G_2	• 无急性胰腺炎相关症状 • 淀粉酶升高 3~5 倍 ULN 和 / 或 • 脂肪酶升高 3~5 倍 ULN	**评估：** • 有无急性胰腺炎（包括临床症状评估，持续性中重度淀粉酶和 / 或脂肪酶升高，需行胰腺薄层增强 CT 扫描或胰腺 MRCP 扫描） • 排除诊断同 G_1 **治疗：** • 无急性胰腺炎证据，继续免疫治疗 • 有急性胰腺炎证据，按照胰腺炎诊治原则处理		
$G_{3\text{-}4}$	• 无急性胰腺炎相关症状 • 淀粉酶＞5 倍 ULN 和 / 或 • 脂肪酶＞5 倍 ULN	同 G_2		静脉补液水化[f]
急性胰腺炎[g]				
G_1	出现下列症状 / 体征之一： • 淀粉酶 / 脂肪酶＞3 倍 ULN； • 临床表现考虑胰腺炎； • CT 影像学结果提示有胰腺炎	• 按照无症状性淀粉酶 / 脂肪酶升高处理，同时密切监测急性胰腺炎症状 • 静脉补液水化 • 若淀粉酶 / 脂肪酶＞3 倍 ULN，或 CT 持续阳性，考虑暂停 ICIs • 请消化内科会诊或转至专科诊治		
G_2	出现下列症状 / 体征中的两种： • 淀粉酶 / 脂肪酶＞3 倍 ULN • 临床表现考虑胰腺炎； • CT 影像学结果提示有胰腺炎	• 暂停 ICIs 治疗 • 泼尼松 / 甲泼尼龙 0.5~1mg/(kg·d)[h] • 可考虑联合吗替麦考酚酯治疗 • 静脉补液水化 • 请消化内科会诊或转至专科诊治		
$G_{3\text{-}4}$	• 淀粉酶 / 脂肪酶升高 • 影像学诊断急性胰腺炎 • 严重的腹痛、恶心 / 呕吐 • 血流动力学不稳定	• 永久停用 ICIs 治疗 • 泼尼松 / 甲泼尼龙，1~2mg/(kg·d)[h] • 可考虑联合吗替麦考酚酯治疗 • 静脉补液水化 • 请消化内科 /ICU 会诊，转至专科诊治		

注：上述证据类别全部为 2A 类。

【注释】

a 免疫相关的胰腺毒性发病率不高（发生率：CTLA-4 单抗，0.9%~3%；PD-1 单抗，0.5%~1.6%；PD-1 联合 CTLA-4 单抗，1.2%~2.1%）[1-2]。症状从急性胰腺炎到慢性胰腺炎均可发生[3]。免疫相关性无症状淀粉酶 / 脂肪酶升高发生率较急性胰腺炎高（发生率：PD-1 单抗，淀粉酶升高 14%，脂肪酶升高 8%；PD-1 单抗联合 CTLA-4 单抗，淀粉酶升高 4%，脂肪酶升高 2%）。免疫相关性胰腺毒性常伴发其他 irAEs，尤其是小肠结肠炎（33%）和肝炎（21%）[4]。

b 对于免疫相关的胰腺毒性目前仍存在一定争议，包括淀粉酶 / 脂肪酶是否作为常规检测指标，无急性胰腺炎相关表现的 $G_{3\text{-}4}$ 的淀粉酶 / 脂肪酶升高是否作为新型免疫检查点抑制剂的剂量限制性毒性等。淀粉酶 / 脂肪酶升高尚有其他多种原因，如器官衰竭、肠梗阻、糖尿病酮症酸中毒等。因此，目前多数文献认为若临床无明显的急性胰腺炎的可疑症状，常规可不做淀粉酶、脂肪酶检测[5]。

c 免疫相关性胰腺毒性是一种排除性诊断，鉴别诊断包括胰腺转移、其他原因所致的胰腺损伤（如酒精、高甘油三酯血症、胆管结石或胆泥淤积、自身免疫性胰腺炎、胰腺肿瘤、其他药物所致的损伤等）。

d 淀粉酶升高的程度与急性胰腺炎的严重程度无关，但淀粉酶升高确系增加急性胰腺炎风险[6]。

e 典型的胰腺炎影像学表现包括但不限于以下情形：胰腺坏死；胰周炎性改变；前哨肠袢征（十二指肠、空肠充气扩张）；结肠截断征（结肠脾区扩张）；左侧腰大肌影消失；腹水；腹部无气等[7]。

f MD Anderson 一项针对 5 762 例患者的回顾性分析发现，大剂量水化有利于改变患者的长期转归（*OR*=0.21，95% *CI* 0.06~0.79，*P*=0.022）。因此，建议对 G_3 及以上淀粉酶升高患者，采用大剂量水化，尤其是 48 小时内使用[4]。生长抑素在淀粉酶 / 脂肪酶升高或急性胰腺炎中的应用，目前尚无文献报道。

g 急性胰腺炎的评估包括是否有急性胰腺炎症状，上腹部增强 CT；若临床可疑而 CT 无阳性发现，行 MRCP；排除其他原因所致的胰腺炎（如酒精性、胆源性等因素）。

h 临床症状缓解后，糖皮质激素需在 2~4 周内逐步减量。糖皮质激素停药后，仍需监测胰腺炎复发情况[8]。

肺毒性（肺炎）[a-f]

分级	描述	Ⅰ级推荐	Ⅱ级推荐	Ⅲ级推荐
G_1	无症状；局限于单个肺叶或 <25% 的肺实质	• 基线检查：胸部 CT、血氧饱和度、血常规、肝肾功能、电解质、TFTs、ESR、肺功能 • 考虑在 3~4 周后复查胸部 CT 及肺功能 • 如影像学好转，密切随访并恢复治疗 • 如影像学进展，升级治疗方案，暂停 ICIs 治疗 • 如影像学无改变，考虑继续治疗并密切随访直至出现新的症状	• 酌情痰检排除病原体感染 • 每 2~3 天进行自我症状监测，复查血氧饱和度 • 每周复诊，跟踪症状变化、胸部体检、重复血氧饱和度及胸部 CT	
G_2	出现新的症状 / 或症状恶化，包括：呼吸短促、咳嗽、胸痛、发热和缺氧；涉及多个肺叶且达到 25%~50% 的肺实质，影响日常生活，需要使用药物干预治疗	• 行胸部高分辨率 CT，血常规、肝肾功能、电解质、肺功能分析 • 暂停 ICIs 治疗，直至降至 ≤ G_1 • 静滴甲泼尼龙 1~2mg/(kg·d)，治疗 48~ 72 小时后，若症状改善，激素在 4~6 周内按照每周 5~10mg 逐步减量；若症状无改善，按 $G_{3\text{-}4}$ 反应治疗；如不能完全排除感染，需考虑加用经验性抗感染治疗 e • 3~4 周后复查胸部 CT • 临床症状和影像学缓解至 ≤ G_1，免疫药物可在评估后使用	• 行鼻拭子、痰培养及药敏、血培养及药敏、尿培养及药敏等检查排除病原体感染 • 每 3~7 天监测一次：病史和体格检查、血氧饱和度（静止和活动状态下） • 每周复查胸部 CT、血液检查、肺功能	酌情行支气管镜或支气管镜肺泡灌洗，不典型病变部位考虑活检

续表

分级	描述	Ⅰ级推荐	Ⅱ级推荐	Ⅲ级推荐
G_3	严重的新发症状，累及所有肺叶或>50%肺实质，个人自理能力受限，需吸氧，需住院治疗	• 行胸部高分辨率CT，血常规、肝肾功能、电解质、肺功能分析 • 永久停用ICIs治疗，住院治疗 • 如果尚未完全排除感染，需经验性抗感染治疗；必要时请呼吸科或感染科会诊 • 静脉滴注甲泼尼龙2mg/(kg·d)，酌情行肺通气治疗；激素治疗48小时后，若临床症状改善，继续治疗至症状改善至≤G1，然后在4~6周内逐步减量；若无明显改善，可考虑接受托珠单抗(8mg/kg，在14天后可重复给药)，或英夫利西单抗(5mg/kg)静脉滴注(在14天后可重复给药)，或吗啡麦考酚，1~1.5g/次，2次/d，或静脉注射免疫球蛋白(IVIG)[e]	行鼻拭子、痰培养、血培养、尿培养等检查排除病原体感染	行支气管镜或支气管镜肺泡灌洗，不典型病变部位考虑活检
G_4	危及生命的呼吸困难、急性呼吸窘迫综合征(ARDS)，需要插管等紧急干预措施			

注：上述证据类别全部为2A类。

【注释】

a 免疫相关性肺炎是一种罕见但有致命威胁的严重不良事件，在PD-1/PD-L1抑制剂相关死亡事件中占35%[1]。临床研究的数据显示，接受PD-1/PD-L1抑制剂单药治疗的患者，肺炎发生率小于5%，3级以上的肺炎发生率为0~1.5%[2-6]。与PD-L1抑制剂相比，接受PD-1抑制剂单药治疗的患者免疫相关性肺炎的发生率更高[7-9]，PD-1抑制剂与PD-L1抑制剂导致所有级别的肺炎发生率分别为3.6%和1.3%，重症肺炎发生率为1.1%和0.4%[4,8]，与PD-1/PD-L1抑制剂相比，接受CTLA-4抑制剂单药治疗的患者免疫相关性肺炎发生率较低，1%左右[10-12]。但PD-1/PD-L1抑制剂联合CTLA-4抑制剂免疫相关性肺炎的发生率较PD-1/PD-L1更高[13]。与恶性黑色素瘤患者相比，NSCLC、肾癌患者更易发生免疫相关性肺炎[4]。值得注意的是，最近的研究提示在真实世界中，免疫相关性肺炎的发生率似乎更高(19%)[14]。另外，还有约2%的患者可能发展为慢性免疫相关性肺炎，这些患者可能需要更长时间的免疫抑制剂治疗[15]。总之，对于接受免疫检查点抑制剂的患者，应在治疗开始时定期提供患者教育，以期早期发现，早期干预。

b 免疫相关性肺炎可能发生在治疗的任何阶段，其中位发生时间在2.8个月左右[5]，与其他irAEs相比，肺炎发生的时间相对较晚，而联合治疗的患者肺炎发病时间较早，NSCLC发生肺炎的起始时间要早于恶性黑色素瘤[16]。

c 免疫相关性肺炎的高危人群：①接受EGFR-TKI联合ICIs治疗的驱动基因敏感突变阳性的NSCLC患者[17-18]；②先前存在慢性阻塞性肺病(chronic obstructive pulmonary disease，COPD)、肺纤维化、鳞癌、既往接受过胸部放疗、接受联合治疗的患者等，或目前存在肺部活动性感染的患者[14,19-21]；③接受ICIs治疗前外周血嗜酸性粒细胞绝对数(absolute eosinophil count，AEC)较高的患者[22]。

d 免疫相关性肺炎的临床症状主要包括呼吸困难(53%)、咳嗽(35%)、发热(12%)或胸痛(7%)，偶尔会发生缺氧且会快速恶化以致呼吸衰竭，但是约1/3患者无任何症状，仅有影像学异常[5]。影像学上多见磨玻璃结节影或斑片结节浸润影，主要位于两肺下叶为主，其次为中叶，上叶最少见；有别于分子靶向药物所致的弥漫肺炎表现，免疫相关性肺炎的影像学可表现各异，可表现为隐源性机化性肺炎、磨玻璃样肺炎、间质性肺炎、过敏性肺炎和其他非特异性肺炎，需与肺部感染、肿瘤淋巴管扩散、肿瘤肺部进展及弥漫性肺泡出血相鉴别[2-3,23-24]。当影像学特点比较符合肺炎表现时，通常不建议行活检。经气管镜活检可能对于肿瘤播散引起的淋巴管炎或感染有鉴别作用。如实施再活检，需评估是否会取得特异性的诊断或能改变治疗策略。目前并无特异性的病理诊断确定是否为免疫相关肺炎。

e 在所有肺炎病例中，72%的患者为1~2级。与甲状腺炎和肝炎等自限性免疫反应不同，大部分的免疫相关性肺炎需要激素或免疫抑制剂的治疗[14]。在大多数免疫治疗相关性肺炎的病例中，糖皮质激素仍然是目前主要的治疗手段，早期使用糖皮质激素干预是免疫相关毒性综合管理的关键目标。糖皮质激素应遵循缓慢减量的原则，需要4周以上(有时6~8周或更长)以预防irAE复发。对于≥4周使用超过20mg泼尼松或等效剂量药物的患者，应考虑使用抗生素预防肺孢子菌肺炎。对于持续6~8周或更长时间使用超过20mg泼尼松或等效剂量药物的患者，可以考虑预防真菌感染。长期使用糖皮质激素时，还有发生骨质疏松的风险，应补充钙剂和维生素 D。使用糖皮质激素治疗时，还要注意使用质子泵抑制剂预防胃肠道反应。对于 $G_{3\text{-}4}$ 免疫相关性肺炎的患者，若在激素初始治疗 48 小时内症状无缓解，则需要考虑联合免疫抑制剂治疗，包括托珠单抗或英夫利西单抗或麦考酚酯或 IVIG 治疗。多项回顾性研究与系列病例报道显示，大部分激素不敏感型 irAEs 患者能够从托珠单抗治疗中获益[25-27]；此外，一项干预性临床试验的数据表明，托珠单抗在未使用激素干预的免疫相关性结肠炎、免疫相关性关节炎中也表现出良好的临床疗效和可控的安全性[28]，临床获益率达 84%，5 例（25%）发生 3~4 级治疗相关 AEs，但都是可控制和可逆的，包括中性粒细胞减少症、血小板减少症、结肠炎伴溃疡以及变态反应。在考虑使用 TNF-α 抑制剂治疗前，应行 T-Spot 试验排除结核、还需检测乙肝、丙肝病毒，并在治疗期间和治疗后几个月监测 HBV/HCV。但需要注意的是，免疫抑制剂用于治疗 irAEs 的疗效与安全性还需进一步明确。在一项回顾性研究中，在 65 例发生免疫相关性肺炎的患者中，有 12 例（18.5%）为激素不敏感型[29]。糖皮质激素治疗失败后，7 例接受了 IVIG，2 例接受了英夫利西单抗治疗，3 例接受 IVIG 联合英夫利西单抗治疗。其中，接受英夫利西单抗治疗的 5 例患者均死于免疫相关性肺炎或感染并发症，而接受 IVIG 治疗的患者有 3 例（3/7，42.9%）死于免疫相关性肺炎或感染并发症。另外一项回顾性研究分析了 TNF-α 抑制剂（n=20）或麦考酚酯（n=6）用于治疗激素不敏感型（n=12，46%）与激素抵抗型（n=14，54%）免疫相关性肺炎患者的疗效[30]。10 例患者（10/26，38%）得到持续改善，其中 3 例肺炎达到完全缓解（2 例是激素不敏感型，接受了英夫利西单抗联合麦考酚酯治疗，1 例是激素抵抗型，接受麦考酚酯单药治疗）。6 例患者（6/26，23%）死于免疫相关性肺炎，3 例（3/26，12%）死于感染并发症。近期一项 2 期研究正在评估英夫利西单抗或 IVIG 治疗用于激素不敏感型免疫相关性肺炎的疗效（NCT04438382）。另外一项评估托珠单抗治疗激素依赖性 irAEs 的Ⅱ期研究也正在进行中（NCT04375228），期待这些研究结果能够为免疫相关性肺炎患者提供更多的治疗选择。

f 免疫相关的肺结节病，即肉瘤样肉芽肿反应，包括胸膜下小结节、纵隔淋巴结肿大以及胸腔积液，也与 ICIs 治疗相关，临床表现多样且具有个体特异性，通常包括咳嗽、哮喘、乏力、胸痛或完全无症状[31-34]。影像学表现为纵隔淋巴结肿大、肺密度不均匀等改变，与疾病进展类似。通过超声支气管内镜、细针抽吸或经显微气管镜肺活检发现明确的上皮样非干酪性肉芽肿，有助于诊断[35]。此外，确诊肺结节病需要排除感染和其他相关诊断，部分结节病也可能只有肺外病变。一旦肺结节病诊断成立，需进行眼部检查和基线心电图分析，以除外其他器官受累。同时，须立即暂停 ICIs 治疗，特别是广泛期的结节病（分期 ≥ 2 期）、累及重要的肺外器官（眼、心肌、神经系统和肾脏）或结节病引起的高钙血症。如存在以下情况，需考虑对免疫相关性结节病进行治疗[36]：①进行性的影像学改变；②持续和 / 或加重的肺部症状；③肺功能恶化，包括肺总量下降 ≥ 10%，用力肺活量下降 ≥ 15%，一氧化碳弥散功能下降 ≥ 20%；④同时累及其他肺外器官；⑤结节病相关性高钙血症。目前有关免疫相关性肺结节病的研究相对较少，多见于个案报道，因此有必要进一步探索该病的处理策略。

骨关节与肌毒性[a-c]

炎性关节炎（IA）[d]

分级	描述	Ⅰ级推荐	Ⅱ级推荐	Ⅲ级推荐
G_1	轻度疼痛伴炎症症状（通过运动或加温可改善），红斑，关节肿胀	**评估：** • 详细询问类风湿病史及骨关节体格检查，以及脊柱检查 • 行 X 线或其他影像检查，排除转移或评估关节受损情况 • 生化检查：症状持续患者检测抗核抗体（ANA）、类风湿因子（RF）、抗环瓜氨酸肽（CCP）、ESR、CRP，若考虑反应性关节炎或影响脊柱，检测 HLA-B27 **治疗：** • 继续 ICIs • 镇痛：对乙酰氨基酚或 / 和 NSAIDs。如果 NSAIDs 无效，考虑使用小剂量泼尼松，10~ 20mg/d × 4 周[e]。如果症状无改善，升级为 2 级管理治疗	根据受累关节的部位和数目，考虑关节内局部使用类固醇激素	

注：IA. inflammatory arthritis，炎性关节炎。

续表

分级	描述	Ⅰ级推荐	Ⅱ级推荐	Ⅲ级推荐
G_2	中度疼痛伴炎症改变，红斑，关节肿胀；影响工具性使用的日常生活活动能力（ADL）	**评估：** • 病史、体格检查及实验室检查同上 • 临床症状明显的关节炎患者建议行超声或者联合关节磁共振检查 **治疗：** • 暂停 ICIs • 增加镇痛药或增加 NSAIDs 剂量 • 使用泼尼松 0.5mg/（kg·d），或甲泼尼松 10~ 20mg/d（或等效剂量）4~6 周 [e] • 若用药 4 周，症状没有改善，升级为 3 级管理治疗 • 若有关节肿胀或症状持续 ≥ 4 周，建议尽早请风湿科专家会诊 [g]	根据受累关节的部位和数目，考虑关节内局部使用类固醇激素，检查早期骨损伤情况	
$G_{3\sim4}$	重度伴有炎症表现的剧痛，皮肤红疹或关节肿胀；不可逆的关节损伤；残疾；自理 ADL 受限	• 检查：同 G_2 • 暂停或永久停用 ICIs[h] • 使用泼尼松或甲泼尼松 1mg/（kg·d）× 4~6 周 [e] • 如果 2 周内症状无改善，考虑使用 NMARD[f] • 请风湿科会诊 [g]		

肌炎 [i]

分级	描述	Ⅰ级推荐	Ⅱ级推荐	Ⅲ级推荐
G_1	轻度无力，伴或不伴疼痛	**检查：** • 全面体格检查和实验室检查 [j] **治疗：** • 继续 ICIs • 如果肌酸激酶和 / 或醛缩酶水平升高并伴有肌力减弱，可给予泼尼松 0.5mg/（kg·d）起始剂量 • 有指征，排除相关禁忌证后，可给予对乙酰氨基酚或 NSAIDs 镇痛治疗 • 暂停他汀类药物		
G_2	中度无力，伴或不伴疼痛，影响年龄相当的使用工具性 ADL	**检查：** • 详细询问病史及体格检查，血液学检查，肌电图，关节受累可行 MRI **治疗：** • 暂停 ICIs 直至相关症状控制，肌酸激酶恢复至正常水平且泼尼松剂量 < 10mg，若症状加重，按照 G3 处理排除相关禁忌证后，可给予 NSAIDs 镇痛治疗 • 如果肌酸激酶 ≥ 3 倍 ULN，按照 0.5~1mg/（kg·d）泼尼松（或等效剂量其他药物）给予治疗 [d] • 请风湿科或神经科会诊	对于出现 G_2 症状或客观指标异常（如酶谱升高、肌电图异常、肌肉 MRI 或活检异常）的患者，可考虑永久停用 ICIs。CK 恢复正常或肌炎临床症状缓解后再考虑重启 ICIs	

续表

分级	描述	Ⅰ级推荐	Ⅱ级推荐	Ⅲ级推荐
$G_{3\sim4}$	重度无力,伴或不伴疼痛,影响自理性 ADL	**检查:**同 G_2 **治疗:** • 暂停 ICIs 直至停用免疫治疗后恢复至 G_1,若有心肌受损,需永久停用 ICIs • 症状严重考虑收住入院 • 请风湿科或神经内科会诊 [g] • 使用 1mg/(kg·d)甲泼尼龙(或等效剂量其他药物)[f] • 若出现严重症状,如严重无力致活动受限、心脏、呼吸、吞咽受累,需考虑 1~2mg/kg 甲泼尼松静推或大剂量弹丸式注射	• 考虑静脉 IVIG 治疗 • 经风湿科或神经科医师会诊后,症状严重或急性患者考虑血浆置换	

注:上述证据类别全部为 2A 类。

肌痛 [k]

分级	描述	Ⅰ级推荐	Ⅱ级推荐	Ⅲ级推荐
G_1	轻度僵硬、疼痛	**检查:** • 详细询问类风湿病史,进行关节和皮肤检查,完成血液检查 [l] **治疗:** • 继续 ICIs • 有指征,排除相关禁忌证后,可给予对乙酰氨基酚或 NSAIDs 镇痛治疗	少数患者并发巨细胞动脉炎(GCA),检查是否有颞动脉炎(如头痛、视力障碍、颌跛行),出现相关症状需请眼科急会诊,以行动脉活检,避免永久性失明	
G_2	中度僵硬、疼痛,影响年龄相当的使用工具性 ADL	**检查:** • 详细询问类风湿病史,进行关节和皮肤检查,完成血液检查 [l] **治疗:** • 暂停 ICIs 直至症状控制 [e],泼尼松用量小于 10mg;若症状加重,按照 G_3 处理 • 泼尼松 20mg/d 或等效剂量,症状改善后逐步减量 [c] • 4 周后症状无改善,按照 G_3 处理 • 请风湿科专家会诊		
$G_{3\sim4}$	重度僵硬、疼痛,影响自理性 ADL	**检查:**同 G_2 **治疗:** • 暂停 ICIs 直至停用免疫治疗后恢复至 G_1 • 请风湿科专家会诊 • 泼尼松 40mg/d 或甲泼尼松 1~2mg/kg 或等效剂量,若症状无改善或需更大剂量糖皮质激素,需考虑其他免疫抑制剂治疗(甲氨蝶呤、托珠单抗 [f]) • 症状严重需收治入院 • 对症镇痛	• 考虑静脉 IVIG 治疗 • 考虑血浆置换	

注:上述证据类别全部为 2A 类。

【注释】

a 关节痛和肌痛在使用 ICIs 过程中比较多见,临床研究报道发病率可高达 40%[1-2],关节痛发生率为 1%~43%,肌痛为 2%~20%[2]。对患者的生活质量影响较大。临床医生需根据患者新增的关节疼痛判断是否有炎性关节炎。最多

见的是骨关节 / 肌肉类风湿样改变，如关节炎、肌炎、肌痛等。PD-1/PD-L1 单抗、CTLA-4 单抗均可出现此类不良反应，更多见于 PD-1/PD-L1 单抗及联合免疫治疗，大小关节均可累及[1]，在开始 ICIs 治疗的任何时间段都可发生。

b 目前在各类分级中，肌肉骨骼症状（如关节炎和肌炎引起的）很难描述。由于大部分肿瘤患者本身都存在肌肉骨骼相关的症状和主诉[3-4]，肿瘤患者诊断为类风湿性 / 肌肉骨骼毒性诊断较困难。

c 类风湿性 / 骨骼肌毒性的临床表现主要包括：关节疼痛、肿胀；晨起活动不灵 / 晨僵持续约 30~60 分钟；NSAIDs 或糖皮质激素可改善相关症状。近期有文献报道了炎症性关节炎的诊断流程[3]。

d 在接受 ICIs 治疗的患者中，关节痛发生率约 15%，但炎症性关节炎的发生率，特别是中度以下关节炎的发生率未见系统性的报道[1]。

e 用药至症状改善至 ≤ G1 后，逐渐减量 4~6 周。

f 若 6~8 周后糖皮质激素剂量不能减少到 10mg/d，则考虑使用缓解疾病的抗风湿性药物（DMARD）。合成 DMARD 包括甲氨蝶呤、来氟米特、羟氯喹、柳氮磺胺吡啶，单独或联合应用；生物 DMARD 包括抗细胞因子治疗，如 TNF-α 或 IL-6 拮抗剂。IL-6 抑制剂托珠单抗可引起极为罕见的肠穿孔，因此对于并发免疫相关结肠炎或消化道转移的患者需慎用或禁用。在使用 DMARD 之前，需检测 HBV、HCV 病毒，隐匿或者活动性结核，对于持续用药>1 年的患者，建议每年进行一次上述检测，直至治疗结束。

g 建议所有中度症状以上的炎症性关节炎患者转风湿科治疗。如果患者症状持续时间>6 周或每日泼尼松剂量>20mg（或等效其他药物），且无法在 4 周内减量至<10mg/d，也建议转风湿科或神经科就诊[3]。

h 若恢复到 ≤ 1 级，在咨询风湿科医师的前提下，可考虑重启 ICIs。

i ICIs 引起的肌炎较为少见，但严重情况下会危及生命。PD-1/PD-L1 单抗（1%）较 CTLA-4（<1%）更为多见[2]。患者可表现为无力，自近端肢体开始，站立、上臂抬举、活动受限，严重时可有肌痛。肌炎可有爆发性坏死情况，包括横纹肌溶解累及心肌而危及生命，需紧急救治[5]。

j 包括详细询问类风湿病史、神经性疾病史，体格检查包括肌力评估、皮肤检查以明确是否存在皮肌炎。肌炎患者肌肉无力比疼痛更具典型性。血液检查包括评估炎症指标 ESR、CRP，CK、醛缩酶、AST、ALT、LDH 也可能升高。肌钙蛋白升高往往有心肌受累，需进一步行心电图或心肌 MRI 检查。自身抗体阳性需考虑是否存在重症肌无力。若诊断不明确，可行肌电图、MRI 等检查，或者肌活检。

k 肌痛可表现为近端肢体或远端肢体疼痛，伴随严重乏力[6]。患者可表现为关节痛而无典型的滑膜炎改变，或 B 超或 MRI 仅表现为少量肩关节渗出[6]。

l 血液检查包括 ANA、RF、抗 CCP、炎症指标（ESR 和 CRP）、CK 等以鉴别肌炎。

输注反应 a-c

分级	描述	Ⅰ级推荐	Ⅱ级推荐	Ⅲ级推荐
G_1	轻度一过性反应	不必中断输液，或下调输液速度 50%	• 暂停输液，直至问题解决 • 可选用 NSAIDs、抗组胺药物、糖皮质激素等对症处理 • 后续治疗考虑增加预处理步骤	
G_2	较重的反应	• 中断输液至恢复到 $G_{0\sim1}$ • 对症处理（如抗组胺药、NSAIDs） • 重启输注前 24 小时内进行预处理 • 输注时减慢滴速 50%	必要时应用糖皮质激素	
G_3	• 延迟性（如不必快速对症进行处置，或暂时停止输液） • 初始处理后症状再发 • 住院治疗处理后遗症	• 永久停用 ICIs • 对症处理 • 请过敏相关专科会诊		
G_4	威胁生命的后果	• 永久停用 ICIs • 紧急处理		

注：上述证据类别全部为 2A 类。

【注释】

a ICIs 输注反应相关的症状通常表现为低热、畏寒、头痛或恶心，高级别反应可包括心动过速、血压不稳定、低氧血症、胸痛、咳嗽、呼吸短促、喘息、潮红、出汗、荨麻疹或瘙痒炎、血管性水肿、晕厥前期或晕厥。在接受阿维鲁单抗（avelumab）治疗的患者中，98.6% 的输注反应发生于前 4 次输注时，其中 3 级以上不良反应发生率为 2.7%，因此，前 4 次治疗前推荐给予对乙酰氨基酚和抗组胺药物进行预处理；而接受其他 ICIs 治疗时，输注反应的发生率低于 10%[1-2]。伊匹木单抗似乎具有较好的耐受性。在接受苯海拉明和 / 或糖皮质类激素预处理的患者中[3]，输注时间超过 30 分钟（标准时间为 90 分钟）的患者中，伊匹木单抗引起的输注反应发生率<6%，严重的、危及生命的输注反应率<2%[3]。

b 免疫联合治疗可能增加输注反应的复杂性。在 KEYNOTE-407 研究中，帕博利珠单抗联合化疗组和化疗组 3~4 级输注反应的发生率分别为 2.4% 和 0.6%[4]。

c 对轻微或中度的输注反应，减慢输液速度或暂停输液，或给予对症治疗即可控制。对严重的、危及生命的输注反应推荐参考各种输注反应指南迅速处理。对 3 或 4 级输注反应患者建议永久停药，对再次发生输注反应者也需要考虑永久停药。

少见毒性管理

神经毒性[a]

重症肌无力（MG）[b]

分级	描述	Ⅰ级推荐	Ⅱ级推荐	Ⅲ级推荐
G_1[c]	无			
G_2	MG 严重程度评分 1~2 级，症状影响日常生活活动	• 暂停 ICIs，对于 MGFA 1~2 的患者，当症状完全消失且激素减量至停药后可考虑恢复用药 • 由于患者病情可能出现迅速恶化，强烈建议住院治疗 • 吡斯的明，30mg/ 次，3 次 /d，可逐渐将剂量增加到 120mg/ 次，4 次 /d • 可以给予泼尼松，1~1.5mg/（kg·d），口服，但剂量不超过 100mg/d[d]		
$G_{3\sim4}$	MG 严重程度评分 3~4 级，生活不能自理，日常生活需要帮助并可能危及生命	• 永久停止 ICIs • 住院治疗可能需要 ICU 水平的监护，并请神经科会诊 • 甲泼尼龙起始量为 1~2mg/（kg·d），根据病情调整剂量 • 避免使用可能加重肌无力的药物[e]	• IVIG 0.4g/（kg·d）或者血浆置换，连续 5 天 • 如果血浆置换或静脉输注免疫球蛋白无效考虑加用利妥昔单抗（375mg/m² 每周 1 次 ×4 周或 500mg/m² 每2周1次 ×2 周） • 注意肺功能、神经系统症状	

注：上述证据类别全部为 2A 类。

吉兰 - 巴雷综合征（GBS）[f]

分级	描述	Ⅰ级推荐	Ⅱ级推荐	Ⅲ级推荐
G_1[g]	无			
G_2	中度，影响工具性 ADL	• 永久停止 ICIs • 住院治疗，ICU 级别监护，密切监测神经系统症状和呼吸功能	甲泼尼龙 1g/d，连续 5 天，在随后 4~6 周内逐渐减量，与 IVIG 或血浆置换联合应用	
G_3	重度，自我护理能力受限，需要帮助	• 请神经内科会诊 • IVIG 0.4g/（kg·d），或者血浆置换，连续 5 天		
G_4	危及生命，需要紧急治疗	• 对于特发性 GBS 一般不推荐用糖皮质激素，但对于免疫治疗相关的 GBS，可尝试使用甲泼尼龙起始量为 2~4mg/（kg·d），根据病情调整剂量 • 对疼痛患者，给予非阿片类药物治疗疼痛		

注：上述证据类别全部为 2A 类。GBS. Guillain-Barré syndrome，吉兰 - 巴雷综合征。

周围神经病变

分级	描述	Ⅰ级推荐	Ⅱ级推荐	Ⅲ级推荐
G_1	轻度，无症状和功能障碍	暂停 ICIs 并监测症状至少 1 周，当继续使用 ICIs，须密切监测症状变化		
G_2	中度，影响患者 ADL	• 暂停 ICIs，当症状缓解至 ≤ G_1 时，可考虑恢复用药。 • 密切观察，当进展时使用泼尼松 0.5~1mg/(kg·d)	使用加巴喷丁、普瑞巴林或度洛西汀镇痛	
$G_{3\text{-}4}$	重度，生活不能自理，日常生活需要帮助，严重者可能是 GBS，应按此进行处理	• 永久停止 ICIs • 住院治疗 • 请神经内科会诊 • 甲泼尼龙 2~4mg/(kg·d)，并按照 GBS 进行处理		

自主神经病变

分级	描述	Ⅰ级推荐	Ⅱ级推荐	Ⅲ级推荐
G_1	轻度，无症状和功能障碍	暂停 ICIs 并监测症状至少 1 周，当继续使用 ICIs，须密切监测症状变化		
G_2	中度，影响患者 ADL	• 暂停 ICIs，当症状缓解至 ≤ G1 时，可考虑恢复用药 • 密切观察，当进展时使用泼尼松 0.5~1mg/(kg·d) • 请神经内科会诊		
$G_{3\text{-}4}$	重度，生活不能自理，日常生活需要帮助	• 永久停止 ICIs • 住院治疗 • 请神经内科会诊 • 甲泼尼龙 1g/d，连用 3 天，然后口服类固醇		

无菌性脑膜炎[h]

分级	描述	Ⅰ级推荐	Ⅱ级推荐	Ⅲ级推荐
G_1	轻度，无脑神经症状，不影响患者工具性 ADL	暂停 ICIs，恢复用药须向患者说明风险及获益 可密切观察而不使用类固醇	在获得脑脊液(CSF)检测结果前可考虑经验性使用抗病毒治疗(如静脉输注阿昔洛韦)和抗菌治疗	
G_2	中度，影响患者工具性 ADL	• 暂停 ICIs，恢复用药须向患者说明风险及获益 • 泼尼松 0.5~1mg/(kg·d) 或甲泼尼龙 1mg/(kg·d)，根据病情调整剂量 • 神经内科会诊		
G_3	重度，生活不能自理，日常生活需要帮助	• 暂停 ICIs • 泼尼松 0.5~1mg/(kg·d) 或甲泼尼龙 1mg/(kg·d)，根据病情调整剂量 • 考虑住院治疗 • 神经内科会诊		
G_4	危及生命，需要紧急治疗			

注：上述证据类别全部为 2A 类。

脑炎 [i]

分级	描述	Ⅰ级推荐	Ⅱ级推荐	Ⅲ级推荐
G_1	轻度，无脑神经症状，不影响患者工具性 ADL	• 暂停 ICIs，恢复用药须向患者说明风险及获益 • 甲泼尼龙，1~2mg/（kg·d），根据病情调整剂量	考虑静脉输注阿昔洛韦直至获得病原体聚合酶链反应（PCR）结果报告	
G_2	中度，影响患者工具性 ADL			
G_3	重度，生活不能自理，日常生活需要帮助	• 暂停 ICIs，恢复用药须向患者说明风险及获益 • 神经内科会诊 • 甲泼尼龙，1~2mg/（kg·d），根据病情调整剂量 • 如果症状严重或者出现寡克隆带，给予甲泼尼龙，1g/d，连续 3~5 天，同时给予 IVIG，0.4g/（kg·d）或者血浆置换，连续 5 天 • 如果病情进展或出现自身免疫性脑病，给予利妥西单抗		
G_4	危及生命，需要紧急治疗			

注：上述证据类别全部为 2A 类。

脱髓鞘病变（包括多发性硬化、横断性脊髓炎、急性播散性脑脊髓炎、视神经炎和神经脊髓炎） [j]

分级	描述	Ⅰ级推荐	Ⅱ级推荐	Ⅲ级推荐
G_1	轻度，无脑神经症状，不影响患者工具性 ADL	可继续使用 ICIs，除非出现症状无法改善或恶化		
G_2	中度，影响患者工具性 ADL	• 停止 ICIs • 神经内科会诊 • 排除感染后开始泼尼松 1mg/（kg·d），并在 1 个月后逐渐减量		
G_3	重度，生活不能自理，日常生活需要帮助	• 永久停止 ICIs • 请神内科会诊 • 使用非阿片类药物（如普瑞巴林、加巴喷丁或度洛西汀）治疗神经性疼痛 • 给予高剂量甲泼尼龙冲击治疗，1g/d	若 3 天后症状无改善或持续恶化，考虑静脉输注 IVIG 或进行血浆置换	
G_4	危及生命，需要紧急治疗	• 永久停止 ICIs • 请神内科会诊 • ICU 级别住院护理 • 给予高剂量甲泼尼龙冲击治疗，1g/d	若 3 天后症状无改善或持续恶化，考虑静脉输注 IVIG 或进行血浆置换	

注：上述证据类别全部为 2A 类。

【注释】

a 免疫相关性神经系统毒性并不常见，接受抗 CTLA-4 抑制剂治疗的患者发生率为 3.8%，接受 PD-1 抑制剂治疗的患者为 6.1%，接受二者联合治疗的患者为 12%。大多数免疫相关性神经系统毒性为 1~2 级非特异性症状，3~4 级及以上免疫相关性神经系统毒性发生率低于 1%，中位发生时间 6 周[1-2]。诊断免疫相关性神经系统毒性需要排除其他病因导致的中枢和周围神经系统症状，如肿瘤进展、中枢神经系统转移、感染、糖尿病神经病变或维生素 B_{12} 缺乏等，因此需要详细询问病史、全面神经系统检测，脑磁共振、脑脊液检查，如有必要可行活检明确诊断。患者发生免疫相关性神经系统毒性时，建议尽早请神经内科会诊，必要时转科治疗。

b 诊断重症肌无力，建议行全面的神经系统检查，包括：乙酰胆碱受体抗体及抗肌肉特异性激酶抗体、ESR、CRP、肌酸激酶、醛缩酶、肌钙蛋白检测,肺功能评估,肌电图重复神经电刺激和神经传导检查,脑和 / 或脊髓 MRI 检查[3-4]。

c 免疫相关性重症肌无力分级从 2 级开始,没有 1 级。

d 既往关于重症肌无力处理的相关文献中提到 40%~50% 患者使用激素特别是大剂量激素可能诱发肌无力危象。

e 可能导致重症肌无力恶化的药物包括 β 受体拮抗剂、含镁离子药物、喹诺酮类、氨基糖苷类及大环内酯类抗生素等。

f 诊断吉兰 - 巴雷综合征,建议行脑脊液检查、脊髓 MRI 检查、神经电生理检查、肺功能检查、格林 - 巴利分型抗体检查(如 CQ1b)等[5]。

g 免疫相关性吉兰 - 巴雷综合征分级从 2 级开始,没有 1 级。

h 诊断无菌性脑膜炎,建议行脑脊液常规、细菌培养、病毒 PCR 检查(排除细菌、病毒性脑炎)等,以及脑 MRI、血皮质醇、ACTH 等检查(排除脑转移、垂体、肾上腺功能异常)[6]。

i 诊断自身免疫性脑炎,建议行脑脊液常规、细胞学、革兰氏染色、细菌培养、单纯疱疹病毒及其他病毒 PCR 检测、寡克隆带检查,脑 MRI 检查,血常规、ESR、CRP、甲状腺功能、甲状腺球蛋白、抗中性粒细胞胞浆抗体、病毒血清学等检查(排除细菌、病毒性脑炎及无菌性脑膜炎)[7]。

j 诊断横断性脊髓炎,建议行头颅和脊髓 MRI 检查,脑脊液常规、细胞学、病毒 PCR 检测、寡克隆带、神经抗原检测,血液维生素 B_{12}、HIV、TSH、抗 RO/La 抗体、抗水通道蛋白 -4 IgG 等检查[8]。

血液毒性[a-d]

溶血性贫血[e]

分级	描述	Ⅰ级推荐	Ⅱ级推荐	Ⅲ级推荐
G_1	Hb 正常下限 ~100g/L	继续 ICIs,同时密切随访		
G_2	Hb 100~80g/L	• 暂停或者永久停用 ICIs • 使用 0.5~1mg/(kg·d)泼尼松		
G_3	Hb<80g/L;考虑输血	• 永久停用 ICIs • 泼尼松,1~2mg/(kg·d)	• 考虑住院治疗 • 输注红细胞纠正贫血,使非心脏病患者 Hb 达到 70~80g/L • 根据患者情况确定是否请血液科会诊	补充叶酸,1mg/d
G_4	危及生命,需要紧急治疗	• 永久停用 ICIs • 住院治疗 • 请血液科会诊 • 泼尼松,1~2mg/(kg·d),如果无效或恶化,给予免疫抑制剂,如利妥西单抗、IVIG、环孢素、吗替麦考酚酯、英夫利西单抗或 ATG 等	输注红细胞纠正贫血	

注:上述证据类别全部为 2A 类。

再生障碍性贫血[f,g]

分级	描述	Ⅰ级推荐	Ⅱ级推荐	Ⅲ级推荐
G_1	中性粒细胞计数>0.5×10⁹/L,骨髓增生程度<正常 25%,外周血小板计数>20×10⁹/L,网织红细胞计数>20×10⁹/L	• 暂停 ICIs,密切随访 • 造血生长因子治疗 • 根据指南进行输血[d]		
G_2	骨髓增生程度<正常 25%,中性粒细胞计数<0.5×10⁹/L,外周血小板计数<20×10⁹/L,网织红细胞计数<20×10⁹/L	• 暂停 ICIs,每天密切随访,造血生长因子治疗 • ATG+ 环孢素 • 输血支持治疗	HLA 分型和骨髓移植评估	

续表

分级	描述	Ⅰ级推荐	Ⅱ级推荐	Ⅲ级推荐
$G_{3\sim4}$	骨髓增生程度<正常25%，中性粒细胞计数<0.2×10^9/L，外周血小板计数<20×10^9/L，网织红细胞计数<20×10^9/L	• 暂停ICIs，每天密切随访 • 血液科会诊 • 造血生长因子治疗 • ATG+环孢素 • 环磷酰胺治疗 • 输血	对难治性患者给予艾曲波帕和支持治疗	

注：上述证据类别全部为2A类。

免疫性血小板减少症[h]

分级	描述	Ⅰ级推荐	Ⅱ级推荐	Ⅲ级推荐
G_1	血小板计数正常下限~75×10^9/L	• 继续ICIs，并密切临床随访和实验室检查 • 可同步使用常规升血小板药物，如重组人血小板生成素		
G_2	血小板计数75×10^9/L~50×10^9/L	• 暂停ICIs，密切随访及治疗，如果恢复到1级可继续治疗 • 常规升血小板药物无效，给予泼尼松，0.5~2mg/(kg·d)，口服，持续2~4周，然后在4~6周内逐渐减量	如果需要快速升高血小板，IVIG可以和糖皮质激素一起应用	
G_3	血小板计数50×10^9/L~25×10^9/L	• 暂停ICIs，密切随访及治疗，如果恢复到1级可继续治疗 • 血液科会诊 • 常规升血小板药物无效，给予泼尼松，1~2mg/(kg·d)，口服，如果无缓解或者恶化，继续使用泼尼松，并联合静脉输注，1g/kg，并根据需要重复使用	血小板生成素受体激动剂(TPO-RA)、利妥昔单抗	
G_4	血小板计数<25×10^9/L			

注：上述证据类别全部为2A类。

获得性血友病[i]

分级	描述	Ⅰ级推荐	Ⅱ级推荐	Ⅲ级推荐
G_1	凝血因子活性5%~40%及0.05~0.4IU/ml	• 暂停使用ICIs，严密评估风险和获益后决定能否重新使用 • 给予0.5~1mg/(kg·d)泼尼松 • 输血支持治疗 • 如有出血，请血液科会诊		
G_2	凝血因子活性1%~5%及0.01~0.05IU/ml	• 暂停使用ICIs，严密评估风险和获益后决定能否重新使用 • 血液科会诊 • 根据Bethesda法检测抑制物的表达水平选择凝血因子替代治疗 • 给予1mg/(kg·d)泼尼松 ± 利妥昔单抗(375mg/kg，每周，共4周) ± 1~2mg/(kg·d)环磷酰胺 • 输血支持治疗		

续表

分级	描述	Ⅰ级推荐	Ⅱ级推荐	Ⅲ级推荐
$G_{3\sim4}$	凝血因子活性<1%及<0.01IU/ml	• 永久停止使用ICIs • 血液科会诊 • 根据Bethesda法检测抑制物的表达水平选择凝血因子替代治疗 • 给予1mg/(kg·d)泼尼松 ± 利妥昔单抗 ± 1~2mg/(kg·d) • 环磷酰胺 • 输血 • 如果继续恶化,给予环孢素或免疫抑制剂治疗		

注:上述证据类别全部为2A类。

获得性血栓性血小板减少性紫癜(TTP)[j]

分级	描述	Ⅰ级推荐	Ⅱ级推荐	Ⅲ级推荐
G_1	有红细胞破坏的证据(分裂细胞增多症),但无贫血、肾功能不全或血小板减少	• 暂停使用ICIs,权衡风险和获益后决定是否恢复使用ICIs • 给予泼尼松0.5~1mg/(kg·d)		
G_2	有红细胞破坏的证据(分裂细胞增多症),但无临床症状,有G2贫血和血小板减少			
G_3	实验室检查发现具有临床后果的证据(G3血小板减少、贫血和肾功能不全)	• 暂停使用ICIs,权衡风险和获益后决定是否恢复使用ICIs • 在血液科的配合下,启动血浆置换(PEX),进一步的PEX取决于临床进展 • 静脉注射甲泼尼龙,1g/d,连续3天,第一次给药通常在第一次PEX后立即进行,对血小板计数有反应的患者停止PEX • 可使用利妥昔单抗治疗 • 如果ADAMTS13活性水平为10IU/dL或为正常值10%,或ADAMTS13 IgG升高,可考虑使用卡培拉珠单抗 • 如果停止PEX后3~5天内没有恶化,则在2~3周内逐渐减量糖皮质激素,完成利妥昔单抗、卡培拉珠单抗治疗		
G_4	有威胁生命的后果(如中枢神经系统出血、血栓形成或栓塞或肾衰竭)			

注:上述证据类别全部为2A类。TTP. acquired thrombotic thrombocytopenic purpura,获得性血栓性血小板减少性紫癜。

溶血性尿毒症综合征(HUG)[k]

分级	描述	Ⅰ级推荐	Ⅱ级推荐	Ⅲ级推荐
$G_{1\sim2}$	无贫血临床后果和Ⅱ级血小板减少症的红细胞破坏(血细胞增多症)的证据	• 继续使用ICIs,密切随访和实验室评估 • 支持性治疗		
G_3	具有临床后果的实验室检查结果(如肾功能不全和瘀点)	• 永久停用ICIs • 血液科会诊 • 使用依库珠单抗(抗C5抗体),900mg,1次/周,连用4周,第5周使用1 200mg,此后1 200mg,每2周1次		
G_4	威胁生命的后果(如中枢神经系统血栓形成或栓塞或肾衰竭)			

注:上述证据类别全部为2A类。HUG. hemolytic uremic syndrome,溶血性尿毒症综合征。

【注释】

a 免疫相关的血液毒性并不多见,包括溶血性贫血、再生障碍性贫血、免疫性血小板减少(ITP)、获得性血友病 A、获得性血栓性血小板减少性紫癜(TTP)、溶血性尿毒症综合征(HUG)、噬血细胞性淋巴组织细胞增多症(LHL)、淋巴细胞减少症、中性粒细胞减少症等。其中,溶血性贫血和 ITP 最常见。免疫相关的血液毒性症状多样,其中溶血性贫血可表现为虚弱、皮肤苍白、黄疸、尿色深、发热和心脏杂音。再生障碍性贫血症状包括疲劳、呼吸急促、心率加快或不规则、脸色苍白、不明原因或容易瘀伤、出血、皮疹、头晕、头痛和发热。ITP 可表现为容易或过度瘀伤、瘀斑(常见于小腿)、牙龈或鼻出血、血尿或便血。获得性血友病 A 可引起皮下出血和 / 或肌肉、消化道、泌尿生殖系统和腹膜后出血[1]。

b 免疫相关的血液毒性总体发生率不高,低于 1%;既往发生过免疫相关的血液毒性的患者重启免疫治疗会增加毒性发生的概率,达到 43%。大多数免疫相关的血液毒性是 2 级以下,少部分毒性包括溶血性贫血、再生障碍性贫血、ITP 等,可能危及生命[2]。CheckMate 078 研究显示,在纳武利尤单抗相关血液系统毒性中贫血发生率大约 4%,白细胞减少发生率约 3%,中性粒细胞减少发生率大约 2%,而 3~4 级的毒性均小于 1%[3]。卡瑞利珠单抗的 I 期临床研究显示,贫血发生率为 11%,其中 3~4 级 2%;白细胞减少症为 12%,血小板减少症为 1%,无 3~4 级 irAEs[4]。一项 meta 分析报告显示,任何级别和 3~5 级贫血发生率分别为 9.8% 和 5%[5]。

c 免疫相关的血液毒性发生的中位时间为 5.7 周,但也可能发生在 1~84 周,甚至延迟发生的情况。此外,免疫相关的血液毒性早期不易识别,肿瘤本身及其并发症可导致血细胞减少;免疫治疗与化疗、靶向治疗、放疗联合应用时,增加了免疫相关的血液毒性鉴别诊断的困难和复杂性,因此在诊断时应排除这些因素[1]。

d 怀疑发生免疫相关的血液毒性时,应该暂停免疫治疗,及时邀请血液内科会诊、行骨髓活检或细胞学分析,这对于协助诊断非常重要。治疗方面,糖皮质激素可作为一线药物,其他包括 IVIG,必要时进行成份输血、生长因子支持。出现 HLH 时,可以使用抗 IL-6R 抗体治疗[6]。当出现激素或 IVIG 抵抗时,可应用 TPO-RA 治疗,例如艾曲泊帕、海曲泊帕和阿伐曲泊帕。

e 诊断免疫性溶血性贫血,建议行血常规、网织红细胞计数、大小便常规、外周血涂片、LDH、直接和间接胆红素、叶酸、维生素 B_{12}、铁蛋白、血清铁、珠蛋白、骨髓象、Coombs 试验,阵发性夜间血红蛋白尿筛查,并排除药物、昆虫、蛇咬伤、细菌、病毒感染等导致的溶血性贫血[7]。与原发性免疫性溶血性贫血相比,免疫相关的溶血性贫血抗球蛋白试验(或 Coombs 试验)阴性率较高,达到 40%[8]。

f 免疫治疗导致的再生障碍性贫血已有报道,包括致死性病例[9]。诊断再生障碍性贫血,建议行血常规、网织红细胞、骨髓象、维生素 B_{12}、叶酸、铁蛋白、血清铁、肝肾功能、病毒等检查,并排除药物、辐射、毒素、病毒感染等导致的再生障碍性贫血[10]。

g 在治疗再生障碍性贫血的过程中,所有的血液制品应接受照射和过滤。

h 免疫治疗导致的血小板降低已经有报道,包括致死性病例[11]。部分患者可能在停止免疫治疗后才出现,表现出延迟性特征[12]。诊断免疫性血小板减少症,建议检测血常规、骨髓象、自身抗体、血小板抗体、病毒或细菌检测等,同时需排除肿瘤、药物、其他自身免疫性疾病、病毒感染引起的血小板减少症、再生障碍性贫血等疾病。诊断免疫性血小板减少症比较困难,参考《(CSCO)肿瘤治疗所致血小板减少症诊疗指南》,可同步、短期使用常规升血小板药物,如重组人血小板生成素[13]。

i 诊断获得性血友病,建议检测血常规、纤维蛋白原、PT、APTT、APTT 纠正实验、凝血因子定量、Bethesda 凝血因子抑制物测定,并采用 MRI、CT 或超声对出血进行定位、定量和连续监测。

j 诊断获得性 TTP,需要对病情进行全面评估,包括 ICIs 在内的药物暴露史(CTX、西罗莫司、他克莫司、奥司马林、抗生素和奎宁等),进行外周涂片查血吸虫细胞,ADAMTS13 活性水平和抑制物测定,完善 LDH、结合珠蛋白(haptoglobin)、网织红细胞计数、胆红素和尿常规分析,完善凝血功能检查(凝血酶原时间、活化部分凝血活酶时间和纤维蛋白原等),完善血型和抗体检查,以及直接抗人球蛋白试验,巨细胞病毒血清学检查,必要时考虑脑部 CT 或 MRI、超声心动图、心电图检查[14-16]。

k 诊断 HUS,需要对病情进行全面评估,询问病史和体格检查,特别是高危药物暴露史,例如导致导致溶血的常见药物(他克莫司、环孢素和西罗莫司);询问高血压和心脏疾病史。血涂片可见裂片红细胞是诊断的关键。建议完善肌酐、ADAMTS13(排除 TTP)、同型半胱氨酸或 MMA 检测。C3、C4 和 CH50(疑似家族性的补体抑制性抗体)评估网状细胞计数和 MCV。评估病毒感染,包括 EBV、CMV 和 HHV6。检测叶酸和维生素 B_{12};胰酶水平检测;评估引起腹泻的原因、志贺氏菌和大肠杆菌 0157;进行直接抗体测试(Coombs 试验)、结合珠蛋白、LDH 和其他贫血病因分析[17]。

免疫抑制剂毒性管理

肾脏毒性[a]

分级	描述	Ⅰ级推荐	Ⅱ级推荐	Ⅲ级推荐
G_1	• 无症状或轻度症状 • 仅有临床观察或诊断所见 • 肌酐水平增长>0.3mg/dl[a] • 肌酐 1.5~2 倍 ULN	• 考虑暂停 ICIs，寻找可能的原因（如近期静脉造影、用药情况或尿路感染等） • 每 3~7 天复查肌酐和尿蛋白 • 检查并停用肾毒性相关药物（PPIs 或 NSAIDs） • 不需要干预		
G_2	• 中度症状 • 影响工具性 ADL • 肌酐 2~3 倍 ULN	• 暂停 ICIs • 每 3~7 天复查肌酐和尿蛋白 • 请肾内科会诊[c]，考虑肾活检 • 排除其他原因所致肾衰，给予泼尼松 0.5~1mg/（kg·d）[d] 且最大剂量<60~80mg/d，如果降至 G_1，泼尼松在 4 周后逐渐减量，当减量至≤10mg/d，可考虑恢复 ICIs；如果 1 周后病情恶化或无改善，则增加至 1~2mg/（kg·d）泼尼松，并永久停用 ICIs		
G_3	• 重症或临床症状明显，不会立即危及生命、致残 • 影响个人 ADL • 肌酐>3 倍 ULN 或> 4.0mg/dl	• 永久停用 ICIs • 需要住院治疗或延长住院时间 • 每 24 小时监测肌酐和尿蛋白 • 请肾内科会诊[c]，考虑肾活检 • 泼尼松 / 甲泼尼龙，1~2mg/（kg·d）[d] • 如果降至 G_1，在 4 周后逐渐减量；若使用糖皮质激素 3~5 天后仍>G_2，可考虑加用：硫唑嘌呤 / 环磷酰胺 / 环孢霉素 / 英夫利西单抗 / 霉酚酸酯	对于短时间恢复至 $G_{0\sim1}$ 者，可选择性恢复 ICIs 使用	
G_4	危及生命 肌酐>6 倍 ULN	• 永久停用 ICIs • 需要紧急干预 • 每 24 小时监测肌酐和尿蛋白 • 请肾内科会诊[c]，考虑肾活检 • 泼尼松 / 甲泼尼龙 1~2mg/（kg·d）[d] • 如果降至 G_1，在 4 周后逐渐减量；若使用糖皮质激素 2~3 天后仍>G_3，可考虑加用：硫唑嘌呤 / 环磷酰胺 / 环孢霉素 / 英夫利西单抗 / 霉酚酸酯	建议透析	

注：上述证据类别全部为 2A 类。

【注释】

a 在所有接受 ICIs 治疗的患者中，急性肾损伤的发病率约为 17%（血清肌酐增加>1.5 倍 ULN）[1]，但与 ICIs 治疗直接相关的急性肾损伤的发病率约 2.2%（单药治疗）~ 5.0%（联合伊匹木单抗 / 纳武利尤单抗）[1-4]。同样，伊匹木单抗和纳武利尤单抗的序贯疗法也使肾脏毒性的发生率增加到 5.1%，其中 2.2% 出现 3~4 级肾炎[5]。另外，帕博利珠单抗联合化疗可能也会引起肾脏毒性的发生率增加（5.2% vs. 0.5%）。肾毒性发生的中位时间为 3~4 个月[6]，CTLA-4 抑制剂相关的肾损伤出现时间更早，一般发生在 ICIs 治疗后的 2~3 个月。值得关注的是，ICIs 治疗相关急性肾损伤患者中，40%~87% 的患者曾患或伴随肾外免疫相关不良反应，如皮疹、甲状腺炎、结肠炎等[1,3,7]。

b 在每次使用 ICIs 之前，都应该检测血清电解质和血尿素氮，并且通过停用肾脏毒性药物、排除感染和尿路梗阻以及纠正低血容量来达到早期控制肾功能不全的目的。当发生严重的肾功能不全时应停用 ICIs 并考虑给予系统性糖皮质激素治疗。发生严重肾功能不全时应咨询肾内科。当鉴别诊断困难时，肾活检也可辅助诊断。

c 当患者肌酐持续升高（2~3 级）、肌酐升高≥3 倍 ULN、或有任何肾衰相关的代谢表现时，均应转至肾脏病专科治疗。

d 用药至症状改善至≤1级后，糖皮质激素应在4~6周内逐渐减量，持续8~12周，取决于患者对免疫抑制的反应和/或随着类固醇逐渐减少而降低复发。ICIs半衰期长（帕博利珠单抗半衰期达27.3天）以及在停药后可能会持续数月的独特免疫反应，因此可能需要延长免疫抑制治疗的时间[8]。

心血管毒性[a]

心肌炎[b,c]

<table>
<tr><th>分级</th><th>描述</th><th>Ⅰ级推荐</th><th>Ⅱ级推荐</th><th>Ⅲ级推荐</th></tr>
<tr><td>G_1
（亚临床心肌损伤）</td><td>仅有心脏损伤生物标志物[d]升高，无心血管症状、心电图（ECG）、超声心动图（UCG）改变</td><td>• 主动监测策略[e]
• 心血管专科/肿瘤心脏病团队会诊
• 完善心脏损伤生物标志物、脑钠肽（BNP或NT-proBNP）、D-二聚体、炎性标志物（红细胞沉降率、C反应蛋白、白细胞计数）、病毒效价、ECG[f]、UCG[g]等检查，有条件行心脏磁共振（CMR）检查[h]
• 如果心脏损伤生物标志物轻度异常且保持稳定，可以继续ICIs治疗；如果心脏损伤生物标志物进行性升高，应暂缓ICIs治疗</td><td>• 若无症状性心肌炎[i]诊断成立，立即给予甲泼尼龙治疗［初始剂量1~4mg/（kg·d）］，持续3~5d，后逐渐减量，心脏损伤生物标志物恢复基线水平后继续激素治疗2~4周
• 如果心脏损伤生物标志物恢复至基线水平，全面评估收益/风险比后，可以继续ICIs治疗，但是需要加强监测</td><td></td></tr>
<tr><td>G_2</td><td>轻微心血管症状，伴心脏损伤生物标志物和/或ECG异常</td><td>• 立即停用ICIs
• 卧床休息
• 心血管专科/肿瘤心脏病团队会诊
• 心电监护
• 完善心脏损伤生物标志物、脑钠肽、ECG、UCG检查，有条件行CMR检查，必要时进行心内膜心肌活检[j]
• 立即给予甲泼尼龙［初始剂量1~4mg/（kg·d）］，连续3~5天，后逐渐减量，恢复基线水平后继续激素治疗2~4周</td><td>• 如果对糖皮质激素治疗不敏感，酌情加予其他免疫抑制剂
• 恢复基线水平后，酌情慎重再次使用ICIs</td><td></td></tr>
<tr><td>G_3</td><td>休息或轻微活动后症状明显，心脏生物标志物明显异常，ECG和/或UCG明显异常</td><td rowspan="2">• 永久停用ICIs
• 卧床休息
• 多学科团队（心血管科、危重症医学科等）会诊
• ICU级别监护
• 完善心脏损伤生物标志物、脑钠肽、ECG、UCG、CMR检查，必要时行心内膜心肌活检
• 立即给予甲泼尼龙冲击治疗[k]，500~1 000mg/d，持续3~5天，后逐渐减量，待心功能恢复基线水平后，继续激素治疗4周左右
• 心律失常患者，应给予抗心律失常治疗，必要时安装心脏起搏器
• 对于危重症患者，应及时给予循环、呼吸功能支持</td><td rowspan="2">糖皮质激素治疗24小时无改善，应该加予其他免疫抑制剂±血浆置换等措施±生命支持</td><td rowspan="2"></td></tr>
<tr><td>G_4</td><td>症状严重，血流动力学不稳定，危及生命，需紧急治疗</td></tr>
</table>

静脉血栓栓塞症（VTE）[l-o]

分级	描述	Ⅰ级推荐	Ⅱ级推荐	Ⅲ级推荐
G1	静脉血栓形成（如浅表静脉血栓）	• 继续 ICIs 治疗 • 热敷 • 临床监测		
G2	静脉血栓形成（如无并发症的深静脉血栓形成），需要医疗干预	• 继续 ICIs 治疗 • 参考静脉血栓管理相关临床指南进行管理，并且请心血管专科或其他相关专科医师会诊或者咨询 • 初始抗凝治疗药物：低分子肝素（LMWH）、维生素 K 拮抗剂（VKA）、达比加群、利伐沙班、阿哌沙班或依多沙班。长期抗凝治疗药物：LMWH、依多沙班、利伐沙班或阿哌沙班，使用至少 6 个月，其疗效优于 VKA • 静脉注射肝素是初始使用的，可接受替代品，也可以长期口服抗凝剂		
G3	静脉血栓形成（例如无并发症的 PTE），需要紧急医疗干预	• 暂停 ICIs 治疗，在评估风险 / 收益后可重新使用 ICIs • 参照 G2 使用抗凝药物		
G4	危及生命的后果；血流动力学或神经功能不稳定性；器官损伤；肢端坏死	• 暂停 ICIs 治疗，在评估风险 / 收益后可重新使用 • 参考静脉血栓管理相关临床指南并在心脏病学专家指导下收治和管理患者 • 呼吸和血流动力学支持 • 参照 G2 使用抗凝药物，根据症状采取进一步治疗措施		

VTE. venous thromboembolism，静脉血栓栓塞症。

注：上述证据类别全部为 2A 类。

【注释】

a ICIs 相关心血管毒性可以具有多种临床表现，如心肌炎、心包炎、心律失常、心室功能下降、血管炎、静脉血栓栓塞、心脏瓣膜炎和肺动脉高压等，临床上容易漏诊或误诊，其发生率和危害往往被低估。在一项队列研究中，672 例接受 ICIs 治疗的肿瘤患者，经过 13 个月的中位随访，主要心血管事件（急性冠脉综合征、心力衰竭、脑卒中和短暂性脑缺血发作）的发生率高达 10.3%[1]。另一项研究显示，ICIs 治疗可能会加速动脉粥样硬化，导致癌症幸存者心血管事件（心肌梗死、冠状动脉血运重建和缺血性卒中）风险增加 3 倍[2]。在一项真实世界研究中，2 647 例患者接受 ICIs 治疗，共 89 例患者（3.4%）发生心血管事件，心肌炎最常见，约占 37.1%（33/89），其次为快速性心律失常、非炎症性左心室功能障碍和心包炎[3]。

b ICIs 相关心肌炎是一种少见的 irAEs，但是病死率高达 39.7%~50%[4-6]，位居所有 irAEs 的第一位。美国 8 家中心的调查研究显示心肌炎的发生率为 1.14%[7]，国内 12 家三甲医院的调查研究显示心肌炎的发生率为 1.05%[8]，但其真实发生率可能被低估。PD-1、PD-L1 和 CTLA-4 抑制剂的心肌炎发生率分别为 0.5%、2.4% 和 3.3%[7]，与 PD-1 抑制剂相比，PD-L1 抑制剂与新发心脏并发症风险和全因死亡率的降低[8]，PD-1 或 PD-L1 抑制剂联合 CTLA-4 抑制剂联合治疗时发生率增加，症状出现更早、更严重和病死率更高[6]。国外报道心肌炎中位发生时间为 ICIs 用药后 27 天，中位发生年龄 65（± 15）岁，81% 的心肌炎发生在用药后 3 个月内[7]。国人心肌炎的中位发生时间为 ICIs 用药后 38 天（2~420 天），中位发生年龄 65 岁（36~80 岁），81.2% 发生在 ICIs 用药的第 1~2 次[9]。

c 心肌炎在临床上可表现为无症状、轻微症状、明显症状或暴发性心肌炎[10]。初始症状多为非特异性，如乏力、心悸和气短等。重症心肌炎往往伴发其他 irAEs 如肌炎（乏力、眼睑下垂等）、呼吸功能障碍、肝功能异常、甲状腺功能异常等。典型心肌炎临床综合征包括心悸、胸痛、急性或慢性心力衰竭及心包炎、心包积液等一系列表现。需要与急性冠状动脉综合征、肺栓塞、原发心血管疾病加重、肿瘤进展及其并发症、其他抗肿瘤治疗相关心血管并发症、其他原因所致的心肌炎等相鉴别。

d 心脏损伤相关生物标志物的升高，往往早于临床症状的发生，与病情的严重程度呈正相关，主要包括肌钙蛋白（cTn I 或 cTn T）、肌酸激酶同工酶（CK-MB）、肌红蛋白（Mb）和肌酸肌酶（CK），其中 cTn 的特异性最高，阳性率约 90%，常合并 Mb、CK-MB、CK、AST 和脑钠肽[11]等升高，cTn、NT-proBNP 越高，病死风险越大[12]。

e Mahmood 等[7]提出的传统诊断路径即观察到新发心血管症状，通过进一步检查、会诊，进而诊断为心肌炎。主动监测策略包括用药前基线评估和用药后监测[13]。基线评估包括收集基础病史、临床表现、体格检查，完善心脏损伤生物标志物、脑钠肽、D- 二聚体、ECG 和 UCG 等检查。用药 3 个月内密切随访患者症状体征变化，首剂治疗后 7 天内复查心脏损伤生物标志物，若与基线相似，随后 ICIs 每次用药前查心脏损伤生物标志物、ECG 等。3 个月后每次用药前监测症状体征、ECG，有可疑指征时查心脏损伤生物标志物、UCG 等。在一项前瞻性的单中心研究[14]中，共 933 例患者接受 PD-1/PD-L1 抑制剂单药或联合治疗，按传统路径心肌炎的诊断率仅为 0.17%（1/580），而采取主动监测策略心肌炎的诊断率达到 2.83%（10/353）。

f 约 90% 有症状性心肌炎出现 ECG 异常，可以表现为各种类型的心律失常（窦性心动过速、心房颤动、房性或室性期前收缩、室上性心动过速、窦性停搏、房室传导阻滞、室内传导延迟或束支传导阻滞、室性心动过速或心室颤动、心脏停搏等），可以出现 QT 间期延长、ST 段抬高或 T 波倒置、R 波幅度减低、异常 Q 波、低电压，但相对特异性表现为房室传导阻滞[7]。

g 不到 50% 的心肌炎患者出现左室射血分数（LVEF）下降，可能出现节段室壁运动异常、弥漫性左室收缩功能减退、心腔扩大或室壁增厚等改变[7]。无论 LVEF 是否正常，心肌炎患者整体纵向应变明显下降[15]。

h CMR 敏感性欠佳，心肌炎患者出现心肌晚期钆增强的比例不足 50%，低于其他原因所致的心肌炎[16]。如果 CMR 不可用，建议使用 ^{68}Ga-DOTATOC PET/CT 或 ^{18}F-FDG PET/CT 协助评估心肌炎症[17]。

i 与暴发性心肌炎或有明显症状的心肌炎相比，无症状性心肌炎的死亡率明显下降[18]，因此，早期诊断无症状性心肌炎至关重要，目前无症状性心肌炎的定义：ICIs 用药后 Mb、CK-MB、CK 超过正常值上限 2.5 倍，同时肌钙蛋白明显高于基线水平，但无任何心血管症状、ECG 或 UCG 改变，并且排除了其他原因导致的酶谱升高[19]。

j 心内膜心肌活检是确诊心肌炎的金标准，镜下可见有大量 T 淋巴细胞浸润，存在一定程度的纤维化，心脏传导系统也可受累[20-21]，炎症浸润程度可用于心肌炎区分危险度[22]，但由于受累心肌多为斑片状散在分布，故敏感性较低，且为侵入性损伤，一般不推荐作为一线检查。

k 确诊为重症心肌炎的患者，应该尽早接受冲击剂量甲泼尼龙 500~1 000mg/d，连续 3~5 天，24 小时无效需联合使用其他免疫抑制药物包括 IVIG、ATG、英夫利西单抗和吗替麦考酚酯等[23]；应该注意的是，对中 ~ 重度心力衰竭患者禁用大剂量（>5mg/kg）英夫利西单抗。冲击剂量激素应用过程中，要注意防治药物本身的不良反应如消化道溃疡、高血糖、高血压以及低钙血症等，并警惕继发感染。

l 静脉血栓栓塞症（venous thromboembolism，VTE）是由多因素导致的静脉系统血栓栓塞事件，包括深静脉血栓形成（deep venous thromboembolism，DVT）和肺血栓栓塞症（pulmonary thromboembolism，PTE）。回顾性研究[24-28]显示，ICIs 治疗后肿瘤患者的静脉血栓栓塞症（VTE）发病率升高（8.2%~24%），VTE 发生可能与死亡率增加有关，但 ICIs 引起 VTE 的具体机制仍有待进一步研究[29]。ICIs 引起的血管炎为大血管的血管炎和外周、中枢神经系统的血管炎，在暂停 ICIs 治疗和 / 或皮质类固醇治疗后得以缓解[30]。

m DVT 或 PTE 的症状和体征评估：①根据风险预测模型对疑似 VTE 患者进行分层；②对疑似 DVT 患者进行静脉超声检查；③对可疑 PTE 患者行 CT 肺动脉造影检查；④当 CT 或多普勒超声不可用或不适用时，可以根据 DVT/PTE 临床预测模型评估为低风险患者进行 D- 二聚体检测；⑤当 CT 肺动脉造影检查不适用时，可以选择 V/Q 扫描（通气 / 血流比）；⑥其他检查包括心电图、胸部 X 线片、脑钠肽、肌钙蛋白以及血气分析。

n 对于门诊患者经过 khorana 评估为中、高危风险（评分 ≥ 2 分）的肿瘤患者，可以考虑使用利伐沙班或低分子肝素预防血栓形成[31]。

o 尽管可能无法确定晚期癌症患者血栓栓塞性疾病的病因以及 ICI 治疗所起的作用，但考虑到 4 级并发症的严重性和潜在的生命威胁，停止 ICI 治疗是合理的。临床医师应根据临床判断、评估风险和获益，决定是否停止 ICI 治疗。在免疫治疗期间，抗凝治疗的持续时间可在免疫治疗完成后再持续 6 个月[32]。

眼毒性

葡萄膜炎[a-c]

分级	描述	Ⅰ级推荐	Ⅱ级推荐	Ⅲ级推荐
G_1	• 无症状； • 仅作临床或诊断观察	• 继续 ICIs • 一周内请眼科会诊 • 酌情使用润滑液滴眼		
G_2	前葡萄膜炎，提示医疗干预[b]	• 暂停 ICIs • 在开始葡萄膜炎治疗之前请眼科会诊 • 配合眼科医师，局部或系统性使用糖皮质激素、睫状肌麻痹剂等药物等 • 恢复至 G_1 后可继续 ICIs 治疗，允许在恢复至 G_1 后继续局部使用糖皮质激素治疗		
G_3	后葡萄膜炎或全葡萄膜炎	• 永久停用 ICIs • 开始激素治疗前请眼科会诊，根据建议使用局部或全身糖皮质激素治疗	• 对于全身糖皮质激素治疗效果不佳的患者，可考虑使用甲氨蝶呤进行治疗[d] • 恢复到 $G_{0\sim1}$ 后 4~6 周，根据发病的严重程度、前期对 ICIs 治疗的获益以及对糖皮质激素治疗的反应，谨慎选择少部分患者恢复 ICIs 治疗	
G_4	患侧眼睛视力 <0.1 或失明	• 永久停用 ICIs • 开始任何治疗前请眼科会诊，在指导下使用局部或全身糖皮质激素治疗		

注：上述证据类别全部为 2A 类。

巩膜炎[e]

分级	描述	Ⅰ级推荐	Ⅱ级推荐	Ⅲ级推荐
G_1	• 无症状的 • 仅作临床或诊断性的观察	• 继续 ICIs；一周内请眼科会诊 • 酌情使用润滑液滴眼		
G_2	有症状的，日常活动受限，视力 >0.5[b]	• 暂停 ICIs • 在开始巩膜炎治疗之前请眼科会诊 • 配合眼科医师，局部或系统性使用糖皮质激素、睫状肌麻痹剂等药物 • 恢复至 G1 后可继续 ICIs 治疗，允许在恢复至 G_1 后继续局部使用糖皮质激素治疗		
G_3	有症状的，日常活动受限，视力 <0.5	• 永久停用 ICIs • 开始激素治疗前请眼科会诊，根据建议使用局部或全身糖皮质激素治疗	恢复到 $G_{0\sim1}$ 后 4~6 周，根据发病的严重程度、前期对 ICIs 治疗的获益以及对糖皮质激素治疗的反应，谨慎选择少部分患者恢复 ICIs 治疗	
G_4	患侧眼睛视力 <0.1 或失明	• 永久停用 ICIs • 治疗前请眼科会诊，在指导下使用局部或全身糖皮质激素治疗、睫状肌麻痹剂等药物等		

注：上述证据类别全部为 2A 类。

【注释】

a 最常见的免疫相关性眼毒性是葡萄膜炎(前葡萄膜炎较后葡萄膜炎和全葡萄膜炎更常见),但发生率低于1%[1-2]。在进行眼部检查之前开始糖皮质激素治疗可能因感染导致视力状况恶化,可能影响眼科医师诊断的准确性并影响严重程度分级。

b 应警惕患者初次出现的视力模糊、飞蚊症、闪光、色觉改变、红眼症、畏光火光敏感、视物扭曲、视野改变、盲点、眼球柔软或动眼疼痛、眼睑水肿或突出或复视。

c 对于泛葡萄膜炎,如果大剂量糖皮质激素疗效不佳,可考虑加用英夫利西单抗等免疫抑制剂治疗。

d 可考虑使用英夫利西单抗、IVIG等用于严重的或对标准治疗无效的患者[3-4]。

e 有关于ICIs治疗引起眼眶炎、巩膜外层炎、眼睑炎、视神经水肿、溃疡性结膜炎及伴有黄斑部浆液性视网膜剥脱的Vogt-Koyanagi-Harada综合征的报道[5-7]。

耳毒性[a]

分级	描述[b]	Ⅰ级推荐	Ⅱ级推荐	Ⅲ级推荐
G_1	仅有耳鸣、耳闷胀感,听力正常或WHO听力损失分级为轻度		• 继续ICIs治疗 • 请耳鼻喉科会诊,明确诊断、鉴别诊断并完善听力检查[c] • 定期进行听力检查评估动态变化	
G_2	WHO听力损失分级为中度至中重度		• 权衡利弊,医患共同决定是否停用ICIs治疗[d] • 在开始激素治疗之前请耳鼻喉科医师会诊,配合耳鼻喉科医师,局部或系统性使用糖皮质激素[e] • 定期进行听力检查评估动态变化	
G_3	WHO听力损失分级为重度		• 暂停ICIs治疗 • 请耳鼻喉科医师会诊,根据建议使用局部或全身糖皮质激素治疗,如果2周内症状没有改善,考虑其他免疫抑制药物[e] • 使用助听器[f] • 定期进行听力检查评估动态变化	恢复到$G_{0\sim1}$后4~6周,根据发病的严重程度、前期对ICIs治疗的获益以及对糖皮质激素治疗的反应,谨慎选择部分患者恢复ICIs治疗
G_4	WHO听力损失分级为极重度或单侧聋/全聋		• 永久停用ICIs • 开始任何治疗前请耳鼻喉科医师会诊,在指导下使用局部或全身糖皮质激素治疗,如果2周内症状没有改善,考虑其他免疫抑制药物[e] • 使用助听器[f] • 定期进行听力检查评估动态变化	请耳鼻喉科医师会诊,转诊至专科诊治

注:上述证据类别全部为3类。

【注释】

a ICIs相关耳毒性非常罕见,在美国FDA不良事件报告系统2014年—2019年ICIs治疗相关耳毒性记录共284条,仅占总的ICIs相关不良反应的千分之二[1]。其常见症状包括听力损失、耳鸣、耳闷胀感或眩晕,常为双侧对称性发生,多与其他器官的ICI治疗相关毒性合并发生,偶见单独出现[2-3]。当前有记载的ICIs相关耳毒性多发生于黑色素瘤患者(17/21,80.9%)[2-9],其他瘤种罕见报道,其发病机制尚不明确,可能与活化的T细胞识别内耳黑素细胞上的类似抗原,随后产生交叉反应性自身免疫反应有关[3,9]。

b ICIs相关耳毒性分级主要依据客观听力检测,由耳鼻喉科专科医师进行检查,分级标准参照2021年版世界卫生组织听力损失分级标准。

c ICIs相关耳毒性常表现为感音神经性听力损失,如有条件应在使用ICIs之前进行基线听力检查,发生可疑耳毒性症状时应由耳鼻喉专科医生进行专科检查排除其他致病因素，如中耳炎等，并完善颅脑磁共振以排除颅内肿瘤进展，定期进行听力检查评估听力损失严重程度及其动态变化[2]。

d 目前有记载的病例报道提示发生 ICIs 治疗相关耳毒性的患者肿瘤治疗的效果良好，45%(9/20)的患者达到 CR，40%(8/20)的患者取得 PR[2-9]。应当权衡听力损失对生活质量的影响及 ICIs 治疗获益和肿瘤进展风险，与患者共同协商决定是否停用 ICIs 治疗。

e 糖皮质激素治疗对 ICIs 相关耳毒性具有良好疗效，应尽量在耳毒性发生的 2 周内启用，推荐泼尼松 1mg/(kg·d)口服至少 1 周，并在 4~6 周内逐渐减量[2-3]。对于存在口服禁忌的患者，如控制不良的糖尿病、消化性溃疡或精神病患者等，可考虑由耳鼻喉科专科医师进行每周 2 次地塞米松(24mg/ml)鼓室内注射，共 4~6 次[9]。对于 2 周内症状未改善的患者，推荐尝试其他免疫抑制药物如英夫利西单抗[2,5]。

f 对经免疫抑制治疗后听力损失不能完全恢复、影响生活质量的患者，推荐使用助听器辅助[2-3]。

膀胱毒性[a-e]

分级	描述	Ⅰ级推荐	Ⅱ级推荐	Ⅲ级推荐
G_1	• 无症状或轻度症状 • 仅作临床或诊断观察	• 继续 ICIs • 请泌尿外科会诊		
G_2	• 中度症状 • 影响工具性日常生活活动	• 暂停 ICIs • 请泌尿外科会诊，考虑膀胱镜检查 • 排除感染和肿瘤所致膀胱炎后，考虑给予糖皮质激素治疗	恢复至 $G_{0\sim1}$ 后，根据发病的严重程度、前期对 ICIs 治疗的获益以及对糖皮质激素治疗的反应，谨慎选择患者恢复 ICIs 治疗	
G_3	• 重度症状 • 需要静脉输注药物和住院	• 永久停用 ICIs • 需要住院治疗或延长住院时间 • 请泌尿外科会诊，考虑膀胱镜检查 • 给予糖皮质激素治疗 • 若糖皮质激素治疗不敏感，可考虑加用英夫利西单抗等免疫抑制剂治疗		
G_4	危及生命	• 永久停用 ICIs • 需要紧急治疗 • 请泌尿外科会诊，考虑膀胱镜检查 • 给予糖皮质激素治疗 • 若糖皮质激素治疗不敏感，可考虑加用英夫利西单抗等免疫抑制剂治疗		

注：上述证据类别全部为 2A 类。

【注释】

a 免疫相关性膀胱毒性少见，常见临床表现包括尿路刺激症状(尿急、尿频和尿痛)、血尿、排尿困难、夜尿增多、尿失禁等，部分可能伴随腹泻症状。目前报道的大部分免疫相关性膀胱炎发生在用药 3~7 周期后，也有用药长达 77 周期后发生免疫相关性膀胱炎[1-13]。

b 目前尚无诊断免疫相关性膀胱炎的标准。出现泌尿系统症状时，完善尿常规、尿培养、尿液细胞学检查，排除感染和肿瘤后，需尽早考虑免疫相关性膀胱炎的可能，尽早给予激素治疗可能对控制病情进展和减少激素总用量有所帮助。

c 膀胱镜下活检可以辅助免疫相关性膀胱炎的诊断，免疫相关性膀胱炎膀胱镜下主要表现为膀胱黏膜糜烂和发红，病理结果显示尿路上皮细胞有淋巴细胞浸润，部分强表达 PD-1 或 PD-L1[1-4]。膀胱活检术中膀胱扩张可能对患者泌尿系统症状的缓解有一定积极作用[5]。

d 如果糖皮质激素疗效不佳,可考虑加用英夫利西单抗等免疫抑制剂治疗[6]。

e 中药治疗可能对缓解患者泌尿系统症状有一定作用[4]。

三、毒性监测

毒性监测

监测项目 a-d	Ⅰ级推荐 c	Ⅱ级推荐	Ⅲ级推荐
一般情况	• 在每次随访时均应进行临床症状及不良事件症状的评估,包括体格检查(含神经系统检查)、排便习惯等 e • 根据异常结果,给予相应处理	任何新出现的自身免疫/器官特异性疾病、内分泌疾病或感染性疾病(如新型冠状病毒感染)等	
影像学检查	• 在 ICIs 治疗前进行基线检查;治疗期间,每 4~6 周复查胸、腹、盆腔 CT 等 • 根据异常结果,给予相应处理 • 如确诊为免疫相关肺炎,建议近期增加检查频次 • 如确诊为免疫相关心肌炎,建议心脏 MRI	根据症状及体征,不定期行特定部位的 CT 检查	每半年至 1 年,复查脑 MRI、全身骨扫描
一般血液学检查	• 在 ICIs 治疗前进行基线检查;治疗期间,每 2~3 周复查 1 次,然后每 6~12 周复查 1 次或根据指征复查血常规、生化全套等 • 根据异常结果,给予相应处理	如有指征,不定期对 HbA1c、HBsAg,HBsAb,HBcAb,HCVAb,CMV 抗体,T-spot 检测,HIV 抗体,HIV 抗原(p24)等进行监测 f	如有指征,不定期行 HBV-DNA,HCV-RNA 检查;血糖升高者,定期复查 HbA1c
皮肤、黏膜 g	• 每次查房均行皮肤、黏膜检查,尤其针对具有自身免疫性皮肤病史的患者;及时记录病变的类型和程度 • 根据异常结果,给予相应处理	监测受累的 BSA 和病变类型,摄影记录	如有指征,行皮肤活检;必要时转科治疗
胰腺	• 如果无症状,无须常规监测	• 若有症状,及时行血、尿淀粉酶以及胰腺影像学检查 • 根据异常结果,给予相应处理	必要时请专科会诊,甚至考虑转科
甲状腺 h	• 在 ICIs 治疗前进行基线检查;治疗期间,每 4~6 周复查一次 TFTs,然后根据症状,每 12 周复查一次 • 根据异常结果,给予相应处理	• 如果 TSH 高,不定期查 TPOAb • 如果 TSH 低,不定期查 TRAb	必要时请专科会诊
肾上腺、垂体 h	• 在 ICIs 治疗前进行基线检查;治疗期间,每 2~3 周复查早晨 8 点的血浆皮质醇、ACTH 以及 TFTs,然后每 6~12 周随访 • 根据异常结果,给予相应处理	必要时,不定期复查 LH、FSH、睾酮(男)和雌二醇(女)等	
肺 g	• 在 ICIs 治疗前进行基线检查;治疗期间,每 4~6 周复查静息或活动时血氧饱和度,以及常规肺部影像学检查 • 根据异常结果,给予相应处理;如确诊为免疫相关肺炎,建议近期增加检查频次	既往有肺部疾病(如 COPD、NSIP、结节病、肺纤维化和新型冠状病毒肺炎等)的患者,不定期行肺功能检查和 6MWT	必要时可以考虑纤维支气管镜检查(含肺泡灌洗)或肺部活检;必要时请专科会诊,甚至考虑转科

续表

监测项目 a-d	Ⅰ级推荐 c	Ⅱ级推荐	Ⅲ级推荐
心血管	• 在 ICIs 治疗前进行基线检查；治疗期间，每 2~4 周复查 ECG、心肌损伤标志物、肌酸磷酸激酶、肌红蛋白、ALT/AST、心脏彩超等 • 根据异常结果，给予相应处理；如确诊为免疫相关心肌炎，建议心脏 MRI，增加检验频次	不定期复查心肌损伤标志物(如肌钙蛋白 I 或 T 等)、BNP 或 pro-BNP	必要时复查 24 小时动态 ECG；必要时请专科会诊，甚至考虑转科
类风湿性 / 骨骼肌	如果无症状，无须常规监测	对先前存在疾病的患者，不定期行关节检查 / 功能评估	根据临床情况，检查 CRP、ESR 和肌酸磷酸激酶等；必要时请专科会诊，甚至考虑转科

注：上述证据类别全部为 2A 类。

【注释】

a 在 ICIs 单药或联合治疗的过程中，监测毒性与评价疗效同样重要。联合治疗时需提高监测的频率，包括生化检测和影像学检查等。

b 毒性监测包括治疗前监测、治疗中监测和治疗后随访。其中，治疗中监测是指在患者接受 ICIs 治疗期间，定期或不定期通过对某些检验指标和脏器功能进行检测，从而早期、及时发现毒性。治疗后随访是指 ICIs 治疗结束后的一段时间内，定期或不定期通过对某些检验指标和脏器功能进行检测，从而早期、及时发现一些延迟出现的毒性。

c 由于部分毒性出现时间较晚，甚至在 ICIs 治疗结束后才出现，因此治疗后对上述检查、检验项目进行随访也非常重要。尤其是肾功能、甲状腺功能、垂体功能等指标。目前认为，患者在 ICIs 治疗结束后，应至少监测症状及血液学指标 1 年。

d 对于接受糖皮质激素和 TNF-α 抑制剂治疗毒性的患者，需要进行密切监测和随访，以评估其反应。

e 腹泻或 / 和结肠炎可在终止 ICIs 治疗的数月后出现，临床表现类似于 IBD[1]，而且结肠炎也可能发展成为 IBD[2]，因此对这类患者应该进行长期随访。

f 在使用 TNF-α 抑制剂治疗期间和治疗后数月，应对 HBV/HCV 携带者进行监测。

g 免疫相关性肺炎或皮肤毒性也会延迟出现，甚至在 ICIs 治疗结束后才发生，因此长期专科随访非常有必要[3-4]。

h 出现甲状腺功能减退或垂体炎的患者大多需要长期接受激素替代治疗，因此对这些患者需要进行长期监测和随访。

四、附录

附录 1 重启免疫检查点抑制剂治疗所致毒性管理建议 a-d

发生器官	管理建议
皮肤	• 斑丘疹和 / 或瘙痒，或 RCCEP 等症状，待症状消退至 G1 后，可以重启 ICIs 治疗 • 出现严重或危及生命的大疱性疾病(G3~4)，包括 SJS 或 TEN 等，永不考虑重启 ICIs 治疗
胃肠道	• PD-1/PD-L1 抑制剂导致的 G2~3 结肠炎，在症状消退至 ≤ G1 时，可以重启 ICIs 治疗 • 在一些罕见的、患者不能完全递减停用糖皮质激素的情况下，当患者仍在每日使用泼尼松 ≤ 10mg(或等效剂量)时，可以考虑重启 ICIs 治疗；但是建议在重启治疗的同时，使用维多利珠单抗 • 因为 CTLA-4 抑制剂导致的中度或危及生命的胃肠道毒性，永不考虑重启 ICIs 治疗

免疫抑制剂毒性管理

续表

发生器官	管理建议
肝脏	• 表现为转氨酶升高不伴胆红素升高的 G_2 肝脏毒性，可在 ALT/AST 恢复至基础水平且每日使用的糖皮质激素（如有使用）已经递减至泼尼松 ≤ 10mg（或等效剂量）时，可以重启 ICIs 治疗 • 对于 PD-1/PD-L1 抑制剂和 CTLA-4 抑制剂联合使用出现的 G_3 肝脏毒性，在重启免疫治疗时仅推荐使用 PD-1/PD-L1 抑制剂 • 出现严重或危及生命的 G_4 肝炎，永不考虑重启 ICIs 治疗
胰腺	• 有症状的 G_2 胰腺炎，如果已经没有胰腺炎的临床或影像学证据，且淀粉酶、脂肪酶恢复正常，可以重启 ICIs 治疗 • 出现严重或危及生命的胰腺炎（$G_{3\sim4}$），永不考虑重启 ICIs 治疗
甲状腺	• 甲状腺功能减退者无须停药 • 甲状腺功能亢进者在症状及甲功改善之后，可以重启 ICIs 治疗
肾上腺	原发性肾上腺功能不全，在接受激素替代治疗后，可以重启 ICIs 治疗
垂体	• 垂体炎伴垂体肿大症状，在激素治疗后症状消失时，可以重启 ICIs 治疗 • 表现为 TSH/ACTH 和 / 或促性腺激素缺乏但不存在症状的垂体肿大的垂体炎，在替代性内分泌治疗的同时，可以继续 ICIs 治疗
内分泌（其他）	1 型糖尿病伴酮症酸中毒者，在酸中毒得以纠正且血糖恢复稳定后，可以重启 ICIs 治疗
肺部	• 进行性的 G_1 肺炎，如果有改善的影像学证据，可以重启 ICIs 治疗 • 一旦 G_2 肺炎已消退至 ≤ G_1 且已经停用糖皮质激素，或同时使用糖皮质激素（泼尼松 ≤ 10mg 或等效剂量），可以重启 ICIs 治疗 • 出现严重或危及生命的肺炎（$G_{3\sim4}$），永不考虑重启 ICIs 治疗
肾脏	• $G_{1\sim2}$ 肾脏毒性事件已消退至 ≤ G_1，如果肌酐稳定，在不用或同时使用糖皮质激素（泼尼松 ≤ 10mg 或等效剂量）的情况下，可以重启 ICIs 治疗 • 重新开始免疫治疗后，每 2~3 周或更频繁地根据临床指示监测肌酐。如果肌酐保持稳定，可以考虑肌酐检查间隔时间变长 • 对于缓解的 G_3 肾脏毒性，如果有临床指征，至少在停用 ICIs 治疗 2 个月后，可以考虑重启 • 出现重度蛋白尿（G_4），永不考虑重启 ICIs 治疗
眼	• G_2 眼毒性事件已消退至 ≤ G_1，在请眼科会诊后，可以重启 ICIs 治疗 • 出现重度葡萄膜炎或巩膜外层炎（$G_{3\sim4}$），永不考虑重启 ICIs 治疗
神经系统	• $G_{2\sim4}$ 重度肌无力者，永不考虑重启 ICIs 治疗 • $G_{1\sim2}$ 周围神经病变已消退至 ≤ G_1，或患者孤立的疼痛感觉神经病变控制良好，可以重启 ICIs 治疗 • 轻中度无菌性脑膜炎在症状全部消退时，可以重启 ICIs 治疗 • 任何级别的吉兰 - 巴雷综合征或横贯性脊髓炎，永不考虑重启 ICIs 治疗 • 出现 $G_{2\sim4}$ 脑炎，永不考虑重启 ICIs 治疗
心血管	• G_1 心肌炎在症状消退后，可以重启 ICIs 治疗 • 出现 $G_{2\sim4}$ 心肌炎，永不考虑重启 ICIs 治疗
关节 / 骨骼肌	• 中重度炎症性关节炎，在症状控制后，可以重启 ICIs 治疗 • 发生显著影响日常生活或生活质量的重度炎症性关节炎，永不考虑重启 ICIs 治疗

注：上述证据类别全部为 2A 类。

【注释】

a 回顾性研究显示，14% 接受 PD-1/PD-L1 抑制剂治疗的 NSCLC 患者因出现 irAEs 而中断治疗，其中 56% 的患者经处理后重启 ICIs 治疗[1]。由于 ICIs 治疗的最佳持续时间并不确定，所以在 irAEs 缓解后何时重启 ICIs 治疗尚无一致性建议。患者的肿瘤应答状态是决定是否重启 ICIs 治疗的重要因素。因 irAEs 中断 ICIs 治疗并不影响整体疗效,但还需要前瞻性研究数据支持;如果初始 ICIs 治疗已经取得客观缓解(完全或部分缓解),这种疗效将会持续,重启 ICIs 治疗似无必要;如果机体对 ICIs 治疗尚无应答或者应答不充分,在 irAEs 控制之后应该尽快重启 ICIs 治疗[1-2]。此外,尚需考虑患者既往发生 irAEs 的严重程度、器官和替代 ICIs 治疗的可行性。

b 因 irAEs 中断 ICIs 治疗后重启 ICIs 治疗,必须小心谨慎。重启 ICIs 治疗之后,需要严密监测原 irAEs 再次出现。如果 irAEs 再次出现,应永久终止使用该类 ICIs 治疗药物[3]。如果既往出现过重度或威胁生命的 irAEs,尤其是 $G_{3\text{-}4}$ 心脏、肺和神经毒性,必须永久停止此类 ICIs 治疗。在某些 irAEs 完全控制之后,重启 ICIs 治疗时应尽量选择不同类型的 ICIs 治疗药物(如将 CTLA-4 抑制剂改为 PD-1/PD-L1 抑制剂)[4]。除少数情况外,当 G_2 irAEs 经处理之后降为 ≤ G_1 时,即可考虑重启 ICIs 治疗。在此情况下,极少数患者不能完全停止服用糖皮质激素,只要泼尼松每日使用剂量 ≤ 10mg(或等效剂量)且同时没有使用其他免疫抑制剂,即可开始重启 ICIs 治疗[5]。

c 针对不同器官的 irAEs 重启 ICIs 治疗注意事项有所不同,包括重启指征的把握,故在重启 ICIs 治疗之前,应酌情邀请专科会诊。

d 有研究表明,在重启 ICIs 治疗之后,接近一半的患者会再次出现 irAEs,其中 18%~26% 的 irAEs 在既往出现过(包括肝炎、胰腺炎、肺炎、肾炎等,而重复出现结肠炎的可能性较小),21%~23% 的 irAEs 则为新发[1,6-7]。对再次发生的 irAEs 其处理原则同前。

附录 2 免疫检查点抑制剂的毒性特征

治疗方法	毒性发生率 a-h	
	总体毒性中位发生率及范围 /%	G3 以上毒性中位发生率及范围 /%
CTLA-4 抑制剂 i	90.5(60~96)	38.8(10~42)
PD-1 抑制剂 j	75.7(58~82)	17.6(7~20)
PD-L1 抑制剂 k	66.6(66~84)	15.7(5~17)
CTLA-4 抑制剂联合 PD-1/PD-L1 抑制剂 l	94.2(75~95)	57.7(19~59)
ICIs 联合化疗 m	84.5(69~99.8)	43.7(22.9~73.2)
毒性	**毒性发生时间 l**	
	中位发生时间 / 周	最晚发生时间 / 周
皮肤	4~7	155
胃肠道	3~6	145
肝脏	5~18	145
内分泌	8~12	165
肺	15~31	85
神经系统	11~13	121
肾脏	7~11	21

【注释】

a ICIs 相关的毒性的发生机制至今尚未完全明确,可能与免疫检查点通路在维持人体免疫稳态中的作用被破坏相关。CTLA-4 通过与 B7 相互作用,主要在免疫应答的早期阶段抑制 T 细胞的活化[8],而 PD-1 则主要与 PD-L1 等相互作用,在免疫应答的较晚阶段抑制肿瘤组织中 T 细胞的活性[9]。因此,抑制 CTLA-4 与 PD-1 虽然均可导致 T 细胞的活性提高,在攻击肿瘤细胞的同时对正常组织也造成损伤,导致 irAEs 的发生,但由于 CTLA-4 在免疫应答的早期阶段即起重要的作用,对其抑制导致的毒性可能更加严重[10-11],同时,CTLA-4 抑制剂引起的毒性具有剂量相关性。除了 T 细胞对正常组织的损伤外,体液免疫、细胞因子的异常可能也在毒性的发生中起了作用[12-14]。最后,CTLA-4

抑制剂还可以与正常组织表达的 CTLA-4 直接结合，增强补体介导的炎症，从而导致 irAEs 的发生。如正常垂体细胞可以表达 CTLA-4，CTLA-4 抑制剂与其直接结合，导致垂体炎[15]。

b ICIs 相关的毒性可累及全身所有器官和组织。其中，皮肤、结肠、内分泌器官、肝脏和肺毒性更加常见，而神经系统和心血管系统毒性则较为罕见。

c CTLA-4 抑制剂与 PD-1 抑制剂常见的毒性类型有所区别。接受 CTLA-4 抑制剂治疗的患者更容易出现结肠炎、垂体炎及皮疹，而接受 PD-1 抑制剂治疗的患者更易出现肺炎、甲状腺炎[16]。不同的 PD-1/PD-L1 抑制剂毒性谱也存在区别，纳武利尤单抗更常见导致内分泌毒性，帕博利珠单抗所致关节炎、肺炎及肝脏毒性更常见，而 PD-L1 单抗阿替利珠单抗引起甲状腺功能减退、恶心、呕吐的风险更容易[17]。国产 PD-1 单抗卡瑞利珠单抗则容易引起 RCCEP[18-22]。

d 不同瘤种患者常见的毒性类型也不尽相同。如与 NSCLC 相比，恶性黑色素瘤患者的胃肠道毒性和皮肤毒性更为常见，而肺炎相对较少[16]。

e ICIs 治疗总体安全，但仍有少部分患者因为毒性导致死亡（CTLA-4 抑制剂：1.08%；PD-1 抑制剂：0.36%；PD-L1 抑制剂：0.38%）。CTLA-4 抑制剂导致的死亡多由于结肠炎引起（70%），而 PD-1 抑制剂 /PD-L1 抑制剂导致的死亡则常见于肺炎（35%）、肝炎（22%）及神经毒性（15%）[23]。CTLA-4 抑制剂与 PD-1 抑制剂联合使用时毒性增加，死亡率可达 1.23%，其中最常见的死亡原因为结肠炎（37%）和心肌炎（25%）[23]。同时，从发生时间来讲，致死性 irAE 的中位发生时间在 CTLA-4 抑制剂为 40 天，PD-1 抑制剂 /PD-L1 抑制剂为 40 天，而联合组则显著提前至 14 天。值得注意的是，心脏毒性如心肌炎，虽然发生率低［（纳武利尤单抗单药：0.06%；纳武利尤单抗联合伊匹木单抗：0.27%），其他 PD-1/PD-L1 抑制剂也可能引起心脏相关毒性］，但一旦发生，其死亡率高达 50%[24]。

f ICIs 治疗与放疗联合，总体安全性可控。PACIFIC 研究显示，局部晚期 NSCLC 同期放化疗之后使用度伐利尤单抗来巩固治疗，总体 3~4 度毒性为 29.9%，与安慰剂类似（26.1%），最常见的为肺炎，发生率为 3.4%，也与安慰剂类似（2.6%）[25]。值得注意的是，当 ICIs 治疗与放疗联合时，不同种族发生肺炎的风险可能不同。如 PACIFIC 研究的亚组分析发现，亚洲患者与非亚洲患者相比，亚洲患者接受度伐利尤单抗产生肺炎的风险显著提高（*OR*=5.40；95% *CI* 3.16~9.43）[26]。KEYNOTE-799 研究显示，在放疗前使用帕博利珠单抗联合化疗进行诱导，总体 3~5 级毒性在鳞癌组为 64.3%，非鳞癌组为 41.1%，其中肺炎发生率在鳞癌组为 8%，非鳞癌组为 5.5%[27]。

g ICIs 联合化疗中的 ICIs 包括伊匹木单抗、帕博利珠单抗和阿替利珠单抗。

h ICIs 治疗与抗血管生成治疗联合，总体安全性可控。IMbrave150 研究显示，晚期不可切除的肝细胞癌患者使用阿替利珠单抗联合贝伐珠单抗一线治疗的患者总体 3~4 级毒性为 56.5%，与对照组（索拉非尼）类似（55.1%），导致停药的比例为 15.5%，索拉非尼组为 10.3%。常见不良反应包括高血压（29.8% 任意级别 /15.2% 3~4 级）、疲乏（20.4% 任意级别 /20.4% 3~4 级）和蛋白尿（20.1% 任意级别 /3.0% 3~4 级）[28]。在对 42 项使用帕博利珠单抗联合仑伐替尼的临床研究回顾性分析中发现，3 级及以上毒性发生率为 68.0%，而帕博利珠单抗单药治疗组为 17.7%，仑伐替尼单药组为 68.8%。常见不良反应包括高血压（20%~61.1%），疲乏（12%~59.1%），腹泻（9%~51.9%），甲状腺功能减退（25%~47%）和蛋白尿（8%~17%）[29]。RESCUE 研究显示使用阿帕替尼联合卡瑞利珠单抗一线或二线治疗肝细胞癌患者，3 级及以上毒性发生率为 77.4%，最常见不良反应为高血压（72.6% 任意级别 /34.2% 3~4 级）[30]。一项Ⅰb/Ⅱ期研究显示阿帕替尼联合卡瑞利珠单抗治疗非小细胞肺癌经治患者，3 级及以上毒性发生率为 69.5%，最常见不良反应为高血压（57.1% 任意级别 /18.1% 3~5 级）[30]。JAVELIN Renal 101 研究中使用 Avelumab 联合阿昔替尼一线治疗肾细胞癌患者 3~4 级毒性发生率为 71.2%，发生最多的为高血压（25.6%）。KEYNOTE 426 研究中，使用帕博利珠单抗联合阿昔替尼一线治疗肾细胞癌的患者中 3~4 级毒性发生率为 75.8%，发生最多的为高血压（22.1%）。在特瑞普利单抗联合阿昔替尼一线治疗黏膜黑色素瘤的患者中，3~4 级毒性发生率为 39.4%，发生最多的为高血压（9.1%）、蛋白尿（9.1%）和中性粒细胞减少（9.1%）。

i 在发生时间上，ICIs 相关的毒性可以在接受治疗后的任何时间发生，但通常在 1~6 个月内发生，胃肠道及皮肤毒性往往最早出现[31]。临床上还需引起警惕的是，ICIs 相关的毒性甚至可以在终止治疗后出现。

j CTLA-4 抑制剂包括：伊匹木单抗和曲美木单抗（其中总体毒性中位发生率伊匹木单抗：85%，曲美木单抗：96%；3 级以上毒性：伊匹木单抗：25.4%，曲美木单抗：52.3%）。

k PD-1 抑制剂包括纳武利尤单抗和帕博利珠单抗，其中纳武利尤单抗总体毒性中位发生率：74.3%，帕博利珠单抗：77.1%；3 级以上毒性，纳武利尤单抗为 14.4%，帕博利珠单抗为 20.8%。

l PD-L1 抑制剂包括阿替利珠单抗和度伐利尤单抗。

m CTLA-4 抑制剂联合 PD-1/PD-L1 抑制剂包括伊匹木单抗联合纳武利尤单抗，其中伊匹木单抗及纳武利尤单抗在不同瘤种中剂量可变。纳武利尤单抗 3mg/kg 每 2 周 1 次 + 伊匹木单抗 1mg/kg 每 6 周 1 次已被证实在多个瘤种的一线治疗中安全且耐受。CheckMate 227 研究显示：伊匹木单抗联合纳武利尤单抗任意级别的治疗相关不良反应为 77%，3~4 级发生率为 33%，均低于化疗组。最常见的首次免疫相关不良反应为皮肤毒性（34%）和内分泌毒性（23.8%）[32]。CheckMate 9LA 研究显示纳武利尤单抗 3mg/kg 每 2 周 1 次 + 伊匹木单抗 1mg/kg 每 6 周 1 次 +2 个周期化疗 3~4 级治疗相关不良反应发生率为 47%。大部分常见的任何级别 TRAEs（≥ 15%）是恶心，贫血，乏力，腹泻[33]。

附录 3　常用免疫抑制剂的用法、初始剂量和适应证

药物类别 a-f,l-n	药物	用法	初始剂量	适应证
全身皮质类固醇	泼尼松	口服 / 静脉输注	0.5~1mg/（kg·d）	除甲状腺功能减退症和其他内分泌 irAEs 可用激素补充治疗外的大多数免疫治疗相关 irAEs 的主要治疗
	甲泼尼龙	静脉输注	1~2mg/（kg·d）	
	地塞米松	静脉输注	1~20mg	
局部皮质类固醇	氢化可的松	局部	1%，2.5%	皮肤 irAEs（低强度）
	地奈德	局部	0.05%	
	戊酸倍他米松	局部	0.1%	皮肤 irAEs（中等强度）
	曲安奈德	局部	0.1%	
	氟轻松	局部	0.05%	皮肤 irAEs（高强度）
	二丙酸倍他米松	局部	0.05%	皮肤 irAEs（最高强度）
	氯倍他索	局部	0.05%	
抗 TNF-α 药物 g-i	英夫利西单抗	静脉输注	5mg/kg，2 周后可重复使用第二个剂量	48~72 小时内对类固醇无反应的严重 irAE 患者，免疫相关性结肠炎和炎性关节炎方面特别有效，避免用于免疫相关性肝炎患者
	依那西普	皮下注射	25mg 每周 2 次（间隔 72~96 小时）或 50mg 每周 1 次	
	阿达木单抗	皮下注射	每隔 1 周 40mg	
α-4β-7 整联蛋白抑制剂	维多利珠单抗	静脉输注	300mg/ 次	免疫相关性结肠炎和伴随的肝炎
IL-6 抑制剂	托珠单抗	静脉输注	8mg/kg，每 4 周 1 次	重症或激素难治性 irAEs
含霉酚酸酯的药物 j	吗替麦考酚酯	口服	0.5~1g b.i.d.	$G_{3\sim4}$ 的血液毒性
丙种球蛋白 k	静脉注射 IVIG	静脉输注	0.4g/（kg·d）	在初始大剂量糖皮质激素疗效有限或无效后作为神经性 irAEs 的二线或合并治疗

【注释】

a　对于特定的 irAEs，如甲状腺功能减退症和其他内分泌 irAEs，可用激素补充治疗，而不需要皮质类固醇治疗。

b　在免疫治疗过程中，允许使用灭活疫苗或死疫苗。由于活疫苗的使用尚不明确，因此不推荐在 ICIs 治疗期间使用。

c　皮质类固醇是大多数高级别 irAEs 的主要和初始治疗，目前尚无证据显示使用皮质类固醇治疗 irAEs 可降低 ICIs 的抗肿瘤疗效。

d　考虑到在预防情况下可能会降低 ICIs 治疗的有效性，在单独使用 ICIs 或联合没有既往输注反应的化疗药物时，不推荐常规使用皮质类固醇预处理。

e　对于神经系统、心脏或 3、4 级 irAEs，应给予较高剂量的类固醇（如甲泼尼龙或泼尼松 1~2mg/（kg·d）。

f　对于在 48~72 小时内对类固醇无响应的严重 irAEs 患者，可以考虑在早期（72 小时内）开始抗 TNF-α 治疗（如英夫利西单抗 5mg/kg）。可能需要追加给予抗 TNF-α 治疗，并应在初次给予英夫利西单抗及其生物类似药后 2 周和 6 周给药。

g 抗 TNF-α 药物（如英夫利西单抗及其生物类似药）在治疗免疫相关性结肠炎和炎性关节炎方面特别有效。

h 英夫利西单抗有乙型 / 丙型肝炎病毒和结核病再激活的风险，在使用前应检测乙肝 / 丙肝病毒、潜伏 / 活动性结核病。

i 抗 TNF-α 药物应避免用于免疫相关性肝炎患者，可使用维多利珠单抗来治疗免疫相关性结肠炎和伴随的肝炎。

j 含霉酚酸酯的药物包括霉酚酸（MPA）或霉酚酸酯（MMF，MPA 的前药），现有证据支持该类药物用于治疗糖皮质激素无响应的严重 irAEs 患者，包括累及肝、肾、胰腺和眼的 irAEs。

k 血浆置换和 IVIG 的指征通常是在初始大剂量糖皮质激素疗效有限或无效后作为神经性 irAEs 的二线或合并治疗。

l 作为后线免疫抑制治疗，但较少使用的药物包括利妥昔单抗、他克莫司、托珠单抗、环孢菌素、环磷酰胺、甲氨蝶呤和抗风湿药（如柳氮磺胺吡啶、来氟米特）。

m 接受免疫抑制剂治疗患者的支持治疗：长期全身性糖皮质激素需考虑预防高血糖、胃炎、机会性细菌或真菌感染，以及骨质疏松症。对于高血糖，推荐血糖监测及对症处理；对于胃炎，在类固醇治疗期间可给予 H2 受体阻滞剂或质子泵抑制剂；对于机会感染，考虑预防性抗菌和抗真菌药物。在接受相当于泼尼松 ≥ 20mg/d、≥ 4 周的患者中，应考虑预防肺囊虫肺炎（PJP），对于接受相当于泼尼松 ≥ 20mg/d、≥ 6 周的患者，可以使用磺胺甲唑预防肺孢子虫肺炎。考虑预防带状疱疹再激活。对于骨质疏松，考虑补充维生素 D 和钙剂。

n 糖皮质激素逐渐减量：可能需要更长时间（4 周以上，有时 6~8 周或更长）以预防 irAEs 复发，特别是肺炎和肝炎。建议根据受累器官的缓解情况及炎性标志物的变化逐渐调整剂量。

附录 4　基于症状的毒性早期识别

需警惕的病症	症状	可能的意义
皮肤毒性	瘙痒、皮疹、丘疹、皮炎、大疱等	瘙痒或皮疹等严重的皮肤 irAEs 可能是其他 irAEs 的早期预警：在抗 PD-（L）1/CTLA-4 治疗中，有 ICIs 引起的皮肤损害患者更容易发生其他 irAEs，比如胃结肠炎和其他胃肠道 irAE；出现 ICIs 相关银屑病的患者更容易产生内分泌毒性[1]
糖尿病	血糖升高、C 肽浓度下降[2]、口干、乏力、尿频、呕吐、腹痛、皮肤干燥、心率加快、呼吸中有水果气味等	在发生 ICIs 相关糖尿病时需警惕其他内分泌器官的 irAE，如急性胰腺炎、胰腺外分泌障碍、垂体炎、结肠炎等[2]
心肌炎	心悸、胸痛、慢性或急性心力衰竭[3]；肌肉疼痛、无力[4]	出现肌肉酸痛等肌炎症状时应尽快筛查心肌炎[4-5]。大多数的心肌炎病例有肌钙蛋白、NT-proBNP 的升高、心电图的改变。有时 ICIs 相关心肌炎的早期症状不典型，一例经病理确诊的心肌炎早期临床表现仅为无明确病因的顽固恶心[6]
垂体炎	头痛、谵妄、乏力、寒战、畏寒[7]	头痛可能是内分泌或神经系统 irAEs 的非特异性症状[7]。患者出现乏力时应排查甲状腺、垂体、肾上腺等内分泌系统[8-9]。急性发作的头痛、畏光、恶心呕吐、疲劳、肌无力、低血压等可能与垂体炎有关
甲状腺炎	心动过速、震颤、焦虑、严重的疲惫	甲状腺炎的大多数患者症状不明显，少部分可能有心动过速、震颤、焦虑、大而软的甲状腺等。而甲状腺功能减退的患者通常由实验室检验识别，少数有乏力
结肠炎	排便次数增加、腹泻	监测不良反应时，排便次数需与基线比较[10-11]。ICIs 相关结肠炎可通过症状诊断[12]，水样便、痉挛、腹痛、黏液便、血便、发热、夜间排便等可能与 ICIs 相关结肠炎有关，诊断时仍需排查感染和其他胃肠道出血原因（包括消化性溃疡病所致出血）
肺炎	呼吸急促、干咳或无症状的低氧血症，也可表现为发热、胸痛	ICIs 相关肺炎患者中，吸烟、伴有肺部基础疾病者可能预后更差[13]
肝炎	发热、黄疸、右侧腹痛、尿色深、易出现瘀伤等	虽然 ICIs 相关肝炎通常在常规的转氨酶（AST 或 ALT）监测中被发现，但更严重的患者可能出现发热、黄疸、右侧腹痛、尿色深、易出现瘀伤等症状[14]

续表

需警惕的病症	症状	可能的意义
肌肉与关节毒性	肌肉无力、肌肉疼痛、站立或步行后的疲劳、绊倒或跌落；关节疼痛、肿胀、晨僵、局部皮温升高；乏力、肌肉或/和关节疼痛；头痛、头皮压痛、咀嚼时咀嚼肌疼痛	肌炎是较早出现、可能危及生命的 irAEs 之一[15-16]。常见症状有肌肉无力、肌肉疼痛、站立或步行后的疲劳、绊倒或跌倒等肌炎症状，关节疼痛、肿胀、晨僵、局部皮温升高等关节炎症状，风湿性多肌痛可表现为乏力、肌肉或/和关节疼痛（尤其是臀部、肩部）；巨细胞动脉炎可表现为视觉症状、头痛、头皮压痛、咀嚼时咀嚼肌疼痛导致咀嚼暂停（jaw claudication）等[11]
神经系统毒性	头痛、畏光、颈部僵硬，肌无力，视物模糊、光过敏、气短等	无菌性脑膜炎可表现为头痛、畏光和颈部僵硬，通常无发热；无菌性脑膜炎通常精神状态正常，而脑炎则通常表现为意识模糊、行为改变、头痛、癫痫发作、短期记忆丧失、意识水平下降、局灶性无力和言语异常。戈林-巴利综合征通常表现为进行性、对称性的上行性肌无力伴深部腱反射消失或减弱。重症肌无力早期可表现为视物模糊、光过敏、四肢肌肉乏力、气短[17]，典型表现为由近端发展至远端的进行性或波动性肌无力，可有延髓受累。周围神经病变通常表现为不对称或对称的感觉运动缺陷。也可以发生横贯性脊髓炎（急性、亚急性无力或双侧感觉改变，常伴有深部腱反射增强）[11]。发生重度肌无力时应警惕心肌炎[17-18]。脊髓性神经炎引起的胃肠道麻痹可能发展为暴发性重度肠梗阻
眼毒性	视力模糊或扭曲、新发飞蚊症、眼睛发痒、盲点、色觉改变、畏光、压痛或疼痛、眼睑肿胀和眼球突出等	

附录 5 重症及难治性毒性的管理措施

器官[a,b]	主要表现	管理措施
皮肤毒性	大疱性皮炎、SJS/TEN、伴嗜酸性粒细胞增多和系统症状的药疹（DRESS）、银屑病或血管炎伴紫癜性皮疹等	• 硫唑嘌呤、麦考酚酯、甲氨蝶呤、四环素类抗生素、达普松或烟酰胺可以作为激素替代药物或联合使用药物 • 急性期严重银屑病，可以考虑使用英夫利西单抗、IL-1 阻断剂、IL-23、IL-17 或 IL-12 单抗，合并关节疼痛时可考虑使用激素 • 皮肤血管炎、大疱性皮炎，可考虑使用利妥昔单抗 • 请皮肤科会诊
内分泌毒性	甲状腺毒症（包括甲亢危象和甲减导致的黏液性水肿昏迷）、肾上腺危象、高血糖并发酮症酸中毒或垂体炎等	• 一般不使用激素，而是采用激素替代或胰岛素治疗 • 对于出现垂体、甲状腺急性炎症和肾上腺危象患者，可考虑使用激素 • 甲亢危象患者，可酌情使用 β 受体拮抗剂 • 高血糖并发酮症酸中毒，需给予降糖、纠正水及电解质紊乱等治疗 • 出现肾上腺危象时，除了大量补液、补充糖皮质激素外，还要根据病情需要考虑补充盐皮质激素 • 请内分泌科会诊
肝脏毒性	胆管炎型和混合型肝毒性	• 肝炎推荐激素、麦考酚酯和他克莫司相继或联合使用，观察窗口期为 2~3 天 • 丙球、血浆置换或 ATG 可作为激素无效时的推荐，一般不推荐英夫利西单抗（个别时候可考虑小剂量使用） • 可考虑使用托珠单抗、利妥昔单抗、硫唑嘌呤或环孢素等 • 胆管炎可加用去氧熊胆酸 • 请消化内科或感染科会诊

续表

器官[a,b]	主要表现	管理措施
胃肠毒性	结肠炎、回肠炎、小肠炎或胃炎等	• 结肠炎无须等待肠镜即可开始使用激素，如 48 小时激素无效考虑加用英夫利西单抗，也可一线选择英夫利西单抗联合激素；如果仍无效，可考虑维多珠单抗、麦考酚酯等 • 对于长期使用激素效差的难治性腹泻 / 结肠炎需尽快肠镜，并排除如 CMV 和难辨梭杆菌等继发感染 • 对于难治性腹泻 / 结肠炎，尤其英夫利西单抗效不佳时，可以尝试使用环孢霉素、那他珠单抗、IL-1 抑制剂、IL-17 单抗、IL-23 单抗或 IL-2 单抗 • 不推荐依那西普、托珠单抗用于治疗结肠炎 • 请消化内科会诊
胰腺毒性	急性胰腺炎、无症状性淀粉酶 / 脂肪酶升高	• 激素联合麦考酚酯 • 静脉补液、水化、生长抑素和抗炎等 • 请消化内科会诊
肺毒性	间质性肺病、肺泡炎、机化性肺炎、肺炎、肺纤维化或肺出血等	• 经验性使用抗生素，静脉使用激素，治疗 2 天无好转加用麦考酚酯或环磷酰胺等 • 可以考虑加用丙球、托珠单抗等 • 尽快完成支气管镜检查，并对肺泡灌洗液行 NGS 检测 • 谨慎推荐英夫利西单抗用于治疗肺炎 • 请呼吸科会诊
骨关节与肌肉毒性	类风湿性关节炎、肌炎或肌痛等	• 关节炎可考虑使用羟氯喹、甲氨蝶呤、来安米特或柳氮磺吡啶等 • 还可考虑使用英夫利西单抗、托珠单抗、IL-1 抑制剂、IL-17 单抗、IL-12 单抗、IL-23 单抗或 Janus 激酶抑制剂等 • 必要时考虑丙球或血浆置换 • 请风湿科会诊
神经毒性	重症肌无力、吉兰 - 巴雷综合征、脑炎、无菌性脑膜炎或亚急性和慢性炎症性脱髓鞘性多发性神经根神经炎等	• 大剂量甲泼尼龙（1g/d，3~5 天）联合丙球，或大剂量甲泼尼龙联合血浆置换 • 亚急性和慢性炎症性脱髓鞘性多发性神经根神经炎、重症肌无力、脑炎和无菌性脑膜炎等，可考虑使用 IL-1 受体抑制剂、托珠单抗、利妥昔单抗或那他珠单抗等 • 请神经内科会诊
血液毒性	再生障碍性贫血、溶血性贫血、粒细胞减少、血小板减少、嗜血细胞性淋巴组织细胞增生症或获得性血友病等	• 激素联合丙球，或激素联合血浆置换，还可考虑使用利妥昔单抗、环孢素和麦考酚酯等 • 再生障碍性贫血可考虑 ATG、环孢素或环磷酰胺等，可加用造血生长因子 • 血小板减少症可以加用血小板生成素、血小板生成素受体激动剂（如艾曲波帕）等，还可考虑使用大剂量激素 • 免疫相关噬血细胞综合征可以考虑使用托珠单抗 • 请血液科会诊
肾脏毒性	急性肾损伤、肾小球肾炎或肾功衰竭等	• 激素联合麦考酚酯、硫唑嘌呤、环磷酰胺、环孢素或英夫利西单抗等 • 必要时考虑透析 • 请肾内科会诊

续表

器官[a,b]	主要表现	管理措施
心血管毒性	心肌炎、心包炎、心律失常、心力衰竭、大动脉炎、免疫相关性急性冠脉综合征或免疫相关性心肌梗死等	• 完善心电图、心肌标志物、炎性标志物、心脏彩超和/或心肌增强MRI检查,心电监护 • 大剂量甲泼尼龙,之后逐步减量;24小时无改善时可加用ATG、英夫利西单抗(但中~重度心衰者禁用)、麦考酚酯或他克莫司等 • 加用丙球或血浆置换 • 尝试使用IL-1受体抑制剂、托珠单抗、CD52单抗(阿仑单抗)或CTLA-4激动剂(阿巴西普)等 • 必要时行心脏起搏器植入 • 心包炎可考虑使用秋水仙碱 • 请心内科会诊,转ICU或CCU
眼毒性	结膜炎、巩膜炎或葡萄膜炎等	葡萄膜炎可考虑使用激素联合麦考酚酯

【注释】

a 关于重症及难治性irAEs,目前没有确定的定义。轻度irAEs和大部分G3~4 irAEs经过早期糖皮质激素治疗后可控制良好,部分患者可再次接受ICIs治疗,但仍有一小部分irAEs临床表现严重(危重型irAEs)或不能通过激素有效控制(难治性irAEs),后续可能因irAEs未控、激素继发的不良反应或原发肿瘤进展等原因危及生命。此外,小部分irAEs可能同时发生于多个脏器(复合/多重/多部位/多脏器irAEs)。这三种情况比较特殊,都可能导致患者死亡,是临床治疗的难点,均可纳入重症及难治性irAEs进行多学科管理[1-5]。

b 目前尚未明确导致重症及难治性irAEs的高危因素,及预测其发生的生物标志物[1-5]。可能的高危因素:*EGFR*敏感突变患者TKI耐药后的免疫治疗、胸腺肿瘤、自身免疫性疾病、器官移植、双免疫治疗或高剂量或频次的CTLA-4单抗治疗等。

c 重症及难治性irAEs管理总体原则[1-12]:①首先推荐住院治疗和MDT管理,暂时或永久停止ICIs治疗。②首选激素治疗;当出现激素抵抗或无效时,可以选择激素加量、免疫调节剂(如丙球)、其他免疫抑制剂(包括部分化疗药物、新型抗体类药物和小分子药物等)和血浆置换等措施。③在部分情况下,如严重的心脏毒性、神经毒性、血小板减少症或复合/多重毒性,可以考虑使用大剂量激素;然而,要避免反复使用,也要关注由此可能导致的血糖升高、机会性感染和溃疡形成等问题。④针对重症及难治性irAEs,尤其是影响心脏、肺、肝脏、结肠和神经肌肉系统的irAEs,推荐进行病理学检测和机制研究,以便针对性地选择新型治疗药物;但这种措施实施难度很大,在更多的情况下,推荐降阶梯治疗,即在一线时选择联合使用不同作用机制的药物,之后根据症状缓解及毒性分级下调等情况,逐步对药物进行减量或减少种类。

中国临床肿瘤学会(CSCO)

肿瘤心脏病学临床实践指南 2023

顾　问　秦叔逵　马　军

组　长　刘基巍　夏云龙

副组长(以姓氏汉语拼音为序)

褚晓源　黄　镜　潘宏铭　潘跃银　束永前　孙　涛　伍　钢

秘书组(以姓氏汉语拼音为序)

方凤奇　刘　莹

专家组成员(以姓氏汉语拼音为序)(* 为执笔人)

毕　楠　中国医学科学院肿瘤医院放疗科
陈　曦　中国人民解放军联勤保障部队第九〇〇医院肿瘤科
陈佳艺　上海交通大学医学院附属瑞金医院放射治疗科
陈建华　湖南省肿瘤医院胸部内一科
程蕾蕾　复旦大学附属中山医院心脏超声诊断科
褚晓源　中国人民解放军东部战区总医院肿瘤科
丛　涛　大连医科大学附属第一医院心内超声科
邓晓琴*　大连医科大学附属第一医院放疗科
方凤奇*　大连医科大学附属第一医院肿瘤科
郭人花　江苏省人民医院肿瘤科
韩琤波　中国医科大学附属盛京医院头颈和胸部肿瘤一病房
黄　镜　中国医学科学院肿瘤医院肿瘤内科
金　波　中国医科大学附属第一医院肿瘤内科
李　佳　大连医科大学附属第一医院肿瘤科
李晓玲　辽宁省肿瘤医院胸内一科
梁　莉*　北京大学第三医院肿瘤化疗与放射病科
刘　健　福建省肿瘤医院乳腺肿瘤内科
刘　彤*　天津医科大学第二医院心脏科
刘　莹*　大连医科大学附属第一医院心力衰竭与结构性心脏病科
刘海霞*　重庆大学附属肿瘤医院肿瘤心脏病科
刘基巍　大连医科大学附属第一医院肿瘤科
马　军　哈尔滨血液病肿瘤研究所血液内科
潘宏铭　浙江大学医学院附属邵逸夫医院肿瘤内科
潘跃银　中国科学技术大学附属第一医院肿瘤科
秦叔逵　南京天印山医院
邵　群　哈尔滨医科大学附属肿瘤医院心内科
史铁英*　大连医科大学附属第一医院护理部
束永前　江苏省人民医院肿瘤科
隋　红　哈尔滨医科大学附属肿瘤医院消化内科
孙　涛*　辽宁省肿瘤医院乳腺内科
孙秀丽　大连医科大学附属第一医院血液科
王　锋　中国人民解放军东部战区总医院秦淮医疗区肿瘤内科
王　嵬　锦州市中心医院肿瘤科
王阿曼　大连医科大学附属第一医院肿瘤科
王洪江　大连医科大学附属第一医院乳腺外科
王晓稼　中国科学院大学附属肿瘤医院乳腺内科
王延风　中国医学科学院肿瘤医院综合科

王艺茜　大连医科大学附属第一医院放疗科
魏红梅　青岛市中心医院肿瘤综合二科
吴　荻　吉林大学第一医院肿瘤中心
伍　钢　华中科技大学同济医学院附属协和医院肿瘤中心
夏云龙　大连医科大学附属第一医院心内科
谢晓冬 *　中国人民解放军北部战区总医院肿瘤科
信　涛　哈尔滨医科大学附属第二医院肿瘤内科
张　力　北京协和医院呼吸与危重症医学科
张　梅　山东大学齐鲁医院心内科
张　曦　中国人民解放军陆军军医大学第二附属医院血液病医学中心
张会来　天津医科大学肿瘤医院淋巴瘤内科
张晓实　中山大学肿瘤防治中心生物治疗中心
张宇辉 *　中国医学科学院阜外医院心力衰竭中心
张艳丽　大连医科大学附属第一医院心血管重症科
张志仁　哈尔滨医科大学附属第一医院心内科

1 概述

1.1 肿瘤心脏病学

近年来肿瘤治疗领域的巨大变革，使得肿瘤患者的远期预后显著改善，甚至达到治愈。国内外流行病学数据显示，肿瘤与心血管疾病是发病率和死亡率最高的两种疾病，两者存在共同的危险因素如吸烟、肥胖、糖尿病和高脂血症等。人口老龄化、抗肿瘤治疗带来的生存期延长，使得肿瘤伴随心血管疾病的患者数量庞大[1]。抗肿瘤治疗导致的心血管（cardiovascular，CV）毒性得到越来越多的认识与关注，已成为除复发转移外肿瘤患者的第二大死因。基于此，一门新兴的交叉学科——肿瘤心脏病学（cardio-oncology）应运而生，其定位主要包括：①抗肿瘤治疗引起的心血管毒性；②肿瘤合并心血管疾病；③肿瘤与心血管疾病的共同危险因素与干预；④心脏占位病变（良性与恶性）。

2016 年以来肿瘤心脏病学得到国际学者的极大关注，美国临床肿瘤学会（ASCO）[2]、加拿大心血管学会（CCS）[3]、欧洲心脏病学会（ESC）[4]等均发布了相关临床共识 / 指南。2022 年 ESC 更新并发布了肿瘤心脏病学指南，是肿瘤心脏病学领域一部里程碑式的纲领性文件，具有重要的临床意义。我国专家学者在 2021 年首次撰写并发布《中国临床肿瘤学会（CSCO）肿瘤治疗相关心血管毒性防治指南 2021》，2023 年根据最新循证医学证据对指南进行了更新。

1.2 肿瘤治疗相关心血管毒性

肿瘤治疗相关心脏功能不全（cancer therapy-related cardiac dysfunction，CTRCD）涵盖了广泛的肿瘤治疗（包括化疗、靶向药物、免疫治疗和放射治疗）所带来的心脏功能改变，如心脏损伤、心肌病和心力衰竭。肿瘤治疗相关心血管毒性（cancer therapy-related cardiovascular toxicity，CTR-CVT）包括 CTRCD、冠状动脉疾病（CAD）、瓣膜性心脏病、心律失常、高血压、血栓形成和血栓栓塞性疾病、周围动脉疾病、出血并发症、肺动脉高压及心包疾病[5]。CV 毒性风险在肿瘤治疗期间是一个动态变量，预防的最佳时机是在肿瘤治疗前，因此建议对所有接受潜在 CV 毒性风险方案的肿瘤患者进行基线 CV 风险评估。肿瘤治疗中，进行 CV 毒性一级预防以避免或降低非心血管疾病发展成 CTR-CVT。对已发生心血管疾病（cardiovascular disease，CVD）的患者进行二级预防，必要时进行多学科会诊，以保障抗肿瘤治疗的顺利进行。因此对具有 CVD 风险因素或已有 CVD 的肿瘤患者，进行全程 CV 监测，提供个体化的防治措施，可降低肿瘤患者罹患 CTRCD 的风险，共同改善肿瘤及心血管疾病的结局。

肿瘤治疗相关心脏功能不全（CTRCD）定义

分类	程度	对策
有症状 CTRCD（HF）a	极重度	心力衰竭需要肌力支持、机械循环支持或考虑移植
	重度	心力衰竭住院治疗
	中度	门诊强化利尿和抗心力衰竭治疗
	轻度	心力衰竭症状轻微，不需要强化治疗
无症状 CTRCD	重度	新发 LVEF 降低至＜40%
	中度	新发 LVEF 降低≥10% 至 LVEF 40%~49% 或 新发 LVEF 降低＜10% 至 LVEF 40%~49% 及 GLS 较基线相对下降＞15% 或新发心肌生物标志物升高
	轻度	LVEF≥50% 及新发 GLS 较基线相对下降＞15% 和 / 或新发心肌生物标志物升高 b

【注释】

a 有症状 CTRCD 是由于心脏的结构和 / 或功能异常，导致静息和 / 或运动时心内压升高和 / 或心输出量不足的一种临床综合征，由主要症状（如呼吸困难、脚踝肿胀和疲劳）组成，并可能伴有体征（如颈静脉压升高、肺泡破裂音和周围水肿）。

b 心肌生物标志物升高，cTnT 或 cTnI>正常人群第 99 个百分位（正常值上限），BNP≥35pg/mL，NT-proBNP≥125pg/mL 或较基线显著增加。

化疗药物心血管毒性及机制[6-8]

药物	心血管毒性	病理生理机制
蒽环类 （多柔比星、伊达比星、表柔比星、米托蒽醌）	心力衰竭和冠状动脉疾病（3%~48%）、心动过缓、窦性心动过速、房室传导阻滞、心房颤动、室上性心动过速、室性心动过速/心室颤动、急性心肌炎	1. 氧自由基引起的 DNA 损伤 2. 铁代谢和钙信号的变化 3. 心肌细胞受损，抑制心肌细胞拓扑异构酶Ⅱβ
烷化剂 （环磷酰胺、异环磷酰胺、顺铂、美法仑）	心力衰竭、心动过缓、房室传导阻滞、心房颤动、室上性心动过速、室性心动过速/心室颤动、肺静脉阻塞性疾病（环磷酰胺）、急性心包炎、冠状动脉疾病、缺血性卒中（顺铂）、高血压	1. 直接引起内皮损伤、氧化应激、线粒体损伤 2. GSTP 缺乏 3. CPT 缺乏 4. 心脏脂肪酸结合蛋白的表达减少 5. 血小板活化和聚合
抗代谢药物 （5-FU、卡培他滨、吉西他滨、阿糖胞苷）	心肌梗死、心肌病、心律失常、心源性休克、心包疾病（阿糖胞苷）、高血压（吉西他滨）	1. 内皮细胞功能障碍，NO 释放减少，内皮素增加，血小板聚集和纤维蛋白形成，冠状动脉痉挛，心肌缺血 2. 红细胞形态改变，携氧能力下降 3. 氧化磷酸化减少，ATP 减少，氧自由基增加，抗氧化酶减少，*DPYD* 突变，5-FU 代谢产物所致的心肌毒性 4. 儿茶酚胺引起的心肌功能障碍（Takotsubo 心肌病） 5. 血栓性微血管病（吉西他滨）
抗微管药物 （紫杉醇、多西他赛）	心力衰竭、心动过缓、房室传导阻滞、心房颤动、室上性心动过速、室性心动过速/心室颤动（紫杉醇）、缺血性卒中（紫杉醇）	1. 浦肯野系统或自主控制受损 2. 诱导组胺释放 3. 多柔比星毒性物质的代谢增强（蒽环类治疗史）

靶向、免疫药物心血管毒性及机制[6,8-12]

药物	心血管毒性	病理生理机制
抗 HER-2 单克隆抗体 （曲妥珠单抗）	心力衰竭和冠状动脉疾病（1.7%~20.1%）、高血压（4%）、心律失常、血栓栓塞（2%~3%）	1. 减弱酪氨酸激酶受体/神经调节蛋白-1 激活途径：心肌细胞功能及活性下降 2. 抑制 Notch 信号通路：细胞增殖及活性降低 3. 细胞内抗氧化/氧化失衡 4. 循环血管紧张素Ⅱ升高
抗 HER-2 单克隆抗体 （帕妥珠单抗）	心力衰竭和冠状动脉疾病（0.7%~1.2%）、血栓栓塞	
抗 VEGF 单克隆抗体 （贝伐珠单抗）	高血压（7.5%）、心力衰竭（1.6%~4%）、冠状动脉疾病（3.8%）、血栓栓塞（3%~21%）、血栓微血管病	1. VEGF 介导的血管生成中断：毛细血管密度减少、内皮功能障碍、氧化应激 2. 心肌细胞收缩功能降低 3. 动脉压力升高
抗 CD20 单克隆抗体 （利妥昔单抗）	心力衰竭、冠状动脉疾病、心动过缓、房室传导阻滞、心房颤动、室性心动过速/心室颤动	1. 细胞因子释放增多，IL-6-神经激素激活明显、交感神经过度激活和微血管功能障碍 2. 心肌细胞网状蛋白纤维形成增多，心肌细胞和传导减弱

续表

药物	心血管毒性	病理生理机制
多靶点小分子酪氨酸激酶抑制剂(卡博替尼、帕唑帕尼、瑞戈非尼、索拉非尼、舒尼替尼、凡德他尼)	高血压、心力衰竭、QT 间期延长、尖端扭转型室性心动过速(帕唑帕尼、凡德他尼)、冠状动脉疾病、血管痉挛(索拉非尼)、心房颤动、血栓栓塞	1. NO 减少 2. 微血管稀疏 3. 内皮素 -1 增多
ALK、EGFR 抑制剂(阿来替尼、克唑替尼、劳拉替尼、奥希替尼)	QT 间期>500ms、心动过缓、高脂血症	1. 窦房结细胞中 I_f 电流减弱 2. 肝脏脂质中间产物积累
BTK 抑制剂(阿卡替尼、依鲁替尼)	心房颤动、室性心律失常、高血压	1. 抑制 PI3K-AKT 通路 2. 心房纤维化 3. 钙处理失调
BCR-ABL 抑制剂(伊马替尼、尼洛替尼、博舒替尼、达沙替尼、普纳替尼)	冠状动脉疾病、心力衰竭、QT 间期延长、高血压(尼洛替尼、达沙替尼)、胸腔积液(伊马替尼、达沙替尼)、心包炎和心包积液(博舒替尼)、外周动脉疾病(普纳替尼、尼洛替尼)、血栓栓塞事件(普纳替尼)	1. 加速动脉粥样硬化和内皮功能障碍 2. 血栓性微血管病 3. 高脂血症、高血糖
BRAF 抑制剂(达拉非尼、维莫非尼、康奈非尼)	高血压、静脉血栓栓塞、窦性心动过缓(达拉非尼)、室上性心动过速(康奈非尼)、QT 间期>500ms(1.6%)、尖端扭转型室速	1. VEGF 信号传导通路和 NO 生成降低 2. 心肌细胞肥大与病理性重塑
MEK 抑制剂(曲美替尼、比美替尼、康米替尼)	高血压、心肌功能不全和心力衰竭、QT 间期延长、窦性心动过缓(曲美替尼)	1. 抑制心脏 ERK1/2 活性 2. VEGF 信号传导通路和 NO 生成降低 3. 心肌肥大和病理性重塑
CDK4/6 抑制剂(瑞波西利、达尔西利)	心律失常	1. 长 QT 间期综合征相关基因表达异常(*KCNH2*、*SCN5A*、*SNTA1*) 2. 钾和钠通道的改变
蛋白酶体抑制剂(卡非佐米)	心力衰竭(11%~25%)、冠状动脉疾病、室性心动过速 / 心室颤动、高血压(5%~27%)、肺动脉高压(1%)	1. eNOS 合酶活性和 NO 水平下降:血管舒张功能受损、内皮功能紊乱、氧化应激 2. 对血管、平滑肌的不良影响:斑块不稳定
免疫检查点抑制剂 PD-L1 抑制剂(阿替利珠单抗、阿维单抗) PD-1 抑制剂(纳武利尤单抗、帕博利珠单抗) CTLA-4 抑制剂(伊匹木单抗)	心肌炎、心包炎、Takotsubo 心肌病、扩张型心肌病	1. 肿瘤和心肌细胞之间的共同抗原,T 细胞活性增加 2. 自身抗体水平增加 3. 炎性细胞因子水平增加,补体介导的炎症增加 4. 加速动脉粥样硬化
CAR-T 细胞治疗	心律失常、心动过速、QT 间期延长、低血压、呼吸困难、左心室收缩功能降低、心源性休克和死亡	1. 细胞因子包括 IL-6、TNF-α 和 IFN-γ 释放,引起前列腺素激活并触发 CRS 2. 类似于败血症和应激性心肌病,IL-6 是炎症的主要驱动因素,导致心肌抑制

肿瘤心脏病学

其他药物心血管毒性及机制[6,13]

药物	心血管毒性	病理生理机制
免疫调节剂（沙利度胺）	心动过缓、房室传导阻滞、血栓栓塞（8%~22.5%）	1. TNF 的表达和活性降低，副交感神经系统（迷走神经背侧运动神经元）过度活跃 2. 内皮细胞损伤和功能障碍，高凝状态
（来那度胺）	血栓栓塞（4%~9%）、冠状动脉疾病（0~1.9%）、高血压（7%~8%）、低血压（7%）	内皮细胞损伤和功能障碍，高凝状态
抗雌激素药物（来曲唑、阿那曲唑、依西美坦、他莫昔芬）	高脂血症、冠状动脉疾病、高血压、血栓栓塞、QTc 间期延长（托瑞米芬、高剂量他莫昔芬）	雌激素介导的血脂，凝血、纤溶、抗氧化系统，NO 和前列腺素产物对心脏保护作用降低
GnRH 激动剂（戈舍瑞林、亮丙瑞林）	心肌梗死、卒中	1. 睾酮微促，FSH 促进血管内皮功能障碍，直接激活单核细胞和 T 淋巴细胞，促进动脉粥样硬化斑块的形成、破坏和血栓形成 2. 降低睾酮水平，胰岛素抵抗、肥胖、血脂异常和促炎介质增加，代谢紊乱加重心血管疾病的风险
抗雄激素药物（恩杂鲁胺、阿比特龙）	高血压、心房颤动	1. 皮质醇产生减少，促肾上腺皮质激素负反馈降低，盐皮质激素的产生增加 2. 降低雄激素，可导致血管硬化、内皮功能障碍、动脉粥样硬化病变，胆固醇增加，斑块脆弱性增加，促动脉粥样硬化细胞因子、纤维蛋白原和脂联素增加
类固醇药物（地塞米松、泼尼松）	高血压	1. 钠潴留 2. 血管反应性改变
放射治疗	心律失常、心肌病、动脉血管疾病、肺动脉疾病、高血压、心包疾病、瓣膜性心脏病	1. 心肌细胞氧化应激和代谢异常 2. 冠状动脉微循环改变：冠状动脉微血管细胞活化（NF-κB 信号通路），心肌细胞纤维化，血管通透性增加 3. 瓣膜和心包炎症及纤维化 4. 压力感受器功能障碍

注：GSTP. 谷胱甘肽巯基转移酶；CPT. 肉毒碱棕榈酰转移酶；5-FU. 5- 氟尿嘧啶；NO. 一氧化氮；ATP. 三磷酸腺苷；*DYPD*. 二氢嘧啶脱氢酶；HER-2. 人表皮生长因子受体 -2；VEGF. 血管内皮细胞生长因子；IL. 白细胞介素；ALK. 间变性淋巴瘤激酶；EGFR. 表皮生长因子受体；BTK. 布鲁顿氏酪氨酸激酶；PI3K-AKT. 磷脂酰肌醇 3 激酶 - 苏氨酸激酶；MEK. 丝裂原活化蛋白激酶激酶；ERK. 细胞外信号调节激酶；CDK. 细胞周期蛋白依赖性激酶；eNOS. 内皮型一氧化氮合酶；PD-L1. 程序性死亡受体配体 1；PD-1. 程序性死亡受体 1；CTLA-4. 细胞毒性 T 淋巴细胞相关抗原 4；CAR-T. 嵌合抗原受体 T 细胞免疫疗法；TNF. 肿瘤坏死因子；IFN. 干扰素；CRS. 细胞因子释放综合征；GnRH. 促性腺激素释放激素；FSH. 卵泡刺激。

1.3 抗肿瘤药物与心血管药物相互作用[1-2]

肿瘤心脏病患者往往需要接受复杂的药物治疗，药物间复杂的相互作用可能增强或减弱预期的治疗效果，从而影响抗肿瘤药物与心血管药物治疗的有效性、安全性，因此充分阐明抗肿瘤药物和心血管药物的相互作用风险尤为重要。

药物相互作用是指同时或相继使用两种或两种以上药物时，由药物之间在理化性质、药效学或药动学等方面的相互影响而导致其中一个或几个药物作用的强弱、持续时间甚至性质发生不同程度改变的现象。药物体内相互作用方式包括药动学相互作用和药效学相互作用，药动学的相互作用主要涉及细胞色素 P450 酶系统和转运蛋白系统，从而影响药物的吸收、分布、代谢和排泄四个环节；药效学相互作用主要是由于联合使用的药物在作用机制上存在协同或拮抗等进而影响药效或者产生毒性。此外，药物相互作用的产生也可以是几种机制并存的。

临床有意义的抗肿瘤药物与心血管药物相互作用[a,b]

药物	相互作用及建议
蒽环类 多柔比星、柔红霉素	避免合用 CYP2D6、CYP3A4 和 / 或 P-gp 强抑制剂或强诱导剂 避免合用其他延长 QT 间期的药物 避免合用其他肝毒性药物
植物类 紫杉醇、长春碱、 长春新碱、依托泊苷、 伊立替康、拓扑替康	避免合用 P-gp 强抑制剂（胺碘酮、决奈达隆、维拉帕米等）
抗代谢药 卡培他滨	谨慎合用治疗指数窄或敏感的 CYP2C9 底物（华法林） 避免合用低分子量肝素
EGFR-TKI 吉非替尼、厄洛替尼、 奥希替尼	避免合用 CYP3A4 强诱导剂、CYP3A4 强抑制剂 谨慎合用治疗指数窄的 BCRP 底物（如瑞舒伐他汀等）、治疗指数较窄的 P-gp 底物（地高辛、达比加群、阿利吉仑、奎尼丁等）
多靶点小分子 TKI 凡德他尼、舒尼替尼、 阿昔替尼、帕唑帕尼、 瑞戈非尼、卡博替尼、 索拉非尼、吉瑞替尼	避免合用 CYP3A4 强诱导剂、CYP3A4 强抑制剂，如必须合用，建议调整剂量使用 避免合用其他延长 QT 间期的药物
抗 HER-2 TKI 图卡替尼、奈拉替尼、 拉帕替尼	避免合用 CYP3A4 强诱导剂，CYP3A4 强抑制剂；避免合用吉非罗齐 谨慎合用治疗指数较窄的 CYP3A4 底物（奎尼丁）、P-gp 底物（奎尼丁、地高辛等） 避免合用其他延长 QT 间期的药物
BCR-ABL 抑制剂 伊马替尼、普钠替尼、 博舒替尼、达沙替尼、 尼洛替尼	避免合用 CYP3A4 强诱导剂，CYP3A4 强抑制剂，如必须合用，建议调整剂量使用 避免合用其他延长 QT 间期的药物
BRAF 抑制剂 达拉非尼、维莫非尼	避免合用 CYP3A4 强诱导剂，CYP3A4 强抑制剂，CYP2C8 强抑制剂（吉非罗齐），如必须合用，建议调整剂量使用 避免合用其他延长 QT 间期的药物
ALK 抑制剂 布格替尼、塞瑞替尼、 克唑替尼、洛拉替尼、 阿来替尼	避免合用 CYP3A4 强诱导剂、CYP3A4 强抑制剂 避免合用其他延长 QT 间期的药物 避免合用可引起心动过缓的药物（β 受体拮抗剂、地尔硫䓬、地高辛等） 避免合用敏感或治疗指数较窄的 CYP3A4 底物（奎尼丁等）
NTRK 抑制剂 拉罗替尼	避免合用 CYP3A4 强诱导剂、CYP3A4 强抑制剂 避免合用敏感且治疗指数较窄的 CYP3A4 底物（奎尼丁等），如必须合用，建议加强不良反应监测
BTK 抑制剂 阿卡替尼、依鲁替尼	避免合用 CYP3A4 强诱导剂，CYP3A4 强、中抑制剂，如必须合用，建议调整剂量使用
SYK 抑制剂 福坦替尼	避免合用 CYP3A4 强诱导剂，CYP3A4 强抑制剂，如必须合用，建议调整剂量使用

续表

药物	相互作用及建议
BCL-2 抑制剂 维奈克拉	避免合用 CYP3A 强、中诱导剂,避免合用 CYP3A 强、中抑制剂,如必须合用,建议调整剂量 避免合用敏感或治疗指数较窄的 P-gp 底物(奎尼丁、地高辛等),如必须合用,建议在服用本药前 6h 以上给予 P-gp 底物 谨慎合用他汀类药物
CDK4/6 抑制剂 阿贝西利、哌柏西利、瑞波西利	避免合用 CYP3A4 强诱导剂,CYP3A4 强抑制剂,如必须合用,建议调整剂量使用 避免合用其他延长 QT 间期的药物 谨慎合用治疗指数窄且敏感的 CYP3A4 底物(奎尼丁等) 瑞波西利避免合用利伐沙班、阿哌沙班
HDAC 抑制剂 帕比司他	避免合用 CYP3A4 强诱导剂,CYP3A4 强抑制剂,如必须合用,建议调整剂量使用 避免合用敏感的 CYP2D6 底物(美托洛尔、奈比洛尔等),如必须合用,加强监测 避免合用其他延长 QT 间期的药物
Hedgehog 通路抑制剂 格拉地吉、索尼德吉	避免合用其他延长 QT 间期的药物 避免合用 CYP3A4 强、中诱导剂,CYP3A4 强、中抑制剂,如必须合用,建议调整剂量使用
IDH1 抑制剂 艾伏尼布	避免合用 CYP3A4 强诱导剂,避免合用 CYP3A4 强、中抑制剂,如必须合用,建议调整剂量使用 避免合用其他延长 QT 间期的药物 避免合用敏感的 CYP3A4(奎尼丁等)、CYP2C9(华法林等)底物,如必须合用,加强监测疗效
MEK 抑制剂 卡比替尼	避免合用 CYP3A4 强、中诱导剂,CYP3A4 强、中抑制剂,如必须合用,建议调整剂量使用
mTOR 抑制剂 依维莫司	避免合用 CYP3A4 强诱导剂,CYP3A4 强、中抑制剂,如必须合用,建议调整剂量;避免合用 ACEI 类药物
PARP 抑制剂 奥拉帕尼	避免合用 CYP3A4 强、中诱导剂,CYP3A4 强、中抑制剂,如必须合用,建议调整剂量使用
PI3K 蛋白激酶抑制剂 度维利塞、艾代拉里斯	避免合用 CYP3A4 强诱导剂,CYP3A4 强抑制剂,如必须合用,建议调整剂量 艾代拉里斯避免合用阿哌沙班;谨慎合用敏感的 CYP3A4 底物(奎尼丁、胺碘酮、洛伐他汀、辛伐他汀、西地那非)
蛋白酶体抑制剂 伊沙佐米	避免合用 CYP3A4 强诱导剂
内分泌药物 他莫昔芬、托瑞米芬、依西美坦、恩杂鲁胺、阿帕鲁胺、阿比特龙、米托坦	避免合用 CYP3A4 强诱导剂,CYP3A4 强抑制剂,如必须合用,建议调整剂量使用;避免合用其他延长 QT 间期的药物 他莫昔芬谨慎合用 CYP2C9 中度抑制剂(胺碘酮),CYP2D6 强抑制剂(奎尼丁); 恩杂鲁胺避免合用 CYP2C8 强抑制剂(吉非罗齐)、利伐沙班、阿哌沙班; 恩杂鲁胺、阿帕鲁胺避免合用治疗指数窄且经 CYP3A4(奎尼丁)、CYP2C9(华法林)、CYP2C19(氯吡格雷)代谢的药物 阿比特龙避免合用螺内酯

【注释】

a 强 CYP3A4 酶诱导剂:卡马西平、苯巴比妥、苯妥英、利福平、圣约翰草、地塞米松、阿帕鲁胺、恩杂鲁胺等;强 CYP3A4 酶抑制剂:利托那韦、洛匹那韦、伊曲康唑、酮康唑、泊沙康唑、伏立康唑、克拉霉素;P-gp 强抑制剂:胺碘酮、卡维地洛、酮康唑、决奈达隆、伊曲康唑、拉帕替尼、洛匹那韦、普罗帕酮、奎尼丁、雷诺拉嗪、利托那韦、沙奎那韦、维拉帕米;P-gp 强诱导剂:利福平、卡马西平、苯妥英、圣约翰草、地塞米松、多柔比星、达罗他胺。

b EGFR：表皮生长因子受体；TKI：酪氨酸激酶抑制剂；HER-2：人表皮生长因子受体2；ALK：间变性淋巴瘤激酶；NTRK：神经营养性酪氨酸受体激酶；BTK：布鲁顿酪氨酸激酶；SYK：脾酪氨酸激酶；BCL-2：B淋巴细胞瘤因子2；CDK4/6：周期蛋白依赖性激酶4和6；HDAC：组蛋白去乙酰化酶；IDH1：异柠檬酸脱氢酶1；MEK：丝裂原活化蛋白激酶激酶；mTOR：哺乳动物雷帕霉素靶蛋白；PARP：聚腺苷二磷酸核糖聚合酶。

2 肿瘤治疗相关心血管毒性诊疗总则

2.1 肿瘤治疗相关心血管毒性风险因素

风险因素 a,b
潜在心血管毒性抗肿瘤药物 c 化疗（蒽环类、氟尿嘧啶类、长春碱类、紫杉类、喜树碱类、铂类等）、靶向治疗（HER-2 抑制剂、VEGF 抑制剂、BCR-ABL 抑制剂、蛋白酶体抑制剂、BRAF 抑制剂 +MEK 抑制剂、CDK4/6 抑制剂等）、免疫检查点抑制剂（PD-1/PD-L1 抑制剂、CTLA-4 抑制剂）、内分泌治疗（AI）等
胸部放疗（纵隔、左胸部）c
心脏疾病史 d 心力衰竭、无症状左心室功能不全（LVEF＜50% 或高利钠肽）、冠心病（心肌梗死、心绞痛、曾接受冠脉血运重建、心肌缺血）、中重度心脏瓣膜病伴左心室肥厚或左心室受损、高血压性心脏病伴左心室肥厚、肥厚型心肌病、扩张型心肌病、限制型心肌病、心脏结节病累及心肌、严重的心律失常等
基线心肌生物标志物异常 d cTn 升高 BNP/NT-proBNP 升高
年龄 d 儿童或青少年（＜18 岁）；曲妥珠单抗：＞45 岁；蒽环类药物：＞60 岁
基础疾病 d 高血压、糖尿病、血脂异常、慢性肾病、血栓性疾病等
生活方式 e 吸烟、酗酒、肥胖、久坐

【注释】

a 应用潜在心血管毒性抗肿瘤治疗前建议进行心血管毒性风险评估，目前已有一些队列研究探索心血管毒性风险评分系统，高风险患者的定义和分层管理策略仍有一定争议[1-2]。

b 心血管毒性风险的初始评估由肿瘤科医师进行，存在风险因素者建议肿瘤心脏病团队多学科诊疗（multi-disciplinary treatment，MDT）再次评估，权衡治疗获益与风险后决定是否进行心脏保护治疗及更换低心血管毒性替代方案[3]。

c 高剂量蒽环类药物、抗HER-2靶向药物、高剂量放疗（放射剂量≥30Gy）与心血管毒性的关系已有大量研究证实[3-4]。其他靶向药物（如VEGF抑制剂、BCR-ABL抑制剂、蛋白酶体抑制剂、CDK4/6抑制剂、BRAF抑制剂 + MEK抑制剂）、免疫检查点抑制剂（PD-1/PD-L1抑制剂、CTLA-4抑制剂）治疗后也可出现不同类型的心血管毒性[5]。乳腺癌内分泌治疗[如芳香化酶抑制剂（aromatase inhibitor，AI）可导致高脂血症[6]。

d 基线伴有心血管疾病、基础疾病、高龄等风险因素可能与抗肿瘤治疗心血管毒性有关[3]。多项研究证实基线心肌标志物（如TnI/TnT、BNP/NT-proBNP）升高的患者接受蒽环类药物化疗、曲妥珠单抗治疗后心血管毒性事件发生率明显增加[7]。

e 生活方式如吸烟、酗酒、肥胖、久坐，与心血管毒性风险可能有关[3]，但需进一步研究证实。

2.2 肿瘤治疗相关心血管毒性危险分层[1-2]

治疗相关危险因素	患者相关危险因素
低危	
• 应用低剂量蒽环类药物化疗（如多柔比星<200mg/m^2，表柔比星<300mg/m^2） • 应用心肌毒性较低的脂质体剂型 • 应用曲妥珠单抗前未应用蒽环类药物	• 年龄>18岁且<50岁
中危	
• 中等剂量蒽环类药物化疗（如多柔比星200~400mg/m^2，表柔比星300~600mg/m^2） • 应用蒽环类药物后应用曲妥珠单抗 • VEGF酪氨酸激酶抑制剂 • 第二代或第三代BCR-ABL酪氨酸激酶抑制剂 • 蛋白酶体抑制剂 • 免疫检查点抑制剂	• 年龄50~64岁 • 合并1~2个心血管疾病危险因素，如高血压、糖尿病/胰岛素抵抗、血脂异常、吸烟、肥胖
高危	
• 同时应用蒽环类药物和曲妥珠单抗 • 大剂量蒽环类药物化疗（多柔比星≥400mg/m^2，表柔比星≥600mg/m^2） • 中等剂量蒽环类药物联合左胸部放疗 • 蒽环类药物化疗后cTn升高 • 大剂量放疗（包含心脏的左胸部放疗，放疗剂量≥30Gy） • 曾接受蒽环类药物化疗的患者，应用VEGF酪氨酸激酶抑制剂	• 年龄≥65岁 • 合并2个以上心血管疾病危险因素，如高血压、糖尿病/胰岛素抵抗、血脂异常、吸烟、肥胖 • 合并心血管疾病，如冠心病、外周血管疾病、心肌病、严重的心脏瓣膜病、心力衰竭、心律失常（心房颤动、心房扑动、室性心动过速等） • 接受肿瘤治疗前已出现LVEF下降，或LVEF接近正常值低限（LVEF 50%~54%）

注：治疗相关和患者相关危险因素中满足任意一项即可认定为相应危险分层。

2.3 肿瘤治疗相关心血管毒性管理流程

基线	抗肿瘤治疗期间[a]	抗肿瘤治疗后1年[b]	长期随访
基线心血管毒性风险评估[c]	建议及指导患者保持健康生活方式 积极处理和治疗心血管风险因素和心血管疾病		
低风险人群	标准监测	抗肿瘤治疗完成1年后评估	每年行心血管风险评估[d] 若出现新发心血管症状体征重新评估
中风险人群	心内科转诊	抗肿瘤治疗完成1年后评估	每年行心血管风险评估[d] 随访满5年重新进行心血管毒性分层 每5年行经胸超声心动图（TTE）检查
高风险人群	心内科转诊 心血管疾病预防	抗肿瘤治疗完成3个月和1年后评估	每年行心血管风险评估[d] 治疗完成1、3、5年，此后每5年行TTE检查
若出现新发心血管症状体征转诊心内科			

【注释】

a 建议所有新确诊肿瘤患者基线以及抗肿瘤治疗期间根据不同心血管毒性风险、肿瘤类型、肿瘤分期和治疗方案给予心血管毒性分层监测。心血管毒性的绝对风险取决于基线风险，并随着抗肿瘤治疗的时间推移而变化[1]。

b 建议在潜在心脏毒性抗肿瘤治疗后的第 1 年进行肿瘤治疗相关心血管风险评估，并建立后续长期随访管理计划[2]。

c 建议所有患者抗肿瘤治疗基线进行临床评估和心电图检查，并根据心血管毒性风险等级和抗肿瘤治疗类型对特定患者进行超声心动图、心肌生物标志物或其他心脏成像检查[3]。

d 对于曾接受潜在心脏毒性抗肿瘤药物治疗或心脏位于照射野内的放疗的肿瘤幸存者，建议每年进行心血管风险评估（包括体格检查，血压、血脂、糖化血红蛋白、心电图和利钠肽检查）和心血管风险管理[2]。

2.4 多学科诊疗模式

	主要科室	相关科室	可加入科室
学科构成 a,b,c,d	肿瘤内科 心内科 放疗科 血液科 心脏外科 普外科 风湿免疫科	药剂科 超声科 放射科 核医学科 病理科	营养科 心理科 护理部
MDT 成员要求	高年资主治医师及以上	高年资主治医师及以上	
MDT 讨论内容	抗肿瘤治疗心血管毒性的筛查、监测、诊断、治疗、预防、随访		
MDT 日常活动	固定学科、固定专家和固定时间（建议每 1~2 周 1 次），固定场所		

【注释】

a 肿瘤心脏病学诊疗团队的核心成员为肿瘤科和心内科医师，此外还应包含放疗科、血液科、心脏外科、普外科、风湿免疫科等相关临床科室医师，经验丰富的临床药师、超声科、放射科、核医学科、病理科等相关辅助科室医师，此外营养、心理及护理专家对于后续的康复随访也至关重要。

b 对于综合性医院，可由不同相关科室组建多学科诊疗团队（MDT）；而对于专科医院，无论是心血管专科还是肿瘤专科医院，可在本院相关科室组建团队的基础上，建立院际合作平台，对肿瘤患者治疗过程中的心血管毒性和合并的心血管疾病开展多学科讨论。

c MDT 的实施过程中由多学科专家根据患者的临床表现、辅助检查等资料，结合患者的具体病情进行个体化评估，根据目前国内外治疗指南 / 共识或循证医学证据，为患者制定个体化治疗策略。

d MDT 原则上应贯穿患者抗肿瘤治疗全程，并根据患者病情变化适时调整，最大程度改善患者的预后，延长生存期。

3 肿瘤治疗相关心血管毒性及其预防

3.1 常见抗肿瘤治疗药物的心血管毒性

3.1.1 常见化疗药物的心血管毒性

药物	心力衰竭	心肌缺血 / 心肌梗死	心房颤动	QT 间期延长	心包炎
多柔比星 ≥400mg/m^2 ≥500mg/m^2	 ++ +++			 ++	
表柔比星 >900mg/m^2	+++				
米托蒽醌 >120mg/m^2	++				

肿瘤心脏病学

续表

药物	心力衰竭	心肌缺血 / 心肌梗死	心房颤动	QT 间期延长	心包炎
脂质体多柔比星 >900mg/m^2	++				
环磷酰胺	+++				++
异环磷酰胺 <10g/m^2 12.5~16g/m^2	 + ++				
紫杉醇	+	++	±		
多西他赛	+++	++	±		
5- 氟尿嘧啶		+++			
卡培他滨			++		
顺铂		++	+		

3.1.2 常见靶向药物的心血管毒性

抗血管生成靶向药物的心血管毒性

药物	高血压	心力衰竭	QT 间期延长	静脉栓塞	动脉栓塞	心肌梗死
贝伐单抗	+++	++		+++	++	±
雷莫西尤单抗	+++				++	±
索拉非尼	+++	++	±	++		++
舒尼替尼	+++	+	+	++		+
瑞戈非尼	+++	+			+	+
仑伐替尼	+++	++			++	++
培唑帕尼	+++	+	++	++	+	++
阿昔替尼	+++	++			++	++
卡博替尼	+++	+	++	++	++	
凡德他尼	+++	+	+++			

注：+++. ≥10%；++. 1%~<10%；+. 0.1%~<1%；±. <0.1%。

RAF 抑制剂和 MEK 抑制剂的心血管毒性

药物	高血压	心力衰竭	高脂血症 / 糖尿病	QT 间期延长	静脉血栓	心律失常	出血
维莫非尼	+++			++	+		
达拉非尼	+++	++	+++	++	++	+	+++
曲美替尼	+++	++	+++		++	+	+++

注：+++. ≥10%；++. 1%~<10%；+. 0.1%~<1%。

ALK 抑制剂和 EGFR 抑制剂的心血管毒性

药物	高血压	高脂血症 / 糖尿病	血脂异常	心力衰竭	QT 间期延长	窦性心动过缓	静脉血栓
阿来替尼		+++			+	++	
布格替尼	+++	+++			++	++	+++
塞瑞替尼		+++			++	++	+++
克唑替尼	+++	+++	+++	+	+	+++	
洛拉替尼	+++	+++	+++			++	
奥希替尼				++	+		++

注：+++. ≥10%；++. 1%~<10%；+. 0.1%~<1%。

肿瘤心脏病学

CDK4/6 抑制剂的心血管毒性

药物	高血压	高脂血症 / 糖尿病	心力衰竭	心肌缺血 / 心肌梗死	心房颤动	QT 间期延长	静脉血栓
哌柏西利							++
阿贝西利							++
瑞波西利						++	++
达尔西利						++	++

注:++. 1%~<10%。

内分泌相关治疗药物心血管毒性

药物	高血压	高脂血症 / 糖尿病	心力衰竭	心肌缺血 / 心肌梗死	心房颤动	QT 间期延长	静脉血栓
他莫昔芬	++	++		++		++	+++
来曲唑 阿那曲唑	++	+++	++	++	++	++	++
依西美坦		+++	++		++	++	++
戈舍瑞林	±	++	++	++		±	
亮丙瑞林	+					±	
地加瑞克	+	+	±	±	+	±	
比卡鲁胺	++	++	++	++		±	
恩杂鲁胺	+++			++	++	±	
阿比特龙	+++	+++	++	++	++	±	

注:+++. ≥10%;++. 1%~<10%;+. 0.1%~<1%;±. <0.1%。

放疗和免疫检查点抑制剂心血管毒性

	心肌炎	心力衰竭	心律失常	急性冠脉综合征	心包炎	瓣膜病	血栓
放疗						+	
免疫检查点抑制剂	++	+	+	+	+		±

注:++. 1%~<10%;+. 0.1%~<1%;±. <0.1%。

3.2 化疗和靶向药物心血管毒性预防

治疗类型	预防措施	证据类别	推荐等级
蒽环类药物	限制 / 降低累积剂量(mg/m^2)[a] 多柔比星<360 表柔比星<720 柔红霉素<800 伊达比星<150 米托蒽醌<160	3	Ⅲ

续表

治疗类型	预防措施	证据类别	推荐等级
蒽环类药物	改变给药方式 b	2B	Ⅲ
	改变剂型 c	2A	Ⅱ
	应用心脏保护药物 右雷佐生 d ACEI/ARB e β 受体拮抗剂 e 他汀类药物 f	 1A 2A 2A 2A	 Ⅰ Ⅱ Ⅱ Ⅱ
氟尿嘧啶类药物	非氟尿嘧啶类药物替代治疗 g	2A	Ⅱ
	应用心脏保护药物 h 钙通道阻滞剂 硝酸酯类药物	3	Ⅲ
抗 HER-2 靶向药物	避免与蒽环类药物联用 i	1A	Ⅰ
	应用心脏保护药物 ACEI/ARB i β 受体拮抗剂 i	 2A 2A	 Ⅱ Ⅱ
所有	积极处理心血管风险因素 j	C	Ⅰ

【注释】

a 累积剂量与蒽环类药物的心血管毒性相关，由于个体差异，蒽环类药物没有绝对的“安全剂量”，用药全程需严密监测心血管毒性[1]。

b 血浆峰值浓度与蒽环类药物心血管毒性有关。改变给药方式如持续静脉输注能够降低成人肿瘤患者的血浆峰值浓度。紫杉醇可减少蒽环类药物的清除，增加其心血管毒性风险，因此建议联用时蒽环类药物先于紫杉醇输注，分开输注，多柔比星的累积剂量不超过 360mg/m^2[2-3]。

c 新型改良结构的脂质体制剂（如脂质体多柔比星）可以通过提高药物在肿瘤组织的浓度，减少其在骨髓、心脏正常组织中的分布，从而减少心血管毒性的发生[4-5]，可作为心血管毒性高风险或拟接受高剂量蒽环类药物治疗成年肿瘤患者的替代方案，但有待于更多临床研究证实。使用该类药物时仍建议联合使用心脏保护药物（如右雷佐生）以提高心脏安全性。

d 右雷佐生是一种双二氧代哌嗪化合物，在细胞内水解为螯合剂与铁离子结合，降低氧自由基生成，发挥心脏保护作用。多项研究表明，右雷佐生用于蒽环类药物化疗患者心血管毒性的一级预防，可降低蒽环类药物所致心力衰竭的风险，并且不影响抗肿瘤治疗疗效和死亡风险[6-8]。因此对于应用蒽环类药物且心血管毒性中高危患者，建议应用右雷佐生。

e ACEI/ARB、β 受体拮抗剂用于预防蒽环类药物心血管毒性的临床证据仍不十分充足，尤其基线评估低危患者应用心脏保护治疗（ACEI/ARB 或 β 受体拮抗剂）是否获益尚有争议[9-12]。

f 他汀类药物是常见的降胆固醇药物，研究显示服用该类药物能够降低接受蒽环类药物或曲妥珠单抗治疗的 66 岁以上早期乳腺癌女性的心力衰竭发生风险[13]。

g 氟尿嘧啶类药物心血管毒性的预防措施尚缺乏高级别循证医学证据。雷替曲塞是一种特异性胸苷酸合成酶抑制剂，不经双氢嘧啶脱氢酶代谢，可减少心血管毒性代谢产物积累。2012 年 ESMO 年会上公布的 ARCTIC 研究显示，晚期结直肠癌患者出现氟尿嘧啶类药物相关心血管毒性后，更换雷替曲塞治疗未见心血管毒性再发[14]。ESMO 指南推荐雷替曲塞作为因心血管毒性不适合氟尿嘧啶化疗的标准替代方案[15]。国内多中心Ⅳ期研究同样证实，在不耐受或不适合氟尿嘧啶 / 亚叶酸钙治疗的晚期结直肠癌中应用雷替曲塞替代治疗心脏安全性较好[16]。

h 钙通道拮抗剂、硝酸酯类药物是否可用于预防氟尿嘧啶类药物引起的心血管毒性仍有一定争议，多基于小样本回顾性分析和个案报道，缺乏高级别循证医学证据[17]。

i 抗 HER-2 靶向药物与蒽环类药物联合应用会导致心血管毒性风险显著增加。研究显示 ACEI/ARB 类药物和 β 受体阻滞剂对于降低抗 HER-2 靶向治疗所致心血管毒性发生率有一定作用[18-20]。

j 心血管疾病和肿瘤具有一些共同的可改变和不可改变的风险因素。降低抗肿瘤治疗心血管毒性首先建议改善生活方式，如戒烟、饮酒量不超过 100g/ 周以及足够的体育锻炼。健康的生活方式可以降低肿瘤、心血管疾病的发生风险以及诊断肿瘤后罹患心血管疾病的风险[21-22]。

3.3 内分泌治疗心血管毒性预防

3.3.1 乳腺癌内分泌治疗期间血脂异常的预防

绝经后乳腺癌患者 LDL-C 达标值[1,4]

风险等级	临床疾患和 / 或危险因素	LDL-C 达标值	证据类别	推荐等级
低危	10 年 ASCVD 发病危险＜5%[a]	＜3.4mmol/L（130mg/dl）	1B	Ⅱ
中、高危	10 年 ASCVD 发病危险 ≥ 5%[a]	＜2.6mmol/L（100mg/dl）	1A	Ⅰ
	LDL-C ≥ 4.9mmol/L 或 TC ≥ 7.2mmol/L			
	糖尿病（年龄 ≥ 40 岁）			
	CKD 3~4 期			
	≥ 2 个危险因素[b]			
极高危	不符合超高危标准的其他 ASCVD 患者	＜1.8mmol/L（70mg/dl），且较基线降低幅度 ≥ 50%	1A	Ⅰ
	糖尿病史 ≥ 10 年，不伴靶器官损害[c]或伴危险因素[d]			
	中度慢性肾病[eGFR 30~59ml/（min·1.73m^2）]			
	糖尿病 + 高血压或危险因素[b]			
超高危	发生过 ≥ 2 次严重 ASCVD 事件[d]或发生过 1 次严重 ASCVD 事件，且合并 ≥ 2 个高危险因素[e]	＜1.4mmol/L（55mg/dl），且较基线降低幅度 ≥ 50%	1A	Ⅰ

注：ASCVD. 动脉粥样硬化性心血管疾病；LDL-C. 低密度脂蛋白胆固醇；TC. 总胆固醇；CKD. 慢性肾脏病；eGFR. 预估的肾小球滤过率。

危险因素（个）		血清胆固醇水平分层（mmol/L）		
		3.1 ≤ TC＜4.1 或 1.8 ≤ LDL-C＜2.6	4.1 ≤ TC＜5.2 或 2.6 ≤ LDL-C＜3.4	5.2 ≤ TC＜7.2 或 3.4 ≤ LDL-C＜4.9
无高血压	0~1	低危（＜5%）	低危（＜5%）	低危（＜5%）
	2	低危（＜5%）	低危（＜5%）	中危（5%~9%）
	3	低危（＜5%）	中危（5%~9%）	中危（5%~9%）
有高血压	0	低危（＜5%）	低危（＜5%）	低危（＜5%）
	1	低危（＜5%）	中危（5%~9%）	中危（5%~9%）
	2	中危（5%~9%）	高危（≥ 10%）	高危（≥ 10%）
	3	高危（≥ 10%）	高危（≥ 10%）	高危（≥ 10%）

【注释】

a 10 年 ASCVD 发病危险

b 危险因素：收缩压 ≥ 160mmHg 或舒张压 ≥ 100mmHg、年龄 ≥ 45/55 岁（男性 / 女性）、吸烟、体重指数 ≥ 28kg/m^2、高密度脂蛋白胆固醇（HDL-C）<1.0mmol/L（40mg/dl）、收缩压 ≥ 160mmHg 或舒张压 ≥ 100mmHg、非 HDL-C ≥ 5.2mmol/L（200mg/dl）。危险因素的水平均为干预前水平。

c 靶器官损害：微量白蛋白尿、视网膜病变、神经病变。

d 严重 ASCVD 事件：①近期急性冠脉综合征（ACS）病史（<1 年）；②既往心肌梗死病史（除 ACS 以外）；③缺血性脑卒中史；④有症状的周围血管病变，既往接受过血运重建或截肢。

e 高度危险因素：① LDL-C ≤ 1.8mmol/L，再次发生严重的 ASCVD 事件；②早发冠心病（男<55 岁，女<65 岁）；③家族性高胆固醇血症或基线 LDL-C ≥ 4.9mmol/L；④既往有冠状动脉旁路移植术或经皮冠状动脉介入治疗史；⑤糖尿病；⑥高血压；⑦ CKD 3~4 期；⑧吸烟。

继发性血脂异常通常是指由导致血清脂质和脂蛋白代谢改变的潜在的系统性疾病、代谢状态改变、不健康饮食以及某些药物引起的血脂异常[1]。绝经后乳腺癌患者因受到卵巢功能减退和芳香化酶抑制剂治疗的双重影响，雌激素水平明显下降，容易发生继发性血脂异常，罹患心血管疾病的风险增加。ASCVD 风险取决于 LDL-C 水平、伴随疾病状态及其他 ASCVD 危险因素的数目和水平[2]。荟萃分析显示 LDL-C 每降低 1mmol/L，ASCVD 事件降低 20%~23%[3]。《2019 年欧洲心脏病学会 / 欧洲动脉粥样硬化协会血脂异常管理指南》[4]及《中国血脂管理指南（2023 年）》[1]均提出了严格的降脂目标。因此，对于正在接受内分泌治疗的绝经后乳腺癌患者可以将术前血脂水平作为基线标准，根据不同 ASCVD 风险程度将 LDL-C 控制在理想水平[5]。

绝经后血脂异常患者内分泌治疗预防策略

常用策略	证据类别	推荐等级
生活方式干预 a	1A	Ⅰ
血脂监测 b	1A	Ⅰ
甾体类 AI 或选择性雌激素受体调节剂 c（依西美坦或他莫昔芬）	1B	Ⅱ

【注释】

a 降脂治疗中首先推荐健康生活方式，包括合理膳食、适度增加身体活动、控制体重、戒烟和限制饮酒等，如改变饮食结构及增加锻炼计划。饮食结构强调水果、豆类、坚果、全谷物和鱼类的摄入。ASCVD 预防中的膳食推荐，较为一致的认识是限制饱和脂肪酸及反式脂肪的摄入，增加水果、蔬菜、全谷薯类、膳食纤维及鱼类的摄入。ACC/AHA 2019 指南建议成年人锻炼身体每周至少 150min 中等强度体力活动或 75min 高强度有氧运动。所有成年人应减少久坐行为以降低 ASCVD 风险[6]。

b 对采取生活方式干预的患者，最初 3~6 个月应复查血脂水平，如血脂控制达标，则继续生活方式干预，每 6~12 个月复查 1 次，长期达标者亦需每年复查 1 次。首次服用降脂药物者，应在用药 4~6 周内复查血脂、转氨酶和肌酸激酶水平。如果血脂达标且无转氨酶和肌酸激酶水平异常，可以逐步改为 6~12 个月复查 1 次；长期达标者可每年复查 1 次[7]。如治疗 1~3 个月后，血脂仍未达标，需及时调整降脂药物剂量或种类，或联合应用不同机制的降脂药物，并在调整后 6 周内复查。若患者血脂管理不理想，建议与心血管专家共同制订适当的干预方案，并同时对疗效和依从性进行监测[5]。

c 绝经后雌 / 孕激素受体阳性乳腺癌患者，AI 与他莫昔芬相比，冠状动脉疾病（心绞痛、心肌梗死、心脏骤停）、心律失常、心力衰竭等多种心血管疾病的风险更高。这并非 AI 药物本身的心脏毒性，而是他莫昔芬可降低胆固醇，对心血管系统具有保护作用所致，对于有心血管病史的患者 AI 并未增加任何特定的心血管疾病的风险[8]。目前不同 AI 药物对血脂的影响结论不一，我国一项绝经后早期乳腺癌妇女前瞻性队列研究提示，甾体类 AI 较非甾体类 AI 血脂事件发生风险降低 36%，依西美坦对于接受 AI 辅助内分泌治疗的绝经后乳腺癌患者可能具有血脂保护作用[9]。MA.27 研究的安全性分析提示高甘油三酯血症（依西美坦组 2%，阿那曲唑组 3%，P=0.002）和高胆固醇血症（依西美坦组 15%，阿那曲唑组 18%，P=0.01）较少出现在依西美坦组[10]。因此对于血脂异常、高心血管疾病风险的绝经后乳腺癌患者，选择适当的内分泌药物时，可选择对血脂影响较小的内分泌治疗药物，如依西美坦。不能接受 AI 类药物者，可考虑他莫昔芬[11]。

3.3.2 前列腺癌去势治疗期间心血管毒性预防措施[12]

预防措施	证据类别	推荐等级
ADT 治疗前、治疗期间每年评估心血管疾病风险 a	2A	Ⅰ
建议 ADT 治疗期间，有 QTc 间期延长风险的患者进行全程心电图监测 b	2A	Ⅱ
伴有心血管疾病的前列腺癌患者需要 ADT 时，应考虑使用 GnRH 拮抗剂 c	2A	Ⅱ

肿瘤心脏病学

【注释】

a 雄激素剥夺疗法(androgen deprivation therapy,ADT)广泛用于前列腺癌治疗,促性腺激素释放激素(GnRH)激动剂和 GnRH 拮抗剂是最常用的前列腺癌去势治疗药物。多个临床研究证实,ADT 可导致 CV 不良事件风险增加,如胰岛素抵抗、血脂异常、肥胖和骨质疏松[13]。GnRH 激动剂治疗 1 年以上的患者在 5 年随访期内发生 CV 事件的风险增加 20%[14]。年龄≥65 岁的前列腺癌患者在接受放疗的同时接受 6 个月的 ADT 治疗,发生致命性心肌梗死的时间较单纯放疗组更早[15]。因此建议在 ADT 治疗全程,应注意血压、血脂、空腹血糖、糖化血红蛋白、心电图,健康生活方式和危险因素控制方面的患者教育。

b ADT 少见 QTc 间期延长(低风险<0.1%),几乎不发生尖端扭转型室性心动过速(TdP)[16]。如果基线 QTc 间期延长,前列腺癌内分泌治疗期间建议进行持续的心电图监测和 QT 间期延长校正[17]。

c GnRH 拮抗剂(地加瑞克、阿巴瑞克、瑞卢戈利)与激动剂(亮丙瑞林、戈舍瑞林和曲普瑞林)的 CVD 风险是否存在差异,结论仍然不一致[18]。大型回顾性队列研究表明,与 GnRH 拮抗剂相比,在没有心血管疾病病史的前列腺癌患者中,GnRH 激动剂的 CV 风险更高。对既往合并 CVD 的前列腺癌患者进行了 GnRH 激动剂和拮抗剂的比较,在 ADT 开始后的 1 年内,接受 GnRH 激动剂的患者不良 CV 事件发生率(20%)高于接受 GnRH 拮抗剂的患者(3%)[19]。然而,在最近对伴有动脉粥样硬化性心血管疾病的前列腺癌患者进行的 PRONOUNCE 研究中,GnRH 拮抗剂地加瑞克组患者在 1 年内发生重大心血管不良事件率为 5.5%,GnRH 激动剂亮丙瑞林组患者发生率为 4.1%,地加瑞克或亮丙瑞林的患者在一年内主要不良心血管事件没有差异[20]。因此,该领域还需要更多的研究。

3.4 放疗心血管毒性预防

胸部放疗主要应用于乳腺癌、淋巴瘤、肺癌、食管癌、纵隔肿瘤以及胸部转移瘤等疾病,上述患者放疗后可能发生放射性心脏病(radiation-induced heart disease,RIHD)。对于需要进行胸部放疗的肿瘤患者,如何从放疗角度进行预防,推荐如下。

放疗心血管毒性的预防措施		证据类别	推荐等级
定位技术 a	可采用深吸气屏气或呼吸门控技术	2A	Ⅱ
靶区勾画 b	勾画心脏,建议参考美国肿瘤放射治疗协作组织(RTOG)胸部放疗危及器官勾画	1A	Ⅰ
	推荐勾画冠状动脉	2B	Ⅲ
放疗技术 c	三维适形或调强放疗技术	1A	Ⅰ
	推荐有条件的中心可选择图像引导放疗、容积旋转调强放疗、螺旋断层放疗,或质子放疗技术	2B	Ⅲ
心脏限量 d(常规分割)	胸部肿瘤放疗(除外乳腺癌)V_{30}<40%;V_{40}<30%	2A	Ⅱ
	乳腺癌放疗 左乳癌:平均剂量(D_{mean})<8Gy,V_5<40% 右乳癌:D_{mean}<5Gy,V_5<30% 冠脉左前降支(LAD):D_{mean}<25Gy 右冠脉主干(RA):D_{mean}<25Gy	2A	Ⅱ

【注释】

放疗诱发心脏病的危险因素主要包括前胸或左胸照射、高累积照射剂量(>30Gy)、年轻患者(<50 岁)、高剂量照射(>2Gy/d)、心脏内或心脏附近的肿瘤且缺乏屏蔽措施、伴随化疗、心血管危险因素(糖尿病、吸烟、超重、中高危高血压、高胆固醇血症)、既往有心血管疾病[1]。目前还没有有效的方法治疗放射性心脏损伤,主要的预防措施是减少正常心脏组织在射线中的暴露及受照剂量。

a 常规胸部放疗定位时,患者在自由呼吸状态进行 CT 扫描,随机状态的 CT 扫描不能代表患者动态的呼吸及心脏搏动时胸廓及心脏的形态。有研究证实,左侧乳腺癌行深吸气屏气或呼吸门控技术与自由呼吸下放疗相比,降低了左侧乳腺癌放疗 80%~90% 心脏 V_{50},放射性心脏损伤病死率的可能性由 4.8% 分别降至 0.1% 和 0.5%[2],多项试验已证实该技术对降低心脏受量的有效性[3-4]。俯卧位较常规仰卧位照射可降低试验中 85.7% 左侧乳腺癌患者的心脏受照剂量,但仅适用于乳腺体积>750cm³ 的患者[5]。

b 胸部放疗中，当心脏受照射的平均剂量每增加1Gy，发生冠脉疾病事件的概率就相应增长7.4%（95%*CI* 2.9%~14.5%），这种剂量相关性开始于放疗后的5年内，并持续于放疗后30年[6]。因此，在靶区勾画时，需要准确的勾画出心脏的轮廓，以保证计划设计时准确对心脏进行限量，勾画标准建议参考RTOG1106这项临床试验中的胸部放疗危及器官勾画图集。放疗后影响最大的是冠状动脉左前降支和右冠状动脉[7-9]。一项关于非小细胞肺癌（NSCLC）患者放疗相关心脏损伤的研究中指出，在心脏亚结构中，LAD剂量 $V_{15} \geq 10\%$ 是NSCLC放疗后重要心脏不良事件发生率和全因死亡率的独立因素[10]。因此，建议将冠状动脉作为危及器官进行勾画[11]。

c 随着放疗技术的进步，二维适形放疗已逐渐被取代。三维适形调强放疗可以改善放疗靶区剂量均匀性，提高靶区剂量的同时可降低心脏等正常组织的损伤。在一项Ⅲ期非小细胞肺癌患者接受根治性放化疗的前瞻性试验（RTOG0617）中，调强放疗与三维适形放疗相比，明显降低了心脏受照射的剂量[12]。可合理地使用先进的放疗技术，如图像引导放疗、容积旋转调强放疗、螺旋断层放疗等。质子治疗成为放疗技术的新突破，Mast等[13]研究显示，质子调强治疗比乳腺癌切线野调强放疗在降低全心脏和左前降支平均剂量方面更具优势。在一项关于食管癌放疗后心脏损伤发生率的研究中发现，与调强放疗相比，质子放疗能够减少患者3级以上心脏不良事件发生率，尤其在既往存在心脏疾病的患者中优势更加显著[14]。

d 放疗计划评估时，心脏作为重要的危及器官，需要严格评估，对于心脏的限制剂量，不同的病种不完全相同，不同的中心参照标准也不完全相同。我国除乳腺癌外，其他胸部肿瘤如肺癌及食管癌，心脏限量标准，通常参考《肿瘤放射治疗学》中的 $V_{30}<40\%$，$V_{40}<30\%$。2022年NCCN指南对于肺癌及食管癌心脏限量标准不完全相同（常规分割时，肺癌心脏限量 $V_{50} \leq 25\%$，$D_{mean} \leq 20Gy$；食管癌心脏限量 $V_{30} \leq 20\%$~30%，$D_{mean}<30Gy$；肺癌立体定向放疗时心脏限量需参照SABR的标准执行）。临床正常组织效应定量分析（QUANTEC）[15]中心脏限量标准：$D_{mean}<26Gy$，$V_{30}<46\%$，$V_{25}<10\%$，主要适用于三维适形常规放疗。在上述关于食管癌放疗后心脏损伤发生率的研究中还发现，心脏 $D_{mean}>15Gy$ 时，三级以上心脏不良事件发生率显著增加[14]。所以，在精准放疗时代，限量标准建议作为参考，应尽可能降低危及器官受照射剂量。

乳腺癌作为女性常见的恶性肿瘤，预后好，生存期长，因此，对于心脏组织的限量较其他胸部肿瘤应更为严格。乳腺癌全乳放疗参照RTOG1005临床试验中的标准：左乳癌，心脏限量 $V_{20} \leq 5\%$，$V_8 \leq 35\%$；右乳癌，心脏限量 $D_{max}<20Gy$，$V_8 \leq 15\%$，$D_{mean} \leq 4Gy$。部分乳房加速照射参照RTOG0413临床试验：左乳癌，心脏受量>5%处方剂量的心脏体积，且<全心体积的40%；右乳癌，心脏受量>5%处方剂量的心脏体积，且<全心体积的5%。根治性乳腺癌术后放疗心脏限量：$V_{30} \leq 5\%$，$V_{20Gy} \leq 10\%$，$D_{mean}<8Gy$。德国放射肿瘤学会（DEGRO）乳腺癌专家小组建议以下限制：全心 $D_{mean}<2.5Gy$，左心室（LV）$D_{mean}<3Gy$，LV $V_5<17\%$，LV $V_{23}<5\%$，LAD $D_{mean}<10Gy$，LAD $V_{30}<2\%$，LAD $V_{40}<1\%$[16]。《乳腺癌放射治疗指南（中国医师协会2020版）》中推荐：常规分割时，左乳癌：心脏 $D_{mean}<8Gy$，$V_5<40\%$；右乳癌：心脏 $D_{mean}<5Gy$，$V_5<30\%$；LAD：$D_{mean}<25Gy$；RA：$D_{mean}<25Gy$[17]。

4 肿瘤治疗相关心血管毒性监测

肿瘤治疗相关心血管毒性的诊断方法

方法	临床意义	优点	局限性	证据类别	推荐等级
心电图	1. 可提供心肌缺血、梗死等信息 2. 可发现肿瘤治疗过程中的各种心律失常 3. 可监测QT间期变化	方便、快捷	特异度相对较差	1A	Ⅰ
超声心动图[a]-LVEF-GLS	1. 舒张早期二尖瓣峰值血流速度/舒张早期二尖瓣环峰值运动速度（E/e'）≥13提示舒张功能异常 2. 可根据LVEF、GLS下降程度评估CTRCD严重程度[b]	1. 可广泛、重复应用 2. 可评价心内结构、功能及血流动力学 3. 与LVEF相比，GLS更敏感，可更早期发现CTRCD	1. 观察者间测量变异性大 2. LVEF对监测早期亚临床心脏病变不敏感，易受前、后负荷影响	1A	Ⅰ

续表

方法	临床意义	优点	局限性	证据类别	推荐等级
生物标志物 c -cTnI/cTnT -BNP、NT-proBNP	1. cTn 峰值可反映心肌受损的程度 2. BNP/NT-proBNP 升高对心脏毒性具有辅助诊断价值	1. 实用性广泛 2. 灵敏度高	1. 尚缺乏足够的证据确定轻微升高的意义 2. 检测结果易受多种因素影响；其结果解读需结合其他相关化验检查综合分析	1A	Ⅰ
放射性核素显像	LVEF 降低 ≥ 10%，且 LVEF＜50% 提示 CTRCD	1. 重复性好 2. 可以评价心肌灌注、心肌代谢及残存心肌情况	1. 放射辐射暴露 2. 对心脏结构评价信息有限	2B	Ⅲ
CMR d	可评价心脏结构、功能；鉴别心肌有无水肿、坏死、纤维化；可作为免疫检查点抑制剂相关心肌炎的主要诊断标准	对化疗后心肌损伤的定性有一定帮助	检查时间长，患者不耐受；部分患者体内植入心脏起搏器、铁质异物等，不能接受 CMR 检查	2B	Ⅲ
心内膜心肌活检（EMB）	诊断心肌损伤的“金标准”	提供心脏毒性的组织学证据	1. 有创检查，应用受限 2. 对操作者技术要求高	2B	Ⅲ

【注释】

a　超声心动图是监测肿瘤患者治疗前后心功能损伤的首选方法，目前被广泛应用的监测指标为 LVEF。但 LVEF 灵敏度相对较低，不易发现亚临床心肌损伤，且测量时的变异性可高达 10%。近年来基于二维斑点追踪技术的 GLS 因测量误差小，且可预测 LVEF 降低[1]，成为研究的热点，目前已公认为用于早期监测心脏毒性的最敏感指标[2]。目前认为 GLS 与基线相比降低>15% 有临床意义，而 GLS 与基线相比降低<8% 则无意义[3]。肿瘤治疗相关心功能不全（cancer therapy-related cardiac dysfunction，CTRCD）不仅表现为收缩功能降低，还可表现为舒张功能障碍。研究显示在肿瘤治疗中，LVEF 还未出现明显减低，一些评价左室舒张功能的指标已出现改变[4-5]。因此，左室舒张功能也越来越受到临床医师的关注。

b　目前认为，对于无心力衰竭症状患者，LVEF ≥ 50%，且新发 GLS 较基线下降>15% 和 / 或新发心肌生物标志物升高，为轻度 CTRCD；新发 LVEF 下降 ≥ 10%（LVEF 为 40%~49%）或新发 LVEF 下降<10%（LVEF 为 40%~49% 且 GLS 较基线下降>15%/ 新发心肌生物标志物升高）为中度 CTRCD；新发 LVEF 降至<40% 为重度 CTRCD。

c　在肿瘤患者治疗过程中，监测心血管血清生物标志物是评估和诊断心血管疾病的重要工具。心血管血清生物标志物主要包括 cTnI、cTnT、BNP 和 NT-proBNP。cTnI 和 cTnT 是心肌特有的结构蛋白，也是心肌细胞损伤的特异性标志物，其峰值可反映心肌受损的程度。肿瘤治疗前监测基线 cTn 水平，有助于识别高危患者，且已有多项临床研究证实，接受肿瘤治疗的患者，出现 cTn 升高，对心功能降低具有预测作用[6-8]。BNP 和 NT-proBNP 由心室肌分泌，其水平随心室壁张力而变化，对心室充盈压具有负反馈调节作用。心力衰竭时心室壁张力增加，BNP/NT-proBNP 分泌明显增加，其增高的程度与心力衰竭的严重程度呈正相关。肿瘤治疗前，应对 BNP/NT-proBNP 和 cTnT/cTnI 进行基线测量，以提供基线值。因为当存在其他心血管疾病时，可能会导致基线值升高，为了正确解释监测期间后续血清标志物的变化或出现新的心血管症状时的血清标志物的变化，基线值尤为重要。肿瘤治疗过程中及治疗后，亦应定期监测心肌生物标志物的变化，以早期发现心肌损伤[9]。

d　心脏磁共振成像（CMR）是非侵入性检查中测量左室容积及左室收缩功能的“金标准”。当超声心动图检查诊断困难时，CMR 是最好的影像学替代方法，其准确性及可重复性均较高，而且可同时观察有无心肌水肿、纤维化、测量心肌质量，对化疗后心肌损伤的定性也有一定帮助[10,11]。研究发现，在接受蒽环类药物治疗的 LVEF 降低的患者中，CMR 测量的左心室质量是心血管死亡、失代偿性心力衰竭入院的复合终点的独立预测因子[11]。因其特有的优势，CMR 在肿瘤治疗患者中的应用逐渐发展，但由于磁共振检查操作相对复杂，专业性及学科交叉性较强，检查时间较长，有些患者无法耐受等原因导致其在临床中的应用仍然受限。

e 无论是早期预测心肌功能不全的发生风险还是诊断 CTRCD，联合检测上述检查指标，结果会更加准确。目前对于检查及随访周期应根据患者个人的危险分层制订个体化随访方案(见下表)。在随访过程中，相同的检查项目及指标监测结果应尽量来源于同一检查者，便于观察动态变化。

肿瘤治疗相关心功能不全个体化监测方案[12]

<table>
<tr><th rowspan="2">肿瘤治疗</th><th rowspan="2">CTRCD
危险分层</th><th colspan="3">监测方案</th></tr>
<tr><th>超声心动图</th><th>生物标志物(BNP/NT-proBNP、cTnI/cTnT)</th><th>心电图</th></tr>
<tr><td rowspan="2">蒽环类药物</td><td>低、中危</td><td>基线；
第 4 个治疗周期前；
多柔比星累积剂量 ≥250mg/m^2(或其他蒽环类药物达等效剂量)；
治疗结束后 12 个月</td><td>基线；
每 2 个治疗周期；
多柔比星累积剂量 ≥250mg/m^2(或其他蒽环类药物达等效剂量)；
治疗结束后 3 个月、12 个月</td><td>基线；
每个治疗周期前；
治疗结束后 3 个月、12 个月</td></tr>
<tr><td>高危</td><td>基线；
每 2 个治疗周期；
治疗结束后 3 个月、12 个月</td><td>基线；
每个治疗周期前；
治疗结束后 3 个月、12 个月</td><td></td></tr>
<tr><td rowspan="2">抗 HER-2 治疗</td><td>低、中危</td><td colspan="2">基线；
每 3 个月 1 次；
治疗结束后 12 个月</td><td>基线；
每个治疗周期前；
治疗结束后 12 个月</td></tr>
<tr><td>高危</td><td colspan="2">基线；
每 3 个月 1 次(如 CTRCD 风险极高，可考虑每 2~3 个治疗周期 1 次)；
治疗结束后 3 个月、12 个月</td><td>基线；
每个治疗周期前；
治疗结束后 3 个月、12 个月</td></tr>
<tr><td rowspan="3">VEGF 抑制剂</td><td>低危</td><td colspan="2">基线</td><td rowspan="3">基线；
QTc 间期延长风险为中、高危的患者，前 3 个月每月复查心电图，此后每 3~6 个月复查 1 次；
高危患者可考虑在治疗开始后 2 周及每次增加治疗药物剂量时复查心电图</td></tr>
<tr><td>中危</td><td colspan="2">基线；
治疗开始 1 年内，每 4 个月 1 次；
1 年后如长期接受 VEGF 抑制剂治疗，每 6~12 个月 1 次</td></tr>
<tr><td>高危</td><td colspan="2">基线；
治疗开始 4 周后复查，此后每 3 个月 1 次；
1 年后如长期接受 VEGF 抑制剂治疗，每 6~12 个月 1 次</td></tr>
<tr><td>BCR-ABL 抑制剂</td><td></td><td colspan="3">基线；
治疗开始 1 年内每 3 个月 1 次；
需长期治疗(>12 个月)者，可考虑每 6~12 个月复查 1 次；
接受尼洛替尼治疗的患者在治疗第 2 周、第 4 周及剂量增加后 2 周进行心电图检查，测量 QTc 间期</td></tr>
<tr><td>免疫检查点抑制剂</td><td></td><td>基线；
高危[a]患者在第 2 个治疗周期末或第 3 个治疗周期前复查超声心动图；
如基线左室或右室功能异常，建议治疗的前 3~6 个月，每个月复查超声心动图</td><td>基线；
第 2、3、4 个治疗周期前复查 cTn；如无异常，延长至每 3 个治疗周期复查，至治疗结束；如需长期治疗(>12 个月)，每 6~12 个月复查 BNP/NT-proBNP</td><td>基线；
第 2、3、4 个治疗周期前复查；如无异常，延长至每 3 个治疗周期复查，至治疗结束；
如需长期治疗(>12 个月)，每 6~12 个月复查 1 次</td></tr>
</table>

【注释】

a 高危患者包括：两种免疫检查点抑制剂(immune checkpoint inhibitor,ICI)联用、合并ICI相关的非心血管不良反应、有CTRCD或心血管疾病病史。

5 肿瘤治疗相关心血管毒性处理原则

5.1 肿瘤治疗相关心功能不全

在肿瘤治疗过程中出现轻度无症状的CTRCD患者，应考虑在不中断肿瘤治疗的同时应用血管紧张素转换酶抑制剂(ACEI)/血管紧张素受体阻滞剂(ARB)/血管紧张素受体脑啡肽酶抑制剂(ARNI)和/或β受体拮抗剂保护心肌；无症状的中度或重度CTRCD及有症状CTRCD患者应进行指南指导下的心力衰竭治疗，若无药物禁忌或药物不耐受，治疗方案需包括ACEI/ARB/ARNI、β受体拮抗剂、钠-葡萄糖协同转运蛋白2抑制剂(SGLT-2抑制剂)、盐皮质激素受体拮抗剂，推荐遵循心力衰竭诊疗指南[1]，在心血管医师指导下增加剂量达靶剂量[2]。

蒽环类药物及抗HER-2靶向治疗相关心功能不全的处理原则

治疗方案	处理原则	证据类别	推荐等级
蒽环类药物	接受蒽环类药物治疗但无症状的患者在LVEF ≥ 50%、GLS下降时或生物标志物(BNP/NT-proBNP、肌钙蛋白)升高时应考虑启用ACEI/ARB/ARNI和/或β受体拮抗剂、SGLT-2抑制剂、右雷佐生保护心肌[a,b,c,d]，可继续行蒽环类药物化疗	2A	Ⅰ
	接受蒽环类药物治疗的患者出现无症状的中度或重度CTRCD时，推荐暂时中断蒽环类药物治疗并进行指南指导下的心力衰竭治疗，推荐进行多学科讨论决定何时重启蒽环类药物化疗方案	1A	Ⅰ
	蒽环类药物治疗期间出现有症状的CTRCD的患者进行指南指导下的心力衰竭治疗	1A	Ⅰ
	接受蒽环类药物治疗的患者出现有症状的轻度CTRCD时推荐进行多学科讨论以决定中断还是继续蒽环类药物化疗方案	2A	Ⅰ
	接受蒽环类药物治疗的患者出现有症状的中度CTRCD时推荐暂时中断蒽环类药物治疗，并进行多学科讨论决定是否重新启用蒽环类药物化疗方案	2A	Ⅰ
	接受蒽环类药物治疗的患者出现有症状的重度CTRCD时推荐停用蒽环类化疗方案	2A	Ⅰ
	中度或重度有症状或无症状CTRCD患者如需继续蒽环类药物治疗，可考虑使用脂质体蒽环类药物、使用右雷佐生降低远期心血管毒性的风险	2A	Ⅰ
抗HER-2治疗	接受抗HER-2治疗的患者在发生无症状的轻度(LVEF ≥ 50%)CTRCD时，推荐增加心脏监测频率的同时继续抗HER-2治疗	2A	Ⅰ
	在接受抗HER-2治疗的无症状患者中，若LVEF ≥ 50%，GLS降低或生物标志物(BNP/NT-proBNP、肌钙蛋白)升高，应考虑在继续抗HER-2治疗的同时予ACEI/ARB/ARNI和/或β受体拮抗剂治疗[a,b]	2A	Ⅰ
	接受抗HER-2治疗的患者在发生无症状的中度(LVEF 40%~49%)CTRCD时，推荐使用ACEI/ARB/ARNI和β受体拮抗剂、SGLT-2抑制剂，可考虑增加心脏监测频率的同时继续抗HER-2治疗	1A	Ⅰ
	接受抗HER-2治疗的患者在发生无症状的重度CTRCD时推荐暂时中断抗HER-2治疗并开始进行指南指导下的心力衰竭治疗，心功能恢复后需进行肿瘤心脏病多学科会诊决定是否重启抗HER-2治疗	2A	Ⅰ

续表

治疗方案	处理原则	证据类别	推荐等级
抗 HER-2 治疗	接受抗 HER-2 治疗的患者在发生有症状的轻度 CTRCD 时推荐进行指南指导下心力衰竭治疗及多学科讨论以决定是否继续或中断抗 HER-2 治疗	2A	Ⅰ
	抗 HER-2 治疗期间出现有症状的中度到重度 CTRCD,推荐暂时中断抗 HER-2 治疗,进行指南指导下的心力衰竭治疗,在心功能改善、心力衰竭症状缓解后应进行多学科讨论决定是否重启抗 HER-2 治疗	1A	Ⅰ

注:ACEI. 血管紧张素转换酶抑制剂;ARB. 血管紧张素受体阻滞剂;CTRCD. 肿瘤治疗相关心功能不全;GLS. 整体纵向应变;LVEF. 左室射血分数。

【注释】

a 应用蒽环类药物化疗,如出现 cTn 升高,服用 ACEI 可降低 CTRCD 的发生风险[3]。CECCY 研究表明,卡维地洛可预防蒽环类药物相关的 cTnI 升高[4]。如仅为轻微的 cTnI/cTnT 升高,而无心功能不全证据,目前尚无证据支持停止肿瘤治疗,但需密切监测心肌标志物及心功能的变化。

b 一项纳入 120 例患者的研究提示,蒽环类药物相关的 LVEF 降低,如不给予药物治疗,LVEF 恢复的概率低于 10%[5];如接受 ACEI(或联合卡维地洛),LVEF 部分恢复的可能性在 50% 以上[6];如能早期治疗(6 个月内),心脏事件风险更低、临床获益更大。近期有报道沙库巴曲缬沙坦钠(ARNI)可改善蒽环类药物相关心肌损害患者心功能,未来需大样本研究证实[7]。

c 目前,SGLT-2 抑制剂已成为慢性心力衰竭治疗的基石药物之一[1,8]。已有研究表明,恩格列净可减轻多柔比星治疗相关的心肌细胞炎症、纤维化、铁死亡及凋亡,可减轻多柔比星治疗相关的心肌损伤、预防心功能的下降[9-10]。有回顾性临床研究提示,应用蒽环类药物的肿瘤患者,同时应用 SGLT-2 抑制剂,可降低心脏事件的发生率[11]。

d 近期有研究表明,蒽环类药物激活 cGAS-STING 信号通路,降低心血管内皮细胞和心肌细胞的辅酶Ⅰ(NAD^+)水平,进而引起线粒体功能障碍及心肌毒性的发生发展。注射用辅酶Ⅰ是一种 Sirtuins 激动剂,可抑制线粒体的过度乙酰化,改善线粒体功能障碍及心功能,未来可进一步在临床研究中验证[12]。

5.2 免疫相关性心肌炎

免疫相关性心肌炎的诊断标准[a,b,c,d]

组织学病理诊断(心内膜活检)	光镜下的多灶性炎症细胞浸润与明显的心肌细胞缺失	
临床诊断	cTn 升高(新出现或较基线明显改变)+1 条主要标准或 2 条次要标准,需排除急性冠脉综合征或急性感染性心肌炎	
	主要标准	心脏磁共振诊断为急性心肌炎(改良 Lake Louise 标准)
	次要标准	1. 临床症状,包括以下任意一项:乏力、肌无力、肌肉疼痛、胸痛、复视、上睑下垂、气短、端坐呼吸、下肢水肿、心悸、头晕 / 眩晕、晕厥、心源性休克
		2. 室性心律失常和 / 或新出现的传导系统疾病
		3. 心功能(收缩功能)下降,伴或不伴局部室壁运动异常(非应激性心肌病)
		4. 合并其他免疫相关不良事件,尤其是肌炎、肌病、重症肌无力
		5. 心脏磁共振有阳性发现

免疫相关性心肌炎处理原则

分级	描述	Ⅰ级推荐	Ⅱ级推荐	Ⅲ级推荐
G_1	仅心肌生物标志物或心电图异常，无症状	1. 主动监测策略 2. 肿瘤心脏病团队会诊 3. 完善心肌生物标志物（cTnI/cTnT、肌红蛋白、肌酸激酶及其同工酶、BNP/NT-proBNP）、炎性标志物（红细胞沉降率、C 反应蛋白、白细胞计数）、D- 二聚体、病毒效价、心电图、超声心动图，有条件行 CMR、冠脉 CT/ 造影[c]	1. 建议所有疑似 ICI 相关心肌炎的患者明确诊断前暂停 ICI 治疗，病情不稳定者可考虑单次静脉注射甲泼尼龙[f] 2. 如免疫性心肌炎诊断成立，暂停 ICI，建议早期给予甲泼尼龙［初始剂量 1~2mg/(kg·d)］或口服等效泼尼松，持续 3~5d，好转后逐渐减量至少 4~6 周后停药[f,g]	异常指标恢复至基线后酌情考虑 ICI 再挑战[g]
G_2	轻微症状或中等量活动后有症状，伴心肌生物标志物和 / 或心电图异常	1. 停用 ICI 2. 住院治疗 3. 心电监护 4. 肿瘤心脏病团队会诊 5. 完善心肌生物标志物、炎性标志物、D- 二聚体、病毒效价、心电图、超声心动图，有条件行 CMR、冠脉 CT/ 造影[c] 6. 立即给予甲泼尼龙［初始剂量 1~2mg/(kg·d)］，症状好转且 cTn 下降后缓慢减量并过渡为口服泼尼松，至少 4~6 周后停药[f,g]	1. 无创检查无法确诊的患者可考虑心内膜活检 2. 若糖皮质激素治疗不敏感，酌情加用免疫抑制剂[g] 3. 慎重再次使用 ICI	
G_3	休息或轻微活动后症状明显，心肌生物标志物 >ULN，超声心动图和 / 或心电图明显异常	1. 永久停用 ICI 2. 卧床休息 3. 重症监护 4. 肿瘤心脏病团队会诊 5. 完善相关检查（同 G_2） 6. 立即给予甲泼尼龙冲击治疗 500~1 000mg/d，持续 3d，症状好转且 cTn 下降后甲泼尼龙逐渐减量并过渡为口服泼尼松，至少 4~6 周后停药（必要时 6~8 周）[f,g] 7. 必要时安装临时或永久起搏器	1. 心脏影像学或生物标志物无法确诊的患者，需考虑心内科活检 2. 糖皮质激素治疗 24h 无改善，加用免疫抑制剂 ± 血浆置换 ± 生命支持等措施[g]	
G_4	症状严重，中重度失代偿，血流动力学不稳定，心肌生物标志物 >3×ULN，危及生命，需紧急治疗			

注：上述证据类别均为 2A 类[d]。

【注释】

a 免疫检查点抑制剂（ICI）相关心脏毒性属于罕见免疫相关性不良反应，以心肌炎最为常见，约占 50.8%[1]。国外回顾性大型调查研究显示心肌炎的发生率为 1.14%[2]，单用 PD-1、PD-L1 和 CTLA-4 抑制剂治疗心肌炎的发生率分别为 0.5%、2.4% 和 3.3%，PD-1 和 CTLA-4 及 PD-L1 和 CTLA-4 抑制剂联合治疗发生率为 2.4% 和 1%[2]，真实世界中的发生率可能被低估。心肌炎中位发病时间为治疗第 17~34 天，约 80% 发生在治疗前 3 个月，接受 ICI 联合治疗者死亡风险更高[1-4]。

b 心肌炎临床上可呈无症状、轻微症状、明显症状或暴发性，初起症状多为非特异性，如乏力、心悸和气短等，严重者可出现端坐呼吸、周围性水肿、心源性休克和心脏骤停。部分患者可合并其他免疫相关不良事件，以合并重症肌无力或肌炎最为常见[3]。ICI 相关心肌炎的诊断初期主要基于症状、生物标志物（主要为 cTn）及心电图异常，任何异常发现均需进行心血管成像鉴别其他原因所致心肌损伤。

c　cTn 是心肌炎可靠的早期标志物，灵敏度高达 90%，cTn ≥ 1.5ng/ml 提示预后欠佳，70% 的心肌炎可出现 BNP/NT-proBNP 升高[2,5-6]。90% 心肌炎伴有心电图异常，以房室传导阻滞较为特异性，推荐所有有症状的 ICI 相关心肌炎患者急性期进行连续心电图监测以评估是否有新发的房室传导阻滞及快速型心律失常[2]。超声心动图是评估心功能的首选无创检查手段，但仅 50% 的心肌炎合并 LVEF 下降，GLS 下降可能是更敏感的心功能评估指标[2,7]。CMR 灵敏度中等，出现心肌晚期钆延迟扫描增强的比例不足 50%，低于其他原因所致心肌炎[8]。心内膜心肌活检是确诊心肌炎的“金标准”，特异度较高，但由于心肌炎受累心肌多为斑片状散在分布，故灵敏度较低，且为侵入性操作可导致心脏穿孔，不推荐作为一线检查，疑似但无创方法无法确诊时应作考虑[9]。

d　心肌炎根据严重程度分为三种类型。①暴发性：血流动力学不稳定，心力衰竭需要无创或有创通气，完全或高度传导阻滞，和 / 或明显的室性心律失常。②非暴发性：有症状，但血流动力学和电生理稳定，可能伴 LVEF 下降，无重度心肌炎特征。③激素抵抗型：即使应用大剂量甲泼尼龙，心肌炎无任何缓解或心肌炎加重（临床表现加重或排除其他病因后 cTn 持续升高）。

e　ICI 相关心肌炎的最佳治疗方案尚缺乏高级别循证医学证据，国内外已发布的多部指南均基于小样本回顾性研究和病例报道。ICI 心脏毒性的管理包括心脏毒性的诊断和分级、免疫抑制治疗以及个体化对症治疗。

f　由于 ICI 相关心肌炎可能导致危及生命的恶性心律失常或合并心力衰竭的暴发性心肌炎，建议所有可疑及确诊的所有级别心肌炎均暂停 ICI 治疗，并启动肿瘤心脏病团队多学科会诊制订个体化治疗方案。对于血流动力学不稳定患者，等待确诊时应及时启动大剂量甲泼尼龙治疗[3]。≥2 级心脏毒性停用 ICI 同时尽早静脉应用大剂量糖皮质激素治疗，直到症状缓解、左室收缩功能及传导异常恢复、cTn 明显下降，应考虑将糖皮质激素缓慢减量并过渡为口服泼尼松[3]。加强心脏症状管理，激素难治性患者必要时加用免疫抑制剂，3~4 级需永久停用 ICI，重症监护，生命支持[10-12]。

g　激素抵抗型 ICI 相关心肌炎糖皮质激素治疗 24h 无缓解，应尽早考虑使用免疫抑制剂如英夫利西单抗、他克莫司、霉酚酸酯，以及抗胸腺细胞球蛋白、免疫球蛋白和血浆置换，可降低重症患者死亡风险，中重度合并心力衰竭者避免使用英夫利西单抗[2,12-13]。阿巴西普、鲁索利替尼、托珠单抗、阿仑单抗治疗激素难治性心肌炎也有报道[14-16]。暴发性心肌炎建议转入 ICU 行高级生命支持治疗。

h　由于潜在暴发性和致死性可能，ICI 相关心脏毒性恢复后能否重启 ICI 仍有争议，需结合毒性级别、ICI 疗效、是否有合适替代方案等因素综合权衡。其中，$G_{3\sim4}$ 级及出现显著传导异常或室性心律失常者不建议重启免疫治疗[6]，$G_{1\sim2}$ 级能否 ICI 再挑战仍有待于更多循证医学证据。

5.3　高血压

诊室血压的定义及分类 [a]

分类	收缩压 /mmHg		舒张压 /mmHg
理想血压	<120	和	<80
正常血压	120~129	和 / 或	80~84
正常高值	130~139	和 / 或	85~89
1 级高血压	140~159	和 / 或	90~99
2 级高血压	160~179	和 / 或	100~109
3 级高血压	≥180	和 / 或	≥110
单纯收缩期高血压 [b]	≥140	和	<90

高血压危险因素分层

心血管危险因素和疾病史	正常高值	1 级高血压	2 级高血压	3 级高血压
无		低危	中危	高危
1~2 个其他危险因素 [c]	低危	中危	中 / 高危	很高危
≥ 3 个其他危险因素 [c],靶器官损害 [d],或慢性肾脏病(CKD)3 期,无并发症的糖尿病	中 / 高危	高危	高危	很高危
临床并发症 [e],或 CKD ≥ 4 期,有并发症的糖尿病	高 / 很高危	很高危	很高危	很高危

【注释】

a　根据《中国高血压防治指南(2018 年修订版)》[1] 以及《2018 ESC/ESH 高血压管理指南》,诊室血压 ≥ 140/90mmHg 时诊断高血压,相当于家庭自测血压的 135/85mmHg 以及动态血压监测的全天平均血压 130/80mmHg。当收缩压和舒张压分属于不同级别时,以较高的分级为准。诊断高血压时,必须多次测量血压,至少有 2 次诊室血压达到收缩压 ≥ 140mmHg 和 / 或舒张压 ≥ 90mmHg 才能确诊为高血压。仅 1 次血压升高者尚不能确诊,但需随访观察。患者既往有高血压病史,目前正在服用抗高血压药,血压虽低于 140/90mmHg,也应诊断为高血压。推荐采用标准化的检测技术和经过验证的血压测量设备。推荐使用经验证的电子上臂血压计测量血压(示波法),准确度优于水银汞柱听诊法。

b　单纯收缩期高血压根据指定范围的收缩压值,分为 1 级、2 级或 3 级。

c　心血管危险因素:高血压(1~3 级);男性>55 岁;女性>65 岁;吸烟或被动吸烟;糖耐量受损(餐后 2h 血糖 7.8~11.0mmol/L)和 / 或空腹血糖异常(6.1~6.9mmol/L);血脂异常 TC ≥ 5.2mmol/L(200mg/dl)或 LDL-C ≥ 3.4mmol/L(130mg/dl)或 HDL-C<1.0mmol/L(40mg/dl);早发心血管病家族史(一级亲属发病年龄<50 岁);腹型肥胖(腰围:男性 ≥ 90cm,女性 ≥ 85cm)或肥胖(BMI ≥ 28kg/m^2);高同型半胱氨酸血症(≥ 15μmol/L)。

d　靶器官损害。①左心室肥厚:心电图,Sokolow-Lyon 电压>3.8mV 或 Cornell 乘积>244mV·ms;超声心动图,左室质量指数:男 ≥ 115g/m^2,女 ≥ 95g/m^2。②颈动脉超声颈总动脉内 - 中膜厚度(intima-media thickness,IMT)IMT ≥ 0.9mm 或动脉粥样斑块。③颈 - 股动脉脉搏波速度 ≥ 12m/s(选择使用)。④踝 / 臂血压指数<0.9(选择使用)。⑤ eGFR 30~59mL/(min·1.73m^2)或血清肌酐轻度升高:男性 115~133μmol/L(1.3~1.5mg/dl),女性 107~124μmol/L(1.2~1.4mg/dl)。⑥微量白蛋白尿:30~300mg/24h 或白蛋白 / 肌酐比 ≥ 30mg/g(3.5mg/mmol)。

e　伴发临床疾病。①脑血管病:脑出血、缺血性脑卒中、短暂性脑缺血发作(TIA)。②心脏疾病:心肌梗死史、心绞痛、冠状动脉血运重建、慢性心力衰竭、心房颤动。③肾脏疾病:a. 糖尿病肾病;b. 肾功能受损,eGFR<30ml/(min·1.73m^2);c. 血清肌酐升高,男性 ≥ 133μmol/L(1.5mg/dl),女性 ≥ 124μmol/L(1.4mg/dl),蛋白尿(≥ 300mg/24h)。④外周血管疾病。⑤视网膜病变:出血或渗出,视神经盘水肿。⑥糖尿病:a. 诊断,空腹血糖 ≥ 7.0mmol/L(126mg/dl),餐后血糖 ≥ 11.1mmol/L(200mg/dl);b. 已治疗但未控制:糖化血红蛋白 ≥ 6.5%。

血压监测流程 [a, b, c]

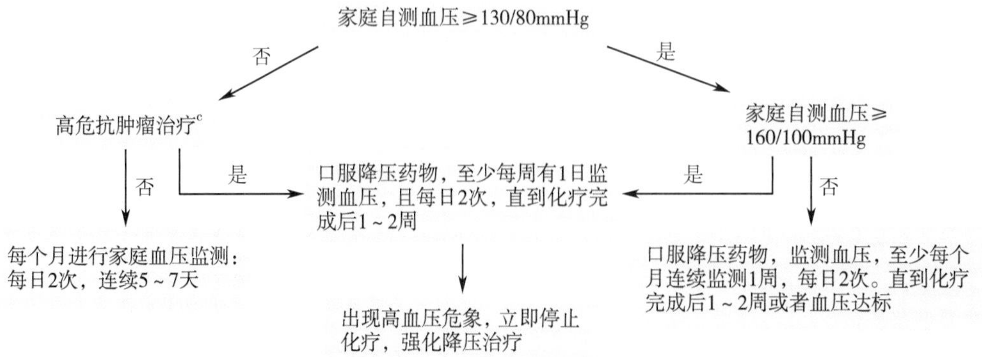

肿瘤相关高血压用药建议 d

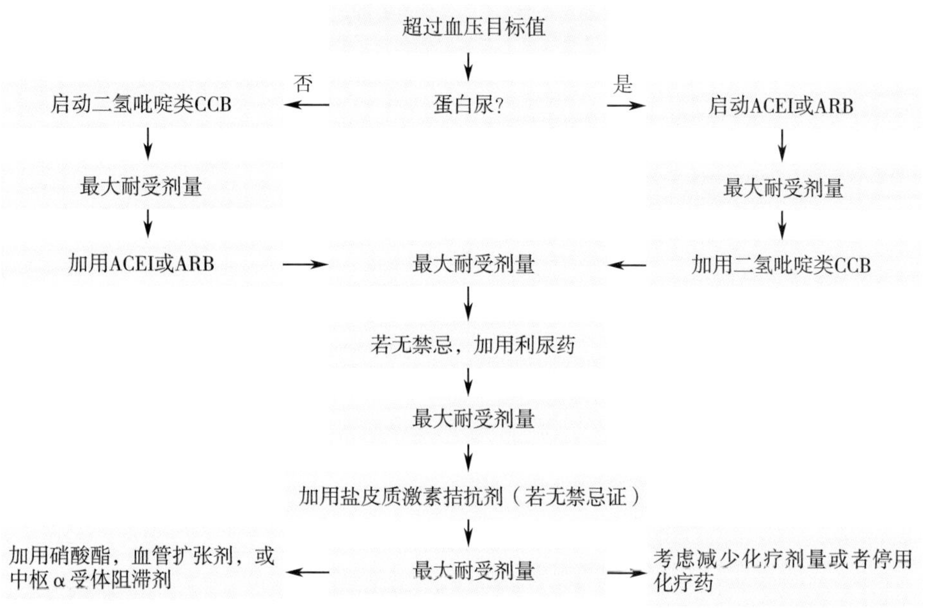

【注释】

a 由于既往高血压药物的临床研究往往排除肿瘤患者，肿瘤药物的临床研究也常排除既往心血管疾病史的患者，致使肿瘤治疗相关高血压的管理缺乏大型临床随机对照研究。因此，肿瘤相关高血压的管理需要结合已有的高血压管理指南、有限的临床数据及临床经验。此类高血压管理主要结合 2018 年欧洲心脏病学会（ESC）/ 欧洲高血压学会（ESH）的高血压指南[2]，中国高血压指南[1]及 2022 ESC 肿瘤心脏病指南[3]。

b 抗高血压治疗的启动：由于血压 ≥ 130/80mmHg 时，心血管并发症风险已经较血压正常人群倍增，2018 年 ESC/ESH 及中国高血压指南提出：对于血压处于正常高值［(130~140)/(80~90) mmHg］且合并高危心血管疾病风险的患者，应考虑启动抗高血压药物治疗。因此，肿瘤患者的血压 ≥ 130/80mmHg 时，若已合并高危心血管风险，应立即启动抗高血压药物；若未合并高危风险，但服用 VEGF 抑制剂的，因 VEGF 抑制剂应用后，普遍会引起血压升高，且存在广泛的肾损伤及靶器官损害风险，此时也应启动抗高血压药物，且考虑到抗高血压药物的半衰期，应在 VEGF 抑制剂治疗前 3~7d 启动抗高血压药物，必要时联合用药。

c 如果诊断为严重高血压（收缩压 ≥ 180mmHg 或舒张压 ≥ 110mmHg），应通过多学科诊疗团队评估癌症和心血管的竞争风险，任何导致高血压的抗癌治疗应推迟或暂时停止，直到血压控制到收缩压 <160mmHg 和舒张压 <100mmHg。可以开始或重启抗癌治疗，同时考虑减少抗癌药物剂量[3]。

d 降压药物的增加流程需结合肿瘤患者的个体因素，ESC/ESH 及中国高血压防治指南均强调应考虑患者的虚弱指数和能否耐受降压治疗。虚弱患者要先从单药开始，逐渐增加至联合用药方案，这一点在病情复杂且较虚弱的肿瘤患者中尤为重要。对于降压目标，上述两份指南均建议所有高血压患者的初始血压目标应低于 140/90mmHg，若能耐受，降压目标应 ≤ 130/80mmHg，但过低的血压值不增加高血压患者的获益，反而可能增加风险。

肿瘤相关高血压的降压药物选择 a

治疗	药物分类	药物名称	适应证	禁忌证及注意事项
首选药物 b	ACEI	卡托普利 依那普利 贝那普利 福辛普利 赖诺普利 培哚普利 雷米普利	1. VEGF 抑制剂相关高血压 2. 青年患者 3. 蛋白尿 4. 糖尿病肾病 5. 左心室功能不全	1. 肾血管疾病 2. 周围血管疾病 3. 严重肾功能不全 4. 影响肾清除率的化疗药 5. 高钾血症 6. 血管神经性水肿 7. 剧烈咳嗽

续表

治疗	药物分类	药物名称	适应证	禁忌证及注意事项
首选药物 b	ARB	坎地沙坦 厄贝沙坦 氯沙坦 缬沙坦 替米沙坦 奥美沙坦	1. VEGF 抑制剂相关高血压 2. 不能耐受 ACEI 相关咳嗽者 3. 青年患者 4. 蛋白尿 5. 糖尿病肾病 6. 左心室功能不全 7. 需迅速起效	1. 肾血管疾病 2. 周围血管疾病 3. 严重肾功能不全 4. 影响肾清除率的化疗药 5. 高钾血症
	二氢吡啶类钙通道阻滞剂(CCB)	硝苯地平控释片 氨氯地平 非洛地平 拉西地平 尼卡地平	1. VEGF 抑制剂相关高血压 2. 老年患者 3. 单纯收缩性高血压	1. 踝关节水肿 2. 头疼 3. 潮红
慎用药物 c	噻嗪类利尿药	1. 氢氯噻嗪 2. 吲达帕胺	1. 老年患者 2. 单纯收缩性高血压	1. 痛风 2. 低钾血症 3. 低钠血症 4. 与诱发长 QT 间期的药物合用
	醛固酮受体拮抗剂	1. 螺内酯 2. 依普利酮	1. 顽固性高血压 2. 原发性醛固酮增多症	1. 血钾增高 2. 男性乳房发育
	β 受体拮抗剂	1. 比索洛尔 2. 美托洛尔 3. 卡维地洛 4. 奈必洛尔 5. 拉贝洛尔	1. 缺血性心脏病 2. 慢性心功能不全	1. 心动过缓 2. 传导阻滞 3. 哮喘或支气管痉挛 4. 心功能抑制
避免使用药物 c	非二氢吡啶类钙通道阻滞剂	1. 维拉帕米 2. 地尔硫䓬	合并快速心律失常	1. 阻断细胞色素 CYP3A,影响抗肿瘤药物的血药浓度 2. 房室传导阻滞 3. 心功能抑制
	袢利尿药	1. 呋塞米 2. 托拉塞米	水肿,容量负荷过重	电解质紊乱

【注释】

a 究竟何种抗高血压药物更适合化疗药物诱导的高血压,目前以临床试验为基础的证据有限。临床上多凭经验性用药或按照原发性高血压的治疗原则用药。多数学者建议 ACEI 为此类高血压的一线降压用药,二氢吡啶类 CCB(如氨氯地平、硝苯地平控释片、非洛地平)为此类高血压的二线降压用药[4]。对于收缩压 ≥160mmHg 和舒张压 ≥100mmHg 的癌症患者,推荐使用 ACEI 或 ARB 和二氢吡啶 CCB 联合治疗[3]。

b ACEI、ARB、二氢吡啶类 CCB 的推荐理由:应用 VEGF 抑制剂常会诱发蛋白尿,早期临床研究表明 ACEI、ARB 类降压药可有效减少蛋白尿发生[5]。另有研究表明 ACEI、ARB 类降压药还可以同时抑制肿瘤生长[6];氨氯地平单药即可有效治疗贝伐单抗诱导的高血压[7];硝苯地平控释片对 VEGF 抑制剂诱导的严重高血压降压效果明显[8]。ACEI、ARB 和二氢吡啶类 CCB 均显示了较好的降压效果,且尚无报道显示此类降压药会影响抗肿瘤治疗的预后。

c 非二氢吡啶类 CCB 地尔硫䓬和维拉帕米由于显著抑制细胞色素 CYP3A,会影响抗肿瘤药物的血药浓度,应避免使用[9-11]。NO 供体药物,如硝酸酯类,因影响抗肿瘤药物的疗效,不能用于此类高血压的治疗。噻嗪类利尿药由于会减少钠的重吸收,可缓解抗肿瘤药物诱导的高血压,但需要注意监测电解质和 QT 间期[11]。由于袢利尿药会导致显著的电解质紊乱,进而导致 QT 间期延长,因此,不推荐利尿药为抗肿瘤药物所致高血压的一线用药,用时须谨慎。

5.4 心律失常

肿瘤患者治疗过程中可能发生多种类型心律失常，可分为快速性和缓慢性心律失常，有些类型的心律失常可能产生严重临床症状甚至威胁生命。

抗肿瘤药物相关心律失常

心律失常类型	药物
窦性心动过速	蒽环类、卡莫司汀（卡氮芥）
心房颤动	烷化剂（顺铂、环磷酰胺、异环磷酰胺、美法仑）、蒽环类、抗代谢药（卡培他滨、5-FU、吉西他滨）、干扰素、单克隆抗体、罗咪酯肽、小分子酪氨酸激酶抑制剂（依鲁替尼、伊马替尼、帕纳替尼、索拉非尼、舒尼替尼、尼罗替尼、维罗非尼）、拓扑异构酶Ⅱ抑制剂（安吖啶、依托泊苷）、紫杉烷、长春碱类、免疫检查点抑制剂（纳武利尤单抗、伊匹木单抗、帕博利珠单抗）、沙利度胺、mTOR抑制剂（依维莫司）、CAR-T细胞治疗
室上性心动过速	烷化剂（顺铂、环磷酰胺、异环磷酰胺、美法仑）、安吖啶、蒽环类、抗代谢药（卡培他滨、5-FU、甲氨蝶呤）、蛋白酶体抑制剂（硼替佐米）、干扰素、紫杉醇、帕纳替尼、罗咪酯肽、沙利度胺、单克隆抗体、CAR-T细胞治疗
室速\室颤	烷化剂（顺铂、环磷酰胺、异环磷酰胺）、安吖啶、抗代谢药（卡培他滨、5-FU、吉西他滨）、三氧化二砷、多柔比星、干扰素、甲氨蝶呤、紫杉醇、蛋白酶体抑制剂（硼替佐米、卡非佐米）、罗咪酯肽、单克隆抗体、多靶点激酶抑制剂（凡德他尼）、免疫检查点抑制剂（伊匹木单抗、纳武利尤单抗、帕博利珠单抗）
心脏骤停	蒽环类（鲜见报道）、三氧化二砷（继发于尖端扭转室速）、5-FU（可能与冠脉痉挛缺血有关）、干扰素、尼罗替尼、凡德他尼、罗咪酯肽、单克隆抗体、免疫检查点抑制剂（伊匹木单抗、纳武利尤单抗、帕博利珠单抗）
缓慢性心律失常	三氧化二砷、硼替佐米、卡培他滨、顺铂、环磷酰胺、多柔比星、表柔比星、5-FU、异环磷酰胺、甲氨蝶呤、米托蒽醌、紫杉醇、单克隆抗体、沙利度胺、多靶点激酶抑制剂（帕唑替尼、索拉非尼、舒尼替尼、尼罗替尼、艾乐替尼、克唑替尼、布加替尼、曲美替尼）、免疫检查点抑制剂（伊匹木单抗、纳武利尤单抗、帕博利珠单抗）
房室阻滞及传导系统异常	蒽环类、三氧化二砷、硼替佐米、环磷酰胺、顺铂、5-FU、米托蒽醌、利妥昔单抗、紫杉烷、沙利度胺、伊马替尼、免疫检查点抑制剂（伊匹木单抗、纳武利尤单抗、帕博利珠单抗）、尼罗替尼

注：5-FU.5-氟尿嘧啶（5-fuorouracil）；CAR-T细胞治疗.嵌合抗原受体T细胞免疫治疗。

常见心律失常及治疗

心律失常类型	治疗
窦性心动过速	去除诱因，必要时应用β受体阻滞剂、非二氢吡啶类CCB或伊伐布雷定减慢心率[a]
心房颤动	1. 严密心电监护，去除诱因 2. 心率和心律控制：β受体拮抗剂，非二氢吡啶类CCB或地高辛。地高辛优选合并射血分数降低型心力衰竭患者；进一步可考虑抗心律失常药物转复心律、电复律或导管消融治疗（建议请肿瘤心脏病专科或心内科医师会诊）[1-3] 3. 抗凝治疗[b,c]：可选用低分子量肝素（作为短期或桥接抗凝方案）、新型口服抗凝药[e]（利伐沙班、达比加群、艾多沙班及阿哌沙班等）或维生素K拮抗剂（VKA）[d]（华法林）
窦房结功能障碍和房室传导异常[f]	缓慢性心律失常和房室传导阻滞的患者的处理应遵循个体化原则：先考虑去除诱因，再考虑是否应用药物如异丙肾上腺素提高心率或起搏器治疗（临时起搏或永久起搏治疗）

【注释】

a 肿瘤治疗引起的窦性心动过速需要与贫血、发热、感染、外科手术、患者焦虑、紧张、合并用药（如非抗肿瘤药物二羟丙茶碱等）及合并基础心血管疾病等继发原因鉴别。

b 肿瘤患者合并心房颤动的治疗原则和目标与一般人群大致相同。抗凝前推荐使用 CHA_2DS_2-VASc 评分［充血性心力衰竭及左心室功能不全（1 分）、高血压（1 分）、年龄 ≥75 岁（2 分）、糖尿病（1 分）、卒中（2 分）、血管疾病（1 分）、年龄 64~75 岁（1 分）及女性（1 分）］评估缺血风险及 HAS-BLED 评分［高血压（1 分）、肝肾功能异常（各 1 分）、卒中（1 分）、出血病史及出血倾向（1 分）和药物及酗酒（各 1 分）］评估出血风险。由于肿瘤患者人群相较正常人群有更高的出血及血栓风险，且目前缺乏肿瘤人群心房颤动抗凝相关临床试验证据，因此抗凝治疗需结合患者实际情况进行个体化治疗。

c 抗凝前对患者进行充分评估，包括心脏超声、血小板计数等，还应考虑其他合并疾病及患者的意愿和依从性。如果血小板计数 $<50\times10^9$/L，不建议常规应用新型口服抗凝药物或 VKA 进行抗凝治疗[4]。

d 华法林用于肿瘤合并心房颤动患者抗凝存在局限性：首先，手术、化疗和放疗引起的血小板减少往往需要中断维生素 K 拮抗剂（vitamin K antagonist，VKA）治疗。另外，对于部分出血风险较高且合并代谢异常的肿瘤患者，由于其营养状态较差、白蛋白水平较低，很难维持稳定的 INR，故不推荐使用华法林，较常使用低分子量肝素。

e 目前认为新型口服抗凝药物优于 VKA[5]。

f 放疗后出现的窦房结功能障碍和传导异常多为永久性不可逆的。化疗药物紫杉醇和沙利度胺可导致窦房结功能障碍、缓慢性心律失常及心脏传导阻滞。

长 QT 间期综合征，亦称 LQTS，主要表现为心室复极延长，易产生恶性室性心律失常尤其是 TdP，导致晕厥、心脏骤停甚至猝死等不良事件[6]。

化疗期间评估 QTc 间期及相应处理流程

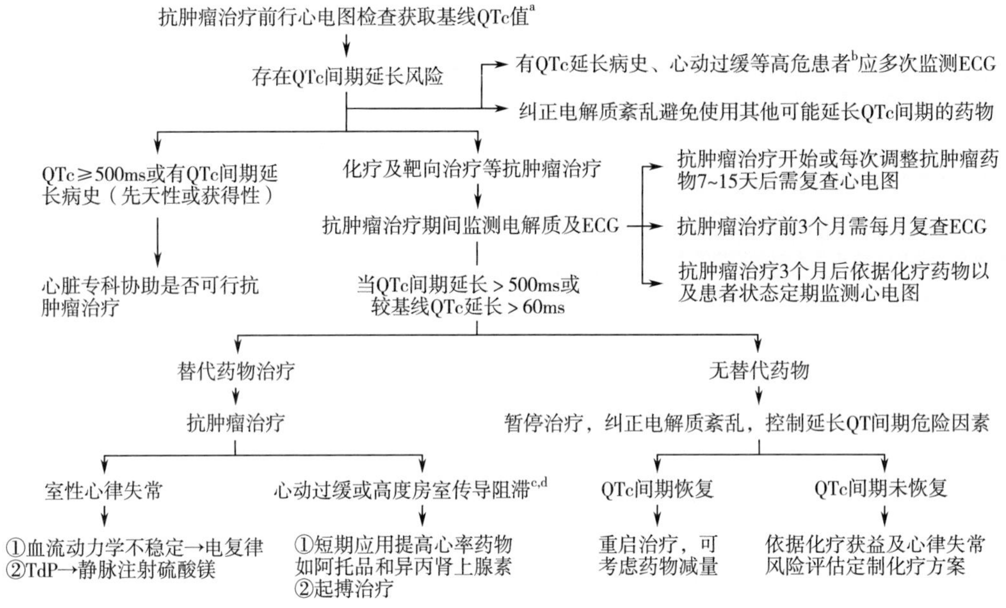

【注释】

a 所有患者应在肿瘤治疗前记录 12 导联心电图，并获得基线时 QT 间期（用 Bazett's 或 Fridericia's 公式校正心率）。

b 高危患者主要为有 QT 间期延长史、相关心脏病、服用延长 QT 间期药物、心动过缓、甲状腺功能不全或电解质异常的患者。

c 对心动过缓和明显长间歇依赖者可考虑经静脉心房或心室临时起搏，起搏频率维持 90 次 /min 左右，某些患者可能需要更快的频率[7]，若有指征，应该进行永久起搏。

d 若为完全或高度房室传导阻滞，明显窦性心动过缓，在等待临时起搏时，可以短时使用提高心率的药物，如阿托品、异丙肾上腺素。积极补钾，使血钾水平保持至 4.5~5.0mmol/L。

5.5 冠状动脉疾病

4%~10% 的冠心病患者有肿瘤病史[1]。一方面是两者存在共同的危险因素；另一方面，化疗药物或放射治疗可以促进冠状动脉粥样斑块的发生及发展，诱发冠状动脉痉挛或急性血栓形成，从而导致急性冠脉综合征发生[2-4]。因此，肿瘤合并冠心病的早期筛查、积极预防及优化诊治策略是肿瘤心脏病学的重要组成部分。

放、化疗患者冠心病筛查流程

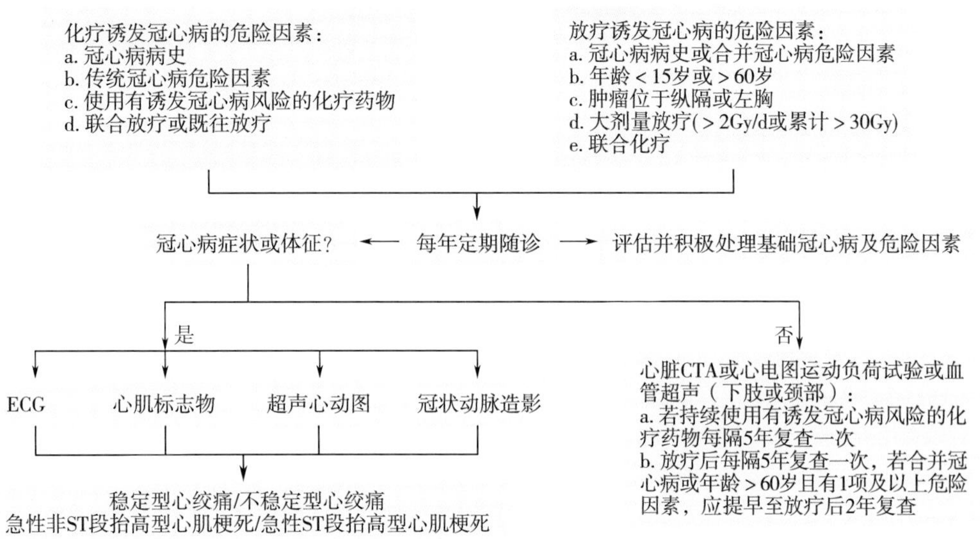
化疗诱发冠心病的危险因素：
a. 冠心病病史
b. 传统冠心病危险因素
c. 使用有诱发冠心病风险的化疗药物
d. 联合放疗或既往放疗
放疗诱发冠心病的危险因素：
a. 冠心病病史或合并冠心病危险因素
b. 年龄＜15岁或＞60岁
c. 肿瘤位于纵隔或左胸
d. 大剂量放疗（＞2Gy/d或累计＞30Gy）
e. 联合化疗
冠心病症状或体征？
每年定期随诊
评估并积极处理基础冠心病及危险因素
是
否
ECG
心肌标志物
超声心动图
冠状动脉造影
稳定型心绞痛/不稳定型心绞痛
急性非ST段抬高型心肌梗死/急性ST段抬高型心肌梗死
心脏CTA或心电图运动负荷试验或血管超声（下肢或颈部）：
a. 若持续使用有诱发冠心病风险的化疗药物每隔5年复查一次
b. 放疗后每隔5年复查一次，若合并冠心病或年龄＞60岁且有1项及以上危险因素，应提早至放疗后2年复查

【注释】

目前认为，接受过抗肿瘤治疗的患者都是冠心病发病的高危人群，推荐肿瘤合并冠心病高风险的患者每年常规随访。主要心脏风险包括缺血性心脏病、心肌梗死病史；传统冠心病危险因素包括高血压、糖尿病、高脂血症、吸烟、肥胖、冠心病家族史、卒中 /TIA 及下肢动脉闭塞病史等。

肿瘤相关冠心病的二级预防

肿瘤相关冠心病的二级预防		证据类别	推荐等级
稳定型冠心病，建议首选冠心病二级预防药物治疗		1A	Ⅰ
改善预后的药物	抗血小板聚集药物 [a]	1A	Ⅰ
	他汀类药物 [b]	1A	Ⅰ
	β 受体拮抗剂 [c]	1A	Ⅰ
	ACEI/ARB [d]	1A	Ⅰ
改善缺血、减轻症状的药物	硝酸酯类 [e]	1B	Ⅱ
	非二氢吡啶类 CCB [f]	2B	Ⅲ
	二氢吡啶类 CCB [g]	2B	Ⅲ
	伊伐布雷定	2B	Ⅲ
	尼可地尔	2B	Ⅲ
	曲美他嗪	2B	Ⅲ

【注释】

针对肿瘤相关冠心病的预防，应从控制冠心病常规危险因素、降低抗肿瘤治疗方案的心血管毒性和适度的心血管保护方面推进。

a 抗血小板聚集药物，如阿司匹林 100mg，每日一次，氯吡格雷 50mg，每日一次。

b 他汀类药物，如阿托伐他汀 20mg，每晚一次，瑞舒伐他汀 10mg，每晚一次。

c β 受体拮抗剂，如琥珀酸美托洛尔缓释片 23.75mg，每日一次，比索洛尔 2.5mg，每日一次。

d ACEI，如培哚普利 2mg，每日一次，依那普利 5mg，每日一次，福辛普利 10mg，每日一次；ARB，如厄贝沙坦 0.15g，每日一次，奥美沙坦 20mg，每日一次，缬沙坦 40mg，每日一次。

e 硝酸酯类，如硝酸异山梨酯片 10mg，每日 3 次，单硝酸异山梨酯缓释胶囊 50mg，每日一次，单硝酸异山梨酯缓释片 40mg，每日一次。

f 非二氢吡啶类 CCB，如地尔硫䓬缓释胶囊 90mg，每日一次。

g 二氢吡啶类 CCB,如硝苯地平控释片 30mg,每日一次,苯磺酸氨氯地平 5mg,每日一次,贝尼地平 4mg,每日一次。

肿瘤相关冠心病的再灌注治疗

肿瘤相关冠心病的再灌注治疗	证据类别	推荐等级
预后尚可的肿瘤患者(预期寿命≥6个月):急性ST段抬高型心肌梗死(STEMI)发病在12h内建议急诊冠状动脉介入(PCI)治疗或溶栓治疗;发病在3h内急诊PCI治疗与溶栓治疗同效;发病在3~12h内急诊PCI治疗优于溶栓治疗	2A	Ⅰ
预后尚可的肿瘤患者(预期寿命≥6个月):高危的非ST段抬高型急性冠脉综合征(NSTE-ACS),建议PCI治疗	2A	Ⅰ
预后尚可的肿瘤患者(预期寿命≥6个月):复杂冠状动脉病变(左主干及多支病变,Syntax评分>22分),可考虑PCI治疗或冠状动脉旁路移植(CABG)治疗	2A	Ⅱ
预后差的肿瘤患者(预期寿命<6个月):急性STEMI及NSTE-ACS,应考虑非侵入性治疗	3	Ⅲ
中低危的NSTE-ACS及药物治疗欠佳的稳定型心绞痛(CCS Ⅲ、Ⅳ级),需权衡肿瘤相关因素、临床情况选择个体化的侵入性治疗策略	2A	Ⅱ
PCI路径:建议首选桡动脉,可考虑尺动脉 & 肱动脉	2A	Ⅰ
PCI术中建议首选比伐卢定抗凝,普通肝素建议在活化凝血时间(ACT)的指导下应用	2A	Ⅱ
PCI术中建议应用血流储备分数(FFR)、血管内超声(IVUS)及光学相干断层显像(OCT)指导下PCI治疗	2A	Ⅱ
PCI治疗建议首选冠状动脉药物涂层球囊(DCB)或经皮冠状动脉成形术(PTCA),必要时考虑冠状动脉支架(DES)植入术	3	Ⅲ
出血风险极高危的肿瘤患者PCI时应考虑短期DAPT(双联抗血小板聚集治疗)策略	3	Ⅲ
血小板减少症的肿瘤患者,如果血小板计数$<10\times10^9$/L,不建议使用阿司匹林;如果血小板计数$<30\times10^9$/L,不建议使用氯吡格雷;如果血小板计数$<50\times10^9$/L,不建议使用替格瑞洛	3	Ⅲ

【注释】

对于肿瘤相关冠心病的治疗与普通冠心病的治疗上总体原则相似,但存在一些特殊性和挑战性,需要建立由肿瘤科、心血管内科和心脏外科专家组成的多学科团队,根据肿瘤的预后、分期和冠状动脉病变的严重程度以及有无合并症等制订个体化的治疗方案[5-9]。

5.6 静脉血栓栓塞性疾病

Caprini 评分风险评估量表[a]

1分	2分	3分	5分
a. 年龄41~60岁 b. 小手术 c. 体重指数>25kg/m^2 d. 下肢肿胀 e. 静脉曲张 f. 妊娠或产后 g. 有不明原因的或习惯性流产史 h. 口服避孕药或激素替代疗法 i. 感染中毒症(<1个月) j. 严重肺病、包括肺炎(<1个月) k. 肺功能异常 l. 急性心肌梗死 m. 充血性心力衰竭(<1个月) n. 炎性肠病史 o. 卧床患者	a. 年龄61~74岁 b. 关节镜手术 c. 大型开放手术(>45min) d. 腹腔镜手术(>45min) e. 恶性肿瘤 f. 卧床>72h g. 石膏固定 h. 中央静脉通路	a. 年龄≥75岁 b.VTE史 c.VTE家族史 d. 凝血因子Ⅴ Leiden突变 e. 凝血酶原G20210A突变 f. 狼疮抗凝物阳性 g. 抗心磷脂抗体阳性 h. 血清同型半胱氨酸升高 i. 肝素诱导的血小板减少症 j. 其他先天性或获得性血栓形成倾向	a. 脑卒中(<1个月) b. 择期关节置换术 c. 髋、骨盆或下肢骨折 d. 急性脊髓损伤(<1个月)

Khorana 评分风险评估量表 [b]

危险因素	评分
胃癌或胰腺癌	2
肺、淋巴、妇科、膀胱或睾丸肿瘤	1
血小板计数 ≥ 350 × 10^6/L	1
血红蛋白 ≤ 100g/L	1
白细胞计数 > 11 × 10^9/L	1
体重指数 ≥ 35kg/m^2	1

VTE 风险评估量表

Caprini 评分	Caprini 风险等级	Khorana 评分	Khorana 风险等级
0	极低危组	0	低危组
1~2	低危组	1	中危组
3~4	中危组	2	高危组
≥ 5	高危组	≥ 3	极高危组

【注释】

a 肿瘤患者的 VTE 风险预测模型中以 Caprini 评分和 Khorana 评分最为常用。Caprini 评分的目标人群是内科和外科住院患者，更侧重外科手术患者，不同评分术后 30 天内 VTE 发生率分别为：0~1 分，0；2 分，0.70%；3~4 分，0.97%；5~6 分，1.33%；7~8 分，2.58%；9 分及以上，6.51% [1]。

b Khorana 评分系统，低危组（0 分）2.5 个月内 VTE 发生率为 0.3%，中危组（1~2 分）为 2%，高危组（≥ 3 分）为 6.7% [2]。

急性 PTE 的危险分层 [3-4]

危险分层 [a]	休克或低血压	右室功能障碍的影像学证据 [b]	cTn、BNP/NT-proBNP 升高
高危	有	有	有或无
中高危	无	有	有
中低危	无	有或无 [c]	有或无 [c]
低危	无	无	无

【注释】

a 对确诊 VTE 的肿瘤患者，建议完善动脉血气分析、cTn、BNP/NT-proBNP 检测及超声心动图进行评估，并根据血流动力学状态区分危险程度。

b 右室功能障碍的影像学证据：超声心动图示①右室扩张（右室舒张末期内径 / 左室舒张末期内径 > 1.0）；②右室游离壁运动幅度减低；③三尖瓣反流速度增快；④三尖瓣环收缩期位移减低（< 17mm）。CT 肺动脉造影：四腔心切面右室舒张末期内径 / 左心室舒张末期内径 > 1.0。

c 无低血压或休克，但有右室功能障碍的影像学或实验室指标两者之一异常者为中低危组。

肿瘤患者预防及治疗性抗凝方案

药物	预防	治疗	注意事项	证据类别	推荐等级
普通肝素	5 000IU 皮下注射，每 8h 一次	负荷量 3 000~5 000IU 或 80IU/kg 静脉注射，继之以 18IU/(kg·h) 持续输注	监测 APTT、血常规。治疗目标为 APTT 达到正常值的 2.0~2.5 倍	1A	Ⅰ
低分子量肝素（LMWH）	2 000~5 000IU 皮下注射，每日一次或 2 000~2 500IU，每日两次	伊诺肝素（Enoxaparin）：1mg/kg 皮下注射，每 12h 一次，单次剂量不超过 180mg 那曲肝素（Nadroparin）：86IU/kg 皮下注射，每 12h 一次，单次剂量不超过 17 000IU 达肝素（Dalteparin）：100IU/kg 皮下注射，每 12h 一次，单次计量不超过 18 000IU	监测血常规	1A	Ⅰ

肿瘤心脏病学

续表

药物	预防	治疗	注意事项	证据类别	推荐等级
磺达肝癸钠	2.5mg 皮下注射，每日一次	体重＜50kg：5mg 皮下注射，每日一次 体重 50~100kg：7.5mg 皮下注射，每日一次 体重＞100kg：10mg 皮下注射，每日一次		2A	Ⅱ
华法林		2.5~10mg 口服，每日一次	监测 INR 调整 INR 2.0~3.0	2A	Ⅰ
直接口服抗凝药（DOAC）	阿哌沙班：2.5mg 口服，每日两次； 利伐沙班：10mg 口服，每日一次	利伐沙班：15mg 口服，每日二次；21 日后减量至 20mg 口服，每日一次； 阿哌沙班：10mg 口服，每日两次；7 日后减量至 5mg 口服，每日两次		1A	Ⅰ

【注释】

a 抗凝药物是治疗和预防静脉血栓栓塞性疾病的基石。近年来，随着 EINSTEIN 研究[5]、TOPIC 研究[6]、Hokusai 研究[7]等临床试验亚组分析及 Select-D 研究[8-9]、AVERT 研究[10]、CASSINI 研究[11]结果的发布，直接口服抗凝药（direct oral anticoagulant，DOAC）的有效性和安全性已被广泛认可。

b 在以上述药物进行抗凝治疗时，应注意结合患者的临床情况个体化调整抗凝药物剂量。

c 抗凝治疗的持续时间也应因人而异，一般口服抗凝药的疗程应不少于 3 个月。若有足够证据显示 VTE 与肿瘤治疗直接相关，那么抗凝疗程于肿瘤治疗停止后维持 3~6 个月即可；对复发性 VTE 或长期带瘤生存者，抗凝疗程应达 12 个月以上，甚至终生。

d 有关肿瘤患者 VTE 疾病详细处理流程建议参考《中国临床肿瘤学会（CSCO）肿瘤患者静脉血栓防治指南》[12]。

5.7 血脂异常

化疗药物治疗、内分泌治疗、靶向药物治疗、免疫治疗，放疗等多种肿瘤治疗方式可引起血脂升高。抗肿瘤药物血脂异常危险分层标准可参考恶性肿瘤患者血脂管理中国专家共识[a]。血脂异常治疗的主要目的是防治动脉粥样硬化性心血管疾病（ASCVD）。依据 ASCVD 发病危险采取不同强度干预措施是血脂异常防治的核心策略。饮食治疗和生活方式改善是治疗血脂异常的基础措施，无论是否进行药物调脂治疗，都必须坚持控制饮食和改善生活方式[b]。他汀类药物是调脂的首选药物。

化疗药物致血脂异常的处理原则

常用策略	证据类别	推荐等级
临床上调脂药物大致可分为降低胆固醇和降低甘油三酯药物两大类[c]		
1. 降低胆固醇类药物 （1）抑制肝细胞内胆固醇的合成：他汀类药物 （2）胆固醇吸收抑制剂：依折麦布 （3）加速胆固醇分解：普罗布考 （4）胆酸螯合剂	 1A 2B	 Ⅰ Ⅲ
2. 降低甘油三酯类药物 （1）贝特类药物 （2）烟酸类药物 （3）高纯度鱼油制剂	2B	Ⅲ
对于严重的高脂血症，常需多种调脂药联合应用 1. 目前临床调脂达标，首选他汀类调脂药物 2. 建议临床上依据患者血脂基线水平起始应用中等强度他汀，根据个体调脂疗效和耐受情况，适当调整剂量，若胆固醇水平不达标，可考虑中/低强度他汀与依折麦布联合治疗 3. 他汀与贝特联合应用两者联用能更有效降低 LDL-C 和 TG 水平及升高 HDL-C 水平 4. 非诺贝特适用于严重高 TG 血症伴或不伴低 HDL-C 水平的混合型高脂血症患者，尤其是糖尿病和代谢综合征时伴有的血脂异常	2B	Ⅲ

续表

常用策略	证据类别	推荐等级
除积极干预胆固醇外，其他血脂异常是否也需要进行处理，尚缺乏相关临床试验获益的证据[d] 1. 服用调脂药物者，需要进行更严密的血脂监测 2. 首次服用调脂药物者，应在用药 6 周内复查血脂、转氨酶和肌酸激酶 3. 如血脂能达到目标值，且无药物不良反应，逐步改为每 6~12 个月复查 1 次 4. 如血脂未达标且无药物不良反应者，每 3 个月监测 1 次 5. 如治疗 3~6 个月后，血脂仍未达到目标值，则需调整调脂药剂量或种类，或联合应用不同作用机制的调脂药进行治疗 6. 每当调整调脂药种类或剂量时，都应在治疗 6 周内复查	2B	Ⅲ

【注释】

a 根据恶性肿瘤患者血脂管理中国专家共识，替西罗莫司、西罗莫司、劳拉替尼、左旋门冬酰胺酶的血脂异常风险尤为高，使用时应特别警惕[21]。

b 良好的生活方式包括坚持健康饮食、规律运动、远离烟草、限制饮酒和保持理想体重[1-2]。

c ①主要降低胆固醇的药物：这类药物的主要作用机制是抑制肝细胞内胆固醇的合成，加速 LDL 分解代谢或减少肠道内胆固醇的吸收，主要包括他汀类、胆固醇吸收抑制剂、普罗布考、胆酸螯合剂及其他调脂药（脂必泰、多廿烷醇）等；②主要降低 TG 的药物：主要包括贝特类、烟酸类和高纯度鱼油制剂。部分调脂药物既能降低胆固醇，又能降低 TG。

他汀类是最常用的具有大量随机对照研究证据的降脂药物[3-20]，适用于高胆固醇血症、混合性高脂血症和 ASCVD 患者。他汀类能够抑制胆固醇合成限速酶 HMG-CoA 还原酶，减少胆固醇合成，既能显著降低血清 TC、LDL-C 和 Apo B 水平，也能降低血清 TG 水平和轻度升高 HDL-C 水平。常用剂量为 1 片，每日一次，睡前服用，目前国内临床应用的不同种类与剂量的他汀降低 LDL-C 的幅度见下表。绝大多数人对他汀的耐受性良好，其不良反应多见于接受大剂量他汀治疗者，常见表现为肝功能异常。转氨酶升高，血清谷丙转氨酶（GPT）和 / 或谷草转氨酶（GOT）升高达正常值上限 3 倍以上及合并总胆红素升高患者，应减量或停药。对于转氨酶升高在正常值上限 3 倍以内者，可在原剂量或减量的基础上进行观察，部分患者经此处理后转氨酶可恢复正常。失代偿性肝硬化及急性肝功能衰竭是他汀类药物应用的禁忌证。其他他汀类相关肌肉不良反应包括肌痛、肌炎和横纹肌溶解。当患者有肌肉不适和 / 或无力，且连续检测肌酸激酶呈进行性升高时，应减少他汀类剂量或停药。

依折麦布能有效抑制肠道内胆固醇的吸收。推荐剂量为 10mg/d，不良反应轻微且多为一过性，主要表现为头痛和消化道症状。

d 当血清 TG ≥ 1.7mmol/L 时，首先应用非药物干预措施，包括治疗性饮食、减轻体重、减少饮酒、戒烈性酒等。若 TG 水平升高（2.3~5.6mmol/L），为了防控 ASCVD 危险，虽然以降低 LDL-C 水平为主要目标，但同时应强调 non-HDL-C 需达到基本目标值。经他汀治疗后，如 non-HDL-C 仍不能达到目标值，可在他汀类基础上加用贝特类、高纯度鱼油制剂。对于严重高甘油三酯血症患者，即空腹 TG ≥ 5.7mmol/L，应首先考虑使用主要降低 TG 和 VLDL-C 的药物（如贝特类、高纯度鱼油制剂或烟酸）。对于 HDL-C<1.0mmol/L 者，主张控制饮食和改善生活方式，目前无药物干预的足够证据。前蛋白转化酶枯草溶菌素 9 型抑制剂（PSCK9 抑制剂）是一种极具前景的新型降脂药，但 PCSK9 对肿瘤患者的安全性尚不明确。

他汀类药物降低 LDL-C 强度

高强度	中等强度
（每日剂量可降低 LDL-C ≥ 50%）	（每日剂量可降低 LDL-C 25%~50%）
阿托伐他汀 40~80mg*	阿托伐他汀 10~20mg
瑞舒伐他汀 20mg	瑞舒伐他汀 5~10mg
	氟伐他汀 80mg
	洛伐他汀 40mg
	匹伐他汀 2~4mg
	普伐他汀 40mg
	辛伐他汀 20~40mg
	血脂康 1.2g

注：* 阿托伐他汀 80mg 国人经验不足，须谨慎使用。

6 儿童和孕产妇的心血管毒性处理原则

6.1 儿童

(1)在发达国家,儿童癌症的5年生存率已经接近85%[1],但在儿童肿瘤幸存者的长期随访中,心脏疾病是最常见的非癌症死亡原因[2]。

(2)儿童常发生的肿瘤有急性淋巴细胞性白血病、急性髓样白血病、霍奇金淋巴瘤、非霍奇金淋巴瘤、中枢神经系统肿瘤等,而蒽环类药物及放疗是这些疾病常用的治疗手段,同时也是引发儿童肿瘤心脏毒性的常见因素[3]。

(3)在儿童癌症幸存者研究(CCSS)表明,接受抗肿瘤治疗的儿童幸存者因心血管疾病而死亡的风险是普通人群的8倍[4]。在一项纳入32 308例儿童肿瘤长期生存患者的回顾性研究发现,心血管并发症的发生率达到约8.1%,相对于对照组,青年幸存者的心血管疾病的发病率增加了20倍,而大于60岁的老年幸存者的发病率仅仅增加了1.3倍[3]。

(4)近年来,欧美国家发表多个指南均推荐对于儿童肿瘤长期生存的患者应终生随访,对不同风险人群进行心脏毒性的筛查,密切监测心血管并发症[5]。

(5)具有危险因素(包括接受蒽环类药物、米托蒽醌和/或累及心脏的放疗)的儿童癌症幸存者需做好心血管疾病预防宣教,且每年都要评估是否伴有不良预后因素(包括肥胖、久坐、吸烟、饮酒、不健康饮食、血脂异常、高血压、糖尿病),并建立健康的生活方式[6-8]。

(6)在成人肿瘤患者中,可以采用持续输注蒽环类药物的方式(持续48~96h)以降低血浆峰值浓度减轻蒽环类药物所致心脏毒性[9],但在儿童肿瘤患者中,基于现有的证据不足以得出同样的结论。尽管缺乏证据,根据成人肿瘤患者的研究结论,持续输注蒽环类药物的方式已被部分儿童肿瘤治疗方案所采纳[10]。

(7)使用心脏毒性较低的结构类似物或脂质体制剂替代传统的蒽环类药物在儿童肿瘤中的疗效尚未得到充分证实[11]。

(8)基于目前的前瞻性随机对照研究,右雷佐生可以减轻蒽环类药物造成的心脏毒性和左心功能降低[12],而且没有降低抗肿瘤药物有效率、影响肿瘤患者生存或促生第二肿瘤等[13],特殊的是右雷佐生对女孩的长期心脏保护作用大于男孩[14]。尽管如此,右雷佐生在儿童肿瘤中的心脏保护作用的数据仍有限,需要进一步的研究来证实。

6.2 孕产妇

(1)目前怀孕期间心血管疾病的发生率越来越高,同时癌症治疗也可导致育龄女性癌症生存者发生心脏疾病。关于孕产妇的心脏毒性,目前只有少量的数据。

(2)既往接受过潜在心脏毒性的抗肿瘤治疗的人群,妊娠是心脏毒性发生的独立危险因素[15]。一项针对曾在儿童时期接受蒽环和/或胸部放疗的怀孕肿瘤患者的回顾性研究显示,癌症诊断年龄越低(P=0.011)、从癌症治疗到首次怀孕的间隔时间越长(P=0.004 5)及蒽环类药物总剂量越高(P=0.014),心脏毒性事件的发生风险越高。研究发现既往抗肿瘤治疗过程中未发生心脏毒性的女性癌症生存者,她们怀孕时充血性心力衰竭的发生率很低。但出现过心脏毒性的女性癌症患者,大约有1/3的概率在怀孕期间发生慢性心力衰竭[16]。

(3)理论上,怀孕对于心脏毒性的药代动力学和药效动力学都有影响。在最近的一项综述中提到蒽环类药物的血浆浓度在孕妇体内会降低[17]。另外,怀孕期间的心血管超负荷可能会抵消蒽环类药物血浆浓度低的益处,所以结果很难预料。小样本病例对照研究(包含10名孕妇)提示孕妇的心脏毒性和其他同龄人的心脏毒性相似[18]。不管怎样,鉴于孕妇心脏毒性的不确定性和数量较少,需要妊娠心脏团队(MDT)进行管理,且在接受抗肿瘤治疗前需进行心脏基线评估(包括病史、体格检查、心电图、BNP和超声心动图),且在每个化疗疗程开始前均需再次评估[19-20]。

(4)一项基于体外实验的研究表明,胎盘可能是一个保护屏障,仅有低水平的抗肿瘤药物(包括蒽环类药物等)经胎盘转运而影响到胎儿[21];微量的蒽环类药物会不会对胎儿的心脏发育产生影响尚不可知,但由于胎儿先天性异常的风险很高,可高达20%,因此妊娠早期通常不应用化疗,同时,化疗不建议超过妊娠第34周[22-24]。由于怀孕期间接触蒽环类药物的胎儿可能在成年后成为具有早发心血管疾病危险性的患者[25],因此仍不能忽视心脏毒性的发生。

7 肿瘤患者的康复护理和随访

肿瘤患者的康复护理和随访

	常用策略	证据类别	推荐等级
饮食指导[a]	1. 针对患者的癌症种类、治疗过程等给予针对性的饮食指导	3	Ⅲ
	2. 针对并发心血管疾病高风险患者，适当限制食盐摄入量与饮水量；针对合并糖尿病、高血压等其他慢性病患者，给予相应饮食指导	2B	Ⅲ
运动康复指导[b]	1. 运动负荷及心功能评估：①评估工具，心肺运动试验、6 分钟步行试验等；②评估指标，最大运动耐量、最大无氧阈等；③禁忌证评估，严重心律失常、骨关节相关疾病等	2A	Ⅱ
	2. 协助心脏康复师制订个性化运动处方：运动时间、运动强度、运动种类等	2A	Ⅱ
	3. 安全性评估：①无论是接受原发性还是继发性抗肿瘤治疗，患者运动前都应该接受关于运动安全性的医学评估；②专业心脏康复机构，严密观察患者运动过程中的各项生命体征及运动参数变化；③居家运动者，指导患者掌握自行监测生命体征的方法，出现不耐受时立即停止运动，及时就医	2B	Ⅲ
鼓励患者参与疾病自我管理[c]	1. 生活方式改变：戒烟、戒酒、体重管理、控制血压及血脂、积极参与运动	2B	Ⅲ
	2. 提高患者疾病认识，定期随诊	3	Ⅲ
	3. 提升饮食与服药依从性	2B	Ⅲ
	4. 心理自我调节：指导患者简便易行的心理调节方法，如呼吸放松训练、音乐疗法等	3	Ⅲ
随访指导[d]	1. 针对心功能正常的无症状患者，建议抗肿瘤治疗后 6~12 个月进行心功能评估筛查，此后按建议定期随访	2A	Ⅱ
	2. 针对发现左心室功能障碍或心力衰竭的患者，建议在可耐受的情况下，无限期地接受心力衰竭治疗，按照心力衰竭指南进行随访	3	Ⅲ
	3. 接受化疗的患者，前 6 个月密切随访		
	4. 接受胸部放疗的患者，治疗后 2~4 年心血管事件发生率开始增加，针对出现心肌毒性症状及未出现症状的患者提供不同级别的随访建议	2A	Ⅱ

【注释】

a 肿瘤患者存在心脏症状时，除药物管理外，亦应注意相应的饮食注意事项。研究指出，当肿瘤患者出现心力衰竭症状时，每日食盐摄入量应 ≤ 2.5g/d[1]。

b 美国癌症幸存者的运动指南指出，运动训练是安全的[2]。因此有必要为患者提供针对性的运动指导。目前，国内外推荐的标准运动模式为中等强度有氧运动训练和抗阻力训练，但仍有部分研究提倡进行高强度训练。由于患者在抗癌治疗期间常会出现诸如乏力、身体不适和抑郁等影响运动康复的问题，因此开始运动康复的时机由治疗和症状决定，建议进行运动康复前再次进行心肺功能评估，制订个性化的运动处方[3-4]。建议接受过乳腺癌治疗导致手臂和肩部问题的患者，在进行上身训练前进行上肢运动安全性评估。如果在运动过程中出现手臂、肩部肿胀或其他症状，应限制上身运动。其次，对于淋巴水肿的乳腺癌患者，建议在运动时穿紧身衣。对于接受激素治疗的癌症幸存者、骨转移患者以及任何诊断为骨质疏松症的患者，应在进行运动前评估骨折风险。最后，建议所有癌症患者，尤其是免疫功能低下的患者，在公共健身房锻炼时采取适当的预防感染措施[5]。

c 应注重提高患者的自我护理能力，协助患者采取健康的生活方式，根据患者情况给予个性化的饮食指导。针对并发心血管疾病高风险的患者，严格限制食盐摄入量与饮水量。提高患者对抗肿瘤治疗心血管毒性的认识，并给予按时随访的建议[6]。向患者介绍简单的心理放松方法，鼓励患者参与疾病自我管理的策略，提高患者饮食、运动及服药的依从性[7]。

d 心脏功能障碍的早期识别和最佳治疗策略，可使相当一部分患者心室功能正常化或恢复至治疗前的数值[8]。因此，必须提高癌症幸存者对可能发生的心脏病的认识，并在临床实践中为患者提供随访。针对抗肿瘤治疗后心功能正常的无症状患者，每次随访应结合心脏症状或提示心力衰竭的体格检查，进行超声心动图和心肌生物标志物的评估[9]。针对左心室功能障碍或心力衰竭患者按照心力衰竭指南给予治疗及随访的建议[10]。接受化疗的患者终身存在发生心功能不全的风险，特别是接受蒽环类药物治疗的患者，大多数蒽环类药物引起的心功能不全发生在第 1 年内，因此在治疗的前 6 个月内特别需要密切随访[11]。针对接受胸部放疗的患者，建议对有症状的患者每年进行有针对性的病史和超声心动图的检查与随访。对于无症状患者，建议在放疗后 10 年进行经胸超声心动图筛查，然后每 5 年进行全面检查[12]。

全书参考文献